Duale Reihe

Neurologie

Karl F. Masuhr, Florian Masuhr, Marianne Neumann

7., vollständig überarbeitete und erweiterte Auflage

661 Abbildungen, 147 Tabellen

D1930539

Thieme

Bibliografische Information der Deutschen Nationalbibliothek

Die Deutsche Nationalbibliothek verzeichnet diese Publikation in der Deutschen Nationalbibliografie; detaillierte bibliografische Daten sind im Internet über http://dnb.d-nb.de abrufbar.

Ihre Meinung ist uns wichtig! Bitte schreiben Sie uns unter

www.thieme.de/service/feedback.html

Begründer der Dualen Reihe und Gründungsherausgeber:

Dr. med. Alexander Bob und
Dr. med. Konstantin Bob

Zeichnungen: Rose Baumann, Schriesheim; Karin Baum, Paphos, Zypern; Heike Hübner, Berlin
Layout: Arne Holzwarth, Stuttgart
Umschlaggestaltung: Thieme Verlagsgruppe
Umschlagabbildung: © Luk Cox – Fotolia.com

Wichtiger Hinweis:

Wie jede Wissenschaft ist die Medizin ständigen Entwicklungen unterworfen. Forschung und klinische Erfahrung erweitern unsere Erkenntnisse, insbesondere was Behandlung und medikamentöse Therapie anbelangt. Soweit in diesem Werk eine Dosierung oder eine Applikation erwähnt wird, darf der Leser zwar darauf vertrauen, dass Autoren, Herausgeber und Verlag große Sorgfalt darauf verwandt haben, dass diese Angabe **dem Wissensstand bei Fertigstellung des Werkes** entspricht.
Für Angaben über Dosierungsanweisungen und Applikationsformen kann vom Verlag jedoch keine Gewähr übernommen werden. **Jeder Benutzer ist angehalten**, durch sorgfältige Prüfung der Beipackzettel der verwendeten Präparate und gegebenenfalls nach Konsultation eines Spezialisten festzustellen, ob die dort gegebene Empfehlung für Dosierungen oder die Beachtung von Kontraindikationen gegenüber der Angabe in diesem Buch abweicht. Eine solche Prüfung ist besonders wichtig bei selten verwendeten Präparaten oder solchen, die neu auf den Markt gebracht worden sind. Jede Dosierung oder Applikation erfolgt auf eigene Gefahr des Benutzers. Autoren und Verlag appellieren an jeden Benutzer, ihm etwa auffallende Ungenauigkeiten dem Verlag mitzuteilen.
Geschützte Warennamen (Warenzeichen) werden **nicht** besonders kenntlich gemacht. Aus dem Fehlen eines solchen Hinweises kann also nicht geschlossen werden, dass es sich um einen freien Warennamen handelt.

Das Werk, einschließlich aller seiner Teile, ist urheberrechtlich geschützt. Jede Verwertung außerhalb der engen Grenzen des Urheberrechtsgesetzes ist ohne Zustimmung des Verlages unzulässig und strafbar. Das gilt insbesondere für Vervielfältigungen, Übersetzungen, Mikroverfilmungen und die Einspeicherung und Verarbeitung in elektronischen Systemen.

© 1989, 2013 Georg Thieme Verlag KG
Rüdigerstraße 14, D-70469 Stuttgart
Unsere Homepage: www.thieme.de

Printed in Germany

Satz: medionet Publishing Services Ltd, Berlin, gesetzt mit 3B2
Druck: Firmengruppe APPL, aprinta druck, Wemding

ISBN 978-3-13-135947-6 1 2 3 4 5 6

Auch erhältlich als E-Book:
eISBN (PDF) 978-3-13-151697-8

Geleitwort

Die Medizin heute bewegt sich in einem Spannungsfeld zwischen neuen wissenschaftlichen Erkenntnissen und technologischem Fortschritt, ökonomischen Zwängen und wirtschaftlichen Interessen, dem Auftrag zur gesundheitlichen Versorgung und ethischen Grenzbereichen. Für die ärztliche Ausbildung an den Hochschulen und Medizinischen Fakultäten bedeutet dies, herausgefordert zu sein zu einer kontinuierlichen Reform ihres Curriculums. Ziel ist ein primär patientenorientiertes wissenschaftliches Studium, das wiederum ein differenziertes Lernverhalten und die Erkenntnis fördert, dass für das Verstehen komplexer Zusammenhänge, das Entwickeln einer Differenzialdiagnose, das Vorbereiten auf ärztliches Entscheiden und Handeln ein Studium didaktisch konzipierter Lehrbücher unverzichtbar ist.

Das vorliegende Lehrbuch hat seinen Ursprung in einem didaktischen Experiment – die nunmehr 7. Auflage bestätigt dessen Erfolg. Konzept und Gestaltung stellen eine vortrefflich gelungene Umsetzung der genialen Idee der „Erfinder" der „Dualen Reihe" dar, der (damals noch) Medizinstudenten Alexander und Konstantin Bob: Am Anfang stand eine Begegnung engagierter Studenten mit ihrem Dozenten nach einer Vorlesung – am Ende ist aus den beiderseitigen Erfahrungen im Lernen und Lehren, gepaart mit Fantasie und Kreativität, ein Opus geworden, das den Anspruch auf ein qualifiziertes Lernen erfüllt. Das Autorenteam Karl Friedrich Masuhr und Marianne Neumann wurde durch einen dritten Autor ergänzt: Florian Masuhr, Privatdozent für Neurologie, der in seinem Studium aus diesem Lehrbuch die Neurologie gelernt hat.

Am Beispiel der Neurologie demonstriert das duale Konzept die Integration von kurz gefasster Darstellung und systematischer Abhandlung. Beide Teile, Marginalie und Hauptteil, erfüllen schon für sich allein den Anspruch eines Lehrbuchs. Ihr Nebeneinander in unmittelbarem Bezug, Übersichtlichkeit durch klare Gliederung und anschauliches Hervorheben mit einer Vielzahl gut gestalteter Tabellen und Abbildungen, die ständige Einbindung der Praxis durch den „Klinischen Fall", das Betonen fachübergreifender Bezüge, ein ungewöhnlich ausführliches Register mit differenzierten Verweisen – sie alle sind vorbildlich für ein Lehr- und Nachschlagewerk, das mit seinem dualen System den Wunsch nach einem repetierenden Überblick gleichermaßen erfüllt wie nach einer detailliert geschriebenen Gesamtdarstellung. Dies wird unterstützt durch die großzügige und didaktisch gut integrierte Ausstattung mit Graphiken und Bildsequenzen. Das kluge Einfühlen in die Lernsituation des Lesers offenbart darüber hinaus die reiche Erfahrung der Autoren in Lehre, Klinik und Praxis.

Mit dem Kapitel Psychosomatik in der Neurologie zeigen die Autoren, dass Psychosomatik nicht so sehr als eigenes Fach, sondern als ein in die einzelnen Disziplinen zu integrierendes Prinzip die entscheidenden Impulse beisteuert für das Denken und Verstehen in der Medizin. Das ärztliche Gespräch mit dem Patienten muss zum Lernziel, die Kommunikationsfähigkeit bereits im Studium erworben werden als eine wesentliche Voraussetzung für die zukünftige Patienten-Arzt-Beziehung in Praxis und Klinik angesichts der von Wirtschaftlichkeit und Rationalisierung beherrschten Entwicklung im Gesundheitswesen.

Das grundlegende Überarbeiten und Erweitern vieler Kapitel verleiht dem Werk wiederum hohe Aktualität, so zum Beispiel durch die Aufnahme neuer Konzepte von den Schlafstörungen in der Neurologie und den neuropathischen Schmerzen, von dem Hyperkinetischen Syndrom (HKS) und der Posttraumatischen Belastungsstörung (PTBS).

Seit der 1. Auflage weisen die Studierenden dem Buch einen Spitzenplatz zu; sie können die Vorzüge dieses attraktiven Lehrbuchs schnell erkennen und über sein didaktisches Prinzip eine fundierte Handlungskompetenz gewinnen. In der beruflichen Praxis wird es darüber hinaus ein willkommenes Nachschlagewerk zur Neurologie und ihrer interdisziplinären Vernetzung in der Medizin sein.

Prof. em. Dr. med. Winfried Kahlke
ehem. Hochschuldidaktik der Medizin
Universitätsklinikum Hamburg-Eppendorf

Vorwort

Die 7. Auflage gibt uns Gelegenheit, vor allem den Studierenden der Medizin für ihr Interesse an der Neurologie und wertvolle Anregungen zu danken. Dem Verleger, Herrn Dr. Albrecht Hauff, und dem gesamten Thieme-Team danken wir für die Ermutigung, das Lehrbuch wieder neu zu bearbeiten. Wegen kontinuierlicher Fortschritte auf vielen Gebieten des Faches, die sich auch in der Aktualisierung der Leitlinien für Diagnostik und Therapie in der Neurologie (2012) sowie internationaler Klassifikationen widerspiegeln, haben wir neue Texte mit klinischen Beispielen und Abbildungen (MRT/CT/PET- und SPECT-Aufnahmen) insbesondere in folgende Kapitel eingefügt: Bildgebende Verfahren, Stammganglienerkrankungen, Demenzen, Durchblutungsstörungen, Verletzungen sowie Tumoren des Gehirns und Rückenmarks. Die Anfallskrankheiten und Schlafstörungen, einschließlich Restless-Legs-Syndrom, werden ebenso wie die Migräne und Spannungskopfschmerzen in jeweils eigenen Kapiteln ausführlicher als bisher behandelt. Auch das Psychosomatik-Kapitel, das die Entstehung und den Wandel vielfältiger Körperbeschwerden im Kontext des subjektiven biografischen Kalenders darstellt, wird um Texte zu den chronischen Schmerzen erweitert. Schmerzen bilden somit einen thematischen Schwerpunkt der Neuauflage.

Wir danken allen Patienten, über deren Erkrankungen wir in Form von Kurzbiografien und Abbildungen berichten dürfen. Diese klinischen Beispiele, d.h. kasuistische Darstellungen, waren von Anfang an wichtige Bausteine der Dualen Reihe. Die nach unseren Entwürfen gefertigten Originalzeichnungen, die wir Herrn Gerhard Kohnle verdanken, konnten wegen der für die gleichzeitig erscheinende E-Book-Ausgabe verwendeten Vektorgrafiktechnik nicht mehr verwendet werden. Deshalb wurden entsprechende Grafiken aus dem Thieme-Bild-Fundus importiert bzw. reimportiert oder neu gezeichnet. Wir Autoren erfuhren wieder, dass jede Arbeit, die theoretische wie die praktische – und erst recht die didaktische –, Freude macht, wenn sie als Mitarbeit verstanden wird. Herrn Professor Dr. Randolf Klingebiel vom Neuroradiologischen und Radiologischen Institut der Klinik Im Park, Zürich, sind wir sowohl für die freundliche Unterstützung bei der Überarbeitung des Kapitels „Bildgebende Verfahren“ als auch für die Überlassung zahlreicher neuer Abbildungen zu Dank verpflichtet.

Für die Durchsicht einzelner Kapitel (MS, Ultraschall, EMG) danken wir den Kollegen Herrn Dr. Thomas Kating, Herrn Dr. Alexander Corell, Herrn Dr. Sven Lerch und Herrn Frank Stachulski (alle Bundeswehrkrankenhaus Berlin). Herrn Professor Dr. Stephan Brandt, Herrn PD Dr. Stephan Schreiber und Herrn PD Dr. Florian Doepp (alle Klinik und Poliklinik für Neurologie der Charité) verdanken wir einige fMRT- und Ultraschall-Abbildungen, Herrn PD Dr. Michail Plotkin, dem Leiter des Instituts für Nuklearmedizin, Vivantes-Klinikum Berlin Mitte-Nord, eine Reihe von PET- und SPECT-Bildern sowie Herrn Professor Dr. Bernd Weber, Life & Brain Center an der Rheinischen Friedrich-Wilhelms-Universität Bonn, MRT-Befunde bei Epilepsie. Die Vielzahl neuropathologischer Befunde verdanken wir Herrn Dr. Peter Pfiester, Kaiserslautern, zwei Bilder von Präparaten intrakranieller Hämatome Herrn Professor Dr. J. Ulrich vom Kantonsspital Basel und die histologischen Abbildungen von Nerven- und Muskelbiopsaten Herrn Professor Dr. Georg Gosztonyi, Berlin. Unser Dank geht gleichermaßen an die Kollegen Dr. Böhm, Koblenz, und Professor Willebrand, Idar-Oberstein, die uns Abbildungen von Operationspräparaten überlassen haben. Wir danken hiermit auch Frau Kollegin Gorodezky, Zell, für zwei Bilder vom Augenhintergrund und allen Kollegen, die uns z. T. bereits für die früheren Auflagen radiologische Abbildungen zur Verfügung gestellt haben: Dr. Mehl, Zell, Dr. Reinheimer, Wittlich, Dr. Bell, Dernbach, Dr. von Essen, Dr. Schenk und Dr. Dembski, Koblenz, Dr. Asheuer, Köln, Dr. Halbsguth, Frankfurt/Main, Dr. Henne, Wiesbaden, Dr. Hentschel, Mainz, Dr. Holling, Trier, Dr. Killmann, Limburg, Dr. Kühnert, Dietzenbach, Dr. Karschges, Simmern, Dr. Schilling, Frankfurt/Oder, Prof. Basche, Erfurt sowie Prof. Felix und Prof. Lehmann, Berlin – und ihren Mitarbeitern. Herrn Professor Dr. Winfried Kahlke danken wir für das Geleitwort.

Karl F. Masuhr, Florian Masuhr, Marianne Neumann

Anschriften

Dr. med. Marianne Neumann
Im Wurzelbusch 3
53127 Bonn

Dr. med. Karl F. Masuhr
ehem. Chefarzt der Neurologischen Klinik
St. Josef-Krankenhaus Zell
Bergwinkel 4
56856 Zell

Privatdozent Dr. med. Florian Masuhr
Leiter der Neurologischen Abteilung
Bundeswehrkrankenhaus Berlin
Scharnhorststr. 13
10115 Berlin

Inhaltsverzeichnis

Allgemeine Neurologie

A

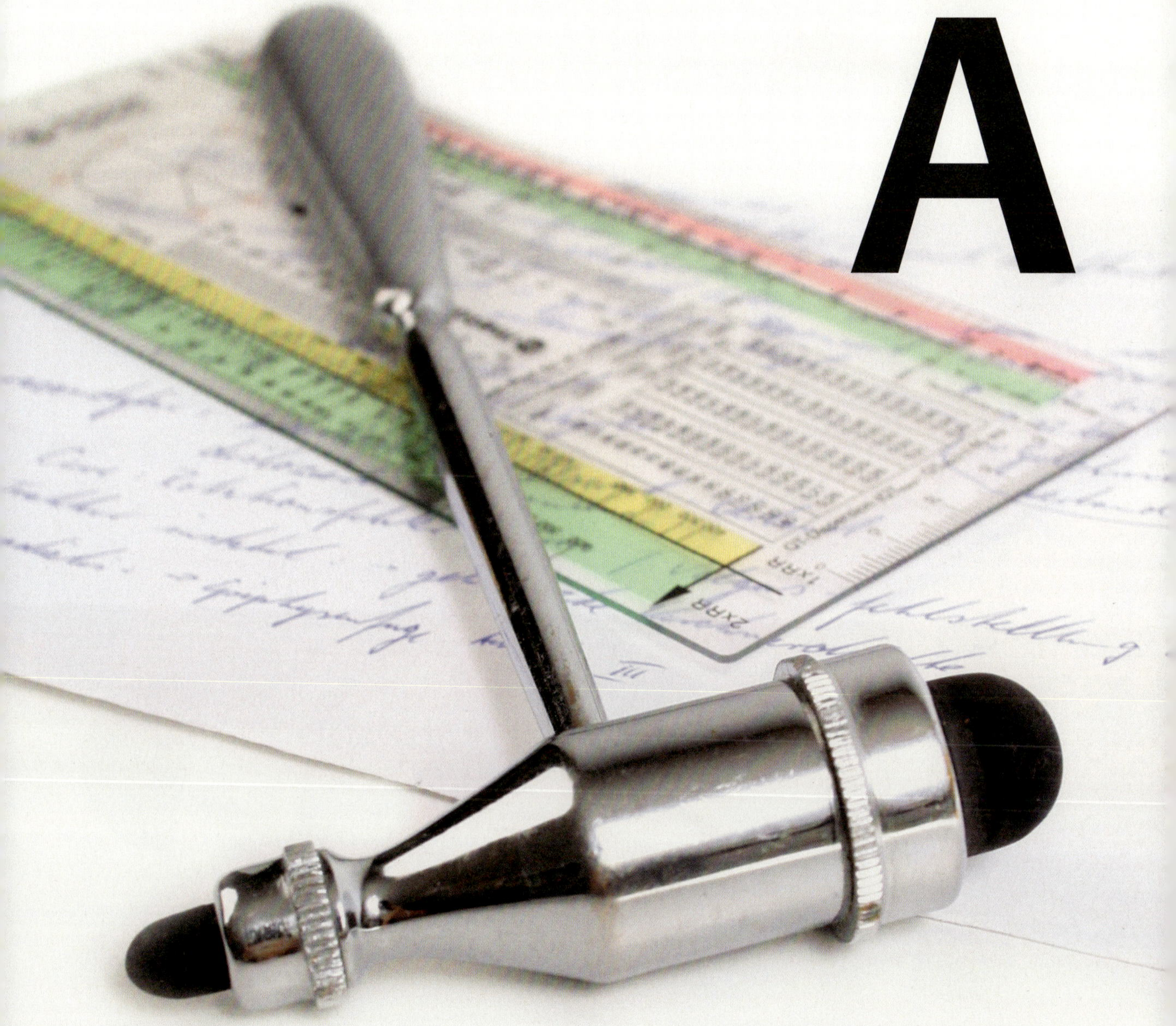

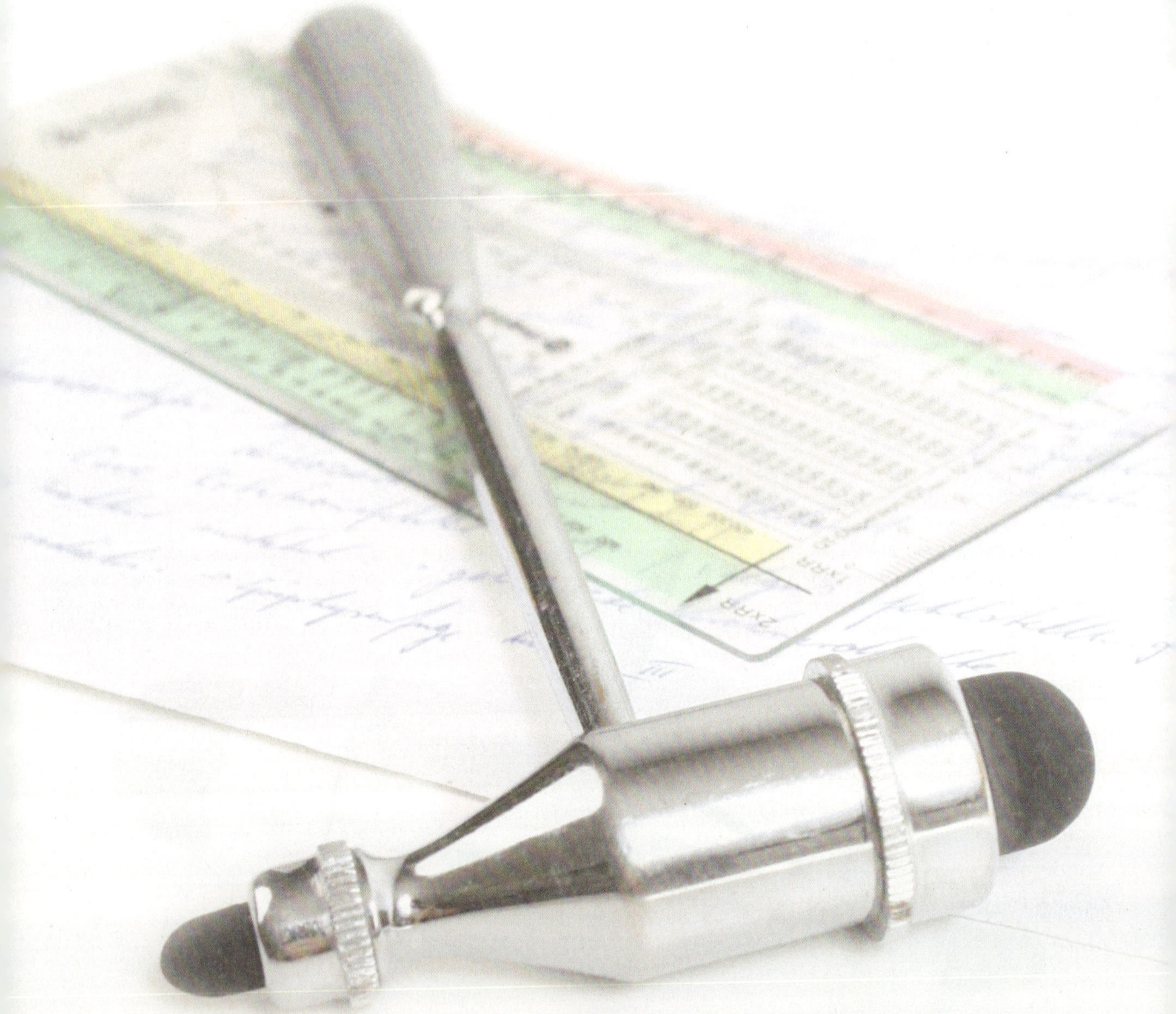

1 Anamnese

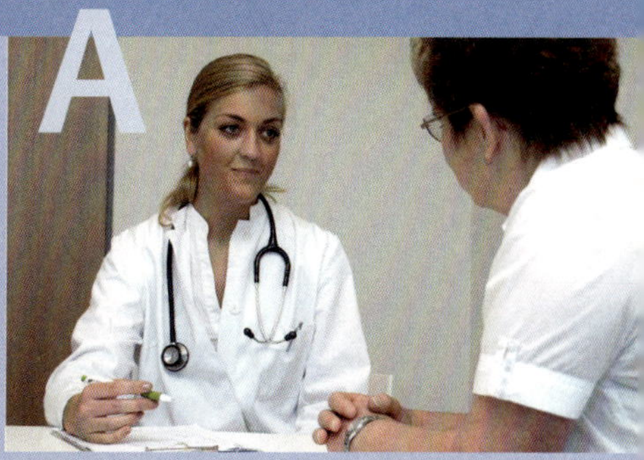

1.1 Überblick

1.1 Überblick

▸ Definition. Anamnese (griechisch: „Erinnerung") ist die Vorgeschichte der Krankheiten nach den Angaben des Patienten. Die Schilderung aktueller Beschwerden und Symptome, früherer und familiärer Erkrankungen muss durch eine Fremdanamnese ergänzt werden – v. a. wenn eine Störung der Vigilanz (Aufmerksamkeit, Wachheit) und eine Amnesie (Erinnerungslücke) bestehen. Die biografische Anamnese dient der Beschreibung einer Situation, in der sich Krankheitssymptome entwickeln.

▸ Definition.

Epidemiologie: Von diagnostischem Nutzen ist die Kenntnis epidemiologischer Daten über die Verbreitung neurologischer Erkrankungen. Zu den am häufigsten geklagten Beschwerden und Symptomen gehören Kopfschmerzen, Schwindel und epileptische Anfälle. Je nach Land und Untersucher kommen Kopfschmerzen bei 10 – 20 % der Einwohner vor. Jeder zehnte Mensch, der einen Arzt konsultiert, leidet unter Schwindel. Epileptische Anfälle treten bei 5–10 % aller Menschen mindestens einmal im Leben auf.

Epidemiologie: Die häufigsten Symptome neurologischer Krankheiten sind Kopfschmerzen, Schwindel und epileptische Anfälle.

Statistisch exakte Angaben zur Krankheitshäufigkeit und zu den Neuerkrankungen vermitteln die auf eine bestimmte Population und einen festgelegten Zeitpunkt bzw. Zeitraum bezogenen Prävalenz- und Inzidenz-Raten. Zum Beispiel ist die Prävalenz (Krankheitshäufigkeit zu einem bestimmten Zeitpunkt) der Hirninfarkte und -blutungen mit 2000 – 2500/100 000 Einwohner dreimal höher als die Prävalenz der Epilepsien (Abb. **A-1.1**). Die **Inzidenz-Rate** (Zahl der jährlichen Neuerkrankungen) ist aber bei den Hirninfarkten und -blutungen mit 160 – 220/100 000 Einwohner vier bis fünfmal höher als bei den Epilepsien mit 46/100 000 Einwohner (Abb. **A-1.2**).

Die **Prävalenz** gibt die Krankheitshäufigkeit an, d. h. die Zahl der Personen, die zu einer bestimmten Zeit an einer bestimmten Krankheit leiden. Die **Inzidenz** ist die Zahl jährlicher Neuerkrankungen (s. Abb. **A-1.1** und Abb. **A-1.2**).

▸ Merke. Wesentlich ist die Unterscheidung von Prävalenz (Krankheitshäufigkeit an einem Stichtag) und Inzidenz (Zahl jährlicher Neuerkrankungen und Erkrankungsrisiko), jeweils bezogen auf 100 000 Einwohner.

▸ Merke.

A-1.1 Prävalenz und Altersgipfel einiger neurologischer Krankheiten

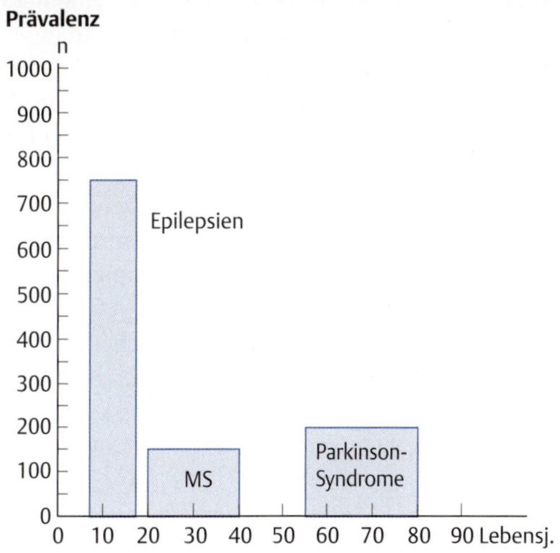

Ein Großteil der Epilepsien manifestiert sich vor dem 20. Lebensjahr, die Multiple Sklerose (MS) hauptsächlich in der 3. und 4. Dekade. Parkinson-Syndrome treten vorwiegend im höheren Lebensalter auf.

A-1.1

A-1.2 Jährliche Inzidenz häufiger neurologischer Krankheiten (bezogen auf 100 000 Einwohner)

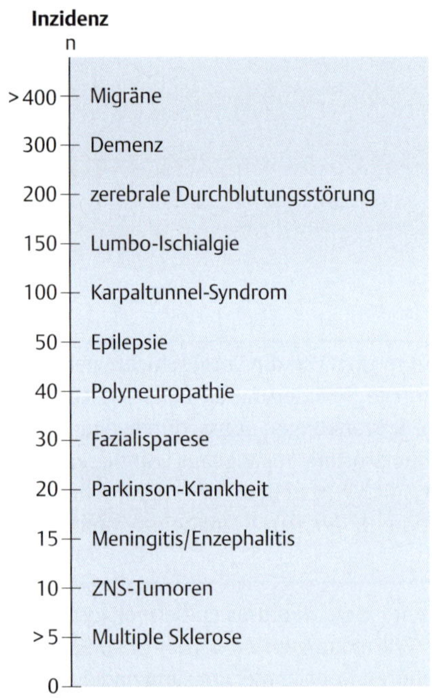

Am häufigsten sind paroxysmal auftretende Krankheiten und Syndrome (Migräne, Vertigo, Epilepsie, Sykopen), traumatische Läsionen des peripheren und zentralen Nervensystems, gefolgt von atrophischen Prozessen (Demenzen) und Durchblutungsstörungen des Gehirns. Ein Teil dieser Krankheiten und der ebenfalls sehr häufigen radikulären Syndrome wird primär auch von anderen Fachdisziplinen behandelt. Demgegenüber ist Multiple Sklerose selten.

Ferner sind die Altersverteilung der Krankheiten und die Sterblichkeitsrate zu berücksichtigen.

Da sich die Prävalenz aus der Inzidenz und der Krankheitsdauer zusammensetzt, ergibt sich die Differenz zwischen Prävalenz und Inzidenz aus unterschiedlichen Manifestations- und Sterblichkeitsraten.

- Epilepsien manifestieren sich mit einem **Altersgipfel** in der 1. und 2. Dekade (bis 20. Lebensjahr) und einem zweiten Anstieg (jenseits des 65. Lebensjahrs). Die Inzidenz der Hirninfarkte und -blutungen steigt ab 7. Dekade (bei einem mittleren Erkrankungsalter von 73 Jahren) steil an.
- Die **Mortalität** errechnet sich aus Zahl der Todesfälle pro Jahr im Verhältnis zur Gesamtbevölkerung. Bei den Epilepsien beträgt die Mortalität 1 – 2/100 000, die der zerebrovaskulären Erkrankungen hingegen 72/100 000 Einwohner und ist damit etwa fünfzigmal höher.
- Die **Letalität**, d. h. das Verhältnis der an einer Krankheit Gestorbenen zu den daran Erkrankten, steigt bei den Durchblutungsstörungen des Gehirns mit zunehmendem Lebensalter überdurchschnittlich an (Letalität = Mortalität : Inzidenz).

Symptomatologie: Symptome sind anamnestisch und diagnostisch auffällige Krankheitsmerkmale.

Symptomatologie: Ein Symptom ist ein anamnestisch und diagnostisch auffälliges Krankheitsmerkmal. Im angloamerikanischen Sprachraum werden „symptoms" (Beschwerden) von „signs" (Krankheitszeichen) unterschieden. Es ist in jedem Fall sinnvoll, **subjektive Angaben** möglichst wörtlich zu dokumentieren und sie im Anschluss an die neurologische Untersuchung auf die erhobenen Befunde zu beziehen.

Die Anamnese ergibt Hinweise auf Art, Ort und Manifestationszeitpunkt der Symptome. Mehrere charakteristische Symptome bilden ein neurologisches Syndrom (Symptomenkomplex).

Anamnestisch ergeben sich wichtige Hinweise auf die Art und Lokalisation der Krankheitsmerkmale sowie auf deren Manifestationszeitpunkt (Erkrankungsalter, biografische Situation, tageszeitliche Bindung). Einzelne Phänomene wie Schmerzen oder Parästhesien (Missempfindungen) gestatten in keinem Fall eine neurologische Diagnose. Erst wenn die Qualität der **Leit- und Begleitsymptome** bestimmt worden ist, kann ein **Syndrom** (Symptomenkomplex) definiert werden: Syndrome beschreiben Krankheitsbilder mit mehreren charakteristischen Symptomen.

Jede Diagnose setzt eine phänomenologische Differenzierung und ätiologische Einordnung der Symptome voraus.

Vom Symptom zum Syndrom und zur Diagnose gelangt der Untersucher, wenn er die Beschwerdeangaben und Krankheitserscheinungen klinisch-phänomenologisch differenzieren und ätiologisch einordnen kann. Im Folgenden soll dies am Beispiel einiger Schmerz- und Anfalls-Syndrome dargelegt werden.

1.2 Schmerzanamnese

Akute Schmerzen sind Warnsignale. Die Anamnese berücksichtigt Qualität, Intensität, Lokalisation und Ausstrahlung, Beginn, auslösende und lindernde Faktoren, Frequenz, tageszeitliche Bindung, Dauer und Intervalle der Schmerzen. Je nachdem ob die Schmerzempfindung erhöht, herabgesetzt oder völlig aufgehoben ist, spricht man von **Hyperalgesie, Hypalgesie oder Analgesie**. Wenn eine Schmerzempfindung durch einen normalerweise nicht schmerzhaften Stimulus, z. B. eine wiederholte leichte Berührung, hervorgerufen wird, handelt es sich um eine **Allodynie**.

5 % der Bevölkerung leiden unter **chronischen Schmerz-Syndromen** mit einer Dauer von mehr als sechs Monaten. Die Anamnese schließt die Veränderung einzelner Schmerzparameter ein, z. B. Übergang von einem intermittierenden in einen Dauerschmerz oder Schmerzausbreitung über die Innervationsgrenzen hinaus. Zum komplexen regionalen Schmerz-Syndrom (CRPS) siehe S. 567. Schmerzen können auch außerhalb der Körpergrenzen auftreten, z. B. an der Stelle einer amputierten Gliedmaße: „Phantomschmerz" (S. 76 und S. 438). „Schmerzliche" Erfahrungen in der **Lebensgeschichte**, z. B. Verlusterlebnisse, die der Patient affektiv nicht adäquat ausdrücken kann, finden über einen körperlichen Schmerz (z. B. eine akute Lumbago) ihren Ausdruck, verstärken und unterhalten den Schmerz. Vgl. **subjektiver biografischer Kalender** (S. 550).

1.2 Schmerzanamnese

Je nachdem ob die Schmerzempfindung erhöht, herabgesetzt oder völlig aufgehoben ist, spricht man von **Hyperalgesie, Hypalgesie oder Analgesie**. Eine Schmerzauslösung durch nicht schmerzhafte Reize wird als **Allodynie** bezeichnet.

5 % der Bevölkerung leiden unter **chronischen Schmerzen**. Anamnestisch sind **biografische Daten** zu erheben, die eine Änderung der Beschwerden verständlich machen. Zum **subjektiven biografischen Kalender** s. S. 550

1.2.1 Neuropathische Schmerzen

Man unterscheidet
- **neuropathische** Schmerzen bei Läsionen im peripheren oder zentralen Nervensystem und
- **nozizeptive** Schmerzen, bei denen das Nervensystem *nicht* geschädigt ist.

Ein typischer neuropathischer Schmerz ist der radikuläre Schmerz (Abb. **A-1.3** und Tab. **A-1.1**). Wenn nozizeptive Knochen-, Gelenk- und Muskelschmerzen bei „Lumbago" (*ohne* Nervenwurzelkompression) mit einem neuropathischen radikulären Schmerz („Ischialgie") einhergehen, spricht man von „mixed pain".

1.2.1 Neuropathische Schmerzen

A-1.1 Lumboischialgie. Schmerzen bei degenerativen Wirbelsäulenveränderungen (Lumbago) und Radikulopathie bei Bandscheibenvorfall mit Nervenwurzelkompression

1 neuropathischer Schmerz	2 nozizeptiver Schmerz	1 und 2 mixed pain
„Ischialgie": radikuläre Schmerzausstrahlung in eine untere Extremität bei lumbaler Nervenwurzelkompression	„Lumbago"(Schmerz von Knochen, Gelenken, Bändern, Muskeln), *ohne* Nervenwurzelkompression	„Lumboischialgie", Schmerzausstrahlung bei (chronischen) Rückenschmerzen

A-1.1

Schmerzprojektion: Die Lokalisation der Schmerzursache setzt topografisch-anatomische Kenntnisse voraus. Denn der Ort der Nervenläsion und die Regionen der Schmerzempfindung bzw. Schmerzprojektion liegen oft weit voneinander entfernt. Bei peripherer Nervenschädigung projiziert der Schmerz analog der sensiblen Innervation in das von dem Nerv versorgte Hautareal.

Bei **radikulärer Läsion** ist die Schmerzausstrahlung ebenso wie die Sensibilitätsstörung segmental, d. h. an das der Nervenwurzel zugehörige Dermatom gebunden. Der Schmerz projiziert entweder in das gesamte Dermatom oder nur in einen segmentalen Abschnitt des Hautareals, das der geschädigten Nervenwurzel entspricht. Das häufigste radikuläre Schmerz-Syndrom ist die Lumboischialgie, die meist durch eine Wurzelkompression bei lumbalem Bandscheibenschaden verursacht ist. Dieser Schmerz strahlt über die Hüfte oft bis zum Unterschenkel und in den Fuß aus (Abb. **A-1.3**). Anamnestisch lassen sich Auslöser erfragen, die zur Schmerzprojektion in das Dermatom der komprimierten Nervenwurzel führen. Charakteristisch ist die Verstärkung des Wurzelschmerzes durch Husten und Pressen. Die vom Patienten lokalisierten Reizsymptome und die Schmerzausstrahlung bezeichnen das entsprechende Dermatom oft so genau, dass man daraus schon die topische Diagnose, z. B. die Höhenlokalisation eines Bandscheibenvorfalls, stellen kann. Zur neurologischen Untersuchung s. S. 65 und S. 455, zu weiteren typischen neuropathischen Schmerzen bei Karpaltunnel-Syndrom (S. 441), nach Herpes Zoster (S. 465), bei den Polyneuropathien (S. 470) und zum zentralen Schmerz (S. 383).

Bei peripherer Nervenläsion projiziert der Schmerz analog der sensiblen Hautinnervation, bei Wurzelläsion in das zugehörige Dermatom.

Das häufigste **radikuläre Schmerz-Syndrom** ist die Lumboischialgie bei Bandscheibenschaden (s. Abb. **A-1.3**). Zur neurologischen Untersuchung s. S. 455.

⊙ A-1.3

⊙ A-1.3 **Radikuläre Schmerzprojektion**

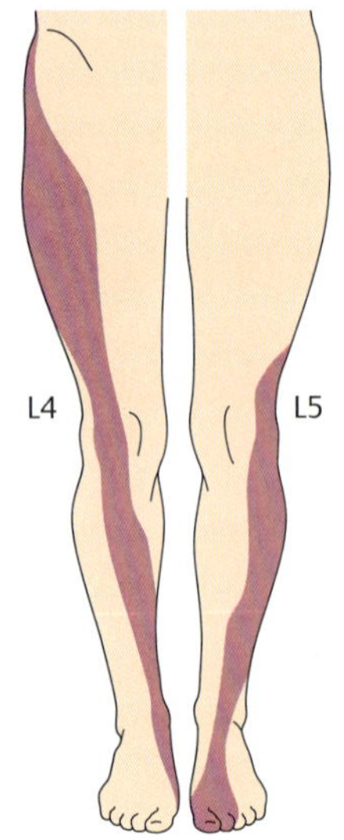

Bei Schädigung (Kompression, Entzündung) einer Nervenwurzel strahlt der Schmerz segmental in den Versorgungsbereich dieser Wurzel, z. B. L 4 oder L 5, aus. Vergleiche auch Abb. **B-2.15** und Abb. **B-2.16**.

Hyperalgetische Hautareale (sog. Head-Zonen) lassen auf erkrankte innere Organe schließen (Abb. **A-1.4**).

Schmerzen innerer Organe (viszerosensible Schmerzen) werden auf Hautareale übertragen („referred pain“). Der segmentalen Innervation des erkrankten Organs entsprechen hyperalgetische, schon bei leichter Berührung überempfindliche Dermatome, die sog. Head-Zonen (benannt nach dem englischen Neurologen H. Head). Die Kenntnis dieser Hautareale lässt auf das erkrankte Organ rückschließen (Abb. **A-1.4**).

⊙ A-1.4

⊙ A-1.4 **Head-Zonen**

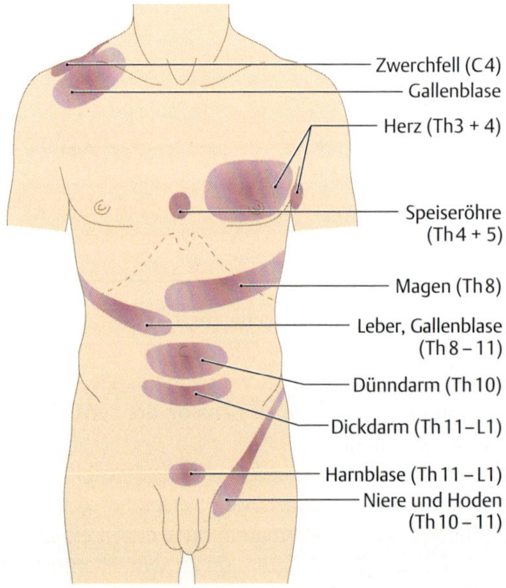

Die Hautareale, auf die der Schmerz bei Erkrankung innerer Organe übertragen wird, sind violett dargestellt. Sie entsprechen der segmentalen Innervation der Organe.

1.2.2 Kopfschmerzen

Immer ist nach dem Charakter, der Frequenz und der Dauer der Kopfschmerzen zu fragen. Die **Migräne** ist durch periodische Kopfschmerzanfälle, **Nausea** (Abb. **A-1.5**), Photo- und Phonophobie und häufig eine visuelle **Aura** gekennzeichnet.

1.2.2 Kopfschmerzen

Tab. **A-1.2** informiert über die häufigsten Kopfschmerzen und ihre Ursachen. *Primäre Kopfschmerzen* (Punkte 1. – 4.) sind die idiopathischen Formen, *sekundäre (symptomatische) Kopfschmerzen* (Punkte 5. – 12.) beruhen auf verschiedenartigen Störungen. Dementsprechend werden sporadische, episodische, attackenförmig wiederkehrende und chronische Kopfschmerzen als pulsierend, dumpf, drückend, bohrend, hämmernd, stechend usw. geschildert. Bei der Erhebung der Anamnese muss daher gezielt nach dem Charakter und Beginn, aber auch nach der Frequenz und Dauer der Schmerzen gefragt werden.

Für **Migräne** sprechen familiär disponierte, periodisch rezidivierende, meist halbseitige Kopfschmerzen („Hemikranie") von klopfendem, pochendem Charakter, die sich über wenige Stunden zur maximalen Stärke aufbauen. Die Attacken sind häufig von **Nausea** (Übelkeit, Brechreiz; Abb. **A-1.5**), Photo- und Phonophobie (Licht- und Lärmüberempfindlichkeit) sowie von einer visuellen **Aura** begleitet.

A-1.2 Kurzfassung der Internationalen Klassifikation der Kopfschmerzen

Primäre **Kopfschmerzerkrankungen**	***Sekundäre*** **Kopfschmerzen, zurückzuführen auf**
1. Migräne	1. Kopf- und HWS-Trauma
2. Spannungskopfschmerz	2. Gefäßstörungen
3. Clusterkopfschmerz	3. intrakranielle Störungen
4. andere primäre Kopfschmerzen, z. B. bei (sexueller) Aktivität	4. Substanzen oder deren Entzug
	5. Infektion
	6. Störung der Homöostase
	7. Erkrankungen des Schädels
	8. psychiatrische Störungen

A-1.2

A-1.5 Vegetative und sensorische Symptome bei einigen Anfall-Syndromen: Migräne, Menière-Krankheit und Synkope

A-1.5

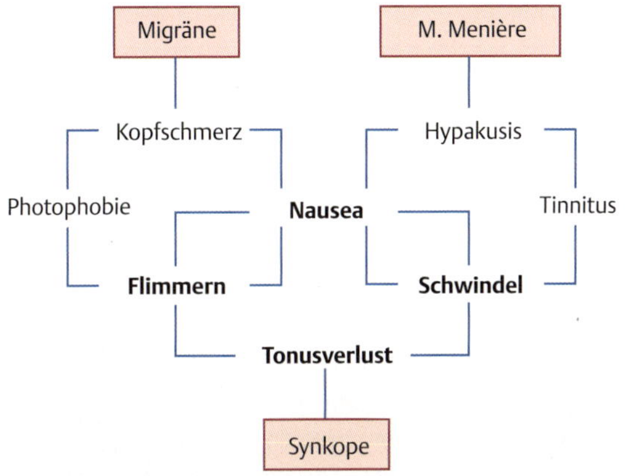

Unter ätiologischen Gesichtspunkten ist auf das **Manifestationsalter** zu achten. Die Migräne tritt oft im Jugend- und gelegentlich schon im Kindesalter auf; sie bevorzugt im Übrigen das weibliche **Geschlecht**, während eine weitere Form der Hemikranie, der **Clusterkopfschmerz** (S. 426), signifikant häufiger Männer im mittleren Lebensalter betrifft. Einseitige oder auch beidseitige Kopfschmerzen älterer Patienten werden nicht selten durch eine Arteriitis cranialis (S. 397) verursacht, wobei hier das weibliche Geschlecht überwiegt (zu Kopfschmerzen bei Gefäßstörungen und Hypertonie siehe S. 381).

Während die Migräne häufiger bei jungen Frauen vorkommt, betrifft der **Clusterkopfschmerz** meist Männer im mittleren Lebensalter. Bei älteren Kopfschmerzpatienten, vorwiegend Frauen, ist an eine Arteriitis cranialis zu denken (s. a. S. 397).

Wesentlich ist die gezielte Frage, in welcher **Situation** der Kopfschmerzanfall aufgetreten ist. Setzen schlagartig heftigste Kopfschmerzen ein, so besteht der dringende Verdacht auf eine Subarachnoidalblutung (SAB), v. a. wenn sie mit Erbrechen, Vigilanzstörung und Meningismus (Nackensteifigkeit) einhergehen. Dann ist eine klinische Notfalldiagnostik erforderlich (vgl. S. 408).

Schlagartig auftretende, heftigste, mit Erbrechen und Meningismus einhergehende Kopfschmerzen sprechen für eine Subarachnoidalblutung (SAB, S. 408).

Dies gilt auch für akute Kopfschmerzen bei Meningitis, die jedoch nicht schlagartig auftreten. Eine Schädelverletzung mit Vigilanzstörung, Amnesie und Kopfschmerzen verlangt immer eine **Fremdanamnese** zur Klärung der Unfallsituation und frühzeitige diagnostische Abklärung, da der Verlauf durch eine intrakranielle Blutung kompliziert sein kann (S. 356).

Kopfschmerzen, die mit Vigilanzstörungen verbunden sind, erfordern neben der **Fremdanamnese** eine Notfalldiagnostik (S. 408).

► Merke. Genaue Angaben zu Lokalisation, Beginn und Charakter der Kopfschmerzen weisen auf deren Ursachen hin.

► Merke.

Stirnkopfschmerzen kommen z. B. auch im Glaukomanfall und häufig bei Sinusitis vor.

Akute, einseitige **Stirnkopfschmerzen** lassen z. B. auch an einen Glaukomanfall denken, der meist jenseits des 40. Lebensjahres auftritt. Nehmen frontale Schmerzen bei Kopfneigung zu, so kann dies als Hinweis auf eine Infektion der Nasennebenhöhlen (Sinusitis) gelten.

Die Trigeminusneuralgie ist durch einseitige, **attackenförmige Gesichtsschmerzen** charakterisiert (S. 432).

Attackenförmig auftretende, einseitige blitzartige Gesichtsschmerzen, die durch Kältereiz, feine Berührungen, Kauen oder Sprechen „getriggert" werden, kennzeichnen die Trigeminusneuralgie. Sie betrifft vorwiegend Frauen jenseits des 50. Lebensjahres (S. 432).

Bilaterale, diffuse **Spannungskopfschmerzen** sind meist psychogen (S. 424 u. S. 548), nicht selten sind anhaltende dumpfe Kopfschmerzen auch **Analgetika-induziert**.

Gesichts-, Kopf- und Nackenschmerzen können Frühsymptom eines Hirn- oder Halsmarktumors sein. Daher sind die Diagnosen „Migraine cervicale" oder „Okzipitalneuralgie" mit Vorsicht zu stellen. Häufiger als alle anderen „Zephalgien" sind bilaterale, diffuse Kopfschmerzen, die v. a. bei depressiver Stimmung und Konfliktspannung (S. 102 u. S. 548) vorkommen. Sie werden als **Spannungskopfschmerzen** (S. 424) bezeichnet. Ein anhaltender, in der Intensität undulierender Kopfschmerz von dumpf drückendem Charakter ist der **Analgetika-induzierte Kopfschmerz**, der sich nach monatelangem täglichem Gebrauch („Übergebrauch") und nach Substanzentzug entwickelt (S. 428). Zur besseren Übersicht und Entlastung des Schmerzgedächtnisses (S. 76) eignet sich ein Kalender, in den der Patient nicht nur regelmäßig die Art und Frequenz seiner Beschwerden einträgt, sondern auch das Medikament, das seine Beschwerden lindert.

1.3 Anfallanamnese

1.3 Anfallanamnese

► Überblick.

► **Überblick.** Zu den häufigsten Anfall-Syndromen gehören
- Schwindelanfälle, d. h. paroxysmal auftretende Krankheitserscheinungen, die mit vegetativen und sensorischen Phänomenen verbunden sind,
- Synkopen (Ohnmachten), epileptische, narkoleptische, extrapyramidale und psychogene Anfälle.

1.3.1 Schwindelanfälle

1.3.1 Schwindelanfälle

Anamnestisch sind **Qualität**, **Verlauf** und **Auslösemechanismen** des Schwindels zu erfragen. Zu den **vegetativen Begleitsymptomen** gehören Übelkeit und Erbrechen (Nausea-Komplex, s. Abb. **A-1.5**). Schwindel ist häufig mit **Angst** verbunden und kann stellvertretend für Angst auftreten (S. 102 u. 548).

Dem Betroffenen kommt es vor, als ob die Umwelt kreise, der Raum schwanke bzw. der eigene Körper falle, sich hebe oder drehe. Anamnestisch sind **Qualität** (Dreh-, Lift- oder Schwankschwindel), **Verlauf** (Attacken- bzw. Dauerschwindel) und **Auslösemechanismen** des Schwindels (Kopfbewegung, Situationsgebundenheit) zu erfragen. Gelegentlich können Patienten die Scheinwahrnehmung einer Selbstbewegung von Scheinbewegungen der Umwelt differenzieren. Schwindel geht häufig mit **vegetativen Symptomen**, besonders mit einem „elendigen" Gefühl einher (Nausea-Komplex, vgl. Abb. **A-1.5**). Häufig werden die Scheinwahrnehmungen von **Angst** begleitet, können aber auch stellvertretend für Angst auftreten (zum phobischen Schwindel siehe S. 102 u. 548).

Schwindel entsteht durch Inkongruenz der vestibulären, visuellen und somatosensorischen Wahrnehmung.

Schwindel entsteht durch ein Ungleichgewicht im Zusammenwirken jener Sinnesmodalitäten, die an der dynamischen Raumorientierung beteiligt sind: der vestibulären, visuellen und somatosensorischen Wahrnehmung.

Drehschwindel (Vertigo) ist vestibulär bedingt. Peripher vestibuläre Erkrankungen mit Schwindelattacken sind Menière-Krankheit und benigner paroxysmaler Lagerungsschwindel; anhaltender Drehschwindel kommt bei Neuritis vestibularis vor.

Drehschwindelanfälle (Vertigo) sind vestibulärer Ursache. Sie kennzeichnen den Verlauf der **Menière-Krankheit**, einer Labyrintherkrankung des mittleren und höheren Lebensalters (S. 506). Der Minuten bis Stunden anhaltende Schwindel wird von vegetativen Symptomen begleitet (vgl. Abb. **A-1.5**). Die Patienten klagen einerseits über Ohrgeräusche (Tinnitus), andererseits über Hörverlust (Hypakusis). Bei **Neuritis vestibularis**, einer entzündlichen Läsion des N. vestibularis, setzt der Drehschwindel subakut ein und hält Tage an. Anfallartiger, nur Sekunden andauernder Drehschwindel, der durch raschen Lagewechsel des Kopfes über Wochen hinweg immer wieder ausgelöst wird, ist Ausdruck des **benignen paroxysmalen Lagerungsschwindels** (S. 508).

Zentral vestibulärer Schwindel ist häufiges Symptom von Durchblutungsstörungen und Läsionen im Hirnstamm oder Kleinhirn bei **Multipler Sklerose**.

Rezidivierender Schwindel im höheren Lebensalter kann Symptom von Durchblutungsstörungen des Hirnstamms sein. Kommt es zusätzlich akut zu Nausea, Doppelsehen und Fallneigung, ist mit einem Hirnstamminfarkt zu rechnen, der eine stationäre Notfalldiagnostik und -therapie erfordert (S. 383). Bei jungen Patienten ist eine **Multiple Sklerose** (MS) häufigste Ursache eines zentral vestibulären Schwindels (Läsionen im Hirnstamm oder Kleinhirn). Zu Oszillopsien und Nystagmus siehe S. 37.

Eine Stand- und Gangunsicherheit (Ataxie), die häufig als **Schwankschwindel** empfunden wird, entwickelt sich bei Rückenmarkerkrankungen und Polyneuropathien. Schwankschwindel ohne gerichtete Fallneigung kommt auch bei Intoxikationen bzw. als Medikamentennebenwirkung vor (β-Rezeptoren-Blocker, Diuretika, Antidepressiva, Antiepileptika u. a.). Unsystematischer Schwindel ist häufiges Begleitsymptom von Herzrhythmusstörungen, arterieller Hypertonie, orthostatischer Dysregulation und Anämie.

Schwankschwindel kommt bei Rückenmarkerkrankungen und Polyneuropathien, als Medikamentennebenwirkung und bei kardiovaskulären Erkrankungen vor.

1.3.2 Synkopale Anfälle

Synkopen sind anfallartige und spontan reversible Vigilanzstörungen (Bewusstseinsstörungen) mit **Tonusverlust** der Haltemuskulatur (S. 512). Die Patienten berichten von einem ungerichteten Schwindel, Flimmern und „Schwarzwerden vor den Augen" mit Übelkeit und Schweißausbruch („vasomotorische Aura"; Abb. **A-1.5**), bevor das Bewusstsein schwindet („Ohnmacht"). Fremdanamnestisch ist zu erfahren, dass der Patient mit blassem Gesicht zu Boden sank, für Sekunden nicht reagierte und bei Erwachen rasch reorientiert war. Häufig werden einige irreguläre Zuckungen (Myoklonien) im Gesicht und an den Extremitäten beobachtet (konvulsive Synkope).
Unter ätiologischen Gesichtspunkten unterscheidet man:
- **vasovagale** (Reflex-)Synkopen,
- **orthostatische** Synkopen und
- **kardiale** Synkopen.

Auslösefaktoren, Vor- bzw. Begleiterkrankungen und das Alter des Patienten sind ätiologisch richtungweisend.
1. Bei Jugendlichen und jungen Erwachsenen überwiegen vasovagale Synkopen. Dies sind einerseits sog. **neurokardiogene** Synkopen, die meist nach langem Stehen auftreten, zum anderen **emotional induzierte**, in Angst- oder Schrecksituationen oder unter heftigem Schmerz auftretende Ohnmachten. Zu den „selbstinduzierten" und „epidemischen" Synkopen s. S. 21. Andere situative vasovagale Synkopen, die (pressorisch) durch Husten, Schlucken oder Miktion ausgelöst werden, kommen ebenso wie Synkopen bei Karotissinus-Syndrom im mittleren bis höheren Lebensalter vor.
2. Orthostatische Synkopen infolge **Blutdruckabfalls** nach raschem Aufrichten werden mit zunehmendem Alter häufiger. Ursachen sind eine arterielle Hypotonie oder eine autonome Neuropathie.
3. Im Alter treten kardiale Synkopen bei **Herzrhythmusstörungen** (z. B. Adams-Stokes-Anfall) auch in Ruhe, sogar im Liegen *ohne* Prodromi auf (S. 513).

Eine sofortige stationäre Aufnahme ist notwendig, wenn die Anamnese folgende **Hochrisiko**-Konstellationen ergibt:
- **Eigen- und Fremdanamnese:**
  - früherer Myokardinfarkt, Herzinsuffizienz, niedrige Auswurffraktion,
  - Synkope während physischer Belastung oder im Liegen,
  - Verdacht auf rhythmogene Ursache (EKG),
  - ausgeprägte Anämie oder Elektrolytstörung.
- **Familienanamnese:** plötzlicher Herztod bei nahen Verwandten.

1.3.2 Synkopale Anfälle

Eine Synkope ist ein kurzzeitiger Bewusstseinsverlust infolge globaler Hirnperfusionsminderung, d. h. eine anfallartige, meist spontan reversible Vigilanzstörung (Bewusstseinsstörung) mit **Tonusverlust** der Haltemuskulatur. Prodromi sind Flimmern und „Schwarzwerden vor den Augen", Nausea und Schweißausbruch („vasomotorische Aura"). Der Patient ist blass und sinkt schlaff zu Boden. Man unterscheidet:
- **vasovagale** (Reflex-)Synkopen,
- **orthostatische** Synkopen und
- **kardiale** Synkopen.

Begleiterkrankungen, Situation und Alter des Patienten sind ätiologisch richtungweisend. Vasovagale neurokardiogene und emotional induzierte Synkopen kommen meist bei jungen Menschen, orthostatische und kardiale Synkopen häufiger im mittleren bis höheren Lebensalter vor.

1.3.3 Epileptische Anfälle

Für das Erkennen epileptischer Anfälle ist die Anamnese einschließlich der **Fremdanamnese** häufig das einzige diagnostische Mittel. Meist gehen epileptische Anfälle mit einer Vigilanzstörung einher, sodass der Betroffene den Anfall nicht selbst erlebt. Gelegentlich ist erst ein Sturz mit **Bewusstlosigkeit** der Anlass, ärztliche Hilfe zu suchen, oder der Kranke wird von anderen auf eine nicht erklärbare Verhaltensänderung, an die er selbst keine Erinnerung hat, aufmerksam gemacht (Abb. **A-1.6**). Bei idiopathischen und familiär disponierten (genetisch bedingten) Epilepsien ist keine Geschlechtsbevorzugung erkennbar; bei den symptomatischen Epilepsien mit strukturellen Veränderungen des Gehirns oder metabolisch bedingten Ursachen überwiegt das männliche Geschlecht.

1.3.3 Epileptische Anfälle

In der Diagnostik epileptischer Anfälle ist die Anamnese einschließlich der **Fremdanamnese** häufig das einzige diagnostische Mittel. Die Anamnese muss darauf abzielen, die Einordnung des Anfallstyps als **fokal oder generalisiert** zu treffen. Bei symptomatischen Epilepsien mit nachweisbaren strukturellen Veränderungen des Gehirns überwiegt das männliche Geschlecht. Von der Klassifikation hängen Syndromzuordnung, Prognose und Therapieentscheidung ab (s. Tab. **B-4.5**, S. 520).

A-1.6 Beginn epileptischer Anfälle (Fotografien nach Videoaufnahmen im EEG-Labor)

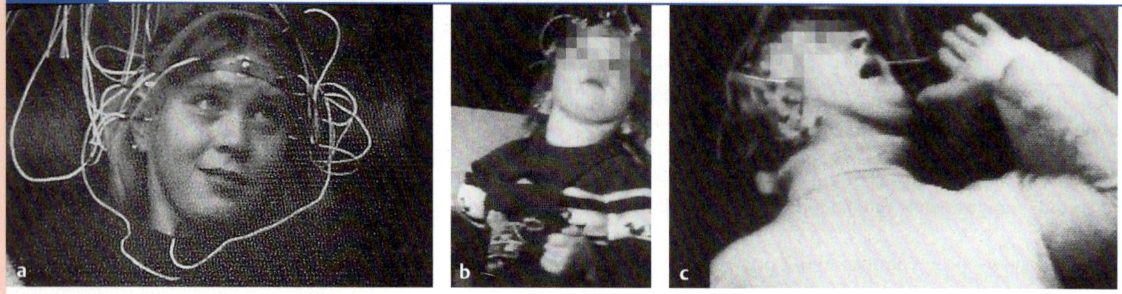

a Visuelle Aura zu Beginn eines fokalen Anfalls, Blick auf eine halluzinierte Gestalt.
b Zu Beginn einer Absence fällt der Kopf des Kindes zurück.
c Initialschrei und Kopfwendung zur Seite des elevierten Arms als Einleitung eines tonisch-klonischen Anfalls.

Je nach dem Ursprung der epileptischen Erregung im Gehirn – ob lokal in einer Hirnregion beginnend und sich von dort ausbreitend oder primär generalisiert im gesamten Gehirn auftretend – unterscheidet man **lokalisationsbezogene (fokale)** und **generalisierte** Anfälle. Die Anamnese muss darauf abzielen, die Einordnung des Anfallstyps als **fokal oder generalisiert** zu treffen. Von der Klassifikation (s. Tab. **B-4.5**, S. 521) hängen Syndromzuordnung, Prognose und Therapieentscheidung ab.

1.3.4 Narkoleptische Anfälle

Patienten mit Narkolepsie berichten von einem imperativen Schlafbedürfnis **(Schlafattacken)**, einer Regungslosigkeit nach dem Aufwachen **(Schlaflähmung)** und von Traumerleben im Halbschlaf (hypnagoge Halluzinationen). Hinzu kommen **kataplektische Attacken** mit affektivem Tonusverlust (vgl. 539).

1.3.4 Narkoleptische Anfälle

Weitaus seltener als die epileptischen Anfall-Syndrome und mit diesen weder verwandt noch vom Erscheinungsbild her zu verwechseln sind narkoleptische Schlaf-, Wach- und Sturzanfälle. Als erstes, konstantes Symptom der Narkolepsie sind die **Schlafattacken (imperatives Einschlafen)** zu nennen, die von den übrigen Formen der Hypersomnie, wie z. B. bei Schlaf-Apnoe-Syndrom, abzugrenzen sind. Narkoleptische **Schlaflähmungen („Wachanfälle")** in der Einschlaf- oder Aufwachphase, in denen der Patient sich nicht bewegen kann, können ebenso wie die Schlafanfälle von **hypnagogen Halluzinationen**, d. h. Traumerleben im halbwachen Zustand, begleitet sein. Hinzu kommen **kataplektische** Attacken mit affektivem Tonusverlust (Stürze nach lautem Lachen oder heftigem Erschrecken). Das Narkolepsie-Kataplexie-Syndrom manifestiert sich meist im 2. Lebensjahrzehnt bei Männern häufiger als bei Frauen und ist häufig familiär disponiert (vgl. 539).

1.3.5 Extrapyramidale Anfälle (Hyperkinesen)

Arrhythmische (choreatische) Zuckungen oder krampfartige (dystone) Torsionen bestimmen das Bild paroxysmaler extrapyramidaler **Hyperkinesen**, die nicht mit Vigilanzstörungen verbunden sind.

1.3.5 Extrapyramidale Anfälle (Hyperkinesen)

Paroxysmale arrhythmische (choreatische) Zuckungen und krampfartige (dystone) Torsionen sind wie alle extrapyramidalmotorischen Bewegungsstörungen auf eine Dysfunktion der Stammganglien zurückzuführen und gehen nicht mit einer Vigilanzstörung einher. Kurz dauernde Attacken, die täglich 100-mal auftreten, werden „kinesiogen" ausgelöst, z. B. beim Überqueren der Straße (seizures induced by movement).

Die Vorgeschichte, v. a. die **Medikamenten- und Familienanamnese**, gibt Hinweise auf Pharmaka-induzierte **Dyskinesien** neben hereditären Formen, seltener auch auf vaskuläre, tumoröse und entzündliche Veränderungen der Stammganglien (vgl. S. 61 u. S. 216).

Im Verlauf einer Neuroleptika- oder L-Dopa-Therapie manifestieren sich häufig Anfälle mit Lid-Blick-Zungen-Schlund-Krämpfen und Schiefhals. Bei den akuten dystonen Reaktionen überwiegt das männliche, bei den tardiven Dyskinesien das weibliche Geschlecht. Wesentlich ist eine genaue **Medikamenten- und Familienanamnese**, um symptomatische und hereditäre Formen zu differenzieren. Akut einsetzende, schleudernde und rotierende Bewegungen der Extremitäten (ballistische Jaktationen), die gleich häufig bei Männern und Frauen vorkommen, werden auch durch vaskuläre, tumoröse oder entzündliche Veränderungen der Stammganglien hervorgerufen (vgl. S. 61 u. S. 216).

1.3.6 Psychogene (dissoziative) Anfälle

Pseudoepileptische Anfälle sind häufig verkannte psychogene Symptome, die mit epileptischen Anfällen alternierend, meist jedoch davon unabhängig in jedem Lebensalter auftreten. Man spricht von **dissoziativen** Anfällen im Rahmen einer Konversionsstörung (S. 516).
5 % der Kinder im Vorschulalter führen in einer Wut- oder Trotzreaktion **respiratorische Affektkrämpfe** herbei. Diese nicht-epileptischen Anfälle kommen hauptsächlich zwischen dem sechsten Lebensmonat und sechsten Lebensjahr vor. Sie sind durch Schreien und Anhalten des Atems, d. h. akute exspiratorische Apnoe mit Zyanose, Bewusstlosigkeit, Tonusverlust und vereinzelte Muskelzuckungen gekennzeichnet.
Auch bei Schulkindern werden nicht selten **selbstinduzierte Synkopen** („self induced fainting") beobachtet: Die Kinder hyperventilieren z. B. auf dem Schulhof in hockender Stellung, um sich plötzlich aufzurichten und mit einer forcierten Exspiration gegen die geschlossene Glottis eine unmittelbar danach auftretende Ohnmacht zu provozieren. Auf diesem Vasalva-Manöver mit Bauchpresse nach Hyperventilation und tiefer Inspiration beruhen auch weitere psychogene Anfälle, so z. B. die bei Besuchern von Rockkonzerten auftretenden Ohnmachten („epidemische Synkopen").
Die **Symptomatik** der dissoziativen Anfälle bei Jugendlichen und Erwachsenen ist vielgestaltig. Die (Fremd-)anamnese ergibt Hinweise auf ein- oder beidseitiges heftiges Zittern, Zucken, Krampfen, welches akut oder subakut einsetzt. Oft treten diese Symptome statusartig gehäuft und mit forcierter Mehratmung verbunden auf (zu den Hyperventilationsanfällen s. S. 127). Der Patient ist vorübergehend oder auch stundenlang nicht ansprechbar, d. h. er äußert sich zwar körperlich, aber nicht verbal und reagiert auch nach Abklingen des Anfalls, wenn überhaupt, inadäquat, so als ob er die Umwelt nicht wahrnehme oder das **dramatische Geschehen** ihn selbst nichts anginge (belle indifférence).
Von J. M. Charcot als **„la grande hystérie"** bezeichnet und bei beiden Geschlechtern beobachtet, gehen die großen psychogenen Anfälle mit einem „arc de cercle" (kreisbogenförmige Körperbeugung mit rekliniertem Kopf) und „attitudes passionelles", d. h. mit dem Ausdruck erotischer Leidenschaft, einher (S. 555). Ein unbewusster Konflikt wird körperlich symbolisiert.
Die Augen sind meist geschlossen. Aber selbst wenn der Patient in ein psychogenes Koma fällt (dissoziativer Stupor, „Totstellversuch"), zeigt er durch diskretes Lidzucken und Widerstand beim passiven Lidöffnen ebenso wie durch stumme Lippenbewegung auf Ansprache, dass er nicht bewusstlos ist. Dies gilt auch für den Status pseudoepilepticus, der unter häufig erfolgender, aber unzweckmäßiger intensivmedizinischer Behandlung fast immer länger dauert als ein epileptischer Status und – wie alle dissoziativen Zustände – kommunikativ zu unterbrechen ist. Jede geklagte psychogene *„Beschwerde"* drückt doppelsinnig einen Protest aus. Zur dissoziativen Störung gehört aber auch, dass die Umwelt mitagiert. Deshalb sind anstelle von aktionistischer Diagnostik und Therapie die eingehende biografische Anamnese, abwartendes, aufmerksames Beobachten der Symptomatik, Geduld und Empathie notwendig.
Zur **biografischen Anamnese** siehe Tab. **A-1.3**, zum **subjektiven biografischen Kalender** S. 546 und S. 550.

1.3.6 Psychogene (dissoziative) Anfälle

Die häufig verkannten psychogenen (dissoziativen) Anfälle können mit epileptischen alternieren (S. 516) oder davon unabhängig in jedem Lebensalter vorkommen.

Nicht-epileptische psychogene Anfälle wie respiratorische **Affektkrämpfe** und **selbstinduzierte Ohnmachten** werden nicht selten schon bei Kindern beobachtet.

Die Anamnese ergibt Hinweise auf vielgestaltige Anfallsbilder und **dramatische Szenen**: heftiges Zittern, Zucken, Krampfen, oft statusartig gehäuft und stundenlang anhaltend. Der Patient reagiert inadäquat, so als ginge das Anfallsgeschehen ihn selbst nichts an. Zu den Hyperventilationsanfällen s. S. 127.

„La grande hystérie" (Charcot) wird bei beiden Geschlechtern beobachtet und geht mit „attitudes passionelles", d. h. mit dem Ausdruck erotischer Leidenschaft oder einem dissoziativen Stupor („Totstellversuch") einher (S. 555). Jede geklagte *„Beschwerde"* drückt doppelsinnig einen Protest aus. Es gehört zur dissoziativen Störung, dass die Umwelt mitagiert. Deshalb sind eine **biografische Anamnese**, abwartendes, aufmerksames Beobachten der Symptomatik, Geduld und Empathie notwendig. Siehe auch Tab. **A-1.3** und **zum subjektiven biografischen Kalender** S. 546 und S. 550.

A-1.3 Stichworte zur biografischen Anamnese

Stichwort	Beispiele
Geburt	Erwünschtheit, Geschwisterreihe, Geburtsverlauf
Kindheit	frühkindliche Entwicklung, Pubertät, Geschlechtsrolle
Erziehung	Erziehungsstil, Begabungen, religiöse Bindung
Ausbildung	Prüfungsangst, Schulabschluss, Arbeitsstörungen
Beruf	Motivation, Reaktion auf Konkurrenz und Kränkungen
Partnerschaft	Erleben von Zärtlichkeit, Sexualität
Krisen	Partnerverlust, Trauer, Arbeitslosigkeit, Suizidalität
Abhängigkeit	Medikamente, Alkohol, Drogen

A-1.3

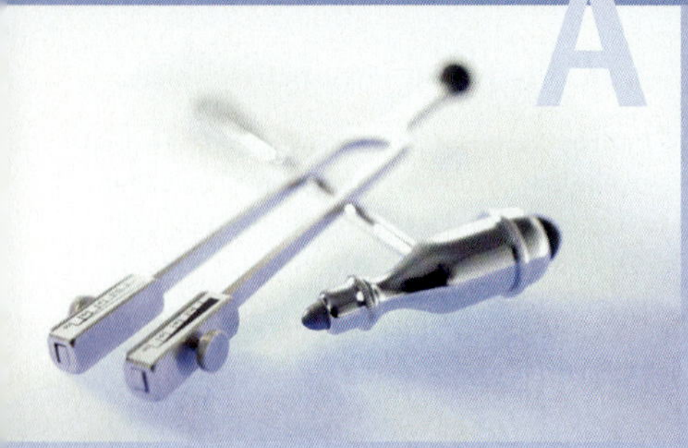

A

2 Die neurologische Untersuchung

2.1 Untersuchungsgang

Untersuchungsgang: Bei der Untersuchung ist auf Mimik, Gestik, Haltung und Gang zu achten.

Zunächst empfiehlt sich die Prüfung der Hirnnervenfunktionen, anschließend der Kraft, der Trophik, des Muskeltonus und der Reflexe.

Missempfindungen (Parästhesien, Dysästhesien) sind von Ausfällen der Sensibilität (Anästhesie, Analgesie) abzugrenzen. Darüber hinaus ist eine Prüfung der vegetativen Funktionen und der Koordination erforderlich (Tab. **A-2.1**).

2.1 Untersuchungsgang

Vom Aspekt her ist auf Mimik, Gestik, Haltung und Gang zu achten, da sich im Erscheinungsbild des Patienten häufig Bewegungsstörungen wie z. B. Hypo- oder Hyperkinesen widerspiegeln, die auf bestimmte neurologische Syndrome (im Teil A dieses Buches beschrieben) bzw. Erkrankungen (Teil B) hinweisen.
Bei der körperlichen Untersuchung wird zunächst die Funktion der **Hirnnerven** geprüft. Es folgt die Untersuchung der **Motorik**, d. h. der Kraftentfaltung bzw. eines pathologischen Bewegungsmusters, der Trophik, des Muskeltonus und der **Reflexe**.
Missempfindungen (Parästhesien und Dysästhesien) sind von Ausfällen der **Sensibilität** (Anästhesie, Analgesie) abzugrenzen. Die einzelnen Empfindungsqualitäten (spitz, stumpf, warm, kalt u. a.) werden in Kenntnis der zentralen, peripheren und segmentalen Verteilungsmuster der Sensibilität geprüft. Anschließend erfolgt die Untersuchung der **vegetativen Funktionen** und der **Koordination**. Tab. **A-2.1** gibt einen Überblick der wichtigsten neurologischen Untersuchungsbefunde.

A-2.1 Neurologische Untersuchung

	Neurologischer Normalbefund	Pathologische Befunde
Kopf/HWS	kein Klopfschmerz der Kalotte, Nervenaustrittspunkte (NAP) frei HWS allseits frei beweglich	Narben, Impressionen NAP druckschmerzhaft Meningismus, Caput obstipum
Hirnnerven		
I	aromatische Stoffe werden beiderseits wahrgenommen, differenziert und benannt	Hyposmie, Anosmie, Parosmie, Kakosmie
II	Sehnervenpapillen beidseitig scharf begrenzt. Gesichtsfeld fingerperimetrisch intakt; Visus nicht erkennbar herabgesetzt	Papillenödem, Hemianopsie, Visusminderung
III, IV, VI	Lidspalten seitengleich; Bulbi nach Stellung und Motorik regelrecht; Pupillen isokor, mittelweit, prompte Reaktion auf Lichteinfall (direkt, konsensuell) und Naheinstellung (Konvergenz)	Augenmuskel- oder Blickparese, Nystagmus, Miosis, Horner-Syndrom, Mydriasis
V	Gesichtssensibilität ungestört; Kornealreflex seitengleich lebhaft; Kaumuskulatur beiderseits kräftig; Masseterreflex (MR) lebhaft	periphere/zentrale Sensibilitätsstörung Kaumuskelparese MR gesteigert oder aufgehoben
VII	Gesichtsmuskulatur mimisch und willkürlich intakt	Fazialisparese, Bell-Phänomen
VIII	Gehör beiderseits nicht erkennbar beeinträchtigt	Anakusis, Hypakusis, Hyperakusis, Tinnitus
IX, X	Gaumensegel seitengleich innerviert; Uvula mittelständig; Würgreflex positiv	Kulissenphänomen, Dysphagie, Würgreflex negativ
XI	Mm. trapezius und sternocleidomastoideus beiderseits kräftig	Scapula alata, Tortikollis
XII	Zunge wird gerade herausgestreckt	Zungenlähmung, -atrophie

A-2.1 Neurologische Untersuchung (Fortsetzung)

	Neurologischer Normalbefund	Pathologische Befunde
Motorik	Rechts-/Linkshänder mit seitengleich uneingeschränkter Kraftentfaltung; keine Absinktendenz und physiologische Mitbewegung der Extremitäten; keine umschriebene oder generalisierte Muskelatrophie; keine Tonusanomalie; keine Deformitäten	Paresen (Mono-, Para-, Hemi-, Tetraparese oder Mono-, Di-, Para-, Hemi-, Tetraplegie) Atrophien, Hypotonus, Spastik, Rigor, Akinese, Hohlfußdeformität, Skoliose, Kyphose
Reflexe	seitengleich lebhafte physiologische Eigenreflexe; Bauchhautreflexe in allen Etagen erhältlich; keine pathologischen Fremdreflexe	Areflexie, Reflexdifferenz, Hyperreflexie, Babinski-Zeichen positiv
Sensibilität	Berührungs-, Schmerz-, Temperatur- und Vibrationsempfindung intakt; auf die Haut geschriebene Zahlen und geführte Zehenbewegungen werden differenziert; kein Nervendehnungsschmerz	Hypästhesie/Hypalgesie, Thermhypästhesie, Hyperpathie, Allodynie, Pallhypästhesie, Lasègue-Zeichen positiv
vegetative Funktionen	Blasen-, Mastdarm- und Genitalfunktionen intakt; keine Störung der Schweißbildung	Kontinenzstörung, Libidoverlust, erektile Dysfunktion, Hyper-/Anhidrosis
Koordination und Artikulation	keine Störung der Feinmotorik, Eudiadochokinese; Stand, Gang in allen Variationen und Zeigeversuche sicher; kein Tremor, keine überschießenden Bewegungen; keine Störung der Artikulation und Phonation	Dysdiadochokinese, Tremor, Ataxie, Romberg-Zeichen positiv, Rebound-Phänomen pathologisch, Fallneigung, Hyperkinesen, Dysarthrophonie
Sprache und andere neuropsychologische Funktionen	Spontansprache, Nachsprechen, Benennen, Schriftsprache und Sprachverständnis unauffällig; Rechts-links-Unterscheidung und Handlungsabfolgen, mnestische Funktionen regelrecht	Aphasie, Agrafie, Alexie, Apraxie, visuell-räumliche Wahrnehmungsstörungen, Gedächtnisstörungen

Die mit Gehirnkrankheiten verbundenen **psychischen** Funktionsstörungen lassen sich ebenso wie neurologische Ausfalle exakt definieren und entweder umschriebenen oder diffusen Schädigungen des Gehirns zuordnen. Diese phänomenologische Differenzierung ist von großer Bedeutung, da sich z. B. hinter einem undefinierten „Verwirrtheitszustand" eine **Aphasie** (Sprachstörung) oder **Somnolenz** (Vigilanzstörung) verbergen kann (S. 89).

Sehr wichtig ist auch die Differenzierung psychischer Funktionsstörungen, da sich z. B. hinter einem undefinierten „Verwirrtheitszustand" eine Sprach- oder Vigilanzstörung verbergen kann (S. 89).

2.2 Untersuchung von Kopf und Halswirbelsäule

2.2 Untersuchung von Kopf und Halswirbelsäule

Untersuchung: Während Veränderungen der **Mimik** unmittelbar auffallen, z. B. eine Hypomimie (spärlicher mimischer Ausdruck) oder Hyperkinesen (vermehrte Bewegungsunruhe des Gesichts), muss besonderes Augenmerk auf **Verletzungszeichen** wie Hämatome und Narben der Kopfhaut, knöcherne Impressionen, einen pulsierenden Kalottendefekt oder eine Liquorrhö (Liquorfluss) aus Nase oder Ohr gerichtet werden. Die Schädelkalotte ist auf Klopfempfindlichkeit, die **Nervenaustrittspunkte** (NAP) bzw. Nerveneintrittspunkte sind beiderseits auf Druckschmerzhaftigkeit zu prüfen, v. a. die des N. trigeminus (vgl. Abb. **A-2.14**).
Zur Bestimmung der Beweglichkeit der **Halswirbelsäule** (HWS) ist es sinnvoll, den Kinn-Jugulum-Abstand bei maximaler Extension (Reklination) und Flexion (Inklination) sowie bei Rotation und Lateralflexion (Neigung) des Kopfes das Bewegungsausmaß bzw. den Grad einer Bewegungseinschränkung zu dokumentieren. Physiologisch ist eine Kopfdrehung beiderseits von 70 Grad und Neigung von 45 Grad. Bei ausgeprägter Fehlhaltung der HWS unterscheidet man einen mobilen von einem fixierten Schiefhals (Tortikollis, Caput obstipum; vgl. Tab. **B-1.12**, S. 214).

Untersuchung: Neben Veränderungen der **Mimik** sind **Verletzungszeichen** (Hämatome, knöcherne Impressionen) zu beachten.

Die **Nervenaustrittspunkte** (NAP) sind auf Druckschmerzhaftigkeit zu prüfen (vgl. Abb. **A-2.14**).

Im weiteren Untersuchungsgang wird die Beweglichkeit der HWS, d. h. Extension (Reklination), Flexion (Inklination), Rotation und Neigung des Kopfes, geprüft. Bei ausgeprägter Fehlhaltung der HWS unterscheidet man einen mobilen von einem fixierten Schiefhals (S. 214).

► Merke. Wird dem passiven Abheben des Kopfes von der Unterlage ein schmerzhafter Widerstand entgegengesetzt, spricht man von **Meningismus**.

► Merke.

Klagt der Kranke bei maximaler Kopfbeugung nach vorn über Kribbeln der Hände (Parästhesien) und „elektrisierende" Schmerzen (Dysästhesien) entlang der Wirbelsäule, liegt das **Lhermitte-Zeichen** (signe de Lhermitte, ein positives Nackenbeugezeichen) vor. Ein Krampf der Nacken- und Rückenmuskulatur bei rekliniertem Kopf wird als **Opisthotonus** bezeichnet (zu den Ursachen siehe auch S. 140, S. 215 sowie S. 258 und im Psychosomatik-Kapitel Abb. **B-5.2**, S. 548 und Abb. **B-5.4**, S. 556).

Parästhesien der Hände und Dysästhesien entlang der Wirbelsäule bei Kopfbeugung. Ein Krampf der Nacken- und Rückenmuskulatur bei rekliniertem Kopf wird als **Opisthotonus** (S. 258) bezeichnet.

Ätiopathogenese: Siehe Tab. **A-2.2**.

Ätiopathogenese: Siehe Tab. **A-2.2**.

≡ A-2.2 Interpretation von Befunden im Bereich von Kopf und Hals

Befund	Mögliche Ursachen
Amimie	Parkinson-Syndrom („Maskengesicht"), Myopathien („Facies myopathica")
mimisches „Beben"	Alkoholdelir, Neurolues
Blepharospasmus (Krampf der Augenlider) und „Grimassieren"	extrapyramidale Störung (Stammganglienerkrankung), auch pharmakogen und psychogen, Tic
Schiefhals	zahlreiche Ursachen, z. B. Augenmuskelparesen, zervikaler Bandscheibenvorfall, zervikale Dystonie (Torticollis spasmodicus)
Druckschmerz der NAP	Sinusitis, meningeale Reizung
Meningismus	Entzündungen der Leptomeninx (Meningitis), Subarachnoidalblutung
signe de Lhermitte	Meningitis bzw. Meningeosis carcinomatosa, Multiple Sklerose
Opisthotonus	Meningitis, Tumor der hinteren Schädelgrube, Intoxikation, Dystonie, auch pharmakogen, psychogene Anfälle (arc de cercle)

2.3 Hirnnervensymptome

2.3 Hirnnervensymptome

► **Überblick.** Das Verständnis der Symptomatik einzelner Hirnnervenläsionen und kombinierter Ausfälle (Hirnnerven-Syndrome) setzt die Kenntnis der Funktion und Topografie
- der Kerngebiete der Hirnnerven,
- des Faserverlaufs,
- der Hirnnervenaustritte und
- des peripheren Nervenverlaufs voraus (Abb. **A-2.1** bis Abb. **A-2.3**).

2.3.1 Riechstörung (N. olfactorius, I. Hirnnerv)

2.3.1 Riechstörung (N. olfactorius, I. Hirnnerv)

► **Definition.** Eine Riechstörung als Folge einer Schädigung des N. olfactorius (I. Hirnnerv) bzw. des Rhinenzephalons wird als **Hyposmie, Parosmie** und bei vollständigem Ausfall der Geruchsempfindung als **Anosmie** bezeichnet.

Untersuchung: Das Riechvermögen wird mit aromatischen Stoffen geprüft.

Untersuchung: Die Untersuchung des Riechvermögens erfolgt mit einer Reihe aromatischer Stoffe wie Vanillin, Kaffee, Mandelöl, Asa foetida (intensiv übel riechend), die dem Patienten zur Differenzierung bei geschlossenen Augen beiderseits getrennt angeboten werden. Der quantitativen Messung dient die Olfaktometrie. Zur Geschmacksprüfung siehe Tab. **A-2.7**, S. 41.

► **Merke.** Essig und Salmiakgeist reizen den N. trigeminus und werden daher auch bei Anosmie wahrgenommen.

Ätiopathogenese: Zahlreiche **Riech-Rezeptor-Gene** sind auf fast allen Chromosomen verteilt. Neben der idiopathischen Hyposmie als Frühsymptom der **Parkinson-Krankheit** gehören zu den häufigsten Ursachen einer Riechstörung ein **frontobasales Schädel-Hirn-Trauma** oder ein Stirnhirntumor (vgl. Abb. **A-2.1**). Darüber hinaus kommen **infektiöse** und **medikamentös-toxische** Ursachen infrage.

Ätiopathogenese: Es gibt zahlreiche **Riech-Rezeptor-Gene**, die in Clustern auf fast allen Chromosomen (Ausnahme Chromosom 20 und Y) lokalisiert und vollständig auf Chromosom 17 isoliert worden sind.
Eine idiopathische Hyposmie gilt als Frühsymptom der **Parkinson-Krankheit** (S. 570) und des selteneren Refsum-Kahlke-Syndroms (S. 228).
Häufigste Ursache einer bilateralen Anosmie ist eine Schädel-Hirn-Verletzung mit **frontobasaler Kontusion** oder Abscheren der Fila olfactoria infolge Siebbeinfraktur. Ferner kommen neben **medikamentös-toxischen Schädigungen** des Riechnervs bakterielle und virale **Infektionen**, einschließlich der bilateralen rhinogenen Hyposmie (Schnupfen), aber auch langsam wachsende **Hirntumoren** (Meningeom, Kraniopharyngeom) und ein Aneurysma der A. cerebri media in Betracht. Bei frontobasalen Tumoren ist neben der Hyp- oder Anosmie häufig eine Antriebsstörung zu beobachten. Aufgrund der Nachbarschaft mit dem II. Hirnnerv (Abb. **A-2.1**) besteht die Gefahr einer Erblindung durch direkte Tumorkompression: Das **Syndrom der Olfaktoriusrinne** mit Anosmie und progredientem Visusverlust beruht auf einem frontobasalen Meningeom (Abb. **B-1.110**). Geruchsmissempfindungen (Parosmien, S. 100) können Symptom einer Herpes-Virus-Enzephalitis (S. 280) oder eines **epileptischen Anfalls** (olfaktorische Aura) mit Ursprung im „Riechhirn" (d. h. Hippocampus und Uncus) sein. Differenzialdiagnostisch empfiehlt sich eine HNO-ärztliche Untersuchung.

A-2.1 Hirnbasis mit Austritt der Hirnnerven (Ansicht von ventral)

A-2.1

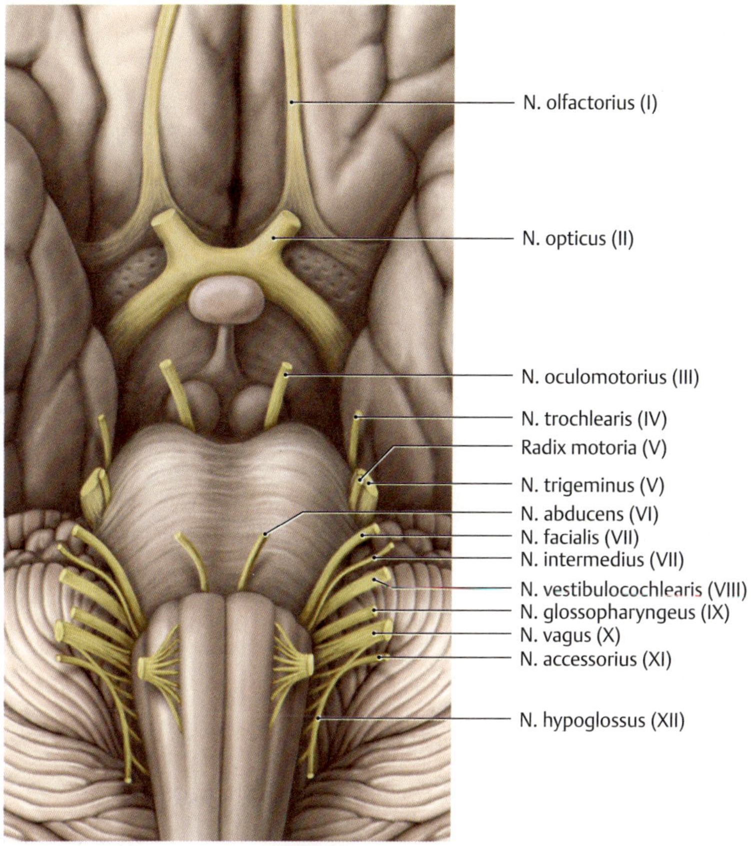

A-2.2 Hirnnervenkerne im Hirnstamm (Ansicht von medial)

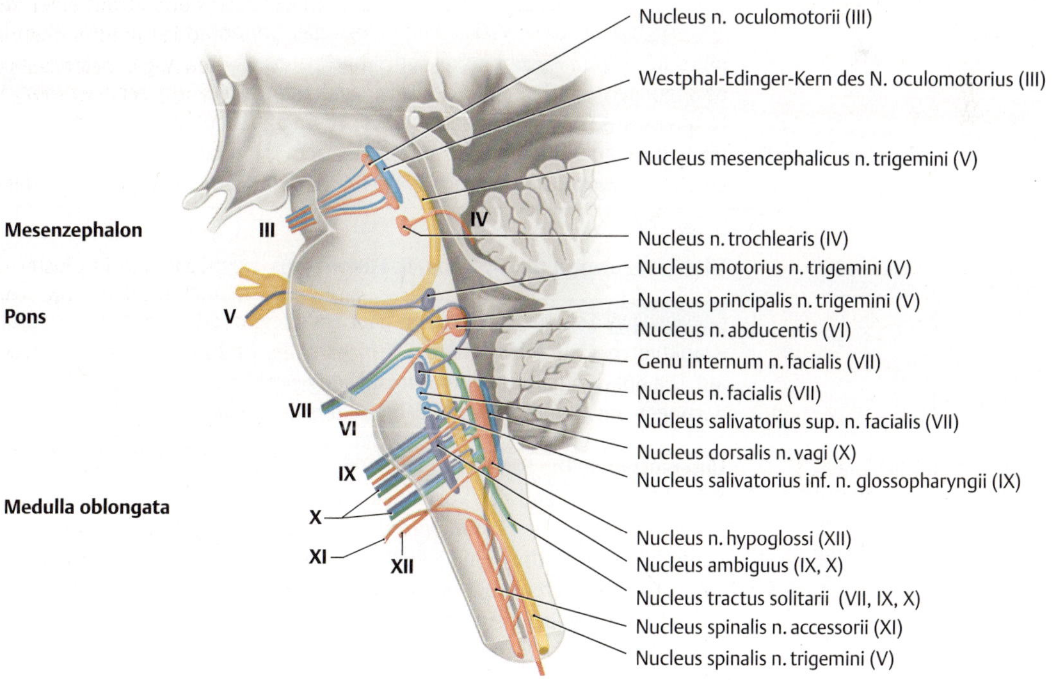

Die Kerngebiete afferenter Neurone sind gelb/grün, die efferenter Neurone orange/blau dargestellt. Links sind die Hirnnerven benannt, rechts die Hirnnervenkerne mit Bezeichnung der Hirnnerven angegeben, die Neurone dieses Kerngebiets führen.

⊙ A-2.3

⊙ A-2.3 **Hirnnervenkerne im Hirnstamm (Ansicht von dorsal)**

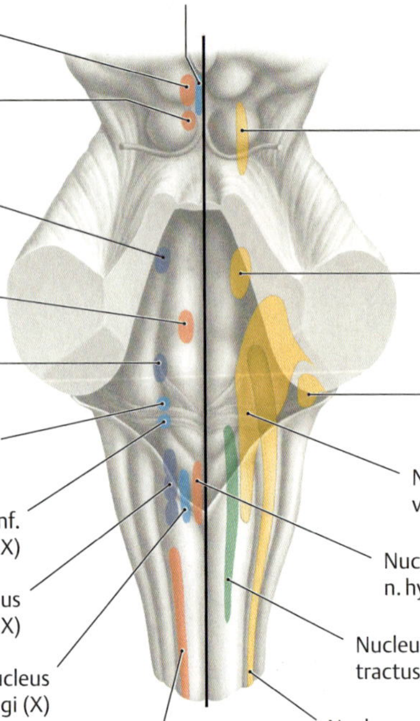

Rechts sind die Kerngebiete afferenter Neurone (gelb/grün) dargestellt, links die Kerngebiete efferenter Neurone (orange/blau) eingezeichnet.

2.3.2 Neuroophthalmologische Syndrome (II., III., IV., VI. Hirnnerv)

▸ Überblick.

2.3.2 Neuroophthalmologische Syndrome (II., III., IV., VI. Hirnnerv)

▸ Überblick. Bei einer Vielzahl neurologischer Erkrankungen kommen Seh- und Pupillenstörungen, Augenmuskel- oder Blickparesen vor. Die physiologischen Augenbewegungen werden durch 3 Hirnnerven gewährleistet: N. oculomotorius (III), N. trochlearis (IV) und N. abducens (VI). Diese okulomotorischen Hirnnerven verlaufen in ihrem peripheren Abschnitt gemeinsam mit dem N. ophthalmicus (V,1) durch den Sinus cavernosus und mit dem Sehnerv, dem N. opticus (II), in der Orbita.

Visusstörungen (N. opticus, II. Hirnnerv)

▸ Definition.

Visusstörungen (N. opticus, II. Hirnnerv)

▸ Definition. Sehstörungen treten häufig zu Beginn oder im Verlauf neurologischer Krankheiten (z. B. Hirntumoren, Schlaganfälle, Multiple Sklerose, Heredoataxien) auf. Die ophthalmoskopische Untersuchung ergibt dann oft charakteristische Veränderungen am Augenhintergrund, besonders der Sehnervenpapille und der Gefäße.

Untersuchung: Zur neurologischen Untersuchung gehört die Spiegelung des Augenhintergrundes (s. Abb. **A-2.4**). Die wichtigsten pathologischen Befunde sind ein Ödem oder eine Abblassung der Papille.

Untersuchung: Die Patienten klagen über Flimmern vor den Augen und mangelnde Sehschärfe. Während der Visus (Sehschärfe) bei der neurologischen Untersuchung nur geschätzt werden kann, wird der Augenhintergrund immer untersucht – auch dann, wenn subjektiv keine Sehstörung angegeben wird. Im Normalfall sieht man eine scharfe Begrenzung und eine rötlich-gelbe („vitale") Färbung der Papille (s. Abb. **A-2.4a**). Bei neurologischen Erkrankungen sind die häufigsten pathologischen Befunde ein **Ödem** oder eine **Abblassung** der Papille.

Eine **Stauungspapille** ist durch unscharfe Begrenzung, Prominenz und radiäre Blutungen charakterisiert (Abb. **A-2.4b** u. Abb. **A-2.4c**). Der Visus ist ungestört; die Patienten nehmen gelegentlich kurz anhaltende Verdunkelungen

Wenn die Papille ödematös geschwollen und unscharf begrenzt ist, besteht der Verdacht auf eine **Stauungspapille**. Die Schwellung beginnt im nasalen Anteil der Papille, die Venen sind gestaut und geschlängelt. In diesem Stadium besteht keine Visusstörung; auch das Gesichtsfeld ist nicht beeinträchtigt. Gelegentlich schildern die Patienten kurz andauernde Obskurationen (Verdunkelungen) am betroffenen Auge

A-2.4 Ophthalmoskopischer Befund

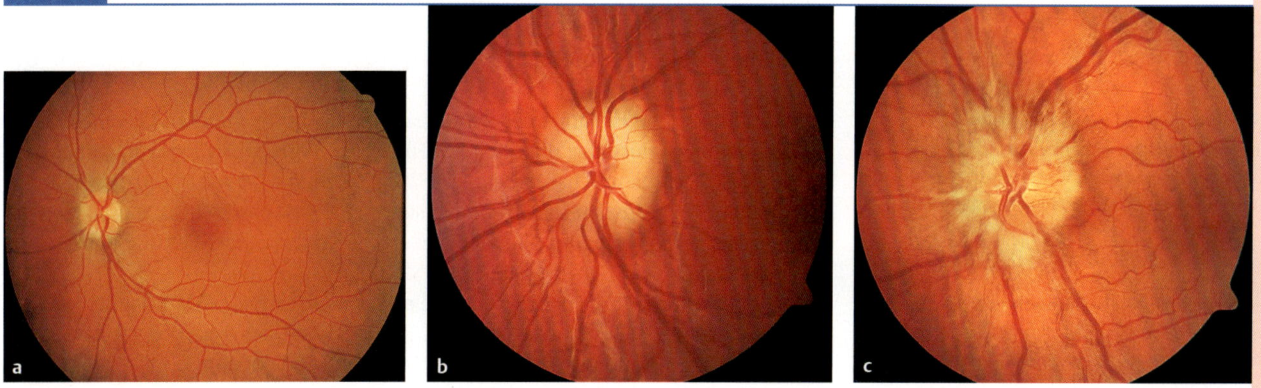

a Normaler Augenhintergrund. Bei der Spiegelung des Fundus zeigt sich eine gleichmäßige rötliche Tönung, von der sich die Netzhautgefäße, die gelbliche, im Niveau der Retina liegende Sehnervenpapille und die querovale Area centralis (Makula) etwas dunkler rot abgrenzen lassen.
b Papillenödem (beginnende Stauungspapille). Die Papille ist unscharf begrenzt. Es besteht eine Prominenz von 1,5 Dioptrien. Die Venen sind vermehrt geschlängelt.
c Ausgeprägte Stauungspapille. Die Sehnervenpapille ist verwaschen und erhaben. Auffällig sind radiäre Blutungen und weiß-gelbliche Einlagerungen.

oder Verschwommensehen. Bei anhaltendem intrakraniellem Druck wird die Papille im weiteren Verlauf erhaben und zeigt radiäre Blutungen; die Prominenz kann ophthalmoskopisch in Dioptrien gemessen werden (Abb. **A-2.4b** u. Abb. **A-2.4c**). Ist es bereits zur **Optikusatrophie** gekommen, findet man eine Abblassung der Sehnervenpapille. Dann ist auch der Visus dauerhaft beeinträchtigt.

am betroffenen Auge wahr. Eine Abblassung der Papille spricht für eine **Optikusatrophie**.

Im Gegensatz zur Stauungspapille ist bei einer **Papillitis** der Visus akut herabgesetzt. Der ophthalmoskopische Befund ähnelt dem einer Stauungspapille. Die Papille ist ophthalmoskopisch unscharf begrenzt, hyperämisch, gerötet und mäßig prominent. Die Entzündung spielt sich an der Papille bzw. im vorderen Anteil des Sehnervs ab.

Bei einer **Papillitis** ist der Visus herabgesetzt. Die Papille ist unscharf begrenzt und mäßig prominent.

Obskurationen und gestörtes Farbensehen bis zum weitgehenden Visusverlust sind Zeichen der **Retrobulbärneuritis**. Anfangs besteht kein objektivierbarer Befund („Patient und Arzt sehen nichts"). Oft ist die Visusstörung voll reversibel. Es kann jedoch eine Sehminderung bestehen bleiben. Man findet dann Skotome (Teilausfälle des Gesichtsfeldes) und eine temporale Abblassung (Atrophie) der Papille.

Eine **Retrobulbärneuritis** geht mit Obskurationen, gestörtem Farbensehen und passagerem Visusverlust einher. Erst im Verlauf findet man objektivierbare Befunde. Zunächst gilt: Patient und Arzt sehen nichts.

Lumeneinengungen der Netzhautgefäße weisen auf eine Arteriosklerose hin. Bei arterieller Hypertonie sind die Netzhautgefäße gestaut. Es findet sich ein **Fundus hypertonicus**: Hämorrhagien, diffuses Netzhautödem und Papillenödem sind Zeichen einer malignen Hypertonie und gehen mit einer Verschlechterung des Visus einher.

Veränderungen der Netzhautgefäße lassen auf eine Arteriosklerose oder arterielle Hypertonie (**Fundus hypertonicus**) schließen.

Bei **Amaurose** (Blindheit) infolge Optikusschädigung ist die Sehnervenpapille atrophisch und die Pupille lichtstarr (zur amaurotischen Pupillenstarre vgl. Abb. **A-2.6**). Bei der seltenen beidseitigen kortikalen Blindheit sind der ophthalmoskopische Befund sowie die Pupillenreaktion regelrecht.

Bei **Amaurose** infolge Optikusläsion ist die Papille atrophisch und die Pupille lichtstarr (vgl. Abb. **A-2.6**).

Ätiopathogenese: Die häufigsten Erkrankungen des Sehnervs sind Entzündungen oder primäre Degeneration. Daneben kann der Sehnerv aber auch Träger oder „Spiegel" einer Hirnerkrankung oder systemischen Erkrankung sein.
Eine intrakranielle Drucksteigerung führt durch den gesteigerten Liquordruck, der sich über den Subarachnoidalraum in die perineuralen Optikusscheiden ausdehnt, zum **Papillenödem**. Die **Stauungspapille** entwickelt sich allmählich bei Hirndruck. Eine fehlende Stauungspapille schließt eine intrakranielle Drucksteigerung jedoch nicht aus (vgl. S. 105).

Ätiopathogenese: Hirndrucksteigerung führt zu einem **Papillenödem** bis hin zur **Stauungspapille**.

Eine **Papillitis** kann Ausdruck einer primären Sehnerventzündung sein, findet sich aber auch als Begleitsymptom bei zahlreichen Infektionskrankheiten sowie einigen immunologischen Erkrankungen. Eine **Retrobulbärneuritis** ist häufigstes Erstsymptom einer Multiplen Sklerose (S. 299).

Eine **Papillitis** findet sich bei Infektions- und immunologischen Erkrankungen. Eine **Retrobulbärneuritis** ist oft Erstsymptom einer Multiplen Sklerose (S. 296).

Der ophthalmoskopisch sichtbaren Papillenabblassung bei **Optikusatrophie** liegt eine neuronale Degeneration des N. opticus zugrunde. Eine Stauungspapille oder Optikusneuritis kann in eine Atrophie des Sehnervs übergehen. Bei direkter Kompression des Fasciculus opticus kommt es primär zur Optikusatrophie mit Visusverlust. Ein von F. Kennedy (1911) beschriebenes Syndrom mit primärer Optikusatrophie und kontralateraler Stauungspapille (Foster-Kennedy-Syndrom) wird bei Tu-

Der ophthalmoskopisch sichtbaren Papillenabblassung bei **Optikusatrophie** liegt eine neuronale Degeneration des N. opticus zugrunde. Einer primären Optikusatrophie können metabolische, toxische und genetische Ursachen zugrunde liegen.

moren der vorderen Schädelgrube (Keilbeinmeningeom u. a.) beobachtet. Neben ophthalmologischen Erkrankungen (Glaukom u. a.) können zahlreiche neurologische Störungen mit einer Optikusatrophie einhergehen (funikuläre Myelose, Leber-Optikusatrophie, Leukodystrophien, Heredoataxien, toxische Schädigungen des N. opticus).

Bei der **Amaurosis fugax** handelt es sich um eine transitorische Ischämie der Retina mit flüchtigem einseitigem Visusverlust; sie kann der Vorbote einer zerebralen Ischämie sein.

Eine transitorische Ischämie der Retina hat eine flüchtige, Minuten bis einige Stunden anhaltende einseitige Blindheit zur Folge. Diese **Amaurosis fugax** kann der Vorbote einer zerebralen Ischämie sein (S. 381). Die Retina wird von der A. ophthalmica, die von der A. carotis interna abgeht, versorgt. Eine Amaurosis fugax muss demnach immer zur Suche nach einer Emboliequelle, insbesondere einer Stenose der A. carotis interna oder communis, veranlassen (S. 153).

Bei der **anterioren ischämischen Optikusneuropathie** (AION) hält die akut einsetzende Erblindung meist an; anfangs besteht ein Papillenödem.

Auch bei der **anterioren ischämischen Optikusneuropathie** (AION) handelt es sich um eine retinale Durchblutungsstörung. Im Gegensatz zur Amaurosis fugax ist die Sehstörung anhaltend und man findet anfangs ein Papillenödem.

Gesichtsfelddefekte

Gesichtsfelddefekte

▸ Definition.

▸ Definition. Das Gesichtsfeld umfasst den mit beiden Augen (ohne Hilfe von Blick- oder Kopfbewegung) wahrgenommenen Raum. Zentrale Gesichtsfelddefekte (bzw. -ausfälle) betreffen die Hälfte oder einen Quadranten des Gesichtsfeldes (Hemi- oder Quadrantenanopsie), seltener sind sie fleck- oder ringförmig (Skotome). Häufigste neurologische Ursachen sind Ischämien oder raumfordernde Prozesse im Verlauf der Sehstrahlung.

Neuroanatomische Grundlagen: Die Neurone der nasalen Retinahälften kreuzen im **Chiasma opticum**. Entsprechend verlaufen die Axone der temporalen Retinahälfte mit den Neuronen der nasalen Retinahälfte des kontralateralen Auges gemeinsam im Tractus opticus. Sie werden im **Corpus geniculatum laterale** umgeschaltet, fächern sich in der **Gratiolet-Sehstrahlung** auf und münden in der **Sehrinde** (Area striata). Die linke Hälfte des Gesichtsfeldes wird in der rechtsseitigen Sehrinde wahrgenommen, und zwar der obere Quadrant im unteren Gyrus calcarinus und der untere Quadrant im oberen Gyrus calcarinus (Abb. **A-2.5**).

Neuroanatomische Grundlagen: Die Neurone der beiden Netzhauthälften trennen sich im **Chiasma opticum:** Die Axone der nasalen Retinahälfte kreuzen, die der temporalen Hälfte verlaufen homolateral. Der Tractus opticus, der die Neurone der nasalen Retinahälfte des kontralateralen und die der temporalen Retinahälfte des homolateralen Auges führt, endet im **Corpus geniculatum laterale**, wo die Umschaltung auf das 4. Neuron erfolgt (Neuron 1 = Photorezeptoren, Neuron 2 = Bipolarzellen, Neuron 3 = Ganglienzellen des N. opticus bzw. Tractus opticus). Die Axone durchziehen den hinteren Anteil der Capsula interna und fächern sich in der **Gratiolet-Sehstrahlung** auf (Abb. **A-2.5**), d. h., die Fasern der oberen Netzhauthälfte verlaufen lateral entlang dem Hinterhorn des Seitenventrikels und münden in den oberen Gyrus calcarinus, die Fasern der unteren Netzhauthälfte bilden eine Schleife durch den vorderen Temporalpol (Meyer-Schleife) zum unteren Gyrus calcarinus. Die **Sehrinde** (Area striata) erhält die Afferenzen in retinotoper Anordnung: Die von der Fovea centralis, der Stelle des schärfsten Sehens, und ihrer unmittelbar benachbarten Zone, der Macula lutea, stammenden Neurone münden in den posterioren Anteil der Sehrinde, den Cuneus. Stimuli in der linken Hälfte des Gesichtsfeldes werden über die nasale Retinahälfte des linken Auges und die temporale Retinahälfte des rechten Auges in der rechtsseitigen Sehrinde wahrgenommen (analog die rechte Hälfte des Gesichtsfeldes in der linksseitigen Sehrinde); und zwar der untere Gesichtsfeldquadrant im oberen Gyrus calcarinus, der obere Quadrant im unteren Gyrus calcarinus (Abb. **A-2.5**).

Untersuchung: Mit der **fingerperimetrischen** Untersuchung werden die Gesichtsfeldgrenzen bestimmt. Nimmt der Patient die Fingerbewegung in einer Gesichtsfeldhälfte bzw. einem Gesichtsfeldquadranten nicht wahr, liegt eine **homonyme Hemi- bzw. Quadrantenanopsie** vor. Als standardisierte apparative Untersuchungsmethode dient die **Perimetrie**.

Untersuchung: Bei der neurologischen Untersuchung werden die Gesichtsfeldgrenzen **fingerperimetrisch** bestimmt. Man steht dem Patienten im Abstand von etwa 1 m gegenüber, sodass sich die Gesichtsfelder von Patient und Untersucher decken, lässt den Patienten die Nasenwurzel des Untersuchers fixieren und bewegt abwechselnd die linke und rechte Hand bei seitwärts ausgestreckten Armen in mehreren Positionen für jeden Quadranten. Werden die Fingerbewegungen auf einer Seite nicht wahrgenommen, so liegt auf der entsprechenden Seite ein Gesichtsfelddefekt, eine **homonyme Hemi- bzw. Quadrantenanopsie** vor. Werden bei beidseitiger Fingerbewegung die Bewegungen auf einer Seite nicht wahrgenommen, obwohl dies bei einseitiger Bewegung dort gelingt, spricht man von einem visuellen Extinktionsphänomen. Als genauere quantitative Untersuchungsmethoden, bei der das Gesichtsfeld eines Auges getrennt bestimmt wird, dienen z. B. die an einer Hohlkugel (Goldmann-Perimeter) durchgeführte kinetische **Perimetrie** und die statische Perimetrie mit stationären Lichtreizen. Mit diesen Verfahren gelingt auch der Nachweis umschriebener Gesichtsfelddefekte (Skotome) und eine Vergrößerung des blinden Flecks.

A-2.5 Anatomie der Sehbahn und Gesichtsfelddefekte

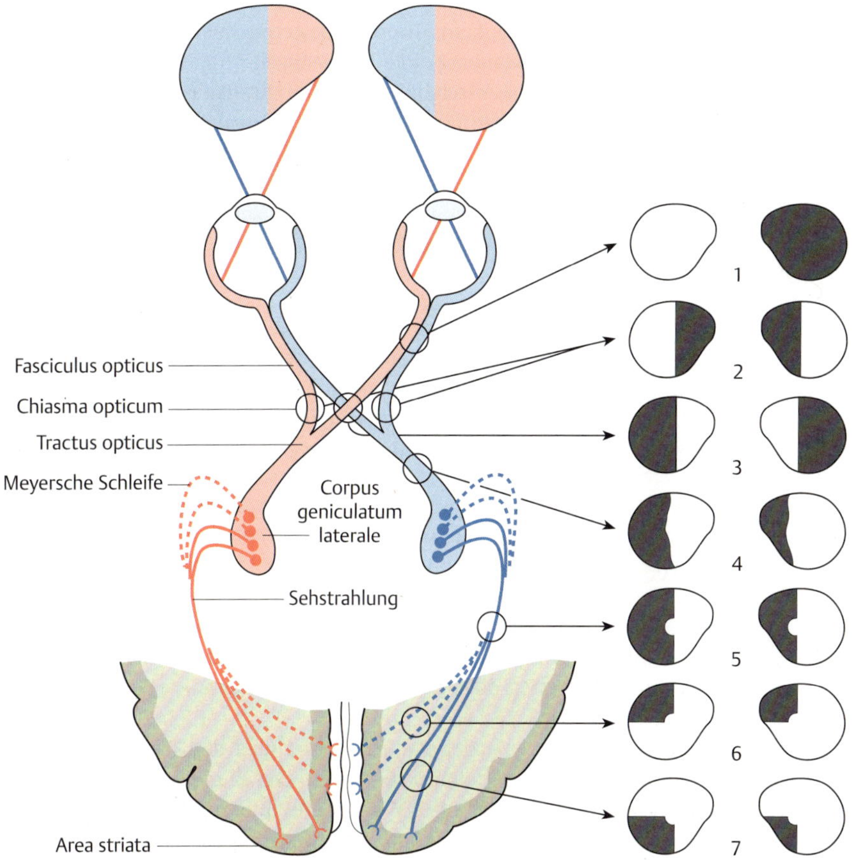

1. **Monokularer Gesichtsfeldausfall** (Amaurose) infolge Durchtrennung oder kompletter Kompression des Fasciculus opticus.
2. **Heteronyme binasale Hemianopsie** bei beiderseitiger Kompression des Chiasma opticum (z.B. supraselIärer Tumor).
3. **Heteronyme bitemporale Hemianopsie** bei medialer Kompression des Chiasma opticum (z.B. Hypophysenadenom).
4. **Homonyme Hemianopsie**, die bei chiasmanahen Läsionen (Tractus opticus oder Corpus geniculatum laterale) häufig inkongruent ist, d.h. der Gesichtsfeldausfall für das rechte und linke Auge unterscheidet sich in Form und Größe.
5. **Homonyme Hemianopsie** bei Läsion der gesamten Sehstrahlung in ihrem gebündelten Verlauf durch die Capsula interna (z.B. A.-cerebri-media-Infarkt).
6. **Quadrantenanopsie nach oben** bei rindennaher Läsion der Sehstrahlung unterhalb des Sulcus calcarinus oder durch Läsion der Meyerschen Schleife im Temporalpol (z.B. A.-cerebri-posterior-Infarkt).
7. **Quadrantenanopsie nach unten** bei rindennaher Läsion der Sehstrahlung oberhalb des Sulcus calcarinus z.B. durch einen parietalen Tumor.

Verlauf der Sehbahn (Aufsicht) und Projektion der jeweiligen Gesichtsfeldhälften. Je nach Läsionsort im Verlauf der Sehbahn sind unterschiedliche Ausfälle zu erwarten.

Der Kranke bemerkt die Hemianopsie oft nicht spontan. Selbst wenn die Untersuchung den Gesichtsfeldausfall aufdeckt, negieren manche Patienten die Störung und verhalten sich so, als bestehe sie nicht (Anosognosie, S. 97). Sie ziehen sich u. U. Verletzungen der gleichseitigen Körperhälfte zu. Während die Anosognosie meist nach einigen Wochen schwindet, kann besonders bei einer Hemianopsie nach links ein **visueller Hemineglekt** (vgl. S. 97) mit Unaufmerksamkeit für eine Hälfte des Raums und meist auch des Körpers bestehen bleiben. Der Kranke versucht nicht, sich die fehlende Gesichtsfeldhälfte z. B. durch Blick- oder Kopfbewegungen zu erschließen; sie ist für ihn nicht existent.

Dem Patienten fällt der Gesichtsfelddefekt oft selbst nicht auf (Anosognosie). Trotz Aufklärung über die Hemianopsie kann eine vollständige Unaufmerksamkeit für die eine Hälfte des Raums und meist auch des Körpers bestehen bleiben: **visueller Hemineglekt** (S. 97).

Ätiopathogenese: Zur Topik der Gesichtsfelddefekte und deren häufigsten Ursachen siehe Abb. **A-2.5**. Eine Läsion im Bereich von Fasciculus und Chiasma opticum oder Tractus opticus ist häufiger durch einen intra- bzw. retroorbitalen **Tumor** bedingt, eine Läsion der Sehstrahlung meist durch eine **zerebrale Ischämie**. Ischämien im Versorgungsbereich der A. chorioidea anterior oder posterior, die den Tractus opticus bzw. das Corpus geniculatum laterale versorgen, sind selten. Der häufige A.-cerebri-media-Infarkt geht oft mit einer homonymen Hemianopsie zur Gegenseite einher (Läsion der Sehstrahlung im hinteren Anteil der inneren Kapsel). Infarkte im Versorgungsbereich der A. cerebri posterior, die den größten Teil der Radiatio optica und der Sehrinde versorgt, haben regelmäßig einen Gesichtsfeldausfall zur Folge. Das zentrale Gesichtsfeld (bis zu 10 Grad) bleibt bei einer Hemianopsie meist ausgespart (makulare Aussparung). Der Cuneus ist aufgrund arterieller Anastomosen terminaler Äste der A. cerebri posterior, A. cerebri media und z. T. auch der A. pericallosa (aus der A. cerebri anterior) gegen Minderperfusion geschützt. Darüber hinaus ist der Be-

Ätiopathogenese: Zur Topik der Gesichtsfelddefekte siehe Abb. **A-2.5**. Häufigste Ursachen sind ein **Hirntumor** oder eine **zerebrale Ischämie**. A.-cerebri-media-Infarkte gehen häufig, A.-cerebri-posterior-Infarkte regelmäßig mit Gesichtsfelddefekten einher. Aufgrund von Gefäßanastomosen im Bereich des Cuneus und der bilateralen Repräsentation der Fovea bleibt der Bereich des zentralen Sehens meist vom Gesichtsfelddefekt ausgespart und damit der Visus intakt. Zur **kortikalen Erblindung** kommt es bei bilateralem A.-cerebri-posterior-Infarkt.

reich der Fovea retinae bilateral repräsentiert, da sich ihre Neurone im Chiasma opticum nicht streng teilen. Daher bleibt der Visus intakt. Ist der makulare Bereich aber betroffen, sind komplexe Leistungen wie Lesen kaum mehr möglich. Zur **kortikalen Erblindung** kommt es bei bilateralem A.-cerebri-posterior-Infarkt.

Vor allem bei ischämisch bedingten Gesichtsfeldausfällen kann es vorübergehend zu **visuellen Pseudohalluzinationen** im hemianopen Gesichtsfeld kommen.

Während der Aus- oder Rückbildung einer Hemianopsie – meist aufgrund einer Reperfusion im Grenzbereich einer Ischämie – kann der Kranke vorübergehend **visuelle Pseudohalluzinationen** im hemianopen Gesichtsfeld wahrnehmen, die er in der Regel als unwirklich einordnet. Es kommen sowohl Photopsien (leuchtende Phänomene) als auch komplexe Halluzinationen (Objekte, Personen, szenische Abläufe) vor. Ursache sind spontane Entladungen noch intakter Neurone.

Pupillenstörungen

Pupillenstörungen

► Definition.

► Definition. Die normalerweise gleich- und mittelweiten, runden Pupillen können ein- oder beidseitig verengt (miotisch) oder erweitert (mydriatisch) und entrundet sein. Ungleich weite Pupillen (Anisokorie) deuten auf eine einseitige Schädigungsursache hin. Die Reaktion der Pupillen auf Lichteinfall (Pupillenreflex) und Naheinstellung (Konvergenzreaktion) ist entweder isoliert oder kombiniert beeinträchtigt.

Neuroanatomische Grundlagen: Die Pupillengröße wird durch die Helligkeit des einfallenden Lichts (Afferenz) und die Reaktion der parasympathisch und sympathisch innervierten inneren Augenmuskeln (Efferenz) sowie vom vegetativen Zustand bestimmt (parasympathische Einflüsse → eng, sympathische Einflüsse → weit).

Lichteinfall, Naheinstellung und parasympathische Stimulation haben eine **Miosis** zur Folge. Sympathikusreizung führt zur **Mydriasis**.

Neuroanatomische Grundlagen: Die Pupillengröße wird durch die Helligkeit des einfallenden Lichts (Afferenz) und die Reaktion der parasympathisch und sympathisch innervierten inneren Augenmuskeln (Efferenz) bestimmt. Die Pupillengröße wird aber auch vom vegetativen Zustand beeinflusst. Ein Überwiegen **parasympathischer Einflüsse** (z. B. Ruhe, Entspannung, Schlaf) führt zu **engen Pupillen**. Bei **sympathischer Stimulation** (bei Angst und Schreck oder als „Sympathiebeweis“ bei einem Gefühl der Zuneigung oder freudiger Erregung) kommt es zur **Erweiterung der Pupillen**.

Afferente visuelle Impulse gelangen von der Retina über den Tractus opticus zum Westphal-Edinger-Kern im Mittelhirn beiderseits (Kreuzung zur Gegenseite über die Commissura posterior, s. Abb. **A-2.3** u. Abb. **A-2.2**). Von dort ziehen **parasympathische** Neurone über den III. Hirnnerv zum Ganglion ciliare (Umschaltung auf das 2. parasympathische Neuron) und innervieren den M. sphincter pupillae (Miosis) und den M. ciliaris (Akkommodation). Die Afferenz für die Naheinstellungsreaktion verläuft über die Radiatio optica zur Sehrinde. Kortikale Efferenzen führen zum Okulomotorius-Kerngebiet und enden sowohl an den parasympathischen Neuronen für den M. sphincter pupillae als auch für den M. ciliaris und am Subnukleus für die Innervation der Mm. rectus medialis (Konvergenzbewegung). Durch Lichteinfall, Naheinstellung oder Reizung parasympathischer Fasern kommt es zur **Miosis**.

Sympathische Efferenzen ziehen vom Hypothalamus über Pons und Medulla oblongata zum Centrum ciliospinale (Kerngebiet im Seitenhorn der grauen Substanz des Rückenmarks zwischen C 8 und Th 2, s. Abb. **A-2.46**), werden dort auf das 2. sympathische Neuron umgeschaltet, verlassen ungekreuzt das Rückenmark und verlaufen im Grenzstrang zum Ganglion cervicale superius, wo die Umschaltung auf das 3. sympathische Neuron erfolgt. Die postganglionären Fasern gelangen dann in den die A. carotis interna umgebenden Plexus caroticus, legen sich im Sinus cavernosus dem N. ophthalmicus an und erreichen so die Orbita. Die Fasern zum M. dilatator pupillae verlaufen ohne weitere Umschaltung durch das Ganglion ciliare. Sympathische Fasern zu den Mm. tarsalis und orbitalis gehen vor dem Ganglion ciliare ab. Sympathikusreizung ruft eine **Mydriasis** hervor.

Untersuchung: Zunächst stellt man fest, ob die Pupillen rund oder entrundet sind, beiderseits gleich weit (isokor) oder ungleich weit (anisokor). Man prüft die direkte und konsensuelle **Reaktion auf Licht** sowie die **Konvergenzreaktion** der Pupillen.
Die Prüfung der **Dilatationszeit** dient der Unterscheidung einer physiologischen Anisokorie von einer Sympathikusstörung.
Der **Swinging-Flashlight-Test** (Wechselbelichtungstest) dient dem Erkennen einer relativen afferenten Pupillenstörung.

Untersuchung: Zunächst werden die Pupillen bei diffuser Lichtquelle (Tageslicht) betrachtet. Dann wird die **direkte Lichtreaktion** untersucht. Die Lichtquelle (Lampe mit engem Lichtkegel) ist von lateral dicht an den Bulbus oculi zu bringen, während das andere Auge mit der Hand abgeschirmt, aber nicht abgedeckt wird, sodass auch die **konsensuelle Lichtreaktion** (Mitreaktion der kontralateralen Pupille) beobachtet werden kann. Bei isokoren Pupillen und seitengleicher Lichtreaktion liegt keine efferente Pupillenstörung vor. Zur Prüfung der **Konvergenzreaktion** wird der Patient aufgefordert, seine Nasenspitze zu fixieren bzw. dem Finger des Untersuchers zu folgen, der sich auf die Nasenspitze des Patienten zubewegt. Im Normalfall verengen sich die Pupillen, sobald die Bulbi konvergieren. Wenn eine Anisokorie ohne Störung der Lichtreaktion besteht, sollte die **Dilatationszeit** der Pupille bestimmt werden, um eine physiologische Anisokorie von einer Sympathikusstörung abzugrenzen. Dafür wird der Patient in einem abgedunkelten Raum gebeten, eine Lichtquelle in der Ferne zu fixieren, die dann ausgeschaltet wird. Erweitert sich die zuvor engere Pupille langsamer als die des gesunden Auges, ist eine Störung des Sympathikus anzunehmen. Bei intakter Efferenz deckt der **Swinging-Flashlight-Test** (Wechselbelichtungstest) eine relative afferente Pupillenstörung auf. Im abgedunkelten Raum blickt der Patient in die Ferne. Im Abstand von ca. 50 cm wird jede Pupille von schräg unten für ca. 3 s im Wechsel beleuchtet. Bleibt die Pupillenverengung auf einer Seite aus oder ist sie im Seitenvergleich vermindert, liegt eine afferente Pupillenstörung vor.

Ätiopathogenese: Eine beiderseitige Miosis ist häufig **pharmakogen** (Reserpin, Morphin). Antihistaminika und trizyklische Antidepressiva bewirken ebenso wie Cannabis oder Kokain eine Mydriasis. Im Glaukomanfall ist eine Mydriasis zu beobachten, während bei sehr engen Pupillen an eine lokale Glaukomtherapie mit Pilocarpin gedacht werden sollte.

Ätiopathogenese: Beiderseitige Pupillenstörungen sind häufig **pharmakogen**. Während es im Glaukomanfall zur Mydriasis kommt, ist die Pupille bei lokaler Therapie eng.

Efferente Pupillenstörungen fallen immer durch eine Anisokorie auf. Eine **Lähmung des N. oculomotorius** geht mit einer **absoluten Pupillenstarre** einher, d. h., die Pupille reagiert weder direkt noch indirekt auf Licht und auch nicht bei Konvergenz (Abb. **A-2.6**). Eine Kompression des Nervs, z. B. durch ein Aneurysma oder bei intrakraniellem Druckanstieg, beeinträchtigt zunächst isoliert die im peripheren Verlauf des Nervs außen liegenden parasympathischen Fasern, sodass infolge des Überwiegens der sympathischen Innervation eine Mydriasis ohne gleichzeitige Störung der Augenmotilität resultiert (innere Okulomotoriusparese, s. S. 112). Eine einseitige, akut oder subakut auftretende Mydriasis mit gestörter Pupillenreaktion ist immer verdächtig auf einen raumfordernden intrakraniellen Prozess. Zu den Pupillenstörungen bei Einklemmungs-Syndromen siehe Abb. **A-2.63**.

Efferente Pupillenstörungen fallen immer durch eine Anisokorie auf. Ursache einer absoluten Pupillenstarre (Abb. **A-2.6**) ist die Läsion parasympathischer Fasern des **N. oculomotorius**, z. B. bei intrakraniellem Druckanstieg. Eine einseitig weite lichtstarre Pupille ist immer verdächtig auf eine intrakranielle Raumforderung (S. 112).

Bei einer einseitigen **afferenten Pupillenstörung** sind die Pupillen aufgrund des Lichteinfalls in das gesunde Auge und der erhaltenen konsensuellen Lichtreaktion auf dem betroffenen Auge isokor. Auch die Konvergenzreaktion ist erhalten. Der Swinging-Flashlight-Test deckt die relative afferente Pupillenstörung (z. B. bei Retrobulbärneuritis) auf. Bei Amaurose infolge kompletter **Schädigung des N. opticus** bleibt die Belichtung des amaurotischen Auges hingegen ohne Reaktion direkt und konsensuell: **amaurotische Pupillenstarre** (Abb. **A-2.6**). Bei Läsionen im Verlauf der Radiatio optica und der Sehrinde ist die Lichtreaktion meist erhalten.

Bei einer einseitigen **afferenten Pupillenstörung** sind die Pupillen isokor. Bei Läsion des N. opticus ist die direkte und indirekte Lichtreaktion bei Belichtung des amaurotischen Auges aufgehoben (amaurotische Pupillenstarre, vgl. Abb. **A-2.6**).

Argyll-Robertson-Syndrom: Ursache dieses Syndroms ist eine supranukleäre Störung der Pupillomotorik. Argyll Robertson beobachtete (1869) erstmals bei Lues auffallend enge (Miosis), meist entrundete Pupillen, die auf Licht nicht oder kaum reagieren und sich auch im Dunkeln nur gering erweitern, aber bei der Konvergenzreaktion gut bis überschießend reagieren: **reflektorische Pupillenstarre** (Abb. **A-2.6**). Das Syndrom tritt meist beidseitig, aber in unterschiedlicher Ausprägung bei Spätformen der Lues auf (S. 269). Ursache ist eine entzündliche Läsion der periaquäduktalen Mittelhirnhaube mit Schädigung der hemmenden Bahnen zum Westphal-Edinger-Kern.

Das **Argyll-Robertson-Syndrom** ist durch beidseitige Miosis und **reflektorische Pupillenstarre** bei erhaltener Konvergenzreaktion gekennzeichnet (Abb. **A-2.6**).

A-2.6 Pupillenreaktion auf Licht und Konvergenz bei den häufigsten Pupillenstörungen

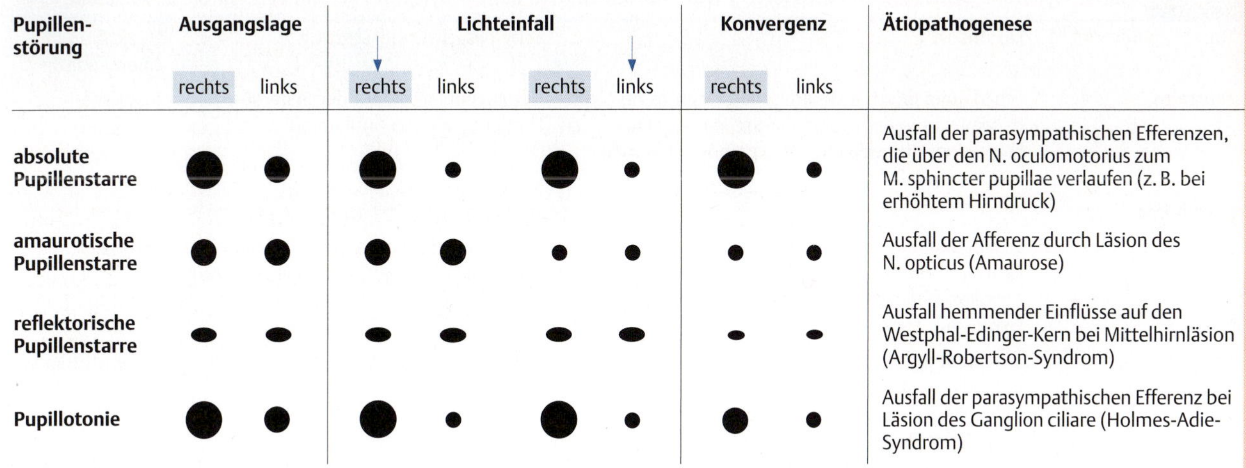

In den Beispielen dieser Abbildung ist jeweils die **rechte Seite erkrankt**, nur die reflektorische Pupillenstarre bei Neurolues tritt i. d. R. beidseits auf.

Die **Pupillotonie** mit einseitig weiter Pupille, fehlender direkter und indirekter Licht- und verzögerter Konvergenzreaktion mit anschließend allmählicher **„tonischer" Erweiterung** ist Folge einer Schädigung der parasympathischen Innervation (Abb. **A-2.6**). Das Holmes-Adie-Syndrom geht mit einer Pupillotonie und Areflexie der unteren Extremitäten einher. Pupillotonie und Holmes-Adie-Syndrom sind harmlos.

Pupillotonie: Die einseitig weite, manchmal entrundete Pupille verengt sich auf Licht kaum oder gar nicht und auf Konvergenz gut bis verzögert (Abb. **A-2.6**). Die **Pupillenerweiterung** erfolgt nur **ganz langsam**. Ursache ist eine Schädigung der vom Ganglion ciliare ausgehenden parasympathischen Nn. ciliares breves, die zum M. sphincter pupillae und zum M. ciliaris ziehen. Eine deutliche miotische Reaktion auf lokale Applikation von 0,1 %iger Pilocarpin-Lösung (Parasympathomimetikum) weist auf die Denervierungsüberempfindlichkeit des geschädigten Ganglion ciliare hin (normalerweise bewirkt Pilocarpin erst in zehnfach stärkerer Lösung eine Miosis). Im Verlauf kann die initial weite Pupille infolge Fehlregeneration der Fasern enger werden und auch beidseitig auftreten. Dann lässt sich unter der Spaltlampe eine segmental betonte Parese des M. sphincter pupillae beobachten. G. Holmes (1931) und W. J. Adie (1932) beschrieben ein idiopathisches Syndrom mit Pupillotonie und Areflexie der unteren Extremitäten (Holmes-Adie-Syndrom). Pupillotonie und Holmes-Adie-Syndrom sind harmlose Störungen; selten berichten die Patienten von einer erhöhten Blendungsempfindlichkeit des betroffenen Auges.

Das **Horner-Syndrom** (Abb. **A-2.7**) umfasst: **Miosis, Ptosis, Enophthalmus, Schweißsekretionsstörung**. Ursache ist eine Unterbrechung des Grenzstrangs bzw. eine Läsion der sympathischen Kernsäule im Rückenmark (peripheres Horner-Syndrom) oder eine Läsion des Hypothalamus bzw. der hypothalamischen Projektionen (zentrales Horner-Syndrom).

Horner-Syndrom (Abb. **A-2.7**): Dieses Syndrom ist Folge einer gestörten sympathischen Innervation. Das von J. F. Horner (1869) beschriebene Syndrom umfasst **Miosis** (Parese des M. dilatator pupillae), **Ptosis** (Parese des M. tarsalis), **Enophthalmus** (Parese des M. orbitalis) und **Schweißsekretionsstörung** (Läsion sudorisekretorischer Fasern). Die miotische Pupille reagiert normal auf Licht und Konvergenz, erweitert sich aber langsamer und unvollständig. Bleibt die Pupillenerweiterung auch auf lokale Applikation von Kokain-Augentropfen (5 %ig) aus, beweist dies die Störung der sympathischen Innervation. Zur Lokalisation der Läsion prä- bzw. postganglionär dient der Phenylephrin-Test: Die mydriatische Wirkung von Phenylephrin-10 %-Augentropfen bleibt bei Schädigung des 3. Neurons im Bereich des Ganglion cervicale superius (postganglionäre Läsion) aus, während sie bei präganglionärer Läsion erhalten ist (Sympathikus-Kernsäule im Rückenmark oder Grenzstrang, s. Abb. **A-2.46**). Die Ausdehnung einer mit der Pupillenstörung einhergehenden Schweißsekretionsstörung gibt ebenfalls einen Hinweis auf die Läsionshöhe (Tab. **A-2.3**).

A-2.7

A-2.7 Horner-Syndrom rechts

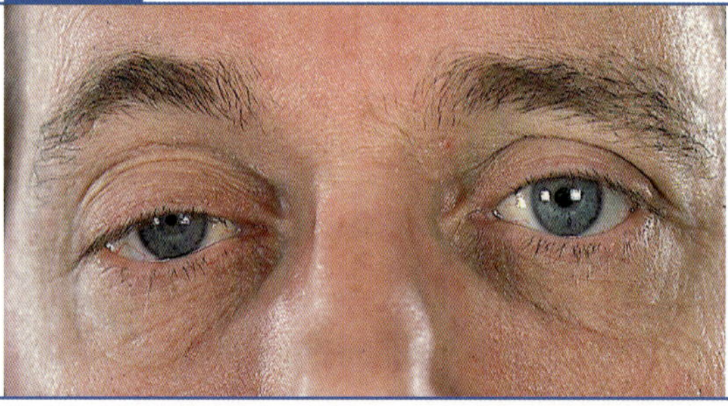

Das Syndrom mit Miosis, Ptosis und Enophthalmus war nach Lungenoberlappenresektion rechts wegen eines Pancoast-Tumors aufgefallen (Grenzstrangläsion). Es besteht zusätzlich eine rechtsseitige Quadrantenanhidrosis.

A-2.3 Horner-Syndrom. Schweißsekretionsstörung und Pupillenreaktion auf Phenylephrin als Hinweis auf die Läsionshöhe

Horner-Syndrom	Läsionsort	Schweißsekretionsstörung	Reaktion auf Phenylephrin
zentrales	Schädigung des 1. sympathischen Neurons im Hypothalamus bzw. der hypothalamischen Projektionen als Folge eines ausgedehnten A.-cerebri-media- oder Hirnstamm-Infarkts	Hemihypohidrosis auf der Seite des Horner-Syndroms (ipsilateral)	Mydriasis
peripheres			
präganglionär	Schädigung des 2. sympathischen Neurons zwischen Centrum ciliospinale im Rückenmark (C 8 – Th 2) und Ganglion cervicale superius (Grenzstrang), z. B. als Folge eines Pancoast-Tumors	quadrantenförmige Anhidrosis: gleichseitige Gesichtshälfte, Oberkörper und Arm	Mydriasis
postganglionär	Schädigung des 3. sympathischen Neurons im Ganglion cervicale superius oder der postganglionären sympathischen Fasern des Plexus caroticus, z. B. als Folge einer Dissektion der A. carotis interna	Hypohidrosis ipsilateral nur im Gesicht	keine Mydriasis
	Schädigung innerhalb des Sinus cavernosus	Hypohidrosis nur im Bereich der Stirn	keine Mydriasis
	Schädigung sympathischer Fasern in der Orbita	**keine** Schweißsekretionsstörung	keine Mydriasis

Augenmuskelparesen

▸ Definition. Das Leitsymptom von Augenmuskelparesen ist Diplopie (Doppelsehen). Doppelbilder werden bei Augenbewegung in Richtung der Funktion des gelähmten Muskels wahrgenommen. In der Regel wird das aus Sicht des Patienten periphere Bild vom paretischen Auge gesehen, ist also das „falsche". Bei vollständigem Ausfall der okulomotorischen Hirnnerven (III, IV, VI) (Abb. **A-2.8**) spricht man von Ophthalmoplegie. Zu den häufigsten Ursachen von Augenmuskelparesen gehören der Diabetes mellitus, ein Aneurysma oder Tumor, Schädel-Hirn-Verletzungen und intrakranieller Druckanstieg.

Augenmuskelparesen

▸ Definition.

A-2.8 Verlauf der okulomotorischen Nerven

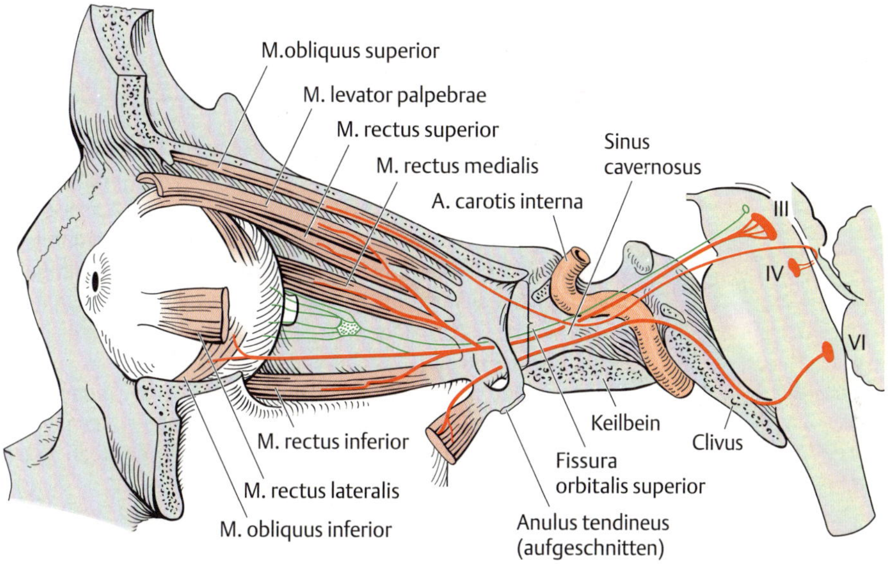

Seitliche Ansicht mit Austritt der Nerven aus dem Hirnstamm, Verlauf durch den Sinus cavernosus und die Orbita zu den Augenmuskeln. Die parasympathischen pupillomotorischen Fasern verlaufen mit dem N. oculomotorius.

Okulomotoriusparese (III. Hirnnerv)

Untersuchung: Man unterscheidet eine **innere** und eine **äußere** Okulomotoriusparese, die isoliert oder zusammen vorkommen.

- Bei der **inneren Okulomotoriusparese** liegt eine **Mydriasis mit absoluter Pupillenstarre** vor (Lähmung der Mm. sphincter pupillae und ciliaris, s. Abb. **A-2.6**). Neben einer vermehrten Lichtempfindlichkeit besteht aufgrund der Akkommodationslähmung auch eine Sehstörung für die Nähe.
- Bei der **äußeren Okulomotoriusparese** fallen eine **Ptosis** (Lähmung des M. levator palpebrae) und **Augenbewegungsstörungen** infolge Paresen der Mm. rectus medialis, rectus superior, rectus inferior und obliquus inferior auf (Abb. **A-2.9a – f**).
- Charakteristisch für eine **komplette** (äußere und innere) **Okulomotoriusparese** sind einseitige Ptosis, in Primärposition Abweichen des Bulbus nach außen und unten, weite und lichtstarre Pupille bei erhaltener konsensueller Reaktion am anderen Auge.

Sofern (noch) keine vollständige Ptosis besteht, nimmt der Patient schräg stehende **Doppelbilder** wahr. Der Blick nach lateral ist die einzige Blickrichtung, in der es nicht zu Doppeltsehen kommt. Zu Beginn und in der Rückbildungsphase der Okulomotoriusparese sind einzelne Augenmuskeln unterschiedlich stark betroffen. Der selten vorkommende isolierte Ausfall der M. rectus medialis führt zu nebeneinander stehenden Doppelbildern, deren Abstand beim Versuch der Adduktion zunimmt. Die übrigen vom 3. Hirnnerv versorgten geraden Augenmuskeln (Mm. rectus superior und rectus inferior) assistieren zwar auch bei der Adduktion, heben bzw. senken aber den Bulbus in Abduktion. Demgegenüber hebt der M. obliquus inferior den adduzierten Bulbus.

Okulomotoriusparese (III. Hirnnerv)

Untersuchung:

- Bei einer **inneren Okulomotoriusparese** besteht eine **Mydriasis** mit absoluter Pupillenstarre (Abb. **A-2.6**).
- Bei einer **äußeren Okulomotoriusparese** kommt es zu einer **Ptosis** und Lähmung der äußeren Augenmuskeln.
- Bei einer **kompletten Okulomotoriusparese** bestehen Mydriasis, Ptose und Augenmuskelparesen (Abb. **A-2.9**).

Sofern (noch) keine Ptosis besteht, nimmt der Patient schräg stehende **Doppelbilder** wahr.

A-2.9 Äußere Okulomotoriusparese rechts

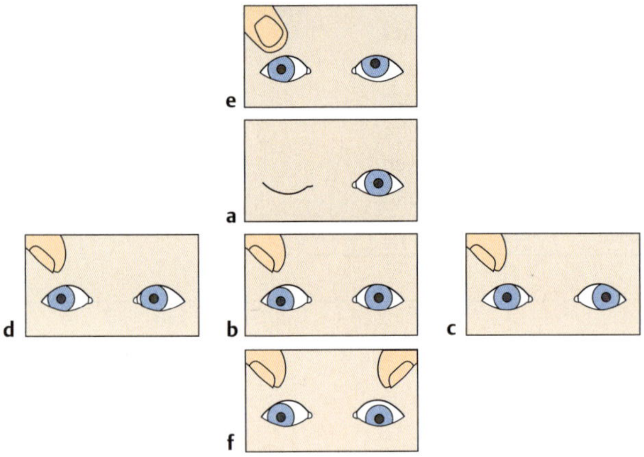

a Ptosis rechts (Lähmung des M. levator palpebrae).
b Beim Blick geradeaus (Augenlid passiv angehoben) weicht der rechte Bulbus nach außen unten ab.
c Beim Blick nach links bleibt der rechte Bulbus zurück (Parese des M. rectus medialis).
d Beim Blick nach rechts ungestörte Blickbewegung.
e Beim Blick nach oben bleibt der rechte Bulbus zurück (Lähmung des M. rectus superior und obliquus inferior).
f Beim Blick nach unten bleibt der rechte Bulbus zurück (Parese des M. rectus inferior).

Ätiopathogenese: Die häufigsten Ursachen der Okulomotoriusparese sind **Diabetes mellitus** und ein **basales Aneurysma**. Zu den Pupillenstörungen bei Hirndruck s. S. 109.

Ätiopathogenese: Der **Diabetes mellitus** ist die häufigste Ursache einer äußeren Okulomotoriusparese. Es kommt zur Ischämie des peripheren Nervs infolge einer Mikroangiopathie. Charakteristisch ist eine akut unter Schmerzen einsetzende Parese der vom N. oculomotorius versorgten äußeren Augenmuskeln. Demgegenüber verursacht ein **basales Aneurysma** primär eine interne Okulomotoriuslähmung mit mydriatischer, lichtstarrer Pupille, da die parasympathischen Fasern in der Zirkumferenz des Nervs verlaufen und besonders druckempfindlich sind. Zu den Pupillenstörungen bei Hirndruck siehe S. 111.

Bei einer ausgeprägten einseitigen Ptosis liegt meist eine periphere, bei beidseitiger leichter Ptosis eine **nukleäre Läsion** vor.

Während eine periphere Schädigung des Nervs zur ausgeprägten einseitigen Ptosis führt, ist die **nukleäre Okulomotoriusläsion** mit einer diskreten bilateralen Ptosis verbunden, da beide Lidheber von einem unpaaren Kerngebiet innerviert werden. Zudem ist der kontralaterale M. rectus superior betroffen, da die Fasern zu diesem Muskel als einzige zur Gegenseite kreuzen. Zu Hirnstamm-Syndromen mit Beteiligung des III. Hirnnervs siehe S. 53 und Abb. **B-1.154**. Von den neurogenen sind myogene Lidheber- und Augenmuskelparesen abzugrenzen, v. a. bei okulärer Myasthenie (S. 487).

Trochlearisparese (IV. Hirnnerv)

Untersuchung: Der Bulbus steht höher als auf der Gegenseite (Parese des M. obliquus superior). Auffällig ist eine kompensatorische Kopfneigung zur gesunden Seite, um die Doppelbilder zu vermeiden. Neigt der Patient den Kopf zur kranken Seite, so weicht der Bulbus nach oben innen ab (**Bielschowsky-Zeichen**, Abb. **A-2.10**).

Trochlearisparese (IV. Hirnnerv)

Untersuchung: Die Trochlearisparese ist durch Ausfall des M. obliquus superior charakterisiert, der den Bulbus oculi senkt (maximale Ausprägung in Adduktionsstellung). Daher steht der Bulbus bei einer Trochlearisparese etwas höher als auf der Gegenseite und ist leicht adduziert. Bei Blick geradeaus werden schräg nach unten versetzte Doppelbilder wahrgenommen. Sie nehmen bei Adduktion des betroffenen Auges und bei Blick nach unten in Adduktionsstellung zu. Auffällig ist eine kompensatorische Neigung und Drehung des Kopfes zur gesunden Seite (okulärer Tortikollis). Dadurch werden die schräg stehenden Doppelbilder ausgeglichen. Neigt der Patient den Kopf zur Seite der Parese, so weicht der Bulbus nach oben innen ab und die Doppelbilder erreichen ihre maximale Ausprägung (**Bielschowsky-Zeichen** positiv, Abb. **A-2.10**).

A-2.10

A-2.10 Trochlearisparese rechts

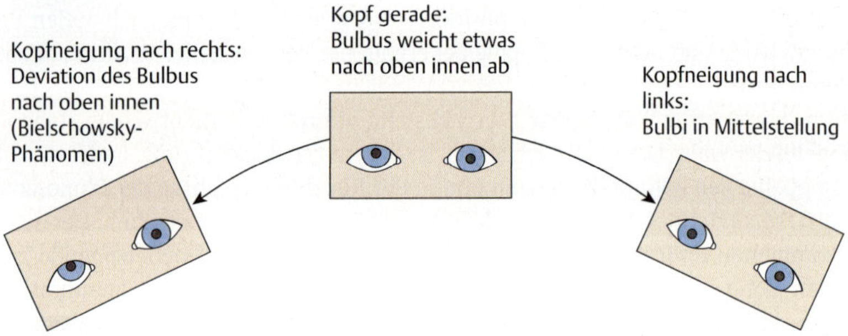

Bei Fixation mit dem gesunden Auge weicht der betroffene Bulbus nach oben innen ab. Die schräg nach unten versetzt stehenden Doppelbilder nehmen bei Kopfneigung zur kranken Seite zu (Bielschowsky-Zeichen).

Ätiopathogenese: Die isolierte Trochlearislähmung ist meist traumatisch bedingt (Contusio cerebri, Orbitaverletzung). An zweiter Stelle stehen Diabetes mellitus und Arteriosklerose, gefolgt von Tumoren der hinteren Schädelgrube. Bei einem Drittel der Trochlearisparesen bleibt die Ursache unklar. Häufigste Ursache einer beidseitigen Trochlearislähmung ist eine traumatische Hirnstammläsion.

Ätiopathogenese: Die häufigsten Ursachen sind Schädel-Hirn-Verletzungen, Diabetes mellitus und Tumoren der hinteren Schädelgrube.

Abduzensparese (VI. Hirnnerv)

Untersuchung: Die Abduzenslähmung ist die häufigste neurogene Augenmotilitätsstörung. Durch den Ausfall des M. rectus lateralis besteht ein Abduktionsdefizit beim Blick zur Seite der Läsion. Beim Blick geradeaus gibt das Auge dem Zug des antagonistischen M. rectus medialis (N. III) nach und weicht nach innen ab (Abb. **A-2.11**). Der Patient klagt über nebeneinander stehende Doppelbilder. Der Kopf wird kompensatorisch zur Seite der Lähmung gehalten.

Abduzensparese (VI. Hirnnerv)

Untersuchung: Die Abduzenslähmung ist die häufigste Augenmuskelparese. Der Bulbus weicht nach innen ab (Ausfall des M. rectus lateralis, Abb. **A-2.11**).

A-2.11 Abduzensparese rechts

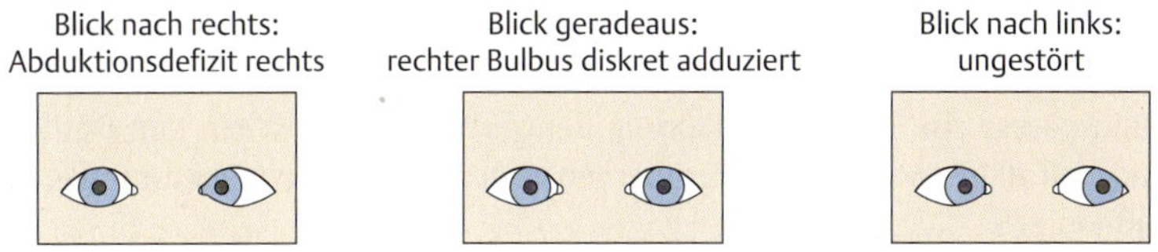

Die schon in Primärposition erscheinenden horizontal nebeneinander stehenden Doppelbilder weichen bei Blick in die Richtung des gelähmten Muskels auseinander.

A-2.11

Ätiopathogenese: Die Abduzensparese ist die häufigste isolierte Parese okulomotorischer Hirnnerven. Meist ist die Parese einseitig. Sie ist ein häufiges Hirndrucksymptom. Neben der Fernwirkung raumfordernder Prozesse kommt eine direkte Tumorkompression des Hirnstamms, des Faszikels und des peripheren Nervs in Betracht. Daneben gehören Diabetes mellitus, Multiple Sklerose und Hirnverletzungen zu den häufigen Ursachen. In einem Viertel der Fälle bleibt die Ätiologie unklar.

Doppelseitige Abduzenslähmungen können von einem **Ponsgliom** hervorgerufen werden, das sich bei Kindern häufiger als bei Erwachsenen findet, ferner durch eine **Meningitis** bzw. **Meningeosis neoplastica** oder Guillain-Barré-Syndrom. Darüber hinaus kommen toxische Polyneuropathien (z. B. unter Vincristin-Behandlung) infrage.

Ätiopathogenese: Die Abduzensparese ist die häufigste isolierte Parese okulomotorischer Hirnnerven. Häufigste Ursachen sind Hirntumoren, Diabetes mellitus, Multiple Sklerose und Hirntraumen.

Bei beidseitiger Abduzenslähmung kann ein **Ponsgliom** vorliegen. Auch **Meningitiden** und eine **Meningeosis neoplastica** verursachen beidseitige Paresen.

Kombinierte Augenmuskelparesen

Der vollständige Ausfall aller okulomotorischen Hirnnerven (III., IV., VI. Hirnnerv) wird als **Ophthalmoplegie** bezeichnet. Meist besteht gleichzeitig ein leichter Exophthalmus aufgrund des Tonusverlusts der Muskeln. Eine meist einseitige neurogene Ophthalmoplegie ist von myogenen Ursachen (Myositis, Myasthenia gravis) und raumfordernden Prozessen der Orbita (endokrine Orbitopathie) zu unterscheiden. Aufgrund der Läsion okulomotorischer Hirnnerven in Kombination mit Läsionen weiterer Hirnnerven werden die folgenden Hirnnerven-Syndrome unterschieden:

- Unter dem **Syndrom der Orbitaspitze** versteht man eine Läsion aller Hirnnerven, die durch den Orbitatrichter ziehen, d. h. II, III, IV, V,1 und VI. Der Bulbus ist wie eingemauert, die Pupille ist anfangs miotisch, da das Ganglion ciliare noch erhalten ist, im weiteren Verlauf mydriatisch und lichtstarr. Charakteristisch sind heftige Schmerzen, eine Sensibilitätsstörung im Bereich des N. frontalis (V,1) und ein Zentralskotom mit Visusverlust bei Optikusatrophie. Ein Orbitaspitzen-Syndrom ist meist die Folge tumoröser oder entzündlicher Prozesse.
- Eine Vorstufe zum Orbitaspitzen-Syndrom ist das Syndrom der **Fissura orbitalis superior**, bei dem ebenfalls alle Augenmuskeln betroffen sind (s. o.). Es bestehen Schmerzen im Bereich des 1. Trigeminusastes. Der N. opticus ist nicht beteiligt. Ursachen sind neben entzündlichen Veränderungen v. a. Tumoren und Traumen.
- Das **Keilbeinflügel-Syndrom** ist durch Augenmuskelparesen, Gesichtsfelddefekte, Optikusatrophie sowie durch Schläfenkopfschmerzen und einen Exophthalmus charakterisiert. Dem Krankheitsbild liegt fast immer ein Meningeom (S. 325) zugrunde.
- Das **Sinus-cavernosus-Syndrom (SCS)** geht mit einer Okulomotoriusparese und Schmerzen bzw. Reiz- oder Ausfallerscheinungen im Versorgungsbereich des N. trigeminus einher. Fakultativ sind auch der N. trochlearis und der N. opticus betroffen. Paraselläre Tumoren (z. B. Kraniopharyngeom, infiltrierendes Nasopha-

Der vollständige Ausfall der okulomotorischen Hirnnerven wird als **Ophthalmoplegie** bezeichnet.

- Das **Syndrom der Orbitaspitze** beinhaltet neben einer Ophthalmoplegie und Trigeminusläsion eine Optikusschädigung (Zentralskotom). Ursachen sind tumoröse und entzündliche Prozesse.
- **Fissura-orbitalis-superior-Syndrom:** komplette Ophthalmoplegie und Schmerzen im 1. Trigeminusast; Ursachen sind entzündliche, tumoröse und traumatische Läsionen.
- Beim **Keilbeinflügel-Syndrom**, das durch ein Meningeom verursacht wird, findet sich ein Exophthalmus.
- Das **Sinus-cavernosus-Syndrom** geht mit einer Okulomotoriusparese und einer Trigeminusläsion einher. Ursachen des Sinus-cavernosus-Syndroms sind paraselläre Tumo-

ren oder ein Aneurysma. Bei einer **Sinus-cavernosus-Thrombose** beobachtet man außerdem eine Protrusio bulbi und Chemosis. Ein Shunt zwischen A. carotis interna und venösem Sinus, z. B. nach Aneurysmaruptur, führt zum pulsierenden Exophthalmus (**A.-carotis-Sinus-cavernosus-Fistel,** S. 340 u. 369).

rynxkarzinom), Metastasen und infraklinoidale Aneurysmen sind häufige Ursachen eines einseitigen Sinus-cavernosus-Syndroms. **Sinus-cavernosus-Thrombosen** gehen mit beidseitiger Protrusio bulbi, Chemosis (Ödem der Konjunktiven), konjunktivaler und ziliarer Injektion einher. Neben venösen Stauungserscheinungen am äußeren Auge finden sich auch eine venöse Stauung am Augenhintergrund und oft ein Papillenödem. Traumatisch, durch eine angiomatöse Fehlbildung oder Aneurysmaruptur kann ein Shunt zwischen intrakavernösem Anteil der A. carotis interna und venösem Blut des Sinus cavernosus entstehen, die **A.-carotis-Sinus-cavernosus-Fistel** (S. 340 und S. 369). Dann beobachtet man zusätzlich einen Exophthalmus mit pulssynchronem Geräusch.

Supranukleäre Augenbewegungsstörungen

Supranukleäre Augenbewegungsstörungen

► Definition.

► Definition. Den okulomotorischen Hirnnervenkernen (Ncl. III, IV, VI) sind zwei **Blickzentren** übergeordnet, welche die konjugierten Augenbewegungen, d. h. das Zusammenspiel der Bulbi (nicht einzelner Muskeln), steuern. Im **pontinen Zentrum** werden die **horizontalen Bewegungen**, im **mesenzephalen Zentrum** die **vertikalen Bewegungen** generiert. Eine Läsion der Blickzentren hat eine horizontale oder vertikale Blickparese zur Folge. Eine Störung der Verbindung zwischen den Blickzentren und den okulomotorischen Hirnnervenkernen führt zu einer internukleären Ophthalmoplegie.

Neuroanatomische Grundlagen: Die **kortikale Steuerung** der Blickbewegung erfolgt über die prämotorischen frontalen Augenfelder und den parietookzipitalen Assoziationskortex. Die kortikalen Bahnen projizieren zu den Blickzentren im Hirnstamm: Im **mesenzephalen Blickzentrum** werden die vertikalen konjugierten Augenbewegungen generiert, im **pontinen Blickzentrum** die horizontalen konjugierten Augenbewegungen (Abb. **A-2.12**).

Neuroanatomische Grundlagen: Die **kortikale Steuerung** der Blickbewegungen erfolgt über die prämotorischen frontalen Augenfelder und den parietookzipitalen Assoziationskortex. Die kortikalen Bahnen kreuzen im rostralen Mittelhirn und enden in den Blickzentren im Hirnstamm (Abb. **A-2.12**). Das Kerngebiet für die vertikalen Augenbewegungen liegt im Bereich der mesenzephalen Formatio reticularis (MRF) und wird als **rostraler interstitialer Kern des medialen Längsbündels (riMLF)** bezeichnet. Verbindungen bestehen zu den Kernen des III. und IV. Hirnnervs. Die horizontalen Augenbewegungen werden beiderseits im Pons generiert, in der **paramedianen pontinen Formatio reticularis (PPRF)**. Die PPRF projiziert zum homolateralen Abduzenskern, über den der homolaterale M. rectus lateralis innerviert wird. Die internukleären Neurone des Abduzenskerns kreuzen zur Gegenseite und ziehen im medialen Längsbündel (Fasciculus longitudinalis medialis, MLF) zum kontralateralen Okulomotoriuskern, von dem aus der kontralaterale M. rectus medialis innerviert wird.

⊙ A-2.12

⊙ A-2.12 **Supranukleäre Organisation der Augenbewegungen**

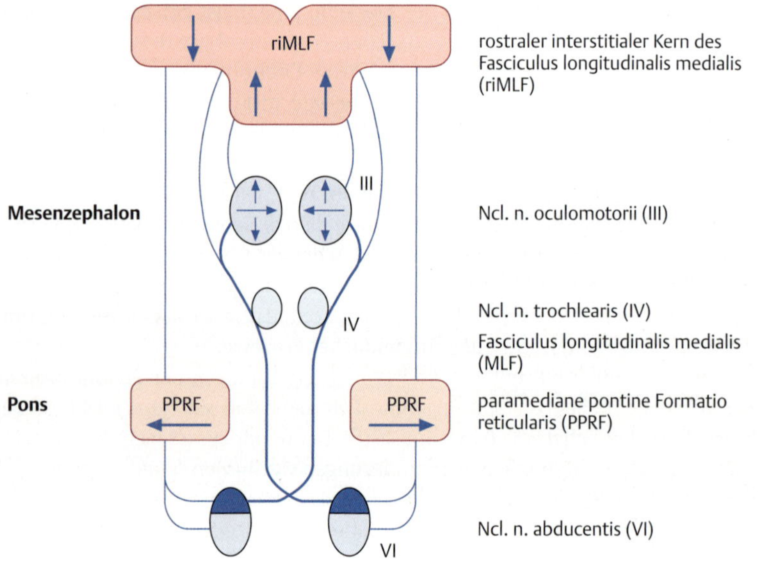

Horizontale Blickbewegungen werden in der paramedianen pontinen Formatio reticularis (PPRF), vertikale Blickbewegungen im rostralen interstitialen Kern des medialen Längsbündels (riMLF) generiert. Die Blickzentren stehen in Verbindung mit den Kerngebieten des III., IV. und VI. Hirnnervs.

Willkürliche Augenbewegungen sind rasche, über die frontalen Augenfelder gesteuerte Blickzielbewegungen (Sakkaden). Das Erfassen und Stabilisieren des Blickziels auf der Fovea centralis der Retina bei Objektbewegung oder Eigenbewegung geschieht jedoch reflektorisch (Tab. **A-2.4**).

Willkürliche Augenbewegungen sind rasche Blickzielbewegungen (Sakkaden). Reflektorische Augenbewegungen dienen der Blickstabilisierung.

A-2.4 Funktionen des okulomotorischen Systems

Funktion	Beschreibung
Rasche Blickzielbewegungen (Sakkaden)	Willkürliches Erfassen eines Blickziels
Langsame Folgebewegungen	Fixation eines bewegten Blickziels durch reflektorische Folgebewegung
Blickstabilisierung	Fixation eines Blickziels bei Eigenbewegung durch reflektorische kompensatorische Augenbewegung (vestibulookulärer Reflex)

A-2.4

Beim Betrachten eines bewegten Objekts oder eines stationären bei Eigenbewegung (z. B. eines vorbeifahrenden Zuges oder einer Landschaft aus dem fahrenden Zug) werden unwillkürliche langsame Folgebewegungen ausgelöst, die über den **optokinetischen Reflex (OKR)** im parietookzipitalen Kortex gesteuert werden. Die Blickstabilisierung bei Kopfbewegung wird durch vestibuläre Afferenzen zu den Kerngebieten der okulomotorischen Hirnnerven gewährleistet. Eine Reizung der Bogengänge des Labyrinths bei Kopfbewegung führt über den **vestibulookulären Reflex (VOR)** zur kompensatorischen Augenbewegung in Gegenrichtung, die die Fixation des Sehobjekts ermöglicht (Tab. **A-2.4** und auch S. 46).

Beim Betrachten eines bewegten Objekts werden über den **optokinetischen Reflex (OKR)** langsame Folgebewegungen ausgelöst. Bei Kopfbewegung kommt es über den **vestibulookulären Reflex (VOR)** zu kompensatorischen Augenbewegungen in Gegenrichtung (Tab. **A-2.4**).

Untersuchung: Eine Störung der Blickbewegung nehmen die Patienten meist nicht wahr. Sie klagen gelegentlich über **Oszillopsien**. Dies sind Wahrnehmungen von Objekt-Scheinbewegungen, wenn die Fixierung in der Fovea nicht gelingt und fortlaufend Korrekturbewegungen ablaufen.

Untersuchung: Eine Blickparese wird vom Patient meist nicht bemerkt. Gelegentlich werden **Oszillopsien** wahrgenommen (Objekt-Scheinbewegungen).

Zur **Sakkadenprüfung** soll der Patient rasch alternierend zwei im Abstand von 1 m vorgehaltene Gegenstände fixieren. Wird das Blickziel nicht sofort erreicht (Sakkadendysmetrie), d. h., ist die Sakkade zu kurz (Sakkadenhypometrie) oder schießt die Augenbewegung über das Ziel hinaus (Sakkadenhypermetrie), erfolgt eine kleinamplitudige Korrekturbewegung.

Zur **Sakkadenprüfung** sollen rasch alternierend zwei im Abstand von 1 m vorgehaltene Gegenstände fixiert werden. Wird das Blickziel nur durch Korrekturbewegungen erreicht, spricht man von Sakkadendysmetrie.

Man beobachtet die **langsame Folgebewegung**, wenn der Patient den Finger des Untersuchers fixiert, der im Abstand von etwa 1 m langsam im Gesichtsfeld hin und her bewegt wird. Pathologisch ist eine Sakkadierung, d. h., die Folgebewegung wird wiederholt unterbrochen, sodass der Finger des Untersuchers immer erneut mit einer kurzen Sakkade erfasst werden muss.

Bei der **langsamen Folgebewegung** soll der Patient den Finger des Untersuchers fixieren, der im Abstand von etwa 1 m langsam im Gesichtsfeld hin und her bewegt wird. Störungen erscheinen als Sakkadierung.

Der **optokinetische Nystagmus (OKN)** wird mit einer Nystagmustrommel untersucht. Die mit einem Streifenmuster versehene Trommel wird dem Patienten im Abstand von 1 m vorgehalten und zu einer langsamen Drehung angestoßen. Man beobachtet langsame Augenfolgebewegungen alternierend mit kurzen Sakkaden in Gegenrichtung der Trommeldrehung. Der Nystagmus wird nach der raschen Phase benannt. Der OKN kann durch Willkürbewegungen, insbesondere Fixation, gehemmt werden (S. 559).

Der **optokinetische Nystagmus (OKN)** wird mit einer Nystagmustrommel untersucht. Man beobachtet langsame Augenfolgebewegungen alternierend mit kurzen Sakkaden in Gegenrichtung der Trommeldrehung.

Eine **Blickparese** liegt vor, wenn willkürliche Blickzielbewegungen in eine Richtung nicht ausgeführt werden können (Tab. **A-2.5**). Die Blicklähmung wird gelegentlich von einer unwillkürlichen tonischen Augenwendung zur Gegenseite, einer **Déviation conjuguée**, begleitet. Bei kompletter Blickparese kann der Patient auf Aufforderung geradeaus, jedoch nicht über die Mittellinie hinaus blicken. Eine inkomplette Blickparese kann sich lediglich als Sakkadenverlangsamung und Verminderung des OKN oder als **blickparetischer Nystagmus** darstellen: Beim Versuch, in Richtung der Blickparese zu schauen, driften die Augen wiederholt zur Mittellinie und werden mit rascher rhythmischer Bewegung in die Blickrichtung zurückgestellt, sodass ein grobschlägiger blickparetischer Nystagmus zu beobachten ist (vgl. S. 46).

Eine **Blickparese**, d. h. Lähmung der Blickzielbewegungen zu einer Seite, kann initial von einer **Déviation conjuguée**, einer unwillkürlichen tonischen Augenbewegung zur Gegenseite, begleitet sein (Tab. **A-2.5**). Eine inkomplette Blickparese äußert sich als **blickparetischer Nystagmus**.

Zur Prüfung der Konvergenzbewegung, die der Akkommodation, d. h. der Fokussierung eines Nahziels dient, fixiert der Patient den Finger des Untersuchers, der langsam zur Nase des Patienten geführt wird. Konvergieren die Bulbi nicht oder weichen sie ein- oder beidseitig vor Erreichen des Ziels wieder auseinander, spricht man von **Konvergenzparese** (Tab. **A-2.5**).

Ist die Konvergenzbewegung unvollständig bzw. weichen die Bulbi vor Erreichen des Nahziels auseinander, liegt eine **Konvergenzparese** vor (Tab. **A-2.5**).

A-2.5

A-2.5 Physiologische Blickbewegungen und Blickparesen

Blickbewegung	Blickparese
Version, d. h. gleichsinnige konjugierte Augenbewegung	**horizontale Blickparese**
	▪ ipsiversiv: zur Seite der Läsion
	▪ kontraversiv: zur Gegenseite
	vertikale Blickparese
Vergenz, d. h. gegensinnige diskonjugierte Augenbewegung	**Konvergenzparese**

Beim bewusstlosen Patienten geben die reflektorischen Augenbewegungen indirekt Aufschluss über die Hirnstammfunktion: Der **okulozephale Reflex** („Puppenkopfphänomen") wird durch rasche horizontale und vertikale Kopfbewegungen geprüft (S. 109). Zum **vestibulookulären Reflex** s. S. 46.

Die Untersuchung des **vestibulookulären Reflexes** (VOR) mit dem Kopf-Impulstest wird im Zusammenhang mit der Nystagmusprüfung auf S. 46 beschrieben.. Auch beim komatösen Patienten gibt die Untersuchung der reflektorischen Augenbewegungen Aufschluss über die Hirnstammfunktion. Der vestibulookuläre Reflex kann dann indirekt über den **okulozephalen Reflex** geprüft werden. Eine rasche horizontale oder vertikale Kopfbewegung löst eine reflektorische konjugierte Augenbewegung in Gegenrichtung aus, sodass die ursprüngliche „Blickrichtung" beibehalten wird. Bei Kopfneigung kommt es gleichzeitig zur Lidhebung („Puppenkopfphänomen", S. 109).

Ätiopathogenese: Eine einseitige **Großhirnhemisphären-Läsion** verursacht eine Déviation conjuguée zur Herdseite und eine **kontraversive Blickparese**. Eine einseitige **pontine Läsion** hat eine Déviation conjuguée zur Gegenseite und eine **ipsiversive Blickparese** zur Folge (Tab. **A-2.6**). Häufigste Ursachen sind Ischämien, Blutungen und Demyelinisierungen bei Multipler Sklerose.

Ätiopathogenese: Bei akuter Läsion einer **Großhirnhemisphäre** besteht initial eine Déviation conjuguée zur Herdseite, die sich rasch zurückbildet. Auch die **kontraversive Blickparese**, d. h. Blicklähmung zur Gegenseite der Läsion, ist allmählich rückläufig. Eine paramediane **pontine Läsion**, die einseitig die PPRF betrifft, verursacht eine flüchtige Déviation conjuguée zur Gegenseite und eine vollständige, anhaltende **ipsiversive Blickparese**, d. h. Blicklähmung zur Seite der Läsion (Tab. **A-2.6**). Eine mediane pontine Läsion geht mit einer beiderseitigen horizontalen Blickparese einher.

A-2.6

A-2.6 Supra- und internukleäre Augenbewegungsstörungen

Blickparese	Klinik	Läsionsort
vertikale Blickparese	Aufhebung der willkürlichen Blickhebung und/oder -senkung	mesodienzephaler Übergang (MRF)
horizontale Blickparese	Aufhebung der willkürlichen horizontalen Blickbewegung	
	▪ ipsiversiv	▪ pontin (PPRF)
	▪ kontraversiv	▪ kortikal oder subkortikal
internukleäre Ophthalmoplegie (INO)	Adduktionshemmung des homolateralen Auges bei horizontaler Blickbewegung, Konvergenz erhalten	pontomesenzephal (Fasciculus longitudinalis medialis)
„Eineinhalb-Syndrom"	ipsiversive Blickparese und homolaterale INO	pontomesenzephal (PPRF und Fasciculus longitudinalis medialis)

Bei hemisphäraler Läsion bleiben die über den VOR auslösbaren reflektorischen Augenbewegungen auch in Richtung der Blickparese erhalten.

Während bei hemisphäraler Läsion mit kontraversiver Blickparese die über den VOR gesteuerten Augenbewegungen immer erhalten sind, gilt dies bei pontiner Lokalisation nur für kleine Läsionen. Eine ausgedehnte einseitige Schädigung der PPRF führt zum Ausfall sowohl der willkürlichen als auch der reflektorischen Augenbewegungen zur Herdseite.

Bei **Vigilanzstörungen** sind horizontale Pendelbewegungen der Bulbi zu beobachten. Ein Ausfall der spontanen und reflektorischen Augenbewegungen (VOR erloschen) spricht für eine ausgedehnte pontine Läsion. Das ausschließlich im Koma vorkommende **ocular bobbing** gilt als prognostisch ungünstiges Zeichen.

Vigilanzstörungen gehen mit dem Verlust der Blickstabilisierung einher. Es kommt zu spontanen horizontalen Pendelbewegungen der Bulbi, die mit zunehmender Komatiefe diskonjugiert sind, bis alle spontanen und zuletzt auch reflektorischen Augenbewegungen ausfallen (s. Abb. **A-2.63**). Fehlt der vestibulookuläre Reflex einseitig, spricht dies für eine ausgedehnte gleichseitige pontine Läsion. Ausschließlich im Koma und als prognostisch ungünstiges Zeichen wird das sogenannte **ocular bobbing** beobachtet: eine spontane, rasche Abwärtsbewegung der Bulbi, die mit einer Latenz (bis zu 10 s) langsam in die Ausgangsposition zurückdriften. Wird die Ponsläsion überlebt, kann eine beiderseitige horizontale Blickparese bei erhaltener willkürlicher vertikaler Augenbewegung in einem **Locked-in-Syndrom** bestehen bleiben (S. 113).

Eine umschriebene **Läsion am pontomesenzephalen Übergang** im Verlauf des medialen Längsbündels zwischen Abduzenskern und Okulomotoriuskern (s. Abb. **A-2.12**) beeinträchtigt die Koordination von M. rectus lat. (N. VI) und M. rectus med. (N. III) bei horizontaler Blickbewegung. Der adduzierende Bulbus bleibt bei horizontaler Augenbewegung in der Mittelstellung zurück. Dabei kommt es zum Blickrichtungsnystagmus, der am abduzierenden Auge eine größere Amplitude aufweist (dissoziierter Nystagmus). Der Patient klagt über Oszillopsien. Bei Konvergenzbewegung ist die Adduktion hingegen erhalten (Innervation des von den korrespondierenden Okulomotoriuskernen innervierten rechten und linken M. rectus med., Abb. **A-2.13**). Diese **internukleäre Ophthalmoplegie (INO)** kann ein- oder beidseitig sein. Sie wird nach der Seite der Adduktionshemmung benannt (s. auch Tab. **A-2.6**). Häufigste Ursache ist die Multiple Sklerose.

Ist das mediale Längsbündel (Verbindung zwischen Abduzenskern und Okulomotoriuskern) am **pontomesenzephalen Übergang** betroffen, kommt es zur **internukleären Ophthalmoplegie (INO)**: Aufhebung der Adduktion bei horizontaler Blickbewegung, während sie bei Konvergenz erhalten ist, und dissoziierter Nystagmus am abduzierenden Auge bei horizontaler Blickbewegung (Abb. **A-2.13**).

A-2.13 Internukleäre Ophthalmoplegie links

A-2.13

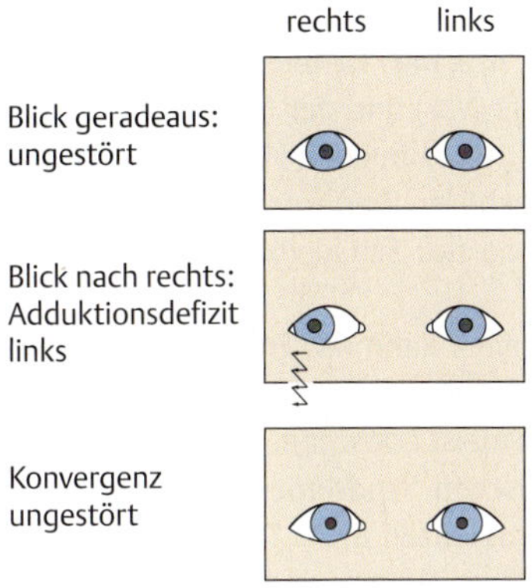

Bei Blick nach rechts bleibt der linke Bulbus zurück. Es kommt zum dissoziierten Nystagmus mit größerer Amplitude am abduzierenden Auge. Die Konvergenzbewegung ist ungestört.

Umfasst die Läsion sowohl die PPRF als auch das mediale Längsbündel, resultiert eine ipsiversive horizontale Blickparese bei gleichseitiger homolateraler internukleärer Ophthalmoplegie, das sogenannte **Eineinhalb-Syndrom (one and a half syndrome)**. Liegt eine rechtsseitige pontine Läsion vor, besteht demnach eine Blicklähmung nach rechts; bei Augenbewegung nach links bleibt der rechte Bulbus in der Mittelstellung zurück und man beobachtet einen Nystagmus am linken abduzierenden Bulbus.

Bei gleichseitiger Läsion der PPRF und des medialen Längsbündels beobachtet man das sogenannte **Eineinhalb-Syndrom:** eine ipsiversive horizontale Blickparese und gleichseitige internukleäre Ophthalmoplegie.

Sowohl uni- als auch bilaterale **Läsionen am mesodienzephalen Übergang** mit Beeinträchtigung der mesenzephalen Formatio reticularis (MRF) verursachen eine **vertikale Blickparese** (s. Tab. **A-2.6**). Kombinierte und vertikale Blickparesen nach oben sind häufiger als isolierte Blickparesen nach unten. Eine vertikale Blickparese nach oben findet sich beim **Parinaud-Syndrom** (dorsales Mittelhirn-Syndrom), das mit einem Konvergenz-Retraktionsnystagmus einhergeht. Beide Bulbi werden in leichter Konvergenzstellung rasch in die Orbita hineingezogen und kehren langsam in die Normalstellung zurück. Es besteht eine Pupillenstörung mit Mydriasis und unausgiebiger Lichtreaktion. Am häufigsten findet sich das Syndrom im Kindesalter bei Hydrozephalus (S. 165).

Ein- oder beiderseitige **Läsionen am mesodienzephalen Übergang** (mesenzephale Formatio reticularis) bedingen eine **vertikale Blickparese**. Eine vertikale Blickparese nach oben findet sich gemeinsam mit einer Konvergenzparese und Pupillenstörungen beim **Parinaud-Syndrom** (dorsales Mittelhirn-Syndrom).

2.3.3 Sensibilitätsstörung des Gesichts und Kaumuskelparese (V. Hirnnerv)

2.3.3 Sensibilitätsstörung des Gesichts und Kaumuskelparese (V. Hirnnerv)

▶ **Definition.** Bei Läsionen des N. trigeminus sind neben heftigen Schmerzen (Trigeminusneuralgie) und Sensibilitätsstörungen des Gesichts Paresen der Kaumuskulatur zu erwarten.

▶ Definition.

Neuroanatomische Grundlagen: Der N. trigeminus innerviert Gesichtshaut, Kornea, Skleren, Konjunktiven, Nasen- und Mundschleimhaut, Nebenhöhlen, Zähne, die vorderen Anteile der Ohrmuschel und des Gehörgangs, Dura mater und die Kaumuskulatur. Einer seiner Äste, der N. lingualis, führt sensorische Fasern für die Geschmacksfunktion, die sich im weiteren Verlauf über die Chorda tympani dem N. facialis anlegen (Abb. **A-2.16**).

Zur Neuroanatomie: Der V. Hirnnerv versorgt Gesichtshaut, Auge, Nase, Mund, Zähne, Ohr, Dura mater und die Kaumuskulatur.

Untersuchung: Man prüft die Gesichtssensibilität und den **Kornealreflex** mit einem feinen Wattebausch; ein fehlender Lidschlagreflex kann auch durch eine Fazialisparese (s. u.) verursacht sein. Zur sensiblen Innervation des Gesichts siehe Abb. **A-2.14b** und **c**.

Untersuchung: Die Sensibilität des Gesichts (v. a. Berührungs- und Schmerzempfindung) wird mit einem Wattebausch bzw. einem zur Spitze geformten Papiertaschentuch geprüft. Der **Kornealreflex** ist ebenfalls mit einem feinen Wattebausch auszulösen: Man betupft die Kornea von lateral kommend, um ein reflektorisches Zukneifen zu verhindern, vergleicht den Lidschlusseffekt beiderseits und fragt den Patienten zugleich nach der Berührungsintensität. Ein fehlender Lidschluss kann auch auf einer Fazialisparese beruhen (motorischer Schenkel des Reflexbogens, s. u.). Zur sensiblen Gesichtsinnervation siehe Abb. **A-2.14b** und Abb. **A-2.14c**.

Der **Masseterreflex** gilt als Parameter für das allgemeine Reflexniveau.

Der unpaare, monosynaptische **Masseterreflex** gilt als Parameter für das allgemeine Reflexniveau (S. 65). Durch einen leichten Schlag mit dem Reflexhammer auf den an das Kinn des Patienten gelegten eigenen Finger kommt es zu einer Kieferschlussbewegung.

Durch Palpieren der Mm. temporalis und masseter beiderseits wird die Kraft der **Kaumuskulatur** geprüft.

Die Kraft der **Kaumuskulatur** wird durch Palpieren der Mm. temporalis und masseter beiderseits geprüft, während der Patient die Zähne zusammenbeißt. Bei einseitiger Lähmung der Mm. pterygoidei weicht der Kiefer zur paretischen Seite ab.

Ätiopathogenese: Häufigste Ursachen einer Trigeminusläsion sind **Verletzungen**, Tumoren und Gefäßfehlbildungen im **peripheren Verlauf** des Nervs bzw. seiner Äste (Abb. **A-2.14a**).

Ätiopathogenese: Die Trigeminusäste (Abb. **A-2.14a**) können isoliert oder gemeinsam geschädigt werden. Der N. ophthalmicus (V,1) und der N. maxillaris (V,2) werden bei Gesichtsschädelfrakturen, der N. mandibularis (V,3) häufiger iatrogen (Zahnextraktion) verletzt. Darüber hinaus gehören Tumoren (Neurinom, Meningeom) und Gefäßfehlbildungen (Aneurysma) an der Schädelbasis zu den häufigsten Ursachen einer **peripheren Trigeminusläsion**.

Wenn der Kornealreflex fehlt, liegt meist ein **tumoröser** oder **entzündlicher Prozess** mit Beteiligung des 1. Trigeminusastes vor. Im Koma ist der Reflex beiderseits meist erloschen. Schmerzen und Hauteffloreszenzen im Bereich des 1. Trigeminusastes charakterisieren den Zoster ophthalmicus (Abb. **B-2.21**). Zur Trigeminusneuralgie siehe S. 432.

Ein abgeschwächter oder fehlender Kornealreflex kann das Frühsymptom einer **neoplastischen** oder **entzündlichen Läsion** des 1. Trigeminusastes oder auch des VII. Hirnnervs sein. Im Koma ist der Reflex beiderseits meist erloschen. Zum Sinus-cavernosus-Syndrom und weiteren neuroophthalmologischen Syndromen mit Trigeminusbeteiligung siehe S. 35. Schmerzen und Hauteffloreszenzen im 1. Trigeminusast mit Befall der Kornea sind die typischen Symptome eines Zoster ophthalmicus (Abb. **A-2.23**, S. 465). Die Trigeminusneuralgie („tic douloureux“) betrifft den 2. und 3. Ast (S. 432). Eine Kaumuskelparese entwickelt sich bei Läsion des 3. Trigeminusastes.

A-2.14 N. trigeminus (V. Hirnnerv)

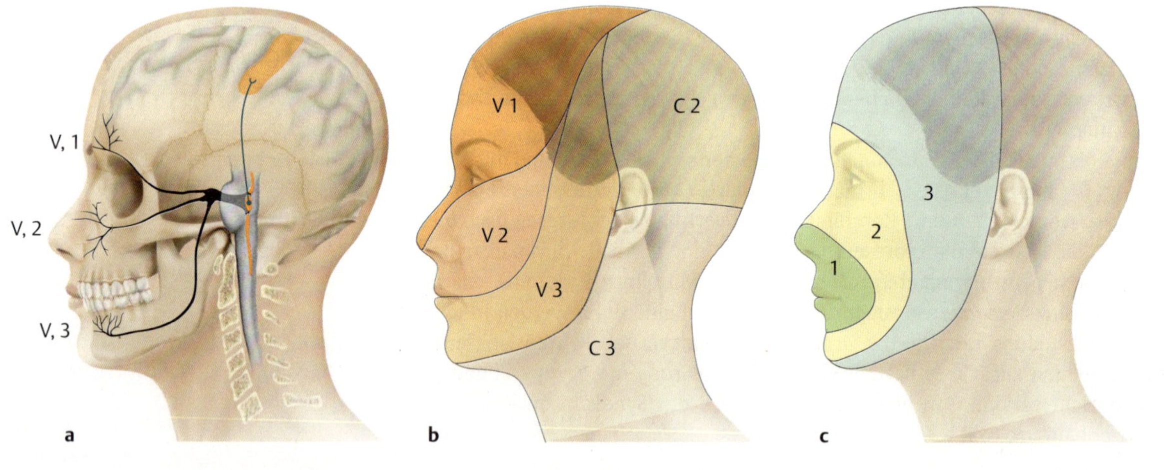

a Die Synopsis zeigt die Gesichtsinnervation, das Ganglion semilunare Gasseri, das Kerngebiet und den Gyrus postcentralis. Ausgehend von den „Nerveneintritts- bzw. -austrittspunkten (NAP)“ der Nn. supraorbitalis, infraorbitalis und mentalis vereinigen sich die Hauptäste N. ophthalmicus (V,1), N maxillaris (V,2) und N. mandibularis (V,3) im Ganglion semilunare und münden seitlich am Hirnstamm, wo sich auch die Radix motoria für die Efferenzen des N. V befindet (vgl. Abb. **A-2.1** bis Abb. **A-2.2**). Die sensiblen Afferenzen für die Berührungsempfindung (1. Neuron) werden im Nucleus sensorius principalis n. trigemini auf das 2. Neuron umgeschaltet, kreuzen und verlaufen weiter mit dem Lemniscus medialis zum Gyrus postcentralis. Die Afferenzen für Schmerz- und Temperaturempfindung werden im Nucleus spinalis n. trigemini umgeschaltet, der sich bis in die oberen Zervikalsegmente erstreckt, kreuzen und verlaufen mit dem kontralateralen Tractus spinothalamicus lateralis weiter zum Thalamus und Gyrus postcentralis (vgl. Abb. **A-2.40**).
b Periphere sensible Versorgung des Gesichts. Innervationsbereiche der 3 Trigeminusäste und der angrenzenden Gebiete (Zervikalwurzel 2 und 3).
c Nukleäre sensible Versorgung des Gesichts. Bei einer Läsion im Kerngebiet des V. Hirnnervs (1 kranialer, 2 mittlerer, 3 kaudaler Anteil der Kernsäule) ist die Sensibilitätsstörung „zwiebelschalenförmig“ angeordnet (Sölder-Linie).

Der Masseterreflex, der bei bilateraler peripherer Parese fehlt, ist bei bilateraler **supranukleärer Läsion** gesteigert (s. Pseudobulbärparalyse, S. 221). Einseitige supranukleäre Läsionen führen kontralateral zu einer halbseitigen Sensibilitätsstörung des Gesichts für alle Qualitäten, fast immer gemeinsam mit Empfindungsstörungen einer Körperhälfte.

Supranukleäre Läsionen führen zu kontralateralen Sensibilitätsstörungen einer Gesichts- und Körperhälfte.

Da die sensiblen und motorischen Funktionen gesonderten Kerngebieten im Hirnstamm entsprechen, sind diese bei umschriebener **nukleärer Läsion** isoliert betroffen. Liegt eine Schädigung in der langgestreckten, somatotop gegliederten „Kernsäule" (Tractus spinalis n. trigemini) vor, ist der Sensibilitätsausfall „zwiebelschalenförmig" angeordnet (Sölder-Linien, vgl. Abb. **A-2.14c**). Die Kernsäule reicht bis in das Zervikalmark. Im kranialen Anteil sind ein periorales Areal, im mittleren die Augen- und Wangenpartie, im kaudalen Anteil die Stirn- und Präaurikularregion repräsentiert. Die Sensibilitätsstörung ist dissoziiert (S. 116), da im Tractus spinalis ausschließlich Afferenzen für die Schmerz- und Temperaturempfindung umgeschaltet werden, während die Afferenzen für die Berührungsempfindung oberhalb davon, in der Brücke, umschalten (Nucleus sensorius principalis n. trigemini).

Da die bis in das Zervikalmark reichende „Kernsäule" (Tractus spinalis n. trigemini) somatotop gegliedert ist, verursachen **nukleäre Läsionen** „zwiebelschalenförmige" Sensibilitätsstörungen des Gesichts (Sölder-Linien, vgl. Abb. **A-2.14c**).

2.3.4 Fazialisparese (VII. Hirnnerv)

2.3.4 Fazialisparese (VII. Hirnnerv)

▶ Definition. Man unterscheidet einen peripheren und zentralen Lähmungstyp. Die Gesichtslähmung nach **peripherer** Schädigung des VII. Hirnnervs bzw. seines Kerngebiets (infranukleäre und nukleäre Läsion) erstreckt sich auf die gesamte mimische Muskulatur. Die idiopathische Form wird nach C. Bell benannt, der 1827 seine eigene periphere Fazialisparese beschrieb (Bell's palsy). Die **zentrale** Bewegungsstörung betrifft vorwiegend die orale mimische Gesichtsmuskulatur. Die doppelseitig innervierte Stirnmuskulatur bleibt weitgehend erhalten (s. Abb. **A-2.17**a). Die übliche Abkürzung „zentrale Fazialisparese" ist nicht korrekt, da es zwar eine supranukleäre Funktionsstörung distaler Muskelgruppen, aber keine zentrale Läsion peripherer Nerven gibt.

▶ Definition.

Untersuchung: Die motorischen Funktionen des N. facialis lassen sich auf einfache Weise prüfen: Stirn runzeln, Augen schließen, Nase rümpfen, Wangen aufblasen, Mund spitzen, Pfeifen, Zähne zeigen.

Untersuchung: Man fordert den Patienten zu mimischen Bewegungen auf.

Eine erweiterte Lidspalte, verstrichene Stirn- und Nasolabialfalte und ein herabhängender Mundwinkel sprechen für eine homolaterale **periphere** Läsion des N. facialis (Abb. **A-2.15**).

Fordert man den Patienten auf, die Wangen aufzublasen, so entweicht die Luft auf der gelähmten Seite aus dem Mundwinkel, der auch beim Zähnezeigen nicht bewegt wird.

Für die **periphere Fazialisparese** ist eine homolaterale Gesichtslähmung mit unvollständigem Lidschluss typisch (**Bell-Phänomen**, Abb. **A-2.15**).

Eine diskrete Fazialisparese ist einmal am fehlenden **Orbicularis-oculi-Reflex** (Lidschlussreflex) zu erkennen, der beim Gesunden durch Beklopfen der Glabella auszulösen ist, zum anderen am „**signe des cils**": Wenn der Patient die Augen fest zukneift, bleiben die Wimpern der gelähmten Seite sichtbar. Eine Mangelinnervation des Platysma fällt beim Lachen auf. Die Artikulation ist v. a. wegen Schwäche der Wangen- und Lippenmuskeln beeinträchtigt (Mm. buccinator und orbicularis oris). Hinzu kommen je nach Ausmaß der Läsion eine Geräuschüberempfindlichkeit, Geschmacksstörung oder Herabsetzung der Tränen- und Speichelsekretion.

Der fehlende **Orbicularis-oculi-Reflex** (Lidschlussreflex) und das „signe des cils" weisen auf eine diskrete Fazialisparese hin. Darüber hinaus kann eine Geräuschüberempfindlichkeit, Störung des Geschmacks und der Tränen- und Speichelsekretion nachweisbar sein.

A-2.15 Bell-Phänomen und Signe de cils bei Fazialisparese

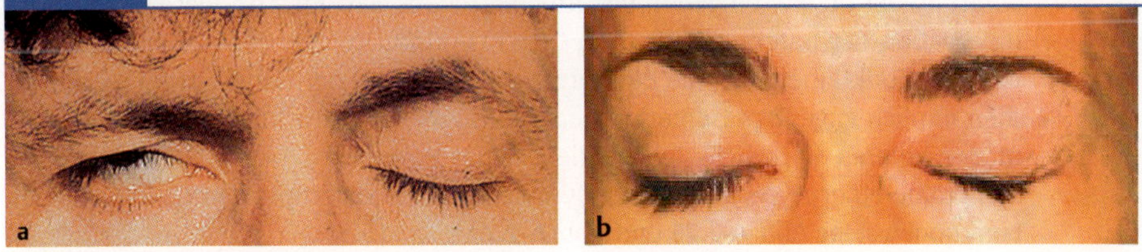

a Es besteht ein Lagophthalmus („Hasenauge") mit positivem **Bell-Phänomen** rechts: Bei unvollständigem Lidschluss und seltenem Lidschlag wird die physiologische Aufwärtsbewegung des Bulbus oculi sichtbar.
b Signe des cils. Wenn der Patient die Augen zukneift, bleiben die Wimpern der gelähmten Seite sichtbar. Bei einer Patientin mit Herpes zoster hatte sich eine periphere Fazialisparese rechts entwickelt (vgl. S. 466).

▶ Merke.

▶ Merke. Steht aber die Lähmung der oralen Gesichtsmuskulatur im Vordergrund und kann der Patient sowohl die Stirn runzeln als auch das Auge schließen, so spricht dies für eine kontralaterale supranukleäre Schädigung (zentrale Gesichtslähmung).

Der **Schirmer-Test** dient der Messung der Tränensekretion mithilfe eines Filterpapierstreifens.

Mit dem Schirmer-Test kann die Tränensekretion gemessen werden. Nach Anästhesie der Konjunktiven wird ein schmaler Filterpapierstreifen beiderseits in das Unterlid eingebracht. Im Seitenvergleich zeigt dann eine Befeuchtung des Streifens um weniger als 1,5 cm/5 min eine Verminderung der Tränensekretion an.

A-2.7

A-2.7 Geschmacksprüfung

Testlösungen, die bei der Geschmacksprüfung nacheinander auf beide Zungenhälften getupft werden	Testtafel, auf der die wahrgenommenen Qualitäten angezeigt werden sollen
20 %ige Zuckerlösung	süß
10 %ige Kochsalzlösung	salzig
5 %ige Zitronensäurelösung	sauer
1 %ige Chininlösung	bitter

Zur **Geschmacksprüfung** wird die Zunge mit Lösungen der Qualitäten süß, salzig, sauer, bitter betupft (Tab. **A-2.7**). Eine Geschmacksstörung wird als Dysgeusie, ein Geschmacksausfall als **Ageusie** bezeichnet.

Die **Geschmacksprüfung** wird unter Verwendung von Lösungen mit 4 verschiedenen Qualitäten vorgenommen (Tab. **A-2.7**). Während der Patient die Zunge weit herausstreckt, werden mithilfe von Wattestäbchen die Lösungen nacheinander auf beide Hälften sowie die vorderen und hinteren Abschnitte der Zunge getupft. Der Patient zeigt mit seinem Finger auf einem vorgelegten Stück Papier die wahrgenommenen Qualitäten an. Die Qualitäten „süß“, „salzig“ und „sauer“ werden auf den vorderen zwei Zungendritteln wahrgenommen (N. intermediofacialis). Die Qualität „bitter“ ist auf dem hinteren Zungendrittel zu schmecken, das vom N. glossopharyngeus (IX) innerviert wird. Eine Geschmacksstörung wird als Dysgeusie, ein Geschmacksausfall als **Ageusie** bezeichnet.
Bei der otologischen Untersuchung ist der **Stapediusreflex** zu prüfen, dessen Ausfall sich durch eine erhöhte Geräuschempfindlichkeit (Hyperakusis) anzeigt.

Ätiopathogenese: In 60–75 % ist die Ursache der **peripheren** Fazialisparese unbekannt. Zur Differenzialdiagnose siehe Tab. **B-2.5**, S. 439.

Ätiopathogenese: 60-75 % der **peripheren** Fazialislähmungen sind ätiologisch nicht zu klären. Zur Differenzialdiagnose dieser idiopathischen Form siehe Tab. **B-2.5**, S. 439. In den restlichen 25–40 % sind entzündliche Erkrankungen wie eine **Borreliose** nach Zeckenstich (S. 273), der **Herpes zoster** (S. 465) oder **Felsenbeinfrakturen** und Tumoren die häufigsten Ursachen. Da der N. facialis, der gemeinsam mit N. intermedius, seinem sensorischen Ast, durch den Canalis Falloppii (knöcherner Fazialiskanal) im Felsenbein zieht (Abb. **A-2.16**) und vor seinem Austritt aus dem Schädel (Foramen stylomastoideum) sekretorische, gustatorische und sensible Fasern abgibt (Abb. **A-2.17b**), kommt es häufig zur Tränen- und Speichelsekretionsstörung sowie einseitigen Ageusie, seltener zur Hyperakusis. Die Afferenzen der Geschmacksempfindung für die vorderen zwei Drittel der Zunge verlaufen zwar zunächst im N. lingualis, einem Ast des N. mandibularis (V3), gelangen aber anschließend über die Chorda tympani zum VII. Hirnnerv (S. 39). Eine beidseitige Geschmacksstörung ist in der Regel medikamentös-toxisch oder entzündlich (virale Infekte) bedingt.

Bei einer **zentralen** (supranukleären) **Läsion** (z. B. Hirninfarkt) bleiben die von beiden Hemisphären versorgten Mm. frontalis und orbicularis oculi verschont. Die Parese der unteren mimischen Muskulatur kommt meist bei Halbseitenlähmung vor.

Bei **zentraler**, supranukleäre **Läsion** (z. B. Hirninfarkt; Abb. **A-2.17a**) bleiben die über die Rr. temporales des N. facialis innervierten Mm. frontalis und orbicularis oculi aufgrund der doppelseitigen Innervation verschont. Betroffen ist aber nicht nur die Innervation der unteren mimischen Gesichtsmuskulatur, sondern auch eine Reihe weiterer Funktionen, z. B. die Bewegung des Arms und der Hand. Grund hierfür ist die räumlich enge Repräsentation der Funktionen von Gesicht, Arm und Hand v. a. in der inneren Kapsel. Es fehlen die bei der peripheren Läsion vorkommenden Symptome einer Hyperakusis und Dysgeusie. Zur somatotopischen Gliederung der Funktionen siehe Abb. **A-2.21** und Abb. **A-2.22**.

Solche supranuklearen Schädigungen beruhen meist auf **Hirninfarkten**, **-blutungen**, **-tumoren** und **-metastasen**.

Zentrale Bewegungsstörungen des Gesichts treten meist bei Halbseitenlähmungen auf. Die häufigsten Ursachen dieser supranukleären Schädigung sind **Hirninfarkte** und **-blutungen**, **Hirntumoren** und **-metastasen**.

A-2.16 Verlauf des N. facialis im Felsenbein

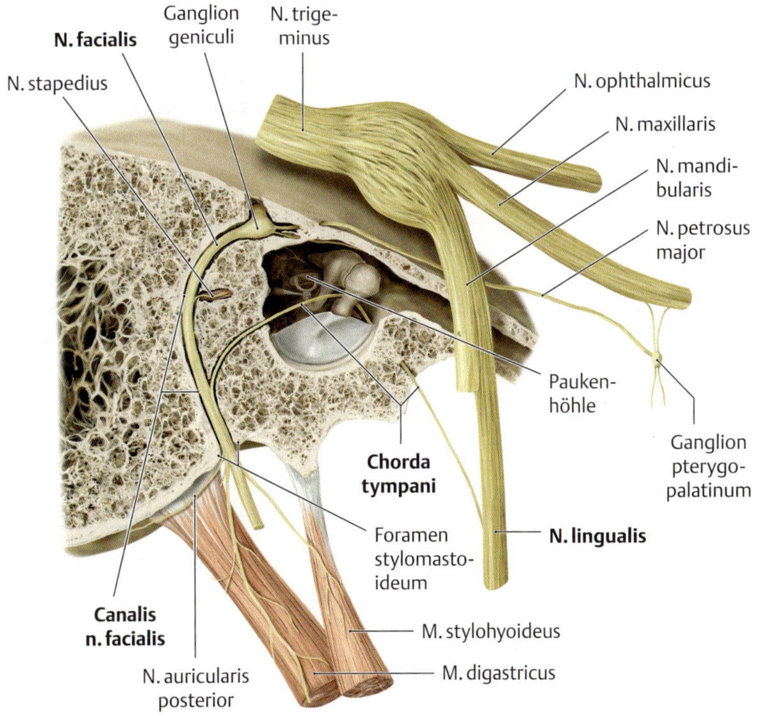

Die Abbildung zeigt auch die Verbindung zum N. trigeminus: Der N. lingualis führt sensorische Fasern, die sich über die Chorda tympani dem N. facialis anlegen.

A-2.17 Topische Diagnostik der fazialen Innervation

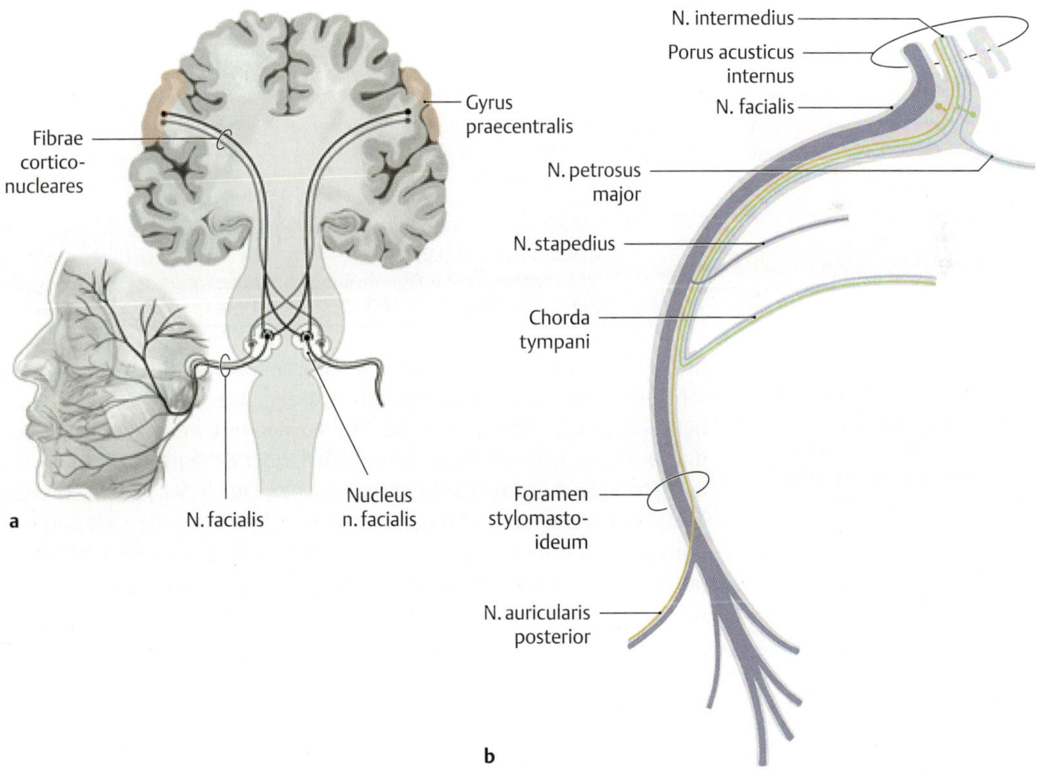

a Topik der motorischen Gesichtsinnervation. Bei zentraler (supranukleärer) Läsion bleibt die doppelseitig innervierte Stirnmuskulatur verschont. Dieser Lähmungstyp findet sich kontralateral zur Läsion meist bei brachiofazial betonter Hemiparese, z. B. nach Hirninfarkt.
b Peripherer Verlauf d. N. VII. Bei peripherer Fazialislähmung ist die gesamte mimische Muskulatur, also auch die Stirnregion, betroffen. Hinzu kommt ein kleines Areal gestörter Sensibilität hinter dem Ohr (N. auricularis posterior). Weitere Begleitsymptome, insbesondere Störungen der Geschmacksfunktion, Tränen- und Speichelsekretion, geben Hinweise auf den Ort der Läsion im Verlauf des N. facialis.

► Merke.

► Merke. Der periphere und der zentrale Typ einer Gesichtslähmung wird nach folgenden Kriterien unterschieden:
Die **periphere Fazialisparese** (infranukleärer oder nukleärer Typ; 2. motorisches Neuron) betrifft alle Äste des N. VII und entwickelt sich **homolateral zur Läsion.**
Die **zentrale Gesichtslähmung** (supranukleärer Typ; 1. motorisches Neuron) prägt sich **kontralateral zur Läsion** aus und verschont weitgehend die Stirnmuskulatur, die doppelseitig kortikal innerviert ist.

2.3.5 Hypakusis, Tinnitus, Nystagmus (VIII. Hirnnerv)
Hypakusis

2.3.5 Hypakusis, Tinnitus, Nystagmus (VIII. Hirnnerv)

Hypakusis

► Definition.

► Definition. Bei ein- oder beidseitiger Hörminderung unterscheidet man eine **Schallleitungsstörung** (Mittelohrschwerhörigkeit) von einer **Schallempfindungsstörung** (Innenohrschwerhörigkeit) mithilfe der Stimmgabelprüfung (Weber- und Rinne-Versuch).

Untersuchung: Man prüft das Gehör für Flüster- und Umgangssprache im Seitenvergleich.

Untersuchung: Bei der neurologischen Untersuchung wird das Gehör für Flüster- und Umgangssprache orientierend im Seitenvergleich geprüft, während ein Ohr zugehalten wird.
Der Patient soll Zahlen und Worte nachsprechen. Zum **Weber- und Rinne-Versuch** mit einer vibrierenden Stimmgabel s. Tab. **A-2.8**.

≡ A-2.8

≡ **A-2.8 Weber- und Rinne-Versuch**

	Vorgehen	Interpretation der Befunde
Weber-Versuch	man setzt eine vibrierende Stimmgabel auf den Scheitel auf	▪ *normal:* Ton wird seitengleich wahrgenommen ▪ *Schallleitungsschwerhörigkeit:* Ton wird am kranken Ohr lauter gehört, d. h. dorthin „lateralisiert“ ▪ *Schallempfindungsschwerhörigkeit:* Ton wird auf der Seite des gesunden Ohrs lauter empfunden
Rinne-Versuch	zunächst legt man eine vibrierende Stimmgabel an das Mastoid an: Prüfung der „Knochenleitung“ sobald der Ton nicht mehr wahrgenommen wird hält man die Stimmgabel vor das Ohr: Prüfung der „Luftleitung“	▪ *Rinne positiv:* Ton wird vor dem Ohr noch 30 s lang gehört (physiologisch, aber auch bei Schallempfindungsschwerhörigkeit) ▪ *Rinne negativ:* Ton wird vor dem Ohr nicht oder verkürzt gehört → Schallleitungsschwerhörigkeit

Der Hörverlust für hohe oder tiefe Töne kann **audiometrisch** differenziert werden. Ein Lautheitsausgleich (Recruitment positiv) im **Fowler-Test** weist auf eine kochleäre, fehlender Lautheitsausgleich (Recruitment negativ) auf eine retrokochleäre Schädigung hin.

Bei Verdacht auf eine Hörminderung sollte eine standardisierte **audiometrische** Hörschwellenbestimmung durchgeführt werden, die einen dissoziierten Ausfall für hohe oder tiefe Töne nachweist. Der **Fowler-Test** ergibt bei einer Schallempfindungsstörung eine kochleäre Störung. Bei einer Schädigung des Corti-Organs werden Töne gleicher Lautstärke im betroffenen Ohr leiser gehört. Mit zunehmender Lautstärke werden die intakten Haarzellen rekrutiert, sodass ein Lautheitsausgleich erfolgt und die Töne in beiden Ohren gleich wahrgenommen werden (Recruitment positiv). Fehlt der Lautheitsausgleich (Recruitment negativ), liegt die Schädigung retrokochleär, d. h. im Verlauf des N. cochlearis.

Ätiopathogenese: Eine **Schallleitungsschwerhörigkeit** ist meist durch Fremdkörper oder Otitis media bedingt (Mittelohrschwerhörigkeit), eine **Schallempfindungsstörung** durch eine kochleäre oder retrokochleäre Schädigung (Innenohrschwerhörigkeit).

Ätiopathogenese: Eine **Schallleitungsschwerhörigkeit** kann durch Fremdkörper, Zerumen, Trommelfelldefekte, Otitis media, ein Cholesteatom oder Karzinom bedingt sein (Mittelohrschwerhörigkeit). Demgegenüber findet sich eine **Schallempfindungsstörung** bei Schädigungen des N. cochlearis und des Corti-Organs (Innenohrschwerhörigkeit). Bei einer Felsenbeinquerfraktur, die durch das Innenohr verläuft, kommt es zum Ausfall des Gleichgewichts- und Hörorgans (Taubheit, Tinnitus, Schwindel und Nystagmus).

Beidseitige Innenohrschädigungen sind häufig medikamentös-toxisch bedingt.

Beidseitige irreversible **Innenohrschädigungen** sind nicht selten medikamentös-toxisch bedingt, z. B. durch Aminoglykosid-Antibiotika; Schleifendiuretika (z. B. Furosemid) und Acetylsalicylsäure in hoher Dosierung können eine reversible Hörminderung, Tinnitus und Schwindel hervorrufen.

Tinnitus

► **Definition.** Tinnitus ist ein spontan ein- oder beidseitig wahrgenommenes Ohrgeräusch.

Untersuchung: Meist berichtet der Patient spontan über störende fluktuierende oder konstante Ohrgeräusche von rauschendem, pfeifendem, zischendem oder summendem Charakter. Gelegentlich lassen sich pulsierende oder klickende Ohrgeräusche objektivieren, wenn ein pulssynchrones Geräusch in der Umgebung des äußeren Gehörgangs oder im oberen Halsdreieck auskultierbar bzw. eine Dislokation des Mandibulargelenks bei geöffnetem Mund palpabel ist.

Ätiopathogenese: Die Pathogenese des Tinnitus ist nicht geklärt. Eine kochleäre und eine neurale Hypothese werden diskutiert. Meist geht Tinnitus mit einer Hörminderung einher. Ist ein pulssynchrones Geräusch auskultierbar, können arteriovenöse Fehlbildungen oder durale Fisteln in der Nähe des Labyrinths die Ursache sein.
Manifestation und Intensität der Ohrgeräusche sind von **psychosomatischen Faktoren** abhängig. Tinnitus kann sowohl Symptom als auch Ursache eines depressiven Syndroms sein.

Tinnitus

► **Definition.**

Untersuchung: Ohrgeräusche werden als ein Rauschen, Pfeifen oder Summen angegeben, das an- und abschwellend oder konstant wahrgenommen wird. Gelegentlich lassen sich pulsierende oder klickende Geräusche objektivieren.

Ätiopathogenese: Die Pathogenese des Tinnitus ist ungeklärt. Meist besteht gleichzeitig eine Hörminderung.

Manifestation und Intensität des Tinnitus sind von **psychosomatischen Faktoren** abhängig.

Nystagmus

► **Definition.** Nystagmus ist eine unwillkürliche rhythmische Augenbewegung, die reflektorisch über die vestibulären und okulomotorischen Systeme im Hirnstamm vermittelt wird.

Untersuchung: Die **Einteilung des Nystagmus** erfolgt auf drei verschiedenen Ebenen:

- Die 1. Ebene ist die Beschreibung der sichtbaren Augenbewegung (z. B. Ruckbewegung, Pendelbewegung).
- Die 2. Ebene ist die Bedingung, unter der der Nystagmus beobachtet werden kann (spontan, Provokation z. B. durch Augenbewegung oder Lageänderung).
- Die 3. Ebene folgt der Kategorisierung in physiologischen und pathologischen Nystagmus: Der Ausfall eines physiologischen Nystagmus in der entsprechenden Provokationsuntersuchung ist ebenso pathologisch wie das Auftreten eines Nystagmus unter Bedingungen, die normalerweise nicht zu einem Nystagmus führen.

1. Am häufigsten ist ein **Rucknystagmus**. Auf eine langsame Augenbewegung in eine Richtung folgt eine rasche, sakkadische in Gegenrichtung. Die Schlagrichtung des Nystagmus wird nach der Seite der raschen Bewegung angegeben. Die nystagmischen Augenbewegungen in den 3 Raumebenen (horizontal, vertikal, rotierend) entsprechen den Ebenen der 3 Bogengänge des Labyrinths. Die rotierende Bulbusbewegung (Zyklorotation) erfolgt unwillkürlich als Augengegenrollen bei Kopfneigung. Ein Pendelnystagmus mit sinusförmiger Oszillation ist selten.

2. Die Bedingungen, unter denen ein Nystagmus auftritt, lassen auf die zugrunde liegende Störung schließen. Deshalb ist neben der genauen Beschreibung des Nystagmus die Prüfung der Provozierbarkeit eines Nystagmus durch Blickbewegungen, Lageänderung oder eine bestimmte Kopfposition wesentlich.

Ein **Spontannystagmus** fällt schon bei Blick geradeaus auf. Er wird entsprechend der Ebene (horizontal oder vertikal, eventuell mit rotatorischer Komponente) und der Richtung (Seite der raschen Bewegungskomponente) beschrieben. Ein Spontannystagmus wird durch Blick in Richtung der raschen Phase gebahnt (Amplitude wird größer) und durch Fixation meist supprimiert. Unter der **Leuchtbrille nach Frenzel** mit + 20 Dioptrien starken Gläsern wird die Fixation verhindert, sodass der Spontannystagmus besser zu erkennen ist.

Im Gegensatz zum Spontannystagmus wird ein **Fixationsnystagmus** durch Fixation verstärkt oder erst manifest. Aufgrund der ständigen Bewegung der Bulbi kommt es zu Oszillopsien (Objekt-Scheinbewegungen, s. auch S. 37).

Ein **Blickrichtungsnystagmus** tritt nur bei Blick in eine bestimmte Richtung bzw. in mehrere bestimmte Richtungen auf. Bei Blick geradeaus tritt kein Nystagmus auf. Er zeigt sich erst bei Prüfung der Augenfolgebewegungen als konjugierter, unerschöpflicher Rucknystagmus. Infolge einer Schwäche der Blickhaltefunktion driften die Augen zur Mittellinie zurück und werden mit einer raschen Sakkade wieder auf das Blickziel eingestellt. Die rasche Phase, d. h. die Nystagmusrichtung, ist immer in

Nystagmus

► **Definition.**

Untersuchung: Die **Einteilung des Nystagmus** erfolgt auf drei verschiedenen Ebenen:

1. Beschreibung der sichtbaren Augenbewegung
2. Bedingung, unter der Nystagmus beobachtet werden kann
3. nach physiologischem und pathologischem Nystagmus

1. Am häufigsten ist ein **Rucknystagmus** mit langsamer Phase in eine Richtung und rascher, sakkadischer Bewegung in die andere Richtung. Die Richtung des Nystagmus wird nach der raschen Bewegung angegeben.

2. Neben der Schlagrichtung des Nystagmus wird die Provozierbarkeit durch Blickbewegungen, Lageänderung oder eine bestimmte Kopfposition beschrieben.

Ein **Spontannystagmus** kann durch die **Frenzel-Brille**, die die Fixation hemmt, besser beobachtet werden.

Ein **Fixationsnystagmus** wird durch Fixation verstärkt oder erst manifest.

Ein **Blickrichtungsnystagmus** tritt nur bei Blick in eine bestimmte Richtung bzw. in mehrere bestimmte Richtungen auf. Er wird bei Prüfung der Augenfolgebewegungen beobachtet, schlägt in die jeweilige Blickrichtung (rasche Nystagmusphase) und nimmt mit Abweichen von der Mittellinie zu.

Ein blickparetischer Nystagmus tritt bei Blick zur gelähmten Seite (zur Blickparese oder in Zugrichtung des gelähmten Augenmuskels) auf.

Ein **Rebound-Nystagmus** kommt immer zusammen mit einem Blickrichtungsnystagmus vor. Er stellt einen Rucknystagmus in die entgegengesetzte Richtung bei Rückkehr der Augen in die Primärposition dar.

Ein nach rascher Positionsänderung meist mit Latenz einsetzender und spontan abklingender Nystagmus wird als **Lagerungsnystagmus** bezeichnet.

Ein nur in einer bestimmten Lage von Körper bzw. Kopf auftretender und in dieser Position anhaltender Nystagmus wird als **Lagenystagmus** bezeichnet.

3. Die Funktionsprüfung des **vestibulookulären Reflexes (VOR)** erfolgt durch rasche horizontale Kopfdrehung (**Kopf-Impulstest**). Bei der **Vestibularisprüfung** wird der physiologische vestibuläre Nystagmus durch Reizung der Bogengänge des Labyrinths (vestibulookulärer Reflex) mittels Drehbeschleunigung (Drehstuhlprüfung) oder thermisch (kalorische Nystagmusprüfung) ausgelöst.

Ätiopathogenese: Die Interpretation des erhobenen Nystagmusbefunds kann nur in der Gesamtkonstellation des neurologischen Befundes und der Anamnese erfolgen.

Die Unterscheidung einer peripheren von einer zentralen vestibulären Schädigung ist wesentlich (Tab. **A-2.9**).

Blickrichtung; die Amplitude nimmt mit Abweichen von der Mittellinie zu. Der erst bei extremem Seitwärtsblick (> 40 Grad) auftretende, erschöpfliche sogenannte Endstellnystagmus ist demgegenüber physiologisch.

Der Blickrichtungsnystagmus ist zu unterscheiden von paresebedingten Nystagmusformen, die ebenfalls erst bei Abweichen der Augen von der Mittellinie auffallen: Ein **blickparetischer Nystagmus** tritt auch nur bei Blick in eine bestimmte Richtung auf; es besteht aber gleichzeitig eine inkomplette Blickparese in diese Richtung (S. 37). Ein muskelparetischer Nystagmus bei Blick in Zugrichtung des gelähmten Augenmuskels ist monokular (S. 33).

Ein **Rebound-Nystagmus** kommt immer zusammen mit einem Blickrichtungsnystagmus vor. Wenn die Augen nach Prüfung des Blickrichtungsnystagmus in die Primärposition zurückkehren, gehen sie in einem Rucknystagmus, der in die entgegengesetzte Richtung schlägt, kurz über die Mittellinie hinaus. Von diesem Nystagmus ist der Opsoklonus zu differenzieren. Dabei handelt es sich um spontan oder durch Augenbewegung induzierte, ganz kurze Salven hochfrequenter konjugierter Sakkaden, die in alle Blickrichtungen auftreten können.

Der **Lagerungsnystagmus**, der von der kinetischen Stimulation der Bogengänge des Labyrinths abhängt, wird nur nach zügiger Positionsänderung, jedoch nicht bei langsamer Lagerung beobachtet, setzt meist mit kurzer Latenz ein und klingt unter Beibehaltung der Position nach einigen Sekunden spontan ab. Bei wiederholter Lagerung nimmt die Ausprägung des Nystagmus ab. (Zum Lagerungsmanöver mit Stimulation des hinteren Bogengangs zur Untersuchung des benignen paroxysmalen Lagerungsschwindels siehe auch Abb. **B-4.1**).

Ein **Lagenystagmus** tritt nur in einer bestimmten Lage von Körper bzw. Kopf unabhängig von der Geschwindigkeit, mit der die Lageänderung vollzogen wird, meist ohne Latenz auf und hält für die Dauer der jeweiligen, den Nystagmus provozierenden Position an. Er lässt sich immer wieder bei Einnahme dieser Position nachweisen, zeigt also keine Habituation bei wiederholter Prüfung.

3. Ein physiologischer Nystagmus wird auch durch den **vestibulookulären Reflex (VOR)** ausgelöst. Er dient der Blickstabilisierung bei Änderung der Kopfhaltung. Die Prüfung gibt Aufschluss über die Intaktheit der vestibulären Afferenz. Während der Patient ein Sehziel geradeaus fixiert (z. B. Nase des Untersuchers), führt der Arzt eine rasche passive Kopfbewegung aus. Bei intaktem Reflexbogen bleiben die Augen auf das Sehziel gerichtet. Gehen die Augen mit der Kopfdrehung mit und kommen erst sekundär (mit Latenz von 200 – 400 ms) mit einer Refixationssakkade zum Sehziel zurück, ist der VOR pathologisch. Die horizontale Prüfung mit Kopfbewegung nach rechts und nach links wird als **Kopf-Impulstest** (nach Halmagyi und Curthoys) bezeichnet. Bei der **Vestibularisprüfung** wird über den VOR ein Rucknystagmus als physiologische Antwort auf die Reizung der Bogengänge des Labyrinths ausgelöst (s. auch S. 37). Der Patient wird auf einem Drehstuhl langsam in eine Richtung gedreht. Beim Abbremsen treten Drehschwindel und Nystagmus in Gegenrichtung auf, die sich kurz darauf umkehren und erschöpfen. Während bei der Drehstuhlprüfung beide Bogengangsysteme gereizt werden, erlaubt die **kalorische Nystagmusprüfung** die seitengetrennte Beurteilung. Nach otoskopischem Ausschluss einer Trommelfellperforation und Anheben des Kopfes um 30 Grad im Liegen wird der äußere Gehörgang mit warmem (44 °C) und anschließend kaltem (30 °C) Wasser gespült. Physiologisch ist ein zum jeweils wärmeren Ohr schlagender horizontaler Nystagmus. Im Koma fehlen die sakkadischen Augenbewegungen; bei intakter PPRF ist jedoch eine tonische Augenbewegung zum gespülten Ohr zu beobachten.

Ätiopathogenese: Die Beschreibung eines Nystagmus entweder nach der Art der Bewegung, z. B. als Rucknystagmus, oder der Bedingung, unter der er beobachtet werden kann, z. B. Blickrichtungsnystagmus, lässt allein noch keinen Rückschluss auf den Ort der Läsion oder die zugrunde liegende Erkrankung zu. Die Anamnese und der neurologische Befund in seiner Gesamtheit sind dafür erforderlich. Entsprechend werden im Folgenden typische Befundkonstellationen beschrieben und den häufigsten zugrunde liegenden Erkrankungen zugeordnet.

Findet man bei einem Patienten, der über plötzlich aufgetretenen Schwindel, Gang- und Standunsicherheit sowie Übelkeit klagt, einen Spontannystagmus, spricht dies für eine Läsion des vestibulären Systems. Zur ätiologischen Zuordnung und damit der therapeutischen Konsequenzen ist die Unterscheidung einer peripheren von einer zentralen vestibulären Schädigung von wesentlicher Bedeutung (Tab. **A-2.9**).

A-2.9 Differenzialdiagnose des peripheren und zentralen vestibulären Nystagmus

	Peripher	Zentral
Nystagmus	Spontannystagmus horizontal-rotierend, durch Fixation supprimiert; Zunahme der Amplitude bei Blick in Richtung des Nystagmus	Spontannystagmus mit variabler Schlagrichtung, evtl. erst durch Blickbewegung provoziert, häufig vertikal (Downbeat, Upbeat), durch Fixation nicht supprimiert
Vestibularisprüfung	thermische Untererregbarkeit der betroffenen Seite	thermische Erregbarkeit regelrecht
Begleitsymptome	Drehschwindel zur Gegenseite der Läsion, Fallneigung zur betroffenen Seite, Nausea, Vomitus; evtl. Hypakusis, Tinnitus	Dreh- oder Schwankschwindel; Okulomotorikstörung, Blickrichtungsnystagmus, Stand- oder Gangataxie
Läsionsort	Labyrinth, N. vestibularis	Hirnstamm, Vestibulozerebellum
häufigste Ursachen	Neuritis vestibularis, traumatischer Vestibularisausfall, Menière-Krankheit	Ischämie, Tumor, Multiple Sklerose, Fehlbildung des kraniozervikalen Übergangs, Intoxikation

Akute einseitige **peripher-vestibuläre Funktionsstörungen** gehen mit Drehschwindel zur Gegenseite der Läsion und Fallneigung zur betroffenen Seite einher. Man beobachtet einen horizontal-rotatorischen Spontannystagmus in Gegenrichtung der Läsion (also zur gesunden Seite), der durch Fixation unterdrückt wird und mit Aufhebung der Fixation (Frenzel-Brille) und bei Augenbewegung in Richtung der raschen Nystagmusphase zunimmt. Die kalorische Nystagmusprüfung mit Nachweis einer vestibulären Untererregbarkeit auf Seite der Läsion beweist den peripheren Vestibularisausfall (z. B. bei Neuritis vestibularis, S. 511). Gelegentlich ist der Spontannystagmus in Primärposition vollständig durch Fixation supprimiert, daher ist die Untersuchung mit der Frenzel-Brille sinnvoll.

Akute einseitige **peripher-vestibuläre Funktionsstörungen** gehen mit Drehschwindel und Nausea, horizontal-rotatorischem Spontannystagmus in Gegenrichtung und Untererregbarkeit in der Vestibularisprüfung einher. Ursachen einer akuten peripher-vestibulären Schädigung sind Felsenbeinfraktur, Neuritis vestibularis und Menière-Krankheit.

Auch eine akut einsetzende Läsion im Hirnstamm (vaskulär oder entzündlich), die den N. vestibularis in seinem intrapontinen Verlauf vor Austritt aus dem Hirnstamm oder das Vestibularis-Kerngebiet betrifft, führt zu einem Drehschwindel mit Nausea und Vomitus. Wie bei der peripher vestibulären Störung lässt sich meist ein Spontannystagmus nachweisen. Es findet sich jedoch meist nicht die klassische und ausschließlich vestibuläre Befundkonstellation wie bei peripheren Läsionen. Die Differenzierung muss mittels Vestibularisprüfung erfolgen: Die thermische Labyrintherregbarkeit ist normal.

Auch eine akute Hirnstammläsion mit Beteiligung des Vestibularis-Kerngebiets verursacht einen Spontannystagmus bei jedoch normaler thermischer Labyrintherregbarkeit.

Bei **Störung des zentralen vestibulären Systems** (Vestibulariskerne und ihre Verbindungen, Vestibulozerebellum) findet sich ein vertikaler, seltener ein rein rotatorischer oder rein horizontaler Spontannystagmus. Die in Tab. **A-2.10** aufgeführten zentral-vestibulären Syndrome, die mit einem vertikalen Spontannystagmus einhergehen, erlauben weitgehend eine topische Zuordnung. **Upbeat- und Downbeat-Nystagmus** sind bei Geradeausblick zu beobachten und werden durch Fixation nicht beeinflusst. Die Patienten schildern ein Verschwommensehen im Sinne von Oszillopsien; meist finden sich bei der Untersuchung weitere Zeichen einer Kleinhirn- oder Hirnstammschädigung (Gang- und Standataxie, Dysarthrie). Die **Ocular-tilt-Reaktion** ist durch vertikale Divergenzstellung mit Verrollung der Augen (Außenrotation des tiefer stehenden und Innenrotation des höher stehenden Auges) und Kopfneigung zur Seite des tiefer stehenden Auges gekennzeichnet. Neben diesen Formen eines zentral-vestibulären Spontannystagmus können Hirnstamm- und Kleinhirnläsionen sowohl einen zentralen Lagenystagmus als auch einen Blickrichtungsnystagmus verursachen (s. u.).

Bei **zentral-vestibulären Störungen** (Vestibulariskerne und ihre Verbindungen, Vestibulozerebellum) findet sich meist ein vertikaler, seltener ein rein rotatorischer oder rein horizontaler Spontannystagmus. Einige zentral vestibuläre Nystagmusformen erlauben weitgehend eine topische Zuordnung im Hirnstamm (Tab. **A-2.10**). Neben diesen Formen eines zentral-vestibulären Spontannystagmus können Hirnstamm- und Kleinhirnläsionen sowohl einen zentralen Lagenystagmus als auch einen Blickrichtungsnystagmus verursachen (s. u.).

A-2.10 Zentrale vestibulookuläre Syndrome mit lokalisatorischer Bedeutung

	Symptomatologie	Lokalisation	Ursachen
Downbeat-Nystagmus	spontaner Rucknystagmus nach unten, Zunahme beim Blick nach unten und zur Seite, gelegentlich auch bei Konvergenz sowie in aufrechter Körperhaltung	Flokkulus; pontomedullärer Übergang (am Boden des 4. Ventrikels)	Kleinhirndegeneration, Chiari-Malformation, Syringobulbie
Upbeat-Nystagmus	spontaner Rucknystagmus nach oben, Zunahme bei Blick nach oben, gelegentlich auch in Kopfhängelage	pontomedullärer Übergang; pontomesenzephaler Übergang	Tumor, Ischämie, Multiple Sklerose, Wernicke-Enzephalopathie
Ocular-tilt-Reaktion	vertikale Divergenzstellung der Bulbi (skew deviation), seitliche Kopfneigung zum tiefer stehenden Auge	rostrales Mesenzephalon bis Medulla oblongata (lateral); Otolithen	paramedianer Thalamusinfarkt, Wallenberg-Syndrom, Trauma

Bei einem permanent vorhandenen Pendelnystagmus, der durch Fixation verstärkt wird, handelt es sich meist um einen **kongenitalen Nystagmus**.

Bei dem harmlosen **kongenitalen Nystagmus** handelt es sich um einen Fixationsnystagmus. Er ist als Ruck- oder Pendelnystagmus permanent vorhanden und wird durch Fixation verstärkt. Er fällt bereits in den ersten Lebensmonaten auf und ist Folge einer Instabilität im Blickfolgesystem bei ansonsten normaler Hirnentwicklung (motorischer kongenitaler Nystagmus) oder Folge einer Visusminderung (sensorischer oder okularer kongenitaler Nystagmus).

Der nur bei Lagewechsel mit kurzer Latenz auftretende rotatorische Nystagmus zum unten liegenden Ohr ist der charakteristische **Lagerungsnystagmus**, der sich beim benignen paroxysmalen Lagerungsschwindel infolge pathologischer Reizung des hinteren Bogengangs findet.

Bei anfallartig nur mit Lagewechsel für Sekunden auftretendem, mit heftiger Übelkeit einhergehendem Drehschwindel führt der Nachweis eines charakteristischen peripheren **Lagerungsnystagmus** zur Diagnose. Die Drehrichtung von Kopf oder Körper, bei der Schwindel auftritt, weist auf die Seite der Schädigung. Kommt es bei rascher Lagerung zu dieser Seite zu einem mit Latenz von wenigen Sekunden einsetzenden rotatorischen Nystagmus mit Schlagrichtung zum unten liegenden Ohr, der eine zu- und wieder abnehmende Amplitude aufweist und innerhalb 1 min sistiert, spricht dies für eine pathologische Reizung des hinteren Bogengangs (**benigner paroxysmaler Lagerungsschwindel**, s. S. 508).

Ein **Lagenystagmus,** der nur in einer bestimmten Position (Seitlage oder Kopfhängelage) auftritt und so lange nachweisbar bleibt, wie die den Nystagmus auslösende Position beibehalten wird, weist auf eine zentrale Ursache hin.

Bei Hirnstamm- sowie Kleinhirnläsionen kann ein zentraler **Lagenystagmus** nur in einer bestimmten Position (Seitlage oder Kopfhängelage) auftreten und so lange nachweisbar sein, wie die den Nystagmus auslösende Position beibehalten wird. Die Schlagrichtung des Nystagmus kann sowohl zum unten als auch zum oben liegenden Ohr oder vertikal sein. Der begleitende Schwindel ist deutlich geringer als bei peripheren vestibulären Läsionen. Ein peripherer Lagenystagmus findet sich nach reichlichem Alkoholgenuss. Etwa 2 Stunden nach Alkoholkonsum tritt bei Seitenlagerung sowohl nach rechts als auch nach links ein jeweils zum unteren Ohr schlagender Nystagmus auf, der 4 – 5 Stunden später erneut nachweisbar ist, dann aber in Gegenrichtung schlägt. Ursache ist die zeitlich verzögerte Diffusion des Alkohols in Cupula und Endolymphe.

Ein **Blickrichtungsnystagmus** ist zentrale Genese bei Hirnstamm- und Kleinhirnläsionen und Ausdruck einer Störung des okulomotorischen Systems zur Blickstabilisierung. Ein dissoziierter horizontaler Blickrichtungsnystagmus, der auf dem abduzierenden Auge stärker ausgeprägt ist, findet sich bei einer internukleären Ophthalmoplegie (INO, S. 39). Ein Blickrichtungsnystagmus in alle Richtungen wird durch Alkohol und Pharmaka hervorgerufen. Ein **Rebound-Nystagmus** kommt ebenso wie ein Opsoklonus bei Kleinhirnerkrankungen vor.

Ein **Blickrichtungsnystagmus** ist zentrale Genese und Ausdruck einer Störung des okulomotorischen Systems zur Blickstabilisierung im Hirnstamm oder Kleinhirn. Er ist Ausdruck einer Blickhalteschwäche, wenn die tonische Innervation zur Fixierung eines Sehobjekts, das sich außerhalb der Sehachse befindet, gestört ist. Bei einem horizontalen Blickrichtungsnystagmus ist die Ursache pontomedullär ipsilateral zur Schlagrichtung zu suchen, bei einem vertikalen Blickrichtungsnystagmus mesenzephal (vgl. Abb. **A-2.12**). Häufigste Ursachen sind Ischämien im vertebrobasilären Versorgungsbereich (S. 381) und entzündliche Läsionen insbesondere im Rahmen einer Multiplen Sklerose (S. 299). In der Regel schlägt der Blickrichtungsnystagmus konjugiert auf beiden Augen mit gleicher Amplitude. Ein dissoziierter horizontaler Blickrichtungsnystagmus, der auf dem abduzierenden Auge stärker ausgeprägt ist, findet sich bei einer internukleären Ophthalmoplegie (INO, S. 39). Ein Blickrichtungsnystagmus in alle Richtungen ist toxisch bedingt (Alkohol, Carbamazepin, Phenytoin u. a.). Ein **Rebound-Nystagmus** sowie ein Opsoklonus weisen auf eine zerebellare Störung hin.

2.3.6 Syndrome kaudaler Hirnnerven (IX., X., XI. und XII. Hirnnerv)

2.3.6 Syndrome kaudaler Hirnnerven (IX., X., XI. und XII. Hirnnerv)

► Definition.

► Definition. Eine Kombination kaudaler Hirnnervensymptome findet sich besonders bei ausgedehnten nukleären und supranukleären Läsionen. Im distal peripheren Verlauf beobachtet man isolierte Ausfälle:

- Eine Läsion des N. glossopharyngeus (IX) verursacht eine Geschmacksempfindungsstörung im hinteren Zungendrittel und eine Abschwächung des Würgreflexes, dessen sensiblen Schenkel der N. IX innerviert, während der motorische Schenkel vom N. vagus (X) gebildet wird.
- Eine Schädigung des N. vagus (X) führt zur Heiserkeit (Rekurrensparese) und Gaumensegelparese, eine beidseitige Läsion zur Schlucklähmung.
- Eine Läsion des N. accessorius (XI) ist durch eine Parese der Mm. sternocleidomastoideus und trapezius gekennzeichnet.
- Eine Schädigung des N. hypoglossus (XII) führt zur atrophischen Zungenparese.

Untersuchung:

- **N. glossopharyngeus:** Ein Ausfall des IX. Hirnnervs lässt sich durch Berührung der Rachenhinterwand mit einem hölzernen Spatel feststellen. Bei einer Sensibilitätsstörung im Bereich des Gaumens und der oberen Pharynxregion ist der afferente Schenkel des Würgreflexes unterbrochen und die physiologische Hebung des Gaumensegels bleibt aus. Fehlt der Würgreflex, kann allerdings auch der motorische Schenkel aus dem N. vagus (X) unterbrochen sein. Dann spürt der Patient die Berührung an der Rachenhinterwand. Das hintere Zungendrittel wird sensorisch vom N. glossopharyngeus innerviert. Bei seinem Ausfall wird die Geschmacksqualität „bitter" nicht wahrgenommen. Zur **Geschmacksprüfung** siehe S. 42, zur Glossopharyngeusneuralgie S. 433.
- **N. vagus:** Bei einseitiger Vagusläsion hängt das Gaumensegel auf der gelähmten Seite herab; bei Innervation beobachtet man das sogenannte **Kulissenphänomen**: Gaumensegel und Uvula weichen zur gesunden Seite ab (Abb. **A-2.18**). Es besteht eine Dysarthrophonie (Sprech- und Stimmstörung) mit nasaler Stimme (Gaumensegelparese) oder Heiserkeit (Rekurrensparese). Bei doppelseitiger Vagusläsion kommt es zur **Aphonie** (Stimmlosigkeit) und **Dysphagie** (Schlucklähmung) mit Regurgitation und Aspirationsgefahr. Darüber hinaus sind vegetative Symptome wie z. B. eine Tachykardie oder Darmatonie zu erwarten. Zur parasympathischen Innervation siehe Abb. **A-2.46**.
- **N. accessorius:** Bei distaler Akzessoriusläsion fallen eine Atrophie des oberen Trapeziusanteils und ein Schultertiefstand auf. Der mediale Skapularand weicht etwas nach lateral ab (vgl. Abb. **B-2.3** und Klin. Fall, S. 441). Zur orientierenden Kraftprüfung des M. trapezius wird der Patient aufgefordert, die Schultern gegen Widerstand zu heben. Ist zusätzlich der M. sternocleidomastoideus betroffen, liegt eine proximale Schädigung des XI. Hirnnervs vor. Man lässt den Patienten eine Kopfwendung zu beiden Seiten gegen Widerstand vornehmen. Kann die Bewegung leicht überwunden werden, so spricht dies für eine Parese des M. sternocleidomastoideus der Gegenseite.
- **N. hypoglossus:** Eine periphere bzw. nukleäre Parese des XII. Hirnnervs ist an der gleichseitigen Atrophie mit Faszikulieren der Zunge zu erkennen (Abb. **A-2.19**). Die Lähmung fällt beim Herausstrecken der Zunge auf. Der kontralaterale, nicht geschädigte M. genioglossus schiebt die Zunge zur kranken Seite.

Untersuchung:

- **N. glossopharyngeus:** Durch Berührung der Rachenhinterwand mit einem Spatel wird der **Würgreflex** ausgelöst. Zur Geschmacksprüfung siehe S. 42.
- **N. vagus:** Bei einseitiger Gaumensegelparese infolge Vagusläsion ist das sogenannte **Kulissenphänomen** zu beobachten, Gaumensegel und Uvula weichen zur gesunden Seite ab. Doppelseitige Paresen führen zur Aphonie und Dysphagie.
- **N. accessorius:** Bei einer distalen Läsion entwickelt sich eine atrophische Parese des oberen Trapeziusanteils. Eine proximale Läsion führt zusätzlich zu einer Lähmung des M. sternocleidomastoideus (vgl. Abb. **B-2.3**).
- **N. hypoglossus:** Die Hypoglossuslähmung ist durch eine Atrophie mit Faszikulieren und Abweichen der Zunge zur erkrankten Seite gekennzeichnet (Abb. **A-2.19**).

A-2.18 Kulissenphänomen: N.-vagus-Parese rechts

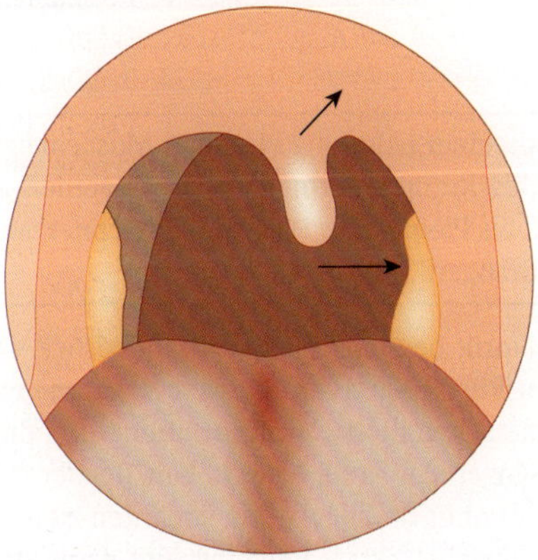

Uvula und Gaumensegel weichen zur *gesunden* Seite ab.

A-2.18

Ätiopathogenese: Die häufigsten Ursachen kaudaler Hirnnerven-Syndrome sind ein **Tumor** der hinteren Schädelgrube oder eine basale **Meningitis**. Eine fortschreitende Parese der Zunge mit Faszikulieren, Dysarthrophonie und Dysphagie bei fehlendem Würgreflex deutet auf eine nukleäre Läsion hin. Ursache ist meist die progressive **Bulbärparalyse** bei **amyotrophischer Lateralsklerose** (**ALS**, S. 223). Auch die Syringobulbie führt zu einer nukleären Läsion (Abb. **A-2.19** u. S. 170 f). Eine akut einsetzende Artikulations- und Schluckstörung, bei der sich neben einer reduzierten Zungenmotilität meist auch ein abgeschwächter Würgreflex und gelegentlich eine Steigerung des Masseterreflexes findet, wird durch lakunäre **Ischämien** im Hirnstamm verursacht. Man beobachtet bei diesen supranukleären Läsionen weder eine Atrophie noch ein Faszikulieren der Zunge und spricht von **Pseudobulbärparalyse** (Abb. **B-1.45**).

Ätiopathogenese: Ursachen kaudaler Hirnnerven-Syndrome sind **Tumoren** der hinteren Schädelgrube, eine basale **Meningitis** und nukleäre Läsionen (Bulbärparalyse) bei **ALS** und Syringobulbie oder supranukleäre Läsionen (Pseudobulbärparalyse) bei **zerebralen Ischämien**.

A-2.19

A-2.19 Zungenatrophie rechts bei Syringobulbie

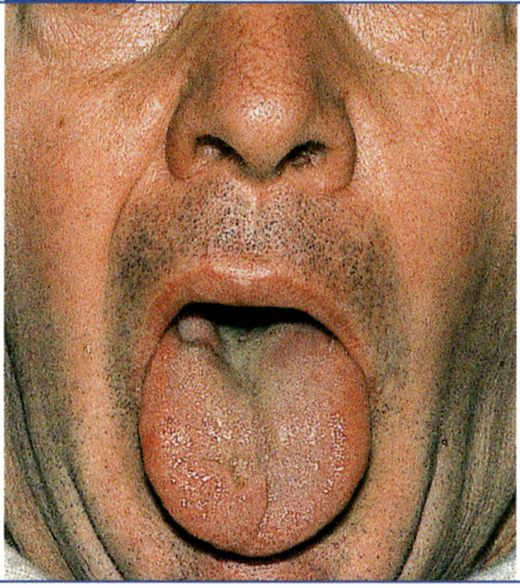

63-jähriger Patient mit Syringomyelie (s. Klinisches Beispiel, S. 172). Die rechte Zungenhälfte ist atrophisch.

Isolierte Läsionen kaudaler Hirnnerven, v. a. des N. glossopharyngeus und accessorius, sind oft **iatrogen.**

Nicht selten kommen mechanische, v. a. **iatrogene Läsionen** bei Operationen in der Halsregion vor, z. B. eine Hypoglossusparese nach Thrombendarteriektomie der A. carotis oder eine Akzessoriusparese nach Lymphknotenexstirpation (Klin. Beispiel, S. 441). Eine proximale Akzessoriusläsion ist ebenso wie eine proximale Hypoglossusparese häufig tumorös oder traumatisch bedingt.

Das **Syndrom des Foramen jugulare** mit Ausfall der Nn. IX, X und XI wird meist durch einen Glomustumor verursacht.

Das Syndrom des **Foramen jugulare** manifestiert sich mit Heiserkeit (N. recurrens) bis zum kompletten Vagusausfall. Die Nn. IX und XI sind ebenfalls betroffen. Häufigste Ursache ist ein Glomustumor.

2.4 Untersuchung der Motorik

2.4 Untersuchung der Motorik

► Überblick.

► Überblick. Zur Untersuchung der Motorik gehören:

- die Feststellung von Lähmungen,
- die Prüfung des Muskeltonus,
- die Beobachtung von Muskelatrophien und -faszikulationen,
- die Beobachtung von unwillkürlichen Bewegungen, physiologischen und pathologischen Mitbewegungen.

2.4.1 Paresen

2.4.1 Paresen

► Definition.

► Definition. Störungen der Motorik, die mit einer Lähmung einzelner Muskeln bzw. Muskelgruppen, der Extremitäten oder des Rumpfs verbunden sind, werden als **Parese**, bei vollständigem Funktionsausfall als **Plegie** oder **Paralyse** bezeichnet. Man unterscheidet spastische und schlaffe Lähmungen.

Untersuchung: Bei der Untersuchung ist auf die physiologische Kraftentfaltung und Mitbewegungen der Arme zu achten.

Untersuchung: Die Untersuchung der Motorik beginnt mit dem Händedruck. Die Frage nach der Händigkeit gestattet einen Rückschluss auf die Hemisphären- und Sprachdominanz (S. 94). Man achtet auf die seitengleiche **Kraftentfaltung** und physiologische **Mitbewegungen**, v. a. das Schwingen der Arme beim Gehen. Bei der Prüfung einzelner motorischer Funktionen kommt es darauf an, den Patienten zu einer bestimmten Leistung aufzufordern (z. B. zunächst aktive Beugung und dann Streckung des Arms im Ellenbogengelenk), um anschließend die Muskelkraft zu prüfen, während der Patient der Kraft des Untersuchers entgegenwirkt.

Zu den Schweregraden der Paresen siehe Tab. **A-2.11**. Eine Absinktendenz bei den **Halteversuchen** weist auf eine latente Parese hin (Abb. **A-2.20a, b**). Gleichzeitig bestehen oft Störungen der Feinmotorik (Dysdiadochokinese, S. 85).

Zur quantitativen Bestimmung der Kraftentfaltung empfiehlt sich das in Tab. **A-2.11** angegebene Schema. Diskrete Paresen werden durch die **Halteversuche** erfasst: Man fordert den Patienten auf, bei geschlossenen Augen die Arme vor der Brust auszustrecken und die Handflächen nach oben zu drehen (Supination). Eine Absink- und Pronationstendenz weist auf eine Lähmung hin. Man spricht von einer latenten Parese (Abb. **A-2.20a**). Dasselbe gilt analog für die Absinktendenz im Beinhalteversuch (Abb. **A-2.20b**), der in Rückenlage vorgenommen wird. Eine diskrete Parese zeigt sich auch an der Störung der Feinmotorik, wenn z. B. alternierende Agonisten-Antagonisten-Bewegungen der Hand unkoordiniert ablaufen (Dysdiadochokinese, S. 85).

≡ A-2.11 Quantitative Beurteilung der Muskelkraft

MRCS-Skala	Muskelkraft
0	keine Aktivität
1	sichtbare/tastbare Kontraktion ohne motorischen Effekt
2	Bewegungen unter Ausschaltung der Schwerkraft
3	Bewegungen gegen die Schwerkraft
4	Bewegungen gegen mäßigen Widerstand
4 – 5	Bewegungen gegen deutlichen Widerstand
5	normal

≡ A-2.11

⊙ A-2.20 Halteversuche zum Nachweis einer latenten Parese

⊙ A-2.20

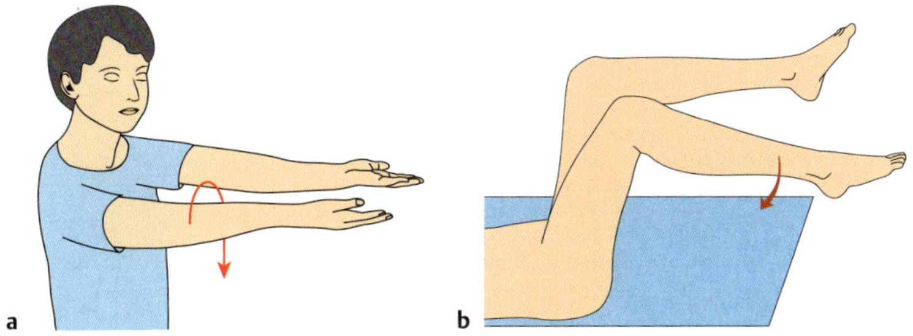

a Armhalteversuch: Pronations- und Absinktendenz als Hinweis auf eine latente Parese des rechten Arms.
b Beinhalteversuch: Absinktendenz als Hinweis auf eine latente Parese des rechten Beins.

Paresen werden nach Schweregraden eingeteilt:
- 0/5: keinerlei Muskelaktivität, komplette Lähmung (Plegie).
- 1/5: sichtbare/tastbare Kontraktion ohne Bewegungseffekt.
- 2/5: Bewegung bei Ausschaltung der Schwerkraft möglich.
- 3/5: Bewegung gegen die Schwerkraft gerade noch möglich.
- 4/5: Bewegung gegen mäßigen Widerstand.
- 5/5: normale Kraft.

Ätiopathogenese: Die motorischen **Funktionen** sind je nach ihrer Bedeutung kortikal unterschiedlich repräsentiert. So ist z. B. der Feinmotorik der Hand und den Sprechfunktionen ein größeres Areal zugeordnet als den Rumpfbewegungen. Diese funktionelle Topografie entspricht einem auf dem Kopf stehenden „Homunkulus" (Abb. **A-2.21**).

Ätiopathogenese: Zentrale Paresen bei Läsion des **1. motorischen Neurons** sind abhängig von der kortikalen Repräsentation der Funktionen in der vorderen Zentralwindung und der topischen Anordnung der Fasern im Verlauf der absteigenden Bahn. Dabei handelt es sich nicht um eine zentrale Innervation von Muskeln, sondern von Bewegungen. Diese **Funktionen** beanspruchen unterschiedlich große kortikale Areale. So sind z. B. die Feinmotorik der Hand und die Sprechfunktionen (Artikulation, Vokalisation) stärker repräsentiert als die Rumpfbewegungen. Man hat die kortikale Topografie der Motilität mit einem auf dem Kopf stehenden **„Homunkulus"** verglichen (Abb. **A-2.21**).

Psychogene Lähmungen sind an funktionellen Mitbewegungen zu erkennen (S. 87).

Psychogene Lähmungen sind an funktionellen Mitbewegungen zu erkennen, so z. B. bei schwachem Händedruck an der überanstrengten Mimik und Atmung oder an der unwillkürlichen Mitinnervation einer geschonten Extremität bei der Kraftprüfung der Gegenseite (s. a. psychogene Störungen der Koordination, S. 87).

▸ Merke. Die vom Gyrus praecentralis ausgehende Bahn, der Tractus corticospinalis (Pyramidenbahn), kreuzt zu 90 % in der Medulla oblongata (Decussatio pyramidum, s. Abb. **A-2.22**); entsprechend findet sich die Parese bei zerebraler Läsion immer kontralateral, bei spinaler Schädigung homolateral.

▸ Merke.

Ein rindennaher Prozess führt zur **Monoparese**. Das bilaterale Mantelkanten-Syndrom ist durch eine zentrale **Paraparese** der Beine und Miktionsstörungen charakterisiert. Ursache ist meist ein Tumor.

Je nach Ort der Läsion im Verlauf der Pyramidenbahn kommt es zu einer Mono-, Hemi-, Para- oder Tetraparese.
Ein umschriebener rindennaher Prozess (Hirntumor u. a.) ruft eine kontralaterale **Monoparese** hervor, z. B. eine Lähmung der Hand. Bei Sitz des Prozesses an der Mantelkante entwickelt sich eine kontralaterale beinbetonte Lähmung (**Mantelkanten-Syndrom**). Sind beide Hemisphären dieser Region betroffen, entsteht eine zentrale **Paraparese** der Beine (**bilaterales Mantelkanten-Syndrom**). Da meist zugleich das zentrale Blasenzentrum im Lobulus paracentralis beteiligt ist, wird dieser Lähmungstyp von einer Miktionsstörung begleitet (S. 81).

⊙ A-2.21

⊙ A-2.21 Topografische Lokalisation der motorischen Funktionen in der vorderen Zentralwindung

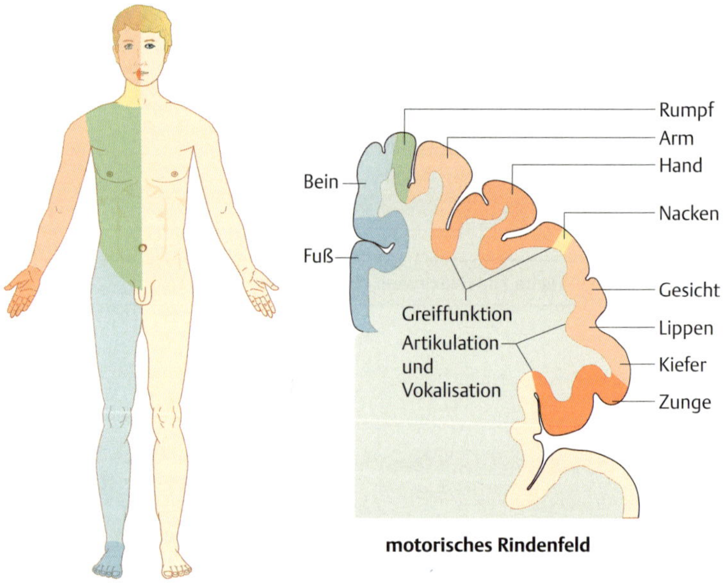

Diese topografische Anordnung entspricht dem auf dem Kopf stehenden „Homunkulus", der mit dem Gesicht das Operculum berührt und mit dem Bein über die Mantelkante ragt. Greif- und Sprechfunktionen sind überproportional repräsentiert.

Eine Läsion der inneren Kapsel ruft eine **Hemiparese** („kapsuläre Hemiplegie") hervor. Häufig liegt diesem Paresetyp ein Hirninfarkt oder eine Hirnblutung zugrunde.

Die Unterbrechung der Pyramidenbahn im Bereich der inneren Kapsel, häufig verursacht durch einen Infarkt im Versorgungsbereich der A. cerebri media oder eine Massenblutung, führt kontralateral zu einer kompletten spastischen Halbseitenlähmung („kapsuläre Hemiplegie"). Aufgrund der topografischen Nachbarschaft der Fasern des Tractus corticospinalis für die obere Extremität und des Tractus corticonuclearis für die orale mimische Muskulatur (zentraler Typ der Gesichtslähmung, s. Abb. **A-2.17a** u. Abb. **A-2.22**) ist bei kleineren Herden der Capsula interna die Hemiparese **brachiofazial** betont.

Sowohl hemisphärale Läsionen als auch Läsionen im Hirnstamm bis zur Kreuzung der Pyramidenbahn in der Medulla oblongata verursachen eine kontralaterale Hemiparese. Liegt zusätzlich eine **Blickparese** vor, ist die Richtung der Blickparese entscheidend für die topografische Diagnose.

Auch Läsionen der Pyramidenbahn im Hirnstamm bis zur Kreuzung in der Medulla oblongata verursachen eine kontralaterale Hemiparese. So kann z. B. eine Hemiparese durch eine Großhirnhemisphären- oder eine Hirnstammläsion bedingt sein. Liegt gleichzeitig eine **Blickparese** vor, ist die Richtung dieser Blicklähmung entscheidend für die topografische Diagnose (s. auch S. 38). Kann bei rechtsseitiger Hemiparese der Patient nicht nach rechts blicken, ist auf eine linkshemisphärale Läsion zu schließen. Die Schädigung liegt oberhalb der Kreuzung sowohl der Pyramidenbahn als auch der kortikopontinen Bahnen. Besteht bei rechtsseitiger Hemiparese eine Blickparese nach links, weist dies auf eine linkspontine Läsion hin. Die Schädigung liegt oberhalb der Kreuzung der Pyramidenbahn, aber unterhalb der Kreuzung der kortikopontinen Bahnen.

▸ Merke.

▸ Merke. Hemisphärale Läsionen verursachen eine kontralaterale Hemiparese und eine kontraversive Blickparese. Pontine Läsionen haben eine kontralaterale Hemiparese und eine ipsiversive Blickparese zur Folge.

Nach unilateraler **Hirnstammläsion** kommt es zu einem **Alternans-Syndrom** mit homolateralen nukleären Hirnnervenausfällen und kontralateraler Hemiparese (Abb. **A-2.23**).

Wegen der topografischen Nähe der Hirnnervenkerne und langen Bahnen im Hirnstamm oberhalb der Decussatio pyramidum entwickelt sich bei umschriebener unilateraler, meist vaskulär bedingter **Hirnstammschädigung** ein sog. **Alternans-Syndrom.** Der Hirnnervenausfall ist aufgrund der nukleären Läsion homolateral. Die Symptome der langen Bahnen (je nach Höhe der Läsion Einbeziehung auch der kortikonukleären Bahnen) sind kontralateral zur Läsion ausgeprägt. Abb. **A-2.23** zeigt den Läsionsort bei drei häufigen Alternans-Syndromen, die mit einer kontralateralen Hemiparese einhergehen:

A-2.22 Verlauf der motorischen Bahnen

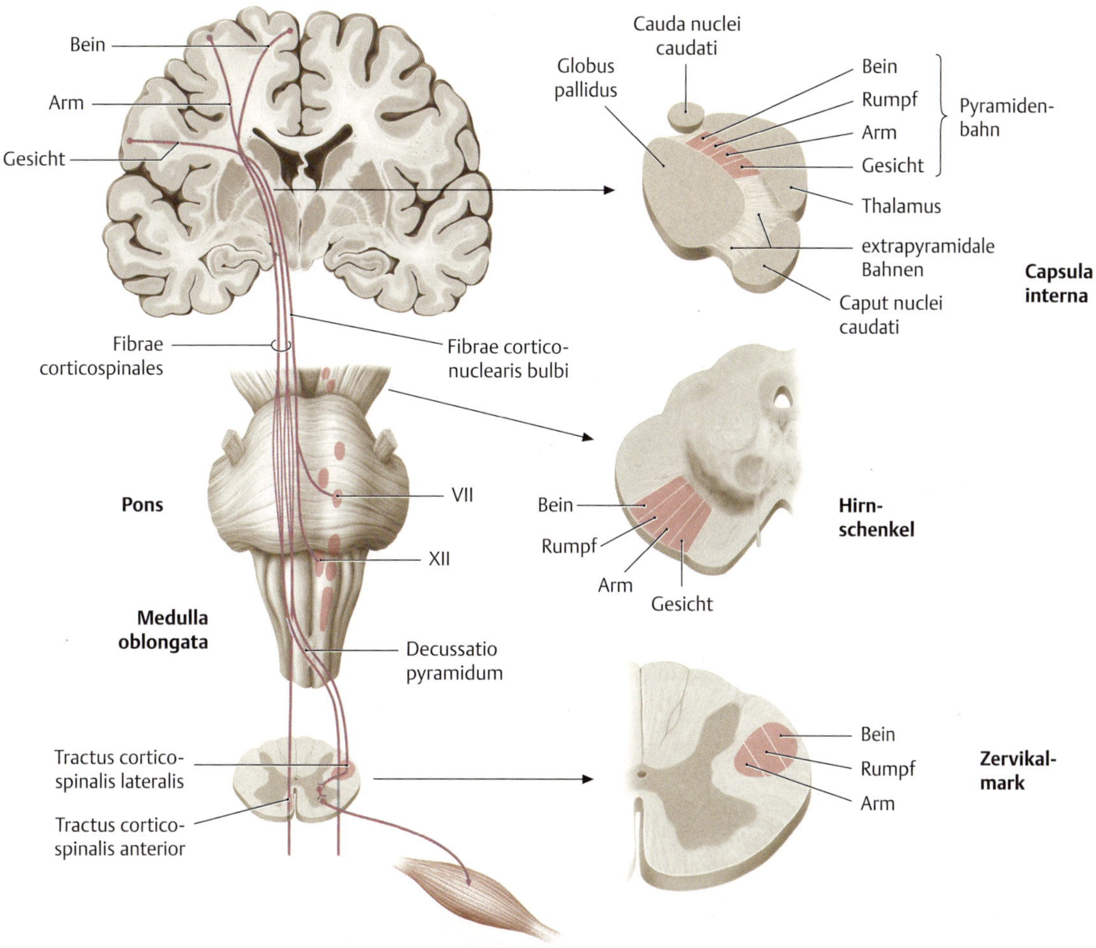

Die somatotopische Gliederung (s. auch Abb. **A-2.21**) wird im deszendierenden Tractus corticospinalis beibehalten. Im gebündelten Verlauf durch die Capsula interna sind die Bahnen für die obere Extremität den kortikonukleären Bahnen (zu den Hirnnervenkernen) benachbart. Der größte Anteil des Tractus corticospinalis (Pyramidenbahn) kreuzt unterhalb des Pons in der Pyramide und verläuft im Rückenmark als Tractus corticospinalis lateralis. Der ungekreuzte Anteil deszendiert homolateral als Tractus corticospinalis anterior. Beiderseits der Pyramidenbahn liegen die zu den Basalganglien und zum Kleinhirn projizierenden Bahnen. Da sie nicht die Pyramiden durchqueren, werden sie als extrapyramidale Bahnen zusammengefasst. Nach Umschaltung über verschiedene Zwischenneurone verlaufen sie wieder in Nachbarschaft der Pyramidenbahn zu den motorischen Vorderhornzellen und nehmen Einfluss auf die spinale Motorik. Pyramidale und extrapyramidale Bahnen werden aufgrund dieser topografischen Nähe (Capsula interna und Rückenmark) häufig gemeinsam geschädigt (vgl. Grafik dieser Abbildung oben rechts und die Darstellung des Rückenmarkquerschnitts, S. 115).

- **Syndrom des Mittelhirnfußes** (**Weber-Syndrom**, s. auch Abb. **B-1.154**): Läsion im Bereich des Kerngebietes des N. oculomotorius (mit homolateraler Okulomotoriusparese) unter Einbeziehung der Pyramidenbahn sowie der kortikonukleären Bahn (mit kontralateraler Hemiparese einschließlich des Gesichts).

- Weber-Syndrom (N. III)

- **Syndrom des kaudalen Brückenfußes** (**Millard-Gubler-Syndrom**, s. auch Abb. **B-1.155**): Läsion des Kerngebietes des N. facialis (mit homolateraler nukleärer Fazialisparese) und dabei häufig auch Beeinträchtigung des benachbarten **N. abducens** im peripheren Verlauf sowie Einbeziehung der Pyramidenbahn (kontralaterale Hemiparese ohne Beteiligung der mimischen Muskulatur).

- Millard-Gubler-Syndrom (N.VII und N.VI)

- **Ventrales paramedianes Oblongata-Syndrom** (**Jackson-Syndrom**, s. auch Abb. **B-1.156**): Läsion des Hypoglossus-Kerngebietes (mit homolateraler Zungenparese) und der Pyramidenbahn (mit kontralateraler Hemiparese).

- Jackson-Syndrom (N. XII)

Darüber hinaus gibt es **gekreuzte Hirnstamm-Syndrome**, die mit einer Hemihypästhesie und -algesie, Hemianhidrose oder Hemiataxie verbunden sind, wenn afferente Bahnen, die zentrale Sympathikusbahn oder spinozerebellare Bahnen betroffen sind. Zum **dorsolateralen Oblongata-Syndrom (Wallenberg-Syndrom)** siehe Abb. **B-1.153**, S. 383.

Zum **dorsolateralen Oblongata-Syndrom (Wallenberg-Syndrom)** s. Abb. **B-1.153**.

A-2.23 Beispiele für gekreuzte Hirnstamm-Syndrome (Alternans-Syndrome)

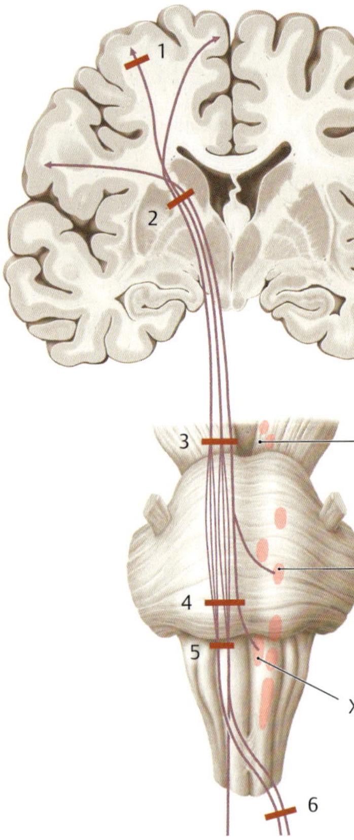

Gekreuzte Lähmungen resultieren aus Läsionen der Pyramidenbahn (vor ihrer Kreuzung) und nukleären Hirnnervenläsionen. Die Läsionsorte sind rot eingezeichnet. Siehe auch die gekreuzten Hirnstamm-Syndrome: Abb. **B-1.153** bis Abb. **B-1.156**, S. 383.
1 kontralaterale schlaffe Parese z.B. einer Hand infolge rindennaher Läsion ohne Beteiligung extrapyramidaler Fasern
2 kontralaterale spastische Hemiplegie häufig nach Hirninfarkt bei Läsion der Pyramidenbahn und benachbarter extrapyramidaler Fasern in der Capsula interna
3 kontralaterale spastische Hemiparese infolge Läsion in Höhe der Hirnschenkel
4 kontra- oder bilaterale spastische Hemiparese nach Ponsläsion
5 kontralaterale schlaffe Parese nach Läsion der Pyramide ohne Beteiligung der weiter dorsal verlaufenden extrapyramidalen Bahnen
6 spastische homolaterale Hemiplegie oder Tetraplegie häufig nach traumatischer Halsmarkläsion mit Beteiligung extrapyramidaler Bahnen

Bei ausgedehnter, bilateraler Hirnstammschädigung entwickelt sich eine **Tetraparese**. Nukleäre Läsionen verursachen eine **Bulbärparalyse**, supranukleäre eine **Pseudobulbärparalyse** (S. 221).

Bei hoher Halsmarkläsion ist eine Tetraparese, bei Schädigung des Thorakal- oder Lumbalmarks eine **Paraparese** zu erwarten (zum Querschnitt-Syndrom s. S. 114).

Läsionen des **2. motorischen Neurons** gehen mit umschriebenen Paresen, z. B. bei Mono- oder Polyneuropathie, einher. Zu den Erkrankungen mit Vorderhorndegeration s. S. 220.

Ausgedehnte Hirnstammläsionen, wie z. B. ein Infarkt bei Thrombose der A. basilaris, beeinträchtigen die konvergierenden Pyramidenbahnen beider Hemisphären. Die Folge ist eine zentrale **Tetraparese** mit kaudalen Hirnnervensymptomen. Die Prognose solch ausgedehnter Läsionen ist oft infaust. Nukleäre Läsionen verursachen eine **Bulbärparalyse**, supranukleäre eine **Pseudobulbärparalyse** (S. 221).
Bei hoher Halsmarkläsion ist eine Tetraparese zu erwarten, eine **Paraparese** bei Schädigung des Thorakal- oder Lumbalmarks. Halbseitige spinale Prozesse führen zu einer homolateralen Hemiparese. Häufigste Ursache ist ein Tumor oder ein Trauma. Zu den Querschnitt-Syndromen siehe S. 114.
Bei Läsionen des **2. motorischen Neurons** beobachtet man je nach Ausmaß und Lokalisation der peripheren Schädigung motorische Ausfälle mit atrophischen Paresen, z. B. bei einer Mono- oder Polyneuropathie, Plexusläsion oder Wurzelkompression. Zu den Erkrankungen mit Vorderhorndegeneration siehe S. 220.

2.4.2 Tonusanomalien

2.4.2 Tonusanomalien

▸ Definition.

▸ Definition. Der physiologische Spannungszustand der Skelettmuskulatur (Ruhetonus und kontraktiler Tonus) wird durch Schädigungen zerebraler und zerebellarer Bahnen verändert (Hyper- bzw. Hypotonus). Ein Ausfall des 1. Motoneurons führt zur spastischen, ein Ausfall des 2. Neurons zur schlaffen Lähmung. Demgegenüber sind Tonusveränderungen bei extrapyramidalen und zerebellaren Störungen nicht mit Paresen verbunden.

Untersuchung: Eine erhöhte oder reduzierte Muskelspannung fällt bei passiver Gelenkbewegung auf.

Untersuchung: Tonusanomalien fallen bei passiver Gelenkbewegung (Muskeldehnung) auf. Die Muskelspannung ist entweder erhöht (hyperton) oder reduziert (hypoton). Bei Hypertonus unterscheidet man Spastik von Rigor (s. u.).

In jedem Fall ist eine gezielte und im Verlauf wiederholte Prüfung des Muskeldehnungswiderstands notwendig, um Tonusanomalien trotz eingehender Prüfung der Muskelkraft nicht zu übersehen. Sie kommen auch häufig isoliert, d. h. unabhängig von Paresen vor (zerebellarer oder extrapyramidaler Hypertonus) oder finden sich gleichzeitig als Hypo- und Hypertonus unterschiedlicher Muskelgruppen (bei Läsion des 1. *und* 2. Motoneurons). Darüber hinaus verändert sich der Tonus im Krankheitsverlauf, so bei allen zentralen Hirn- und Rückenmarkschäden (1. Motoneuron): primär hypoton (schlaff), sekundär hyperton (spastisch).

▸ Merke. Eine spastische Tonuserhöhung der Muskulatur ist immer auf eine zentrale Läsion des Gehirns oder Rückenmarks zurückzuführen.

▸ Merke.

Die spastische Tonuserhöhung ist umso größer, je rascher der Muskel gedehnt wird. Ein plötzliches Nachlassen des Tonus bei maximaler Muskeldehnung wird als sog. **Taschenmesserphänomen** bezeichnet. Die Spastizität ist an den Armen vorwiegend in den Beugern, an den Beinen mehr in den Streckern ausgeprägt. Ein Beispiel dafür ist der **Wernicke-Mann-Prädilektionstyp** der zentralen spastischen Hemiparese (Abb. **A-2.24a**): Bei angewinkeltem Arm zirkumduziert der Patient das überstreckte Bein. Im weiteren Verlauf bilden sich Kontrakturen aus. Abb. **A-2.24b** zeigt eine typische spastische Beugekontraktur der Hand.

Als Hinweis auf eine **spastische Tonuserhöhung** gilt das abrupte Nachlassen des Widerstands bei maximaler Dehnung eines Muskels („**Taschenmesserphänomen**"). Der **Wernicke-Mann-Typ** der spastischen Hemiparese ist durch Zirkumduktion des überstreckten Beins bei angewinkeltem Arm charakterisiert.

Demgegenüber ist ein **Rigor** (vgl. S. 59) in Beugern und Streckern gleichermaßen ausgeprägt. Während einer passiven Bewegung findet sich ein anhaltend zäher Dehnungswiderstand der Muskulatur.

Rigor ist ein anhaltend zäher Dehnungswiderstand der Muskulatur (vgl. S. 59).

Ein Muskel-**Hypotonus** zeigt sich beim passiven Schütteln der Extremitäten, z. B. an den Schultern. Der herabgesetzte Tonus einer plegischen Gliedmaße ist daran zu erkennen, dass diese schlaff herabhängt oder bei Anheben herabfällt.

Ein **Hypotonus** der Muskulatur fällt beim Schütteln der schlaffen Extremität auf.

A-2.24 Prädilektionstyp der zentralen spastischen Hemiparese

A-2.24

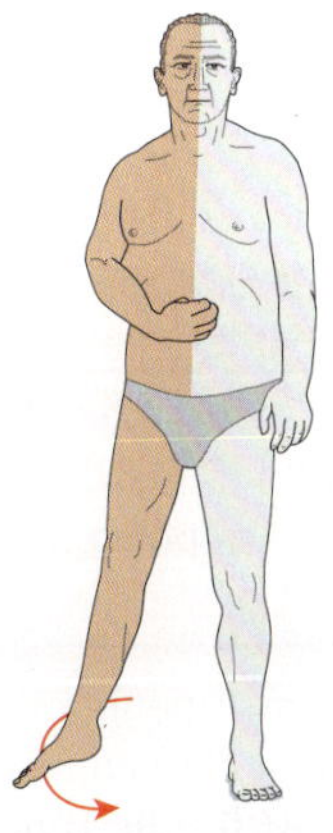

a

a Wernicke-Mann-Lähmung. Zirkumduktion des spastisch überstreckten rechten Beins und Beugung des rechten Arms.

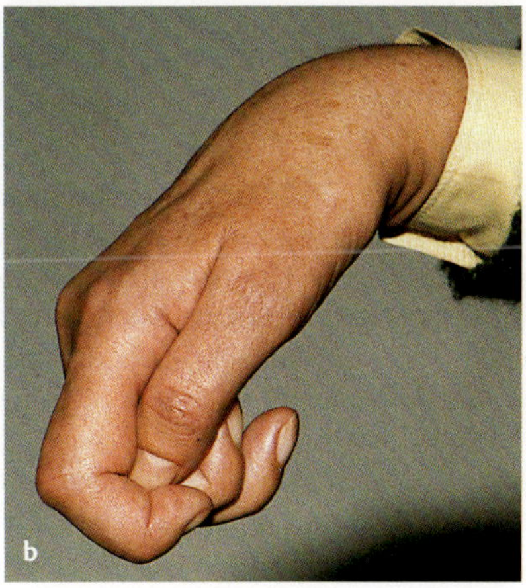

b

b Spastische Beugekontraktur der rechten Hand (vgl. auch Abb. **A-2.65**).

Ätiopathogenese: In ätiologischer und prognostischer Hinsicht ist folgende Differenzierung notwendig:

- Pyramidenbahnläsionen führen anfangs zur schlaffen, im weiteren Verlauf zur spastischen Lähmung.
- Ein Rigor tritt bei Stammganglienerkrankungen auf.
- Ein Muskelhypotonus kann durch Läsionen des Kleinhirns oder des 2. motorischen Neurons bedingt sein.

Der **Hypertonus der Muskulatur** wird auf eine pathologisch gesteigerte Aktivität des α-Motoneurons und der Interneurone infolge eines Ausfalls hemmender zentralmotorischer Fasern zurückgeführt.

Afferente Impulse aus der Körperperipherie erreichen weiterhin die den Vorderhornzellen vorgeschalteten Interneurone.

Nach der Sprouting-Theorie aktivieren aussprossende Afferenzen der Muskelspindeln die α-Motoneurone. Zu den spinalen Automatismen bei Querschnitt-Syndrom siehe S. 116, zur Spastik bei zerebralen Ischämien S. 382.

Ein **Hypotonus der Muskulatur** wird durch eine Unterbrechung efferenter und afferenter Kleinhirnbahnen verursacht.

Ätiopathogenese: Die Unterscheidung zwischen einem Hypertonus und Hypotonus der Muskulatur ist nicht nur zur ätiologischen Abklärung und Lokalisation eines Prozesses, sondern auch unter Verlaufskriterien wesentlich:

- Eine akute Schädigung der Pyramidenbahn im Gehirn oder Rückenmark, z. B. durch eine vaskuläre oder traumatische Blutung, führt zu einer schlaffen Lähmung, die erst im weiteren Verlauf hyperton (spastisch) wird.
- Ein Rigor ist bei Erkrankungen der Stammganglien zu beobachten, wie bei Parkinson-Krankheit (S. 58 u. S. 193).
- Kleinhirnläsionen ziehen Muskelhypotonus nach sich; Vorderhornerkrankungen und periphere Nervenläsionen verursachen schlaff atrophische Paresen.

Die Pathophysiologie der **spastischen Tonuserhöhung** ist nicht vollständig geklärt. Man nimmt an, dass die erhöhte Spannung des Muskels auf einer vermehrten Aktivität des α-Motoneurons (Vorderhornzellen) und der spinalen Interneurone (Schaltzellen) infolge eines Ausfalls hemmender zentralmotorischer kortikaler, extrapyramidaler und retikulärer Fasern beruht.

Die Interneurone in der grauen Substanz des Rückenmarks empfangen weiterhin Impulse aus der Körperperipherie, von den Haut-, Gelenk-, und Muskelrezeptoren. Diese den Vorderhornzellen vorgeschalteten Neurone stellen die „Weichen" für die Willkür- und Reflexmotorik. Durch die Enthemmung der spinalen Reflexe entwickelt sich Spastik mit Steigerung der monosynaptischen Muskeleigenreflexe. Infolge des Fehlens zentral stimulierender Impulse auf die polysynaptischen Fremdreflexe sind die Bauchhautreflexe abgeschwächt oder erloschen (S. 68).

Die Sprouting-Theorie beinhaltet eine Aktivierung aussprossender segmentaler Afferenzen der Muskelspindeln, die eine übersteigerte Erregung des α-Motoneurons und daraus resultierende spastische Tonuserhöhung mit Hyperreflexie bewirkt. Zu den spinalen Automatismen siehe S. 116 (Querschnitt-Syndrom), zum Wernicke-Mann-Prädilektionstyp der spastischen Hemiparese bei zerebralen Ischämien siehe auch S. 382.

Ein **Muskelhypotonus** erklärt sich einerseits aus der Unterbrechung von Efferenzen des Zerebellums, die über den Tractus reticulospinalis zum α-Motoneuron gelangen, andererseits aus der Läsion von Afferenzen zum Kleinhirn, v. a. des Tractus spinocerebellaris.

2.4.3 Atrophien

▶ Definition.

2.4.3 Atrophien

▶ Definition. Schlaffe Lähmungen nach Läsion des 2. motorischen Neurons weisen neben einem Muskelhypotonus frühzeitig Atrophien auf. Faszikulationen werden v. a. bei Vorderhornprozessen beobachtet. Neurogene Atrophien müssen von muskeldystrophischen Prozessen abgegrenzt werden.

Untersuchung: Muskelatrophien sind im Seitenvergleich zu beurteilen und durch **Umfangmessung** zu dokumentieren. Umschriebene Atrophien finden sich ein bis drei Wochen nach einer Läsion des 2. Motoneurons. Sie sind von einer Inaktivitätsatrophie abzugrenzen.

Untersuchung: Bei der Untersuchung des entkleideten Patienten fallen Atrophien der Muskulatur im Seitenvergleich auf; in jedem Fall ist der Befund durch **Umfangmessung** zu dokumentieren. Das Verteilungsmuster ist für die ätiologische Abklärung ebenso wichtig wie die Beobachtung eines **Muskelfaszikulierens**, das durch Kälteexposition provoziert wird. Eine umschriebene Verschmächtigung der Muskulatur, die sich z. B. nach einer Läsion peripherer Nerven innerhalb von 1 – 3 Wochen einstellt, darf nicht mit der Inaktivitätsatrophie nach längerer Ruhigstellung einer Gliedmaße verwechselt werden.

Ätiopathogenese: Neurogene Atrophien sind meist die Folge von Läsionen peripherer Nerven (s. Abb. **A-2.25**), ihrer Wurzeln oder des Arm- bzw. Beinplexus. Weitere Ursachen sind entzündliche oder degenerative Vorderhornprozesse.

Fortschreitende Atrophien und **Faszikulationen** weisen auf die amyotrophische Lateralsklerose (ALS) hin (Abb. **A-2.26a**). Faszikulieren kommt aber auch bei radikulären Syndromen und anderen Nervenschäden vor.

Ätiopathogenese: Bei **neurogenen Muskelatrophien** handelt es sich um eine Läsion peripherer Nerven (s. Abb. **A-2.25**), ihrer Wurzeln, des Plexus cervicobrachialis bzw. lumbosacralis (S. 435) oder um einen entzündlichen bzw. degenerativen Vorderhornprozess. Es kommt zur schlaff atrophischen Parese unterhalb der Läsion. Bei entsprechenden anamnestischen Angaben lässt sich die Diagnose einer abgelaufenen Poliomyelitis stellen, wenn eine atrophische Lähmung (ohne Sensibilitätsstörung) vorliegt (S. 285).

Schreiten die Muskelatrophien fort und sind **Faszikulationen** zu beobachten, so ist ein degenerativer Vorderhornprozess anzunehmen, wie z. B. die amyotrophische Lateralsklerose (ALS, S. 223), die sich primär mit einer Zungenatrophie manifestieren kann (Abb. **A-2.26a**). Faszikulieren kommt aber auch bei radikulären Syndromen, Plexusparesen und Thyreotoxikose vor. Zu den benignen, intermittierend auftretenden Faszikulationen s. auch S. 62.

A-2.25 Atrophie des rechten Beins, distal betont, nach Oberschenkeldurchschuss mit Verletzung des N. ischiadicus am Oberschenkel

A-2.25

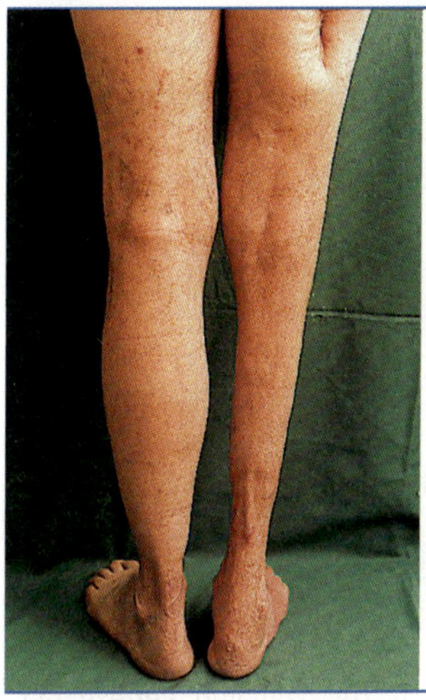

A-2.26 Umschriebene Atrophien infolge Degeneration motorischer Hirnnervenkerne und Vorderhornzellen des Rückenmarks

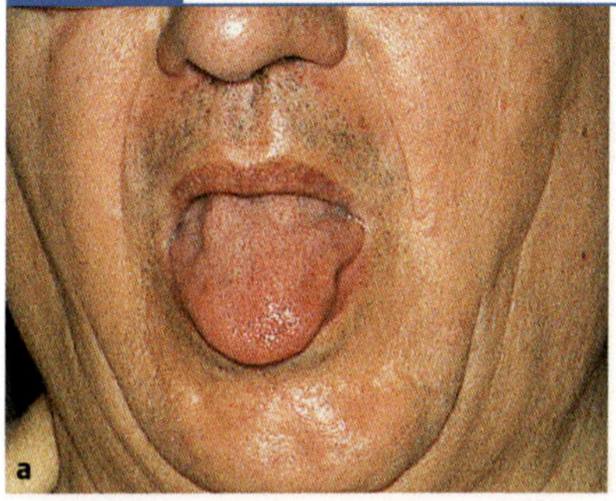

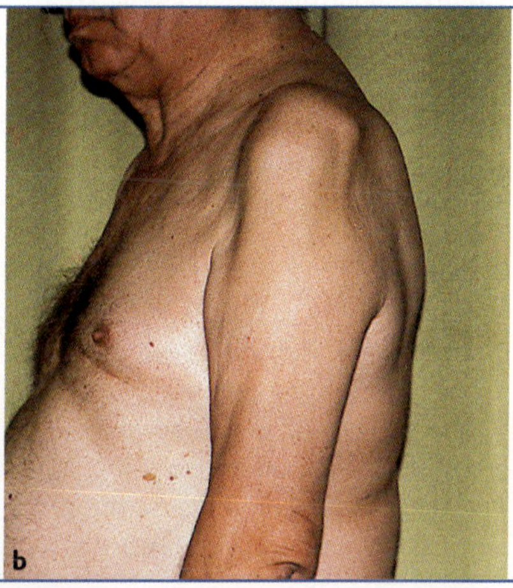

a Zungenatrophie bei amyotrophischer Lateralsklerose (ALS)
b Atrophie der Schultergürtelmuskulatur bei ALS (s. auch Abb. **B-1.46**)

A-2.27 Atrophie kleiner Handmuskeln bei Polyneuropathie

A-2.27

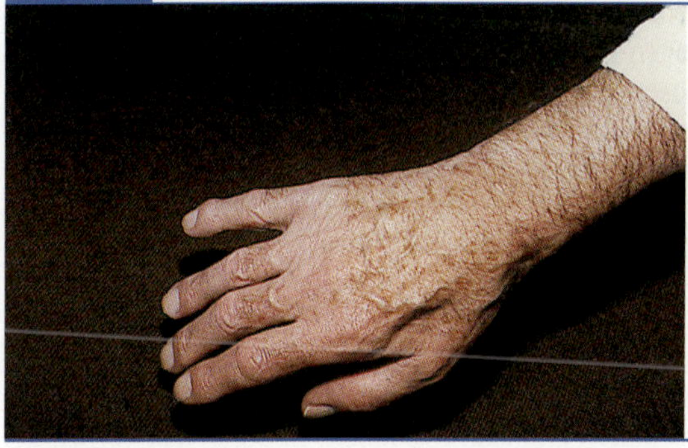

Atrophie kleiner Handmuskeln, besonders im Spatium interosseum I

Umschriebene **Atrophien**, besonders der **kleinen Handmuskeln**, sind häufig der erste Hinweis auf eine amyotrophische Lateralsklerose (zur spinalen Muskelatrophie s. S. 220). Sie finden sich auch frühzeitig bei peripheren Nervenschäden: Die Parese des N. medianus („Schwurhand") geht mit einer Daumenballenatrophie (Thenaratrophie) einher, die Ulnarisparese („Krallenhand") ist durch Atrophie des Hypothenars und der Mm. interossei gekennzeichnet (vgl. Abb. **B-2.5**). Bei Polyneuropathien können Atrophien der kleinen Handmuskeln (Abb. **A-2.27**) ebenso vorkommen wie bei Syringomyelie (S. 169).

Atrophien kleiner Handmuskeln finden sich bei ALS, Syringomyelie und peripheren Nervenschäden (Mono- und Polyneuropathien), s. Abb. **A-2.27**.

⊙ A-2.28

⊙ A-2.28 **Myogene Atrophien: Scapula alata bei Muskeldystrophie**

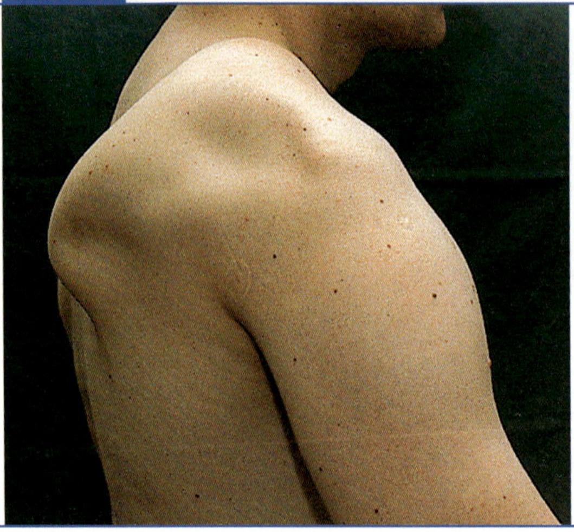

Zu den neurogenen Ursachen der Scapula alata siehe S. 441

Einem charakteristischen myopathischen Verteilungsmuster entspricht die Scapula alata beim Schultergürteltyp der progressiven Muskeldystrophie (Abb. **A-2.28**).

Das Verteilungsmuster der **myogenen Atrophien** charakterisiert die einzelnen Verlaufsformen der progressiven Muskeldystrophie; man spricht daher z. B. von einem Schultergürtel- oder Gliedergürteltyp (S. 496). Ein auffälliges Merkmal ist die Scapula alata (Abb. **A-2.28**, S. 441), die jedoch auch bei einer Reihe neurogener Läsionen vorkommt.

2.4.4 Extrapyramidale Bewegungsstörungen

▸ Definition.

2.4.4 Extrapyramidale Bewegungsstörungen

▸ Definition. Den extrapyramidalen Bewegungsstörungen
- Akinese,
- Tremor,
- Rigor,
- choreatische Hyperkinesen,
- athetotische Hyperkinesen,
- dystone Hyperkinesen und
- ballistische Hyperkinesen

liegt eine Dysfunktion der Stammganglien (Basalganglien) und ihrer Projektionen zum Thalamus, Kortex und Hirnstamm zugrunde.

Parkinson-Syndrom

▸ Definition.

Parkinson-Syndrom

▸ Definition. Parkinson-Syndrome sind charakterisiert durch fortschreitende extrapyramidale Bewegungsstörungen (Akinese, Ruhetremor, Rigor) und eine Haltungsinstabilität infolge einer Stammganglienerkrankung mit Dopaminmangel. Ein Parkinson-Syndrom stellt ätiologisch keine Einheit dar, findet sich jedoch am häufigsten im Rahmen der Parkinson-Krankheit (idiopathisches Parkinson-Syndrom, S. 193).

Untersuchung: Kardinalsymptome des Parkinson-Syndroms sind die neben Akinese unterschiedlich häufig vorkommenden Symptome: Ruhetremor, Rigor und posturale Instabilität. Ein Frühzeichen ist die Hyposmie (S. 195).
Akinese geht mit dem Verlust der Automatie physiologischer Bewegungsabläufe einher. Der Kranke ist durch **Bradykinese** (Verlangsamung der Bewegungen) und eine **Starthemmung** (Abb. **A-2.29**), Dysarthrophonie und Mikrografie (Abb. **B-1.31**) beeinträchtigt. Auffällig ist die Hypo- bzw. **Amimie**, das sog. **Maskengesicht.**

Untersuchung: Kardinalsymptome des Parkinson-Syndroms sind Akinese, Tremor, Rigor und posturale Instabilität. Man findet einen Ruhetremor, eine rigide Tonuserhöhung der Muskulatur, neben einer akinetischen Hemmung der Bewegungen sowie Pro-, Retro- und Lateropulsionphänomene mit Sturzgefahr. Ein häufiges Frühsymptom ist die Hyposmie (S. 195).
Akinese, ein obligates Symptom der Parkinson-Krankheit, ist durch den Verlust der Automatie physiologischer Bewegungsabläufe gekennzeichnet. Der Kranke muss wiederholt zu Willkürbewegungen ansetzen, die er nicht kontinuierlich ausführen kann. Wenn die Bewegungen verlangsamt sind, spricht man von **Bradykinese**, wenn die motorische Initiation verzögert ist, von **Starthemmung**. So gelingt das Aufstehen oft erst nach mehreren vergeblichen Versuchen. Gelegentlich hilft dem Patienten ein akustisches Signal, z. B. der letzte Glockenschlag, um in Bewegung zu kommen (Abb. **A-2.29**). Die Fähigkeit, mehrere Tätigkeiten gleichzeitig oder in rascher Abfolge nacheinander auszuführen, geht verloren. Störungen der Stimme (Dysphonie) und des Sprechens (Dysarthrie) sind Ausdruck der akinetischen Hemmung und des Rigors, ebenso die Mikrografie (Abb. **B-1.31**) und Hypomimie bzw. **Amimie**, das sog. **Maskengesicht** mit spärlicher Mimik und seltenem Lidschlag.

A-2.29 Akinese

A-2.29

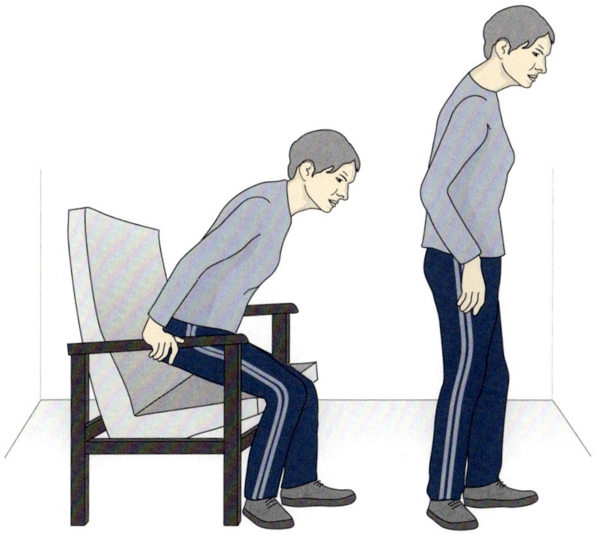

Kranke mit Hypo- oder Akinese leiden unter einer Starthemmung. Sie können sich nur mit Mühe erheben. Auffällig sind die gebeugte, gebundene Körperhaltung und die „Schwimmflossenstellung" der Hände.

A-2.30 Parkinson-Tremor

A-2.30

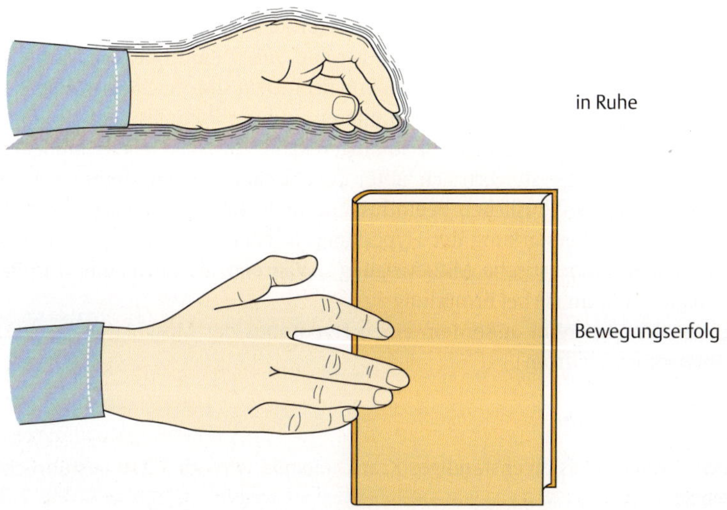

Ruhetremor, der bei gezielten Bewegungen abklingt.

Der typische Parkinson-**Tremor** ist ein Agonisten-Antagonisten-Tremor mit einer Frequenz von 4 – 6/s und stark variabler Amplitude, der nur in Ruhe besteht (Ruhetremor, S. 86) und bei gezielten Bewegungen unterdrückt wird.

Rigor ist ein erhöhter Muskeltonus mit gleichbleibend zähem, „wächsernem" Dehnungswiderstand von Flexoren wie Extensoren (s. S. 55). Er betrifft die Extremitäten und die axiale Muskulatur. Folge ist eine gebundene Haltung mit „Fixation" des Kopfes (Nackenrigor). Die aktive Bewegung einer Seite verstärkt den Rigor kontralateral. Man spricht von einem **Zahnradphänomen**, wenn der Widerstand bei passiver Bewegung entsprechend der Tremorfrequenz rhythmisch unterbrochen wird (Abb. **A-2.31**). Tremor und Rigor verschwinden im Schlaf.

Der Parkinson-Tremor ist ein **Ruhetremor** mit einer Frequenz von 4 – 6/s (S. 86 u. Abb. **A-2.30**).

Rigor ist ein gleichförmig „wächserner" Muskeltonus der Beuger und Strecker. Wenn der erhöhte Dehnungswiderstand der Muskulatur bei passiver Bewegung der Extremitäten rhythmisch unterbrochen wird, spricht man vom „**Zahnradphänomen**" (s. Abb. **A-2.31**).

⊙ A-2.31

⊙ A-2.31 Rigor mit „Zahnradphänomen"

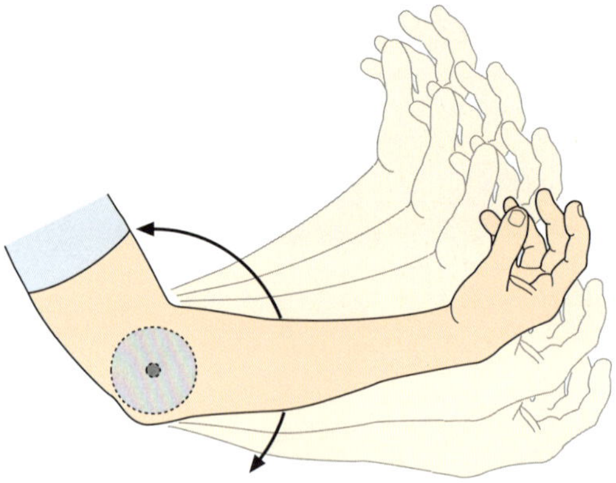

Bei passiver Gelenkbewegung fällt neben der „wächsernen" Tonuserhöhung häufig eine rhythmische Unterbrechung des Dehnungswiderstands auf.

Choreatisches Syndrom

Untersuchung: Choreatische Hyperkinesen sind **unwillkürliche**, arrhythmische, **blitzartig einschießende** Bewegungen.

Unter Belastung und beim Versuch der willkürlichen Beeinflussung verstärkt sich die Bewegungsunruhe. Im Schlaf sistieren die Hyperkinesen.

Die Muskulatur ist hypoton (hyperkinetisch-hypotones Syndrom).

Dystones Syndrom

Untersuchung: Charakteristisch sind unwillkürliche, langsame, oft anhaltende Hyperkinesen der kraniozervikalen Muskulatur (**Blepharospasmus**, oromandibulare Dystonie, **Tortikollis**, Abb. **A-2.32**) sowie Drehbewegungen (Torsionen) an Extremitäten und Rumpf, die minuten- bis stundenlang in einer **Fehlstellung** fixiert bleiben können.

Die gleichzeitige Anspannung agonistischer und antagonistischer Muskelgruppen macht die Bewegung schmerzhaft.

Choreatisches Syndrom

Choreatische Bewegungsstörungen kommen bei verschiedenen Krankheitsbildern vor, z. T. zusammen mit anderen extrapyramidalen Symptomen. Sie bilden das Kernsymptom der Chorea Huntington (S. 205).

Untersuchung: Choreatische Hyperkinesen sind **blitzartige**, arrhythmische Zuckungen, die in Ruhehaltung oder in Willkürbewegungen einschießen. Die **unwillkürlichen** Kontraktionen befallen unsystematisch in rascher Abfolge unterschiedliche Muskelgruppen. Die distalen Extremitätenabschnitte sind meist am stärksten betroffen; aber auch Kopf- und Rumpfhaltung geraten außer Kontrolle. Die Mimik wird durch „Grimassieren" verzerrt, Sprechen und Schlucken sind erschwert (Abb. **B-1.35**, S. 205). Sind die Bewegungen der Extremitäten und des Rumpfes derart heftig und ausfahrend, dass der Patient sie nicht auffangen kann, wird das Gehen unmöglich.
Die Bewegungsunruhe steigert sich unter psychischer und physischer Belastung. Der Versuch einer willkürlichen Beeinflussung führt sofort oder nach kurzzeitiger Unterbindung zur Verstärkung der Hyperkinesen; ebenso die Innervation anderer Muskelgruppen (choreatische Mitbewegung). Während die Bewegungsunruhe im Schlaf sistiert, nimmt sie bei Ermüdung zu.
Die Untersuchung ergibt außerdem einen Hypotonus der Muskulatur (hyperkinetisch-hypotones Syndrom).

Dystones Syndrom

Hinweis: Dystonie als eigenständiges Krankheitsbild wird ab S. 210 ausführlich beschrieben.

Untersuchung: Dystone Hyperkinesen sind langsame, anhaltende Muskelkontraktionen, die wiederholt nach demselben Muster ablaufen. Am häufigsten sind die kraniozervikalen Muskeln betroffen. Bei **Blepharospasmus** kommt es wiederholt zur unwillkürlichen Innervation der periorbitalen mimischen Muskulatur (Zukneifen der Augen). Bei der oromandibularen Dystonie sind Lippen, Zunge und Kiefer betroffen. Sehr charakteristisch ist ein **Tortikollis** (Verdrehen des Halses, Abb. **A-2.32**). Dystone Reaktionen der Extremitäten und des Rumpfes imponieren ebenfalls als Drehbewegungen (Torsionen). Hand, Arm oder Fuß verharren gelegentlich minuten- bis stundenlang in einer schmerzhaften **Fehlstellung**, die sich auch passiv nicht lösen lässt (dystoner Krampf, vgl. Fußdystonie bei Parkinson-Krankheit, S. 204).
Die unwillkürliche Bewegung erfolgt gegen die Anspannung der antagonistischen Muskelgruppe und ist daher oft schmerzhaft. Obwohl willentlich nicht beeinflussbar, kann der Betroffene sie gelegentlich aufhalten, indem er einen leichten Widerstand entgegensetzt: Der Drehbewegung des Kopfes (Tortikollis) kann er durch Anlegen des Zeigefingers an das Kinn (geste antagonistique) entgegenwirken (s. Abb. **B-5.9**, S. 574). Andererseits kann jede willkürliche Anspannung der betroffenen Muskelgruppen eine dystone Bewegung provozieren bzw. verstärken (z. B. beim Schreibkrampf, s. S. 573).

A-2.32 Tortikollis

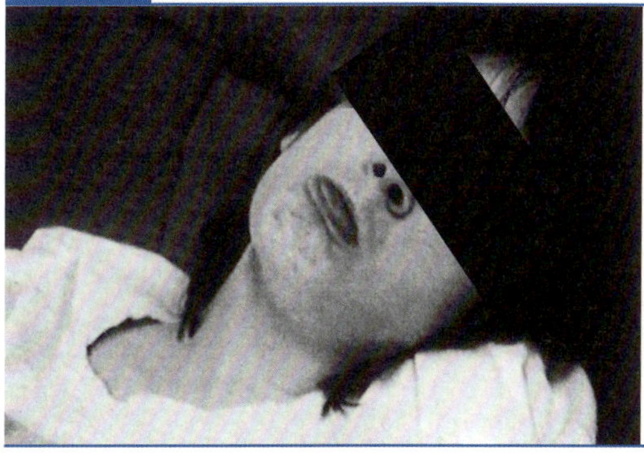

Der Kopf wird unwillkürlich nach links geneigt und gedreht; der kontrahierte rechte M. sternocleidomastoideus tritt deutlich hervor. Auch die perioralen Muskeln sind in die dystone Bewegungsstörung mit einbezogen (s. auch Abb. **B-1.38**).

Dystone Choreoathetose

Untersuchung: Athetotische Hyperkinesen sind langsam **schraubende Bewegungen** der Extremitäten mit wechselnden, bizarren Fehlstellungen (Abb. **A-2.33**), die sich zu einem komplexen Krankheitsbild mit choreatischen Zuckungen und dystonen Krämpfen vereinigen können. Auch Mimik und Gestik sind von der Bewegungsunruhe betroffen. Bei Athetose werden die Gelenke infolge gleichzeitiger Anspannung von Agonisten und Antagonisten unnatürlich überdehnt. Die Hyperkinesen erfassen vorwiegend die Hände.

Untersuchung: Athetotische Bewegungen sind von choreatischen Zuckungen und dystonen Krämpfen zu unterscheiden, kommen aber auch mit diesen gemeinsam vor. Man beobachtet **schraubende Hyperkinesen** mit wechselnden, bizarren Fehlstellungen der distalen Extremitätenabschnitte (Abb. **A-2.33** u. S. 210).

A-2.33 Athetose

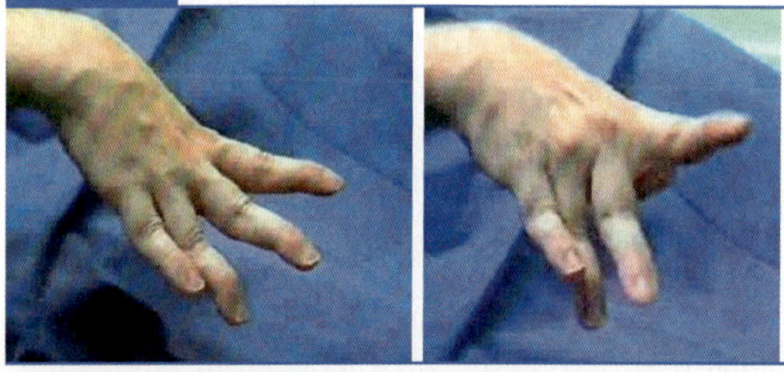

Extrapyramidale Hyperkinesen mit maximal gebeugtem Handgelenk und überdehnten Fingergelenken (Videosequenz).

Man spricht daher auch von distaler Chorea bzw. Choreoathetose und bei kombiniertem Auftreten mit dystonen Krämpfen von dystoner Choreoathetose (vgl. S. 210).

Ballistisches Syndrom

Zum Ballismus siehe auch S. 216.

Untersuchung: Das seltene hyperkinetische Syndrom tritt immer plötzlich mit heftigen, schleudernden Bewegungen (Jaktationen) proximaler Gliedmaßenabschnitte, vorwiegend einseitig auf (Hemiballismus) und ist von einer Hemiparese begleitet. Die unwillkürlichen Hyperkinesen werden schon durch leichteste akustische Stimuli oder emotionale Stressoren ausgelöst und können zu Selbstverletzungen führen.

Untersuchung: Man beobachtet heftige, schleudernde Bewegungen (Jaktationen) der proximalen Gliedmaßenabschnitte.

Ätiopathogenese extrapyramidaler Bewegungsstörungen: Alle extrapyramidalen Syndrome werden durch Schädigungen der **Stammganglien** verursacht. Man schreibt den Stammganglien (Basalganglien), v. a. dem Striatum (Nucleus caudatus und Putamen), dem Globus pallidus, Nucleus subthalamicus und einigen Hirnstammkernen, insbesondere der Substantia nigra, die Modulation der motorischen Aktivität zu.

Ätiopathogenese extrapyramidaler Bewegungsstörungen: Sie beruhen auf Erkrankungen der **Stammganglien.**

Das **Parkinson-Syndrom** ist ein Dopaminmangel-Syndrom. **Akinese, Rigor** und **Tremor** entstehen durch den Ausfall dopaminerger Projektionen von der Substantia nigra zum Striatum. Wahrscheinlich spielen nachgeschaltete GABAerge Projektionen vom Putamen zum Globus pallidus ebenfalls eine Rolle. Schließlich kommt es zur sekundären Hemmung thalamokortikaler Projektionen. Der Thalamus gilt als Generator des Parkinson-Tremors. Die Bedeutung spinaler Projektionen für das Parkinson-Syndrom ist nicht eindeutig geklärt.

Das **Parkinson-Syndrom** ist ein Dopaminmangel-Syndrom. **Akinese, Rigor** und **Tremor** entstehen durch den Verlust dopaminerger Neurone in den Stammganglien, v. a. in Substantia nigra und Striatum. Es kommt zur Hemmung thalamokortikaler Projektionen.

Das Parkinson-Syndrom als hypokinetisch-hypertones Syndrom kommt nicht nur bei der **idiopathischen** Parkinson-Krankheit (S. 193), sondern auch im Verlauf anderer degenerativer Erkrankungen des Gehirns vor. Zu weiteren **symptomatischen** Formen siehe S. 199. Substanzen mit antidopaminergem Effekt, wie z. B. Neuroleptika, rufen ebenfalls ein Parkinson-Syndrom hervor.

Ein Parkinson-Syndrom findet sich nicht nur bei idiopathischem Parkinson-Syndrom, sondern auch bei anderen Stammganglienerkrankungen und nach Gabe antidopaminerger Substanzen (Neuroleptika u. a.).

⊙ A-2.34

Abb. **A-2.34** gibt einen Überblick über die **Stammganglienprojektionen**. Sie beruhen auf einem Regelkreis von Hemmung und Enthemmung. Als wichtigste hemmende Neurotransmitter wirken **Dopamin** und **GABA**; als erregender Transmitter dient Glutamat.

Hyperkinetische Bewegungsstörungen sind Folge einer Enthemmung thalamokortikaler Projektionen (s. **Chorea Huntington**, S. 205).

Der Ausfall exzitatorischer Impulse vom Nucleus subthalamicus hat ebenfalls eine Enthemmung thalamokortikaler Bahnen zur Folge.

Der Pathomechanismus **dystoner Syndrome** ist noch weitgehend ungeklärt. Man unterscheidet idiopathische (hereditäre, sporadische) und symptomatische Formen.

⊙ A-2.34 Stammganglienprojektionen

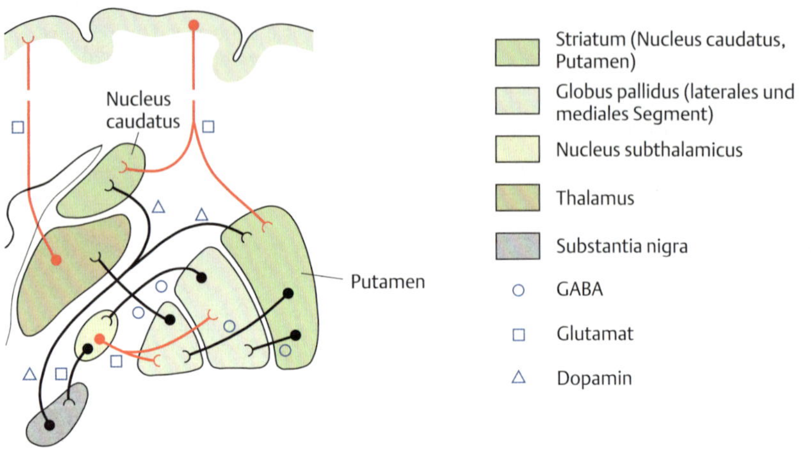

Akinese, Rigor und Hyperkinesen sind auf ein Ungleichgewicht der Neurotransmitter zurückzuführen. Das Schema berücksichtigt die wichtigsten Stammganglienprojektionen. Die erregenden Neurone sind rot, die hemmenden schwarz dargestellt.

Abb. **A-2.34** gibt einen Überblick über die **Stammganglienprojektionen**. Das Striatum erhält exzitatorische Afferenzen vom Kortex (rote Linien). Neurotransmitter ist Glutamat. Die striatale Aktivität wird durch **dopamin**vermittelte Afferenzen von der Substantia nigra gehemmt (schwarze Linien). Das Striatum weist die höchste Konzentration von Dopamin und Acetylcholin auf. Acetylcholin gilt als Transmitter der striatalen Interneurone. Das Striatum selbst wirkt überwiegend inhibitorisch auf seine Zielorgane, Globus pallidus und Substantia nigra. Dabei dient **GABA** (Gammaaminobuttersäure) als inhibitorischer Transmitter. Auch die Neurone des Globus pallidus benutzen GABA als hemmenden Transmitter. Der Nucleus subthalamicus empfängt GABAerge Impulse aus dem lateralen Pallidumsegment, wirkt seinerseits aber erregend auf Globus pallidus und Substantia nigra. Wiederum hemmende GABAerge Impulse gehen vom medialen Pallidumsegment zum ventralen Thalamuskern, der exzitatorisch zum motorischen Assoziationskortex projiziert.
Im Gegensatz zum Pathomechanismus der Akinese sind **Hyperkinesen** auf die Enthemmung thalamokortikaler Projektionen zurückzurühren. Dies ist Folge des Neuronenausfalls im Putamen und des dadurch bedingten Verlusts putaminopallidaler Impulse. So ist z. B. ein fortschreitender Neuronenverlust im Putamen die Ursache der **Chorea Huntington** (S. 205).
Auch ein akuter Ausfall exzitatorischer Projektionen vom Nucleus subthalamicus (Corpus Luysi) zum medialen Pallidum, das hemmende Impulse zum Thalamus vermittelt, führt zur Enthemmung thalamokortikaler Bahnen. So findet man bei **Ballismus** häufig vaskuläre Läsionen im Bereich des Nucleus subthalamicus (S. 219).
Die genaue Pathogenese **dystoner** Syndrome ist ungeklärt. Symptomatische Dystonien mit strukturellen oder biochemischen Veränderungen der Stammganglien (z. B. Hemidystonie nach Stammganglieninfarkt, akute dystone Reaktion nach Neuroleptikagabe) unterscheiden sich klinisch kaum von idiopathischen (hereditären und sporadischen) Dystonien (S. 210).

2.4.5 Myoklonien

► Definition. Myoklonien sind rasche, unwillkürliche Muskelzuckungen. Sie werden kortikal, subkortikal oder spinal generiert und kommen als begleitendes Symptom bei einer Vielzahl akuter und chronischer neurologischer Erkrankungen vor.

Untersuchung: Myoklonien sind meist spontan und als rhythmische oder arrhythmische Zuckungen mit mehr oder weniger ausgeprägtem Bewegungseffekt an wenigen benachbarten Muskelgruppen (fokal), segmental, multifokal oder generalisiert, vorwiegend an den proximalen Extremitätenabschnitten und im Gesicht zu beobachten.

Untersuchung: Myoklonien treten meist spontan auf. Man beobachtet rhythmische oder arrhythmische, synchrone oder asynchrone Muskelzuckungen (von 100 – 200 ms Dauer), die mit einem Bewegungseffekt verbunden sind. Sie sind entweder fokal, segmental, multifokal oder generalisiert. Vorwiegend sind die proximalen Extremitätenabschnitte betroffen, daneben aber auch Mimik und Rumpfmuskulatur.

Werden Myoklonien durch Willkürbewegungen bzw. die Initiierung einer Willkürbewegung aktiviert oder akzentuiert, spricht man von **Aktionsmyoklonus**. Wenn sie durch externe Stimuli (Geräusche, Berührung) ausgelöst werden, handelt es sich um einen **Reflexmyoklonus**. Zur Abgrenzung von Myoklonien gegenüber anderen Muskelzuckungen siehe Tab. **A-2.12**.

Ein **Aktionsmyoklonus** wird durch Willkürbewegungen, **Reflexmyoklonien** werden durch externe Stimuli ausgelöst. Zur Differenzialdiagnose siehe Tab. **A-2.12**.

A-2.12 Differenzialdiagnose von Muskelzuckungen

Bewegungsstörung	Definition	Vorkommen
Tic	stereotype, oft in rascher Folge wiederholte kurze Bewegungen, affektiv verstärkt und mit dem unwiderstehlichen Drang zur Bewegung – aber willkürlich beeinflussbar; selten ist der Tic so ausgeprägt, dass eine willkürliche Bewegung in ihrem Ablauf gestört wird	▪ Tic-Erkrankung ▪ Gilles-de-la-Tourette-Syndrom
choreatische Hyperkinesen	blitzartige unwillkürliche Bewegungen, überwiegend distal, in Willkürbewegungen eingebettet und oft durch Verlegenheitsbewegungen kaschierbar	▪ Chorea minor Sydenham ▪ Chorea Huntington
Tremor	rhythmisches, sinusoidales Bewegungsmuster; bei Aktionstremor für die Dauer der Bewegung anhaltend; wie der Ruhe-Tremor bei Parkinson- Krankheit situativ und affektiv, aber nicht durch externe Stimuli auslösbar	▪ Parkinson-Syndrom, Dystonie ▪ Kleinhirnerkrankung ▪ essenzieller Tremor
negativer Myoklonus	Synonym für Asterixis oder „flapping tremor"; nur aus der Halteposition oder einer Bewegung heraus als sehr kurzer wiederholter irregulärer Verlust des Haltetonus zu beobachten	▪ metabolische Enzephalopathien ▪ Intoxikationen
Myokymien	Muskelwogen, d. h. kontinuierliche irreguläre Oszillation eines Muskels oder von Muskelgruppen mit allenfalls minimalem Bewegungseffekt	▪ episodische Ataxien, Typ 1 ▪ nukleäre N.-VII-Läsion ▪ Neuromyotonie
Faszikulationen	spontane Entladungen einzelner motorischer Einheiten ohne Bewegungseffekt, feines Muskelzucken unter der Haut erkennbar	▪ Läsion des 2. motorischen Neurons ▪ periphere Nervenläsionen

Ätiopathogenese: Die Vielfalt der Erscheinungsformen der Myoklonien entspricht der Vielfalt in Pathogenese und Ätiologie. Die Pathogenese ist aber nicht bei allen Erscheinungsformen geklärt. Myoklonien müssen zuerst mit anderen neurologischen Symptomen in Beziehung gesetzt werden und dann einem Syndrom und der möglichen Ätiologie zugeordnet werden. Myoklonien, die ausschließlich in der Einschlafphase auftreten und irregulär die Extremitäten, seltener auch den Rumpf oder Kopf betreffen sowie oft mit deutlichem Bewegungseffekt einhergehen, sind physiologisch – als sog. Einschlafzuckungen.

Ätiopathogenese: Wenn Myoklonien mit weiteren neurologischen Symptomen in Beziehung gesetzt werden, können sie einem Syndrom und der möglichen Ätiologie zugeordnet werden. Myoklonien in der Einschlafphase, sog. Einschlafzuckungen, sind physiologisch.

Myoklonien werden sowohl kortikal als auch subkortikal und spinal generiert und kommen bei Epilepsien und demenziellen Erkrankungen ebenso wie bei Stammganglien-, Kleinhirn- und Rückenmarkerkrankungen vor:

- Bei **Epilepsien**, die mit Myoklonien oder myoklonischen Anfällen einhergehen, treten in der Regel auch andere Anfallsformen, meist Grand mal auf (Tab. **A-2.13**). Während die zu den idiopathisch generalisierten Epilepsie-Syndromen zählende juvenile myoklonische Epilepsie (S. 516) in der Regel gut behandelbar ist, haben die progressiven Myoklonusepilepsien eine ungünstige Prognose.
- Auch **demenzielle Syndrome** werden häufig von Myoklonien begleitet. Bei der Creutzfeldt-Jakob-Krankheit (subakute spongiforme Enzephalopathie, S. 210) stellen sie ein charakteristisches Frühsymptom dar, häufig als Reflexmyoklonien. Bei der Alzheimer-Krankheit fallen sie erst im fortgeschrittenen Erkrankungsstadium auf.
- Myoklonien sind häufig das herausragende neurologische Symptom **metabolischer Enzephalopathien**, von Speicherkrankheiten (S. 231 ff) und mitochondrialen Enzephalopathien (S. 233).
- Sie sind Kardinalsymptom des autoimmunologisch oder paraneoplastisch verursachten **Opsoklonus-Myoklonus-Syndroms**.
- Selten kommen sie auch bei **Virusenzephalitiden** vor.
- **Toxische Enzephalopathien** z. B. infolge Schwermetallvergiftung, aber auch Medikamentenintoxikation (L-Dopa, trizyklische Antidepressiva, Lithium, Phenytoin, Carbamazepin, Valproinsäure, Opioide) gehen oft mit feinen arrhythmischen multifokalen Myoklonien einher.

Myoklonien werden sowohl kortikal als auch subkortikal und spinal generiert.

Kortikale Myoklonien kommen vor bei:
- generalisierten Epilepsien (Tab. **A-2.13**)
- demenziellen Syndromen (v. a. Creutzfeldt-Jakob-Erkrankung)
- metabolischen Enzephalopathien
- Opsoklonus-Myoklonus-Syndrom
- Virusenzephalitis
- toxischen Enzephalopathien
- posthypoxisch (Lance-Adams-Syndrom).

- Eine **globale zerebrale Hypoxie** kann bereits Stunden nach der Hirnschädigung beim bewusstlosen Patienten zu posthypoxischen Myoklonien führen, die sehr heftig, z. T. rhythmisch und synchron an Armen und Beinen oder generalisiert sind und durch Berührung sowie Pflegemaßnahmen ausgelöst und verstärkt werden. Auch mit der Erholung des Gehirns können posthypoxische Myoklonien vornehmlich als Aktionsmyoklonus isoliert oder neben einer zerebellaren Ataxie, Dysarthrie und tonisch-klonischen Anfällen im Rahmen eines **Lance-Adams-Syndroms** bestehen bleiben.

A-2.13 Erkrankungen mit epileptischen Myoklonien

Erkrankung	Anfalltyp	Begleitsymptome
idiopathische generalisierte Epilepsien		
juvenile myoklonische Epilepsie (Janz-Christian-Syndrom)	myoklonische Anfälle (meist Schultergürtel, meist in den Morgenstunden), tonisch-klonische Anfälle (S. 516)	normale intellektuelle Entwicklung, günstige Behandlungsprognose
progressive Myoklonusepilepsien		
Unverricht-Lundborg-Erkrankung	Myoklonien: multifokal, als Aktions- oder Reflexmyoklonus; tonisch-klonische Anfälle; Photosensibilität	Manifestation 8. – 13. Lj.; leichte Ataxie, demenzielle Entwicklung spät im Verlauf; autosomal-rezessive Vererbung
Lafora-Erkrankung	Myoklonien, fokale Anfälle, tonisch-klonische Anfälle	Manifestation 10. – 18. Lj.; rasch progrediente schwere Demenz; autosomal-rezessive Vererbung; früher Tod
neuronale Zeroid-Lipofuszinose	myoklonische Anfälle, atonische Anfälle, atypische Absencen, tonisch-klonische Anfälle	Manifestation 2. – 4. Lj., juvenile Form bis 10. Lj. Ataxie, psychomotorische Retardierung, Visusminderung; autosomal-rezessive Vererbung; früher Tod
mitochondriale Enzephalomyopathien		
MERRF-Syndrom	Myoklonien, tonisch-klonische Anfälle	Ataxie, Myopathie mit Laktazidose und ragged red fibers, demenzielle Entwicklung; maternale Vererbung
MELAS-Syndrom	Myoklonien, fokale Anfälle, tonisch-klonische Anfälle	zerebrale Ischämien, Ataxie, Myopathie mit Laktazidose und ragged red fibers, demenzielle Entwicklung; maternale Vererbung

Subkortikal generierte Myoklonien kommen selten bei **extrapyramidal-motorischen Erkrankungen** vor, sind aber häufig im Schlaf bei Restless-Legs-Syndrom sowie als extreme Schreckreaktion, sog. Startle-Reaktion.

Subkortikal generierte Myoklonien kommen selten bei **extrapyramidal-motorischen Erkrankungen** wie Chorea Huntington, kortikobasale Degeneration und progressive supranukleäre Lähmung vor (S. 200). Von den physiologischen Einschlafzuckungen sind pathologische Zuckungen meist der Beine im Schlaf zu unterscheiden: periodische Bewegungen im Schlaf und Restless-Legs-Syndrom (S. 543). Heftige, den ganzen Körper und insbesondere die axiale Muskulatur betreffende Myoklonien können Ausdruck einer pathologischen **Startle-Reaktion** sein, d. h. eine extreme Schreckreaktion auf einen adäquaten Reiz oder auf einen externen Stimulus, der normalerweise kein Erschrecken auslöst. Neben dieser idiopathischen Form werden manchmal auch epileptische Anfälle durch Schreckreize im Sinne einer Reflexepilepsie (S. 516) ausgelöst. Zu den Synkopen siehe S. 512. Ferner kommt eine bereits beim Neugeborenen manifeste genetische Erkrankung (Hyperekplexie) vor, die zusätzlich mit Muskelsteifigkeit und ebenfalls schreckinduzierten generalisierten tonischen Spasmen verbunden ist.

Der **essenzielle Myoklonus** ist eine eigenständige autosomal-dominant vererbte Erkrankung.

Generalisierte oder multifokale Myoklonien sind das einzige Symptom des **essenziellen Myoklonus**. Die Zuckungen können durch willkürliche Bewegungen sowohl unterbunden als auch verstärkt werden. Es handelt sich um eine autosomal-dominant vererbte Erkrankung mit Manifestation in der 1. oder 2. Lebensdekade. Analog dem essenziellen Tremor (S. 86) sprechen diese Myoklonien gelegentlich auf Gabe von Alkohol an.

Spinale Myoklonien bei **Läsionen des Rückenmarks oder des Hirnstamms** betreffen meist die Beine.

Läsionen des Rückenmarks oder des Hirnstamms verursachen spinale Myoklonien meist als synchrone Zuckungen der Beine oder eines Arms oder Beins unter Beteiligung der Rumpfmuskulatur; sie treten repetitiv in einer Frequenz von 0,5 – 3 pro Sekunde auf und können im Schlaf persistieren.

2.5 Reflexprüfung

2.5.1 Physiologische Reflexe

2.5 Reflexprüfung

2.5.1 Physiologische Reflexe

▸ Definition. Ein Reflex ist die unwillkürliche Antwort auf Stimuli afferenter Nervenbahnen, die die Reize zum Rückenmark und Gehirn weiterleiten. Vom ZNS gelangt die Reflexantwort über efferente Bahnen zum Muskel. Man unterscheidet Eigen- und Fremdreflexe:

- **Eigenreflexe** (propriozeptive Reflexe) werden auch als Muskeldehnungsreflexe bezeichnet und sind **monosynaptisch**, d. h., der afferente und efferente Schenkel des Reflexbogens schließen sich in einem Rückenmarksegment.
- **Fremdreflexe** (exterozeptive Reflexe) sind **polysynaptisch**. Durch Stimulation von Exterorezeptoren der Haut kommt es zur Kontraktion am Erfolgsorgan (Muskulatur). Der Reflexbogen erstreckt sich über mehrere Segmente; Rezeptor und Effektororgan sind nicht identisch.

▸ Definition.

Untersuchung: Die Muskeldehnungsreflexe sind durch rasches, kräftiges Anschlagen der Sehne mit einem Reflexhammer auszulösen. Die Extremitäten werden in eine Position gebracht, die es dem Patienten erlaubt, die Muskeln zu entspannen. Fremdreflexe werden durch Bestreichen der Haut mit einem spitzen Holzspatel ausgelöst. Die Reflexe müssen immer im Seitenvergleich beurteilt werden. Zur orientierenden Einschätzung des Reflexniveaus eignet sich der unpaare Masseterreflex (S. 40).

Untersuchung: Mit dem Reflexhammer wird ein rascher Schlag auf die Sehne ausgeführt. Dies hat eine Muskelkontraktion zur Folge. Fremdreflexe werden durch Bestreichen der Haut mit einem spitzen Holzspatel ausgelöst.

Eigenreflexe der oberen Extremität

An den oberen Extremitäten werden die folgenden Reflexe untersucht:
- Bizepssehnenreflex (BSR)
- Brachioradialisreflex (BRR)
- Trizepssehnenreflex (TSR)
- Trömner- und Knipsreflex

Zur Untersuchungstechnik siehe Abb. **A-2.35**. Die Eigenreflexe sind bei insgesamt lebhaftem Reflexniveau physiologisch seitengleich auslösbar.

Eigenreflexe der oberen Extremität

An der oberen Extremität werden BSR, BRR, TSR, Trömner- und Knipsreflex untersucht (Abb. **A-2.35**).

Zur Untersuchungstechnik siehe Abb. **A-2.35**.

A-2.35 Eigenreflexe der oberen Extremität

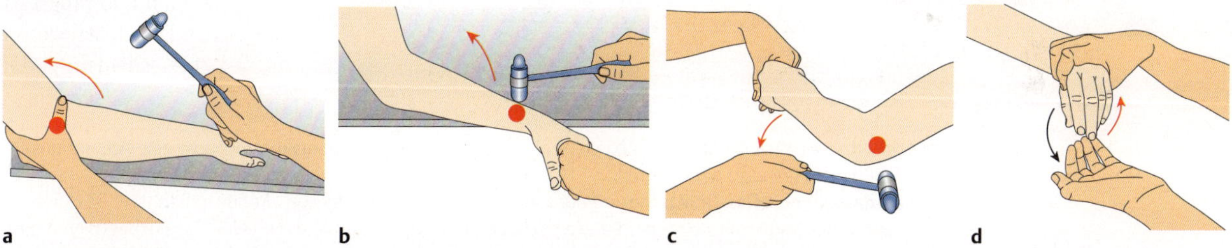

a b c d

a Bizepssehnenreflex (BSR): Der Untersucher legt den Daumen seiner linken Hand auf die Bizepssehne und schlägt mit dem Reflexhammer auf das Grundglied seines Daumens. Der Reflexerfolg ist eine Beugebewegung des Unterarms.
b Brachioradialisreflex (BRR): Er wird auch Radiusperiostreflex (RPR) genannt und ist durch Beklopfen der distalen Radiuskante erhältlich. Es kommt zu einer leichten Beugebewegung des Unterarms.
c Trizepssehnenreflex (TSR): Durch Schlag auf die Trizepssehne bei angewinkeltem Ellenbogen erfolgt eine ruckartige Streckbewegung des Unterarms.
d Trömner-Reflex: Der Reflex wird ohne Reflexhammer, d. h. durch Anschlagen der Fingerspitzen des Untersuchers gegen die Fingerkuppen des Patienten ausgelöst. Dies führt zu einer reflektorischen Beugung der Fingerendglieder einschließlich des Daumens.
Dem Trömner-Reflex vergleichbar ist der Knipsreflex, bei dem der Untersucher die Nägel des 3. oder 4. Fingers des Patienten zwischen seinem Daumen und Zeigefinger knipst, wodurch eine Beugung der Fingerendglieder einschließlich des Daumens erfolgt.

Eigenreflexe der unteren Extremität

An der unteren Extremität werden AR, PSR, TPR, ASR und Rossolimo-Reflex ausgelöst (Abb. **A-2.36**).

Eigenreflexe der unteren Extremität

An den unteren Extremitäten sind die folgenden physiologischen Eigenreflexe zu untersuchen:

- Adduktorenreflex (AR)
- Patellarsehnenreflex (PSR)
- Tibialis-posterior-Reflex (TPR)
- Achillessehnenreflex (ASR)
- Rossolimo-Reflex.

Zur Untersuchungstechnik siehe Abb. **A-2.36**. Bei wenig entspannten Patienten empfiehlt sich eine Bahnung der Reflexe. Der **Jendrassik-Handgriff** (Abb. **A-2.37**) erleichtert die Auslösung der Eigenreflexe an den unteren Extremitäten.

Zur Untersuchungstechnik siehe Abb. **A-2.36**. Da bei schlecht entspanntem Patienten der irrtümliche Eindruck einer Areflexie entstehen kann, darf nur dann von einem Reflexausfall gesprochen werden, wenn auch nach Reflexbahnung keine Antwort erhältlich ist. Zur Bahnung des ASR lässt man den Patienten leicht gegen die Hand des Untersuchers treten. Der **Jendrassik-Handgriff** (Abb. **A-2.37**) erleichtert am liegenden Patienten die Auslösung der Eigenreflexe der unteren Extremitäten.

A-2.36 Eigenreflexe der unteren Extremität

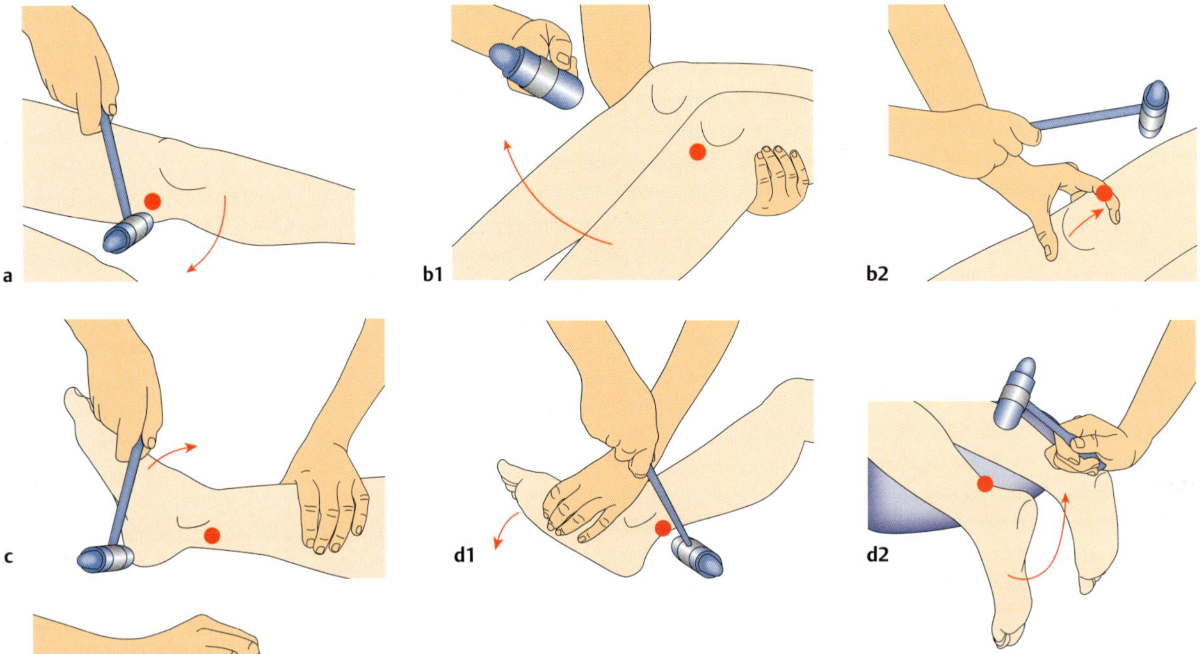

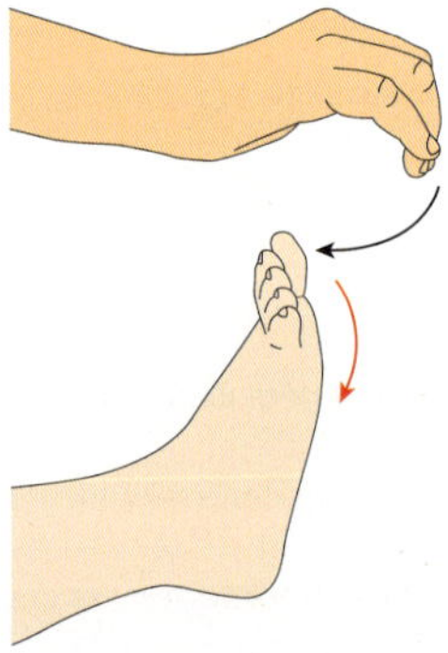

a Adduktorenreflex (AR): Bei Schlag dicht oberhalb des Condylus medialis femoris ist eine Adduktionsbewegung des Beins zu beobachten.
b Patellarsehnenreflex (PSR): Dieser Reflex wird auch Quadrizeps-femoris-Reflex genannt; er ist durch Schlag auf die Sehne unterhalb der Patella bei leicht angewinkelt gehaltenen Beinen auslösbar (b1). Dabei kommt es zu einer Kontraktion des M. quadrizeps mit ruckartiger Kniestreckung. Der PSR kann auch bei gestrecktem Kniegelenk ausgelöst werden, indem der Untersucher auf seinen Zeigefinger schlägt, mit dem er den oberen Anteil der Patellarsehne ertastet (b2).
c Tibialis-posterior-Reflex (TPR): Der TPR ist durch einen Schlag gegen die Sehne des M. tibialis posterior oberhalb oder auch unterhalb des Malleolus medialis auszulösen. Dabei kommt es zu einer Inversion des Fußes.
d Achillessehnenreflex (ASR): Der ASR wird auch Triceps-surae-Reflex genannt. Er ist bei abduziertem und angewinkeltem Bein, das der Unterlage aufliegt, auszulösen: Durch Schlag auf die Achillessehne erfolgt eine Kontraktion der Wadenmuskulatur mit leichter Plantarflexion des Fußes (d1).
Bei abgeschwächtem ASR empfiehlt sich die Wiederholung der Reflexprüfung in knieender Position (d2).
e Rossolimo-Reflex: Durch Anschlag der Zehenglieder mit den Fingerkuppen kommt es zu Plantarflexion der Zehen.

A-2.37 Jendrassik-Handgriff

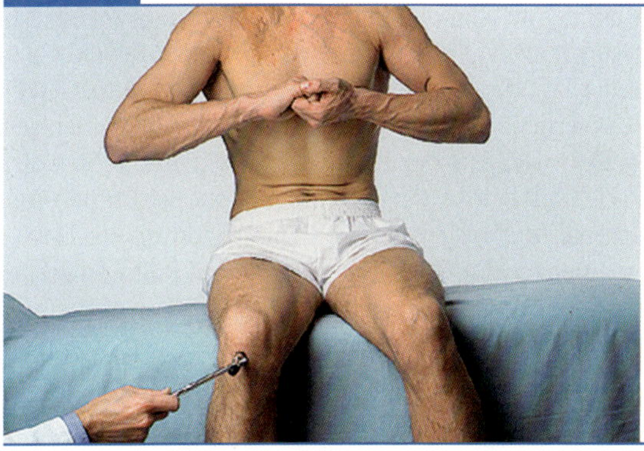

Der Patient wird aufgefordert, die Hände ineinanderzuhaken und während der Reflexauslösung kräftig zu ziehen. Dadurch werden die Reflexe der unteren Extremitäten gebahnt und leichter auslösbar.

A-2.37

Physiologische Fremdreflexe

Zu den physiologischen Fremdreflexen gehören v. a.

- Bauchhautreflexe (BHR)
- Kremasterreflex
- Bulbokavernosusreflex
- Analreflex

Die **Bauchhautreflexe** (BHR) werden bei entspannt liegendem Patienten durch raschen Spatelstrich von lateral nach medial auf beiden Seiten und in 3 Etagen geprüft:

- unterhalb des Rippenbogens,
- in Nabelhöhe und
- oberhalb des Leistenbandes.

Dabei kommt es zu einer Kontraktion der Bauchmuskeln (Mm. rectus, transversus und obliquus abdominis). Mithilfe eines Holzspatels lässt sich auch bei niedrigem Reflexniveau oft noch eine Reaktion auslösen. Im Gegensatz zu den Eigenreflexen sind die **Fremdreflexe erschöpflich**, d. h. bei mehrmaliger Prüfung ist erst nach einer Pause wieder eine Reflexantwort zu erwarten. Eine einseitige raschere Erschöpflichkeit der Bauchhautreflexe ist als pathologisch zu werten. Zur Untersuchung des **Kremasterreflexes** siehe Abb. **A-2.38**. Der **Analreflex** wird durch Bestreichen der Perianalregion mit einem Holzspatel ausgelöst, es kommt zur Kontraktion des Schließmuskels. Durch sensiblen Reiz am Dorsum penis wird eine Kontraktion des M. bulbocavernosus und der Beckenmuskulatur ausgelöst (**Bulbokavernosusreflex**).

Physiologische Fremdreflexe

Die wichtigsten physiologischen Fremdreflexe sind die Bauchhautreflexe, der Kremasterreflex (Abb. **A-2.38**), der Bulbokavernosus- und der Analreflex.

Die Bauchhautreflexe sind in 3 Etagen durch Spatelstriche über die Bauchhaut auszulösen. Daraus resultiert eine Kontraktion der Bauchmuskeln.

Fremdreflexe sind **erschöpflich**, d. h., bei mehrmaliger Prüfung nimmt die Reflexantwort ab. Zum **Kremasterreflex** siehe Abb. **A-2.38**. Beim **Analreflex** kommt es nach Bestreichen der Perianalregion zur Kontraktion des Schließmuskels. Beim **Bulbokavernosusreflex** führt ein sensibler Reiz am Dorsum penis zu einer Kontraktion des M. bulbocavernosus und der Beckenmuskulatur.

A-2.38 Kremasterreflex

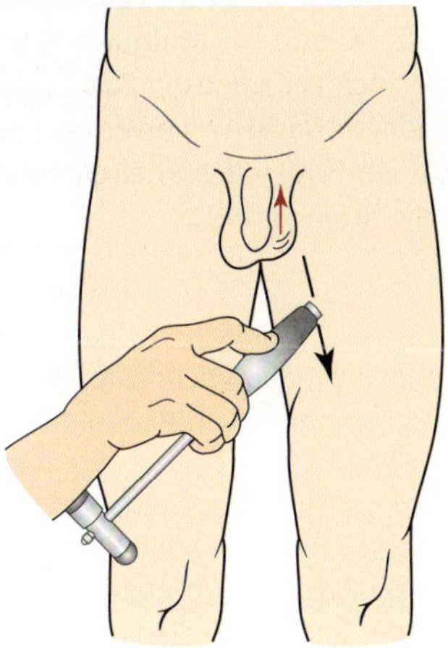

Bestreichen des medialen Oberschenkels führt zur Hebung des gleichseitigen Hodens infolge Kontraktion des M. cremaster.

A-2.38

Ätiopathogenese

Die Eigenreflexe sind bei spastischer Tonuserhöhung ein- oder beidseitig gesteigert, bei Hypotonie der Muskulatur abgeschwächt oder erloschen. Eine Abschwächung oder Aufhebung (Areflexie) der Reflexe entsteht durch Unterbrechung des Reflexbogens in seinem afferenten oder efferenten Anteil bzw. im Rückenmark selbst. Dieser Befund ermöglicht eine Höhenlokalisation der zugrunde liegenden Schädigung (Tab. **A-2.14**).

Die Eigenreflexe sind bei spastischer Tonuserhöhung ein- oder beidseitig gesteigert, bei Hypotonie der Muskulatur abgeschwächt oder erloschen. Wenn der Reflexbogen in seinem peripheren afferenten oder efferenten Anteil bzw. im Rückenmark unterbrochen ist, resultiert ein Reflexverlust. Eine periphere Läsion sensibler oder gemischter Nerven ist von einer Abschwächung der Eigenreflexe begleitet. Fehlen sie, wie z. B. bei einer kompletten schlaffen Parese (Plegie, Paralyse), so spricht man von **Areflexie**. Die Reflexe sind auch bei Muskelhypotonus (Kleinhirnerkrankung, Myopathie) und im akuten Stadium einer zentralen Lähmung (Hirn- und Rückenmarkläsion) abgeschwächt oder erloschen. Der Ausfall einzelner Eigenreflexe gibt einen Hinweis auf den Ort der Läsion, vgl. Tab. **A-2.14**. So weist z. B. ein fehlender Trömner-Reflex auf ein C 8-Syndrom, ein deutlich abgeschwächter Tibialis-posterior-Reflex auf ein L 5-Syndrom hin usw. (vgl. Abb. **B-2.16**).

≡ A-2.14

≡ A-2.14 Höhenlokalisation physiologischer Reflexe

Reflex	Lokalisation
Bizepssehnenreflex (BSR)	C 5 – C 6
Brachioradialisreflex (BRR)	C 5 – C 6
Trizepssehnenreflex (TSR)	C 6 – C 8
Trömner- und Knipsreflex	C 7 – C 8
Bauchhautreflexe (BHR)	Th 6 – Th 12
Kremasterreflex	L 1 – L 2
Adduktorenreflex (AR)	L 2 – L 4
Patellarsehnenreflex (PSR)	L 3 – L 4
Tibialis-posterior-Reflex (TPR)	L 5
Achillessehnenreflex (ASR)	S 1 – S 2
Bulbokavernosusreflex	S 3 – S 4
Analreflex	S 3 – S 5

Der **Jendrassik-Handgriff** bewirkt eine Reflexbahnung.

Eine pathologische **Reflexsteigerung** ist auf die Unterbrechung hemmender zentraler Bahnen zurückzuführen.

Aufgrund des Ausfalls zentral stimulierender Einflüsse ist zusätzlich eine Abschwächung oder ein Verlust der Fremdreflexe zu erwarten.

Der monosynaptische Reflexerfolg nach Bahnung mittels **Jendrassik-Handgriff** (Abb. **A-2.37**) ist auf eine zentrale Aktivierung des α-Motoneurons zurückzuführen.
Eine **Reflexsteigerung**, d. h. eine pathologisch verstärkte Reflexantwort mit verbreiterter reflexogener Zone, beruht auf einer Unterbrechung der hemmenden zentralen Efferenzen (Tractus corticospinalis), die am α-Motoneuron einwirken. Die Hyperreflexie ist damit Folge einer Enthemmung monosynaptischer Eigenreflexe. Zum Klonus siehe S. 69.
Gleichzeitig fallen auch zentral stimulierende Einflüsse auf die polysynaptischen Fremdreflexe aus, sodass diese abgeschwächt oder erloschen sind. Fehlen einseitig die Bauchhautreflexe (BHR) bei gesteigerten Eigenreflexen, weist dies auf eine kontralaterale zerebrale oder homolaterale spinale Läsion hin. Bei Multipler Sklerose fehlen die BHR meist beidseits; allerdings sind sie auch bei adipösen Bauchdecken, in der Gravidität oder nach abdominellen Operationen (Narben) schwer oder nicht auslösbar. Bei erhaltenem Kremasterreflex spricht ein Fehlen des Analreflexes und Bulbokavernosusreflexes für ein isoliertes Konus-Syndrom (S. 119).

2.5.2 Pathologische Reflexe

▶ Definition.

▶ Definition. Pathologische Reflexe sind Fremdreflexe. Zu den wichtigsten gehören das Babinski-, Gordon- und Oppenheim-Zeichen. Sie werden auch **Pyramidenbahnzeichen** genannt.

Untersuchung: Zu den Pyramidenbahnzeichen siehe Tab. **A-2.15**. Das **Babinski**-Zeichen wird durch Bestreichen der lateralen Fußsohle ausgelöst (Abb. **A-2.39**). Dabei kommt es zu einer tonischen Dorsalextension der Großzehe mit Spreizung der Kleinzehen.

Untersuchung: Zur Untersuchung der klinisch wichtigsten pathologischen Reflexe siehe Tab. **A-2.15**. Unter diesen nimmt das **Babinski-Zeichen** den ersten Rang ein (Abb. **A-2.39**). Es wird durch kräftiges Bestreichen der lateralen Fußsohle ausgelöst. Dabei beobachtet man eine tonische Dorsalextension der Großzehe und häufig eine Plantarflexion und ein Spreizen der Kleinzehen. Der gleiche Effekt ist u. a. auch durch Bestreichen der Tibiakante mit Daumen und Zeigefinger (**Oppenheim-Zeichen**) oder Pressen der Wadenmuskulatur (**Gordon-Zeichen**) zu erzielen. Häufig treten diese pathologischen Reflexe gemeinsam auf. Ein isoliertes Spreizphänomen ist noch nicht als pathologisch zu werten.

A-2.39 Babinski-Zeichen

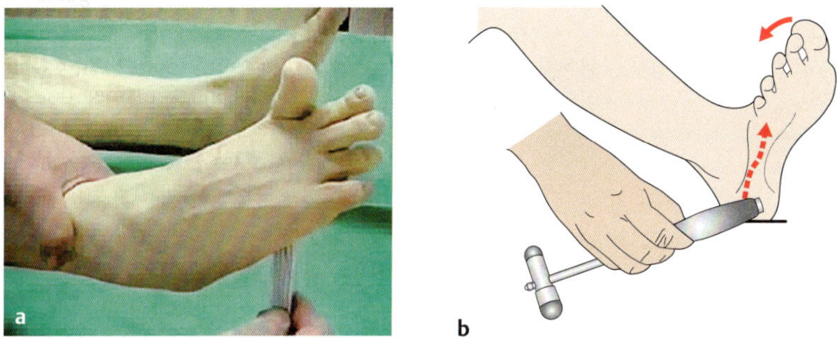

a Positives Babinski-Zeichen bei einem Patienten mit spastischer Hemiparese rechts.
b Auslösetechnik: Durch kräftiges Bestreichen der lateralen Fußsohle kommt es zur tonischen Extension der Großzehe und Plantarflexion der Kleinzehen mit Spreizphänomen.

A-2.15 Pathologische Reflexe (Pyramidenbahnzeichen, PBZ)*

Reflex/Zeichen	Untersuchung
Babinski	kräftiges Bestreichen der lateralen Fußsohle mit dem Griff des Reflexhammers
Oppenheim	kräftiges Herabstreichen an der Tibiafläche mit Daumen und Zeigefinger
Gordon	Pressen der Wadenmuskulatur
Weitere PBZ	
Chaddock	Bestreichen der Haut des lateralen Fußrandes dorsal
Strümpell	Beugung des Kniegelenks gegen Widerstand

* Gemeinsamer Reflexerfolg ist die tonische Dorsalextension der Großzehe und eine Plantarflexion der Kleinzehen.

A-2.15

Der **Palmomentalreflex** (PMR) wird durch kräftiges Bestreichen des Daumenballens ausgelöst. Der Reflexerfolg ist eine homolaterale Kontraktion der Kinnmuskulatur. Hat die Berührung der Handinnenfläche einen unwillkürlichen Faustschluss zur Folge, spricht man von positivem **Greifreflex**. Das „Nachgreifen" kann so ausgeprägt sein, dass der Patient auch bei starkem Zug nicht loslässt. Analog lässt sich durch Berührung der Lippen mit einem hölzernen Spatel der **Saugreflex** auslösen.

Der **Palmomentalreflex** (PMR) wird durch Bestreichen des Daumenballens ausgelöst. Der Reflexerfolg ist eine homolaterale Kontraktion der Kinnmuskulatur.

Ätiopathogenese: Die Reflexe der Babinski-Gruppe sind Folge einer Läsion zentraler motorischer Neurone im Gehirn oder Rückenmark, bei der in der Regel neben pyramidalen auch extrapyramidale Bahnen (vgl. Abb. **A-2.22**) beteiligt sind. Ihr Ausfall ist für das Auftreten der Reflexe der Babinski-Gruppe ebenso verantwortlich wie für das Auftreten der spastischen Tonuserhöhung (S. 55) und der klonischen Reflexantwort (S. 69). Eine solche Läsion führt zum Wiederauftreten der beim Neugeborenen und Kleinkind physiologischen Reflexmuster.
Während der **Palmomentalreflex** (PMR) schon früh im Verlauf atrophischer Hirnprozesse, wie z. B. einer leichten alkoholischen Enzephalopathie, eines Normaldruckhydrozephalus (NPH) oder der Parkinson-Krankheit positiv ist, sind der Greif- und Saugreflex nur bei schweren Hirnschädigungen wie dem apallischen Syndrom nachweisbar (S. 112).

Ätiopathogenese: Pyramidenbahnzeichen finden sich bei Läsion zentraler motorischer Neurone im Gehirn oder Rückenmark.

Der **Palmomentalreflex** (PMR) ist schon bei leichter, der **Saug- und Greifreflex** erst bei schwerer Hirnschädigung positiv.

2.5.3 Kloni

▸ Definition. Kloni sind reflexartige, rhythmische Zuckungen meist der Patella und des Fußes. Sie sind bei Steigerung der Muskeleigenreflexe zu beobachten, z. B. bei Spastik.

2.5.3 Kloni

▸ Definition.

Untersuchung: Die rasche Dehnung der Quadrizeps- oder Achillessehne durch ruckartige Bewegung der Patella nach distal bzw. forcierte Dorsalflexion des Fußes führt zu rhythmischen Zuckungen (Abb. **A-2.40**). Ein oder zwei reflektorische Schläge des Fußes bei Prüfung des Klonus beobachtet man aber auch schon bei lebhaftem Reflexniveau – sie sind physiologisch.

Untersuchung: Durch ruckartige Bewegung der Patella nach distal bzw. forcierte Dorsalflexion des Fußes entstehen rhythmische Zuckungen (Patellar-oder Fußklonus, Abb. **A-2.40**).

Ätiopathogenese: Unerschöpfliche Kloni finden sich beim spastischen Syndrom mit Hyperreflexie (S. 55). Die rhythmischen Zuckungen resultieren aus den ungehemmt zu den Interneuronen und zum α-Motoneuron fortgeleiteten afferenten Impulsen. Nur der unerschöpfliche Klonus ist pathologisch.

Ätiopathogenese: Kloni werden durch ungehemmt zum α-Motoneuron fortgeleitete afferente Impulse verursacht.

A-2.40 Kloni

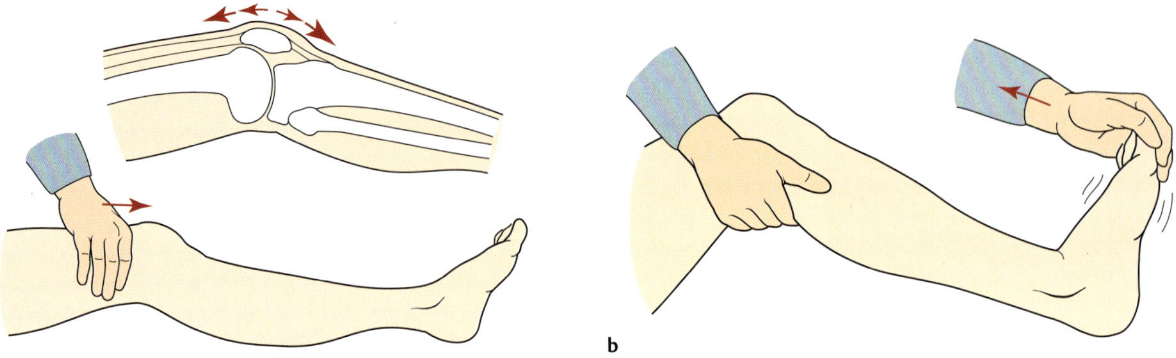

a Patellarklonus: Die Patella wird ruckartig nach distal geschoben und gehalten, sodass die Ouadrizepssehne gedehnt wird und rhythmische Zuckungen der Patella erfolgen.
b Fußklonus: Durch ruckartige Dorsalflexion werden rhythmische Reflexzuckungen infolge anhaltender Dehnung der Achillessehne hervorgerufen.

2.6 Sensibilitätsprüfung

2.6.1 Sensible Reizsymptome

▶ Definition.

2.6 Sensibilitätsprüfung

2.6.1 Sensible Reizsymptome

▶ **Definition.** Sensible Reizsymptome, wie Parästhesien und Dysästhesien, sind spontan auftretende oder durch Berührung bzw. Bewegung hervorgerufene, z. T. schmerzhafte Empfindungen.

Untersuchung: Parästhesien werden u. a. als „Kribbeln“ oder „Ameisenlaufen“ beschrieben. **Dysästhesien** sind quälende Missempfindungen, die meist durch einen Berührungs- oder Temperaturreiz hervorgerufen werden (s. auch **Allodynie**, S. 15).

Untersuchung: Der Untersuchungsgang wird zunächst von den subjektiven Angaben des Patienten bestimmt, der über **spontan** auftretende oder anhaltende **Parästhesien** wie „Kribbeln“, „Prickeln“, „Ameisenlaufen“ oder „elektrisierende“ Schmerzen berichtet. Werden die meist durch einen Berührungs- oder Temperaturreiz ausgelösten Missempfindungen als quälend empfunden, spricht man von **Dysästhesien**. Bei der Sensibilitätsprüfung sind die **evozierbaren** Schmerzqualitäten zu untersuchen:
- **Hyperästhesie** ist eine gesteigerte Empfindung von Berührungsreizen,
- **Hyperalgesie** eine verstärkte Schmerzempfindung auf adäquate Reize,
- **Allodynie** eine Schmerzempfindung auf inadäquate, z. B. leichte taktile Stimuli,
- **Hyperpathie** eine unangenehme Empfindung, die durch kurze Berührungs- oder Schmerzreize unterhalten wird (zur Schmerzanamnese s. S. 15.)

Lassen sich „elektrisierende“ Dysästhesien, die blitzartig den Rücken entlang bis in Arme oder Beine ausstrahlen, durch maximale Kopfbeugung auslösen, ist das **Nackenbeugezeichen** (signe de Lhermitte) positiv (s. a. S. 23).

Ätiopathogenese: Sensible Reizsymptome finden sich bei Läsionen des **peripheren** Nervensystems (PNS) und des **zentralen** Nervensystems (ZNS). Paroxysmal treten sie im Jackson-, Migräne- und Hyperventilationsanfall auf.

Ätiopathogenese: Parästhesien und Dysästhesien kommen bei Schädigungen **peripherer** Nerven (Nervenkompression, Polyneuropathie) und ihrer Wurzeln (Herpes zoster, Borreliose, Bandscheibenvorfall) vor, eine Allodynie oft bei unvollständiger Nervenverletzung. Auch bei **zentralen** Läsionen – des Hirnstamms oder Kortex (Infarkt, Tumor u. a.) – können Dysästhesien auftreten. Paroxysmale Reizsymptome bestimmen das Bild sensibler kortikaler Anfälle (Jackson-Anfälle), treten aber auch bei der Migräne und im Hyperventilationsanfall auf.

2.6.2 Sensibilitätsausfälle

▶ Definition.

2.6.2 Sensibilitätsausfälle

▶ **Definition.** Die Sensibilität umfasst die Wahrnehmung verschiedenartiger **Empfindungsqualitäten** und die Wahrnehmung von **Bewegungen**. Man unterscheidet Ausfälle der „Oberflächen-“ und „Tiefensensibilität“, die kombiniert oder dissoziiert vorkommen und je nach dem Ort der Schädigung im ZNS oder PNS ein unterschiedliches Verteilungsmuster zeigen. Bei der Sensibilitätsprüfung werden Empfindungsqualitäten einerseits in verschiedenen Hautarealen, andererseits durch sukzessive Stimulation an derselben Stelle untersucht. Auf diese Weise lassen sich z. B. Berührungsreize lokalisatorisch und zeitlich diskriminieren, leicht- bis hochgradige Ausfälle (Hyp- bzw. Anästhesie) und ein pathologischer sensibler **Funktionswandel** (Zahlen- bzw. Figurenverschmelzen) nachweisen.

Die Leistungen der Sensibilität sind qualitativ und quantitativ aufeinander abgestimmt. Einerseits wird z. B. ein Nadelstich oder ein stärkerer Druck nicht nur als Schmerz, sondern auch als Berührung empfunden. Andererseits werden Temperaturreize lokalisiert, differenziert und mit zunehmender Intensität auch als Schmerz wahrgenommen. Qualität und Intensität der Empfindungen werden zudem von Aufmerksamkeit, Stimmungen und Affekten beeinflusst.

Die klassische Sinnesphysiologie unterschied eine „protopathische" von einer „epikritischen" Sensibilität, d. h. gröbere elementare von feiner differenzierbaren und genau lokalisierbaren Empfindungsqualitäten. Diese Begriffe gestatten jedoch ebenso wenig wie die Unterteilung in „**Oberflächen-**" und „**Tiefensensibilität**" (extero- und propriozeptive Reize, s. Abb. **A-2.42**) eine eindeutige anatomische Zuordnung der sensiblen Leistungen (Abb. **A-2.41**). Beide Modelle werden dem integrativen Verständnis von Wahrnehmung nicht gerecht. Siehe daher die Einheit von Wahrnehmung und Bewegung, dargestellt im senso- motorischen Funktionskreis (Abb. **A-2.44**).

Die klassische Einteilung der Empfindungsqualitäten in „protopathische" und „epikritische" sowie in „**Oberflächen-**" und „**Tiefensensibilität**" (s. Abb. **A-2.42**) wird einem integrativen Verständnis von Wahrnehmung nicht gerecht.

Untersuchung

Empfindungsqualitäten

Bei der Sensibilitätsprüfung werden nacheinander die einzelnen Empfindungsqualitäten untersucht (Abb. **A-2.42**):

- Berührungsempfindung,
- Schmerzempfindung,
- Temperaturempfindung,
- Vibrationsempfindung,
- Bewegungsempfindung,
- Lageempfindung,
- Kraftempfindung.

- **Berührungsempfindung:** Eine Herabsetzung bzw. Aufhebung der Berührungsempfindung (Hypästhesie, Anästhesie) lässt sich mit der Fingerkuppe, einem Wattebausch oder Pinsel feststellen. Der Patient gibt bei geschlossenen Augen an, ob er die feine Berührung spürt. Immer werden korrespondierende Areale im Seitenvergleich geprüft.
- **Schmerzempfindung:** Man untersucht die Schmerzempfindung mit einem Holzstäbchen zunächst im gesunden, dann in dem potenziell gestörten Bereich (Hypalgesie, Analgesie). Die Spitz-stumpf-Diskrimination ist durch abwechselndes Aufsetzen der Spitze bzw. des stumpfen Endes der Stäbchens zu prüfen, wobei der Untersuchte mit geschlossenen Augen jeweils „spitz" oder „stumpf" angeben soll.
- **Temperaturempfindung:** Der Patient soll „kalt" und „warm" unterscheiden. Eine herabgesetzte oder aufgehobene Kalt-warm-Empfindung (Thermhypästhesie, Thermanästhesie) wird durch Aufsetzen zweier Reagenzgläser, gefüllt mit warmem bzw. kaltem Wasser, in den betroffenen und gesunden Regionen eruiert. Gelegentlich weisen Blasenbildungen oder Verbrennungsnarben auf eine primär neurogene Schädigung hin (Abb. **A-2.43**).

- **Berührungsempfindung:** Die Berührungsempfindung ist durch feines Betupfen der Haut mit der Fingerkuppe, einem Wattebausch oder Pinsel zu prüfen.
- **Schmerzempfindung:** Die Schmerzempfindung wird mit einem Holzstäbchen geprüft. Durch alternierendes Aufsetzen von Spitze und stumpfem Ende wird die Spitz-stumpf-Diskrimination untersucht.
- **Temperaturempfindung:** Durch Stimulation mit Kalt-warm-Reizen ist eine Thermhypästhesie oder Thermanästhesie festzustellen (Abb. **A-2.43**).

Durch gezielte Untersuchung lässt sich eine **dissoziierte Empfindungsstörung** aufdecken: Nimmt der Patient in einer bestimmten Region keine Schmerz- und Temperaturreize wahr, während er dieselben Stimuli als Berührungen empfindet und lokalisiert, so liegt eine dissoziierte Sensibilitätsstörung vor.

Wenn bei intakter Berührungsempfindung Schmerz- und Temperaturreize nicht wahrgenommen werden, liegt eine **dissoziierte Sensibilitätsstörung** vor.

- **Vibrationsempfindung:** Mithilfe einer schwingenden Stimmgabel, die auf Handknochen, Dornfortsätze, Patellae und Malleolen gesetzt wird, lässt sich die Vibrationsempfindung bestimmen. Die Amplitude der Schwingungen, die der Patient nicht mehr spürt, kann entsprechend der Stimmgabelskala angegeben werden (Pallhyp- oder Pallanästhesie).
- **Bewegungsempfindung:** Man prüft die Bewegungsempfindung, indem man die Finger oder Zehen am Mittelgelenk fasst und in den Grundgelenken auf- und abbewegt. Der Patient soll bei geschlossenen Augen die Bewegungsrichtung angeben.
- **Lageempfindung:** Bei der Untersuchung der Lageempfindung soll der Patient ohne visuelle Kontrolle variierte Stellungen einer Extremität mit der kontralateralen imitieren.
- **Kraftempfindung:** Der Patient versucht, in die Hand gelegte oder angehobene Gewichte im Seitenvergleich zu schätzen.

- **Vibrationsempfindung:** Mit der Stimmgabel, die auf Hand- oder Fußknochen aufgesetzt wird, lässt sich die Pallästhesie untersuchen.
- **Bewegungsempfindung:** Die Bewegungsrichtung der Finger oder Zehen wird geprüft.
- **Lageempfindung:** Der Patient imitiert die Stellung einer Extremität der Gegenseite.
- **Kraftempfindung:** Der Patient schätzt Gewichte.

A-2.41 Verlauf der sensiblen Bahnen im Rückenmark und in der Medulla oblongata

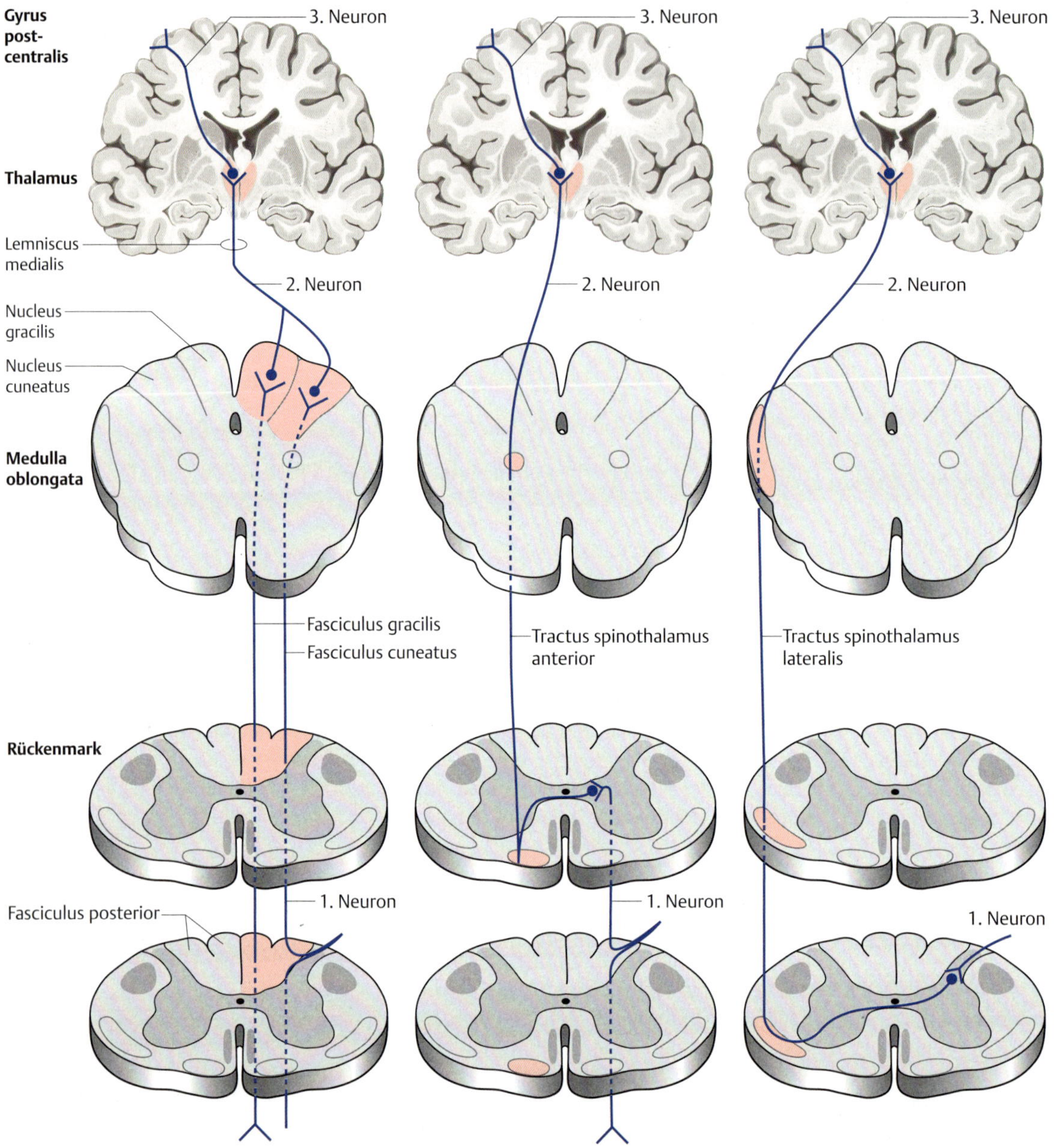

Die über die Hinterwurzel eintretenden Afferenzen aszendieren in gesonderten Bahnen: **a** Funiculus posterior, **b** Tractus spinothalamicus anterior und **c** Tractus spinothalamicus lateralis nehmen nach Umschaltung im Thalamus als 3. Neuron einen gemeinsamen Verlauf durch den hinteren Schenkel der inneren Kapsel und enden in somatotopischer Anordnung im sensiblen Kortex.

a Teil der **propriozeptiven Afferenzen** (myelinisierte A-Delta- und A-Beta-Fasern) aus Muskelspindeln, Gelenkrezeptoren und Sehnenorganen schließt mit Neuronen der motorischen Vorderhornzellen den Reflexbogen auf Segmentebene. Ein anderer Teil aszendiert mit Afferenzen, die **Druck, Vibration** und **Diskrimination** von Reizen vermitteln, homolateral im **Funiculus posterior**.

b Nach Umschaltung auf das 2. Neuron im Nucleus gracilis bzw. cuneatus der Medulla oblongata kreuzen die Fasern als Lemniscus medialis. Afferenzen aus den Hautrezeptoren für **Berührungsempfindung** treten zunächst in den Funiculus posterior ein und geben kurze deszendierende Äste ab. Die Umschaltung auf das 2. Neuron erfolgt 2 – 15 Segmente oberhalb des Eintritts in das Rückenmark. Nach Kreuzung in der vorderen Kommissur aszendiert das Faserbündel als **Tractus spinothalamicus anterior**, um sich in der Medulla oblongata dem Lemniscus medialis anzulegen.

c Die **Schmerz- und Temperaturempfindung** wird über freie Nervenendigungen in der Haut vermittelt. Die schwach myelinisierten A-Delta-Fasern und die nichtmyelinisierten C-Fasern münden im Hinterhorn, werden dort auf das 2. Neuron umgeschaltet, kreuzen innerhalb von 1 – 2 Segmenten in der vorderen Kommissur zur Gegenseite und steigen als **Tractus spinothalamicus lateralis** auf.

A-2.42 Einteilung der wichtigsten Empfindungsqualitäten

A-2.42

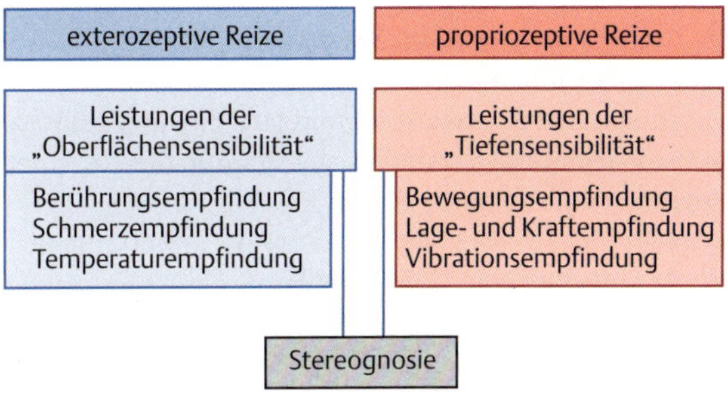

Zu unterscheiden sind Leistungen der „Oberflächen-“ und „Tiefensensibilität“, die jedoch zusammenwirken, zum Beispiel bei der Bewegung und Wahrnehmung im Tastvorgang (Stereognosie), s. auch Abb. **A-2.44**.

A-2.43 Temperaturempfindung

A-2.43

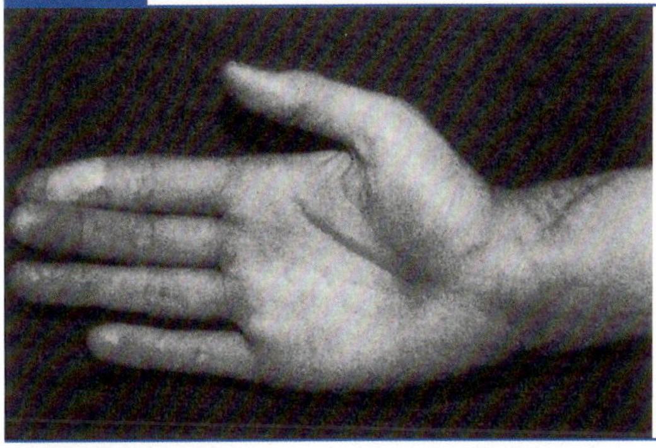

Unbemerkte Verbrennung am rechten Zeigefinger nach Schnittverletzung des N. medianus (Narbe am Unterarm) und hierdurch bedingte Sensibilitätsstörung.

A-2.44 Sensomotorischer Funktionskreis

A-2.44

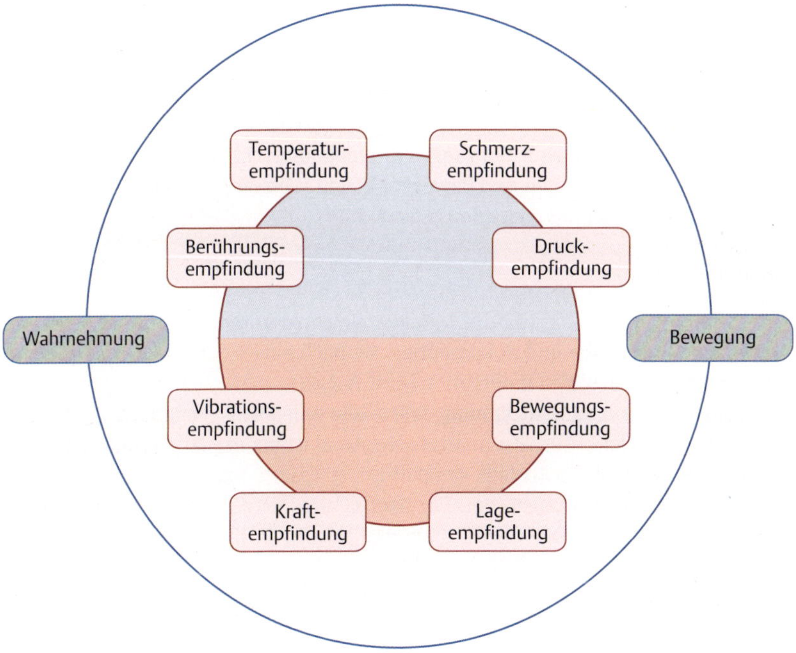

Die Empfindungswahrnehmung ist nicht auf statische Reize (z. B. Schmerz, Berührung) beschränkt, sondern erfolgt integrativ mit Bewegung. Einerseits wird ein bewegter Reiz (z. B. Schwingung der Stimmgabel) auch unabhängig von der Berührung (Druck des Stimmgabelkopfes auf der Haut) wahrgenommen. Andererseits wird eine sensible Wahrnehmung erst mit der Bewegung der tastenden Hand möglich (z. B. Stereognosie). Auch bei der Lage-, Bewegungs- und Kraftempfindung bilden Wahrnehmung und Bewegung eine Einheit. Obwohl das Element der Bewegung bei der „Tiefensensibiliät“ (unterer Halbkreis) eine größere Rolle zu spielen scheint, sind auch Qualitäten der „Oberflächensensibilität“ (oberer Halbkreis) unmittelbar an Bewegung gebunden. (Zur Integration von Wahrnehmung und Bewegung siehe auch Abb. **A-2.54**)

Komplexe sensible Leistungen

Auch bei ungestörter Wahrnehmung einzelner Empfindungsqualitäten können komplexe sensible Leistungen beeinträchtigt sein (Schwellenlabilität, Störung der räumlichen Wahrnehmung).

- **Stereognosie:** Wenn ein Patient Gegenstände ohne visuelle Kontrolle nicht taktil differenzieren kann, liegt eine Astereognosie vor.
- **Pathologischer sensibler Funktionswandel** ist durch wiederholte Prüfung einer Funktion am selben Ort zu eruieren. So werden z. B. auf die Haut geschriebene Zahlen oder Figuren zunehmend schlechter erkannt (gestörte **Dermolexie** oder Agrafästhesie).

▸ Merke.

Komplexe sensible Leistungen

Komplexe sensible Leistungen werden durch wiederholte Stimulation derselben Region, d. h. in Abhängigkeit von der Zeit und – wie im Vorgang des Tastens – in Abhängigkeit von Bewegung, untersucht (Abb. **A-2.44**). Auf diese Weise lässt sich z. B. die Schwellenlabilität für Berührungs- und Schmerzreize und eine Störung differenzierter Leistungen (räumliche Wahrnehmung) feststellen, selbst wenn die einzelnen Empfindungsqualitäten bei isolierter Prüfung ungestört sind.

- **Stereognosie:** Bei geschlossenen Augen versucht der Patient, unterschiedlich strukturierte Gegenstände wie eine Münze, einen Schlüssel, ein Stück Pappe, Schleifpapier, Stoff (Seide, Leinen) zu ertasten und zu differenzieren. Gelingt dies nicht, so liegt eine Astereognosie (Stereoagnosie) vor. Zur taktilen Agnosie siehe auch S. 96.
- **Sensibler Funktionswandel:** Die Untersuchung des sensiblen Funktionswandels erfolgt durch wiederholte Stimulation an derselben Stelle. Schreibt man z. B. mit der Fingerkuppe oder einem Holzstab eine Reihe von Zahlen auf Hand- oder Fußrücken, so werden diese in der Regel wahrgenommen und benannt. Die **Dermolexie** ist intakt. Das Gleiche gilt für Figuren wie Dreieck oder Viereck. Bei gestörter Dermolexie spricht man auch von Agrafästhesie.

▸ Merke. Ein pathologischer sensibler Funktionswandel liegt vor, wenn eine – wiederholt auf die Haut geschriebene – Figur mit zunehmender Stimulationsdauer nicht mehr differenziert werden kann, z. B. wenn ein zunächst richtig erkanntes Dreieck in der Wahrnehmung des Patienten allmählich zu einer kreisförmigen Struktur verschwimmt.

Sowohl zwei nebeneinander gesetzte Hautreize (Zweipunktdiskrimination) als auch **Sukzessivreize** an derselben Stelle verschmelzen in der Wahrnehmung des Patienten zu einem Reizeindruck.

Sensible und motorische Leistungen (z. B. Tastvorgang) wirken in einem **sensomotorischen Funktionskreis** zusammen (vgl. Abb. **A-2.44**).

Werden gleichzeitig zwei Berührungsreize nebeneinander gesetzt, können sie in der Regel qualitativ und lokalisatorisch differenziert werden. Bei gestörter Sensibilität ist diese Zweipunktdiskrimination aufgehoben: Es wird nur ein Reiz wahrgenommen. Ähnlich verhält es sich mit **Sukzessivreizen**, d. h. rasch aufeinanderfolgenden Stimuli an derselben Stelle, die mit zunehmender Untersuchungszeit zu einem Dauerreiz verschmelzen.

Der Vorgang des Tastens verdeutlicht, wie sensible und motorische Leistungen zusammenwirken (Sensomotorik). So kann auch von Gesunden ein auf die flache Hand gelegter Gegenstand (z. B. eine Münze) bei geschlossenen Augen nicht erkannt werden, solange er nicht ertastet wird (siehe Stereognosie). Entsprechend der Theorie der Einheit von Wahrnehmen und Bewegen (V. von Weizsäcker) lässt sich ein **sensomotorischer Funktionskreis** darstellen (Abb. **A-2.44**).

Verteilungsmuster

Empfindungsqualitäten müssen im Seitenvergleich untersucht werden.

Bei **peripherer** Nervendurchtrennung fallen alle sensiblen Qualitäten im Versorgungsbereich des Nervs aus (Abb. **A-2.45**). Ein handschuh- oder strumpfförmiges Verteilungsmuster findet man bei Polyneuropathien.

Fordert man den Patienten zur Lokalisation **radikulärer** Reizsymptome auf, so gestattet das entsprechende Dermatom einen Rückschluss auf den Sitz der Läsion.

Die obere Begrenzung eines **querschnittförmigen** Sensibilitätsausfalls lässt ebenfalls eine genaue topische Diagnose zu.

Verteilungsmuster

Die Empfindungsqualitäten sind im Seitenvergleich zu untersuchen. Man bestimmt die Grenzen der Ausfälle und dokumentiert sie nach einem Schema der peripheren bzw. segmentalen sensiblen Innervation (Abb. **A-2.45**).

Bei **peripherer** Nervendurchtrennung fallen alle sensiblen Qualitäten im Versorgungsbereich des Nervs aus. Das analgetische Areal ist kleiner als das anästhetische. Wegen des gleichzeitigen Ausfalls sympathischer Fasern aus dem Grenzstrang liegen auch autonome Störungen vor. Ein handschuh- oder strumpfförmiges Verteilungsmuster findet sich bei Läsion mehrerer Nerven in ihrem distalen Abschnitt (Polyneuropathie-Syndrom, s. Abb. **B-2.23**).

Demgegenüber ist das Bild **radikulärer** Sensibilitätsstörungen streifenförmig (segmental) angeordnet. Das betroffene Dermatom lässt sich durch Prüfung der Algesie sicherer bestimmen, da sich der von benachbarten Wurzeln versorgte Bereich der Berührungsempfindung im Gegensatz zu dem der Schmerzempfindung weit überlappt. Fordert man den Patienten zur exakten Lokalisation radikulärer Reizsymptome und Schmerzen auf, so gestattet das entsprechende Dermatom einen Rückschluss auf den Sitz der Läsion (topische Diagnose).

Bei **querschnittförmigem** Sensibilitätsausfall lässt dessen kraniale Begrenzung unmittelbar auf das Niveau der Rückenmarkläsion schließen. Am Übergang zur intakten Region findet sich ein dysästhetisches Areal. Zum Querschnitt-Syndrom siehe S. 114.

A-2.45 Verteilungsmuster der Sensibilität

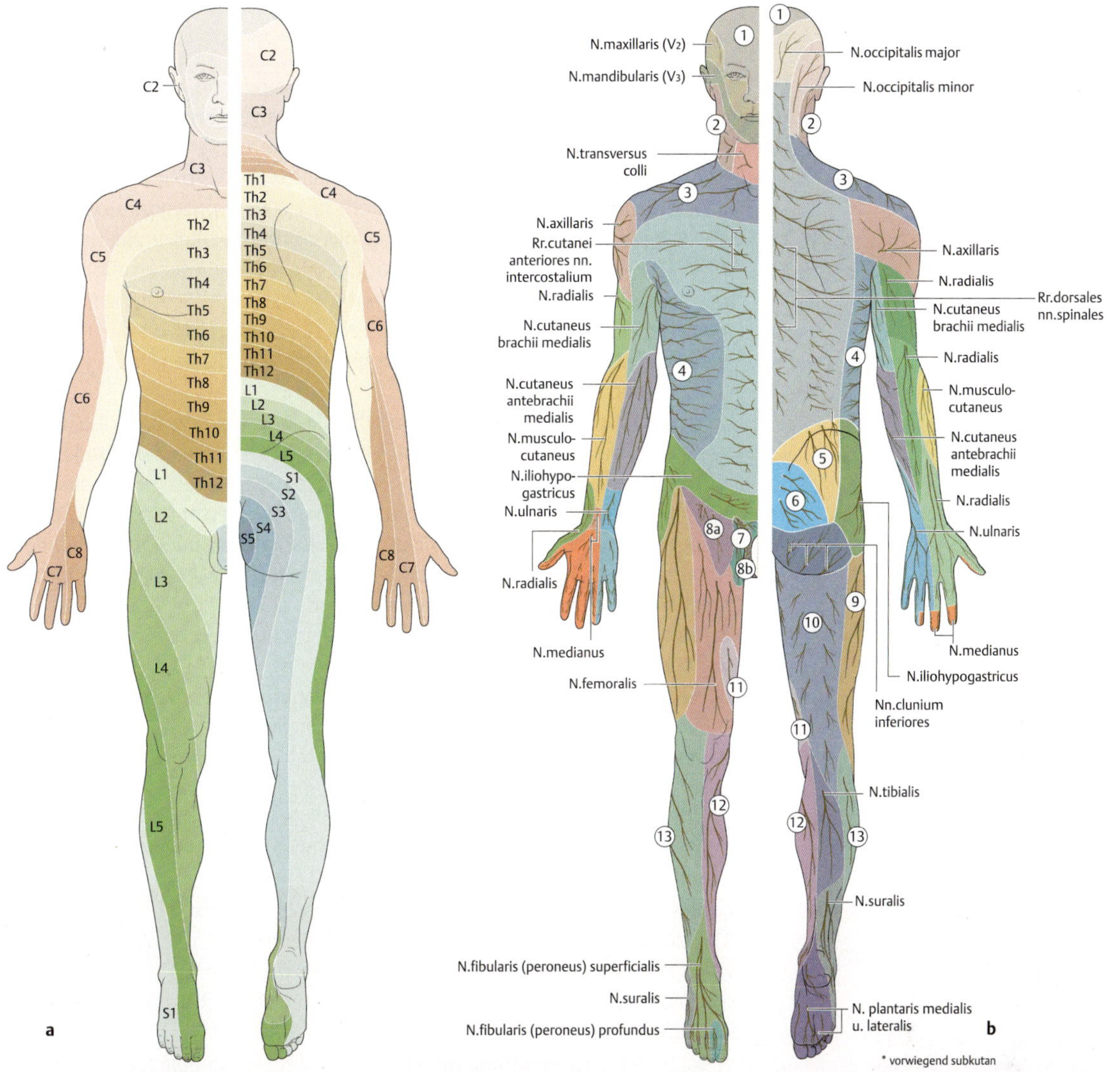

(1)	N. ophthalmicus (V, 1)	(8a)	N. genitofemoralis, R. femoralis
(2)	N. auricularis magnus	(8b)	N. genitofemoralis, R. genitalis
(3)	Nn. supraclaviculares	(9)	N. cutaneus femoris lateralis
(4)	Rr. cutanei laterales nn. intercostalium	(10)	N. cutaneus femoris posterior
(5)	Nn. clunium superiores	(11)	N. obturatorius
(6)	Nn. clunium medii	(12)	N. saphenus
(7)	N. ilioinguinalis	(13)	N. fibularis (peroneus) communis

Schema der segmentalen Innervation (**a**) und der peripheren Innervation (**b**). Die 1. Nervenwurzel ist rein motorisch.

Eine **einseitige** kontralaterale Sensibilitätsstörung (Hemihypästhesie, Hemihypalgesie) bei zerebraler Läsion ist immer paramedian begrenzt, da sich die Innervationsgebiete überlappen. Eine leichte, vom Patienten oft nicht bemerkte einseitige Sensibilitätsstörung kann durch simultane Reizung beider Körperhälften an analogen Stellen aufgedeckt werden. Der Patient nimmt dann nur den Reiz auf der Seite der intakten Sensibilität wahr (Extinktionsphänomen).

Eine **Hemihypästhesie** oder -algesie, die immer paramedian begrenzt ist, findet sich bei zerebralen Läsionen.

Eine genau in der Mittellinie beginnende Hemianästhesie oder -algesie ist ebenso wie ein Verteilungsmuster, das sich an die „Kleiderordnung" hält, als **psychogen** (dissoziativ) zu werten. Zur Abgrenzung der vom Patienten angegebenen Schmerzareale fordert man ihn auf, bei geschlossenen Augen auf jeden Stimulus mit „ja" zu reagieren. Auffallend häufig beantworten Patienten im Fall einer psychogenen Emp-

Die Begrenzung einer **psychogenen (dissoziativen)** Anästhesie oder Analgesie wird meist genau in der Mittellinie oder entsprechend der „Kleiderordnung" angegeben.

findungsstörung den Berührungs- und Schmerzreiz innerhalb eines vorgeblich anästhetisch-analgetischen Hautbezirks mit „nein".

Ätiopathogenese

Den anatomischen Bahnen werden einzelne sensible Qualitäten zugeordnet (s. Abb. **A-2.41**). Es fällt jedoch kaum eine Empfindungsqualität isoliert aus.

Die von den Rezeptoren der Haut, Gelenke, Muskelspindeln u. a. registrierten spezifischen Berührungs-, Schmerz-, Temperatur- und Bewegungsreize werden summiert und zentral integriert. Den anatomischen Bahnen werden einzelne Empfindungsqualitäten zugeordnet (s. Abb. **A-2.41**). Wegen neuronaler Verbindung der sensiblen Bahnen miteinander, zum motorischen System sowie zu den spinozerebellaren Bahnen und schließlich durch Summation und Integration der Reize auf thalamischer und kortikaler Ebene, ist kaum eine Empfindungsqualität isoliert betroffen.

Bei peripherer Schmerzausstrahlung wird die Empfindung in ein peripheres Areal **projiziert**.

Man spricht von **Schmerzprojektion**, wenn die Nozizeption (Schmerzempfindung), die kortikal repräsentiert ist, in ein peripheres Areal projiziert wird, so als ob der Schmerzimpuls z. B. bei spinaler Wurzelkompression von distalen Nozizeptoren ausgehend über einen Nerv geleitet würde.

Chronische Schmerzen breiten sich diffus aus, weil sie in limbischen Zentren nicht mehr somatotopisch genau lokalisiert werden

Die nozizeptiven Nervenfasern werden in schnelle (A-Delta-Fasern, bis 120 m/s) und langsame (C-Fasern, ca. 2 m/s) unterteilt. C-Fasern haben keine isolierende Myelinscheide. Das erklärt nicht nur die geringere Nervenleitungsgeschwindigkeit (NLG), sondern auch die diffuse periphere Ausbreitung von Schmerzen, die bei Chronifizierung zunimmt, weil deren somatotopische Anordnung zwar noch innerhalb der aszendierenden Bahn (Tractus spinothalamicus lateralis, vgl. Abb. **A-2.41c**), aber nicht mehr in limbischen Arealen wahrgenommen wird.

Man spricht von neuropathischen Deafferenzierungsschmerzen, wie z. B. bei einem **Phantomschmerz**, der nach Amputation in das Phantomglied projiziert.

Man spricht von neuropathischen Deafferenzierungsschmerzen, wie z. B. bei **Phantomschmerz**, wenn der neuronale Fluss zum kortikalen Areal und zugleich inhibitorische A-Beta-Fasern unterbrochen werden. Nach Amputation wird ein zentral repräsentierter prä- und perioperativer Schmerz in das Phantomglied projiziert.

Das **„Schmerzgedächtnis"** beruht auf kortikalen Reorganisationen meist bei chronischem Einstrom der Schmerzimpulse. Damit weitet sich auch die periphere Schmerzregion bzw. der Phantomschmerz aus.

Das **„Schmerzgedächtnis"** beruht auf neuroplastischen Prozessen. Dies sind Reorganisationen mit messbarer Vergrößerung und Ausbreitung der kortikalen Areale durch vermehrten Einstrom der Schmerzimpulse bei chronischer Aktivierung. Damit weitet sich auch die periphere Schmerzregion bzw. der Phantomschmerz aus. Nicht schmerzhafte Reize werden als schmerzhaft empfunden.

Sensibilitätsstörungen bei Läsionen **peripherer Nerven** und des Plexus sind meist traumatisch bedingt. Radikuläre Ausfälle weisen häufig auf Bandscheibenschäden hin.

Zu den meist traumatisch bedingten Läsionen **peripherer Nerven** und des Plexus siehe S. 435, zu den vielfältigen Ursachen der Polyneuropathien S. 470 und zur idiopathischen Polyradikuloneuritis S. 467. Spinale Wurzelkompressions-Syndrome mit „Zervikobrachialgie" und „Lumboischialgie" sind meist durch Bandscheibenvorfälle verursacht (S. 457).

Zu den Erkrankungen mit Affektion der **Hinterstränge** gehören die funikuläre Myelose, Tabes dorsalis u. a.

Zu den wichtigsten **Hinterstrangläsionen** mit Störungen komplexer sensibler Leistungen (pathologischer Funktionswandel) bis zur ausgeprägten Tiefensensibilitätsstörung, spinaler Ataxie (S. 87) und distaler, gelegentlich auch querschnittförmiger Hypästhesie und -algesie gehören die funikuläre Myelose (S. 246) und die Tabes dorsalis (S. 270).

Dissoziierte Empfindungsstörungen werden durch inkomplette **Rückenmarkprozesse** und **Hirnstammläsionen** hervorgerufen.

Eine ein- bzw. beidseitige dissoziierte Empfindungsstörung ist meist Folge eines inkompletten **Querschnitt-Syndroms** (Brown-Séquard-Syndrom, A.-spinalis-anterior-S., zentromedulläres S., s. Tab. **A-2.29**, S. 117). Bei **Hirnstammläsionen** (S. 52) kann sich ein sog. Alternans-Syndrom ebenfalls mit einer dissoziierten Sensibilitätsstörung entwickeln, da die Bahn für Schmerz- und Temperaturempfindung in der Medulla oblongata noch getrennt verläuft (siehe Wallenberg-Syndrom, S. 383). Bei umschriebenen Läsionen nahe der Trigeminuskernsäule beschränkt sich die dissoziierte Sensibilitätsstörung auf das Gesicht.

Läsionen des **Thalamus** rufen ein neuropathisches Schmerz-Syndrom mit Allodynie hervor. Daneben sind besonders die Lage- und Bewegungsempfindung beeinträchtigt.
Läsionen der **inneren Kapsel** verursachen kontralateral eine Hemihypästhesie und -algesie, umschriebene kortikale Prozesse eine Astereognosie und sensiblen Funktionswandel.

Bei **Thalamusläsion** kann sich ein ausgeprägtes halbseitiges Schmerz-Syndrom mit Allodynie entwickeln: Der zentrale neuropathische Schmerz wird durch Berührung, Kälte, Hitze, akustische oder optische Reize induziert, geht über den Reizort hinaus und überdauert den Stimulus. Während die kontralaterale Hemihypästhesie gering ausgeprägt ist, finden sich Störungen komplexer sensibler Leistungen und der Lage- und Bewegungsempfindung. Dadurch kommt es zu unwillkürlichen Bewegungen der Finger, wenn die Hand gehalten wird („Thalamushand", S. 383). Läsionen der **inneren Kapsel**, meist Infarkte oder Blutungen, verursachen eine kontralaterale Hemihypästhesie und -algesie (S. 380). Umschriebene kortikale Prozesse haben oft Astereognosie und pathologischen Funktionswandel zur Folge. Zum Komplexen regionalen Schmerz-Syndrom siehe S. 567.

2.7 Prüfung vegetativer Funktionen

2.7 Prüfung vegetativer Funktionen

► **Überblick.** Einen Überblick über Topik und Erfolgsorgane des vegetativen Nervensystems gibt Abb. **A-2.46**. Der „Sympathikus" ist thorakolumbal im Rückenmark, der „Parasympathikus" im Hirnstamm und im sakralen Rückenmark lokalisiert. Die Umschaltung auf das 2. Neuron erfolgt in Ganglien. Die Funktionen entziehen sich der willkürlichen Kontrolle und werden meist nicht bewusst wahrgenommen: autonome Funktionen.

► Überblick.

2.7.1 Schweißsekretionsstörung

2.7.1 Schweißsekretionsstörung

► **Synonym.** Sudorisekretorische Dysfunktion.

► Synonym.

► **Definition.** Generalisierte oder umschriebene **Hyperhidrose**, **Hypohidrose** bzw. **Anhidrose** als Folge einer Störung der sympathischen Innervation der Schweißdrüsen. Die sudorisekretorische Dysfunktion beruht auf einer Läsion der zentralen Sympathikusbahn, des Grenzstrangs, des Plexus oder der sensiblen bzw. gemischten peripheren Nerven (Abb. **A-2.46**).

► Definition.

A-2.46 Zentrale und periphere vegetative Innervation

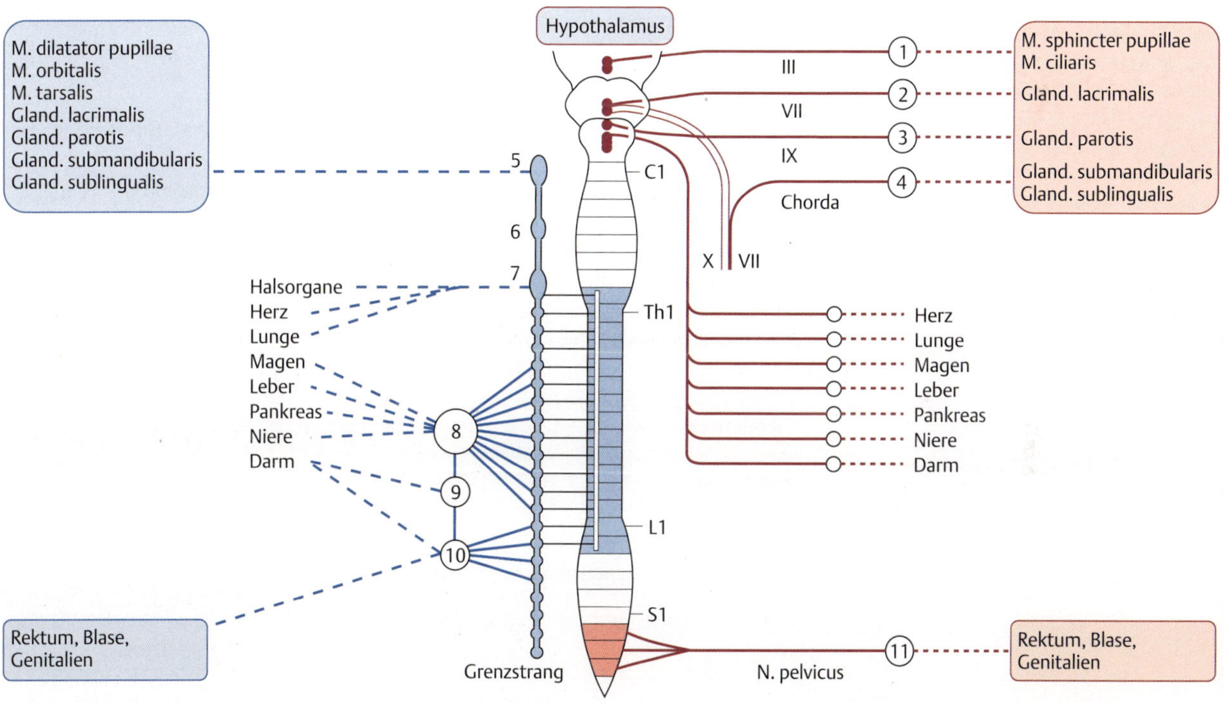

Auf der linken Seite ist das sympathische Nervensystem blau dargestellt, auf der rechten Seite das parasympathische Nervensystem rot. Die Ziffern stehen für folgende Ganglien (bzw. Plexus): Sympathikus mit Ganglion ciliare (1), pterygopalatinum (2), oticum (3), submandibulare (4) und Plexus vesicalis (11); Parasympathikus mit Ganglion cervicale superius (5), cervicale medius (6), stellatum (7), coeliacum (8), mesentericum superius (9), mesentericum inferius (10).
Vom Hypothalamus als Zentrum der vegetativen Innervation bestehen direkte und indirekte Verbindungen zu den präganglionären autonomen Neuronen im Hirnstamm und Rückenmark. Die präganglionären **sympathischen** Neurone befinden sich im Nucleus intermediolateralis des Rückenmarks in den Segmenten C 8 – L 2 (blau); auf Höhe von C 8 – Th 2 befinden sich die Neurone für die Pupillomotorik, auf Höhe von Th 3 – L 2 die Neurone für die Schweißsekretion und Innervation der inneren Organe. Die Fasern laufen durch die vordere Wurzel und treten in den paravertebralen Grenzstrang ein. Die präganglionären **parasympathischen** Neurone befinden sich in den Kerngebieten der Hirnnerven III, VII, IX und X sowie im Sakralmark (S 2 – S 4; rot). Vom parasympathischen Kerngebiet des N. oculomotorius wird die Pupillomotorik beeinflusst, der parasympathische Anteil des N. vagus versorgt Herz, Lunge und Bauchorgane. Von den Segmenten S 2 – S 4 (rot) verlaufen präganglionäre Fasern zu den Organen des kleinen Beckens und werden in deren intramuralen Ganglien umgeschaltet. Demgegenüber werden die peripheren sympathischen Efferenzen überwiegend im Grenzstrang umgeschaltet. Die parasympathischen und sympathischen Fasern innervieren die inneren Organe weitgehend antagonistisch.

Untersuchung: Physiologisch ist neben dem ständigen Schwitzen am ganzen Körper eine allgemeine sowie lokale Schweißsekretion auf spezifische Reize (Tab. **A-2.16**). Eine Hyperhidrose fällt schon vom Aspekt her auf. Bei Hypohidrose ist die Haut nicht nur trocken, sondern auch warm und gerötet (Vasomotorenlähmung), die „Gänsehaut" bleibt aus (Störung der Piloarrektion).

- **Jod-Stärke-Test** (nach Minor): Zunächst wird die Haut mit Jodlösung bestrichen, dann mit Stärkepuder bestäubt und erwärmt. Bei normaler Schweißsekretion kommt es zu schwarzvioletter Verfärbung. Bleibt das thermoregulatorische Schwitzen aus, wird das pharmakogene Schwitzen mittels Injektion von Pilocarpin geprüft (Tab. **A-2.16**).
- Zur Prüfung der spontanen Schweißsekretion an Händen und Füßen wird der **Ninhydrin-Test** nach Moberg vorgenommen. Hand- oder Fußabdruck auf einem Bogen weißen Papiers färben sich nach Benetzen mit Ninhydrin-Lösung und Erwärmung im Heißluftsterilisator violett (Abb. **A-2.47**).

Untersuchung: Eine **Hyperhidrose** fällt schon vom Aspekt her auf. Demgegenüber ist eine **Hypohidrose** oder **Anhidrose** leicht zu übersehen. Da eine umschriebene Anhidrose von einer Störung der Vasomotorik begleitet ist, weist trockene, aber warme und gerötete Haut auf eine sympathische Innervationsstörung hin. Gleichzeitig ist die Piloarrektion beeinträchtigt, d. h., die „Gänsehaut", die sich auf Kältereiz oder Bestreichen der Haut bildet, bleibt aus. Objektiv lässt sich die Schweißsekretionsstörung mithilfe des Jod-Stärke- oder Ninhydrin-Tests nachweisen.

- **Jod-Stärke-Test** (nach Minor): Zur Durchführung wird die zu prüfende Hautpartie bzw. die gesamte Körperoberfläche mit einer Jodlösung bestrichen, anschließend mit Stärkepuder bestäubt und erwärmt. Zur Anregung der Schweißsekretion empfiehlt sich die Gabe von heißem Lindenblütentee vor der Untersuchung. Das Schwitzen löst eine Jod-Stärke-Reaktion mit schwarzvioletter Verfärbung aus, sodass ein Gebiet gestörter Schweißsekretion weiß bleibt (Anhidrose) oder sich nur gering verfärbt (Hypohidrose).
  Erfolgt keine ausreichende thermoregulatorische Schweißbildung (Tab. **A-2.16**), wird der Test in gleicher Weise wiederholt; statt der Erwärmung als Sekretionsreiz ist Pilocarpin (0,01 g) subkutan zu injizieren. Bei dieser Prüfung der pharmakogenen Schweißsekretion wird die neuroglanduläre Synapse direkt stimuliert.
- **Ninhydrin-Test** (nach Moberg): Dieser Test ist einfach durchzuführen, aber nur zur Feststellung einer Schweißsekretionsstörung an Händen oder Füßen geeignet. Hand oder Fuß werden auf einen Bogen weißen Papiers gedrückt und mit einem Stift umfahren, um die Umrisse zu markieren. Anschließend wird das Papier in eine Lösung Ninhydrin (1 %) in Aceton mit einigen zuvor zugesetzten Tropfen Eisessig gezogen und im Heißluftsterilisator 2–3 min lang erhitzt. Bei physiologischer Schweißsekretion färbt sich der Abdruck violett (Abb. **A-2.47**) während anhidrotische Bezirke weiß bleiben.

A-2.16

A-2.16 Physiologische Schweißsekretion.

Art des Schwitzens	Auslösung	Lokalisation
thermoregulatorisches Schwitzen	Reizung der Wärmerezeptoren der Haut, Anstieg der Körpertemperatur, Muskelarbeit	Schweißdrüsen des Körpers
psychogenes Schwitzen	emotional	Schweißdrüsen von Handflächen, Fußsohlen, Achselhöhlen und Stirn
Geschmacksschwitzen	Verzehr würziger oder saurer Speisen	Gesicht und Hinterkopf
Reflexschwitzen	lokaler Reiz	reflektorische lokale Schweißsekretion ohne Allgemeinreaktion
pharmakogenes Schwitzen	systemische Applikation cholinerger Substanzen (z. B. Acetylcholin, Pilocarpin)	durch direkte Wirkung auf die neuroglanduläre Synapse vermehrte Schweißsekretion am ganzen Körper

Ätiopathogenese: Je nach Läsion zentraler oder peripherer sudorisekretorischer Bahnen unterscheidet man nicht nur das Areal gestörter Schweißsekretion, sondern auch die Art des Schwitzens. Bei **zentraler** Schädigung ist das thermoregulatorische und psychogene Schwitzen beeinträchtigt, bei **peripherer** Störung zusätzlich das pharmakogene Schwitzen sowie Vasomotorik und Piloarrektion (Abb. **A-2.48**).

Ätiopathogenese: Man unterscheidet eine zentrale von einer peripheren Schweißsekretionsstörung. Eine **zentrale Dysfunktion** entsteht bei Läsion des thermoregulatorischen Zentrums im Bereich des Hypothalamus bzw. seiner deszendierenden Projektionen und des sympathischen Kerngebiets im Thorakolumbalmark (Abb. **A-2.46**). Da die Schweißsekretion auch vom limbischen System und kortikalen Arealen beeinflusst wird, ist gleichzeitig das psychogene Schwitzen beeinträchtigt. Bei Ausfall der zentralen Steuerung erfolgt jedoch weiterhin lokales Schwitzen über den spinalen Reflexbogen. Eine **periphere Schweißsekretionsstörung** mit Aufhebung aller Qualitäten des Schwitzens einschließlich des pharmakogenen findet sich bei Läsion des postganglionären sympathischen Neurons, d. h. distal vom Grenzstrang. Dabei kommt es zur Atrophie der neuroglandulären Synapse und der Schweißdrüsen. Aufgrund des gemeinsamen Verlaufs der Fasern für die Schweißsekretion, Vasomotorik und Piloarrektion sind alle sympathischen Funktionen der Haut betroffen (Abb. **A-2.48**).

A-2.47 Ninhydrin-Test nach Moberg

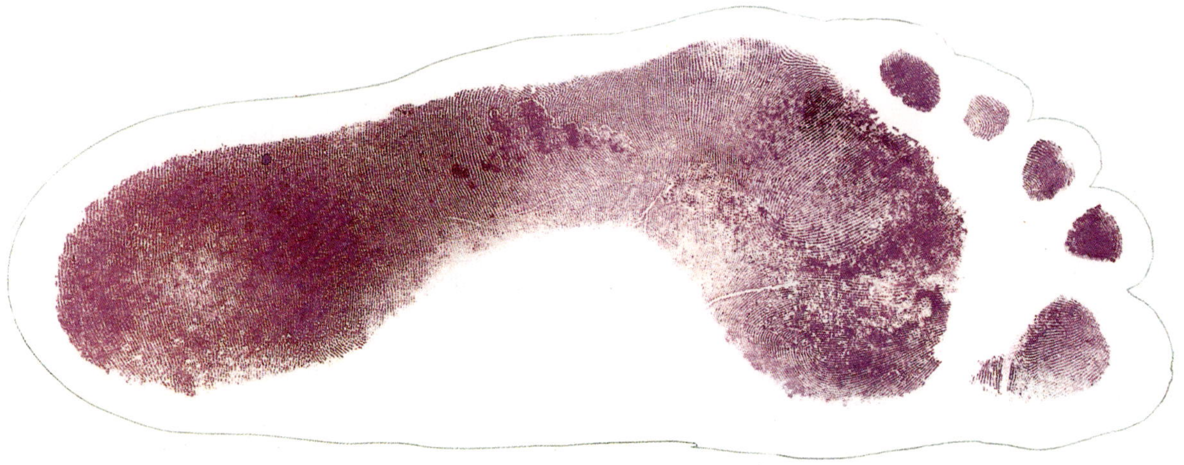

Der Fußabdruck auf Papier wurde durch eine 1 %-ige Ninhydrin-Lösung in Aceton gezogen und heiß getrocknet. Es stellt sich die physiologische Schweißbildung des linken Fußes dar.

A-2.48 Sympathische Innervation der Haut

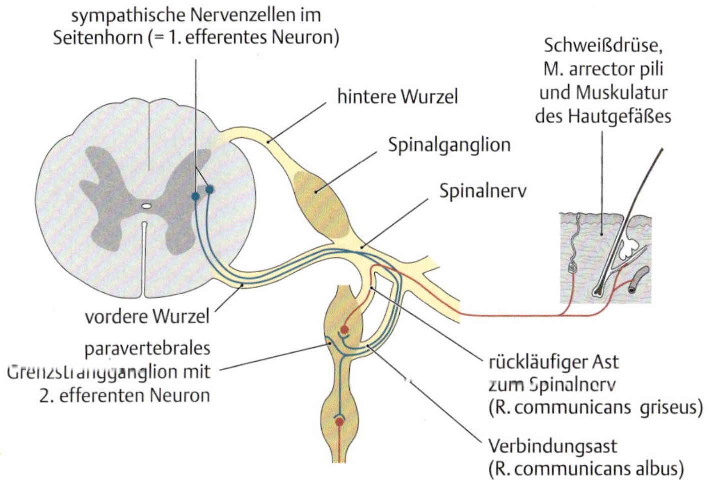

Die sympathischen Fasern legen sich nach Umschaltung im Grenzstrangganglion dem peripheren Nerv zur Innervation der Schweißdrüsen, kleinen Hautgefäße und der Mm. arrectores pilorum an.

A-2.48

Eine **zentrale Schweißsekretionsstörung** als Symptom eines **zentralen Horner-Syndroms** (S. 32 u. Tab. **A-2.3**) findet sich regelmäßig bei einem Infarkt der dorsolateralen Medulla oblongata, dem Wallenberg-Syndrom (S. 383), aber auch bei ausgedehnten Infarkten im Versorgungsbereich der A. cerebri media: Da die hypothalamischen Projektionen nicht kreuzen, ist die homolaterale Körperhälfte betroffen.

Läsionen der hypothalamischen Projektionen (dorsolaterales Oblongata-Syndrom, Media-Infarkt) verursachen eine homolaterale Hemianhidrose bei **zentralem Horner-Syndrom** (S. 32 u. Tab. **A-2.3**).

Eine hohe **Querschnittlähmung** mit beidseitiger Unterbrechung der Sympathikusbahn hat einen **Ausfall der zentralen Sudorisekretion** und Vasomotorik mit der Gefahr der Hyperthermie zur Folge (S. 115). Läsionen im spinalen Sympathikus-Kerngebiet für die Schweißsekretion (Th 3 – L 2) bewirken eine Anhidrose unterhalb und eine kompensatorische Hyperhidrose oberhalb der betroffenen Region. Sofern das sympathische Zentrum im Thorakalmark nicht vollständig zerstört ist, wird die Schweißsekretion unterhalb der Läsion durch Berührungs-, Schmerz- und Temperaturreize sowie viszerale Stimuli, wie z. B. eine überdehnte Harnblase, reflektorisch über den spinalen Reflexbogen ausgelöst (Tab. **A-2.16**). Zudem ist bei Läsionen oberhalb von Th 6 die sympathische Innervation des Herzens gestört. Das Überwiegen des Vagotonus birgt die Gefahr einer Bradykardie und gastrointestinaler Ulzerationen.

Komplette **Querschnittläsionen** im Thorakalmark sind mit einem Ausfall der zentralen Schweißregulation verbunden (S. 115). Die pharmakogene und reflektorische Schweißsekretion ist jedoch unterhalb der Läsion erhalten (Tab. **A-2.16**).

Ein Wurzelausriss einzelner Spinalnerven verursacht keine Schweißsekretionsstörung, da sich deren Versorgungsbereiche überlappen (Abb. **A-2.49**). Demgegenüber kommt es bei isolierten **Grenzstrangläsionen** immer zu einer Anhidrose.

Während ein Wurzelausriss der **Spinalnerven** oberhalb von Th 3 und unterhalb von L 2 keine Schweißsekretionsstörung verursachen kann, weil diese Wurzeln keine sudorisekretorischen Fasern führen, ist der zu erwartende Ausfall der Schweißbildung bei Ausriss einzelner Wurzeln in Höhe Th 3 – L 2 nicht objektivierbar, da sich die Versorgungsbereiche überlappen (Abb. **A-2.49**). Demgegenüber kommt es bei isolierten **Grenzstrangläsionen** immer zum Ausfall des thermoregulatorischen und pharmakogenen Schwitzens. Häufigste Ursache ist eine karzinomatöse Infiltration.

Eine Quadrantenanhidrose bei **peripherem Horner-Syndrom** ist durch eine Läsion des Ganglion stellatum bedingt. Die Ausdehnung der Schweißsekretionsstörung lässt auf die Höhe der Läsion im Verlauf des Grenzstrangs schließen (Tab. **A-2.3**, S. 30).

Eine Quadrantenanhidrose bei **peripherem Horner-Syndrom** ist durch eine Läsion des Ganglion stellatum, in dem sowohl sudorisekretorische Fasern für den oberen Körperquadranten (Th 3 – Th 4, Abb. **A-2.49**) als auch pupillomotorische Fasern (C 8 – Th 2, vgl. Abb. **A-2.46**) verlaufen, bedingt und kann erstes Symptom eines Lungenspitzenkarzinoms sein (Pancoast-Tumor, Tab. **A-2.6**). Beschränkt sich die Anhidrose bei peripherem Horner-Syndrom auf das Gesicht, ist die Läsion weiter kranial im Bereich des Ganglion cervicale superius zu suchen (s. auch Tab. **A-2.3**).

Eine periphere **Nervendurchtrennung** geht mit Anhidrose im Bereich der Sensibilitätsstörung einher. Bei partieller Nervenverletzung überwiegt die autonome Störung. So z. B. bei dem **komplexen regionalen Schmerz-Syndrom** mit Ödem, Schweißsekretions-, Thermoregulationsstörung und Vasomotorenlähmung.

Bei einer peripheren **Nervenläsion** (traumatisch oder kompressionsbedingt, im Rahmen einer Polyneuropathie) stimmt das anhidrotische Areal mit dem der Sensibilitätsstörung überein. Die Denervierung zieht eine Atrophie der Haut, Hyperkeratosen und schmerzlose Ulzera nach sich. Bei partiellen Nervenverletzungen überwiegt der Sympathikusausfall. Charakteristisches Beispiel ist das sogenannte **komplexe regionale Schmerz-Syndrom** (S. 567). Im Vordergrund stehen ödematöse Schwellung, Schweißsekretions- und Thermoregulationsstörung. Als Folge der Vasomotorenlähmung nehmen die diffusen, in der Tiefe empfundenen Schmerzen bei Herabhängen der Extremität zu. Die autonomen Störungen betreffen den gesamten distalen Extremitätenabschnitt.

A-2.49

A-2.49 Gliederung der sympathischen Innervation der Haut (linke Körperhälfte) im Vergleich zur segmentalen sensiblen Innervation (rechte Körperhälfte)

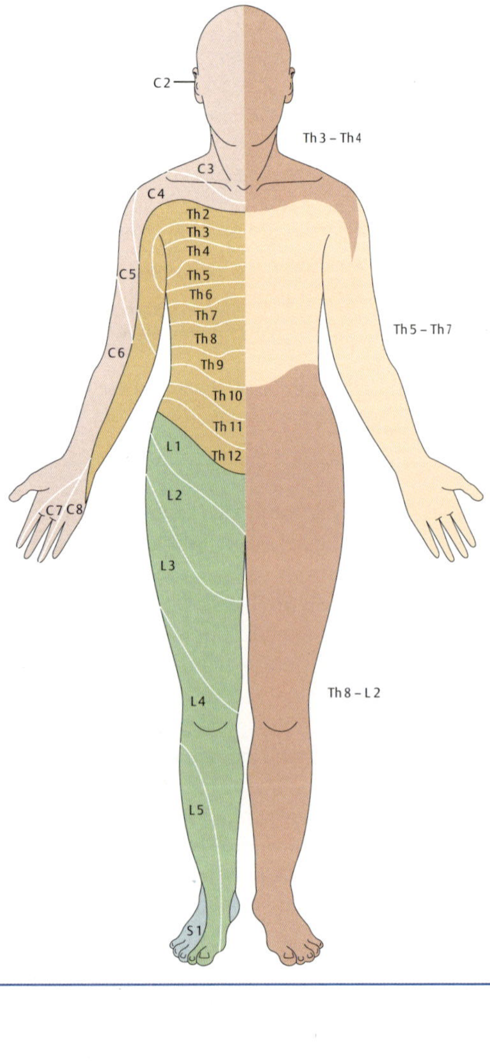

Schweißsekretionsstörungen halten sich nicht an das Schema der segmentalen sensiblen Innervation, sondern erstrecken sich über größere Körperabschnitte, da die den Rückenmarksegmenten Th 3 – L 2 entstammenden Fasern über den Grenzstrang verteilt werden.

Ein vermehrtes Schwitzen an Händen, Füßen, in den Achselhöhlen und im Gesicht ist in der Regel psychisch bedingt. Jedoch kann eine **Hyperhidrose** der Füße auch im Anfangsstadium einer Polyneuropathie zusammen mit vasomotorischen und sensiblen Ausfällen auftreten, bevor sich eine Hypo- bis Anhidrose einstellt. Auch die Parkinson-Krankheit weist neben einer vermehrten Talgproduktion („Salbengesicht") eine Hyperhidrose und Hyperthermie auf (S. 193).
Eine Ausnahme unter den verschiedenen cholinerg vermittelten Arten des Schwitzens bildet der **„kalte Schweiß"** im Schock. Als Folge einer massiven Adrenalinausschüttung wird das in den Schweißdrüsenausgängen befindliche Sekret herausgepresst, eine Stimulation der Schweißdrüsen erfolgt aber nicht.

Unter psychischen Einflüssen kommt es zur **Hyperhidrose** an Händen, Füßen, Axilla und im Gesicht. Eine generalisierte Hyperhidrose findet sich z. B. auch bei der Parkinson-Krankheit.

Der **„kalte Schweiß"** im Schock ist eine adrenerge Reaktion; eine Stimulation der Schweißdrüsen erfolgt dabei nicht.

2.7.2 Störungen der Blasen-, Mastdarm- und Genitalfunktion

2.7.2 Störungen der Blasen-, Mastdarm- und Genitalfunktion

► **Definition.** Miktions-, Defäkations- und Sexualfunktionsstörungen sind Folge einer Schädigung der zentralen autonomen Zentren der spinalen sympathischen und parasympathischen Kerngebiete oder der peripheren autonomen Ganglien und Nerven. Die spinalen Reflexvorgänge sind über zentralnervöse Efferenzen willkürlich zu beeinflussen.

► Definition.

Miktions- und Defäkationsstörung

Untersuchung: Die Patienten klagen entweder über eine Harn- bzw. Stuhlverhaltung (Retentio urinae bzw. alvi) oder unwillkürlichen Urin- bzw. Stuhlabgang (Incontinentia urinae bzw. alvi). Die **Harnretention** ist empfindungslos oder schmerzhaft bzw. mit starkem Harndrang verbunden. Gleichzeitig kann eine Harninkontinenz mit intermittierend unwillkürlichem Abgang kleiner Urinmengen (Incontinentia intermittens) bzw. ständigem Harnträufeln (Incontinentia permanens) bestehen. Kontinuierlicher Urinabgang bei unvollständiger Blasenentleerung wird paradoxe Inkontinenz oder Ischuria paradoxa genannt. Darüber hinaus kommt eine unwillkürliche intermittierende Harninkontinenz bei vollständiger Blasenentleerung vor, der ein plötzlich einsetzender starker Harndrang schon bei geringer Blasenfüllung (imperativer Harndrang) vorausgehen kann (Dranginkontinenz).
Die Sensibilität der lumbosakralen Dermatome sowie Kremaster- (L 1 – L 2), Bulbokavernosus- (S 3 – S 4) und Analreflex (S 3 – S 5) müssen gezielt geprüft werden. Bei der rektalen Untersuchung fällt ein verminderter oder erhöhter Tonus des Analsphinkters (S 2) auf. Die Bestimmung der **Restharnmenge** durch Sonografie oder Katheterisieren informiert über das Ausmaß einer Retention. Die einfache Zystomanometrie weist eine Detrusorhyperreflexie nach, die kombinierte urodynamisch-elektromyografische Untersuchung eine Dyssynergie des M. detrusor und M. sphincter vesicae externus.

Untersuchung: Anamnestisch ist nach einer **Harnverhaltung** (Retentio urinae) mit oder ohne Harndrang zu fragen. Unwillkürlicher Urinabgang (Incontinentia urinae) tritt intermittierend oder kontinuierlich auf. Als Dranginkontinenz bezeichnet man eine unwillkürliche Blasenentleerung, der ein starker (imperativer) Harndrang unmittelbar vorausgeht.

Bei der Untersuchung ist auf Sensibilitätsstörungen in den lumbosakralen Segmenten und Verlust von Kremaster-, Bulbokavernosus- und Analreflex zu achten.

Ätiopathogenese: Miktion und Defäkation werden parasympathisch, sympathisch und zentralnervös gesteuert. Zur Harnblaseninnervation siehe Abb. **A-2.50**. Einen Überblick über die Symptomatik der häufigsten Blasenstörungen in Abhängigkeit von der Läsion gibt Tab. **A-2.17**.
Ist die kortikale oder die über die Stammganglien vermittelte Hemmung aufgehoben, bestehen imperativer Harndrang und Dranginkontinenz. Die Blasenentleerung erfolgt bereits bei mäßiger Füllung (Pollakisurie) ungehemmt aufgrund der **Detrusorhyperaktivität**. Ursachen sind zerebrale Ischämien, zentrale degenerative Erkrankungen wie Parkinson-Krankheit, Normaldruck-Hydrozephalus, Demenz sowie eine Multiple Sklerose meist bei längerem Krankheitsverlauf, Frontalhirnläsion (z. B. Aneurysmablutung) oder Mantelkantenläsion (z. B. Tumor).
Eine akute komplette **Querschnittlähmung** führt im Stadium des spinalen Schocks (S. 115) zur vollständigen schlaffen Blasenlähmung mit Retentio urinae und Überlaufblase; die Magen-Darm-Peristaltik ist aufgehoben. Wenn sich im Verlauf eine Paraspastik der Beine entwickelt, kommt auch der spinale Reflexbogen für die Miktion in Gang. Dann kontrahiert sich der M. detrusor **reflektorisch** auch bei geringer Blasenfüllung (automatische Blasenentleerung). Jedoch setzt die spastische Tonuserhöhung des M. sphincter externus (quer gestreifte Muskulatur) der vollständigen Entleerung Widerstand entgegen. Folge dieser **Detrusor-Sphinkter-Dyssynergie** ist

Ätiopathogenese: Zur Harnblaseninnervation siehe Abb. **A-2.50**, zu den häufigsten Blasenstörungen Tab. **A-2.17**.

Der Ausfall der kortikalen bzw. subkortikalen **Hemmung** hat eine Detrusorhyperaktivität zur Folge. Bereits bei mäßiger Blasenfüllung bestehen imperativer Harndrang und Dranginkontinenz.

Bei akuter **Querschnittlähmung** besteht im Stadium des spinalen Schocks eine Retentio urinae et alvi. Wenn mit Einsetzen der Spastik auch der spinale Reflexbogen in Gang kommt, entwickelt sich eine automatische **Reflexblase**. Folge der **Detrusor-Sphinkter-Dyssynergie** (Behinderung der Detrusoraktivität durch spastische Tonuserhöhung des Sphinkters) ist eine intermittierende Inkontinenz.

⊙ A-2.50

⊙ A-2.50 **Verlauf efferenter und afferenter Bahnen der Harnblaseninnervation**

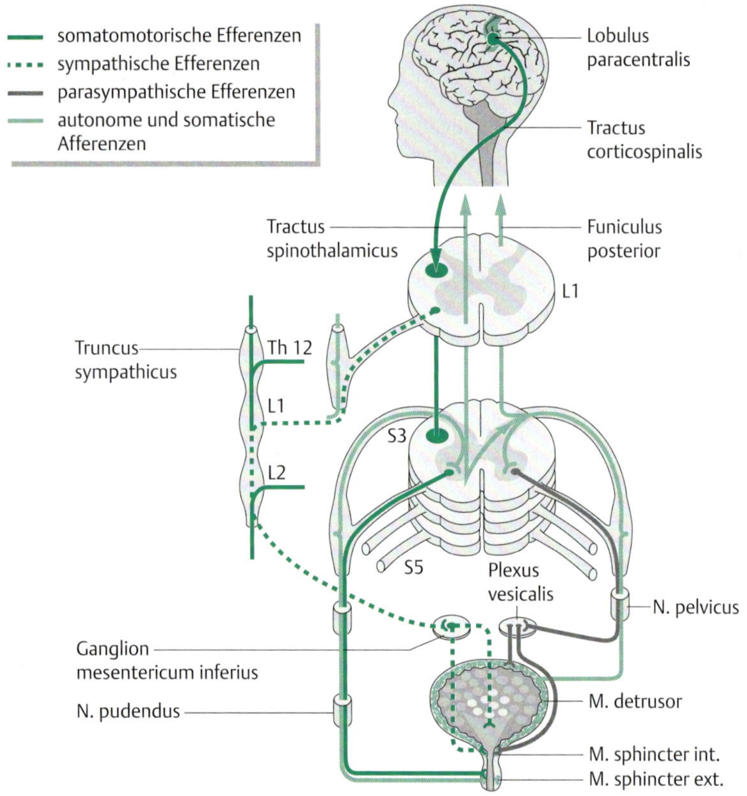

Die Miktion erfolgt automatisch über den spinalen Reflexbogen („sakrales Blasenzentrum") unter Beteiligung parasympathischer, sympathischer und somatischer Fasern. Die Füllung der Harnblase (ab ca. 150 ml) wird über Dehnungsrezeptoren aus der Blasenwand vermittelt. Die Afferenzen werden pontin („pontines Blasenzentrum") umgeschaltet. Efferenzen verlaufen über den Tractus reticulospinalis zur sympathischen Kernsäule in Höhe von Th 12 – L 2 einerseits und zum spinalen parasympathischen Zentrum (S 2 – S 4) andererseits. Der Reflex unterliegt hemmenden Einflüssen aus dem Kortex (Lobulus paracentralis und Frontalhirn), den Stammganglien und dem Hypothalamus. Die Miktion erfolgt durch Tonusminderung der Beckenbodenmuskulatur, „Öffnung" des Blasenhalses (M. sphincter internus) und aktive Erschlaffung des M. sphincter externus (somatisch innerviert und damit willkürlich unterbrechbar); die parasympathisch vermittelte Detrusorkontraktion entleert die Blase.

eine intermittierende Inkontinenz mit unwillkürlichem Abgang kleiner Urinmengen. Die willkürliche Steuerung ist ebenso wie der Harndrang aufgehoben; Miktion und Defäkation müssen mithilfe der Bauchpresse oder manipulativ in Gang gesetzt werden. Bei einer progredienten **inkompletten spinalen Läsion**, wie z. B. bei Multipler Sklerose, zervikaler Myelopathie oder Tumorkompression, kann der Harndrang erhalten sein, oft als imperativer Harndrang mit Dranginkontinenz.

Bei Schädigungen des **spinalen parasympathischen Zentrums** und bei **Denervierung** der Blase kann sich keine Reflextätigkeit entwickeln. Die **Detrusorareflexie** führt zur Harnretention mit großem Restharnvolumen und Überlaufblase. Infolge kurzer unausgiebiger Kontraktionen der Blasenwand (autonome Blase) besteht eine paradoxe Inkontinenz. Häufigste Ursachen einer peripheren neurogenen Blasenlähmung sind ein Kauda-Syndrom und eine autonome Neuropathie.

Weder bei einer Schädigung des **spinalen parasympathischen Zentrums** noch bei einer **Denervierung** der Blase infolge peripherer Nervenläsion kann sich eine Reflextätigkeit entwickeln. Ein **hypokontraktiler Detrusor** (Detrusorareflexie) geht mit großem Restharnvolumen einher und führt zur Überlaufblase bei schmerzloser Harnretention. Meist sind mit steigendem intravesikalem Druck noch kurze unausgiebige Kontraktionswellen des Detrusors möglich (autonome Blase). Der Abgang kleiner Harnmengen kann nicht kontrolliert werden, andererseits kommt es weder willkürlich noch unwillkürlich zur vollständigen Miktion (paradoxe Inkontinenz). Das parasympathische Blasenzentrum ist bei einem Tumor des Conus medullaris oder bei Spina bifida direkt betroffen. Wesentlich häufiger sind periphere Läsionen bei einem Kauda-Syndrom infolge medialen Bandscheibenvorfalls und bei autonomer Neuropathie (besonders bei diabetischer Polyneuropathie). Eine isolierte Schädigung des N. pudendus ist oft iatrogen nach perianalen oder gynäkologischen Operationen.

≡ A-2.17 Die häufigsten neurogenen Blasenstörungen

Neurogene Blasenstörung	Läsionsort	Retention/Inkontinenz	Harndrang	Willkürliche Miktion	Restharn
Detrusorhyperaktivität (ungehemmte Blase)	kortikal oder subkortikal (oberhalb des pontinen Blasenzentrums)	Blasenkapazität häufig reduziert, Dranginkontinenz, Pollakisurie	imperativ	gestört	keiner
Detrusor-Sphinkter-Dyssynergie (Reflexblase)	spinal (unterhalb des pontinen, oberhalb des sakralen Blasenzentrums)	Blasenkapazität reduziert, intermittierende Inkontinenz	fehlt	aufgehoben oder beeinträchtigt mit Startschwierigkeiten und häufig unterbrochenem Harnstrahl	wenig
hypokontraktiler Detrusor (autonome Blase)	peripher (im und unterhalb des sakralen Blasenzentrums)	schwacher Harnstrahl, Harnretention mit Überlaufblase, paradoxe Inkontinenz (Inkontinenz bei unvollständiger Blasenentleerung)	fehlt	beeinträchtigt bis aufgehoben	viel

Latente Miktions- und Defäkationsstörungen werden **medikamentös** durch parasympathisch oder sympathisch wirkende Substanzen und Muskelrelaxanzien verstärkt. Entsprechende Pharmaka können andererseits zur Beeinflussung neurogener Blasenstörungen therapeutisch eingesetzt werden.

Latente Miktions- und Defäkationsstörungen werden medikamentös verstärkt.

Sexualfunktionsstörung

Untersuchung: Nach Störungen der Sexualfunktion ist gezielt zu fragen. Als neurologisches Symptom kommen sie selten isoliert, häufiger als Teil eines komplexen Syndroms mit Miktions- und Defäkationsstörung vor. Beschwerdeangaben über „Impotenz" oder „Frigidität" sind nach sexueller Inappetenz, fehlender Erektion und Lubrikation (muköse Schleimhautsekretion), Ejakulation bzw. Kontraktionen von Vagina und Uterus und fehlendem intensiven Lustempfinden, dem Orgasmus, zu unterscheiden. Fragen zur Fertilität und bei der Frau zur Menstruation, insbesondere einer Amenorrhö, gehören hierzu. Ergibt sich ein Anhalt für eine psychogene Störung, muss eine ausführliche biografische Anamnese erhoben werden.
Bei der neurologischen Untersuchung müssen v. a. die Sensibilität und Reflexe (s. o.) im lumbosakralen Bereich geprüft werden. Auf Zeichen einer endokrinen Dysfunktion wie z. B. verminderte Sexualbehaarung und Gynäkomastie bzw. Hirsutismus und Amenorrhö ist ebenfalls zu achten. Entsprechend sind eine urologische bzw. gynäkologische sowie endokrinologische Abklärung indiziert.

Sexualfunktionsstörung

Untersuchung: Störungen der Sexualfunktion kommen häufig gemeinsam mit Miktions- und Defäkationsstörungen vor. Allerdings können degenerative sowie das limbische System betreffende Hirnerkrankungen die endokrinen Funktionen beeinträchtigen und zu isolierten sexuell-reproduktiven Störungen führen. Die Art der Sexualfunktionsstörung ist gezielt zu erfragen.

Auf Störungen der Sensibilität und Reflexe ist ebenso zu achten wie auf Zeichen einer endokrinen Dysfunktion.

Ätiopathogenese: Während die parasympathischen, sympathischen und zentralnervösen reflektorischen Vorgänge auf spinaler Ebene auch ohne Verbindung zu den zerebralen Zentren ablaufen können, ist der Antrieb zu sexueller Aktivität ebenso wie das Erleben des Orgasmus an die Intaktheit von Hypothalamus, limbischem System und den Verbindungen zu den spinalen Zentren gebunden. Degenerative **Hirnerkrankungen** gehen mit Verminderung der sexuellen Aktivität einher. Demgegenüber stellt sich bei Beteiligung des orbitalen Stirnhirns, wie z. B. bei frontotemporaler Demenz, eine allgemeine Enthemmung, darunter auch der Sexualität, ein (S. 190).
Eine ausgeprägte Hypersexualität mit Hyperphagie wurde von H. Klüver und P. C. Bucy (1937) nach bilateraler Temporallappenresektion bei Rhesusaffen beobachtet. Beim Menschen kann sich ein **Klüver-Bucy-Syndrom** nach beidseitiger Läsion der medialen Temporallappenanteile, z. B. nach Trauma, Herpes-simplex-Enzephalitis oder paraneoplastischer Enzephalopathie, entwickeln. Das Syndrom umfasst neben der gesteigerten Sexualität eine emotionale Verflachung und Furchtlosigkeit sowie einen Verlust mnestischer Leistungen bis zum demenziellen Abbau, ferner Aphasie und optische Agnosie.
Bei kompletter Querschnittlähmung kann es im Stadium des **spinalen Schocks** trotz Ausfalls der Sexualfunktionen zur Füllung der Schwellkörper des Penis durch die Vasoparalyse kommen (Pseudopriapismus). Mit Einsetzen des spinalen Reflexbogens sind vollständige Erektion und Ejakulation sowie vaginale und uterine Kontraktionen möglich, die unabhängig von emotionalen Einflüssen, sensibler und orgastischer Empfindung ablaufen. Bei der Frau kommen Wochen bis Monate nach der Läsion Ovulation und Menstruation wieder in Gang; eine Schwangerschaft und

Ätiopathogenese: Im Gegensatz zu Prozessen des orbitalen Stirnhirns, die mit einer allgemeinen Enthemmung einhergehen, verursachen die meisten degenerativen **Hirnerkrankungen** eine Verminderung der sexuellen Aktivität.

Eine ausgeprägte Hypersexualität und Hyperphagie sind Symptome des **Klüver-Bucy-Syndroms**, das nach bilateraler Temporallappenläsion auftritt.

Bei kompletter Querschnittläsion fallen im Stadium des **spinalen Schocks** die Sexualfunktionen aus. Mit Einsetzen des spinalen Reflexbogens sind vollständige Erektion und Ejakulation sowie vaginale und uterine Kontraktionen (damit auch der Geburtsvorgang) möglich.

Bei Multipler Sklerose überwiegen Erektions-, bei Shy-Drager-Syndrom Ejakulationsstörungen. Eine Degeneration der sensiblen Afferenzen z. B. bei **Polyneuropathien** hat meist den vollständigen Ausfall der Sexualfunktion zur Folge.

schmerzlose Entbindung sind selbst bei Unterbrechung der sympathischen Efferenzen möglich.
Unter den bei **Multipler Sklerose** häufigen Sexualfunktionsstörungen überwiegt die erektile Dysfunktion (Tab. **B-1.39**, S. 297). Insbesondere die diabetische **Polyneuropathie** ist häufige Ursache von Erektions- und Ejakulationsstörungen schon bei jungen Männern. Der erektilen Dysfunktion geht oft Zeugungsunfähigkeit voraus, da bei zunächst überwiegendem Befall der sympathischen Efferenzen und fehlender Kontraktion des M. sphincter vesicae internus die Ejakulation retrograd in die Harnblase erfolgt.

Endokrine Störungen, wie z. B. bei einer Temporallappenepilepsie, führen zu sexuellen und reproduktiven Störungen, die sich unter dem Einfluss von Medikamenten noch verstärken können.

Endokrine Störungen können sich bei zahlreichen zerebralen Erkrankungen manifestieren (hypothalamisch, hypophysär oder peripher sekretorisch), wie z. B. bei einer Temporallappenepilepsie (S. 530). Sie führen zu sexuellen und reproduktiven Störungen, die sich unter dem Einfluss von Pharmaka (z. B. Neuroleptika, Antidepressiva, Antihypertensiva, Antiepileptika) noch verstärken oder erst manifestieren können.

Sexualfunktionsstörungen haben jedoch überwiegend emotionale, situative, soziokulturelle Faktoren und psychische Ursachen.

Man darf jedoch nicht verkennen, dass die überwiegende Zahl der Sexualfunktionsstörungen auf emotionale, situative und soziokulturelle Faktoren sowie intrapsychische und interpersonelle Konflikte zurückzuführen ist.

2.8 Prüfung der Koordination und Artikulation

2.8 Prüfung der Koordination und Artikulation

2.8.1 Koordinationsstörung

2.8.1 Koordinationsstörung

▶ Definition.

▶ **Definition.** Die Koordination ist gestört, wenn das geordnete Zusammenspiel von Bewegung und Wahrnehmung verloren geht. Maß und Geschwindigkeit der Bewegungen geraten außer Kontrolle. Zielbewegungen, Haltung, Stand und Gang werden unsicher. Koordinationsstörungen treten v. a. bei Läsionen des Kleinhirns (zerebellare Ataxie), des Vestibularapparats (vestibuläre Ataxie) und der sensiblen Neurone (sensible Ataxie) auf.

Untersuchung

Stand und Gang

Untersuchung

Stand und Gang

Berichtet der Patient über Schwindel und Fallneigung, wird man ihn auf eine **Stand-** und **Gangataxie** hin untersuchen. Der Rumpf kann schon im Sitzen schwanken (Rumpfataxie); im Stehen bzw. Gehen verliert der Kranke das Gleichgewicht. Die Unfähigkeit zu stehen bzw. zu gehen wird als Astasie bzw. Abasie bezeichnet.

Der Patient klagt über Schwindel oder Gleichgewichtsstörungen, Fallneigung, Stand- und Gangunsicherheit. Er sucht nach Halt. Kann er nicht frei sitzen, spricht man von **Rumpfataxie**. Dieses spezifische Kleinhirnsymptom ist immer mit einer **Standataxie** verbunden: Der Rumpf schwankt derart, dass der Kranke das Gleichgewicht verliert. Ist der Stand bei geschlossenen Beinen nicht möglich, spricht man von Astasie. Eine **Gangataxie** erkennt man am breitbeinigen Gang und ausfahrenden, manchmal schleudernden Bewegungen der unteren Extremitäten. Die Unfähigkeit zu gehen wird als Abasie bezeichnet. Eine diskrete Stand- und Gangataxie kann erst bei gezielter Untersuchung (Einbeinstand, Seiltänzergang, Blindgang) aufgedeckt werden.

Zur Unterscheidung einer sensiblen von einer zerebellaren Ataxie dient der **Romberg-Versuch**: Nimmt das Schwanken bei geschlossenen Augen bis zur Fallneigung zu, so liegt eine **sensible Ataxie** vor (Romberg-Zeichen positiv). Demgegenüber ist die **zerebellare Ataxie** von optischer Kontrolle unabhängig (Romberg-Zeichen negativ).

- **Romberg-Versuch:** Der Patient steht bei eng zusammenstehenden Füßen mit geschlossenen Augen. Nimmt das Schwanken bis zur Fallneigung zu, so ist das Romberg-Zeichen als Ausdruck einer **sensiblen Ataxie** positiv.
  Ein anamnestischer Hinweis ist oft schon die Angabe des Patienten, bei Dunkelheit wesentlich unsicherer zu gehen. Im Gegensatz zur **zerebellaren Ataxie** kann die sensible Ataxie durch optische Kontrolle weitgehend kompensiert werden. Eine zu einer Seite gerichtete Fallneigung, die sich bei offenen Augen reproduzieren lässt, weist auf eine gleichseitige vestibuläre Läsion hin. Leichtes Schwanken ist physiologisch. Es sistiert, ebenso wie ein grobes psychogenes Schwanken, sobald man den Patienten ablenkt.

Der **Unterberger-Tretversuch** ist positiv, wenn beim Gehen auf der Stelle eine seitenkonstante Körperdrehung um mehr als 45° erfolgt (Abb. **A-2.51**).

- **Unterberger-Tretversuch:** Der Patient wird aufgefordert, bei geschlossenen Augen 50 Mal auf der Stelle zu treten. Bei der Untersuchung ist darauf zu achten, dass er sich weder an optischen noch akustischen Außenreizen orientieren kann. Eine Körperdrehung um bis zu 45° ist physiologisch (Abb. **A-2.51**). Eine darüber hinausgehende seitenkonstante Drehung lässt auf eine homolaterale Vestibularis- oder Kleinhirnläsion schließen.

A-2.51 Unterberger-Tretversuch

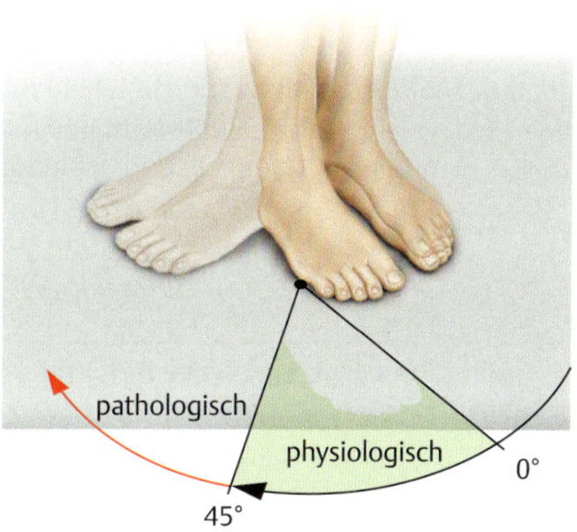

Eine pathologische Drehung (>45°) gilt als Hinweis auf eine homolaterale Kleinhirn- oder Labyrinthschädigung.

A-2.51

Zielbewegungen

Zielbewegungen werden mithilfe **von Zeigeversuchen untersucht, die der Patient bei geschlossenen** Augen vornehmen soll:

- **Finger-Nase-Versuch (FNV):** Der Patient wird aufgefordert, in langsamer, bogenförmiger Bewegung mit dem Zeigefinger die Nase zu treffen. Verfehlt der Finger das Ziel, so spricht man von **Dysmetrie**, schießt er über das Ziel hinaus, von **Hypermetrie**. Meist ist gleichzeitig ein **Intentionstremor** zu beobachten (Abb. **A-2.52**). Dieselben Befunde erhebt man, wenn der Patient die Zeigefingerspitzen über dem Kopf oder vor der Brust zusammenführt.
- **Bárány-Zeigeversuch:** Der Patient zielt zunächst bei offenen, dann geschlossenen Augen mit dem Zeigefinger von oben auf den vorgehaltenen Finger des Untersuchers. Zeigt er konstant daneben, ist eine gleichseitige Kleinhirn- oder Vestbularisläsion anzunehmen.
- **Knie-Hacke-Versuch (KHV):** Der Patient soll im Liegen die Ferse auf die Kniescheibe des anderen Beins aufsetzen. Bei einer Ataxie der unteren Extremitäten beobachtet man eine Dysmetrie bzw. eine Hypermetrie oder einen Intentionstremor (s. u.).

Zielbewegungen

Zeigeversuche bei geschlossenen Augen:

Finger-Nase-Versuch (FNV): Verfehlt der Finger das Ziel, so spricht man von **Dysmetrie**, schießt er über das Ziel hinaus, von **Hypermetrie**. Gleichzeitig beobachtet man meist einen **Intentionstremor** (Abb. **A-2.52**).

Der **Bárány-Zeigeversuch** ist pathologisch, wenn der Finger konstant aus der Vertikalebene abweicht.

Der **Knie-Hacke-Versuch** (KHV) deckt eine Ataxie der Beine auf.

A-2.52 Finger-Nase-Versuch

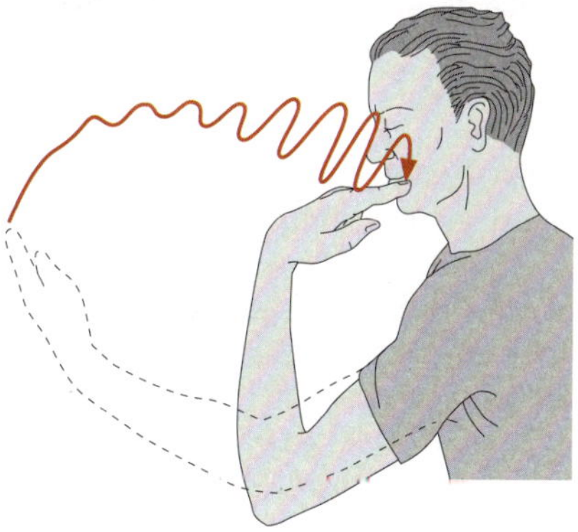

Die Zielbewegung ist hypermetrisch und mit zunehmendem Zittern (Intentionstremor) verbunden. Der Befund spricht für eine zerebellare Ataxie.

A-2.52

Feinmotorik

Diadochokinese: Man lässt den Patienten Supinations-/Pronationsbewegungen der Hände ausführen. Die Fähigkeit zu raschen, rhythmisch-alternierenden Bewegungen (Eudiadochokinese) ist bei Paresen, zerebellarer Ataxie und extrapyramidalen Hyperkinesen gestört oder aufgehoben (**Dysdiadochokinese**, **Adiadochokinese**). Wenn die Diadochokinese verlangsamt ist, wie bei einer Tonuserhöhung der Muskulatur (Spastik, Rigor), spricht man von **Bradydiadochokinese**. Die Feinmotorik der Finger prüft man durch rasch aufeinanderfolgendes Tippen aller Finger einer Hand auf den gleichseitigen Daumen.

Feinmotorik

Eine Störung der Feinmotorik liegt vor, wenn antagonistische Handbewegungen (Pro-/Supination) gehemmt, verlangsamt oder aufgehoben sind:

- **Dysdiadochokinese**
- **Adiadochokinese**
- **Bradydiadochokinese**

Ein pathologisches **„Rebound-Phänomen“** (Rückprall-Phänomen) ist durch mangelnde Abbremsung einer Bewegung infolge ungenügender oder verspäteter Antagonisteninnervation bedingt. Die Störung spricht für eine zerebellare Läsion.

„Rebound-Phänomen“: Mit dem „Rebound-“ oder Rückprallphänomen wird ebenfalls das gestörte Zusammenspiel von Agonisten und Antagonisten erfasst. Man beobachtet die mangelnde Abbremsung einer Bewegung durch nicht rechtzeitig einsetzende Antagonisteninnervation. Der Patient soll den ausgestreckten Arm gegen den Widerstand des Untersuchers hochhalten. Fällt der Widerstand plötzlich weg, erfolgt normalerweise eine leicht federnde Bewegung zurück in die Halteposition. Kommt es zu einem überschießenden Rückstoß, ist eine Kleinhirnläsion anzunehmen.

Tremor

▸ Definition.

Tremor

▸ **Definition.** Tremor ist eine rhythmische Oszillation bei wechselnder Aktivität von Agonisten und Antagonisten.

Untersuchung: Man unterscheidet einen **Ruhe**- von einem **Aktionstremor**.

- Der **Ruhetremor** sistiert bei Willkürbewegungen (Beispiel Parkinson-Krankheit, S. 196)
- Der **Aktionstremor** tritt als hochfrequenter **Haltetremor** oder bei gezielten Bewegungen als niederfrequenter **Intentionstremor** in Erscheinung.

Ein typischer **Haltetremor** ist der familiäre benigne **essenzielle Tremor**, der bei Willküraktivität zunimmt.

Der **Intentionstremor** kommt bei Kleinhirnläsionen vor. Man beobachtet zugleich eine Dysmetrie der Zeigeversuche (s. Abb. **A-2.52**).

Der **dystone Tremor** tritt als Haltetremor und als einfacher Bewegungstremor auf (Kopf-Stimm- oder Handtremor bei Dystonie; s. auch Grafospasmus S. 212).

Untersuchung: Man unterscheidet einen **Ruhe**- und **Aktionstremor**. Von Ruhetremor spricht man, wenn bei fehlender Willkürbewegung ein Zittern zu beobachten ist, das unter gesteigerter Aufmerksamkeit zunimmt und bei Beginn einer Willkürbewegung unterdrückt wird. Ein Aktionstremor lässt sich unterteilen in den Haltetremor, der bei einer Aktivität gegen die Schwerkraft auftritt, und in einen Intentionstremor, der bei gezielten Bewegungen einsetzt. Ein pathologischer Tremor wird ebenso wie der diskrete physiologische Tremor affektiv verstärkt. Das grobschlägige psychogene Zittern zeigt wechselnde Frequenzen und lässt sich durch Ablenken des Patienten, z. B. durch kontralaterales Taktschlagen, vollständig unterbrechen.

- **Ruhetremor:** Charakteristisch ist ein Zittern der Extremitäten, das bei willkürlicher Muskelaktivität sistiert. Ein Ruhetremor der Hände zeigt sich besonders deutlich am sitzenden Patienten, wenn dieser die Hände auflegt. Klassisches Beispiel ist der Parkinson-Tremor mit einer Frequenz von 4 – 6 Hz (s. S. 196)
- **Aktionstremor:** Bei Aktivitäten gegen die Schwerkraft, wie z. B. bei den Halteversuchen (S. 50), tritt der feinschlägige physiologische Tremor als hochfrequenter **Haltetremor** (6 – 12 Hz) in Erscheinung. Durch gezielte Bewegungen wird der niederfrequente **Intentionstremor** (5 Hz) hervorgerufen.

Ein typischer **Haltetremor** mit einer Frequenz von 5 – 10 Hz ist der familiäre benigne **essenzielle Tremor**, der bei Willküraktivität zunimmt. Er wird mit wechselnder Penetranz dominant vererbt und setzt schon in der Adoleszenz ein. Im höheren Lebensalter (sog. seniler Tremor) nimmt die Tremoramplitude zu, während die Frequenz abnimmt. In 90 % der Fälle sind die Hände betroffen, in 30 % auch der Kopf. Die Patienten können oft nur mit einem Strohhalm trinken. Es kommen leichte Selbstverletzungen vor. Richtungsweisend sind das rasche und vorübergehend vollständige Sistieren des Zitterns nach Konsum kleiner Alkoholmengen und das oft gute Ansprechen auf die Therapie mit einem Beta-Rezeptorenblocker oder Primidon.

Der seltene **orthostatische Tremor** weist eine hohe Frequenz (12 Hz) auf, manifestiert sich ausschließlich im Stehen an den Beinen und am Rumpf, um beim Gehen zu verschwinden.

Demgegenüber wird der **Intentionstremor** durch Willkürbewegungen provoziert. Meist lässt sich dieser Aktionstremor bei Zielbewegungen beobachten: Die regelmäßige sinusoidale Amplitude nimmt mit Annäherung an das Ziel zu (s. Abb. **A-2.52**). Das Zittern ist zerebellaren Ursprungs. Es kann bei einer Frequenz unter 4 – 5 Hz grobschlägig bis zur Titubation („Wackeltremor“) sein und zu Selbstverletzungen führen.

Der **dystone Tremor** ist ein Aktionstremor, der mit einer Frequenz < 7 Hz als Haltetremor und bei ungerichteten Muskelaktivitäten als einfacher Bewegungstremor in einer Körperregion auftritt, die gleichzeitig eine Dystonie aufweist. Man beobachtet einen unwillkürlichen Kopf-Stimm- oder Handtremor (s. auch Grafospasmus S. 212).

Eine Sonderform ist der Gaumensegeltremor, der als idiopathischer oder symptomatischer Tremor vorkommt, letzterer nach Hirnstammläsion. Bei Inspektion der Mundhöhle sieht man rhythmische Kontraktionen des M. levator palatini. Die Kehlkopfmuskulatur kann mitbeteiligt sein. Fast alle Patienten mit idiopathischem Gaumensegeltremor leiden unter einem typischen Tinnitus (Klickgeräusch).

Ätiopathogenese von Koordinationsstörungen

Tremor und Ataxie: Das physiologische Zittern wird mittels β-adrenerger Aktivität, z. B. unter Angst, bei Thyreotoxikose oder Hypoglykämie verstärkt. Hierzu gehören auch der Tremor beim Alkohol-Entzugs-Syndrom und der pharmakogene Tremor nach Einnahme von trizyklischen Antidepressiva, Lithium, Antiepileptika u. a. Zum „flapping tremor“, der auf einem akuten Verlust des Haltetonus mit reflektorischer Korrekturbewegung beruht, siehe hepatische Enzephalopathie (S. 242). Bei Polyneuropathien kann ein Zittern als Haltetremor auftreten, der auch durch einfache, ungezielte Bewegungen hervorgerufen wird (Bewegungstremor).
Die Art der Koordinationsstörung ist vom Ort der Läsion abhängig. Eine Ataxie ist das häufigste **zerebellare** Symptom. Daneben finden sich ein Tremor, Muskelhypotonus, Nystagmus und eine Dysarthrie (s. u.).

- Eine einseitige **Hemisphärenläsion des Kleinhirns** verursacht homolateral ein Abweichen und Oszillieren der Extremitäten in den Halteversuchen. Der Muskeltonus ist herabgesetzt. Die Extremitätenataxie führt zur Gangunsicherheit und Dys- oder Hypermetrie mit Intentionstremor. Auch die Feinmotorik ist homolateral gestört (Dysdiadochokinese, Adiadochokinese), das „Rebound-Phänomen“ ist pathologisch. Im Bárány-Zeigeversuch fällt ein konstantes Richtungsabweichen, im Unterberger-Tretversuch eine ausgeprägte Drehtendenz zur Herdseite auf. Gleichzeitig besteht meist eine Dysarthrophonie (s. u.).
- **Läsionen des Kleinhirnwurms** führen neben Muskelhypotonie und Nystagmus zu einer Rumpfataxie mit unsicherem Schwanken. Die Zielbewegungen sind weniger beeinträchtigt.

Häufigste Ursache einer **zerebellaren Ataxie** ist die akute Alkoholintoxikation. Die gleichen Symptome werden bei einer Überdosierung mit Antiepileptika (Phenytoin, Carbamazepin) beobachtet. Kleinhirnatrophien (z. B. bei chronischer Alkoholkrankheit oder als paraneoplastisches Syndrom) und umschriebene Kleinhirnläsionen (Infarkt, Blutung, Tumor) sind weitere Ursachen. Die Multiple Sklerose (S. 295) kann ebenso wie einige degenerative Systemerkrankungen (z. B. Heredoataxien, S. 226) sowohl Zeichen einer zerebellaren als auch einer spinalen sensiblen Ataxie aufweisen.
Eine „spinale“ **sensible Ataxie** lässt sich aufgrund des gestörten Vibrations- und Lageempfindens (S. 71) sicher diagnostizieren. Entzündliche und metabolisch/toxische Schädigungen der Hinterstränge des Rückenmarks bzw. der peripheren Nerven (z. B. Tabes dorsalis, S. 269, funikuläre Myelose, S. 246, sensible Polyneuropathien, S. 470) kommen als Ursachen infrage.
Bei **einseitiger Läsion des Vestibularapparats** treten folgende Koordinationsstörungen mit Richtungsabweichen auf:

- gerichtete Fallneigung,
- Zielverfehlen im Bárány-Zeigeversuch und
- erhebliche Drehung (> 45°) im Unterberger-Tretversuch.

Zu den Störungen der Feinmotorik bei Paresen und extrapyramidalen Hyperkinesen siehe S. 85 u. S. 50.
Psychogene Störungen der Koordination betreffen vorwiegend Gleichgewicht und Zielsicherheit; sie sind mit **psychogenem Tremor** wechselnder Frequenz, (phobischem) Schwindel und Fallneigung bis zur Ohnmacht verbunden. Diese Symptome manifestieren sich meist in einer kritischen biografischen Situation.
Subjektiv kreisen die Befürchtungen des Patienten um mögliche Gefahren für seine körperliche Gesundheit; psychomotorisch unruhig und unwillkürlich zitternd, nimmt er im Schwindelanfall (Angst!) nicht wahr, „worum es sich dreht“ (Vertigo): das Dilemma eines unbewussten Konflikts. So umgeht er unsicher-ataktisch die Konfliktlösung und schwankt, ambivalent in seinen Entschlüssen, bis scheinbar die Umwelt zu wanken beginnt und sich dreht.
Objektiv beobachtet man vegetative Angstsymptome (Tremor, Tachykardie, Hyperhidrosis) und funktionelle Gleichgewichtsstörungen: **Stand** und **Gang** sind zwar grob ataktisch und gelegentlich ohne Hilfen unmöglich (psychogene Astasie und Abasie), aber nach Ablenkung vorübergehend normal. Beim Gehen fällt eine übermäßige Muskelanstrengung (bis zum Zittern des gesamten Körpers) auf, die eine Höchstleistung der Koordination erfordert (z. B. Gehen mit gebeugten Kniegelenken auf den Zehenspitzen), während der Patient hyperventiliert oder die Luft anhält.

Ätiopathogenese von Koordinationsstörungen

Koordinationsstörungen finden sich am häufigsten als **zerebellare Ataxie**.

- Bei einseitiger **Kleinhirn-Hemisphärenläsion** beobachtet man neben Dysarthrophonie (s. u.) und Gangataxie eine Fallneigung zur Läsionsseite. Homolateral kommt es zu Muskelhypotonie, Gliedataxie, Dysmetrie, Intentionstremor und „Rebound-Phänomen“.
- Auffälligstes Symptom bei **Kleinhirnwurmläsionen** ist eine Rumpfataxie.

Ätiologisch kommen neben akuter und chronischer Intoxikation (z. B. Alkohol) Kleinhirnatrophie und -degeneration, umschriebene vaskuläre und tumoröse Prozesse, insbesondere die Multiple Sklerose in Betracht.

Die **„spinale“ sensible Ataxie**, die durch Läsion der Hinterstränge des Rückenmarks bedingt ist, geht immer mit einer Störung der Tiefensensibilität einher.

Fallneigung und pathologischer Bárány- und Unterberger-Versuch sind bei **einseitiger vestibulärer Läsion** zu beobachten.

Psychogene Störungen des Gleichgewichts sind ebenso abzugrenzen wie **psychogener Tremor**.

Der Kranke weiß in seiner Angst („Schwindel“) nicht, „worum es sich dreht“; er umgeht gleichsam ambivalent-ataktisch einen lebensgeschichtlichen Konflikt.

Stand und Gang, Feinmotorik und Schrift können grob ataktisch bzw. psychomotorisch gehemmt sein.

Die Zeigeversuche sind zwar dysmetrisch, aber selbst im Vorbeizeigen objektiv zielsicher. Zu weiteren psychosomatischen Aspekten s. S. 102.

Die Schrift wirkt oft unkoordiniert, die Feinmotorik ist bis zum psychogenen Schreibkrampf psychomotorisch gehemmt (s. a. dystoner Schreibkrampf, S. 212). Die Zeigeversuche sind zwar dysmetrisch, jedoch insofern objektiv zielsicher, als der Patient z. B. konstant an der Nase vorbei zeigt und ebenso konsequent wie exakt einen Mundwinkel trifft, während der Tremor sistiert. Funktionelle Koordinationsstörungen fallen auch bei neurologischen Begutachtungen auf, wenn körperliche und psychosomatische Beschwerden ausgestaltet werden (siehe „Psychosomatische Aspekte“, S. 102, ferner S. 545 – S. 548).

2.8.2 Dysarthrie und Dysarthrophonie

2.8.2 Dysarthrie und Dysarthrophonie

▶ Definition.

▶ Definition. Dysarthrien sind Störungen der Sprechmotorik mit ungenauer Lautbildung infolge von Läsionen des peripheren oder zentralen Nervensystems. Meist sind die Sprechatmung und damit auch die Stimmgebung (Phonation) beeinträchtigt, sodass man von Dysarthrophonie spricht. Die Artikulationsstörungen müssen von einer Aphasie oder Sprechapraxie abgegrenzt werden.

Diagnostik: Bei der Artikulationsprüfung achtet man auf Mundmotorik, Lautbildung, Phonation, Atmung (Abb. **A-2.53**) und darüber hinaus auch auf die Prosodie.

Diagnostik: Man beobachtet die Mundmotorik, die Qualität der Lautbildung (Konsonanten und Vokale), die Phonation und die Atmung (Abb. **A-2.53**) und achtet auch auf die Prosodie (Sprechrhythmus und -melodie). Diagnostisch hilfreich sind Sätze zum Nachsprechen wie z. B. „Die Katze tritt die Treppe krumm“, „Liebe Lilli Lehmann“ oder „Blaukraut bleibt Blaukraut und Brautkleid bleibt Brautkleid“.

A-2.53

A-2.53 Dysarthrophonie

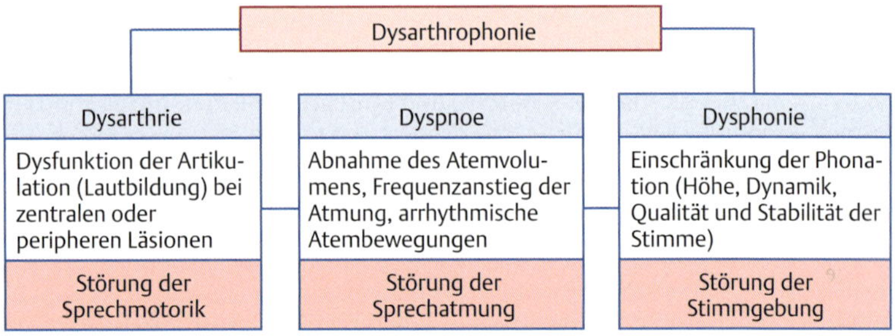

Dysarthrophonie als Kombination von Störungen der Lautbildung (Dysarthrie), Stimmgebung (Dysphonie) und Sprechatmung (Dyspnoe). Da die Sprechfunktionen an die motorischen Leistungen der Artikulation, Phonation und Respiration gebunden und bei den meisten neurogenen Sprechstörungen die Lautbildung und die Stimmgebung betroffen sind, beschreibt man diese Beeinträchtigungen mit dem Begriff „Dysarthrophonie“.

Ätiopathogenese: Zu den zahlreichen Ursachen sowie zu Art und Ort der Läsionen bei Dysarthrophonien siehe Tab. **A-2.18**. Bei Sprechstörungen sind meist Lautbildung, Stimmgebung und Atmung betroffen (Abb. **A-2.53**).

Bilaterale Hirnstammläsionen können zu vollständigen Lähmungen der Sprechmotorik mit Verlust der Lautbildung und Stimmgebung (Anarthrie und Aphonie) führen. Im Verlauf der **ALS** ist immer mit einer Dysarthrophonie zu rechnen (Bulbärparalyse). Die **Parkinson-Krankheit** geht häufig mit einer hypokinetisch-rigiden Dysarthrophonie einher, die **MS** mit einer ataktischen (zerebellaren) Dysarthrophonie.

Ätiopathogenese: Tab. **A-2.18** gibt einen Überblick über die vielfältigen Formen der Dysarthrophonie in Abhängigkeit von der Art und dem Ort der Läsion.
Bei neurogenen Sprechstörungen sind meist Lautbildung, Stimmgebung und Atmung betroffen (Abb. **A-2.53**). Eine reine Dysphonie als isolierte Störung der Stimmgebung ist sehr selten (zu spasmodischer Dysphonie und Stimmtremor bei Dystonie s. S. 210, zur psychogenen Aphonie s. S. 559).
Bilaterale **Hirnstammläsionen** können zu vollständigen Lähmungen der Sprechmotorik mit Verlust der Lautbildung und Stimmgebung (Anarthrie und Aphonie) führen. Im Verlauf der Bulbärparalyse bei **amyotrophischer Lateralsklerose (ALS)** ist immer mit einer Dysarthrophonie zu rechnen (S. 88). Stammganglien- und Kleinhirnläsionen verursachen keine Paresen, jedoch regelmäßig Koordinationsstörungen der Sprechmotorik; so in > 80 % der Fälle bei der **Parkinson-Krankheit** eine extrapyramidale (hypokinetisch-rigide oder hyperkinetische) Dysarthrophonie und in bis zu 100 % der Kleinhirnschädigungen eine ataktische Dysarthrophonie. Die ataktische (zerebellare) Dysarthrophonie ist ein Frühsymptom der **Multiplen Sklerose** (**MS**, S. 295).

A-2.18 Art und Ort der Läsion sowie Ätiopathogenese der Dysarthrophonien

Art und Ort der Läsion	Pathogenese	Ätiologie
1. Motoneuron: pseudobulbäre Dysarthrophonie spastische, ungenaue Lautbildung bei Rückverlagerung der Zunge, monotone Intonation und Dynamik, raue, zu tiefe, *gepresste Stimme*, hypernasal, langsame Sprechgeschwindigkeit und verkürzte Exspiration wie bei bulbärer Dysarthrophonie	supranukleäre Läsion, Unterbrechung des Tractus corticonuclearis beidseits (Pseudobulbärparalyse), auch einseitig kortikale Dysarthrie bzw. „Hemisphärendysarthrie"	Hirntrauma, -infarkt, -blutung, -tumor, Enzephalitis, degenerativ-atrophische Prozesse
2. Motoneuron: bulbäre Dysarthrophonie hypotone (schlaffe) ungenaue Artikulation bei Vorverlagerung der Zunge, *raue Stimme*, starke Hypernasalität, „kloßiges" Sprechen, verlangsamt, monoton, verminderte Lautstärke, verkürzte Exspiration	Hirnstammläsion, nukleäre Atrophie mit Hirnnervenausfällen (Bulbärparalyse); seltener Störung der neuromuskulären Übertragung	amyotrophische Lateralsklerose (ALS) Syringomyelie, Poliomyelitis, selten Botulismus, Myasthenie
extrapyramidale Dysarthrophonie hypokinetisch-rigide Artikulation, monoton, leise Stimme (Mikrophonie), Sprechhemmung oder hyperkinetisches Sprechen, *erhöhte Stimmlage* (Makrophonie), dystone Dysphonie	Schädigung der Stammganglien und ihrer Bahnen zum Kortex und Hirnstamm	Parkinson-Krankheit, Chorea Huntington, Dystonie, Wilson-Krankheit u. a.
zerebellare Dysarthrophonie „ataktisch" skandierend, silbisches, inspiratorisches Sprechen, hörbares Einatmen, ungenaue Lautbildung, auch explosive Artikulation, unangemessene Betonung mit Überbetonung und gedehnten Vokalen, wechselndes Sprechtempo, meist verlangsamt, *Fluktuation von Lautstärke und Tonhöhe*	Kleinhirnschädigung	Multiple Sklerose (MS) Heredoataxien, toxische Schädigung (Alkohol) des Kleinhirns, Infarkt, vaskuläre Blutung, Tumor, Trauma u. a.

2.9 Untersuchung psychischer Funktionen

2.9.1 Neuropsychologische Syndrome

2.9 Untersuchung psychischer Funktionen

2.9.1 Neuropsychologische Syndrome

▶ **Definition.** Neuropsychologische Syndrome sind Störungen komplexer psychischer Funktionen (Aphasie, Apraxie, Alexie, Agrafie, Akalkulie, Agnosie u. a.), die häufiger kombiniert als isoliert vorkommen und meist auf eine umschriebene Hirnschädigung zurückzuführen sind. Die Amnesie nimmt als spezifische Gedächtnisstörung eine Sonderstellung ein (S. 98).

▶ Definition.

Einführung: Dysfunktionen der Sprache sowie des Lesens und Schreibens sind von Störungen des Sprechens, der Stimme und des Hörens abzugrenzen. Sie können gemeinsam mit Agnosie und Apraxie in einem Funktionskreis von Wahrnehmen und Bewegen angeordnet werden (Abb. **A-2.54**).

Einführung: Zum besseren Verständnis der neuropsychologischen Syndrome, deren Namen ebenso wie den Namen der Hör-, Sprech- und Stimmstörungen die griechischen Verneinungssilbe „A-" vorangestellt ist, werden sie in Abb. **A-2.54** diesen gegenübergestellt und kreisförmig aufeinander bezogen: Die im oberen Halbkreis aufgeführten neuropsychologischen Syndrome sind Störungen der **Sprache** (Aphasie), des Lesens (Alexie) und Schreibens (Agrafie); sie bilden eine Funktionseinheit ebenso wie die im unteren Halbkreis aufgeführten Störungen des **Sprechens** (Anarthrie), der Stimme (Aphonie) und des Hörens (Anakusis). Sie können in einem Funktionskreis von **Wahrnehmen** und **Bewegen** gesehen und entweder der Seite der Wahrnehmung zugeordnet werden, wie die Störung des Erkennens (Agnosie), oder der Seite der Bewegung, wie die Störung des Handelns (Apraxie).
Diese Störungen sind immer *einzeln* zu untersuchen, zumal abhängig von den Schädigungsursachen weitere Funktionsausfälle, insbesondere Orientierungs-Vigilanz- und Gedächtnisstörungen, hinzukommen. So ist z. B. die Auge-Hand-Koordination als wesentlicher Teil der Visuomotorik auf die in der Kindheit durch spielerische Übungen verbesserte Abstimmung zwischen manueller Bewegung und visueller Wahrnehmung angewiesen.

Bei **Agnosie** und bei **Apraxie** kann die **räumliche Orientierung** beeinträchtigt sein. Die Funktionsausfälle sind immer *einzeln* zu untersuchen.

Da bei **Agnosie** ebenso wie bei **Apraxie** die **räumliche Orientierung** und damit das Schreiben, Lesen, Zeichnen und Greifen gestört sein kann, ist mittels neuropsychologischer Diagnostik zu entscheiden, ob primär ein Wahrnehmungstraining oder Bewegungsübungen indiziert sind.

A-2.54

A-2.54 Kreisförmig der Wahrnehmungs- bzw. Bewegungsseite zugeordnete Funktionsstörungen

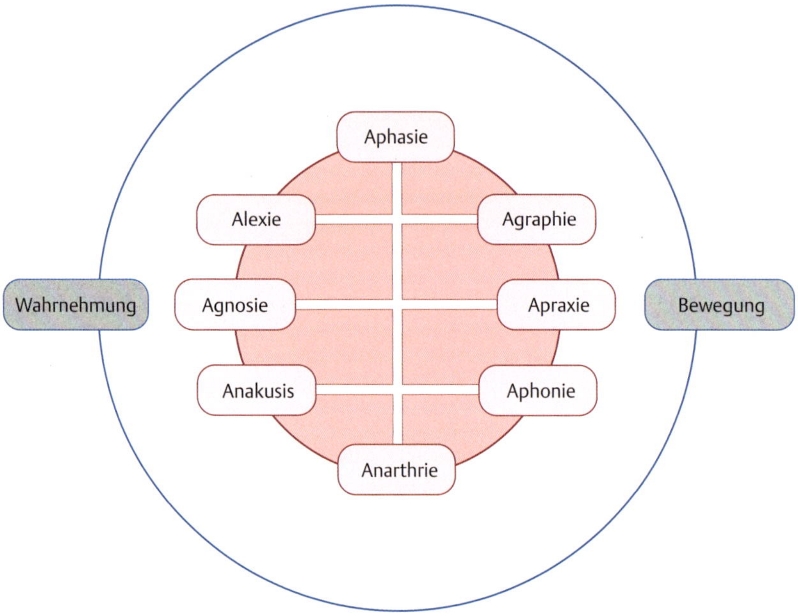

Die Aphasie und weitere neuropsychologische Syndrome (oberer Halbkreis) sind von Störungen des Sprechens, der Stimme und des Hörens (unterer Halbkreis) zu differenzieren (zum sensomotorischen Funktionskreis siehe auch Abb. **A-2.44**).

Die sprachlichen – wie alle weiteren – Funktionen hängen von Aufmerksamkeit und Gedächtnis ab. Daher sind die neuropsychologischen Syndrome auch bei Hirnschädigungen, die mit Vigilanzstörungen und **Amnesie** einhergehen, am wachen Patienten einzeln zu untersuchen.

Dasselbe gilt für die logopädische Behandlung der Sprach- und Sprechstörungen bei der Beurteilung von sensorischen und motorischen Aphasien. Die sprachlichen – wie alle weiteren – neuropsychologischen Funktionen hängen von **Aufmerksamkeit** und Erinnerungsvermögen ab. Dabei kann die Aufmerksamkeit intensiv, fokussiert oder geteilt bzw. wechselhaft sein und schon bei leichter Vigilanzminderung fehlen. Man spricht zwar von „amnestischer" Aphasie, wenn Wortfindungsstörungen auftreten (Tab. **A-2.20**). Dennoch ist eine **Amnesie** als spezifische Gedächtnisstörung (S. 98) von den übrigen neuropsychologischen Syndromen abzugrenzen. Daher sollten auch bei Hirnschädigungen, die mit Vigilanzstörungen und Amnesie verbundenen sind, neuropsychologische Funktionsstörungen am wachen Patienten einzeln untersucht werden.

Aphasie

Aphasie

▸ Definition.

▸ Definition. Unter Aphasien versteht man erworbene zentrale Sprachstörungen. Sie machen drei Viertel aller neuropsychologischen Syndrome aus. Man unterscheidet die motorische von der sensorischen, der amnestischen und der globalen Aphasie. Diese Syndrome sind in der Regel bestimmten Arealen der frontotemporoparietalen Sprachregionen zuzuordnen. P. Broca (1861) beschrieb erstmals eine vorwiegend **motorische** Aphasie, C. Wernicke (1874) grenzte die **sensorische** Aphasie ab. Von **globaler** Aphasie spricht man bei schwerer expressiver und rezeptiver Sprachstörung, von **amnestischer** Aphasie bei leichterem Funktionsausfall mit Wortfindungsstörungen. Bei polyglotten Aphasikern ist die Muttersprache am wenigsten gestört.

Untersuchung: Zu den Leitsymptomen und Formen der Aphasien siehe Tab. **A-2.20** und Tab. **A-2.19**.

Untersuchung: Ein auffällig vermehrter oder reduzierter Redefluss, „fluent or nonfluent aphasia", Sprachverständnis- und Wortfindungsstörungen sowie ein veränderter Satzbau sind eindrückliche Hinweise auf eine aphasische Störung. Zu den einzelnen Formen und Leitsymptomen siehe Tab. **A-2.19** und Tab. **A-2.20**.

A-2.55 Semantische Paraphasie

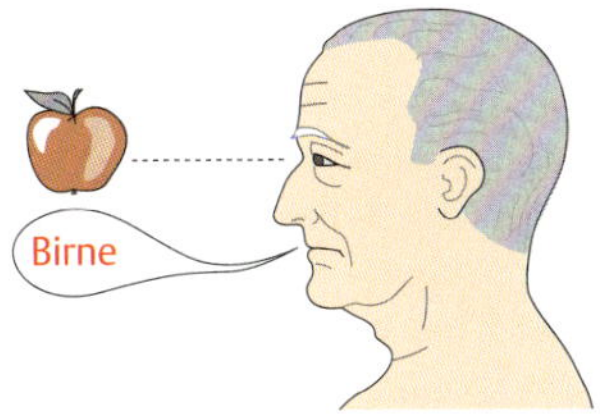

Wortverwechslung und Fehlbenennung; der Ersatz eines Begriffs durch einen sinnverwandten ist typisch für eine semantische Paraphasie.

A-2.55

A-2.19 Leitsymptome aphasischer Sprachstörungen

Sprachstörung	Definition	Beispiel „Apfel“
phonematische Paraphasie	Auslassen, Umstellen, Ersetzen, Hinzufügen von Lauten	„Afel“, „Afpel“, „Askel“, „Ampfel“
semantische Paraphasie	Wortverwechslungen	„Birne“, „Baum“
semantischer Neologismus	Wortneubildungen	„Beißfrucht“
Agrammatismus	Telegrammstil	„Gestern … Apfel … pflücken…“
Paragrammatismus	Abbruch von Sätzen und Verdoppelung von Satzteilen und Satzverschränkungen	„Meine … ich habe gestern bei … eh … bei im Garten gestern hm dann habe ich … ach ja, den Apfel“
Redefloskel	inhaltsleere Redewendung	„ja, aber sicher doch“
Stereotypie	wiederkehrende Floskel	„meine Güte, meine Güte“
Sprachautomatismen	häufig wiederkehrende Wörter und Neologismen	„so…so…so, gaga…ga…gaga“
Wortfindungsstörungen	Umschreibung	„hängt am Baum“

A-2.19

- Bei **motorischer** Aphasie (Broca-Aphasie) ist die Spontansprache verlangsamt („non-fluent“). Die Sätze sind im Sinne des **Agrammatismus** stark verkürzt („Telegrammstil“) und durch vermehrte „Sprachanstrengung“ charakterisiert. Häufig treten phonematische Paraphasien (Lautverwechslungen) auf, d. h., der Aphasiker vertauscht einzelne Laute („Afpel“ statt „Apfel“).
- Typisch für eine **sensorische** Aphasie (Wernicke-Aphasie) ist neben einem stark gestörten Sprachverständnis der sog. **Paragrammatismus**, d. h. Satzabbrüche und -verschränkungen sowie Verdopplung von Satzteilen. Die Spontansprache ist flüssig (fluent), aber bei gestörter Selbstwahrnehmung sinnentleert. Abgesehen von phonematischen Paraphasien kommen überwiegend semantische **Paraphasien** (Wortverwechslungen und Fehlbenennungen) vor. Dabei wird ein Wort durch ein meist sinnverwandtes („Birne“ statt „Apfel“) ersetzt (Abb. **A-2.55**). Es häufen sich **Neologismen**, d. h. Wortneubildungen (wie z. B. „Beißfrucht“). Man spricht von Jargon-Aphasie, wenn bei flüssiger Sprachproduktion semantische und/oder phonematische Paraphasien in sinnloser Folge auftreten, z. B.: „Aspel Dings mal fracht irgendwie was da noch dran kommt Furcht davon ein Wurmschluckser …“.
- Die **globale** Aphasie ist durch erheblich verminderte Spontansprache („non-fluent“) und stark gestörtes Sprachverständnis bei zahlreichen phonematischen und semantischen Paraphasien charakterisiert. Neben Neologismen kommt es zu häufigen Perseverationen, Redefloskeln, Stereotypien und Automatismen („so so, da da, du du“).
- Bei **amnestischer** Aphasie fallen besonders Wortfindungsstörungen auf, die durch Ersatzstrategien kompensiert werden („fluent“). Gegenstände werden nicht benannt, sondern z. B. umschrieben (Apfel: „hängt am Baum“).

- Die **motorische** Aphasie (Broca-Aphasie) ist durch Agrammatismus („Telegrammstil“) und phonematische Paraphasien gekennzeichnet.
- Für die **sensorische** Aphasie (Wernicke-Aphasie) sind eine ausgeprägte Sprachverständnisstörung, der **Paragrammatismus**, semantische **Paraphasien** (Abb. **A-2.55**) ebenso wie phonematische Paraphasien und **Neologismen** charakteristisch.
- Bei der **globalen** Aphasie sind die Spontansprache und das Sprachverständnis extrem gestört. Typisch sind Automatismen, Stereotypien, Neologismen und Paraphasien.
- Bei **amnestischer** Aphasie fallen v. a. Wortfindungsstörungen auf.

A-2.20 Formen, Symptomatik und Topik der Aphasien

Formen	Symptomatik	Lokalisation
motorische (Broca-) Aphasie	expressive Aphasie, Einschränkung bis zum Verlust der Ausdrucksfähigkeit von Sprache, Schrift und Lesen; Spontansprache verlangsamt, Agrammatismus (Telegrammstil), vorwiegend *phonematische Paraphasien*, vermehrte Sprachanstrengung, Sprachverständnis weitgehend erhalten, kortikale Dysarthrophonie	frontaler Anteil der Sprachregion, einschließlich Insel im Bereich der A. praerolandica (ein Ast der A. cerebri media)
sensorische (Wernicke-) Aphasie	rezeptive Aphasie, Verlust des Verständnisses für Sprache und Schrift; flüssige, aber inhaltsarme Spontansprache, Logorrhö (ungehemmter Sprachfluss), Paragrammatismus; phonematische und *semantische Paraphasien* sowie Neologismen bis zum Jargon (Jargon-Aphasie)	obere Schläfenwindung vor dem auditorischen Kortex-Areal im Bereich der A. cerebri media
globale Aphasie	kaum Sprachproduktion, meist Automatismen, Stereotypien und Floskeln. Grob abweichende semantische und phonematische Paraphasien, Perseverationen, Echolalie, Neologismen. Sprachverständnis stark gestört; Alexie, Agrafie, häufig Dysarthrophonie	ausgedehnte Läsion frontotemporoparietal, häufig nach Verschluss der A. cerebri media (Ausfall des Versorgungsgebiets)
amnestische Aphasie	*Wortfindungsstörungen*; Sprachverständnis, Schreiben und Lesen leicht gestört; wenig phonematische und semantische Paraphasien	temporoparietal
Seltene Sonderformen		
Leitungsaphasie	flüssige Sprache, phonematische Paraphasien, Nachsprechen fast unmöglich, Benennen von Begriffen erhalten	Fasciculus arcuatus zwischen Broca- und Wernicke-Region
transkortikal-sensorische Aphasie	wenig Spontansprache, Sprachverständnisstörungen, Wortfindungsstörungen, Echolalie, Nachsprechen ohne Sinnverständnis	zwischen Sprachregion und sensorischem Assoziationskortex
transkortikal-motorische Aphasie	kaum Spontansprache, gutes Nachsprechen und Lesen, Sprachverständnis erhalten	Läsion im supplementär motorischen Areal und Broca-Region

Diagnostik – Aphasietest: Mithilfe des **Lautwechsel-Testinventars** werden die Aphasien analysiert. Durch Vokalaustausch im Wortkern der Nomina (z. B. „Fracht – Frucht" und „Hand – Hund"; Abb. **A-2.56**) wird das Sprachinventar individuell getestet, aktiviert und erweitert (Nachsprechen, Ergänzen, Ersetzen).

Diagnostik – Aphasie-Test: Bei allen zentralen Sprachstörungen ist das **Lautwechsel-Testinventar** frühzeitig einzusetzen, um durch auditive Stimulierung und Nachsprechen, Ergänzen und Ersetzen von Stammworten Sprachfunktionen zu analysieren und zu aktivieren. Da sich der semantische Wert eines Worts bei einigen Paraphasien sinnvoll verändert, wenn ein Phonem wechselt, wie z. B. in den Wortpaaren Fr/u/cht – Fr/a/cht bzw. F/r/ucht – Fu/r/cht, lässt sich der Lautaustausch in einem anderen Kontext sprachdiagnostisch und -therapeutisch nutzen. Ausgehend von leicht aktivierbaren Vorstellungsbildern entwickelt sich ein neuer Zugang zur Sprache: Ein praktisch wichtiges Beispiel ist der Vokalwechsel im Wortkern der Nomina H/u/nd – H/a/nd. Oft hat der Aphasiekranke gleichzeitig den Begriff von seiner eigenen Hand und gezielten Handlungen verloren (S. 95); er benennt sie nicht mehr, kann aber vorgezeigte Bilder und vorgeschriebene Wörter: „H(and) (und) H(und)" benennen, um dann auf sein Inventar zurückzugreifen (Abb. **A-2.56**). Selbst von Patienten mit globaler Aphasie werden gelegentlich variable Komposita und Sätze gebildet: „Der *Hand*-werker hat einen ... Hund"; „der Handwerkskammerpräsident hat einen ... *Hund*erteuroschein" usw.

A-2.56

A-2.56 Lautwechsel-Test

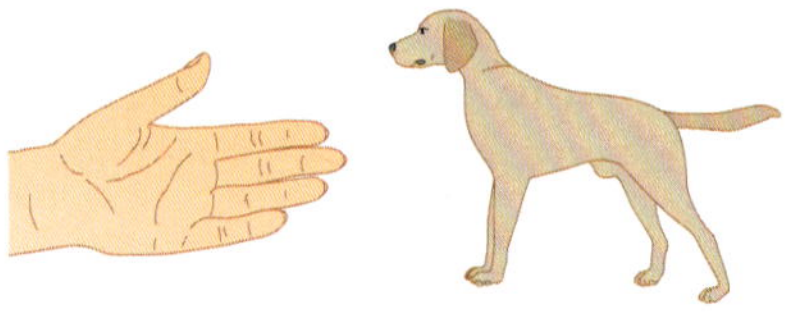

Minimalpaare H/a/nd und H/u/nd.
Die Test-Nomina: Hand - Hund, Huhn - Hahn, Schwan - Schwein, Bär - Bier, Engel - Angel, Tafel - Teufel, Tor - Tür, Tanne - Tonne sind besser geeignet als /T/anne - /K/anne. Schon beim Spracherwerb wird der Vokalaustausch in Kinderliedern (z. B. "ri-ra-rutsch") geübt.

Zur Differenzierung der zentralen Sprachstörungen eignet sich der „Aachener Aphasie-Test" (s. a. Abb. **A-2.57**).

Mit dem „Aachener Aphasie-Test" (AAT) lassen sich die einzelnen Syndrome zuverlässig differenzieren. Man untersucht die Spontan- und Schriftsprache, das Nachsprechen, Benennen und Sprachverständnis (s. a. „Token-Test", Abb. **A-2.57**).

Ätiopathogenese: Zerebrale Ischämien und Blutungen stehen an erster Stelle der Aphasieursachen.

Ätiopathogenese: Zerebrale Ischämien und Blutungen sind die häufigsten Ursachen einer Sprachstörung, gefolgt von Hirntraumen, -tumoren und Enzephalitiden. Ein paroxysmaler Sprachverlust („speech arrest") oder dysphasische Symptome können zu Beginn bzw. im Verlauf fokaler epileptischer Anfälle auftreten (S. 516).

A-2.57 Token-Test

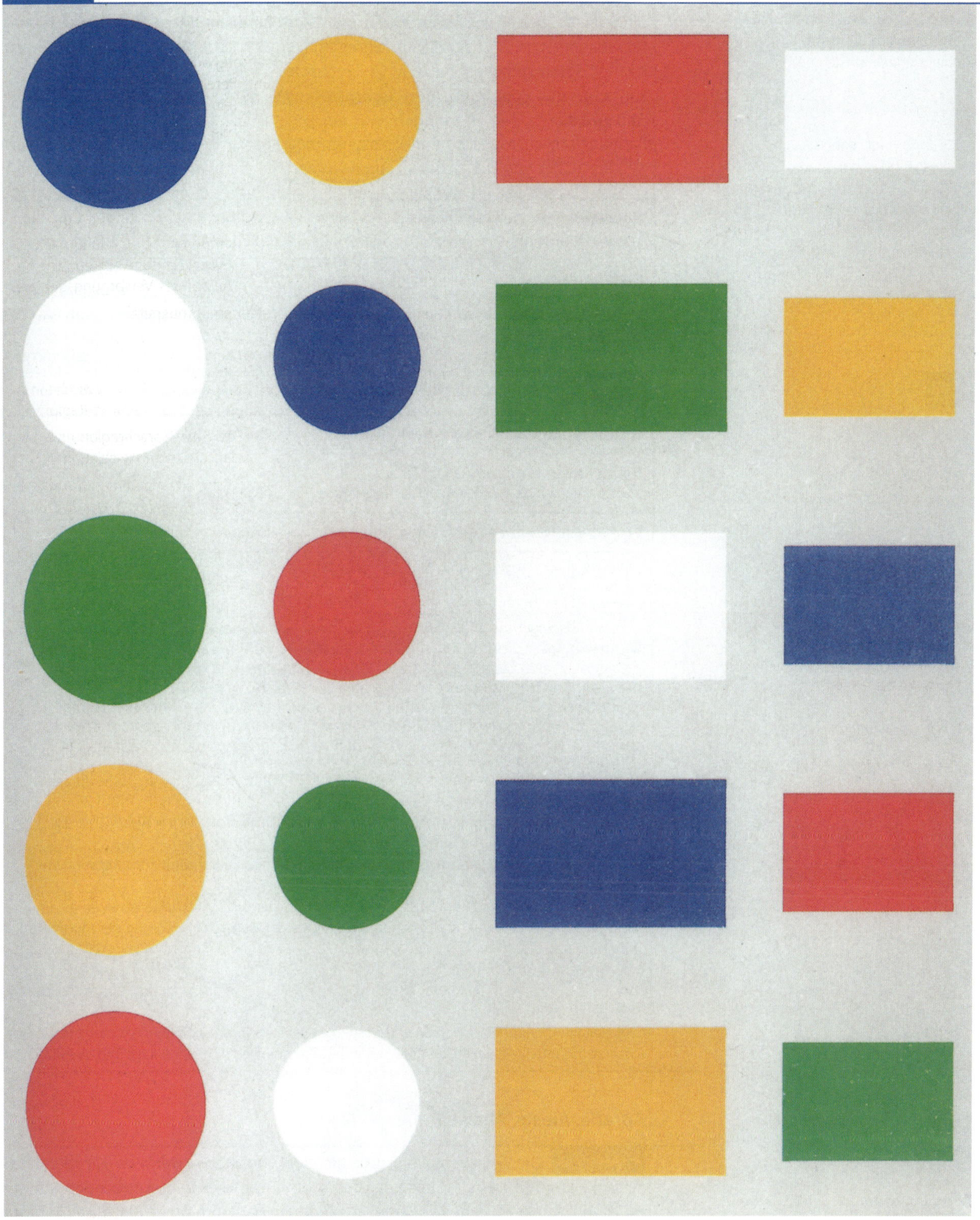

Testtafel zur Verlaufsdiagnostik der Aphasien mit runden und rechteckigen Formen in 5 verschiedenen Farben. Der Patient soll z. B. zunächst einen roten Kreis zeigen und mit ansteigendem Schwierigkeitsgrad alle Vierecke außer den blauen berühren. Die Zahl der Fehler korreliert mit dem Schweregrad der Aphasie. Dabei wird v. a. das Sprachverständnis geprüft. Mit dem im Aachener Aphasie-Test integrierten Token-Test lassen sich 90 % der zentralen Sprachstörungen nachweisen.

Die Sprachregion des Rechtshänders liegt in der linken Hemisphäre (**Hemisphärendominanz**). 15 % der Bevölkerung sind Linkshänder, bei denen die Sprachregion in 70 % ebenfalls links angelegt ist.

Sprache und **Händigkeit** sind miteinander funktionell und anatomisch verbunden (**Hemisphärendominanz**). Bei 95 % der Rechtshänder und 70 % der Linkshänder liegt die Sprachregion in der linken Hemisphäre. 3 % der Rechtshänder sind Ambidexter (Beidhänder); bei 2 % liegt die Sprachregion rechts. 15 % der Bevölkerung sind Linkshänder, deren Sprachregion zu je 15 % rechts bzw. bilateral angelegt ist. Über die lokalisatorische Zuordnung der Sprachstörungen informieren Tab. **A-2.20** sowie Abb. **A-2.58**.

Die Abb. **A-2.58** zeigt, dass das von C. Wernicke (1874) in der oberen Schläfenwindung lokalisierte sensorische Sprachareal nun mittels bildgebender Verfahren 3 cm frontalwärts, d. h. vor dem Hörfeld zu orten ist.

Pathologisch-anatomische und kernspintomografische Befunde sprechen für Läsionen kortikaler und subkortikaler Areale in der Sprachregion der dominanten Hemisphäre. Das seit fast eineinhalb Jahrhunderten im hinteren Anteil der oberen Schläfenwindung vermutete und in allen Gehirnkarten dort eingezeichnete Wernicke-Areal (Definition s. o.) wurde nach einer aktuellen fMRT- und PET-Studie von J. Rauschecker und I. Dewitt (2012) überraschenderweise 3 cm weiter frontal geortet. Die sensorische Sprachregion liegt also vor dem Hörfeld im Gyrus temporalis superior. Zur neuen topischen Zuordnung der Wernicke-Aphasie siehe Tab. **A-2.20** und Abb. **A-2.58**.

⊙ A-2.58

⊙ A-2.58 Topografische Repräsentation der Sprachregion in der dominanten Hemisphäre und der häufigsten neuropsychologischen Syndrome (Aphasie, Apraxie, Alexie, Agrafie, Akalkulie, Agnosie)

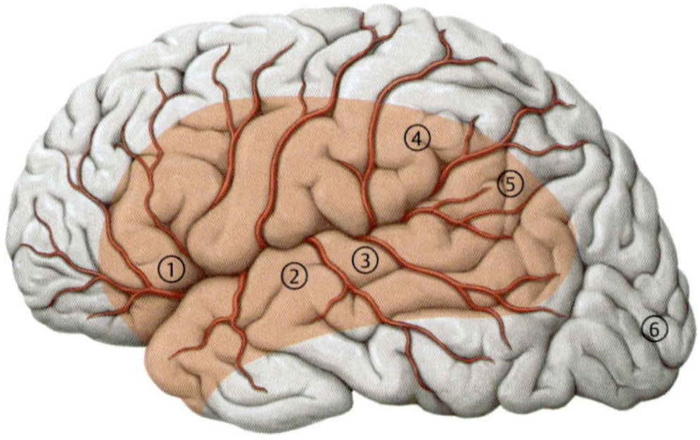

Eine globale Aphasie mit weiteren neuropsychologischen Ausfällen liegt bei Läsionen im gesamten Versorgungsbereich der A. cerebri media vor (rot).
1 Broca-Areal (frontaler Anteil der Sprachregion). Bei motorischer Aphasie ist die Sprachproduktion gestört.
2 Wernicke-Areal (temporaler Anteil der Sprachregion). Bei sensorischer Aphasie ist das Verständnis auch für die eigene Sprache gestört.
3 Hörfelder (temporal): Wahrnehmung von Lauten (primäre Hörrinde), Interpretation von Lauten (sekundäre Hörrinde). Hypakusis bei einseitigem Ausfall.
4 Posteriore Parietalregion (linkshemisphärisch): Apraxie, d. h. fehlerhafte Bewegungs- und Handlungsfolgen bei intakter Beweglichkeit; (rechtshemisphärisch): Störung der räumlichen Orientierung.
5 Im Gyrus angularis werden visuelle Eingänge der Sehrinde mit dem Wernicke-Areal koordiniert. Schädigungen dieser Region führen zu Alexie, Agrafie und Akalkulie, meist bei Aphasien vorkommend.
6 Okzipitalpol: Wahrnehmung von Objekten, u. a. Zeichen (primäre Sehrinde), Interpretation u. a. von (Schrift-)Zeichen (sekundäre Sehrinde). Zur visuellen Agnosie s. auch Tab. **A-2.23**.

Agrafie, Alexie, Akalkulie

Agrafie, Alexie, Akalkulie

▶ Definition.

▶ Definition. Die Schriftsprache, d. h. die im Schulalter erworbene Fähigkeit des Schreibens und Lesens, ist bei Aphasien sehr häufig ebenso beeinträchtigt wie die im 2. Lebensjahr erlernte Lautsprache. Wenn ein Patient plötzlich nicht mehr rechnen kann, ist dies ebenfalls auf die meist mit einer Aphasie einhergehende Funktionsstörung zurückzuführen. Man spricht von Agrafie, Alexie und Akalkulie, die nur selten isoliert auftreten (vgl. Abb. **A-2.58**).

Untersuchung: Bei Agrafie und Alexie beobachtet man phonematische und semantische **Paragrafien** bzw. **Paralexien**. Bei Akalkulie misslingen selbst einfachste Rechenoperationen.

Untersuchung: Das Schriftbild und das Lesen von Texten weisen phonematische und/oder semantische **Paragrafien** und **Paralexien** auf: Buchstaben, Laute und Wörter werden ausgelassen, vertauscht oder verwechselt (vgl. Paraphasien, S. 91). Das gilt auch für Stenografie. Eine Störung des Schriftbildes und des Lesens fällt besonders bei räumlicher Orientierungsstörung auf. Manchmal werden Wörter und Sätze

„Buchstabe für Buchstabe" gelesen, ohne dass das Schreiben beeinträchtigt ist (reine Alexie). Wenn eine Akalkulie vorliegt, versagt der Patient auch bei einfachsten Rechenoperationen.

Ätiopathogenese: Das Lese-Schreib-Areal liegt im Bereich des Gyrus angularis, die Rechenleistung ist im Lobulus parietalis lokalisiert. Eine Läsion als Ursache einer Agrafie ist ebenso wie die einer Alexie so gut wie immer mit einer Schädigung der Sprachregion verbunden. Es gibt jedoch auch ein Syndrom mit reiner Alexie bei weitgehend erhaltener Sprache und Schriftsprache. Das Syndrom ist mit einer Farbbenennstörung und Hemianopsie nach rechts verbunden. Es beruht auf einer Läsion des linken Sehzentrums und des Spleniums im Corpus callosum.
Dieses Krankheitsbild wird den **Disconnection-Syndromen** zugerechnet, die auf einer Unterbrechung von Assoziations- und Kommissurenfasern beruhen. Dabei sind Leitungen zwischen Zentren einer oder beider Hemisphären betroffen.

Ätiopathogenese: Das Lese-Schreib-Vermögen ist im Bereich des Gyrus angularis, die Rechenleistung im Lobulus parietalis repräsentiert. Meist findet sich eine Läsion der Sprachregion.

Disconnection-Syndrome sind Leitungsstörungen bei Unterbrechung von Assoziations- und Kommissurenfasern.

Apraxie

Apraxie

▶ **Definition.** Apraxie ist eine zentrale Störung integrierter Bewegungsabläufe und Handlungen bei erhaltener Motorik und Koordination. Damit verwandt sind räumlich-konstruktive perzeptive Störungen, die meist auf Läsionen der Parietalregion beruhen, sowie Unterbrechungen verzweigter Assoziations- und Kommissurenfasern.

▶ Definition.

Untersuchung: Die **ideomotorische Apraxie** ist durch die Unfähigkeit zu gezielten mimischen, gestischen oder sonstigen Bewegungen charakterisiert. Der Apraxietest gibt Handlungsanweisungen, die zunächst nach verbaler Aufforderung und in einem 2. Schritt imitatorisch ausgeführt werden sollen (Tab. **A-2.21**). Bei apraktischen Patienten fallen suchende, unvollständige oder übersteigerte Bewegungen, Ersatzhandlungen und Perseverationen (d. h. Wiederholungen einer vorausgegangenen Testaufgabe) auf. Eine bukkofaziale Apraxie (Gesichtsapraxie) begleitet die Mehrzahl der Sprachstörungen mit phonematischen Paraphasien. Seltener ist eine Gliedmaßen- und Gangapraxie (S. 194).

Untersuchung: Die **ideomotorische Apraxie** mit Unfähigkeit zu gezielten Bewegungen (Gesichts- und Gliedmaßenapraxie) kann mit einfachen Testaufgaben untersucht werden (Tab. **A-2.21**).

A-2.21 Apraxietests

Bukkofaziale Apraxie	Gliedmaßenapraxie	
	ideomotorische Apraxie der *Arme*	**ideomotorische Apraxie der *Beine***
▪ Augen schließen ▪ an Blume riechen ▪ Nase rümpfen ▪ Mund spitzen ▪ Zunge herausstrecken ▪ Wangen aufblasen	▪ winken ▪ „lange Nase machen" ▪ Handbewegungen wie beim Kämmen ▪ Klavier spielen ▪ Arm in die Hüfte stemmen	▪ Fuß wie auf der Fußmatte abstreifen ▪ Ball kicken ▪ „eingeschlafenes Bein" ausschütteln ▪ über Hindernis steigen

A-2.21

Man spricht von **ideatorischer Apraxie**, wenn der Patient nicht imstande ist, logische Handlungsfolgen korrekt durchzuführen. Diese apraktische Störung fällt im Alltag auf, wenn der Kranke z. B. zuerst das Kaffeepulver einfüllt und dann das Filterpapier einlegt.
Bei der **konstruktiven Apraxie** ist das gezielte Handeln unter optischer Kontrolle wie das Zeichnen geometrischer Figuren (z. B. eines Hauses, Abb. **A-2.59**) erschwert, ohne dass eine Apraxie einzelner Bewegungen vorliegen muss. Dieser Apraxieform verwandt ist die rezeptive **räumliche Orientierungsstörung**, bei der der Patient sich in einer vertrauten Gegend nicht zurechtfindet oder sich nicht mehr ankleiden kann, weil er die dazu notwendige visuell-räumliche Vorstellung verloren hat, vgl. Tab. **A-2.23**.

Eine **ideatorische Apraxie** fällt auf, wenn der Patient logische Handlungsfolgen nicht einhält.

Bei **konstruktiver Apraxie** werden geometrische Figuren nicht korrekt gezeichnet (Abb. **A-2.59**).

Ätiopathogenese: Wie bei den Aphasien beruhen die Apraxien meist auf umschriebenen Hirnschädigungen (Infarkt, Blutung, Tumor u. a.). Schwerpunkt der Lokalisation sind für die ideomotorische Apraxie der motorische Assoziationskortex, für die ideatorische Apraxie die Parietotemporalregion der sprachdominanten Hemisphäre und für die konstruktive Apraxie der Lobulus parietalis (Abb. **A-2.58**).

Ätiopathogenese: Apraxien sind häufig auf herdförmige Hirnprozesse in der Parietalregion zurückzuführen (vgl. Abb. **A-2.58**).

A-2.22

A-2.22 Störung der visuellen Raumorientierung*

Störung	Beispiele	Lokalisation
▪ perzeptiv	elementare Leistungen wie z. B. visuelle Gerade, Vertikale und Neigungswinkel sind beeinträchtigt	parietotemporal und parieto-okzipital rechts, Stammganglien, Hirnstamm
▪ kognitiv	Störung der mentalen Rotation, Perspektivwechsel, Spiegelung	parietal
▪ konstruktiv	Störung der manuellen Zusammensetzung von Objekten	parietal und frontal links wie rechts, Stammganglienregion
▪ topografisch	Störung der Navigation im realen oder vorgestellten Raum	hippokampal-kortikale Netzwerke rechts, auch bilateral

* modifiziert nach Karnath, H.-O. und Thier,P. (Hrsg), Kognitive Neurowissenschaften, 3. Auflage 2012, with kind permission of Springer Science + Business Media.

Agnosie

▶ Definition.

Untersuchung: Bei visueller Agnosie können Objekte nicht visuell erkannt, jedoch im Gegensatz zur taktilen Agnosie durch Berührung differenziert werden.

Agnosie

▶ **Definition.** Die klassische Agnosie wird als ein Nichterkennen visueller, akustischer oder taktiler Sinnesreize bei erhaltener Funktion des Sinnesorgans aufgefasst. Die Einordnung der agnostischen Phänomene ist noch vielfach ungeklärt.

Untersuchung: Bei **visueller Agnosie** kann der Patient nicht erkennen, was er sieht, denselben Gegenstand aber identifizieren, sobald er ihn in der Hand hält, und oft auch korrekt abzeichnen (assoziative Agnosie). Gelegentlich besteht gleichzeitig ein optischer Funktionswandel mit zunehmendem Strukturverlust (Verblassen der Farben und Verwischen der Grenzen eines Objekts). Bei **taktiler Agnosie** verhält es sich gerade umgekehrt: Der Patient ist trotz ungestörter Berührungsempfindung nicht imstande, einen Gegenstand mit geschlossenen Augen durch Betasten zu „begreifen“, aber durchaus zu erkennen, sobald er die Augen öffnet (s. auch S. 74). Bei **Prosopagnosie** wird die Physiognomie eines vertrauten Gesichts, selbst des eigenen im Spiegel, als fremd empfunden (s. Tab. **A-2.23**). Die klassische **akustische Agnosie** ist durch die Unfähigkeit charakterisiert, die Bedeutung eines Geräuschs oder einer Melodie zu identifizieren.

A-2.23 Visuelle Wahrnehmungsstörungen*

Störung	Beschreibung	Beispiele	Lokalisation
visuelle Objektagnosie	Unfähigkeit, Objekte zu erkennen, obwohl die elementaren visuellen Wahrnehmungsleistungen intakt sind	Objektwahrnehmung: ▪ Identifizierung ▪ Kategorisierung	inferotemporaler Kortex (IT-Kortex)
▪ **apperzeptive Agnosie**	spezifische Merkmale und die Zusammenhänge zwischen diesen Merkmalen werden nicht erkannt	die Farbe eines Apfels und der Kontrast eines laufenden Hundes werden wahrgenommen, aber die natürliche Formen der „living objects“ nicht erkannt (Formagnosie)	IT-Kortex bds.
▪ **assoziative Agnosie**	Objekte können nicht benannt, aber korrekt abgezeichnet werden	Fehlbenennungen aus ähnlichen semantischen Feldern (visuelle Aphasie)	IT-Kortex links, Splenium des Balkens
Prosopagnosie	Erkennung individueller Gesichter gelingt nicht; zusätzlich Störung des autobiografischen und semantischen Gedächtnisses	auch auf Fotos wird ein vertrautes Gesicht nicht identifiziert; Personen werden an Stimme, Haltung und Bewegung erkannt	sekundär visuelle Kortexregionen, posteriorer Sulcus temporalis superior und Gyrus fusiformis

* modifiziert nach Karnath, H.-O. und Thier, P. (Hrsg), Kognitive Neurowissenschaften, 3. Auflage 2012, with kind permission of Springer Science + Business Media.

A-2.59 Apraxie und Agnosie

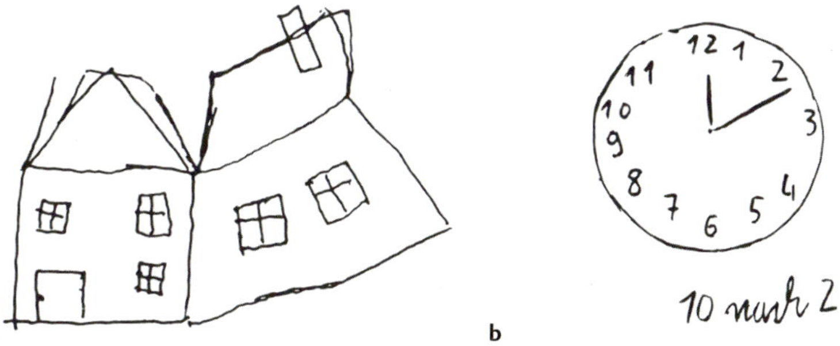

a | b

a Konstruktive Apraxie.
Die Aufgabe lautete, die Bildvorlage eines Hauses abzuzeichnen.

b Uhrentest.
Der Patient sollte die Uhrzeiger in ein leeres Zifferblatt auf 14.10 Uhr einzeichnen.

A-2.59

Unter **Autotopagnosie** ist eine räumliche Orientierungsstörung am eigenen Körper zu verstehen (Körperschemastörung). Sie ist wie die Rechts-links-Störung dadurch zu prüfen, dass der Patient bestimmte Teile seines Körpers zu zeigen versucht. Zum Uhrentest bei Zifferblattagnosie siehe Abb. **A-2.59b**.

Das Nichterkennen der eigenen Krankheit wird als **Anosognosie** bezeichnet. Der verbalen Anosognosie („explicit denial") entspricht das Verhalten („implicit denial"). Die Patienten verleugnen oder bagatellisieren eine Erkrankung, z. B. eine Sehstörung (S. 29) oder Parese. Viele Aphasiekranke haben den Begriff von ihrer eigenen Hand verloren (vgl. S. 92). Das Verhalten entspricht dem eines **Hemineglekts**, d. h. der Nichtbeachtung einer Körper- oder Raumhälfte (s. u.).

Agnostische Störungen wie die **Autotopagnosie** (Körperschemastörung) können durch Zeigeversuche getestet werden. Zum Uhrentest bei Zifferblattagnosie siehe Abb. **A-2.59b**.

Ein Nichterkennen, Verleugnen oder Bagatellisieren der eigenen Erkrankung wird als **Anosognosie** bezeichnet.

Ätiopathogenese: Eine visuelle Agnosie beruht meist auf temporookzipitalen Durchblutungsstörungen und kommt auch im Verlauf der Temporallappenepilepsie vor. Bei einer Reihe agnostischer Syndrome, wie der Prosopagnosie, sind häufig beide Hemisphären infolge einer diffusen Hirnschädigung betroffen (s. Tab. **A-2.23**).

Eine **Anosognosie** tritt ebenso wie ein Neglekt häufiger bei einer Läsion der rechten Hemisphäre auf und ist dann deutlicher ausgeprägt als bei linksseitiger Hirnschädigung.

Ätiopathogenese: Bei Agnosien sind meist größere Anteile einer, gelegentlich auch beider Hemisphären betroffen.

Eine Anosognosie kommt häufiger bei einer Läsion der rechten Hemisphäre vor.

Neglekt

Neglekt

► Definition. Unter einem Hemineglekt ist die Nichtbeachtung einer Körper- und Raumhälfte zu verstehen. Visuelle, auditive, sensible und affektive Stimuli aus dem kontralateral zur Läsion gelegenen Raum werden nicht wahrgenommen. Bei diesem unilateralen Neglekt handelt sich um eine fehlende Aufmerksamkeit für die Hälfte der Welt und um das Nichtbeachten dieses Verlusts. Ursache des Hemineglekts ist in über 2/3 der Fälle eine rechtshemisphärische Läsion, z. B. ein Hirninfarkt. Ein vollständiger bilateraler Neglekt ist sehr selten.

► Definition.

Untersuchung: Nähert sich der Untersucher dem Patienten von der linken, betroffenen Seite her, so wird dieser schon die Begrüßungsworte und die ausgestreckte Hand ignorieren, weil er die linke Raumhälfte nicht wahrnehmen kann. Dies geschieht unabhängig davon, ob zusätzlich ein Gesichtsfeldausfall besteht (Abb. **A-2.60**). Es liegt ein auditiver, visueller und oft auch affektiver „personaler" Neglekt vor. Obwohl keine Parese oder Sensibilitätsstörung besteht, werden die linksseitigen Extremitäten nicht aktiv bewegt und damit vernachlässigt (motorischer Hemineglekt), auch Berührungsreize werden an dieser Körperhälfte nicht wahrgenommen (sensibler Hemineglekt).

Untersuchung: Schon bei der Begrüßung des Patienten fällt ein auditiver, visueller und oft auch affektiver „personaler" Neglekt auf. Obwohl keine Parese oder Sensibilitätsstörung besteht, werden die linksseitigen Extremitäten aufgrund einer Aufmerksamkeitsstörung nicht beachtet (motorischer Hemineglekt). Auch Berührungsreize werden nicht wahrgenommen (sensibler Hemineglekt).

Ätiopathogenese: Hirninfarkte, -blutungen, Kontusionsherde oder Tumoren vorwiegend im rechtshemisphärischen Parietal- oder Frontallappen können einen Neglekt verursachen.

Ätiopathogenese: Ursachen sind rechtshemisphärische Läsionen.

A-2.60 Visueller Neglekt

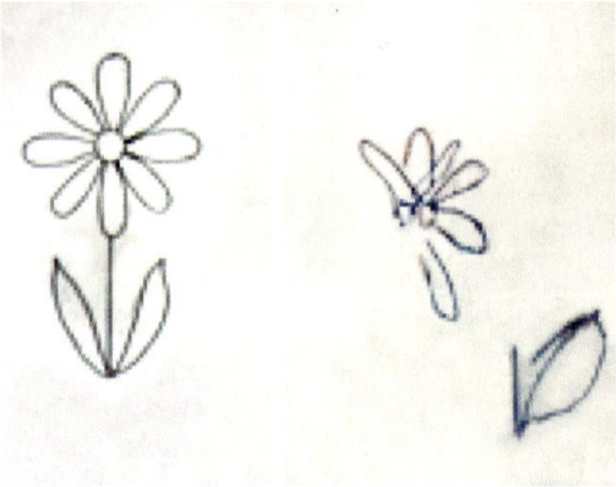

Tatsächlich liebe ich alles, nur nicht die Natur, denn die Natur ist mir unheimlich und ich habe ihre Bösartigkeit und ihre Unerbittlichkeit am eigenen Körper und in der eigenen Seele kennen gelernt Und da ich ihre Schönheiten immer nur gleich zeitig mit ihrer Bösartigkeit und mit ihrer Unerbittlichkeit betrachten kann, fürchte ich sie und ich meide sie, wo ich nur kann. Ich bin ein Stadtmensch und ich nehme die Natur in Kauf das ist die Wahrheit. Und natürlich war der Paul auch so wie ich durch und durch eine Stadt Mensch, der so wie ich in der Natur immer bald Erschöpft war. Einmal hatte ich die Neuer Züricher Zeitung haben müssen, ich wollte einen Aufsatz Über die Mozartsche Zaire, der in der Neuen Züricher Zeitung angekündigt war, lesen und da ich die Neue Züricher Zeitung, wie ich glaubte nur in Salzburg, das von hier 80 Kilometer weit weg ist, bekommen kann, bin ich im Auto einer Freundin und mit dieser und dem Paul um die Neue Züricher Zeitung nach Salzburg in die so genannte *weltberühmte* Festspielstadt gefahren, in den *weltberühmten*

a Abzeichnen einer Blume. **b** Leseprobe.

57-jähriger Patient, der nach einem Infarkt im Versorgungsbereich der rechten Aa. cerebri media und posterior neuropsychologisch getestet wurde. Er beachtete die linke Gesichtsfeldhälfte weder beim Abzeichnen einer Blume noch beim Vorlesen eines Textes.

Amnesie

▶ Definition.

Amnesie

▶ **Definition.** Amnesie ist eine zeitlich begrenzte Gedächtnisstörung. Von besonderer klinischer Bedeutung sind die retrograde und anterograde Amnesie, z. B. Erinnerungslücken für den Zeitraum vor oder nach einem Unfall mit Kopfverletzung. Eine transiente globale Amnesie (TGA) kommt nicht selten bei Migränepatienten vor. Bei allen Beeinträchtigungen der mnestischen Funktionen, des Kurzzeit- und/oder Langzeitgedächtnisses, beobachtet man Störungen des Lernens, Behaltens und Abrufens von Gedächtnisinhalten.

Untersuchung: Schon in der Anamnese fallen Störungen der Merkfähigkeit auf. Man unterscheidet das **episodische** vom **semantischen Gedächtnis**.

Untersuchung: Schon bei der Erhebung der Anamnese prüft man das Kurzzeitgedächtnis, auch Arbeitsgedächtnis genannt, d. h. die Merkfähigkeit für gegenwärtig verfügbare Informationen, und das Langzeitgedächtnis, d. h. das Erinnerungsvermögen für früher erworbene Informationen. Die mnestischen Funktionen hängen von der Aufmerksamkeit und Stimmung ab. Man unterscheidet das episodische vom semantischen Gedächtnis:

- Das **episodische Gedächtnis** entspricht der temporären Erinnerung an eigene Erfahrungen.
- Das **semantische Gedächtnis** ist vom Bedeutungsverständnis für Sprache und vielfältig erworbene Wissensinhalte im Langzeitgedächtnis geprägt.

Bei zeitlich begrenztem Gedächtnisverlust unterscheidet man eine **retrograde** und **anterograde Amnesie**, d. h. die Erinnerungslücke vor dem Einsetzen bzw. nach dem Abklingen einer Vigilanzstörung.

Jedes Koma hinterlässt eine Amnesie. Bei Somnolenz kann die Amnesie partiell sein, d. h. Geschehnisse können z. T. erinnert werden. Besteht eine Erinnerungslücke für die Zeit vor Eintreten der Vigilanzstörung, spricht man von **retrograder Amnesie**. Erinnert der Patient einen Zeitraum nach dem Abklingen der Vigilanzstörung nicht mehr (d. h. für die Zeit, in der er wieder reagierte), spricht man von **anterograder Amnesie**.

Ätiopathogenese: Eine Amnesie kommt meist bei Erkrankungen vor, die mit Vigilanzstörungen verbunden sind, z. B. nach epileptischen Anfällen, Schädel-Hirn-Trauma, metabolischen Störungen und Intoxikationen. (Zur Pathogenese der Demenz-Syndrome, die mit Gedächtnisstörungen, aber ohne Vigilanzminderung einhergehen, s. S. 184).

Ätiopathogenese: Meist wird eine Amnesie als Folge der Erkrankungen beobachtet, die mit Vigilanzstörungen einhergehen, und gilt daher als wichtiger retrospektiver Hinweis auf einen epileptischen Anfall oder ein Schädel-Hirn-Trauma (S. 358). Auch Stoffwechselstörungen (z. B. Hypoglykämie, S. 240, hepatische Enzephalopathie, S. 242) und Intoxikationen können eine Amnesie oder auch persistierende Gedächtnisstörung verursachen (vgl. Wernicke-Korsakow-Syndrom, S. 252, und Pathogenese der Demenz-Syndrome, die mit ausgeprägten Gedächtnisstörungen, aber *ohne* Vigilanzminderung einhergehen, S. 184).

Die **transiente globale Amnesie (TGA)** ist durch eine akut einsetzende und einige Stunden andauernde anterograde Amnesie charakterisiert. Der Patient ist wach und kooperativ, wirkt aber ratlos und fragt stereotyp. Merkfähigkeitsstörung und retrograde Amnesie bilden sich allmählich zurück.

Amnestische Episoden, die als **transiente globale Amnesie (TGA)** mit einer Inzidenz von 3-8/100 000 Einwohner im mittleren und höheren Lebensalter vorkommen, setzen akut mit einer anterograden Amnesie ein. Der Patient ist wach und kooperativ, wirkt aber ratlos und fragt stereotyp. Erst nach einigen Stunden kann er allmählich wieder neue Gedächtnisinhalte speichern. Die retrograde Amnesie, die während der Episode zunächst Tage bis Wochen, gelegentlich auch Jahre, umfasst, bildet sich innerhalb von drei bis 24 Stunden weitgehend zurück, sodass nur für die Dauer der amnestischen Episode eine globale Amnesie bestehen bleibt.

Die Ätiologie der transienten globalen Amnesie ist ungeklärt. Bei ⅓ der Patienten ist eine **Migräneanamnese** zu eruieren. Wie bei Migräne findet sich eine Minderperfusion okzipital und mediotemporal, sodass ein pathogenetischer Zusammenhang angenommen wird, zumal viele Patienten während oder nach der amnestischen Episode über Kopfschmerzen und Übelkeit klagen. Demgegenüber spielen Gefäßerkrankungen keine Rolle. Für Patienten mit TGA besteht kein erhöhtes Risiko für zerebrale Ischämien. Als auslösende Faktoren gelten emotionale und physische Belastungssituationen bei häufig phobischer Persönlichkeitsstruktur. Gelegentlich kommt eine TGA beim Koitus oder auch nach einem Sprung in kaltes Wasser vor. Die Prognose der amnestischen Episoden ist günstig, Rezidive sind selten.

Bei der transienten globalen Amnesie wird ein pathogenetischer Zusammenhang mit der **Migräne** angenommen.

Jeder Affekt beeinflusst die mnestischen Funktionen. So werden z. B. erledigte Aufgaben leichter vergessen als unerledigte. Ein psychogener Gedächtnisverlust erklärt sich aus der **Angst**, die die Wahrnehmung und damit das Erinnerungsvermögen beeinträchtigt, oder aus konfliktbedingter Abspaltung (Dissoziation) mnestischer Leistungen, z. B. Verdrängung wichtiger Daten des subjektiven biografischen Kalenders (Tag der Scheidung, Todestag eines Angehörigen u. a., vgl. S. 550).

Angst beeinträchtigt die Wahrnehmung und damit das Gedächtnis.

2.9.2 Psychopathologischer Befund

2.9.2 Psychopathologischer Befund

► Überblick. Zu den psychischen Begleitsymptomen neurologischer Erkrankungen gehören Störungen der Vigilanz und Orientierung, des Antriebs und der Affektivität. Die psychopathologische Untersuchung dient ferner der Beurteilung kognitiver (intellektueller) Störungen, der Sinnestäuschungen und Wahnwahrnehmungen und der Abgrenzung nichtspezifischer, funktioneller und somatoformer Körperbeschwerden von neurologischen Symptomen (S. 553). Zu den Gedächtnisstörungen siehe S. 98.

► Überblick.

Vigilanzstörungen

Vigilanzstörungen

► Definition. Zahlreiche neurologische Erkrankungen sind mit Störungen der Vigilanz (Wachheit) verbunden. Nach dem Grad der Vigilanzminderung unterscheidet man Somnolenz, Sopor und Koma. (Zur Untersuchung des bewusstlosen Patienten und Anwendung der Glasgow Coma Scale [GCS] s. S. 104).

► Definition.

Untersuchung: Neben der Spontaneität und dem psychomotorischen Tempo prüft man die Wachheit und Aufmerksamkeit bzw. Erweckbarkeit auf optische, akustische und sensible Stimuli. Mit zunehmender Vigilanzstörung bleibt zunächst die Reaktion auf optische Reize aus, dann auf akustische und zuletzt auf Schmerzreize. Je stärker der Reiz ist, der eine Abwehrbewegung auslöst, je später und undifferenzierter die Schmerzreaktion erfolgt, desto ausgeprägter ist die Vigilanzstörung:

- **Somnolenz** ist durch abnorme Schläfrigkeit bei erhaltener akustischer Weckreaktion (Augen öffnen und spontane Zuwendung) gekennzeichnet. Bei geöffneten Augen lösen optische Reize wie z. B. helles Licht oder das rasche Heranführen der Hand des Untersuchers bis vor die Augen („Drohbewegung" ohne Drohung) den Lidschlussreflex aus.
- Im **Sopor** fehlen spontane Bewegungen. Auf Anruf erfolgt eine kurzzeitige Orientierungsreaktion. Der Patient wendet zunächst die Augen, dann den Kopf der Geräuschquelle zu. Schmerzreize werden mit adäquaten Abwehrbewegungen beantwortet.
- Während im beginnenden **Koma** keine Reaktion auf optische oder akustische Stimuli zu beobachten ist, kommt es zu undifferenzierten Abwehrbewegungen auf sensible Reize. Im tiefen Koma bleibt jegliche Reaktion auch auf wiederholte Schmerzreize aus.

Untersuchung: Mit zunehmender Vigilanzstörung bleibt zuerst die Reaktion auf optische, dann auf akustische und zuletzt auf Schmerzreize aus.

- **Somnolenz** bedeutet abnorme Schläfrigkeit bei erhaltener Weckreaktion.
- Im **Sopor** fehlen spontane Bewegungen, man beobachtet jedoch eine adäquate Schmerzreaktion.
- Im tiefen **Koma** bleibt jegliche Reaktion aus.

Ätiopathogenese: Vigilanzstörungen entstehen bei traumatischen, tumorösen, vaskulären und entzündlichen Hirnprozessen, die mit intrakraniellem Druckanstieg und Hirnstammfunktionsstörung verbunden sind (S. 103 u. S. 108), oder als Folge von Intoxikationen (Kohlenmonoxid- bzw. Kohlendioxidvergiftung, Alkohol-, Arzneimittelintoxikation u. a.) bzw. Stoffwechselerkrankungen (diabetisches/ketoazidotisches, urämisches, hepatisches Koma u. a.).

Ätiopathogenese: Ursächlich kommen traumatische, tumoröse, entzündliche und toxisch-metabolische Prozesse infrage.

Orientierungsstörungen

▶ Definition.

Untersuchung: Man fragt den Patienten gezielt nach Datum, Ort und Situation.

Ätiopathogenese: Während die zeitliche und örtliche Orientierung im **Delir** oder **Dämmerzustand** aufgehoben ist, findet sich eine Desorientiertheit zur eigenen Person erst bei hochgradiger zerebraler Dysfunktion. Desorientierung ist ein Kardinalsymptom der Demenz-Syndrome.

Orientierungsstörungen

▶ Definition. Der Patient kann zeitlich, örtlich, situativ und zur eigenen Person desorientiert sein. Eine Orientierungsstörung ist das führende Symptom organischer Psychosyndrome.

Untersuchung: Mit gezielten Fragen nach Datum, Ort und näheren Umständen der Erkrankung sowie zur Untersuchungssituation lassen sich Art und Grad der Desorientierung feststellen.

Ätiopathogenese: Während die zeitliche und örtliche Orientierung schon bei Fieber beeinträchtigt sein kann und regelmäßig im Delir als Ausdruck einer reversiblen organischen Psychose gestört ist, findet sich eine Desorientiertheit zur eigenen Person erst bei hochgradiger zerebraler Dysfunktion. Neben Gedächtnisstörungen ist die Desorientierung ein Frühsymptom der Alzheimer-Krankheit (S. 185) bzw. der vaskulären (S. 191) und alkoholischen Demenz (S. 252).

Sinnestäuschung und Wahn

▶ Definition.

Untersuchung: Man unterscheidet visuelle, auditive, taktile, Geruchs- und Geschmackshalluzinationen. Ein Paranoid beginnt meist mit einer Wahnstimmung, die sich zu Wahnvorstellungen oder einem Wahnsystem verfestigt.

Ätiopathogenese: Visuelle und taktile Halluzinationen beweglicher Objekte sind typisch für ein Delir oder eine Intoxikation („Mäuse", „Kokainwanzen").

Geruchshalluzinationen können Symptom eines Hirntumors sein. Auditive Halluzinationen kommen meist bei endogenen Psychosen vor.

Sinnestäuschung und Wahn

▶ Definition. Sinnestäuschungen sind entweder illusionäre Verkennungen (verfälschte Wahrnehmungen realer Objekte) oder Halluzinationen (Trugwahrnehmungen). Diese Phänomene kommen häufig gemeinsam mit einem Paranoid (Wahn) vor. Gegenüber der Trugwahrnehmung wird in der Wahnwahrnehmung ein Gegenstand zwar real wahrgenommen, jedoch subjektiv umgedeutet. Eine Wahnvorstellung (Wahnidee) entwickelt sich unabhängig vom Wirklichkeitscharakter einer Wahrnehmung. Halluzination und Wahn sind gleichermaßen unkorrigierbar.

Untersuchung: Die Patienten berichten über visuelle Halluzinationen, z. B. Lichtblitze, Muster und strukturierte Bilder von Gegenständen, Tieren und Menschen, oder über auditive, Geruchs- und Geschmackshalluzinationen, auch taktile Trugwahrnehmungen. Der paranoide Patient leidet unter befremdlichen, ängstlich gefärbten Anmutungen. Diese Wahnstimmung kann in eine Wahnvorstellung (z. B. Verfolgungswahn, Kleinheits- oder Größenwahn) übergehen und sich zu einem Wahnsystem ausgestalten.

Ätiopathogenese: Illusionäre Verkennungen der Umwelt entstehen bereits bei Übermüdung und Fieber. Visuelle Halluzinationen beweglicher Objekte kommen besonders im **Alkohol**- und **Arzneimitteldelir** vor. So werden Kleintiere (Mäuse, Ratten, Kaninchen, Eichhörnchen, Käfer, Spinnen) oder Zwerge am häufigsten im Delirium tremens nach Alkoholentzug halluziniert (S. 250). Visuelle Sinnestäuschungen sind auch typisch für eine dopamininduzierte Psychose (S. 205). Zu den visuellen Pseudohalluzinationen im hemianopen Gesichtsfeld siehe S. 30. Taktile (haptische) Halluzinationen werden gelegentlich bei **Substanzmissbrauch** („Kokainwanzen") und bei Dermatozoenwahn beobachtet (taktile Halluzinose von Milben v. a. im Senium). Diese Trugwahrnehmungen sind von zoophobischen Ängsten abzugrenzen (z. B. Furcht vor dem Anblick von Spinnen oder die Befürchtung, kleine Tiere im Körper zu beherbergen, wie bei der „Neuroborrelioseneurose", S. 577).
Neben psychotischen Symptomen eines Eigengeruchwahns kommen Geruchshalluzinationen, Pseudoosmien und Parosmien mit qualitativ veränderter Wahrnehmung (Kakosmie, Euosmie) vor, d. h. angenehme Gerüche werden als unangenehm oder umgekehrt, ekelerregende als angenehm empfunden). Diese Halluzinationen können auch Frühsymptome eines frontobasalen Hirntumors sein (Abb. **B-1.100**, S. 316 und Abb. **B-1.110**, S. 325). Zu den Geruchs- und Geschmacksempfindungen als Aura epileptischer Anfälle s. S. 520 und S. 521 (Klin. Fall). Auditive Halluzinationen kommen ebenso wie ein Verfolgungs-, Kleinheits-, Versündigungs- oder Verarmungswahn meist bei psychotischen Störungen vor.
Megalomanie (Größenwahn) ist ein Symptom der **progressiven Paralyse** (S. 269) und manischer Psychosen. Eine paranoid-halluzinatorische Symptomatik bei Ataxie muss an eine Vitamin-B_{12}-Avitaminose denken lassen (funikuläre Myelose, S. 246).

Antriebs- und Affektstörungen

► Definition. Als Begleitsymptome neurologischer Krankheitsbilder kommen Antriebs- und Affektstörungen vor. Antriebsstörungen äußern sich in der Psychomotorik. Affekte gehen mit vegetativen Symptomen einher. Patienten mit allmählich progredienter Hirnschädigung sind apathisch-antriebsarm oder psychomotorisch unruhig.

Untersuchung: Der Antrieb kann vermehrt (Antriebssteigerung) oder vermindert sein (Antriebsmangel und -armut) bzw. völlig fehlen (Stupor). Entsprechend sind Psychomotorik und Affektivität verändert; entweder ist das Selbstwert- und Lebensgefühl gehoben oder herabgesetzt; es kommt zu unkontrollierbarem Affektausbruch (Affektinkontinenz) bei raschem Stimmungswechsel (Affektlabilität) oder es besteht eine Affektarmut. Die Stimmung als länger dauernder Affekt ist euphorisch oder dysphorisch, depressiv oder ängstlich gefärbt. Psychomotorische Unruhe begleitet auch ängstlich-depressive Verstimmungen.

Ätiopathogenese: Antriebs- und Affektstörungen bei organischen Psychosyndromen finden sich häufig im Verlauf degenerativer, traumatischer und toxischer Hirnschädigungen. Sie sind Frühsymptome einer frontotemporalen Demenz. Während anfangs die kognitiven Leistungen erhalten sind, stellt sich eine euphorische Enthemmung ein (S. 190). Affektlabilität wird auch besonders bei vaskulärer Demenz beobachtet. Doppelseitige Läsionen des frontalen Marklagers, die z. B. bei einer Aneurysmablutung oder einem „Schmetterlingsgliom" (S. 317) vorkommen, führen zu ausgeprägtem Antriebsmangel und psychomotorischer Verlangsamung bis zur frontalen Akinese. Im Gegensatz zur Affektinkontinenz, einer emotionalen Enthemmung, handelt es sich bei dem Phänomen des pathologischen Weinens und Lachens, das man bei Bulbärparalyse und Pseudobulbärparalyse beobachtet, um eine Enthemmung motorischer (mimischer) Funktionen **ohne** Affekt (Abb. **B-1.45**).

Antriebs- und Affektstörungen

► Definition.

Untersuchung: Man beobachtet eine Antriebssteigerung mit gehobenem Selbstwertgefühl (Euphorie) oder Antriebsmangel und Affektarmut bei dysphorischer und ängstlicher Stimmung, ferner Affektlabilität und Affektinkontinenz. Psychomotorische Unruhe begleitet auch ängstlich-depressive Verstimmungen.

Ätiopathogenese: Antriebs- und Affektstörungen bei organischen Psychosen sind meist Folge degenerativer, traumatischer oder toxischer Hirnschädigungen, kommen aber auch bei frontalen Tumoren vor. Pathologisches Weinen und Lachen wird bei Bulbärparalyse und Pseudobulbärparalyse beobachtet.

Kognitive Störungen

► Definition. Man unterscheidet Störungen der intellektuellen Entwicklung von demenziellem Abbau, d. h. eine konnatale, peri- oder postnatal erworbene Intelligenzminderung, von kognitiven Störungen, die nach Abschluss der Hirnreifung auftreten oder sich wie die Alzheimer-Krankheit im höheren Alter manifestieren. Häufig sind zusätzlich neuropsychologische Symptome zu beobachten (s. o.). Eine Störung der sog. Exekutivfunktionen ist die Unfähigkeit, Handlungsabläufe Schritt für Schritt zu planen, zu initiieren, zu kontrollieren und zu korrigieren, ferner Lösungsmöglichkeiten zu antizipieren und einem bestimmten Ziel zuzuordnen.

Untersuchung: Bei Intelligenzminderung fällt im Säuglingsalter eine **Entwicklungsverzögerung** („mental retardation") auf. Im Schulalter zeigt sich eine Lernbehinderung als „grenzwertige Intelligenz" (IQ 85–70) mit einem Mangel an Abstraktionsfähigkeit und Begriffsbildung. Eine schwere geistige Behinderung (IQ 34–20) ist durch ausgeprägte Störungen des Denkens sowie der verbalen und nonverbalen Kommunikation charakterisiert.

Bei **demenziellem Abbau** ist neben Gedächnis- und Orientierungsstörungen ein Verlust des Kritikvermögens, des logischen Denkens und der kombinatorischen Fähigkeiten zu beobachten. Die Exekutivfunktionen, wie z. B. planvolles Handeln, sind beeinträchtigt (sog. dysexekutives Syndrom).

Von den verschiedenen Demenzformen sind depressive Syndrome abzugrenzen, die aufgrund einer Denkhemmung und Antriebsminderung einen Intelligenz- und Persönlichkeitsabbau vortäuschen können („depressive Pseudodemenz"), jedoch meist gut behandelbar und reversibel sind.

Ätiopathogenese: Intelligenzminderungen (geistige Behinderungen) beruhen auf genetischen (z. B. Stoffwechselerkrankungen, S. 231), chromosomal bedingten (z. B. Trisomie 21) oder prä-, peri- und postnatal erworbenen Hirnschädigungen (S. 161). Demenz-Syndrome sind meist auf degenerative Hirnprozesse (S. 184) oder zerebrale Durchblutungsstörungen (vaskuläre Demenz, S. 191) zurückzuführen. Zum Wernicke--Korsakow-Syndrom siehe S. 252.

Kognitive Störungen

► Definition.

Untersuchung: Bei Intelligenzminderung besteht ein Mangel an Abstraktions- und Kommunikationsfähigkeit.

Demenz-Syndrome sind durch einen Verlust des Gedächtnisses, der Orientierung, der Urteilskraft und des planvollen Handelns charakterisiert.

Die „depressive Pseudodemenz" kann einen Intelligenz- und Persönlichkeitsabbau vortäuschen.

Ätiopathogenese: Während anlagebedingte oder frühkindlich erworbene Hirnschädigungen zu Intelligenzminderungen führen, werden Demenz-Syndrome meist durch degenerative Hirnprozesse und zerebrale Durchblutungsstörungen verursacht.

2.9.3 Psychosomatische Aspekte

► Definition.

Untersuchung: Die psychosomatische Anamnese orientiert sich an den lebensgeschichtlichen Daten (vgl. S. 21) und am subjektiven biografischen Kalender (S. 550).

Zu den häufigsten psychosomatischen Syndromen gehören psychogene Schmerzen und Anfälle (S. 555).

„Krankenhauswanderer" weisen multiple Narben nach chirurgischen Eingriffen auf und neigen zur **Selbstmedikation** mit Drogen- bzw. Tranquilizerabusus (s. auch „Münchhausen-Syndrom" und „professionelle Patienten", S. 562).

Ätiopathogenese: Wesentlich ist der **zeitliche Zusammenhang** körperlicher Symptome und funktioneller Beschwerden mit einer biografischen Krise.

Zahlreiche **Schmerz-Syndrome**, besonders Kopf- und Rückenschmerzen, treten unter psychophysischer Belastung in Konfliktsituationen auf.

Auch die Muskelschwäche bei Myasthenia gravis nimmt in Spannungssituationen zu.

2.9.3 Psychosomatische Aspekte

► Definition. Psychosomatik bedeutet nicht nur, dem Psychischen in der Medizin gerecht zu werden, sondern auch, den Sinn eines körperlichen Symptoms wahrzunehmen: „Die Symptome gleichen der Sprache des Organs. Dieses kann sich nur in bestimmten Redewendungen äußern. Aber in diesen spricht es von dem, was ihm widerfahren ist. Und das ist eine Geschichte. So führt die Frage nach dem „Was" von den Krankheitsbildern, die das Kranksein beschreiben, zu den Krankengeschichten, die das Krankwerden darstellen." (P. Vogel, 1953).

Untersuchung: Als Untersuchungsmethode gilt die an der Lebensgeschichte orientierte Anamnese (Biografie, vgl. Tab. **A-1.3**, S. 21, und Tab. **B-5.4**, S. 550). Mit den Fragen „Warum gerade jetzt?" und „Warum gerade hier?" erschließt sich nach Viktor v. Weizsäcker der Sinn einer Krankheit in einer bestimmten biografischen Situation. Dies gilt sowohl für nichtspezifische, funktionelle, somatoforme Körperbeschwerden und dissoziative Störungen als auch für Organkrankheiten, wie z. B. die Epilepsien, Parkinson-Krankheit und weitere Stammganglienerkrankungen (s. u.).
Zu den psychosomatischen Syndromen werden psychogene Schmerzen, Schwindelattacken und nichtepileptische Anfälle (S. 555) gerechnet. Außerdem gehören dazu der psychogene Tremor, die psychogene Amnesie, Amaurose, Aphonie, Anästhesie und Parese sowie jede Aggravation (Ausgestaltung der Beschwerden). Vgl. S. 51 und S. 545.
Die Tendenz zur **Selbstmedikation** entspricht ebenso wie der Drogen- bzw. Tranquilizerabusus dem Verhalten „professioneller Patienten". Da sich viele Patienten, die von Arzt zu Arzt wandern, ständig neuen, eingreifenden diagnostischen und therapeutischen Maßnahmen unterziehen, darunter wiederholten Laparotomien, beobachtet man multiple Narben („Münchhausen-Syndrom"). Der Körper dokumentiert seine Verletzungen (vgl. S. 562).
Wenn ein **psychisches Trauma** zu emotionaler Lähmung und Sprachlosigkeit führt, übernimmt der Körper den Part, über das Erlittene zu berichten. Nach M. Kütemeyer kommt es dann häufig zu paroxysmal auftretenden Schmerzen, die entsprechend der Intensität einer schmerzhaften Erinnerung exzessiv ausstrahlen und die anatomischen Grenzen überschreiten. Wenn die Patienten ein invasiv-traumatisches Ereignis erlitten haben, über das sie anfangs nicht berichten, greifen sie zu entsprechenden Metaphern („Messerstich, Feuerstrahl") oder auch – als Ausdruck des Selbstschutzes – zu „anorganischen" Bildern („mein Körper ist wie ein Klumpen, mein Bein wie ein Stein, mein Rücken wie Beton"). An die Stelle des Wunschs, von psychogenen Schmerzen geheilt zu werden, tritt der **Versuch, schmerzunempfindlich zu sein**. Zur Dissoziation (Abspaltung) der körperlichen Beschwerden von dem affektiven Erleben s. a. posttraumatisches Belastungssyndrom (PTBS, S. 547).

Ätiopathogenese: Entscheidend ist nicht ein kausaler, sondern der **zeitliche Zusammenhang** des Symptoms einer neurologischen Erkrankung oder eines psychosomatischen Syndroms mit einem lebensgeschichtlich wichtigen Ereignis (Daten des subjektiven biografischen Kalenders, S. 546 und S. 550), z. B. wenn sich der erste epileptische Anfall in der Hochzeitsnacht, der Hirninfarkt am Tag der Pensionierung oder ein Blinzeltic bei der Beerdigung des Ehepartners manifestiert.
Bestimmte Konflikt- und Stresssituationen begünstigen die Krankheitsentstehung; so führen psychophysische Belastungen zu **Spannungskopfschmerzen**. Eine Sonderform ist der Kopfschmerz bei sexueller Aktivität. (Heftiger Kopfschmerz kann aber auch als Folge einer Aneurysmaruptur mit Subarachnoidalblutung [SAB] beim Koitus auftreten [S. 408].) Tortikollis und Caput obstipum gehen ebenso wie **Lumboischialgien** („low back pain") oft mit konfliktbedingten Muskelverspannungen einher. Auffallend häufig kommt es zu einem Bandscheibenvorfall in einer ambivalenten Situation forcierter Selbstbehauptung („Auf Biegen und Brechen" – „Rückgrat beweisen"). Bei diesen Patienten wirken persönlichkeitstypische und krankheitsspezifische Faktoren psychodynamischer Konflikte zusammen (S. 565).
Die Muskelschwäche bei Myasthenia gravis verstärkt sich jeweils in Spannungssituationen und kann sich besonders bei Patienten mit exzessivem Bewegungsdrang als unmittelbare Folge psychophysischer und „neurohumoraler" Erschöpfung einerseits bis zur **myasthenen Krise** (S. 488) steigern, andererseits in zwar anstrengenden, aber entspannten Situationen, z. B. beim Tanzen, völlig ausbleiben (S. 489).

Therapieresistente Beschwerden kommen meist bei **dissoziativen Störungen** (Konversionsstörungen) vor. Sie werden ebenso häufig fehlgedeutet wie psychische Phänomene körperlicher Krankheiten: Konversionssymptome wie z. B. eine psychogene Lähmung, Amaurosis und Aphonie werden nicht selten als Begleiterscheinungen oder Folgen neurologischer Erkrankungen gewertet (und auch behandelt und berentet); umgekehrt können psychische Symptome bei Porphyrie, funikulärer Myelose oder Hirndrucksteigerung zur Fehldiagnose „Hysterie" verleiten (vgl. S. 545).

Psychogene Symptome und psychosomatische Beschwerden als Ausdruck einer **dissoziativen Störung** (Konversionsstörung) werden häufig verkannt; umgekehrt verleiten auch die psychischen Begleitsymptome organischer Erkrankungen (z. B. bei Hirndruck) zur Fehldiagnose „Hysterie".

2.10 Untersuchung des bewusstlosen Patienten

2.10 Untersuchung des bewusstlosen Patienten

▶ Überblick. Die neurologische Untersuchung eines Patienten mit gestörtem Bewusstsein stellt besondere Anforderungen an den Untersucher: Einerseits ist der sonst übliche Untersuchungsgang wegen der Unfähigkeit des Patienten zur Kooperation nicht einzuhalten, andererseits muss auf Störungen geachtet werden, die beim wachen Patienten nicht zu beobachten sind. Ferner sind spezielle Untersuchungsschritte erforderlich, die bei einem wachen Patienten nicht nötig oder möglich sind. Auch sind einzelne Befunde, wenn sie bei einem bewusstlosen Patienten erhoben werden, anders zu werten oder zu interpretieren als bei einem wachen, kooperativen Patienten. Da die Untersuchung meist in einer **Notfallsituation** bzw. auf der Intensivstation stattfindet, steht sie unter Zeit- und Entscheidungsdruck.

Jede akute oder subakut auftretende Vigilanzstörung sollte an einen intrakraniellen Druckanstieg denken lassen, der lebensbedrohlich, unmittelbar behandlungsbedürftig und in vielen Fällen behandelbar ist. Es ist daher wesentlich, die ersten Hinweise auf einen erhöhten intrakrankiellen Druck, die **Hirndruckzeichen** zu beachten. Dies gilt gleichermaßen für die **Einklemmungssyndrome**. Sie gestatten einen lokalisatorischen Rückschluss auf die Ebene der Funktionsstörung im Hirnstamm und damit auf den Schweregrad der Störung. Es ist ein fließender Übergang von den ersten Hinweisen auf die intrakranielle Drucksteigerung und Vigilanzminderung zu Syndromen der Einklemmung. Der Untersuchungszeitpunkt ist oft nur ein Ausschnitt in diesem Kontinuum, das extrem schnell ablaufen oder auch auf jeder Stufe anhalten kann. Eine Rückbildung der Symptome ist je nach Schwere der Schädigung möglich; oft aber resultiert ein Residualzustand und im schlimmsten Fall Hirntod.

▶ Überblick.

Untersuchung: Tab. **A-2.24** dient als Leitfaden für die neurologische Untersuchung von Patienten mit gestörtem Bewusstsein. Die Reaktion auf Ansprechen, akustischen oder Schmerzreiz gibt Auskunft über die Tiefe der Vigilanzstörung. Das Bewusstsein ist getrübt (Somnolenz, Sopor) oder erloschen (Koma). Die Komatiefe wird mittels der Glasgow-Coma-Skala (GCS, Tab. **A-2.25**) dokumentiert. Regelmäßigkeit, Tiefe und Frequenz der Atmung lassen Rückschlüsse auf die Hirnstammfunktion zu. Die Untersuchung des Muskeltonus, die Beobachtung der Spontanmotorik und der motorischen Reaktion auf Schmerzreiz (an allen Extremitäten und im Gesicht zu prüfen) gibt zusätzlich Hinweis auf eine eventuell vorliegende Hemiparese (gezielte Abwehrbewegung nur auf einer Seite) bzw. eine Beeinträchtigung der Hirnstammfunktionen (z. B. „Streckkrämpfe", S. 109). Eine Hemiparese kann auch bereits daran erkennbar sein, dass beim Ausatmen die Luft durch den herabhängenden Mundwinkel entweicht oder die gelähmte Extremität nach außen rotiert liegt und nach Anheben rascher als die gesunde auf die Unterlage fällt. Auch auf eine Seitendifferenz der Eigenreflexe und den Nachweis pathologischer Reflexe ist zu achten. Nach einem Meningismus als Ausdruck eines erhöhten Hirndrucks muss gezielt gesucht werden (S. 256). Im Koma kann der sonst zu erwartende Meningismus aber selbst bei bakterieller Meningitis oder Subarachnoidalblutung fehlen. Vorsicht ist aber nach einem Trauma mit dem Verdacht auf eine HWS-Instabilität geboten: Es dürfen keine maximalen oder ruckartigen Bewegungen des Kopfes ausgeführt werden. Besonderen Stellenwert bei der Untersuchung des bewusstlosen Patienten haben die **Pupillo-** und die **Okulomotorik**.

Die Untersuchungsmethoden sowie der Verlauf des Reflexbogens im Hirnstamm und die physiologischen Reflexantworten sind auf S. 30 und S. 46 dargestellt.

Untersuchung: Einen Leitfaden zur neurologischen Untersuchung zeigt Tab. **A-2.24**. Die Komatiefe wird mittels der Glasgow-Coma-Skala (GCS, Tab. **A-2.25**) dokumentiert. Bei der Untersuchung ist auf die Tiefe der Vigilanzstörung (Somnolenz, Sopor, Koma), das Vorliegen eines Meningismus, die Reaktion auf Schmerzreize, eine Störung der Hirnstammreflexe sowie der Pupillo- und Okulomotorik zu achten (S. 30 und S. 46). Diese Befunde weisen auf den Schweregrad einer Hirnstammfunktionsstörung hin.

≡ A-2.24

≡ A-2.24 Neurologische Basisuntersuchung bei bewusstseinsgetrübten Patienten

Vorgehen	Befund
Patient ansprechen	Wie ist die Orientierung (Name, Geburtsdatum, Ort, Datum)? Ist eine sinnvolle Kommunikation möglich? Besteht eine Aphasie? Wie tief ist die Störung des Bewusstseins: Somnolenz, Sopor, Koma?
Spontanmotorik	seitengleich, einseitig? Körperhaltung Muskeltonus
Abwehr auf Schmerzreize	ja, nein? gezielt, ungezielt? seitengleich, einseitig, einseitig gekreuzt? Streck-/Beugesynergismen?
Meningismus	Nackensteifigkeit? *Cave:* Nach Trauma bei V. a. HWS-Instabilität nicht prüfen! Schmerzreaktion bei maximaler Nackenbeugung
Pupillen	Isokorie, Anisokorie? Lichtreaktion?
Bulbi	konjugierte/diskonjugierte Bulbusstellung? Pendelbewegungen? spontane vertikale Bulbusbewegungen? Nystagmus?
okulozephaler Reflex	positiv, negativ? *Cave:* Nicht bei HWS-Instabilität prüfen!
Kornealreflex	einseitig/beidseitig abgeschwächt oder aufgehoben?
Muskeleigenreflexe/ Fremdreflexe	Eigenreflexe seitendifferent, abgeschwächt, gesteigert? Bauchhautreflexe seitendifferent? Babinski einseitig, beidseitig?

≡ A-2.25

≡ A-2.25 Glasgow Coma Scale (GCS): Die Reaktion auf Ansprechen bzw. Schmerzreiz wird in einer Punkteskala erfasst (Summenscore 3 – 15)

	Reaktion	Punkte
Augenöffnen	spontan	4
	auf Ansprechen	3
	auf Schmerzreiz	2
	keine Reaktion	1
motorische Reaktion	kommt Aufforderungen nach	6
	gezielte Abwehrreaktion auf Schmerzreiz	5
	ungezielte Abwehrreaktion auf Schmerzreiz	4
	Beugesynergismen auf Schmerzreiz	3
	Strecksynergismen auf Schmerzreiz	2
	keine Reaktion	1
verbale Reaktion	orientiert	5
	nicht richtig orientiert	4
	inadäquate Antwort	3
	unverständliche Laute	2
	keine Reaktion	1

Beurteilung: Wenn die Punktzahl 8 – 3 beträgt, liegt ein schweres Schädel-Hirn-Trauma vor, bei 12 – 9 Punkten ein mittelschweres und bei 15 – 13 Punkten ein leichtes SHT.

Ätiopathogenese: Das Bewusstsein ist getrübt (Somnolenz, Sopor) oder erloschen (Koma), wenn die vigilanzregulierenden Zentren im Gehirn (Formatio reticularis im Hirnstamm) beeinträchtigt sind. Häufigste neurogene Ursache einer anhaltenden Bewusstseinsstörung ist eine intrakranielle Druckerhöhung. Davon sind nichtneurogene Ursachen, die die Vigilanz beeinträchtigen, insbesondere Intoxikationen und metabolische Störungen, abzugrenzen.

Ätiopathogenese: Das Bewusstsein ist getrübt (Somnolenz, Sopor) oder erloschen (Koma), wenn die vigilanzregulierenden Zentren im Gehirn (Formatio reticularis im Hirnstamm) beeinträchtigt sind. Zahlreiche neurologische Krankheiten können akut oder subakut eine Vigilanzstörung bis zur Bewusstlosigkeit verursachen. Dazu gehören alle Erkrankungen, die mit einer Steigerung des intrakraniellen Drucks einhergehen (s. u.). Der Druckanstieg hat eine Funktionsbeeinträchtigung der Formatio reticularis zur Folge und kann bis zur lebensbedrohlichen Einklemmung des Hirnstamms führen. Auch primär den Hirnstamm betreffende Erkrankungen oder indirekt auf die Formatio reticularis einwirkende Störungen führen zu einer

Vigilanzminderung. Von diesen primär neurogenen Ursachen sind nichtneurogene Ursachen, die die Vigilanz beeinträchtigen, insbesondere Intoxikationen und metabolische Störungen, abzugrenzen.

2.10.1 Hirndruckzeichen

2.10.1 Hirndruckzeichen

▸ Überblick. Jede intrakranielle Volumenzunahme hat einen Druckanstieg zur Folge. Unabhängig von der Ursache – auch wenn sie gutartiger Natur ist – ist der erhöhte intrakranielle Druck per se lebensbedrohlich. Die Begriffe **„Hirndruck"** und **„intrakranieller Druck"** („intracranial pressure,ICP") werden im Folgenden synonym verwendet, um die Mechanismen der intrakraniellen Drucksteigerung zu erläutern und auf die Bedeutung der **Hirndruckzeichen** hinzuweisen.

▸ Überblick.

Untersuchung: Die **akute intrakranielle Drucksteigerung**, die sich innerhalb von Stunden oder Tagen entwickelt, ist immer lebensbedrohlich. Sie ist durch dumpfe Kopfschmerzen, Übelkeit, Erbrechen, häufig auch Singultus und zunehmende Vigilanzstörung bis zum Koma gekennzeichnet (S. 99). Das meist schwallartige Erbrechen tritt anfangs nur morgens und bei Lagewechsel in Abhängigkeit von Schwankungen des intrakraniellen Drucks auf (z. B. beim Aufrichten, Bücken, Pressen).
Die wichtigsten Untersuchungen zur Überwachung eines Patienten, bei dem das Risiko einer Hirndrucksteigerung besteht, sind neben der **Vigilanzkontrolle** die Beobachtung der **Pupillomotorik**, des **Augenhintergrunds** sowie von Blutdruck und Herzfrequenz. Eine Störung der Pupillomotorik beim wachen oder schläfrigen Patienten ist als beginnende Hirnstammkompression zu werten.
Eine einseitige Mydriasis ist ein Alarmzeichen. Auch wenn die zuvor beidseitig engen Pupillen weit werden, ist dies als eine Verschlechterung des Zustand des Patienten zu werten. Weitere Zeichen einer drohenden Hirnstammeinklemmung sind Parästhesien im Gesicht und Nackensteifigkeit, eventuell mit Zwangshaltung des Kopfes. In zwei Dritteln der Fälle mit progredientem Hirndruck stellt sich nach mehreren Stunden, z. T. aber auch erst nach Tagen, eine Stauungspapille ein (s. Abb. **A-2.4b und c**). Netzhautblutungen sprechen ebenfalls für eine rasche Zunahme des Hirndrucks. Der Augenhintergrund sollte daher immer untersucht werden. Es darf jedoch kein Mydriatikum angewendet werden, da die pharmakologische Pupillenerweiterung die Pupillomotorik für Stunden beeinträchtigt und damit ein für die Überwachung des Patienten wichtiges prognostisches Zeichen entfällt.

Untersuchung: Eine **akute Hirndrucksteigerung** ist immer lebensbedrohlich. Symptome sind Kopfschmerzen, Vigilanzstörung, schwallartiges Erbrechen.

Die wichtigsten Untersuchungen zur Überwachung eines Patienten, bei dem das Risiko einer Hirndrucksteigerung besteht, sind neben der **Vigilanzkontrolle** die Beobachtung der **Pupillomotorik**, des **Augenhintergrunds** sowie von Blutdruck und Herzfrequenz. Eine Störung der Pupillomotorik beim wachen oder schläfrigen Patienten ist als beginnende Hirnstammkompression zu werten.
Eine einseitige Mydriasis ist ein Alarmzeichen. Auch wenn die zuvor beidseitig engen Pupillen weit werden, ist dies als eine Verschlechterung des Zustand des Patienten zu werten. Ebenso die Entwicklung einer Stauungspapille (s. Abb. **A-2.4c**).

▸ Merke. Wegen der prognostischen Bedeutung der pupillomotorischen Störung ist die Anwendung eines Mydriatikums zur Beurteilung des Augenhintergrundes bei der Frage nach erhöhtem Hirndruck absolut kontraindiziert.

▸ Merke.

Hirndruckzeichen können auch kurzzeitig als **hydrozephale Krise** bei akuter intermittierender Liquorblockade auftreten. Bei einem intraventrikulären Tumor kann diese durch jede ruckartige Kopfbewegung ausgelöst werden. Paroxysmal setzen heftigste Kopfschmerzen mit Übelkeit und Erbrechen ein. Gelegentlich kommt es auch zu einer kurz dauernden Vigilanzstörung und unwillkürlichem Urinabgang. Wird die Liquorpassage wieder frei, klingt die Symptomatik rasch ab.
Wenn sich eine Steigerung des **Hirndrucks allmählich über Wochen entwickelt**, stehen Antriebsstörungen im Vordergrund. Die Patienten sind aspontan, reagieren nur langsam und unwillig, wirken in ihrem Verhalten inadäquat, wenden sich während des Gesprächs vom Untersucher ab und befolgen Aufforderungen nicht oder nur unvollständig. Aufmerksamkeit, Merkfähigkeit und Orientierung sind beeinträchtigt, bevor es zur Vigilanzstörung kommt und die Patienten schläfrig werden. Es ist gezielt nach dumpfen, lageabhängigen, im Liegen und beim Bücken zunehmende Kopfschmerzen zu fragen. Die supra- und infraorbitalen Trigeminusaustrittspunkte sind oft druckdolent. Der Sehnerv wird zunehmend geschädigt. Eine Stauungspapille geht in eine Atrophie der Sehnervenpapille über (Abb. **A-2.4**).

Intermittierende Hirndruckzeichen können Ausdruck einer kurzzeitigen Blockade des Liquorflusses sein. Diese **hydrozephalen Krisen** äußern sich mit anfallartigen Kopfschmerzen und Erbrechen.

Wenn sich eine Steigerung des **Hirndrucks allmählich über Wochen entwickelt**, sind v. a. Antriebs- und Orientierungsstörungen zu beobachten.

Ätiopathogenese: Der **intrakranielle Druck** hängt von den drei intrakraniellen Kompartimenten Hirnparenchym, Liquor und Blut ab. Der normale ICP beträgt < 15 mmHg. Da die Schädelkalotte des Erwachsenen starr ist, hat die Volumenzunahme jedes der Kompartimente einen Anstieg des intrakraniellen Drucks zur Folge (Tab. **A-2.26**). Die meisten Hirnerkrankungen beeinflussen gleichzeitig oder

Ätiopathogenese: Der intrakranielle Druck steigt mit der Volumenzunahme von Hirnparenchym, Liquor oder Blut (Tab. **A-2.26**).

nacheinander alle Kompartimente. Das Gehirn macht den größten Anteil aus (ca. 80 %). Zunächst kann der zunehmende Druckanstieg noch zwischen den Kompartimenten ausgeglichen werden. Dabei kommt der Liquorverschiebung nach spinal die größte Bedeutung zu. Der Druckgradient zwischen Liquor und venösen Blutleitern kann durch Oberkörper-Kopf-Erhöhung verbessert werden. Die Autoregulation der Hirngefäße und eine reaktive Tachypnoe mit vermehrter CO_2-Abatmung (Hypokapnie) tragen zur Kompensation bei.

▸ Merke.

▸ Merke. Bei fehlendem oder erschöpftem Druckausgleich steigt der ICP exponentiell an.

Bei intrakraniellem Druckanstieg sinkt der Perfusionsdruck. Die Folge ist eine anhaltende Hypoxie, der Verlust der Autoregulation der Hirngefäße und ein Hirnödem, das seinerseits den intrakraniellen Druck verstärkt (Abb. **A-2.61**). Bei vollständiger Vasoparalyse kommt die zerebrale Durchblutung zum Erliegen (Hirntod).

Mit steigendem Hirndruck sinkt der zerebrale Perfusionsdruck und es kommt zur **Minderperfusion** des Hirngewebes. Daraus resultiert ein zunehmendes **Hirnödem**, das seinerseits eine Zunahme des Hirnvolumens und damit des Hirndrucks bewirkt. Die Volumenzunahme des Hirnparenchyms führt zur Kompression der inneren und äußeren Liquorräume (Verstreichen der Sulci, Abb. **A-2.61**), bis sich ein Druckgradient in Richtung Tentoriumschlitz und Foramen magnum ausbildet. Es kommt zur **Einklemmung**. Übersteigt bei vollständiger Vasoparalyse der Hirndruck den systemischen Blutdruck, so erliegt die zerebrale Durchblutung. Dieser zerebrale Perfusionsstillstand wird als Zeichen des Hirntodes gewertet.

A-2.61

A-2.61 Hirnödem

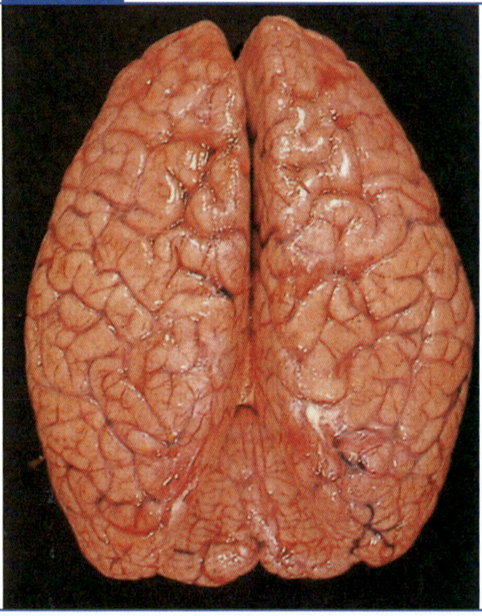

Pathologischer anatomischer Befund (Frontalpol oben; im unteren Bildanteil liegt okzipital – bei entferntem Tentorium – der Blick auf das Kleinhirn frei): verquollene Hirnrinde mit abgeplatteten Windungen und verstrichenen Furchen.

A-2.26

A-2.26 Volumenzunahme der 3 intrakraniellen Kompartimente als Ursache intrakranieller Drucksteigerung

Kompartiment	Ursache
Hirnparenchym	▪ Hirnödem (z. B. entzündlich oder traumatisch) ▪ raumfordernder Prozess (z. B. intrakranielle Blutung, Tumor)
Liquor	▪ Hydrozephalus (z. B. malresorptiv nach Meningitis oder Verschlusshydrozephalus bei Kleinhirntumor) ▪ venöse Druckerhöhung (z. B. Jugularvenenobstruktion
intrazerebrales Blutvolumen	▪ venös (z. B. kardiale Einflussstauung, Sinusthrombose) ▪ arteriell (z. B. hypertensive Krise)

Das Volumen des **Hirnparenchyms** steigt bei allen sogenannten raumfordernden Prozessen. Sie gehen mit einem mehr oder weniger ausgedehnten Umgebungsödem einher. Daneben führen zahlreiche andere Hirnerkrankungen primär oder im Verlauf zu einem

Das Volumen des **Kompartiments Hirnparenchyms** steigt bei allen sogenannten raumfordernden Prozessen (Tumoren, Abszesse, intrakranielle Blutungen u. a.), die mit einem mehr oder weniger ausgedehnten Umgebungsödem einhergehen. Daneben führen zahlreiche andere Hirnerkrankungen, z. B. Hirntraumen, Hirninfarkte, Enzephalitiden, primär oder im Verlauf zu einem **Hirnödem**. Viele grundsätzlich benigne oder gut behandelbare Hirnerkrankungen werden durch die Ödementwicklung aufgrund des begrenzten Raums im Schädelinneren zu einem akuten lebensbedrohlichen Problem. Von großer Bedeutung ist daher nicht nur die Ödembehandlung, sondern auch bereits die Prophylaxe und Verminderung der Progression.

Hirnödem. Viele grundsätzlich benigne oder gut behandelbare Hirnerkrankungen werden durch die Ödementwicklung aufgrund des begrenzten Raums im Schädelinneren zu einem **akuten lebensbedrohlichen** Problem.

▶ Merke. Ein Hirnödem rechtzeitig zu erkennen und Prophylaxe und Therapiestrategie genau zu kennen, sind zentrale Aufgaben in der Neurologie.

▶ Merke.

Die pathophysiologisch unterscheidbaren Hirnödemformen greifen ineinander, sodass ein Circulus vitiosus droht.

Das **zytotoxische Hirnödem** entsteht durch Störung des zellulären Stoffwechsels mit Ausfall der Na^+-K^+-Pumpe. Es kommt zur extrazellulären Kaliumanreicherung und raschem Natrium- und Wassereinstrom in die Zelle. Das resultierende **intrazelluläre Ödem** findet sich vorwiegend in den Neuronen des Kortex bei einer lokalen Ischämie (Hirninfarkt); bei einer generalisierten zerebralen Hypoxie (infolge Herz-Kreislauf-Stillstand) zeigt sich die besondere Vulnerabilität außerdem auch im Hippokampus, den Purkinje-Zellen des Kleinhirns und den Basalganglien. Hält die zerebrale Hypoxie an, bricht die Blut-Hirn-Schranke zusammen und es kommt zusätzlich zum extrazellulären Ödem.

Das **zytotoxische (intrazelluläre) Hirnödem** und das **vasogene (extrazelluläre) Hirnödem** können aufeinander folgen und sich gegenseitig verstärken.

Dem **vasogenen Hirnödem** liegt eine Störung der Blut-Hirn-Schranke zugrunde, in erster Linie durch Auflockerung der „tight junctions" der Gefäßendothelzellen, die die Diffusion vom Gefäßlumen in das Hirnparenchym erschweren. Es kommt zur **extrazellulären Flüssigkeitsansammlung** vorwiegend im Marklager. Die häufigsten Ursachen sind Hirntraumen und Enzephalitiden.

Die **Zunahme des Liquorvolumens** entsteht durch einen Liquoraufstau bei behindertem Abfluss (Hydrocephalus occlusus) oder die verminderte Resorption des Liquors (Hydrocephalus malresorptivus). Ein Hydrozephalus, der sich innerhalb kurzer Zeit entwickelt, führt immer zu einer Steigerung des intrakraniellen Drucks.

Man unterscheidet:

- **Hydrocephalus occlusus:** Verschlusshydrozephalus bei gestörtem Liquorabfluss
- **Hydrocephalus malresorptivus:** relative Liquorzunahme infolge Liquorresorptionsstörung

Die **Zunahme des Liquorvolumens** , das normalerweise ca 10 % ausmacht, entsteht durch Liquoraufstau oder verminderte Liquorresorption.

Man unterscheidet:

- Hydrocephalus occlusus und
- Hydrocephalus malresorptivus

Der Begriff „Hydrocephalus" ist anatomisch beschreibend und bedeutet eine Erweiterung der Liquorräume unabhängig von der Ursache. Neurologische Störungen, die mit dem Begriff des Hydrozephalus verbunden sind, sind vielfältig und hängen nicht nur von der Ursache, sondern auch vom Erkrankungsalter ab (frühkindlicher Hydrozephalus, Normaldruck-Hydrozephalus). Sie werden entsprechend ihrer neurologischen Bedeutung in den jeweiligen Krankheitskapiteln behandelt. Ein Hydrozephalus, der sich innerhalb kurzer Zeit entwickelt, führt immer zu einer Steigerung des intrakraniellen Drucks.

Der Begriff „Hydrocephalus" ist anatomisch beschreibend und bedeutet eine Erweiterung der Liquorräume unabhängig von der Ursache.

Die Wege der physiologischen Liquorzirkulation und die häufigsten Ursachen, die zu einem Hydrozephalus führen, sind in Abb. **A-2.62** dargestellt. Eine Liquorblockade auf Ebene der Ventrikel, insbesondere der Engpässe (Foramen Monroi und Aquädukt), oder fehlender Abfluss aus dem IV. Ventrikel führt zum **Hydrocephalus occlusus.** Bei Kindern sind eine Atresie des Aquädukts und Malformationen des kraniozervikalen Übergangs (S. 165), bei Erwachsenen raumfordernde Prozesse in Ventrikelnähe die häufigsten Ursachen. Ein **Hydrocephalus malresorptivus** beruht auf einer verminderten Resorption an den Pacchioni-Granulationen durch posthämorrhagische oder postinfektiöse Verklebung der Meningen (Arachnopathie). Noch Jahre nach der Erkrankung kann sich ein symptomatischer Normaldruck-Hydrozephalus entwickeln (S. 194). Durch Liquordiapedese kann es dann zu einem interstitiellen Hirnödem meist um die Vorderhörner der Seitenventrikel kommen.

Der **Hydrocephalus occlusus** ist Folge einer Liquorblockade auf Ebene der Ventrikel, insbesondere der Engpässe (Foramen Monroi und Aquädukt). Häufigste Ursachen sind Malformationen des kraniozervikalen Übergangs und Tumoren in Ventrikelnähe. Der **Hydrocephalus malresorptivus** findet sich bei Störung der Liquorresorption infolge einer Arachnopathie (Abb. **A-2.62**).

Die **Zunahme des intrakraniellen Blutvolumens** als 3. Kompartiment, das normalerweise ca. 10 % des intrakraniellen Volumens ausmacht, beeinflusst die beiden anderen Kompartimente. Der Druckgradient zwischen Liquor und venösen Blutleitern ist sowohl bei einer Sinusthrombose als auch bei einer venösen Drucksteigerung infolge einer Jugularvenenobstruktion oder kardialen Einflussstauung vermindert mit der Folge einer verminderten Liquorresorption. Eine hypertensive Krise oder eine posttraumatische Hyperperfusion des Hirns begünstigen die Hirnödementwicklung und tragen hierüber wiederum zum intrakraniellen Druckanstieg bei.

Die **Zunahme des intrakraniellen Blutvolumens** beeinflusst die anderen Kompartimente durch Veränderung des Druckgradienten zwischen Liquor und venösen Blutleitern mit der Folge einer verminderten Liquorresorption.

A-2.62 Physiologische Liquorzirkulation und häufigste Ursachen von Liquorzirkulationsstörungen, die zum Hydrozephalus führen

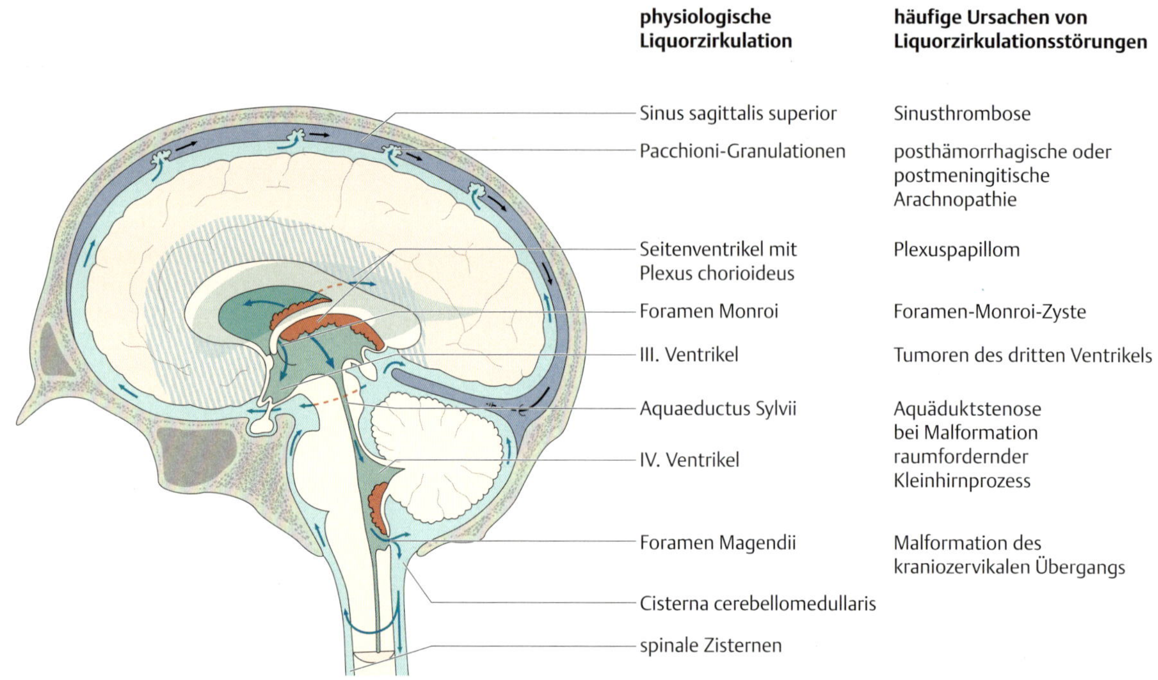

Die Liquorgesamtmenge beträgt 120 – 180 ml. Bei einer täglichen Produktion von 500 ml, überwiegend durch die Plexus chorioidei, werden $4/5$ über die Arachnoidalzotten resorbiert, $1/5$ zirkuliert.

2.10.2 Einklemmungssyndrome

▸ Überblick. Kann ein intrakranieller Druckanstieg nicht ausgeglichen werden, kommt es zur Verlagerung bzw. Einklemmung des Zwischen- und Mittelhirns im Tentoriumschlitz (obere Einklemmung) bzw. der Medulla oblongata im Foramen occipitale magnum (untere Einklemmung). Folge ist eine partielle oder komplette, von rostral nach kaudal fortschreitende Unterbrechung der afferenten und efferenten Bahnen im Hirnstamm.

Der Ausfall der Hirnstammreflexe, das Auftreten von Strecksynergien und die Störung der Pupillo- und Okulomotorik lassen auf die Höhe und damit auf den Schweregrad der Schädigung im Hirnstamm schließen. Die wesentlichen Befunde der Pupillomotorik und der reflektorischen Augenbewegungen sind in Abb. **A-2.63** zusammengefasst. Der komplette irreversible Verlust der Großhirn- und Hirnstammfunktionen bedeutet Hirntod.

Im Folgenden werden die charakteristischen neurologischen Befunde bei Einklemmung des Hirnstamms dargestellt. Neben diesen und weiteren fokalen neurologischen Symptomen, die durch die Einklemmung selbst hervorgerufen werden (Okulomotoriusparese, homolaterale Hemiparese), können weitere pathologische Befunde vorliegen, die durch den zugrunde liegenden Krankheitsprozesses bedingt sind (z. B. kontralaterale Hemiparese bei raumforderndem Prozess, Myoklonien bei hypoxischem oder metabolischem Koma).

Wenn der Hirndruck kontinuierlich steigt (z. B. beim traumatischen Hirnödem oder epiduralen Hämatom), kann man beobachten, wie die Stadien nacheinander ablaufen bzw. ineinander übergehen. Nach Herz-Kreislauf-Stillstand und kardiopulmonaler Reanimation setzt die globale zerebrale Hypoxie eine pathophysiologische Kaskade in Gang; der Patient ist dann oft primär komatös. Bei der sogenannten hypoxischen Enzephalopathie sind Symptome der ischämischen Schädigung von Zeichen des Hirndrucks und der Einklemmung nicht zu differenzieren. Meist dominieren die Symptome des Mittelhirn- und Bulbärhirn-Syndroms. Bei leichterer Störung oder in der Rückbildungsphase überwiegen psychopathologische Symptome, ggf. hypoxische Myoklonien (Lance-Adams-Syndrom, S. 62) und vegetative Symptome (Tachykardie, Hypertonie, Hyperthermie).

Zwischenhirn-Syndrom (dienzephales Syndrom)

Die Patienten sind anfangs unruhig und werden dann **somnolent** bis soporös. Spontan kommt es zu Massen- und Wälzbewegungen. Im frühen dienzephalen Syndrom werden Schmerzreize noch gezielt abgewehrt. Mit zunehmender Vigilanzstörung lösen sensible Reize **Beuge-Streck-Synergien** aus (Beugung der Arme und Streckung der Beine), bis die Patienten in dieser „Dekortikationshaltung" verharren.
Die **Pupillen sind eng** und reagieren prompt auf Licht. Der Kornealreflex ist erhalten. Zur Prüfung des **ziliospinalen Reflexes** wird ein Schmerzreiz am Hals oder im Gesicht gesetzt: Es kommt zur Pupillenerweiterung; der ziliospinale Reflex ist lebhaft. Man beobachtet spontane, langsame, konjugierte horizontale Pendelbewegungen der Bulbi. Der **okulozephale Reflex** („Puppenkopfphänomen", S. 38) ist **enthemmt**, d. h., die gegenläufige koordinierte Bulbusbewegung bei passiver Kopfbewegung kommt nur langsam in die Mittelstellung zurück. Der **vestibulookuläre Reflex ist erhalten**; bei kalorischer Prüfung (Kaltwasserspülung des äußeren Gehörgangs) kommt es zur tonischen konjugierten Augenbewegung zum gespülten Ohr (s. auch S. 45). Der Würgreflex ist erhalten.
Bei passivem Bewegen der Extremitäten und des Kopfes ist ein Widerstand spürbar: sogenanntes Gegenhalten. Der Muskeltonus ist erhöht, es besteht **Nackensteife**. Die Eigenreflexe sind meist lebhaft, das Babinski-Zeichen kann positiv sein. Der Blutdruck steigt bei gleichzeitiger Bradykardie (Cushing-Reaktion); die Atmung ist charakteristisch verändert mit periodischer Zu- und Abnahme der Atemtiefe (Cheyne-Stokes-Typ).

Zwischenhirn-Syndrom (dienzephales Syndrom)
Die Vigilanz ist gemindert bis zum Sopor. Spontan kommt es zu Massen- und Wälzbewegungen, auf Schmerzreize zu **Beuge-Streck-Synergien**.

Es findet sich eine **Miosis** mit unausgiebiger Lichtreaktion bei erhaltenem Kornealreflex und ziliospinalem Reflex (Abb. **A-2.63**). **Okulozephaler und vestibulookulärer Reflex sind positiv**. Man beobachtet spontane konjugierte Pendelbewegungen der Bulbi. Der Würgreflex ist erhalten.

Der Tonus der gestreckten Extremitäten ist erhöht; bei passiver Bewegung ist ein Widerstand spürbar. Es besteht **Nackensteife**.

► Merke. Wichtigste Untersuchungen zur Beurteilung von Einklemmungssyndromen:
- Vigilanz, Reaktion auf Schmerzreize
- spontane Körperhaltung, Beobachtung von Beuge-Streck-Synergien
- Pupillomotorik
- Hirnstammreflexe: Kornealreflex, okulozephaler Reflex, vestibulookulärer Reflex, Würgreflex
- Pyramidenbahnzeichen
- Atemmuster

► Merke.

Mittelhirn-Syndrom (mesenzephales Syndrom)

Der Patient ist komatös. Durch Schmerzreize werden Strecksynergien („Streckkrämpfe") ausgelöst. Dabei kommt es zu einer plötzlichen Streckung des Rumpfes (Opisthotonus) und der Extremitäten mit Adduktions- und Innenrotationsbewegung der Arme bei Pronation der Hände und Beugung der Finger („Dezerebrationshaltung").

Mittelhirn-Syndrom (mesenzephales Syndrom)
Untersuchung: Beim komatösen Patienten sind Strecksynergien der Extremitäten und Opisthotonus zu beobachten. „Streckkrämpfe" sind Ausdruck einer Mittelhirneinklemmung.

► Merke. Hinweise auf eine beginnende Mittelhirneinklemmung sind „Streckkrämpfe" und eine ein- oder beidseitige Mydriasis.

► Merke.

Die Pupillen werden ein- oder beidseitig mittelweit bis weit, sind gelegentlich entrundet; die **Lichtreaktion ist unausgiebig** oder fehlt (s. Abb. **A-2.63**). Geht eine beidseitige Miosis unvermittelt in eine Mydriasis über, ist dies Hinweis auf ein Mittelhirn-Syndrom. Ebenso ist eine einseitige **Mydriasis** ein Alarmzeichen. Die spontanen Pendelbewegungen der Bulbi werden diskonjugiert. Der okulozephale und der vestibulookuläre Reflex sind nur schwach auslösbar; die resultierende Bulbusbewegung ist diskonjugiert. Der Kornealreflex ist erhalten; der Würgreflex ist positiv.
Der Muskeltonus ist erhöht; das Babinski-Zeichen ist beidseits positiv. Die Cheyne-Stokes-Atmung geht in eine Tachypnoe („Maschinenatmung") über. Blutdruck und Herzfrequenz und Körpertemperatur steigen. Als Folge eines Vagusreizes entsteht eine akute Gastritis, die innerhalb kurzer Zeit zu Ulzera führt („Stressulkus") und Ursache einer Hämatemesis beim komatösen Patienten sein kann. Hyperperistaltik der glatten Muskulatur hat unwillkürlichen Stuhl- und Urinabgang zur Folge.

Bei mittelweiten bis weiten Pupillen ist die **Lichtreaktion unausgiebig**; vestibulookulärer und okulozephaler Reflex sind diskonjugiert. Korneal- und Würgreflex sind noch auslösbar.

Das Babinski-Zeichen ist beidseits positiv. Neben einer Tachypnoe bestehen eine Hypertonie, Tachykardie und Hyperthermie. Es kommt zur akuten Gastritis mit der Gefahr des „Stressulkus".

A-2.63 Störungen der Pupillenreaktion, der spontanen und der reflektorischen Augenbewegungen bei Einklemmungssyndromen

Syndrom	Pupillenweite	Lichtreflex	spontane Augenbewegungen	okulozephaler Reflex	vestibulookulärer Reflex
dienzephales Syndrom	● ●	erhalten	konjugierte horizontale Pendelbewegungen	positiv (enthemmt)	erhalten
mesenzephales Syndrom	● ●	unausgiebig bis nicht reagierend	diskonjugierte Pendelbewegungen	schwach auslösbar, diskonjugiert	schwach auslösbar, diskonjugiert
pontines Syndrom	● ●	erloschen, lichtstarr	Divergenzstellung der Bulbi	fehlt	fehlt
bulbäres Syndrom	● ●	erloschen, lichtstarr	fixierte Divergenzstellung	fehlt	fehlt

Im dienzephalen Syndrom fällt die sympathische Innervation der Pupillen mit der Folge einer Miosis, im mesenzephalen Syndrom auch die parasympathische Innervation der Pupillen mit der Folge einer Mydriasis aus. Mit fortschreitender rostrokaudaler Einklemmung sind die Blickzentren in Mittelhirn und Pons sowie der vestibulookuläre Reflex betroffen.

Pontines Syndrom

Auf Schmerzreiz beobachtet man noch eine leichte Streckbewegung; der Muskeltonus ist herabgesetzt. Die Pupillen sind mittelweit und lichtstarr. **Vestibulookulärer und okulozephaler Reflex fehlen.**

Pontines Syndrom

Bei **komatösen Patienten** lösen Schmerzreize allenfalls noch eine leichte Streckbewegung der Extremitäten aus. Der Muskeltonus ist herabgesetzt. Das Babinski-Zeichen kann noch positiv sein. Die Pupillen sind mittelweit, oft entrundet und lichtstarr (s. Abb. **A-2.63**). Der **vestibulookuläre Reflex** fehlt ebenso wie der **okulozephale Reflex** (Ausbleiben der tonischen Augenbewegung bei Kaltwasserspülung des äußeren Gehörgangs, „Puppenkopfphänomen" negativ). Der Kornealreflex ist erschöpflich oder nicht mehr auslösbar; der Würgreflex ist noch erhalten. Die Atmung wird flach und ataktisch.

Bulbärhirn-Syndrom

Im tiefen Koma treten keine Strecksynergien auf, der Muskeltonus ist herabgesetzt, Eigenreflexe und Pyramidenbahnzeichen fehlen. Die **Pupillen sind maximal weit und lichtstarr**. Nach terminaler Schnappatmung kommt es zum Atemstillstand.

Bulbärhirn-Syndrom

Im tiefen Koma fehlt jede Reaktion auf Schmerzreize. Man beobachtet auch keine Strecksynergien mehr. Bei herabgesetztem Muskeltonus sind die Eigenreflexe erloschen, Pyramidenbahnzeichen sind nicht mehr auslösbar. **Die Pupillen sind maximal weit und lichtstarr** (s. Abb. **A-2.63**), die Bulbi in Divergenzstellung fixiert. Sämtliche Hirnstammreflexe sind ausgefallen: Kornealreflex, vestibulookulärer sowie okulozephaler Reflex und Würgreflex (bzw. der Hustenreflex bei endotrachealem Absaugen). Der Blutdruck fällt, die Atmung geht terminal in eine Schnappatmung über (Atemstillstand). Der Zustand wird in der Regel nicht überlebt.

Hirntod

Der Hirntod ist definiert als **Zustand der irreversibel erloschenen Gesamtfunktion des Großhirns, Kleinhirns und Hirnstamms** bei mittels kontrollierter Beatmung und intensivmedizinischer Maßnahmen noch aufrechterhaltener Herz-Kreislauf-Funktion.

Hirntod

Der Hirntod wird definiert als **Zustand der irreversibel erloschenen Gesamtfunktion des Großhirns, Kleinhirns und Hirnstamms** bei mittels kontrollierter Beatmung und intensivmedizinischer Maßnahmen noch aufrechterhaltener Herz-Kreislauf-Funktion. Es besteht die Übereinkunft, dass mit der Feststellung des Hirntods naturwissenschaftlich-medizinisch der Tod des Menschen festgestellt ist. Die Hirntodfeststellung ist Voraussetzung zur Beendigung der intensivmedizinischen Maßnahmen und obligat vor einer eventuellen Explantation von Organen nach dem deutschen Transplantationsgesetz. Hierfür sind die vom Wissenschaftlichen Beirat der Bundesärztekammer veröffentlichten „Richtlinien zur Feststellung des Hirntodes" rechtlich verbindlich.

Der Hirntod wird festgestellt, wenn **Koma, Atemstillstand und Hirnstammareflexie** wiederholt nachgewiesen sind: bei primärer supratentorieller Hirnschädigung über mindestens 12 Stunden und bei sekundärer Hirnschädigung über mindestens drei Tage. Die „Richtlinien zur Feststellung des Hirntodes" der Bundesärztekammer sind hierfür verpflichtende Entscheidungsgrundlagen.

Die klinischen Zeichen des Hirntodes sind **Koma, Ausfall der Spontanatmung** und **Hirnstammareflexie**. Nach den Richtlinien liegt eine Hirnstammareflexie vor, wenn die Pupillenreaktionen bei mittel- bis maximal weiten Pupillen, okulozephaler Reflex, Kornealreflex und Würg- bzw. Trachealreflex fehlen und keine Reaktion auf Schmerzreiz im Trigeminusbereich erfolgt. Eine Intoxikation, medikamentöse Wirkung, neuromuskuläre Blockade, primäre Unterkühlung sowie ein Kreislaufschock und endokrine, metabolische oder entzündliche (Mit-)Ursachen des Komas müssen ausgeschlossen sein. Zur Feststellung des Atemstillstands ist ein Apnoetest obligatorisch (Hypoventilation und anschließende Diskonnektion vom Beatmungsgerät entsprechend den Richtlinien).

Die klinischen Symptome des Hirntods müssen von zwei Untersuchern übereinstimmend und unabhängig mehrmals festgestellt werden, bevor der Tod bei primärer supratentorieller Hirnschädigung nach mindestens 12 Stunden, bei sekundärer Hirnschädigung nach mindestens drei Tagen festgestellt werden darf. Außer durch die Verlaufsbeobachtung kann die **Irreversibilität des Funktionsausfalls des Gehirns** alternativ durch apparative Untersuchungen festgestellt werden: Nachweis eines Null-Linien-EEGs über mindestens 30 min, bilaterales Ausbleiben der frühen akustisch evozierten Hirnstammpotenziale, Nachweis des zerebralen Zirkulationsstillstands mittels Doppler-Sonografie oder zerebraler Perfusionsszintigrafie. Die in den Richtlinien für diese Untersuchungsmethoden vorgegebenen Bedingungen müssen eingehalten werden. Wenn zur Klärung der Art der Hirnschädigung eine selektive zerebrale Angiografie durchgeführt wurde und einen zerebralen Zirkulationsstillstand ergeben hat, kann auch dieser Befund alternativ verwendet werden. Bei primär infratentoriellen Hirnschädigungen ist ein Null-Linien-EEG oder der Nachweis des zerebralen Zirkulationsstillstands immer obligat.

Ätiopathogenese der Einklemmungssyndrome: Kann der zunehmende intrakranielle Druck nicht mehr kompensiert werden, kommt es zur **Verlagerung von Hirngewebe** („Massenverschiebung"). Abb. **A-2.64** veranschaulicht den Vorgang der Einklemmung. Bei einem generalisierten Hirnödem wird zunächst das **Zwischenhirn** axial in Richtung auf den Tentoriumschlitz verdrängt (axiale Einklemmung, Abb. **A-2.64a**). Die Beeinträchtigung des retikulären Systems im Zwischenhirn (Formatio reticularis) führt zur Vigilanzstörung und die Enthemmung der den Tonus regulierenden rubrospinalen und vestibulospinalen Bahnen zu Beuge-Streck- und reinen Strecksynergien.

Ätiopathogenese der Einklemmungssyndrome: Intrakranieller Druckanstieg hat eine Verlagerung bzw. Einklemmung von Zwischen- und Mittelhirn im Tentoriumschlitz zur Folge (Abb. **A-2.64**).

Zusätzlich besteht die Gefahr einer Herniation von Teilen des Temporallappens in den Tentoriumschlitz und damit der **Mittelhirnkompression**. Der Prolaps der Kleinhirntonsillen in das Foramen magnum führt zur Einklemmung des unteren Pons und der **Medulla oblongata** und damit zum Bulbärhirn-Syndrom. Es entsteht wesentlich rascher bei infratentoriellen als bei supratentoriellen Prozessen.
Während eine Mittelhirnläsion überwiegend durch transtentorielle Herniation meist als Folge eines **traumatischen Hirnödems** verursacht wird, entwickelt sich ein Zwischenhirn-Syndrom auch bei Tumoren in dieser Region. Eine Ponsblutung oder Vertebralis-Basilaris-Thrombose führt primär zum Pons- bzw. Bulbärhirn-Syndrom, das innerhalb kurzer Zeit letal endet. Eine primäre Ponsläsion geht mit einer Miosis einher, da der Reflexbogen im Mittelhirn ungestört ist.

Die häufigste Ursache eines akuten Mittelhirn-Syndroms ist das **traumatische Hirnödem**.
Infratentorielle Prozesse führen rascher als supratentorielle zum Bulbärhirn-Syndrom.

A-2.64 Mechanismen der Einklemmung

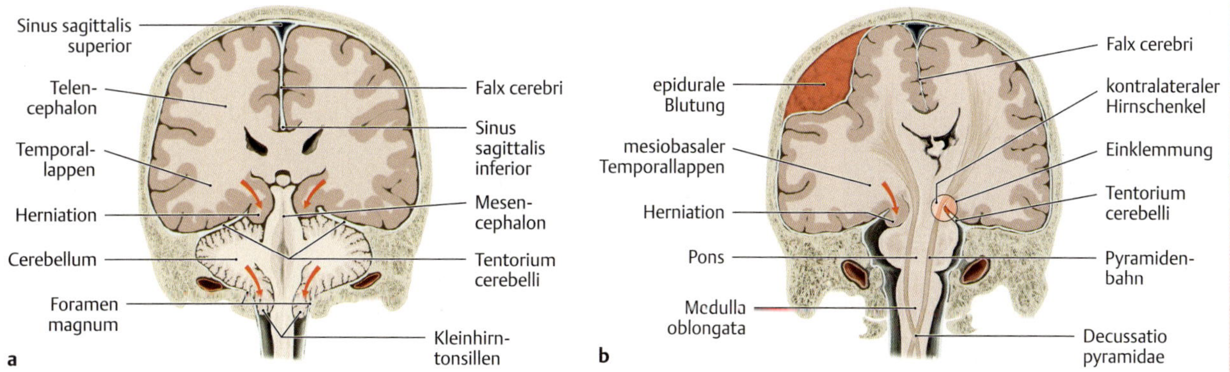

Der supratentorielle Raum wird vom infratentoriellen Raum durch das Tentorium cerebelli getrennt. Im Tentoriumschlitz befindet sich das Mittelhirn mit den Hirnschenkeln, darunter Pons und Medulla oblongata.
a Axiale Einklemmung bei generalisiertem Hirnödem. Die mesiobasalen Anteile beider Temporallappen werden in den Tentoriumschlitz gepresst und komprimieren das Mittelhirn (obere Einklemmung). Gleichzeitig werden die Blutgefäße komprimiert, sodass hämorrhagische Infarkte im Hirnstamm entstehen. Bei anhaltendem Druck prolabieren auch die Kleinhirntonsillen in das Foramen magnum und komprimieren die Medulla oblongata (untere Einklemmung).
b Laterale Einklemmung bei einseitig raumforderndem Prozess. Durch seitlichen Druck und Verlagerung mesiobasaler Anteile des gleichseitigen Temporallappens in den Tentoriumschlitz wird der kontralaterale Hirnschenkel gegen die Kante des Tentoriums gepresst. Da die Druckläsion oberhalb der Pyramidenbahnkreuzung liegt, resultiert eine zur Seite der Raumforderung homolaterale Hemiparese.

Bei einseitiger supratentorieller Raumforderung entsteht durch hämorrhagische Drucknekrosen des kontralateralen Hirnschenkels eine zur Läsion **homolaterale Hemiparese** (Abb. **A-2.64b**). Druck und Zug am N. oculomotorius bewirken zunächst eine enge, im weiteren Verlauf eine **weite, lichtstarre Pupille**. Dieses frühe Symptom einer lateralen Einklemmung entwickelt sich zunächst homolateral, bei zunehmender Einklemmung bilateral.

Bei **einseitiger supratentorieller Raumforderung** (laterale Einklemmung, Abb. **A-2.64b**) wird das Mittelhirn gegen die kontralaterale Kante des Tentoriums gepresst. Es entstehen hämorrhagische Drucknekrosen am kontralateralen Hirnschenkel, sodass sich eine zur Läsion **homolaterale Hemiparese** ausprägt. Der N. oculomotorius wird durch die hernierten Temporallappenanteile und die benachbarte A. cerebri posterior komprimiert und über den Tentoriumansatz und die Felsenbeinkante gezerrt. Die Läsion der äußeren, parasympathischen Fasern verursacht zunächst eine Miosis, dann den **Ausfall der Pupillomotorik** mit weiter lichtstarrer Pupille (Mydriasis, s. Abb. **A-2.63**). Bei einseitigem Druck findet sich die Okulomotoriusschädigung homolateral zur Läsion, bei zunehmender Einklemmung bilateral. Darüber hinaus kommt es zur ein- oder beidseitigen Druckschädigung des N. abducens. Durch Strangulation von Venen und Arterien können sich sekundäre Hämorrhagien und Ischämien insbesondere im Mittelhirn sowie im Temporal- und Okzipitallappen (mit nachfolgender kortikaler Blindheit) entwickeln.

2.11 Residual-Syndrome nach schweren ZNS-Läsionen

2.11.1 Apallisches Syndrom

▸ Synonym.

Untersuchung: Der Patient ist wach; die Untersuchung ergibt aber keinen Hinweis auf eine bewusste Wahrnehmung der eigenen Person oder der Umgebung. Es sind keine gerichteten Reaktionen auf visuelle, akustische oder Schmerzreize zu beobachten. Der Patient öffnet die Augen, fixiert jedoch nicht und nimmt keinen Kontakt auf (Coma vigile, Abb. **A-2.65**).
Man beobachtet **Bulbuswandern**. Die Hirnstammreflexe sind weitgehend erhalten. Neben oralen Automatismen sind pathologische Reflexe wie **Saug- und Greifreflexe** und der Palmomentalreflex nachweisbar.

2.11 Residual-Syndrome nach schweren ZNS-Läsionen

2.11.1 Apallisches Syndrom

▸ **Synonym.** Persistierender vegetativer Status (PVS), Coma vigile, Wachkoma.

Untersuchung: Ein apallisches Syndrom wird erkennbar, wenn der Patient aus dem Koma erwacht. Obwohl er die Augen öffnet, nimmt er seine Umgebung nicht wahr, fixiert nicht, erkennt nicht und nimmt weder durch Blicke noch Laute oder Gesten Kontakt auf und kommt keiner Aufforderung nach (Coma vigile, Abb. **A-2.65**). Die Untersuchung ergibt keinen Hinweis auf eine bewusste Wahrnehmung der eigenen Person oder der Umgebung. Es sind keine gerichteten Reaktionen auf visuelle, akustische oder Schmerzreize zu beobachten. Ungerichtete oder Reflexbewegungen sind aber häufig, z. T. enthemmt und im Verlauf auch zunehmend zu beobachten.
Man beobachtet ein z. T. diskonjugiertes **Bulbuswandern**. Eine nah vor den Augen ausgeführte plötzliche Bewegung löst keine Reaktion aus; ein Lidschluss als Schutzreflex bleibt aus (Abb. **A-2.65**). Die Hirnstammreflexe sind weitgehend erhalten. Speichelfluss, „Salbengesicht" und orale Automatismen mit Schluck- und Kaubewegungen, gelegentlich als Bruxismus („Zähneknirschen"), sind häufig. Meist sind **Saug- und Greifreflexe** sowie der Palmomentalreflex beidseits deutlich positiv.

A-2.65 Coma vigile

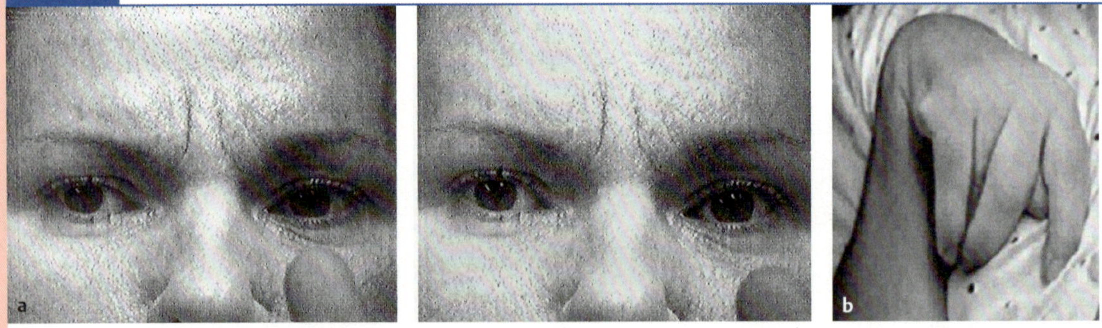

Videoaufnahmen einer 50-jährigen Patientin mit apallischem Syndrom.
a Im wachen Koma geht der Blick ins Leere. Der dicht am Gesicht vorbeigeführte Zeigefinger des Untersuchers wird weder fixiert noch als störend wahrgenommen.
b Beugekontraktur der rechten Hand. Bei spastischer Tetraplegie sind die Arme adduziert und angewinkelt.

Die Motorik ist auf Reflexbewegungen beschränkt. Schmerzreize lösen **Massenbewegungen** aus. Bei **spastischer Tetraparese** ist der Rumpf meist gestreckt, die Extremitäten werden adduziert und gebeugt.

Bei Verlust jeglicher intendierter ebenso wie gezielt reaktiver Bewegungen ist die Motorik auf reflexhafte Änderungen der Körperhaltung beschränkt. Schmerzreize werden mit einer **Massenbewegung**, bei Reiz an den Füßen als Beugesynergie (Fluchtreflex) und generalisierte sympathikotone Reaktion beantwortet. Gelegentlich kommt es zur Innervation der Gesichtsmuskulatur (Grimmassieren) oder der Patient stößt einige Laute aus.

Der Masseterreflex ist ebenso gesteigert wie die übrigen Eigenreflexe, das Babinski-Zeichen ist häufig positiv. Bei **spastischer Tetraparese** ist der Rumpf meist gestreckt, die Extremitäten sind adduziert und in Ellbogen- und Kniegelenken angewinkelt.
Spontanatmung, Herz-Kreislauf-Funktionen und übrige vegetative Funktionen sind erhalten, wenn auch unregelmäßig und z. T. enthemmt. Der Patient befindet sich in einer permanenten sympathikotonen Stresssituation. Der Schlaf-Wach-Rhythmus ist erhalten, aber nicht an Tag und Nacht gebunden. Einen Überblick über die Funktionsstörungen bei apallischem Syndrom gibt Tab. **A-2.27**.

Spontanatmung, Herz-Kreislauf-Funktionen und übrige vegetative Funktionen sind erhalten. Tab. **A-2.27** gibt einen Überblick über die neurologischen Befunde bei apallischem Syndrom.

A-2.27 Neurologische Befunde bei apallischem Syndrom

Funktion	Charakteristische Befunde
Vigilanz	Coma vigile, keine Kontaktaufnahme
Reaktion auf externe Stimuli	keine gerichtete Reaktion auf externe Stimuli; reflexhafte Massenbewegungen
Augenbewegungen	Bulbuswandern ohne Fixieren
Motorik	keine intendierten Bewegungen, orale Automatismen, Tetraspastik
Reflexe	Hirnstammreflexe und spinale Reflexe erhalten, Saug- und Greifreflexe
vegetative Funktionen	erhalten, sympathikoton

A-2.27

Ätiopathogenese: Die Beschreibung des apallischen Syndroms geht auf E. Kretschmer (1940) zurück. Bei funktioneller Unterbrechung der zerebralen Efferenzen und Afferenzen sind die Hirnfunktionen auf mesodienzephale Aktivität und die vegetativen Funktionen reduziert. Daher ist auch die Bezeichnung des **persistierenden vegetativen Status** (PVS) geläufig. Dem apallischen Syndrom liegt eine schwere diffuse Hirnschädigung zugrunde (Störung der subkortikalen weißen Substanz, häufig ausgedehnte bilaterale Thalamusläsion, Schädigung des Corpus callosum), meist als Folge eines Schädel-Hirn-Traumas oder einer globalen zerebralen Hypoxie. Es kann aber auch das Terminalstadium fortschreitender Hirnerkrankungen sein, wie z. B. der Creutzfeldt-Jakob-Krankheit (S. 210).

Ätiopathogenese: Dem apallischen Syndrom liegt eine schwere diffuse Hirnschädigung zugrunde. Häufigste Ursachen sind traumatisches Hirnödem und globale zerebrale Hypoxie, selten eine degenerative Hirnerkrankung.

Prognose: Die Diagnose des persistierenden vegetativen Zustands wird gestellt, wenn dieser länger als ein Monat besteht. Zu diesem Zeitpunkt ist aber keine Aussage über die Persistenz möglich. Eine **Remission** des apallischen Syndroms, insbesondere als Folge einer akuten traumatischen Hirnschädigung bei jüngeren Menschen, ist innerhalb von Wochen und auch noch nach einigen Monaten bis zu einem Jahr möglich. In der Remission nimmt der Patient allmählich wieder Blickkontakt auf, wendet sich optischen Stimuli zu und zeigt konstante, auch emotionale Reaktionen und kommt einfachen Aufforderungen nach, wie z. B. Öffnen des Mundes. Häufig wird die Symptomatik eines Klüver-Bucy-Syndroms (S. 83) durchlaufen. Affektive Äußerungen (Freude, Wut) kehren plötzlich zurück. In der Remission kann das Bild einer organischen Psychose vorherrschen, die als Ausdruck der beginnenden, noch unsicheren Interaktion mit der Umgebung zu werten ist.
Die Letalität ist auch durch sekundäre Komplikationen hoch. Nach einem Jahr im apallischen Syndrom beträgt die duchschnittliche Lebenserwartung für einen jungen Patienten noch zehn Jahre. Die Reintegration der zerebralen Funktionen kann auf jeder der genannten Stufen monatelang verweilen oder zum Stillstand kommen. Mit schweren **Residualsymptomen** muss jedoch gerechnet werden, wenn nach sechs Wochen noch keine Rückbildungstendenz erkennbar ist. Verweilt der Patient länger als ein Jahr im Vollbild des apallischen Syndroms, ist von einer Persistenz des Zustands auszugehen.

Prognose: Die Diagnose des persistierenden vegetativen Zustands wird gestellt, wenn dieser länger als ein Monat besteht. Zu diesem Zeitpunkt ist aber keine Aussage über die Persistenz möglich. Die **Remission** des apallischen Syndroms ist noch nach Monaten möglich. Die Prognose ist abhängig von Ätiologie und Dauer des apallischen Syndroms sowie vom Alter des Patienten.

Die Rückbildung des apallischen Syndroms kann auf jeder Reintegrationsstufe zum Stillstand kommen. Meist bleiben **Residualsymptome** zurück. Bleibt ein Patient länger als ein Jahr im apallischen Syndrom, muss von einem persistierenden Zustand ausgegangen werden.

2.11.2 Locked-in-Syndrom

Untersuchung: Bei dem von F. Plum und J. B. Posner (1966) beschriebenen **Locked-in-Syndrom** ist der Patient wach, aufnahmefähig und kognitiv nicht beeinträchtigt. Das Sprachverständnis ist erhalten, das Sprechen aber aufgrund der Unfähigkeit zur Artikulation nicht möglich. Bei hoher Tetraplegie und Ausfall der Pharynx-, Larynx-, Kau- und Gesichtsmuskulatur ist die Willkürmotorik allein auf die vertikalen Augenbewegungen und den Lidschluss beschränkt. Horizontale Augenbewegungen sind weder spontan noch reflektorisch möglich. Während die Motorik vollkommen ausgefallen ist, kann die Sensibilität partiell erhalten sein.

2.11.2 Locked-in-Syndrom

Untersuchung: Während Vigilanz und Sprachverständnis nicht beeinträchtigt sind, ist der fast vollständig gelähmte Patient unfähig zu sprechen. Die Kommunikation ist nur durch vertikale Blick- und Lidbewegungen möglich.

Ätiopathogenese: Ursache ist eine isolierte bilaterale Läsion des ventralen Pons.

Ätiopathogenese: Ursache ist eine isolierte bilaterale Schädigung des ventralen Pons meist infolge eines A.-basilaris-Verschlusses oder einer zentralen pontinen Myelinolyse. Die Läsion umfasst die langen Bahnen (Tractus corticonuclearis und corticospinalis), das Kerngebiet das N. abducens und die paramediane pontine Formatio reticularis (PPRF). Nur die im rostralen interstitialen Kern des Fasciculus longitudinalis medialis generierten vertikalen Augenbewegungen sind möglich (vgl. Abb. **A-2.12**).

2.12 Querschnitt-Syndrome

2.12 Querschnitt-Syndrome

▸ Überblick.

▸ Überblick. Die Einteilung erfolgt nach dem betroffenen Anteil im Rückenmarkquerschnitt. Inkomplette Rückenmarkläsionen sind häufiger als komplette. Ihre Differenzierung ist von funktioneller und prognostischer Bedeutung. So haben Läsionen der vorderen zwei Drittel des Rückenmarks (traumatisch als Anterior-cord-Syndrom oder vaskulär als A.-spinalis-anterior-Syndrom) eine ungünstigere Prognose als halbseitige (Brown-Séquard-Syndrom) oder zentrale Schädigungen (zentromedulläres Syndrom), bei denen eine Erholung der Steh- und Gehfunktion eher möglich ist. Die Höhe der Läsion bestimmt nicht nur die Para- oder Tetraparese, sondern auch den Ausfall weiterer, insbesondere autonomer Funktionen. Querschnitt-Syndrome unterhalb des Rückenmarkniveaus betreffen die Cauda equina und führen anders als die Rückenmark-Syndrome, deren Leitsymptom eine spastische Para- oder Tetraparese ist, zu einer schlaffen Paraparese.

2.12.1 Spinaler Schock

2.12.1 Spinaler Schock

▸ Definition.

▸ Definition. Akute Phase einer (meist traumatisch verursachten) Rückenmarkläsion mit Ausfall sowohl der willkürlichen als auch der reflektorischen Motorik, der Sensibilität und autonomer Funktionen unterhalb der Läsion. Der Muskeltonus ist schlaff.

Untersuchung: Im spinalen Schock findet sich eine **schlaffe Para- oder Tetraplegie** mit Areflexie, Sensibilitätsausfall und Retentio urinae et alvi (Tab. **A-2.28**). Bei hoher Querschnittlähmung besteht akut die Gefahr der Atemlähmung, einer Bradykardie bis Asystolie und einer Hyperthermie.

Untersuchung: Im spinalen Schock besteht eine **schlaffe Para- oder Tetraplegie** mit Areflexie. Bei hoher Querschnittläsion ist auf die Beteiligung der Interkostalmuskulatur zu achten, die eine Beeinträchtigung der Atemfunktion zur Folge hat. Läsionen oberhalb von C 4 stellen wegen einer Zwerchfellparese und damit kompletter Atemlähmung eine lebensbedrohliche Situation dar (Beatmungspflicht). Bei Läsionen oberhalb Th 6 ist zudem die sympathische Innervation des Herzens gestört; das Überwiegen des Vagotonus führt zur Bradykardie. (*Cave:* Die tracheale Sekretabsaugung kann einen Herzstillstand auslösen.) Es kann zu hypertensiven Krisen, getriggert durch einen Reiz der Blase oder des Darms, kommen. Der Ausfall der sympathischen Innervation führt zur Anhidrose am ganzen Körper mit der Folge einer Hyperthermie. Der erhöhte Vagotonus kann zu akuten gastrointestinalen Ulzera führen. Immer kommt es zur Retentio urinae mit Überlaufblase (Tab. **A-2.28**) und Gefahr der Blasenüberdehnung und Urosepsis sowie Retentio alvi; bei hoher thorakaler Läsion muss mit einem paralytischen Ileus gerechnet werden. Vasoparalyse der Haut und Sensibilitätsausfall für alle Qualitäten begünstigen die rasche Ausbildung von Dekubitalulzera.

▸ Merke.

▸ Merke. Im spinalen Schock ist aufgrund der möglichen ausgeprägten kardiovaskulären, pulmonalen und gastrointestinalen Komplikationen eine intensivmedizinische Überwachung erforderlich.

Bei innerhalb einer Woche rückläufiger Plegie kann mit einer Teilremission gerechnet werden.

Ist die Plegie bereits innerhalb einer Woche rückläufig, kann auf eine inkomplette Läsion und damit Teilremission geschlossen werden; andernfalls geht das Syndrom in eine irreversible Querschnittlähmung über.

Ätiopathogenese: Durch akuten Wegfall zentraler Einflüsse auf das Rückenmark kommt es zum vollständigen Funktionsausfall der Bahnen unterhalb der Läsion (Abb. **A-2.66**).

Ätiopathogenese: Der akute Verlust supraspinaler Einflüsse hat – unabhängig von Ausmaß und Höhe der Querschnittläsion – den vollständigen Funktionsausfall aller Rückenmarkbahnen unterhalb der Läsion zur Folge (Abb. **A-2.66**). Auch wenn das Rückenmark nicht im gesamten Querschnitt zerstört ist, bewirkt das sich rasch entwickelnde Ödem einen zunächst vollständigen Funktionsausfall. Die ausgeprägte autonome Dysreflexie insbesondere bei Läsionen oberhalb von Th 6 ist als Überreaktion des seiner supraspinalen Kontrolle enthobenen spinalen sympathischen Nervensystems zu verstehen.

A-2.66 Topische Anordnung der langen Bahnen im Rückenmarkquerschnitt

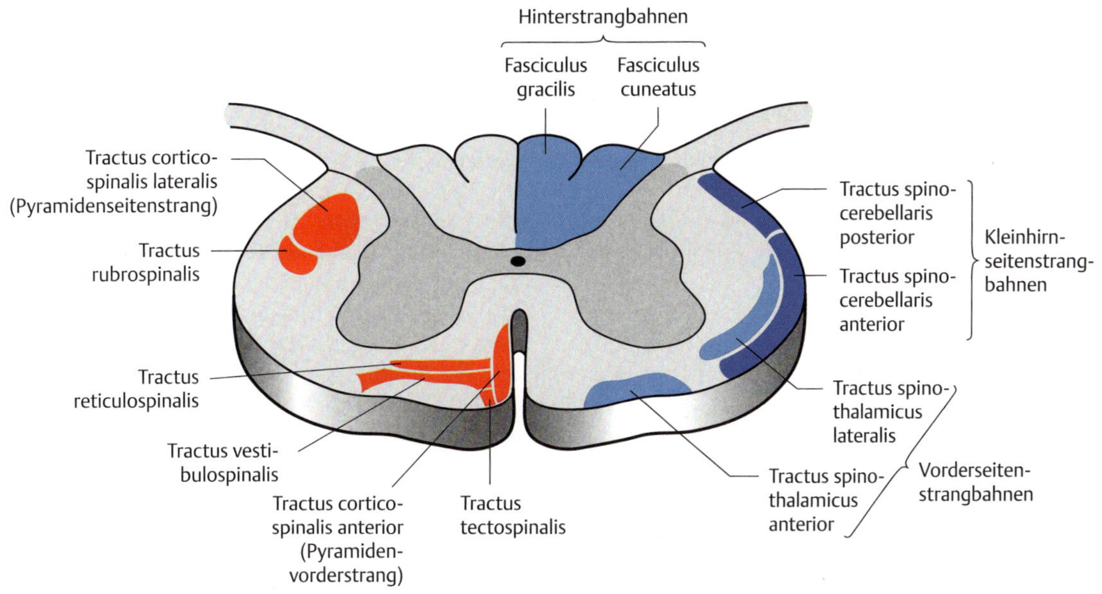

Querschnitt durch das Zervikalmark. Die aufsteigenden Bahnen sind in der rechten Bildhälfte (blau), die absteigenden Bahnen in der linken Bildhälfte (rot) dargestellt. Den medial aufsteigenden Fasern vom Bein (Fasciculus gracilis) legen sich die vom Arm (Fasciculus cuneatus) im Zervikalmark lateral an. Zusammen werden sie als **Hinterstrang** bezeichnet. Im Tractus spinothalamicus lateralis et anterior liegen die lumbalen und sakralen Afferenzen außen. Die gleiche topische Anordnung (medial zervikale, lateral sakrale Efferenzen) findet sich im Tractus corticospinalis lateralis. Dieser wird als **Pyramidenseitenstrang**, der Tractus corticospinalis anterior als **Pyramidenvorderstrang** bezeichnet (vgl. Abb. **A-2.22**, S. 53, u. Abb. **A-2.41**, S. 72.)

A-2.28 Neurogene Blasenstörungen bei Querschnitt-Syndromen

Syndrom	Blasenfunktionsstörung		
spinaler Schock	atone Überlaufblase	fehlender Harndrang	Retention mit Blasenüberdehnung, Harnträufeln
komplette Querschnittlähmung	Reflexblase	fehlender Harndrang, evtl. Schwitzen und Blutdruckanstieg	unwillkürliche reflektorische Miktion bei geringer Blasenfüllung
Konus-/Kauda-Syndrom	denervierte Blase	fehlender Harndrang	spontane Entleerung kleiner Harnmengen, große Restharnmenge

Ursache eines spinalen Schocks sind akute, meist **traumatisch** bedingte Rückenmarkschädigungen (S. 373), aber auch vaskuläre Läsionen, wie z. B. ein ausgedehnter Rückenmarkinfarkt (S. 414) oder eine spinale Blutung (S. 416), seltener eine Myelitis transversa (S. 293).

Ursachen des spinalen Schocks sind akute **traumatische, vaskuläre,** seltener entzündliche Rückenmarkschädigungen.

2.12.2 Komplettes Querschnitt-Syndrom

2.12.2 Komplettes Querschnitt-Syndrom

▶ **Definition.** Läsion des gesamten Rückenmarkquerschnitts mit spastischer Plegie, Hyperreflexie, pathologischen Reflexen, Sensibilitätsverlust und autonomer Reflextätigkeit. Bei akuter Rückenmarkschädigung geht der spinale Schock innerhalb von Tagen bis Wochen in das spastische Syndrom über oder dieses entsteht primär bei chronischer Rückenmarkschädigung.

▶ Definition.

Untersuchung: Die initial schlaffe Para- oder Tetraplegie des spinalen Schocks wird allmählich **spastisch**. Sensible Reize an den Fußsohlen lösen Fluchtreflexe (Beugereflexe) aus, bevor die Eigenreflexe wiederkehren. Bei chronischer Rückenmarkläsion ist der Tonus primär spastisch erhöht. Mit der Hyperreflexie kommt es zu unerschöpflichen Kloni und pathologischen Reflexen (Tab. **A-2.15**); der **Babinski-Reflex** wird oft schon bei leichter Berührung der Fußsohle positiv. Die physiologischen Eigenreflexe sind je nach Höhe der Läsion erloschen (Bauchhautreflexe, Kremaster-, Analreflex). Bei kompletter Querschnittläsion sind sämtliche sensible Qualitäten aufgehoben.

Untersuchung: Der schlaffe Tonus der gelähmten Extremitäten wird nach spinalem Schock allmählich **spastisch**. Neben gesteigerten Eigenreflexen und Kloni findet sich ein positiver **Babinski-Reflex**. Die physiologischen Fremdreflexe sind aufgehoben.

Charakteristisch sind **Reflexsynergien**, die durch kutane bzw. viszerale Reize oder Muskeldehnung ausgelöst werden (spinale Automatismen). Dies begünstigt die Ausbildung von Muskel- und Gelenkkontrakturen sowie heterotope Ossifikationen.

Charakteristisch für die spinale Spastik sind **Reflexsynergien**, die durch kutane bzw. viszerale Reize oder Muskeldehnung ausgelöst werden. Im Liegen kommt es zu meist symmetrischer ruckartiger Flexion in Hüft-, Knie- und Ellenbogengelenken (Beugereflexsynergien). Die betroffenen Extremitäten kehren allmählich spontan oder erst nach passiver Streckung in die Ausgangslage zurück. Diese **spinalen Automatismen** begünstigen die Ausbildung von Muskel- und Gelenkkontrakturen und Kalkeinlagerung (heterotope Ossifikationen, s. Myositis ossificans, Abb. **B-3.4**). Dem kann nur durch langsames passives Bewegen und Vermeiden schmerzhafter Reize entgegengewirkt werden. Beim Aufrichten des Patienten ist eine paroxysmale Innervation der Hüft-, Knie- und Fußstrecker (Streckreflexsynergien) zu beobachten, die im aufrechten Stand anhält und während der krankengymnastischen Behandlung für Stehübungen ausgenutzt werden kann.

Mit Entwicklung der Spastik kommt es zur reflektorischen Blasen- und Darmentleerung (zur neurogenen Blasenstörung s. Tab. **A-2.28**).

Der Beugereflex geht häufig mit einer unwillkürlichen Blasenkontraktion einher. Mit Ausbildung des spinalen Reflexbogens kommt auch die reflektorische Blasen- und Darmentleerung in Gang. Sofern das autonome (parasympathische) Zentrum im Conus medullaris und die Blasenwand (Vermeidung einer Überdehnung im Akutstadium) intakt sind, kontrahiert sich bereits bei geringer Blasenfüllung der parasympathisch innervierte M. detrusor vesicae reflektorisch. Bei spastischer Tonuserhöhung des (quer gestreiften) M. sphincter externus gehen intermittierend kleine Urinmengen ab (Detrusor-Sphinkter-Dyssynergie, Tab. **A-2.17**). Zu den neurogenen Blasenstörungen bei Querschnitt-Syndrom s. Tab. **A-2.28**. Gleichzeitig sind die Sexualfunktion, Schweißsekretion, Piloarrektion und Vasomotorik der Haut gestört (vgl. Abb. **A-2.48**). Es besteht die Gefahr rezidivierender Harnwegsinfekte und der Entwicklung von Dekubitalulzera.

Die **Höhendiagnostik** der Querschnittlähmung erfolgt in Kenntnis der segmentalen Innervation von Motorik und Sensibilität sowie der Segmenthöhe der Reflexe (Tab. **A-2.14**).

Die **Höhendiagnostik** der Querschnittlähmung erfolgt in Kenntnis der segmentalen Innervation von Motorik und Sensibilität sowie der Segmenthöhe der Reflexe (Tab. **A-2.14**). Dabei ist zu beachten, dass Analgesie und Anästhesie ein bis zwei Segmente unterhalb des geschädigten Rückenmarksegments beginnen. Bei traumatischer Querschnittlähmung können zentrale Schmerzen unterhalb des sensiblen Niveaus auftreten („below-level neuropathic pain"). Auf Segmenthöhe findet sich meist eine **Hyperalgesie** („at level neuropathic pain"). Die Schmerzen sind nicht nur auf die Schädigung dieses Myelonsegments, sondern auch auf eine periphere Läsion (Hinterwurzel, Spinalnerv) zurückzuführen. Nach dem Ausfall einzelner physiologischer Fremdreflexe (Bauchhautreflexe, Kremasterreflex) muss man gezielt suchen.

Ätiopathogenese: Vier bis sechs Wochen nach akuter Querschnittläsion kommt es zur Spastik (S. 55).

Ursache einer chronischen Rückenmarkläsion sind meist Tumoren, Metastasen und die MS.

Ätiopathogenese: Vier bis sechs Wochen nach akuter Querschnittlähmung setzt die Reflextätigkeit auf spinaler Ebene unterhalb der Läsion wieder ein, nun mit einer zunehmend spastischen Tonuserhöhung (S. 55).

Zu den akuten Verletzungen der Wirbelsäule s. S. 373. Chronische Rückenmarkläsionen mit allmählicher Ausbildung eines inkompletten oder kompletten Querschnitt-Syndroms werden meist durch spinale Tumoren, Metastasen oder Gefäßfehlbildungen und die Multiple Sklerose (MS) verursacht.

2.12.3 Inkomplettes Querschnitt-Syndrom

2.12.3 Inkomplettes Querschnitt-Syndrom

► Definition.

► Definition. Von einem inkompletten Querschnitt-Syndrom spricht man, wenn nicht der gesamte Rückenmarkquerschnitt von der Läsion betroffen ist, sodass die Funktion einzelner spinaler Bahnen (teilweise) erhalten bleibt.

Brown-Séquard-Syndrom

Brown-Séquard-Syndrom

► Definition.

► Definition. Von C. E. Brown-Séquard (1851) erstmals beschriebene halbseitige Rückenmarkläsion mit homolateraler Parese und Hypästhesie bei kontralateralem Ausfall der Schmerz- und Temperaturempfindung (dissoziierte Sensibilitätsstörung).

Untersuchung: Charakteristisch ist eine spastische Parese und Hypästhesie unterhalb der Rückenmarkläsion. Auf der nichtparetischen Seite ist die Schmerz- und Temperaturempfindung isoliert aufgehoben (**dissoziierte Sensibilitätsstörung**, Tab. **A-2.29**). Das Halbseiten-Syndrom besteht selten in reiner Form, häufiger sind bilaterale asymmetrische Ausfälle.

Untersuchung: Das klassische Brown-Séquard-Syndrom ist durch eine einseitige spastische Parese mit gesteigerten Eigenreflexen und positivem Babinski-Zeichen sowie gleichseitiger Hypästhesie, Pallhypästhesie und gestörtem Lageempfinden charakterisiert. Dies gilt für den Bereich unterhalb der Rückenmarkläsion. Bei genauer Prüfung fällt an der proximalen Begrenzung neben der segmentalen Anästhesie eine ebenfalls segmentale schlaffe Lähmung auf. Kontralateral findet sich eine **dissoziierte Sensibilitätsstörung** mit Aufhebung der Schmerz- und Temperaturempfindung (S. 71 u. Tab. **A-2.29**). Häufiger beobachtet man bei nicht streng halbseitiger Läsion eine asymmetrische Paraparese; die Berührungsempfindung ist auf der plegischen Seite, die Schmerz- und Temperaturempfindung auf der leichter paretischen Seite stärker herabgesetzt.

▶ Merke. Eine dissoziierte Sensibilitätsstörung, d. h. der Ausfall der Schmerz- und Temperaturempfindung bei erhaltener Berührungsempfindung, spricht für ein inkomplettes Querschnitt-Syndrom.

▶ Merke.

A-2.29 Rückenmark-Syndrome mit dissoziierter Sensibilitätsstörung

A-2.29

Querschnitt-Syndrom	Dissoziierte Sensibilitätsstörung	Parese
Brown-Séquard-Syndrom	kontralateral unterhalb der Läsion	homolateral unterhalb der Läsion spastisch, schlaff auf Läsionshöhe
A.-spinalis-anterior-Syndrom	bilateral unterhalb der Läsion oder nur segmental	bilateral spastisch unterhalb der Läsion, schlaff auf Läsionshöhe
zentromedulläres Syndrom	bilateral segmental auf Läsionshöhe	bilateral segmental schlaff auf Läsionshöhe

Ätiopathogenese: Während die Fasern der Pyramidenbahn und des Hinterstrangs bis auf Höhe der Medulla oblongata homolateral verlaufen, kreuzt der Tractus spinothalamicus auf Segmentebene, sodass bei halbseitiger Rückenmarkschädigung die kontralateralen Afferenzen für Schmerz und Temperatur betroffen sind (Abb. **A-2.67**). Das Brown-Séquard-Syndrom beruht meist auf einer Kompression oder penetrierenden Verletzung des Rückenmarks (S. 373), seltener auf einem extramedullären Tumor (S. 347).

Ätiopathogenese: Auf der Seite der Läsion sind die Pyramidenbahn und der Hinterstrang sowie die auf Segmentebene kreuzende kontralaterale spinothalamische Bahn unterbrochen (Abb. **A-2.67**). Ursachen sind Traumen und extramedulläre Tumoren.

A-2.67 Brown-Séquard-Syndrom

A-2.67

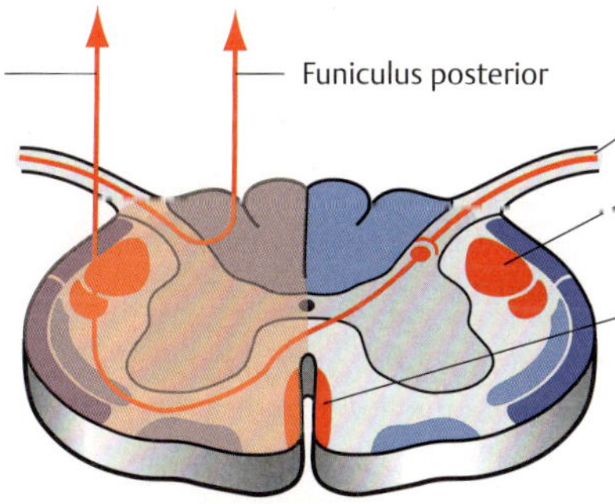

Da der Tractus spinothalamicus auf Segmenthöhe kreuzt, kommt es kontralateral zur Läsion zu einer Störung der Schmerz- und Temperaturempfindung (dissoziierte Empfindungsstörung). Homolateral sind der Hinterstrang (Störung der Berührungs- und Lageempfindung) und die Pyramidenbahn (spastische Parese) betroffen.

A.-spinalis-anterior-Syndrom

A. spinalis-anterior-Syndrom

▶ Definition. Ventrales Rückenmark-Syndrom (Anterior-cord-Syndrom) mit Paraparese und bilateraler dissoziierter Empfindungsstörung bei Läsion der Vorderhörner, Pyramidenbahnen und spinothalamischen Afferenzen, meist im Versorgungsgebiet der A. spinalis anterior.

▶ Definition.

Untersuchung: Unterhalb einer segmentalen schlaffen Lähmung beidseits findet sich eine **spastische Paraparese** mit beidseits positivem Babinski-Reflex. Die **dissoziierte Empfindungsstörung** mit bilateral isoliertem Ausfall der Schmerz- und Temperaturempfindung bei erhaltener Berührungsempfindung kann segmental begrenzt sein, meist ist sie jedoch ab der Läsionshöhe nachweisbar (Tab. **A-2.29**). Regelmäßig bestehen eine Retentio urinae et alvi und Sexualfunktionsstörungen.

Untersuchung: Charakteristisch ist eine **bilaterale dissoziierte Empfindungsstörung** (Tab. **A-2.29**) bei **spastischer Paraparese**. Es kommt zu Miktions-, Defäkations- und Sexualfunktionsstörungen.

Ätiopathogenese: Betroffen sind die Vorderhörner, Pyramidenbahnen und spinothalamischen Bahnen (Abb. **A-2.68**). Das Syndrom wird durch einen Infarkt der A. spinalis anterior, epidurale Abszesse und ventral lokalisierte spinale **Tumoren** oder die ventralen (vorderen) ⅔ des Rückenmarkquerschnitts betreffende Traumen (Anterior-cord-Syndrom) verursacht.

A-2.68

Ätiopathogenese: Die Vorderhörner, Vorder- und Seitenstränge der Pyramidenbahn, spinothalamische Bahnen und die vordere Kommissur sind betroffen (Abb. **A-2.68**). Häufigste Ursache ist eine **Ischämie** im Versorgungsbereich der A. spinalis anterior (vgl. S. 415). Das Syndrom entwickelt sich jedoch subakut oder chronisch auch bei ventral lokalisierten extramedullären Tumoren oder Abszessen, die sekundär durch arterielle Kompression einen Rückenmarkinfarkt verursachen können. In diesem Fall oder wenn verletzungsbedingt die vorderen zwei Drittel des Rückenmarkquerschnitts betroffen sind, spricht man auch von einem Anterior-cord-Syndrom.

A-2.68 A.-spinalis-anterior-Syndrom

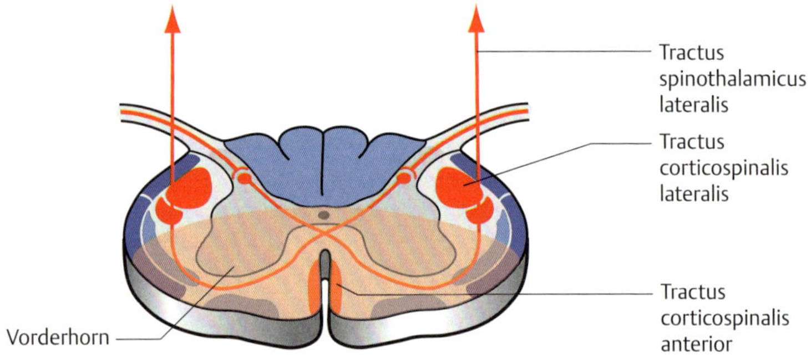

Neben den Vorderhörnern (schlaffe segmentale Parese) sind beidseits die Vorder- und z. T. die Seitenstränge der Pyramidenbahn (spastische Paraparese) und der ventral des Zentralkanals kreuzende Tractus spinothalamicus lateralis (beidseitige dissoziierte Empfindungsstörung) betroffen.

Zentromedulläres Syndrom

► Definition. Zentrales Rückenmark-Syndrom (Central-cord-Syndrom) mit segmentaler dissoziierter Sensibilitätsstörung infolge einer Läsion der auf Segmentebene kreuzenden Fasern für die Schmerz- und Temperaturempfindung.

Untersuchung: Entsprechend der segmental begrenzten, **bilateralen dissoziierten Sensibilitätsstörung** sind segmental atrophische Paresen nachweisbar (Tab. **A-2.29**).

Untersuchung: Typisch sind neben einer segmental begrenzten **beidseitigen Aufhebung der Schmerz- und Temperaturempfindung** (Tab. **A-2.29**) segmentale schlaffe Paresen und trophische Störungen. Gelegentlich finden sich vegetative Funktionsstörungen und eine spastische Parese unterhalb der Läsion, die an den Armen meist ausgeprägter ist als an den Beinen.

Ätiopathogenese: Prozesse des Zentralkanals beeinträchtigen zunächst nur die auf Segmentebene kreuzenden Fasern für Schmerz und Temperatur (Abb. **A-2.69**).

Ätiopathogenese: Prozesse im Bereich des Zentralkanals beeinträchtigen die in der vorderen Kommissur auf Segmentebene kreuzenden Fasern für Schmerz und Temperatur (Abb. **A-2.69**). Sofern der Tractus spinothalamicus lateralis mit seinen aufsteigenden Fasern nicht beeinträchtigt ist, bleibt die dissoziierte Sensibilitätsstörung auf die unmittelbar geschädigten Segmente beschränkt.

A-2.69

A-2.69 Zentromedulläres Syndrom

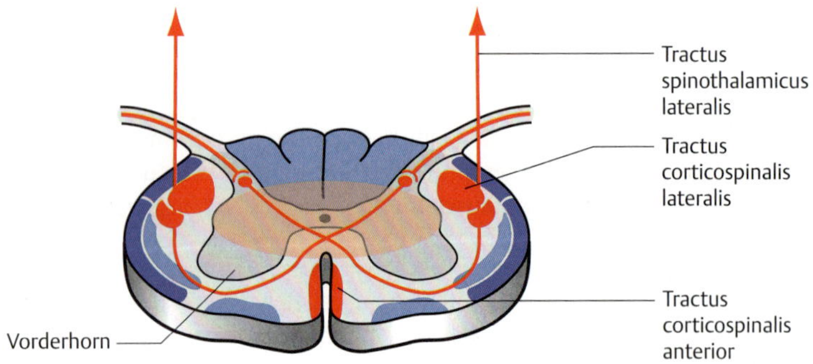

Je nach Ausdehnung des zentralen Prozesses ist neben den Vorderhörnern (schlaffe segmentale Parese) auch die Pyramidenbahn (spastische, meist nicht ganz symmetrische Paraparese) betroffen. Die auf der Segmentebene kreuzenden Fasern des Tractus spinothalamicus lateralis sind immer beeinträchtigt (beidseitige segmentale dissoziierte Sensibilitätsstörung).

Mit zunehmender horizontaler symmetrischer Ausdehnung des Prozesses werden zunächst die Vorderhörner, später die sympathischen Seitenhörner und die Pyramidenseitenstränge entsprechend der topischen Anordnung der Bahnen von Arm (innen) und Bein (außen) betroffen.

Mit Ausdehnung des Prozesses werden Tractus spinothalamicus, Vorderhörner und Pyramidenbahnen geschädigt.

Häufigste Ursache eines zentromedullären Syndroms ist die Syringomyelie mit zystischer Erweiterung des Zentralkanals (S. 169), seltener sind intramedulläre Tumoren oder Blutungen. Eine posttraumatische Syringomyelie kann sich aber auch sekundär nach kompletter oder inkompletter Rückenmarkläsion Monate bis Jahre nach dem Trauma entwickeln.

Ursachen sind Syringomyelie, intramedulläre Tumoren oder Blutungen.

2.12.4 Konus- und Kauda-Syndrom

2.12.4 Konus- und Kauda-Syndrom

▸ Definition. Querschnittförmige Läsion auf Höhe des Conus medullaris oder tiefer im Verlauf der Cauda equina.

- **Konus-Syndrom:** Isolierte Läsion des Conus medullaris (S 3 – S 5) mit „Reithosenanästhesie“, Miktions-, Defäkations- und Sexualfunktionsstörungen.
- **Kauda-Syndrom:** Schädigung der Cauda equina, wobei zusätzlich zu Miktions- und Defäkationsstörungen radikuläre motorische und sensible Ausfälle der unteren Extremitäten bestehen.

▸ Definition.

Untersuchung: Das isolierte **Konus-Syndrom** ist durch einen Sensibilitätsausfall, z. T. dissoziiert, perianal und an den Oberschenkelinnenseiten beidseits charakterisiert („Reithosenanästhesie“, Abb. **A-2.45**). Die Reflexe der entsprechenden Segmente, d. h. die Fremdreflexe Analreflex (S 3 – S 5) und Bulbokavernosusreflex (S 3 – S 4) sind erloschen. Die Eigenreflexe sind erhalten. Es finden sich keine Paresen an den unteren Extremitäten. Nur die von den unteren sakralen Dermatomen (S 3 – S 5) innervierte Beckenbodenmuskulatur und die externen Sphinkteren (M. sphincter ani ext. und M. sphincter vesicae ext.) sind paretisch. Der Analsphinkter ist schlaff. Der Ausfall des parasympathischen Zentrums im Conus medullaris hat eine Harnretention bei denervierter, hypoaktiver Blase (s. Tab. **A-2.28** u. S. 83), Defäkations- und Sexualfunktionsstörung zur Folge.

Untersuchung: Beim **Konus-Syndrom** ergibt die Untersuchung eine „Reithosenanästhesie“ (Dermatome S 3 – S 5), Anal- und Bulbokavernosusreflex sind erloschen. Der Analsphinkter ist schlaff. Es besteht eine Retentio urinae bei Überlaufblase (Tab. **A-2.28**).

Beim **Kauda-Syndrom** finden sich eine schlaff atrophische Paraparese mit aufgrund der Wurzelläsion segmentaler (nicht querschnittförmiger) Begrenzung, Areflexie und radikulären Sensibilitätsstörungen der Beine, die dem Verteilungsmuster der Paresen entsprechen. Die Schweißsekretion ist auch in den Hautarealen gestörter Sensibilität erhalten. Wie beim Konus-Syndrom, aber oft in geringerer Ausprägung, kommt es zu Retentio urinae et alvi und Sexualfunktionsstörungen (Tab. **A-2.28**). Je nach Läsionshöhe ist der Kremasterreflex (L 2) erloschen. Wenn neben dem Conus medullaris auch Nervenwurzeln der Cauda equina betroffen sind, spricht man von **Konus-Kauda-Syndrom.**

Beim **Kauda-Syndrom** finden sich eine schlaffe segmental begrenzte Paraparese, Areflexie und radikuläre Sensibilitätsausfälle. Hinzu kommen Miktions-, Defäkations- und Sexualfunktionsstörungen (Tab. **A-2.28**). Wenn neben dem Conus medullaris auch Nervenwurzeln der Cauda equina betroffen sind, spricht man von **Konus-Kauda-Syndrom.**

▸ Merke. Paresen der Beine gehören nicht zum isolierten Konus-Syndrom. Beim reinen Kauda-Syndrom, d. h. bei einer Läsion unterhalb des Rückenmarkkonus, liegt ein bilaterales polyradikuläres Syndrom vor.

▸ Merke.

▸ Merke. Bei Läsion, insbesondere Kompression, auf Höhe des Konus sind die neben dem Konus verlaufenden Nervenwurzeln, d. h. Anteile der Cauda equina, ebenfalls beeinträchtigt. Dann findet man neben dem Konus-Syndrom auch segmentale sensomotorische Paresen und spricht von **Konus-Kauda-Syndrom.**

▸ Merke.

Ätiopathogenese: Als Konus-Syndrom wird ausschließlich eine Läsion des **Conus medullaris** (S 3 – S 5) in Höhe des 1. Lendenwirbelkörpers bezeichnet. Motorische Ausfälle bestehen als Lähmung der Sphinkteren, nicht jedoch als Paresen der unteren Extremitäten. Aufgrund der Läsion des parasympathischen Zentrums im Sakralmark kommt es zu irreversiblen vegetativen Funktionsstörungen, insbesondere einer Detrusor- und/oder Sphinkterhypoaktivität (S. 81). Bei zusätzlicher Schädigung der Nervenwurzeln spricht man von Konus-Kauda-Syndrom. Läsionen unterhalb des 1. Lendenwirbelkörpers, die allein die **Cauda equina** betreffen, verursachen rein periphere Ausfälle (Kauda-Syndrom). Wenn nur die sakralen Kaudawurzeln betroffen sind (selten), gleicht die Symptomatik dem Konus-Syndrom.

Ätiopathogenese: Ein Konus-Syndrom entsteht bei isolierter Schädigung des **Conus medullaris (S 3 – S 5)** in Höhe des ersten Lendenwirbelkörpers. Ist zusätzlich die Cauda equina betroffen, spricht man von Konus-Kauda-Syndrom. Ein Kauda-Syndrom entsteht bei Läsion unterhalb des 1. Lendenwirbelkörpers, wenn allein die **Cauda equina** betroffen ist.

Das seltene isolierte Konus-Syndrom findet sich bei intramedullären Tumoren (S. 347) oder Verkürzung des Filum terminale bei Spina bifida (S. 167). Häufigste Ursache eines Kauda-Syndroms ist ein medialer Bandscheibenvorfall (S. 456).

Ein isoliertes Konus-Syndrom ist selten, es wird meist durch einen intramedullären Tumor (S. 347) oder Überdehnung des Konus durch ein verkürztes Filum terminale bei Spina bifida (S. 167) verursacht. Spinale Tumoren und Metastasen können Konus und Kauda gleichermaßen komprimieren (s. auch Abb. **B-1.135**). Die häufigste Ursache eines Kauda-Syndroms ist ein medialer Bandscheibenvorfall (S. 456).

3 Technische Untersuchungsmethoden

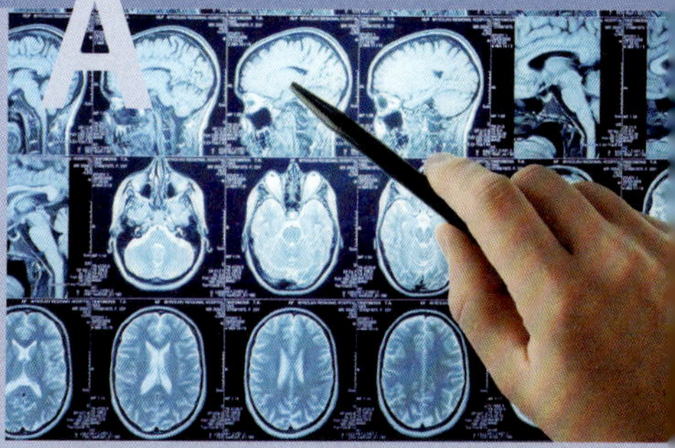

3.1 Liquordiagnostik

▶ Definition. Die Untersuchung des Liquors dient der Diagnostik entzündlicher Erkrankungen des ZNS, einer Blut-Liquor-Schrankenstörung, einer autochthonen Antikörperproduktion, dem Nachweis einer Subarachnoidalblutung (SAB) sowie von Tumorzellen.

3.1 Liquordiagnostik

▶ Definition.

3.1.1 Lumbalpunktion (LP)

Indikation:
- **Diagnostisch**, z. B. bei Verdacht auf entzündliche ZNS-Erkrankungen und Radikulitis, Subarachnoidalblutung, Neoplasien, unklare komatöse Zustände, Liquordruckmessung.
- **Therapeutisch**, z. B. zur intrathekalen Injektion von Medikamenten, Liquorentnahme bei Normaldruckhydrozephalus (S. 194).

3.1.1 Lumbalpunktion (LP)

Indikation:
- **Diagnostisch**, z. B. bei V. a. Meningitis, Enzephalitis.
- **Therapeutisch**, z. B. zur intrathekalen Medikamentenverabreichung, Liquorentlastung.

Kontraindikation: Absolute Kontraindikation für die Lumbalpunktion ist eine **Hirndrucksteigerung** (S. 105). Besteht der Verdacht auf erhöhten Hirndruck, muss dieser computertomografisch oder kernspintomografisch vor der lumbalen Liquorentnahme ausgeschlossen werden. Das Fehlen einer Stauungspapille schließt eine intrakranielle Drucksteigerung nicht mit Sicherheit aus, sodass die Untersuchung des Augenhintergrundes allein für diese Fragestellung nicht ausreicht. Zur Diagnostik einer Meningitis oder Subarachnoidalblutung (SAB), die ebenfalls eine intrakranielle Drucksteigerung verursachen können, ist jedoch die Entnahme einer geringen Liquormenge am liegenden Patienten indiziert. Eine weitere Kontraindikation stellen **Blutgerinnungsstörungen** und Antikoagulanzientherapie dar. Ist eine Lumbalpunktion bei antikoaguliertem Patienten erforderlich, muss die Antikoagulation beendet werden (ersatzweise Heparin subkutan) und gewartet werden, bis die INR < 1,8 bzw. der Quick-Wert ca. 60 % beträgt. Bei einem Quick-Wert unter 40 % oder einer Thrombozytopenie unter 20 000/µl ist die Lumbalpunktion absolut kontraindiziert. Zwischen der Verabreichung eines niedermolekularen Heparins und der Lumbalpunktion sollten mindestens 8 – 12 Stunden liegen.

Kontraindikation: Die Lumbalpunktion ist bei intrakraniellem Druckanstieg und Blutgerinnungsstörungen (auch Antikoagulanzientherapie) kontraindiziert.

Aufklärung und Einwilligung: Die Aufklärung muss Nutzen und Risiko, die technische Durchführung und mögliche unerwünschte Wirkungen (s. u.) beinhalten. Vor der Lumbalpunktion muss die schriftliche **Einverständniserklärung** des Patienten vorliegen (vorgefertigte Aufklärungsbögen stehen zur Verfügung).

Technik: Die Rückenmuskulatur soll entspannt, die Lendenlordose weitgehend ausgeglichen und der Kopf gebeugt sein (Abb. **A-3.1**). Unter aseptischen Bedingungen (Desinfektion der Haut, sterile Handschuhe) geht man oberhalb des Dornfortsatzes des 4. bzw. 5. Lendenwirbels (entspricht etwa der Höhe der Verbindungslinie der Darmbeinkämme) streng median mit der Punktionsnadel ein. Diese sollte dabei so eingestellt sein, dass die Öffnung parallel zur kraniokaudalen Verlaufsrichtung der Durafasern ist (Abb. **A-3.1**). Wenn das straffe Lig. interspinale durchstochen und der federnde Widerstand der Dura überwunden ist, wird der Mandrin der LP-Kanüle zurückgezogen, sodass der Liquor langsam abtropfen kann. Gibt der Patient einen blitzartig ins Bein einschießenden Schmerz an, hat die Nadel beim Vorschieben intradural eine Nervenwurzel berührt. Dann wird der Wurzelkontakt durch Drehen oder Zurückziehen der Nadel gelöst. Eine atraumatische Nadel mit konischer Spitze

Aufklärung und Einwilligung: Über Nutzen, Risiko, technische Durchführung und mögliche unerwünschte Wirkungen muss aufgeklärt werden, bevor der Patient sein **Einverständnis** gibt.

Technik: Die lumbale Liquorentnahme erfolgt unter aseptischen Bedingungen zwischen den Dornfortsätzen des 4. und 5. oder 3. und 4. Lendenwirbels (Abb. **A-3.1**).

A-3.1 Lumbalpunktion

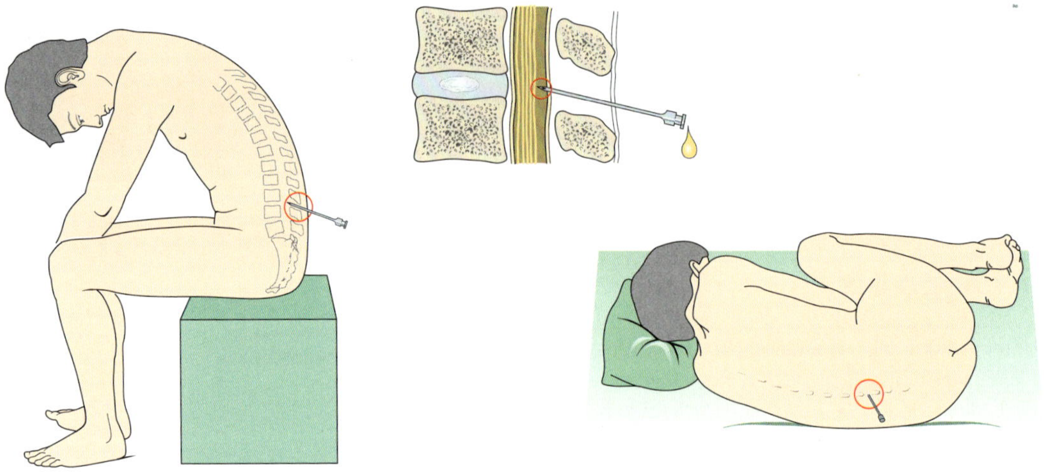

Die lumbale Liquorentnahme erfolgt am sitzenden oder liegenden Patienten zwischen dem 4. und 5. bzw. 3. und 4. Lendenwirbel. Die Punktionsnadel wird streng median bis in den Duralraum vorgeschoben, der in dieser Höhe kein Rückenmark mehr führt.

(Sprotte-Nadel) hat gegenüber einer scharf geschliffenen den Vorzug, eine geringere Duraverletzung zu setzen; allerdings muss diese in eine kurze, dickere Führungskanüle (Introducer) eingeschoben werden. In jedem Fall muss zum Entfernen der Nadel der steril aufbewahrte Mandrin wieder eingeführt werden.
Individuell kann eine Lokalanästhesie sinnvoll sein; dann werden 2 ml Lidocainlösung 1 – 2 % oberflächennah an der beabsichtigten Punktionsstelle injiziert (*Cave:* nicht in den Spinalkanal!).

Die **Liquordruckmessung** erfolgt mit einem geschlossenen Steigrohrsystem am liegenden Patienten. Die Liquorpassage lässt sich durch Kompression der Jugularvenen bzw. Valsalva-Pressversuch orientierend prüfen (Queckenstedt-Versuch).

Wenn die Indikation zur **Liquordruckmessung** besteht, muss die Lumbalpunktion im Liegen efolgen. Nach Durchtritt der Punktionskanüle durch die Dura, vor Ablassen des Liquors, wird ein steriles Steigröhrchen (geschlossenes System) angelegt und gewartet, bis der Liquor einen konstanten Pegel erreicht hat. Der Liquordruck (normal 50 – 200 mm H_2O bzw. 5 – 15 mmHg) ist abhängig vom intrakraniellen bzw. -spinalen Venendruck. Bei freier Passage kommt es durch Kompression der Jugularvenen oder Betätigung der Bauchpresse zur Druckerhöhung (**Queckenstedt-Versuch**). Diese einfache Methode wird zum orientierenden Nachweis eines intraspinalen raumfordernden Prozesses durchgeführt. Die Druckmessung ist die wesentliche diagnostische Maßnahme zum Nachweis einer idiopathischen intrakraniellen Hypertension (S. 310).

Der Liquor wird in 3 Röhrchen aufgefangen. Eine artifizielle Blutbeimengung ist durch die **3-Gläser-Probe** auszuschließen.

Man lässt den Liquor nacheinander in 3 Reagenzgläser tropfen, wobei für die Standarduntersuchung 3 Portionen zu je 1 – 2 ml Liquor ausreichen (für speziellere Untersuchungen bis zu 15 ml). Bei artifizieller, häufig durch die Punktion schlierenartiger Blutbeimengung verliert sich die hämolytische Verfärbung mit der Zahl der Einzelproben (**Dreigläserprobe**); bei einer Blutung in den Subarachnoidalraum bleibt die Verfärbung dagegen konstant.

Risiken und Nebenwirkungen: Aufgrund einer Liquordrainage durch den Stichkanal kann es zu **postpunktionellen Kopfschmerzen** kommen.

Risiken und Nebenwirkungen: Insbesondere wenn keine atraumatischen Nadeln verwendet werden, kann es im Anschluss an die Punktion zu einer Liquordrainage durch den Stichkanal kommen. Dann entwickeln sich innerhalb von 1 – 2 Tagen **postpunktionelle Kopfschmerzen**, die beim Aufrichten zunehmen, beim Hinlegen abklingen und mit Übelkeit, Schwindel und Tinnitus einhergehen können. Halten die Beschwerden an, kann ein Liquorunterdruck-Syndrom vorliegen (S. 431). Sind die Beschwerden nicht spontan oder unter der Gabe von Koffein rückläufig, wird Eigenblut in den Stichkanal vor die Dura injiziert (epiduraler Blutpatch). Seltene Komplikationen sind vorübergehende Hör- oder Sehstörungen, Schwindel und Synkope oder bei akzidenteller Punktion eines Blutgefäßes eine subdurale spinale Blutung. Einer iatrogenen Meningitis ist durch steriles Vorgehen vorzubeugen.

Liquoranalyse

Einen Überblick über die wichtigsten normalen und pathologischen Liquorbefunde gibt Tab. **A-3.1**.

Liquoranalyse

Zu den wichtigsten Liquorbefunden siehe Tab. **A-3.1**.

A-3.1 Beurteilung des lumbal entnommenen Liquors

	Normalbefunde	Pathologische Befunde
Farbe	wasserklar	blutig, xanthochrom, trüb
Zellzahl	≤ 5 Zellen/µl (bis 12/3 Zellen)	Pleozytose > 5 Zellen/ µl (> 12/3)
Differenzialzellbild	ca. 2/3 Lymphozyten ca. 1/3 Monozyten	Verschiebung der Zellverhältnisse, Auftreten von transformierten Lymphozyten, Plasmazellen, Granulozyten, Makrophagen, Tumorzellen
Eiweiß	Pandy negativ, 200 – 450 mg/l (20 – 45 mg%)	Pandy positiv, Vermehrung des Gesamtproteins, autochthone Antikörperproduktion
Glukose	45 – 75 mg/dl (2,5 – 4,2 mmol/l)	erhöhte oder verminderte Glukosekonzentration
Laktat	10 – 20 mg/dl (1,2 – 2,1 mmol/l)	erhöhte oder verminderte Laktatkonzentration
Liquordruck (lumbal)	< 200 mmH_2O	> 250 mmH_2O

A-3.1

Färbung: Normaler Liquor ist wasserklar. Bei akuter Blutung in die Liquorräume (Subarachnoidalblutung) ist er über 3 Gläserproben blutig. Liegt die Blutung nur wenige Stunden zurück, kann der Überstand nach Sedimentieren der Zellen, wie bei artifizieller Blutbeimengung, noch klar sein; spätestens nach 1 – 2 Tagen wird er infolge Hämolyse rötlich bis gelb (xanthochrom). Eine **Xanthochromie** des Überstands spricht i. d. R. für eine abgelaufene Blutung in den Liquorraum (s. auch S. 410). Allerdings kann der Liquor auch bei starker Eiweißerhöhung xanthochrom sein (vgl. Abb. **A-3.2**). Eitriger Liquor ist trüb-flockig.

Färbung: Der Liquor ist **normalerweise klar**. Bei akuter Blutung ist er blutig, bei länger zurückliegender Blutung in den Liquorraum ist der Überstand **xanthochrom** (aber auch bei starker Eiweißerhöhung, Abb. **A-3.2**). Bei artefizieller Blutbeimischung ist der Überstand nach Sedimentieren der Zellen wasserklar. Eitriger Liquor ist trüb-flockig.

A-3.2 Xanthochromer Liquor

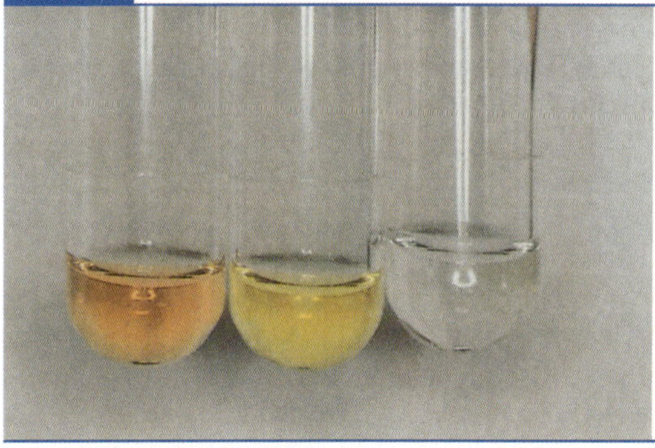

Links: xanthochromer Liquor nach mehrzeitiger Subarachnoidalblutung. 787/3 Zellen, davon 30 % Makrophagen. Gesamteiweiß 219 mg/l.
Mitte: xanthochromer Liquor bei Polyradikulitis mit erhöhtem Gesamteiweiß von 840 mg/l. 29/3 Zellen.
Rechts: Normalbefund zum Vergleich.

A-3.2

Zellzahl: Sie wird unmittelbar nach der Liquorentnahme in der Fuchs-Rosenthal-Kammer bestimmt (Rauminhalt 3,2 µl, daher die konventionelle Angabe in sog. Drittelzellen). Der normale Liquor enthält nicht mehr als 5 Zellen/µl (bzw. bis zu 12/3 Zellen), und zwar ca. zwei Drittel Lymphozyten und ein Drittel Monozyten. Erythrozyten werden bei der Zählung nicht berücksichtigt. Die zytologische Aufarbeitung des Liquors zur Beurteilung des **Differenzialzellbildes** erfordert die Konzentration, Fixation und Färbung der empfindlichen Liquorzellen. Bewährt hat sich die Sedimentation nach Sayk und die anschließende Färbung nach Pappenheim (May-Grünwald-Giemsa-Färbung, s. Abb. **A-3.3**), zur Differenzierung pigmentspeichernder Makro- und Siderophagen auch die Eisenfärbung (Berliner-Blau-Reaktion); ggf. sind immunzytologische Verfahren zur Anfärbung IgG-haltiger B-Lymphozyten anzuwenden. Bei der Beurteilung ist besonders auf transformierte Lymphozyten und Tumorzellen zu achten (Abb. **B-1.121** u. Abb. **B-1.124**). Bei florider Infektion sollte der direkte Bakteriennachweis im Gram-Präparat versucht und in jedem Fall eine Liquorkultur angelegt werden. Bei Pilzmeningitis stellt sich der Erreger gelegentlich bereits im normal gefärbten Präparat dar (Abb. **B-1.81**, S. 292).

Zellzahl: Sie wird quantitativ in der Zählkammer bestimmt, nach Sedimentation und Färbung können die Liquorzellen differenziert werden (vgl. Abb. **A-3.3**). Der normale Liquor enthält < 5 Zellen/µl (Lympho- und Monozyten).

⊙ A-3.3

⊙ A-3.3 Zytologischer Befund nach Subarachnoidalblutung

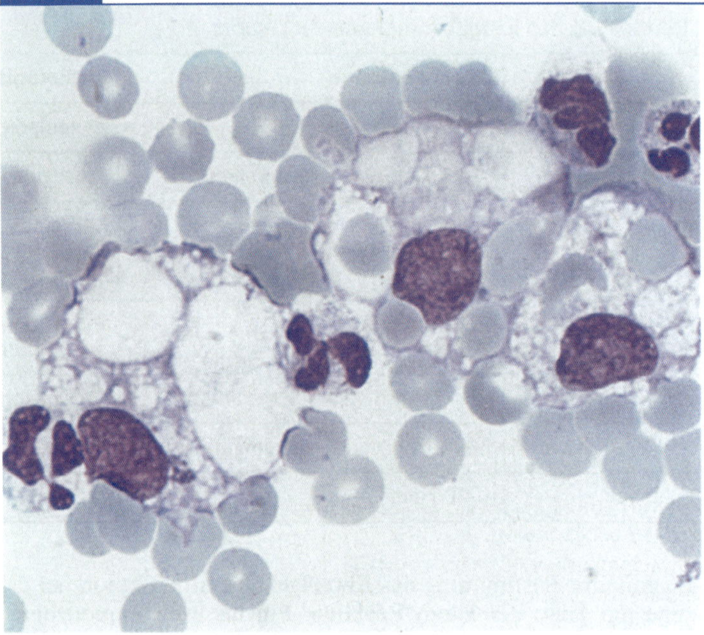

Neben Erythrozyten und einigen neutrophilen Granulozyten fallen im Liquorsediment Makrophagen auf, in deren Zytoplasma sich phagozytierte Erythrozyten und Vakuolen nach Zellabbau finden (May-Grünwald-Giemsa-Färbung).

Glukose, Laktat: Im Gegensatz zur Glukosekonzentration ist die Laktatkonzentration im Liquor nicht vom Serumwert abhängig.

Glukose, Laktat: Die **Glukosekonzentration** im nativen Liquor ist um 20 – 30 % geringer als im Serum, jedoch von der Serumkonzentration abhängig. Demgegenüber wird **Laktat** im Gehirn selbst produziert und ist aussagekräftiger zur Abgrenzung von Enzephalitiden.

Eiweiß: Die semiquantitative Bestimmung des **Eiweißgehalts** im Liquor erfolgt mit der Pandy-Reaktion.

Albumin und IgG im Liquor ergeben im Vergleich zu den entsprechenden Serumwerten Hinweise auf eine Blut-Liquor-Schrankenstörung. Die intrathekale IgG-Produktion wird mithilfe des **Delpech-Lichtblau-Quotienten** errechnet.

Eiweiß: Eine semiquantitative Bestimmung des **Eiweißgehalts** kann bereits bei der Liquorentnahme mithilfe der Pandy-Reaktion erfolgen. 1 – 2 Liquortropfen werden in einer schwarzen Schale mit Pandy-Reagenz aufgefangen. Eine positive Reaktion zeigt sich als weißer Schleier ab einem Eiweißgehalt von 500 – 1000 mg/l. Die Eiweißbestimmung im Labor gehört aber zur Standarddiagnostik.
Während eine Vermehrung des Gesamtproteins im Liquor krankheitsunspezifisch ist, gibt das Verhältnis von Albumin im Liquor zu Albumin im Serum (Liquor-Serum-Quotient) Aufschluss über eine Blut-Liquor-Schrankenstörung. Hierfür muss parallel zur Lumbalpunktion Serum entnommen werden (zeitnah; zwischen Liquor- und Serumentnahme sollten nicht mehr als 30 min liegen). Die Aufschlüsselung der **Immunglobulinfraktion im Liquor**, insbesondere die quantitative IgG-Bestimmung, erlaubt Hinweise auf eine subakute oder chronische Entzündung auch bei normalem Gesamtproteingehalt. Eine intrathekale (= autochthone) Immunglobulinbildung wird von einer Produktion außerhalb des ZNS (Angleichung im Liquor an primär erhöhte Immunglobuline im Serum) mittels des **Delpech-Lichtblau-Quotienten** unterschieden:

$$Q = \frac{\text{IgG (Liquor)} \times \text{Albumin (Serum)}}{\text{IgG (Serum)} \times \text{Albumin (Liquor)}}$$

Werte > 0,7 zeigen eine intrathekale (= autochthone) IgG-Produktion an. Die Darstellung **oligoklonaler Banden** in der isoelektrischen Fokussierung ist ein sensitiver Nachweis einer IgG-Synthese im ZNS. Der Nachweis spezifischer **IgG-Antikörper** im Liquor in Relation zum Serum beweist die ZNS-Beteiligung an einer Allgemeininfektion (vgl. S. 271). Im **Western-Blot** stellen sich intrathekal synthetisierte Antikörper qualitativ und quantitativ anders dar als im Serum. Mit der **Polymerasekettenreaktion (PCR)** kann der direkte Erregernachweis aus dem Liquor gelingen.

Werte > 0,7 zeigen eine intrathekale (= autochthone) IgG-Produktion an. Eine höhere Sensitivität als der quantitativen IgG-Bestimmung kommt der qualitativen Untersuchung der lokal im ZNS gebildeten Immunglobuline zu. In der Technik der **isoelektrischen Fokussierung (IEF)**, bei der sich jedes Protein an seinem isoelektrischen Punkt konzentriert, erscheinen einige IgG-Subfraktionen als **oligoklonale Banden** (Abb. **B-1.88**). Ihr Auftreten geht auf eine vermehrte Sekretion einiger weniger B-Zell-Klone zurück und ist bei isoliertem Vorkommen im Liquor ein zwar unspezifischer, aber empfindlicher Parameter für eine Immunreaktion im ZNS. Der Nachweis einer lokalen Synthese **spezifischer IgG-Antikörper** ist beweisend für die ZNS-Beteiligung an einer Allgemeininfektion (z. B. Neurolues). Die Antikörperkonzentration im Liquor wird in Relation zu der im Serum gesetzt (vgl. S. 271). Dem Nachweis intrathekaler Antikörper dient auch der **Western-Blot**. Bei ZNS-Beteiligung unterscheidet sich das Antikörpermuster im Liquor qualitativ und quantitativ von dem im Serum. Der direkte Nachweis eines in minimaler Konzentration im Liquor vorliegenden Erregers kann durch In-vitro-DNA-Amplifikation gelingen. Mithilfe einer DNA-Polymerase werden Nukleinsäurebruchstücke des Erregers um ein Vielfaches reproduziert (amplifiziert) und damit nachweisbar. Diese **Polymerasekettenreaktion (PCR)** wird z. B. zur Identifizierung von B. burgdorferi, M. tuberculosis und Herpes-simplex-Virus im Liquor eingesetzt. Eine weitere Analyse des Liquors ist bei spezieller Fragestellung möglich, so z. B. die Bestimmung von Tumormarkern oder ZNS-spezifischer Isoenzyme.

Befundinterpretation: Bei akuter Symptomatik mit Kopfschmerz und Meningismus führt die Punktion **blutigen Liquors** unmittelbar zur Diagnose einer frischen Subarachnoidalblutung (SAB); eine ältere oder zweizeitige Blutung lässt sich meist erst nach zusätzlicher zytologischer Aufarbeitung erkennen (Abb. **A-3.3**).
Ist der Liquor **eitrig**, liegt eine akute bakterielle Meningitis vor. Bei geringer Zellzahl müssen zur Differenzierung entzündlicher Erkrankungen des Gehirns der **zytologische Befund** und die **Glukose**- bzw. **Laktatkonzentrationen** im Liquor herangezogen werden. Bei bakteriellen Meningitiden mit ausgeprägter granulozytärer Pleozytose ist der Glukosegehalt meist vermindert und der Laktatgehalt regelmäßig deutlich erhöht, während er bei überwiegend lympho- bzw. monozytärer Pleozytose, wie sie z. B. bei viraler Meningitis vorkommt, kaum verändert ist.
Als **zytoalbuminäre Dissoziation** wird eine **starke Eiweißerhöhung ohne Zellzahlerhöhung** bezeichnet, wie sie z. B. bei der Polyradikuloneuritis Guillain-Barré und auch als sog. Sperrliquor unterhalb eines spinalen raumfordernden Prozesses vorkommt. Ein erhöhter Eiweißgehalt des Liquors durch vermehrten Übertritt von Serumprotein (reine Schrankenstörung) findet sich im Initialstadium akuter Meningitiden und bei Hirntumoren. Chronische Enzephalitiden sowie eine Reihe von Virus-Meningoenzephalitiden gehen im Verlauf mit einer deutlichen **autochthonen Immunglobulinerhöhung** einher. Auch bei quantitativ im Normbereich liegenden Immunglobulinwerten lässt sich mithilfe der isoelektrischen Fokussierung z. B. bei MS oder AIDS des ZNS eine lokale Antikörpersynthese nachweisen.

Befundinterpretation: Blutiger Liquor erlaubt unmittelbar die Diagnose einer Subarachnoidalblutung. Zum zytologischen Befund siehe Abb. **A-3.3**.

Eitriger Liquor spricht für eine akute bakterielle Meningitis. Die Differenzierung der Meningitiden erfordert neben der zytologischen Untersuchung die Bestimmung der Glukose- und Laktatkonzentration.

Eine **Eiweißerhöhung im Liquor ohne entsprechende Zellzahlerhöhung (zytoalbuminäre Dissoziation)** findet sich bei Polyradikuloneuritis Guillain-Barré und spinalen raumfordernden Prozessen (Sperrliquor). Ursache eines erhöhten Eiweißgehalts des Liquors ist entweder eine Störung der Blut-Liquor-Schranke oder eine **intrathekale Immunglobulinsynthese**.

3.2 Neurophysiologische Diagnostik

3.2.1 Elektroenzephalografie (EEG)

Grundlagen

Indikation: Das Elektroenzephalogramm ist die wichtigste Methode zum Nachweis zerebaler Funktionsstörungen, seien diese umschrieben (herdförmig) oder diffus (Allgemeinveränderung). Nur selten kann die Methode Hinweise auf die zugrunde liegende Ätiologie geben. Eine besondere Bedeutung kommt dem EEG in der Diagnostik von Epilepsien zu.

Technik: Die bioelektrische Aktivität des Gehirns wird als Potenzialdifferenz zwischen 2 Messpunkten erfasst und grafisch dargestellt. Die Messung erfolgt üblicherweise mittels Elektroden auf der Kopfhaut, deren Platzierung nach internationaler Übereinkunft festgelegt ist (10 – 20-System, Abb. **A-3.4**). Zur Routinediagnostik verwendet man meist 24-Kanal-Geräte. Die Aufzeichnungsdauer beträgt meist 20 – 30 min.
Um die Potenzialdifferenzen zwischen verschiedenen Ableitepunkten darzustellen, werden die Elektroden nach 2 Prinzipien verschaltet: bipolares Prinzip und Referenzprinzip.

- Bei der **bipolaren Ableitung** (Serienschaltung von Elektroden in Längs- bzw. Querreihen) werden Potenzialdifferenzen zwischen je 2 Elektroden abgegriffen. Eine Elektrode ist mit 2 Eingängen des Differenzverstärkers verbunden. Entsprechend wird die Aktivität im Bereich einer Elektrode durch 2 benachbarte Kanäle wiedergegeben. Da die Elektrode mit dem Eingang B des einen und dem Eingang A des nächsten Kanals verbunden ist, stellen sich bei erheblicher Potenzialdifferenz die Kurven spiegelbildlich, d. h. in umgekehrter Phasenrichtung, dar (Abb. **A-3.5**). Diese Phasenumkehr weist prägnant auf einen umschriebenen Prozess im Bereich der Elektrode hin (s. Abb. **A-3.7**).

3.2 Neurophysiologische Diagnostik

3.2.1 Elektroenzephalografie (EEG)

Grundlagen

Indikation: Das EEG ist die wichtigste apparative Untersuchungsmethode in der Epilepsiediagnostik und dient dem Nachweis zerebraler Hirnfunktionsstörungen.

Technik: Mithilfe von Oberflächenelektroden (Abb. **A-3.4**) werden Potenzialdifferenzen erfasst, verstärkt und aufgezeichnet.

Mithilfe zweier Verschaltungsprinzipien, **bipolare Ableitung** und **Referenzableitung**, lassen sich die unterschiedlichen Merkmale der zerebralen Aktivität darstellen (Abb. **A-3.5**, Abb. **A-3.7**).

A-3.4 Das internationale 10–20-Elektrodensystem

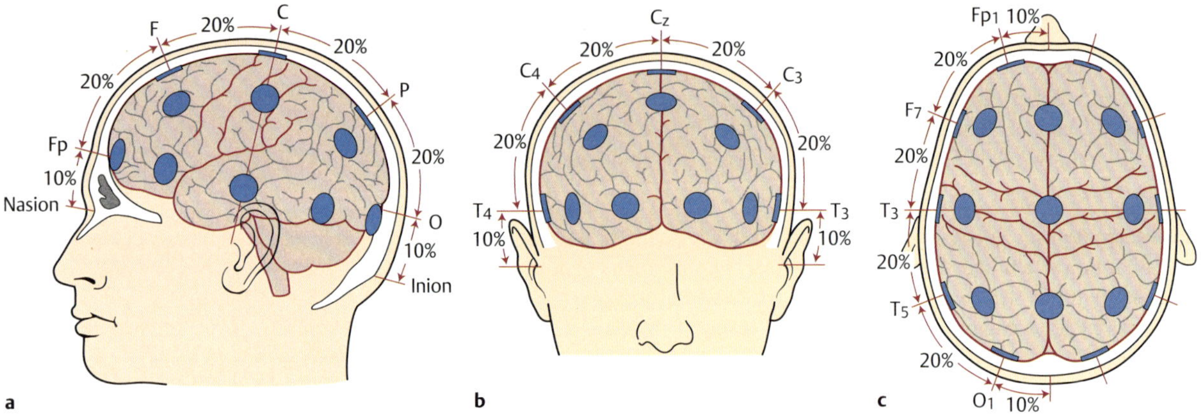

Ausgehend von festgelegten Punkten (Nasion, Inion, präaurikuläre Punkte) wird der Kopf vermessen. Die Elektrodenpositionen werden als Schnittpunkte in einem System von Längs- und Querreihen in 10 %- und 20 %-Abschnitten errechnet, sodass definierte Hirnregionen entsprechend der jeweiligen Größe und Form des Schädels erfasst werden. Die Positionen sind nach Hirnregionen bezeichnet (Frontalregion: Fz, F, Fp; Zentralregion: Cz, C; Parietalregion: Pz, P; Okzipitalregion: O; Temporalregion: T). Außer den zentralen Elektroden werden die Positionen zusätzlich mit Ziffern gekennzeichnet (ungerade Zahlen für die linke Hemisphäre, gerade für die rechte Hemisphäre).
a Seitliche Ansicht. Die Prozentzahlen beziehen sich auf die Entfernung zwischen Nasion (Punkt über der Nasenwurzel) und Inion (Erhebung der Okzipitalschuppe).
b Frontale Ansicht. Die Ausmessung der zentralen Querreihe orientiert sich an den präaurikulären Punkten (unterhalb des Jochbeins, vor dem Tragus). Die Position Cz ist der Schnittpunkt der Längs- und Querreihe (jeweils 50 % der gesamten Strecke).
c Aufsicht. In der temporalen Längsreihe bildet die Position T_3 bzw. T_4 (temporal Mitte) genau die Hälfte der Strecke.

A-3.5

A-3.5 Bipolare Ableitung: Darstellung der Potenzialdifferenzen zwischen 2 Ableitepunkten

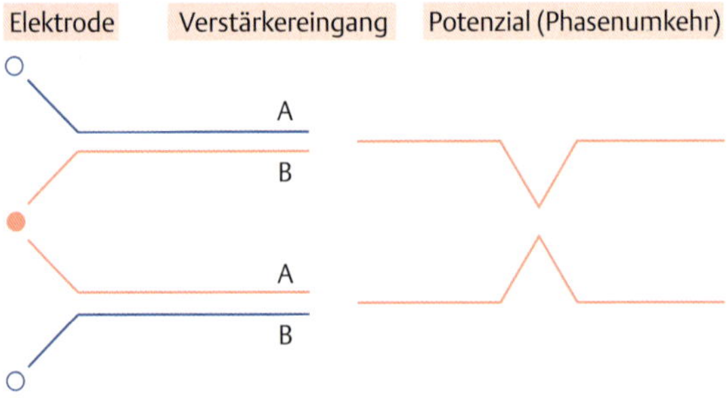

Die Hirnaktivität unter der rot markierten Elektrode wird in 2 EEG-Kanälen wiedergegeben, da bei der bipolaren Serienschaltung eine Elektrode jeweils mit 2 Verstärkereingängen verbunden ist. Die registrierte Kurve stellt die Potenzialdifferenz jeweils zur benachbarten Elektrode dar, sodass sich die Polarität umkehrt (Phasenumkehr).

- Bei der **Referenzableitung** wird ein Bezugsmesspunkt gewählt, gegenüber dem die Potenzialdifferenz der aktiven Elektroden berechnet wird; oft wählt man eine Elektrode am Ohrläppchen. Die Potenzialdifferenzen zwischen dieser und jeder weiteren Elektrode des 10–20-Systems (aktive Elektroden) derselben Seite werden registriert. Potenziale, die sich in allen Kanälen in gleicher Form darstellen, haben ihren Ursprung am Ort der Referenzelektrode. Verteilung und Maximum der erfassten Aktivität lassen sich durch Ausmessen der einzelnen Potenzialamplituden ermitteln.

Die digitale Erfassung und Speicherung der EEG-Signale ermöglicht die Beurteilung des gesamten EEG in jedem Ableitemodus. Die zusätzliche simultane digitale Videoaufzeichnung (Videometrie) erlaubt die Korrelation von Verhaltensauffälligkeiten zu pathologischen EEG-Mustern (s. Abb. **B-4.3**). Zur Auswertung werden EEG-Kurve und Videobild nebeneinander in synchronem Ablauf dargestellt (zur Verdeutlichung grafisch dargestellt in Abb. **A-3.9**).

Normalbefund

Beim wachen und entspannten Gesunden zeigt das EEG parietookzipital eine Aktivität von 8 – 13/s Alpha-Wellen mit Amplituden um 50 µV (sogenannter Grundrhythmus). Die okzipitale **Alpha-Aktivität** ist vigilanzabhängig und verschwindet beim Augenöffnen (visueller Blockierungseffekt nach Berger). Sie ist in unterschiedlicher Ausprägung bis temporal ausgebreitet. Nur ca. 15 % der Menschen haben als Normvariante einen Grundrhythmus mit abweichenden Frequenzen (> 13/s, Beta- oder Niedervolt-Typ; 4 – 5/s, Theta-Grundrhythmusvariante). Über den vorderen Hirnabschnitten findet sich eine rasche Aktivität > 13/s (Beta-Wellen) mit Einlagerung oder Unterlagerung langsamerer Wellen (Theta-Wellen). Zu den physiologischen Frequenzbereichen des EEG siehe Abb. **A-3.6**.

Die EEG-Aktivität unterscheidet sich im Schlaf grundsätzlich von der im wachen Zustand. Sie ist langsamer und je nach Schlafstadium findet man charakteristische Potenziale (Vertex-Wellen, Schlafspindeln, K-Komplexe, Delta-Wellen).

Normalbefund

Beim wachen und entspannten Gesunden findet sich parietookzipital eine Aktivität von 8 – 13/s, die **Alpha-Aktivität** (sog. Grundrhythmus). Zu den physiologischen Frequenzbereichen des EEG siehe Abb. **A-3.6**.

Die EEG-Aktivität im Schlaf unterscheidet sich grundsätzlich von der im wachen Zustand.

A-3.6 EEG-Frequenzbereiche

Alpha-Wellen	8–12/sec	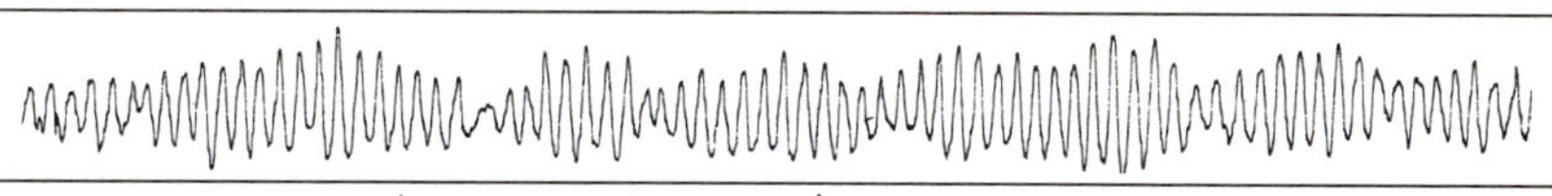
Beta-Wellen	13–30/sec	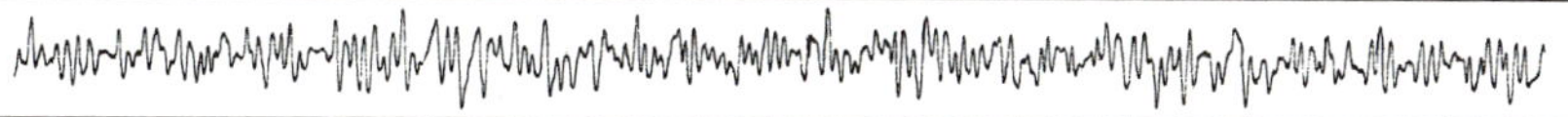
Theta-Wellen	4–7/sec	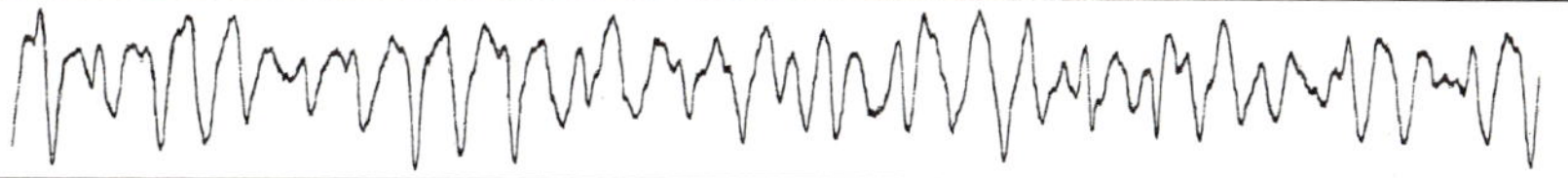
Delta-Wellen	0,5–3/sec	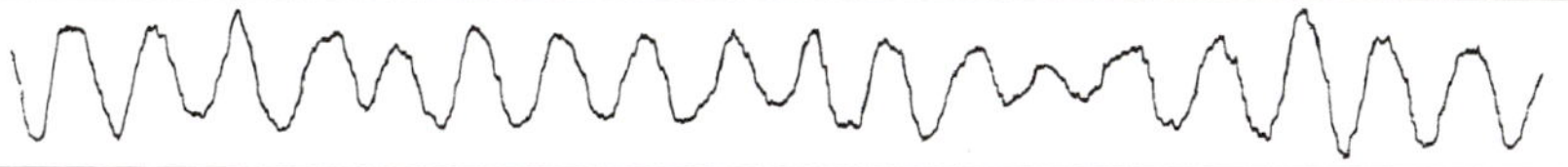

Provokationsmethoden

Die Provokationsmethoden dienen der Aktivierung von Herdstörungen und von spezifischen, auf eine Epilepsie hinweisenden Entladungen.

Hyperventilation (HV): Durch forcierte Mehratmung über 3 min (max. 5 min) kommt es zu einer respiratorischen Alkalose mit Erhöhung der zellulären Erregungsbereitschaft.

Physiologisch ist eine EEG-Aktivitätsverlangsamung mit bilateral synchronen, hochamplitudigen Delta-Wellen. Dieser Hyperventilationseffekt ist bei Kindern und Jugendlichen deutlich ausgeprägt. Bei Erwachsenen soll er sich innerhalb von 3 min nach Ende der 3-minütigen Hyperventilation vollständig zurückbilden. Alle unter HV auftretenden Seitenunterschiede (Herdaktivierung) und sog. steilen Abläufe (s. u.) sind als pathologisch zu bewerten.

Photostimulation: Die intermittierende Flickerlichtreizung erfolgt mit Lichtblitzen von allmählich ansteigender Frequenz (1 – 25/s), die mithilfe einer Photozelle auf der EEG-Kurve registriert werden. Physiologisch sind evozierte (höheramplitudige) Potenziale synchron mit jedem Lichtreiz und eine der Flickerfrequenz synchrone rhythmische Aktivität (photic driving) über der Okzipitalregion.

Unter der Photostimulation bilateral synchron auftretende generalisierte spikes und spikes and waves (SW) sind Ausdruck der meist familiär disponierten **Photosensibilität**. Überdauern die provozierten SW- und Poly-SW-Komplexe den Stimulus und sind sie von einer kurzen Muskelzuckung begleitet, spricht man von **photokonvulsiver Reaktion**. Photosensibilität und photokonvulsive Reaktion sind nicht beweisend für eine manifeste Epilepsie, finden sich aber bei Patienten mit idiopathischer Epilepsie häufiger als in der Allgemeinbevölkerung.

Schlafentzug und Schlaf: Insbesondere epileptische Funktionsstörungen können bei Schlafmangel, Müdigkeit und im Schlaf deutlicher hervortreten. Zur Kurzschlafableitung lässt man den Patienten spontan einschlafen oder provoziert das Einschlafen

Provokationsmethoden

Hyperventilation (HV): Durch Mehratmung können umschriebene Funktionsstörungen und steile Potenziale provoziert werden.

Photostimulation: Durch Photostimulation (intermittierende Flickerlichtreizung) werden synchrone physiologische Potenziale evoziert.

Generalisierte spikes sowie spikes and waves (SW) unter der Photostimulation sind Ausdruck der familiär disponierten **Photosensibilität**.

Schlafentzug und Schlaf: Epileptische Funktionsstörungen können bei Schlafmangel, Müdigkeit und im Schlaf deutlicher hervortreten.

durch Schlafentzug. Dieser wird insbesondere zur Provokation einer generalisierten epileptischen Erregungssteigerung eingesetzt. Dazu wird nach partiellem Schlafentzug in der vorangegangenen Nacht das EEG im Wachzustand und im dann einsetzenden Schlaf abgeleitet.

Pathologische EEG-Befunde

Diffuse zerebrale Funktionsstörung (Allgemeinveränderung): Jede Verlangsamung der Grundaktivitäten findet sich bei diffusen Hirnschädigungen. Man unterscheidet eine leichte, mäßige und schwere Allgemeinveränderung.

Umschriebene kortikale Funktionsstörung (Herdbefund): Eine umschriebene Verlangsamung des Kurvenbildes wird als EEG-Fokus (Herdbefund) bezeichnet. Zu den häufigsten Ursachen gehören Hirntumoren (Abb. **A-3.7**).

Pathologische EEG-Befunde

Diffuse zerebrale Funktionsstörung (Allgemeinveränderung): Eine Verlangsamung der Grundaktivitäten beim wachen Patienten ist pathologisch und spricht je nach Ausprägung für eine leichte, mäßige oder schwere Funktionsstörung. Ein Koma geht mit einer schweren Allgemeinveränderung einher. Unterschiedliche Grade kommen bei erhöhtem Hirndruck, Intoxikation, Enzephalitis, zerebralen Durchblutungsstörungen und Demenz vor. Neben einer diffusen Verlangsamung sind auch intermittierende Verlangsamungen in Form intermittierend auftretender hochamplitudiger rhythmischer Delta-Aktivität (IRDA) Hinweise auf eine diffuse Hirnschädigung (toxisch oder metabolisch) oder eine Funktionsstörung mittelliniennaher Hirnstrukturen (Raumforderung im Hirnstamm, Drucksteigerung bei Hydrozephalus).

Umschriebene kortikale Funktionsstörung (Herdbefund): Während das EEG bei den meisten Kopfschmerzformen unauffällig ist, gibt es wertvolle Hinweise auf intrakraniell raumfordernde Prozesse wie Hirntumoren, die herdförmige Veränderungen der zerebralen Aktivität hervorrufen. Man beobachtet eine konstante oder inkonstante einseitige Verlangsamung der Grundaktivität, lokale Abflachung oder Dysrhythmie. Langsame Potenziale, **Theta**- und **Delta-Wellen**, mit Phasenumkehr in der bipolaren Ableitung, zeigen eine herdförmige Störung an (Abb. **A-3.7**). Nicht in jedem Fall ist ein raumfordernder Prozess elektroenzephalografisch aber exakt zu lokalisieren, da die Herdaktivität vom Ausmaß des perifokalen Ödems abhängt.

A-3.7 Umschriebene kortikale Funktionsstörung (Herdbefund)

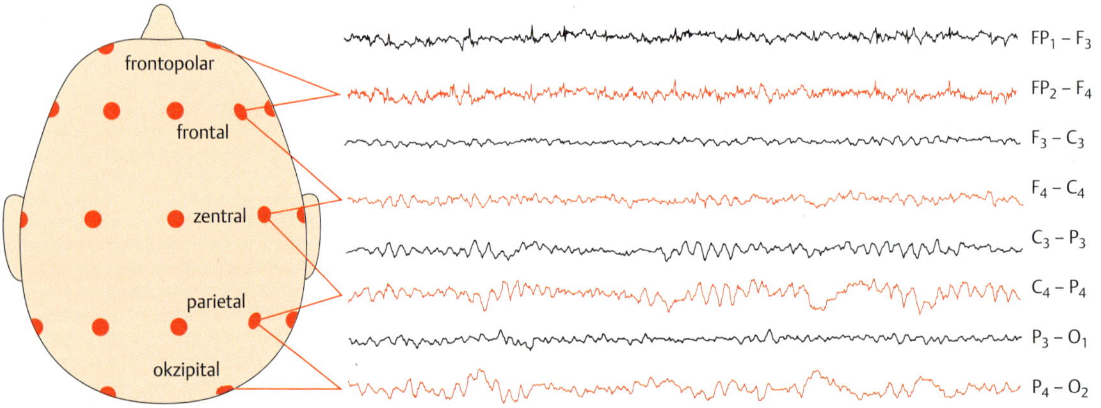

Die Ableitung erfolgte in der bipolaren Serienschaltung. Die parasagittalen Reihen (links-/rechtsseitig im Wechsel) sind abgebildet (schwarz: Ableitung von links, rot: Ableitung von rechts). Rechtsseitig stellt sich eine Verlangsamung der Grundaktivität mit Einlagerung von Theta- und Delta-Wellen und Phasenumkehr über parietookzipital dar. Die Ableitung über frontopolar-frontal ist von Muskelpotenzialen überlagert. Die EEG-Diagnose lautet: umschriebene kortikale Funktionsstörung (Herdbefund) rechts mit Maximum parietookzipital und Ausbreitung bis zentral. (Papiergeschwindigkeit 30 mm/s, Zeitkonstante 0,3, Filter 70 Hz; die EEG-Kurve ist in verkleinertem Maßstab abgebildet.)

Steile und spitze Potenziale: Das EEG hat große Bedeutung in der Epilepsiediagnostik. Abb. **A-3.8** zeigt typische epileptische Potenziale. Während eines epileptischen Anfalls ist eine generalisierte oder fokale Spike-Wave-Aktivität oder rhythmische Verlangsamung zu beobachten. Zum Video-EEG siehe Abb. **B-4.3**.

Steile und spitze Potenziale: Eine wesentliche EEG-Indikation ist die Primär- und Verlaufsdiagnostik von Epilepsien. Während eines epileptischen Anfalls beobachtet man generalisierte oder fokale Spitzen (spikes) mit langsamer Nachschwankung (waves) oder eine umschriebene Rhythmisierung im Theta- oder Delta-Frequenzbereich. Abb. **A-3.8** zeigt typische epileptische Potenziale. Das Intervall-EEG kann vollkommen unauffällig sein. Mithilfe der simultanen Aufzeichnung des Anfallsbildes und der zerebralen Aktivität lassen sich sonst nicht bemerkte paroxysmale Phänomene exakt differenzieren (Video-Elektroenzephalografie, Abb. **A-3.9**). Zur EEG-Diagnostik bei Epilepsie siehe auch S. 523.

A-3.8 Epileptische Potenziale

Spikes (Spitzen > 100 µV, > 15 s) Entladung von Grand-mal-Typ	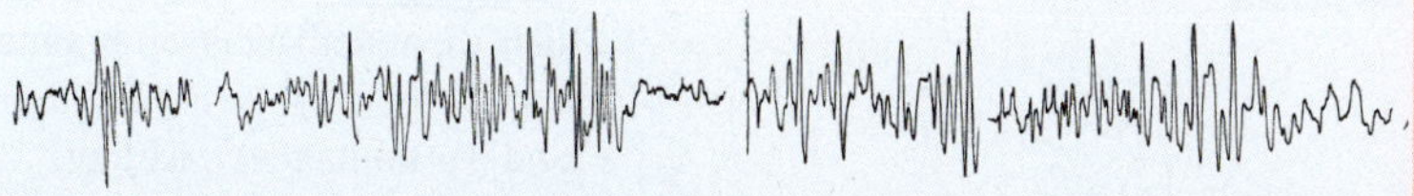
Sharp waves (scharfe oder steile Wellen) z. B. bei Temporallappenepilepsie (fokaler Anfall)	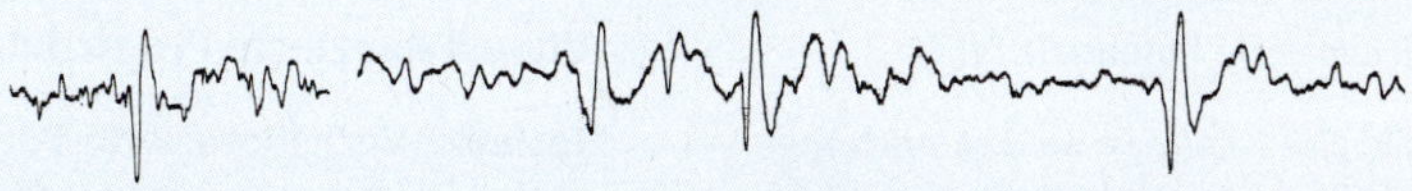
Hypsarrhythmie: Gemisch langsamer Wellen mit spitzen und steilen Wellen bei Blitz-Nick-Salaam-(BNS-) Krämpfen im Säuglingsalter (West-Syndrom)	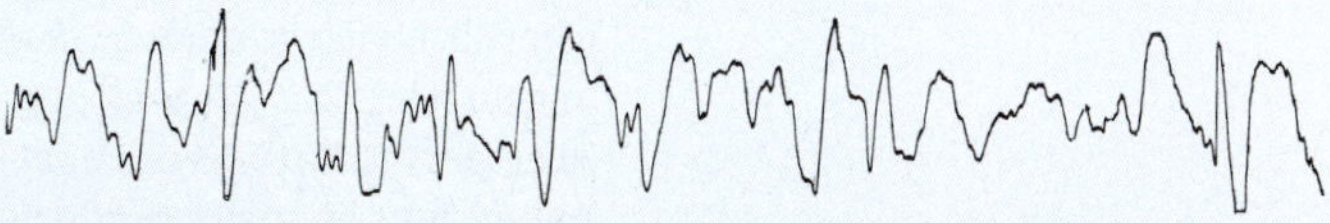
Sharp and slow waves: biphasische scharfe Wellen mit allmählich abfallender langsamer Welle bei myoklonisch-astatischem Petit mal (Lennox-Gastaut-Syndrom)	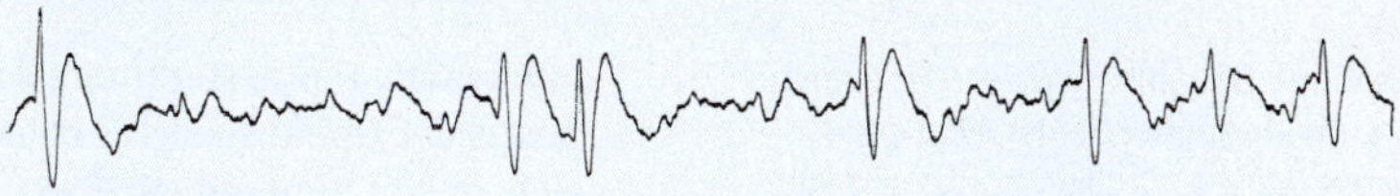
Spikes and waves (3/s-Spitze-Welle-Komplexe) typisch für Absencen des Schulalters (Pyknolepsie)	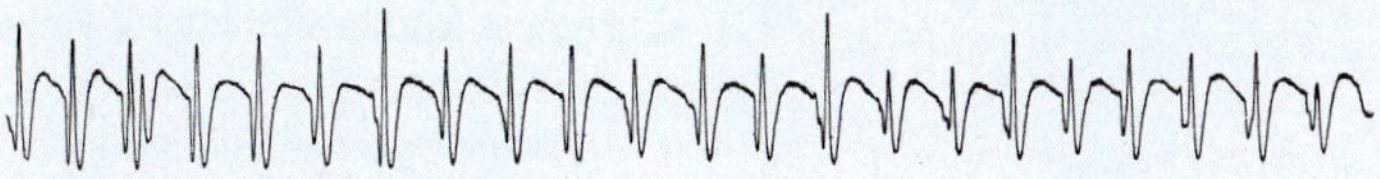
Polyspikes and waves (Salven initialer Spitzen mit nachfolgenden langsamen Wellen) bei Impulsiv-Petit-mal in der Adoleszenz (Janz-Syndrom)	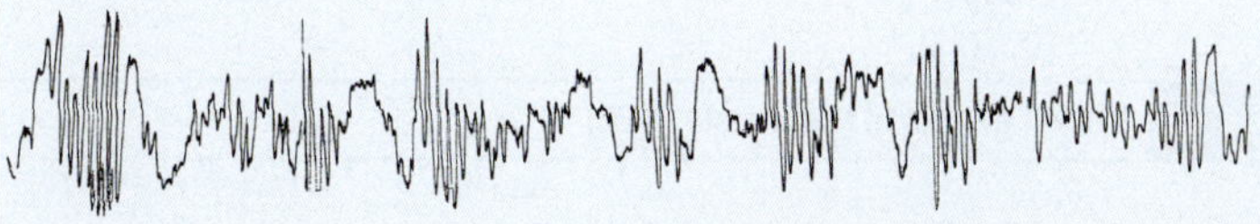

A-3.9 Video-Elektroenzephalografie (grafische Darstellung)

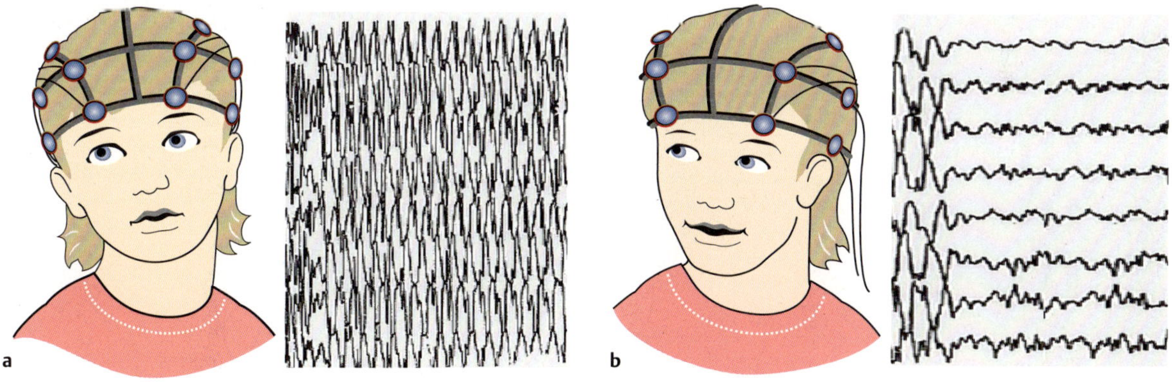

Während der EEG-Ableitung setzt bei dem 9-jährigen Mädchen unter der Hyperventilation eine Absence mit generalisierter 3,5/s-Aktivität ein.
a Zu Beginn der Absence wird der Blick starr und der Kopf rekliniert und nach rechts geneigt.
b Nach 10 s schaut das Kind wieder aufmerksam in Richtung des Untersuchers.

3.2.2 Evozierte Potenziale

► Definition.

Visuell evozierte Potenziale (VEP)

Technik: Die Potenziale werden durch alternierende Kontrastumkehr (Schachbrettmuster) ausgelöst (Abb. **A-3.10**).

Indikation: Die Ableitung der **VEP** eignet sich zur **Frühdiagnostik der Multiplen Sklerose** bei V. a. Optikusneuritis und von Chiasma-Syndromen.

3.2.2 Evozierte Potenziale

► Definition. Die Ableitung visuell, akustisch und somatosensibel evozierter Potenziale dient der Lokalisation umschriebener und disseminierter Prozesse des zentralen und peripheren Nervensystems, besonders der Diagnostik der Multiplen Sklerose und der Komaüberwachung.

Visuell evozierte Potenziale (VEP)

Technik: Visuell evozierte Potenziale (VEP) werden durch alternierende Kontrastumkehr, z. B. bei Fixation eines Schachbrettmusters auf einem Fernsehmonitor oder auch durch intermittierende Flickerlichtreizung, erzeugt. Zur Ableitung werden Oberflächenelektroden 5 cm oberhalb des Inions (Protuberantia occipitalis externa) angebracht. Die Auswertung erfolgt (für beide Augen getrennt) mithilfe eines Averagers (Mittelwertrechner) nach 64 – 128 Reizdurchgängen. Das Potenzial soll mindestens einmal reproduziert werden. Normalerweise finden sich VEP-Latenzen von 100 ms (Abb. **A-3.10**).

Indikation: Die Bestimmung der **VEP** bewährt sich besonders in der Verlaufsdiagnostik der Optikusneuritis bei **Multipler Sklerose** (S. 130) und der Chiasmakompression durch Tumoren (S. 29 u. S. 331), da sich bei Läsionen der vorderen Sehbahn frühzeitig klinisch „stumme" pathologische VEP-Befunde erheben lassen. Je nach Prozess finden sich zuerst verzögerte Latenzen (Demyelinisierung) oder reduzierte Amplituden (axonale Schädigung), s. Abb. **A-3.10b**.
Toxische Optikusschädigungen (Alkoholismus) verursachen Amplitudenreduktionen ohne nennenswerte Latenzverzögerungen, während Lipoidspeicherkrankheiten (S. 231) überwiegend Latenzverzögerungen hervorrufen.

A-3.10 Visuell evozierte Potenziale (VEP)

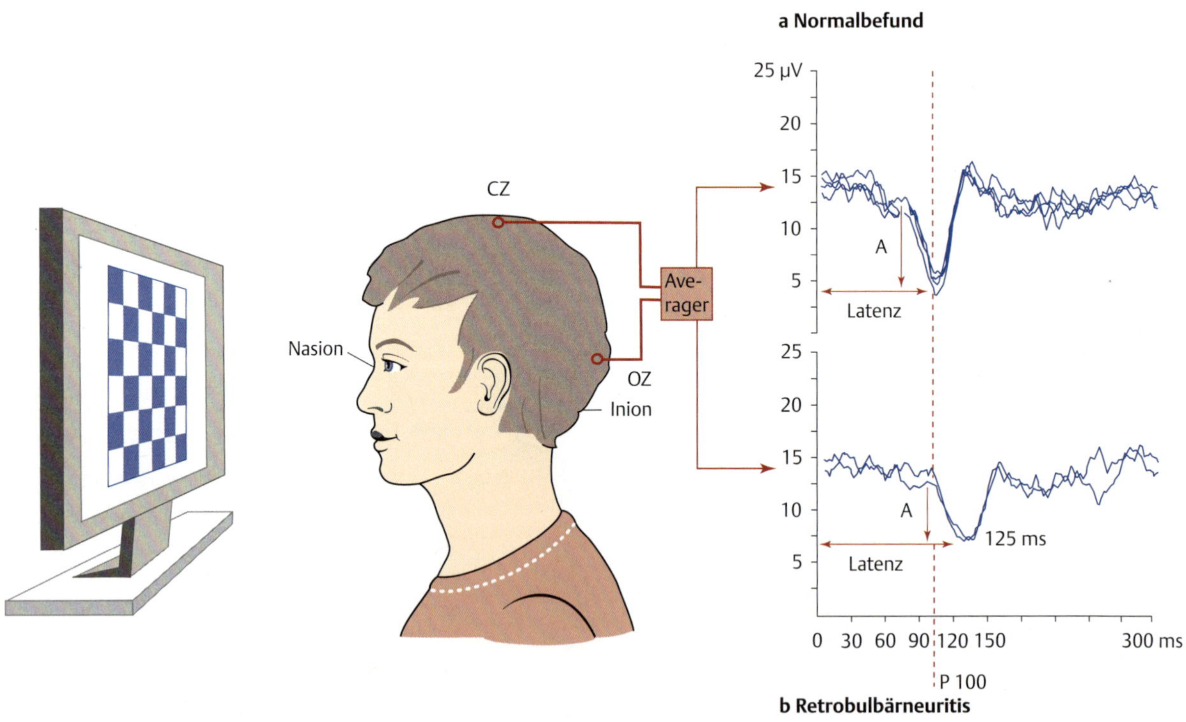

Die visuelle Stimulation und Aufzeichnung der Potenziale erfolgt für beide Augen getrennt. L = Latenz, A = Amplitude.
a Stimulation rechts: Normalbefund mit L = 102 ms und A = 10 µV.
b Stimulation links: pathologisches VEP mit verlängerter Latenz (L = 125 ms) und reduzierter Amplitude (A = 7,5 µV) bei Retrobulbärneuritis im Verlauf einer Multiplen Sklerose.

Akustisch evozierte Potenziale (AEP)

Technik: Über einen Kopfhörer werden einseitig akustische Reize mit einer Lautstärke um 80 dB vermittelt. Die Ableite-Elektroden werden am Mastoid und Vertex angebracht. Der Averager mittelt die Potenziale von 1024 – 2048 Reizantworten. Physiologisch sind 5 kurze positive Wellen. Man spricht auch von frühen akustisch evozierten Potenzialen (FAEP). Die Wellen I und II werden dem proximalen Anteil des N. cochlearis zugeordnet, die Wellen III – V dem Verlauf der Hörbahn im Hirnstamm („Hirnstammkomplex"). Eine Verzögerung bzw. Amplitudenreduktion dieser 5 Wellen weist auf einen Prozess im Verlauf des proximalen Nervs bzw. im Hirnstamm hin.

Indikation: Die Bestimmung der akustisch evozierten Potenziale ist wesentlich für die Diagnostik der **Kleinhirnbrückenwinkeltumoren**, v. a. des Vestibularisschwannoms („Akustikusneurinom") (Abb. **A-3.11**), aber auch für den Nachweis von Fehlbildungen der hinteren Schädelgrube.

Akustisch evozierte Potenziale (AEP)

Technik: Die über einen Kopfhörer vermittelten Stimuli rufen frühe akustische Hirnstammpotenziale hervor (FAEP).

Indikation: Die Untersuchung ist v. a. bei Verdacht auf **Kleinhirnbrückenwinkeltumor** angezeigt (Abb. **A-3.11**).

A-3.11 Akustisch evozierte Potenziale (AEP)

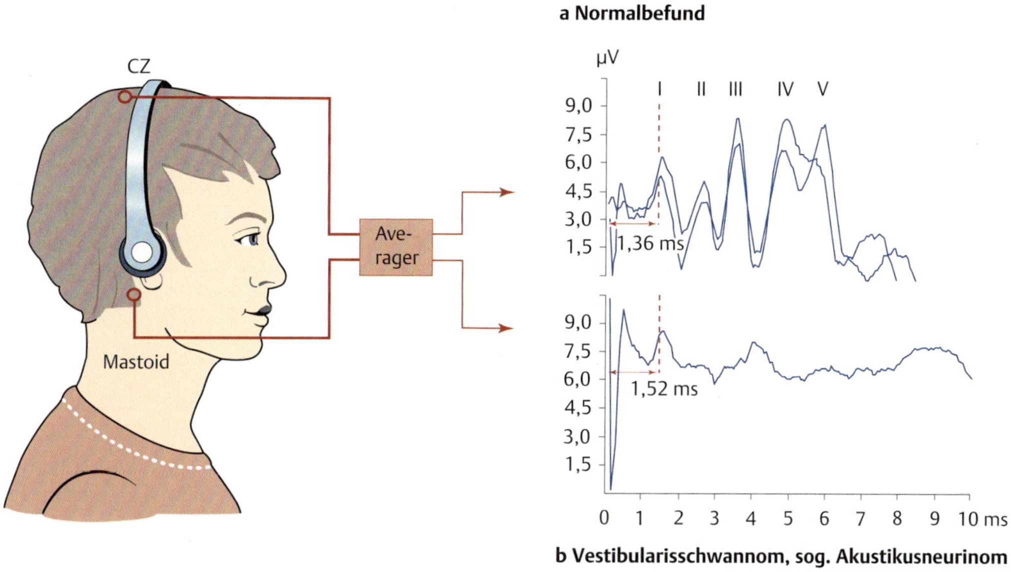

Die akustische Stimulation und Aufzeichnung der Potenziale erfolgt beiderseits getrennt.
a Links stimuliert und abgeleitet. Physiologische Latenz und Amplituden der Wellen I – V.
b Rechts stimuliert und abgeleitet. Pathologische AEP bei Vestibularisschwannom, sog. Akustikusneurinom: Welle I stellt sich amplitudenreduziert und verzögert (1,52 ms) dar; die Wellen II – IV sind erloschen.

Audiometrie: Bei Kleinkindern, komatösen Patienten und zur Abgrenzung einer psychogenen Hörstörung ist das AEP als objektives audiometrisches Hilfsmittel geeignet. Unter wechselnder Schallintensität wird die Welle V gemessen. Schallempfindungsstörungen führen zu einer Verkürzung der Wellen I – V, Schallleitungsstörungen hingegen zur Latenzverzögerung.

Die Messung der AEP eignet sich auch zur **objektiven Audiometrie** bei Kleinkindern, komatösen Patienten und zur Abgrenzung einer psychogenen Hörstörung.

Hirntoddiagnostik: Mit sukzessiver Abnahme zunächst erhaltener FAEP bei supra- und auch primär infratentoriellen Prozessen bestätigen sich bei gleichzeitigem Ausfall der elektroenzephalografischen Aktivität (Nulllinien-EEG) die klinischen Zeichen des **Hirntods** (S. 110).

Der Verdacht auf **Hirntod** (S. 110) bestätigt sich, wenn die FAEP erlöschen und gleichzeitig ein Nulllinien-EEG vorliegt.

Somatosensibel evozierte Potenziale (SSEP)

Technik: Die somatosensibel evozierten Potenziale (SSEP) werden durch Elektrostimulation der Haut oder eines gemischten peripheren Nervenstamms, z. B. der Nn. medianus, tibialis, peronaeus bzw. des 2. und 3. Trigeminusastes ausgelöst. Die Ableitung erfolgt über der kontralateralen Postzentralregion und dem Rückenmark (meist in Höhe C 2). Zur Ableitetechnik und Potenzialdarstellung siehe Abb. **A-3.12**.

Somatosensibel evozierte Potenziale (SSEP)

Technik: Bei elektrischer Reizung der Haut oder peripherer Nerven werden die Potenziale über der kontralateralen Postzentralregion und über dem Rückenmark (C 2) abgeleitet (Abb. **A-3.12**).

A-3.12 Somatosensibel evozierte Potenziale (SSEP)

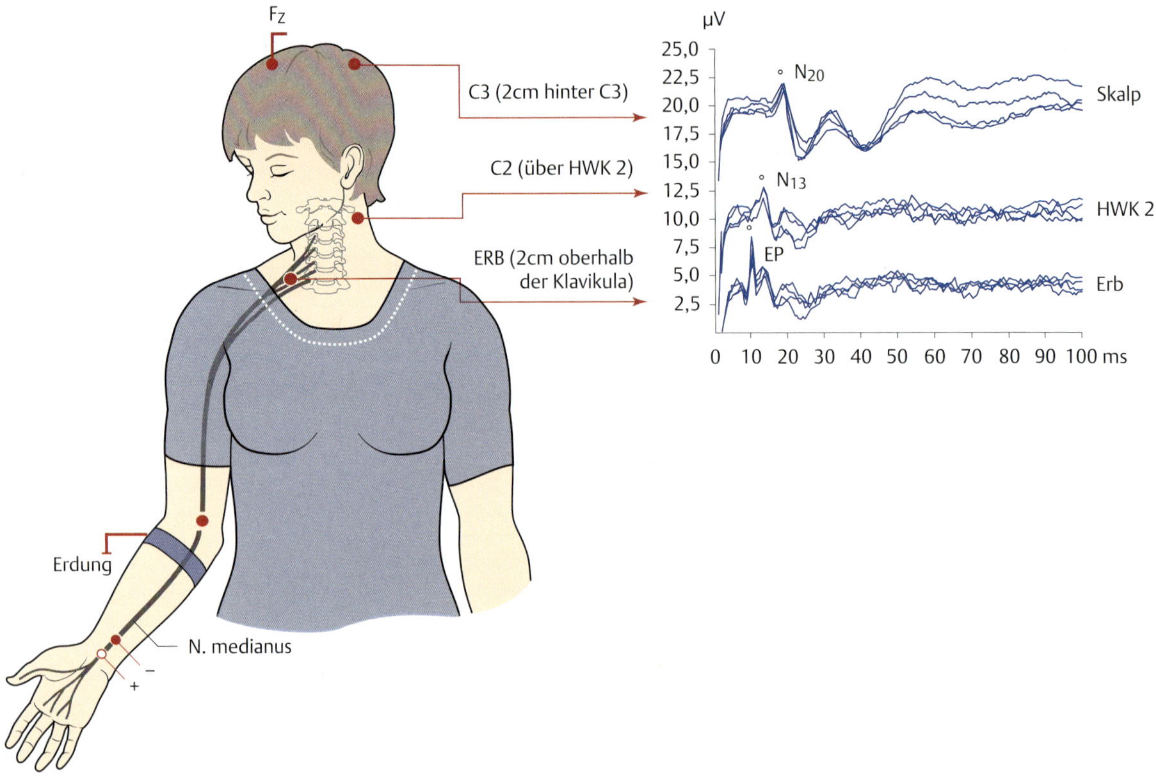

Elektrostimulation des N. medianus (Medianus-SSEP) rechts am Handgelenk mit Reizantworten über dem Erb-Punkt (EP-Potenzial = 9,0 ms), dem 2. HWK (N_{13} = 12,4 ms) und vom Skalp (kontralaterale kortikale Reizantwort N_{20} = 17,8 ms). Es handelt sich um einen Normalbefund.

Indikation: Die Untersuchung dient der Lokalisation von **Rückenmarkprozessen.**

Indikation: Die Untersuchung dient v. a. der Diagnostik von **Rückenmarkprozessen** wie der funikulären Myelose und der Höhenlokalisation spinaler **Tumoren** bzw. Angiome, Querschnitt-Syndrome, Wurzelausrisse bei Armplexusläsionen, darüber hinaus der Komaüberwachung. Bei dissoziierter Sensibilitätsstörung sind die SSEP intakt, da die dünnen, langsam leitenden Fasern für die Schmerz- und Temperaturempfindung nicht erfasst werden.

Motorisch evozierte Potenziale (MEP)

Technik: Mittels **transkranieller Magnetstimulation (TMS)** misst man die Leitgeschwindigkeit der Pyramidenbahn (1. u. 2. Neuron).

Motorisch evozierte Potenziale (MEP)

Technik: Mithilfe der **transkraniellen Magnetstimulation (TMS)** kann die Leitgeschwindigkeit efferenter Impulse im 1. und 2. Neuron der Pyramidenbahn (zentralmotorische Leitungszeit, ZML bzw. central motor conduction time, CMCT) bestimmt werden. Ein elektrischer Reiz erzeugt ein magnetisches Feld, das im Nervengewebe, Gehirn oder Rückenmark einen Strom induziert. Eine Magnetspule wird parietal bzw. paravertebral positioniert. Nach Stimulation werden Muskelaktionspotenziale (motorisch evozierte Potenziale, MEP) an den Extremitäten gemessen (Abb. **A-3.13**). Die Ableitung der MEP ist von den meisten Muskeln, auch von der Gesichts- und Zungenmuskulatur möglich.

Indikation: V. a., Diagnostik der MS und myelopathischer Prozesse.

Indikation: Mit der transkraniellen Magnetstimulation sind v. a. bei Multipler Sklerose (MS) und myelopathischen Prozessen verzögerte Latenzen und reduzierte Amplituden darzustellen. Es lassen sich auch Plexusläsionen und Hirnnervenläsionen (v. a. des N. VII) nachweisen.

A-3.13 Motorisch evozierte Potenziale (MEP)

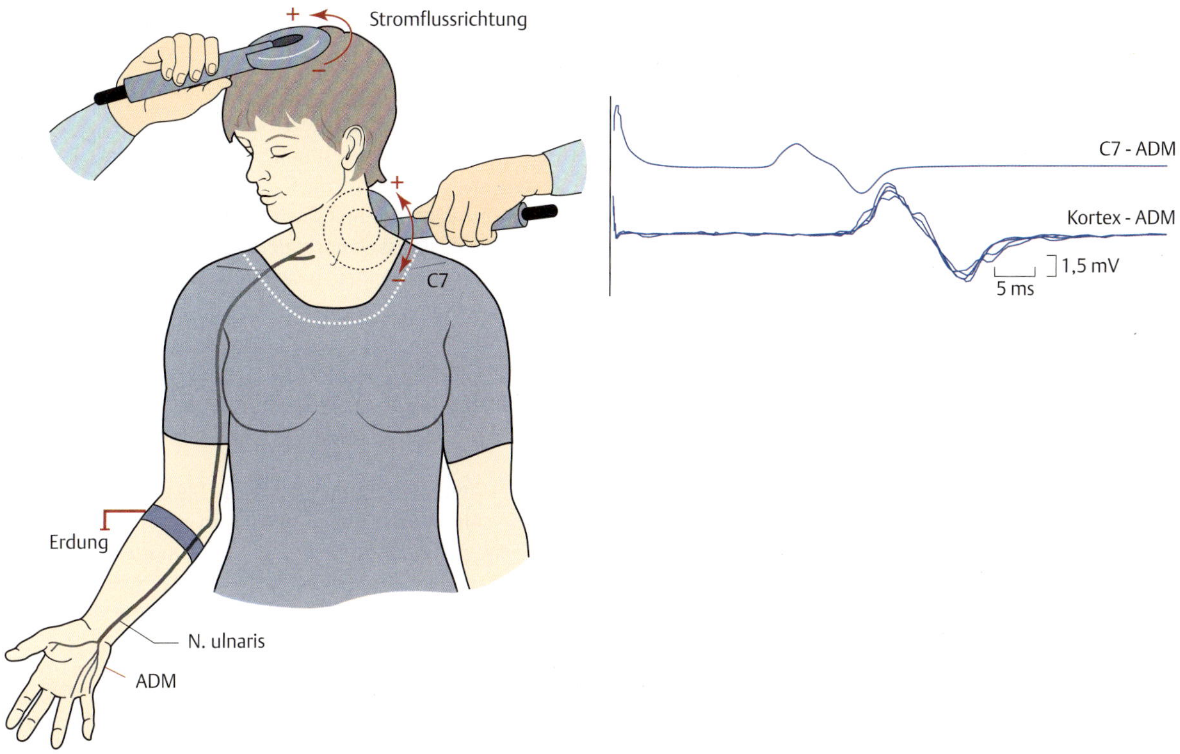

Magnetische Stimulaton des Kortex bzw. der spinalen Vorderwurzeln in Höhe C 7 und Ableitung motorisch evozierter Potenziale am M. abductor digiti minimi (ADM). Die Differenz der gemessenen Latenzen von Kortex bzw. C 7 zum Muskel ergibt die zentrale motorische Leitungszeit. Normalbefund.

3.2.3 Elektronystagmografie (ENG)

Definition. Mithilfe der Elektronystagmografie werden Potenzialdifferenzen zwischen Kornea und Retina mittels Oberflächenelektroden zur Analyse nystaktischer Augenbewegungen registriert.

Technik: Wie Abb. **A-3.14** zeigt, werden beiderseits am äußeren Augenwinkel Elektroden angebracht. Mithilfe von EEG-Schreibern können die durch horizontale und vertikale Augenbewegungen ausgelösten Potenziale registriert werden. Diese sind neurophysiologisch als Potenzialschwankungen zwischen der Kornea (positiv) und der Retina (negativ) aufzufassen.

A-3.14 Elektronystagmografie

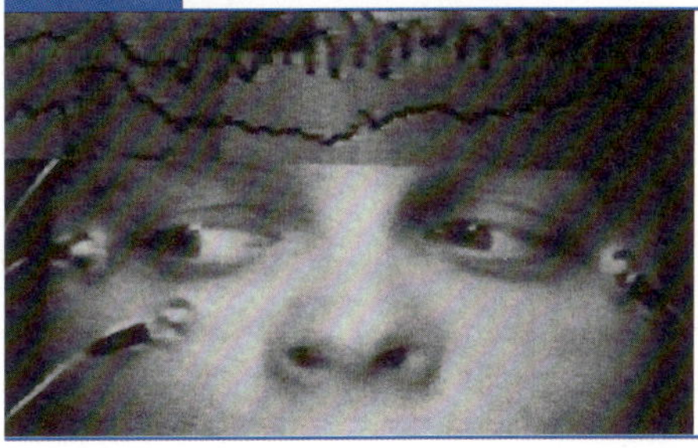

Synchrone Video-Doppelbildaufzeichnung. Beim Blick nach rechts zeigt sich ein Horizontalnystagmus im oberen Kanal.

Indikation: Untersuchung der physiologischen Nystagmusformen, wie des optokinetischen Nystagmus und v.a. des pathologischen Nystagmus im Seitenvergleich mit Bestimmung der Amplitudengröße, der langsamen und raschen Oszillationen bei der **Vestibularisprüfung** (vgl. S. 46).

3.2.3 Elektronystagmografie (ENG)

Definition.

Technik: Abb. **A-3.14** zeigt eine elektronystagmografische und videografische Dokumentation.

A-3.14

Indikation: Das Verfahren eignet sich zur Analyse aller physiologischen und pathologischen Nystagmusformen.

3.2.4 Elektromyografie (EMG)

► Definition.

Technik: Mittels Nadelelektroden werden Muskelaktionspotenziale (MAP) abgeleitet.

Muskeln sind normalerweise in Ruhe elektrisch stumm. Deshalb ist **pathologische Spontanaktivität** besonders zu beachten.

Bei leichter Willkürinnervation werden **Amplitude**, **Dauer** und **Form** der Potenziale motorischer Einheiten (PmE) gemessen. Bei maximaler Willküraktivität entsteht ein **Interferenzmuster**.

Indikation neurogene Prozesse:
Neurogen geschädigte Muskeln weisen in der **Akutphase** elektromyografisch Zeichen der **Denervierung** auf. Dabei zeigt sich pathologische **Spontanaktivität** mit Fibrillationspotenzialen und positiven scharfen Wellen. Das Interferenzmuster ist gelichtet. In der **chronischen Phase** kommt es bei **Reinnervationsvorgängen** zu **vermehrter Polyphasie** (Abb. **A-3.15** u. Abb. **A-3.16**).

Indikation Myopathie: Myopathien gehen meist mit einem abnorm **dichten Aktivitätsmuster**, normalen oder niedrigen Amplituden und **verkürzter Potenzialdauer** einher. Hinzu kommen polyphasische Potenziale.

A-3.15

3.2.4 Elektromyografie (EMG)

► **Definition.** Ableitung von Muskelaktionspotenzialen (MAP) mittels konzentrischer Nadelelektroden zur Beurteilung und Differenzierung neurogener bzw. myogener Schädigungen.

Technik: Bei der Untersuchung mit einer Nadelelektrode, die einen Platindraht und eine indifferente Elektrode als stählerne Umhüllung enthält, wird eine kurze Einstichaktivität erzeugt. In den entspannten Muskel wird die Nadel an mindestens 3 Stellen eingestochen und die Einstichtiefe mehrfach verändert.
Da der völlig entspannte, **ruhende Muskel** normalerweise elektrisch stumm ist, muss **pathologische Spontanaktivität** besonders beachtet werden. Hierzu gehören
- Fibrillationspotenziale,
- positive scharfe Wellen sowie
- komplexe repetitive und myotone Entladungen,

die sichtbar und hörbar gemacht werden. Beispielsweise gehen Fibrillationspotenziale mit einem prasselnden akustischen Signal, myotone Entladungen mit einem Motorengeräusch einher.
Der Ruheableitung folgt bei leichter Willkürinnervation die Messung der Potenziale motorischer Einheiten (PmE). **Amplitude, Dauer** und **Form** der PmE werden bestimmt. Mehr als 4 Phasen (Polyphasie) weisen bei vermehrtem Auftreten auf eine neurogene oder myogene Schädigung hin. Schließlich wird bei maximaler Willküranspannung physiologischerweise ein **Interferenzmuster** registriert, in dem einzelne Potenziale nicht mehr abgrenzbar sind.

Indikation neurogene Prozesse: Eine neurogene Muskelatrophie als Folge einer PNS-Läsion kann elektromyografisch diagnostiziert werden (s. S. 435). Verletzungen der Nerven, des Arm- oder Beinplexus und radikuläre Syndrome lassen sich exakt differenzieren und im Verlauf beurteilen:
- In der **Akutphase** (ca. 10 – 20 Tage nach Läsionszeitpunkt) finden sich bei diesen Prozessen Zeichen der **Denervierung** (akute neurogene Schädigung) als pathologische **Spontanaktivität**. Man beobachtet hauptsächlich Fibrillationspotenziale und positive scharfe Wellen (Abb. **A-3.15**). Das Interferenzmuster ist dann bei maximaler Willkürinnervation rarefiziert (gelichtet) und weist eine erhöhte Entladungsfrequenz auf, wenn zahlreiche motorische Einheiten ausgefallen sind.
- In der **chronischen Phase** kommt es im Rahmen von **Reinnervationsvorgängen** zur Aussprossung neuer Axone und terminaler intakter Nervenfasern mit vermehrt **polyphasischen** und **aufgesplitterten Potenzialen** (Abb. **A-3.16**). Diese gehen – nach mehreren Monaten bis zu einem halben Jahr – in Einzelpotenziale von vergrößerter Amplitude und Dauer über. Bei allen chronisch neurogenen Veränderungen und insbesondere bei Motoneuronerkrankungen (S. 379) spielen Faszikulationspotenziale eine wichtige diagnostische Rolle.

Indikation Myopathie: Da bei Muskelerkrankungen, die mit einem Faserverlust einhergehen, anfangs die Gesamtzahl motorischer Einheiten erhalten bleibt, findet sich infolge relativ vermehrter Anspannung eine vorzeitige Rekrutierung (frühe Aktivierung) motorischer Einheiten mit **abnorm dichtem Aktivitätsmuster** bei normalen oder niedrigen Amplituden, **verkürzter mittlerer Potenzialdauer** und polyphasischen Potenzialen. Auch Fibrillationen können auftreten (S. 485).

A-3.15 Pathologische Spontanaktivität im EMG

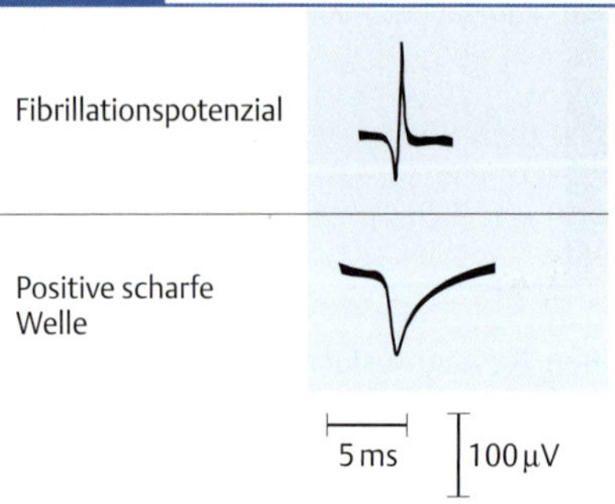

A-3.16 EMG-Befund bei neurogener und myogener Schädigung

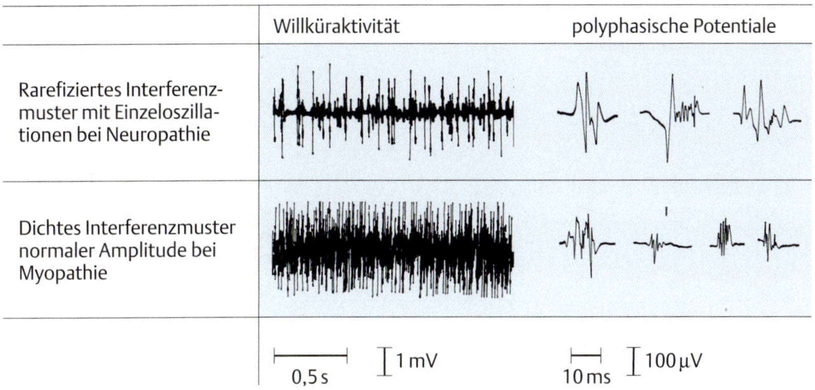

A-3.16

3.2.5 Elektroneurografie

3.2.5 Elektroneurografie

Motorische und sensible Nervenleitgeschwindigkeit (NLG)

Motorische und sensible Nervenleitgeschwindigkeit (NLG)

▸ Definition. Ableitung der motorischen und sensiblen Nervenleitgeschwindigkeit (NLG), meist mittels Oberflächenelektroden zur elektrophysiologischen Diagnostik peripherer Nervenläsionen. Die Neurografie beruht auf einer Messung der **Latenzzeit** zwischen Reizimpuls und -antwort.

▸ Definition.

Technik: Bei der neurografischen Untersuchung zur Bestimmung der **motorischen Nervenleitgeschwindigkeit** wird ein peripherer Nerv elektrisch supramaximal an mindestens zwei Punkten im proximalen und distalen Verlauf gereizt (Reizimpuls) und das Antwortpotenzial von einem distalen Muskel abgeleitet (Reizantwort, Abb. **A-3.17**).

Technik: Die **motorische NLG** errechnet sich aus dem Quotienten von Distanz und Differenz der Latenzzeiten (Abb. **A-3.17**).

A-3.17 Motorische Neurografie

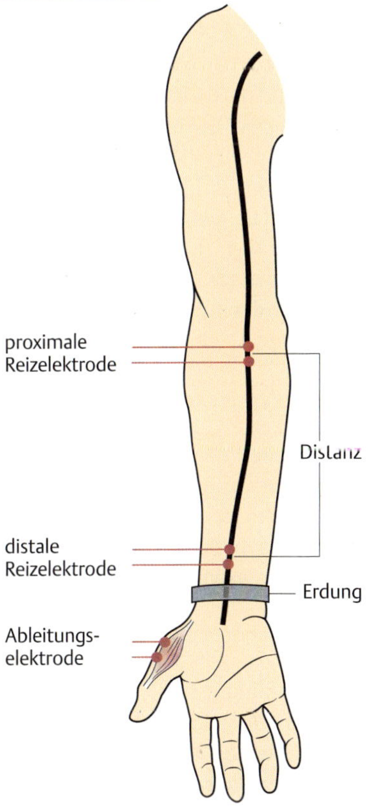

Bestimmung der motorischen Nervenleitgeschwindigkeit (NLG) und der motorischen Latenzen des N. medianus. Nach proximaler und distaler Reizung erfolgt die Ableitung der Reizantwort über dem Thenar (s. Abb. **A-3.18**).

A-3.17

⊙ A-3.18

⊙ A-3.18 Motorische Nervenleitgeschwindigkeit (NLG)

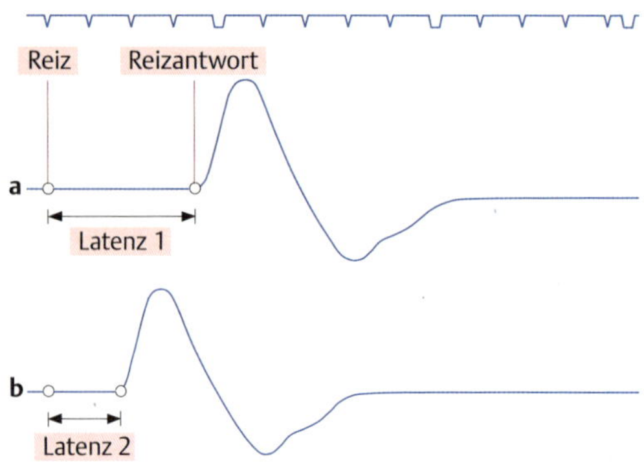

$$\text{NLG} = \frac{\text{Distanz}}{\text{L1} - \text{L2}} = \frac{230\ \text{mm}}{7{,}2\ \text{ms} - 3{,}2\ \text{ms}} = 57{,}5\ \text{m/s (normal)}$$

Messung der motorischen Nervenleitgeschwindigkeit (NLG) des N. medianus nach Reizung in der Ellenbeuge (**a**) und am Handgelenk (**b**) bei Ableitung der Muskelaktionspotenziale über dem Thenar (Normalwert).
a Proximale Latenz (L 1): 7,2 ms
b Distale Latenz (L 2): 3,2 ms, Distanz zwischen beiden Reizorten 230 mm

Die Zeit zwischen Reizimpuls und Reizantwort wird als **Latenz** bezeichnet. Mithilfe der proximalen und distalen Latenzzeit sowie der Distanz zwischen beiden Reizorten lässt sich die motorische Nervenleitgeschwindigkeit errechnen (Abb. **A-3.18**).
Das Verfahren beruht auf der Formel:
Geschwindigkeit = Weg : Zeit
Daraus folgt:

$$\frac{\text{Distanz zwischen proximalem und lateralem Reizpunkt (mm)}}{\text{Differenz der proximalen und distalen Latenzzeit (ms)}} = \text{NLG(m/s)}$$

Aus einer **Amplitudenreduktion** ergeben sich wertvolle diagnostische Hinweise.
Die **F-Welle** tritt nach distaler Nervenreizung infolge einer rückläufigen Erregung der α-Motoneurone mit größerer Latenz auf.

Auch die **Amplitude** der Potenziale wird gemessen, da sich bei deren Reduktion wertvolle diagnostische Hinweise ergeben (s. u.).
Ergänzend kann die sog. **F-Welle** mittels supramaximaler Reizung distaler Nerven repetitiv erzeugt werden. Sie weist eine niedrigere Amplitude und polymorphe Konfiguration auf und stellt sich etwas später als das Potenzial der motorischen NLG dar. Die Messung erfolgt im Seitenvergleich. Das Potenzial kommt durch rückläufige Erregung der α-Motoneurone über die Vorderwurzeln und konsekutive Impulsaussendung zum Muskel zustande.

Die **sensible NLG** wird unter Anwendung eines Averagers aus der Distanz der Reiz- und Ableitepunkte und der Latenzzeit errechnet.

Die **sensible Nervenleitgeschwindigkeit** (Abb. **A-3.19**) wird mithilfe eines Averagers zur elektronischen Mittelwertbestimmung von 16 – 64 Reizen ermittelt, da die Amplituden der sensiblen Potenziale sehr niedrig sind. Die sensible NLG errechnet sich direkt aus der Distanz der Reiz- und Ableitpunkte und der Latenzzeit. Man verwendet die orthodrome und antidrome NLG-Bestimmung.

Durch distale Reizung und proximale Ableitung erhält man die **orthodrome** sensible NLG.

Umgekehrt wird die **antidrome** sensible NLG durch proximale Reizung und distale Ableitung bestimmt.

- Die **orthodrome** sensible NLG wird durch distale Reizung über Ringelektroden an Fingern oder Zehen und proximale Ableitung vom Nervenstamm mittels Oberflächenelektroden an Hand- bzw. Fußgelenk gemessen.
- Die **antidrome** sensible NLG wird entgegen der normalen Richtung durch proximale Reizung des Nervenstamms und distale Ableitung über Ring- bzw. Oberflächenelektroden bestimmt.

Die sensiblen Potenziale können amplitudenreduziert sein oder fehlen.

▸ Merke.

▸ Merke. Bei Schädigungen gemischter peripherer Nerven kann die sensible im Gegensatz zur motorischen NLG derart reduziert sein, dass kein sensibles Nervenaktionspotenzial erhältlich ist. Neurografisch unterscheidet man Polyneuropathien mit vorwiegender Demyelinisierung (erheblich herabgesetzte NLG bei normaler Amplitude) von Polyneuropathien mit primär axonaler Degeneration (normale NLG bei verminderter Amplitude).

Indikation: Wichtige Indikationen für die Elektroneurografie sind Schädigungen einzelner peripherer Nerven und die Differenzierung der Polyneuropathien. Die N. suralis-Neurografie ist eine sichere und schonende Methode zur Bestimmung der sensiblen NLG.

Indikation: Neurografische Untersuchungen dienen der Früh- und Verlaufsdiagnostik peripherer Nervenläsionen. Die NLG-Bestimmung spielt eine wesentliche Rolle in der Differenzierung der **Polyneuropathien** (PNP). Die Neurografie des N. suralis ist eine geeignete, sichere und schonende Methode. Der rein sensible Nerv verläuft lateral der Achillessehne entlang zum seitlichen Fußrand, ist relativ gut zugänglich und häufig schon früh im Verlauf der Polyneuropathien geschädigt (S. 480).

A-3.19 **Sensible Neurografie**

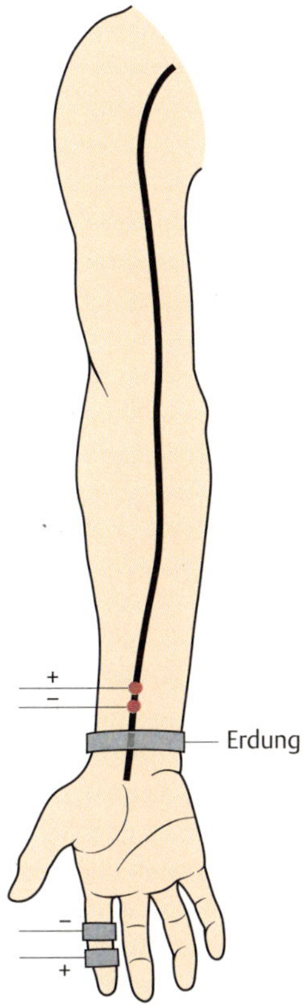

Messung der sensiblen Nervenleitgeschwindigkeit des N. medianus. Die Bestimmung der NLG erfolgt orthodrom (distale Reizung, proximale Ableitung) oder antidrom (proximale Reizung, distale Ableitung).

A-3.19

Bei primär demyelinisierenden PNP ist die NLG herabgesetzt, bei primär axonalen PNP die Amplitude reduziert. Radikuläre Syndrome (S. 457) zeigen hingegen eine ungestörte sensible NLG, da die Afferenzen präganglionär unterbrochen sind. Bei ebenfalls normaler motorischer Leitgeschwindigkeit ist die Bestimmung der F-Welle zur Unterscheidung proximaler und distaler (peripherer) Nervenläsionen indiziert. Es werden die Latenzzeit, Amplitude und Häufigkeit der Potenziale nach 10 – 20 Reizungen beurteilt.

Elektrodiagnostische Reflexprüfungen

Eine Ergänzung der klinischen Reflexprüfung (S. 65) ist die Elektrodiagnostik des **Blinkreflexes** (Blinzel-, Lidschluss-, Orbicularis-oculi-Reflex) und des **Masseterreflexes.** Der **H-Reflex**, benannt nach P. Hoffmann (1910), ist ein monosynaptischer Eigenreflex, der bei leichter elektrischer Reizung des N. tibialis in der Kniekehle ausgelöst wird, auch wenn der Achillessehnenreflex erloschen ist. Zu Indikationen siehe Tab. **A-3.2**.

Elektrodiagnostische Reflexprüfungen

Ergänzend zur klinischen Reflexprüfung ist die Elektrodiagnostik des **Blink- und Masseterreflexes** angezeigt. Der **H-Reflex** ist ein monosynaptischer Eigenreflex, der dem Achillessehnenreflex entspricht (Tab. **A-3.2**).

A-3.2 **Elektrodiagnostische Reflexprüfung**

	Reizung	Ableitung	Indikation
Blinkreflex	NAP des N. supraorbitalis (N. V,1)	an Unterlid und Nasenrücken	periphere Fazialisparese/ Hirnstammläsion
Masseterreflex	elektronische Auslösung mittels Reflexhammerschlag	M. masseter	periphere Läsion des N. trigeminus/Hirnstammläsion
H-Reflex	N. tibialis/Kniekehle	M. soleus und Achillessehne	S 1-Syndrom, Guillain-Barré-Syndrom, Konus-/Kauda-Syndrom

A-3.2

3.3 Bildgebende Diagnostik

3.3.1 Magnetresonanztomografie (MRT)

► Synonym.

3.3 Bildgebende Diagnostik

3.3.1 Magnetresonanztomografie (MRT)

► **Synonym.** Kernspintomografie, nuclear magnetic resonance (NMR), magnetic resonance imaging (MRI).

► Definition.

► **Definition.** Die Magnetresonanztomografie (MRT) beruht auf einer Protonenauslenkung im Magnetfeld (Kernspinverfahren). Sie stellt kontrastreich verschiedenartige neuroanatomische Strukturen (Kortex, Marklager, Kerngebiete) und mit hoher Sensitivität unterschiedliche pathologische Prozesse (Tumor, Entzündung, Ischämie, Fehlbildung, Degeneration, Trauma etc.) dar. Das digitale Schnittbildverfahren ermöglicht nicht nur die Abbildung der pathologischen Anatomie des ZNS, sondern kann auch funktionelle Veränderungen (z. B. Durchblutungsstörungen) erfassen sowie Hirnaktivitäten und Markermoleküle für entzündliche oder tumoröse Veränderungen („nichtinvasive Hirnbiopsie") bestimmen. Auch Funktionen der Pyramidenbahn und Sprachregion können z. B. vor einem neurochirurgischen Eingriff dargestellt und so geschont werden.

Technik: Das **Signalverhalten der Gewebe** im Magnetfeld hängt von diversen Parametern wie T 1- und T 2-Relaxationszeit und Protonendichte ab. Mithilfe variabler Messparameter können z. B. die Bilder T 1- oder T 2-gewichtet (betont) werden.

Technik: Unter der Einwirkung eines starken Magnetfeldes werden die Wasserstoffatome (Protonen) des Gewebes auf der Grundlage ihres kreiselartigen Drehmoments (Spin) ausgelenkt. Nach einem kurzen Impuls „relaxieren" die Atomkerne, d. h., sie kehren in ihre Ausgangslage zurück. Die Relaxationszeit ist von den physikalischen und chemischen Eigenschaften der Gewebe abhängig. Die **Signalintensität** wird insbesondere von den Relaxationszeiten (T 1, T 2) und der Protonendichte bestimmt. Im MRT zeigen sich unterschiedlich verteilte Signalintensitäten, die je nach Gewebeeigenschaft und Abbildungstechnik heller (hyperintens) oder dunkler (hypointens) erscheinen. Mithilfe weiterer Messparameter (Repetitions-, Echozeit) können die MRT-Bilder z. B. bezüglich der Relaxationszeiten und Protonendichte „gewichtet" (betont) werden. Für die native Untersuchung von Hirngewebe eignet sich neben den Standardmessungen (T 1-/T 2-Wichtung) besonders die FLAIR-Sequenz. In der FLAIR-Sequenz (fluid attenuated inversion recovery) werden die im T 2-Kontrast hellen Liquorsignale unterdrückt und die Detektion fokaler Läsionen auch gerade in Ventrikelnähe (z. B. bei Multipler Sklerose) möglich.

Im **T 1-gewichteten** Bild sind die anatomischen Strukturen der grauen und weißen Substanz sehr gut abgrenzbar, im **T 2-gewichteten** Bild sind pathologische Veränderungen des Gewebewassers wie z. B. ein Hirnödem, signalangehoben (hyperintens) abgrenzbar.

Im **T 1-gewichteten** Bild sind die Feingewebestrukturen der anatomisch exakt wiedergegebenen grauen und weißen Substanz ebenso wie die Ventrikel und Zisternen (dunkel, hypointens) gut zu unterscheiden. Im **T 2-gewichteten** Bild sind pathologische Gewebeveränderungen wie ein Hirn- oder Rückenmarködem (hell, hyperintens) am besten abzugrenzen. Ein genereller Vorteil der MR-Tomografie in multiplanaren (sagittalen, koronaren und axialen) Schichtebenen ist die exakte topische Orientierung und artefaktfreie Darstellung auch des kraniozervikalen Übergangs und des Rückenmarks.

Das in der MRT verwendete Kontrastmittel **Gadolinium** dient dem Nachweis einer Schrankenstörung (Abb. **A-3.20**).

Das paramagnetische, nichtjodhaltige Kontrastmittel (KM) **Gadolinium** (in der i. v. verwendbaren Chelatform) tritt bei gestörter Blut-Hirn- und Blut-Myelon-Schranke in das Parenchym über, sammelt sich im pathologischen Areal, erhöht dadurch im T 1-Bild das Signal und gestattet so mit hoher Sensitivität den Nachweis einer Schrankenstörung (Abb. **A-3.20**).

Magnetresonanz-Angiografie (MRA): Das MR-Angiogramm bildet die Gefäßarchitektur ab. Die hirnversorgenden und spinalen Gefäße können sowohl mit als auch ohne Kontrastmittelgabe dargestellt werden. Die 3D-TOF-MRA als Standarduntersuchungstechnik der intrakraniellen Arterien wird ohne Kontrastmittel durchgeführt.

Magnetresonanz-Angiografie (MRA): Das MR-Angiogramm bildet die Gefäßarchitektur ab. Die hirnversorgenden und spinalen Gefäße können sowohl mit als auch ohne Kontrastmittelgabe dargestellt werden (Abb. **A-3.21**).

Die 3D-TOF-MR-Angiografie als Standarduntersuchungstechnik der intrakraniellen Arterien beruht auf dem Prinzip, dass strömendes Blut eine höhere Magnetisierung besitzt als das durch vorgängige Sättigungspulse unterdrückte perivaskuläre Gewebe. Die Gefäße mit einströmendem Blut werden daher signalreich dargestellt. Dabei wird die Laufzeit des Blutes (time of flight, TOF) berücksichtigt. Man benötigt kein Kontrastmittel.

Bei der contrast-enhanced MRA oder CE-MRA hingegen injiziert man Gadolinium.

Bei der contrast-enhanced MRA oder CE-MRA kommt es zur Kontrastanhebung der Gefäße durch Verkürzung der T 1-Zeit (Gadolinium). Zur Darstellung der venösen Blutleiter dient die KM-Venografie.

A-3.20 Falxmeningeom

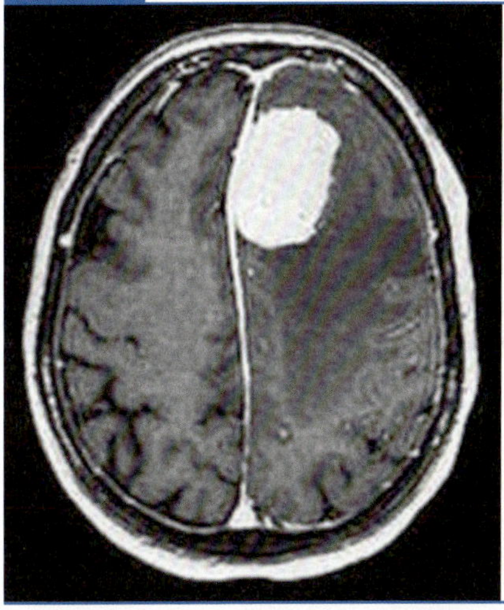

MRT-T 1-Wichtung mit Kontrastmittel (KM). 82-jährige Patientin mit erstem fokalem epileptischem Anfall. Das MRT-T 1-Bild zeigt einen ca. 6 × 3 × 5 cm großen, scharf begrenzten linksfrontalen Tumor, der stark KM aufnimmt und der Falx breit anhaftet; ausgeprägtes perifokales Ödem und Mittellinienverlagerung.

A-3.20

A-3.21 MRT und MR-Angiografie (MRA)

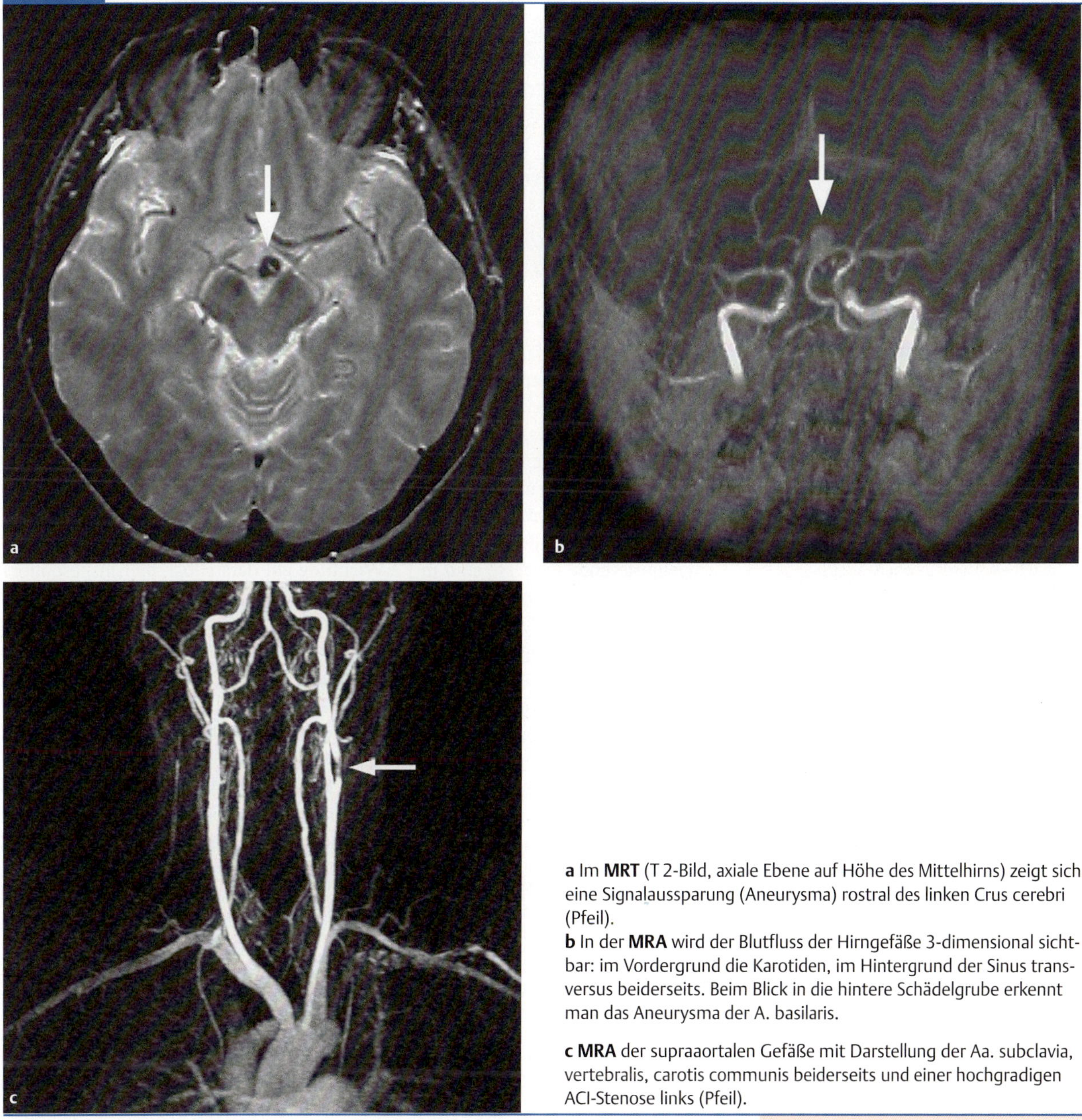

a Im **MRT** (T 2-Bild, axiale Ebene auf Höhe des Mittelhirns) zeigt sich eine Signalaussparung (Aneurysma) rostral des linken Crus cerebri (Pfeil).
b In der **MRA** wird der Blutfluss der Hirngefäße 3-dimensional sichtbar: im Vordergrund die Karotiden, im Hintergrund der Sinus transversus beiderseits. Beim Blick in die hintere Schädelgrube erkennt man das Aneurysma der A. basilaris.

c MRA der supraaortalen Gefäße mit Darstellung der Aa. subclavia, vertebralis, carotis communis beiderseits und einer hochgradigen ACI-Stenose links (Pfeil).

A-3.22 MRT-Sensitivität für kleine Hirngewebeläsionen

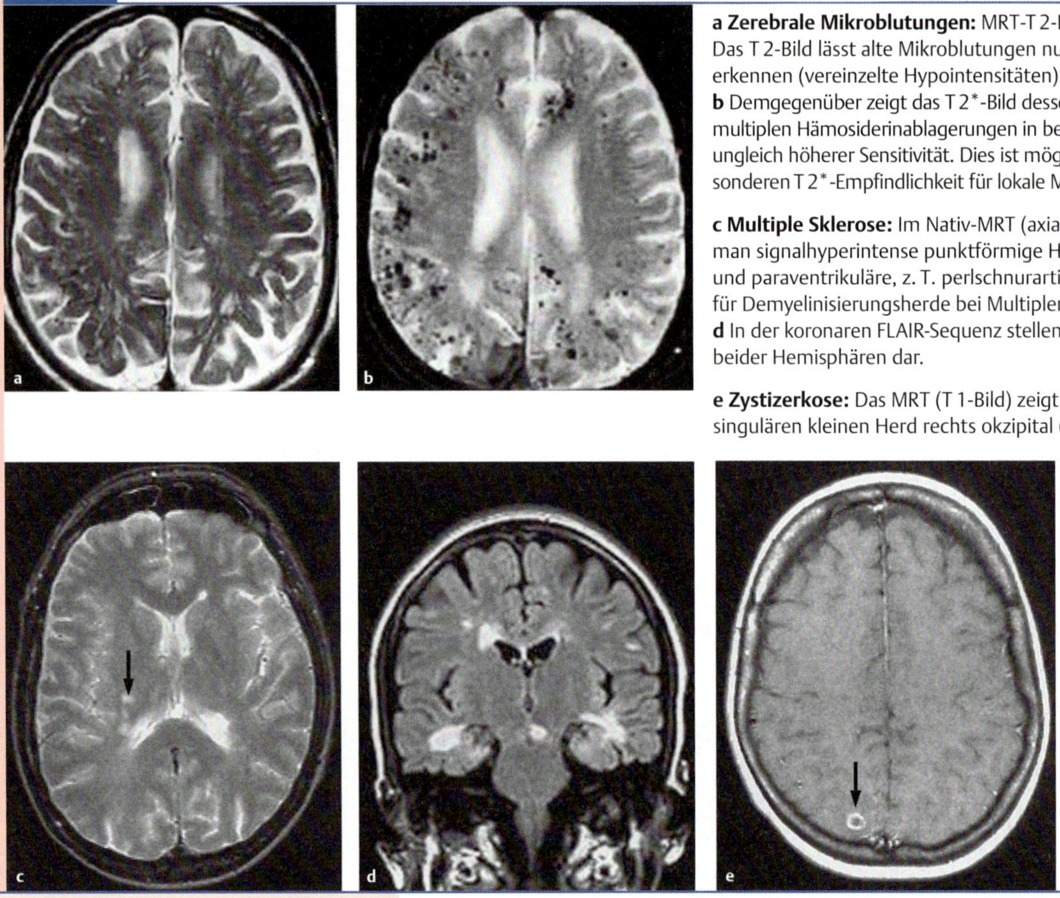

a Zerebrale Mikroblutungen: MRT-T 2-Bilder.
Das T 2-Bild lässt alte Mikroblutungen nur andeutungsweise erkennen (vereinzelte Hypointensitäten).
b Demgegenüber zeigt das T 2*-Bild desselben Patienten die multiplen Hämosiderinablagerungen in beiden Hemisphären mit ungleich höherer Sensitivität. Dies ist möglich aufgrund der besonderen T 2*-Empfindlichkeit für lokale Magnetfeldstörungen.

c Multiple Sklerose: Im Nativ-MRT (axiales T 2-Bild) erkennt man signalhyperintense punktförmige Herde (Pfeil). Die peri- und paraventrikuläre, z. T. perlschnurartige Verteilung spricht für Demyelinisierungsherde bei Multipler Sklerose.
d In der koronaren FLAIR-Sequenz stellen sich zahlreiche Herde beider Hemisphären dar.

e Zystizerkose: Das MRT (T 1-Bild) zeigt nach KM-Gabe einen singulären kleinen Herd rechts okzipital (Pfeil).

Indikation: Das Verfahren eignet sich zur Diagnostik vaskulärer, traumatischer, entzündlicher, tumoröser und degenerativer Prozesse des Gehirns und Rückenmarks.

- Die Sensitivität ist hoch für den Nachweis von vaskulären und traumatischen **Mikroblutungen** sowie **entzündlichen** und **demyelinisierend**en Prozessen des ZNS.
- **Hirn- und Rückenmarktumoren** werden artefaktfrei abgebildet und lassen sich nach KM-Gabe differenzieren (Abb. **A-3.23** u. Abb. **A-3.24**).

Indikation: Das weite Spektrum der MR-Indikationen in der Neurologie reicht von der Diagnostik vaskulärer, entzündlicher, traumatischer, tumoröser und degenerativer Prozesse des Gehirns und Rückenmarks bis zur funktionellen Bildgebung.

- Die Sensitivität spezieller MR-Messungen (T 2*, SWI) für den Nachweis von vaskulären und traumatischen **Mikroblutungen** – selbst nach Resorption mit geringer intraparenchymaler Hämosiderinablagerung – ist das MRT das Verfahren der Wahl (Abb. **A-3.22a** und **b**).
- Dasselbe gilt für **entzündliche** und **demyelinisierende** Prozesse des Gehirns und Rückenmarks. Zur Multiplen Sklerose siehe Abb. **A-3.22c** und **d**. Disseminierte demyelinisierende Prozesse sind in T 2-Wichtung gut darstellbar, hier insbesondere mittels FLAIR-Sequenz (Abb. **A-3.22d**). Kleine, parasitäre Läsionen lassen sich aufgrund der Blut-Hirn-Schrankenstörung nach KM-Gabe abgrenzen (Abb. **A-3.22e**).
- Die MRT-Technik eignet sich auch zur Abklärung von **Muskelkrankheiten** (z. B. Myasthenie, Myositis (S. 485), endokrine Myopathie, S. 502) und Läsionen des peripheren Nervensystems (PNS).
- Nach Kontrastmittelgabe lassen sich **Hirntumoren** mit soliden, zystischen und nekrotischen Anteilen von einem perifokalen **Ödem** unterscheiden (Abb. **A-3.23a**. Da das MRT (im Gegensatz zum CT) frei von Knochenartefakten ist, eignet sich das Verfahren insbesondere zum Nachweis von Tumoren der hinteren Schädelgrube sowie von **Rückenmarktumoren** (Abb. **A-3.24** und Abb. **A-3.25**).

Die **MR-Spektroskopie (MRS)** erlaubt die nichtinvasive Bestimmung sog. Markermoleküle (Aminosäuren) und damit z. B. die Differenzierung von entzündlichen und tumorösen Hirnläsionen (Abb. **A-3.26**).

Die **MR-Spektroskopie (MRS)** gestattet Rückschlüsse auf metabolische Veränderungen nach simultaner Messung der Konzentration von Aminosäuren im Hirngewebe. Durch Registrierung der Signalintensität dieser Metaboliten (Marker) können höhermaligne von niedrigmalignen Tumoren abgegrenzt werden (siehe Abb. **A-3.26 a** und **b**, MRS eines Glioblastoms).

A-3.23 MRT-Nachweis eines Hirntumors (Glioblastom) vor und nach Kontrastmittelgabe

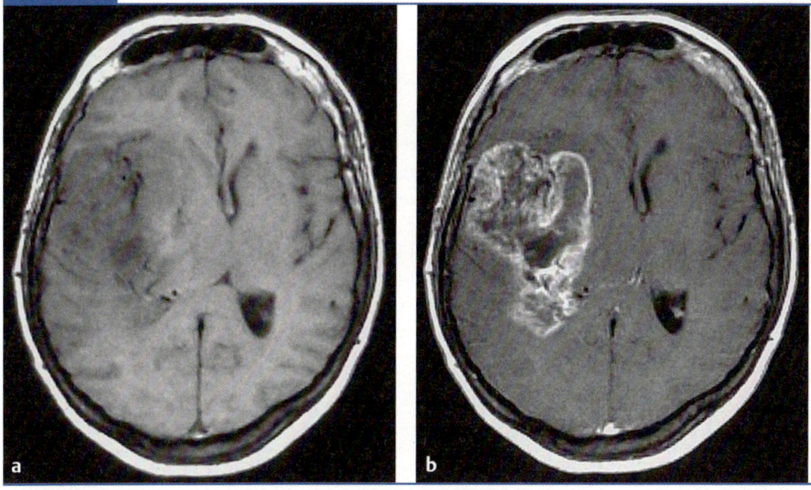

Die axiale Bildaufzeichnung vor Kontrastmittelgabe in T 1-Wichtung (a) lässt ein ausgedehntes, unregelmäßig strukturiertes, überwiegend hypointenses Areal im Bereich der Sylvischen Fissur rechts erkennen. Das Ventrikelsystem ist komprimiert, die Mittellinie verlagert.

Nach Gabe von Gadolinium (b) werden die Begrenzung und der zentrale zystische Zerfall des Tumors deutlich. Als Ausdruck einer gestörten Blut-Hirn-Schranke reichert sich das KM zentral und im Randbereich an.

A-3.24 MRT-Nachweis eines Rückenmarkstumors (Ependymom) vor und nach Kontrastmittelgabe

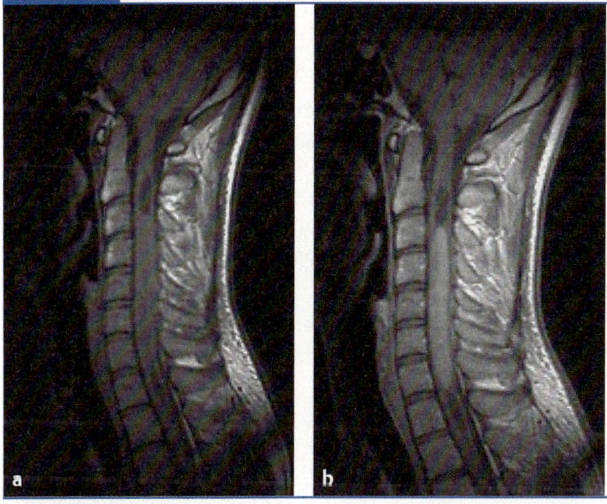

Das Rückenmark ist im mediosagittalen Schnittbild dargestellt. In T 1-Wichtung fallen 2 hypointense, flüssigkeitsgefüllte Höhlen (Höhe: HWK 2 und BWK 1) auf. Zwischen diesen zystischen Strukturen ist eine Auftreibung des Rückenmarks zu erkennen (a).

Nach Gabe von Gadolinium (b) stellt sich der nativ isointense Tumor kontrastreicher (hyperintens) dar.

A-3.25 Myelonkompression durch multiples Myelom (spinales MRT-T 2-Bild)

A-3.25

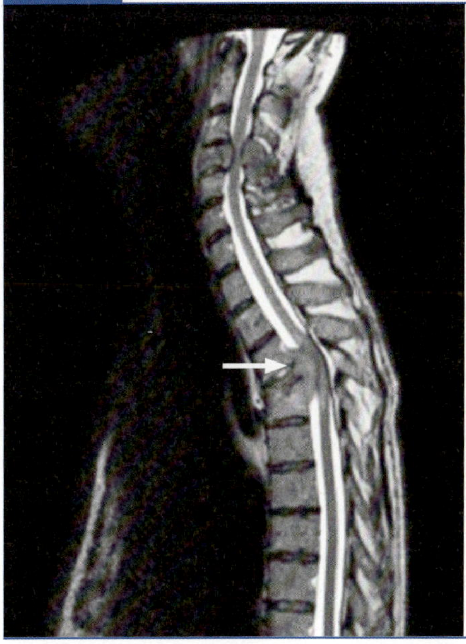

Bei dem 56-jährigen Patienten entwickelte sich unter heftigen Nackenschmerzen subakut ein Querschnitt-Syndrom. Er bestand eine spastische Paraparese mit sensiblem Niveau bei BWK 6. Das spinale MRT (T 2-Wichtung, sagittale Schnittführung) zeigt eine Spinalkanalstenose in Höhe des 4. HWK und Signalveränderungen im Wirbelkörper. Hauptbefund ist die massive osteoplastische Auftreibung der Wirbelkörper BWK 3 und 4 mit Einengung des Spinalkanals und kompressiver Myelopathie (Pfeil), vgl. Abb. **B-1.131**a, S. 347 und Tab. **B-2.19**, S. 479.

A-3.26 MR-Spektroskopie (^{1}H-MRS) bei Glioblastom

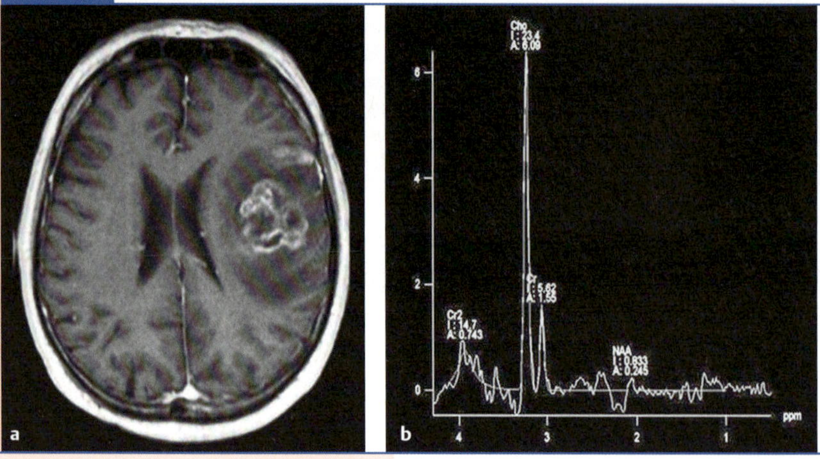

a Das Glioblastom demarkiert sich im Messfeld als teilnekrotische Raumforderung mit irregulärem Enhancement.

b Das Spektrum zeigt als typische Veränderung bei proliferativen malignen Tumoren die deutliche Erhöhung des Cholinpeaks (Cho) und die weitgehende Reduktion des N-Acetylaspartat (NAA).
Cholin wird für die Zellmembransynthese benötigt und ist daher bei zellteilungsaktiven Tumoren erhöht, während das NAA, ein Marker der neuronalen Integrität, im Tumorbett weitgehend reduziert ist.

Zerebrale Ischämien sind mithilfe ultraschneller MRT-Messungen schon 30 min nach einem Gefäßverschluss nachzuweisen (im CT anhand von sog. Frühzeichen erst nach 4 – 6 Stunden).

Zerebrale Ischämien sind bereits innerhalb von ca. 30 min nach einem Gefäßverschluss mithilfe der Diffusionswichtung (DWI) im MRT darstellbar und insbesondere in Kleinhirn und Hirnstamm nur mittels MRT hinreichend nachweisbar; im CT gelingt der früheste Ischämiehinweis erst nach 4 – 6 Stunden (Ausnahme: hyperdenses Mediazeichen nach < 4 Std. nachweisbar). Da in den ersten Stunden nach einem Gefäßverschluss das größte Risiko eines Infarktwachstums besteht, werden bildgebende Verfahren eingesetzt, die im Notfall – rascher und sensitiver als ein CT oder ein konventionelles MRT – wichtige morphologische und funktionsdiagnostische Informationen liefern. Diese Voraussetzung erfüllen ultraschnelle, auf der sog. Echo-Planartechnik basierende MR-Messungen:

- Die **diffusionsgewichtete Sequenz** zeigt schon nach 30 min eine Signalsteigerung im Infarktkern (Abb. **A-3.27b**),
- Die **perfusionsgewichtete Sequenz** zeigt einen Signalabfall in der gesamten minderdurchbluteten Hirnregion (Abb. **A-3.27a**).

- Die **diffusionsgewichtete Sequenz** zeigt bereits binnen 30 min nach einem Gefäßverschluss eine Signalsteigerung, die das zytotoxisch geschädigte Hirngewebe des Infarktkerns hervorruft (Abb. **A-3.27b**).
- Die **perfusionsgewichtete Sequenz** weist darüber hinaus einen Signalabfall in der gesamten minderdurchbluteten Hirnregion auf (Abb. **A-3.27a**).

A-3.27 Perfusions- und diffusionsgewichtete MR-Sequenzen bei akutem ischämischem Hirninfarkt

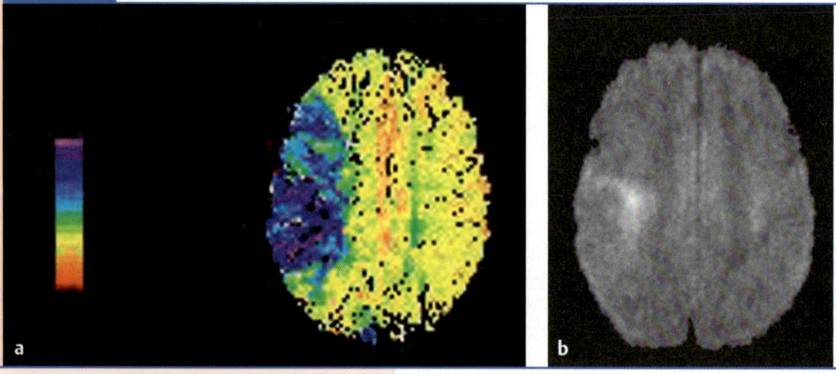

56-jähriger Patient mit einer fünf Stunden zuvor akut aufgetretenen Hemiparese links.
a Die Verlängerung der mittleren Transitzeit zeigt das ausgeprägte Perfusionsdefizit im Strombahngebiet der rechten A. cerebri media (blaues Areal).
b In der Diffusionswichtung stellt sich der im Vergleich zum Perfusionsdefizit deutlich kleinere Infarktkern als hyperintenses Signal dar (vgl. Abb. **B-1.164**).

Die Differenz zwischen beiden Arealen entspricht dem Bild der ischämischen **Penumbra** (Risikogewebe). Zu den Durchblutungsstörungen des Gehirns siehe S. 596.

Die Differenz zwischen diffusions- und perfusionsgestörten Arealen entspricht der sog. ischämischen **Penumbra**, die als ein („zu rettendes") Risikogewebe gilt, das im weiteren Infarktverlauf ohne Therapie ebenfalls untergehen kann. Ist die Penumbra groß, ergibt sich sich für die Akuttherapie (Thrombolyse) innerhalb von 6 Stunden nach einem Gefäßverschluss eine bessere Prognose; im ungünstigsten Fall stimmen minderperfundierte und diffusionsgestörte Region überein (keine Penumbra, somit kein rettbares Hirngewebe). Zu den Durchblutungsstörungen des Gehirns siehe S. 596.

Die **Bildgebung einer aktiven kortikalen Funktion**, die z. B. im motorischen Kortex durch Fingerbewegungen (Tapping) zu stimulieren ist, kann mittels **fMRT**-Messung der regionalen Perfusionsveränderungen (sog. BOLD-Kontrast) erfolgen (Abb. **A-3.28**).

Die **funktionelle Magnetresonanztomografie** (fMRT) misst kortikale Funktionen, insbesondere physiologische Bewegungen. Dabei nutzt die fMRT den „blood oxygenation level dependent" (BOLD-)Kontrast, d. h. die unterschiedlichen magnetischen Eigenschaften des Blutes, um Änderungen der regionalen Hirndurchblutung im Vergleich von oxygeniertem (diamagnetischem) Hämoglobin mit (paramagnetischem) Desoxyhämoglobin zu berechnen und zu visualisieren. Bei der Aktivierung von Kortexarealen kommt es infolge neurovaskulärer Koppelung zu einer Stoffwech-

A-3.28 Funktionell kernspintomografische Aktivität (fMRT)

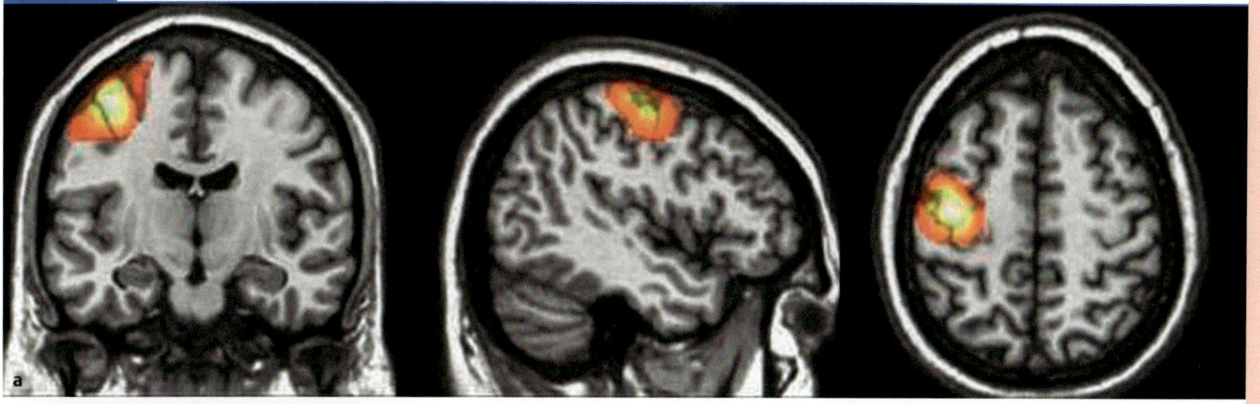

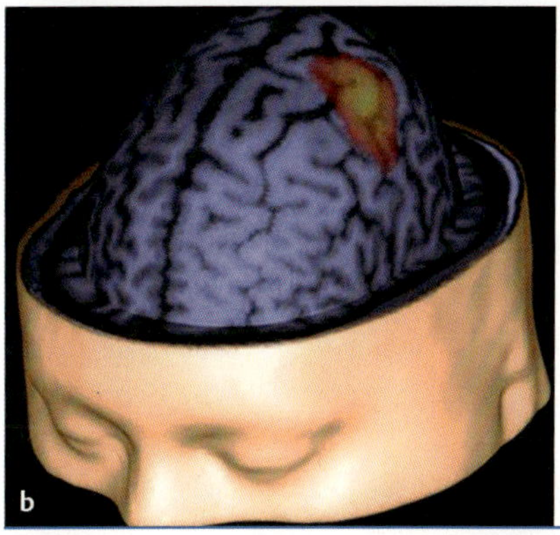

BOLD-Kontrast mit hochauflösendem 3D-MRT-Bild. Darstellung des linken motorischen Kortex im Bereich des Gyrus praecentralis bei der aktiven Bewegung der rechten Hand („Finger-tapping"-Aufgabe). Koronare, sagittale und horizontale Schichtführung. Der Signalanstieg bei wiederholter Stimulation (erhöhter Stoffwechsel und Blutfluss) zeigt die stärkste regionale Aktivierung (gelb) an.

selsteigerung und zu vermehrtem Blutfluss im aktivierten Hirnareal. Aufgrund der regional zunehmenden Perfusion mit Oxygenierung des Blutes lässt sich ein Signalanstieg der kortikalen Aktivität und damit auch einer Bewegungsfunktion, wie z. B. der Handmotorik im Gyrus praecentralis, sichtbar machen (Abb. **A-3.28**).

Kontraindikationen für MRT-Anwendungen: Fast alle neuen Herzklappen und Stents sind MR-tauglich. Kontraindiziert sind jedoch implantierte Herzschrittmacher und Schmerzpumpen, Kochlearimplantate (CI), alte ferromagnetische Implantate bzw. Gefäßclips, Granatsplitter und Tätowierungen einschließlich „permanent Makeup".

Kontraindikationen: Als absolute Kontraindikationen gelten Herzschrittmacher, Kochlearimplantate (CI), Schmerzpumpen und ferromagnetische Implantate bzw. Clips. Relative Kontraindikationen sind Tätowierungen u. a.

3.3.2 Computertomografie (CT)

3.3.2 Computertomografie (CT)

▸ Definition. Die Computertomografie (CT) ist neben der Magnetresonanztomografie (MRT) eine wichtige Methode zum Nachweis umschriebener Prozesse des Gehirns und Rückenmarks. Das Röntgen-Schichtverfahren beruht auf einer Messung von Dichteunterschieden der Gewebestrukturen. Haupteinsatzgebiete sind Notfalluntersuchungen und spezielle Darstellung knöcherner Veränderungen. Die CT bietet einen geringeren Weichteilkontrast als die Magnetresonanztomografie (s. o.), ermöglicht aber kürzere Untersuchungszeiten und unkomplizierteres Monitoring bei Schwerkranken.

▸ Definition.

Technik: Mittels computergestützter Auswertung einer Vielzahl von Röntgenaufnahmen aus verschiedenen Richtungen einer 180-Grad-Rotation um den Patienten werden Schnittbilder erstellt. Die Patientenliege wird kontinuierlich während der Aufnahme (= Scan) weiterbewegt (Spiraltechnik), sodass längere Körperabschnitte lückenlos untersucht werden können (z. B. CT-Angiografie der Hals- und Kopfgefäße). Diese Untersuchungstechnik erlaubt Reformatierungen und dreidimensionale Rekonstruktionen der Bilddaten ohne Verzerrungen.
Die in Hounsfield-Einheiten gemessenen Dichtewerte stellen sich als abgestufte Grauwerte im Schnittbild dar. Die Hirn- und Rückenmarksubstanz erscheint grau, der Liquor schwarz und der Knochen weiß. Die Daten der CT-Untersuchung können nachträglich in verschiedenen Raumebenen (multiplanar) oder **dreidimensional** rekonstruiert werden (s. Abb. **A-3.29**). In der Standarduntersuchung der kranialen Computertomografie (CCT) werden für den Hirnschädel transversale Aufnahmen

Technik: Mittels computergestützter Auswertung zahlreicher Röntgenaufnahmen bei einer 180-Grad-Rotation um den Patienten werden Schnittbilder erstellt. Die CT-Spiraltechnik gestattet eine lückenlose Untersuchung von Körperabschnitten (z. B. CT-Angiografie der Hals- und Kopfgefäße). Möglich sind auch **dreidimensionale Rekonstruktionen** der Bilddaten ohne Verzerrung.
Im Vergleich mit der Hirn- und Rückenmarksubstanz (grau) stellen sich die Liquorräume hypodens (schwarz) und die Knochen hyperdens (weiß) dar.

mit einer Schichtdicke von 5 – 8 mm parallel zur Orbitomeatal-(Augen-Ohr-)Linie und zur Untersuchung der Schädelbasis eine Schichtdicke von 3 – 4 mm gewählt. Die Gewebedichte wird in Relation zur Hirn- und Rückenmarksubstanz als iso-, hyper- oder hypodens bezeichnet.

Kontrastmittelanreicherung im Hirngewebe weist auf eine Schrankenstörung und somit einen pathologischen Prozess hin.

Durch **Kontrastmittelanreicherung** (Enhancement) lässt sich eine Schrankenstörung nachweisen. Vor allem Tumoren können auf diese Weise deutlicher sichtbar gemacht werden (Abb. **A-3.32**).

A-3.29 Schädelfrakturen (CT Mittelgesicht)

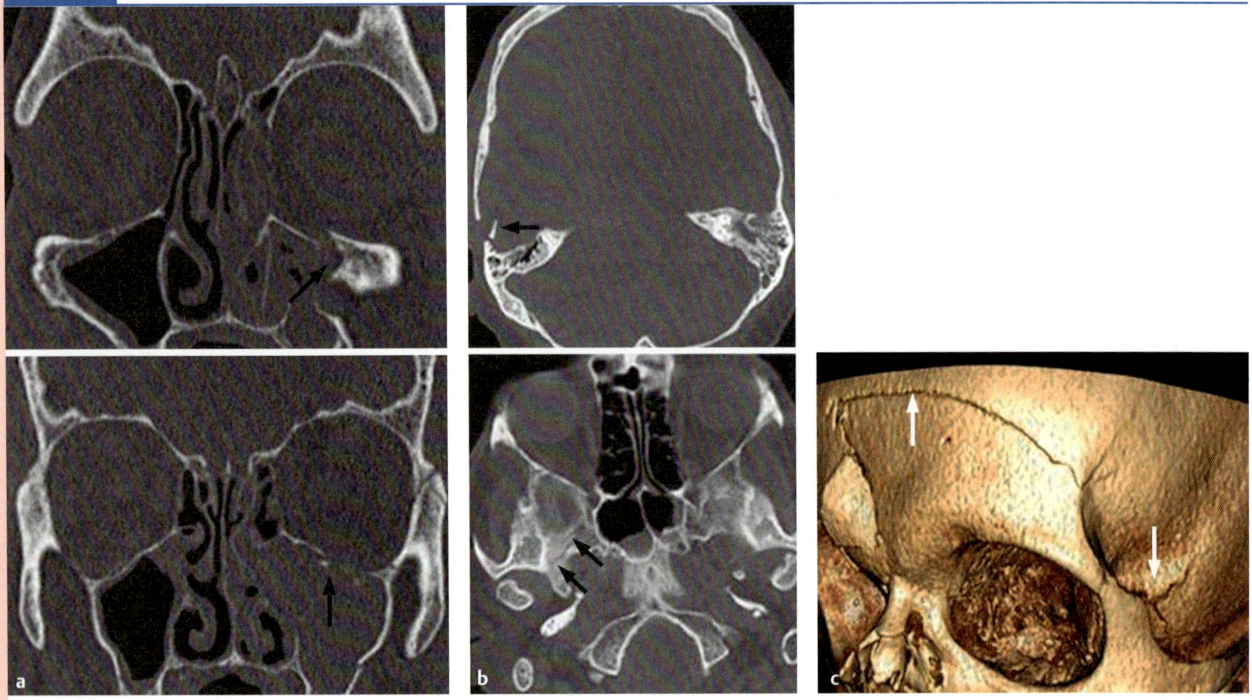

a Orbitafraktur: CT-Knochenfenster. Im Bereich der linken Orbita erkennt man eine Frakturlinie lateral und den Einbruch des Orbitabodens (Pfeile). Der linke Sinus maxillaris enthält Sekret, der rechte Luft.
b Kalottenfraktur: CT mit 3D-Rekonstruktion. Frakturlinie von frontal bis temporal links reichend.

A-3.30 Bandscheibenvorfall (Post-Myelo-CT)

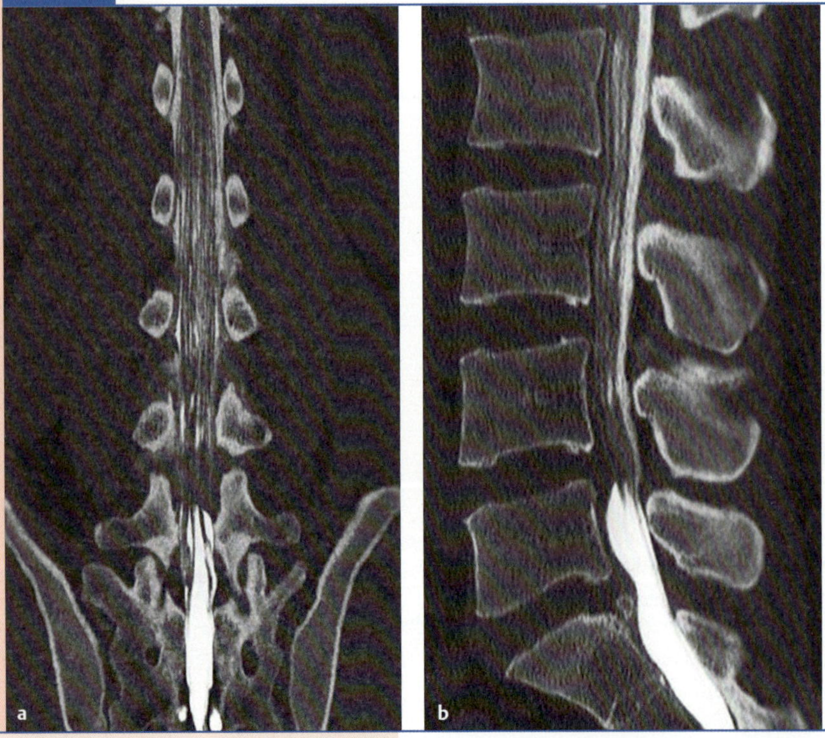

a und **b** Post-Myelo-CT (coronar und sagittal rekonstruiert): Kontrastmittelabbruch bei Diskusprolaps LWK 4/5

Indikation: Die Computertomografie dient v. a. der Notfalldiagnostik von **Kopf-** und **Wirbelsäulenverletzungen**, traumatischen und vaskulären **Hirnblutungen/Hirninfarkten.**
Ein spinales CT wird zum Nachweis von Bandscheibenvorfällen nur selten eingesetzt. Die Aussagekraft des Verfahrens kann durch intradurale Kontrastmittelgabe erhöht werden (Post-Myelo-CT), s. Abb. **A-3.30**.
Auch **atrophische Prozesse** (Abb. **A-3.31**) und umschriebene entzündliche Läsionen des Gehirns (Abb. **B-1.70** und Abb. **B-1.76a**) lassen sich oft computertomografisch nachweisen; demgegenüber ist die Sensitivität der CT in der Diagnostik disseminierter Prozesse wie der Multiplen Sklerose (MS) gering.

Indikation: Die CT wird notfallmäßig bei Kopf- und WS-Verletzungen, Hirnblutungen und -infarkten eingesetzt.

Bei Wirbelsäulenverletzungen ist ein spinales CT indiziert. Zum Nachweis von Bandscheibenvorfällen wird es nur lumbal eingesetzt.

Auch **atrophische Prozesse** und umschriebene entzündliche Läsionen lassen sich computertomografisch nachweisen. Demgegenüber ist die Sensitivität der CT in der Diagnostik der Multiplen Sklerose (MS) gering.

A-3.31 Hirnatrophie (CCT)

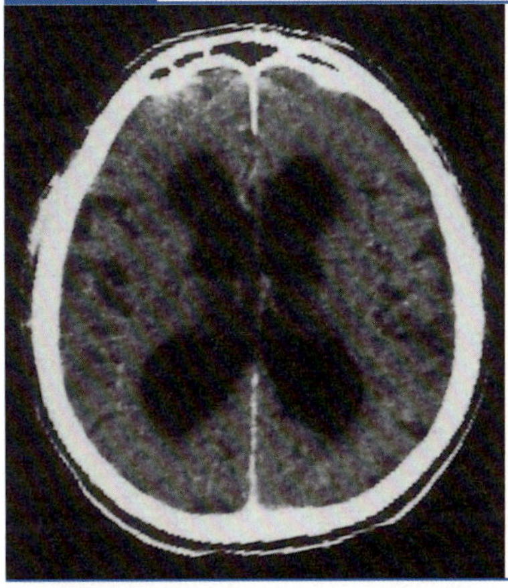

Im CT zeigt sich eine ausgeprägte Erweiterung des Ventrikelsystems bei subkortikal betonter Atrophie.

A-3.31

Hirntumoren werden ab 1 cm Durchmesser nachgewiesen, mit speziellen CT-Aufnahmen auch noch kleinere Tumoren. Sie sind entweder hyperdens (Abb. **A-3.32**) oder hypodens, treten aber insbesondere im Frühstadium erst nach Enhancement deutlicher hervor. Ein größeres **Angiom** stellt sich fast immer im CT mit Kontrastmittel dar. Auch nichtrupturierte Aneurysmen < 4 mm sind in der CT-Angiografie mit einer Treffsicherheit > 92 % nachweisbar, größere (> 4 – 10 mm) Aneurysmen zu 100 %.

In der CCT können Hirntumoren (ab 10 mm) nach KM-Gabe, ebenso größere Angiome und nichtrupturierte Aneurysmen (>4-10 mm) mittels CT-Angiografie sicher nachgewiesen werden.

A-3.32 Olfaktoriusmeningeom (CCT mit KM)

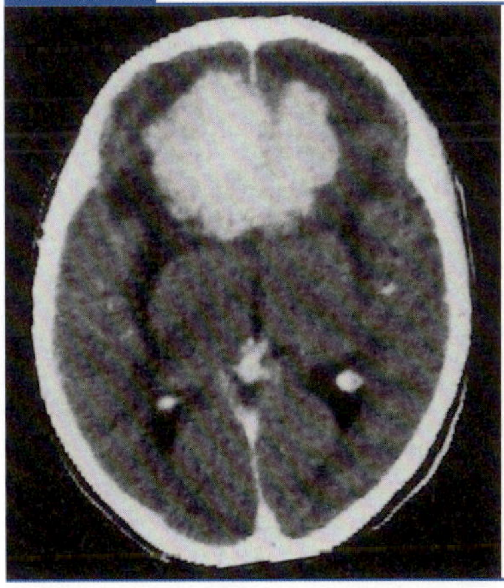

Computertomografisch stellt sich ein hyperdenser großer, bifrontaler Tumor mit perifokalem Ödem dar. Operativ verifiziertes Meningeom der Olfaktoriusrinne.

A-3.32

Abb. **A-3.33** zeigt Beispiele der wichtigsten computertomografischen Befunde. Das kraniale Computertomogramm dient der Differenzialdiagnostik der zerebralen Durchblutungsstörungen, v. a. der Abgrenzung von Hirnblutungen und -infarkten. Eine frische intrakranielle bzw. intrazerebrale Blutung stellt sich unmittelbar hyperdens dar (Abb. **A-3.33a, b**), während ein ischämischer Hirninfarkt meist innerhalb von 4 – 6 Stunden sog. Frühzeichen und in der Woche danach eine zunehmende hypodense Gewebestruktur (Dichteminderung) aufweist. In der 2. - 5. Woche beobachtet man ein scharf begrenztes hypodenses Infarktareal, nicht selten auch mit hämorrhagischer Umwandlung, die sich hyperdens darstellt (vgl. Abb. **A-3.33c**) und Diagnostik zerebraler Ischämien, S. 390).

Zu den wichtigsten CCT-Befunden in der Differenzialdiagnostik der Hirnblutungen und -infarkte siehe Abb. **A-3.33**.

A-3.33 Intrazerebrale Blutungen (CCT)

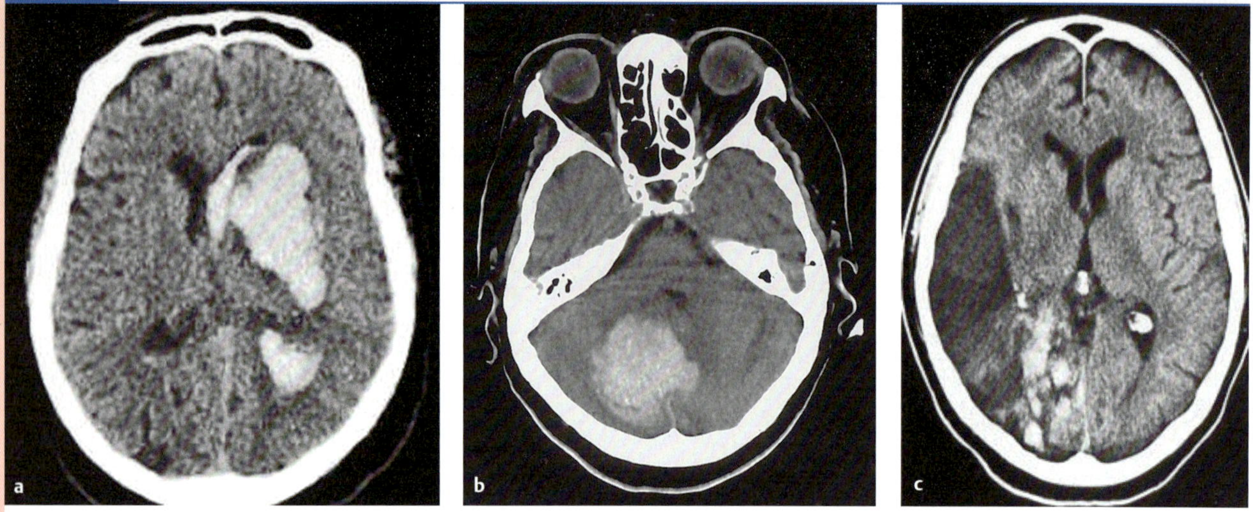

a Hypertensive Massenblutung im Stammganglienbereich: Das CT zeigt eine Blutung in die linke Capsula interna und eine Blutansammlung im linken Seitenventrikel.
b Kleinhirnblutung: Ausgedehntes hyperdenses Areal in der rechten Kleinhirnhemisphäre, das über die Mittellinie hinausreicht und den 4. Ventrikel komprimiert.
c Hirninfarkt mit hämorrhagischer Umwandlung: Im CT stellen sich 2 Teilinfarkte der rechten Hemisphäre dar, ein größtenteils hypodenser Infarkt im Bereich der A. cerebri media und ein infolge hämorrhagischer Umwandlung vorwiegend hyperdenser Posterior-Infarkt.

A-3.34 Subdurales Hämatom (CCT)

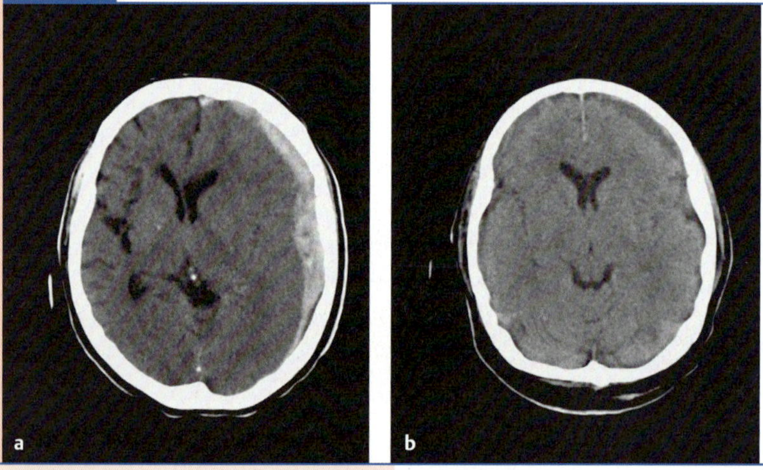

a Das CT zeigt ein frisches, hyperdenses Subduralhämatom links mit Kompression des linken Seitenventrikels und einer Mittellinienverlagerung nach rechts.
b Das chronische Subduralhämatom hingegen ist als hypodenser Randsaum erkennbar.

A-3.35 Multislice-CT-Angiografie mit Aneurysma-Nachweis

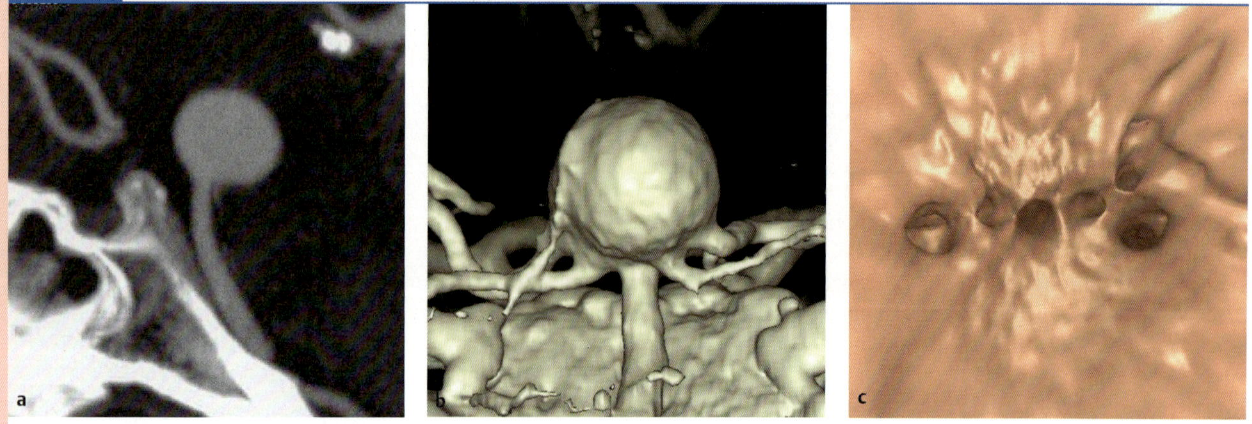

a Hochauflösende Kontrastmitteldarstellung. Das Aneurysma (Durchmesser 12,8 × 15,9 mm) sitzt der A. basilaris auf.
b 3D-Bildrekonstruktion des Aneurysmas mit A. basilaris (im Vordergrund, Mitte) und Aa. cerebri posteriores (beiderseits des Aneurysmas) sowie Kleinhirnarterien.
c 3-dimensionale Innenansicht des Aneurysmas mit dem Ursprung der Gefäße aus dem Lumen.

Die **CT-Angiografie** ist ein minimal invasives Verfahren, das sich zur Kontrastmittel-Untersuchung arterieller und venöser Hirngefäße auch mittels 3D-Rekonstruktion eignet. Die Multislice-CT-Angiografie (Abb. **A-3.35**) liefert innerhalb von Sekunden hochauflösende Kontrastaufnahmen von intra- und extrakraniellen arteriellen Gefäßstenosen bzw. -verschlüssen, Aneurysmen, Angiomen sowie Sinus- und Hirnvenenthrombosen.

Die **CT-Angiografie** eignet sich zur Untersuchung arterieller und venöser Hirngefäße und ermöglicht hochauflösende 3D-Rekonstruktion.

3.3.3 Zerebrale Angiografie

3.3.3 Zerebrale Angiografie

▸ **Definition.** Kontrastmitteldarstellung hirnversorgender Gefäße mithilfe selektiver Kathetertechnik, v. a. zur Behandlung von Angiomen, Aneurysmen, gefäßreichen Tumoren und Lumeneinengungen. Da die konventionelle Röntgen-Nativdiagnostik des Schädels und der Wirbelsäule nur indirekte Hinweise auf pathologische Veränderungen des Gehirns und Rückenmarks gibt, werden v. a. auch zur Gefäßdarstellung neben der invasiven Kathetertechnik grundsätzlich angiografische Verfahren der MRT- oder CT-Schnittbildgebung bevorzugt (S. 138 und S. 143).

▸ Definition.

Technik: Man punktiert die A. femoralis bzw. A. brachialis, führt nach der Seldinger-Technik einen Draht und darüber eine Einführungsschleuse ein und einen Katheter bis an die Gefäße des Aortenbogens vor, um ein Kontrastmittel zu injizieren, während eine Serie von Röntgenaufnahmen angefertigt wird. Bei der Beurteilung der arteriellen, kapillaren und venösen Phase der Angiografie achtet man auf Füllung, Anfärbung, Anomalien, Verlagerungen, Kaliberschwankungen, Lumeneinengungen bzw. Abbrüche der Gefäße. Abb. **A-3.36** zeigt den physiologischen Verlauf der A. carotis interna und intrakranieller Arterien, Abb. **A-3.37a** eine arteriovenöse Malformation (Angiom) im Bereich der A. cerebri media und Abb. **A-3.37b** ein Aneurysma im Bereich der A. cerebri communicans anterior.

Technik: Nach Punktion der A. femoralis oder der A. brachialis und KM-Injektion über einen bis zum Aortenbogen geführten Katheter werden die hirnversorgenden Gefäße dargestellt (Abb. **A-3.36**).

A-3.36 Selektive Karotisarteriografie links (Normalbefund)

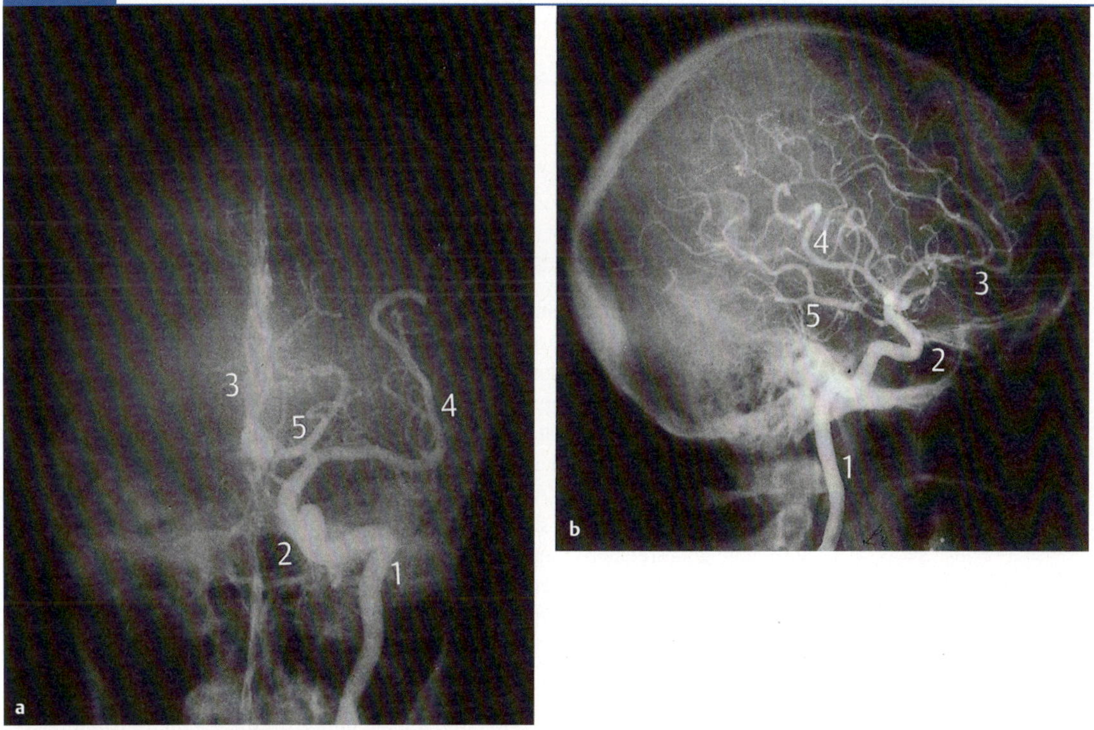

a a. p.-Projektion, **b** laterale Projektion.
Die transfemorale Katheter-Angiografie mit Injektion eines jodhaltigen, wasserlöslichen Kontrastmittels führt zur Darstellung der A. carotis interna links und ihrer intrakraniellen Äste Aa. cerebri anterior und media.
1 A. carotis interna, 2 Karotis-Siphon, 3 A. cerebri anterior, 4 A. cerebri media; 5 A. cerebri posterior aus der A. basilaris, verbunden über die A. communicans posterior mit der A. cerebri media.

A-3.37 Karotisangiografie mit Angiom- bzw. Aneurysma-Nachweis

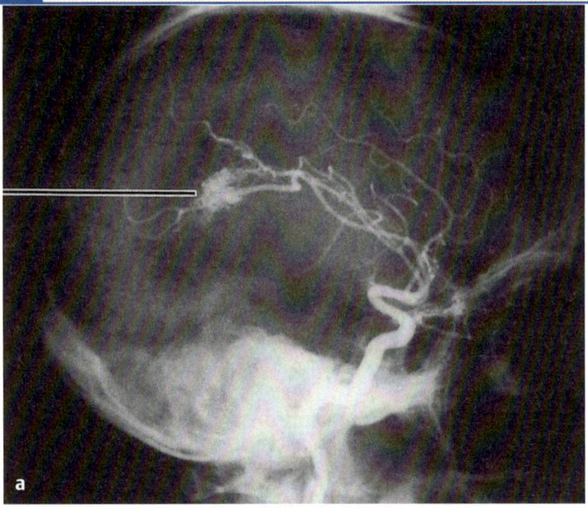

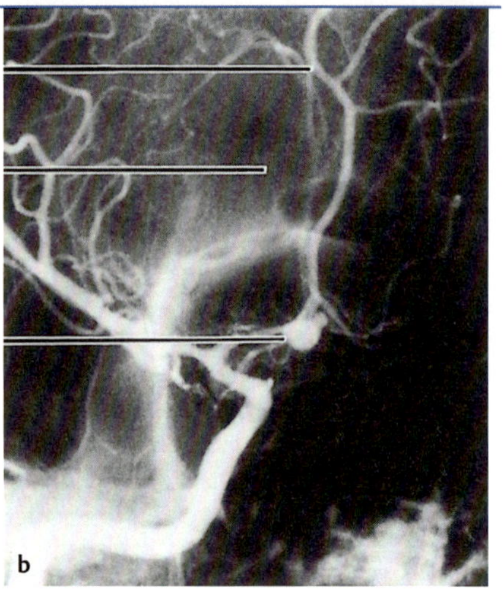

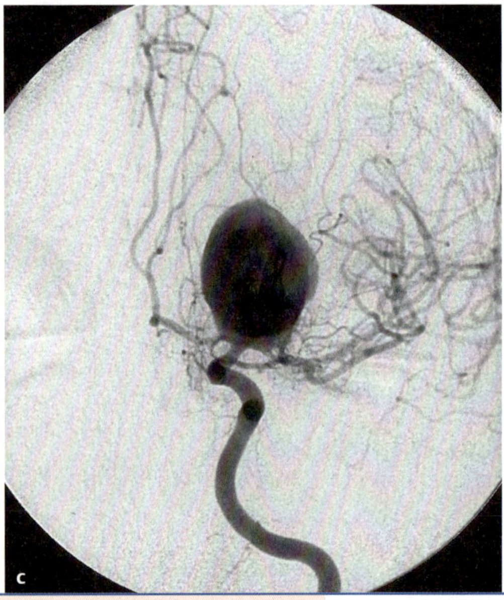

▲

a Angiom (laterale Projektion): Bei der selektiven Kontrastmittelinjektion in die A. carotis interna rechts stellt sich eine kleine arteriovenöse Malformation dar, die von der A. cerebri media versorgt wird (vgl. Klinischer Fall, S. 347).

b Aneurysma der A. communicans anterior: Nach einer Subarachnoidalblutung zeigt sich ein Gefäßspasmus. Die leichte Verdrängung der A. pericallosa und der gefäßfreie Bezirk sind durch eine Einblutung in das Frontalhirn bedingt.

◄ **c Mega-Aneurysma** (vgl. Abb. **A-3.35**).

Die **digitale Subtraktionsangiografie (DSA)** ergibt kontrastreiche Bilder der hirnversorgenden Gefäße (Abb. **A-3.38b–e**). Nach Anfertigung einer Nativaufnahme („Maske") wird ein Subtraktionsbild erstellt, das keine störenden Bildanteile von Knochen und Weichteilen enthält.

Indikation: Hauptanwendungsgebiet dieser invasiven Technik der Katheter-Angiografie ist neben der präoperativen Diagnostik von gefäßreichen Tumoren (Meningeom, Glomustumor) die endovaskuläre Therapie von **Stenosen** und akuten **Verschlüssen** der Hirngefäße sowie von **Gefäßfehlbildungen**.

Komplikationen: Dissekat, Verschluss oder Spasmus der Gefäße.

Die **digitale Subtraktionsangiografie (DSA)** liefert mittels intraarterieller Katheterführung kontrastreiche Einzel- und Serienaufnahmen der hirnversorgenden Gefäße (Abb. **A-3.38**). Bevor ein kontrastreiches Gefäßbild entsteht, wird ein Leerbild als „Maske" angefertigt und gespeichert, um von den nachfolgenden Kontrastaufnahmen subtrahiert zu werden. Als Bildinformation verbleiben nur die kontrastgefüllten Gefäße, während alle störenden Bildanteile, wie knöcherne Strukturen und Weichteile, verschwinden (Abb. **A-3.38b–e**).

Indikation: Die DSA eignet sich besonders zur Diagnostik einer zerebralen Vaskulitis und von gefäßreichen Tumoren (Meningeom, Glomustumor). Hauptindikationsgebiet ist jedoch die interventionelle neuroradiologische Behandlung. Dazu gehören die **Rekanalisierung** thromboembolisch verschlossener oder hochgradig eingeengter Hirngefäße und die endovaskuläre Therapie (Embolisation) von **Gefäßfehlbildungen** (Angiome, Aneurysmen) der Hirngefäße.

Komplikationen: Gefürchtet sind ein Dissekat, ein technisch bedingter thromboembolischer Verschluss oder sehr selten ein Hirninfarkt durch Gefäßspasmus, dem durch Spasmolyse entgegengewirkt werden kann.

⊙ A-3.38 Angiografie der extrakranialen Hirngefäßabschnitte

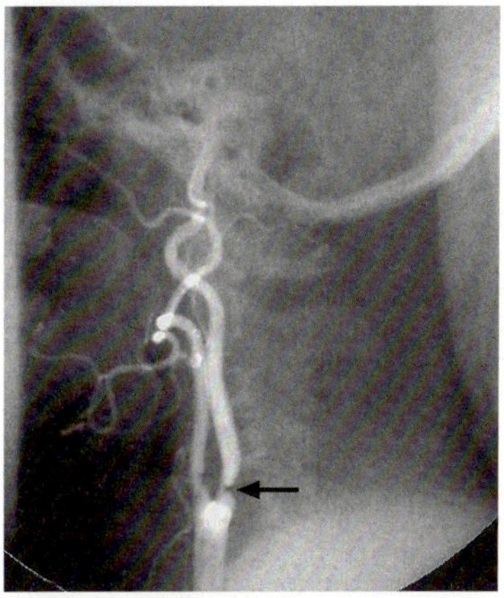

a Selektive Karotisarteriografie mit hell kontrastierender Darstellung der Aa. carotis communis, interna und externa links. Nachweis einer hochgradigen, kurzstreckigen Stenose der A. carotis interna unmittelbar nach ihrem Abgang aus dem Bulbus caroticus.

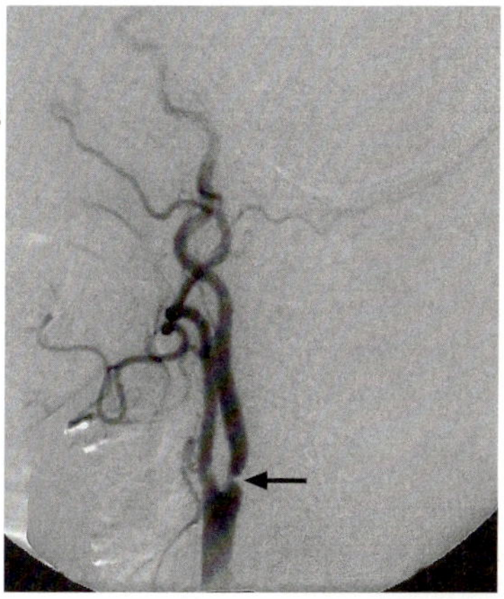

b Digitale Subtraktionsangiografie (DSA):
Die Subtraktionsaufnahme lässt die kontrastmittelgefüllten Arterien mit der filiformen Stenose im dunklen Kontrast zu den „subtrahierten" knöchernen Strukturen deutlich hervortreten.

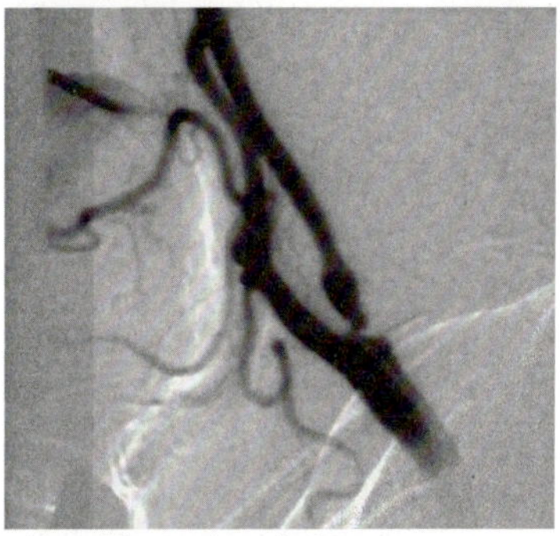

c Vergrößerter Ausschnitt
A. carotis-interna-Stenose am Abgang aus der A. carotis communis.

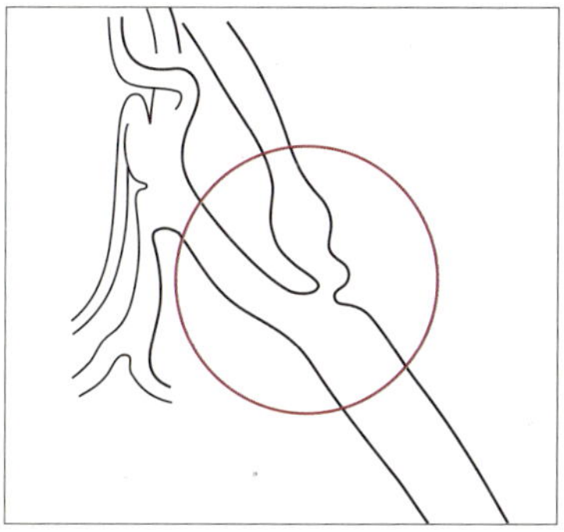

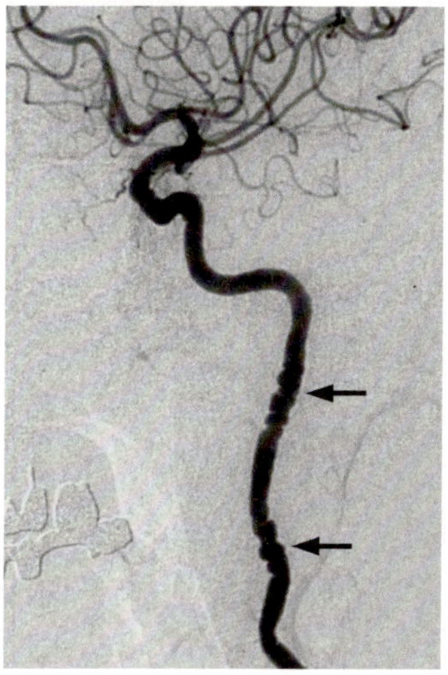

d DSA einer perlschnurartig stenosierten linken A. carotis interna (Pfeile) bei fibromuskulärer Dysplasie ▶

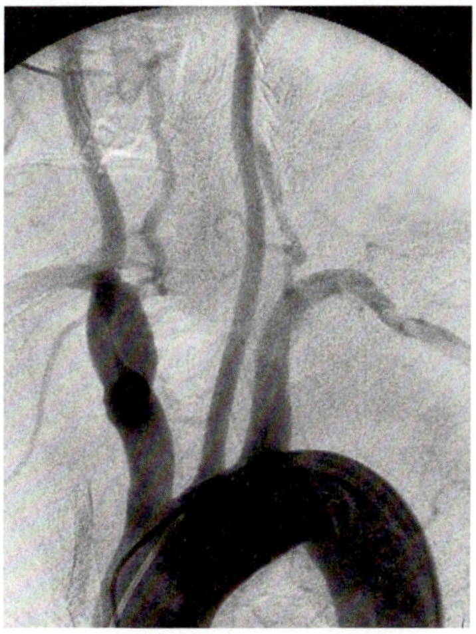

e Angiografische Darstellung des Aortenbogens mit normalem Gefäßabgang.

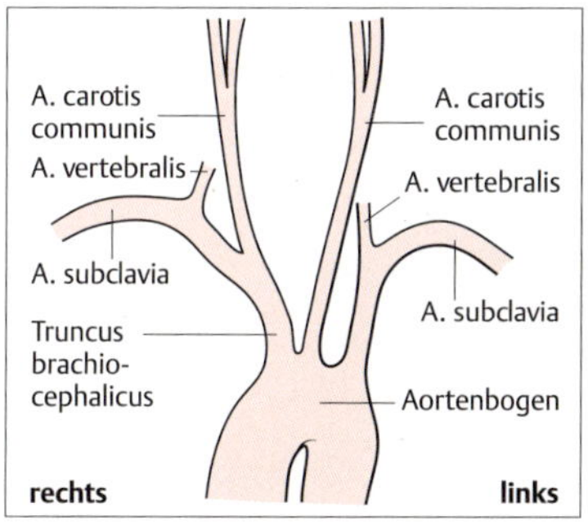

f Grafische Darstellung des Aortenbogens mit normalem Gefäßabgang.

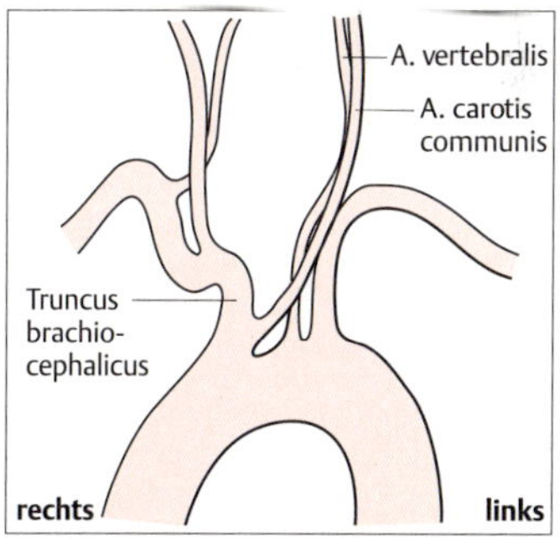

g Gefäßanomalie mit Abgang der linken A. carotis communis aus dem Truncus brachiocephalicus und der linken A. vertebralis direkt aus dem Aortenbogen.

Interventionelle Radiologie

► Definition.

Interventionelle Radiologie

► Definition. Gefäßeröffnende und -verschließende Maßnahmen, die eine exakte radiologische Diagnostik voraussetzen, repräsentieren das Gebiet der interventionellen Neuroradiologie:
- **Gefäßeröffnende Therapie:** perkutane transluminale Angioplastie (PTA), mechanische Rekanalisationsverfahren, lokale intraarterielle Fibrinolyse.
- **Gefäßverschließende Therapie:** Embolisation von Fehlbildungen der Hirngefäße (Aneurysma und Angiom).

Technik und Indikation:

- **Gefäßeröffnende Therapie:**
  - perkutane transluminale Angioplastie (PTA) bei Stenosen
  - Bei **stentgestützter** Ballonerweiterung (Angioplastie) werden nach Gefäßdilatation gitterförmige Metallhülsen eingesetzt.
  - mechanische Rekanalisation
  - lokale Lyse (intraarterielle Fibrinolyse) bei Hirnarterienverschlüssen

Technik und Indikation:

- **Gefäßeröffnende (rekanalisierende) Therapie:**
  - **Perkutane transluminale Angioplastie** (PTA = Ballonerweiterung) zur Dilatation stenosierender Arterien mit und ohne Applikation von **Stents** (gitterförmige Metallprothesen). Dabei wird ein dünner Katheter mit Ballon bis an die Stelle der Hirngefäßstenose geführt, wo dieser sich unter hohem Druck entfaltet. Unterstützend zur reinen Ballonerweiterung werden Stents eingesetzt, um die Erweiterung dauerhaft abzusichern.
  - **Mechanische Rekanalisation** von Lumeneinengungen mittels Spezialkatheter (Entfernung von thrombotischem Material).
  - **Lokale Lyse** (intraarterielle Fibrinolyse über Mikrokatheter zur Wiedereröffnung eines verschlossenen Hirngefäßes bei akuter zerebraler Ischämie (s. Therapie S. 393).

- **Gefäßverschließende Therapie:**
  Die **Embolisation** mittels ONYX, einem Flüssigembolisat, dient der Reduktion oder vollständigen Ausschaltung von Angiomen. Unter **Coiling** versteht man die endovaskuläre Embolisation einer Gefäßfehlbildung (z. B. intranidales Aneurysma) mittels eingebrachter Metallspiralen (Abb. **A-3.39**).

- **Gefäßverschließende Therapie:**
  Die **Embolisation** mittels ONYX, einem Flüssigembolisat, dient der Reduktion oder vollständigen Ausschaltung von arteriovenösen Malformationen (AVM). Eine weitere gefäßverschließende Maßnahme ist das sogenannte **Coiling**, die endovaskuläre Embolisation eines intranidalen Aneurysmas mittels eingebrachter Metallspiralen (Abb. **A-3.39**). Diese minimal invasiven neuroradiologischen Therapieverfahren, insbesondere unter Anwendung von Flüssigembolisaten zur Ausschaltung von AV-Angiomen werden operativen Eingriffen vorgezogen, wenn sie bei größerem oder gleichem Behandlungserfolg risikoärmer sind. Vorteil der endovaskulären Interventionen (PTA bei Lumeneinengungen, Fibrinolyse bei Verschlüssen der Hirnarterien, Embolisation von Aneurysmen und Angiomen) ist also die geringere Belastung des Patienten unter Verzicht auf offene Operationen.

⊙ A-3.39

⊙ A-3.39 DSA nach endovaskulärer Therapie (Coiling).

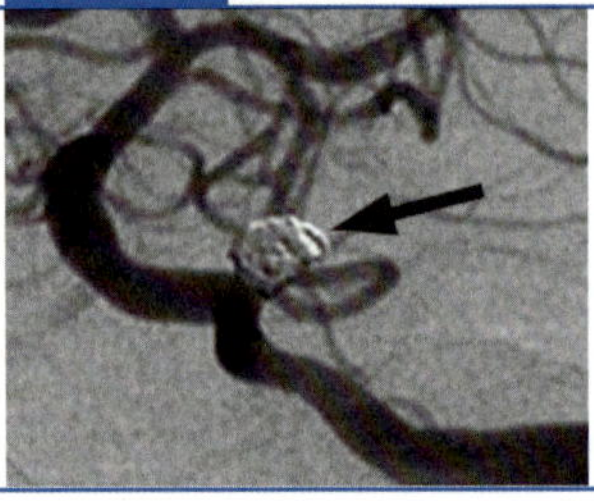

Die intrakraniellen Arterien sind kontrastreich dargestellt. In der Bildmitte erkennt man die kugelförmige Kontrastmittelaussparung (Pfeil) des verschlossenen Aneurymas.

3.3.4 Emissionscomputertomografie (SPECT und PET)

▸ Definition. Mithilfe der Single-Photon-Emissionscomputertomografie (SPECT) und der Positronen-Emissionscomputertomografie (PET) lassen sich lokale hämodynamische und metabolische Funktionsstörungen darstellen. Die beiden nichtinvasiven Verfahren ermöglichen die Quantifizierung und bildliche Darstellung radioaktiv markierter Substanzen an ihrem Wirkungsort. Mittels dreidimensionaler Messung des kortikalen Glukosestoffwechsels und digitaler Bildgebung gelingt auch die neuroanatomisch exakte Darstellung motorischer und sprachlicher Funktionen (vgl. funktionelle MRT, S. 138 u. S. 143).

Technik: Nach intravenöser Injektion eines Nuklids wird dessen Anreicherung in Körperregionen und Organen gemessen. Es werden 2 Verfahren angewandt, die Single-Photon-ECT (**SPECT**) und die Positronen-Emissionscomputertomografie (**PET**):

- Bei der **SPECT**-Untersuchung wird die Radioaktivität unter Verwendung von i. v. applizierten Nukliden (Radiopharmaka als Tracer) wie ^{99m}Tc und ^{123}J mit beweglichen Gamma-Kameras und Detektoren in CT-Technik gemessen (Abb. **A-3.40**).
- Für die **PET** werden radioaktive Substanzen mit sehr kurzer Halbwertszeit als Tracer verwendet und die Positronen gemessen, die der Tracer beim Zerfallen aussendet. Das Verfahren weist neben Funktionsstörungen des O_2-Stoffwechsels Veränderungen des Glukose- und Proteinstoffwechsels v. a. mittels **^{18}Fluor-Desoxyglukose (FDG)** nach (Abb. **A-3.41** und Tab. **A-3.3**). In Verbindung mit CT-Scans entstehen 3D-Bilder. Die Aufnahmen werden übereinandergelegt und die Kombination funktioneller (PET) sowie morphologischer Veränderungen (CT) ermöglicht die dreidimensionale Bilddiagnostik.

3.3.4 Emissionscomputertomografie (SPECT und PET)

▸ Definition.

Technik: Wichtige nuklearmedizinische Verfahren sind die Single-Photon-ECT (**SPECT**) und die Positronen-ECT (**PET**).

A-3.40 DATSPECT (^{123}I-FP-CIT) und D_2-Rezeptoren SPECT (^{123}I-IBZM) bei Parkinson-Krankheit

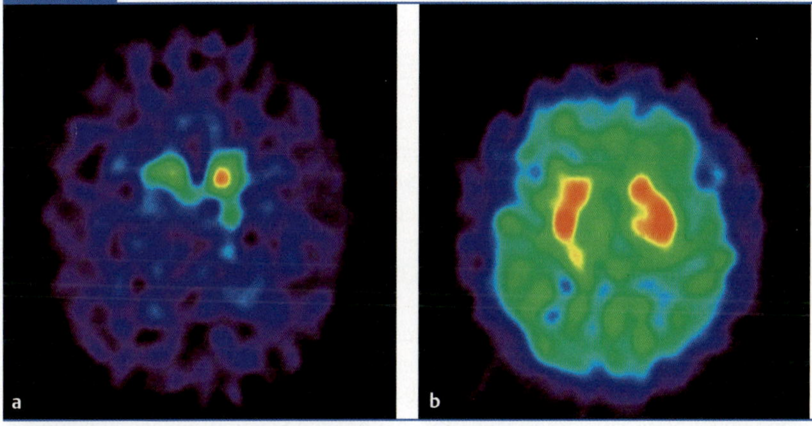

a Dopamintransporter-Mangel bds.
b keine D_2-Rezeptoren-Schädigung

A-3.41 ^{18}F-FDG-PET bei frontotemporaler Atrophie

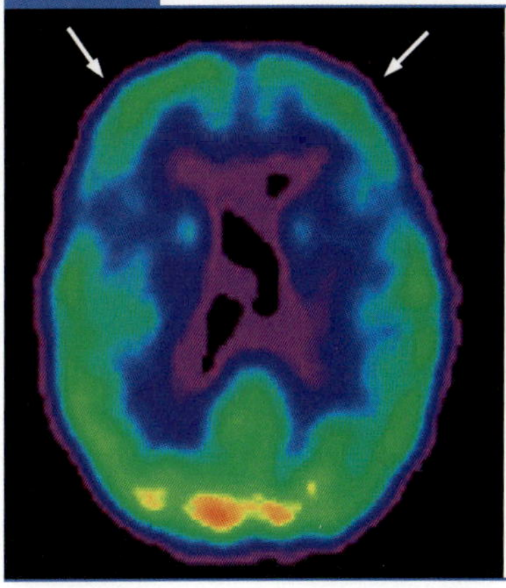

Massive Verminderung des Glukosemetabolismus bds. frontotemporal betont (Pfeile).

A-3.41

Indikation: Übersicht siehe Tab. **A-3.3**. Die SPECT dient v. a. dem frühzeitigen Nachweis **zerebraler Minderperfusion**, des Neuronenverlusts bei Demenz-Syndromen und Parkinson-Krankheit sowie der **Epilepsie-** und **Hirntumor-Diagnostik**.

Indikation: Tab. **A-3.3** gibt einen Überblick. Mittels **SPECT** lassen sich zerebrale Durchblutungsstörungen nachweisen. Bei der Bestimmung des regionalen zerebralen Blutflusses (rCBF) stellt sich das Areal der **zerebralen Minderperfusion** oft ausgeprägter dar als die morphologische Veränderung. Der Neuronenverlust bei **Demenzen** und Veränderungen der Dopaminrezeptoren bei **Parkinson-Syndromen** können frühzeitig dokumentiert werden (Abb. **A-3.40**). Eine Mehranreicherung ist in den SPECT-Bildern bei größeren Malformationen zu registrieren. Auch kleinere Herde bei fokaler **Epilepsie**, unterschiedlich maligne **Hirntumoren** und die entzündliche Hyperämie bei **Enzephalitis** lassen sich mittels SPECT beurteilen. Das Verfahren wird ferner zur Therapiekontrolle u. a. von Psychopharmaka genutzt (drug monitoring).

A-3.3 Indikationen der Emissionscomputertomografie

Erkrankungen	SPECT		PET
Stammganglienerkrankungen (Parkinson-Krankheit, Multisystematrophie, Chorea Huntington)	Untersuchung der Dopamin-Rezeptoren	Darstellung der präsynaptischen Dopamintransporter mittels ^{123}I-FP-CIT, Liganden auch für postsynaptische dopaminerge Rezeptoren, ^{123}IBZM (Jod-Benzamid)	Nachweis des dopaminergen Defizits mit ^{18}F-Fluor-Dopa, Differenzierung von Neurotransmittern und Rezeptoren mittels FDG-PET Nuklide mit kurzer Halbwertszeit wie ^{18}FDG (Fluordesoxyglukose)
zerebrale Durchblutungsstörungen	Bestimmung des regionalen zerebralen Blutflusses (rCBF)	Technetium (TC)-markiertes $^{99\,m}$HMPAO (Hexamethyl-Propylenaminoxim)	Hirndurchblutung, O_2-Verbrauch, Glukoseutilisation, auch vor und nach Thrombolyse
Demenz-Syndrome	typisches Nuklid-Verteilungsmuster des Neuronenuntergangs	$^{99\,m}$HMPAO ^{123}I-FP-CIT	Glukoseminderutilisation schon im Frühstadium der Alzheimer-Demenz
fokale Epilepsie	Minderutilisation, Hypermetabolismus bei Anfallsausbreitung	^{123}IBZM oder $^{99\,m}$TC-ECD (Ethylencysteindimer)	präoperative Fokusidentifikation bei therapierefraktärer Epilepsie, ^{18}FDG, ^{11}C-Flumazenil
Hirntumoren und -metastasen	Ausdehnung/Dignität von Tumoren (metabolische Veränderungen)	^{201}Thallium oder ^{99}TC-MIBI (Methoxyisobutylisonitril)	Nachweis von Neoplasien (^{18}FDG, ^{18}F-Fluoroethylthyrosin, ^{11}C-Methionin)
Enzephalitis	Hyperämie bei (Herpes-) Enzephalitis	$^{99\,m}$HMPAO	Toxoplasmose-Nachweis

Die vorwiegend experimentelle **PET** gibt exakte qualitative und quantitative Informationen über **zerebrale Ischämien, epileptische Narben** und **Hirntumoren**. Mittels PET sind auch **Demenzen** (S. 185) und **Stammganglienerkrankungen** (S. 193) zu differenzieren.

Die experimentell und klinisch eingesetzte **PET** liefert wichtige qualitative und quantitative Informationen bei der Untersuchung **zerebraler Ischämien**, d. h. Abbildungen und Parameter für Perfusion, O_2-Verbrauch, Glukoseumsatz und Aminosäurenaufnahme, Aktivität von Synapsen, Neurotransmittern und Rezeptoren. Bei der Untersuchung **epileptogener Foci** (Narben, kleine Tumoren) ergibt die PET eine bessere Korrelation mit dem EEG-Herd als CT und MRT. Mittels PET gelingt der Nachweis molekularer zellulärer Vorgänge des Wachstums von **Hirntumoren** und deren Abgrenzung von wichtigen Arealen der motorischen und sprachlichen Funktionen. Auch **Demenz-Syndrome** lassen sich differenzieren (Abb. **A-3.41**, Abb. **A-3.42** und Abb. **A-3.43**). Man kann die Entwicklung der Demenz vom Alzheimertyp (S. 185) schon im Frühstadium vorhersagen (Abb. **A-3.42**) und **Stammganglienerkrankungen** wie das idiopathische Parkinson-Syndrom oder Multisystematrophien (Abb. **B-1.33**, S. 193) hinsichtlich der Verteilung der Dopaminrezeptoren differenzieren.

A-3.42 Alzheimer-Demenz. Bildfusion ^{18}F-FDG-PET/MRT und voxelbasierte Analyse

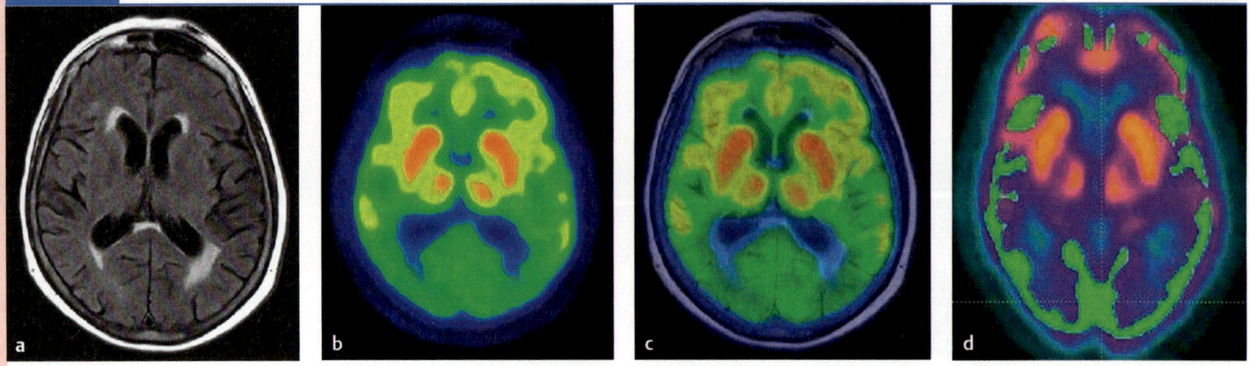

a–d Das FDG-PET zeigt einen ausgeprägten kortikalen Hypometabolismus bilateral; im MRT-Bild sind keine auffälligen Atrophiezeichen erkennbar. Die voxelbasierte Analyse (Vergleich von normalisierten PET-Aufnahmen mit dem Normaltemplate) ergibt hochsignifikante Normabweichungen. Voxel (volumetric pixel) ist das 3D-Äquivalent eines Pixels. Vgl. Abb. **B-1.24**, S. 188.

A-3.43 **FDG-PET bei Lewy-Körperchen-Demenz. Nachweis einer Glukoseminderutilisation.**

A-3.43

FDG-PET

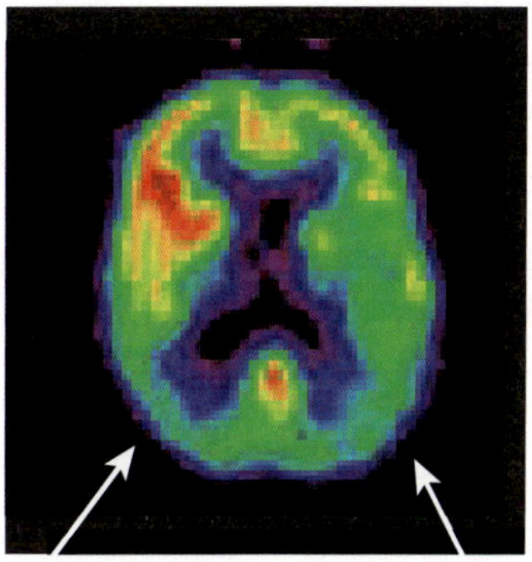

Glucoseutilisationsstörung

3.3.5 Ultraschalldiagnostik

3.3.5 Ultraschalldiagnostik

► Definition. Mithilfe der neurovaskulären Ultraschalluntersuchung lassen sich Stenosen und Verschlüsse der hirnversorgenden Gefäße erkennen und beurteilen. Auch Gefäßdissektionen, kardiale Rechts-links-Shunts, Vasospasmen, Vaskulitiden und Nervenläsionen können zuverlässig diagnostiziert werden. Das Prinzip der Ultraschalluntersuchung beruht auf einem von C. Doppler (1847) beschriebenen Effekt, der als Frequenzverschiebung von Schallwellen auftritt (Geräusch eines vorbeifahrenden Wagens). Sonografisch werden Schallwellen in ein Gewebe gesendet und ausgewertet, wenn sie durch Reflexion und Streuung zurückgelangen. Durch Nutzung des Doppler-Effekts lassen sich unter Verwendung von Kristallen mit piezoelektrischen Eigenschaften exakte Aussagen zur Struktur der Gefäßwand und zu Fließeigenschaften des Blutes treffen. Die farbkodierte Duplexsonografie ist eine Kombination der Doppler-Methode mit der B-Bild-Technik. Das B-Bild stellt den Hohlraum eines Gefäßes in Graustufen direkt dar, die farbkodierte Duplexsonografie gibt zusätzlich die Richtung des Blutflusses in Rot-blau-Kodierung an.

► Definition.

Ultraschalldiagnostik der extrakraniellen Gefäße

Continuous-wave-(CW-)Doppler-Sonografie

Technik: Zur transkutanen Messung der Strömungsgeschwindigkeit innerhalb der Gefäße werden bleistiftartige Sonden benutzt, die einen Ultraschallsender und -empfänger enthalten (Frequenzen für Hals und obere Thoraxapertur 4 MHz, für die A. supratrochlearis 8 MHz). Der von den Erythrozyten reflektierte Schall besitzt eine andere Frequenz als der von unbewegtem Gewebe reflektierte. Die Frequenzdifferenz zum eingesendeten Schall liegt im akustisch hörbaren Bereich (kHz), wird zusätzlich auf einem Bildschirm dargestellt und fortlaufend grafisch registriert. Wegen der kontinuierlichen Schallemission spricht man von CW-(Continuous-wave-)Doppler-Sonografie.

- **Indirekte Doppler-Sonografie:**
Durch Beschallung der Aa. supratrochleares am medialen Augenwinkel mittels 8-MHz-Sonde lässt sich zur raschen Orientierung das Fließgleichgewicht zwischen den Stromgebieten der Aa. carotis interna und externa beurteilen. Im physiologischen Fall ist der Fluss orthograd, d. h. von innen (Carotis-interna-Gebiet) nach außen (Carotis-externa-Gebiet) gerichtet. Bei hochgradigen Stenosen (> 80 % lokaler Stenosegrad) der A. carotis interna im Halsabschnitt kommt es häufig zu retrogradem Fluss (Strömungsumkehr).
- **Direkte Doppler-Sonografie:** Die 4-MHz-Sonde wird beiderseits in einem Winkel von 45 Grad über die Aa. subclavia und carotis geführt. Ein gepresstes Geräusch weist auf eine **Stenose**, ein fehlendes Strömungssignal auf einen kompletten **Verschluss** hin. Die direkte Doppler-Sonografie dient v. a. der Beurteilung der A. subclavia, die duplexsonografisch gelegentlich schwer zugänglich ist, und der Validie-

Ultraschalldiagnostik der extrakraniellen Gefäße

Continuous-wave-(CW-)Doppler-Sonografie

Technik: Die Strömungsgeschwindigkeit wird mithilfe bleistiftartiger Sonden (4 und 8 MHz) transkutan gemessen. Wegen der kontinuierlichen Schallemission spricht man von CW-(Continuous-wave-)Doppler-Sonografie.

- **Indirekte Doppler-Sonografie:**
Eine Lumeneinengung der A. carotis interna ist am Abfall des Signals der A. supratrochlearis zu erkennen. Hochgradige Stenosen führen zur Strömungsumkehr.

- **Direkte Doppler-Sonografie:** Die Sonde wird über die Aa. subclavia, vertebralis und carotis geführt. Ein gepresstes Geräusch weist auf eine **Stenose**, ein fehlendes Strömungssignal auf einen **Verschluss** hin.

rung von relevanten Stenosen der A. carotis. Bei ausgeprägten Wandveränderungen mit sog. Schallschatten ist sie eine gute Ergänzung zur Duplexsonografie und dieser oft überlegen.

- **Indikation:** Die CW-Doppler-Sonografie deckt hochgradige Karotis- und Subclavia-Stenosen auf.

- **Indikation:** Die indirekte und die direkte CW-Doppler-Sonografie sind Screeningverfahren zur orientierenden Suche nach hochgradigen A.-carotis- oder A.-subclavia-Stenosen und ergänzen die Duplexsonografie (s. u.).

Duplexsonografie

Technik: Kombination des B-Bildes mit der Doppler-Sonografie.
- Durch Anwendung des B-Scan (in Graustufen) ist die Gefäßläsion unmittelbar sichtbar zu machen.
- Mit der farbkodierten Duplexsonografie wird die Strömungsrichtung in Rot-blau-Kodierung dargestellt.

Duplexsonografie

Technik: Die konventionelle Duplexsonografie stellt eine Kombination des B-Bild-Verfahrens mit der Doppler-Sonografie dar.

- Das B-Bild-Verfahren (*B* für „brightness modulation") liefert ein in Graustufen dargestelltes hochauflösendes Ultraschallbild der Halsgefäße und deren Umgebung. Gefäßwand-Verdickungen und -Hämatome sind ebenso wie Lumeneinengungen durch Plaques direkt darstellbar.
- Die Doppler-Sonografie kommt dabei als „gepulster Doppler" (pw-[Pulse-Wave-] Doppler-Sonografie) zur Anwendung (Abb. **A-3.44a**). In einem festgelegten Bereich entlang des Dopplerstrahls kann die Strömungsgeschwindigkeit innerhalb einer durch Plaques verursachten Gefäßstenose gemessen werden, um über das Ausmaß dieser Engstelle zu informieren.
- Mit der farbkodierten Duplexsonografie ist darüber hinaus die Strömungsrichtung darstellbar. Hierfür wird häufig eine Rot-blau-Kodierung zur Darstellung von Flüssen in Richtung Schallsonde bzw. von ihr weg verwendet (Abb. **A-3.45**).
- In der sog. Power-Mode-Technik (syn. Angio-Mode) erfolgt die (einfarbige) Darstellung einer Intensitäts-gewichteten Analyse von Blutströmungen. Vorteile bestehen v. a. bei der Darstellung langsamer Strömungen.
- Ferner gibt es Verfahren der Strömungsdetektion, z. B. die B-Flow-Technik, die eine hohe Ortsauflösung bei weitgehender Unabhängigkeit vom Beschallungswinkel bietet.

A-3.44 Extrakranielle Gefäße im Ultraschall

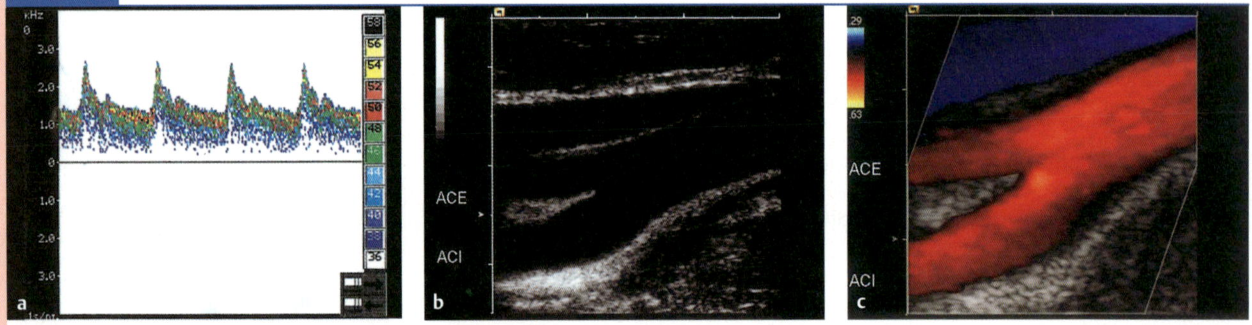

a CW-Doppler-Sonografie mit Frequenzspektrum der A. carotis interna extrakraniell (4-MHz-Sonde)

b konventionelle Duplexsonografie der Karotisbifurkation

c Farbduplexsonografie der Karotisbifurkation

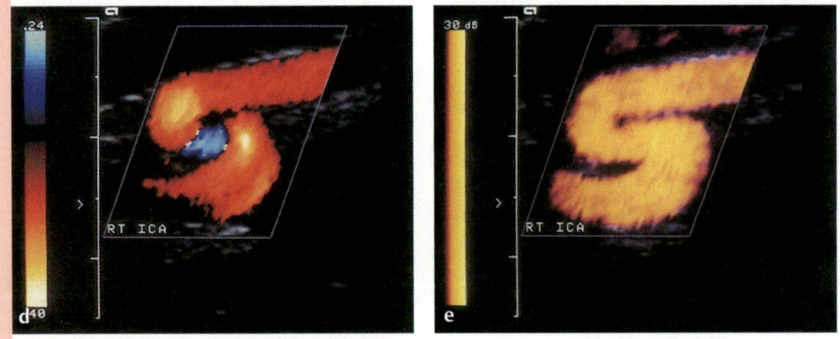

d, e Schleifenbildung der A. carotis interna: velocity mode (**d**), power mode (**e**)

A-3.45 Farbkodierte Duplexsonografie

A-3.45

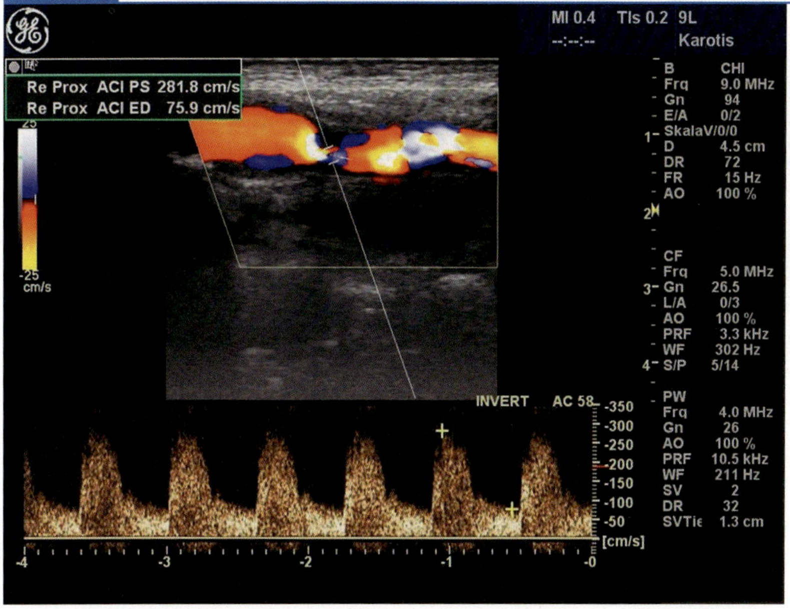

Kurzstreckige, mittelgradige (60- bis 70 %ige) Stenose der rechten A. carotis interna mit einer Flussbeschleunigung im Stenosemaximum auf ca. 280 cm/s.

Indikation: Zur Beurteilung der Aa. carotis und vertebralis bezüglich arteriosklerotischer Wandveränderungen und daraus resultierender Lumneneinengungen ist die Duplexsonografie besonders geeignet. Sie wird in der Erstdiagnostik und Verlaufskontrolle (bei Stenosen nach operativem oder interventionellem Eingriff) sowie bei V. a. **Vaskulitis** und **Dissektion** eingesetzt.

Indikation: Beurteilung der hirnversorgenden Arterien, ihrer Wandveränderungen und Lumeneinengungen vor und nach operativem oder interventionellem Eingriff sowie bei V. a. **Vaskulitis** und **Dissektion**.

Ultraschalldiagnostik der intrakraniellen Gefäße

Transkranielle Dopplersonografie der Hirngefäße

Indikation: Die transkranielle Doppler-Sonografie (Abb. **A-3.46**) ermöglicht die Detektion von intrakraniellen Stenosen der zugänglichen Hirnbasisarterien und ist Mittel der Wahl bei folgenden speziellen Untersuchungen:

- Ein **Rechts-links-Shunt** auf Vorhofebene (persistierendes Foramen ovale [PFO], Vorhofseptumdefekt) ist unmittelbar nach i. v. Injektion eines Ultraschallkontrastmittels indirekt transkraniell im Stromgebiet der A. cerebri media nachweisbar. Die über den kardialen Shunt in den großen Kreislauf gelangende „Kontrastmittelembolie" führt zu einem kurzzeitigen starken Echosignal, das transtemporal abgeleitet werden kann.
- Die Bestimmung der sog. **zerebrovaskulären Reservekapazität** erfolgt durch Vergleich von Flussgeschwindigkeiten während vasodilatorischer Reize (Apnoe bzw. Inhalation CO_2-angereicherter Luft-Gas-Gemische) und vasokonstriktiver Reize (Hyperventilation). Denn in hämodynamisch kritischen Situationen, z. B. bei einem unzureichend kollateralisierten Verschluss der A. carotis interna, ist die Fähigkeit der intrakraniellen Gefäße zu weiterer Dilatation und Verbesserung der Hirndurchblutung aufgehoben.
- Auch eine Detektion und das Monitoring von **Vasospasmen**, insbesondere nach einer Subarachnoidalblutung (SAB), sind mittels transkranieller Doppler-Sonografie möglich.

Ultraschalldiagnostik der intrakraniellen Gefäße

Transkranielle Dopplersonografie der Hirngefäße

Indikation: Die transkranielle Doppler-Sonografie ist Mittel der Wahl

- zum Nachweis **kardialer Rechts-links-Shunts** und
- zur Beurteilung der **zerebrovaskulären Reservekapazität** hinter hochgradigen Gefäßstenosen und Verschlüssen;
- auch die Detektion von **Vasospasmen**, zum Beispiel nach SAB ist möglich.

A-3.46 **Transkranielle Farbduplexsonografie**

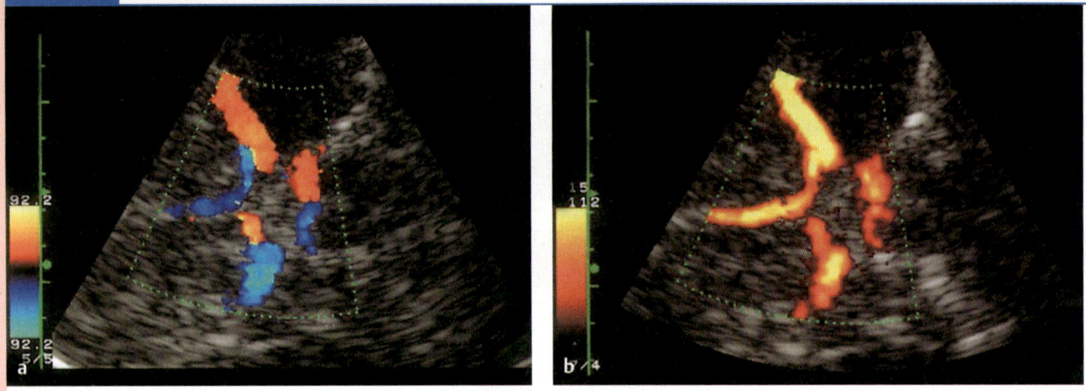

Darstellung der Hirnbasisarterien im Velocity-Mode (**a**) und im Power-Mode (**b**)

Transkranielle Farbduplexsonografie

Technik: Mit der **transkraniellen Farbduplexsonografie** sind die Gefäße in ihrem Verlauf darstellbar. Strömungsrichtung und -geschwindigkeit können bestimmt werden.

Transkranielle Farbduplexsonografie

Technik: Zur Anwendung kommen niederfrequente Schallsonden (2 – 3 MHz) mit kleiner Kontaktfläche.

- Durch das temporale Schallfenster kann die B-Bild-Darstellung intrakranieller Strukturen (oberes Mesenzephalon oder 3. Ventrikel) als anatomische Orientierungsmarken erfolgen.
- Die Farbkodierung ermöglicht die Detektion der Flussrichtung.
- Der Einsatz des Doppler-Modus dient der Bestimmung der Flussgeschwindigkeiten und damit auch der Erkennung von mittel- bzw. hochgradigen Stenosen. Die eingeschränkte Durchschallbarkeit der Temporalschuppe (insbesondere bei höherem Patientenalter) kann durch Anwendung von Ultraschallkontrastmitteln als Signalverstärker ausgeglichen werden. Dies gilt analog auch für die transkranielle Dopplersonografie.

Indikation: Die transkranielle Duplexsonografie erfasst große Teile des **Circulus Willisii** unter gleichzeitiger Detektion der Flussrichtungen und ist in der Beurteilung der **Kollateralen** bei Gefäßverschlüssen auch der MR-und CT-Angiografie überlegen.

Indikation: Prinzipiell sind die Anwendungsgebiete der transkraniellen Dopplersonografie auch auf die Duplexsonografie übertragbar. Vorteile bietet aber die Duplexmethode aufgrund der Erfassung großer Teile des **Circulus arteriosus Willisii** im anatomischen Schnittbild unter gleichzeitiger Detektion der Flussrichtungen. Deshalb ist sie auch am besten geeignet zur Beurteilung von **Kollateralisationswegen** bei vorgeschalteten Gefäßverschlüssen und damit der MR-und CT-Angiografie überlegen.

3.4 Biopsien

► Definition.

3.4 Biopsien

► Definition. Muskel- und Nervengewebeproben werden meist in Gefrier-Paraffin oder Kunstharz aufgearbeitet, um die Schnitte auf vielfältige Weise untersuchen zu können: histochemische und enzymhistochemische, licht- und elektronenmikroskopische sowie immunologische und molekularpathologische Analyse von Muskel- und Nervengewebe. Die minimal invasive Hautbiopsie dient der Untersuchung der intraepidermalen Nervenfaserdichte mittels Immunfluoreszenz-Mikroskopie.

3.4.1 Muskelbiopsie

Technik: Die Biopsie wird an einem **mittelgradig** befallenen Muskel vorgenommen, der vorher nicht nadelmyografisch untersucht wurde (*cave:* Artefakte).

3.4.1 Muskelbiopsie

Technik: Die Muskelbiopsie wird an einem **mittelgradig** befallenen Muskel vorgenommen, da sich bei leichten, aber auch bei hochgradigen Paresen und Atrophien (mit bindegewebigem Umbau) eher uncharakteristische Befunde ergeben. Man biopsiert aus einem vorher nicht nadelmyografisch untersuchten Muskel, weil sonst noch bis zu 6 Wochen danach mit Artefakten zu rechnen ist. Auch eine Kortikosteroidtherapie kann einen myositischen Befund beeinflussen.

A-3.47 Muskelbiopsie

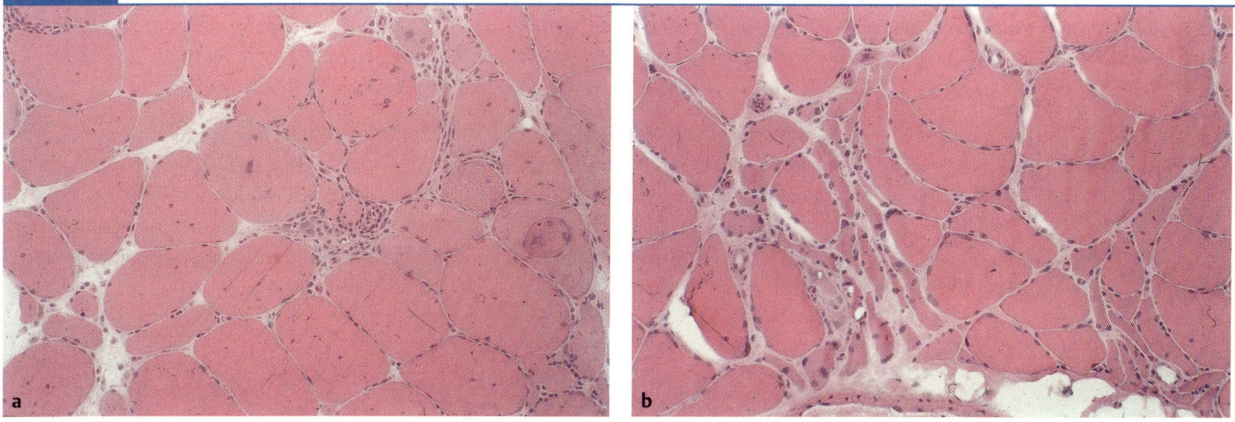

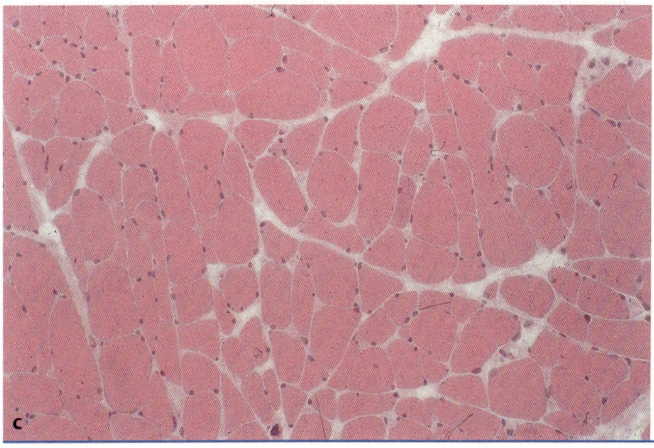

Lichtmikroskopische Aufnahmen von Muskelbiopsaten (Querschnitt).
a Myopathie: Deutliche Kalibervariation der Muskelfasern; kleine atrophische Fasern neben hypertrophischen, abgerundeten Fasern mit zentral liegendem Kern. Auffällig verbreiterte Bindegewebssepten. Vereinzelt Myophagie (rechter Bildrand) (vgl. S. 502).
b Myositis: Entzündliche (lymphozytäre und histiozytäre) Infiltrate zwischen atrophischen Muskelfasern (vgl. S. 483).
c Muskelatrophie: Im Muskelbiopsat sieht man eine feldförmig gruppierte, gleichmäßige Faseratrophie als Folge einer Denervierung einzelner motorischer Einheiten. Die atrophischen Muskelfasern sind abgeflacht, die Kerne randständig aufgereiht (vgl. S. 221).

Bei schwieriger Differenzialdiagnose kann ein für die Biopsie geeigneter befallener Muskel mittels Sonografie oder MRT bestimmt werden. In Lokalanästhesie wird ein Muskelfaserbündel (0,5 cm³) exzidiert. Ein Teil der histologischen Färbungen und histochemischen Untersuchungen wird an unfixiertem, tiefgefrorenem Muskelgewebe vorgenommen. Die Fixation für den Versand eines Präparats zur elektronenmikroskopischen Untersuchung erfolgt in Glutaraldehyd, die Einbettung in Kunstharz. Für biochemische Untersuchungen genügt eine Nadelbiopsie, die auch bei Kindern bevozugt wird.

Man exzidiert ein Muskelfaserbündel (0,5 cm³). Die histologisch-histochemische Untersuchung erfolgt an unfixiertem, tiefgefrorenem oder fixiertem asserviertem Muskelgewebe.

Indikation: Die Muskelbiopsie ist einer der letzten differenzialdiagnostischen Schritte. Tab. **A-3.4** gibt einen Überblick über die wichtigsten Indikationen und Befunde. Eine Muskelfaserdegeneration kann lichtmikroskopisch nachgewiesen werden (Abb. **A-3.47**). Die Differenzierung neurogener und myogener Atrophien erfordert gelegentlich auch elektronenoptische und enzymhistochemische Untersuchungen.

Indikation: Zu den wichtigsten Indikationen und Befunden der Muskelbiopsie siehe Tab. **A-3.4** u. Abb. **A-3.47**.

A-3.4 Myopathisches, myositisches und neurogenes Gewebe-Syndrom

Myopathisches Syndrom	Myositisches Syndrom	Neurogenes Syndrom
disseminierte Degeneration einzelner Muskelfasern	entzündliche, perivaskuläre, interstitielle Infiltrate	feldförmig gruppierte Muskelfaseratrophie

A-3.4

3.4.2 Nervenbiopsie

Technik: Die mikrochirurgische Exstirpation eines Nervenstücks oder -faszikels in Lokalanästhesie erfolgt meist aus dem relativ dicken, rein sensiblen **N. suralis**. Anschließend wird das Präparat zur licht-, phasen- oder elektronenmikroskopischen Untersuchung fixiert.

Indikation: Diagnostik und Differenzialdiagnostik einer Reihe von Polyneuropathien, insbesondere bei Verdacht auf Amyloidose oder eine vaskuläre Genese der Läsion peripherer Nerven, wie z. B. bei Panarteriitis nodosa (Abb. **B-2.26**), erfordert die histologische Klärung.

3.4.2 Nervenbiopsie

Technik: Mikrochirurgische Exstirpation eines Nervenstücks (N. suralis) zur histologischen Untersuchung.

Indikation: Diagnostische Abklärung von Neuropathien. Zur Nervenbiopsie siehe Abb. **B-2.26**.

3.4.3 Hautbiopsie

Technik: Bei der Entnahme einer Stanze am Unterschenkel wird die Epidermis bis zu einer Tiefe von 3 – 4 mm erfasst.

Indikation: Analyse der intraepidermalen Nervenfaserdichte mittels Immunfluoreszenzmikroskopie, v. a. zur Diagnostik der „Small-fiber"-Neuropathie (SFN).

3.4.3 Hautbiopsie

Technik: Unter sterilen Bedingungen entnimmt man eine Hautstanze mit einem Durchmesser von 3 mm meist am Unterschenkel (10 cm oberhalb des Malleolus lateralis). Die Epidermis wird bis zu einer Tiefe von 3 – 4 mm erfasst.

Indikation: Die Nervenfaserdichte der Epidermis lässt sich mittels Immunfluoreszenzmikroskopie bestimmen. Die Hautbiopsie kann auch in neurografisch ungeklärten Fällen einer schmerzhaften Mono- oder Neuropathie hilfreich sein, insbesondere in der Diagnostik der „Small-fiber"-Neuropathie (SFN), bei der nur die dünnen, marklosen und schwach myelinisierten Nervenfaserafferenzen (C-Fasern) betroffen sind. Zu weiteren Indiktionen s. S. 233 und S. 286.

B

Spezielle Neurologie

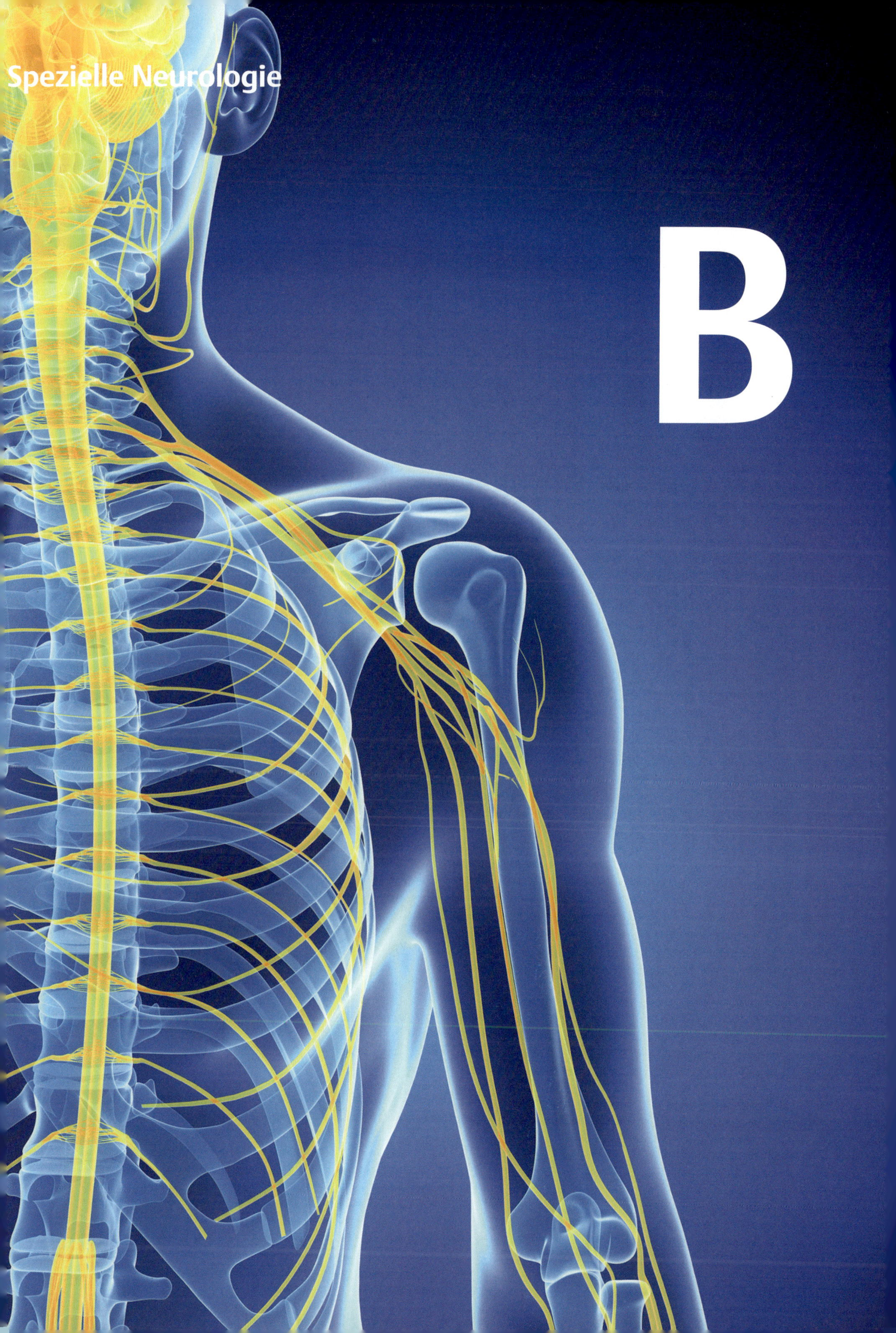

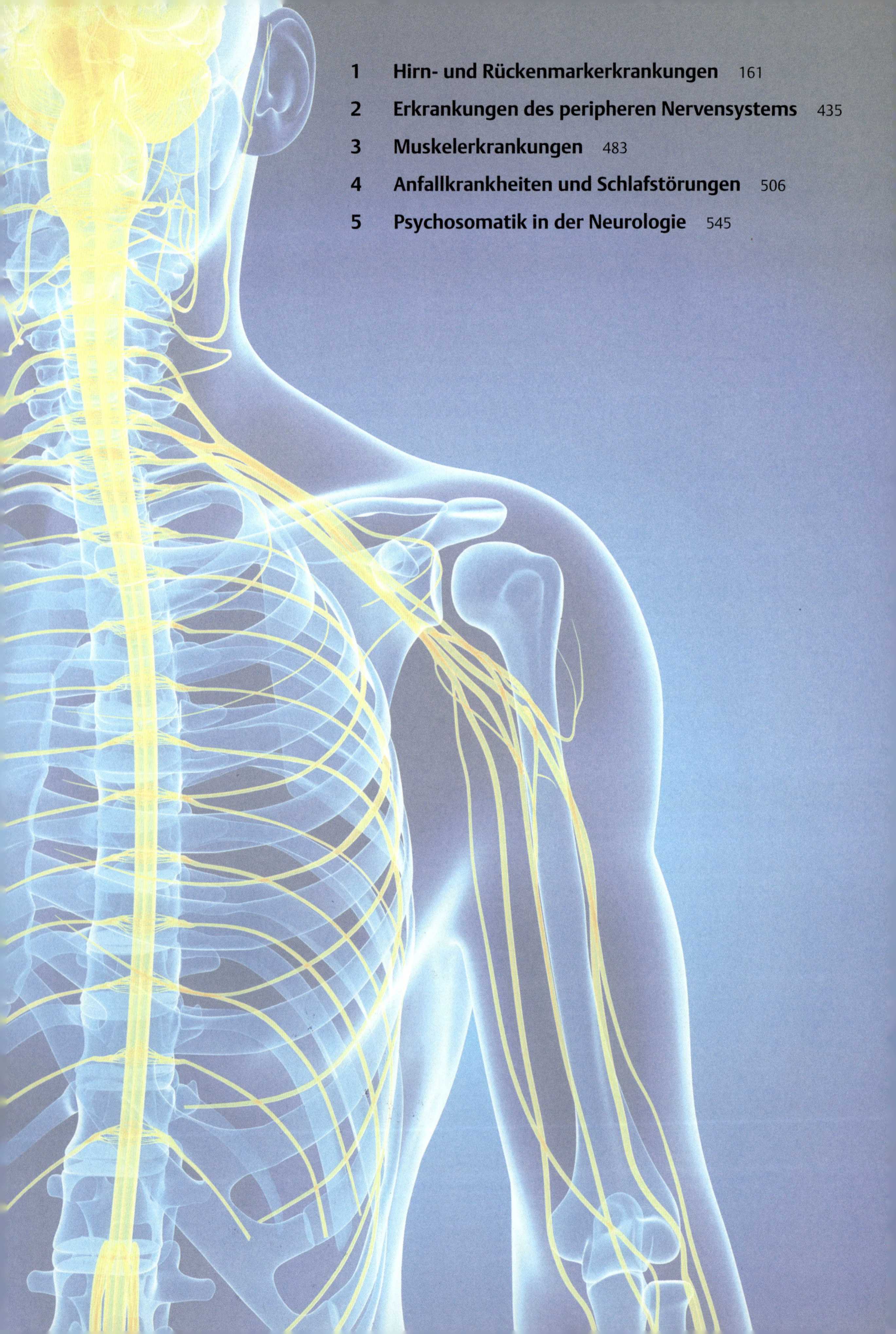

1 Hirn- und Rückenmarkerkrankungen

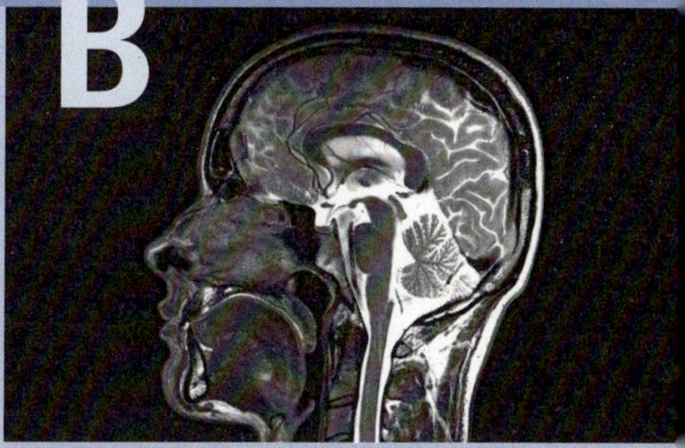

1.1 Fehlbildungen und Entwicklungsstörungen des Gehirns und Rückenmarks

► Überblick. 10 – 15 % aller Fehlbildungen entfallen auf das Zentralnervensystem, davon wird fast die Hälfte bereits bei der Geburt diagnostiziert. Oft wird die Diagnose jedoch erst später im Leben gestellt, wenn eine Entwicklungsverzögerung, Verhaltensauffälligkeiten oder die Manifestation einer Epilepsie diagnostische Maßnahmen nach sich ziehen. Man unterscheidet:

- prä-, peri- oder postnatal erworbene Schädigungen des bis dahin regelrecht entwickelten Gehirns, oft mit der Folge einer infantilen Zerebralparese oder extrapyramidalen, zerebellaren und kognitiven Entwicklungsstörungen (z. T. mit dem Begriff frühkindliche Hirnschädigung umschrieben)
- Entwicklungs- und Reifestörungen (Migrations- und Differenzierungsstörungen)
- Anlagestörungen (wie z. B. Dyraphien)
- Fehlbildungen (z. B. Chiari-Malformation)
- genetisch determinierte neurokutane Syndrome (Phakomatosen).

In diesem Kapitel werden Entwicklungs- und Fehlbildungssyndrome, die auch für die Neurologie des Erwachsenenalters relevant sind, dargestellt. Die vielfältigen Erscheinungsbilder von Entwicklungsverzögerungen und -störungen im Kindesalter sowie deren differenzierte Diagnostik und Therapie ist Domäne der Neuropädiatrie.

1.1.1 Migrations- und Differenzierungsstörungen des Gehirns

► Definition. Es handelt sich um embryonale bzw. fetale Störungen der Hirnentwicklung. Die Zellproliferation und -migration erfolgt in der 6. – 24. Woche. Ist sie gestört, hat dies eine fehlerhafte Schichtendifferenzierung des Kortex zur Folge. Nachdem die Neuroblasten ihren endgültigen Zielort erreicht haben, differenzieren sie sich in verschiedene Typen von Neuronen und Gliazellen. Störungen der Differenzierung können sich noch im Zeitraum bis zum 6. Monat einstellen.

Epidemiologie: Die Prävalenz von Fehlbildungen und Entwicklungsstörungen wird insgesamt auf 0,1 – 0,9 % geschätzt. Einige Differenzierungsstörungen des Gehirns, wie z. B. isolierte Balkenhypoplasien oder -aplasien und Arachnoidalzysten, die oft asymptomatisch sind, finden sich bei neuroradiologischen Untersuchungen als Zufallsbefund in bis zu 2 bzw. 4 %.

Symptomatologie: Das Ausmaß einer Störung der motorischen, zerebellaren, neuropsychologischen und/oder intellektuellen Entwicklung ist sehr variabel und hängt von der Schwere der Entwicklungsstörung des Gehirns ab. Symptome als Folge weiterer Fehlbildungen oder Entwicklungsstörungen, wie Seh- oder Hörstörungen, oder als Folge eines Hydrozephalus (S. 165) können hinzukommen. Einzelne Fehlbildungssyndrome wie z. B. die Balkenagenesie gehen überwiegend mit neuropsychologischen Störungen einher, die im Alltag gut kompensiert werden. Insbesondere

1.1 Fehlbildungen und Entwicklungsstörungen des Gehirns und Rückenmarks

► Überblick.

1.1.1 Migrations- und Differenzierungsstörungen des Gehirns

► Definition.

Epidemiologie: Die Prävalenz von Fehlbildungen und Entwicklungsstörungen wird insgesamt auf 0,1 – 0,9 % geschätzt.

Symptomatologie: Das Ausmaß einer Störung der motorischen, zerebellaren, neuropsychologischen und/oder intellektuellen Entwicklung ist sehr variabel und hängt von der Schwere der Entwicklungsstörung des Gehirns ab. Häufig manifestiert sich eine **Epilepsie**.

bei umschriebenen kortikalen Entwicklungsstörungen ist die frühkindliche und intellektuelle Entwicklung oft ungestört; es kann sich aber im Verlauf der Hirnreife im Kindes- oder Jugendalter eine **Epilepsie** manifestieren.

Ätiopathogenese: Vielfältige Noxen können die Anlage und Differenzierung des Gehirns in der Embryonal- und Fetalzeit beeinträchtigen.

Lissenzephalie und Schizenzephalie stellen schwere Migrationsstörungen dar. Eine schwere zystische Enzephalopathie wird kaum überlebt (Abb. **B-1.1**). Die **Polymikrogyrie** kann das gesamte Gehirn betreffen (Abb. **B-1.2**). Demgegenüber bleiben **fokale kortikale Dysplasien** und **Heterotypien** auf umschriebene Hirnbereiche begrenzt. Eine **Hypo- oder Aplasie des Balkens** ist oft mit weiteren Fehlbildungen assoziiert (Abb. **B-1.3** u. Abb. **B-1.4**).

Ätiopathogenese: Die die Anlage und Differenzierung des Gehirns in der Embryonal- und Fetalzeit beeinträchtigenden Noxen sind vielfältig und reichen von der kurzzeitigen Einwirkung eines Toxins (z. B. Antibiotikum) bis zu Stoffwechselstörungen (z. B. Diabetes mellitus). Auch genetische Faktoren können eine Rolle spielen.
Schwere Migrationsstörungen sind die Lissenzephalie, bei der das Gehirn keine oder nur wenige unvollständige Gyri zeigt, und die Schizenzephalie mit Schlitz- oder Spaltbildungen des Gehirns, die sich vom Ventrikelependym bis zur Gehirnoberfläche erstrecken. Eine schwere zystische Enzephalopathie mit Hydrozephalus wird kaum überlebt (Abb. **B-1.1**). Eine **Polymikrogyrie**, bei der die Gyri nicht nur deutlich kleiner und vielfältig gefurcht sind, sondern auch der Rindenaufbau meist nicht in allen Schichten regelrecht ist, kann das gesamte Gehirn (Abb. **B-1.2**) oder einzelne Stellen betreffen. Bei der **fokalen kortikalen Dysplasie** sind die Gyrierungsstörungen auf einzelne Areale des Kortex beschränkt (Abb. **B-4.7 a**). Häufig sind der frontale Kortex und die Sylvische Fissur betroffen. Im Verlauf der Migration können einzelne Neuroblasten zurückbleiben und sich an „falscher Stelle" differenzieren. Solche **Heterotopien** finden sich als noduläre, laminäre oder streifige Nester grauer Substanz vorwiegend im periventrikulären Marklager (Abb. **B-1.3** und Abb. **B-4.7 c**, S. 526). Eine isolierte **Hypo- oder Aplasie des Balkens** stellt oft einen Zufallsbefund dar (Abb. **B-1.3** u. Abb. **B-1.4**); häufig besteht aber eine Assoziation mit Migrationsstörungen oder auch einer Chiari-Malformation (S. 174).

B-1.1 Polyzystische Enzephalopathie

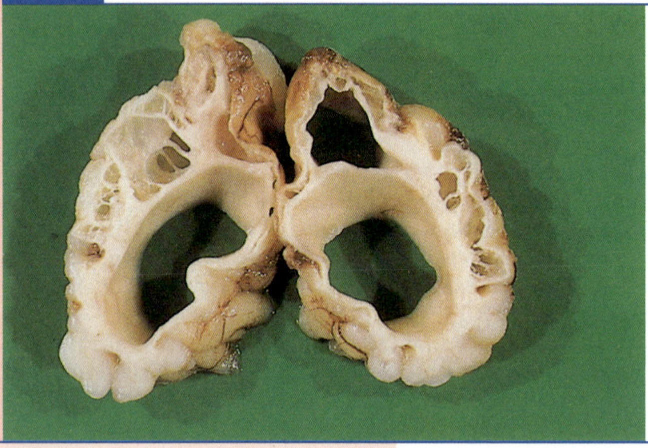

4 Monate alt gewordener Säugling. Früh-Mangelgeburt der 32. SSW mit peripartalem Schock und Atemnot-Syndrom.
Pathologischer Befund: Aufsicht von vorn, stirnparallele Schnittführung durch die Parietookzipitalregion. Hydrocephalus internus, grobzystische Leukomalazie im periventrikulären Marklager.

B-1.2 Polymikrogyrie

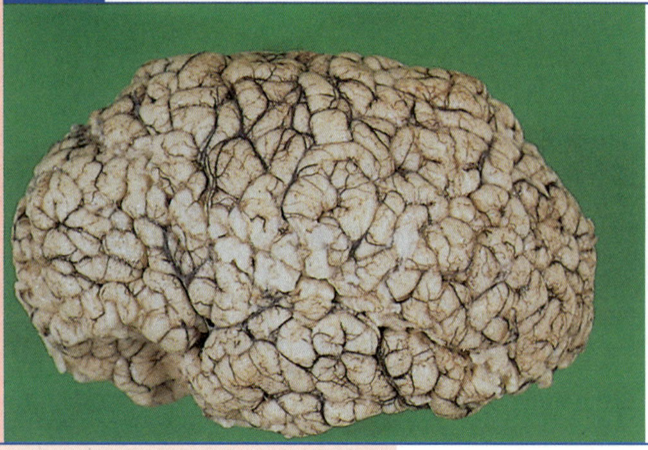

2-jähriges Kind, gestorben an respiratorischer Insuffizienz infolge chronischer Aspirationspneumonie. Ventrikeldrainage wegen Hydrozephalus bei Chiari-Fehlbildung.
Pathologischer Befund: Aufsicht auf die linke Großhirnkonvexität von lateral. Deutlich verkleinertes, unregelmäßig geknäueltes Windungsmuster.

B-1.3 Komplexe zerebrale Fehlbildung

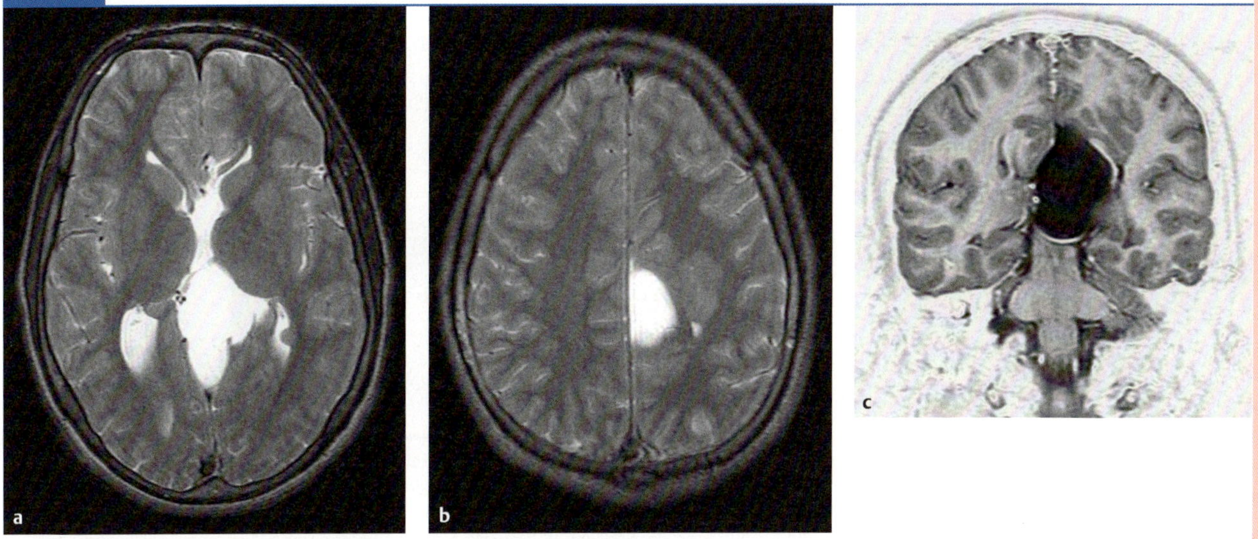

MRT eines 28-jährigen Mannes, der einen ersten tonisch-klonischen Anfall erlitt.

a Interhemisphärielle Zyste dorsolateral des 3. Ventrikels, die diesen nach kranial verdrängt. Noduläre Heterotopie grauer Substanz an der lateralen Wand des linken Seitenventrikels, in diesen hineinragend. Gyrierungsstörung der frontalen Hirnrinde im Bereich des Interhemisphärenspalts. Axiales T 2-Bild.

b Ausdehnung der Zyste im Interhemisphärenspalt bis nach parasagittal links. Daran angrenzend Gyrierungsstörung und Heterotopie im parietalen Marklager links. Axiales T 2-Bild.

c Verdrängung des 3. Ventrikels durch die sich interhemisphäriell ausdehnende Zyste. Kranial der Zyste Heterotopie grauer Substanz im parietalen Marklager links. Agenesie des Corpus callosum. Koronares invertiertes T 2-Bild.

B-1.4 Porenzephale Zyste und Balkendysplasie

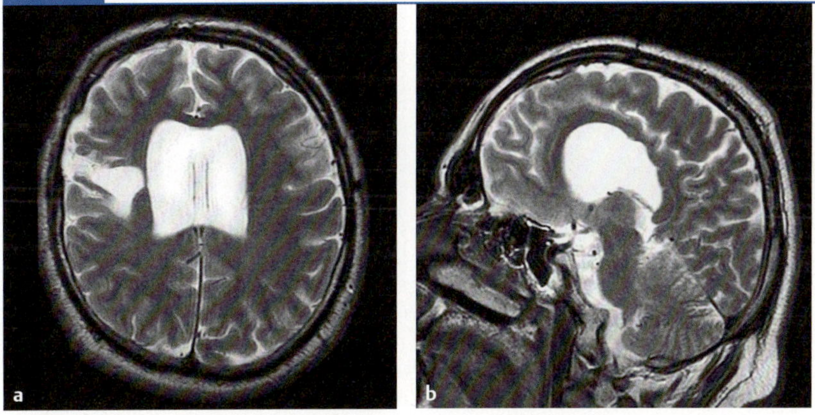

MRT eines 37-jährigen Mannes mit fokaler Epilepsie (s. u.: Klinischer Fall).
a Erweitertes und verplumptes Ventrikelsystem, Cavum vergae. Asymmetrie mit kleinerer rechter Hemisphäre. In Höhe der Inselregion, das Operkulum durchziehend, porenzephale Zyste, die sich bis an den Seitenventrikel ausdehnt, zu ihm aber keine Verbindung hat. Gyrierungsstörung an der unteren Begrenzung der Zyste. Axiales T 2-Bild.
b Erweiterter Ventrikel. Dysplasie des Balkens im hinteren Anteil. Sagittales T 2-Bild.

B-1.4

Nach ausgedehnten frühkindlichen Infarkten findet man gelegentlich **porenzephale Zysten**, die durch die graue und weiße Substanz verlaufen und sowohl mit den inneren als auch den äußeren Liquorräumen in Verbindung stehen können (Abb. **B-1.4** und Abb. **B-1.5**). **Arachniodalzysten** liegen zwischen Arachnoidea und Pia als Folge einer Differenzierungsstörung der Leptomeningen. Sie sind am häufigsten am Temporalpol lokalisiert und bleiben meist asymptomatisch (Abb. **B-1.6**).

Porenzephale Zysten verlaufen durch die graue und weiße Substanz (Abb. **B-1.4** und Abb. **B-1.5**). **Arachnoidalzysten** liegen in den Leptomeningen, meist am Temporalpol (Abb. **B-1.6**).

B-1.5

B-1.5 Porenzephalie

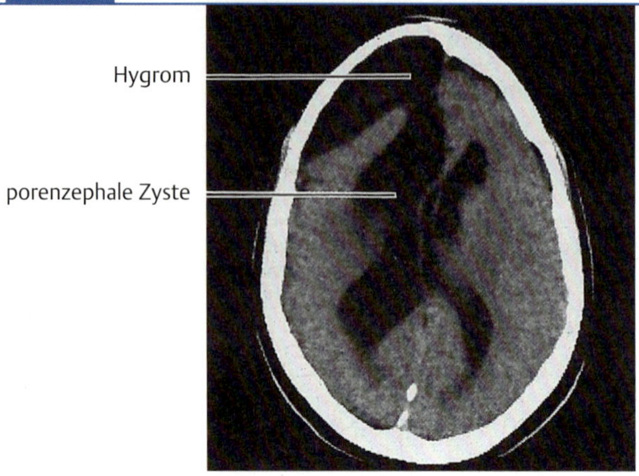

Das CT einer 24-jährigen Patientin mit fokaler Epilepsie, Hemiatrophie und Hemiparese der linken Körperhälfte zeigt eine porenzephale Zyste mit Kontakt zum Vorderhorn des erweiterten rechten Seitenventrikels. Frontal rechts stellt sich ein ebenfalls liquorisodenses Hygrom dar. Die Ausdünnung der Schädelkalotte weist auf den frühkindlichen Ursprung des Hygroms hin.

B-1.6

B-1.6 Arachnoidalzyste

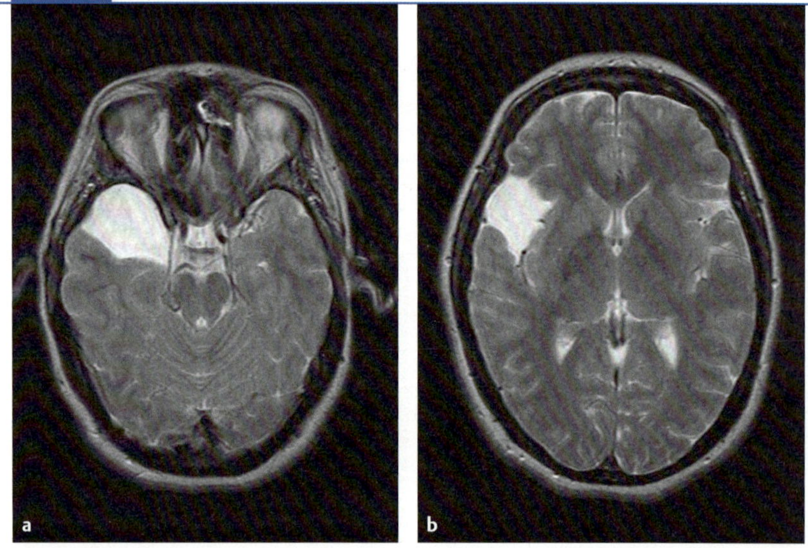

MRT einer 35-jährigen Frau, das wegen einer Migräne mit Aura durchgeführt wurde. Die Arachnoidalzyste stellt einen Zufallsbefund dar.

a Rechts temporopolar flüssigkeitsäquiintense Formation mit 3 × 4 cm Durchmesser. Axiales T 2-Bild.

b Die Zyste erstreckt sich nach kranial bis zum parietalen Operkulum. Axiales T 2-Bild.

Diagnostik: Methode der Wahl zur Darstellung von Migrations- und Differenzierungsstörungen des Gehirns ist die **MRT**.

Diagnostik: Methode der Wahl zur Darstellung von Migrations- und Differenzierungsstörungen des Gehirns ist die **MRT**. Sie wird bei Entwicklungsstörungen in der Kindheit eingesetzt und ist unverzichtbar in der Diagnostik fokaler Epilepsien. Nicht selten deckt die MRT komplexe Fehlbildungen auf, bei denen Migrationsstörungen der grauen Substanz, Zysten und Hydrozephalus nebeneinander bestehen (Abb. **B-1.3** und Abb. **B-1.4**).
Bei pharmakoresistenten Epilepsien ist eine umfangreiche prächirurgische Epilepsiediagnostik zur Bestimmung des epileptogenen Areals, das über die kernspintomografisch erkennbare morphologische Läsion hinausgehen kann, indiziert (S. 523).

Differenzialdiagnose: Bildmorphologisch sind niedriggradige Gliome, Fehlbildungstumoren und Zysten abzugrenzen.

Differenzialdiagnose: Gelegentlich ist die Abrenzung einer fokalen kortikalen Dysplasie von einem niedriggradigen Gliom (Astrozytom, Gangliogliom) in der Kernspintomografie schwierig. Auch Fehlbildungstumoren wie dysembryoplastische neuroepitheliale Tumoren (DNT, Abb. **B-4.7 d**) und Kavernome sind abzugrenzen.

Therapie und Verlauf: Der Art der Störung entsprechend ist im Kindesalter eine neuropädiatrische und sozialpädagogische Behandlung und Betreuung erforderlich. Besteht ein Hydrozephalus, muss dieser mit einer Shuntanlage abgeleitet werden (S. 176). Im späteren Lebensalter steht oft die Epilepsiebehandlung im Vordergrund. Fokale symptomatische **Epilepsien** bei umschriebenen kortikalen Dysplasien oder Heterotopien sind häufig medikamentös nicht ausreichend behandelbar. Wenn die epilepsiechirurgische Diagnostik diesea als Anfallsursprung lokalisieren kann, stellt ein epilepsiechirurgischer Eingriff gegebenenfalls eine Therapieoption dar (S. 516).

Therapie und Verlauf: Der Art der Störung entsprechend ist im Kindesalter eine neuropädiatrische und sozialpädagogische Behandlung und Betreuung erforderlich. Im späteren Lebensalter steht oft die Epilepsiebehandlung im Vordergrund. Bei fokalen **Epilepsien** in Folge einer kortikalen Dysplasie kommt gelegentlich ein epilepsiechirurgischer Eingriff in Betracht (S. 516).

▶ Klinischer Fall. Der 37-jährige Fliesenleger stellte sich zur Therapieoptimierung bei bisher pharmakoresistenter fokaler Epilepsie vor. Die Epilepsie hatte sich im 8. Lebensjahr mit einem tonisch-klonischen Anfall manifestiert. Unter antiepileptischer Therapie mit verschiedenen Antiepileptika waren selten tonisch-klonische, zuletzt vermehrt komplex fokale Anfälle aufgetreten, die mit einer Verkrampfung der linken Hand und Halsseite beginnen, an die sich eine kurze Phase fehlender Reaktivität anschließt, in der ein ängstlicher Gesichtsausdruck und mehrmaliges Schlucken auffallen. Schwangerschaft der Mutter und Geburtsverlauf seien unauffällig gewesen. Im Säuglingsalter seien subdurale Hygrome operativ entfernt worden, die frühkindliche Entwicklung jedoch normal gewesen. Die nun erstmals durchgeführte Kernspintomografie zeigte eine porenzephale Zyste frontotemporal rechts mit angrenzender Polymikrogyrie und eine Balkendysplasie (Abb. **B-1.4**).

▶ Klinischer Fall.

1.1.2 Hydrozephalus

1.1.2 Hydrozephalus

▶ Definition. Unter Hydrozephalus versteht man eine Erweiterung der inneren und/oder äußeren Liquorräume des Gehirns. Man unterscheidet: Verschlusshydrozephalus und kommunizierenden Hydrozephalus (S. 165). Bei einem fehlbildungsbedingten Hydrozephalus handelt es sich meist um einen Verschlusshydrozephalus. Eine Zunahme der Liquormenge durch Abflussbehinderung oder mangelnde Resorption führt zur intrakraniellen Drucksteigerung.

▶ Definition.

Symptomatologie: Das Erscheinungsbild des Hydrozephalus hängt ab von der Art der Liquorzirkulationsstörung (Verschluss- oder kommunizierender Hydrozephalus), der Manifestation (kongenital oder im Kindes- bzw. Erwachsenenalter erworben) und dem akuten oder chronischen Verlauf. Den Hydrozephalusformen gemeinsam ist die intrakranielle Drucksteigerung.

Symptomatologie: Das Erscheinungsbild des Hydrozephalus hängt von der Ätiologie, dem Manifestationszeitpunkt und seiner Entwicklung ab.

Bei **Säuglingen und Kleinkindern** fällt ein ausgeprägter Hydrozephalus durch Zunahme des Kopfumfangs, Hervortreten der vergrößerten Fontanellen und vermehrte Füllung der oberflächlichen Venen auf. Die **Dehiszenz der Schädelnähte**, die während der 1. Lebensjahre bei akutem Druckanstieg schon innerhalb von 2 Wochen erfolgt, ist bis zum 10. Lebensjahr durch Nahtsprengung noch möglich. Erst wenn der zunehmende Druck nicht mehr kompensiert werden kann, stellen sich Hirndruckzeichen ein. Anfangs ist das Neugeborene unruhig und geräuschempfindlich, es kommt zur **Vigilanzstörung**, zu Opisthotonus und spastischen Paresen. Charakteristische Hirndruckzeichen, insbesondere beim Kleinkind, sind eine ein- oder beidseitige Abduzensparese und ein Parinaud-Syndrom (S. 39). Durch die vertikale Blickparese und kompensatorische Lidretraktion steht die Pupille auf Höhe des Unterlids („Sonnenuntergangsphänomen").

Bei **Säuglingen und Kleinkindern** erkennt man einen ausgeprägten Hydrozephalus an der Zunahme des Kopfumfangs, dem Hervortreten der Fontanellen und der **Dehiszenz der Schädelnähte.** Bei fehlendem Druckausgleich stellen sich Hirndruckzeichen ein. Es kommt zur **Vigilanzstörung**, Opisthotonus und besonders bei Kleinkindern zu Abduzensparese und Parinaud-Syndrom (S. 39).

Im **Erwachsenenalter** ruft ein akut einsetzender Hydrozephalus **Hirndruckzeichen** hervor (S. 105). Chronische Hirndruckzeichen oder ein intermittierender Verschlusshydrozephalus mit hydrozephalen Krisen können sich auch noch im Jugend- oder Erwachsenenalter bei Änderung der Abflussverhältnisse des Liquors, ggf. infolge leichter Kopftraumen oder intraventrikulärem Fehlbildungstumor, einstellen (S. 320).

Im **Erwachsenenalter** manifestiert sich ein **akut** einsetzender Hydrozephalus mit **Hirndruckzeichen** (S. 105).

Ätiopathogenese: Eine Liquorblockade auf Ebene der Ventrikel, insbesondere der Engpässe (Foramen Monroi und Aquädukt), oder fehlender Abfluss aus dem 4. Ventrikel führt zum **Hydrocephalus occlusus** (Abb. **B-1.7**). Die Seitenventrikel und je nach Verschlusshöhe auch der 3. Ventrikel sind erweitert. Eine Atresie des Aquädukts und Malformationen des kraniozervikalen Übergangs (S. 172) sind die häufigsten Ursachen (Abb. **A-2.62**, S. 108). Die Assoziation mit einer Spina bifida ist eng.

Ätiopathogenese: Der **Hydrocephalus occlusus** ist Folge einer Liquorblockade und führt zur Ventrikelerweiterung (Abb. **B-1.7**). Häufigste Ursachen sind Malformationen des kraniozervikalen Übergangs (S. 172) und eine Atresie des Aquädukts (Abb. **A-2.62**, S. 108).

B-1.7 **Hydrocephalus occlusus**

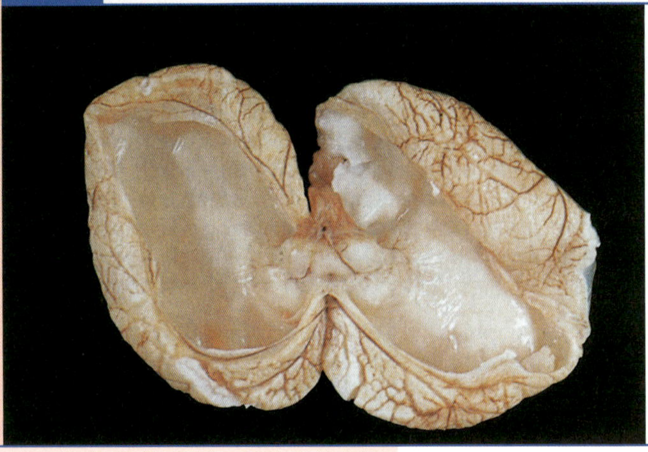

Einen Tag altes Neugeborenes mit multiplen Fehlbildungen. Pathologischer Befund: Aufsicht auf die auseinandergeklappten Großhirnhemisphären von oben, Balken durchtrennt, Seitenventrikel eröffnet. Extreme Aussackung der Seitenventrikel und papierdünn ausgezogene Hirnrinde bei Atresie des Aquädukts.

Ein genetischer Hydrozephalus mit Aquäduktstenose bei X-chromosomal rezessivem Erbgang ist sehr selten und kommt nur bei Jungen vor. Eine akute, intermittierende Liquorblockade mit der Folge einer hydrozephalen Krise kann durch eine Foramen-Monroi-Zyste und intraventrikuläre Tumoren hervorgerufen werden.

Der **Hydrocephalus malresorptivus** findet sich bei Störung der Liquorzirkulation und -resorption infolge einer Arachnopathie und geht mit einer Erweiterung meist der inneren und äußeren Liquorräume einher (Abb. **A-2.62**, S. 108).

Auch ein **Hydrocephalus malresorptivus** kann Ursache eines frühkindlichen Hydrozephalus sein. Er beruht auf einer Liquorzirkulationsstörung im Subarachnoidalraum oder verminderter Resorption an den Pacchioni-Granulationen durch posthämorrhagische oder postinfektiöse Verklebung der Meningen (Arachnopathie, Abb. **A-2.62**, S. 108). Unreife Frühgeborene sind besonders gefährdet periventrikuläre Hirnblutungen sowie subdurale Hämatome zu entwickeln.

Diagnostik: Bei der neurologischen Untersuchung ist insbesondere auf Hirndruckzeichen zu achten (S. 105). Ein Hydrozephalus stellt sich computertomografisch dar; zur Ursachenklärung ist aber immer eine kraniale **Kernspintomografie** mit Darstellung insbesondere auch des kraniozervikalen Übergangs erforderlich (Abb. **B-1.4**).

Diagnostik: Bei der neurologischen Untersuchung ist insbesondere auf Hirndruckzeichen zu achten (S. 105.). Ein Hydrozephalus stellt sich computertomografisch dar; zur Ursachenklärung ist aber immer eine kraniale **Kernspintomografie** mit Darstellung insbesondere auch des kraniozervikalen Übergangs erforderlich (Abb. **B-1.4**). Da das Schädelwachstum eng mit der Hirnentwicklung korreliert, finden sich computertomografisch auch eine Dichte- und Dickeänderung der Kalotte und gelegentlich Nahtschlussanomalien. Gelegentlich wird erst spät anlässlich einer bildgebenden Untersuchung wegen unspezifischer Beschwerden der Hydrozephalus entdeckt.

Differenzialdiagnose: Bei komplexen Fehlbildungen sind mit den Ventrikeln kommunizierende Höhlen (Porenzephalie, Abb. **B-1.5**) und Zysten (Abb. **B-1.3** u. Abb. **B-1.4**) – die auch gleichzeitig vorliegen können – abzugrenzen. **Arachnoidalzysten** sind Folge einer Differenzierungsstörung der Leptomeningen, meist am Temporalpol lokalisiert und asymptomatisch (Abb. **B-1.6**).

Differenzialdiagnose: Bei **komplexen Fehlbildungen** sind tiefe, eventuell mit den Ventrikeln kommunizierende Höhlen (Porenzephalie, Abb. **B-1.5**) und Zysten (Abb. **B-1.3** u. Abb. **B-1.4**) – die auch gleichzeitig vorliegen können – abzugrenzen. Isolierte Zysten des Septum pellucidum oder ein Cavum vergae sind in der Regel asymptomatisch. **Arachnoidalzysten** sind Folge einer Differenzierungsstörung der Leptomeningen (Abb. **B-1.6**). Selten rufen sie entsprechend der Lokalisation in der hinteren Schädelgrube oder durch Kompression des Aquädukts eine Liquorzirkulationsstörung hervor (S. 121).

Therapie: Bei Hirndruckzeichen ist eine Liquorableitung über einen Shunt erforderlich:
- über die V. jugularis in den rechten Herzvorhof (ventrikuloatrialer Shunt) oder
- in das Peritoneum (ventrikuloperitonealer Shunt).

Therapie: Bestehen Hirndruckzeichen, ist eine Liquorableitung über einen Shunt erforderlich. Die Ableitung erfolgt entweder über die V. jugularis in den rechten Herzvorhof (ventrikuloatrialer Shunt) oder in das Peritoneum (ventrikuloperitonealer Shunt). Ein dem Katheter zwischengeschalteter Pumpenteil ermöglicht die transkutane Kontrolle der Shuntfunktion. Häufigste Komplikationen sind Thrombosen der V. jugularis oder peritoneale Verwachsungen an der Katheterspitze.

1.1.3 Dysrhaphische Syndrome

▶ Überblick.

1.1.3 Dysrhaphische Syndrome

▶ **Überblick.** Dysrhaphische Störungen (Rhaphe = Naht) oder Neuralrohrdefekte sind Folge einer Störung der Schließungsprozesse der Neuralplatte. Der Ausprägungsgrad reicht vom Anenzephalus, der nicht mit dem Leben vereinbar ist, bis zur häufig asymptomatischen Spina bifida occulta. Gelegentlich treten mehrere dysrhaphische Störungen kombiniert auf.

B-1.8 Spinale Neuralrohrdefekte B-1.8

Spina bifida	Schließungsdefekt
Rachischisis 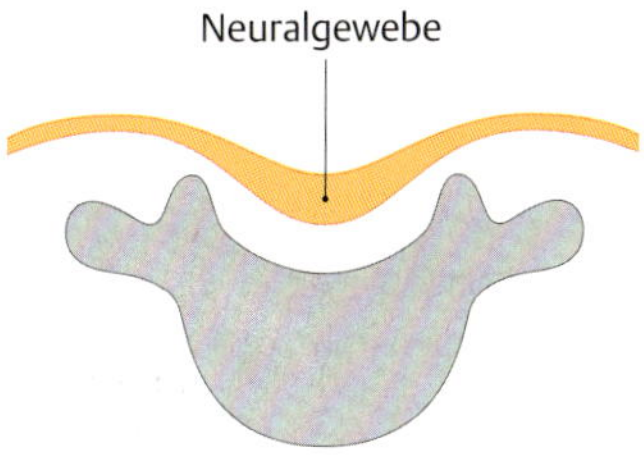	fehlender Neuralrohrschluss mit unbedeckter Neuralplatte
Meningomyelozele 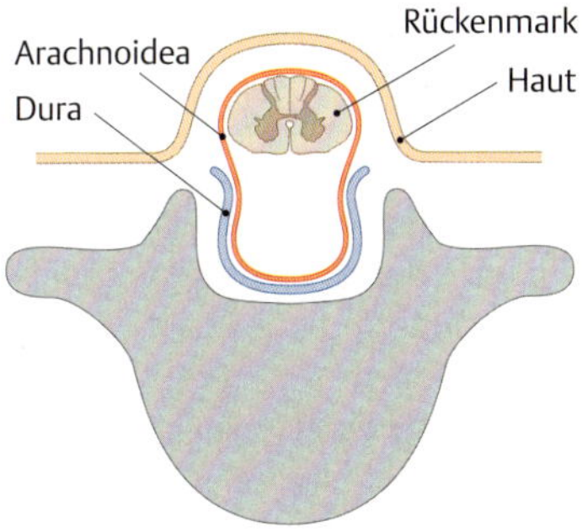	Prolaps des Rückenmarks einschließlich Arachnoidea, entweder von Haut bedeckt (Spina bifida cystica) oder offen (Spina bifida aperta) im duralen und knöchernen Defekt
Meningozele 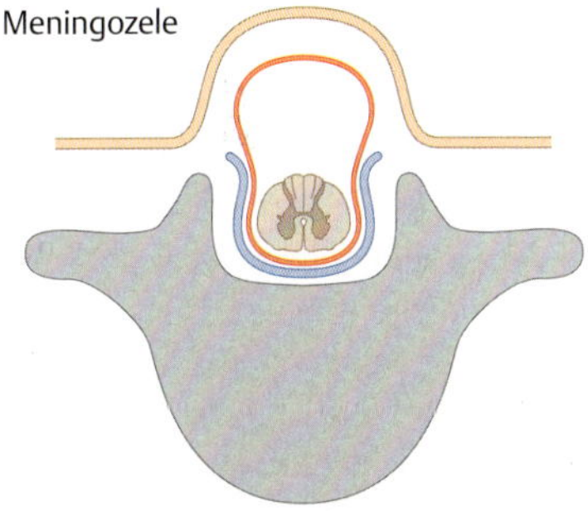	Prolaps der Arachnoidea bei normaler Rückenmarkslage im duralen und knöchernen Defekt, von Haut bedeckt.
Spina bifida occulta 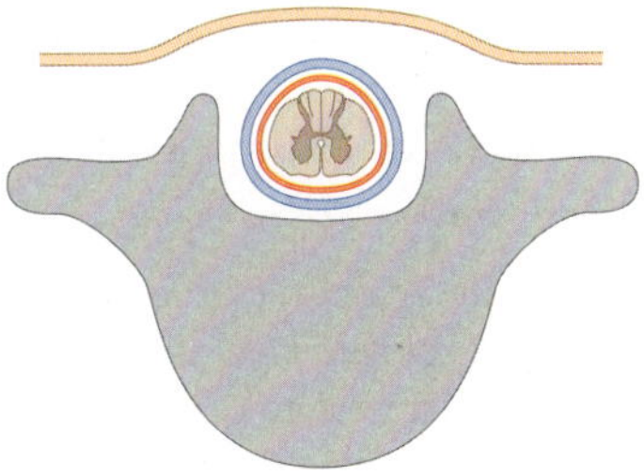	knöcherner Schließungsdefekt bei normaler Lage von Rückenmark und Meningen

Die Hemmung des Neuralrohrschlusses betrifft die gesamte Länge der Neuralplatte oder beschränkt sich auf einige Segmente. Das neurale Gewebe bleibt frei an der Oberfläche liegen. Tritt der hemmende Einfluss nach Schluss des Neuralrohrs (22. – 28. Tag) ein, so beschränkt sich der Schließungsdefekt auf das Mesenchym (Meningen und Knochen).

Spina bifida

Spina bifida

► Definition. Man unterscheidet eine **Spina bifida aperta** (Myelozele), bei der das prolabierte Nervengewebe frei liegt, von einer **Spina bifida cystica** (Meningomyelozele oder Meningozele), die mit Haut bedeckt ist. Bei der **Spina bifida occulta** mit fehlender Verschmelzung der Wirbelbögen ist das Neuralrohr regelrecht angelegt und verschlossen.

► Definition.

Epidemiologie: Die Spina bifida occulta kommt bei 1 % der Bevölkerung vor. Familiäre Häufung wird beobachtet. Die Spina bifida aperta hat eine hohe Mortalität, die Spina bifida cystica eine hohe Morbidität.

Epidemiologie: Die Inzidenz der spinalen Neuralrohrdefekte liegt bei 1/1000 Geburten. Während die Spina bifida aperta eine hohe Mortalität und die Spina bifida cystica eine hohe Morbidität aufweist, bleibt die Spina bifida occulta häufig asymptomatisch. Ihr Vorkommen wird auf 1 % der Bevölkerung geschätzt; ein mit ihr assoziierter Dermalsinus kommt mit einer Inzidenz von 220/100 000 Einwohner vor. Das weibliche Geschlecht überwiegt. In einer Familie, in der bereits ein Kind mit Spina bifida geboren wurde, beträgt das Wiederholungsrisiko 5 %.

Symptomatologie: Bei **Spina bifida aperta** oder **cystica** unter Beteiligung des Rückenmarks besteht ein konnatales **Querschnitt-Syndrom**. In 80 % ist ein Hydrozephalus assoziiert.

Hypertrichose, Pigmentstörungen oder eine Fistel am lumbosakralen Übergang sind Hinweise auf eine **Spina bifida occulta**. Atrophische Paresen mit Fußdeformität und **Blasenstörungen** stellen sich im Wachstumsalter ein.

Symptomatologie: Eine **Spina bifida aperta** oder **cystica** fällt bereits bei der Geburt auf. Bei Beteiligung des Rückenmarks liegt regelmäßig eine sensomotorische **Querschnittlähmung** mit ausgeprägten Blasen- und Mastdarmstörungen sowie Fußdeformitäten vor. 80 % der Kinder haben bereits bei der Geburt oder entwickeln zusätzlich in den ersten Lebenswochen einen Hydrozephalus.
Hinweise auf eine **Spina bifida occulta** sind Hypertrichose, Pigmentstörung der Haut, Nävus oder eine Fistel am lumbosakralen Übergang. Erst während des Wachstumsalters stellen sich Schmerzen in den Beinen und **Fußdeformitäten** mit mehr oder weniger ausgeprägten Gangstörungen ein. Ein- oder beidseitig finden sich ein Pes valgus oder varus, Atrophien und Paresen der unteren Extremitäten, eine Skoliose und **Blasenstörungen**.

Ätiopathogenese: Es wird eine multifaktorielle Genese angenommen. Präventiv wirksam ist die Gabe von Folsäure präkonzeptionell und in der Frühschwangerschaft. Dem dysrhaphischen Syndrom liegt ein fehlender bzw. **unvollständiger Neuralrohrschluss** zugrunde (vgl. Abb. **B-1.8**).

Ätiopathogenese: Es wird eine multifaktorielle Genese angenommen. Als präventiv wirksam hat sich die Gabe von Folsäure prae conceptionem und in der Frühschwangerschaft erwiesen. Frauen mit Kinderwunsch wird die Einnahme von mindestens 0,4 mg Folsäure/Tag empfohlen. Der Schluss des Neuralrohres (primäre Neurulation) erfolgt zwischen dem 22. und 28. Tag post conceptionem. Die dysrhaphische Fehlbildung entsteht also in der 4. Schwangerschaftswoche durch **unvollständigen Neuralrohrschluss**. Je nach Größe des Defekts und Mitbeteiligung der Dura prolabieren Arachnoidea und eventuell zusätzlich das Nervengewebe (vgl. Abb. **B-1.8**). Die häufigste Lokalisation ist lumbal und lumbosakral. Wenn das Rückenmark in 2 Hälften gespalten ist, die separat von Arachnoidea und Dura umgeben und durch ein fibröses oder knorpeliges Septum getrennt sind, spricht man von Diastematomyelie.

Verwachsungen der Dura mit dem subkutanen Gewebe führen durch **Adhäsion** und **Traktion** zu sekundären Wurzel- und Rückenmarkschäden.
Im Bereich der Adhäsion können sich Fehlbildungstumore entwickeln. Ein **Dermalsinus** kann von der Hautoberfläche bis in den Duralsack hineinreichen.

Beim Längenwachstum der Wirbelsäule werden Nervenwurzeln und Rückenmark überdehnt, wenn eine Spina bifida oder **Adhäsion** des Myelons an der Dura vorliegen („Tethered-cord"-Syndrom). Gelegentlich entwickeln sich im Bereich der Adhäsion ein Lipom oder Dermoid (vgl. S. 332), Tumore, die sich in den Spinalkanal fortsetzen, mit dem Conus medullaris oder Wurzeln der Cauda equina in Verbindung stehen und zu einem raumfordernden Prozess anwachsen können. Durch unvollständige oder fehlende Ablösung des Neuralrohrs vom Ektoderm, auch bei regelrecht geschlossenen Wirbelbögen, entstehen **Dermalsinus** und **-fistel** (Pilonidalsinus). Der mit Dermis ausgekleidete Gang in der Mittellinie der Wirbelsäule erstreckt sich bis zur Dura und kann mit dem Rückenmark in Verbindung stehen.

Häufig ist die Fehlbildung mit Aquäduktstenose und Hydrozephalus kombiniert.

Oft ist die Spina bifida mit anderen Anlagestörungen wie einer Agenesie des Corpus callosum oder anderen Fehlbildungen, wie z. B. Aquäduktstenose und Hydrozephalus (S. 165) oder Chiari-Malformation (S. 174), kombiniert.

Diagnostik: Hohe Läsionen gehen mit einer vollständigen oder partiellen Querschnittslähmung einher. Die häufigste klinische Manifestation einer Spina bifida occulta mit Aszensionsstörung des Rückenmarks ist ein unvollständiges Konus- bzw. **Kauda-Syndrom** (S. 119).

Diagnostik: Thorakolumbale Defekte gehen mit einer spastischen Paraplegie oder -parese einschließlich Bauch- und Rückenmuskulatur einher. Eine Spina bifida occulta manifestiert sich im Wachstums-, gelegentlich auch erst im Erwachsenenalter, mit einer **Blasenentleerungsstörung** (S. 83) und Reithosenanästhesie. Bei verdicktem und fixiertem Filum terminale mit Aszensionsstörung des Rückenmarks ist auch der Conus medullaris durch Überdehnung betroffen („Tethered-cord"-Syndrom). Im Kindesalter können Skoliose und Fußdeformitäten auf die Fehlbildung hinweisen. Gelegentlich wird sie jedoch erst im Erwachsenenalter manifest mit Schmerzen im sakralen und anorektalen Bereich. Häufig findet sich zugleich ein unvollständiges **Kauda-Syndrom** mit schlaffen sensomotorischen Paresen der Beine (S. 119).

Ein fehlender Bogenschluss lässt sich in der **Röntgenaufnahme** nachweisen. Eine Beteiligung des Rückenmarks oder der Nervenwurzeln bei entsprechender neurologischer Symptomatik kann jedoch nur kernspin- oder computertomografisch verifiziert werden (Abb. **B-1.9**).

In der **Röntgenaufnahme** bei sagittalem Strahlengang sind dorsale Bogendefekte nachweisbar. Ein fehlender Bogenschluss allein, der häufig Zufallsbefund bei Röntgenaufnahmen der lumbalen Wirbelsäule ist, lässt jedoch noch keinen Rückschluss auf eine Beteiligung des Rückenmarks oder der Nervenwurzeln zu. Ein Fehlbildungstumor oder ein Lipom bei Spina bifida occulta stellen sich **computertomografisch** dar (Abb. **B-1.9**). Die Höhenausdehnung des Tumors, Tiefstand des Rückenmarks mit verdicktem Filum terminale und Adhäsion der Cauda equina sind **kernspintomografisch** zu beurteilen.

B-1.9 Spina bifida occulta mit intraspinalem Lipom

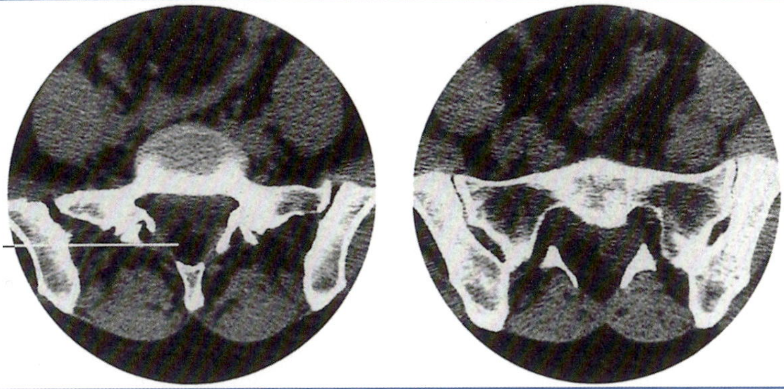

Spinales CT des lumbosakralen Übergangs (s. u.: Klinischer Fall).
a In Höhe des 5. LWK stellt sich im hinteren Abschnitt des Spinalkanals eine hypodense, fettgewebsäquivalente Struktur dar (Lipom).
b In Höhe des 1. SWK zeigt sich ein offener Spinalkanal; das Lipom ist nur von Muskulatur bedeckt.

Differenzialdiagnose: Differenzialdiagnostische Schwierigkeiten ergeben sich bei der Spina bifida occulta, wenn sich im Wachstums- oder erst im Erwachsenenalter Wurzel- und Rückenmark-Syndrome einstellen.

Differenzialdiagnose: Radikuläre Symptome im Erwachsenenalter werden häufig als Bandscheibenvorfall verkannt.

Therapie: Ein offener Neuralrohrdefekt wird noch am 1. Lebenstag **operativ** verschlossen. Oft muss gleichzeitig oder in den ersten Wochen ein begleitender **Hydrozephalus** durch einen **Shunt** entlastet werden (S. 176). Eine Adhäsion und Traktion der Kauda bzw. des Rückenmarks bei Spina bifida occulta kann operativ gelöst werden; das Konus-Syndrom ist aber auch damit oft nicht reversibel.
Eine häufige Folge ist die neurogene Blasenlähmung (S. 81). Eine intermittierende Katheterisierung ist oft zeitlebens notwendig.

Therapie: Neben dem operativen Verschluss eines Neuralrohrdefekts ist oft ein Shunt bei assoziiertem Hydrozephalus erforderlich. Adhäsion und Traktion des Myelons bei Spina bifida occulta werden **operativ** gelöst.

Verlauf: Nach operativer Behandlung einer lumbosakralen Spina bifida lernen nur ca. 12 % der Kinder normal laufen. Aufgrund sekundärer Komplikationen wie Hüftgelenkarthrosen und Skoliose kann die Gehfähigkeit in späteren Jahren wieder abnehmen. Die intellektuelle Entwicklung wird von assoziierten zerebralen Fehlbildungen insbesondere einem Hydrozephalus bestimmt.

Verlauf: Unbehandelt sterben die meisten Kinder mit Meningomyelozele. Die Prognose bei operativ versorgter lumbosakraler Spina bifida ist günstig.

► Klinischer Fall. Eine 51-jährige Küchenhilfe wurde vom Urologen, bei dem sie wegen einer Incontinentia urinae mit rezidivierenden Harnwegsinfekten in Behandlung war, zur neurologischen Untersuchung überwiesen. Als Kind sei sie Bettnässerin gewesen und seit dem 15. Lebensjahr auch tagsüber inkontinent. Damals habe sich eine Schwäche des rechten Beines eingestellt, eine Fistel über dem Kreuzbein sei spontan verheilt. Bei der neurologischen Untersuchung fanden sich neben einer Hohlfußdeformität beiderseits auch atrophische Paresen der rechten Unterschenkelmuskulatur bei fehlendem ASR. Ästhesie und Pallästhesie waren rechtsbetont herabgesetzt. Die Röntgenaufnahme der LWS zeigte einen offenen Sakralkanal; das lumbale CT darüber hinaus ein Lipom (s. Abb. **B-1.9**).

► Klinischer Fall.

Syringomyelie

Syringomyelie

► Definition. Zentrale Höhlenbildung im Rückenmark („Syrinx"), die sich meist über mehrere Segmente, z. T. auch bis in die Medulla oblongata (Syringobulbie), erstreckt. Man unterscheidet eine primäre Erweiterung des Zentralkanals (Hydromyelie), die auf eine embryonale Fehlbildung zurückgeht, von einer Höhlenbildung, die sich auch nach spinaler Arachnoiditis, Trauma und Tumoren entwickelt.

► Definition.

Epidemiologie: Die Inzidenz liegt bei 0,5/100 000, die Prävalenz bei 6 – 9/100 000 Einwohner; sie ist jedoch regional unterschiedlich. Familiäres Vorkommen wird beobachtet. Das Verhältnis von Männern zu Frauen beträgt 2 : 1.

Epidemiologie: Die Prävalenz der Syringomyelie liegt bei 6 – 9/100 000 Einwohner.

Symptomatologie: Die Symptome entwickeln sich langsam progredient im 20. – 40. Lebensjahr, oft zunächst mit fluktuierenden radikulären **Schmerzen** der Schulter-Arm-Region. Später oder auch gleichzeitig kommt es zu einer **Schmerzunempfindlichkeit**, sodass die Patienten sich unbemerkt verletzen und verbrennen (Anaesthesia dolorosa). Besonders bei Syringobulbie treten die Symptome auch akut, entweder spontan oder nach Husten oder Niesen, auf. Seltener sind „drop attacks" (Sturzanfälle) die ersten Symptome.

Symptomatologie: Die charakteristischen Symptome wie **Schmerzen** im Schulter-Arm-Bereich oder Verletzungen bei **Schmerzunempfindlichkeit** beginnen im 20. – 40. Lebensjahr.

Ätiopathogenese: Die häufigste Form der Syringomyelie ist die Erweiterung des Zentralkanals (Hydromyelie), die mit dem 4. Ventrikel kommuniziert.

Weitere Fehlbildungen, v. a. am kraniozervikalen Übergang, sind häufig assoziiert.

Die häufigste Lokalisation ist das **Zervikal-** und obere **Thorakalmark**, gelegentlich erstreckt sich die Syrinx bis in die Medulla oblongata (Syringobulbie). Häufig findet sich die Syrinx auch exzentrisch in der grauen Substanz, besonders den Hinterhörnern. Sie kann mit gliösem Gewebe ausgekleidet sein (Gliastift).

Ätiopathogenese: Die häufigste Form ist die **Hydromyelie**, d. h. eine Erweiterung des Zentralkanals, der normalerweise obliteriert. Als Ursache wird ein fehlender Liquorabfluss aufgrund der verspäteten Öffnung der Foramina des 4. Ventrikels und der ungenügenden Ausbildung des Subarachnoidalraums angenommen (6. – 8. Embryonalwoche).
Diese kommunizierende Höhlenbildung ist häufig mit einem Hydrozephalus und anderen Fehlbildungen, z. B. einer basilären Impression, einem Tiefstand der Kleinhirntonsillen bei Chiari-Malformation (S. 174) oder einer Spina bifida kombiniert. Wenn die Höhle mit dem 4. Ventrikel kommuniziert, findet sich Liquor als Zysteninhalt; andernfalls ist die Syrinx mit einer xanthochromen, eiweißreichen Flüssigkeit ausgefüllt. Die häufigste Höhenlokalisation ist das **Zervikal-** und obere **Thorakalmark**. Die Syrinx erstreckt sich über 5 – 10 Segmente gelegentlich bis in die Medulla oblongata (Syringobulbie). Längen- und Breitenausdehnung der Syrinx korrelieren miteinander und nehmen kontinuierlich zu. Druckschwankungen im venösen System (Bauchpresse) setzen sich auf den Liquor und damit den Zysteninhalt fort. Durch die **intramedulläre Druckerhöhung** sind zunächst die um den Zentralkanal gelegenen Fasern zum Tractus spinothalamicus lateralis betroffen. Die Ausdehnung der Syrinx lässt jedoch nicht auf Art und Schwere der neurologischen Ausfälle schließen. Durch Aufbrechen des Ependyms dringt die Flüssigkeit in das Parenchym ein und bildet eine exzentrische Höhle in der **grauen Substanz**, die bis an die Hinterstränge und die Pyramidenbahn reichen kann. Häufig ist sie von einem Ödem, gelegentlich auch von kleinen Blutungen umgeben; im Verlauf wird das Rückenmark durch zusätzliche ischämische Schädigung atrophisch. Nicht selten findet sich eine **Gliawucherung**, die zur Septierung der Höhle führt oder sie weitgehend ausfüllt (Gliastift).

Diagnostik: Charakteristisch ist eine segmentale **dissoziierte Empfindungsstörung** (S. 71). Hinzu kommen häufig schlaff **atrophische Paresen** an den oberen Extremitäten (Abb. **B-1.10**). Auffällig ist eine **Kyphoskoliose** (Abb. **B-1.11a**).

Bei **Syringobulbie** sind die kaudalen Hirnnerven beteiligt. Häufig finden sich eine Dysarthrophonie und Zungenatrophie (Abb. **B-1.11 b**).

Diagnostik: Ein- oder beidseitig, zunächst meist an der Ulnarseite von Hand und Unterarm, lässt sich eine **dissoziierte Empfindungsstörung** nachweisen (S. 71). In fortgeschrittenen Fällen breitet sie sich segmental bis in die oberen Zervikalsegmente und einseitig oder querschnittförmig von proximal nach distal aus (vgl. zentromedulläres Syndrom, S. 118). Ist das Hinterhorn in die Höhlenbildung einbezogen, betrifft die Sensibilitätsstörung alle Qualitäten. Fast ebenso häufig finden sich durch Mitbeteiligung der Vorderhörner schlaff **atrophische Paresen** mit Faszikulationen und Areflexie, ebenfalls zunächst an Hand und Unterarm. Seltener ist eine spastische Paraparese der Beine mit Fußdeformität durch Läsion der Pyramidenbahn (Abb. **B-1.10**). Eine **Kyphoskoliose**, die sich bei der Hälfte der Patienten entwickelt, geht den neurologischen Symptomen oft um Jahre voraus und fällt gelegentlich bereits im Schulalter auf (Abb. **B-1.11a**).
In der Hälfte der Fälle finden sich gleichzeitig, seltener isoliert, Symptome einer **Syringobulbie**. Meist ist ein Nystagmus nachweisbar, fast ebenso häufig eine dissoziierte Sensibilitätsstörung im Gesicht (Zwiebelschalenmuster, Abb. **A-2.14**). Auffällig sind eine Dysphagie und Dysarthrophonie bei fehlendem Würgreflex. Neben der motorischen Atemstörung durch Lähmung der Kehlkopf- und Atemhilfsmuskulatur kann es auch zu einer zentralen Respirationsstörung kommen. Häufig findet sich eine ein- oder beidseitige Zungenatrophie (Abb. **B-1.11b**).

B-1.10

B-1.10 Häufigkeitsverteilung der Befunde bei 31 Patienten mit computer- oder kernspintomografisch nachgewiesener Syringomyelie

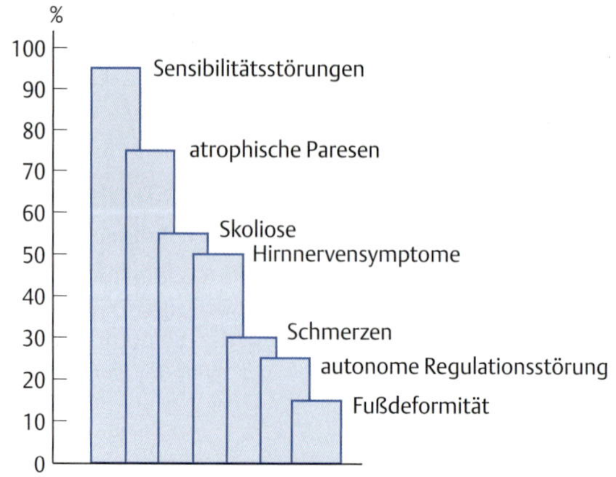

B-1.11 **Kyphoskoliose und Zungenatrophie bei Syringomyelie (s. Klinischer Fall)**

B-1.11

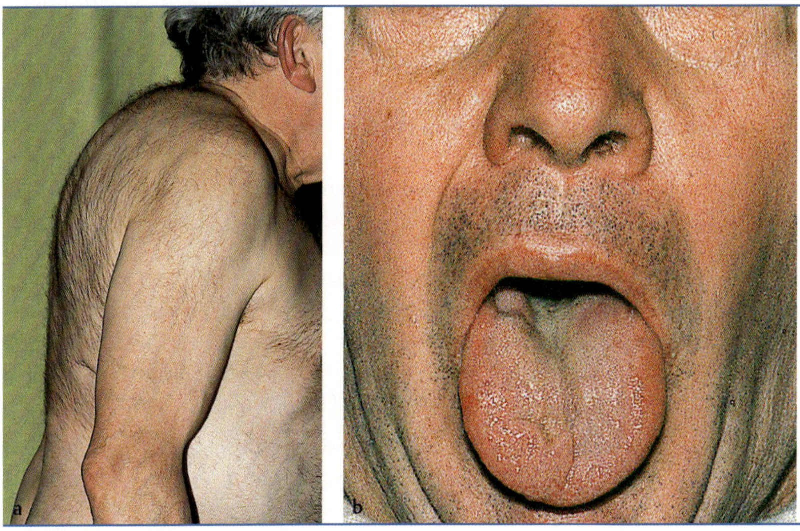

Typisch sind **trophische Ulzera**, schlecht heilende Wunden und schwere Arthropathien besonders an den oberen Extremitäten. Autonome Regulationsstörungen infolge Schädigung des Nucleus intermedius am zervikothorakalen Übergang finden sich als akrodistale Zyanose, Hypothermie, Hypo- und Anhidrose. Ein häufig nachweisbares **Horner-Syndrom** (Abb. **A-2.7**) kann innerhalb von Tagen oder Wochen aufgrund der Flüssigkeitsbewegung innerhalb der Syrinx die Seite wechseln.

Methode der Wahl in der Diagnostik der Syringomyelie ist die **Kernspintomografie**. Längen- und Breitenausdehnung der Höhlenbildung werden exakt wiedergegeben (Abb. **B-1.12**). Der kraniozervikale Übergang und der Kopf sollten kernspintomografisch immer mit untersucht werden, um begleitende Fehlbildungen wie Hydrozephalus (S. 165) und Chiari-Malformation (S. 174) zu erfassen, die hinsichtlich der Operationsindikation wesentlich sind.

Neben trophischen Störungen, die zu Ulzerationen und Arthropathien führen, kommt es auch zu autonomen Regulationsstörungen, wie z. B. einem **Horner-Syndrom** (Abb. **A-2.7**).

Methode der Wahl in der Diagnostik der Syringomyelie ist die **Kernspintomografie**. Sie gibt die Ausdehnung und Lage der Höhlenbildung exakt wieder und lässt begleitende Fehlbildungen erkennen (Abb. **B-1.12**).

B-1.12 **Syringomyelie**

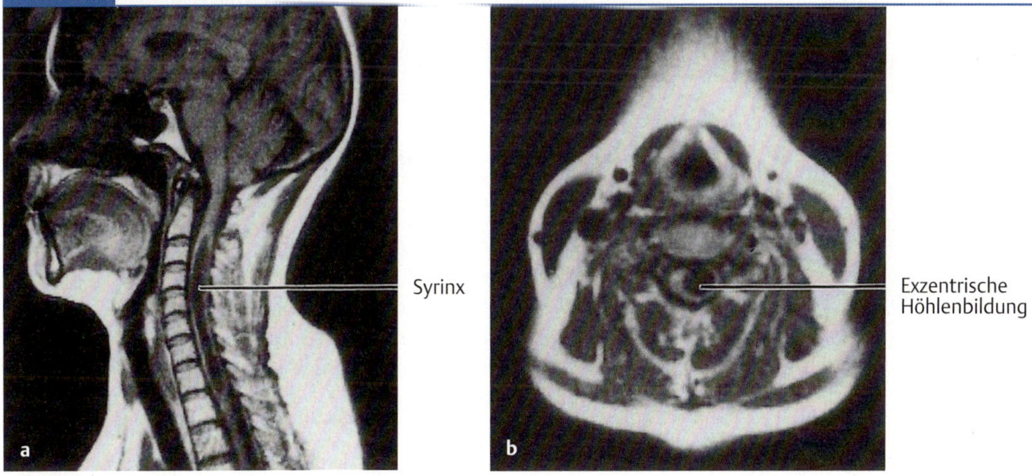

MRT des Zervikalmarks und kraniozervikalen Übergangs.

a In der sagittalen medianen Ebene stellt sich eine ausgeprägte Höhlenbildung des Halsmarks dar. Darüber hinaus ist ein Tiefstand der Kleinhirntonsillen zu erkennen (Chiari-Malformation Typ I, vgl. Abb. **B-1.15**).

b In der transversalen Schicht zeigt sich die Höhlenbildung leicht exzentrisch im Halsmark.

Differenzialdiagnose: Als Ursache einer **sekundären Höhlenbildung** kommen traumatische und vaskuläre Rückenmarkerkrankungen, eine spinale Arachnoiditis und intramedulläre Tumoren infrage.

Differenzialdiagnose: Neben der primären Syringo(hydro)myelie als dysrhaphischer Störung des Rückenmarks unterscheidet man eine **sekundäre Höhlenbildung** als Folge von traumatischen oder vaskulären Rückenmarkerkrankungen. Wie auch nach spinaler Arachnoiditis (S. 417) mit Liquorzirkulationsstörung besteht dann i. d. R. keine Verbindung zum 4. Ventrikel oder Zentralkanal. Intramedulläre Tumoren, am häufigsten Ependymome und Astrozytome, bilden gelegentlich eine degenerative zystische Höhle. Der Tumor lässt sich im Kernspintomogramm nach Kontrastmittelgabe abgrenzen (vgl. Abb. **A-3.23b**).

Differenzialdiagnostisch kommen **radikuläre Syndrome** bei degenerativen Wirbelsäulenveränderungen und neben der amyotrophischen Lateralsklerose (ALS) mit rein motorischen Ausfällen die Multiple Sklerose in Betracht. In jedem Fall muss ein intramedullärer **Tumor** ausgeschlossen werden (vgl. Tab. **A-2.29**, S. 117).

Die Differenzialdiagnose umfasst die **radikulären Syndrome**, v. a. den zervikalen Bandscheibenprolaps und die zervikale Myelopathie. Die amyotrophische Lateralsklerose (ALS), die ebenfalls häufig bulbäre Symptome aufweist, zeigt keine Sensibilitätsstörungen. Die Multiple Sklerose geht sowohl mit sensiblen als auch motorischen Symptomen, Nystagmus und bulbären Symptomen, aber selten mit trophischen Veränderungen einher. Ein intramedullärer **Tumor** und ein A.-spinalis-anterior-Syndrom setzen demgegenüber mit einer dissoziierten Empfindungsstörung ein und lassen sich nur im MRT sicher abgrenzen (vgl. Tab. **A-2.29**, S. 117).

Therapie: Bei begleitender Chiari-I-Malformation kommt eine Foramen-magnum-Dekompression in Betracht.

Therapie: Nur bei raschem Fortschreiten der Symptomatik kommt eine operative Entlastung der Syrinx in Betracht. Besteht ein Tonsillentiefstand (Chiari-I-Malformation), kann die Progredienz durch eine Dekompression mit Erweiterung des Foramen magnum aufgehalten werden (S. 176).

Physiotherapie und Schmerztherapie sind oft über Jahre erforderlich.

In jedem Fall ist eine physiotherapeutische Behandlung, meist auch eine medikamentöse Schmerztherapie erforderlich. Der Patient muss lernen, Verletzungen zu vermeiden.

Verlauf: Meist liegt ein langsam progredienter Verlauf vor.

Verlauf: Die Syringomyelie verläuft in 35 – 50 % der Fälle langsam progredient oder kommt zum Stillstand. Auch schubförmige Verläufe werden beobachtet. Die Operation kann die weitere Progredienz aufhalten; bereits bestehende Sensibilitätsstörungen und Paresen bleiben jedoch unverändert.

▸ Klinischer Fall.

▸ Klinischer Fall. Der 63-jährige ehemalige Bäckermeister wurde nach einer Synkope stationär eingewiesen. Schon als junger Mann habe er sich Brandverletzungen zugezogen, als er Kuchenbleche aus dem Ofen zog. In letzter Zeit sei er heiser geworden. Auffällig war eine Kyphoskoliose der HWS/BWS (vgl. Abb. **B-1.11a**). Die Untersuchung ergab einen abgeschwächten Würgreflex und eine atrophische Parese der rechten Zungenhälfte (vgl. Abb. **B-1.11b**). Neben einem Horner-Syndrom fiel eine dissoziierte Empfindungsstörung in den Segmenten C 3 – Th 1 rechts auf. Die Eigenreflexe waren an den unteren Extremitäten gesteigert. Die Röntgenaufnahmen zeigten eine Hyperlordosierung der HWS und S-förmige Drehskoliose der BWS mit deutlicher Kyphosierung. Nachdem bereits aufgrund früherer myelografischer Untersuchungen der Verdacht auf eine Syringomyelie mit Syringobulbie geäußert worden war, konnte die Diagnose kernspintomografisch durch den Nachweis einer bis auf Höhe von BWK 5 reichenden Syrinx bestätigt werden.

1.1.4 Fehlbildungen des kraniozervikalen Übergangs und des Kleinhirns

1.1.4 Fehlbildungen des kraniozervikalen Übergangs und des Kleinhirns

▸ Überblick.

▸ Überblick. Fehlbildungen des kraniozervikalen Übergangs und des Kleinhirns rufen sekundäre zerebrale bzw. medulläre und zerebellare Symptome hervor. Am häufigsten sind die basiläre Impression und das Klippel-Feil-Syndrom, die auch mit diesen oder mit anderen Fehlbildungen kombiniert vorkommen. Fehlbildungen des Kleinhirns wie die Chiari-Malformation und die Dandy-Walker-Malformation werden häufig mit einem Hydrozephalus manifest.

Basiläre Impression

Basiläre Impression

▸ Definition.

▸ Definition. Fehlbildung des Os occipitale mit Kranialverlagerung des Dens axis. Häufig ist die Kombination mit weiteren knöchernen, aber auch dysrhaphischen Fehlbildungen.

Symptomatologie: Im Vordergrund stehen Kopf-Nacken-Schmerzen und eine progrediente Gangstörung. Paroxysmal treten Schwindel, Nausea und Vomitus auf. Häufig ist die Fehlbildung jedoch asymptomatisch.

Symptomatologie: Die Patienten klagen über ein- oder beidseitige okzipitale und zervikale Schmerzen, die gelegentlich durch Kopfwendung und Husten provoziert und aggraviert werden. Langsam progredient, meist in der 4. – 5. Lebensdekade, entwickeln sich eine Gangstörung, nicht selten auch eine Blasenentleerungsstörung und Kribbelparästhesien. Gelegentlich entwickeln sich Dysarthrie und Dysphagie.

Anfallartig kommt es zu Schwindel, Nausea und Vomitus, selten zu Diplopie oder Synkopen. Der relativ kurze Hals wird etwas schief gehalten, z. T. auch in kontrakter Stellung als Tortikollis, der schon angeboren sein kann. Bei mehr als der Hälfte der Betroffenen bleibt die Fehlbildung jedoch asymptomatisch.

Ätiopathogenese: Man unterscheidet eine kongenitale Form der basilären Impression bei primärer **okzipitaler Dysplasie** von einer erworbenen Form, die sich durch Erkrankungen des Knochens sekundär ausbildet (z. B. bei Paget-Krankheit, Osteogenesis imperfecta, Osteomalazie). Der Boden der hinteren Schädelgrube ist zum Foramen magnum hin angehoben, wodurch der Dens in das Hinterhauptloch hinein verlagert wird. Dadurch kommt es zur mechanischen Irritation der Medulla oblongata. Oft ist die gesamte Schädelbasis abgeflacht (Platybasie).

Ätiopathogenese: Man unterscheidet eine **okzipitale Dysplasie** als kongenitale Fehlbildung von erworbenen Veränderungen am kraniozervikalen Übergang. Es kommt zur Verlagerung des Dens in das Foramen magnum und mechanischer Irritation der Medulla oblongata.

Diagnostik: Die Beweglichkeit des Kopfes ist eingeschränkt, gelegentlich besteht eine Hypalgesie oder Hyperalgesie am Hinterkopf. **Hirnstamm-Symptome** sind wechselnd nachweisbar, so z. B. Nystagmus und Diplopie. Ausfälle kaudaler Hirnnerven, besonders eine Gaumensegel- und Zungenparese oder Akzessoriuslähmung, finden sich zusammen mit einer spinalen Ataxie oder spastischen Gangstörung. Selten schreitet die Kompression des Hirnstamms im Foramen magnum bis zur Entwicklung von Hirndrucksymptomen fort (S. 105).

Schichtaufnahmen des Schädels (Röntgen oder CT) ermöglichen die Beurteilung der Lage des Dens zum Foramen magnum sowie einer Abflachung der Schädelbasis (Abb. **B-1.13**). **Kernspintomografisch** gelingt darüber hinaus die direkte Darstellung der Verlagerung und Kompression des Hirnstamms und die Abgrenzung begleitender Anomalien des kraniozervikalen Übergangs.

Diagnostik: Neben einer Bewegungseinschränkung des Kopfes fallen Nystagmus und Paresen der kaudalen Hirnnerven und eine spinale Ataxie oder eine spastische Gangstörung auf.

Mit Schichtaufnahmen der Schädelbasis wird die Lage des Dens zum Foramen magnum beurteilt (Abb. **B-1.13**). **Kernspintomografisch** stellen sich Verlagerung und Kompression des Hirnstamms direkt dar.

B-1.13 Radiologischer Nachweis von Fehlbildungen am kraniozervikalen Übergang

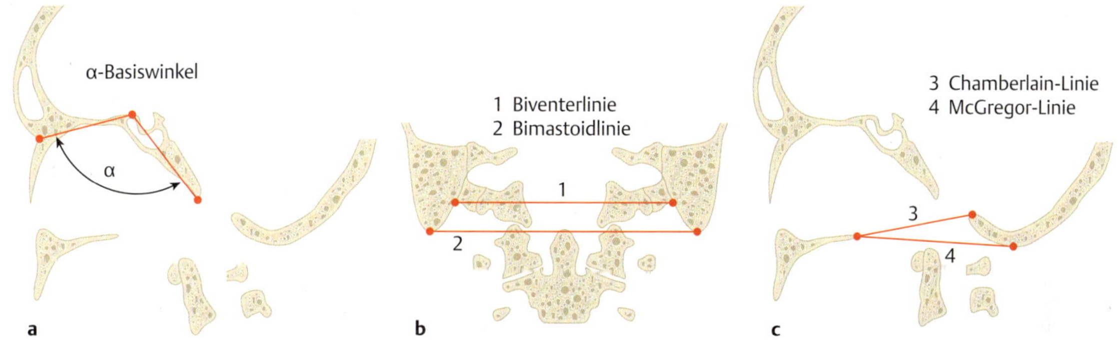

a Der Winkel zwischen Nasenwurzel und Vorderrand des Foramen occipitale magnum mit Scheitel am Tuberculum sellae beträgt 120 – 145 Grad. Er ist bei Platybasie abgeflacht.
b Der Dens überragt die Verbindungslinie zwischen den Incisurae mastoideae (Biventer-Linie) normalerweise nicht und die Verbindungslinie zwischen den Mastoid-Spitzen (Bimastoid-Linie) nur um maximal 10 mm. Bei basilärer Impression besteht ein Denshochstand von 2 – 3 cm.
c Der Dens überragt die Verbindungslinie zwischen dem harten Gaumen und der hinteren Begrenzung des Foramen occipitale magnum (Chamberlain-Linie) um nicht mehr als 5 mm und die Linie zum tiefsten Punkt der Okzipitalschuppe (McGregor-Linie) um nicht mehr als 7 mm. Bei basilärer Impression steht der Dens höher.

Differenzialdiagnose: Bulbäre Symptome sind häufiger bei der Multiplen Sklerose, Syringobulbie und amyotrophischen Lateralsklerose. Herrschen Kopfschmerzen vor, muss ein hoher Halsmarktumor, bei überwiegend zerebellaren Symptomen ein Kleinhirntumor ausgeschlossen werden, v. a., wenn sich langsam progredient Hirndruckzeichen einstellen.

Differenzialdiagnose: Bei bulbärer Symptomatik kommen differenzialdiagnostisch eine Multiple Sklerose, ein hoher Halsmarktumor oder ein Kleinhirntumor in Betracht.

Therapie: Meist bringen physikalische Maßnahmen Erleichterung. Nur selten ist ein operativer Eingriff erforderlich: Zur Dekompression der Medulla oblongata und Wiederherstellung der Liquorpassage wird das Foramen magnum durch Resektion von Teilen des Os occipitale erweitert.

Therapie: Die Behandlung ist konservativ. Nur bei Hirnstammkompression ist eine Teilresektion des Os occipitale indiziert.

Verlauf: Verlauf und Prognose sind wesentlich von assoziierten Fehlbildungen abhängig. Drei Viertel der Patienten mit reiner basilärer Impression zeigen einen günstigen Spontanverlauf.

Verlauf: Die Prognose hängt von assoziierten Fehlbildungen ab.

Klippel-Feil-Syndrom

▶ Definition.

▶ Definition. M. Klippel und A. Feil (1912) vervollständigten die Beschreibung des Syndroms, die erstmals durch J. Hutchinson (1893) erfolgte. Es handelt sich um eine familiär gehäuft vorkommende zervikale Blockwirbelbildung.

Symptomatologie: Der Hals ist verkürzt, gleichzeitig bestehen oft **Tortikollis** und **Schulterhochstand**.

Symptomatologie: Der Hals ist deutlich verkürzt, sodass der Kopf zwischen den Schultern zu sitzen scheint. Oft bestehen **Tortikollis**, eine tiefe Nackenhaargrenze und **Schulterhochstand**. Die Patienten leiden unter Kopfschmerzen, gelegentlich radikulären Parästhesien und Schmerzen der oberen Extremitäten.

Ätiopathogenese: Die segmentale Differenzierung zervikaler Wirbelkörper während der Embryogenese bleibt aus.

Ätiopathogenese: Die segmentale Differenzierung von meist zwei bis drei Wirbeln während der Embryogenese bleibt aus. Gelegentlich liegt gleichzeitig eine Spina bifida oder Syringomyelie vor. Zusätzlich können weitere Fehlbildungen bestehen: Atlasassimilation, Gaumenspalte, Aplasie des M. sternocleidomastoideus, Syndaktylie, Kyphoskoliose oder Agenesie des äußeren Gehörgangs mit Taubheit.

Diagnostik: Bei der Untersuchung ist die Beweglichkeit der HWS eingeschränkt. Es finden sich radikuläre, seltener medulläre Symptome. Röntgenologisch stellen sich **Halb-**, **Block-** oder **Keilwirbel** dar (Abb. **B-1.14**).

Diagnostik: Die Beweglichkeit der Halswirbelsäule ist eingeschränkt. Oft lassen sich radikuläre Sensibilitätsstörungen nachweisen. Medulläre Symptome, die auch die unteren Extremitäten betreffen, weisen auf eine Rückenmarkkompression hin. In der Röntgenaufnahme der HWS werden die Wirbelfehlbildungen als **Halb-**, **Block-** oder **Keilwirbel** nachgewiesen (Abb. **B-1.14**). Nicht selten finden sich zusätzlich Anomalien des kraniozervikalen Übergangs und Halsrippen. Um zerebrale oder zerebellare Anomalien nicht zu übersehen, sollte bei Nachweis von Blockwirbeln auch eine Kernspintomografie des Kopfes und Halsmarks durchgeführt werden.

B-1.14 Klippel-Feil-Syndrom

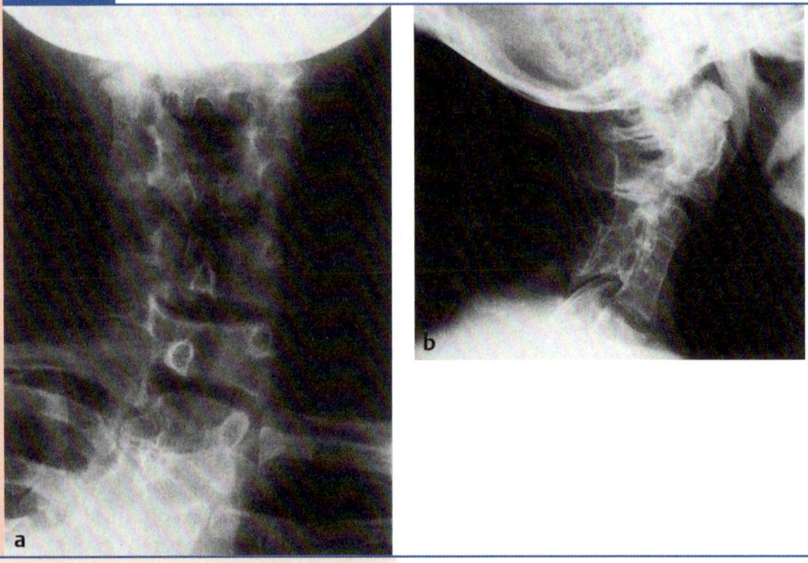

a Röntgenaufnahme der HWS einer 32-jährigen Patientin: In der a.–p. Aufnahme fällt eine Skoliose der HWS und ein fehlender Wirbelbogenschluss der oberen HWK auf.
b Im seitlichen Strahlengang sieht man eine Blockwirbelbildung.

Differenzialdiagnose: Ein spinaler Tumor muss ausgeschlossen werden.

Differenzialdiagnose: Bei radikulären und medullären Symptomen muss immer ein spinaler Tumor, v. a. ein Neurinom, radiologisch ausgeschlossen werden.

Therapie: Meist reichen physikalische Maßnahmen aus.

Therapie: Durch Resektion der oberen Rippen (oder Halsrippen) kann die Beweglichkeit des Halses verbessert werden. Meist reichen jedoch physikalische Maßnahmen aus.

Verlauf: Der Verlauf ist langsam progredient.

Verlauf: Aufgrund degenerativer Veränderungen der Wirbelsäule nehmen die Symptome im höheren Lebensalter zu.

Chiari-Malformation

▶ Definition.

▶ Definition. Die von H. Chiari (1891) beschriebene Malformation des Kleinhirns mit Verlagerung der Kleinhirntonsillen und Medulla oblongata nach kaudal bei kleiner und flacher hinterer Schädelgrube wird je nach assoziierter Fehlbildung des Myelon in 3 Schweregrade (Chiari I – III, Tab. **B-1.1** (S. 175)) eingeteilt.

Epidemiologie: Als häufigste Kleinhirnfehlbildung kommt das Chiari-Syndrom mit einer Inzidenz von 1/25 000 Geburten vor. Kombiniert mit Spina bifida und Hydrozephalus ist es doppelt so häufig.

Epidemiologie: Das Chiari-Syndrom ist die häufigste Kleinhirnfehlbildung.

Symptomatologie: Bei ausgeprägter Symptomatik (Chiari II oder III) fallen bereits beim Neugeborenen Schluckstörungen, apnoische Episoden, Stridor durch Lähmung der Kehlkopfmuskulatur, gelegentlich auch ein Opisthotonus auf. Ein **Hydrozephalus** besteht bereits bei der Geburt oder entwickelt sich in den ersten Lebensmonaten (vgl. S. 165). Bei geringerer Ausprägung (Chiari I) kommt es oft erst im Erwachsenenalter zur Bewegungseinschränkung mit Fehlhaltung des Kopfes, Nacken- und Kopfschmerzen, radikulären Schmerzen in der Schulter-Arm-Region und Schwindel.

Symptomatologie: Bei ausgeprägter Symptomatik (Chiari II oder III) kommt es zum **Hydrozephalus**. Bei geringer Ausprägung (Chiari-Typ I) manifestiert sich die Störung im Erwachsenenalter mit Schulter-Arm-Schmerzen, Kopfschmerzen und Schwindel.

Ätiopathogenese: Das komplexe Fehlbildungssyndrom geht auf eine Störung der frühen Organogenese (5. – 6. Embryonalwoche) zurück, sodass eine Vielzahl neuromesodermaler Fehlbildungen am kraniozervikalen Übergang und eine Verschlussstörung des hinteren Neuroporus entstehen können. Bei kleiner, flacher hinterer Schädelgrube und erweitertem Foramen magnum kommt es zur **Verlagerung von Kleinhirnanteilen** in den oberen Zervikalkanal und infolge einer Tentoriumhypoplasie oft auch zur Herniation des oberen Kleinhirnwurms nach kranial. Die prolabierten Kleinhirntonsillen liegen den kaudalen Hirnnerven und oberen Zervikalnerven fest an, sodass diese überdehnt werden. Der Liquorabfluss ist durch Aquäduktstenose und Kompression des 4. Ventrikels mit Elongation und Abknickung der Medulla oblongata behindert (Abb. **B-1.15**). Dadurch entwickelt sich bei der Chiari-Malformation (Typ II) ein **Hydrozephalus** (S. 165); häufig besteht gleichzeitig eine lumbale Myelo- oder Meningozele (vgl. Abb. **B-1.8**). Eine Enzephalozele mit Prolaps des Kleinhirns (Chiari-Typ III) wird nur selten überlebt. Die mildeste und häufigste Ausprägung des Syndroms (Chiari-Typ I) kann mit einer Liquorzirkulationsstörung und in einem Drittel der Fälle mit einer Syringomyelie einhergehen (S. 169). Zur Einteilung s. Tab. **B-1.1**.

Ätiopathogenese: Das komplexe Fehlbildungssyndrom beruht auf einer Störung der frühen Organogenese (Abb. **B-1.15**). Charakteristisch sind die **Verlagerung von Kleinhirnanteilen** in den oberen Zervikalkanal, Kaudalverlagerung der Medulla oblongata und Entwicklung eines **Hydrozephalus** (Chiari-Typ II). Auch bei milder Ausprägung des Syndroms mit Tonsillentiefstand (Chiari-Typ I) ist die Liquorzirkulation meist gestört; es kann zudem eine Syringomyelie bestehen. Zur Einteilung s. Tab. **B-1.1**.

B-1.1 Einteilung der Chiari-Malformation

Chiari Typ I	Tiefstand der Kleinhirntonsillen, evtl. Deformierung der Medulla oblongata. Häufig Kombination mit Syringomyelie.
Chiari Typ II	Herniation von Kleinhirntonsillen und -unterwurm in den Zervikalkanal, Kleinhirnhypoplasie, Kaudalverlagerung und Deformierung der Medulla oblongata. Häufig Kombination mit Spina bifida und Hydrozephalus.
Chiari Typ III	Okzipito-zervikale Enzephalomyelozele mit extrakranieller Verlagerung des fehlgebildeten Kleinhirns.

B-1.1

B-1.15 Chiari-Malformation

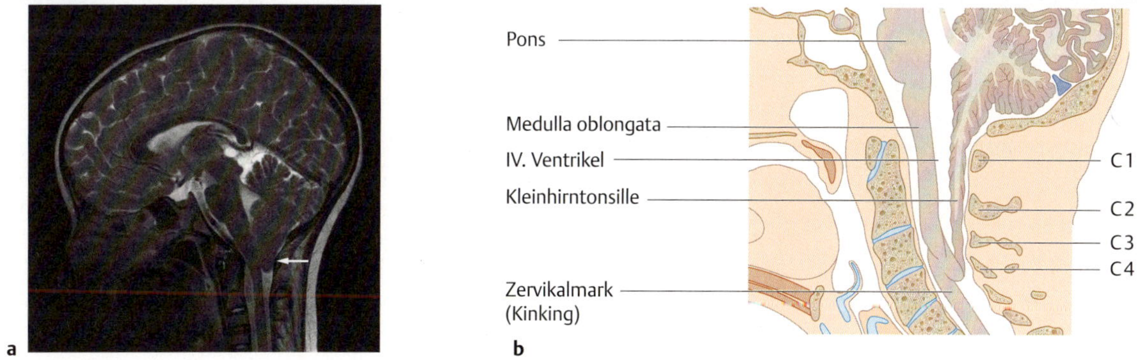

a Chiari-Malformation Typ I: MRT eines 7-jährigen Mädchens mit Kopfschmerzen. Die t2-gewichtete Sequenz zeigt einen Tiefstand der Kleinhirntonsillen.
b Chiari-Malformation Typ II: Schematische Darstellung der Herniation der Kleinhirntonsillen in den Zervikalkanal, Kaudalverlagerung der Medulla oblongata und Knickbildung (Kinking) des Zervikalmarks.

Diagnostik: Bei Manifestation im Jugend- oder Erwachsenenalter sind eine zerebellare Ataxie, Blickrichtungsnystagmus und/oder Downbeat-Nystagmus mit Oszillopsien (vgl. Tab. **A-2.10**, S. 45), gelegentlich auch weitere Augenbewegungsstörungen nachweisbar. Daneben finden sich Läsionen kaudaler Hirnnerven und radikuläre Syndrome mit sensomotorischen Paresen des Schultergürtels. Im späteren Lebensalter können Symptome einer Syringomyelie bzw. -bulbie hinzutreten sowie ein Schlafapnoe-Syndrom.

Diagnostik: Im Jugend- und Erwachsenenalter sind Kleinhirn- und Hirnstammsymptome neben segmentalen Paresen des Schultergürtels nachweisbar.

Röntgenologisch zeigt sich eine Abflachung der hinteren Schädelgrube. Im **MRT** kann die Kleinhirntonsillenherniation direkt dargestellt werden (Abb. **B-1.12a**).

Methode der Wahl zum Nachweis der Kleinhirntonsillenherniation in den Zervikalkanal ist die **Kernspintomografie** (Abb. **B-1.12a**). Pathologisch ist eine Verlagerung der Kleinhirntonsillen 5 mm unter das Niveau des Foramen magnum. Das gesamte Myelon sollte ebenfalls kernspintomografisch dargestellt werden.

Differenzialdiagnose: Differenzialdiagnostisch kommen neben einer Multiplen Sklerose ein hoher Halsmarktumor oder ein raumfordernder Prozess der hinteren Schädelgrube in Betracht.

Differenzialdiagnose: Bei der Kombination von spinalen Symptomen mit einem Hirnstamm- und Kleinhirn-Syndrom im Jugendlichen- und frühen Erwachsenenalter ist auch an eine Multiple Sklerose zu denken. Ferner ist ein hoher Halsmarktumor (S. 349) oder raumfordernder Prozess der hinteren Schädelgrube neuroradiologisch auszuschließen.

Therapie: Zur okzipitalen **Dekompression** wird das Foramen magnum erweitert. Bei Hydrozephalus ist die Liquorableitung über einen **Shunt** erforderlich.

Therapie: Bei Chiari-Typ I sind die Kleinhirn- und Hirnstammsymptome nach operativer **Dekompression** durch Teilresektion der Okzipitalschuppe und Erweiterung des Foramen magnum in 80 % reversibel. Die volle Syndromausprägung mit Hydrozephalus (Chiari-Typ II) erfordert zusätzlich die lebenslange Liquorableitung über einen **Shunt** (S. 176).

Verlauf: Die Chiari-Typ-I-Fehlbildung ist häufig asymptomatisch. Bei Chiari-Typ II hängt der Verlauf von begleitenden Fehlbildungen und der Behandlung des Hydrozephalus ab.

Verlauf: Die Typ-I-Malformation verläuft häufig asymptomatisch oder manifestiert sich erst im Erwachsenenalter. Die Prognose ist günstig. Der Verlauf bei Chiari-Typ II ist von weiteren Fehlbildungen und Komplikationen der Shuntbehandlung des Hydrozephalus abhängig.

Dandy-Walker-Malformation

Dandy-Walker-Malformation

▶ **Definition.**

▶ **Definition.** Das nach W. E. Dandy (1914) und A. E. Walker (1942) benannte Syndrom ist durch eine zystische Erweiterung des 4. Ventrikels, Dysgenesie des Kleinhirnwurms, erweiterte hintere Schädelgrube mit Tentorium-Hochstand und Atresie der Foramina Magendii charakterisiert.

Epidemiologie: Die Inzidenz liegt bei 3/100 000 Geburten.

Epidemiologie: Die Inzidenz wird auf ca. 3/100 000 Geburten geschätzt. Die Erkrankung wird meist im 1. Lebensjahr, selten erst im Erwachsenenalter diagnostiziert.

Symptomatologie: Fast 90 % der Kinder mit Dandy-Walker-Malformation entwickeln einen **Hydrozephalus**.

Symptomatologie: Auffälligstes Symptom in 90 % ist eine okzipital betonte Vergrößerung des Schädels aufgrund eines **Hydrozephalus** Zusätzlich werden faziale Anomalien, insbesondere Hautangiome und kardiovaskuläre Fehlbildungen beobachtet.

Ätiopathogenese: Charakteristisch ist die **Dysgenesie des Kleinhirnwurms**.

Man beobachtet eine **Erweiterung des 4. Ventrikels** und Vergrößerung der hinteren Schädelgrube mit Hochverlagerung des Tentoriums. Meist entwickelt sich ein Hydrozephalus. In 70 % liegen zusätzlich Migrationsstörungen oder eine Balkenhypoplasie vor.

Ätiopathogenese: Die **Dysgenesie des Kleinhirnwurms** und in fast der Hälfte der Fälle auch des Balkens fällt ebenso wie assoziierte faziale und kardiovaskuläre Fehlbildungen in die Embryonalentwicklung.
Die hypoplastischen Kleinhirnhemisphären sind durch die **zystische Aufweitung des 4. Ventrikels** verdrängt, Tentorium und Sinus transversus sind hoch verlagert; die hintere Schädelgrube ist vergrößert. Das Foramen Magendii, oft auch die Foramina Luschkae, bleiben verschlossen (vgl. auch Abb. **A-2.62**). Fast immer kommt es zum Hydrozephalus. In 70 % finden sich zusätzlich Migrationsstörungen der grauen Substanz und eine Balkenaplasie oder -hypoplasie (S. 163).

Diagnostik: Die Diagnose lässt sich **kernspintomografisch** durch Darstellung des vergrößerten 4. Ventrikels und der Kleinhirndysplasie stellen (Abb. **B-1.16**).

Diagnostik: Bei langsamer Progredienz des Hydrozephalus entwickeln nur ca. 15 % der Patienten zerebellare Symptome wie Ataxie und Nystagmus. Die Ventrikel sind hydrozephal erweitert (Abb. **B-1.16a**). In der sagittalen Ebene des **Kernspintomogramms** lassen sich die Aplasie des Kleinhirnwurms, Kranialverlagerung des Tentoriums und die die hintere Schädelgrube z. T. ausfüllende Zyste am besten darstellen (Abb. **B-1.16b**). Darüber hinaus sind begleitende zerebrale Fehlbildungen, wie Heterotopien der grauen Substanz, im MRT zu erkennen.

Differenzialdiagnose: Differenzialdiagnostisch kommt eine Arachnoidalzyste bei normalem Kleinhirn infrage.

Differenzialdiagnose: Differenzialdiagnostisch kommt eine Arachnoidalzyste mit Verlagerung des normalen 4. Ventrikels infrage, die nur selten die gesamte hintere Schädelgrube ausfüllt. Der Kleinhirnwurm ist regelrecht angelegt.

Therapie: Therapie der Wahl ist die **Liquorableitung über einen Shunt**.

Therapie: Therapie der Wahl ist die **Liquorableitung über einen Shunt** (S. 176). Bei starker Erweiterung des 4. Ventrikels kann die Zyste direkt über einen Shunt drainiert werden. Häufigste Komplikationen bei ventrikuloatrialem Shunt sind Thrombosen der V. jugularis und bei ventrikuloperitonealem Shunt Verwachsungen an der Katheterspitze.

B-1.16 Dandy-Walker-Malformation

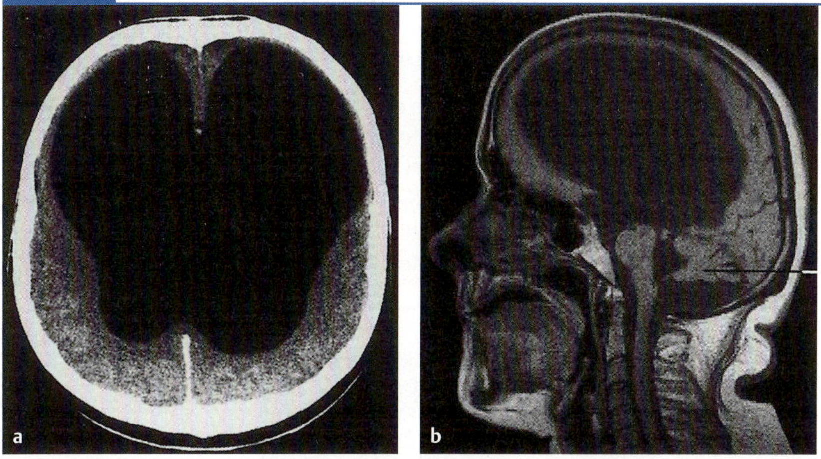

Bildgebende Diagnostik bei einer 45-jährigen Patientin mit Hydrozephalus (s. u.: Klinischer Fall).

a CT: Supratentoriell zeigt sich eine extreme hydrozephale Erweiterung der Seitenventrikel.

b MRT: In der sagittalen Ebene stellt sich auch der 4. Ventrikel zystisch erweitert und mit Verbindung zur vergrößerten Cisterna cerebellomedullaris dar. Das Kleinhirn ist dysplastisch, der Vermis fehlt.

Verlauf: Durch Versorgung mit einem Shunt wird die Letalität von ca. 50 auf unter 25 % gesenkt. Mehr als die Hälfte der mit einem Shunt versorgten Patienten entwickelt eine normale Intelligenz. Eine geistige Behinderung hängt nicht vom Grad des Hydrozephalus, sondern von begleitenden Hirnfehlbildungen ab. Die Dicke des verbleibenden Hirnmantels dient nicht als prognostisches Kriterium.

Verlauf: Die Letalität liegt unbehandelt bei 50 %. Mehr als die Hälfte der mit einem Shunt versorgten Patienten entwickeln eine normale Intelligenz.

▶ **Klinischer Fall.** Die 45-jährige Hausfrau, die elf Jahre zuvor einen Grand-Mal-Anfall erlitt, berichtete, dass sie wegen ihres zu großen Kopfes durch Zangengeburt zur Welt gekommen sei. Die frühkindliche und schulische Entwicklung sei regelrecht gewesen. Bei der neurologischen Untersuchung fiel ein großer Hirnschädel auf. Das CT zeigt einen extremen Hydrocephalus internus mit Reduktion des Hirnparenchyms (Abb. **B-1.16a**), das Kernspintomogramm den typischen Befund einer Dandy-Walker-Malformation (Abb. **B-1.16b**).

▶ Klinischer Fall.

1.1.5 Phakomatosen

1.1.5 Phakomatosen

▶ **Überblick.** Es handelt sich um kombinierte neuroektodermale Entwicklungsstörungen während der Embryogenese aufgrund eines genetischen Defekts. Haut (phakoma = Geburts- oder Muttermal), Augen und neurales Gewebe sind betroffen. Skelettdeformitäten, Fehlbildungstumoren (Hamartome) mit benignem, seltener malignem Wachstum (Hamartoblastome) und vaskuläre Fehlbildungen (Angiome) sind charakteristisch (Tab. **B-1.2**).

▶ Überblick.

B-1.2 Klassische Phakomatosen und ihre typischen Tumoren

Phakomatosen		Tumoren
von Recklinghausen	Neurofibromatose	Neurofibrome
Bourneville-Pringle	tuberöse Sklerose	subependymale Riesenzell-Astrozytome
Sturge-Weber	enzephalofaziale Angiomatose	Angioma capillare et venosum
von Hippel-Lindau	Hämangioblastose	Hämangioblastom

B-1.2

Neurofibromatose

Neurofibromatose

▶ **Synonym.** Von-Recklinghausen-Krankheit, Neurofibromatosis universalis.

▶ Synonym.

▶ **Definition.** F. von Recklinghausen (1882) beschrieb Fibrome der Haut in Beziehung zu multiplen Tumoren des Nervensystems. Bei dieser erblichen Hamartomatose unterscheidet man den von Recklinghausen beschriebenen peripheren Typ (Neurofibromatose Typ 1, NF-1) von der zentralen Form (Neurofibromatose Typ 2, NF-2) mit bilateralen Akustikusneurinomen.

▶ Definition.

Epidemiologie: Die periphere Form der Neurofibromatose (NF-1) ist mit einer Prävalenz von 1/3000 wesentlich häufiger als die zentrale (NF-2).

Symptomatologie: Bei der **NF-1** finden sich neben charakteristischen **Café-au-lait-Flecken** auch **knotige Verdickungen** entlang dem Verlauf peripherer Nerven (Abb. **B-1.17**).

Epidemiologie: Die Prävalenz der Neurofibromatose Typ 1 beträgt 1/3000 Einwohner. Während Symptome der peripheren Form schon in den ersten 5 Lebensjahren auftreten, manifestiert sich die sehr viel seltenere Neurofibromatose Typ 2 mit einer Prävalenz von 2 – 3/100 000 Einwohnern erst in der 2. – 3. Dekade.

Symptomatologie: Bei 99 % der Patienten mit **NF-1** fallen ab dem ersten Lebensjahr, oft aber erst in der späteren Kindheit, charakteristische **Café-au-Lait-Flecken** auf (Abb. **B-1.17a**). Axillär oder inguinal findet sich eine sommersprossenartige Pigmentierung („Sprenkelung“). Später ist der Körper mit **knötchenartigen Verdickungen** entlang dem Verlauf peripherer Nerven übersät (Abb. **B-1.17a**). Manchmal hängt die Haut an hyperpigmentierten Stellen in großen Falten herab („Lappenelefantiasis“).

B-1.17 Neurofibromatose

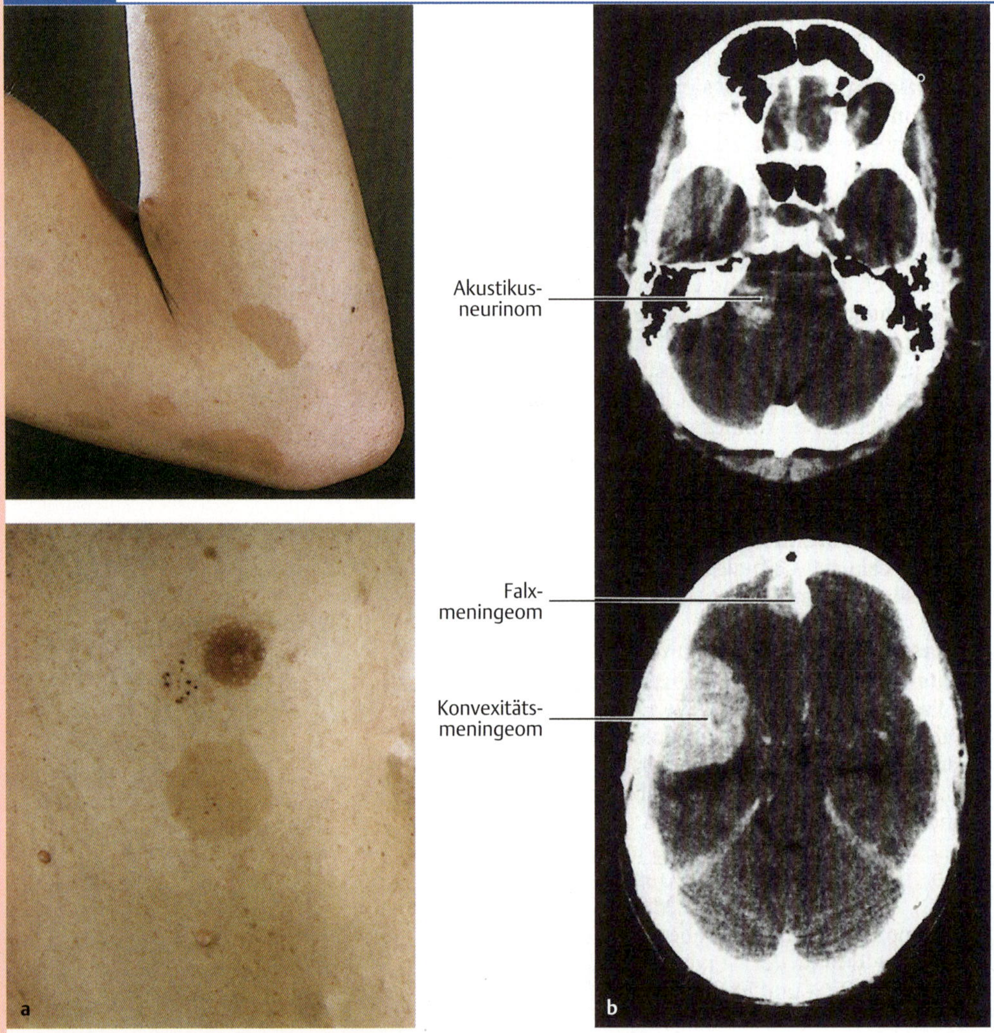

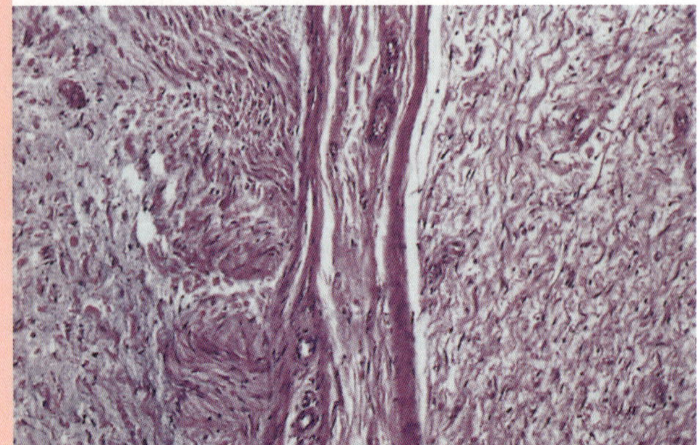

a Neurofibromatose Typ 1: Café-au-Lait-Flecken (oben), „Sprenkelung“ paramamillär (unten) und multiple kleine Neurofibrome an Unterarm und Thoraxwand.
b Neurofibromatose Typ 2: Das CT zeigt neben einem Akustikusneurinom zwei weitere Tumoren, ein Falx- und ein Konvexitätsmeningeom temporal.
c Neurofibrom bei Neurofibromatose Typ 1 (HE 40 : 1): 23-jähriger Mann mit hühnereigroßem subkutanem Knoten an der Schulter. Links aufgespreizte Axone im myxoid aufgequollenen Endoneurium, zentral verbreitertes Perineurium, rechts proliferierte Schwann-Zellen und Kollagenfaserbündel in muzinöser Matrix.

Ein Teil der Patienten leidet unter Schmerzen, Sensibilitätsstörungen und peripheren Paresen. Bei 5 – 10 % der Patienten mit NF-1 kommt es auch zu intrakraniellen Tumoren. Bereits im Schulalter können sich Visusstörungen manifestieren; gelegentlich kommt es zu epileptischen Anfällen. Fast die Hälfte der Kinder weist Lernstörungen auf; aber nur ein kleiner Teil der Patienten ist in seiner intellektuellen Entwicklung gestört.
Die **NF-2** manifestiert sich meist um das 20. Lebensjahr mit ein- oder beiderseitiger Hypakusis. Auch spinale Kompressionssyndrome sind möglich (S. 457). Café-au-Lait-Flecken und Neurofibrome sind selten und zahlenmäßig deutlich geringer als bei der NF-1.

Die **NF-2** manifestiert sich im frühen Erwachsenenalter mit ein- oder beiderseitiger Hypakusis.

Ätiopathogenese: Die Neurofibromatose ist eine genetische Erkrankung mit **autosomal dominantem Erbgang**. Die Spontanmutationsrate ist hoch. Peripherer und zentraler Typ stellen geno- und phänotypisch eigenständige Formen dar. Der Gendefekt bei **NF-1** ist auf dem langen Arm von **Chromosom 17** lokalisiert (17q11.2). Das Genprodukt **Neurofibromin** wird überwiegend im Gehirn und in peripheren Nerven exprimiert; ihm kommt eine Rolle in der zellulären Tumorsuppression zu. Bei **NF-2** befindet sich das defekte Gen auf dem langen Arm von **Chromosom 22** (22 q11). Dessen Genprodukt **Merlin** wird ebenfalls eine Bedeutung für die Tumorsuppression zugeschrieben.
Die **Neurofibrome** der Nervenwurzeln und peripheren Nerven wachsen infiltrierend in das Peri- und Epineurium (Abb. **B-1.17c**). In 4 % entarten sie zu malignen Neurofibrosarkomen. Andere maligne Tumoren, wie Neuroblastom, Wilms-Tumor (Nierentumor bei Kindern) oder Phäochromozytom, finden sich häufiger als in der Vergleichspopulation. 5 – 15 % der Patienten mit NF-1 entwickeln in der 1. Lebensdekade ein Optikusgliom, gelegentlich auch Astrozytome des Hirnstamms oder Hypothalamus (S. 313). Charakteristisch für die NF-2 sind bilaterale **Akustikusneurinome**; auch Meningeome und Ependymome sowie Neurinome anderer Hirnnerven und der Nervenwurzeln kommen vor.

Ätiopathogenese: Es handelt sich um eine genetische Erkrankung mit **autosomal dominantem Erbgang**. Die Manifestationsformen (NF-1 und NF-2) unterscheiden sich geno- und phänotypisch.

Die peripheren **Neurofibrome** infiltrieren den Nervenstamm und neigen zur malignen Entartung (vgl. Abb. **B-1.17c**). Charakteristische intrakranielle Tumoren bei NF-1 sind Optikusgliom und Astrozytome, bei NF-2 bilaterale **Akustikusneurinome** und Meningeome.

Diagnostik: 6 oder mehr Café-au-Lait-Flecken gelten als pathognomonisch für die **NF-1**. Die Neurofibrome sind sicht- und tastbar. Häufig finden sich knöcherne Fehlbildungen als Genu valgum oder varum, Kyphoskoliose und Trichterbrust (vgl. Abb. **B-1.17a**). Bereits im Jugendalter entwickelt 1 % der Patienten eine arterielle Hypertonie aufgrund eines Phäochromozytoms oder einer Nierenarterienstenose. Visusstörungen und Gesichtsfeldausfälle sind durch ein Optikusgliom bedingt. Charakteristische **Iris-Hamartome** (Lisch-Knötchen), die den Visus nicht beeinträchtigen, finden sich bei der Spaltlampenuntersuchung. Spinale Neurofibrome können kernspintomografisch dargestellt werden. Bei **NF-2** ist eine beiderseitige Schallempfindungsschwerhörigkeit, die sich um das 20. Lebensjahr einstellt, meist das einzige Symptom. Es kann sich eine juvenile subkapsuläre Katarakt entwickeln. Die Diagnose wird mit dem kernspintomografischen Nachweis bilateraler Akustikusneurinome und der Familienanamnese gestellt. Im Laufe des Lebens entwickeln 40 % der Patienten auch Meningeome (Abb. **B-1.17b**).

Diagnostik: Mindestens 6 Café-au-Lait-Flecken sollten neben den sicht- und tastbaren Neurofibromen nachweisbar sein, um die Diagnose einer **NF-1** zu stellen. Visusstörungen sind auf ein Optikusgliom verdächtig.
Ebenso wie bei beiderseitiger Schallempfindungsschwerhörigkeit, die einziges Symptom einer **NF-2** sein kann, ist dann die gezielte **kernspintomografische** Untersuchung erforderlich.

Differenzialdiagnose: Sporadisch vorkommende Neurinome peripherer Nerven, andere Rückenmark- und Hirntumoren sind durch die leere Familienanamnese und fehlende Begleitsymptome auszuschließen.

Differenzialdiagnose: Sporadische Neurinome und andere Tumore sind auszuschließen.

Therapie und Verlauf: Größe und Zahl der Neurofibrome nehmen kontinuierlich zu. Die operative Entfernung ist bei Schmerzen und exzessivem Wachstum indiziert; der Nerv wird jedoch meist geschädigt. Neurofibrosarkome erfordern aufgrund der hohen Malignität und Metastasierungsrate eine radikale Operation; die Fünf-Jahres-Überlebensrate liegt hier bei 15 %. Intrakranielle und intraspinale Tumore werden frühzeitig operiert. Im Rahmen der langfristigen Betreuung der Patienten sollte eine genetische Beratung stattfinden.

Therapie und Verlauf: Größe und Zahl der Neurofibrome nehmen kontinuierlich zu. Im Gegensatz zu den multiplen peripheren Neurofibromen werden die Neurofibrosarkome und intrakraniellen sowie intraspinalen Tumore operativ entfernt. Die Lebenserwartung ist insgesamt herabgesetzt.

Tuberöse Sklerose

▸ Synonym.

▸ Definition.

Epidemiologie: Die Prävalenz wird auf 10/100 000 Einwohner geschätzt.

Symptomatologie: Charakteristisch ist die Trias

- Adenoma sebaceum (Abb. **B-1.18**),
- epileptische Anfälle und
- Entwicklungsverzögerung.

Ätiopathogenese: Bei **autosomal dominantem Erbgang** besteht hohe Penetranz, jedoch erhebliche Variabilität in der Ausprägung. Die Erkrankung ist genetisch heterogen; die Spontanmutationsrate ist hoch.

Die zerebralen Veränderungen sind Folge einer gestörten neuronalen Migration und Differenzierung während der Embryo- und Fetogenese: kortikale **Tubera**, d. h. noduläre, gliomatöse Hamartome des Kortex, und **subependymale Gliaknötchen**, die in die Seitenventrikel hineinragen und zu Verkalkung neigen.

Diagnostik: Die ophthalmologische Untersuchung deckt **Hamartome der Chorioidea**, die internistische Untersuchung kardiale und renale Tumoren auf.

Tuberöse Sklerose

▸ **Synonym.** Tuberöse Hirnsklerose, Morbus Bourneville, Bourneville-Pringle-Syndrom.

▸ **Definition.** D. M. Bourneville (1880) entdeckte den Zusammenhang von charakteristischen zerebralen Tumoren mit kardialen Veränderungen und nannte die Krankheit „tuberöse Sklerose“. Das heute zusammen mit Epilepsie und Intelligenzminderung zur Trias zählende hereditäre Adenoma sebaceum wurde als eigenständiges Syndrom zehn Jahre später von J. Pringle beschrieben.

Epidemiologie: Die Symptome treten meist in früher Kindheit auf, bleiben aber bei isoliertem Vorkommen häufig unentdeckt. Die Prävalenz wird auf 10/100 000 Einwohner geschätzt; liegt aber aufgrund der oft nur ganz geringen Ausprägung wahrscheinlich deutlich höher.

Symptomatologie: Bereits im Säuglingsalter finden sich an der Haut von Rumpf und proximalen Extremitäten hypopigmentierte Areale. Überwiegend im Bereich der Nasolabialfalten entwickeln sich ab dem 2. Lebensjahr schmetterlingsförmig multiple rötlich-braune, gut verschiebliche, derbe Knötchen als sogenanntes **Adenoma sebaceum** (Abb. **B-1.18**). Im Lumbosakralbereich kommen Bindegewebsnävi (Chagrinlederfleck) und an den Fingern peri- und subunguale Fibrome (Koenen-Tumoren) vor. 80 – 90 % der Patienten entwickeln eine **Epilepsie**, die sich häufig bereits im Säuglingsalter mit Blitz-Nick-Salaam-(BNS-)Anfällen manifestiert; später überwiegen generalisierte tonisch-klonische Anfälle. Fast die Hälfte der Kinder fällt durch eine Entwicklungsverzögerung auf, die mit einer Intelligenzminderung einhergehen kann. Inkomplette Formen des Syndroms mit nur sehr milder Ausprägung von Symptomen sind häufig.

B-1.18 Adenoma sebaceum bei tuberöser Sklerose

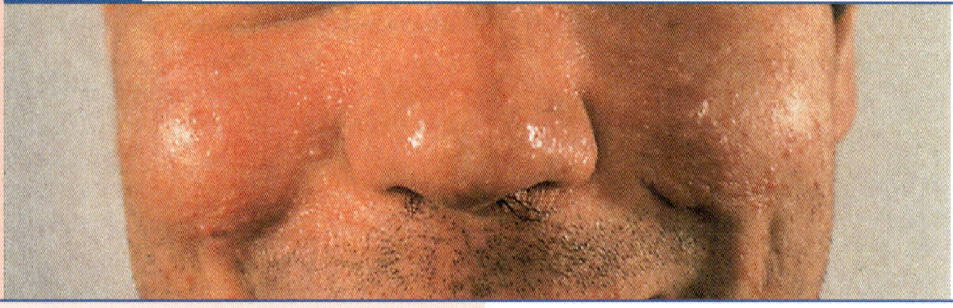

24-jähriger Patient mit multiplen, derben, roten bis bräunlichen Knötchen über Wange und Nase, die seit der Schulzeit bestehen.

Ätiopathogenese: Die tuberöse Sklerose wird **autosomal dominant vererbt**, zeigt eine hohe Penetranz, jedoch erhebliche Variabilität in der Ausprägung. Bei etwa der Hälfte der Fälle handelt es sich um eine Neumutation. Die Erkrankung ist genetisch heterogen mit bisher einem auf dem langen Arm von Chromosom 9 (9q34) identifizierten Gendefekt und einem weiteren auf dem kurzen Arm von Chromosom 16 (16p13.3), dessen Genprodukt Tuberin eine Funktion in der zellulären Tumorsuppression zugeschrieben wird. Der Gendefekt beeinträchtigt die Zellmigration und -differenzierung während der Embryo- und Fetogenese.
Die charakteristischen Hautsymptome sind durch verminderte Melaninbildung bzw. Angiofibrome oder gefäßreiche Bindegewebsnävi bedingt. Zerebrale Veränderungen kommen als **Tubera**, d. h. noduläre, gliomatöse Hamartome des Kortex, bei gestörter neuronaler Migration und Differenzierung vor. Entlang der lateralen Wände der Seitenventrikel finden sich **subependymale Gliaknötchen**, die in die Ventrikel hineinragen, früh zu Verkalkung neigen und noch in der Adoleszenz an Größe zunehmen und als sogenannte Riesenzellastrozytome durch Verlegung des Foramen Monroi einen Hydrocephalus occlusus mit intrakranieller Drucksteigerung verursachen können (vgl. Abb. **A-2.62**). Am Herz treten Rhabdomyome, an den Nieren Angiomyolipome und an der Lunge Lymphangiomyomatosen auf.

Diagnostik: Nur selten fallen zentrale Paresen oder extrapyramidale Bewegungsstörungen auf. Am Auge finden sich neben umschriebenen Depigmentierungen der Iris **Hamartome der Chorioidea**. In jedem Fall ist eine internistische Untersuchung einschließlich Sonografie zum Ausschluss kardialer und renaler Tumoren erforderlich.

B-1.19 Tuberöse Sklerose

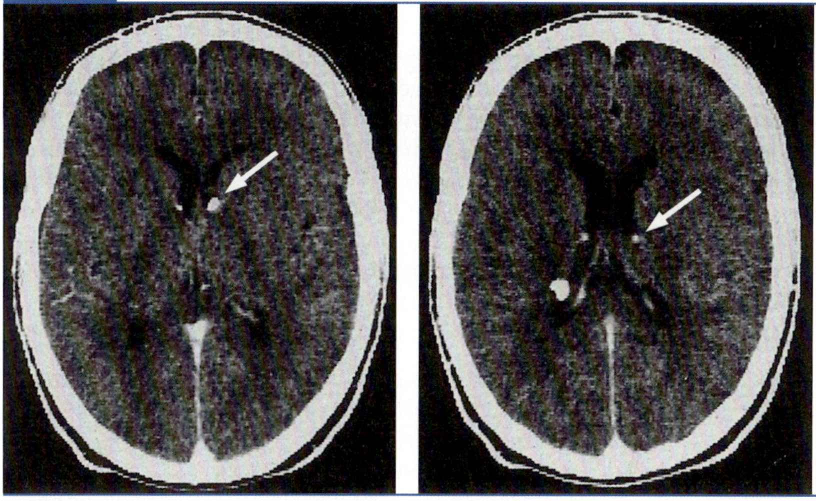

Kraniales CT eines 19-jährigen Patienten. Periventrikulär stellen sich multiple kleine Verkalkungen dar (Pfeile).

Die **periventrikulären Verkalkungen** gelten als pathognomonisch (Abb. **B-1.19**). Im Kernspintomogramm lassen sich kortikale Tuber als signalintense Strukturen an der Rinden-Mark-Grenze (Knötchen mit vermehrt nachweisbaren Astrozyten), subependymale Knötchen und kontrastmittelaufnehmende subependymale Riesenzellastrozytome, die Ursache eines Hydrozephalus sein können, nachweisen.

Die als pathognomonisch geltenden **periventrikulären Verkalkungen** und die kortikalen Tubera sind in der zerebralen Bildgebung nachweisbar (Abb. **B-1.19**).

Differenzialdiagnose: Sporadisch auftretende ventrikuläre Ependymome (S. 320) kommen meist einzeln vor und weisen keine Riesenzellen auf. Die konnatale **Toxoplasmose**, die ebenfalls mit intrazerebralen Verkalkungen einhergeht, verursacht schon früh einen Hydrozephalus und eine Chorioretinitis (Tab. **B-1.35**, S. 291).

Differenzialdiagnose: Sporadische ventrikuläre Ependymome (S. 320) und die konnatale **Toxoplasmose** müssen durch Zusatzuntersuchungen ausgeschlossen werden.

Therapie und Verlauf: Die Epilepsie wird frühzeitig medikamentös behandelt (S. 530); die Prognose für die geistige Entwicklung hängt wesentlich von der Beherrschbarkeit der Epilepsie ab. Bei Pharmakoresistenz kommt für einige Patienten auch ein epilepsiechirurgischer Eingriff infrage. Ein Verschlusshydrozephalus erfordert die Liquorableitung über einen Shunt (S. 176). Die Patienten sollten genetisch beraten werden. Bei höchstens 1/3 der Betroffenen kommt es zur vollen Ausprägung des Syndroms. Dann ist die Lebenserwartung aufgrund renaler und pulmonaler Komplikationen verkürzt.

Therapie und Verlauf: Wesentlich sind antiepileptische medikamentöse Behandlung und genetische Beratung. Nur bei voller Ausprägung des Syndroms ist die Prognose ungünstig.

Sturge-Weber-Syndrom

Sturge-Weber-Syndrom

▸ **Synonym.** Enzephalotrigeminale Angiomatose.

▸ **Synonym.**

▸ **Definition.** W. A. Sturge (1879) erkannte den Zusammenhang zwischen Gesichtsnävus und zerebraler Symptomatik. F. P. Weber (1922) wies pathognomonische girlandenförmige Verkalkungen im Röntgenbild des Schädels nach. Die angiomatöse Phakomatose betrifft Haut, Meningen und Chorioidea.

▸ **Definition.**

Epidemiologie: Das Vollbild der Sturge-Weber-Krankheit ist selten, die Prävalenz der meist spontan auftretenden Erkrankung wird auf 1/230 000 Einwohner geschätzt.

Epidemiologie: Die Prävalenz wird auf 1/230 000 Einwohner geschätzt.

Symptomatologie: Auffällig ist der schon bei der Geburt bestehende blaurote **Naevus flammeus** der Gesichtshaut, der sich meist einseitig im Versorgungsbereich des 1. Trigeminusastes findet. Daneben fallen eine Gesichtsasymmetrie und in den ersten Lebensjahren eine gleichseitige Visusminderung und ein Buphthalmus (Bulbusvergrößerung) auf. Neurologische Symptome manifestieren sich meist bereits im Kindesalter: Die Kinder bleiben in ihrer intellektuellen Entwicklung zurück, entwickeln eine **Epilepsie**, allmählich progredient oder schubförmig kommt es zu einer Gesichtsfeldstörung sowie Hemiparese. 30 % der Patienten leiden unter migräneähnlichen Kopfschmerzen auf der Seite des Nävus.

Symptomatologie: Charakteristisch sind ein **Naevus flammeus** im Versorgungsbereich des 1. Trigeminusastes, **Epilepsie** und Entwicklungsverzögerung.

Ätiopathogenese: Die Erkrankung tritt spontan auf. Kapillare und venöse Angiome finden sich einseitig an Leptomeninx, Gesichtshaut und Chorioidea des Auges. Die **leptomeningeale Angiomatose** bedingt eine lokale **Hemiatrophie** und Verkalkung der anliegenden grauen und weißen Substanz.

Ätiopathogenese: Im Gegensatz zu den übrigen Phakomatosen tritt das Sturge-Weber-Syndrom spontan auf; selten ist eine familiäre Häufung zu beobachten. Nur ein Drittel der Patienten mit fazialem Nävus weist auch eine **leptomeningeale Angiomatose** auf. Durch mangelnde Differenzierung des embryonalen Gefäßplexus bleiben Gefäßkonvolute aus dünnwandigen erweiterten Kapillaren und Venen bestehen. Sie sind in der Regel an der Gesichtshaut, dem Versorgungsbereich des 1. Trigeminusastes entsprechend, der Leptomeninx des ipsilateralen Okzipitallappens und an der Chorioidea des Auges lokalisiert. Durch venöse Stase oder insuffiziente Drainage kommt es sekundär zur Minderdurchblutung im Bereich der Angiomatose und es entwickelt sich eine umschriebene Atrophie der Retina sowie eine Gliose des an die leptomeningeale Angiomatose angrenzenden Kortex mit Verkalkungen und bei erheblicher Ausprägung auch Hemiatrophie des Gehirns. Gelegentlich liegen weitere zerebrale Entwicklungsstörungen wie Mikro- oder Agyrie vor.

Diagnostik: Neben einer Hemiparese finden sich eine Reihe ophthalmologischer Befunde: **homonyme Hemianopsie**, Chorioidea-Angiom oder Glaukom.
Pathognomonisch sind **kalottennahe Verkalkungen** in der Röntgenaufnahme des Schädels. Das **leptomeningeale Angiom** ist kernspintomografisch darstellbar (Abb. **B-1.20**).

Diagnostik: Bei einem Drittel der Patienten fallen im Wachstumsalter eine Hemiparese mit Hypotrophie der betroffenen Gliedmaßen und eine **homonyme Hemianopsie** auf.
In der Röntgenaufnahme zeigen sich neben einer Hemiatrophie des Schädels ab dem 2. Lebensjahr überwiegend okzipital kortikale und subkortikale **Verkalkungen** als girlandenförmige, die Gyri und Sulci nachzeichnende Verschattungen. Kernspintomografisch sind nach Kontrastmittelgabe das flächenhafte **leptomeningeale Angiom** als bandförmige Kontrastierung der Leptomeninx, ein hypertrophischer Plexus chorioideus und ins Marklager reichende ektatische Venen sichtbar (Abb. **B-1.20**).

B-1.20 Sturge-Weber-Syndrom

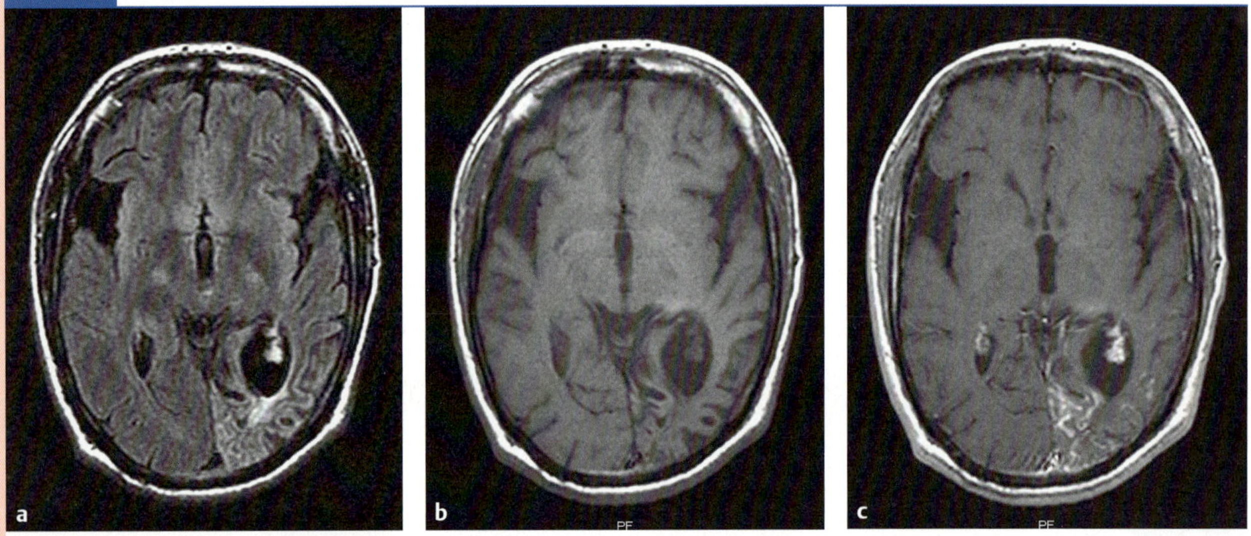

MRT eines 33-jährigen Mannes mit Naevus flammeus im Versorgungsbereich des 1. Trigeminusastes links (s. u.: Klinischer Fall). 4 Jahre nach Manifestation neurologischer Symptome.

a Das Hinterhorn des linken Seitenventrikels ist deutlich erweitert, der gesamte linke Okzipitallappen ist atrophisch. Signalanhebung des okzipitalen Marklagers links als Ausdruck einer gliösen Vernarbung. Nebenbefundlich Arachnoidalzyste im Bereich der Inselzisterne rechts. Axiales FLAIR-Bild.

b Atrophie des okzipitalen Kortex. Axiales T 1-Bild, gleiche Schnittebene.

c Girlandenförmiges Enhancement der meningealen Gefäße okzipital bis temporal nach Kontrastmittelgabe. Kräftiger Plexus chorioideus des linken Seitenventrikels. Axiales T 1-Bild nach Kontrastmittelgabe, gleiche Schnittebene.

Differenzialdiagnose: Liegt nicht das volle Erscheinungsbild des Syndroms vor, kommen isolierte **arteriovenöse Angiome** infrage (S. 343).

Differenzialdiagnose: Wenn kutane Erscheinungen fehlen, kommen differenzialdiagnostisch angiomatöse Veränderungen der Chorioidea und isolierte arteriovenöse Angiome, die jedoch weniger zur Verkalkung neigen und tief in das Hirnparenchym hineinreichen, in Betracht (S. 343).

Therapie und Verlauf: Bei früher Manifestation ist die intellektuelle und auch motorische Entwicklung gestört. Die Epilepsie ist oft nur schwer medikamentös zu beeinflussen.

Therapie und Verlauf: Die Prognose wird vom Ausmaß der Minderdurchblutung des angrenzenden Kortex bestimmt. Je früher sich vaskuläre Komplikationen einstellen, umso eher ist die intellektuelle und auch motorische Entwicklung gestört.

▸ **Klinischer Fall.** Ein 33-jähriger Mann erlitt bei einem Fußballspiel eine leichte Kopfprellung. Im Verlauf des Tages entwickelten sich Kopfschmerzen. Am nächsten Tag hatte die Ehefrau den Eindruck, ihr Mann sei „durcheinander". Bei Aufnahme in die Klinik bestanden eine sensomotorische Aphasie und eine komplette homonyme Hemianopsie nach rechts. Abgesehen von in den 2 Jahren zuvor wiederholt aufgetretenen Kopfschmerzen und einem seit der Geburt bestehenden Naevus flammeus im Versorgungsgebiet des 1. Trigeminusastes links war er bis dahin beschwerdefrei gewesen. Im MRT zeigte sich eine meningeale Kontrastmittelanreicherung links okzipital und temporal sowie ein Ödem des okzipitalen Kortex. Nach zunächst fluktuierendem Verlauf mit häufigen Phasen migräneartiger Kopfschmerzen, wechselnder Ausprägung der Aphasie und eines organischen Psychosyndroms mit nachfolgend schwerer depressiver Episode bestehen 4 Jahre nach dem akuten Ereignis eine unverändert komplette homonyme Hemianopsie nach rechts, eine noch mäßig schwere überwiegend sensorische Aphasie, kognitive Störungen mit deutlich reduzierter Aufmerksamkeitsspanne und Merkfähigkeitsstörungen sowie eine fokale Epilepsie mit komplex-fokalen Anfällen temporaler Semiologie. Das MRT weist nun neben der leptomeningealen Angiomatose eine kortikale und subkortikale Gliose links okzipital und temporobasal auf (s. Abb. **B-1.20**).

▸ Klinischer Fall.

Von-Hippel-Lindau-Krankheit

Von-Hippel-Lindau-Krankheit

▸ **Synonym.** Hämangioblastom des Kleinhirns und Angiomatosis retinae.

▸ Synonym.

▸ **Definition.** Die durch E. von Hippel (1911) beschriebene Angiomatosis retinae wurde von A. Lindau (1926) gemeinsam mit dem Hämangioblastom des Kleinhirns und viszeralen zystischen Veränderungen zu einem hereditären Syndrom zusammengefasst.

▸ Definition.

Epidemiologie: Bei erheblicher Variabilität der Ausprägung der autosomal dominant vererbten Erkrankung wird die Prävalenz auf 0,6/100 000 Einwohner geschätzt.

Epidemiologie: Die Prävalenz wird auf 0,6/100 000 Einwohner geschätzt.

Symptomatologie: Meist sind Visusstörungen in der 2. Lebensdekade das erste Symptom. Mit einem Manifestationsgipfel um das 30. Lebensjahr treten okzipital betonte Kopfschmerzen, eine zerebellare Ataxie und progrediente **Hirndruckzeichen** auf.

Symptomatologie: Visusstörungen sind meist das erste Symptom, bevor sich eine Ataxie und **Hirndruckzeichen** entwickeln.

Ätiopathogenese: Die Erkrankung wird autosomal dominant vererbt. Das defekte Gen ist auf dem kurzen Arm von Chromosom 3 (3p25) lokalisiert. Es finden sich retinale und zerebellare, seltener spinale **Hämangioblastome** (vgl. S. 327). 30 % der Patienten entwickeln im Verlauf der Krankheit ein oft bilaterales und multifokales **Nierenzellkarzinom**, 15 % ein Phäochromozytom.

Ätiopathogenese: Bei autosomal dominanter Vererbung ist die Penetranz hoch. Charakteristisch sind **Hämangioblastome des Kleinhirns und der Retina** (S. 327). Darüber hinaus kommen **Nierenkarzinome** vor.

Diagnostik: Die oft multipel, aber nur selten bilateral vorkommenden Hämangioblastome der Retina stellen sich ophthalmoskopisch dar. Wegen einer Prädisposition zum Glaukom sind regelmäßige Augeninnendruckmessungen erforderlich. Die zerebellaren und spinalen Hämangioblastome sind **kernspintomografisch** sicher nachweisbar. Ein Nierenkarzinom sowie Nieren- und Pankreaszysten sind computertomografisch darzustellen. Der molekulargenetische Nachweis ist möglich.

Diagnostik: Am Augenhintergrund sind oft multiple Angiome nachweisbar, häufig entwickelt sich ein Glaukom. Das zerebellare Hämangioblastom lässt sich **kernspintomografisch** nachweisen.

Differenzialdiagnose: Differenzialdiagnostisch kommen sporadische bzw. isolierte Fälle von Kleinhirn-Hämangioblastomen und einer Angiomatose der Retina infrage (S. 327). Zur Differenzierung sind die Familienanamnese, der Nachweis assoziierter maligner Tumoren und das Erkrankungsalter von Bedeutung.

Differenzialdiagnose: Sporadische bzw. isolierte Kleinhirn- und Retinaangiome sind ebenso wie verwandte Syndrome zu differenzieren (S. 327).

Therapie und Verlauf: Die Photokoagulation der retinalen Angiome kann eine progrediente Erblindung verhindern. Kleinhirnhämangioblastome werden vollständig operativ entfernt. In ca. 20 % kommt es jedoch zum Rezidiv. Der Verlauf wird, wenn nicht durch den Kleinhirntumor selbst, durch das metastasierende Nierenkarzinom bestimmt, das für die hohe Letalität der Krankheit verantwortlich ist. Es wird versucht, das Tumorwachstum durch antiangiogene Substanzen zu beeinflussen.

Therapie und Verlauf: Die Retinaangiome werden koaguliert, das Hämangioblastom des Kleinhirns operativ entfernt. Aufgrund des hohen Risikos eines Nierenzellkarzinoms ist die Prognose ungünstig.

▸ **Klinischer Fall.** Der 35-jährige EDV-Techniker wurde wegen Ungeschicklichkeit und Zittern der rechten Hand sowie Gangunsicherheit stationär eingewiesen. Er leide seit einigen Monaten unter gelegentlichen Kopfschmerzen. Seit dem 13. Lebensjahr war, wie auch bei seiner Mutter und seiner Schwester, eine Angiomatosis retinae bekannt und seit mindestens 10 Jahren eine behandlungsbedürftige arterielle Hypertonie. Die neurologische Untersuchung ergab eine

▸ Klinischer Fall.

rechtsseitige Extremitätenataxie, der ophthaloskopische Befund eine Angiomatosis retinae rechts, die bereits mehrfach koaguliert worden war. Das MRT zeigte ein 2,5 cm durchmessendes Hämangioblastom in der rechten Kleinhirnhemisphäre, das den 4. Ventrikel weitgehend komprimierte. Die weitere Diagnostik deckte ein Phäochromozytom auf. Beide Tumoren wurden operativ entfernt.

1.2 Degenerative (atrophische) Prozesse des Gehirns und Rückenmarks

1.2 Degenerative (atrophische) Prozesse des Gehirns und Rückenmarks

► Überblick.

► Überblick. Degenerative ZNS-Erkrankungen beruhen auf umschriebenen oder generalisierten (diffusen) atrophischen Prozessen des Gehirns und Rückenmarks (Tab. **B-1.3**). Ausgeprägte kortikale und subkortikale Hirnparenchymverluste führen aufgrund zellulärer Degeneration mit Verminderung von Synapsen und Neurotransmittern zur **Demenz.** Bei den meisten hirnatrophischen Prozessen kommen extrapyramidale Symptome infolge Stammgangliendegeneration vor. Zu den häufigsten umschriebenen Atrophien der Stammganglien gehören die Parkinson-Krankheit, die Chorea Huntington und die Dystonie. Die sporadisch auftretende Multisystematrophie (MSA) geht mit einem Parkinson-Syndrom, zerebellarer Ataxie, Pyramidenbahnzeichen und autonomen Funktionsstörungen einher, weist aber keine Zeichen einer Demenz auf.
Die Mehrzahl der degenerativen ZNS-Erkrankungen ist ätiologisch ungeklärt, so die Lewy-Body-Demenz (LBD) und die amyotrophische Lateralsklerose (ALS); ein Teil der degenerativen, spinozerebellaren Ataxien ist hereditär, z. B. die Friedreich-Krankheit und das Refsum-Kahlke-Syndrom. Die Alzheimer-Krankheit ist in < 5 %, die frontotemporale Demenz in 5–10 % familiär disponiert. Eine Sonderstellung mit bekannter Ätiologie nimmt die Binswanger-Krankheit ein, eine vaskuläre Demenz (VAD) bei subkortikaler arteriosklerotischer Enzephalopathie (SAE).

B-1.3 Degenerativ-atrophische Prozesse des ZNS

Prozess	Generalisierte und umschriebene Atrophie
1. Diffuse hirnatrophische Prozesse	generalisierte Atrophie (Alzheimer-Krankheit) generalisierte Atrophie (Lewy-Körperchen-Krankheit)
	kortikale Atrophie, frontotemporal betont (Pick-Komplex) subkortikale Atrophie (Binswanger-Krankheit)
2. Systematrophien	A. der Stammganglien (Parkinson-Krankheit, Chorea Huntington, Dystonie und andere extrapyramidale Syndrome)
	A. der Pyramidenbahn und Vorderhornzellen (amyotrophische Lateralsklerose)
	A. des Kleinhirns und spinozerebellarer Bahnen (Friedreich-Krankheit, Refsum-Kahlke-Syndrom u. a. Heredoataxien)
3. Multisystematrophie	A. der Pyramidenbahn, des Pons, Kleinhirns, der Oliven, der Substantia nigra, des Putamens und autonomer Kerngebiete

1.2.1 Demenzen

1.2.1 Demenzen

► Definition.

► Definition. Demenz-Syndrome sind auf eine fortschreitende kortikale und/oder subkortikale Atrophie des Hirnparenchyms zurückzuführen und von der physiologischen zerebralen Involution zu unterscheiden. Bei einem Teil der Demenz-Syndrome sind molekulargenetische Veränderungen bekannt. Das psychopathologische Bild ist durch progrediente Gedächtnis- und Orientierungsstörungen, Beeinträchtigung des abstrakten Denkens und eine Akzentuierung prämorbider Persönlichkeitszüge gekennzeichnet (Alzheimer-Krankheit, AD). Hinzu kommen neuropsychologische Symptome (Aphasie, Apraxie u. a.). Man beobachtet sowohl depressive Hemmung als auch euphorische Enthemmung mit Störungen der Affektkontrolle und des Verhaltens v. a. bei frontotemporaler Demenz (FTD). Die Diagnose einer vaskulären Demenz (VAD) stützt sich anamnestisch und klinisch auf kognitive Beeinträchtigungen und neurologische Herdsymptome nach Hirninfarkten. Häufig finden sich extrapyramidale Symptome, insbesondere ein Parkinson-Syndrom, das auch regelmäßig bei der Lewy-Body-Demenz (LBD) vorkommt. Ein Normaldruck-Hydrozephalus (NPH) ist durch die Trias: Gangstörung, Harninkontinenz und Demenz charakterisiert.

Epidemiologie: 6 – 8 % der Bevölkerung über 65 Jahre leiden an einer Demenz. In Deutschland leben derzeit etwa 1,1 – 1,3 Millionen Demenzkranke. Die Zahl der jährlichen Neuerkrankungen liegt bei 250 000 (S3-Leitlinie „Demenzen"). 50 – 70 % aller Demenzen sind vom Alzheimer-Typ (Abb. **B-1.21**). Wegen der höheren Lebenserwartung überwiegt das weibliche Geschlecht. Demgegenüber sind von der vaskulären Demenz häufiger Männer betroffen. Je nach Region sind 15 – 25 % der Demenzen, die auch mit der Alzheimer-Krankheit zusammen vorkommen („Mixed dementia"), vaskulär bedingt. Die Lewy-Körperchen-Krankheit gilt als die zweithäufigste neurodegenerative Demenzform, deren Prävalenz (bei mangelnden epidemiologischer Daten) auf fast 30 % aller (nicht vaskulär bedingten) Demenzen geschätzt wird. Es gibt aber auch Überschneidungen mit der Demenz bei idiopathischen und sekundären Parkinson-Syndromen, ferner ein gemeinsames Vorkommen mit der Alzheimer-Demenz.

Epidemiologie: 6 – 8 % der Bevölkerung (> 65 J.) leiden an einer Demenz. 50 – 70 % aller Demenzen sind vom Alzheimer-Typ, 15 – 25 % vaskulär bedingt. Die Lewy-Körperchen-Krankheit gilt zwar als die zweithäufigste neurodegenerative Demenzform; es gibt aber Überschneidungen mit der Parkinson-Krankheit und gemeinsames Vorkommen mit der Alzheimer-Demenz. Häufig ist auch eine Mischform der Alzheimer-Krankeit mit der vaskulären Demenz („Mixed dementia").

B-1.21 Prävalenz verschiedener Demenz-Syndrome bezogen auf 100 000 Einwohner

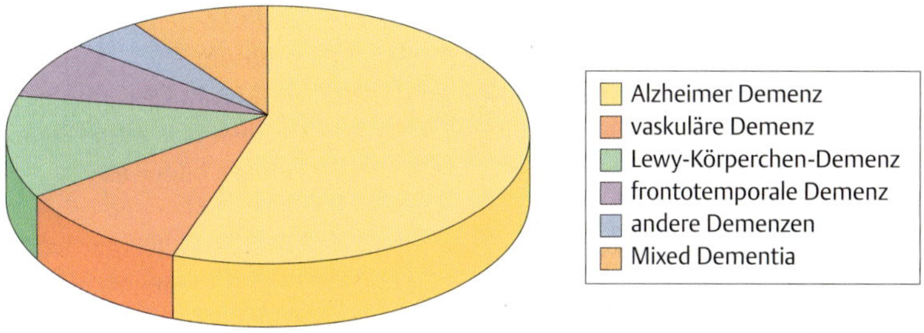

B-1.21

20 % der dementen Patienten, die jünger als 65 Jahre sind, weisen eine frontotemporale Atrophie auf. Die frontotemporale Demenz (FTD) manifestiert sich selten vor dem 50. Lebensjahr. Der Beginn der vaskulären Demenz (VAD) und der Lewy-Body-Demenz (LBD) liegt meist in der 6. – 8. Dekade. Die Erkrankungswahrscheinlichkeit der häufigsten Demenzform, der Alzheimer-Krankheit (AD), steigt mit zunehmendem Alter an und beträgt für 65- bis 74-jährige Personen 1,7 %, für 75- bis 84-jährige 11 % und für Personen über 84 Jahre etwa 30 %. Neben einer generalisierten Hirnatrophie beobachtet man je nach Demenzform charakteristische, umschriebene morphologische Befunde (Tab. **B-1.4**).

B-1.4 Erkrankungsalter, Leitsymptome und morphologische Befunde bei Demenzen

Krankheit und Erstbeschreiber	Erkrankungsalter	Frühsymptome	Spezielle morphologische Befunde
frontotemporale Demenz (Pick)	45. – 55. Lj. und jünger	Antriebsstörung, Enthemmung	frontotemporale kortikale Atrophie
Vaskuläre Demenz, SAE (Binswanger)	55. – 75. Lj. und älter	fluktuierende kognitive Störungen und neurologische Herdsymptome	lakunäre Infarkte bei Demyelinisierung des Marklagers
Lewy-Body-Demenz	65. – 75. Lj. und älter	fluktuierende Aufmerksamkeitsstörungen, visuelle Halluzinationen. REM-Schlaf-Verhaltensstörung, Parkinson-Symptome	Lewy-Körperchen: eosinophile intraneurale Einschlüsse im Kortex, limbischen System und in den Stammganglien
Demenz vom Alzheimer-Typ	65. – 85. Lj. und älter	Merkleistungs- und Orientierungsstörungen	senile Plaques, Neurofibrillenbündel

Alzheimer-Krankheit

Alzheimer-Krankheit

▶ **Synonym.** Senile Demenz vom Alzheimer-Typ (SDAT), Demenz vom Alzheimer-Typ (DAT), Alzheimer's disease (AD).

▶ Synonym.

▶ **Definition.** Das Krankheitsbild wurde von A. Alzheimer (1907) erstmals beschrieben als Demenz infolge Hirnatrophie mit pathologischen Fibrillenveränderungen und senilen Plaques. Eine familiäre AD kommt in < 5 % vor. Das weibliche Geschlecht überwiegt. Die alterskorrelierte Krankheit manifestiert sich meist jenseits des 65. Lebensjahrs mit langsam progredienten Gedächtnis- und Orientierungsstörungen. Die Vigilanz ist intakt. Häufig sind Aphasie und Apraxie. Im weiteren Verlauf verarmt das Denken ebenso wie die affektive Resonanz. Das Alltagsleben ist stark beeinträchtigt. Die Kommunikation reduziert sich schließlich auf stereotype verbale und gestische Äußerungen.

▶ Definition.

Epidemiologie: Die Demenz manifestiert sich meist jenseits des 65. Lebensjahrs mit altersbezogen ansteigender Tendenz und Überwiegen des weiblichen Geschlechts.

Epidemiologie: Das Erkrankungsrisiko für die Manifestation der Alzheimer-Krankheit vor dem 65. Lebensjahr beträgt < 0,1 %, danach 6 % mit altersbezogen ansteigender Inzidenz (s. o.) Das weibliche Geschlecht überwiegt. In Deutschland beträgt die Zahl der Alzheimer-Patienten ca. 750 000.

Symptomatologie: Charakteristisch sind früh auftretende **Gedächtnis-** und **Orientierungsstörungen**. Im Verlauf ist die Alltagskompetenz aufgrund von visuell-räumlichen Wahrnehmungsstörungen erheblich beeinträchtigt.

Symptomatologie: Die Patienten leiden an zunehmenden **Störungen der Merkfähigkeit**. Früher als den Betroffenen selbst fällt den Angehörigen eine zeitliche und örtliche **Desorientierung** auf. Vor allem die visuell-räumliche Wahrnehmung ist beeinträchtigt, sodass z. B. das Schreiben und Uhrenlesen erschwert bis unmöglich wird. Die Aktivitäten des täglichen Lebens lassen allmählich nach, während die Patienten an konventionellen Umgangsformen festhalten. Mit zunehmendem Krankheitsbewusstsein entwickelt sich eine Depression.

Ätiopathogenese: In < 5 % ist familiäres Vorkommen zu beobachten. Bei früher Manifestation der AD ist öfter ein autosomal dominanter Erbgang nachweisbar (Gendefekte auf den Chromosomen 1, 14 und 21).

Bei den **Plaques** handelt es ich um extrazelluläre Ablagerungen des Beta-A4-Proteins (Beta-Amyloid), bei den **Alzheimer-Fibrillen** um intrazelluläre Konglomerate (TAU-Protein).

Man nimmt einen **Acetylcholinmangel** im Kortex an.

Ätiopathogenese: Eine familiäre AD kommt nur in < 5 % der Fälle vor. Heredität mit autosomal dominantem Erbgang ist bei frühem Beginn (< 65 J.) 3-fach höher. Gendefekte bestehen auf den Chromosomen 1, 14 und 21. Meist sind es Mutationen des Presenilin-1-Gens auf Chromosom 14, seltener des Presenilin-2-Gens auf Chromosom 1 und des Amyloid-Precursor-Proteins (APP) auf Chromosom 21.
Histologisch finden sich neben einem Neuronenverlust, v. a. im Kortex, Hippokampus und Locus coeruleus, die intrazellulären **Alzheimer-Fibrillen** und senile **Plaques**, d. h. extrazelluläre Proteinablagerungen. Den Kern der Plaques bildet das Beta-A4-Amyloid-Protein, das auch bei Trisomie vorkommt. (Beide Erkrankungen gehen mit einem genetischen Defekt des Chromosoms 21 einher). Fibrilläre Zellveränderungen im Nervenzellkörper und neuritische Plaques bestehen aus TAU-Protein-Konglomeraten. Sowohl das TAU (Gesamt-TAU und phospho-TAU) als auch das Beta-A4-Amyloid-1-42 sind im Liquor nachweisbar. In den Amyloidplaques finden sich neben einer Aktivierung von Gliazellen auch Zytokine (v. a. Interleukin IL-6) als Hinweis auf einen autochthonen Abwehrmechanismus.
Bei Alzheimer-Demenz ist ein Defizit cholinerger Strukturen nachgewiesen, v. a. ein Mangel an Cholinacetyltransferase (CAT), die für die Synthese des Acetylcholins verantwortlich ist. Dieses **cholinerge Defizit** korreliert mit der Zahl der Plaques und dem Grad mnestischer Funktionsstörungen, die auf den progredienten kortikalen Synapsenverlust und verringerten Glukosemetabolismus zurückzuführen sind (s. a. S. 151).

Diagnostik: Die Anamnese ergibt Gedächtnis- und Orientierungsstörungen. Das deklarative Gedächtnis ist frühzeitig beeinträchtigt, insbesondere die Fähigkeit, neue Informationen aufzunehmen und wichtige Lebensdaten wiederzugeben (autobiografisches Gedächtnis). Auffällig sind zudem Störungen des abstrakten Denkvermögens, Planen und Handeln sind erschwert.

Wesentlich ist eine umfassende **neuropsychologische** Untersuchung (Abb. **B-1.22**, s. auch Klinischer Fall, S. 189).

Diagnostik: Bei der neurologischen Untersuchung finden sich gelegentlich Reflexdifferenzen oder ein Tremor, jedoch kein ausgeprägtes hypokinetisch-hypertones Syndrom wie bei der Parkinson-Krankheit.
Im Vordergrund stehen **Merkleistungs- und Orientierungsstörungen**, die Unfähigkeit, neue Informationen zu lernen und z. B. nach 5 min wiederzugeben („Neu"- bzw. Kurzzeitgedächtnis) oder wichtige Lebensdaten zu erinnern (autobiografisches Gedächtnis). D.h. es liegen auch Defizite des „Alt"- bzw. Langzeitgedächtnisses vor, insbesondere für selbst Erlebtes im episodischen Speicher. Während anfangs noch das prozedurale Gedächtnis für bestimmte Fertigkeiten (wie z. B. Radfahren) erhalten bleibt, ist das deklarative Gedächtnis für entsprechende Fakten (zu wissen, wie ein Fahrrad funktioniert) frühzeitig eingeschränkt. Hinzu kommen neben Wortfindungsstörungen auffällige Beeinträchtigungen des abstrakten Denkens, erkennbar an der Schwierigkeit, die Bedeutung vertrauter Wörter bzw. Ähnlichkeiten und Unterschiede zwischen verwandten Begriffen herauszufinden. Planen und Handeln sind erschwert oder nicht mehr möglich.
Eine umfassende **neuropsychologische Untersuchung** ist notwendig, um neben den Gedächtnisstörungen eine Aphasie, Apraxie, Alexie, Agrafie, Akalkulie oder Agnosie aufzudecken (s. a. Abb. **B-1.22** und das klinische Beispiel, S. 189). Zur Untersuchung zentraler Sprachstörungen dient das Lautwechsel-Testinventar (S. 92).

B-1.22 Schreibversuch

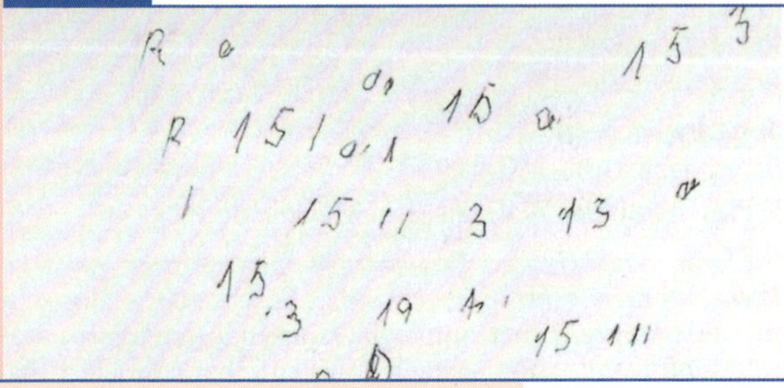

Versuch eines Patienten mit Alzheimer-Krankheit, sein Geburtsdatum zu schreiben (vgl. Klinisches Beispiel, S. 189).

Aber schon mittels einfacher Verfahren wie **Mini-Mental-Status-Test** (MMST, Abb. **B-1.23**) und Uhrentest lassen sich innerhalb von 30 min. typische Demenz-Symptome nachweisen, wenn der Patient z. B. weder einen kurz zuvor genannten Begriff erinnern noch eine bestimmte Uhrzeit in ein Zifferblatt der Bildvorlage einzeichnen kann.

Aber schon mit einfachen Verfahren wie **Mini-Mental-Status-Test** (MMST, Abb. **B-1.23**) und Uhrentest sind Demenz-Symptome nachzuweisen.

B-1.23 Mini-Mental-Status-Test (MMST, modifiziert nach Folstein et al.)

Patient / Patientin

Name

Vorname

Untersuchungsdatum

Tag Monat Jahr

Beurteilung durch

Mini-Mental-Status-Test (MMST)

		Für jede korrekte Antwort 1 Punkt
Zeitliche Orientierung	Welcher Wochentag ist heute? (z. B. Montag)	
	Welches Jahr haben wir?	
	Welche Jahreszeit? (z. B. Frühling)	
	Welchen Monat? (z. B. Januar)	
	Welches Datum? (korrekt ist +/- 1 Tag)	
Örtliche Orientierung	Wo sind wir hier? (z. B. Praxis-/Klinikadresse)	
	Auf welchem Stockwerk?	
	In welcher Stadt?	
	In welchem Bundesland?	
	In welchem Land?	
3 Wörter wiederholen	„Auto"	
	„Blume"	
	„Kerze"	
Rechnen	„Können Sie von der Zahl 100 jeweils 7 abziehen?"	
	(93)	
	(86)	
	(79)	
	(72)	
	(65)	
Gedächtnis	„Welche 3 Wörter haben Sie vorhin nachgesprochen?"	
	(Auto)	
	(Blume)	
	(Kerze)	
Benennen	„Was ist das?" (Bleistift vorzeigen)	
	„Was ist das?" (Armbanduhr vorzeigen)	
Nachsprechen	Sagen Sie dem Patienten: Sprechen Sie mir nach: „Sie leiht ihm kein Geld mehr"	
Drei-Punkte-Befehl	Legen Sie ein Blatt Papier auf den Tisch und sagen Sie zusammenhängend: „Nehmen Sie das Blatt Papier mit **Ihrer rechten Hand, falten Sie es in der Mitte und legen Sie es auf den Boden."** (max. 3 Punkte)	
Schriftliche Aufforderung	Zeigen Sie Ihrem Patienten die schriftliche Aufforderung: „Bitte schließen Sie Ihre Augen" und sagen Sie: „Lesen Sie dies laut vor und führen Sie es aus!"	
Satz schreiben	Lassen Sie den Patienten auf die Rückseite dieses Blattes einen vollständigen, sinnvollen Satz schreiben.	
Figur abzeichnen	Legen Sie dem Patienten die Vorlage mit den zwei Fünfecken vor und geben Sie folgende Instruktion: „Zeichnen Sie bitte diese Figur ab!"	
Total MMST:	(Maximum = 30 Punkte, Minimum = 0 Punkte) Verdacht auf Störungen bei Punktzahl ≤ 26	

Die Schweregrade einer Demenz können z. B. für die Alzheimer-Krankheit (AD) an folgenden Testergebnissen abgelesen werden:
MMST 20 – 26 Punkte: leichte AD
MMST 10 – 19 Punkte: mittelschwere AD
MMST < 10 Punkte: schwere AD

Die EEG-Aktivität ist verlangsamt, die VEP-Latenz verzögert. Diagnostisches Mittel der Wahl ist die **MRT**. **Im Liquor** findet man im Vergleich zu anderen Demenzen eine wesentlich höhere Konzentration des **TAU-Proteins** (Gesamt-TAU und phospho-TAU) und eine Erniedrigung des Beta-A4-Amyloid-1-42.

Im EEG ist der Grundrhythmus verlangsamt. Die Latenz der visuell evozierten Potenziale (VEP) ist verlängert. Diagnostisches Mittel der Wahl ist die **MRT**: Schon im Frühstadium ergeben sich kernspintomografische Hinweise auf hirnatrophische Veränderungen, insbesondere temporomedial in der Hippokampusregion mit Erweiterung des Seitenventrikel-Unterhorns und im Kortex. Das CT dient der Differenzialdiagnose. Die Positronen-Emissionstomografie (PET) zeigt ein Stoffwechseldefizit temporoparietal und kann somit zur Früherkennung beitragen (Abb. **B-1.24**). Im SPECT findet sich eine entsprechende Perfusionsminderung ohne reduzierte striatale DAT-Bindung (vgl. Abb. **B-1.33**).

B-1.24 Alzheimer-Demenz. MRT und Bildfusion ^{18}F-FDG-PET/MRT

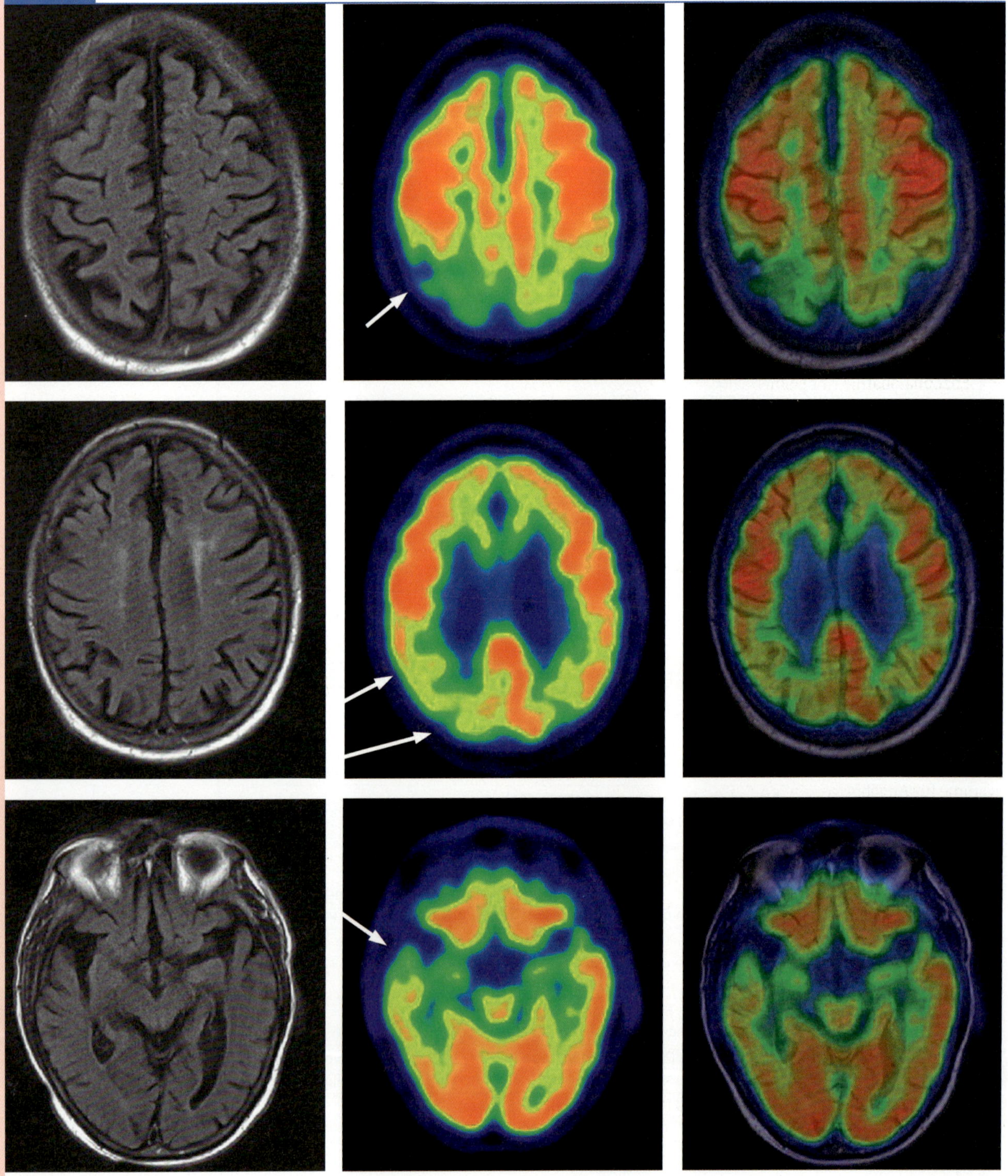

Die FDG-PET-Aufnahmen (Mitte, rechts in Fusion mit MRT-Bildern) zeigen eine ausgeprägte parietotemporal beidseits rechtsbetonte Glukoseutilisationsstörung, die das Ausmaß der MR-tomografisch nachweisbaren Atrophie deutlich überschreitet.

Die Konzentration des **TAU-Proteins** (Gesamt-TAU und phospho-TAU) **im Liquor** ist bei Alzheimer-Krankheit wesentlich höher als bei vaskulären Demenzen, das Beta-A4-Amyloid-1-42 ist erniedrigt.

Differenzialdiagnose: Während für die Alzheimer-Demenz der frühe Ausfall kognitiver Leistungen, insbesondere der Exekutivfunktionen, typisch ist, beginnen **frontotemporale Demenzen** mit einer Antriebsstörung (S. 101). **Vaskuläre Demenzen** gehen mit neurologischen Herdsymptomen infolge einer zerebralen Ischämie oder Blutung einher. Herrschen hypokinetisch-rigide Symptome vor, ist zuerst an eine Demenz bei **Parkinson-Krankheit** (S. 195) oder an die Multisystematrophie (MSA) zu denken, bei der jedoch keine ausgeprägten kognitiven Symptome vorkommen (S. 230). Auch die **Lewy-Körperchen-Krankheit** weist ein Parkinson-Syndrom mit Bradykinese und Zahnradphänomen auf. Diese Demenzform ist aber besonders durch fluktuierende Kognition und ausgestaltete visuelle Halluzinationen gekennzeichnet. Die SPECT zeigt bei LBD eine Dopamintransporterminderung (Abb. **B-1.27**).
Langjähriger Alkoholabusus kann zwar zu Gedächtnis- und Orientierungsstörungen führen, ein Delir veranlasst aber selten zur Verwechslung mit einer Alzheimer-Demenz, da es akut beginnt und rasch abklingt. Beim alkoholisch oder traumatisch bedingten **Korsakow-Syndrom** kommen neben Gedächtnisstörungen typische Konfabulationen vor (durch Erinnerungstäuschung bedingte Darstellungen vermeintlich erlebter Vorgänge, S. 252).
Eine depressive **„Pseudodemenz"** schreitet rasch fort und ist unter thymoleptischer Therapie reversibel. Die Patienten klagen zwar auch über Gedächtnisstörungen, haben darüber hinaus aber oft Schuldgefühle, die bei depressiven Alzheimer-Patienten kaum vorkommen. MMST und Uhrentest sind bei guter Kooperation unauffällig. Eine diffuse zerebrale Funktionsstörung im EEG spricht gegen eine depressive Pseudodemenz.
Eine progressive Paralyse (S. 269) ist durch die Lues-Serologie auszuschließen. Zur **HIV**-Enzephalopathie mit Demenz siehe S. 282.

Differenzialdiagnose: Frontotemporale Demenzen beginnen mit Antriebs- und Affektstörungen. **Vaskuläre Demenzen** gehen mit neurologischen Herdsymptomen einher. Wenn hypokinetisch-rigide Symptome vorkommen, ist an eine Demenz bei der **Parkinson-Krankheit** zu denken und die **Lewy-Körperchen-Demenz** abzugrenzen, die durch ein Parkinson-Syndrom, fluktuierende kognitive Störungen und visuelle Halluzinationen gekennzeichnet ist.

Das **Korsakow-Syndrom** ist durch eine Demenz mit Konfabulationen charakterisiert (S. 252).

Eine depressive **„Pseudodemenz"** schreitet rascher fort als die Alzeimer-Krankheit und ist unter thymoleptischer Therapie reversibel.

Zur progressiven Paralyse siehe S. 269, zur **HIV**-assoziierten Demenz S. 282.

Therapie: Cholinesterasehemmer (Donezepil, Galantamin, Rivastigmin) wirken sich im Frühstadium und bei mittlerem Schweregrad der AD positiv auf kognitive Leistungen und Alltagskompetenz aus. Dabei ist auf Nebenwirkungen wie Bradykardie, Synkopen und ein **Sturzrisiko** zu achten. Der nichtkompetetive NMDA-Antagonist Memantin wird bei mittleren und schweren Verläufen eingesetzt (*cave:* Blutdruckanstieg). Psychotische Symptome können mit atypischen Neuroleptika (z. B. Clozapin) behandelt werden. Demgegenüber sind Benzodiazepine ebenso wie anticholinergisch wirksame Thymoleptika und Clomethiazol ungeeignet, v. a. wegen Kumulationstendenz, möglicher paradoxer Reaktion (Benzodiazepine) sowie Sturzgefahr (Clomethiazol) und Verstärkung kognitiver Störungen (Thymoleptika). Körperliche und geistige Aktivitäten bei Personen ohne kognitive Einschränkungen verringern das Risiko des Auftretens eines demenziellen Syndroms signifikant.
Wichtig sind sowohl der Einsatz von **Orientierungshilfen**, insbesondere Mnemotechniken (Schilder, Kalender, Warnhinweise), als auch lebenspraktische Übungen. Selbsthilfegruppen mit kontinuierlichem Informationsaustausch und Trainingsprogramme für Angehörige können die häusliche Betreuung unterstützen.

Therapie: Donezepil, Galantamin, Rivastigmin und Memantin wirken sich positiv auf kognitive Funktionen und Alltagskompetenz aus. Wichtig sind **Orientierungshilfen** und lebenspraktische Übungen. Selbsthilfegruppen und Trainingsprogramme für Angehörige unterstützen die häusliche Betreuung.
Cave: Sturzrisiko unter Medikation!

Verlauf: Der Übergang von einer leichten kognitiven Störung („mild cognitive impairment") zur leichten Demenz (MMST > 20 von 30 Punkten) ist fließend. Im Verlauf kommen neuropsychologische und psychotische Symptome, insbesondere Vital- und Antriebsstörungen hinzu, die ebenso wie die kognitiven Ausfälle gravierende Beeinträchtigungen des Alltagslebens verursachen. Die Patienten werden zunehmend pflegebedürftig. Denn die moderate Demenz (MMST > 10) schreitet auch unter der Therapie fort und mündet über weitere Verarmung des Denkens und der affektiven Resonanz in das Spätstadium mit vollständiger Plan- und Ratlosigkeit. Die meisten Patienten sterben nach einer Krankheitsdauer von fünf bis acht Jahren an infektbedingten Komplikationen der Bettlägerigkeit (z. B. Pneumonie).

Verlauf: Innerhalb von fünf bis acht Jahren werden die Patienten pflegebedürftig und sterben an infektiösen Komplikationen (z. B. Pneumonie).

▶ Klinischer Fall. Der 71-jährige Patient wurde wegen einer ausgeprägten Merkleistungsstörung, die ihn im Alltag zunehmend behinderte, neurologisch und testpsychologisch untersucht. Es fand sich ein leichter Ruhetremor. Der Patient wirkte unruhig, ängstlich und ratlos. Er konnte weder sein Geburtsdatum angeben (Abb. **B-1.22**) noch die Uhrzeit ablesen. Das EEG zeigte eine diffuse zerebrale Funktionsstörung ohne herdförmige Veränderungen, das MRT jedoch temporomedial betonte hirnatrophische Veränderungen in der Hippocampusregion mit Erweiterung der Seitenventrikel und Zeichen einer kortikalen Atrophie.

▶ Klinischer Fall.

Frontotemporale Demenz (FTD)

▶ Synonym.

▶ Definition.

Epidemiologie: Eine frontotemporale Demenz beginnt oft schon vor dem 50. Lebensjahr.

Symptomatologie: Anfangs sind die Patienten aspontan und affektiv indifferent, dann distanzlos bis enthemmt, während das Gedächtnis zunächst nicht beeinträchtigt ist. Häufig sind aphasische Störungen.

Ätiopathogenese: Makroskopisch sieht man eine frontotemporal betonte kortikale Hirnatrophie (Abb. **B-1.25**).

Frontotemporale Demenz (FTD)

▶ **Synonym.** Frontotemporale Lobärdegeneration. Demenz vom Frontalhirntyp, frontotemporale Demenz, Frontallappendemenz, Pick-Komplex, Morbus Pick.

▶ **Definition.** Die von A. Pick (1892) erstmals beschriebene progrediente Aphasie und Demenz bei frontotemporaler Atrophie kommt bei < 5 % der Demenzen vor. Unter dem Begriff der frontotemporalen Lobärdegeneration wird eine Reihe von Krankheiten zusammengefasst, die etwa ⅕ der Demenzen ausmachen:
- die **frontotemporale Verlaufsform** als Haupttyp sowie zwei Subtypen:
  - primär progressive Aphasie
  - semantische Demenz

Epidemiologie: 20 % der Demenz-Patienten (< 65 Jahre) leiden an einer frontotemporalen Demenz, deren Symptome oft schon vor dem 50. Lebensjahr einsetzen. Frauen sind häufiger betroffen als Männer.

Symptomatologie: Die Patienten werden aspontan, indifferent und in der Arbeit unregelmäßig. Hinzu kommt nicht selten ein Verlust ethischer Hemmungen mit Distanzlosigkeit und übersteigerter Esslust. Intelligenz und Gedächtnis bleiben anfangs erhalten, gelegentlich tritt ein Parkinson-Syndrom mit Hypomimie und Rigor hinzu. Auch aphasische Störungen (bei Subtyp 1 „non-fluent" und Subtyp 2 „fluent") sind häufig.

Ätiopathogenese: Die frontotemporale Demenz kommt familiär vor; ein autosomal dominanter Erbgang ist in 5 – 10 % der Fälle nachweisbar. Man findet insbesondere Mutationen auf dem Progranulin-Gen und auf dem MAPT-Gen (Chromosom 17), das das TAU-Protein kodiert. Die Krankheit ist durch eine kortikale Hirnatrophie gekennzeichnet, die auf frontale und temporale Gebiete begrenzt ist (Abb. **B-1.25**). Histopathologisch sieht man neben einer Gliose mit noch erhaltenen, aber geschwollenen kortikalen Neuronen (Pick-Zellen) einen Status spongiosus mit Mikrovakuolen-Bildung oder Ubiquitin-Nervenzelleinschlüssen. Letztere sind typisch für ein Pick-Syndrom mit Motoneuronbeteiligung. Histochemische Analysen der betroffenen Regionen ergeben ein intra- und extrazelluläres Gangliosiddepot.

B-1.25 Frontalhirnatrophie

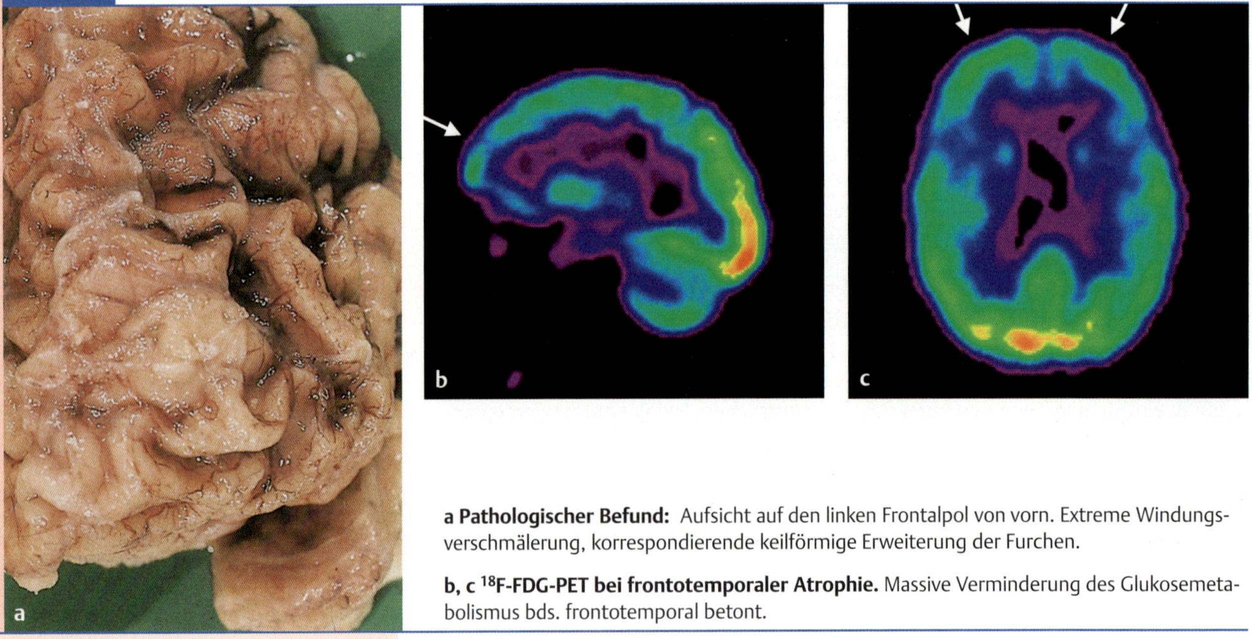

a Pathologischer Befund: Aufsicht auf den linken Frontalpol von vorn. Extreme Windungsverschmälerung, korrespondierende keilförmige Erweiterung der Furchen.

b, c ^{18}F-FDG-PET bei frontotemporaler Atrophie. Massive Verminderung des Glukosemetabolismus bds. frontotemporal betont.

Diagnostik: Richtungweisend sind das relativ frühe Manifestationsalter, oft schon vor dem 50. Lebensjahr, ferner das allmähliche Auftreten und Fortschreiten einer **Antriebsstörung**, gefolgt von einem Mangel an Initiativen und Konzepten, z. B. Handlungsabläufe zu planen und einem bestimmten Ziel zuzuordnen („dysexekutives Syndrom"), bis zum Fehlverhalten bei einfachsten Tätigkeiten. Hinzu kommen unproduktives Denken bei eingeschränktem Urteilsvermögen und fehlender Krankheitseinsicht, meist affektive Indifferenz, aber nicht selten eine euphorische, auch sexuelle Enthemmung, schließlich Gedächtnisstörungen. Je nach Verlaufsform fallen mehr phonematische oder semantische **Paraphasien**, eine visuelle Agnosie und Prosopagnosie auf (S. 96). Deshalb sind eingehende neuropsychologische Tests erforderlich. Bei der neurologischen Untersuchung finden sich auch Parkinson-Symptome. Das EEG ist oft normal. Die bildgebenden Verfahren zeigen eine frontale, temporale (auch asymmetrische) Atrophie mit entsprechend verteilten hypometabolen Arealen: Die Positronen-Emissionstomografie (PET) ergibt eine ausgeprägte Glukosestoffwechselstörung v. a. des frontalen und temporalen Kortex (vgl. Abb. **B-1.25**).

Diagnostik: Richtungweisend sind das relativ frühe Manifestationsalter, der allmähliche Beginn und langsam fortschreitende **Antriebsstörungen** bei affektiver Indifferenz oder Euphorie und Enthemmung, gefolgt von kognitiven Störungen. Im Gespräch fallen **Paraphasien** auf. Die PET zeigt schon vor dem CT-und MRT-Nachweis der frontotemporalen kortikalen Atrophie einen regionalen Hypometalismus.

Differenzialdiagnose: Siehe S. 189.

Differenzialdiagnose: Siehe S. 189.

Therapie und Verlauf: Die Therapie ist symptomatisch – man gibt Thymoleptika und atypische Neuroleptika in niedriger Dosierung. Die Symptomatik schreitet innerhalb weniger Jahre mit zunehmendem Antriebsverlust und dem allmählichen Nachlassen intellektueller Fähigkeiten fort. Die im Verlauf auftretenden Gedächtnis-, Orientierungs- und Sprachstörungen zuletz nur noch in Form verbaler und gestischer Stereotypien enden in einem Mutismus. Die Patienten sterben nach knapp zehnjähriger Krankheitsdauer an Kachexie und Pneumonie.

Therapie und Verlauf: Man gibt niedrigdosiert Thymo- und Neuroleptika. In weniger als zehn Jahren sterben die rasch pflegebedürftigen Patienten bei progredienter Demenz an Kachexie und Pneumonie.

Vaskuläre Demenz (VAD)

Vaskuläre Demenz (VAD)

▶ Definition. Bei vaskulären Demenzen handelt es sich um Beeinträchtigungen kognitiver Funktionen („Vascular Cognitive Impairment, VCI"), verursacht durch zerebrovaskuläre Läsionen und fortschreitende Hirnatrophie. Nach O. Binswanger (1894) wird eine vaskuläre Demenz benannt, die auf eine subkortikale arteriosklerotische Enzephalopathie (SAE) bei **Mikroangiopathie** mit Demyelinisierung des Marklagers zurückzuführen ist. Häufig findet man lakunäre Infarkte. Man spricht auch von subkortikaler vaskulärer Enzephalopathie (SVE). Daneben gibt es Formen der vaskulären Demenz bei **Makroangiopathie** mit strategischen Infarkten und das Multiinfarkt-Syndrom. Die Prävalenz einer Demenz nach Hirninfarkt oder -blutung („Post-Stroke"-Demenz) liegt bei 10 %. Die kumulative Inzidenz steigt jährlich um 3 %. Bei den über 65-Jährigen beträgt die Prävalenz 1 – 4 % und verdoppelt sich bei den über 75-Jährigen auf 2 – 8 %.

▶ Definition.

Symptomatologie: Das klinische Bild ist durch kognitive Störungen im Zusammenhang mit einer zerebralen Ischämie oder Blutung sowie eine Umkehr des Schlaf-Wach-Rhythmus, Affektlabilität bei depressiver Stimmung und neurologische Herdsymptome (z. B. Aphasie, Hemiparese) charakterisiert. Das Demenz-Syndrom setzt innerhalb von drei Monaten nach einer zerebralen Ischämie oder Blutung ein. Auffällig sind Parkinson-Symptome, eine apraktische Gangstörung mit Fallneigung und Harninkontinenz.

Symptomatologie: Innerhalb von drei Monaten nach einem Hirninfarkt mit neurologischen Herdsymptomen manifestieren sich **kognitive Störungen**, die im Verlauf stufenförmig auftreten. Hinzu kommen Parkinson-Symptome, eine apraktische Gangstörung mit Fallneigung und Harninkontinenz.

Ätiopathogenese: Bei vaskulär bedingten Demenzen liegt meist eine **Mikroangiopathie** vor. Durch chronischen Bluthochdruck entstehen die für eine **SAE** typischen Veränderungen, eine ausgedehnte Lipohyalinose und fibrinoide Nekrose der Arteriolen mit spongiöser Demyelinisierung des Marklagers (Binswanger-Krankheit). Man findet **Lakunen** in den Stammganglien, im Marklager und im ventralen Hirnstamm als Folge von thromboembolischen Mikroinfarkten (Status lacunaris). Neben arterioarteriellen Embolien können auch kardiogene Embolien für Verschlüsse der Endarterien verantwortlich sein.

Ätiopathogenese: Bei der **SAE** verursacht chronischer Bluthochdruck eine **Mikroangiopathie** mit spongiöser Demyelinisierung des Marklagers und verstreuten Lakunen (Status lacunaris).

Die arterielle **Hypertonie** ist auch für die Demenz bei arteriosklerotischer **Makroangiopathie** mit multiplen Infarkten der größte Risikofaktor.

Hirninfarkte und -blutungen führen je nach Art und Ort der Läsionen zu verschiedenen Formen der VAD. Die arterielle **Hypertonie** ist auch für die Demenz bei arteriosklerotischer **Makroangiopathie** der größte Risikofaktor. Durch den Untergang einer kritischen Zahl von Neuronen bei multiplen Hirninfarkten entwickelt sich eine schwere Demenz („Multiinfarkt-Syndrom"). Wenn zerebrale Ischämien bestimmte „Schaltstellen" wie Stammganglien, Thalamus, Gyrus angularis oder den inferomesialen Temporallappen betreffen, spricht man von einer vaskulären Demenz bei „strategischen" Infarkten. Zur „Mixed dementia" s. S. 184. Eine seltene Ursache der VAD ist die mit intrazerebralen Blutungen einhergehende Amyloidangiopathie (S. 405).

Diagnostik: Im **MRT** zeigen sich bei **SAE** neben multiplen Lakunen typische **„white matter lesions" (WML**, d. h. Demyelinisierungsherde periventrikulär und im tiefen Marklager (Abb. **B-1.26**).

Diagnostik: Die Diagnose ergibt sich aus dem Zusammentreffen von kognitiven Störungen mit neuropsychologischen Symptomen und Paresen nach (rezidivierenden) ischämischen Infarkten. Nicht selten findet man zusätzlich ein Parkinson-Syndrom mit Betonung der unteren Körperhälfte („lower body parkinsonism"). Eine SAE stellt sich schon im CT in Form einer Marklagerhypodensität (Leukoaraiosis) meist mit kleinen lakunären Defekten dar. Frühzeitiger und wesentlich deutlicher als im CT erkennt man im **MRT** (T2-gewichtete Darstellung) hyperintense multiple Lakunen (in FLAIR hypointens mit hyperintensem Randsaum) und ausgedehnte hyperintense **„white matter lesions (WML)"**, d. h. band- oder kappenförmige Demyelinisierungsherde periventrikulär und im tiefen Marklager (Abb. **B-1.26**).
Das Ausmaß der Demyelinisierung – nicht jedoch die Zahl und Größe der Infarkte – korreliert mit dem Schweregrad der Demenz. Zum Nachweis von Arterienstenosen bei vaskulärer Demenz wird die Doppler- und Duplexsonografie eingesetzt.

B-1.26 SAE bei vaskulärer Demenz

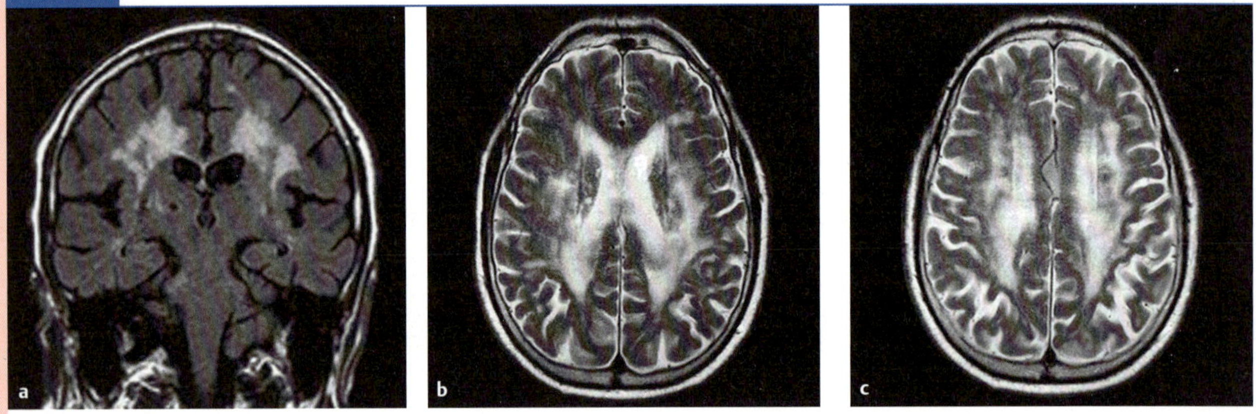

65-jähriger Patient mit arterieller Hypertonie (210/105 mmHg), Affektlabilität und Vergesslichkeit. Anamnestisch waren drei transitorisch-ischämische Attacken in den letzten neun Monaten zu eruieren. Diagnose: subkortikale arteriosklerotische Enzephalopathie (SAE).

a MRT-FLAIR-Bild in koronarer Schnittführung: Ausgedehnte Signalveränderungen (kappenförmige Hyperintensitäten) im subkortikalen Marklager.

b, c T2-gewichtete MRT-Bilder in axialer Schnittführung. Multiple, teilweise konfluierende Hyperintensitäten periventrikulär im subkortikalen Marklager und in den Stammganglien.

Differenzialdiagnose: Liegt keine Hypertonie vor, kann eine hereditäre Gefäßkrankheit mit subkortikalen Infarkten und Leukenzephalopathie (**CADASIL**) infrage kommen.

Eine Marklagerläsion bei funikulärer Myelose, eine diabetische Mikroangiopathie und die seltene perivaskuläre Enzephalitis bei **Whipple-Krankheit** sind durch Laboruntersuchungen auszuschließen. Zur MS siehe S. 299.

Differenzialdiagnose: Patienten mit kognitiver Beeinträchtigung bei leichter vaskulärer Demenz weisen im Vergleich zu leicht erkrankten Alzheimer-Patienten bessere Leistungen bei freiem Abruf von Gedächtnisinhalten auf. Die Konzentration des TAU-Proteins im Liquor ist bei Alzheimer-Krankheit höher als bei vaskulärer Demenz. Wenn eine Migräne mit Aura und keine arterielle Hypertonie vorliegt, ist auch an eine hereditäre Gefäßkrankheit zu denken: **CADASIL** („cerebral autosomal dominant arteriopathy with subcortical infarcts and leucoencephalopathy"). Ursache dieser Mikroangiopathie sind Mutationen im Notch-3-Gen.
Spongiöse Marklagerläsionen infolge einer B_{12}-Hypovitaminose (funikuläre Myelose, S. 246), eine diabetogene Mikroangiopathie und die **Whipple-Krankheit** mit perivaskulärer Enzephalitis sind durch Laboruntersuchungen auszuschließen. Periventrikuläre „white matter lesions" bei VAD erinnern manchmal an MRT-Befunde der Multiplen Sklerose, die sich allerdings selten jenseits des 50. Lebensjahrs manifestiert und zudem einen charakteristischen Liquorbefund aufweist (vgl. S. 299).

Therapie: Wesentlich sind Logopädie, Ergotherapie und Physiotherapie. Die vaskuläre Demenz schreitet zwar allmählich mit der Grundkrankheit fort, kann aber unter kontrolliertem Einsatz von **Antihypertensiva** in vielen Fällen primär und sekundär präventiv therapiert werden. Eine begleitende Depression wird thymoleptisch behandelt. Jede pharmakogene Hypotension ist aber zu vermeiden. Eine Prophylaxe mit einem Thrombozytenfunktionshemmer ist zwar in geeigneten Verläufen indiziert, jedoch ebenso wie eine orale Koagulation wegen des Blutungsrisikos bei ausgeprägter Lipohyalinose immer abzuwägen (s. Prävention der zerebralen Ischämien, S. 380).

Therapie: Neben Logopädie, Ergo- und Physiotherapie ist die Sekundärprophylaxe mit Antihypertensiva indiziert (S. 380).

Verlauf: Die demenzielle Entwicklung mit Aufmerksamkeits- und Merkleistungsstörungen ist langsam progredient, während das „Altgedächtnis" länger erhalten bleibt. Häufig kommen fokale epileptische Anfälle hinzu. Die Mortalität ist gegenüber der Normalbevölkerung um das Dreifache erhöht.

Verlauf: Die demenzielle Entwicklung schreitet allmählich fort. Die Mortalität ist hoch.

▶ Klinischer Fall. Der 83-jährige Winzer, bei dem eine arterielle Hypertonie bekannt war, hatte drei Jahre zuvor einen Hirninfarkt mit aphasischer Störung erlitten. Seither war er häufig desorientiert, rasch erschöpft, depressiv gestimmt und nachts schlaflos. Er vergaß, dass er seinen Winzerbetrieb vor zehn Jahren verkauft hatte, und wollte wieder täglich in „seinen" Weinbergen arbeiten. Schließlich pflanzte er in seinen Garten neue Reben zwischen die Rosen. Psychopathologisch auffällig war neben den Gedächtnisstörungen und zeitlicher Desorientierung eine Affektinkontinenz. Es fand sich ein leichter Nacken- und Extremitätenrigor, die Eigenreflexe waren rechtsbetont. Der Hautturgor war herabgesetzt. Die Bildgebung zeigte eine subkortikal betonte Hirnatrophie mit zahlreichen kleinen, z. T. konfluierenden Lakunen im subkortikalen Marklager und in den Stammganglien beiderseits. Unter ausreichender Flüssigkeitszufuhr nach Blutdruckeinstellung besserte sich die psychopathologische Symptomatik.

▶ Klinischer Fall.

Lewy-Körperchen-Demenz

Lewy-Körperchen-Demenz

▶ **Synonym.** Lewy body dementia (LBD).

▶ Synonym.

▶ **Definition.** F. H. Lewy beschrieb vor 100 Jahren die nach ihm benannte (zweithäufigste) Demenzform. Die Lewy-Körperchen-Krankheit weist eine Demenz mit fluktuierender Kognition und visuellen Halluzinationen bei einem symmetrischen Parkinson-Syndrom infolge kortikal-subkortikaler Atrophie auf. Histologisch findet man zahlreiche eosinophile intraneurale Einschlüsse (Lewy-Körperchen) im Kortex, im limbischen System und in den Stammganglien.

▶ Definition.

Symptomatologie: Nach der S 3-Leitlinie „Demenzen" gilt folgende Definition:

1. Das **zentrale Merkmal** der Lewy-Körperchen-Krankheit ist eine Demenz, die mit Funktionseinschränkungen im Alltag einhergeht. Die Gedächtnisfunktion ist beim Erkrankungsbeginn relativ gut erhalten. Aufmerksamkeitsstörungen sowie Beeinträchtigungen der exekutiven und visuoperzeptiven Funktionen sind häufig.
2. **Kernmerkmale** sind Fluktuation der Kognition und der Vigilanz (Wachheit, Aufmerksamkeit) sowie ausgestaltete visuelle Halluzinationen und Parkinson-Symptome.
3. **Stark hinweisende Merkmale** sind Verhaltensstörungen im REM-Schlaf (Schreien, Sprechen, motorisches Ausagieren von Träumen), eine ausgeprägte Neuroleptika-Überempfindlichkeit und verminderte dopaminerge Aktivität in den Stammganglien, dargestellt mit SPECT oder PET.
4. **Unterstützende Merkmale** kommen häufig vor, haben aber zurzeit keine diagnostische Spezifität: wiederholte Stürze oder Synkopen, vorübergehende Bewusstseinsstörung, schwere autonome Dysfunktion (orthostatische Hypotension; Urininkontinenz), Halluzinationen in anderen Modalitäten, systematischer Wahn, Depression.

Symptomatologie:

1. **Zentrales Merkmal** der Lewy-Körperchen-Krankheit (LBD) ist eine Demenz.
2. **Kernsymptome** sind fluktuierende Kognition und Vigilanz, visuelle Halluzinationen und Parkinson-Symptome.
3. **Stark hinweisende Merkmale** sind REM-Schlaf-Verhaltensstörungen, Neuroleptika-Überempfindlichkeit und verminderte dopaminerge Aktivität (SPECT und PET).
4. **Unterstützende Merkmale** sind Hypotension, Synkopen und Stürze, Incontinentia urinae, Depression und Wahn.

Ätiopathogenese: Die Lewy-Körperchen-Krankheit ist nicht familiär prädisponiert. Histologisch findet man zahlreiche eosinophile intraneurale Einschlüsse im Kortex, im limbischen System und in den Stammganglien. Die kortikale und subkortikale Hirnatrophie ist geringer ausgeprägt als bei Alzheimer-Demenz. Mithilfe der FP-CIT-SPECT kann eine Reduktion des Dopamintransporterproteins im Striatum (hoch spezifischer Nachweis) und mittels PET ein besonders im Okzipitallappen verminderter Glukosemetabolismus nachgewiesen werden.

Ätiopathogenese: Die Hirnatrophie bei dieser nicht familiär auftretenden Demenz ist geringer ausgeprägt als bei AD. Typisch sind eosinophile intraneurale Einschlüsse und eine DAT-Reduktion (hoch spezifischer FP-CIT-SPECT-Nachweis).

B-1.27 Lewy-Körperchen-Demenz

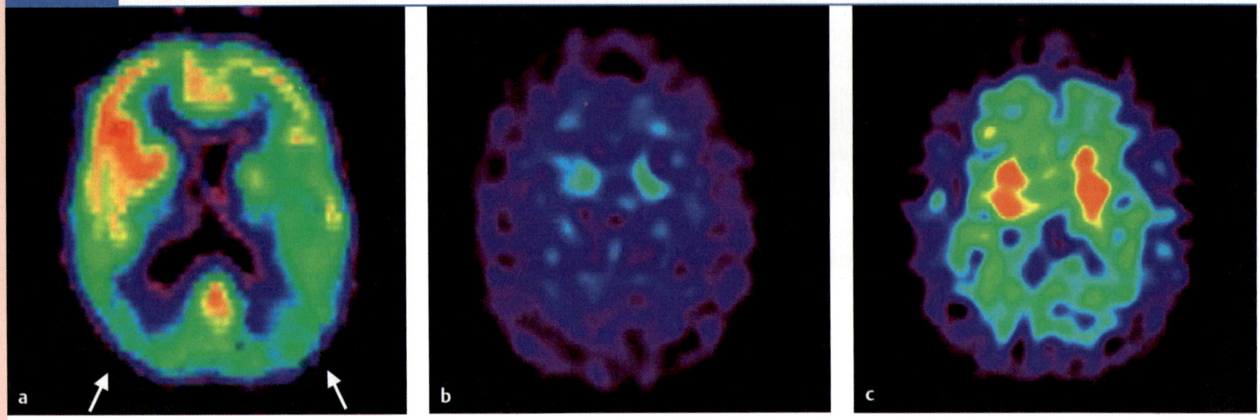

a ^{18}F-FDG PET: Glukoseutilisationsstörung parietotemporookzipital, v. a. auch im primären visuellen Kortex.
b ^{123}I-FP-CIT-SPECT: Dopamintransporter-Minderung.
c ^{123}I-IBZM-SPECT; zum Vergleich: intakte D 2-Rezeptoren (siehe auch Abb. **A-3.43**).

Differenzialdiagnose: Immer ist eine neuropsychologische Untersuchung notwendig. Das EEG ist verlangsamt, ein MRT nur unspezifisch verändert. Zu PET und SPECT s. Abb. **B-1.27**

Diagnostik: Für die Diagnose „mögliche LBD“ muss das zentrale Merkmal „Demenz“ zusammen mit einem Kernmerkmal vorkommen. Für eine „wahrscheinliche LBD“ sprechen mindestens zwei Kernmerkmale oder ein Kernmerkmal zusammen mit mindestens einem stark hinweisenden Merkmal. Daher ist zunächst eine neuropsychologische Untersuchung der Wahrnehmungs- und Aufmerksamkeitsleistung notwendig. Der EEG-Grundrhythmus ist verlangsamt. CT- und MRT-Befunde der kortikalen und subkortikalen Atrophie sind unspezifisch. PET und SEPCT sind charakteristisch verändert (vgl. Abb. **B-1.27**).

Differenzialdiagnose: Siehe S. 189.

Differenzialdiagnose: Siehe S. 189.

Therapie und Verlauf: *Cave:* klassische Neuroleptika wegen der typischen Überempfindlichkeit. L-Dopa („low and slow“) ist bei LBD besser verträglich als Dopaminagonisten.

Therapie und Verlauf: Wegen der typischen Neuroleptika-Überempfindlichkeit sind klassische – und viele atypische – Neuroleptika kontraindiziert, zumal sie Parkinson-Symptome verstärken. Man gibt Clozapin oder Quetiapin und L-Dopa („low and slow“), das zwar psychotische Symptome hervorrufen kann, aber besser verträglich ist als ein Dopaminagonist. Die Prognose ist ungünstig.

Normaldruck-Hydrozephalus (NPH)

Symptomatologie: Der so genannte idiopathische Normaldruck-Hydrozephalus („Normal pressure hydrocephalus, NPH“) ist durch die Trias **Gangstörung, Harninkontinenz und Demenz** gekennzeichnet. Er manifestiert sich in der der 6. Lebensdekade.

Symptomatologie: Langsam progredient entwickelt sich vorwiegend im höheren Lebensalter der Normaldruck-Hydrozephalus (NPH) mit der charakteristischen Trias:
- Gangstörung
- Harninkontinenz
- Demenz

Beim Aufrichten versteift sich der Körper, sobald die Füße den Boden berühren, und der Patient gleitet vom Stuhl oder droht aus dem Stand nach hinten zu fallen, während die Füße am Boden zu „kleben“ scheinen. Man spricht von einem „frontalen Abasie/Astasie-Typ“. Breitbeinig-kleinschrittig einmal in Gang gekommen, werden die Bewegungen flüssiger. Es besteht eine Gangapraxie, die von einer beinbetonten Spastik und Harninkontinenz begleitet wird. Der Palmomentalreflex ist bds. positiv. Psychopathologisch fallen zunächst kognitive Störungen, z. B. Handlungen Schritt für Schritt zu planen („dysexekutives Syndrom“ S. 101), Aspontaneität, Antriebsverlust und verminderte affektive Schwingungsfähigkeit auf, bevor Störungen der räumlichen Orientierung und des Gedächtnisses manifest werden.

Ätiopathogenese: Beim chronisch progredienten idiopathischen Normaldruck-Hydrozephalus („Low pressure hydrocephalus“) führen **Ventrikelerweiterung** und rezidivierende **Druckanstiege** zum Übertritt von Liquor in das Marklager.

Ätiopathogenese: Der Normaldruckhydrozephalus („Low pressure hydrocephalus“) ist eine idiopathische Form des kommunizierenden Hydrozephalus. Der mittlere intrakranielle Druck liegt meist im Normbereich (< 15 mmHg). Die zunehmende **Ventrikelerweiterung** mit rezidivierendem **Druckanstieg** bewirkt einen transependymalen Übertritt von Liquor in das Marklager (Liquordiapedese) mit Ödem und Durchblutungsstörung periventrikulär und der Folge einer Markscheidenschädigung bis zur Demyelinisierung. Wegen des ventrikelnahen Verlaufs der Pyramidenbahnaxone für die unteren Extremitäten kommt es hauptsächlich zur Gangstörung.

Diagnostik: Neben der Gangstörung ist häufig auch – wie bei der Parkinson-Krankheit – Starthemmung und „freezing" zu beobachten. Man findet eine Muskeltonuserhöhung bei oft gesteigerten Eigenreflexen, jedoch weder Rigor noch Tremor. Falls ein Ruhetremor besteht, ist ein L-Dopa-Test vorzunehmen. MRT (Abb. **B-1.28**) und CT zeigen eine Ventrikelerweiterung ohne Nachweis einer kortikalen Atrophie und eine periventrikuläre Dichteminderung als Ausdruck des Liquorübertritts ins Marklager. Diagnostisch hilfreich sind neuropsychologische Testverfahren (S. 185) sowie eine standardisierte Gangprüfung vor und nach einer Lumbalpunktion mit einmaliger oder wiederholter Liquorentnahme, die zur Besserung führt („spinal tap test").

Diagnostik: MRT und CT zeigen eine vermehrte Ventrikelweite ohne Nachweis einer kortikalen Atrophie und eine periventrikuläre Dichteminderung (Liquorübertritt). Das Ablassen einer größeren Liquormenge hat diagnostischen und therapeutischen Wert („spinal tap test").

B-1.28 MRT-Bild eines Normaldruckhydrozephalus (NPH)

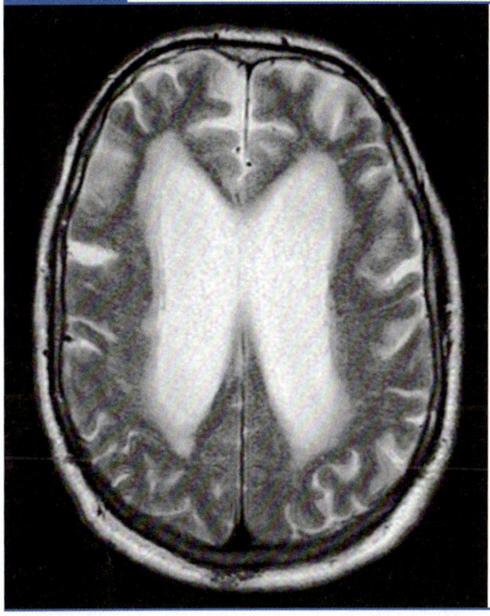

68-jähriger Patient mit einer seit etwa einem Jahr progredienten fluktuierenden Gangunsicherheit und zuletzt vermehrter Sturzneigung. Klinisch kleinschrittig-breitbeiniger, haftender Gang. Neuropsychologisch leichte kognitive Störung mit dysexekutivem Syndrom. Das MRT (transversale T 2-Wichtung) zeigt deutlich erweiterte innere Liquorräume mit periventrikulären konfluierenden Hyperintensitäten als Ausdruck einer transependymalen Liquor-Diapedese.

B-1.28

Therapie: Das Ablassen einer größeren Liquormenge (30 – 50 ml) nach Messen des Liquoreröffnungsdrucks bei der Lumbalpunktion (S. 121) hat auch therapeutischen Wert. Die anschließende Besserung des Gangs hält zwar meist nur wenige Tage an, kann aber, sofern eine Operation zur Liquorableitung zu risikoreich erscheint, mehrfach wiederholt werden (therapeutische Lumbalpunktionen). Bei kurzer Krankheitsdauer, typischer Symptomatik mit im Vordergrund stehender Gangstörung, geringen bis mäßigen kognitiven Störungen und leichteren Läsionen des periventrikulären Marklagers ist die Liquorableitung über einen Shunt in den meisten Fällen Erfolg versprechend.

Therapie: Im frühen Krankheitsstadium ist die Liquorableitung über einen Shunt meist Erfolg versprechend.

1.2.2 Stammganglienerkrankungen

Parkinson-Krankheit

1.2.2 Stammganglienerkrankungen

Parkinson-Krankheit

▶ **Synonym.** Idiopathisches Parkinson-Syndrom (IPS), Morbus Parkinson, Parkinson's disease, Paralysis agitans, shaking palsy, Schüttellähmung.

▶ Synonym.

▶ **Definition.** J. Parkinson beschrieb die Krankheit (1817) als „shaking palsy". Es handelt sich um ein hypokinetisch-hypertones Syndrom mit Akinese, Tremor, Rigor und posturaler Instabilität. Pathogenetisch liegt eine progrediente Degeneration nigrostriataler dopaminerger Neurone vor.

▶ Definition.

Epidemiologie: Die Prävalenz der Parkinson-Krankheit wird auf 200/100 000 Einwohner geschätzt. Sie ist am höchsten in Nordeuropa und Nordamerika, am niedrigsten in Afrika und Asien. Die jährliche Inzidenz liegt bei 20/100 000 Einwohner. Männer und Frauen sind gleich häufig betroffen. Bei vorwiegender Erstmanifestation in der 6. Lebensdekade steigt die Häufigkeitsrate mit dem Alter an, um in der 9. Dekade wieder abzufallen. 10 % der Patienten sind jünger als 40 Jahre. Umweltfaktoren und Disposition wirken zusammen: Die Inzidenz ist höher unter dem Einfluss von Pestiziden und niedriger bei Koffein-/Nikotinkonsum. Bei 2 % der Patienten mit spätem Krankheitsbeginn findet man ein familär prädisponiertes Parkinson-Syndrom.

Epidemiologie: Die Prävalenz der Parkinson-Krankheit wird auf 200/100 000, die Inzidenz auf 20/100 000 Einwohner geschätzt. Die Erkrankung manifestiert sich meist in der 6. Lebensdekade. 10 % der Patienten sind jünger als 40 Jahre.

Symptomatologie: Leitsymptome sind **Akinese, Tremor, Rigor** (Abb. **B-1.29**) und **posturale Instabilität**. Je nach Ausprägung der motorischen Symptome unterscheidet man einen Tremordominanztyp, einen akinetisch-rigiden Typ und und einen monosymptomatischen Typ (isolierter Ruhetremor) vom Äquivalenztyp.

Symptomatologie: Das idiopathische Parkinson-Syndrom ist durch **Akinese, Ruhetremor, Rigor** (Abb. **B-1.29**) und **posturale Instabilität** gekennzeichnet. Je nach Vorherrschen der motorischen Symptome, die meist halbseitig/asymmetrisch beginnen („Hemi-Parkinson"), unterscheidet man folgende Verlaufstypen:

- Tremordominanztyp (Akinese und Rigor minimal)
- akinetisch-rigider Typ (Tremor minimal)
- monosymptomatischer Typ (isolierter Ruhetremor)
- Äquivalenztyp (alle Symptome gleich ausgeprägt)

B-1.29 Parkinson-Syndrom

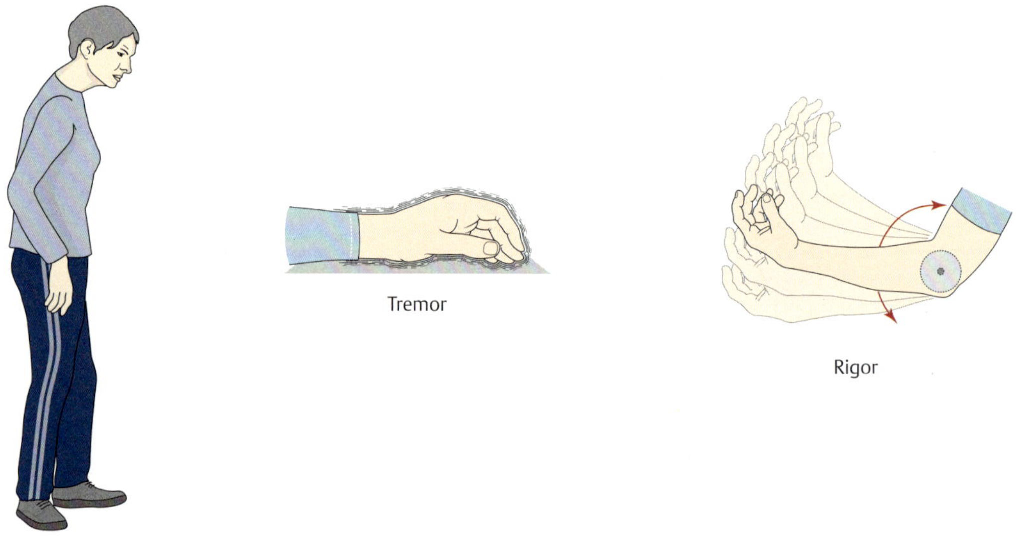

Frühzeichen sind Hyposmie, vegetative Störungen, depressive Beschwerden und REM-Schlaf-Verhaltensstörungen (vgl. Psychosomatik der Parkinson-Krankheit, S. 570).

Frühzeichen der Parkinson-Krankheit sind:

- Hyposmie
- vegetative Störungen
- depressive Beschwerden
- REM-Schlaf-Verhaltensstörungen.

Dieser Symptomenkomplex kann den motorischen Kernsymptomen um Jahre vorausgehen (vgl. Psychosomatik der Parkinson-Krankheit, S. 570).

Charakteristisch ist eine **akinetische Starthemmung.** Der Bewegungsablauf ist verlangsamt (Bradykinese), die Schrittlänge wird kürzer.

Die Willkürbewegungen werden durch **akinetische Starthemmung** behindert (S. 58), der Bewegungsablauf ist verlangsamt (Bradykinese), Gestik und Mimik sind reduziert. Die Schrittlänge wird kürzer und die Drehung auf der Stelle ist bei vermehrter Schrittzahl verzögert.

Plötzlich auftretende **Bewegungsblockaden** unterbrechen den Bewegungsablauf (freezing). Gravierend ist eine zunehmende posturale Instabilität mit **Fallneigung**. Bei Richtungswechseln zeigt sich eine Pro-, Retro- und Lateropulsionstendenz mit Festination (Propulsion im Gang).
Bei 70 % der Parkinson-Patienten kommt **Ruhetremor** vor.

Eine wesentliche Behinderung für den Patienten sind plötzlich auftretende und sekundenlang anhaltende **Bewegungsblockaden**. Die Motilität ist wie eingefroren („freezing"). Gravierend ist auch die posturale Instabilität mit zunehmender **Fallneigung**. Der Oberkörper wird nach vorn verlagert, sodass der Kranke in schnellen, oft nicht zu bremsenden Schritten seinem Schwerpunkt hinterherläuft (Pulsionsphänomen mit Festination) und schließlich zu Fall kommt.

Der **Ruhetremor** ist das auffälligste Symptom, aber nicht obligat. Er wird bei 70 % der Patienten beobachtet. Ein isolierter Ruhetremor (monosymptomatischer Verlaufstyp) ist selten. Es handelt sich um einen Agonisten-Antagonisten-Tremor, der in der Regel einseitig beginnt und im Verlauf asymmetrisch bleibt. Ausgeprägter Fingertremor wird auch als „Pillendreherphänomen" bezeichnet. Ein Haltetremor (S. 86) kann hinzukommen, der auch den Kopf (Tremor capitis) und den Unterkiefer („Rabbit-Phänomen") betrifft. Der Tremor wird affektiv verstärkt.

Rigor führt zu Muskelschmerzen, **gebundener Haltung** und Ungeschicklichkeit (Abb. **B-1.30**).

Bevor eine **gebundene Haltung** und Ungeschicklichkeit, z. B. beim Knöpfen (Störung der Feinmotorik, Abb. **B-1.30**), auffällt, macht sich der **Rigor** durch Muskelschmerzen v. a. der Nacken- und Schulterregion bemerkbar.

B-1.30 Parkinson-Krankheit

B-1.30

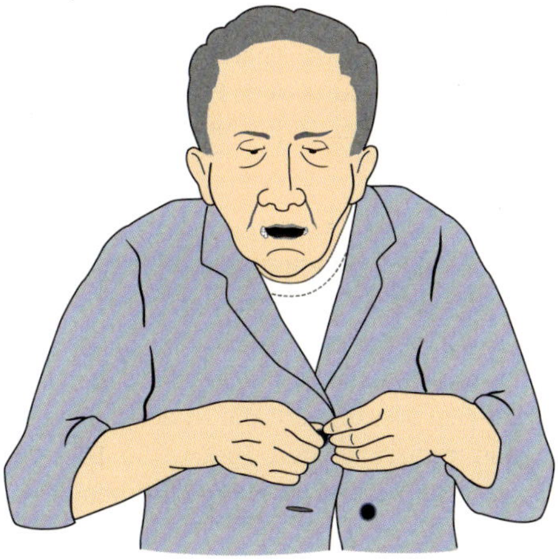

78-jähriger Patient mit Nackenschmerzen (Rigor), Hypokinese, Dysphagie und Hypersalivation, Kiefertremor („Rabbit-Phänomen“) und ausgeprägter Bradydiadochokinese. Das Knöpfen ist erschwert bis unmöglich.

Angst führt zu Immobilität, heftige Affekte durchbrechen aber auch die Akinese („paradoxic kinesis“).

Einerseits kann die Angst vor dem Fallen zu hilfloser Immobilität und tatsächlich zu einem Sturz führen; auf der Straße oder im Haus werden kleinste Hindernisse unüberwindlich: Parkinson-Patienten bleiben an Bordsteinkanten und Türschwellen (selbst bei weit geöffneter Tür) reglos stehen. Andererseits können heftige Affekte die Akinese durchbrechen, sodass der Patient plötzlich für kurze Zeit gehen und sogar laufen kann („paradoxic kinesis“).

Die Kommunikationsfähigkeit wird durch **Mikrophonie** und **Mikrografie** (Abb. **B-1.31**) ebenso eingeschränkt wie durch **Hypomimie**.

80 % der Patienten entwickeln eine Sprechstörung mit Beeinträchtigung der Artikulation und der Phonation (Dysarthrophonie, vgl. Abb. **A-2.53** u. Tab. **A-2.18**). Die Atmung wird flach und frequent, das Sprechen zunehmend monoton, oft durch Laut- und Silbenwiederholungen gestört, imponiert aber durch seine Beschleunigungstendenz und ist deshalb dem trippelnden Gang (Festination, s. o.) vergleichbar. Schließlich nimmt bei fortschreitender Hypo- oder **Mikrophonie** die Lautstärke zum Ende des Satzes hin ab. Die Kommunikation wird zusätzlich nicht nur durch **Hypomimie**, sondern auch durch **Mikrografie** eingeschränkt. Diese Schreibstörung ist der mikrophonen Sprechhemmung vergleichbar, da die Schriftgröße zum Zeilenende hin abnimmt (Abb. **B-1.31**).

B-1.31 Mikrografie bei Parkinson-Syndrom

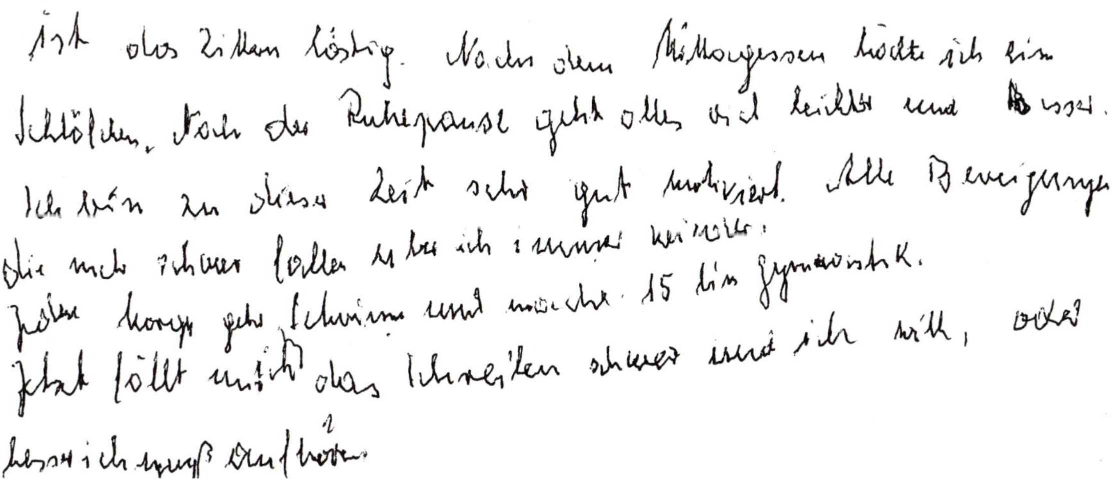

Die Schriftgröße nimmt zum Zeilenende hin ab.

Parkinson-Kranke sind häufig **depressiv** verstimmt (S. 571). **Vegetative Symptome** sind Seborrhö („Salbengesicht“), Hypersalivation bei hypokinetischer Dysphagie, Hyperhidrosis, Obstipation, urogenitale Störungen sowie orthostatische Hypotension.

Parkinson-Kranke leiden häufig unter Depression und Angst (S. 571). Regelmäßig sind auch **vegetative Symptome** zu beobachten: Eine Seborrhö, die das typische „Salbengesicht“ verursacht, Speichelfluss (Hypersalivation), der durch eine hypokinetische Schluckstörung verstärkt in Erscheinung tritt, nächtliches Schwitzen, Obstipation, Störung der Sexualfunktion und Pollakisurie oder Harnverhaltung mit erschwertem Miktionsbeginn (S. 81) und orthostatische Hypotension, die das Sturzrisiko erhöht.

Ätiopathogenese: Parkinson-Syndrome kommen in 5 % familiär gehäuft und dann meist bei frühem Krankheitsbeginn vor.

Ätiopathogenese: Etwa 5 % der Fälle kommen familiär gehäuft vor, selten findet sich ein autosomal dominanter oder rezessiver Erbgang. Durch die Proteine **Parkin** und **PINK1**, die auf den Chromosomen 6 (q26) bzw. 1 (1p36) kodiert sind, wird die Eliminierung geschädigter Mitochondrien gesteuert. Eine Störung dieses Vorgangs infolge Mutation könnte an der Genese der Parkinson-Krankheit beteiligt sein. Am häufigsten wurden bisher Mutationen im Parkin-Gen identifiziert, die in der Reihenfolge ihrer Entdeckung Park 1, Park 2 usw. nummeriert werden. Park ist zu 10 – 20 %, PINK1 zu 1 – 10 % für die familiäre Prädisposition von Parkinson-Syndromen bei frühem Beginn (< 50 Jahre) verantwortlich.

75 % sind idiopathisch, die übrigen 20 % symptomatisch (z. B. bei SAE, NPH, AIDS und unter Neuroleptika-Therapie) oder atypisch.

75 % der Parkinson-Syndrome sind idiopathisch. Sekundäre, symptomatische Formen (z. B. bei SAE, NHP, AIDS oder nach Therapie mit klassischen Neuroleptika) und atypische Syndrome im Verlauf weiterer neurodegenerativer Erkrankungen (vgl. Differenzialdiagnose) machen 20 % der Fälle aus.

Der Stammganglienerkrankung liegt eine fortschreitende **Degeneration dopaminerger Neurone** zugrunde. Der **Dopaminmangel** in Substantia nigra und Striatum hat ein Ungleichgewicht im Regelkreis der Neurotransmitter zur Folge (s. Abb. **A-2.34**). Bei Parkinson-Demenz besteht – wie bei der Alzheimer-Krankheit – ein Acetylcholin-Defizit (S. 185).

Bei der Stammganglienerkrankung kommt es zu einer fortschreitenden **Degeneration dopaminerger Neurone**. Die Atrophie melaninhaltiger Zellen der Substantia nigra (pars compacta) im Mittelhirn bedingt eine verminderte Dopaminsynthese. Zytochemische Untersuchungen post mortem und In-vivo-Untersuchungen mittels nuklearmedizinischer Diagnostik wie Positronen-Emissionstomografie (PET) und Dopamintransporter-SPECT weisen die Degeration dopaminerger Projektionen und damit einen **Dopaminmangel** in der Substantia nigra und im Striatum nach (vgl. Tab. **A-3.3**, S. 151). Der Dopaminverlust im Striatum wird durch den Ausfall der nigrostriatalen Projektion und konsekutive Degeneration dopaminerger Neurone erklärt. Der Dopaminmangel hat ein Ungleichgewicht im Regelkreis der Neurotransmitter zur Folge (s. Abb. **A-2.34**).

Als Ursache der Parkinson-Krankheit werden Umweltgifte diskutiert.

Seit nachgewiesen ist, dass verunreinigtes Heroin infolge einer toxischen Schädigung der dopaminergen Neurone in der Substantia nigra zu einem Parkinson-Syndrom führt (s. u.), wird die ätiologische Bedeutung von Umweltgiften, z. B. auch von Pestiziden und Herbiziden, für die Genese der Parkinson-Krankheit diskutiert.

Diagnostik: Bei der Untersuchung ist auf die allgemeine Bewegungsarmut bei Hypo- oder **Akinese** und auf Detailbefunde wie das „Kopfkissenphänomen“ oder eine Bradydiadochokinese, aber auch besonders auf eine Anosmie und Farbsehstörung zu achten.

Diagnostik: Häufig finden sich frühzeitig eine Hyp- oder Anosmie und eine Störung der Farbwahrnehmung. Bei bettlägerigen Parkinson-Patienten beobachtet man das **„Kopfkissenphänomen“**, wenn der Kopf in typischer Weise von der Unterlage abgehoben ist. Neben der Hypo- oder **Akinese**, einer allgemeinen **Bewegungsarmut** mit spärlicher Mimik und seltenem Lidschlag, fällt gelegentlich auf, dass die vertikale Blickbewegung nach oben eingeschränkt ist. Kopf, Rumpf- und Ellenbogengelenke sind leicht gebeugt, der Gang ist kleinschrittig und die Arme schwingen nicht mit. Bei Richtungswechseln zeigt sich eine Pro-, Retro- und Lateropulsionstendenz mit dem typischen Phänomen der Festination, d. h. einer Propulsion im raschen Trippelgang. Den Verlust der Haltungskontrolle prüft man, indem man hinter dem Patienten stehend leichten Zug an den Schultern ausübt. Wegen einer Störung der Haltungsreflexe (posturale Instabilität) sind rasche Ausgleichsbewegungen nicht möglich. Die Supinations-/Pronationsbewegungen sind verlangsamt (Bradydiadochokinese). Paresen oder Reflexdifferenzen gehören nicht zum klinischen Bild. Oft ist jedoch der Glabella-Reflex unerschöpflich und der Palmomentalreflex positiv (S. 96).

Typisch ist das **Zahnradphänomen** (vgl. Abb. **A-2.31**) bei **Rigor** und gleichzeitig bestehendem **Ruhetremor**. Paresen oder Reflexdifferenzen gehören nicht zum klinischen Bild.

Die Untersuchung deckt einen gleichförmig zähen Widerstand der Extensoren und Flexoren (Rigor) und dann oft schon frühzeitig das charakteristische **Zahnradphänomen** auf (vgl. Abb. **A-2.31**, S. 58). In jedem dritten Fall wird aber die Diagnose der Parkinson-Krankheit verfehlt, zumal sie sich nur in 50 % mit dem **Ruhetremor** als Frühsymptom manifestiert.

L-Dopa-Test oder Apomorphin-Test bestätigen die Verdachtsdiagnose idiopathisches Parkinson-Syndrom.

Der **L-Dopa-Test** bestätigt im Zweifelsfall die Verdachtsdiagnose: Nach vorübergehender Blockade der Dopamin-Rezeptoren wird lösliches L-Dopa verabreicht. Alternativ kann ein subkutaner Apomorphin-Test vorgenommen werden. Eine Besserung der Symptomatik spricht für ein Parkinson-Syndrom.

Pathologische Befunde im EEG (Grundrhythmusverlangsamung, umschriebene kortikale Funktionsstörung) und im CT oder MRT (Ventrikelerweiterung/kortikale Atrophie), die häufig im Spätstadium vorliegen, sind unspezifisch und nicht beweisend für die Parkinson-Krankheit oder eine Parkinson-Demenz, sondern eher Ausdruck von Alterungsprozessen und Begleiterkrankungen. Mithilfe einer Ultraschalluntersuchung lassen sich Veränderungen der Substantia nigra nachweisen (Abb. **B-1.32**). Zur nuklearmedizinischen Diagnostik, s. a. Abb. **B-1.33** und Abb. **B-1.39**.

Die nigrostriatale Degeneration lässt sich weder im EEG noch im CT darstellen. Zur neurosonologischen und nuklearmedizinischen Diagnostik s. Abb. **B-1.32**, Abb. **B-1.33** und Abb. **B-1.39**.

B-1.32 Ultraschall-Untersuchung der Substantia nigra

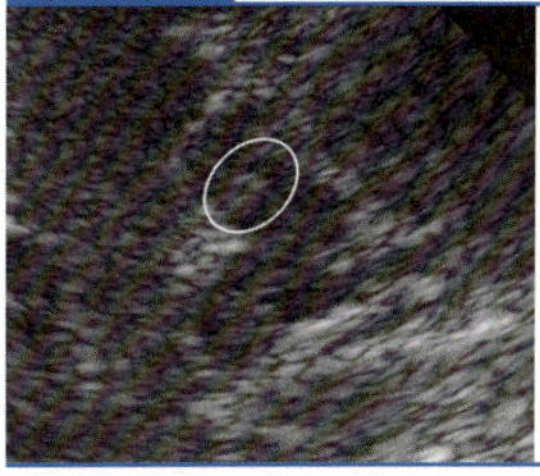

76-jährige Patientin mit idiopathischem Parkinson-Syndrom. Hyperechogenität der rechten Substantia nigra (Oval). Mesenzephalon schmetterlingsförmig hypoechogen mit hyperechogenem Randsaum, den basalen Zisternen entsprechend.

B-1.32

Differenzialdiagnose: Vom idiopathischen Parkinson-Syndrom (IPS) sind abzugrenzen:

- symptomatische (sekundäre) Parkinson-Syndrome (durch Neuroleptika, toxische Substanzen [MPTP, CO, Mangan] induziert sowie durch zerebrale Hypoxie [z. B. nach Trauma] oder entzündliche und ischämische Prozesse verursacht)
- essenzieller Tremor
- Normaldruck-Hydrozephalus (NPH)
- „atypische" Parkinson-Syndrome bei anderen neurodegenerativen Erkrankungen, die nicht nur die Stammganglien betreffen (PSP, MSA, CBD), S. 200.

Differenzialdiagnose:

- symptomatische (sekundäre) Parkinson-Syndrome
- essenzieller Tremor
- Normaldruck-Hydrozephalus (NPH)
- andere, nicht nur die Stammganglien betreffende neurodegenerative Erkrankungen

Das klinische Bild des **Neuroleptika-induzierten Parkinson-Syndroms** wird meist von Hypokinese und Rigor bestimmt; ein Ruhetremor findet sich seltener. Diagnostisch entscheidend ist die sorgfältige Medikamentenanamnese.

Auf ein **Neuroleptika-induziertes Parkinson-Syndrom** weist die Medikamentenanamnese hin.

Bei jungen Drogenabhängigen, die sich Pethidin-analoge Substanzen injiziert hatten, wurde ein Parkinson-Syndrom beobachtet. Als Verunreinigung des Heroins fand man MPTP (1-Methyl-4-phenyl-1,2,3,6-tetrahydropyridin), dessen neurotoxische Wirkung durch Nachweis eines Neuronenuntergangs in der Substantia nigra belegt ist. Als seltene Ursachen eines Parkinson-Syndroms werden Kohlenmonoxyd- (CO-) oder Mangan-Intoxikationen, schwere **hypoxische** oder **traumatische Hirnschädigungen** (s. auch apallisches Syndrom, S. 112) beschrieben. Bei der nur noch sporadisch vorkommenden viralen **Encephalitis lethargica** (von Economo, 1929) entwickelt sich in einem Drittel der Fälle meist mit großer Latenz ein Parkinson-Syndrom. Zusätzlich treten hier sog. okulogyre Krisen, d. h. anhaltende dystone Blickdeviationen nach oben lateral, auf (vgl. Abb. **B-1.36**).

Ein symptomatisches Parkinson-Syndrom wird auch durch die neurotoxische Substanz MPTP verursacht. Seltene Ursachen sind CO- oder Mangan-Intoxikationen, **hypoxische** oder **traumatische** Hirnschädigungen und die virale **Encephalitis lethargica**.

Zerebrale Durchblutungsstörungen (Stammganglien-Infarkte) können ein sekundäres Parkinson-Syndrom verursachen. Dies trifft besonders für die Binswanger-Krankheit (S. 191) zu. Im höheren Lebensalter ist aber eine Koinzidenz des Gefäßfaktors mit einem idiopathischen Parkinson-Syndrom nicht auszuschließen.

Zerebrale Ischämien (Stammganglien-Infarkte) können ein sekundäres Parkinson-Syndrom verursachen.

Der **essenzielle Tremor**, ein bei Willkürbewegungen zunehmender Haltetremor (S. 86), nimmt im Alter („seniler Tremor") an Amplitude zu und wird dann gelegentlich als Parkinson-Tremor verkannt, zumal die Parkinson-Krankheit einen Haltetremor aufweisen kann.

Der **essenzielle Tremor** (S. 86) nimmt im Gegensatz zum Parkinson-Ruhetremor bei Willkürbewegung zu.

Oft stellt sich die Differenzialdiagnose zum **Normaldruck-Hydrozephalus (NPH)**, Leitsymptome sind breitbasiger „magnetischer" Gang, Harninkontinenz und demenzieller Abbau. Man findet jedoch weder Rigor noch Tremor. Die bildgebende Diagnostik ergibt eine Ventrikelerweiterung ohne Nachweis einer kortikalen Atrophie und eine periventrikuläre Dichteminderung. Diagnostisch hilfreich ist die wiederholte Prüfung des Gangs, der sich nach einer Lumbalpunktion mit Liquorentnahme bessert (S. 121). Meist ist eine Shuntoperation erfolgreich.

Bei **Normaldruck-Hydrozephalus (NPH)** beobachtet man einen breitbeinigen Gang. Die meisten Patienten leiden unter Harninkontinenz. Häufig sind Zeichen einer Demenz. Es findet sich weder Rigor noch Tremor. CT und MRT zeigen weite Ventrikel ohne kortikale Atrophie.

Die seltener vorkommende **Wilson-Krankheit** (S. 235) ist auch bei Überwiegen einer hypokinetischen Symptomatik schon aufgrund des früheren Manifestationsalters und zerebellarer Begleitsymptome auszuschließen. Pathognomonisch ist der Kayser-Fleischer-Kornealring (S. 235).

Die **Wilson-Krankheit** ist durch ein frühes Manifestationsalter, zerebellare Begleitsymptome und den Kayser-Fleischer-Kornealring abzugrenzen.

Die **Lewy-Körperchen-Krankheit** geht mit extrapyramidalen Symptomen einher, von Beginn an steht aber die **Demenz** im Vordergrund (S. 189).

Die **Lewy-Körperchen-Krankheit** mit Bradykinese, Tremor und Rigor (Zahnradphänomen) bei kortikal-subkortikaler Demenz ist durch fluktuiernde Kognition und visuelle Halluzinationen charakterisiert. Die Demenz steht von Beginn an im Vordergrund (S. 189).

Die folgenden **„atypischen" Parkinson-Syndrome** sprechen kaum auf L-Dopa an:

- progressive supranukleäre Blickparese (PSP),
- Multisystematrophie (MSA) und
- kortikobasale Degeneration (CBD)

Einige degenerative Systemerkrankungen, die auch mit einem **„atypischen" Parkinson-Syndrom** verbunden sind, wie:

- progressive supranukleäre Blickparese (PSP),
- Multisystematrophie (MSA) und
- kortikobasale Degeneration (CBD)

sprechen im Gegensatz zur Parkinson-Krankheit kaum auf eine Therapie mit L-Dopa an.

- Die **progressive supranukleäre Blickparese** (PSP) manifestiert sich mit einer vertikalen Blicklähmung. Auffällig ist der „erstaunte" Blick bei seltenem Lidschlag.

Bei der zuerst von Steele, Richardson und Olszewski (1964) beschriebenen **progressiven supranukleären Blickparese** (progressive supranuclear palsy, PSP) liegen eine neurofibrilläre Degeneration und Gliose v. a. der Stammganglien und des Hirnstamms (Pallidum, Nucleus subthalamicus, Substantia nigra) und konsekutiver Verlust striataler Dopamin-Rezeptoren vor. Mit einer Inzidenz von 5/100 000 Einwohner entwickelt sich im höheren Lebensalter eine zunächst vertikale supranukleäre Blickparese nach unten, die zur kompletten externen Ophthalmoplegie (vgl. S. 35) fortschreitet. Auffällig ist der „erstaunte" Blick bei seltenem Lidschlag. Im Gegensatz zum IPS kommen schon im PSP-Frühstadium häufige Stürze nach hinten bei ausgeprägter posturaler Instabilität vor, auch ein Tremor ist bei PSP sehr selten.

Man findet Rigor, Bradykinese, Dysarthrie und Dysphagie.

Man findet neben einem Rigor der Rumpf- und Nackenmuskulatur mit Retrokollis eine Bradykinese sowie eine Pseudobulbärparalyse mit Dysarthrie und Dysphagie. Die Krankheit führt in mehr als 50 % zu demenziellem Abbau und innerhalb von sechs bis neun Jahren zum Tod.

B-1.33 Parkinson-Krankheit (IPS) und Multisystematrophie (MSA). Nuklearmedizinische Differenzialdiagnose (SPECT)

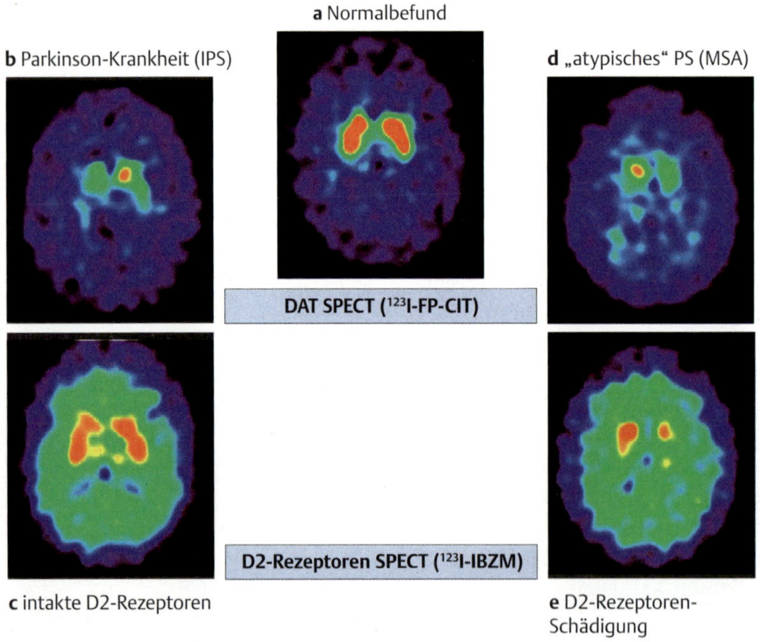

Differenzialdiagnose mittels DAT-SPECT (^{123}I-FP-CIT- und D 2-Rezeptoren-SPECT (^{123}I-IBZM)
a DAT-SPECT – Normalbefund.
b Dopamintransporter-Minderung bei idiopathischem Parkinson-Syndrom (IPS).
c D 2-Rezeptoren SPECT zeigt normale oder hochregulierte D 2-Rezeptoren bei IPS.
d Dopamintransporter-Minderung bei Multisystematrophie (MSA).
e D 2-Rezeptoren-Schädigung bei MSA.

- Das Parkinson-Syndrom bei **Multisystematrophie** (MSA, S. 230) ist von Beginn an symmetrisch.
- Bei der **kortikobasalen Degeneration** (CBD) finden sich ein Hemiparkinson-Syndrom und eine Handdystonie. Der Patient empfindet das Glied als fremd (alien limb).

Auch das von Beginn an symmetrische, akinetisch-rigide Parkinson-Syndrom bei **Multisystematrophie** (**MSA**, S. 230) lässt sich wegen des schlechten Ansprechens auf L-Dopa von der Parkinson-Krankheit abgrenzen.

Die seltenere **kortikobasale Degeneration (CBD)** kann anfangs mit einem idiopathischen, akinetisch-rigiden Hemiparkinson-Syndrom verwechselt werden, weist aber zusätzlich eine dystone Fehlstellung der betroffenen Hand auf. Da die Patienten eine Gliedmaße als fremd empfinden, spricht man auch von „alien limb" (Abb. **B-1.34**).

B-1.34 Kortikobasale Degeneration (CBD). Nachweis mittels SPECT und PET)

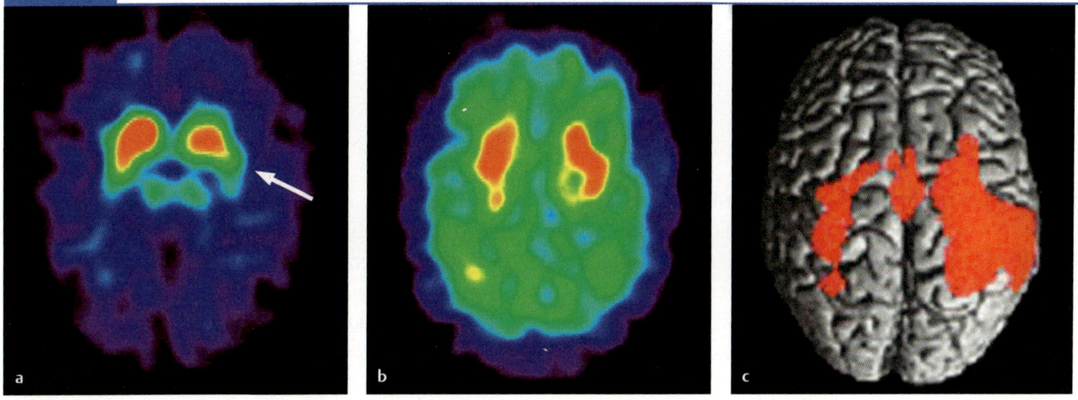

65-jährige Patientin mit dystonen Hyperkinesen, Fehlstellung und Rigor der rechten Hand, „alien limb“, kein Ansprechen auf L-DOPA. Die MRT war unauffällig. Untersuchung mittels FP-CIT-SPECT, IBZM-SPECT und FDG-PET:
a FP-CIT SPECT mit DAT-Minderung im linken Putamen
b IBZM-SPECT zeigt intakte D 2-Rezeptoren
c, d, e FDG-PET ergibt einen verminderten Glukosemetabolismus links parietal

Pharmakotherapie: Die Therapie der Parkinson-Krankheit umfasst ein breites Spektrum medikamentöser Maßnahmen, über deren Wirkungen und Nebenwirkungen Tab. **B-1.5** bis Tab. **B-1.8** informieren. Die medikamentöse Behandlung richtet sich nach Alter, Schweregrad, Vielfalt der Symptomatik und Verlauf:

- Für Patienten jenseits des 70. Lj. empfiehlt sich die **L-Dopa-Monotherapie**.
- Bei Patienten unter 70 Jahren ist eine Therapie mit **Dopamin-Rezeptor-Agonisten** und bei Therapieversagen eine Kombinationstherapie indiziert, die meist als festen Bestandteil Levodopa enthält.
- Darüber hinaus werden – je nach Symptomkonstellation – Dopamin-Rezeptor-Agonisten sowie COMT- oder MAO-B-Hemmer und NMDA-Antagonisten wie Amantadin verordnet.
- Demgegenüber sind Ergot-Dopaminagonisten (Mutterkornalkaloide) wegen des Fibrose-Risikos nicht zu empfehlen. Nach Gabe von Ergot-Derivaten werden neben Raynaud-Phänomenen, Herzklappenfibrosen, pleuropulmonale und retropulmonale Fibrosen beobachtet.

Pharmakotherapie: Zur Pharmakotherapie der Parkinson-Krankheit siehe Tab. **B-1.5** bis Tab. **B-1.8**.

Älteren Patienten (> 70 Jahre) gibt man **L-Dopa** als Monotherapie, den jüngeren **primär Dopamin-Agonisten.** Bei Therapieversagen ist eine Kombinationstherapie mit verschiedenen Dopaminergika (fester Bestandteil L-Dopa) angezeigt. Ergot-Derivate sind nicht indiziert.

Levodopa (L-Dopa) ist die Vorstufe von Dopamin. Es kommt zum Einsatz, da Dopamin die Blut-Hirn-Schranke nicht passiert. Durch Decarboxylierung im Gehirn entsteht das therapeutisch wirksame Dopamin; allerdings gelangen weniger als 5 % der eingenommenen L-Dopa-Dosis ins ZNS, da L-Dopa schon in der Peripherie durch die ubiquitäre Dopa-Decarboxylase abgebaut wird. Durch zusätzliche Gabe eines Decarboxylase-Hemmers wie Benserazid (in Madopar) oder L-Carbidopa (in Isicom, Nacom, Striaton) – beide passieren die Blut-Hirn-Schranke nicht – werden auch bei erhöhter intrazerebraler Konzentration die peripheren Dopamin-Nebenwirkungen reduziert.

Levodopa, die Dopaminvorstufe, wird mit einem Decarboxylasehemmer kombiniert, der die periphere Dopaminbildung vermindert. Auf diese Weise bleibt auch gering dosiertes Levodopa für den Transport ins ZNS verfügbar und wird erst im Gehirn zu Dopamin decarboxyliert.

Wegen seiner hohen Eiweißbindung wird L-Dopa nicht zu den Mahlzeiten verabreicht; bei schlechtem Ansprechen auf die Therapie sollte die Eiweißzufuhr insgesamt reduziert werden.

L-Dopa muss zwischen den Mahlzeiten eingenommen werden.

Zu den **unerwünschten Wirkungen** gehören Nausea, Vomitus, Tachyarrhythmie und psychotische Episoden. Eine krankheitsbedingte orthostatische Hypotension kann sich ebenso wie eine Miktionsstörung nach Gabe von L-Dopa oder anderer Dopaminergika verstärken. Domperidon (Motilium) verringert die gastrointestinalen Nebenwirkungen. Kleine neuroleptische Dosen können bei psychotischer Symptomatik gegeben werden (s. u.), eine hohe Neuroleptika-Dosierung würde jedoch v. a. Rigor und Akinese verstärken. Zu Kontraindikationen siehe Tab. **B-1.5**. Durch langsame Aufdosierung („low and slow“), individuelle Anpassung und Aufteilung der Tagesdosis in zahlreiche kleine Gaben lassen sich die meisten unerwünschten Wirkungen verringern.

Unerwünschte Wirkungen (Tab. **B-1.5**) werden durch langsame Aufdosierung („low and slow“) und Aufteilung der Tagesdosis verringert.

B-1.5

B-1.5 Therapie der Parkinson-Krankheit mit Levodopa. L-Dopa wird immer mit einem Decarboxylasehemmer (Benserazid, Carbidopa) gegeben.

Therapie	Indikation	Nebenwirkung	Kontraindikation
Levodopa	Akinese, Rigor, Ruhetremor	Nausea, Vomitus, Pollakisurie, Tachyarrhythmie, Hypotension, psychotische Symptome	Engwinkelglaukom, Leber- und Niereninsuffizienz, Herzrhythmusstörung, Psychose

Dopamin-Rezeptor-Agonisten stimulieren die Dopamin-Rezeptoren. Durch ihren Einsatz (Mono- oder Kombinationstherapie) lassen sich L-Dopa-Wirkungsschwankungen vermeiden bzw. reduzieren. Zu den **Fluktuationen** im Verlauf siehe S. 204.

Dopamin-Rezeptor-Agonisten (Tab. **B-1.6**) wie die Non-Ergot-Derivate (*keine* Mutterkornalkaloide) Pramipexol und Ropinirol stimulieren die Dopamin-Rezeptoren. Bei jüngeren Patienten werden sie als Monotherapie, bei älteren Patienten frühzeitig als Teil der Kombinationstherapie mit L-Dopa eingesetzt, da sich aufgrund ihrer längeren Halbwertzeit L-Dopa-Wirkungsschwankungen vermeiden bzw. reduzieren lassen. Darüber hinaus kann bei Kombinationstherapie die L-Dopa-Gesamtdosis verringert und das Auftreten Dopa-induzierter Bewegungsstörungen verzögert werden. Apomorphin, mittels subkutaner Injektion bzw. Infusionspumpe verabreicht, verringert „On/off"-Oszillationen" und schmerzhafte Dystonien in der „Off"-Phase. Zu den **Fluktuationen** der Beweglichkeit im Verlauf der Parkinson-Krankheit siehe S. 204.

B-1.6

B-1.6 Therapie mit Dopamin-Rezeptor-Agonisten (keine Mutterkornalkaloide)

Wirkstoff	Indikation	Nebenwirkung	Kontraindikationen
▪ Piribedil	auch Vigilanzbesserung	gastrointestinale Störungen, Halluzinationen	Psychose
▪ Rotigotin transdermal (Pflaster)	auch bei Schmerz und Depression	gastrointestinale Störungen	
▪ Pramipexol	auch bei AVK	Schlafattacken, Nausea, Halluzinationen	Psychose
▪ Ropinirol retard	auch bei AVK	Schlafattacken, Vomitus, Hypotension	Niereninsuffizienz
▪ Apomorphin (s. c./ Infusionspumpe)	Fluktuationen	Hypotension, Gähnen, Erektion, Psychose	Psychose

Tab. **B-1.7** fasst die Informationen zur Therapie mit COMT- und MAO-B-Hemmern zusammen.

B-1.7

B-1.7 Therapie mit COMT- und MAO-B-Hemmern

Wirkstoff	Indikation	Nebenwirkung	Kontraindikation
COMT-Hemmer			
▪ Entacapon	auch Kombinationstherapie Fluktuationen	Stürze, Psychose, Dyskinesien, Diarrhö	Phäochromozytom, Hepatopathie, Psychose
▪ Tolcapon	auch Kombinationstherapie Fluktuationen	mehr Nebenwirkungen als Entacapon	Hepatotoxizität Psychose
MAO-B-Hemmer			
▪ Rasagilin	auch Kombinationstherapie Fluktuationen	zentralnervös und kardiovaskulär	Psychose
▪ Selegilin	auch Kombinationstherapie Fluktuationen	mehr Nebenwirkungen als Rasagilin	Psychose

Bei akinetischer Krise ist die **Amantadin-Infusion** Therapie der Wahl.

Amantadin hemmt die Glutamat-induzierte Acetylcholin-Freisetzung (NMDA-Antagonismus). In einer akinetischen Krise ist die Amantadin-Infusion Mittel der Wahl (Tab. **B-1.8**).

≡ B-1.8 Therapie mit NMDA-Antagonisten

Wirkstoff	Indikation	Nebenwirkungen	Kontraindikation
Amantadin	akinetische Krise	Sinustachykardie, Hypotension, Livedo reticularis, Insomnie, Psychose	Niereninsuffizienz, Hepatopathie, Kardiomyopathie, Epilepsie
Budipin	Ruhetremor	Akkommodationsstörung, Mundtrockenheit, Harnverhaltung, Obstipation, Tachykardie, Psychose	QT-Zeit-Verlängerung, Herzrhythmusstörungen

≡ B-1.8

Die **akinetische Krise** ist eine schwere Komplikation der Parkinson-Krankheit. Dieser lebensbedrohliche Zustand kann sich bei interkurrenten Infekten und nach Operationen entwickeln, kommt aber auch nach fehlerhafter Medikation wie der Gabe eines klassischen Neuroleptikums vor, wodurch die Parkinson-Symptomatik ebenso verstärkt wird wie durch einen Abbruch der L-Dopa-Therapie mit der Gefahr des malignen Dopa-Entzugssyndroms. Die Stunden bis Tage anhaltende vollständige Bewegungsblockade geht mit ausgeprägtem Rigor, mit Hyperthermie und Hyperhidrosis einher. Es besteht immer das Risiko der Exsikkose und Aspirationspneumonie. Die akinetische Krise gleicht dem malignen neuroleptischen Syndrom und der malignen Hyperthermie (S. 504).

Eine **akinetische Krise** mit anhaltender Bewegungsblockade, Hyperthermie und Hyperhidrosis ist lebensbedrohlich.

Die häufig mit der Krankheit einhergehende **depressive Symptomatik** ist durch Gabe eines **Thymoleptikums** günstig zu beeinflussen. Zu beachten sind unerwünschte anticholinerge Wirkungen, da trizyklische Antidepressiva z. B. eine Miktionsstörung verstärken (Retentio urinae). Unter der Therapie mit Thymoleptika, Anticholinergika und Dopaminergika müssen augenärztliche Kontrollen vorgenommen werden, um ein **Engwinkelglaukom** auszuschließen.

Eine begleitende **depressive Symptomatik** ist durch Gabe eines **Thymoleptikums** günstig zu beeinflussen.
Cave: Thymoleptika können ebenso wie Anticholinergika und Dopaminergika ein **Glaukom** hervorrufen.

Ein Risiko der Entwicklung **psychotischer Episoden** besteht unter der Therapie mit allen genannten Anti-Parkinson-Medikamenten; tritt eine solche Episode auf, verabreicht man Clozapin, ein atypisches Neuroleptikum.

Psychotische Episoden kommen unter der Therapie mit allen Anti-Parkinson-Medikamenten vor.

Der **Ruhetremor** lässt sich im Vergleich zu anderen Parkinson-Symptomen oft nur wenig beeinflussen. Anticholinergika haben keine bessere Wirksamkeit als L-Dopa oder Dopamin-Rezeptor-Agonisten und sind wegen der Verstärkung mnestischer Funktionsstörungen bei älteren Patienten nicht indiziert. Auch von der Kombination mit Budipin (Tab. **B-1.8**) ist abzuraten. Budipin und Amantadin werden ebenfalls nicht gemeinsam verordnet.

Ruhetremor ist schlechter zu beeinflussen als andere Parkinson-Symptome.

Bei **Haltetremor** ist der Einsatz von Beta-Rezeptoren-Blockern wie zur Behandlung des essenziellen Tremors (S. 86) angezeigt.

Bei **Haltetremor** sind Beta-Rezeptoren-Blocker indiziert.

Physiotherapie: Durch **Bewegungsübungen** lässt sich die Fehlhaltung (Rigor, Akinese) gezielt korrigieren. Tremor spricht nicht auf Krankengymnastik an. Die allgemeine motorische Starre soll gelockert und die Bewegungsarmut allmählich überwunden werden. Wenn der Patient auf früher erlernte Kompensationsmuster zurückgreift und z. B. versucht, Störungen der Feinmotorik durch vermehrten Krafteinsatz auszugleichen, verstärken sich Rigor und Hypokinese ebenso wie der Tremor. Deshalb gehört die Bewegungstherapie **auf neurophysiologischer Grundlage** zu den ersten Behandlungsmaßnahmen. Falsche Kompensationsmuster sollen abgebaut, die physiologische Autonomie nachgebahnt oder, wenn verloren gegangen, durch bewusste Willkürmotorik ersetzt werden.

Physiotherapie: Wesentlich sind regelmäßige **Bewegungsübungen** auf neurophysiologischer Grundlage. Ein Ziel der Krankengymnastik ist der Abbau falscher Kompensationsmuster, ein weiteres die Bahnung physiologischer Bewegungsabläufe.

Zwar sind erste Therapieerfolge durch Anleiten zum „Marschieren" zu erzielen, aber vor Monotonie und Überanstrengung ist zu warnen, da sich der Dopaminvorrat erschöpfen kann. **Massagen** und **Bewegungsbäder** lindern die oft begleitenden Muskelschmerzen nachhaltiger als Analgetika.

In der Behandlung der häufig bestehenden Muskelschmerzen sind **physikalische Anwendungen** einer Analgetikagabe vorzuziehen.

Schon in der Frühphase der Erkrankung ist dem Parkinson-Patienten die Teilnahme an kleinen Therapiegruppen zu empfehlen, in denen sprachliche, pantomimische, spielerische und gestalterische Übungen durchgeführt werden.

- Eine **logopädische Behandlung** ist bei Artikulations- und Schluckstörungen angezeigt: Sprechübungen einschließlich Stimmtraining und eine funktionelle Dysphagie-Therapie.

Zu empfehlen ist die Teilnahme an **Logopädie-**, **Ergotherapie-** und **Selbsthilfegruppen**.

- In der **ergotherapeutischen Gruppen- und Einzeltherapie** wird mit spielerischen, handwerklichen und gestalterischen Techniken die Beweglichkeit gefördert. Akustische Stimuli, wie z. B. Musik mit akzentuiertem Rhythmus, taktile und optische Reize sind Hilfen zur Überwindung der parkinsonistischen Hemmung.
- **Selbsthilfegruppen** für ParkinsonKranke dienen der gegenseitigen Information über das Wesen der Erkrankung und Möglichkeiten der Therapie.

Verlauf: Die Prognose ist beim Tremordominanztyp günstiger als beim akinetisch-rigiden Typ.

Fluktuationen der Beweglichkeit nehmen im Krankheitsverlauf mit der Dauer der L-Dopa-Therapie zu (Tab. **B-1.9**). Nach zwei bis fünf Jahren verkürzt sich die Wirkdauer der L-Dopa-Therapie auf wenige Stunden („wearing off").

Verlauf: Der Tremordominanztyp und der Äquivalenztyp sind prognostisch günstig. Demgegenüber ist beim akinetisch-rigiden Typ häufiger mit kognitiven Störungen und insgesamt schlechterer Prognose zu rechnen.

Im weiteren Verlauf kommt es zu akuten Schwankungen der Beweglichkeit, die sowohl mit der Dauer der Krankheit als auch mit der Dauer der L-Dopa-Therapie zunehmen (Tab. **B-1.9**). Neben den krankheitsbedingten Schwankungen („freezing", „paradoxic kinesis"; s. o.) treten unter langjähriger L-Dopa-Therapie dosisabhängige und dosisunabhängige **Fluktuationen der Beweglichkeit** auf. Nach zwei bis fünfjähriger L-Dopa-Therapie wird der antiparkinsonistische Effekt geringer. Die Wirkdauer von L-Dopa verkürzt sich auf drei Stunden oder weniger („wearing off"), sodass in Abhängigkeit von der Einnahmezeit regelmäßig akinetische Phasen auftreten, die „End-of-dose"-Akinese. Nach jeder L-Dopa-Einnahme flutet Dopamin an den Rezeptoren an, fällt aber aufgrund seiner raschen Elimination genauso schnell wieder auf niedrige Konzentrationen ab.

B-1.9

B-1.9 Fluktuationen der Beweglichkeit bei Parkinson-Krankheit in Abhängigkeit von Krankheits- und Therapiedauer

Abhängig von der Krankheitsdauer	Abhängig von der Therapiedauer
„freezing"	„End-of-dose"-Akinese
„paradoxic kinesis"	„On/off"-Phasen
Dystonie	„Early-morning"-Dystonie, „Peak-dose"-Dyskinesie, biphasische Dyskinesien

L-Dopa-Präparate mit verzögerter Freisetzung eignen sich besonders zur Behandlung der nächtlichen und morgendlichen Akinese.

Typisch ist ist ein rascher Wechsel von **„On"-Phasen** (gute Beweglichkeit) und akinetischen **„Off"-Phasen**.

Dystone Bewegungsstörungen, wie ein schmerzhafter morgendlicher Fußkrampf („Early-morning"-Dystonie), sind meist an Wirkungsschwankungen der L-Dopa-Therapie gebunden. Die „On"-Phase kann mit **choreatischen Dyskinesien** einhergehen. Typisch sind „Klavierspielbewegungen" oder eine „Chamäleonzunge" (vgl. Abb. **B-1.35c**).

Biphasische Dyskinesien, die den Wirkungseintritt bzw. -verlust einer L-Dopa-Dosis anzeigen, haben dystonen, choreoathetotischen oder ballistischen Charakter (s. Abb. **B-1.42**).

Der Wirkungsverlust kann zunächst durch häufige (zweistündliche) Gaben kleinerer Dosen ausgeglichen werden. L-Dopa-Präparate mit verzögerter Freisetzung eignen sich besonders zur Behandlung der nächtlichen und morgendlichen Akinese.

Unabhängig von der Dosisverteilung sind v. a. in der zweiten Tageshälfte akinetische **„Off"-Phasen** zu beobachten. Sie wechseln abrupt mit Zeiten guter Beweglichkeit, den sogenannten **„On"-Phasen**, die meist von Hyperkinesen begleitet sind.

Dystone Bewegungsstörungen sind meist an die Wirkungsschwankungen der Dopaminergika-Therapie gebunden. So tritt z. B. morgens, wenn der Patient akinetisch erwacht, ein schmerzhafter Fußkrampf auf („Early-morning"-Dystonie), der sich etwa eine Stunde nach der ersten L-Dopa-Einnahme löst. Eine nächtliche L-Dopa-Dosis und die zusätzliche Gabe eines Dopamin-Rezeptor-Agonisten oder von Baclofen kann dieser Komplikation entgegenwirken. Während in den ersten Jahren der Therapie nur bei hoher Einzeldosis „Peak-dose"-Dyskinesien auftreten, kann später die gesamte „On"-Phase von Hyperkinesen begleitet sein und zur Reduktion der L-Dopa-Dosis zwingen. Es handelt sich um **choreatische Dyskinesien**, z. B. um „Klavierspielbewegungen" oder eine „Chamäleonzunge" (vgl. Abb. **B-1.35c**).

Insgesamt seltener und eher bei frühem Krankheitsbeginn kommt es zu **biphasischen Dyskinesien**: Der Wirkungseintritt bzw. das Abklingen der Wirkung einer L-Dopa-Dosis kündigt sich durch dystone Krämpfe oder heftige choreoathetotische bis ballistische Hyperkinesen an (s. Abb. **B-1.42**). Sie befallen ebenso wie „Peak-dose"- und „Off"-Phasen-Dyskinesien regelmäßig die von der Krankheit früher bzw. stärker betroffene Seite.

Operation: Bei unzureichender Wirkung der Dopaminergika und ausgeprägten Fluktuationen mit Dyskinesien ist die **tiefe Hirnstimulation** indiziert. Ein dafür verwendeter **„Hirnschrittmacher"** ist ein implantiertes Stimulationssystem, das aus Hirnelektroden und einem damit verbundenen peripheren Impulsgeber besteht. Feine Sonden werden tief

Operation: Eine tiefe Hirnstimulation ist im fortgeschrittenen Stadium der Parkinson-Krankheit bei Patienten (< 70 Jahren) indiziert, die an ausgeprägtem Tremor oder motorischen Fluktuationen mit Dyskinesien leiden, sofern keine Demenz besteht und die orale dopaminerge Therapie nicht mehr ausreichend wirkt. Es werden feine Sonden in den Nucleus subtalamicus, bei Tremor auch in den Thalamus und bei Dystonie ins Pallidum geschoben. Die korrekte Lage der Elektroden ist nach individueller Berechnung dieser Zielareale und intraoperativ nach dem Stimulationseffekt, v. a. der Beeinflussung des Tremors und Rigors, zu bestimmen. Der Impulsgeber „Hirnschrittmacher" wird subkutan implantiert. Der Patient kann mithilfe einer Fernbedienung die Stimulation mit variablen Stromimpulsen vornehmen und z. B. den Tremor unterbrechen. Die stereotaktischen Eingriffe haben gegenüber der konventionellen (läsionellen) Hochfrequenzkoagulation den Vorteil geringerer Nebenwirkungen, insbesondere intrakranieller Blutungen (in 1 – 3 % der Fälle), und wesentlich länger anhaltender Besserung der Symptome.

bis in den Nucleus subthalamicus oder Thalamus geschoben, um Tremor, Rigor und Dyskinesien zu unterbrechen.

Levodopa-induzierte Psychosen („Dopa-Psychosen"), die bei etwa jedem fünften Patienten unter der Langzeittherapie auftreten, manifestieren sich erstmals nach durchschnittlich dreijähriger Therapie. Die delirante und paranoid-halluzinatorische Symptomatik wird oft von Schlafstörungen eingeleitet. Wie beim Delirium tremens stehen visuelle Halluzinationen ganz im Vordergrund.

Unter der Langzeittherapie kommen häufig **„Dopa-Psychosen"** mit visuellen Halluzinationen vor.

▶ Klinischer Fall. Die 72-jährige Patientin litt unter Muskelschmerzen und leichtem Ruhetremor der Hände. Als die Stimme leiser und die Schritte kleiner wurden, erfolgte die Einstellung auf L-Dopa. Nach dreijährigem Wohlbefinden mit guter Beweglichkeit traten periorale Dyskinesien auf. Die Patientin klagte zusätzlich über Schlafstörungen und Obstipation. Vormittags habe sie sich „lebendig wie ein Hase" gefühlt, abends nicht allein zur Toilette gehen können. Einerseits hätten sich immer häufiger „Touren" mit innerer Unruhe eingestellt, sodass sie hin und her laufen müsse, andererseits erstarre sie nachmittags mehrmals im Sessel. Sie wurde zunehmend depressiv und wähnte, ihre kürzlich verstorbene Schwester sei von einem Nachbarn vergiftet worden. Diese paranoide Episode klang rasch ab und die „On/off"-Phasen traten ebenso wie die Dyskinesien nur noch selten auf, seit die Dopaminergika-Medikation auf mehrere kleine Dosen über den Tag verteilt worden waren.

▶ Klinischer Fall.

Chorea Huntington

Chorea Huntington

▶ **Synonym.** Morbus Huntington, Huntington-Krankheit, Huntington´s disease, Chorea major, Chorea chronica progressiva, Veitstanz.

▶ **Synonym.**

▶ Definition. Die Chorea major wurde nach G. Huntington benannt, der sie 1872 als Erbkrankheit von der Chorea minor Sydenham abgrenzte. Es handelt sich um eine heredodegenerative (autosomal-dominante Trinukleotid-Repeat-)Erkrankung mit raschen unwillkürlichen Hyperkinesen, psychotischen Symptomen und Demenz.

▶ Definition.

Epidemiologie: Die Chorea Huntington tritt mit einer Prävalenz von 4 – 10/100 000 Einwohner mit regional unterschiedlicher Verteilung auf, in Japan nur bei 4/1 Million Einwohner. Die Krankheit manifestiert sich zwischen dem 35. und 50. Lebensjahr, selten vor dem zehnten oder nach dem 60. Lebensjahr. Männer und Frauen sind gleich häufig betroffen.

Epidemiologie: Bei einer Prävalenz von 4 – 10/100 000 Einwohnern liegt der Manifestationsgipfel zwischen dem 35. und 50. Lebensjahr.

Symptomatologie: Die Chorea-Krankheit beginnt mit blitzartig in Willkürbewegungen einschießenden **Hyperkinesen** des Gesichts und der distalen Extremitätenabschnitte, die durch Verlegenheitsgesten kaschiert werden. Augenbrauen und Mundwinkel zucken, die Lippen werden gespitzt und vorgewölbt oder der Mund öffnet sich weit, während der Patient die Zähne zeigt. Die abrupt herausgestreckte Zunge wird sogleich wieder zurückgezogen („Chamäleonzunge", Abb. **B-1.35c**). Auch eine **Dysarthrophonie** aufgrund unwillkürlicher Kontraktionen der Sprech- und Atemmuskulatur gehört zu den Frühzeichen. Vegetative Symptome wie Hyperhidrosis und **Harninkontinenz** kommen hinzu. Charakteristisch ist eine ruckartige Hyperlordosierung, sodass das Gehen unmöglich werden kann (s. S. 60). Im weiteren Verlauf werden die Hyperkinesen ausfahrend und die anfangs hypotone Muskulatur wird rigide. Die Hyperkinesen greifen von den distalen auf die proximalen Extremitätenabschnitte über, um im Spätstadium in ein verlangsamtes, dystones Bewegungsmuster mit Blepharospasmus überzugehen (Tab. **B-1.10**). Die Verminderung des Sprechantriebs wird allmählich zum Mutismus. Schwere **Dysphagie,** Inappetenz und erhöhter Energieverbrauch infolge der ständigen Bewegungsunruhe führen zur Kachexie. Zudem birgt die Dysphagie das Risiko rezidivierender Aspirationspneumonien.

Symptomatologie: Eine anfangs leichte Bewegungsunruhe mit blitzartigen **Hyperkinesen** des Gesichts (Abb. **B-1.35**) und der distalen Extremitätenabschnitte geht später in ausfahrende Bewegungen über. **Dysarthrophonie**, Hyperhidrosis, **Harninkontinenz** und **Dysphagie** kommen hinzu. Im Spätstadium findet sich ein choreodystones Bewegungsmuster mit Rigor (Tab. **B-1.10**).

B-1.35 Orobukkolinguale Hyperkinesen zu Beginn einer Chorea-Krankheit. Video-Bildsequenz

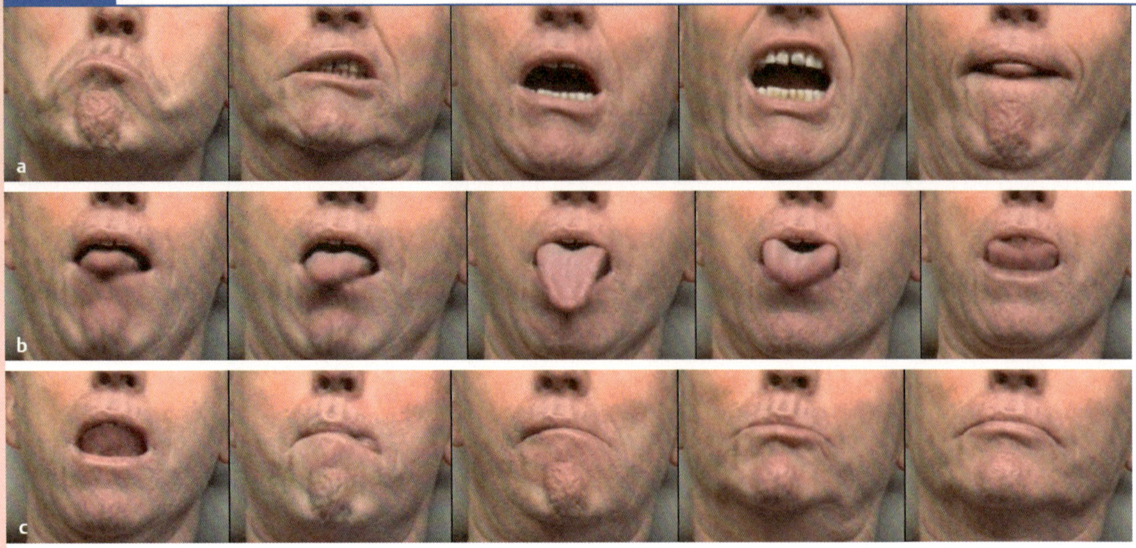

48-jähriger Patient, der seit einem Jahr unter Mund-Kiefer-Zungen-Bewegungen leidet, die „wie von selbst" auftreten.
a „Grimassieren": Die Unterlippe wird vorgestülpt. Der Mund öffnet sich weit für eine halbe Sekunde. Der Patient zeigt Zähne und Zunge ...
b Zungenprotrusion: Die weit herausgestreckte Zunge rollt sich rasch ein.
c Sie zieht sich unter Kaubewegungen zurück („Chamäleonzunge" oder „fly catcher's tongue").

Psychopathologische Symptome manifestieren sich früh mit psychotischen und kognitiven Störungen, die in eine **Demenz** münden.

Psychopathologische Symptome gehen den choreatischen Bewegungsstörungen häufig voran. Leichtere Beeinträchtigungen der kognitiven Fähigkeiten und Affektstörungen werden anfangs meist übersehen. Umgekehrt kann wegen mangelnder Kontrolle der Motorik bei noch erhaltener Aufmerksamkeit und Urteilskraft der falsche Eindruck eines fortgeschrittenen demenziellen Syndroms entstehen, zumal wenn resignative Tendenzen aufkommen. Frühzeitig kann sich ein depressives oder manisches, gelegentlich auch ein paranoid-halluzinatorisches Syndrom einstellen. Im Verlauf sind einerseits aggressive und autoaggressive Tendenzen, andererseits eine Indifferenz sowohl der Umwelt als auch der eigenen Person gegenüber zu beobachten. Mit zunehmender Beeinträchtigung der Gedächtnisleistungen und mit dem Verlust jeder Handlungsplanung kommt es regelmäßig zur **Demenz**.

Bei Manifestation der Erkrankung vor dem 20. Lebensjahr herrschen Hypokinese, Hypomimie und Ruhetremor vor; es kommt rasch zur Demenz.

Bei 5 – 10 % der Patienten manifestiert sich die Erkrankung bereits vor dem 20. Lebensjahr. Dann sind Hyperkinesen selten; im Vordergrund stehen Hypokinese, Hypomimie und Ruhetremor. Tonisch-klonische oder komplex-fokale Anfälle können hinzukommen. Die jungen Patienten entwickeln rasch progredient eine Demenz.

Ätiopathogenese: Die Chorea Huntington wird **autosomal dominant** vererbt. Bei vollständiger Penetranz ist die phänotypische Ausprägung variabel. Ursache ist die Instabilität des auf dem kurzen Arm von Chromosom 4 lokalisierten defekten Huntingtin-Gens.

Ätiopathogenese: Die degenerative Erkrankung wird **autosomal dominant vererbt**. Die Penetranz ist vollständig, die phänotypische Ausprägung jedoch variabel. Das für die Erkrankung verantwortliche Gen ist auf dem kurzen Arm von Chromosom 4 (4 p16.3) lokalisiert. Der Gendefekt besteht in einer pathologisch hohen Anzahl an Wiederholungen derselben Basensequenz, und zwar des CAG-(Cytosin-Adenin-Guanin-)Triplets, wodurch das Huntingtin-Gen instabil wird. Eine hohe Zahl an Triplet-Repeats (CAG-Blockexpansion > 39 im Huntingtin-Gen) korreliert mit frühem Beginn und hohem Schweregrad der Erkrankung. Während der Meiose erhöht sich die Anzahl der Triplet-Wiederholungen und ist in einem Drittel der Fälle, in denen der Vater Überträger des kranken Gens ist, deutlich höher als bei mütterlicher Übertragung. Die Instabilität des Gens erklärt die Beobachtung, dass das Manifestationsalter bei den betroffenen Nachkommen häufig unter dem des entsprechenden Elternteils liegt und dass die juvenile Form meist bei väterlicher Übertragung vorkommt.

Der Mechanismus der neuronalen Degeneration ist noch ungeklärt. Es besteht ein pathogenetischer Zusammenhang mit der exzitatorischen Aminosäure Glutamat. Pathologisch-anatomisch findet sich ein **Untergang der GABAergen Neurone im Striatum**.

Die Auswirkung des Gendefekts ist noch ungeklärt. Es wird ein pathogenetischer Zusammenhang mit der Aminosäure Glutamat (Polyglutamat-Repeat im Huntingtin) angenommen, die das Huntington-Gen kodiert und als exzitatorischer Neurotransmitter kortikostriataler Neurone fungiert. Pathologisch-anatomisch liegt der Erkrankung ein selektiver **Untergang der GABAergen Neurone im Nucleus caudatus und Putamen (Striatum)** zugrunde. Kerngebiete, die striatale Projektionen erhalten (insbesondere Globus pallidus und Pars reticulata der Substantia nigra), sind ebenfalls betroffen. Mit zunehmender Krankheitsdauer kommt es auch zur Atrophie von Thalamus und Kortex.

B-1.10 Diagnostische Verlaufskriterien bei Chorea Huntington

Befunde	Frühstadium	Spätstadium
neurologisch	choreatische Hyperkinesen, Dysdiadochokinese, Dysarthrophonie, Sakkadenverlangsamung	dystone Hyperkinesen, Bradydiadochokinese, Rigor
psychopathologisch	kognitive Beeinträchtigung, depressives Syndrom	chronische organische Psychose, Demenz
CT/MRT	Normalbefund	Nucleus-caudatus- und kortikale Atrophie
PET	Störung des Glukosestoffwechsels im Striatum	

B-1.10

Diagnostik: Eine Fremdanamnese ist notwendig, weil die Patienten ihre Hyperkinesen oft nicht wahrnehmen. Im Frühstadium der Erkrankung beobachtet man distal betonte Hyperkinesen der Extremitäten („Klavierspielbewegungen") und des Gesichts („Grimassieren") mit Augenbewegungsstörungen (Sakkadenhypometrie und -verlangsamung, S. 37). Im Krankheitsverlauf nehmen die Hyperkinesen dystonen Charakter an, die Feinmotorik ist verlangsamt (Bradydiadochokinese); es entwickelt sich Rigor (s. Tab. **B-1.10**). Die Manifestation mit einem primär hypokinetisch-rigiden Syndrom ohne choreatische Hyperkinesen ist nach C. W. Westphal benannt (**Westphal-Variante**). Sie findet sich häufiger bei frühem Erkrankungsbeginn und paternaler Vererbung.

Computer- und kernspintomografisch stellen sich im Vollbild der Erkrankung die **Atrophie des Nucleus caudatus** mit Erweiterung der Vorderhörner der Seitenventrikel und eine kortikale Atrophie dar. Bei der Westphal-Variante zeigt das MRT im T2-Bild auch hyperintense Signale im Striatum als Ausdruck einer Gliose. Mittels PET lässt sich frühzeitig eine Störung des Glukosestoffwechsels im Striatum feststellen.

Diagnostik: Viele Patienten nehmen die Hyperkinesen gar nicht wahr. Im Frühstadium finden sich Augenbewegungsstörungen, „Klavierspielbewegungen" und „Grimassieren", im Spätstadium Dystonie, Bradydiadochokinese und Rigor. Die **Westphal-Variante** ist ein hypokinetisch-rigides Syndrom.

Bei fortgeschrittener Erkrankung stellt sich in CT und MRT neben einer kortikalen Atrophie auch die **Atrophie des Nucleus caudatus** dar.

Differenzialdiagnose: Auch **metabolische Erkrankungen** (Hyperthyreose, Hyper- und Hypoglykämien, Wilson-Krankheit) gehen mit choreatischen Hyperkinesen einher und sind durch entsprechende Laboruntersuchungen auszuschließen. Für das Auftreten einer Chorea bei **systemischem Lupus erythematodes (SLE)** wird eine pathologische Immunreaktion verantwortlich gemacht; wie bei dem primären Antiphospholipid-Antikörper-Syndrom können bei SLE entsprechende Autoantikörper nachgewiesen werden. Eine **vaskuläre Chorea** lässt sich mittels CT und MRT nachweisen. Bei Verdacht auf eine **paraneoplastische Chorea** sind Antikörper (Anti-CV2/CRMP-5, Anti-Hu, Anti-Yo) zu bestimmen.

Beobachtet man neben choreatischen Hyperkinesen des Gesichts auch Tics, Areflexie und Hohlfußbildung, sollte man an die seltene **Neuroakanthozytose** denken. Es handelt sich um eine erbliche Chorea-Krankheit mit Vorkommen stacheliger Erythrozyten (Akanthozyten).

Bei der seltenen benignen, hereditären, nichtprogressiven Chorea, die sich im Kindesalter manifestiert, kommt es nicht zu psychopathologischen Veränderungen. Auch die **„senile Chorea"** geht weder in ein hypertones Syndrom noch in eine Demenz über. Schwierig kann die Differenzialdiagnose bei Patienten mit einer organischen Psychose sein, die nach neuroleptischer Behandlung **tardive Dyskinesien** aufweisen. Die pharmakogenen Spätdyskinesien haben meist choreatischen, choreoathetotischen oder dystonen Charakter, laufen aber im Gegensatz zu den nichtrepetitiven, irregulären und unsystematischen Hyperkinesen bei Chorea Huntington nach einem stereotypen Muster ab. Richtungweisend ist die Medikamenten- und Familienanamnese. Zur paroxysmalen dystonen Choreoathetose, die sich im Kindes- bis Jugendalter manifestiert, siehe S. 210, zur **Chorea Sydenham** S. 208.

Differenzialdiagnose: Auch **metabolische Erkrankungen** und **SLE** gehen mit choreatischen Hyperkinesen einher. Eine **vaskuläre** Chorea lässt sich mittels CT und MRT, eine **paraneoplastische** Chorea durch Antikörperbestimmung nachweisen.

Tics, Areflexie und Hohlfuß als Begleitsymptome weisen auf eine **Neuroakanthozytose** hin.

Bei der benignen, nichtprogressiven Chorea des Kindesalters und bei der sog. **senilen Chorea** kommt es nicht zur Demenz. Für die Diagnose der pharmakogenen **tardiven Dyskinesien** ist die Medikamentenanamnese richtungsweisend. Bei Manifestation choreatischer Symptome im Kindes- und Jugendalter ist an eine paroxysmale dystone Choreoathetose zu denken und die **Chorea Sydenham** abzugrenzen.

Therapie: **Physiotherapeutische** und logopädische Behandlung kann den Patienten anfangs helfen, mit der zunehmenden Behinderung umzugehen. Zur Beeinflussung der choreatischen Hyperkinesen wird der antidopaminerge Effekt atypischer Neuroleptika und verwandter Stoffe genutzt. Mittel der Wahl sind **Tiaprid** und **Tetrabenazin**, alternativ ein atypisches Neuroleptikum wie Olanzapin, das sich ebenso wie Sulpirid und Aminosulprid auch günstig auf die Hyperkinesen auswirkt, während trizyklische Antidepressiva, Anticholinergika und Dopaminergika die Chorea verschlechtern können. Notwendig ist eine **psychotherapeutische Begleitung** schon im Frühstadium der Erkrankung.

Therapie: Frühzeitig sind **Physiotherapie**, **Logopädie** und **psychotherapeutische Begleitung** erforderlich. Die choreatischen Hyperkinesen werden durch antidopaminerge Medikamenteneffekte günstig beeinflusst. Mittel der Wahl sind **Tiaprid** und **Tetrabenazin.**

Eine **genetische Beratung** sollte in jedem Fall erfolgen. Die Wahrscheinlichkeit, Träger des defekten Gens zu sein und ebenfalls zu erkranken, beträgt 50 %.

Nachkommen von Chorea-Huntington-Patienten sollten in jedem Fall **genetisch beraten** werden. Die Wahrscheinlichkeit, Träger des defekten Gens zu sein und ebenfalls zu erkranken, beträgt 50 %. Die Identifizierung des Gens erlaubt es, Merkmalsträger präsymptomatisch mittels direkter Genanalyse zu bestimmen. Eine Aussage über das voraussichtliche Manifestationsalter und den Phänotyp ist jedoch nicht möglich. Die molekulargenetische Untersuchung sollte wegen der psychischen und sozialen Folgen, die die Gewissheit zu erkranken mit sich bringt, und angesichts der fehlenden therapeutischen Möglichkeiten bei Risikopersonen nur auf deren ausdrücklichen Wunsch im Rahmen der genetischen Beratung und enger Vor- und Nachbetreuung unter Beachtung gesetzlicher Vorschriften (2010/2011) hinsichtlich besonderer Anforderungen an Patientenaufklärung, Einwilligung und Datenschutz erfolgen.

Verlauf: Die Erkrankung verläuft progredient über 10 – 20 Jahre.

Verlauf: Die Erkrankung verläuft progredient über 10 – 20 Jahre. Die Patienten werden zunehmend pflegebedürftig; es kommt zu Marasmus. 15 Jahre nach Krankheitsbeginn lebt noch etwa ein Drittel der Patienten, 10 % erreichen das 70. Lebensjahr. Die häufigsten direkten Todesursachen sind Ateminsuffizienz und Aspirationspneumonie.

▶ Klinischer Fall.

▶ Klinischer Fall. Der 47-jährige berentete Feinmechaniker litt seit zehn Jahren unter distal betonten, rasch ablaufenden Hyperkinesen der Extremitäten. Auffällig waren ein Grimassieren und ein Hervortreten der Zunge. Eine Verständigung mit dem Patienten war kaum möglich, zumal er offenbar nur einzelne Worte verstand. Die Ehefrau berichtete, dass sowohl der Vater als auch sein Großvater jeweils etwa 50-jährig an den Folgen einer Chorea-Krankheit gestorben seien. Das CT zeigte eine Atrophie des Nucleus caudatus mit Erweiterung der Vorderhörner der Seitenventrikel, verstrichener Ventrikeltaille und eine kortikale Atrophie. Unter Behandlung mit Tiaprid und Sulpirid trat eine wesentliche Besserung der Bewegungsstörungen ein.

Chorea minor Sydenham

Chorea minor Sydenham

▶ Synonym.

▶ Synonym. Chorea minor, Chorea rheumatica, Chorea infectiosa.

▶ Definition.

▶ Definition. Die Chorea minor wurde erstmals 1686 von T. Sydenham beschrieben. Es handelt sich um ein hyperkinetisch-hypotones Syndrom mit blitzartigen unwillkürlichen Bewegungen der Gesichtsmuskulatur und der distalen Extremitätenabschnitte. Ätiologisch liegt eine pathologische Immunreaktion nach Streptokokkeninfektion mit Beteiligung der Stammganglien vor.

Epidemiologie: An Chorea Sydenham erkranken meistens Kinder und Jugendliche, vorwiegend Mädchen, im Alter von 5 – 15 Jahren. Rezidive können in jedem Alter auftreten.

Epidemiologie: Im 20. Jahrhundert erkrankte fast die Hälfte der Patienten mit akutem rheumatischem Fieber auch an einer Chorea minor, heute sind es 5 – 25 %. In industrialisierten Ländern selten geworden, kommt das rheumatische Fieber und damit die Chorea minor häufiger in Ländern und bei Einwanderern aus Ländern mit unzureichender medizinischer Versorgung vor. Ebenso wie das rheumatische Fieber tritt diese Choreaform familiär gehäuft auf. Das Manifestationsalter liegt zwischen dem 5. und 15. Lebensjahr. Das weibliche Geschlecht überwiegt insbesondere bei Erkrankung im Jugendlichen- und jungen Erwachsenenalter und bei Rezidiven, die in jedem Alter auftreten können.

Symptomatologie: Die arrhythmischen **Hyperkinesen** betreffen v. a. Gesichts-, Zungen-, Pharynx- und Handmuskeln. Anfangs können die Patienten sie noch in Willkürbewegungen integrieren und so z. B. Grimassieren durch Lächeln kaschieren. Auch **psychopathologische Symptome** (z. B. affektive Labilität) treten auf.

Symptomatologie: Die choreatischen Hyperkinesen sind anfangs diskret; die Kinder erscheinen unruhig und ungeschickt. Besonders die Mimik, Pharynx- und Zungenmuskulatur sowie die Handmuskeln sind betroffen. Die **Hyperkinesen** sind kurz dauernd, **arrhythmisch**-zuckend und von wechselnder Intensität. In einem Viertel der Fälle treten sie einseitig auf. Anfangs gelingt es den Patienten, die Hyperkinesen in Willkürbewegungen einzubauen, sodass Grimassen durch ein Lächeln und Hyperkinesen der Glieder durch tänzelnde Bewegungen kaschiert werden können (griech.: „choreia“ = Tanz). Unter den **psychopathologischen Begleitsymptomen** überwiegen affektive Labilität und Antriebsstörungen. Die Kinder sind ängstlich, unruhig und unaufmerksam in der Schule.

Ätiopathogenese: Der Chorea minor geht eine Infektion mit **Gruppe-A-Streptokokken** bzw. ein rheumatisches Fieber voraus. Ätiologisch wird eine pathologische **Immunreaktion**

Ätiopathogenese: Der Chorea minor geht eine Infektion mit **β-hämolysierenden Streptokokken der Gruppe A** voraus (meist eine Angina tonsillaris). Die Hyperkinesen treten ein bis sechs Monate nach Infektion oder bis zu einigen Jahren nach Manifestation eines rheumatischen Fiebers auf (rheumatische Endokarditis oder

Polyarthritis). Entsprechend der **Immunpathogenese** des rheumatischen Fiebers wird als Ursache der Chorea minor die Bildung kreuzreagierender Antikörper gegen neuronale Zellen und in der Folge eine gesteigerte Sensitivität für die **dopaminerge Stimulation im Striatum** angenommen. Als morphologisches Korrelat finden sich perivaskuläre Infiltrate, Zeichen einer Arteriitis oder fokale petechiale Blutungen überwiegend in Nucleus caudatus und Putamen (Striatum).

mit Kreuzreaktion gegen neuronale Zellen und in der Folge eine **erhöhte Sensitivität für die dopaminerge Stimulation im Striatum** angenommen.

Diagnostik: Bei der neurologischen Untersuchung fällt neben den choreatischen Hyperkinesen ein **Hypotonus der Muskulatur** mit Überstreckbarkeit der Gelenke auf. Im Extremfall kann der zum Sitzen und Stehen notwendige Haltetonus fehlen, sodass beides unmöglich wird.
Bei der Untersuchung ist auf Herzgeräusche als Zeichen einer abgelaufenen Endokarditis zu achten. In jedem Fall sollte sich eine kardiologische Untersuchung anschließen. Bei geringer zeitlicher Latenz zum Streptokokkeninfekt lassen sich Entzündungszeichen (BSG-Beschleunigung, CRP-Erhöhung, Dysproteinämie) sowie eine Erhöhung des **Antistreptolysin-O-Titers** nachweisen, der mit dem Schweregrad der Symptomatik korreliert. Das EEG zeigt gelegentlich eine unspezifische bitemporale Verlangsamung, das MRT-T 2-Bild gesteigerte Signalintensität im Striatum.

Diagnostik: Neben den choreatischen Hyperkinesen fällt ein **Hypotonus der Muskulatur** auf.

Ein positiver **Antistreptolysin-O-Titer** ist richtungweisend. Notwendig ist eine kardiologische Untersuchung.

Differenzialdiagnose: Wenn bei Kindern und Jugendlichen Aufmerksamkeitsstörungen, Hyperaktivität und Impulsivität auffallen, ist auch an ein **hyperkinetisches Syndrom (HKS)** zu denken, das im Angloamerikanischen auch „attention-deficit/hyperactivity disorder" (ADHD) genannt wird. Die dabei häufig vorkommenden Tics, wie ein stereotyper Gesichts- oder Räusper-Tic, sind kaum mit den nichtrepetitiven choreatischen Hyperkinesen zu verwechseln (vgl. S. 60). Psychogene Hyperkinesen sind komplexer als die organisch bedingten und wiederholen sich in ihrem Muster. **Pharmakogene Dyskinesien** sind durch sorgfältige Erhebung der Medikamentenanamnese auszuschließen. Die juvenile Manifestation einer **Huntington-Krankheit** geht regelmäßig mit kognitiven Einbußen, jedoch selten mit choreatischen Bewegungsstörungen einher (S. 60). Bei der benignen, **hereditären**, nichtprogressiven **Chorea**, die sich ebenfalls im Kindesalter manifestiert, kommt es nicht zu psychopathologisch auffälligen Veränderungen.
Pathologische Immunreaktionen werden für das Auftreten einer Chorea bei systemischem Lupus erythematodes verantwortlich gemacht. Dieser ist durch Begleitsymptome und Nachweis der entsprechenden Antikörper gekennzeichnet. Der bei jungen Frauen in den ersten drei bis fünf Schwangerschaftsmonaten oder unter Einnahme von Ovulationshemmern auftretenden **Chorea gravidarum** bzw. **Chorea contraceptiva** geht in der Regel eine rheumatische Erkrankung in der Kindheit voraus. Für die Reaktivierung der extrapyramidalen Symptomatik wird eine hormonell induzierte Sensitivitätserhöhung der striatalen Dopamin-Rezeptoren verantwortlich gemacht. Ein ähnlicher Mechanismus liegt Rezidiven einer Chorea minor unter Einnahme von Phenytoin, Amphetaminen und L-Thyroxin zugrunde.

Differenzialdiagnose: In erster Linie ist ein **hyperkinetisches Syndrom (HKS)** auszuschließen, das auch als „attention-deficit/hyperactivity disorder (ADHD)" bezeichnet wird. Die ebenfalls häufigen **pharmakogenen Dyskinesien** sind durch die Medikamentenanamnese abzugrenzen. Bei der Westphal-Variante der **Huntington-Krankheit** fehlen meist choreatische Hyperkinesen, bei **hereditären choreatischen Syndromen** des Kindesalters fehlen psychopathologische Symptome.

Als Ursache für die **Chorea gravidarum** und die **Chorea contraceptiva** werden pathologische Immunreaktionen vermutet.

Therapie: Manifestiert sich die Chorea minor nach einem rheumatischen Fieber bzw. Streptokokkeninfekt, ist eine Reaktivierung der Antigen-Antikörper-Reaktion anzunehmen. Über zehn Tage wird wie bei rheumatischem Fieber hochdosiert mit **Penicillin V** und antiphlogistisch mit Salicylaten behandelt. Eine Rezidivprophylaxe mit Penicillin in niedriger Dosierung wird über mindestens fünf Jahre, bei Kindern bis zum 18. Lebensjahr, fortgeführt. Sofern keine rheumatische Reaktivierung vorliegt, ist bei Wiederkehr der Hyperkinesen unter hormonellem oder medikamentösem Einfluss keine erneute antibiotische Therapie erforderlich. Ausgeprägte choreatische Hyperkinesen mit Gefahr der Selbstverletzung und Erschöpfungsreaktion werden zusätzlich symptomatisch behandelt. Neben atypischen **Neuroleptika** (s. Therapie der Chorea Huntington, S. 205) hat sich v. a. Valproinsäure bewährt.

Therapie: Die Chorea minor wird mit **Penicillin V** behandelt. Eine Rezidivprophylaxe mit Penicillin über mindestens fünf Jahre ist indiziert. Symptomatisch können atypische **Neuroleptika** und Valproinsäure gegeben werden.

Verlauf: Der Krankheitsverlauf erstreckt sich auf Wochen bis Monate. Es können Restsymptome in Form von Bewegungsunruhe und Schulschwierigkeiten bestehen bleiben. Unbehandelt kommt es häufig zum **Rezidiv**, das durch Penicillin-Prophylaxe in 90 % verhindert werden kann.
Während der Gravidität bzw. einige Monate nach Einnahme von Ovulationshemmern auftretende choreatische Hyperkinesen (oft als Hemichorea) bilden sich spätestens kurze Zeit post partum bzw. wenige Wochen bis Monate nach Absetzen der Pille zurück.

Verlauf: In 10 % der Fälle kommen trotz Prophylaxe **Rezidive** vor.

Die Chorea gravidarum bzw. contraceptiva klingt post partum bzw. nach Absetzen der Pille ab.

▶ Klinischer Fall.

▶ Klinischer Fall. Eine 16-jährige Türkin, die von ihrem Ehemann wegen ständiger psychomotorischer Unruhe in der neurologischen Ambulanz angemeldet wird, kommt mit tänzelnden Schritten in die Sprechstunde. Sie lächelt und grimassiert, streckt häufig die Zunge wie in einer Schnalzbewegung heraus, spitzt die Lippen und versucht, die Hyperkinesen mit Verlegenheitsgesten zu kaschieren. Die Muskulatur ist hypoton. Es fallen Klavierspielbewegungen auf. Die Anamnese ist abgesehen von einer intakten Gravidität, Mens IV, unauffällig. Diagnose: Chorea gravidarum.

Dystonie

Dystonie

▶ Synonym.

▶ Synonym. Torsionsdystonie, Dysbasia lordotica progressiva, Dystonia musculorum deformans.

▶ Definition.

▶ Definition. H. Oppenheim (1911) beschrieb die Dystonia musculorum deformans als „eigenartige Krampfkrankheit des kindlichen und jugendlichen Alters“. Kurz zuvor hatte H. Meige (1910) ein von ihm vorwiegend bei Erwachsenen beobachtetes Syndrom mit periorbitalen und perioralen tonischen Hyperkinesen publiziert. Die Klassifikation der Dystonien erfolgt hauptsächlich nach phänomenologisch-topischen und ätiologischen Gesichtspunkten:

- Dystone Hyperkinesen sind unwillkürliche, anhaltende und phasische Muskelkontraktionen, die von Tremor begleitet sein können (Kopf-, Stimm- oder Handtremor). Man beobachtet v. a. Krämpfe der Gesichts- und Halsmuskulatur (Blepharospasmus, oromandibulare Dystonie, Tortikollis) und der distalen Gliedmaßenabschnitte (Hand- und Fußdystonie). Es kommt zu **wechselnden Fehlstellungen** des Kopfes, der Extremitäten und des Rumpfes.
- Nach dem Verteilungsmuster dieser Hyperkinesen unterscheidet man die generalisierte Dystonie von fokaler, segmentaler, multifokaler Dystonie und Hemidystonie,
- nach dem Lebensalter infantile, juvenile und adulte Manifestationen.
- Ätiologisch abzugrenzen sind idiopathische (hereditäre, sporadische) von sekundären (symptomatischen) Formen mit zahlreichen Ursachen einer **Stammgangliendysfunktion**, auch pharmakogene Dystonien.

Epidemiologie: Die Prävalenz der Dystonien liegt bei 40/100 000 Einwohner. Die generalisierte Form beginnt meist in der Kindheit, die fokale häufiger im Erwachsenenalter.

Epidemiologie: Die Prävalenz der Dystonien liegt bei 40/100 000 Einwohner. Die generalisierte idiopathische Dystonie beginnt meist in der Kindheit. Fokale Dystonien manifestieren sich eher im Erwachsenenalter. Bei idiopathischem (essenziellem) Blepharospasmus und Torticollis spasmodicus überwiegt das weibliche, bei allen pharmakogenen Dystonien das männliche Geschlecht. Für die tardive Pharmaka-induzierte Dystonie („Spätdystonie“) wird die Prävalenz auf 3 % der Behandlungsfälle geschätzt.

B-1.36

B-1.36 Torsionsdystonie

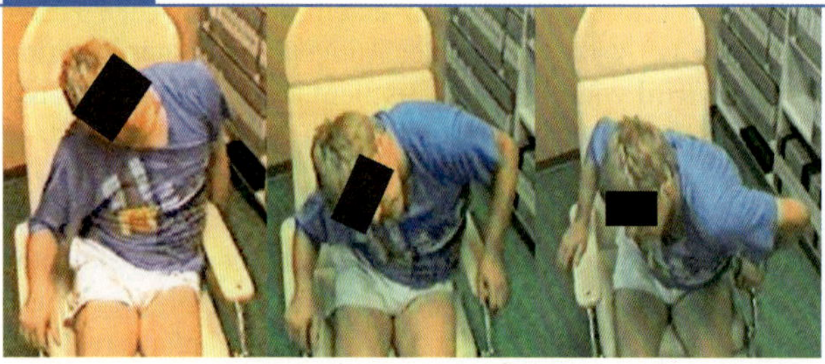

Bei einem 45-jährigen Fliesenleger und früher aktiven Ruderer manifestierte sich die Dystonie mit einem Torticollis spasmodicus, der im weiteren Verlauf in eine generalisierte Dystonie überging. Die extrapyramidalen Hyperkinesen sistieren nur im Dialog und im Schlaf.
Links: Die Videoaufnahmen zeigen zuerst einen Laterokollis. Während der Kopf nach rechts gedreht und geneigt wird, hebt sich die linke Schulter.
Mitte: Kopf und Oberkörper werden allmählich immer weiter nach vorn gedreht und gesenkt.
Rechts: Nach der langsamen axialen Rotation verharrt der Rumpf vorübergehend in kyphoskoliotischer Stellung.
Der bewusstseinsklare und kooperative Patient kann sich trotz der stereotyp ablaufenden Drehbewegungen und Fehlstellungen seines Körpers aufrichten, auch den Kopf minutenlang gerade halten und Fragen zur Anamnese beantworten; dann setzen wieder die unwillkürlichen Bewegungen ein: Tortikollis und maximale Torsion des Rumpfs bis zur Bodenberührung.

Symptomatologie (Tab. B-1.11): Die **generalisierte idiopathische Dystonie** (Torsionsdystonie; Abb. **B-1.36**) beginnt meist in der Kindheit mit Hyperkinesen am Fuß. Die Fußmuskulatur kontrahiert sich aktionsinduziert und verharrt in Supinationsstellung (krurale Dystonie). Im weiteren Verlauf beobachtet man gewöhnlich langsam ablaufende, stereotype Drehbewegungen unterschiedlich großer Muskelgruppen der Extremitäten, des Nackens oder des Rumpfs. Es werden Minuten bis Stunden andauernde dystone Haltungen eingenommen (vgl. S. 60). Axial manifestiert sich die Dystonie bei Verkrampfung der Rückenmuskulatur in Form eines **Opisthotonus** („back arching"), oft verbunden mit Reklination des Kopfes (Retrokollis). Gesichts-, Pharynx- und Larynxmuskulatur sind beteiligt. Es kann sich eine **dystone Krise** mit Hypoxiegefahr einstellen. Häufigkeit und Intensität der Hyperkinesen werden durch psychische Faktoren verstärkt (vgl. S. 573). Im Schlaf sistiert die Symptomatik.

Symptomatologie: Charakteristisch für die **generalisierte idiopathische Dystonie** (Torsionsdystonie) sind unwillkürliche, langsame, stereotype Drehbewegungen unterschiedlicher Muskelgruppen am ganzen Körper, oft mit **Opisthotonus** und Retrokollis. Bei einer **dystonen Krise** besteht Hypoxiegefahr.

B-1.11 Dystone Syndrome: Beispiele für isolierte (fokale) und kombinierte (segmentale, multifokale, generalisierte) Dystonien

Fokal (isoliert)	Segmental (benachbart)	Multifokal (mindestens zwei nicht benachbarte fokale Dystonien)	Generalisiert (multifokale und segmentale Dystonien)
Blepharospasmus	Blepharospasmus	Blepharospasmus	Blepharospasmus
	und	*und*	*und*
	▪ oromandibulare Dystonie	▪ Grafospasmus	▪ oromandibulare Dystonie ▪ linguale, pharyngeale, laryngeale Dystonie ▪ Torticollis spasmodicus ▪ Grafospasmus ▪ Opisthotonus ▪ Tortipelvis ▪ krurale Dystonie

B-1.11

Eine Sonderform der generalisierten Dystonie ist die **L-Dopa-sensitive Dystonie (Segawa-Syndrom)**, die autosomal rezessiv vererbt wird, vorwiegend bei Mädchen vorkommt und mit fluktuierender Symptomatik, meist einer dystonen Gangstörung, einsetzt. Später kommen Parkinson-Symptome hinzu. Für eine idiopathische Dystonie sind weitere neurologische Ausfälle, wie Pyramidenbahnzeichen und Paresen untypisch. Zur dystonen Choreoathetose siehe S. 216.

Eine Sonderform ist die **L-Dopa-sensitive Dystonie (Segawa-Syndrom)**.

Eine **fokale Dystonie** beschränkt sich auf einzelne Muskelgruppen. Von **segmentaler Dystonie** spricht man, wenn sich dystone Hyperkinesen auf benachbarte Körperregionen erstrecken, z. B. bei kombiniertem Auftreten von Blepharospasmus und oromandibularer Dystonie (Meige-Syndrom). Eine **multifokale Dystonie** liegt vor, wenn mindestens zwei voneinander entfernte Körperareale betroffen sind, z. B. bei einer Kombination von Lid- und Schreibkrampf (s. Tab. **B-1.11**). Bei **Hemidystonie** ist eine Körperhälfte betroffen.

Bei **fokaler Dystonie** sind einzelne Muskelgruppen betroffen, bei **segmentaler Dystonie** benachbarte, bei **multifokaler Dystonie** mehrere voneinander entfernte Regionen, bei **Hemidystonie** eine Körperhälfte.

Die **okuläre Dystonie** ist durch eine unwillkürliche tonische Blickwendung nach lateral oben gekennzeichnet (Abb. **B-1.37**).

Eine **okuläre Dystonie** ist in Abb. **B-1.37** dargestellt.

B-1.37 Okuläre Dystonie

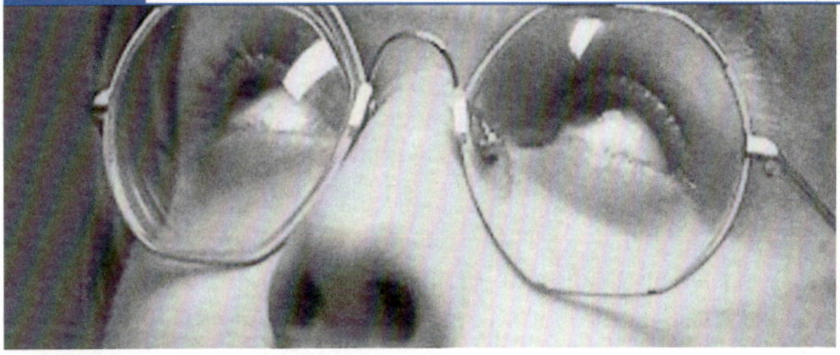

Unwillkürliche tonische Blickwendung nach rechts oben.

B-1.37

Der essenzielle (idiopathische) **Blepharospasmus** beruht auf dystoner Kontraktion des M. orbicularis oculi und der Mm. corrugatores supercilii beiderseits. Mit einem „Kunstgriff", z. B. Berührung der Augenbrauen (geste antagonistique), Zählen oder Pfeifen, lässt sich der Lidkrampf unterbrechen (S. 572).

Der essenzielle (idiopathische) **Blepharospasmus**, ein bilateraler Lidkrampf, manifestiert sich meist im mittleren und höheren Lebensalter. Er ist durch unwillkürliche Kontraktionen der vom N. facialis innervierten Mm. orbicularis oculi und Mm. corrugatores supercilii bedingt. Die tonische Kontraktion oder ein klonischer Spasmus der Lider kann minutenlang anhalten. Wenn die *unverkrampft* geschlossenen Augen nicht geöffnet werden können, spricht man auch von Lidöffnungsinhibition oder Blepharokolysis). Fernsehen und Autofahren verstärken den Lidkrampf. Die Patienten klagen über ein Fremdkörpergefühl. Sie bedienen sich einiger „Kunstgriffe" (sensory tricks), um den lästigen Lidkrampf zu unterbrechen: Berühren der Augenbrauen mit dem Zeigefinger (geste antagonistique), Zählen, Gähnen, Pfeifen und Musizieren (S. 572).

Oft besteht gleichzeitig eine oromandibulare Dystonie (**Meige-Syndrom**).

Zwei Drittel aller Patienten mit idiopathischem Blepharospasmus weisen zusätzlich eine oromandibulare Dystonie auf: Man beobachtet dystone Krämpfe der Gesichtsmuskulatur, des Mundes und Kiefers. Diese segmentale Dystonie bezeichnet man als **Meige-Syndrom**.

Der **Torticollis spasmodicus** (zervikale Dystonie) ist durch langsame Kopfdrehung und -neigung infolge tonischer Kontraktionen von Halsmuskeln gekennzeichnet. Häufig ist ein begleitender Haltetremor. Durch die „geste antagonistique", z. B. durch Berührung des Kinns oder Hinterkopfes, kann die Drehung unterdrückt werden (Abb. **B-5.9**, S. 574).

Der **Torticollis spasmodicus** (zervikale Dystonie) ist durch Kontraktionen des M. sternocleidomastoideus, des oberen Trapeziusanteils und des M. splenius capitis gekennzeichnet. Der Kopf wird unwillkürlich, oft schmerzhaft, zur Seite und nach hinten gedreht, die Schulter dabei angehoben. Der Tortikollis tritt intermittierend, in 25 % der zervikalen Dystonien mit feinschlägigem Haltetremor, gelegentlich auch mit kurzen ruckartigen Bewegungen auf. Je nach überwiegender Zugrichtung spricht man von Ante-, Latero-, Retrokollis oder rotatorischem Tortikollis. Die am stärksten betroffenen Muskeln fallen durch deutliche Hypertrophie auf. Mittels „geste antagonistique", z. B. durch Anlegen des Zeigefingers an das Kinn (kontralateral zur Drehrichtung des Tortikollis) oder durch Berühren des Hinterkopfes (Kopfstütze im Kfz), kann der Patient die Hyperkinesen unterdrücken (vgl. Abb. **B-5.9**, S. 574).

Eine laryngeale Dystonie geht mit **spasmodischer Dysphonie** einher.

Wenn die Larynxmuskulatur betroffen ist (laryngeale Dystonie), stellt sich eine **spasmodische Dysphonie** ein. Man kann Stimmvibrationen unter der Haut am Kehlkopf und Mundboden beobachten.

Fokale Dystonien lassen sich oft durch spezifische Willkürbewegungen provozieren (Schreibkrampf, Fußdystonie, Musikerkrampf). Sie werden als **Beschäftigungskrämpfe** bezeichnet.

Fokale Dystonien werden häufig durch spezifische Willkürbewegungen provoziert. So kommt es z. B. beim Schreiben zur Extension und Ulnarflexion der Hand (Schreibkrampf = Grafospasmus) oder nach längerem Gehen zur Plantarflexion des Fußes in Supinationsstellung mit Extension der Großzehe (Fußdystonie). Auch die dystonen Hyperkinesen der Violinisten, Pianisten und Flötisten werden aktionsinduziert hervorgerufen („Musikerkrampf") und wie der Grafospasmus den sog. **Beschäftigungskrämpfen** zugeordnet.

Ätiopathogenese der Dystonien: Häufiger als **hereditäres Vorkommen** sind **sporadische Formen.** Die vermutete Dysfunktion der Stammganglien ist noch weitgehend ungeklärt. Gelegentlich findet sich ein **peripherer Faktor**, z. B. ein HWS-Trauma bei Torticollis spasmodicus.

Ätiopathogenese der Dystonien: Ein Gen für die autosomal dominant vererbte generalisierte idiopathische Dystonie mit Beginn im Kindesalter ist auf dem langen Arm des Chromosoms 9 (q34) „DYT 1" lokalisiert, das Gen für die autosomal rezessive L-Dopa-sensitive Dystonie (Segawa-Syndrom) auf dem langen Arm von Chromosom 14. In einigen Familien mit autosomal dominantem Erbgang findet sich bei spätem Beginn einer fokalen Dystonie (Torticollis spasmodicus) eine Genlokalisation auf Chromosom 18p. Häufiger als die hereditären Formen ist sporadisches Vorkommen. Bei allen idiopathischen (familiären, sporadischen) ebenso wie bei den symptomatischen Formen wird eine noch nicht ausreichend geklärte Dysfunktion der Stammganglien angenommen. Ursache der typischen dystonen Kontraktionen in den Antagonisten ist wahrscheinlich eine gestörte Inhibition von Interneuronen in Hirnstamm und Rückenmark. Auch ein **peripherer Faktor** wird angenommen, da v. a. bei fokalen Dystonien gelegentlich ein Trauma in der entsprechenden Region der dystonen Bewegungsstörung vorangeht (z. B. oromandibulare Dystonie nach Zahnextraktion oder Torticollis spasmodicus nach HWS-Distorsion). Oft nach einem Bagatelltrauma bei komplexem regionalem Schmerzsyndrom (CRPS) manifestiert sich ein **Kausalgie-Dystonie-Syndrom** mit Brennschmerzen, Tremor, Muskelkontraktionen und fixierten Fehlstellungen (s. a. S. 567).

Dystonieursachen sind degenerative, perinatale, vaskuläre, entzündliche, metabolische Hirnschädigungen u. a.

Häufige Dystonieursachen sind degenerative, perinatale, vaskuläre, entzündliche und metabolische Hirnschädigungen: Parkinson-Krankheit, Chorea Huntington, Binswanger-Krankheit, Creutzfeldt-Jakob-Krankheit, Neuroborreliose und AIDS; bei jüngeren Patienten kommen als Grunderkrankung auch die Chorea Sydenham, Multiple Sklerose und die Wilson-Krankheit infrage. Bei Hypoglykämie und Hypokalzämie entwickelt sich gelegentlich eine segmentale Dystonie mit Blepharospasmus und oromandibularen Hyperkinesen.

Dopamin-Rezeptor-Antagonisten (Neuroleptika) und **Dopaminergika** induzieren häufig fokale und segmentale Dystonien, z. B. Blepharospasmus, oft begleitet von oromandibularer Dystonie, Tortikollis und Tremor. Diese Früh- oder Spätdystonien betreffen auch die Extremitäten- und Rumpfmuskulatur. Das Auftreten einer akuten Dystonie, die sich innerhalb der ersten Stunden bis zu einer Woche nach Beginn der Behandlung mit einem Dopamin-Rezeptor-Antagonisten einstellt, hängt von Dosis und Lebensalter ab. Junge Männer sind besonders anfällig für eine pharmakogene Früh- oder Spätdystonie. Kinder reagieren schon auf sehr niedrige Neuroleptika-Dosen mit schweren akuten generalisierten dystonen Hyperkinesen. Oft ruft das neuroleptisch wirkende **Metoclopramid**, das regelmäßig als Antiemetikum eingesetzt wird, akute dystone Reaktionen hervor (Abb. **B-1.38**).

Neuroleptika (bzw. Antiemetika wie **Metoclopramid**) und **Dopaminergika** induzieren häufig fokale und segmentale Dystonien (Blepharospasmus, oromandibulare Dystonie, Tortikollis, Abb. **B-1.38**). Junge Männer sind besonders anfällig für eine pharmakogene Früh- oder Spätdystonie. Kinder reagieren schon auf niedrige Neuroleptika-Dosen mit schweren akuten generalisierten dystonen Hyperkinesen.

Die meisten tardiven Dystonien sind anfangs fokal, tendieren jedoch im Verlauf von Monaten und Jahren zur Generalisierung (vgl. Abb. **B-1.40**).

Spätdystonien neigen zur Generalisierung (vgl. Abb. **B-1.40**).

Nach drei- bis fünf-jähriger **L-Dopa-Therapie der Parkinson-Krankheit** ist mit dem Auftreten extrapyramidaler Hyperkinesen zu rechnen (vgl. S. 204). Typisch ist eine schmerzhafte Fußdystonie, die infolge des nächtlichen Absinkens des L-Dopa-Spiegels frühmorgens auftritt („early morning dystonia“).

Unter L-Dopa-Therapie sind im Verlauf der Parkinson-Krankheit extrapyramidale Hyperkinesen häufig.

Bei 80 % der Dystonien findet sich zwar keine Ursache, bei 80 % der Hemidystonien decken die bildgebenden Verfahren jedoch Läsionen der Stammganglien (Infarkte, Tumoren u. a.) auf.

Bei 80 % der Hemidystonien findet man Stammganglienläsionen (z. B. Infarkte, Tumoren).

Diagnostik: Wesentlich ist die eingehende Anamnese, die sowohl eine familiäre Disposition dystoner Syndrome als auch die Medikation (akute oder tardive Dystonie?) berücksichtigt. Wichtig ist auch zu erfragen, ob bestimmte Tätigkeiten, z. B. Schreiben oder Musikspiel, die Dystonie induzieren.

Diagnostik: Wichtig sind die Familien- und Medikamentenanamnese und die Frage nach Dystonie-auslösenden Tätigkeiten (Schreiben, Musikspiel).

Bei idiopathischer Dystonie beobachtet man keine weiteren fokalen neurologischen Symptome oder MRT-Befunde. Im EEG sieht man periodische oder rhythmische Entladungen der Agonisten und Antagonisten. Symptomatische Formen, insbesondere bei **Hemidystonie**, weisen nicht selten eine gleichseitige Hemiparese oder zusätzlich andere hyperkinetische Bewegungsstörungen auf. Dann ist immer eine **MRT-Diagnostik** indiziert. Mittels **SPECT** lassen sich Neuroleptika-induzierte dystone Hyperkinesen, erkennbar an einer Blockade von D2-Rezeptoren, nachweisen (s. Abb. **B-1.39**)

Bei Verdacht auf symptomatische Dystonie und zur weiteren Abklärung von dystonen Hyperkinesen sind **MRT**- bzw. **SPECT**- Untersuchungen indiziert (s. Abb. **B-1.39**).

B-1.38 Akute dystone Reaktion

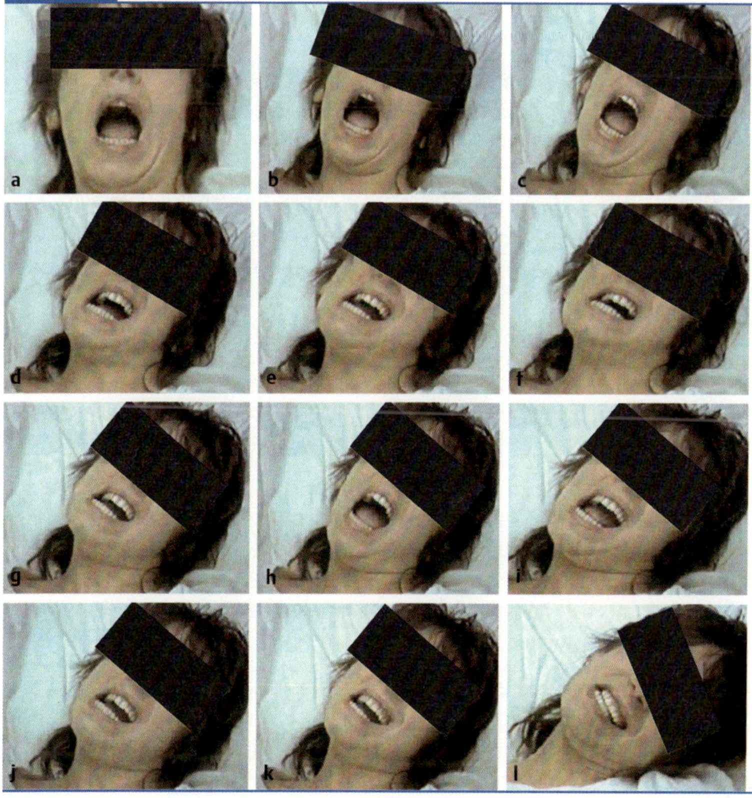

Video-Bildsequenz.
20-jährige Patientin, die am Tag zuvor wegen Gastroenteritis erstmals das Antiemetikum **Metoclopramid** eingenommen hat. Nach Dosiserhöhung kommt es zu einer akuten oromandibularen und zervikalen Dystonie. Der Mund wird weit geöffnet (**a – c**), es folgt eine Deviation des Unterkiefers nach rechts (**d – f**) und (**g – i**) bis zum vollständigen Trismus (**j – l**), während der Kopf rekliniert (**b**) und sich ganz allmählich ruckhaft nach links neigt (**b – l**): typischer pharmakogener Torticollis spasmodicus.

B-1.39 SPECT bei Neuroleptika-induziertem Tremor

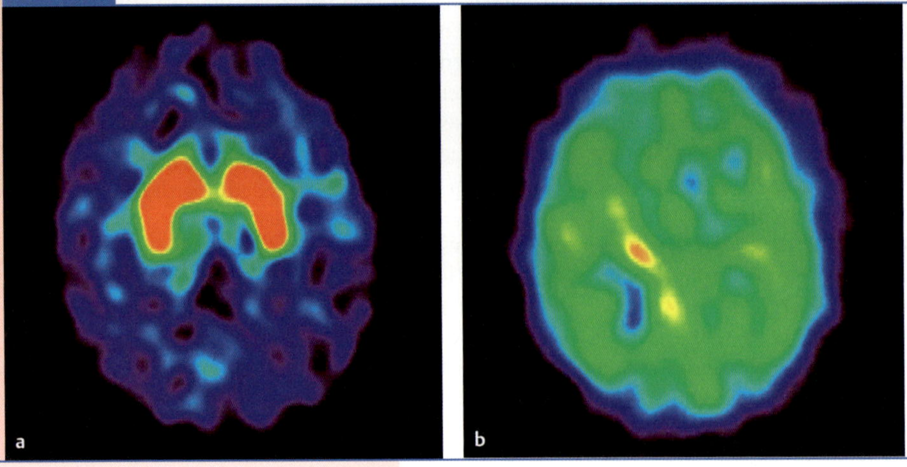

73-jährige Patientin mit affektiver Psychose und seit ca. 2 Jahren bestehendem, rechtsbetontem Tremor der oberen Extremitäten.
a FP-CIT-SPECT ergibt keine nigrostriatale Degeneration (DAT intakt). Bei nierenförmiger, roter Stammganglienregion kein Anhalt für Parkinson-Krankheit (IPS).
b IBZM-SPECT zeigt eine vollständige Blockade von D 2-Rezeptoren als Hinweis auf einen Neuroleptika-induzierten Tremor.

Differenzialdiagnose: Choreatische Hyperkinesen sind zwar ebenfalls distal betont, verlaufen aber wesentlich rascher als dystone. Demgegenüber sind **ballistische** Hyperkinesen proximal betont und heftiger.

Differenzialdiagnose: Dystone Bewegungsstörungen sind von den ebenfalls distal betonten, aber rascheren, meist blitzartig einschießenden **choreatischen Hyperkinesen** zu unterscheiden (s. S. 60 und S. 205), können jedoch auch gleichzeitig vorkommen wie im Spätstadium der Chorea Huntington und bei der seltenen paroxysmalen dystonen Choreoathetose (s. S. 216). **Ballistische Hyperkinesen** sind heftiger als dystone, fast immer auf eine Körperhälfte beschränkt (Hemiballismus) und proximal betont (s. S. 61).

Eine okuläre Dystonie und ein Blepharospasmus sind mittels Video-EEG von **Absencen** abzugrenzen. Diese gehen mit einer Bewusstseinsstörung einher, die bei Dystonien nicht vorkommt. Der Torticollis spasmodicus ist u. a. vom **Caput obstipum** (muskulärer Schiefhals) abzugrenzen (Tab. **B-1.12**).

Eine okuläre Dystonie und ein Blepharospasmus sind video-elektroenzephalografisch von **Absencen** mit Blickwendung und Lidmyoklonien abzugrenzen. Diese generalisierten Anfälle gehen ebenso wie komplex fokale (partielle) epileptische Anfälle mit einer Bewusstseinsstörung einher. Die Automatismen epileptischer Genese dürften kaum zu einer Verwechslung mit einer oromandibularen oder zervikalen Dystonie veranlassen. Im Gegensatz zum Torticollis spasmodicus (mobiler Schiefhals) ist ein **Caput obstipum** (muskulärer Schiefhals) in Schonhaltung fixiert. Die Bewegung in Gegenrichtung ist schmerzhaft eingeschränkt. Tab. **B-1.12** enthält eine Aufstellung der differenzialdiagnostisch wichtigen Formen des Tortikollis.

B-1.12

B-1.12 Differenzialdiagnose des Tortikollis

Erkrankung	Ätiologie
Torticollis spasmodicus (zervikale Dystonie)	idiopathisch (hereditär oder sporadisch) symptomatisch, z. B. postenzephalitisch pharmakogen, z. B. Neuroleptika-induziert
Caput obstipum	Fehlbildung: Malformation des kraniozervikalen Übergangs
	Oligohydramnion → intrauterine Druckläsion
	Trauma: Geburtstrauma, HWS-Trauma, Diskushernie, iatrogene Läsion
	Entzündung: unspezifische Lymphadenitis, Tuberkulose, Bechterew-Krankheit
	hoher Halsmarktumor
	psychogen: Konflikt

Ein Opisthotonus kommt auch im **dissoziativen Anfall** als „arc de cercle“ vor.

Ein Opisthotonus kommt auch im **dissoziativen Anfall** als psychogenes Phänomen vor (arc de cercle, S. 555). Einerseits wird gelegentlich ein Teil der dystonen Syndrome, wie z. B. Blepharospasmus und Tortikollis, primär als Konversionsstörung („Hysterie“) verkannt. Andererseits ist aber bei entsprechendem situativem Zusammenhang und in Kenntnis psychodynamischer Faktoren eine psychogene Auslösung und Ursache in Erwägung zu ziehen (S. 546).

Therapie: Bei **fokalen Dystonien**, insbesondere Blepharospasmus, Tortikollis und Grafospasmus, sind **Botulinum-Toxin**-Injektionen Mittel der Wahl. Es können jedoch passager **Paresen** auftreten.

Therapie: Fokale Dystonien, insbesondere Blepharospasmus, Torticollis spasmodicus, spasmodische Dysphonie und Grafospasmus, sprechen gut auf eine lokale Injektionsbehandlung mit **Botulinum-Toxin A** an. Das Neurotoxin von Clostridium botulinum (vgl. S. 472) wird in präsynaptische motorische Nervenendigungen aufgenommen, blockiert die Acetylcholinfreisetzung und hemmt damit die neuromuskuläre

Übertragung. Systemische Nebenwirkungen sind bei der geringen Dosis, die in die am stärksten betroffenen Muskeln injiziert wird, nicht zu erwarten. Jedoch können, v. a. bei der Anwendung von Botulinum-Toxin B, **passagere Paresen** mit Atem- und Schluckstörungen auftreten. Regelmäßige Rezidive einige Wochen bis Monate nach der Behandlung werden auf eine Reinnervation zurückgeführt, sodass wiederholte Injektionen erforderlich sind.

Als symptomatische pharmakologische Therapie können **anticholinerge Substanzen,** insbesondere Trihexyphenidyl und Biperiden, in langsam ansteigender Dosierung, aber auch Sulpirid oder Baclofen (intrathekal) und Carbamazepin (bei paroxysmalen Hyperkinesen) hilfreich sein.

Auch **Anticholinergika**, Sulpirid, Carbamazepin oder Baclofen können eingesetzt werden.

Bei **generalisierter idiopathischer Dystonie** kann, bei Verdacht auf ein **Segawa-Syndrom** soll ein Therapieversuch mit **L-Dopa** unternommen werden. Misslingt dieser Test bei generalisierter idiopathischer Dystonie, kommen die im vorigen Absatz genannten Substanzen zum Einsatz.

Bei **generalisierter idiopathischer Dystonie** ist ein Therapieversuch mit **L-Dopa** ratsam, bei **Segawa-Syndrom** notwendig.

Eine **akute pharmakogene Dystonie** kann zwar die idiopathischen Formen imitieren und typische Symptome einer okulären Dystonie mit tonischer Blickdeviation, einen Blepharospasmus und Tortikollis, auch einen Opisthotonus oder die Symptome einer oromandibularen Dystonie aufweisen, ist aber wesentlich leichter zu behandeln als alle anderen extrapyramidalen Hyperkinesen. Denn fast immer gelingt es, eine **akute Neuroleptika-induzierte dystone Reaktion** mittels langsamer i. v. Injektion von 2,5 – 5 mg Biperiden zu unterbrechen. Ein Kaumuskelkrampf (Trismus) mit Kieferluxation erfordert eine intravenöse Biperiden-Injektion, bevor der Kiefer reponiert wird. Ausgeprägte dystone Schlundkrämpfe mit pharyngealen und laryngealen Spasmen können eine Tracheotomie notwendig machen.

Eine **akute Neuroleptika-induzierte Dystonie** ist durch i. v. Injektion von **Biperiden** zu unterbrechen.

Bei **tardiver Dystonie** sind anticholinerge Substanzen nur vorübergehend erfolgreich und Benzodiazepine fast immer wirkungslos. Weniger als 15 % der Spätdystonien werden pharmakotherapeutisch gebessert. Lokale Botulinum-Toxin-Injektionen können hilfreich sein.

Bei **tardiver Dystonie** sind Anticholinergika nur vorübergehend wirksam.

B-1.40 Tardive Dystonie

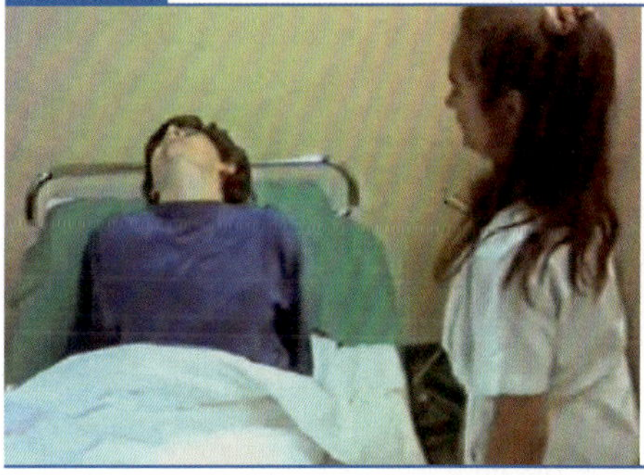

28-jährige Patientin, die wegen einer chronischen Psychose seit Jahren mit Flupentixol **neuroleptisch behandelt** wurde. Nacken- und Rumpfmuskulatur werden von langsamen dystonen Bewegungen erfasst. Es kommt zu einer Torsionsbewegung, die in eine Überstreckung des Rumpfes (Opisthotonus) mit Retrokollis übergeht.

B-1.40

Neurochirurgische Verfahren kommen in Betracht, wenn die Pharmakotherapie versagt. Die tiefe Hirnstimulation des Globus pallidus internus ist sowohl hinsichtlich der Wirksamkeit als auch der Nebenwirkungen der läsionellen Palldidotomie überlegen und daher geeignet zur Behandlung schwerer idiopathischer segmentaler, multifokaler und generalisierter Dystonien. Auch sekundäre Dystonien werden durch die „Hirnschrittmacher"-Therapie gebessert. Eine selektive periphere Denervierung (Durchtrennung motorischer Nervenäste) ist selten indiziert.

Versagt die Pharmakotherapie, kommen **neurochirurgische Verfahren**, v. a. die Pallidum-Stimulation („Hirnschrittmacher") infrage.

Frühzeitig beginnende **Bewegungsübungen** auf neurophysiologischer Grundlage wirken der innervationsinduzierten dystonen Reaktion und der Ausbildung von Kontrakturen entgegen. Zur Beeinflussung des Grafospasmus empfehlen sich **ergotherapeutische** Hilfsmittel, z. B. dicke Schreibstifte. Patienten, deren Symptomatik deutlich affektiv verstärkt wird, erfahren gelegentlich eine Linderung durch Biofeedback oder Psychotherapie (S. 554).

Frühzeitig empfehlen sich **Bewegungsübungen** auf neurophysiologischer Grundlage und – bei Grafospasmus – **ergotherapeutische** Hilfsmittel.

Verlauf: Die dystone Muskelkontraktion kann im Extremfall eine partielle Nekrose des Muskels zur Folge haben. Im allmählich progredienten Verlauf der generalisierten Dystonie kommt es zu schweren Muskelkontrakturen und Skelettdeformitäten (Skoliose). Bei Erstmanifestation dystoner Symptome an den Armen jenseits des 15. Lebensjahres ist mit einem benignen Verlauf zu rechnen. Unter den idiopathischen Dystonien ist nur die L-Dopa-sensitive Dystonie (Segawa-Syndrom) einer

Verlauf: Die meisten Dystonien verlaufen chronisch progredient. Spätkomplikationen der Dystonien sind Muskelkontrakturen und Skelettdeformitäten. Tardive Dystonien sind bei Patienten, die länger als 10 Jahre neuroleptisch behandelt wurden, irreversibel.

ursächlichen Behandlung zugänglich und damit nachhaltig zu bessern. Die idiopathischen fokalen und segmentalen Dystonien des Erwachsenenalters sprechen gut auf Botulinum-Toxin an und haben einen relativ gutartigen Verlauf. Fokale Dystonien stellen aber oft eine Behinderung dar, so kann z. B. der Blepharospasmus eine funktionelle Blindheit zur Folge haben. Bei progressivem Grafospasmus können später auch andere Aufgaben mit dieser Hand nicht mehr verrichtet werden. Tardive Dystonien neigen zur Generalisierung und sind bei Patienten, die länger als 10 Jahre neuroleptisch behandelt wurden, irreversibel.

▶ Klinischer Fall.

▶ Klinischer Fall. Die 45-jährige Verkäuferin klagte über eine Verkrampfung der linken Hand. Dabei nehme der Arm eine bizarre Stellung ein, die sie weder aktiv noch passiv verändern könne. Der Krampf werde durch bestimmte Handbewegungen ausgelöst, sodass die Patientin z. B. vermied, mit Messer und Gabel zu essen. Diese Bewegungsstörung trete seit zwei Jahren mit zunehmender Häufigkeit, zuletzt mehrmals täglich, auf. Die weitere Anamnese ergab, dass es bereits zehn Jahre zuvor während ihrer Tätigkeit als Blumenbinderin wiederholt zu Verkrampfungen der linken Hand gekommen sei, die ihr nach der Umschulung im neuen Beruf zunächst nicht mehr aufgefallen seien. Das Wiederauftreten stand in zeitlichem Zusammenhang mit einer Trennungssituation. Sowohl der neurologische Befund als auch neuroradiologische Untersuchungen waren unauffällig.

Dystone Choreoathetose

Dystone Choreoathetose

▶ Synonym.

▶ **Synonym.** Paroxysmale dystone Choreoathetose, paroxysmale kinesiogene Choreoathetose, (familial) paroxysmal kinesigenic dyskinesia, Dystonie-Plus-Syndrom.

▶ Definition.

▶ **Definition.** Wenn dystone Krämpfe und choreatische Zuckungen gemeinsam mit athetotischen (langsam schraubenden) Bewegungen vorkommen, spricht man von dystoner Choreoathetose oder auch von einem **Dystonie-Plus-Syndrom.** Neben anhaltenden Hyperkinesen werden extrapyramidale Anfälle beobachtet. Man unterscheidet idiopathische extrapyramidale Anfälle von symptomatischen, meist pharmakogenen **tardiven Dyskinesien.** Die paroxysmale dystone Choreoathetose wird durch zahlreiche Stimuli (z. B. akustische Signale, Koffeinkonsum) ausgelöst. Eine **kinesiogene Form** wird durch intendierte Bewegungen (seizures induced by movement) hervorgerufen.

Epidemiologie: Tardive Dyskinesien mit dystonen choreoathetotischen Bewegungen sind bei 30 % der neuroleptisch behandelten Patienten zu beobachten, besonders häufig bei Frauen im mittleren Lebensalter. Die seltenen paroxysmalen dystonen Choreoathetosen manifestieren sich im Kindesalter.

Epidemiologie: Die paroxysmale dystone Choreoathetose tritt mit einer Prävalenz von 1/100 000 Einwohnern im Kindesalter, oft schon im ersten Lebensjahr auf. Wesentlich häufiger werden pharmakogene extrapyramidale Anfälle beobachtet: 30 % der mit typischen Neuroleptika behandelten Patienten leiden an ausgeprägten, z. T. anfallartig auftretenden und häufig persistierenden Dyskinesien. Diese **tardiven Dyskinesien** manifestieren sich in der 4. – 5. Dekade vorwiegend bei Frauen mit einer durchschnittlichen Latenz von 6 – 24 Monaten.

Symptomatologie: Die mit choreatischen Zuckungen kombinierten **athetotische Hyperkinesen** sind langsame Drehbewegungen, vorwiegend der Hände und Füße, mit Fehlstellungen der Gelenke als Audruck einer **distalen Dystonie** (Abb. **B-1.41**).

Symptomatologie: Athetotische Hyperkinesen, die mit choreatischen Zuckungen kombiniert auftreten, sind schraubende Bewegungen vorwiegend der unteren Extremitätenabschnitte (Abb. **B-1.41**). Charakteristisch sind ständig wechselnde Fehlstellungen der Hände. Bei gleichzeitiger Anspannung von Agonisten und Antagonisten werden die Hand- und Fingergelenke unnatürlich gebeugt oder überstreckt. Wegen der Prädilektionsstellen der langsamen Drehbewegungen wird die Athetose als **distale Dystonie** aufgefasst.

Dystone Krämpfe mit Drehbewegungen und **choreatische Zuckungen** kennzeichnen das Bild der dystonen Choreoathetose.

Bei dystoner Choreoathetose sind neben langsamen tonischen (dystonen) Krämpfen und athetotischen Drehbewegungen der Extremitäten **choreatische** (blitzartig einschießende, arrhythmische) **Zuckungen** zu beobachten. Während des Anfalls können die Patienten nur unartikuliert und mit gepresster Stimme sprechen (Dysarthrophonie). Oft sind auch Gesichtsmuskeln und der Rumpf betroffen. Die Vigilanz ist immer ungestört.

- Bei der idiopathischen Form treten die Anfälle mehrfach am Tag für Minuten bis Stunden auf.
- Bei der kinesiogenen Form werden die Anfälle bis zu 100-mal am Tag für Sekunden bis Minuten beobachtet.

- Bei der idiopathischen paroxysmalen dystonen Choreoathetose treten die Anfälle mit unwillkürlicher Elevation der gebeugten Arme und gespreizten Fingern täglich mehrfach für die Dauer von Minuten bis Stunden auf.
- Bei der kinesiogenen Form wiederholen sich Attacken mit meist unilateralen Krämpfen, krallenartiger Handstellung und Grimassieren bis zu 100-mal am Tag für Sekunden bis Minuten.

B-1.41 Athetose

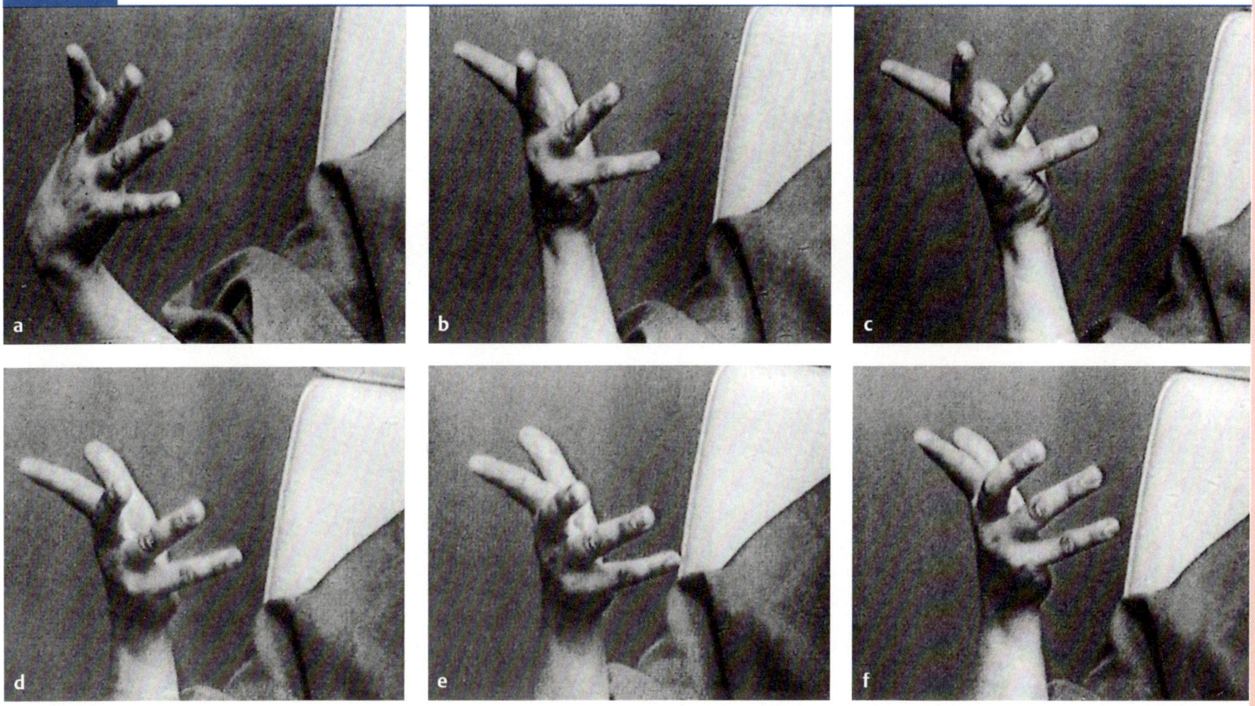

Videografische Bildsequenz.
19-jährige Patientin mit distal betonten Hyperkinesen nach perinataler Hinschädigung. Die Hand dreht sich langsam schraubenförmig. Aus einer Pronationsbewegung des Unterarms mit Flexion der Hand und Extension der Finger (**a**) kommt es zur Überstreckung von Zeigefinger und Daumen (**b**), während die Hand sekundenlang in bizarrer Stellung mit leichter Flexion des Kleinfingers verharrt (**c – f**).

Die **symptomatischen** extrapyramidalen Anfälle, insbesondere die pharmakogenen Formen, gehen häufig mit **orobukkolingualen Dyskinesien** einher. Typisch sind die unwillkürlich herausgestreckte Zunge („fly catcher's tongue") und ein Vorstülpen der Lippen bei Kaubewegungen. Stereotype paroxysmale Hyperkinesen erfassen primär auch distale Extremitätenabschnitte und den Rumpf.

Ein typisches Merkmal **symptomatischer**, v. a. pharmakogener extrapyramidaler Anfälle sind choreoathetotische **orobukkolinguale Dyskinesien**.

Ätiopathogenese: Die Pathogenese der paroxysmalen dystonen Choreoathetose ist ungeklärt. In einigen Familien konnte ein autosomal dominanter Erbgang nachgewiesen werden. Autoptische Studien ergeben keine spezifischen anatomischen Befunde. Man nimmt eine Dysfunktion der Stammganglien an, insbesondere GABAerger und dopaminerger Projektionen in der Substantia nigra und im Nucleus caeruleus.

Ätiopathogenese: Bei paroxysmaler dystoner Choreoathetose wurde in einigen Familien ein autosomal dominanter Erbgang nachgewiesen.

Wenn ein **Parkinson-Syndrom** mit Akinese, Rigor und Tremor oder **Myoklonien** gemeinsam mit Dystonie vorkommen, ist an weitere hereditäre **Dystonie-Plus-Syndrome** zu denken:

- **Segawa-Syndrom,** eine L-Dopa-sensitive Dystonie, die vorwiegend bei Mädchen mit einer Gangstörung einsetzt. Später kommen fluktuierende Parkinson-Symptome hinzu. Die Gabe von L-Dopa sichert mit dem Erfolg die Diagnose (S. 211).
- **Myoklonus-Dystonie-Syndrom**, eine autosomal dominant erbliche Erkrankung, die durch Mutation im Epsilon-Sarkoglykan-Gen (DYT 11) verursacht wird. Typisch sind alkoholresponsive Myoklonien und dystone Hyperkinesen.

Wenn ein **Parkinson-Syndrom** oder **Myoklonien** bei Dystonie vorkommen, ist an folgende Syndrome zu denken:

- Segawa-Syndrom
- Myoklonus-Dystonie-Syndrom.

Neben den idiopathischen (hereditären und sporadischen) kommen verschiedenartige **symptomatische Formen der Choreoathetose** vor, so z. B. bei enzephalitischen Stammganglienläsionen, (auch HIV-Infektion) und im Verlauf einer Multiplen Sklerose, bei Hirnverletzung, Hirninfarkt und endokrinen Störungen. Häufige Ursachen der mit spastischen Paresen einhergehenden dystonen Choreoathetose der Kinder sind **perinatale Hirnschädigungen**, meist infolge von Anoxie und Asphyxie (S. 216).

Symptomatische Choreoathetosen sind durch traumatische, entzündliche ischämische oder andere Stammganglienläsionen bedingt. Auch eine **perinatale Hirnschädigung** kann neben spastischen Paresen diese Hyperkinesen hervorrufen (S. 60).

Dopamin-Rezeptor-Antagonisten (Neuroleptika, insbesondere Haloperidol, Benperidol und Flupentixol, auch Metoclopramid, Flunarizin und Cinnarizin) können paroxysmale Frühdyskinesien (Auftreten innerhalb einer Woche) und Spätdyskinesien (Auftreten drei bis sechs Monate nach Einnahmebeginn) verursachen. Auch nach Absetzen der Medikamente können tardive Dyskinesien persistieren bzw. erstmals

Wesentlich häufiger sind pharmakogene Früh- und Spätdyskinesien nach Einnahme von **Dopamin-Rezeptor-Blockern** (z. B. Neuroleptika), aber auch **Dopaminergika**.

B-1.42 Tardive dystone Choreoathetose. Video-Bildsequenz

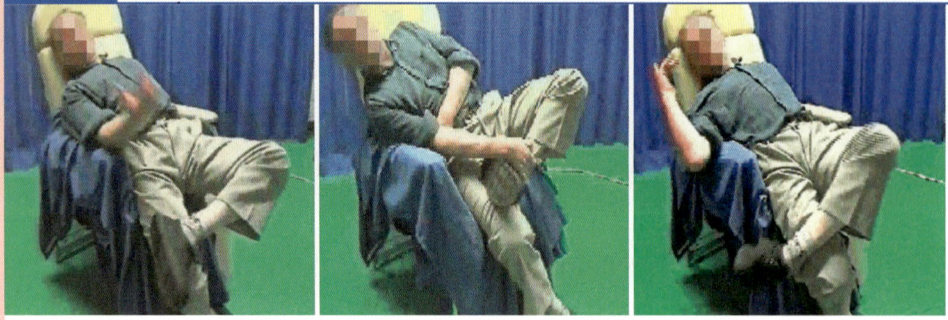

Der 53-jährige Parkinson-Patient verschränkt die Arme und schlägt die Beine übereinander, um die ausfahrenden Hyperkinesen zu unterdrücken. Die heftigen **L-Dopa-induzierten Dyskinesien** erfassen auch Schulter- und Beckengürtel, Rumpf und Kopf. Im Verlauf eines dopaminergen Dysregulationssyndroms hatte der Patient die Medikation eigenständig bis zum Ausbruch biphasischer Dyskinesien gesteigert (vgl. S. 571) . Die Reduktion und Umstellung der Medikamente war wirkungslos. Erst eine tiefe Hirnstimulation führte zur raschen Besserung, auch insofern als mit dem Nachlassen der Hyperkinesen eine adäquate dopaminerge Dosierung erfolgen konnte.

auftreten („Absetzdyskinesien"). Sehr häufig sind Hyperkinesen nach drei- bis fünfjähriger **L-Dopa-Therapie** der Parkinson-Krankheit (Abb. **B-1.42**), selten nach hochdosierter Gabe von Antiepileptika (Phenytoin, Phenobarbital u. a.).

Diagnostik: Bei perinataler Hirnschädigung ergibt die Untersuchung neben der unablässigen Bewegungsunruhe eine spastische **Hemi-**, **Para-** oder **Tetraparese**. Alle halbseitigen choreoathetotischen Hyperkinesen tendieren zur Generalisierung.

Diagnostik: Wie bei allen Stammganglienerkrankungen kommen auch bei Choreoathetosen uni- oder bilaterale Hyperkinesen vor, bei frühkindlicher Hirnschädigung v. a. in Verbindung mit spastischen Paresen und Epilepsie. Neben einer unablässigen Bewegungsunruhe einzelner oder mehrerer Gliedmaßen findet sich eine **Hemi-**, **Para-** oder **Tetraparese**. Die klinisch-videografische Untersuchung ergibt bei den symptomatischen ebenso wie bei den idiopathischen Formen anfangs meist halbseitige choreoathetotische Hyperkinesen, die zur Generalisierung neigen.

Die Diagnose der Dyskinesien erfordert eine genaue **Medikamentenanamnese**.

Die eingehende **Medikamentenanamnese** bei Früh- und Spätdyskinesien weist auf besonders viele, z. T. hochdosierte Pharmaka hin (Neuroleptika und verwandte Substanzen [Antiemetika, Antivertiginosa], Thymoleptika, alle Dopaminergika und einige Antiepileptika).

Pharmakogene, insbesondere Neuroleptika-induzierte Dyskinesien erfassen Extremitäten, ferner Rumpf und Gesicht (Mimik, Lippen, Zunge, Kiefer).

Pharmakogene Hyperkinesen erstrecken sich über Extremitäten und Rumpf, nehmen im Verlauf an Intensität zu und erfassen das Gesicht. Mimik, Lippen, Zunge und Kiefer sind bei Neuroleptika-induzierten Früh- und Spätdyskinesien häufig involviert. Besonders die anfangs unmerklichen L-Dopa-induzierten Dyskinesien tendieren zur Entwicklung heftiger choreoathetotischer Bewegungsstörungen (Abb. **B-1.40**) bis hin zu ballistischen Jaktationen der Extremitäten. Im Intervall ist der neurologische Befund meist unauffällig.

Bei paroxysmaler dystoner Choreoathetose fungieren **akustische Signale**, Alkohol-, Koffeinkonsum oder eine **plötzliche Bewegung** als Auslöser.

Die Attacken bei paroxysmaler dystoner Choreoathetose werden durch **akustische Signale**, Alkohol- oder Koffeinkonsum hervorgerufen, bei der kinesiogenen Form durch eine **plötzliche Bewegung** oder durch die Vorstellung einer solchen Bewegung („seizures induced by movement", vgl. Klinischer Fall).

Bei symptomatischen Formen und tardiven Dyskinesien zeigen CT und MRT pathologische Veränderungen.

CT- und MRT-Untersuchungen der symptomatischen Dystonie-Plus-Syndrome decken Läsionen im Stammganglienbereich auf. Bei den Neuroleptika-induzierten Spätdyskinesien findet sich eine subkortikale Hirnatrophie signifikant häufiger als in einer Kontrollgruppe gleichaltriger Personen.

Differenzialdiagnose: Psychogene (dissoziative) Anfälle können mit extrapyramidalen Anfällen alternieren, weisen aber keine Zungen-Schlund-Krämpfe auf.

Differenzialdiagnose: Situativ ausgelöste extrapyramidale Hyperkinesen werden oft mit **psychogenen** (dissoziativen) Anfällen verwechselt, v. a. wenn blitzartig einschießende Hyperkinesen vorherrschen. Die Differenzialdiagnose wird dadurch weiter erschwert, dass psychogene Zuckungen und Krämpfe mit den organisch bedingten Dyskinesien alternieren können und dann fast immer in derselben Körperregion auftreten. Schlundkrämpfe und weitere unwillkürliche „orobukkolinguomastikatorische" Bewegungen gehören nicht zum Anfallmuster psychogener Anfälle. Gezielte Fragen zur Anamnese (familiäre Disposition, aktuelle oder frühere Einnahme von Neuroleptika?) sind daher ebenso wichtig wie die Kenntnis der Psychodynamik psychogener Anfälle (vgl. S. 555).

Die meisten generalisierten **epileptischen Anfälle** gehen im Gegensatz zu den extrapyramidal-motorischen Anfällen mit einer Vigilanzstörung einher und weisen im Video EEG-spezifische Befunde auf. Wenn das Intervall-EEG normal ist, ergibt die Anfallsanamnese den differenzialdiagnostisch entscheidenden Hinweis auf den Ablauf minutenlang andauernder, unilateraler, *rhythmischer* Myoklonien (Jackson-Anfall), die bei extrapyramidalen Dyskinesien nicht zu beobachten sind.

Sichere Unterscheidungsmerkmale gegenüber **Epilepsien** sind die langsamen Drehbewegungen und arrhythmische Zuckungen sowie das Fehlen spezifischer Veränderungen im Anfalls-EEG.

Therapie: Anticholinergika können zwar akute dystone Reaktionen prompt unterbrechen, provozieren aber choreatische Hyperkinesen und verstärken die L-Dopa- oder Neuroleptika-induzierten Dyskinesien. Die typischen (klassischen) Neuroleptika sind bei entsprechender Indikation gegen atypische Neuroleptika auszutauschen. In der Therapie der Parkinson-Krankheit verzögern **Dopamin-Rezeptor-Agonisten** das Auftreten von Dyskinesien. Je jünger ein Parkinson-Patient ist, desto später sollte L-Dopa eingesetzt werden.
Einige Patienten mit der kinesiogenen Form der paroxysmalen dystonen Choreoathetose sind imstande, durch Vermeidung oder abrupte Beendigung einer Bewegung (Gegeninnervation) die Anfälle zu unterbrechen. Diese Anfälle sprechen gut auf **Carbamazepin** und **Phenytoin** an. Hochdosierte Antiepileptika rufen aber auch Dyskinesien hervor.

Therapie: Anticholinergika unterbrechen akute dystone Reaktionen. Klassische Neuroleptika sind durch atypische Neuroleptika zu ersetzen.

Dopamin-Rezeptor-Agonisten in Monotherapie verzögern das Auftreten von Dyskinesien bei Parkinson-Patienten.

Kinesiogene dystone choreoathetotische Anfälle sprechen gut auf **Antiepileptika** an, die jedoch hochdosiert Dyskinesien hervorrufen können.

Verlauf: Bei den idiopathischen wie den symptomatischen Formen besteht die Tendenz zur Generalisierung der Hyperkinesen. Spontanremissionen kommen vor. Die Prognose der pharmakogenen tardiven Syndrome ist zweifelhaft. 50 % der Neuroleptika-induzierten Spätdyskinesien sind irreversibel.

Verlauf: Die Hyperkinesen neigen zur Generalisierung. Spontanremissionen kommen vor. 50 % der Spätdyskinesien sind irreversibel.

▸ **Klinischer Fall.** Seit dem fünften Lebensjahr leidet der 29-jährige Patient wie seine Mutter, ein Bruder und zwei seiner Söhne unter paroxysmalen athetotischen Bewegungen der Extremitäten, des Gesichts und einer Torsion des Rumpfs. Die Hyperkinesen setzen stets entweder im linken oder rechten Fuß ein, breiten sich innerhalb von Sekunden über eine Körperhälfte aus und halten bis zu 1 min an; sie wiederholen sich mehr als zehnmal am Tag und werden durch forcierte Bewegungen der Beine ausgelöst, z. B. bei plötzlichem Aufstehen, wenn er im Wartezimmer aufgerufen wird oder sobald er ein Mädchen zum Tanz auffordern will. Das EEG zeigt eine paroxysmale Dysrhythmie, jedoch keine epileptischen Potenziale. Unter der Behandlung mit Phenytoin und Phenobarbital wird die Anfallfrequenz geringer (nach Fuchs und Junkers).

▸ Klinischer Fall.

Ballismus

Ballismus

▸ **Definition.** Ein ballistisches Syndrom manifestiert sich akut mit proximal einsetzenden, schleudernden Bewegungen (Jaktationen) meist einer Körperhälfte (Hemiballismus). Ursachen sind herdförmige strukturelle Stammganglienläsionen im Bereich des Nucleus subthalamicus (Corpus Luysi).

▸ Definition.

Epidemiologie: Ballismus ist ein insgesamt seltenes, vorwiegend bei vaskulären Hirnprozessen vorkommendes Krankheitsbild, das beide Geschlechter gleichmäßig betrifft.

Epidemiologie: Das seltene Krankheitsbild betrifft gleichmäßig beide Geschlechter.

Symptomatologie: Charakteristisch sind Rotationsbewegungen im Schultergelenk bei alternierender Ad- und Abduktion eines Arms. Die Hand liegt sekundenlang abwechselnd auf Brust oder Rücken. Die Jaktationen sind derart heftig, dass gezielte Bewegungen unmöglich werden und der Patient sich verletzen kann (s. auch S. 61).

Symptomatologie: Die Jaktationen sind derart heftig, dass Selbstverletzungen vorkommen.

Ätiopathogenese: Die Hyperkinesen entstehen durch Läsion des kontralateralen Nucleus subthalamicus und seiner Verbindungen zum Pallidum und motorischen Kortex. Ursächlich kommen umschriebene Hirnschädigungen infrage: **Hirnblutungen** und **-infarkte**, Angiome, Hirntumoren und Metastasen, seltener Virus-Enzephalitiden und granulomatös-entzündliche Hirnprozesse wie Tuberkulose und Lues. Gelegentlich ist eine Hirnverletzung, auch iatrogen nach Stereotaxie in der thalamisch-subthalamischen Region, Ursache eines Hemiballismus.

Ätiopathogenese: Man findet herdförmige Läsionen im Bereich des kontralateralen Nucleus subthalamicus sowie seiner Verbindungen zum Pallidum und Kortex. Ursachen sind **Hirnblutungen** und **-infarkte**, neoplastische und entzündliche Prozesse.

Diagnostik: Die Hyperkinesen werden schon durch leichte akustische Stimuli und affektive Stressoren ausgelöst. Sie gehen meist mit einer Hemiparese einher. Mittels MRT oder CT lassen sich kontralateral herdförmige Veränderungen in den Stammganglien nachweisen.

Diagnostik: Auf der Seite der Hyperkinesen besteht oft eine Hemiparese. MRT und CT zeigen herdförmige Stammganglienläsionen.

Differenzialdiagnose: Ballistische Jaktationen setzen im Gegensatz zu choreatischen, **choreoathetotischen** und **dystonen Hyperkinesen** proximal ein und breiten sich nach distal aus. **Epileptische Anfälle** weisen rhythmische Myoklonien und spezifische EEG-Potenziale auf.

Differenzialdiagnose: Ballistische Jaktationen sind heftiger als paroxysmale **choreoathetotische Hyperkinesen**. Differenzialdiagnostische Probleme können gegenüber der ebenfalls im Erwachsenenalter einsetzenden Chorea Huntington entstehen, die aber regelmäßig mit demenziellem Abbau verbunden ist (S. 205). Im Gegensatz zu dystonen choreatischen und choreoathetotischen Bewegungsstörungen, die sich distal manifestieren, beobachtet man bei Ballismus proximal einsetzende Hyperkinesen, die sich über die Extremitäten einer Seite nach distal ausbreiten. Zu den pharmakogenen choreoathetotischen Dyskinesien siehe S. 216 und Abb. **B-1.42**. Vergleichbare **epileptische Anfallmuster** sind durch rhythmische Myoklonien und spezifische EEG-Potenziale gekennzeichnet.

Therapie: Man verordnet ansteigende Dosen von **Valproinsäure** und **atypische Neuroleptika**.

Therapie: Unbehandelt würden die Patienten an Erschöpfung sterben. Pharmakotherapeutisch hat sich besonders hochdosierte **Valproinsäure** bewährt. Auch **atypische Neuroleptika** sind in ansteigender Dosierung hilfreich. Im Übrigen richtet sich die Therapie ebenso wie die Prognose nach der Grundkrankheit.

Verlauf: Remissionen unter der Therapie sind möglich, Rezidive kommen aber vor.

Verlauf: Eine vollständige Remission ist unter der Pharmakotherapie zu erwarten, ein Rezidiv aber ebenfalls nicht ungewöhnlich. Im Verlauf entwickelt sich häufig eine Hemiparese bis zur Hemiplegie, die die Jaktationen reduziert oder unterbindet.

▸ Klinischer Fall.

▸ **Klinischer Fall.** Ein 26-jähriger Patient wurde mit Schleuderbewegungen der linken Körperhälfte, durch die er sich selbst verletzte, stationär aufgenommen. Der Liquor ergab eine lymphozytäre Pleozytose als Hinweis auf eine Enzephalitis. Nach Fieberabfall sistierte der Hemiballismus.

1.2.3 Pyramidenbahn- und Vorderhorndegeneration

1.2.3 Pyramidenbahn- und Vorderhorndegeneration

▸ Überblick.

▸ **Überblick.** Zu den Erkrankungen mit Pyramidenbahn- oder Vorderhorndegeneration (1. oder 2. Motoneuron) gehören die Systematrophien spastische Spinalparalyse, progressive Bulbärparalyse und spinale Muskelatrophie (Abb. **B-1.43**). Sie können isoliert oder kombiniert auftreten und finden sich am häufigsten gemeinsam bei der amyotrophischen Lateralsklerose (ALS).

B-1.43 Erkrankungen mit Pyramidenbahn- oder Vorderhorndegeneration

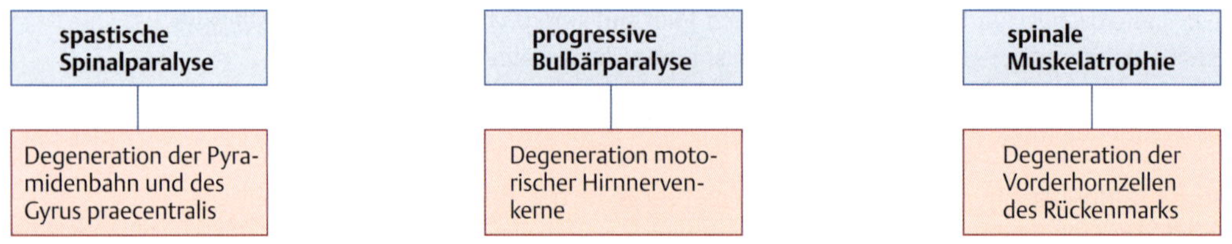

Spastische Spinalparalyse

Spastische Spinalparalyse

▸ Synonym.

▸ **Synonym.** Erb-Charcot-Krankheit, von-Strümpell-Krankheit.

▸ Definition.

▸ **Definition.** Die von W. H. Erb (1875) und J. M. Charcot (1876) beschriebene, genetisch bedingte, degenerative Rückenmarkerkrankung ist durch eine spastische Para- oder Tetraparese ohne Sensibilitätsstörung charakterisiert. Pathologisch-anatomisch findet man eine „Seitenstrangsklerose" (A. Strümpell 1868).

Symptomatologie: Im Kindesalter entwickelt sich eine langsam progrediente spastische Gangstörung mit Hohlfußbildung.

Symptomatologie: Die Krankheit beginnt schon im Kindesalter mit langsam progredienter spastischer Gangstörung und Hohlfußbildung. Hinzu kommen kognitive Störungen und eine Dysarthrophonie. Im Übrigen kann eine hereditäre Polyneuropathie (HSMN; S. 477) mit spastischer Spinalparalyse kombiniert sein.

Epidemiologie: Prävalenz siehe Abb. **B-1.44**.

Epidemiologie: Die Prävalenz beträgt 3/100 000 Einwohner (Abb. **B-1.44**).

B-1.44 Prävalenz der Pyramidenbahn- und Vorderhornerkrankungen bezogen auf 100 000 Einwohner

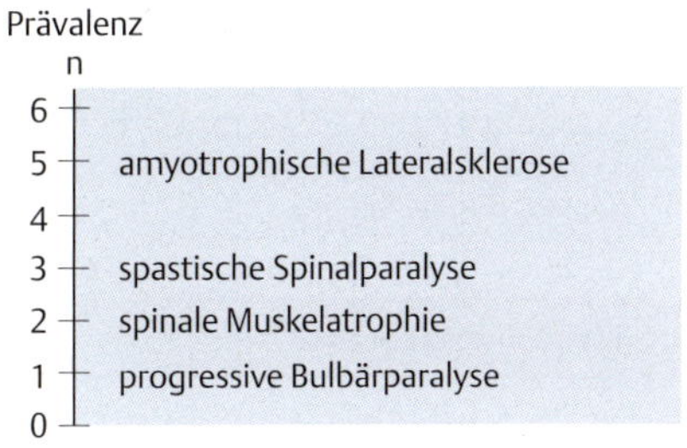

B-1.44

Ätiopathogenese: Die Erkrankung wird überwiegend autosomal dominant vererbt. Die rezessive Form setzt schon im frühen Kindesalter ein. Histologisch sieht man eine Degeneration der Pyramidenbahn und des Gyrus praecentralis (Abb. **B-1.43**).

Ätiopathogenese: Die Erbkrankheit führt zur Degeneration von Pyramidenbahn und Gyrus praecentralis (Abb. **B-1.43**).

Differenzialdiagnose: Abgesehen von der infantilen Zerebralparese (Little-Krankheit), die auf eine frühkindliche Hirnschädigung zurückzuführen ist (S. 161), kommen differenzialdiagnostisch bei jüngeren Patienten die Multiple Sklerose (MS), bei älteren Patienten eher die amyotrophische Lateralsklerose (ALS) infrage. Die MS ist wegen praktisch nie fehlender Sensibilitätsstörungen (vgl. S. 296), die ALS aufgrund ihrer raschen Progredienz und zusätzlicher bulbärer Symptome abzugrenzen.

Differenzialdiagnose: Neben der infantilen Zerebralparese ist bei Erwachsenen an MS und ALS zu denken. Die MS weist jedoch Sensibilitätsstörungen auf, die ALS meist bulbäre Symptome und eine rasche Progredienz.

Therapie und Verlauf: Eine kausale Therapie gibt es nicht. Hilfreich sind krankengymnastische Bewegungsübungen. Abgesehen von der rezessiv erblichen Form, die eine schlechte Prognose hat, nimmt die Erkrankung einen chronischen Verlauf mit geringer Progredienz.

Therapie und Verlauf: Notwendig sind krankengymnastische Übungen. Die Krankheit zeigt meist nur geringe Progredienz.

Progressive Bulbärparalyse

Progressive Bulbärparalyse

► **Definition.** Atrophie motorischer Hirnnervenkerne in der Medulla oblongata (Bulbus medullae spinalis) mit Paresen der Zungen-, Kehlkopf-, Schluck- und Kaumuskulatur.

► Definition.

Epidemiologie: Die jährliche Neuerkrankungsrate beträgt etwa 1/100 000 Einwohner. Bei dem selten isolierten Vorkommen überwiegt das weibliche Geschlecht. Häufiger wird die Bulbärparalyse im Verlauf einer amyotrophischen Lateralsklerose (ALS) bei Männern diagnostiziert (S. 223).

Epidemiologie: Isoliertes Vorkommen dieser Erkrankung ist selten.

Symptomatologie: Klinisch auffällig sind Dysarthrie, Dysphonie, Dysphagie, Amimie, pathologisches Weinen und Lachen, letzteres als organisch bedingtes motorisches Enthemmungsphänomen. Frühzeitig beobachtet man eine **atrophische Zungenparese mit Faszikulieren** (Abb. **B-1.11**). Kauen und Schlucken sind anfangs erschwert, später unmöglich. Im Spätstadium kommt es zur Anarthrie und zur Aspiration von Speisen und Speichel, da die Patienten wegen der gelähmten Kehlkopfmuskulatur nicht husten können.

Symptomatologie: Man beobachtet u. a. eine Dysarthrophonie, Dysphagie, **Zungenatrophie mit Faszikulieren** und pathologisches Weinen und Lachen. Im Spätstadium kommt es zu Anarthrie und Aspiration.

Ätiopathogenese: Es handelt sich um eine Degeneration der Kerne kaudaler Hirnnerven, v. a. der Nn. vagus und hypoglossus, mit Paresen der Kehlkopf-, Zungen- und Schluckmuskulatur sowie des N. trigeminus (Kaumuskeln) und N. facialis (M. orbicularis oris). Das Syndrom kann nicht nur kombiniert mit spinaler Muskelatrophie und bei amyotrophischer Lateralsklerose (ALS) auftreten, sondern auch bei Poliomyelitis.

Ätiopathogenese: Die progressive Bulbärparalyse beruht auf einer nukleären Atrophie der Nn. X, XII, V und VII.

Differenzialdiagnose: Im Gegensatz zur echten Bulbärparalyse handelt es sich bei der **Pseudobulbärparalyse** um eine supranukleäre Läsion von Hirnnervenbahnen (Tractus corticonuclearis beiderseits). Meist kommt es akut zu einer Artikulations- und Schluckstörung. Der Masseterreflex ist gesteigert. Man findet bilaterale zerebrale Herdsymptome mit spastischen Zeichen, die in der Regel durch ischämische Läsionen bei Hirnarteriosklerose (S. 380) verursacht sind (Abb. **B-1.45**).

Differenzialdiagnose: Zur **Pseudobulbärparalyse** und anderer Differenzialdiagnosen der Bulbärparalyse siehe Abb. **B-1.45**.

Therapie: Siehe S. 223.

Therapie: Siehe S. 223.

B-1.45 Bulbärparalyse und Pseudobulbärparalyse

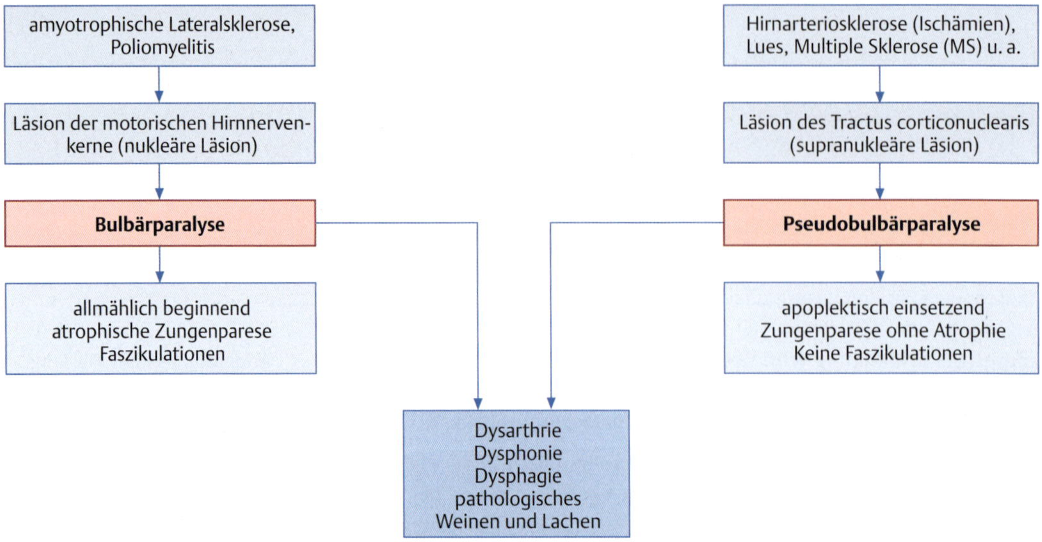

Spinale Muskelatrophie

▶ Definition.

Epidemiologie: Die Prävalenz beträgt 2/100 000 Einwohner.

Symptomatologie: Als Frühsymptom wird **Muskelfaszikulieren** beobachtet. Erstmanifestation, Lokalisation und Ausbreitung der **atrophischen Paresen** variieren je nach Verlaufsform (Tab. **B-1.13**).

Spinale Muskelatrophie

▶ **Definition.** Die spinale Muskelatrophie ist auf eine Vorderhornzelldegeneration zurückzuführen. Neben hereditären Verlaufsformen des Kindes-, Jugend- und Erwachsenenalters (Typ Werdnig-Hoffmann, intermediärer Typ, Typ Kugelberg-Welander, adulter Typ) gibt es sporadische Formen, die sich im Erwachsenenalter mit atrophischen Paresen der Hände (Typ Duchenne-Aran), des Schultergürtels (Typ Vulpian-Bernhardt = skapulohumeraler Typ) oder der Unterschenkel (Peronealtyp) manifestieren.

Epidemiologie: Die Prävalenz beträgt 2/100 000, die Inzidenz 0,2/100 000 Einwohner.

Symptomatologie: Als Frühsymptom wird **Muskelfaszikulieren** beobachtet. Je nach Verlaufsform manifestieren sich **atrophische Paresen** entweder primär proximal (Schulter- bzw. Beckengürteltyp) oder an den kleinen Handmuskeln bzw. den Unterschenkeln (Peronealtyp, Tab. **B-1.13**).
Die Eigenreflexe sind anfangs abgeschwächt, im weiteren Verlauf erloschen. Das Babinski-Zeichen ist negativ. Sensibilitätsstörungen fehlen.

B-1.13 Hereditäre Verlaufsformen der spinalen Muskelatrophien (SMA)

Manifestationstyp	Heredität	Prädilektion	Manifestationsalter und Symptomatik	Verlauf
infantile Form der SMA (Typ 1) Werdnig-Hoffmann	autosomal rezessiv	Beckengürtel	Neugeborenes „floppy infant“	rasch progredient, Tod innerhalb von 1 – 1,5 Jahren
intermediäre Form der SMA (Typ II)	autosomal rezessiv	Beckengürtel	3 – 8 Monate symmetrische atrophische Paresen, Skoliose	weniger rasch progredient als die infantile Form, Lebenserwartung 2,5 - 30 J.
juvenile Form der SMA (Typ III) Kugelberg- Welander	autosomal rezessiv	Beckengürtel	> 2 Jahre, < 18 Jahre symmetrische atrophische Paresen → häufiges Hinfallen mit Schwierigkeiten beim Aufrichten, „Watschelgang“	allmählich progredient: Nach Jahren Befall auch der Schultergürtelmuskulatur, später der Handmuskulatur; Lebenserwartung kaum eingeschränkt
adulte Form der SMA (Typ IV)	autosomal rezessiv	Beckengürtel	> 30 Jahre symmetrische atrophische Paresen → „Watschelgang“	benigne, Lebenserwartung nicht eingeschränkt

B-1.14 Sporadische Verlaufsformen der spinalen Muskelatrophien

Manifestationstyp	Prädilektion	Manifestationsalter und Symptomatik	Verlauf
Typ Duchenne-Aran	Handmuskeln	20 – 45 Jahre asymmetrische atrophische Parese der kleinen Handmuskeln → „Krallenhand"	allmählich progredient: Ausdehnung auf die Unterarm-, dann auf die Schultergürtelmuskeln, Generalisierung möglich
skapulohumeraler Typ Vulpian-Bernhardt	Schultergürtel	>45 Jahre asymmetrische atrophische Parese der Schultergürtelmuskeln	allmählich progredient: Ausdehnung auf die Arm- und Rumpfmuskulatur, Lebenserwartung normal
Peroneal-Typ	Unterschenkel	atrophische Parese der Unterschenkel- und der kleinen Fußmuskeln	selten aufsteigend, Lebenserwartung kaum eingeschränkt

Ätiopathogenese: Der spinalen Muskelatrophie liegt eine Degeneration des zweiten motorischen Neurons mit **Reduktion der Vorderhornganglienzellen** des Rückenmarks und Atrophie der Vorderwurzeln zugrunde. Außer den hereditären Verlaufsformen des Kindes-, Jugend- und Erwachsenenalters sowie häufigem sporadischen Auftreten bei Erwachsenen (s. Tab. **B-1.13** und Tab. **B-1.14**) werden symptomatische Formen der spinalen Muskelatrophie z. B. bei Malignomen (als paraneoplastisches Syndrom), Lues und Poliomyelitis beobachtet. Häufig kommt die spinale Muskelatrophie **im Verlauf der amyotrophischen Lateralsklerose (ALS)** vor (S. 223).

Ätiopathogenese: Neuroanatomisch findet man eine **Reduktion der Vorderhornganglienzellen.** Man unterscheidet eine hereditäre, sporadische und eine symptomatische Genese (z. B. bei Malignom). Häufig tritt die spinale Muskelatrophie **im Verlauf der ALS** auf.

Diagnostik: Im **EMG** finden sich neben pathologischer Spontanaktivität mit Faszikulieren „Riesenpotenziale", die wahrscheinlich durch Reinnervationsvorgänge bedingt sind, und eine Reduktion der Zahl motorischer Einheiten (rarefiziertes Interferenzmuster). Die motorische NLG ist allenfalls gering reduziert, die sensible NLG normal (S. 135). Die Muskelbiopsie ergibt eine neurogene Atrophie der Muskelfasern. Die CK im Serum ist leicht bis mäßig erhöht. Bei SMA Typ I–IV ist ein molekulargenetischer Nachweis der Genmutation möglich.

Diagnostik: Das **EMG** und die Muskelbiopsie ergeben Zeichen einer neurogenen Muskelatrophie. Die CK i. S. ist leicht bis mäßig erhöht.

Differenzialdiagnose: Bei der **infantilen Form der SMA** sind Erkrankungen abzugrenzen, die ebenfalls zum „floppy infant"-Syndrom führen:
- Die konnatale Myopathie: Hier bestehen jedoch keine Schwäche der Atemmuskulatur und keine Faszikulationen, die Muskeleigenreflexe sind lebhaft.
- Bei infantiler Zerebralparese (S. 161) fehlen Faszikulationen, die CK ist nicht erhöht.
- Muskeldystrophien (S. 496) gehen mit Skelettveränderungen und einer meist starken Erhöhung der CK im Serum einher.
- Bei konnataler Myasthenie leidet die Mutter des Neugeborenen an Myasthenia gravis.

Bei **im Erwachsenenalter** auftretenden Formen der SMA kommt differenzialdiagnostisch v. a. eine **ALS**, in Einzelfällen kommen auch Polyneuropathien und Myasthenie in Betracht.

Differenzialdiagnose: Bei der **infantilen Form der SMA** sind abzugrenzen:
- Die konnatale Myopathie (keine Faszikulationen, Eigenreflexe erhalten),
- Muskelhypotonie bei infantiler Zerebralparese (keine Faszikulationen),
- Muskeldystrophie (CK meist stark erhöht) und
- konnatale Myasthenie (Anamnese).

Bei **im Erwachsenenalter** auftretenden Formen der SMA ist v. a. die **ALS** abzugrenzen.

Therapie und Verlauf: Bei SMA Typ I–III ist eine Pneumonie-Prophylaxe durchzuführen. Bei allen Formen der SMA sind **physiotherapeutische Maßnahmen** notwendig. Ggf. sind Heimbeatmung, Sitz-, Geh- und Stehhilfen indiziert.
Zum Verlauf s. Tab. **B-1.13**.

Therapie und Verlauf: Bei allen SMA-Formen ist **Physiotherapie** erforderlich, ggf. auch Beatmung.

Zum Verlauf s. Tab. **B-1.13** und Tab. **B-1.14**.

Amyotrophische Lateralsklerose (ALS)

Amyotrophische Lateralsklerose (ALS)

▶ **Synonym.** Myatrophische Lateralsklerose, motor neuron disease, Maladie de Charcot.

▶ **Synonym.**

▶ **Definition.** Die amyotrophische Lateralsklerose (ALS) ist eine rasch progrediente degenerative Erkrankung unbekannter Ätiologie. Als Kombination von atrophischen Paresen mit Faszikulationen und spastischen Symptomen wurde sie erstmals von J. M. Charcot (1869) beschrieben. Pathologisch-anatomisch liegt der ALS eine Degeneration des 1. und des 2. motorischen Neurons zugrunde. Die Degeneration des 1. Neurons äußert sich in Form einer spastischen Spinalparalyse (S. 220), die des 2. Neurons – je nachdem ob die bulbären Hirnnervenkerne oder die Vorderhornzellen betroffen sind – als progressive Bulbärparalyse (S. 221) oder spinale Muskelatrophie (S. 222).

▶ **Definition.**

Epidemiologie: Die Inzidenz der ALS liegt bei 1 – 3/100 000, die Prävalenz bei 3 – 8/100 000 Einwohner. Die Erkrankung manifestiert sich meist sporadisch im höheren Lebensalter. Das männliche Geschlecht überwiegt. Auf den Guam-Inseln ist das mit ALS einhergehende Parkinson-Demenz-Syndrom weit verbreitet.

Epidemiologie: Die Inzidenz der amyotrophischen Lateralsklerose beträgt etwa 1 – 3/100 000, die Prävalenz 3 – 8/100 000 Einwohner. Die ALS manifestiert sich zwischen dem 50. und 70. Lebensjahr (mittleres Erkrankungsalter 57 J.). Das männliche Geschlecht überwiegt. Man unterscheidet die sporadische von der familiären und der endemischen Form. Am häufigsten sind sporadische Verläufe. In 5 % der ALS-Fälle ist eine familiäre Disposition zu eruieren. In endemischen Gebieten wie auf den Guam-Inseln im Westpazifik tritt die ALS mit einer Inzidenz von 50/100 000 bei Männern und 20/100 000 bei Frauen auf. Sie entwickelt sich dort häufig im Verlauf einer Erkrankung, die zusätzlich durch ein Parkinson-Syndrom und demenziellen Abbau charakterisiert ist (Parkinson-Demenz-Syndrom).

Symptomatologie: Charakteristisch sind **atrophische Paresen** (Abb. **B-1.46**) mit Faszikulationen, bulbäre Symptome (Dysarthrophonie, Dysphagie) und spastische Paresen. Sensibilität und Okulomotorik sind ungestört.

Symptomatologie: Initialsymptome sind neben Schmerzen **Faszikulationen** der Muskulatur und **atrophische Paresen**, die sich häufig zunächst auf die kleinen Handmuskeln beschränken. Die Symptomatik kann einseitig am Schultergürtel (Abb. **B-1.46**), mit einer Hemiparese oder Unterschenkelatrophie (Peronealtyp) beginnen, zeigt aber immer eine Tendenz zur Generalisierung mit auf- oder absteigenden Paresen. Drei Viertel aller Patienten entwickeln, nicht selten schon im Frühstadium, **bulbäre Symptome** mit Dysarthrophonie und Dysphagie sowie pathologischem Weinen und Lachen (progressive Bulbärparalyse). Hinzu kommen **spastische Paresen**, v. a. der unteren Extremitäten, die mit atrophischen Lähmungen konkurrieren. Sensibilität, Okulomotorik **und Sphinkteren** sind ungestört.

▸ Merke.

▸ Merke. Störungen der Sensibilität, der Okulomotorik und der Sphinkteren gehören nicht zum Bild der ALS.

B-1.46 Amyotrophische Lateralsklerose (ALS)

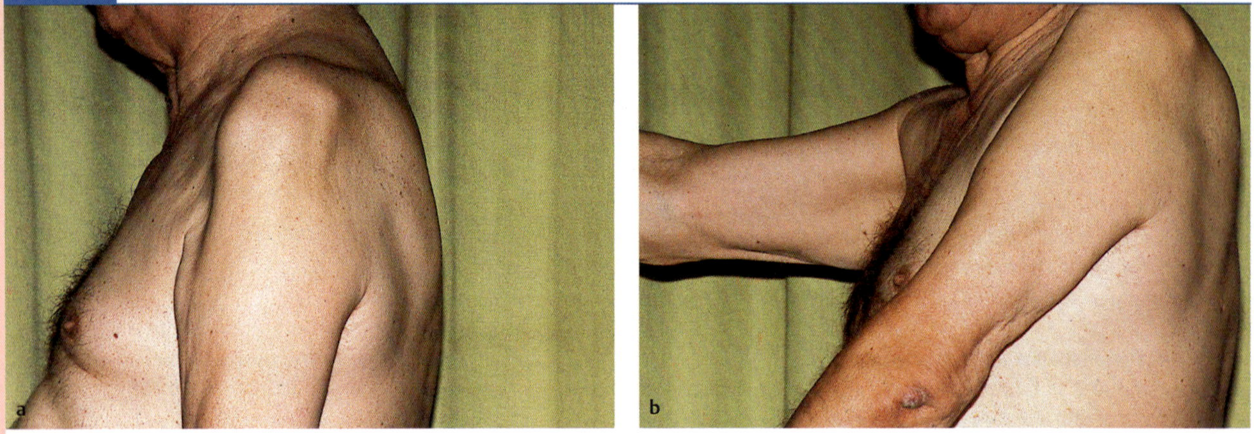

a Atrophie der Schultergürtel-Oberarm-Muskulatur links. Vgl. Klinisches Beispiel S. 226.

b Der linke Arm kann nicht bis zur Horizontalen angehoben werden.

Ätiopathogenese: Die Ursache der ALS ist ungeklärt. Pathologisch-anatomisch findet sich eine **Degeneration** der spinalen **Vorderhornzellen** und **motorischer Hirnnervenkerne** sowie einzelner Abschnitte der Pyramidenbahn (Abb. **B-1.47**).

Ätiopathogenese: Die Ursache der ALS ist ungeklärt. Man diskutiert u. a. eine Immunreaktion gegen ein retrovirales Agens und einen Mangel an Wachstumsfaktoren. 5 – 10 % der Fälle sind familiär disponiert. Dafür ist eine Reihe von Genen und Genprodukten bekannt: Mutationen im SOD 1-Gen werden autosomal dominant vererbt und finden sich bei bis zu 20 % der Fälle mit familiärer ALS (FALS) sowie 3 % der Fälle mit sporadischer ALS. Bei einer Familie mit X-chromosomalem Erbgang wurden Mutationen des UBQLN2-Gens nachgewiesen, welches das Protein Ubiquilin 2 kodiert. Auch die Ursache der auf Chromosom 9p21 lokalisierten ALS mit frontotemporaler Demenz (ALS-FTD) konnte geklärt werden; die Repeat-Expansion kommt bei 30 % europäischer FALS-Patienten vor. Pathologisch-anatomisch besteht eine **Degeneration der Vorderhornzellen** des Rückenmarks (Abb. **B-1.47**) und **motorischer Hirnnervenkerne** (der Nn. V, VII, X, XII) sowie einzelner Abschnitte der Pyramidenbahn und des Gyrus praecentralis. Man beobachtet eine Verschmälerung des Vorder- und Seitenstrangs des Rückenmarks („Lateralsklerose“) und bei 15 % der ALS-Patienten Hinweise auf eine frontotemporale Atrophie.

B-1.47 Degenerative Veränderungen des Rückenmarks bei amyotrophischer Lateralsklerose (ALS)

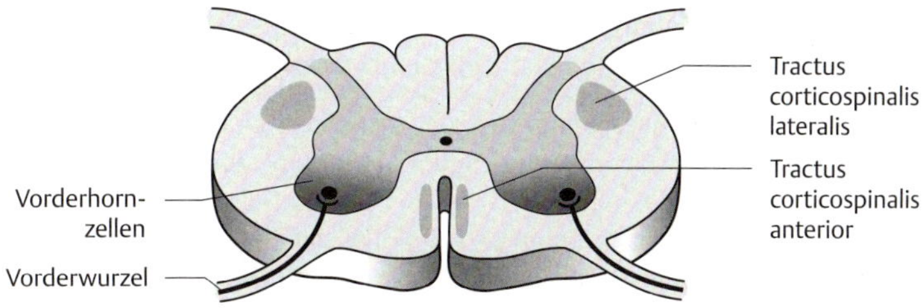

Verschmälerung der Vorderhörner durch Verminderung der Vorderhorn-Ganglienzellen und Verschmälerung der Vorder- und Seitenstränge.

Diagnostik: Die Anamnese ergibt Klagen über **Muskelschwäche**, Krampi (schmerzhafte Krämpfe einzelner Muskeln oder Muskelgruppen) und Schluckstörungen. Die Artikulation ist hypoton, hypernasal und monoton (bulbäre Dysarthrophonie). Durch Paresen der mimischen Muskulatur wird das Gesicht ausdruckslos. Faszikulieren, das durch Kälteexposition bzw. Beklopfen der Muskulatur provoziert werden kann, und eine Atrophie der Zunge oder der kleinen Handmuskeln müssen den Verdacht auf ALS erwecken, besonders da keine Sensibilitäts- und Miktionsstörungen zu erwarten sind und wenn zu den atrophischen Lähmungen ein erhöhter Muskeltonus, gesteigerte Eigenreflexe und pathologische Fremdreflexe (ein- oder beidseitiges Babinski-Zeichen) hinzukommen (Abb. **B-1.48**).

Diagnostik: Die Patienten klagen über **Muskelschwäche**, Krampi und Schluckstörungen. Bei der Untersuchung fallen eine bulbäre Dysarthrophonie und Faszikulationen v. a. der atrophischen Zungenmuskulatur und Atrophien v. a. der kleinen Handmuskeln, oft neben Zeichen einer Spastik, auf (Abb. **B-1.48**).

Die **El-Escorial-Klassifikation** bewertet das Verteilungsmuster der Symptome nach deren bulbärer, zervikaler, thorakaler oder lumbaler Manifestation. Die Diagnose ALS kann danach umso sicherer gestellt werden, je mehr Regionen befallen sind, sofern das 1. Neuron aus klinischer Sicht betroffen und/oder das 2. Neuron – auch elektroneurografisch/neuropathologisch nachweisbar – beteiligt ist. Durch bildgebende Diaganostik sind andere Ursachen auszuschließen (s. u).

Die **El-Escorial-Klassifikation** bewertet das Verteilungsmuster der Symptome je nach Schädigung des 1. und 2. motorischen Neurons.

Im **EMG** finden sich neben pathologischer Spontanaktivität mit Faszikulieren „Riesenpotenziale" und eine Reduktion der Zahl motorischer Einheiten. Die motorische Nervenleitgeschwindigkeit (NLG) ist allenfalls gering reduziert, die sensible NLG normal. Die Muskelbiopsie ergibt eine neurogene Atrophie der Muskelfasern. Der Liquorbefund ist unauffällig. In MRT und CT kann eine kortikale Atrophie nachweisbar sein.

Das **EMG** und die Muskelbiopsie ergeben Zeichen einer neurogenen Muskelatrophie. Der Liquor ist normal.

B-1.48 Neurologisch-topische Diagnostik bei amyotrophischer Lateralsklerose (ALS)

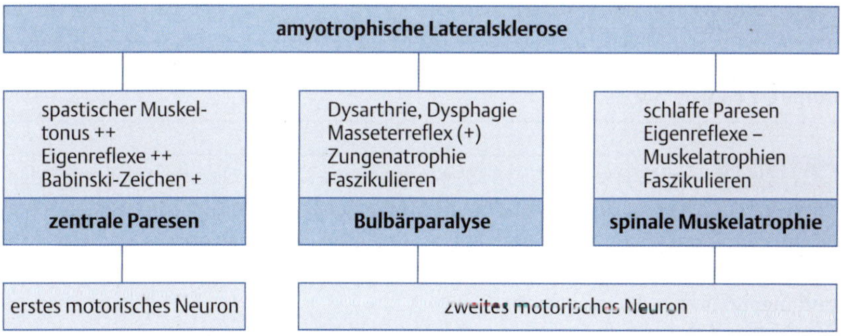

Differenzialdiagnose: Im Gegensatz zur **MS** kommen bei der ALS weder Sensibilitäts- noch Blasenstörungen vor und der Liquorbefund ist unauffällig. Ein zervikaler Diskusprolaps (S. 459), eine zervikale Myelopathie und eine Fehlbildung des kraniozervikalen Übergangs (S. 172) sind mittels MRT auszuschließen.

Differenzialdiagnose: Neben **MS**, die sich durch Sensibilitäts- und Blasenstörungen von ALS unterscheidet, sind zervikale Diskushernien/Fehlbildungen auszuschließen.

Die Differenzialdiagnose gegenüber einer **motorischen Polyneuropathie** (S. 471) und der ebenfalls ohne Sensibilitätsstörungen einhergehenden Poliomyelitis (S. 285) gelingt bei dem peronealen Typ der ALS oft erst nach Liquor-, EMG-Untersuchung und Muskelbiopsie. Bei primär bulbärer Symptomatik kann der Verdacht auf eine vaskuläre **Pseudobulbärparalyse** entstehen (S. 221), die jedoch meist akut einsetzt und weder eine Atrophie noch Faszikulieren der Zunge aufweist.

Die Abgrenzung von rein **motorischen Polyneuropathien** und der Poliomyelitis gelingt evtl. erst durch Liquor- und EMG-Untersuchung und Muskelbiopsie. Bei bulbärer Symptomatik ist auch an eine vaskuläre **Pseudobulbärparalyse** zu denken.

Die **bulbospinale Muskelatrophie** (Kennedy-Syndrom) ist eine X-chromosomal vererbte Trinukleotid-Repeat-Erkrankung mit benignem Verlauf.

Die **bulbospinale Muskelatrophie** (Kennedy-Syndrom) ist durch einen X-chromosomalen Erbgang (Trinukleotid-Repeat) mit Krankheitsbeginn in der 2. – 3. Dekade und gutartigem Verlauf gekennzeichnet. Neben einer Paraparese der Beine werden bei diesem Syndrom Lähmungen der Gesichts-, Zungen- und Schlundmuskulatur, Faszikulationen, häufig auch Hodenatrophie und Gynäkomastie beobachtet.

Therapie: Es gibt keine kausale Behandlung. Die symptomatische Therapie besteht aus Gaben von Pyridostigmin und **Riluzol**, ggf. Sondenernährung. Wichtig sind Logopädie, **Physio- und Atemtherapie** und **psychologische Betreuung**.

Therapie: Eine kausale Therapie der ALS gibt es nicht. Nach Gabe von Thyreotropin-Releasing-Hormon (TRH) oder Pyridostigmin (Mestinon) wird vorübergehend eine Besserung der Symptome beobachtet. Unter der Behandlung mit **Riluzol**, einem Glutamat-Antagonisten, wird von einer Verlängerung der Überlebenszeit berichtet. In jedem Fall sind Logopädie, **Bewegungs-** und **Atemübungen** erforderlich. Bei fortschreitender bulbärer Symptomatik ist wegen Aspirationsgefahr Sondenernährung erforderlich. Wesentlich ist die **psychologische Betreuung** des Patienten, der den (bei ungestörter Vigilanz) fortschreitenden Krankheitsprozess genau beobachtet.

Verlauf: Die Prognose ist schlecht. Bulbäre Symptome sind ein infaustes Zeichen. Die meisten Patienten sterben innerhalb von drei Jahren.

Verlauf: Artikulation, Nahrungsaufnahme und Schlucken werden zunehmend erschwert bis unmöglich. Durch Aspiration bei Dysphagie, Hypersalivation und gelähmter Atemmuskulatur kommt es zur Pneumonie, infolge zunehmender Hypoxie zur „CO_2-Narkose“. Die mittlere Verlaufsdauer beträgt drei Jahre, nur in Ausnahmefällen, wenn bulbäre Symptome nicht im Vordergrund stehen, > 10 Jahre.

▶ Klinischer Fall.

▶ Klinischer Fall. Der 76-jährige Patient, früher Leistungssportler, bemerkte eine Schwäche des linken Armes. Bei der ersten neurologischen Untersuchung ein Jahr später fielen neben ausgeprägten atrophischen Paresen und Faszikulationen der Schulter-Arm-Muskulatur links (Abb. **B-1.46**) eine Zungenatrophie mit Faszikulationen (Abb. **A-2.19**) und eine bulbäre Dysarthrophonie auf. Die Eigenreflexe waren am linken Arm erloschen. Sensibilitätsstörungen fanden sich nicht. Das EMG ergab Zeichen eines generalisierten Denervationsprozesses bei erheblicher neurogener Muskelatrophie am linken Arm und in den Zungenmuskeln. Der Patient starb 18 Monate später an einer Aspirationspneumonie.

1.2.4 Degenerative Ataxien

1.2.4 Degenerative Ataxien

▶ Definition.

▶ Definition. Man unterscheidet autosomal rezessive und autosomal dominante Heredoataxien, idiopathische (sporadische) und symptomatische (erworbene) Ataxien. Leitsymptome sind eine progressive oder episodische Ataxie, Ursachen sind Läsionen des Kleinhirns und spinozerebellarer Bahnen. Familienanamnese und molekulargenetische Untersuchung spielen eine wesentliche Rolle in der Frühdiagnostik degenerativer Ataxien.

Friedreich-Krankheit (FRDA)

Friedreich-Krankheit (FRDA)

▶ **Synonym.**

▶ **Synonym.** Morbus Friedreich, Friedreich-Ataxie, spinozerebellare Heredoataxie, familiäre spinale Ataxie.

▶ Definition.

▶ Definition. Von N. Friedreich (1863) beschriebene spinale Heredoataxie mit Degeneration vorwiegend der Hinterstränge, Hinterwurzeln und des Tractus spinocerebellaris. Charakteristisch sind Gangataxie, Areflexie, Muskelatrophien und Hohlfußdeformität. Die autosomal rezessive Erbkrankeit manifestiert sich meist im Kindes- und Jugendalter (< 25. Lebensjahr).

Epidemiologie: Mit einer Prävalenz von 2/100 000 Einwohner manifestiert sich die Friedreich-Krankheit schon im Kindes- oder Jugendalter.

Epidemiologie: Die Erkrankung setzt schon im Kindes- oder Jugendalter ohne signifikante Geschlechtsunterschiede ein. Mit einer Prävalenz von 2/100 000 Einwohner ist die Friedreich-Krankheit die häufigste Erkrankung aus dem Formenkreis der Heredoataxien, deren Prävalenz 8/100 000 Einwohner beträgt.

Symptomatologie: Im Vordergrund stehen eine Ataxie, Dysarthrophonie und Hohlfußbildung (Abb. **B-1.49**)

Symptomatologie: Anamnestisch ist zu erfahren, dass die Kinder häufig fallen. Der Gang ist ataktisch. Auffällig ist eine **Hohlfußbildung** mit Krallenstellung der Zehen (Abb. **B-1.49**). Die Schrift ist unleserlich, die **Artikulation gestört** (anfangs schwerfälliges, später explosives, skandierendes Sprechen).

B-1.49 „Friedreich-Fuß"

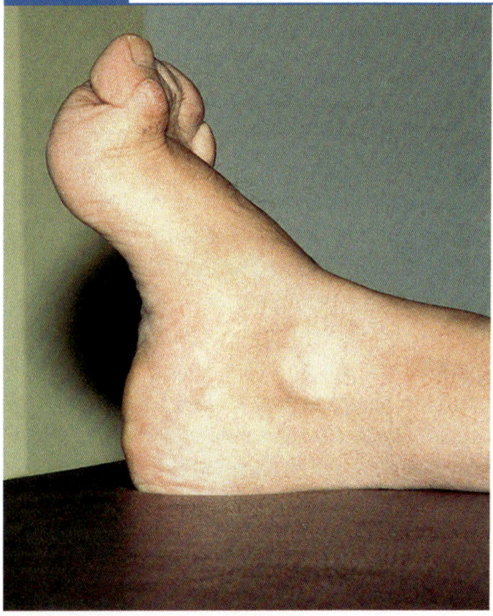

Hohlfußbildung mit Krallenzehen.

Ätiopathogenese: Bei der autosomal rezessiv vererbten Krankheit kommt es zu einer fortschreitenden Degeneration der Hinterstränge und -wurzeln, der spinozerebellaren Bahnen, in geringerem Umfang auch der Pyramidenbahn und der Vorderhornzellen (Abb. **B-1.50**). Die degenerativen Veränderungen betreffen vorwiegend das Lumbosakralmark, im weiteren Verlauf auch das Kleinhirn. Der Gendefekt ist auf Chromosom 9 (9 q13 – 21) lokalisiert.

Ätiopathogenese: Der Erbgang ist rezessiv. Neuroanatomisch handelt es sich um eine Degeneration der Hinterstränge und -wurzeln sowie der spinozerebellaren Bahnen (Abb. **B-1.50**).

B-1.50 Degenerative Veränderungen am Rückenmark bei Friedreich-Krankheit

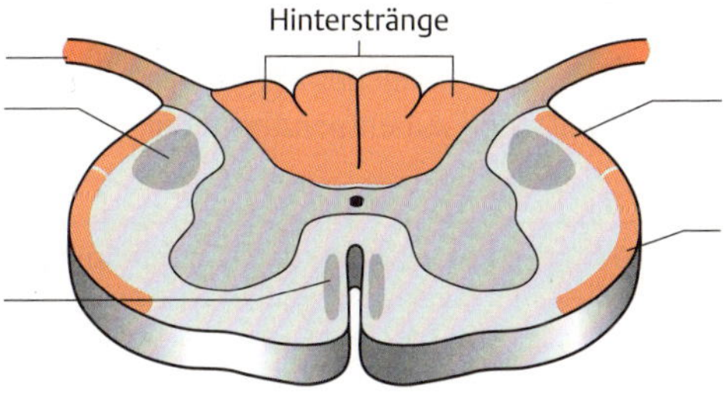

Die degenerativen Veränderungen sind rot hervorgehoben.

Diagnostik: Das Gangbild ist anfangs spinal ataktisch (bei Augenschluss zunehmende Gang- und **Standataxie**, das Romberg-Zeichen ist früh positiv). Vibrations- und Lageempfinden sind herabgesetzt und die Eigenreflexe an den Beinen meist erloschen. Neben einer akrodistalen Hypästhesie und distalen atrophischen Paresen fallen eine Kyphoskoliose und der **„Friedreich-Fuß"** (Hohlfußbildung) auf. Als zerebellare Symptome sind dysmetrische Zeigeversuche, Intentionstremor, Dysdiadochokinese, Dysarthrophonie, Nystagmus und eine ausgeprägte Rumpfataxie zu beobachten. Seltener wird eine Optikusatrophie beobachtet.
Der Frühdiagnostik dienen die Familienanamnese und der **molekulargenetische Nachweis** von Tripletmutationen auf Chromosom 9. Die somatosensibel **evozierten Potenziale** (SSEP) des N. tibialis sind pathologisch verändert, die Amplitude der sensiblen NLG ist deutlich vermindert. Der Liquor ist normal. MRT und CT sind anfangs meist nicht oder nur geringgradig verändert, da die Erkrankung erst sekundär aufsteigt und das Kleinhirn betrifft. Dann stellt sich in spinalen und kranialen MRT-Bildern eine Athrophie des Halsmarks und Kleinhirns dar. Wichtig ist die EKG-Untersuchung, da die neurologische Symptomatik meist von einer **Kardiomyopathie** begleitet ist.

Diagnostik: Vorherrschende diagnostische Merkmale sind die Gang- und **Standataxie** (Romberg positiv) sowie Pallhypästhesie, Areflexie der Beine und Hohlfußbildung (**„Friedreich-Fuß"**).

Die Familienanamnese und eine **molekulargenetische** Untersuchung dienen der Frühdiagnostik. Zusätzliche Hinweise geben pathologisch veränderte **SSEP** und herabgesetzte sensible NLG. Internistisch finden sich Zeichen einer **Kardiomyopathie**.

Differenzialdiagnose: Abzugrenzen sind:
- Vitamin-E-Mangel-Ataxie.
- Andere früh beginnende zerebellare Ataxien u. a. mit Visusminderung und Epilepsie.
- Ramsay-Hunt- und Louis-Bar-Syndrom weisen ebenfalls v. a. Kleinhirnsymptome auf.
- A-Beta-Lipoproteinämie (spinale Ataxie) und CMT 1-Neuropathie gehen ebenfalls mit Hohlfußbildung einher und sind elektroneurografisch abzugrenzen (S. 477).

Differenzialdiagnose:
- Die seltenere **Vitamin-E-Mangel-Ataxie** manifestiert sich ähnlich wie die Friedreich-Krankheit vor dem 20. Lebensjahr, jedoch mit **zerebellarer** Ataxie. Das Gen auf Chromosom 8 kodiert das Vitamin-E-Transportprotein.
- Daneben gibt es eine Reihe **früh beginnender zerebellarer Ataxien** mit Optikusatrophie, pigmentärer Retinadegeneration, Katarakt, Myoklonus-Epilepsie, Hypogonadismus, z. T. auch mit demenzieller Entwicklung.
- Das Ramsay-Hunt-Syndrom beginnt im Gegensatz zur Friedreich-Krankheit mit Aktionsmyoklonus, **epileptischen Anfällen** und einer zerebellaren Ataxie. Das Louis-Bar-Syndrom manifestiert sich oft schon vor dem zweiten Lebensjahr mit zerebellarer Ataxie und ist darüber hinaus durch **Teleangiektasien** charakterisiert.
- Eine **Hohlfußbildung** findet man auch bei der A-Beta-Lipoproteinämie (Bassen-Kornzweig-Syndrom), die sich in der 2. Dekade mit spinaler Ataxie manifestiert, und bei der **hereditären motorisch-sensiblen Neuropathie** (HMSN, CMT 1), die im Gegensatz zur Friedreich-Ataxie mit ausgeprägter Unterschenkelatrophie („Storchenbeine") und erheblich verminderter motorischer NLG einhergeht (S. 477).

Die **autosomal dominanten zerebellaren Ataxien (ADCA)** werden nach genetischer Nomenklatur als spinozerebellare Ataxien (SCA) bezeichnet. 70 % aller SCA-Krankheiten in Europa verteilen sich auf 4 von 25 Subtypen: SCA 1–3 und SCA 6 (Tab. **B-1.15**).

B-1.15

B-1.15 Die häufigsten Subtypen spinozerebellarer Ataxien (SCA; Mutation: translatierte CAG-Repeat-Expansion); Genprodukt und Phänotyp nach DGN-Leitlinien

	Genprodukt	Phänotyp (neurologische Symptomatik)
SCA 1	Ataxin 1	Ataxie, Pyramidenbahnzeichen, Neuropathie, Dysphagie
SCA 2	Ataxin 2	Ataxie, langsame Sakkaden, Neuropathie
SCA 3	Ataxin 3	Ataxie, Pyramidenbahnzeichen, Neuropathie, Ophthalmoplegie, Dystonie, RLS-Syndrom
SCA 6	CACNA1A	nahezu rein zerebellare Ataxie

Therapie und Verlauf: Physiotherapie ist ausschlaggebend zur Vermeidung von Kontrakturen. Der Verlauf ist chronisch progredient.

Therapie und Verlauf: Wesentlich ist die **krankengymnastische Behandlung**, um Kontrakturen vorzubeugen. Bei allmählicher Progredienz und einer Krankheitsdauer von 15 – 30 Jahren ist aufgrund zunehmender Ataxie mit schwerer Behinderung zu rechnen.

▶ Klinischer Fall.

▶ **Klinischer Fall.** Der 18-jährige Patient leidet wie sein jüngerer Bruder seit der Pubertät unter zunehmender Gangunsicherheit mit Fallneigung. Auffällig ist neben einer Trichterbrust eine ausgeprägte Hohlfußbildung beiderseits. Die Untersuchung ergibt ataktische Zeigeversuche, ein positives Romberg-Zeichen, einen pathologischen Unterberger-Tretversuch und fehlende Eigenreflexe der unteren Extremitäten. Eine Speicherkrankheit wird ausgeschlossen. Zur Sicherung der Diagnose einer spinozerebellaren Heredoataxie wird eine spinale und kraniale MRT (Nachweis von atrophischen Veränderungen des Halsmarks und Kleinhirns) sowie eine molekulargenetische Untersuchung veranlasst (Nachweis homozygoter GAA-Repeat-Expansionen).

Refsum-Kahlke-Krankheit (RKK)

▶ Synonym.

Refsum-Kahlke-Krankheit (RKK)

▶ **Synonym.** Morbus Refsum, Refsum-Kahlke-Syndrom, Refsum-Thiébaut-Klenk-Kahlke disease, Heredopathia atactica polyneuritiformis (HAP), hereditär motorisch-sensible Neuropathie (HMSN IV), phytanic acid storage disease

▶ Definition.

▶ **Definition.** Bei der Refsum-Kahlke-Krankheit, die auch als Phytansäure-Speicherkrankheit bezeichnet wird, handelt es sich um ein klinisch-neurologisch, pathologisch-anatomisch, pathophysiologisch und molekulargenetisch klar definiertes Krankheitsbild. Die von S. Refsum (1946) erstmals beschriebene autosomal rezessive Heredoataxie beruht auf einer Störung des Phytansäurestoffwechsels (W. Kahlke 1963) und geht mit Kleinhirnsymptomen (Ataxie, Nystagmus), Hemeralopie (Nachtblindheit), pigmentärer Retinadegeneration, Ichthyosis und Polyneuropathie (HMSN IV, S. 477) einher.

Epidemiologie: Die Prävalenz beträgt 1/1 000 000 Einwohner. Frauen und Männer sind gleich häufig betroffen. Die Heredoataxie manifestiert sich meist in der ersten bis dritten Lebensdekade.

Epidemiologie: Die seltene Krankheit tritt ohne Geschlechtsunterschiede meist in der 1. bis 3. Dekade auf.

Symptomatologie: In der Adoleszenz, aber auch schon im Kleinkindalter (infantile Form) fallen neben einer Hemeralopie **zerebellare Symptome**, v. a. eine Rumpfataxie und Nystagmus, auf. Hinzu kommen Anosmie, Innenohrschwerhörigkeit bis zur Taubheit, akrodistale Dysästhesien und schlaff-atrophische, sensomotorische Paresen mit Areflexie als Ausdruck einer **Polyneuropathie**.

Symptomatologie: Früh manifestieren sich **Kleinhirn-** und **Hirnnervensymptome** (Ataxie, Nystagmus, Anosmie, Hemeralopie, Hypakusis). Hinzu kommt eine Retinitis pigmentosa und eine distal symmetrische **Polyneuropathie**.

Ätiopathogenese: Der Erbgang der Refsum-Kahlke-Krankheit ist autosomal rezessiv. Es handelt sich um eine Lipoidstoffwechselstörung, die auf Mutationen im Gen für die Phytanol-CoA-Hydroxylase beruht. Die mit der Nahrung aufgenommene Phytansäure, ein Abbauprodukt des Chlorophylls, besitzt eine Methylgruppe an der Beta-Position und kann nur durch peroximale Alpha-Oxidation metabolisiert werden. Es kommt zu Ablagerungen von Phytansäure im ZNS und im Perineurium peripherer Nerven, weil die Phytansäure wegen des Gendefekts nicht abgebaut wird. Die dafür verantwortlichen Mutationen finden sich im PHYH/PAXH-Gen in der Chromosomenregion 10pter-p11.2 und im PEX7-Gen 6q22-q24.

Ätiopathogenese: Der Erbgang der Lipoidstoffwechselstörung (Phytansäureablagerungen im Hirnparenchym und an peripheren Nerven) ist autosomal rezessiv.

Diagnostik: Die Sehnervenpapillen sind abgeblasst bis wachsgelb atrophisch, mit typischen Pigmenteinlagerungen (Abb. **B-1.51**). Das Gesichtsfeld ist konzentrisch eingeengt. Oft sind die Patienten schwerhörig, sodass man zur Verständigung Worte auf die Haut schreiben muss. Man beobachtet eine allerdings oft nur angedeutete Ichthyosis (Verhornungsstörung mit vermehrter Schuppung). Die schlaff-atrophischen Paresen bei distal betonter Neuropathie sind im späteren Verlauf sehr ausgeprägt. Die NLG sind verzögert. EKG-Veränderungen (Verlängerung der Überleitungszeit, T-Inversion) weisen auf eine hypertrophe Kardiomyopathie hin. Im Liquor findet sich eine ausgeprägte Eiweißvermehrung. Pathognomonisch für die Refsum-Kahlke-Krankheit ist der **Phytansäure-Nachweis im Serum**.

Diagnostik: Das Gesichtsfeld ist konzentrisch eingeengt, die Eigenreflexe sind erloschen. Die Patienten sind schwerhörig. Pathognomonisch für die RKK ist der **Phytansäure**-Nachweis **im Serum**.

B-1.51 Augenhintergrund bei Retinopathia pigmentosa

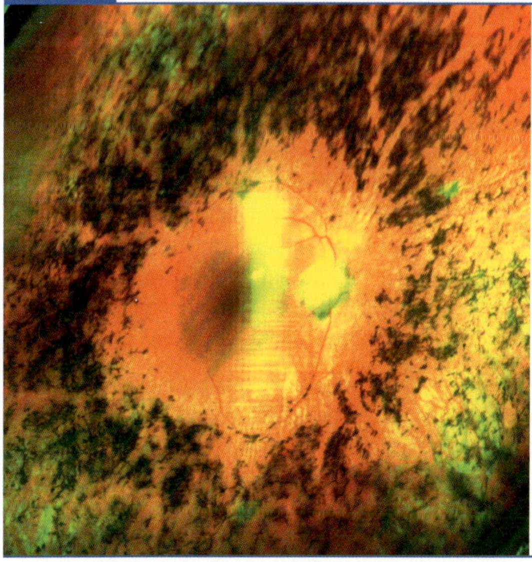

Pigmenteinlagerungen in der Peripherie. Die Areas centralis (Makula) ist noch pigmentfrei (vgl. Abb. **A-2.4**).

B-1.51

Differenzialdiagnose: Die **Friedreich-Krankheit** ist primär durch eine **spinale Ataxie** gekennzeichnet und wird erst im weiteren Verlauf von zerebellaren Symptomen begleitet (S. 226).
Die autosomal rezessiven, früh beginnenden zerebellaren Ataxien können ebenfalls eine pigmentäre Retinadegeneration und Optikusatrophie aufweisen. Differenzialdiagnostisch entscheidend ist der Phytansäure-Nachweis im Serum. Zu den SCA siehe Tab. **B-1.15**.

Differenzialdiagnose: Die **Friedreich-Krankheit** beginnt mit einer **spinalen** Ataxie, gefolgt von zerebellarer Ataxie.

Eine pigmentäre Retinadegeneration findet sich auch bei autosomal rezessiven **zerebellaren Ataxien**. Differenzialdiagnostisch entscheidend ist der Phytansäure-Nachweis.

Therapie und Verlauf: Unbehandelt kommt es meist zur Erblindung und Ertaubung um das 40. Lebensjahr. Phytansäurefreie Diät bewirkt einen Abfall der Phytansäure-Serumspiegel und eine allmähliche Rückbildung neurologischer Symptome.

Therapie und Verlauf: Phytansäurefreie Diät führt zur Besserung der Symptome.

1.2.5 Multisystematrophie (MSA)

1.2.5 Multisystematrophie (MSA)

▶ Definition.

▶ **Definition.** Die Multisystematrophie (MSA) ist eine sporadische, progrediente degenerative Erkrankung mit akinetisch-rigidem Parkinson-Syndrom, zerebellarer Ataxie, autonomer Funktionsstörung und Pyramidenbahnläsion. Demenzzeichen gehören nicht zum klinischen Bild. Eine MSA liegt definitiv vor, wenn deren pathologisch-anatomischer Nachweis gelingt:

- degenerative Veränderungen im nigrostriatalen und olivopontozerebellaren System sowie
- Alpha-Synuklein-positive gliale zytoplasmatische Einschlüsse.

Symptomatologie: Man unterscheidet eine vorwiegend **zerebellare Verlaufsform** (MSA-C) von der überwiegend **parkinsonistischen Verlaufsform** (MSA-P). Zusätzlich bestehen autonome Regulationsstörungen.

Symptomatologie: Man unterscheidet eine vorwiegend **zerebellare** von der eher **parkinsonistischen** Verlaufsform. Beide Formen sind von autonomen Regulationsstörungen begleitet. Bei vorherrschender Kleinhirnataxie ist die Artikulation skandierend-verwaschen, die Feinmotorik gestört und die Schrift unleserlich (Abb. **B-1.52**). Die MSA ist fast immer durch ein von Anfang an symmetrisches, akinetisch-rigides Parkinson-Syndrom gekennzeichnet und geht gelegentlich mit Ruhe- und Haltetremor, Myoklonien und ausgeprägtem Antekollis einher. Hinzu kommen erektile Dysfunktion und Harninkontinenz. Mit weiterem Verlust autonomer Regulation (orthostatische Hypotension und Synkopen) kommen auch Pyramidenbahnzeichen hinzu.

B-1.52 Schriftprobe eines Patienten mit MSA

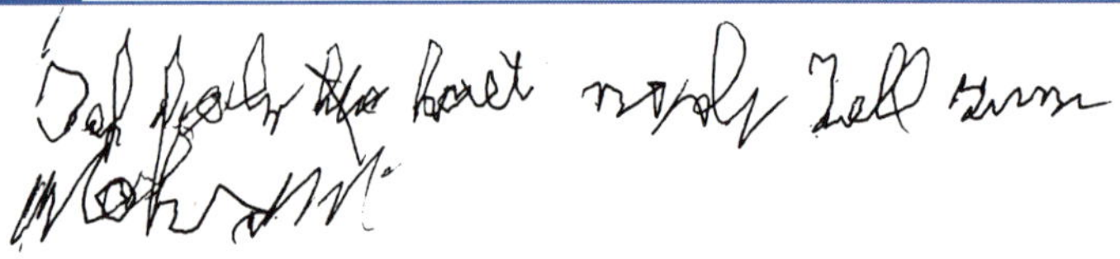

Unkoordinierte, hypermetrische, große Schriftzüge (vgl. Klinisches Beispiel).

Epidemiologie: Die MSA manifestiert sich meist zwischen dem 40. und 60. Lebensjahr.

Epidemiologie: Bei einer Prävalenz von ca. 6/100 000 Einwohner manifestiert sich die Erkrankung mit leichtem Überwiegen des männlichen Geschlechts meist zwischen dem 40. und 60. Lebensjahr.

Ätiopathogenese: Neuropathologisch findet man einen Neuronenverlust im **pontozerebellaren** und **striatonigralen System** sowie in autonomen Kerngebieten. Zytologische Marker sind argyrophile oligodendriale **Einschlusskörper**.

Ätiopathogenese: Die Ätiologie ist ungeklärt. Neuropathologisch liegt der MSA ein **Neuronenverlust** mit Gliose **im striatonigralen** und **olivopontozerebellaren System** sowie in autonomen Kerngebieten zugrunde. Makroskopisch beobachtet man eine kombinierte Kleinhirn-Pons-Atrophie, histologisch zusätzlich eine Atrophie der unteren Oliven und einzelner Stammganglien, v. a. der Substantia nigra und des Putamens; es werden auch atrophische Veränderungen im Rückenmark angetroffen. Zytologische MSA-Marker sind argyrophile oligodendriale (gliale, zytoplasmatische Alpha-Synuklein-positive) **Einschlusskörper**. Histochemische Untersuchungen ergeben Konzentrationsänderungen verschiedener Neurotransmitter (Glutamat, GABA).

Diagnostik: Die Familienanamnese ist unauffällig. Die Untersuchung ergibt eine **Kleinhirnataxie**, **Rigor** und **Bradykinese** sowie eine **orthostatische Hypotension**.

Diagnostik: Die Familienanamnese ist unauffällig. Fremdanamnestische Angaben zu einer REM-Schlaf-Verhaltensstörung, z. B. starke psycho- und hypermotorische Unruhe bei Albträumen, können als ein MSA-Prädiktor aufgefasst werden und sollten zu einer polysomnografischen Abklärung veranlassen (s. u.).
Die **neurologische Untersuchung** ergibt eine

- **Kleinhirnataxie** mit Dysarthrophonie, Dysmetrie der Zeigeversuche, Intentionstremor, Dysdiadochokinese und pathologischem Rebound-Phänomen, Stand- und Gangunsicherheit. Neben einer Visusminderung fällt bei Prüfung der Okulomotorik eine Sakkadendysmetrie als zerebellares Symptom auf. Eine Sakkadenverlangsamung, gelegentlich auch eine Blickparese, ist auf eine pontine Läsion zurückzuführen (S. 36). Die Mehrzahl der Patienten weist **Pyramidenbahnzeichen** auf.
- Unter den Stammganglien-Symptomen sind **Rigor** und **Bradykinese** am häufigsten.
- Die Extremitäten sind kalt, livide, die Schweißsekretion kann bis zur Anhidrose herabgesetzt sein. Auffällig ist nächtlicher respiratorischer Stridor und Blutdruckabfall bei Sinusbradykardie. Eine ausgeprägte **orthostatische Hypotension** kann schon beim Aufsitzen im Bett schlagartig **Synkopen** provozieren.

Bei unauffälligem Wach-**EEG** ist in der Nacht-Ableitung das Fehlen von REM- und Tiefschlaf-Phasen zu registrieren, das auf eine pontine Dysfunktion zurückgeführt wird. Zu den REM-Schlaf-Verhaltensstörungen siehe S. 539. Verlängerte Latenzen der visuell evozierten Potenziale (VEP) weisen auf eine Beteiligung der Sehbahn hin. Im **MRT** zeigen sich atrophische Veränderungen an Kleinhirnrinde, Pons und dorsolateralen Anteilen des Putamen und eine Erweiterung der basalen Zisternen, in der **SPECT** eine Dopamintransporter-Minderung und eine D 2-Rezeptoren-Schädigung (Abb. **B-1.33**).

Ein pathologisches Schlaf-**EEG** weist auf eine pontine Dysfunktion, ein pathogischer VEP-Befund auf eine Läsion der Sehbahn hin.

Im **MRT-T 2-Bild** finden sich atrophische Veränderungen in Kleinhirn, Pons und Putamen, im **SPECT** ein Verlust der Dopamin-Rezeptoren.

Differenzialdiagnose: Von der sporadischen, vorwiegend zerebellaren Form der MSA ist eine familiär gehäuft auftretende olivopontozerebellare Atrophie (OPCA) mit Ataxie und extrapyramidalen Symptomen bei Degeneration (Atrophie) des Kleinhirns, des Brückenfußes, der Oliven und einzelner Stammganglien abzugrenzen. Zusätzliche Symptome dieser Erkrankung sind choreatische und ballistische Hyperkinesen, ferner atrophische Paresen mit Areflexie und Faszikulationen, die gegen eine MSA sprechen. Darüber hinaus ermöglicht die Familienanamnese eine Differenzierung gegenüber den **Heredoataxien** (S. 228). Bei langjährigem Alkoholabusus ist an die Atrophie cérébelleuse tardive mit beinbetonter Ataxie zu denken (S. 255). Daneben kommen auch andere toxische Substanzen (z. B. Phenytoin), eine Hypothyreose und paraneoplastische Kleinhirnatrophien in Betracht (S. 332). Von der **Parkinson-Krankheit** lässt sich die MSA wegen des von Anfang an symmetrischen Verteilungsmusters der Symptome und des schlechten Ansprechens auf L-Dopa unterscheiden (S. 200).

Differenzialdiagnose: Die Familienanamnese erlaubt die Unterscheidung von der familiären olivopontozerebellaren Atrophie (OPCA) und den **Heredoataxien**. Toxische, metabolische und paraneoplastische Kleinhirnatrophien sind abzugrenzen. Im Gegensatz zur **Parkinson-Krankheit** spricht die MSA schlecht auf L-Dopa an.

Therapie und Verlauf: Physiotherapeutische Maßnahmen sind die einzigen Behandlungsmöglichkeiten, zumal eine kausale Therapie fehlt. Der Verlauf ist meist rasch progredient. Die Stand- und Gangataxie wird zur irreversiblen Behinderung. Infolge kardialer und pulmonaler Komplikationen kommt es innerhalb von 7 – 10 Jahren zum Tod.

Therapie und Verlauf: Physiotherapie ist die einzige Therapieoption. Die MSA verläuft rasch progredient.

▶ Klinischer Fall. Innerhalb von drei Jahren entwickelten sich bei dem 48-jährigen Bauarbeiter eine ataktische Gangstörung bis zur Gehunfähigkeit und eine Artikulationsstörung bis zur Anarthrie. Die Zeigeversuche waren dysmetrisch, die Schrift war unleserlich (vgl. Abb. **B-1.52**). Hinzu kam neben Rigor, Hypomimie und Hypersalivation eine Harninkontinenz. Die Sehnervenpapillen waren abgeblasst. Das MRT zeigte eine Atrophie insbesondere von Pons und Kleinhirn.

▶ Klinischer Fall.

1.3 Metabolische und toxische Störungen des Gehirns und Rückenmarks

1.3.1 Hereditäre Stoffwechselkrankheiten

1.3 Metabolische und toxische Störungen des Gehirns und Rückenmarks

1.3.1 Hereditäre Stoffwechselkrankheiten

▶ Überblick. Metabolische Störungen des Zentralnervensystems, die auf genetischen Enzymdefekten beruhen, manifestieren sich meist schon früh im Kindesalter mit gravierenden neurologischen Ausfällen (Para- oder Tetraparese, Koordinationsstörung, Erblindung), Epilepsie und psychomotorischer Retardierung. Es kommen aber auch adulte Formen vor, die sich dann meist mit kognitiven Störungen und der Entwicklung spastischer Paresen oder extrapyramidaler Symptome äußern. Mitochondriale Erkrankungen manifestieren sich häufig erst im Erwachsenenalter.

▶ Überblick.

Lipidspeicherkrankheiten

Lipidspeicherkrankheiten

▶ **Synonym.** Sphingolipidosen.

▶ Synonym.

▶ Definition. Lysosomale Speicherkrankheit, bei der sich infolge eines gestörten Abbaus der Sphingolipide Speicherprodukte in den Lysosomen ansammeln.

▶ Definition.

Tab. **B-1.16** zeigt die häufigsten Lipidspeicherkrankheiten.

Zu den häufigsten Lipidspeicherkrankheiten siehe Tab. **B-1.16**.

B-1.16 Die häufigsten Lipidspeicherkrankheiten

Krankheit	Symptomatologie und Diagnostik	Pathogenese
Niemann-Pick-Krankheit (Sphingomyelinose)	im 1. Lebensjahr schlaffe Paresen, zerebellare Ataxie, Erblindung; vorgewölbtes Abdomen (Hepatomegalie), Hyperpigmentierung	Abbaustörung und Speicherung von Sphingomyelin. „Schaumzellen" in Knochenmark und Gehirn; Demyelinisierung der weißen Substanz
Gaucher-Krankheit (Zerebrosidose)	akuter Verlauf im Säuglingsalter mit Hepatosplenomegalie, spastischen Paresen, Opisthotonus, Strabismus (Typ 2); bei subakuter juveniler Manifestation mäßige Hepatosplenomegalie, myoklonische und generalisierte tonisch-klonische Anfälle, horizontale Blickparesen, progrediente Spastik und Demenz (Typ 3)	Abbaustörung und Speicherung von Glukozerebrosid, histiozytäre Speicherzellen („Gaucher-Zellen") in viszeralen Organen; im Gehirn Nervenzelluntergang und Demyelinisierung
Tay-Sachs-Krankheit (GM2-Gangliosidose)	ab 3. Lebensmonat Hypotonie der Muskulatur, Visusverlust mit Nachweis des typischen „kirschroten Flecks" der Fovea centralis; später epileptische Anfälle, Tetraspastik	Abbaustörung und Speicherung des GM2-Gangliosids infolge Hexosaminidase-A-Mangels; Nervenzelluntergang und Demyelinisierung in Groß- und Kleinhirn sowie Rückenmark

Symptomatologie und Diagnostik: Meist tritt im 1. – 3. Lebensjahr als Erstsymptom Apathie oder Reizbarkeit auf. Es treten Paresen, oft auch eine zerebellare Ataxie, evtl. Optikusatrophie und ein kirschroter Fleck der Makula auf. Im CT und MRT findet sich eine ausgeprägte Entmarkung.

Symptomatologie und Diagnostik: Fast alle Lipidspeicherkrankheiten beginnen im 1. – 3. Lebensjahr nach zunächst normaler frühkindlicher Entwicklung entweder mit Apathie oder psychomotorischer Unruhe. Regelmäßig entwickeln sich schlaffe oder spastische Paresen und oft eine zerebellare Ataxie, sodass die Kinder nicht oder nur mühsam laufen und sprechen lernen. Bei einer Reihe von Lipidspeicherkrankheiten, am häufigsten bei Tay-Sachs-Krankheit, fällt neben einer Optikusatrophie eine Rotfärbung der Fovea centralis auf. Gelegentlich findet sich eine Liquoreiweißerhöhung; im kranialen CT stellen sich frühzeitig symmetrische hyperdense Areale überwiegend in der weißen Substanz dar, die kernspintomografisch signalintens sind (Entmarkung).

Beweisend ist der Nachweis des Enzymdefekts in Leukozyten oder Fibroblasten.

Die Diagnose wird durch den Nachweis des Enzymdefekts in Leukozyten oder Fibroblasten gesichert und kann auch pränatal aus Amnion- oder Chorionzellen gestellt werden.

Ätiopathogenese: Enzymdefekte des Lipidstoffwechsels verursachen eine Speicherung partiell abgebauter Sphingolipide u. a. im Nervengewebe.

Ätiopathogenese: Für die Mehrzahl der **autosomal rezessiv** vererbten Lipidspeicherkrankheiten ist der Genort lokalisiert und das für den Enzymdefekt verantwortliche Gen charakterisiert worden. Aufgrund der enzymatischen Störung ist der Metabolismus der Sphingolipide (Sphingomyelin, Zerebroside, Sulfatide, Ganglioside) gestört; Intermediärprodukte werden in Gehirn, Retina, Leber, Milz und Knochenmark gespeichert.

Therapie und Verlauf: Eine kausale Therapie ist nicht möglich. Wesentlich ist die genetische Beratung.

Therapie und Verlauf: Eine kausale Therapie ist nicht möglich. Von Bedeutung ist die genetische Beratung der Angehörigen. Die im Säuglingsalter auftretenden Lipidspeicherkrankheiten führen innerhalb von Monaten oder wenigen Jahren zum Tod. Bei phänotypischer Variabilität kommen seltener auch Manifestationen im späteren Kindes- oder Jugendalter mit insgesamt günstigerer Prognose vor.

Leukodystrophien

▸ Definition.

Leukodystrophien

▸ **Definition.** Leukodystrophien sind Entmarkungskrankheiten, die durch genetische Defekte des Myelinmetabolismus verursacht werden. Der Verlauf ist progredient mit einem diffusen Schwund der Markscheiden im zentralen und peripheren Nervensystem.

Epidemiologie: Die Häufigkeit beträgt 1/15 000 Einwohner.

Epidemiologie: Leukodystrophien insgesamt kommen in einer Häufigkeit von 1/15 000 Einwohner vor. Am häufigsten ist die Adrenoleukodystrophie.

Symptomatologie und Diagnostik: Meist manifestieren sich die Leukodystrophien bereits im Säuglings- oder frühen Kindesalter (Tab. **B-1.17**). Bei der Adrenoleukodystrophie und der metachromatischen Leukodystrophie kommen auch juvenile und adulte Formen vor. Hauptsymptome sind kognitive Störungen und spastische Paresen. Die MRT weist den **Markscheidenverlust** als flächige Signalintensitätsanhebung in der T 2-Wichtung nach.

Symptomatologie und Diagnostik: Während die Globoidzelldystrophie bereits in den ersten Lebensmonaten manifest wird, gibt es sowohl bei der Adrenoleukodystrophie als auch bei der metachromatischen Leukodystrophie juvenile und seltene adulte Formen (Tab. **B-1.17**). Dabei entwickeln sich in der 2. oder 3. Lebensdekade progredient kognitive Störungen, eine spastische Para- oder Tetraparese, selten auch epileptische Anfälle. In der Kernspintomografie stellt sich die ausgedehnte **Entmarkung der weißen Substanz** von okzipital nach frontoparietal fortschreitend als konfluierende hyperintense Signalveränderung in der T2-Wichtung dar. Das Liquoreiweiß ist mäßig erhöht; häufig ist auch eine intrathekale Immunglobulinproduktion mit Nachweis oligoklonaler Banden. Der Verdacht auf eine Leuko-

B-1.17 Die häufigsten Leukodystrophien

Krankheit	Symptomatologie und Diagnostik	Pathogenese
Adrenoleukodystrophie	Manifestation im Kindesalter mit Hyperaktivität, demenzieller Entwicklung und Visusstörungen; im Jugend- oder Erwachsenenalter mit psychotischen Symptomen, Ataxie, Pseudobulbärparalyse; als Adrenomyeloleukodystrophie Beginn in der 3. Dekade mit progressiver spastischer Parese, sensomotorischer Polyneuropathie und Nebennierenrindeninsuffizienz; VLCFA (very long chain fatty acids) in den Blutleukozyten erhöht	fehlender Abbau von überlangkettigen Fettsäuren (very long chain fatty acids = VLCFA) infolge eines Enzymdefekts der VLCFA-CoA-Synthetase und Anhäufung im Myelin sowie in fast allen Körperzellen; X-chromosomal rezessiver Erbgang
metachromatische Leukodystrophie (Sulfatidose)	Ataxie um das 3. Lebensjahr, zunächst schlaffe, später spastische Para- oder Tetraparese, Erblindung, epileptische Anfälle, Cholezystitis und Cholelithiasis; Nachweis des Arylsulfatase-A-Mangels in Blutleukozyten	fehlender Abbau von Sulfatid infolge Arylsulfatase-A-Mangels; Speicherung metachromatischer Glykolipide in Oligodendroglia und Schwann-Zellen; Demyelinisierung zentral und peripher; autosomal rezessiver Erbgang
Globoidzell-Leukodystrophie (Krabbe-Krankheit)	nach dem 3. Lebensmonat Fieberschübe, Rückgang der psychomotorischen Entwicklung, Spastik mit Opisthotonus, Erblindung; Nachweis des Galaktozerebrosids in der Hautbiopsie oder Nachweis der defizienten Aktivität der Beta-Galaktozerebrosidase	Abbauhemmung von Galaktozerebrosid und Anhäufung von Galaktosylsphingosin mit toxischer Wirkung auf die Oligodendroglia; Globoidzellen (mehrkernige Speicherzellen) in der weißen Substanz des ZNS; zentrale und periphere Demyelinisierung; autosomal rezessiver Erbgang

dystrophie besteht dann, wenn ein Entmarkungsprozess weder durch entzündliche noch durch vaskuläre Veränderungen erklärbar ist. Dann sollte die gezielte biochemische Diagnostik mit Nachweis des Speicherprodukts in Blutleukozyten oder Fibroblasten durchgeführt werden. Eine genetische Diagnostik steht für die Mehrzahl der Erkrankungen zur Verfügung.

Ätiopathogenese: Die Erkrankungen folgen einem autosomal rezessiven Erbgang oder sind X-chromosomal gebunden. Aufgrund des Gendefekts kommt es zur Störung des Myelinmetabolismus, vermehrtem Anfall und Speicherung bestimmter Lipide (Tab. **B-1.17**). Die konsekutive Zerstörung des Myelins führt zu bilateral symmetrischem Verlust der weißen Substanz des Groß- und Kleinhirns, Atrophie des Corpus callosum sowie zu einer Atrophie des N. opticus oder auch der peripheren Nerven.

Ätiopathogenese: Der Erbgang ist autosomal rezessiv oder X-chromosomal. Die Zerstörung des Myelins führt zum Verlust der weißen Substanz, Atrophie des Corpus callosum sowie Optikusatrophie.

Therapie: Bei der Adrenoleukodystrophie kann mit einer VLCFA-armen Diät und eventuell „Lorenzos Öl" (Gemisch aus Oleinsäure und Erukasäure) die Progredienz gebremst werden. Die NNR-Insuffizienz wird mit Kortikosteroiden behandelt. Eine hämatopoetische Stammzelltransplantation ist bei der X-chromosomalen Adrenoleukodystrophie sowie für die Globoidzell-Leukodystrophie und die metachromatische Leukodystrophie in sehr frühem Stadium in Erwägung zu ziehen. Sonst steht keine Therapie zur Verfügung. Die Erkrankungen führen früh zum Tod.

Therapie: Die Progredienz der Adrenoleukodystrophie kann mittels Diät und Lorenzos Öl gebremst werden.

Mitochondriale Erkrankungen

Mitochondriale Erkrankungen

▶ **Synonym.** Mitochondriopathien, mitochondriale Enzephalopathien, mitochondriale Enzephalomyopathien, mitochondriale Zytopathien.

▶ Synonym.

▶ **Definition.** Mitochondriale Erkrankungen beruhen auf einer Störung der Endstrecke der mitochondrialen Energiegewinnung, d. h. der oxidativen Phosphorylierung, infolge eines Defekts der Atmungskette. Diese Erkrankungen äußern sich vorwiegend an Geweben mit hohem Energieverbrauch: visuelles System, Innenohr, zentrales und peripheres Nervensystem sowie Herz- und Skelettmuskulatur.

▶ Definition.

Symptomatologie und Diagnostik: Die zahlreichen Syndrome weisen ein weites Spektrum an Symptomen auf. Bei den sich im Kindesalter manifestierenden Syndromen (z. B. Leigh-Syndrom, Alpers-Syndrom) sind Muskelhypotonie, psychomotorische Entwicklungsverzögerung, Laktatazidose und kardiopulmonales Versagen die häufigsten Symptome. Bei Erkrankungsbeginn im Jugend- oder frühen Erwachsenenalter (Tab. **B-1.18**) ist die frühkindliche Entwicklung meist regelrecht; es können Wachstumsstörungen vorliegen. Die körperliche Leistungsfähigkeit nimmt kontinuierlich ab; es entwickelt sich eine belastungsabhängige Muskelschwäche (MELAS).

Symptomatologie und Diagnostik: Die Erkrankungen mit Beginn im Jugend- oder frühen Erwachsenenalter verlaufen chronisch progredient mit kontinuierlicher Reduktion der Leistungsfähigkeit, ggf. Seh- und Hörstörungen, Ataxie, Bewegungsstörungen oder epileptischen Anfällen. Bei erheblicher Variabilität in der Ausprägung der häufigsten Syndrome **Kearns-Sayre-Syndrom, MELAS,**

B-1.18 Häufige mitochondriale Erkrankungen mit Beginn im Jugend- und Erwachsenenalter

Mitochondriopathie	Symptomatologie	Diagnostik
Kearns-Sayre-Syndrom (KSS)	Beginn vor dem 20. Lebensjahr; chronisch progrediente externe Ophthalmoplegie mit allmählicher Einschränkung der Augenbewegungen und Ptose; Pigmentdegeneration der Retina (Retinitis pigmentosa); fakultativ belastungsabhängige Muskelschwäche, Dysphagie, Dysarthrie, Ataxie, Hypakusis, kardiale Reizleitungsstörungen, endokrine Störungen	Liquoreiweißerhöhung > 1 g/l bei 50 % der Patienten CK- und/oder Laktaterhöhung im Serum MRT: Signalanhebungen subkortikal, Basalganglienverkalkungen EMG: myopathisches Muster Muskelbiopsie: „ragged red fibers"
MELAS (**m**itochondriale **E**nzephalomyopathie mit **L**aktat**a**zidose und „**s**troke-like episodes")	Beginn im frühen Kindesalter oder Erwachsenenalter; Entwicklungsverzögerung und Kleinwuchs bei frühem Beginn; sonst belastungsabhängige Muskelschwäche, Schlaganfall (vor dem 40. Lj.), epileptische Anfälle, Demenz; häufig migräneartige Kopfschmerzen mit Nausea; fakultativ: Retinitis pigmentosa, Hörstörung	Laktat in Serum und Liquor erhöht MRT: Hirnatrophie, multiple Infarkte überwiegend okzipital und parietal EMG: evtl. myopathische Potenziale Muskelbiopsie: fast immer Nachweis von „ragged red fibers"
MERRF (**M**yoklonus-**E**pilepsie mit „**r**agged **r**ed **f**ibers")	Beginn meist in der 2. oder 3. Dekade; Myoklonien, tonisch-klonische Anfälle, zerebellare Ataxie; fakultativ: Myopathie, periphere Neuropathie, Taubheit, Optikusatrophie, Katarakt, chronisch progrediente externe Ophthalmoplegie, Demenz	Laktat in Serum und Liquor häufig erhöht MRT: Hirnatrophie EMG: evtl. myopathische Potenziale Muskelbiopsie: fast immer Nachweis von „ragged red fibers"

MERRF (Tab. **B-1.18**) kommen auch Syndrome mit umschriebener Symptomatik vor: **chronisch progrediente externe Ophthalmoplegie (CPEO)** und **hereditäre Leber-Optikus-Neuropathie (LHON).**

Hinzu kommen Sehstörungen, Hörstörungen, Ataxie, epileptische Anfälle, Bewegungsstörungen (MERRF). Auch systemische Manifestationen kommen hinzu: Kardiomyopathie, kardiale Reizleitungsstörungen, endokrine Störungen und Diabetes mellitus, Hepato- und Nephropathie. Die einzelnen Syndrome sind nicht scharf voneinander abgegrenzt, Überlappungen sowie eine z. T. erhebliche Variabilität in der Ausprägung sind häufig. Eine **chronisch progrediente externe Ophthalmoplegie (CPEO)** mit bilateraler Ptose und Lähmung der äußeren Augenmuskeln kann isoliert auftreten oder mit anderen Symptomen als **Kearns-Sayre-Syndrom.** Die Erkrankung kann aber auch auf einzelne Gewebe beschränkt sein. So ist bei der hereditären **Leber-Optikus-Neuropathie (LHON)** nur der N. opticus betroffen. Vorwiegend junge Männer erleiden zunächst einseitig, dann beiderseits einen Visusverlust innerhalb von Tagen bis Wochen. Trotz Partialremission verbleibt ein Zentralskotom bei Optikusatrophie.

Charakteristische Befunde sind eine Laktaterhöhung im Liquor und – insbesondere unter körperlicher Belastung – im Serum. Muskelbioptisch lassen sich typische **„ragged red fibers"** nachweisen.

Die Diagnostik umfasst CK, LDH, Laktat und Pyruvat im Serum. Bei der Hälfte der Patienten ist bereits das Laktat im Serum erhöht, bei zwei Drittel das **Laktat** im Liquor. Bei ca. 80 % der Patienten findet sich unter muskulärer Anstrengung (Fahrradbelastungstest) ein Laktatanstieg im Serum. Neben EMG und MRT des Kopfes sind Augen-, HNO- und internistische Untersuchungen erforderlich (S. 503). Die Muskelbiopsie ergibt den charakteristischen Befund der **„ragged red fibers"**. Molekulargenetisch lassen sich die Mutationen der mitochondrialen DNA im Muskel nachweisen.

Ätiopathogenese: Mutationen der mitochondrialen DNA (mtDNA) bewirken eine Störung in der Atmungskette. Die Erkrankungen werden maternal vererbt, Spontanmutationen sind häufig.

Ätiopathogenese: Die mitochondrialen Erkrankungen sind durch Mutationen der mitochondrialen DNA (mtDNA) bedingt und somit i. d. R. maternal vererbt. Spontanmutationen sind aber häufig. Auch nukleäre Mutationen können für die Störung mitochondrialer Proteine verantwortlich sein (autosomaler Erbgang). Da die mtDNA sowie einzelne nukleäre Genome für die Kodierung der Enzymkomplexe I – V der Atmungskette verantwortlich sind, ist die oxidative Phosphorylierung gestört.

Therapie und Verlauf: Eine kurative Therapie gibt es nicht. Gegebenenfalls ist ein Herzschrittmacher erforderlich. Bei Narkosen und der Gabe von Sedativa muss ein eventuell verminderter Atemantrieb beachtet werden.

Therapie und Verlauf: Eine kurative Therapie gibt es nicht. Bei kardialer Reizleitungsstörung sollte frühzeitig ein Herzschrittmacher implantiert werden. Die Epilepsie muss konsequent behandelt werden; Valproinsäure sollte vermieden werden. Im Rahmen von Narkosen und bei Gabe von Sedativa muss ein evtl. verminderter Atemantrieb beachtet werden. Körperliche Anstrengungen sollten gemieden werden. Der Verlauf ist chronisch progredient, die Lebenserwartung reduziert.

Wilson-Krankheit

▶ **Synonym.** Morbus Wilson, Kupferstoffwechselstörung, hepatolentikuläre Degeneration .

▶ **Definition.** Die von S. A. K. Wilson (1912) erstmals beschriebene Erkrankung ist eine genetisch bedingte Störung des Kupferstoffwechsels. Die toxische Kupferakkumulation in der Leber und im Gehirn führt zu hepatischen und neurologischen Symptomen. Die Ausprägung der Symptome ist sehr variabel.

Epidemiologie: Die Wilson-Krankheit manifestiert sich zwischen dem 5. und 40., in der Hälfte der Fälle vor dem 15. Lebensjahr ohne signifikante Geschlechtsunterschiede. Die Prävalenz beträgt 1/30 000 Einwohner. Die Zahl der jährlichen Neuerkrankungen liegt bei 15 – 30/1 Million Einwohner.

Symptomatologie: Die kindliche Manifestation ist durch Ikterus charakterisiert und kann früh zum Leberversagen führen. Bei Manifestation nach der Pubertät stehen neurologische und psychopathologische Symptome im Vordergrund. Die Patienten werden z. T. noch vor dem 20. Lebensjahr **hypokinetisch**. Die Mimik ist starr, Sprechen und Schlucken sind zunehmend behindert. Ein Teil der Patienten leidet unter einer Pseudobulbärparalyse (S. 221) mit pathologischem Weinen und Lachen.

Bei Manifestation in der **3. – 4. Lebensdekade** beginnt die Erkrankung allmählich mit einem **Intentionstremor**, der bei progredienter Leberinsuffizienz in einen „flapping tremor" bei hepatischer Enzephalopathie übergeht (S. 242). Die **ataktische Gangstörung** wird im Verlauf von dystonen und choreatischen **Hyperkinesen** begleitet. Mit oder bereits vor Einsetzen der neurologischen Symptome stellen sich Gedächtnis-, Antriebs- und Affektstörungen, gelegentlich auch eine psychotische Symptomatik ein.

Ätiopathogenese: Die Wilson-Krankheit wird **autosomal rezessiv vererbt**. Das Gen ist auf dem langen Arm von Chromosom 13 (13q14.3) lokalisiert; mehrere Punktmutationen führen zur Dysfunktion des kodierten intrazellulären Kupfertransportproteins. Dessen Funktionsverlust hat eine Synthesestörung des Caeruloplasmins und dadurch eine verminderte biliäre Kupferexkretion zur Folge. Das normalerweise zu 95 % an Caeruloplasmin gebundene **Kupfer** liegt bei Wilson-Patienten überwiegend in freier Form vor und wird in Hepatozyten **gespeichert**. Ist die Speicherkapazität der Leber erschöpft, wird Kupfer in anderen Organen wie Niere, Kornea und Gehirn abgelagert. Besonders betroffen sind die **Stammganglien**, v. a. das Putamen, mit der Folge einer zystischen Degeneration (Status spongiosus).

Diagnostik: Die Untersuchung der jugendlichen Patienten ergibt ein Parkinson-Syndrom mit Rigor, gelegentlich Ruhetremor und Akinese. Bei der adulten Form überwiegen zerebellare Symptome. Epileptische Anfälle treten unabhängig vom Manifestationsalter auf. Diagnostisch richtungweisend ist der **Kayser-Fleischer-Kornealring**, der als gelbe oder grünlich-braune Einlagerung in die oberflächliche Schicht der Kornea auffällt (Abb. **B-1.53**). Er findet sich bei allen Patienten, die bereits neurologische Symptome aufweisen; zuvor kann er fehlen oder erst bei der Spaltlampenuntersuchung erkennbar sein.

B-1.53 Kayser-Fleischer-Kornealring

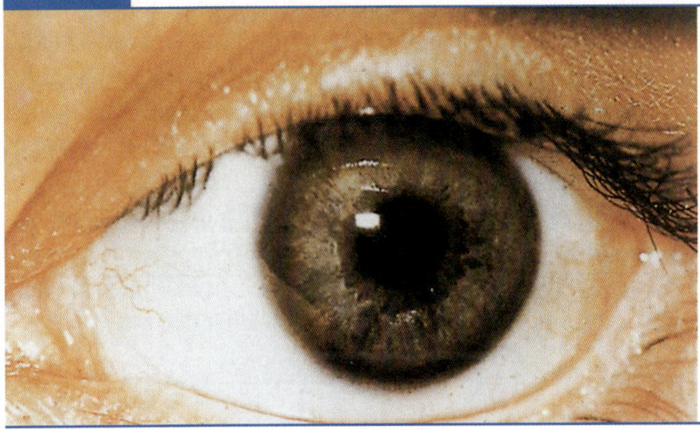

Kupferablagerung in der Kornea bei der Wilson-Krankheit

Wilson-Krankheit

▶ Synonym.

▶ Definition.

Epidemiologie: In der Hälfte der Fälle manifestiert sich die Erkrankung vor dem 15. Lebensjahr. Die Prävalenz liegt bei 1/30 000 Einwohner.

Symptomatologie: Die kindliche Verlaufsform manifestiert sich mit Ikterus. Bei der Manifestation nach der Pubertät stehen **Hypokinese**, Dysarthrie und Dysphagie im Vordergrund.

Bei der Manifestation im Erwachsenenalter überwiegen **Tremor**, **Ataxie** und dystone oder choreatische **Hyperkinesen**. Gedächtnis-, Antriebs- und Affektstörungen begleiten die neurologischen Symptome.

Ätiopathogenese: Die **autosomal rezessiv vererbte** Kupferstoffwechselstörung führt zu abnormer **Kupferspeicherung** in Leber, Niere, Kornea und Gehirn. Besonders betroffen sind die **Stammganglien** mit der Folge einer zystischen Degeneration.

Diagnostik: Charakteristisch ist der **Kayser-Fleischer-Kornealring** (Abb. **B-1.53**), der sich bei allen Patienten mit neurologischen Symptomen nachweisen lässt.

In CT und MRT finden sich Veränderungen der Stammganglien.

Die intrazerebralen Kupferablagerungen imponieren computertomografisch als hypodense Areale, kernspintomografisch als Signalaussparung im Stammganglienbereich, insbesondere Putamen. Als Folge von Gliose und Ödem finden sich aber auch Signalanhebungen in der T2-Wichtung. Im Verlauf zeigt sich eine intern betonte Hirnatrophie.

Richtungweisend sind die **Verminderung von Kupfer** und **Caeruloplasmin im Serum** bei erhöhter Kupferausscheidung im Harn. Im Zweifelsfall wird eine Leberbiopsie durchgeführt.

Wesentlich zur Diagnosestellung sind die Laboruntersuchungen: Der **Kupferspiegel** im Serum und das **Caeruloplasmin im Serum** sind **erniedrigt**, die Kupferausscheidung im 24-Stunden-Sammelurin ist erhöht. Bei 10% der Patienten sind die Werte normal oder nicht kongruent. Im Zweifelsfall wird die Diagnose durch Leberbiopsie gesichert.

Differenzialdiagnose: Abzugrenzen sind Parkinson-Krankheit, MS, Chorea Huntington und Torsionsdystonie. Entscheidend sind die o. g. Laborbefunde.

Differenzialdiagnose: Der laborchemische Nachweis der Kupferstoffwechselstörung kann einziges differenzialdiagnostisches Kriterium zur Abgrenzung gegenüber der frühen Manifestation einer Parkinson-Krankheit und symptomatischen Parkinson-Syndromen sein (S. 58). Bei überwiegend zerebellarer Symptomatik ist an eine Multiple Sklerose (S. 296), bei choreatischen und dystonen Hyperkinesen an die Chorea Huntington (S. 205) und die Torsionsdystonie (S. 210) zu denken.

Therapie: **D-Penicillamin** bindet Kupfer und steigert so seine Ausscheidung, **kupferarme Diät** und Zinksulfat mindern die Kupferresorption. Angehörige von Wilson-Patienten sollten untersucht, genetisch beraten und ggf. präsymptomatisch therapiert werden.

Therapie: Ziel der Behandlung ist eine Verminderung der Kupferspeicherung und intestinalen Kupferresorption. Durch Gabe von **D-Penicillamin** wird Kupfer gebunden und zudem dessen Ausscheidung im Urin erhöht. Eine Reduktion der Kupferaufnahme kann durch **kupferarme Diät** und die Anwendung von Zinksulfat erreicht werden, das jedoch zur Erstbehandlung manifest Kranker wegen des langsamen Wirkungseintritts nicht ausreicht. Da die Kupferstoffwechselstörung bereits vor der Entwicklung neurologischer und psychopathologischer Symptome nachweisbar ist, sollten Familienangehörige Wilson-Kranker untersucht, genetisch beraten und präsymptomatisch behandelt werden.

Verlauf: Unbehandelt verläuft die Erkrankung tödlich. Durch **lebenslange Therapie** wird die Progredienz der Erkrankung aufgehalten. Bei **präventiver Behandlung** ist die Prognose günstig.

Verlauf: Unbehandelt führt die Erkrankung zum Tod. Bei Manifestation vor dem 20. Lebensjahr kommt es innerhalb weniger Jahre zu Leber- und Nierenversagen und bei der adulten Form nach 10- bis 40-jährigem chronisch progredientem Verlauf zur Demenz. Die **lebenslange Therapie** hält die Progredienz auf; die neurologischen Symptome bilden sich jedoch nicht immer zurück. Asymptomatische homozygote Familienangehörige haben bei konsequenter **präventiver Therapie** eine gute Prognose.

1.3.2 Erworbene Stoffwechselstörungen und metabolische Enzephalopathien

1.3.2 Erworbene Stoffwechselstörungen und metabolische Enzephalopathien

▸ Überblick.

▸ Überblick. Störungen des Wasser- und Elektrolythaushalts, des Glukosestoffwechsels und der Blut-Hirn-Schranke sowie die Akkumulation neurotoxischer Substanzen beeinträchtigen die Hirnfunktion. Man kann die neurologischen Störungen unter dem – unspezifischen – Begriff der **Enzephalopathie** zusammenfassen. Die Phänomenologie dieser Störung ist unterschiedlich. Jedoch stehen häufig insbesondere zu Beginn einer Enzephalopathie psychopathologische Symptome, bei rascher Entwicklung von Beginn an eine Vigilanzstörung im Vordergrund; bei Fortscheiten der metabolischen oder toxischen Störung sind die Patienten komatös. Epileptische Anfälle sind häufig; das gesamte Spektrum fokaler zentraler neurologischer Symptome kommt vor. Dem Hirnödem und einer möglichen Hirndrucksteigerung kommt besondere Bedeutung zu. Daher sind diese Patienten nicht nur häufig intensivpflichtig, sondern der Neurologe begegnet ihnen oft erst auf der (internistischen oder interdisziplinären) Überwachungs- oder Intensivstation. Die Diagnostik ist klinisch (s. Untersuchung des bewusstlosen Patienten, S. 103) und erfolgt im Gesamtkontext; bildgebende Diagnostik spielt für den Nachweis kaum eine Rolle, wohl aber für den Ausschluss anderer differenzialdiagnostisch in Betracht kommender Störungen. Die gestörte Hirnfunktion spiegelt sich vielmehr im EEG; die Veränderungen können richtungweisend sein, sind aber nicht spezifisch. Die Behandlung ist immer eine interdisziplinäre.

Hyponatriämie

► Definition. Eine akute Hyponatriämie führt innerhalb kurzer Zeit zum Hirnödem. Bei chronischer Hyponatriämie verursacht ein zu rascher Elektrolytausgleich eine osmotische Demyelinisierung (zentrale pontine Myelinolyse). Die neurologischen Komplikationen manifestieren sich erst bei einem Serum-Natrium-Wert deutlich unter dem unteren Grenzbereich von 135 mmol/l.

Symptomatologie: Eine **akute Hyponatriämie** manifestiert sich zunächst mit Kopfschmerzen, Nausea und Vomitus, in der Hälfte der Fälle auch mit psychopathologischen Symptomen wie Orientierungsstörung und Halluzinationen. Bei einer Natrium-Konzentration um 108 mmol/l kommt es zu dramatischer Verschlechterung mit generalisierten **tonisch-klonischen Anfällen** und Koma innerhalb 1 Stunde.
Ein allmählicher Abfall der Serum-Natrium-Konzentration bleibt zunächst klinisch inapparent. Eine länger anhaltende Hyponatriämie unter 110 mmol/l kann mit Desorientierung und Muskelkrämpfen verbunden sein. Innerhalb weniger Tage nach zu rascher Korrektur der **chronischen Hyponatriämie** sind Hyperventilation, gelegentlich tonisch-klonische Anfälle, Dysarthrie, Dysphagie und Lähmungen der Extremitäten zu beobachten.

Ätiopathogenese: Ursache einer Hyponatriämie ist oft eine ADH-induzierte Reduktion der renalen Wasserausscheidung. Das Syndrom der inadäquaten ADH-Sekretion (SIADH) kommt als Folge maligner Erkrankungen und akuter Hirnerkrankungen vor. Es können sich Überschneidungen mit dem so genannten zerebralen Salzverlustsyndrom ergeben, das sich mit Polyurie und damit Volumenmangel zeigt und bei verschiedenen schweren Hirnerkrankungen einstellen kann (Subarachnoidalblutung, Schädel-Hirn-Trauma, neurochirurgische Operationen). Bei akutem Abfall des Serum-Natrium-Wertes unter 110 mmol/l, meist postoperativ, oder auch infolge **Infusion hypotoner Lösungen** (Wasserintoxikation), entwickelt sich innerhalb 2 Tagen ein lebensbedrohliches **Hirnödem** (S. 237).

► Merke. Die Manifestation neurologischer Störungen ist weniger vom Absolutwert der Natrium-Konzentration im Serum als von der Geschwindigkeit der Elektrolytverschiebung abhängig.

Ursachen einer chronischen Hyponatriämie sind natriumarme Diät und Diuretikatherapie. Auch Antidepressiva und Antiepileptika (Tab. **B-4.8**, S. 533) können eine Hyponatriämie hervorrufen. Sie verursacht abgesehen von einer Muskelschwäche kaum neurologische Symptome. Erst die zu **rasche Natriumsubstitution** um > 12 mmol Na^+/l/24 Stunden ruft schwere neurologische Komplikationen als Folge einer umschriebenen osmotischen Demyelinisierung hervor. Besonders betroffen ist die zentrale Ponsregion: **zentrale pontine Myelinolyse.** Auch Demyelinisierungen im Corpus callosum und Kleinhirn kommen vor. Patienten mit einer Leberinsuffizienz (oder nach Lebertransplantation) oder Kachexie sind besonders gefährdet, ebenso alkoholkranke Menschen, die oft eine klinisch inapparente chronische Hyponatriämie aufweisen. Eine zentrale pontine Myelinolyse entsteht nicht selten im Verlauf eines Alkoholdelirs oder einer Wernicke-Enzephalopathie (S. 252).

Diagnostik: Zur ätiologischen Einordnung ist die Labordiagnostik entscheidend: Natrium im Serum und Urin sowie Osmolarität in Serum und Urin.
Die **akute Hyponatriämie** führt über die Entwicklung eines Hirnödems mit intrakraniellem Druckanstieg rasch zur **Vigilanzstörung.** Pupillenstörungen, Hemiparese, Steigerung der Eigenreflexe und positive Pyramidenbahnzeichen sind Symptome der beginnenden Einklemmung (S. 108).
Die neurologischen Symptome einer **zentralen pontinen Myelinolyse** unter der zu raschen Natriumsubstitution bei chronischer Hyponatriämie stellen sich erst ein, wenn der Natriumwert im Serum schon wieder normal ist. Charakteristisch sind **Pseudobulbärparalyse** mit Tetraparese, horizontaler Blickparese und Mutismus. Die Symptomatik kann von einem milden pontinen Syndrom bis zum **Locked-in-Syndrom** (S. 113) reichen. Kernspintomografisch ist die beginnende Demyelinisierung durch eine Signalanhebung im zentralen Pons (gelegentlich auch extrapontin) nachweisbar (Abb. **B-1.54**). Eine vollständige irreversible Demyelinisierung kann im Verlauf auch computertomografisch als hypodense Läsion des Pons erkennbar sein.

Hyponatriämie

► Definition.

Symptomatologie: Eine **akute Hyponatriämie** kündigt sich mit Kopfschmerzen, Nausea und Vomitus an, bevor es zu **tonisch-klonischen Anfällen** und Koma kommt.

Der allmähliche Natriumverlust ist zunächst symptomlos. Die zu rasche Korrektur der **chronischen Hyponatriämie** führt zu Pseudobulbärparalyse und Lähmungen der Extremitäten.

Ätiopathogenese: Ein akuter Abfall des Serum-Natrium-Wertes unter 110 mmol/l hat ein lebensbedrohliches **Hirnödem** zur Folge.

► Merke.

Bei der chronischen Hyponatriämie, z. B. infolge Diuretikatherapie, verursacht die zu **rasche Na^+-Substitution** (iatrogen!) eine lokale osmotische Demyelinisierung, besonders eine **zentrale pontine Myelinolyse.** Patienten mit Leberinsuffizienz oder Kachexie oder hohem Alkoholkonsum sind besonders gefährdet.

Diagnostik: Natrium und die Osmolarität sind in Serum und Urin zu bestimmen.

Vigilanzstörung und Symptome der Einklemmung sind Folge des Hirnödems bei **akuter Hyponatriämie.**

Zeichen der **zentralen pontinen Myelinolyse** ist die **Pseudobulbärparalyse** mit Tetraparese und der Gefahr eines **Locked-in-Syndroms.** Die Ponsläsion stellt sich im MRT (Abb. **B-1.54**) dar.

⊙ B-1.54

⊙ B-1.54 Zentrale pontine Myelinolyse

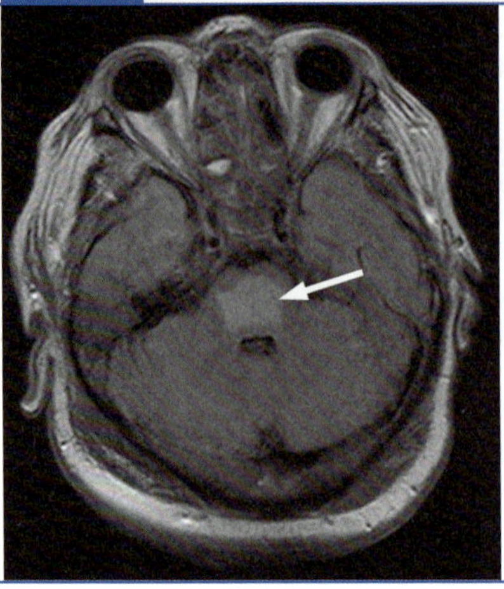

Signalintense Läsion zentral im Pons. MRT in FLAIR-Wichtung bei zentraler pontiner Myelinolyse im Akutstadium.

Differenzialdiagnose: Bei pseudobulbärer Symptomatik kommt differenzialdiagnostisch in erster Linie eine Basilaris-Thrombose in Betracht.

Differenzialdiagnose: Die wichtigste Differenzialdiagnose bei pseudobulbärer Symptomatik stellt die Basilaris-Thrombose dar. Differenzialdiagnostisch richtungweisend sind die Elektrolytwerte und eine vorangegangene Infusionstherapie. Weitere Differenzialdiagnosen sind Herpes-Enzephalitis (S. 280) und Wernicke-Enzephalopathie (S. 252).

Therapie und Prophylaxe: Wesentlich ist die Vermeidung einer iatrogenen Hyponatriämie (keine Infusion hypotoner Lösungen, Elektrolytkontrollen bei Diuretikatherapie!).

Therapie und Prophylaxe: Die Infusion hypotoner Lösungen ist grundsätzlich kontraindiziert. Eine chronische Hyponatriämie sollte durch Absetzen der Diuretika und Reduktion der Flüssigkeitszufuhr behandelt werden.

► Merke.

► **Merke.** Ist eine parenterale Elektrolytgabe erforderlich, darf das Serum-Natrium bei chronischer Hyponatriämie um nicht mehr als 12 mmol/l innerhalb von 24 Stunden (0,5 mmol/l/h) angehoben werden. Da eine Hypernatriämie vermieden werden muss, sollte der Elektrolytausgleich nicht bis zur Normalisierung des Wertes erfolgen. Anzustreben ist eine Natrium-Konzentration von 121 – 134 mmol/l.

Verlauf: Die Prognose der akuten Hyponatriämie ist unbehandelt infaust. Wird die zentrale pontine Myelinolyse überlebt, ist die Remission meist unvollständig. Irreversible Folge kann ein Locked-in-Syndrom sein.

Verlauf: Die Prognose der akuten Hyponatriämie ist unbehandelt infaust. Nicht selten sterben die Patienten bereits innerhalb von 24 Stunden im Koma. In mehr als der Hälfte der Fälle entsteht ein apallisches Syndrom (S. 112). Eine ausgedehnte zentrale pontine Myelinolyse infolge chronischer Hyponatriämie wird oft nur im Locked-in-Syndrom überlebt (S. 113). Kleinere Läsionen weisen eine unvollständige Remissionstendenz auf.

Hypernatriämie

Hypernatriämie

► Definition.

► **Definition.** Eine Hypernatriämie liegt bei Werten > 145 mmol/l vor. Die Gefahr neurologischer Störungen besteht bei zu raschem Elektrolytausgleich bzw. Rehydratation. Auch eine osmotische Demyelinisierung (zentrale pontine Myelinolyse) ist möglich.

Symptomatologie: Meist kommt es erst unter der Behandlung und Rehydrierung zu Vigilanzstörungen.

Symptomatologie: Meist kommt es erst unter der Behandlung und Rehydrierung zu Vigilanzstörungen, selten auch epileptischen Anfällen. Auch Symptome einer Pseudobulbärparalyse können sich entwickeln.

Ätiopathogenese: Ursache der hypovolämischen Hypernatriämie ist ein Wasserverlust. Eine hypervolämische Hypernatriämie entsteht meist iatrogen durch unkontrollierte NaCl-Infusionen. Zur Entwicklung neurologischer Symptome ist die zeitliche Entwicklung der Hypernatriämie relevant: je rascher, desto eher; meist ab einem Serum-Na-Wert > 160 mmol/l.

Ätiopathogenese: Ursache der **hypovolämischen Hypernatriämie** ist ein Wasserverlust infolge ungenügender Wasserzufuhr oder eines renalen oder extrarenalen Wasserverlusts. Eine **hypervolämische Hypernatriämie** entsteht meist iatrogen durch unkontrollierte NaCl-Infusionen. Zu einem Diabetes insipidus kann es durch hypothalamische Störungen (Tumor, Hypophysenoperation, granulomatöse Entzündungen wie Tuberkulose) sowie durch Hirndruck per se kommen.
Zur Entwicklung neurologischer Symptome ist die zeitliche Entwicklung der Hypernatriämie relevant: je rascher, desto eher; meist ab einem Serum-Na-Wert über 160 mmol/l. Die erhöhte Serumosmolarität führt indirekt zu Hyperviskositätsschäden mit kapillären Blutungen und venöser Stauung.

Diagnostik: Die Labordiagnostik ist richtungweisend. Bei raschem Anstieg der Serumosmolarität kann es ebenfalls zur osmotischen Demyelinierung kommen (zentrale pontine Demyelinisierung). Bulbäre Symptome weisen auf diese Entwicklung hin.

Therapie: Für die Zufuhr von NaCl-Lösungen zur Rehydrierung gelten dieselben unbedingt zu beachtenden Regeln wie bei Hyponatriämie (s. o.). Oft erfolgt die Volumensubstitution zusammen mit 5 %-iger Glukoselösung. Der Ausgleich muss langsam erfolgen.

Diagnostik: Bei raschem Anstieg der Serumosmolarität kann es ebenfalls zur osmotischen Demyelinierung kommen (zentrale pontine Demyelinisierung).
Therapie: Für die Zufuhr von NaCl-Lösungen zur Rehydrierung gelten dieselben unbedingt zu beachtenden Regeln wie bei Hyponatriämie (s. o.).

Hypokalzämie

▶ Definition. Hypokalzämien unterschiedlicher Ätiologie verursachen eine Steigerung der neuromuskulären Erregbarkeit ab einem Gesamt-Kalziumgehalt im Serum unter 2,2 mmol/l bzw. einem Gehalt an ionisiertem Kalzium im Serum unter 1 mmol/l. Neurologische Manifestationen sind die Tetanie, selten auch epileptische Anfälle und das Fahr-Syndrom.

Symptomatologie: Häufigste neurologische Symptome sind **tetanische Anfälle**, die mit perioralen und akrodistalen **Parästhesien** beginnen. Ohne Vigilanzstörung setzen schmerzhafte **Muskelkrämpfe** an Händen und Füßen (Karpopedalspasmen) ein. Die Finger sind im Grundgelenk gebeugt, in den Interphalangealgelenken gestreckt, der Daumen ist eingeschlagen. Eine Beugung im Hand- und Ellenbogengelenk bei Adduktion des Oberarms wird als „Pfötchenstellung" bezeichnet. Die Füße sind plantarflektiert und leicht supiniert mit eingekrallten Zehen. Die Lippen werden wie zum Pfeifen gespitzt. Auch die Kehlkopf- und Atemmuskulatur kann beteiligt sein (Laryngospasmus).
Häufige Begleitsymptome einer chronischen Hypokalzämie sind Photophobie und Blepharospasmus. **Epileptische Anfälle** kommen v. a. bei Hypoparathyreoidismus vor. Gelegentlich kommt es auch zu einer akuten Psychose.

Symptomatologie: Häufigstes Symptom der Hypokalzämie ist der **tetanische Anfall**, der durch distale **Parästhesien** und schmerzhafte tonische **Muskelkrämpfe** (Karpopedalspasmen und Laryngospasmus) gekennzeichnet ist.

Bei chronischer Hypokalzämie sind Photophobie und Blepharospasmus häufig. Auch **epileptische Anfälle** kommen vor.

Ätiopathogenese: Eine Abnahme des extrazellulären ionisierten Kalziums unter 1 mmol/l hat eine erhöhte Zellmembranpermeabilität für Natrium und Kalium und damit eine Steigerung der neuromuskulären Erregbarkeit zur Folge. Häufigste Ursache ist eine **Vitamin-D-Stoffwechselstörung**, die nephrogen, hepatisch oder medikamentös bedingt ist. Vermehrter Kalziumbedarf z. B. während Schwangerschaft und Laktation kann bei sonst normalem Kalziumhaushalt einen tetanischen Anfall auslösen. Ein Mangel an Parathormon verursacht eine chronische Hypokalzämie oder eine akute reversible hypokalzämische Krise, meist nach Schilddrüsenoperation, wenn auch die Epithelkörperchen entfernt wurden.

Ätiopathogenese: Eine Abnahme des ionisierten Kalziums < 1 mmol/l steigert die neuromuskuläre Erregbarkeit. Vitamin-D-Mangel und **Störungen des Vitamin-D-Stoffwechsels**, z. B. durch Niereninsuffizienz und Leberzirrhose, sowie Hypoparathyreoidismus sind die häufigsten Hypokalzämie-Ursachen.

Diagnostik: Eine latente Tetanie bei Hypokalzämie lässt sich durch das **Chvostek-Zeichen** (Kontraktion der mimischen Muskulatur nach Beklopfen des Fazialisstammes), das **Trousseau-Zeichen** (Provokation eines Karpalspasmus durch Stauung am Oberarm) und das Fibularisphänomen (Pronation des Fußes durch Beklopfen des N. peroneus in Höhe des Fibulaköpfchens) nachweisen.
Elektrokardiografisch sind Arrhythmien und eine Verlängerung der QT-Zeit nachweisbar. Die Labordiagnostik muss die Bestimmung von Kalzium und Phosphat im Serum, außerdem von Kreatinin, alkalischer Phosphatase (AP), Parathormon, ggf. Vitamin D umfassen sowie eine Blutgasanalyse (BGA).
Hypokalzämie, Hyperphosphatämie und Hypokalzurie sind charakteristisch für den chronischen **Hypoparathyreoidismus**. Der Parathormonspiegel im Serum ist erniedrigt. Gelegentlich kann es zu einer idiopathischen intrakraniellen Hypertension (Pseudotumor cerebri) mit Stauungspapille (S. 310) kommen. Bei der Hälfte der Patienten mit Hypoparathyreoidismus finden sich bilateral symmetrische **Verkalkungen der Stammganglien**. Das Zusammentreffen psychischer und extrapyramidaler Störungen mit dieser Form der Verkalkungen wird als **Fahr-Syndrom** bezeichnet.

Diagnostik: Hinweise auf eine neuromuskuläre Übererregbarkeit sind das **Chvostek-**, das **Trousseau-Zeichen** und das Fibularisphänomen.

Wichtig sind EKG, BGA und die Bestimmung von Kalzium, Phosphat, Kreatinin, AP und Parathormon im Serum.

Bei chronischem **Hypoparathyreoidismus** bestehen eine Hypokalzämie, Hyperphosphatämie und Hypokalzurie. Bei 50 % der Patienten finden sich bilateral symmetrische **Stammganglienverkalkungen**. Bestehen zusätzlich psychische und extrapyramidale Störungen, so spricht man vom **Fahr-Syndrom**.

Differenzialdiagnose: Synkopale und epileptische Anfälle sind im Gegensatz zu den tetanischen durch Vigilanzstörungen gekennzeichnet. Wesentlich häufiger als tetanische Anfälle sind aber durch Hyperventilation ausgelöste Parästhesien und Muskelkrämpfe: **Hyperventilationstetanie**. Eine Verschiebung des Anteils von freiem zu proteingebundenem Kalzium mit physiologischer Serumkonzentration (normokalzämische Tetanie) entsteht bei Alkalose, z. B. nach anhaltendem Erbrechen oder

Differenzialdiagnose: Im Gegensatz zu den tetanischen sind synkopale und epileptische Anfälle durch Vigilanzstörungen gekennzeichnet. Wesentlich häufiger als tetanische Anfälle sind aber durch Hyperventilation ausgelöste Parästhesien und Muskelkrämpfe: Hyperventilationstetanie. Über eine respiratorische

Alkalose kommt es passager zur Abnahme des freien Kalziumanteils und damit zur normokalzämischen Tetanie.

durch Hyperventilation. Die Hyperventilation lässt sich durch Rückatmung von Kohlendioxid (z. B. Atmen in eine Plastiktüte) oder Gabe eines Sedativums beenden. Auslösend für eine **psychogene Hyperventilation** sind v. a. angstgefärbte Konfliktsituationen. Im Anfall verstärken schmerzhafte Muskelkontraktionen die Angst; die Furcht vor einem erneuten tetanischen Anfall (Tetanophobie) mit Luftnot führt wiederum zur Hyperventilation.
Ein Fahr-Syndrom ohne Hypokalzämie tritt gelegentlich familiär auf und ist dann durch ein Parkinson-Syndrom und eine Demenz schon im frühen Erwachsenenalter charakterisiert. Bilateral symmetrische **Stammganglienverkalkungen** werden auch als Folge von Pallidumnekrosen bei hypoxischen Schädigungen, z. B. nach CO-Vergiftungen beobachtet. Isolierte Verkalkungen des inneren Pallidumgliedes, die nach dem 40. Lebensjahr auftreten, gelten als physiologisch.

Therapie: Ein hypokalzämischer tetanischer Anfall lässt sich durch i. v. Injektion von **Kalziumglukonat** unterbrechen.

Therapie: Der hypokalzämische tetanische Anfall wird durch langsame i. v. Injektion von 10 – 20 ml 10 %igem **Kalziumglukonat** unterbrochen. Bei chronischer Hypokalzämie werden Kalzium oral sowie Vitamin D gegeben.

Hypoglykämie

▶ Definition.

▶ **Definition.** Absinken des Blutzuckerspiegels (kapillär < 50 mg/dl = 2,78 mmol/l) mit neuronaler Funktionsstörung, die zu psychotischen und fokalen neurologischen Symptomen sowie zum Koma führt.

Symptomatologie: Frühsymptome sind Schwitzen, Tremor, Parästhesien, Diplopie und Unruhe. Im **hypoglykämischen Schock** treten Somnolenz und ein delirantes bzw. paranoid-halluzinatorisches Syndrom, fokale neurologische Ausfälle und **epileptische Anfälle** auf, gefolgt von einem Koma.

Symptomatologie: Anfangs klagen die Patienten über Schwitzen, Zittern, Parästhesien, Schwächegefühl und Doppelbilder. Meist fällt psychomotorische Unruhe auf. Im **hypoglykämischen Schock** beobachtet man ein delirantes oder paranoid-halluzinatorisches Syndrom bei herabgesetzter Vigilanz. Nicht selten sind transitorische Paresen, eine Aphasie oder Dysarthrie, orale Automatismen, dystone oder choreoathetotische Hyperkinesen und **epileptische Anfälle**. Infolge einer zentral bedingten Hyperventilation können tetanische Symptome hinzukommen. Wird die Hypoglykämie nicht behoben, entwickelt sich ein Koma mit Strecksynergien und Pyramidenbahnzeichen.

Ätiopathogenese: Hypoglykämien sind häufige Komplikationen der Therapie des **Diabetes mellitus**. Hypoglykämien werden auch durch akute oder chronische **Lebererkrankungen** ausgelöst. Eine **alkoholinduzierte Hypoglykämie** tritt vornehmlich nach längerem Fasten auf.

Ätiopathogenese: Ein hypoglykämischer Schock entsteht bei Blutzuckerwerten < 30 mg/dl. Am häufigsten treten Hypoglykämien bei der Therapie des **Diabetes mellitus** auf. Diabetes-Kranke können schon bei Werten < 80 mg/dl hypoglykämische Symptome erleiden. Das Inselzelladenom und schwere **Lebererkrankungen** wie Leberzirrhose, Leberzellkarzinom, aber auch eine Virushepatitis verursachen durch verlangsamten Insulinabbau ebenfalls Hypoglykämien. Bei chronischem **Alkoholabusus** kann die Alkoholzufuhr schwere Hypoglykämien verursachen, da Alkohol über die Leberschädigung hinaus die Glukoneogenese in der Leber hemmt. Alkoholinduzierte Hypoglykämien finden sich auch nach längerem Fasten.

Ein tiefes hypoglykämisches Koma führt zu **Hirnödem** und elektiven Parenchymnekrosen.

Pathologisch-anatomisch finden sich nach tiefem hypoglykämischem Koma ein **Hirnödem** und elektive Parenchymnekrosen besonders im temporalen Kortex, Hippokampus und Striatum.

Diagnostik: Bei Diabetes mellitus mit autonomer Neuropathie können die Frühsymptome des hypoglykämischen Schocks fehlen. Wesentlich ist daher die **Blutzuckermessung**.

Diagnostik: Schon ein relativer Blutzuckerabfall löst bei Patienten, die an hohe Glukosewerte gewohnt sind, und bei älteren Menschen mit vorbestehender vaskulärer Hirnschädigung hypoglykämische Symptome aus. Bei diabetischer autonomer Polyneuropathie fehlen die initialen vegetativen Symptome. Wesentlich ist daher die **Blutzuckermessung**.

Differenzialdiagnose: Hypoglykämische Zustände sind von den Durchblutungsstörungen des Gehirns, insbesondere einer **TIA** und einer TGA, abzugrenzen. Hypoglykämisch induzierte Gelegenheitsanfälle dürfen nicht zur Diagnose Epilepsie verleiten.

Differenzialdiagnose: Psychopathologische Symptome, die auch dem hyperglykämischen Koma vorausgehen, werden nicht selten als psychogen, bei älteren Menschen als „Verwirrtheitszustand" fehlgedeutet. Der hypoglykämische Zustand kann mit einer **transitorisch-ischämischen Attacke** (TIA, S. 381) und mit einer transienten globalen Amnesie (TGA, S. 98) verwechselt werden. Die häufigste Fehldiagnose bei rezidivierenden Hypoglykämien ist eine **Epilepsie** (S. 516). Da aber die Hypoglykämie selbst epileptische Anfälle auslösen kann, ist im Zweifelsfall immer unmittelbar nach einem Anfall der Blutzucker zu bestimmen.

Therapie: Die Hypoglykämie wird durch orale oder intravenöse Glukosegabe behoben.

Therapie: Eine leichte Hypoglykämie kann rasch durch orale Glukosezufuhr, eine schwere erst durch intravenöse Glukose-Injektion bzw. -Infusion (40 – 60 ml 40 %ige Glukose) behoben werden. Ist das Koma nach einer Glukose-Injektion nicht sofort reversibel, sind intensivmedizinische Maßnahmen (Beatmung u.a.) erforderlich. Nach Abklingen der Hypoglykämie sollte eine stationäre Beobachtung erfolgen, da mit Rezidiven zu rechnen ist.

Verlauf: Hypoglykämische Zustände sind in der Regel auch dann reversibel, wenn ausgeprägte neurologische Herdsymptome auftreten. Bei prolongiertem hypoglykämischem Koma besteht aber die Gefahr einer irreversiblen zerebralen Schädigung mit kognitiven Störungen. Wird ein schweres anhaltendes Koma überlebt, kann ein apallisches Syndrom (S. 112) die Folge sein. Es muss mit einer Morbidität von 3% und einer Letalität von fast 1% gerechnet werden.

Verlauf: Neurologische Symptome bei Hypoglykämie sind meist reversibel. Bei prolongiertem hypoglykämischem Koma besteht aber die Gefahr einer irreversiblen zerebralen Schädigung.

Hyperglykämie

▶ **Definition.** Coma diabeticum infolge ketoazidotischer oder hyperosmolarer Hyperglykämie.

Symptomatologie: Das ketoazidotische Koma entwickelt sich allmählich über Somnolenz und Sopor. Bei hyperosmolarer Hyperglykämie kommt es zusätzlich zu fokalen neurologischen Symptomen wie Aphasie, Hemiparese und epileptischen Anfälle.

Symptomatologie: Bei ketoazidotischem Koma kommt es zur Vigilanzstörung, bei hyperosmolarer Hyperglykämie zusätzlich zu fokalen neurologischen Symptomen.

Diagnostik: Die zerebrale Bildgebung ist neben der Labordiagnostik wesentlich, um insbesondere eine zerebrale Ischämie auszuschließen. Nicht selten ergibt sich auch die Frage nach einem nonkonvulsiven Status epilepticus (S. 535).

Diagnostik: Die zerebrale Bildgebung (Ausschluss einer zentralen Ischämie) ist neben der Labordiagnostik wesentlich.

Differenzialdiagnose: Andere endokrine Störungen wie eine autoimmunvermittelte Hypothyreose oder paraneoplastische Enzephalitiden (z.B. limbische Enzephalitis) können ähnliche Symptome verursachen. Auch unter Kortisontherapie kann sich – neben der Möglichkeit einer Hyperglykämie – eine Enzephalopathie überwiegend mit psychopathologischen Symptomen manifestieren.

Differenzialdiagnose: Überschneidungen in der Symptomatologie ergeben sich zu einer autoimmunvermittelten Hypothyreose oder paraneoplastischen Enzephalitiden.

Therapie und Verlauf: Für die Rehydrierung und Insulintherapie gilt auch hier, dass der Ausgleich nicht abrupt erfolgen darf. Die neurologischen Symptome sind i.d.R. voll reversibel. Allerdings ist die Letalität bei hyperosmolarer Hyperglykämie mit 30% sehr hoch.

Therapie und Verlauf: Für die Rehydrierung und Insulintherapie gilt auch hier, dass der Ausgleich nicht abrupt erfolgen darf.

Hypertensive Enzephalopathie

▶ **Definition.** Bei akutem erheblichem Anstieg des systemischen Blutdrucks kommt es zu Hirndruckzeichen und Marklagerveränderungen vorwiegend okzipital und parietal.

Symptomatologie: Es entwickeln sich Hirndruckzeichen (S. 105), eine Vigilanzstörung und häufig generalisiert tonisch-klonische Anfälle, aber auch fokale epileptische Anfälle sowie fokale neurologische Symptome; darunter häufig Sehstörungen.

Symptomatologie: Es entwickeln sich Hirndruckzeichen, eine Vigilanzstörung und häufig tonisch-klonische Anfälle.

Ätiopathogenese: Durch akuten erheblichen Anstieg des systemischen **Blutdrucks** bricht die Autoregulation der Hirngefäße und damit die Blut-Hirn-Schranke (S. 105) zusammen. Über die Entwicklung eines vasogenen Ödems kommt es zum Anstieg des intrakraniellen Drucks. Typischerweise entwickelt sich zunächst schwerpunktmäßig symmetrisch im okzipitalen und parietalen Marklager ein Ödem. Der gleiche Mechanismus liegt den neurologischen Symptomen der **Eklampsie** zugrunde.

Ätiopathogenese: Durch akuten erheblichen Anstieg des systemischen **Blutdrucks** bricht die Autoregulation der Hirngefäße und damit die Blut-Hirn-Schranke zusammen. Typisch ist ein lokales Ödem symmetrisch im okzipitalen und parietalen Marklager.

Diagnostik, Therapie und Verlauf: Die Hirndruckzeichen müssen zur konsequenten Überwachung und ursächlichen Behandlung veranlassen. Das okzipitale und parietale Marklagerödem lässt sich kernspintomografisch nachweisen (Abb. **B-1.55**). Die radiologische Beschreibung einer **posterioren reversiblen Leukenzephalopathie** (PRES) trifft die Symptomatik aber nicht immer, da das Marklagerödem nicht auf die Okzipitalregion beschränkt ist und durchaus Symptome zurückbleiben können bzw. der kritische Zustand – wenn er nicht beherrschbar ist – fortscheitet bis zum Koma. Wesentlich ist die Blutdruckbehandlung.

Diagnostik und Therapie: Das okzipitale und parietale Marklagerödem lässt sich kernspintomografisch als sogenannte **posteriore reversible Leukenzephalopathie** (PRES) nachweisen (Abb. **B-1.55**). Wesentlich ist die Blutdruckbehandlung.

Differenzialdiagnose: Bei der **hypoxischen Enzephalopathie** (S. 108) finden sich neben der oft okzipitalen Signalanhebung auch in den Stammganglien und Thalamus kernspintomografisch Signalveränderungen. Auch die Kontrastmittelanreicherung in der MRT und das EEG können der Diferenzierung dienen. Die PRES ist nicht spezifisch; analoge Veränderungen können sich u.a. auch unter Therapie mit Ciclosporin oder bei einer **septischen Enzephalopathie** zeigen.

Differenzialdiagnose: Bei der **hypoxischen Enzephalopathie** (S. 108) finden sich okzipital sowie in den Stammganglien und im Thalamus MRT-Veränderungen. Analoge Veränderungen sind möglich u.a. unter Therapie mit Ciclosporin oder bei einer **septischen Enzephalopathie**.

B-1.55 Hypertensive Enzephalopathie

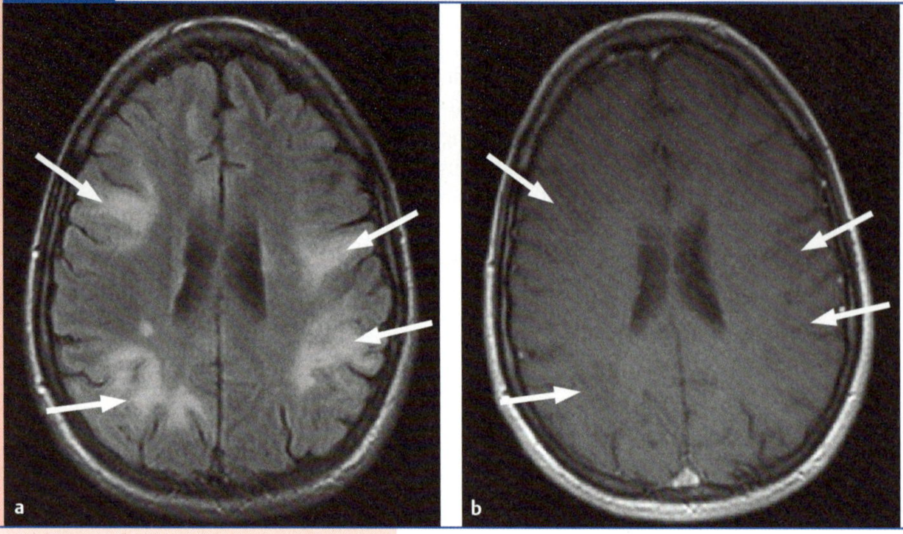

MRT-Befund einer sogenannten posterioren reversiblen Leukenzephalopathie. In der axialen FLAIR-Sequenz (**a**) finden sich multifokale hyperintense, konfluierende Läsionen im supratentoriellen Marklager (Pfeile). In der T1-Sequenz kommt es nach Kontrastmittelgabe (**b**) typischerweise zu keiner Anreicherung.

Hepatische Enzephalopathie

▸ Synonym.

▸ Definition.

Hepatische Enzephalopathie

▸ **Synonym.** Hepatoportale Enzephalopathie, Coma hepaticum.

▸ **Definition.** Metabolisch bedingte zerebrale Funktionsstörung, v. a. durch vermehrten Anfall von Ammoniak als Folge einer akuten oder chronischen Leberinsuffizienz. Im Vordergrund stehen psychopathologische und extrapyramidale Symptome. Im weiteren Verlauf entwickelt sich eine Vigilanzstörung bis zum Koma.

Epidemiologie: 25 % der Patienten mit Leberfunktionsstörungen entwickeln im Verlauf eine hepatische Enzephalopathie.

Epidemiologie: 22 – 74 % der Patienten mit Leberfunktionsstörungen weisen kognitive Störungen auf (minimale hepatische Enzephalopathie), 25 % der Patienten entwickeln im Verlauf eindeutige Zeichen einer hepatischen Enzephalopathie.

Symptomatologie: Frühsymptome sind kognitive Störungen, die sich als Aufmerksamkeitsstörung bzw. in der Geschwindigkeit der Informationsverarbeitung und in der Psychomotorik äußern. Dann entwickeln sich depressive Verstimmung, mnestische Störungen und Schlafumkehr mit nächtlicher Desorientierung. Es treten ein **Tremor** (flapping tremor) und ein **delirantes Syndrom** auf. Im weiteren Verlauf kommt es zum **Koma** (Tab. **B-1.19**).

Symptomatologie: Bevor sich neurologische und psychopathologische Symptome zeigen, leiden viele Patienten bereits unter kognitiven Störungen, die sich als Aufmerksamkeitsstörung bzw. in der Geschwindigkeit der Informationsverarbeitung und in der Psychomotorik äußern. Dann entwickeln sich eine depressive Verstimmung, Affektlabilität und mnestische Störungen, Schlafumkehr mit nächtlicher Desorientierung und gelegentlich Kopfschmerzen. Intermittierend tritt ein grobschlägiger **Tremor** der Hände (flapping tremor) auf. Die Patienten sind anfangs unruhig, dann zunehmend apathisch. Es kommt zu einem **deliranten Syndrom** mit visuellen Halluzinationen. Bei chronischer Leberinsuffizienz sind die Symptome anfangs fluktuierend. Allmählich entwickelt sich eine Vigilanzstörung bis zum **Koma** (Tab. **B-1.19**). Bei foudroyantem Verlauf stellt sich rasch ein Koma ein.

B-1.19 Gradeinteilung der hepatischen Enzephalopathie (nach West-Haven-Kriterien)

Grad	Vigilanz	Psychopathologische Symptome	Neurologische Symptome
I	leichte mentale Verlangsamung, Störungen des Schlaf-Wach-Rhythmus	Gedächtnis- und Aufmerksamkeitsstörung, Euphorie oder depressive Verstimmung, Angst	Beeinträchtigung der Feinmotorik und des Schriftbildes; verschlechterte Additionsrechenleistung
II	verstärkte Müdigkeit, Lethargie oder Apathie	minimale Desorientierung zu Ort und Raum (auch nächtlich), psychomotorische Unruhe, Verhaltensänderung	„flapping tremor“ (Asterixis), Dysarthrie, Ataxie, Reflexsteigerung, positiver Palmomentalreflex; verschlechterte Subtraktionsrechenleistung
III	Somnolenz bis Sopor, aber Reaktion auf Ansprechen	Desorientierung zu Zeit und Raum, delirantes Syndrom mit Halluzinationen	„flapping tremor“ (Asterixis), Nystagmus, Rigor, Pyramidenbahnzeichen, Beuge- und Strecksynergien
IV	Koma		Hirndruckzeichen, Ausfall der Hirnstammreflexe

B-1.56 Pathophysiologie der hepatischen Enzephalopathie

B-1.56

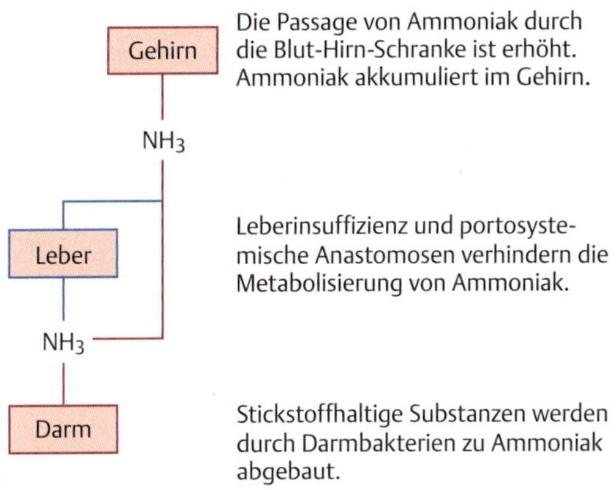

Durch bakteriellen Abbau stickstoffhaltiger Substanzen im Darm entsteht Ammoniak. Infolge einer verminderten Aktivität des Harnstoffzyklus in der Leber und aufgrund portokavaler Anastomosen gelangt Ammoniak direkt in den systemischen Kreislauf, liegt in erhöhter Konzentration vor, passiert die Blut-Hirn-Schranke und akkumuliert im Gehirn.

Ätiopathogenese: Ursache ist eine meist chronische **Leberinsuffizienz**, die zur Ausbildung eines Kollateralkreislaufs mit intra- und extrahepatischen portokavalen Anastomosen geführt hat. Auch ein portal-systemischer Shunt ohne hepatozelluläre Erkrankung sowie ein akutes Leberversagen können eine hepatische Enzephalopathie bedingen.

Ätiopathogenese: Ursache ist eine meist chronische **Leberinsuffizienz** mit der Ausbildung portokavaler Anastomosen.

Als auslösende Faktoren für eine hepatische Enzephalopathie wirken eine forcierte Diurese oder Aszitespunktion, gastrointestinale Blutungen, besonders eine Ösophagusvarizenblutung, Alkoholabusus, eiweißreiche Mahlzeit, Obstipation, Infektionen und Medikamente, v. a. Diuretika und Sedativa.

Infolge des Umgehungskreislaufs der Leber (portosystemische Anastomosen bei Leberzirrhose) gelangen endogene und exogene, durch bakterielle Zersetzung von Eiweiß und Fetten im Darm gebildete, toxische Substanzen in den großen Kreislauf. Von besonderer Bedeutung ist **Ammoniak** (Abb. **B-1.56**). Durch Ausfall der Metabolisierung in der Leber gewinnt die extrahepatische Metabolisierung in Gehirn und Muskulatur an Bedeutung. Ammoniak akkumuliert im Gehirn und bewirkt über eine Vermehrung der Glutaminsynthese in den Astrozyten ein Anschwellen der Zellen. Folge ist ein Hirnödem, das die Hauptursache der Letalität bei fulminantem Leberversagen ist. Es kommt außerdem zu einer Veränderung des Neurotransmitter-Gleichgewichts insbesondere für GABA und zur Produktion „falscher" Transmitter, die in das dopaminerge System eingreifen.

Pathogenetisch bedeutsam ist der vermehrte Anfall von **Ammoniak**, das in den systemischen Kreislauf und so in das Gehirn gelangt (Abb. **B-1.56**). Ammoniak greift in den neuronalen Stoffwechsel ein und begünstigt die Entstehung eines Hirnödems.

Pathologisch-anatomisch findet man nach chronischem Verlauf eine kortikal betonte Hirnatrophie, Astrozytenproliferation, spongiöse Degeneration in den Stammganglien und im Kortex, darüber hinaus auch eine Demyelinisierung des Rückenmarks und der peripheren Nerven.

Pathologisch-anatomisch findet man bei chronischem Verlauf eine Hirnatrophie, spongiöse Degeneration und Demyelinisierung.

Diagnostik: Die frühen kognitiven Störungen sind nur in neuropsychometrischen Tests nachweisbar. Die klassische Stadieneinteilung (Tab. **B-1.19**) erfasst diese Störungen nicht (bzw. Stadium 0). Aber auch das Stadium I erfordert neben der Erfassung der psychopathologischen Veränderungen mindestens Schreib- und Rechenproben. Erst im Verlauf fällt bei der Untersuchung ein **flapping tremor** im Halteversuch auf. Er entsteht durch plötzlichen Verlust des Haltetonus und einer reflektorischen Korrekturbewegung (Asterixis). Hinzu kommen Intentionstremor, **zerebellare Ataxie** und Dysarthrophonie. Das Schriftbild ist frühzeitig durch eine inadäquate Ausnutzung des Blattes und irreguläre Wort- und Zeilenabstände charakteristisch verändert. Extrapyramidale Symptome kommen entweder als Parkinson-Syndrom mit Hypomimie, Hypersalivation und Rigor oder als choreatische Hyperkinesen mit Grimassieren vor. Frühzeitig sind die Eigenreflexe gesteigert. Mit zunehmendem intrakraniellem Druck, v. a. bei fulminanter Leberinsuffizienz, entwickelt sich ein Einklemmungssyndrom mit Muskeltonuserhöhung und Streckkrämpfen (S. 109).

Diagnostik: Der **flapping tremor** (Asterixis) zeigt sich im Halteversuch. Das Schriftbild ist charakteristisch verändert. Darüber hinaus finden sich eine **zerebellare Ataxie**, Dysarthrophonie sowie extrapyramidale Symptome. Bei zunehmendem intrakraniellen Druck kommt es zum Einklemmungssyndrom.

Von den laborchemischen Parametern besitzt der **Ammoniakspiegel im Blut** insofern eine hohe Bedeutung, als er bei Erhöhung nicht nur die Verdachtsdiagnose bestätigt, sondern auch mit der Schwere der neurologischen Symptome korreliert. Als pathologisch gelten Werte > 100 µg/100 ml (arteriell höhere Werte). Die korrekte Bestimmung setzt die Entnahme an nichtgestauter Vene und die Laboranalyse innerhalb von 20 min voraus. Die Bestimmung von Ammoniak hat aber keinen validen

Der **Ammoniakspiegel im Blut** ist nicht immer erhöht. In fortgeschrittenen Fällen steigen auch Ammoniak, Glutamin und α-Ketoglutarat im Liquor an.

Die **EEG-Veränderungen** sind charakteristisch und erlauben eine Aussage über den Schweregrad der Enzephalopathie (Abb. **B-1.57**).

Stellenwert zur Detektion, Verlaufskontrolle und Differenzialdiagnostik im sehr frühen Stadium der minimalen hepatischen Enzephalopathie.

Das **Elektroenzephalogramm** zeigt mit zunehmendem Schweregrad der Enzephalopathie eine anfangs intermittierende, dann kontinuierliche Verlangsamung des Grundrhythmus (Abb. **B-1.57**). Charakteristisch sind triphasische Wellen und generalisierte Delta-Aktivität gelegentlich mit vorgelagertem scharfem oder spitzem Potenzial. Diese Veränderungen sind mit Zunahme der schweren Allgemeinveränderung im Koma nicht mehr nachweisbar. Das EEG erlaubt sowohl hinsichtlich des Therapieerfolgs als auch der Prognose eine Aussage. Die somatosensibel und visuell **evozierten Potenziale** zeigen erst bei fortgeschrittener Enzephalopathie eine Latenzverzögerung.

B-1.57 Hepatische Enzephalopathie (EEG)

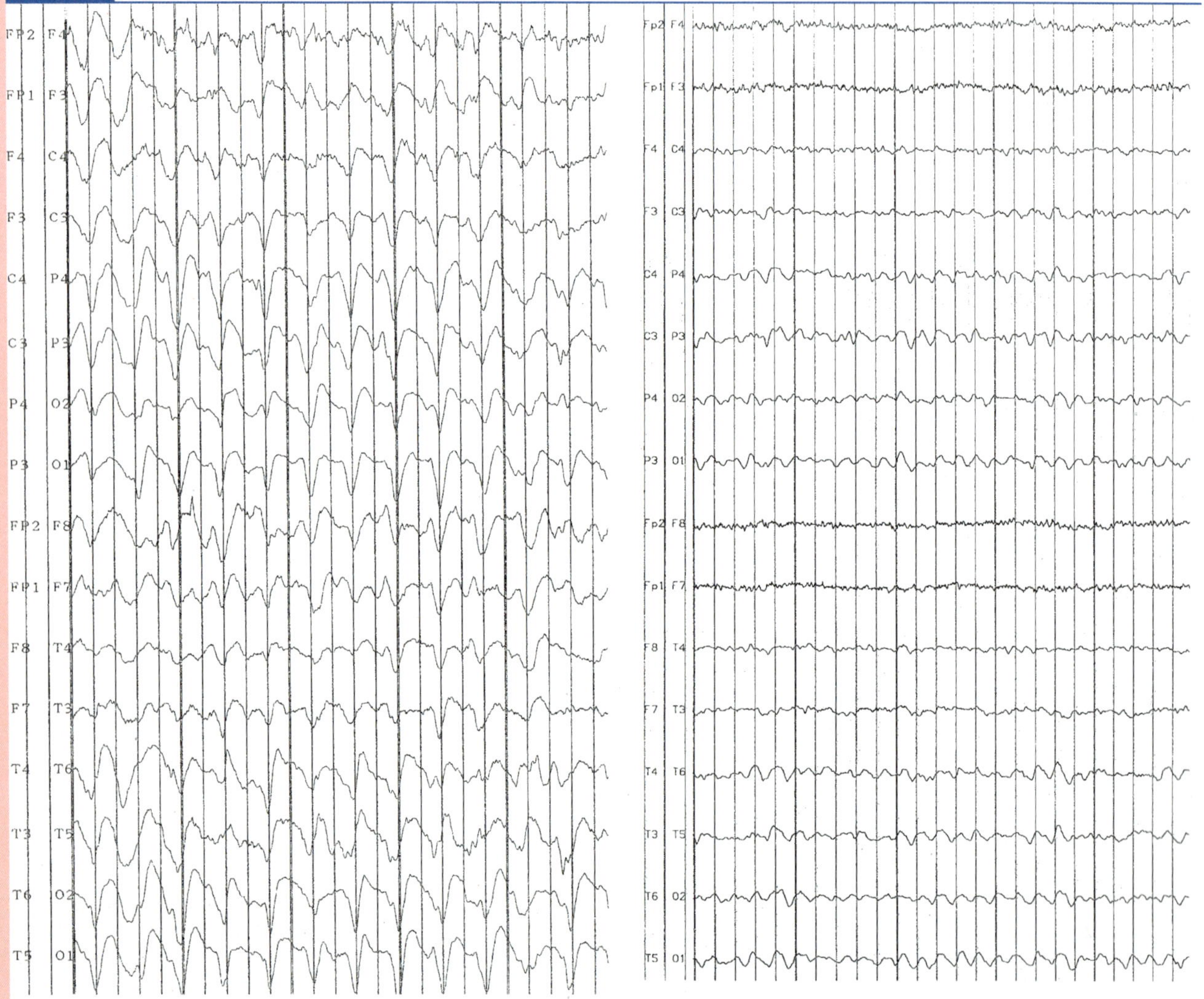

EEG einer 76-jährigen Patientin mit Leberinsuffizienz (bipolare Reihenschaltung; parasagittale Längsreihe; Papiergeschwindigkeit 30/s, Zeitkonstante 0,3, Filter 35 Hz, verkleinerte Darstellung).

a Pathologisches EEG mit hochamplitudiger, monomorpher 2,5/s-Delta-Aktivität bilateral über allen Hirnabschnitten mit Betonung zentral und parietal. Der steile Anstieg der Wellen ist typisch für die hepatische Enzephalopathie.

b Verlaufskontrolle zwei Tage später nach Therapie. Parietookzipital überwiegend polymorphe 5 – 7/s-Theta-Aktivität. Deutliche Besserung zum Vorbefund, aber noch mittelschwere Allgemeinveränderung.

Differenzialdiagnose: Aufgrund der erhöhten Blutungsneigung bei bekannter Leberzirrhose muss differenzialdiagnostisch an ein **chronisches subdurales Hämatom** gedacht werden, das sich häufig mit psychopathologischen Symptomen manifestiert (S. 366). Darüber hinaus kommen zahlreiche exogen-toxische, insbesondere alkoholtoxisch bedingte Enzephalopathien (S. 249) differenzialdiagnostisch infrage.
Die autosomal dominant vererbte akute hepatische **Porphyrie** ist durch psychotische Symptomatik, Vigilanzstörung und eine symmetrische, vorwiegend motorische Polyneuropathie gekennzeichnet; in der Vorgeschichte finden sich kolikartige abdominelle Krisen (S. 480). Bei der **Hyperthyreose** kommt ein hochfrequenter, feinschlägiger Fingertremor vor, vereinzelt auch choreoathetotische Hyperkinesen zusammen mit Affektlabilität und Schlafstörungen.
Eine **urämische Enzephalopathie** bei dekompensierter Niereninsuffizienz oder akutem Nierenversagen geht mit einem deliranten Syndrom, zerebellarer Symptomatik, Myoklonien und tonisch-klonischen Anfällen einher. Vigilanz- und Orientierungsstörungen kommen gemeinsam mit spastischen Paresen und Dysarthrophonie als paraneoplastisches Syndrom vorwiegend bei proliferativen Prozessen des lymphatischen Systems vor.

Differenzialdiagnose: Bei Leberzirrhose ist das erhöhte Risiko eines **chronischen subduralen Hämatoms** zu beachten und an andere toxische Enzephalopathien zu denken.

Die akute hepatische **Porphyrie** ist mit psychotischen Symptomen und einer Polyneuropathie, die **Hyperthyreose** mit Tremor, Affektlabilität und Schlafstörungen verbunden.

Die **urämische Enzephalopathie** zeigt neben einem deliranten Syndrom epileptische Anfälle. Differenzialdiagnostisch kommen auch paraneoplastisch bedingte Enzephalopathien infrage.

Therapie: Die Therapie zielt auf eine Verminderung der toxischen Substanzen in Blut und Gehirn ab. Sie wird durch **Proteinrestriktion**, Darmentleerung und Reduktion der Synthese und Aufnahme von Ammoniak durch nichtresorbierbare Disaccharide (Laktulose) und Beeinflussung der Darmflora erreicht (Tab. **B-1.20**). Durch gezielte Aminosäurenzufuhr soll der gestörte Neurotransmitter-Haushalt ausgeglichen werden. Bei deutlicher Vigilanzstörung muss die Behandlung auf der Intensivstation erfolgen; ggf. ist eine Lebertransplantation in Erwägung zu ziehen.
Die genaue Aufklärung der Patienten und eine gezielte kontinuierliche Überwachung der kognitiven und psychischen und neurologischen Befunde sind in der Frühphase und im Verlauf wesentlich.

Therapie: Zur Therapie der hepatischen Enzephalopathie siehe Tab. **B-1.20**. Die genaue Aufklärung der Patienten und eine gezielte kontinuierliche Überwachung der kognitiven, psychischen und neurologischen Befunde sind in der Frühphase und im Verlauf wesentlich.

B-1.20 Therapie der hepatischen Enzephalopathie

Behandlungsziel	Spezielle Therapie und Prophylaxe
Reduktion stickstoffhaltiger Metaboliten	1. Reduktion der Eiweißzufuhr (1 – 1,2 g/kg KG/d) 2. Darmentleerung (Einläufe, Laktulose) 3. ggf. Reduktion der Darmflora (Rifaximin), Probiotika (Joghurt)
Ausgleich von Stoffwechselstörungen und Vermeidung weiterer Risiken	1. Vermeidung von Hypokaliämie und Alkalose 2. ausreichende Kalorienzufuhr 3. Zufuhr verzweigtkettiger Aminosäuren (L-Ornithin-Aspartat) 4. ggf. Ersatz von Gerinnungsfaktoren 5. Stressulkusprophylaxe

B-1.20

Verlauf: Bei der akuten Leberinsuffizienz ist der Verlauf foudroyant. Innerhalb von Stunden bis Tagen sterben 80 % der Patienten im Coma hepaticum. Bei chronischer Leberinsuffizienz ist der Verlauf mit Exazerbationen und leichten Remissionen progredient; drei Viertel der Patienten zeigen psychopathologische Symptome. 50 % der Patienten, die ein Coma hepaticum durchgemacht haben, sterben innerhalb eines Jahres.

Verlauf: Die Letalität der akuten hepatischen Enzephalopathie beträgt 80 %. Bei chronischer Verlaufsform kommen Remissionen vor, die Langzeitprognose ist aber ungünstig.

▸ **Klinischer Fall.** Während des Kuraufenthalts wegen einer chronischen aktiven Hepatitis klagte die 61-jährige Hausfrau über Schlaf- und Gedächtnisstörungen. Sie konnte Zahl und Namen ihrer Kinder nicht richtig wiedergeben, war zeitlich desorientiert und im Gedankengang sprunghaft. Auffällig waren eine Dysarthrophonie, ein ataktischer Gang und im Arm-Halte-Versuch eine Asterixis (flapping tremor). Der Palmomentalreflex war beidseits positiv. Das EEG zeigte eine mäßige Allgemeinveränderung und unter Hyperventilation generalisierte triphasische steile Wellen. Die Laboruntersuchung ergab: Bilirubin 1,43 mg/dl, GLDH 5,5 U/l, CHE 2 U/l, Quick 76 %, Ammoniak 182 µg/dl, Hypokaliämie und Hypalbuminämie. Sonografisch und bioptisch bestätigte sich der Verdacht auf eine Leberzirrhose. Unter eiweißarmer Diät, hohen Einläufen und regelmäßiger Darmentleerung mit Laktulose besserte sich die Symptomatik.

▸ Klinischer Fall.

Funikuläre Myelose

Funikuläre Myelose

► Synonym.

► **Synonym.** Funikuläre Spinalerkrankung, funikuläres Syndrom, subacute combined degeneration of the spinal cord.

► Definition.

► **Definition.** Durch chronischen Vitamin-B_{12}-Mangel bedingte degenerative Schädigung vorwiegend der Hinterstränge sowie der Pyramidenseitenstränge des Hals- und Brustmarks. Funikuläre Syndrome sind durch distale Parästhesien, sensomotorische Paresen und spinale Ataxie charakterisiert. In fast der Hälfte der Fälle besteht gleichzeitig eine hyperchrome megalozytäre Anämie.

Epidemiologie: Die funikuläre Myelose kommt bei einer Reihe internistischer Erkrankungen vor und manifestiert sich meist jenseits des 45. Lebensjahres.

Epidemiologie: Die funikuläre Myelose manifestiert sich jenseits des 45. Lebensjahrs ohne signifikante Geschlechtsunterschiede v. a. bei perniziöser Anämie, chronischem Alkoholabusus, Magenkarzinom, nach Gastrektomie und bei Parasitenbefall, z. B. durch Diphyllobothrium latum (Fischbandwurm). Exakte epidemiologische Daten liegen nicht vor.

Symptomatologie: Regelhaft treten **Parästhesien** v. a. an den Beinen und Ataxie, oft auch Miktionsstörungen, Zungenbrennen und **Visusminderung** auf (Abb. **B-1.58**).

Symptomatologie: Die Patienten klagen regelmäßig über **Parästhesien**, Kältemissempfindungen und Schmerzen besonders an den unteren Extremitäten, rasche Ermüdbarkeit und Unsicherheit beim Gehen, öfter auch Zungenbrennen oder Impotenz und Retentio urinae (Abb. **B-1.58**). Es kann zu einer Farbsehstörung und **Visusminderung** kommen (früher Tabak-Alkohol-Amblyopie genannt).

B-1.58

B-1.58 Häufige Symptome bei Vitamin-B_{12}-Mangelerkrankungen

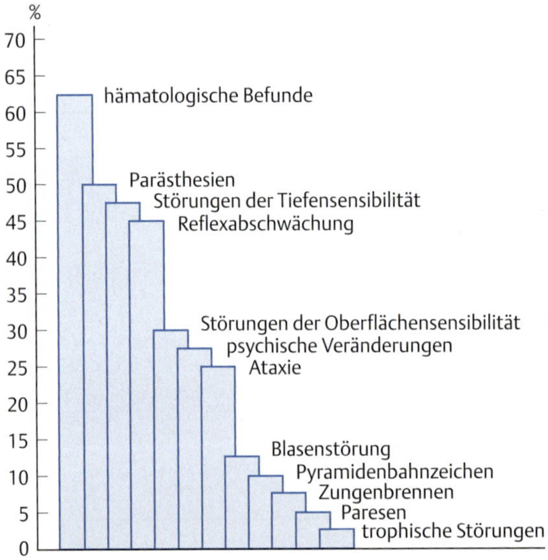

Ätiopathogenese: Pathogenetisch liegt eine **B_{12}-Avitaminose** vor, deren Ursachen in Tab. **B-1.21** aufgeführt sind.

Ätiopathogenese: Der Entmarkungsprozess ist Folge einer **B_{12}-Avitaminose**. Die im Ileum erfolgende Vitaminresorption hängt von einer ausreichenden Zufuhr tierischen Eiweißes und einem intakten Resorptionsmechanismus ab: Vitamin B_{12} als Extrinsic-Faktor kann nur im Komplex mit dem von der Magenschleimhaut gebildeten Intrinsic-Faktor resorbiert werden. Häufigste Ursachen der B_{12}-Avitaminose sind chronische gastrointestinale Erkrankungen und Mangelernährung (Tab. **B-1.21**). Alkoholkranke sind besonders gefährdet, da zur Fehlernährung häufig eine chronische Gastritis hinzukommt. Der Speichervorrat in der Leber ist so groß, dass sich erst ca. 3 Jahre nach vollkommenem Resorptionsstopp funikuläre oder andere Vitamin-B_{12}-Mangelsymptome einstellen.

≡ B-1.21 Ursachen der B_{12}-Avitaminose

≡ B-1.21

Vitamin-B12-Angebot eingeschränkt	Mangel an Extrinsic-Faktor (Vitamin B_{12}) durch: ▪ Fehlernährung, Alkoholkrankheit ▪ Anorexia nervosa, Hunger
Vitamin-B12-Resorptionsstörung	Mangel an Intrinsic-Faktor bei: ▪ chronisch atrophischer Gastritis ▪ Antikörperbildung gegen Vitamin B_{12}, Intrinsic-Faktor oder Belegzellen des Magens ▪ Magenkarzinom, Magenresektion Malabsorption: ▪ Ileitis terminalis, Colitis ulcerosa ▪ Ileumresektion ▪ Sprue (Zöliakie), Kollagenosen ▪ chronische Pankreasinsuffizienz sog. Antivitamine: ▪ Antiepileptika ▪ Zytostatika ▪ Furantoine, Neomycin ▪ PAS, Colchicin
erhöhter Vitamin-B12-Bedarf	Schwangerschaft, Laktation Leukämie, Myelom, HIV-Infektion Darmparasiten (Fischbandwurm) pathologische Bakterienbesiedlung im Darm

Pathologisch-anatomisch handelt es sich um einen **Markscheidenzerfall** im Bereich der Hinter- und Seitenstränge, der von der Pyramidenbahnkreuzung bis zum Thorakalmark reicht (Abb. **B-1.59**). Nervus oder Tractus opticus und periphere Nerven können ebenfalls von der Demyelinisierung betroffen sein. Im weiteren Verlauf werden die Achsenzylinder geschädigt. Im Rückenmark und im Marklager des Gehirns findet sich eine spongiöse Degeneration.

Neuropathologisch zeigt sich ein **Markscheidenzerfall** v. a. im zervikalen und thorakalen Bereich der Hinter- und Seitenstränge des Rückenmarks (Abb. **B-1.59**).

⊙ B-1.59 Symptomatologie und Topik der funikulären Myelose

⊙ B-1.59

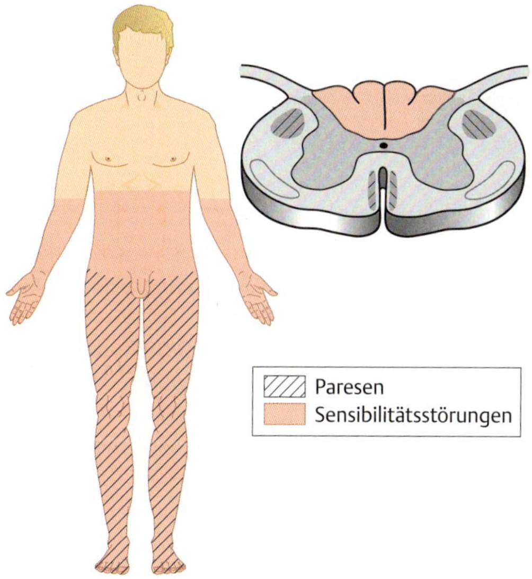

Hinterstrang-Symptome (rosa) – Sensibilitätsstörungen und spinale Ataxie , im weiteren Verlauf auch Pyramidenbahn-Symptome (schraffiert), kennzeichnen das Rückenmark-Syndrom.

Diagnostik:

► Merke.

Neben blassgelber Haut fällt gelegentlich eine **Atrophie der Zungenschleimhaut** (Hunter-Glossitis, Abb. **B-1.60**) auf. Die Untersuchung ergibt eine **Sensibilitätsstörung** mit Aufhebung der Lage- und Vibrationsempfindung an den unteren Extremitäten, eine **spinale Ataxie** und eine **spastische Paraparese**. Das Fehlen der Eigenreflexe weist auf eine gleichzeitig bestehende Polyneuropathie hin.

B-1.60

Nicht selten entwickelt sich ein paranoid-halluzinatorisches Syndrom.

Der Liquor zeigt meist eine Eiweißvermehrung. Die NLG ist in drei Viertel der Fälle herabgesetzt.

Hämatologisch findet sich häufig eine **megalozytäre hyperchrome Anämie**. Bei perniziöser Anämie ist eine histaminrefraktäre Achylie nachweisbar.

Ein Vitamin-B_{12}-Mangel wird durch **Bestimmung des Vitamin-B_{12}-Serumspiegels**, eine Resorptionsstörung im **Schilling-Test** nachgewiesen.

Diagnostik:

► Merke. Wichtige Fragen an den Patienten bei Verdacht auf Vitamin-B_{12}-Mangel:
- Parästhesien?
- rasche Ermüdung beim Gehen?
- Miktions- und Potenzstörung?
- Zungenbrennen?
- Visusminderung?
- Alkoholabusus?
- Fehlernährung (streng vegetarische Kost)?
- Magenoperationen?
- gastroenteritische Beschwerden?
- Gewichtsverlust?

Neben blassgelbem Hautkolorit und gelben Skleren (leicht gesteigerte Hämolyse) fällt gelegentlich eine **Atrophie der Zungenschleimhaut** (Hunter-Glossitis, Abb. **B-1.60**) mit roter und brennender Zunge auf. Bei der neurologischen Untersuchung finden sich neben einer distal symmetrischen Hypästhesie eine Störung des Lagesinns und ein pathologischer sensibler Funktionswandel. Auffällig ist eine **Pallanästhesie** (Verlust der Vibrationsempfindung), die sich von distal bis zum Rumpf erstreckt. Die Sensibilitätsstörungen können querschnittförmig angeordnet sein oder ein Polyneuropathie-Muster annehmen. Bei der sich regelmäßig entwickelnden **spastischen Paraparese** sind die Eigenreflexe als Ausdruck einer gleichzeitig bestehenden Polyneuropathie nicht selten abgeschwächt oder erloschen (vgl. S. 479). Charakteristisch sind gleichzeitiges Vorkommen von Pyramidenbahnzeichen und Abschwächung bzw. Fehlen der Eigenreflexe an den unteren Extremitäten. Die auffällige Gangstörung ist einerseits durch die Paraspastik, andererseits durch die **spinale Ataxie** mit positivem Romberg-Zeichen bedingt.

B-1.60 Hunter-Glossitis bei funikulärer Myelose

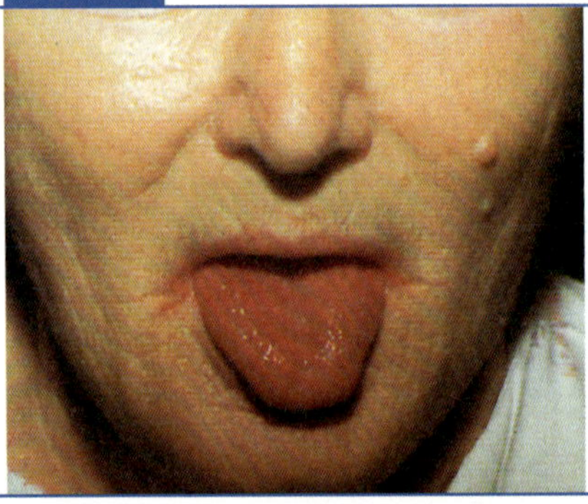

Die Zunge ist deutlich gerötet und es finden sich Rhagaden an den Mundwinkeln.

Nicht selten ist die neurologische Symptomatik von einem depressiven, paranoiden oder **paranoid-halluzinatorischen Syndrom** begleitet und von demenziellem Abbau gefolgt.

Im Liquor zeigt sich in zwei Drittel der Fälle eine leichte Eiweißerhöhung. Elektroneurografisch lässt sich bei drei Viertel der Patienten eine Reduktion der Nervenleitgeschwindigkeit (NLG) registrieren, die z. T. auf eine gleichzeitig bestehende Polyneuropathie zurückzuführen ist. Die somatosensorisch evozierten Potenziale (SEP) und die motorisch evozierten Potenziale (MEP) sind verzögert.

Hämatologische Symptome, die sowohl der Manifestation funikulärer Symptome vorausgehen als auch folgen können, sind häufig eine **megalozytäre hyperchrome Anämie** (in ca. 50 %), jedoch auch eine normo- oder hypochrome Anämie, leichte Hämolyse, Leuko- und Thrombopenie. Von perniziöser Anämie (Perniziosa, Biermer-Krankheit), die familiär gehäuft auftritt, spricht man bei Magenschleimhautatrophie mit histaminrefraktärer Achylie (Anazidität) und Antikörpernachweis gegen die Parietalzellen der Magenschleimhaut und z. T. gegen den Intrinsic-Faktor bzw. Intrinsic-Faktor-Vitamin-B_{12}-Komplex.

Der Vitamin-B_{12}-Mangel wird durch zwei Labormethoden nachgewiesen:
- **Bestimmung des Vitamin-B_{12}-Serumspiegels** (normal 150 – 1000 pg/ml): Dabei ist zu berücksichtigen, dass auch bei Werten im Grenzbereich neurologische Symptome bestehen können. Die Erniedrigung des sog. aktiven Vitamin B_{12} (Holotranscobolamin) ist dann sensitiver.

- **Schilling-Test**: Oral verabreichtes, mit ^{57}Co radioaktiv markiertes Vitamin B_{12} wird durch anschließende i. m. Injektion von 1000 µg Vitamin B_{12} verdrängt und über den Urin ausgeschieden. Liegt eine Resorptionsstörung vor, so ist das radioaktiv markierte Cobalamin im 24-Stunden-Urin auf < 10 % reduziert. Bei pathologischem Ausfall wird die Untersuchung frühestens nach einer Woche bei gleichzeitiger oraler Gabe von Intrinsic-Faktor wiederholt. Ist die Ausscheidung nun regelrecht, besteht ein Intrinsic-Faktor-Mangel, bei weiterhin pathologischem Ausfall liegt die Störung im Darm selbst.

Um die Ursache einer B_{12}-Resorptionsstörung eindeutig festzustellen, können weitere Untersuchungen erforderlich werden: Gastroskopie mit Magensaftanalyse und Biopsie sowie Xylosetest und Bestimmung der Fettsäureausscheidung im Stuhl zum Nachweis einer Malabsorption.

Weitere Untersuchungen wie z. B. Gastroskopie und Xylosetest können erforderlich sein.

Differenzialdiagnose: Eine makrozytäre hyperchrome Anämie, selten Hinterstrangsymptome und Polyneuropathien, werden auch bei **Folsäuremangel** beobachtet. Rückenmarktumoren und -metastasen (S. 347) sind immer differenzialdiagnostisch in Betracht zu ziehen, selbst wenn ein Folsäuremangel oder eine Vitamin-B_{12}-Stoffwechselstörung bekannt ist. Ebenso wie zum Ausschluss einer zervikalen oder vaskulären Myelopathie (S. 414) ist eine kernspintomografische Untersuchung des gesamten Spinalkanals erforderlich. Zur Abgrenzung der **Multiplen Sklerose** ist neben der Liquoruntersuchung die MRT wesentlich, die auch bei überwiegend spinaler Symptomatik meist typische zerebrale Veränderungen nachweist (S. 300).

Differenzialdiagnose: Ein **Folsäuremangel** verursacht identische hämatologische Symptome wie die B_{12}-Avitaminose, jedoch selten neurologische Symptome. Ein spinaler Tumor und eine Myelopathie sind mittels MRT auszuschließen; eine **Multiple Sklerose** zusätzlich liquordiagnostisch.

Therapie: Ist die Vitamin-B_{12}-Resorptionsstörung nachgewiesen (bei selten foudroyantem Verlauf einer funikulären Myelose auch schon bei Verdacht), wird die parenterale Behandlung mit täglich 1000 µg Vitamin B_{12} i. m. begonnen und über vier Wochen fortgesetzt. Anschließend injiziert man die gleiche Dosis ein Jahr lang zweimal wöchentlich, dann monatlich einmal intramuskulär. Bei nicht behebbarer Resorptionsstörung (z. B. Magenresektion) ist die Substitution lebenslang erforderlich.

Therapie: Nach parenteraler Gabe von täglich 1000 µg Vitamin B_{12} über 4 Wochen muss eine Langzeittherapie mit zunächst zweimal wöchentlichen intramuskulären Injektionen erfolgen.

Verlauf: Unbehandelt kommt es zu einer partiellen Querschnittlähmung und zur Demenz. Nur bei frühzeitiger Vitamin-B_{12}-Substitutionstherapie ist die Prognose günstig, da sich leichtere neurologische und psychopathologische Symptome wieder zurückbilden.

Verlauf: Unbehandelt ist die Prognose wegen der Gefahr einer Querschnittlähmung und Demenz schlecht.

► Klinischer Fall. Eine 77-jährige Witwe, die sich seit Jahren unzureichend ernährt hatte, wurde wegen psychomotorischer Unruhe und Gangunsicherheit bei Verdacht auf Alkohol- und Medikamentenabusus stationär aufgenommen. Neurologisch fanden sich eine gerötete Zunge, eine Dysdiadochokinese beiderseits, eine spastisch-ataktische Gangstörung, eine Hypästhesie und Pallhypästhesie beider Unterschenkel. Der Vitamin-B_{12}-Spiegel war auf 116 pg/ml herabgesetzt, auch der Schilling-Test war pathologisch (4,6 % ^{57}Cobalt). Eine megalozytäre Anämie bestand nicht. Gastroskopisch fand sich ein bereits ausgedehntes Magenkarzinom. Unter der Behandlung mit intramuskulären Vitamin-B_{12}-Injektionen war eine Rückbildung der psychopathologischen, jedoch nicht mehr der neurologischen Symptome zu beobachten.

► Klinischer Fall.

1.3.3 Alkoholtoxische Enzephalopathie

1.3.3 Alkoholtoxische Enzephalopathie

► Überblick. Die alkoholtoxische Enzephalopathie entsteht durch direkt toxische Wirkung des Alkohols und seiner Metaboliten oder durch Mangelernährung bei chronischem Alkoholabusus. Die häufigsten neurologischen Alkohol-Folgeerkrankungen sind:

- Alkoholentzugsdelir
- Wernicke-Korsakow-Syndrom
- alkoholtoxische Hirnatrophie (Groß- und/oder Kleinhirnatrophie)

Gleichzeitig bestehen meist eine äthyltoxische Polyneuropathie (S. 474) und Myopathie (S. 503).

► Überblick.

Epidemiologie: 4 – 7 % der Bevölkerung in der BRD betreiben einen chronischen Alkoholmissbrauch. Die Prävalenz der Alkoholkrankheit mit neurologischen Komplikationen liegt bei 500/100 000 Einwohner. Ein Delir tritt bei etwa ca. 5 % auf. Männer sind 10- bis 20-mal häufiger betroffen als Frauen. Der Altersgipfel liegt in der 5. Dekade, Frauen erkranken etwas früher. Die alkoholtoxische Kleinhirnatrophie (atrophie cérébelleuse tardive) manifestiert sich bei 5 – 10 % der Alkoholkranken in der 6. Dekade.

Epidemiologie: Die Prävalenz der Alkoholkrankheit mit neurologischen Komplikationen liegt bei etwa 500/100 000 Einwohner. Das männliche Geschlecht überwiegt. Ein Delir tritt bei ca. 5 % der Alkoholkranken auf.

Alkoholentzugsdelir

▶ Synonym.

▶ Definition.

Alkoholentzugsdelir

▶ **Synonym.** Delirium tremens.

▶ **Definition.** Nach relativem oder absolutem Alkoholentzug akut einsetzende vegetative und psychopathologische Symptome, v. a. Tremor („Delirium tremens"), Hyperhidrosis, Blutdruckkrisen, Halluzinationen, Vigilanzschwankungen. Zu Beginn treten häufig generalisierte tonisch-klonische Anfälle auf.

Symptomatologie: 12 – 24 Stunden nach dem letzten Alkoholkonsum treten vegetative Störungen (Tab. **B-1.22**) und ein zunächst feinschlägiger **Tremor manus** auf, oft auch mindestens ein **generalisierter tonisch-klonischer Anfall**.

Symptomatologie: 12 – 24 Stunden nach dem letzten Alkoholkonsum (oder individuell relevantem Abfall der Blutalkoholkonzentration) kommt es zu vegetativen Störungen wie Nausea, Vomitus, Diarrhö, Hyperhidrosis, Tachykardie und einem zunächst feinschlägigen **Tremor manus** mit mimischem „Beben", gelegentlich auch flüchtigen illusionären Verkennungen als Ausdruck eines Alkoholentzugssyndroms (Prädelir, Tab. **B-1.22**). Ca. 10 % der Patienten erleiden innerhalb von 7 – 48 Stunden einen **generalisierten tonisch-klonischen Anfall,** davon etwa die Hälfte mehr als einen Anfall.

B-1.22

B-1.22 Symptomatologie des Alkoholentzugssyndroms

Stadium	Neurologische Symptome	Vegetative Symptome	Psychopathologische Symptome
Prädelir	Tremor manus, mimisches Beben, generalisiert tonisch-klonische Anfälle	Nausea, Vomitus, Hyperhidrosis, Tachykardie	Vigilanz ungestört, Schlafstörungen, flüchtige illusionäre Verkennungen
Delir	grobschlägiger Tremor, Mydriasis, sehr lebhafte Eigenreflexe	ausgeprägte Hyperhidrosis, hypertensive Blutdruckkrisen, Hyperthermie	fluktuierende Vigilanzstörung, Desorientierung, Auffassungsstörung, Suggestibilität, Halluzinationen, Angst, psychomotorische Unruhe, Nesteln

Das Delir setzt mit einer leichten fluktuierenden Vigilanz- und **Orientierungsstörung** ein. Charakteristisch sind visuelle **Halluzinationen**, Suggestibilität, Angst, motorische Unruhe und ein grobschlägiger Tremor (Delirium tremens). Die **vegetative Dysfunktion** mit hypertensiven Blutdruckkrisen und Hyperthermie kann lebensbedrohlich werden.

Das Delir beginnt am zweiten oder dritten Tag der Alkoholkarenz mit einer leichten fluktuierenden Vigilanzstörung und **Orientierungsstörung**. Die Patienten sind zu Ort, Zeit und Situation nicht orientiert, vermehrt schreckhaft, ängstlich und schlaflos. Innerhalb weniger Stunden entwickelt sich das Vollbild des Delirs. Charakteristisch sind illusionäre Verkennungen und meist visuelle oder auch taktile, akustische und szenische **Halluzinationen**, die kleine bzw. verkleinerte bewegte Objekte beinhalten (Käfer, Mäuse, Zwerge). Die Patienten sind vermindert kritikfähig und suggestibel, lesen einen „Text" vom leeren Blatt ab oder erfassen einen vorgehaltenen, nichtexistenten Faden. Auffassungsstörungen, fehlende Orientierung und die ängstigenden Halluzinationen, die den Charakter der Verfolgung annehmen können, führen zu einer z. T. erheblichen Unruhe mit Nesteln und der Tendenz wegzulaufen. Ein grobschlägiger Tremor ergreift Extremitäten und Rumpf. Mit zunehmender **vegetativer Dysfunktion** treten hypertensive Blutdruckkrisen und gelegentlich eine Hyperthermie auf.

Ätiopathogenese: Ein Delir tritt bei langjährigem Alkoholabusus meist nach akutem oder relativem **Entzug** auf.

Chronische Alkoholexposition führt zur Toleranzentwicklung und durch Eingriff in den **Transmitterhaushalt** zu Gegenregulationsmechanismen auf Rezeptorebene mit der Folge überschießender Reaktionen im Alkoholentzug.

Ätiopathogenese: Das Alkoholdelir entwickelt sich bei ca. zehnjährigem kontinuierlichem Alkoholmissbrauch nach vollständigem oder relativem **Alkoholentzug**, z. B. während einer Infektionskrankheit.
Ethanol greift in den **Transmitterhaushalt** ein. Bei chronischer Exposition kommt es zur Toleranzentwicklung und Gegenregulation auf Rezeptorebene und im Alkoholentzug entsprechend zu überschießenden Reaktionen. Es wird ein Einfluss v. a. auf den Hemmung fördernden GABA/Benzodiazepin-Rezeptorkomplex angenommen mit der Folge verminderter inhibitorischer Aktivität im Alkoholentzug. Die ausgeprägten vegetativen Symptome (erhöhter Sympathikotonus) beruhen auf einer Noradrenalinzunahme bei alkoholinduzierter Abnahme von Rezeptoren inhibitorisch wirkender adrenerger Neurone. Eine Veränderung dopaminerger Funktionen ist für das Auftreten von Halluzinationen anzunehmen. Für die Entstehung von Entzugsanfällen ist eine gesteigerte glutamaterge (exzitatorische) und verminderte GABAerge (inhibitorische) Aktivität von Bedeutung. Bei erneutem Alkoholentzug steigt das Risiko für Entzugsanfälle und der Schweregrad des Delirs nimmt mit der

Zahl vorangegangener Delirien zu. Dies wird als Ausdruck einer chronischen Sensibilisierung angesehen.

Diagnostik: Bei der Untersuchung fallen eine Mydriasis sowie vegetative Zeichen des Alkoholentzugs wie Hyperhidrosis, Tachykardie, Tremor auf (Tab. **B-1.22**). Nicht selten besteht zugleich eine alkoholtoxische Polyneuropathie (S. 474).
Eine Serie und in 3 % auch ein Status generalisierter tonisch-klonischer Anfälle (meist innerhalb von 12 Stunden nach dem ersten Anfall) können allein durch den Alkoholentzug bedingt sein. Fokale Anfälle dagegen sprechen ebenso wie eine Hemiparese oder eine zunehmende Vigilanzstörung für eine symptomatische Ursache und müssen sofort zur computertomografischen Abklärung veranlassen: Ein subdurales Hämatom oder eine intrazerebrale Blutung stellen häufige Komplikationen eines Delirs dar. Augenbewegungsstörungen weisen auf eine Wernicke-Enzephalopathie hin (s. u.).
Im EEG findet sich eine leichte Verlangsamung der Grundaktivität. Neben enger **Überwachung der vegetativen Funktionen** (Blutdruck, Herzfrequenz, Atmung, Temperatur) sind EKG-Ableitungen und Laboruntersuchungen zur Erfassung einer Hyponatriämie (S. 237), Hypoglykämie (S. 240) und Rhabdomyolyse (CK-Kontrollen) erforderlich. Der Alkoholspiegel sollte vor Behandlungsbeginn des Delirs bekannt sein, da die Substanzen sämtlich zentral wirksam sind.

Diagnostik: Es finden sich eine Mydriasis sowie vegetative Symptome (Tab. **B-1.22**).

Fokale epileptische Anfälle, eine Hemiparese oder eine zunehmende Vigilanzstörung erfordern eine CT-Untersuchung zum Ausschluss einer intrakraniellen Blutung.

Die **vegetativen Funktionen** (Blutdruck, Herzfrequenz, Atmung, Temperatur) müssen eng überwacht werden. Laborkontrollen dienen der Erfassung einer Hyponatriämie, Hypoglykämie und Rhabdomyolyse.

▸ Merke. Ein hoher Blutalkoholspiegel spricht keineswegs gegen ein Alkoholentzugsdelir, da sich bereits bei relativem (individuell sehr unterschiedlichem) Abfall der Alkoholkonzentration im Blut Entzugssymptome einstellen können und viele alkoholkranke Menschen die „Selbsttherapie" des beginnenden Delirs mit Alkohol versuchen.

▸ Merke.

Differenzialdiagnose: Das Alkoholdelir muss anhand der Anamnese von Entzugsdelirien durch **Medikamente** (Tranquilizer!) oder **Drogen** abgegrenzt werden. Der häufig gleichzeitige Abusus mehrerer Substanzen erschwert die Diagnose und kompliziert den Verlauf. Anticholinerg wirksame Medikamente (z. B. Biperiden, trizyklische Antidepressiva) rufen bei Überdosierung ebenfalls ein delirantes und dopaminerge Pharmaka ein halluzinatorisches Syndrom hervor (S. 100).
Die hepatische Enzephalopathie ist durch einen Ammoniakanstieg (S. 242), eine Enzephalitis durch eine Liquorpleozytose gekennzeichnet; aber auch andere fieberhafte Erkrankungen können mit einem deliranten Syndrom einhergehen. Eine alkoholbedingte psychotische Störung ohne Delir („**Alkohol-Halluzinose**") äußert sich mit depressiver Verstimmung, überwiegend akustischen Halluzinationen sowie Wahnideen und dauert mehrere Wochen bis Monate an.

Differenzialdiagnose: Differenzialdiagnostisch kommt ein Delir nach **Medikamenten**entzug oder -überdosierung oder **Drogen**entzug infrage.

Abzugrenzen sind außerdem hepatische Enzephalopathie, Enzephalitis und die **„Alkohol-Halluzinose"**, die durch akustische Halluzinationen und Wahnideen über Wochen bis Monate gekennzeichnet ist.

Therapie: Mittel der Wahl ist **Clomethiazol**, das gut antiepileptisch, antiadrenerg und gering antipsychotisch wirksam ist. Wegen des eigenen Suchtpotenzials darf es nur stationär über maximal zehn Tage verabreicht werden. Zu Behandlungsbeginn werden 2 – 4 Kapseln gegeben, dann 2 Kapseln in Intervallen von mindestens 2 Stunden; die Erhaltungsdosis orientiert sich an der Ausprägung des deliranten Syndroms. Die Maximaldosis beträgt 24 Kapseln/24 h; Clomethiazol birgt die Gefahr hypotensiver Blutdruckreaktionen, verstärkt die Bronchialsekretion und kann zu **Atemdepression** führen.
Bei kardiopulmonalen Vorerkrankungen kommt alternativ **Diazepam** zur Anwendung; wegen der Kreuztoleranz mit Alkohol sind individuell ggf. hohe Dosen erforderlich (Behandlungsbeginn mit 10 mg/h, maximal 60 – 100 mg/24 h). Zur gezielt antipsychotischen Behandlung kann zusätzlich **Haloperidol** gegeben werden, das als Monotherapie jedoch kontraindiziert ist, da die Auslösung epileptischer Anfälle begünstigt wird, die Dauer des Delirs länger und die Letalität höher ist als unter der Behandlung mit Clomethiazol. Sind Gelegenheitsanfälle während vorangegangener Alkoholentzugssyndrome bekannt, kann zum Anfallsschutz frühzeitig Carbamazepin gegeben werden, das auch zur Behandlung leichter Entzugssyndrome eingesetzt wird. Das gegen die vegetativen Symptome des Alkoholentzugssyndroms gut wirksame Clonidin hat allein keine Wirksamkeit gegen die delirante Symptomatik und Entzugsanfälle. Es wird aber bei der intensivmedizinischen Behandlung eines lebensbedrohlichen Alkoholentzugsdelirs zusätzlich zur i. v. Behandlung mit Diazepam oder Midazolam plus Haloperidol eingesetzt. Ein Status epilepticus erfordert immer intensivmedizinische Behandlung (S. 537).

Therapie: Mittel der Wahl ist **Clomethiazol**, das wegen des eigenen Suchtpotenzials nur stationär über begrenzte Zeit gegeben werden darf.

Bei kardiopulmonalen Vorerkrankungen wird alternativ **Diazepam** gegeben. Zur gezielt antipsychotischen Behandlung kann zusätzlich **Haloperidol**, zur Herzfrequenz- und Blutdrucksenkung Clonidin eingesetzt werden.

Notwendig sind Elektrolyt-, Flüssigkeits- und Vitamin-B_1-Substitution sowie Stressulkusprophylaxe.

Darüber hinaus sind Elektrolytausgleich (*cave:* zu rasche Natriumsubstitution, S. 237), reichliche Flüssigkeitszufuhr (4 l/d), Embolie- und Stressulkusprophylaxe notwendig. Um einer Wernicke-Enzephalopathie vorzubeugen, ist Vitamin B_1 (Thiamin) zu geben (S. 254).

Alkohol zur Behandlung des Entzugsdelirs ist kontraindiziert.

Eine Behandlung des Alkoholdelirs mit Alkohol ist einerseits wegen der Toxizität, andererseits wegen der fehlender Wirksamkeit im Delir kontraindiziert.

Prophylaxe: Neben Alkoholkarenz ist die Teilnahme an einer Selbsthilfegruppe unverzichtbar.

Prophylaxe: Nur strikte Alkoholkarenz ist eine wirksame Prophylaxe. Während der stationären Entzugsbehandlung sind die Teilnahme an einer Selbsthilfegruppe und eine psychotherapeutisch orientierte Langzeitbehandlung einzuleiten.

Verlauf: Die Letalität liegt bei 2 % (unbehandelt ca. 15 %). Aus dem Alkoholentzugsdelir können sich eine zentrale pontine Myelinolyse und eine Wernicke-Enzephalopathie entwickeln. Vegetative und affektive Störungen bleiben noch Wochen nach Abklingen des Delirs bestehen.

Verlauf: Die Letalität liegt bei 2 % (unbehandelt ca. 15 %). Aus dem Alkoholentzugsdelir können sich eine zentrale pontine Myelinolyse (S. 237) und eine Wernicke-Enzephalopathie (S. 252) entwickeln und, wenn sie unbemerkt bleiben, zum Tod führen. Das Delir klingt aber innerhalb von 3 – 10 Tagen auch spontan ab, vegetative und affektive Störungen werden jedoch noch Wochen später beobachtet. Für die Dauer des Delirs besteht Amnesie. Abgesehen von den Anfällen im Prädelir, die als Gelegenheitsanfälle aufzufassen sind, entwickeln 2 – 3 % der Alkoholkranken eine chronische Epilepsie (S. 516). Das Risiko eines Hirninfarkts (hämorrhagischer Infarkt) und einer Subarachnoidalblutung (SAB) unter Alkoholkranken ist dreimal höher als in der Gesamtbevölkerung.

▸ Klinischer Fall.

▸ **Klinischer Fall.** Der 43-jährige Klempner und Installateur, der während der Arbeit regelmäßig große Alkoholmengen trank, aber am Wochenende wegen Übelkeit und Erbrechens den Abusus einschränkte, sprang morgens aus dem Fenster des zweiten Stocks, als er sich nach schlafloser Nacht von einer Gruppe kleiner Gestalten („Zwerge und Elfen") bedrängt wähnte. Abgesehen von einigen Schürfwunden fielen bei der neurologischen Untersuchung ein grobschlägiger Tremor manus, eine Hyperhidrosis, eine Areflexie der unteren Extremitäten und ein Wadendruckschmerz auf. Der Patient war zeitlich, örtlich und situativ desorientiert. Unter der Behandlung mit Clomethiazol klang das Delirium innerhalb einer Woche ab.

Wernicke-Korsakow-Syndrom

▸ Synonym.

▸ **Synonym.** Wernicke-Enzephalopathie, Pseudoencephalitis haemorrhagica superior.

▸ Definition.

▸ **Definition.** Die nach C. Wernicke (1881) benannte Enzephalopathie wird heute zusammen mit dem von S. S. Korsakow (1887) beschriebenen amnestischen Syndrom als klinische Variation derselben Erkrankung (Wernicke-Korsakow-Syndrom) angesehen. Pathogenetisch liegt ein Thiamin-Mangel zugrunde, der meist durch chronischen Alkoholabusus verursacht ist.

Symptomatologie: Die **Wernicke-Enzephalopathie** beginnt mit **Diplopie** und Gangataxie. Gedächtnis-, Orientierungs- und **Antriebstörungen** können im Vordergrund stehen. Die Vigilanz ist häufig beeinträchtigt.

Symptomatologie: Die Symptomatik der **Wernicke-Enzephalopathie** entwickelt sich akut oder subakut innerhalb weniger Tage mit **Diplopie** und ataktischer Gangstörung. Prodromi sind gastrointestinale Beschwerden und Schlafumkehr. Aufmerksamkeits- und Merkfähigkeitsstörung, **Antriebminderung** und Desorientierung können ganz im Vordergrund stehen. Meist sind visuelle und verbale Abstraktion beeinträchtigt. Im weiteren Verlauf werden die Patienten somnolent, die Vigilanzstörung kann bis zum Koma fortschreiten.

Die Wernicke-Enzephalopathie geht häufig in eine **Korsakow-Psychose** über (Abb. **B-1.61**), ein amnestisches Syndrom mit Gedächtnisstörungen, Konfabulationen und zeitlicher Desorientierung.

Die akute Symptomatik geht nach Abklingen der Vigilanzstörung häufig in eine **Korsakow-Psychose** über (Abb. **B-1.61**). Diese ist durch eine anhaltende anterograde Amnesie und eine oft Jahre zurückreichende, auch die Biografie betreffende, retrograde Amnesie gekennzeichnet. Spontane Konfabulationen fallen meist nur zu Beginn auf. Der Patient füllt Erinnerungslücken mit phantasierten Erlebnissen, in die er aktuelle Eindrücke und den Untersucher einbezieht, und bringt Ereignisse in eine nicht zutreffende chronologische Reihenfolge. Im Verlauf imponiert neben zeitlicher Desorientierung v. a. eine Antriebsstörung mit Verlust der Spontaneität.

Ätiopathogenese: Dem Wernicke-Korsakow-Syndrom liegt ein **Thiamin-(Vitamin B_1-) Mangel** bei Malnutrition, Resorptionsstörung oder einseitiger Kohlenhydraternährung, meist auf dem Boden eines chronischen Alkoholabusus, zugrunde.

Ätiopathogenese: Gelegentlich entwickelt sich das Wernicke-Korsakow-Syndrom aus einem Alkoholdelir heraus, in der überwiegenden Zahl der Fälle stellt es jedoch ein eigenständiges Krankheitsbild dar. Ätiologisch liegt dem Syndrom ein **Thiamin-(Vitamin-B_1-)Mangel** zugrunde, der als Folge einer Fehlernährung oder Resorptionsstörung und im Hungerzustand (auch bei Anorexia nervosa) auftritt. Alkoholkranke, die ihren Kalorienbedarf überwiegend mit Alkohol decken, sind besonders gefähr-

B-1.61 Wernicke-Korsakow-Syndrom

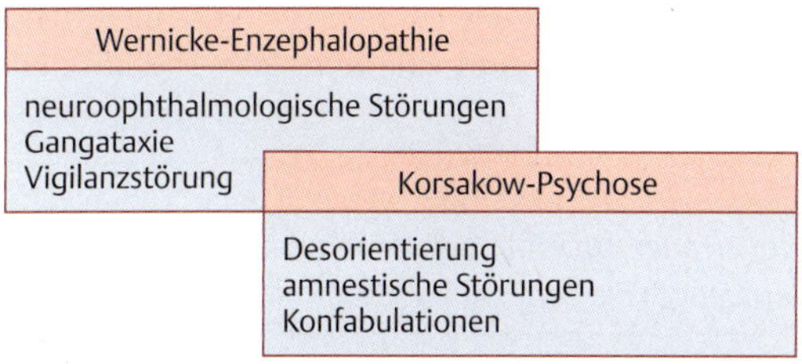

Mit Rückbildung der akuten Symptomatik der Wernicke-Enzephalopathie tritt häufig nach Abklingen der Vigilanzstörung eine Korsakow-Psychose (amnestisches Syndrom) hervor.

B-1.61

det. Bei reduzierter Vitaminzufuhr und gleichzeitig gestörter intestinaler Resorption sowie alkoholinduzierter Aktivitätsminderung des Enzyms, das Thiamin in die wirksame Form bringt, besteht ein erhöhter Vitaminbedarf zur Metabolisierung des Alkohols. Da eine erhöhte Kohlenhydratzufuhr den Thiaminumsatz steigert, wird die Wernicke-Enzephalopathie auch nach reiner Glukose-Infusion oder bei Hyperglykämie (Coma diabeticum) beobachtet. Seltene Ursachen sind exzessives Fasten (Anorexia nervosa), Hyperemesis gravidarum, Tumoren, Karzinome des oberen Verdauungstrakts. Einige Medikamente, insbesondere Nitroimidazol-Abkömmlinge (Metronidazol, Mikonazol), wirken als Thiamin-Antimetaboliten.

Der Ausfall von Thiamin als Coenzym im Kohlenhydratstoffwechsel der Ganglienzellen verursacht neuronale und vaskuläre Schädigungen, die pathophysiologisch im Einzelnen noch ungeklärt sind. Im akuten Stadium überwiegen punktförmige **Hämorrhagien** (Pseudoencephalitis haemorrhagica superior), bei chronischem Verlauf atrophische Veränderungen mit Demyelinisierung, Gliose und Neuronenverlust. Vor allem die Corpora mamillaria (Abb. **B-1.62**) und der anteriore Thalamus sind betroffen, daneben Hypothalamus, subependymale Strukturen des 3. und 4. Ventrikels und des Aquädukts sowie Vierhügelplatte, Brückenhaube und Kleinhirn.

Pathologisch-anatomisch findet man punktförmige **Hämorrhagien** oder atrophische Veränderungen in den Corpora mamillaria (Abb. **B-1.62**).

B-1.62 Wernicke-Enzephalopathie

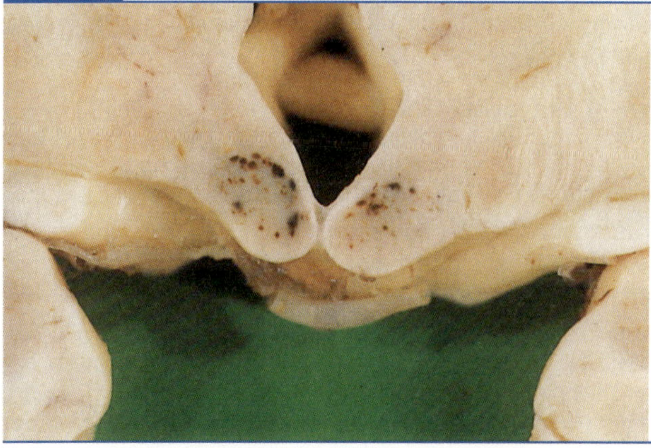

61-jährige alkoholkranke Frau mit floider Fettleberhepatitis, gestorben im Coma hepaticum.
Pathologischer Befund: Aufsicht von hinten, stirnparallele Schnittführung. Grauweiße Fasergliose und feingesprenkelte, rote bis rostbraune mehrzeitige Blutungen in den Corpora mamillaria.

Die Läsionsverteilung beim Korsakow-Syndrom entspricht weitgehend der der Wernicke-Enzephalopathie, sodass die Wernicke-Enzephalopathie als akute, das Korsakow-Syndrom als chronische Verlaufsform mit einheitlichen morphologischen Veränderungen zu betrachten ist.

Die Wernicke-Enzephalopathie ist als akute, das Korsakow-Syndrom als chronische Verlaufsform derselben Erkrankung zu betrachten.

Diagnostik: Bei der Untersuchung ist besonders auf **neuroophthalmologische Störungen** zu achten, die isoliert oder kombiniert vorkommen: horizontaler, seltener vertikaler Blickrichtungsnystagmus oder Spontannystagmus, konjugierte Blickparesen oder internukleäre Ophthalmoplegie (S. 39), ein- oder beiderseitige Abduzensparese und Anisokorie mit verzögerter Lichtreaktion (S. 32). Es findet sich eine **beinbetonte Ataxie**, die Stehen und Gehen unmöglich machen kann, in ausgeprägten Fällen auch eine Rumpfataxie. Der Knie-Hacke-Versuch ist grob ataktisch. Eine alkoholtoxische Polyneuropathie (S. 474) wird selten vermisst. Als Zeichen der **vegetativen Dysregulation** bei dienzephaler Läsion bestehen arterielle Hypotonie und Hypothermie.

Diagnostik: Charakteristisch sind **neuroophthalmologische** Störungen, insbesondere Nystagmus, Blickparesen, Augenmuskelparesen und Pupillenstörungen, sowie eine **beinbetonte Ataxie**. Arterielle Hypotonie und Hypothermie sind Zeichen der vegetativen Dysregulation bei lebensbedrohlicher dienzephaler Störung.

Die Diagnose wird häufig verkannt, zumal nicht immer die klassische Trias (Abb. **B-1.61**) vorliegt.

Die klassische klinische Trias (Abb. **B-1.61**) der Wernicke-Enzephalopathie und der Korsakow-Psychose ist jedoch keineswegs regelmäßig zu beobachten, sodass die Diagnose, insbesondere wenn keine Alkoholerkrankung vorliegt, oft verkannt und erst dann gestellt wird, wenn sich als Residual-Syndrom eine Korsakow-Psychose entwickelt hat.

▶ Merke.

▶ Merke. Bei alkoholkranken Menschen, die akut oder subakut eine Vigilanzstörung und Diplopie entwickeln, muss auch unabhängig von einem Alkoholentzugssyndrom an eine Wernicke-Enzephalopathie gedacht werden.

Die **neuropsychologische Untersuchung** ergibt neben den charakteristischen amnestischen Störungen Hinweise auf eine frontale Funktionsstörung.

In der Akutphase der Wernicke-Enzephalopathie stellen sich die Corpora mamillaria gelegentlich hyperintens oder KM-aufnehmend im MRT dar (Abb. **B-1.63**).

Die neuropsychologische Untersuchung von Korsakow-Patienten ergibt neben dem Unvermögen, neue Gedächtnisinhalte zu bilden (anterograde Amnesie), und der retrograden Amnesie Hinweise auf eine frontale Funktionsstörung (S. 98), während nonverbales Lernen, logisches Denken und die Kritikfähigkeit erhalten sind.
Im CT stellt sich oft eine frontal betonte externe und interne Hirnatrophie mit Erweiterung auch des dritten Ventrikels und im MRT eine Atrophie der Corpora mamillaria dar. Gelegentlich sieht man in der Akutphase der Wernicke-Enzephalopathie eine Signalanhebung der Corpora mamillaria in den T2-gewichteten Aufnahmen oder eine Kontrastmittelaufnahme in der T1-Wichtung (Abb. **B-1.63**).

B-1.63 Wernicke-Enzephalopathie (MRT)

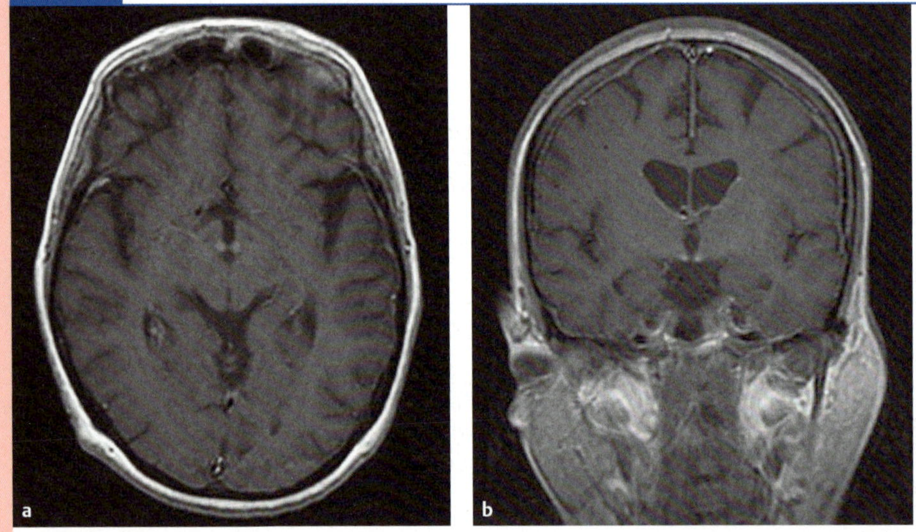

43-jährige Frau mit chronischem Alkoholabusus und Mangelernährung bei schwerer reaktiver Depression. Die Patientin erkrankte subakut mit einer Abduzensparese beiderseits, Up-beat-Nystagmus, Stand- und Gangataxie sowie einer schweren mnestischen Störung.

a Äußere Hirnatrophie. Auffällig ist die Kontrastmittelanreicherung den Corpora mamillaria. Axiales T1-Bild nach Kontrastmittelgabe.

b Die deutlich Kontrastmittel anreichernden Corpora mamillaria sind am Boden des 3. Ventrikels erkennbar. Äußere und innere Hirnatrophie mit Erweiterung der Seitenventrikel. Koronares T1-Bild nach Kontrastmittelgabe.

Differenzialdiagnose: Anfangs kann ein Delirium tremens die Symptomatik überlagern. Ein **Hirnstamminfarkt** oder **Einklemmungssyndrom** muss ggf. neuroradiologisch ausgeschlossen werden. Abzugrenzen sind auch eine Kohlenmonoxidvergiftung, ein Hirntrauma und eine Enzephalitis.

Differenzialdiagnose: Anfangs kann die Symptomatik von einem Delirium tremens überlagert sein. Augenbewegungs- und Pupillenstörungen bei zunehmender Vigilanzstörung sind auch charakteristisch für **Hirnstamminfarkte** (S. 383) und für ein **Einklemmungssyndrom** (S. 108); die bildgebende Diagnostik ist zum Ausschluss erforderlich. Visus- und Farbsehstörungen bei Alkoholkranken sind Symptome einer Optikusneuropathie (sog. Tabak-Alkohol-Amblyopie), die auf einen Vitamin-B_{12}-Mangel zurückgeführt wird (S. 246). Ein Korsakow-Syndrom kann sich auch in Folge einer Kohlenmonoxidvergiftung, Hirnverletzung oder Enzephalitis (z. B. bei Typhus, Herpes-simplex-Infektion) entwickeln.

Therapie: Initial wird Vitamin B_1 hochdosiert parenteral und im Verlauf weiter oral gegeben.

Therapie: Vitamin B_1 wird zunächst i. v. hochdosiert (300 mg Thiamin/d in 500 ml Fruktose 5 %, *cave:* anaphylaktische Reaktion) und nach Rückgang der akuten Symptome über vier bis sechs Wochen i. m. (50 – 100 mg/die), anschließend für weitere sechs Monate in gleicher Dosierung oral zusammen mit einem Vitamin-B-Komplex-Präparat gegeben.

► Merke. Glukose und Fruktose erhöhen den Umsatz an B-Vitaminen und sollten deshalb insbesondere bei alkoholkranken Menschen nicht ohne Vitamin-B_1-Zusatz infundiert werden.

Verlauf: Die neuroophthalmologischen Symptome bilden sich unter der Behandlung meist rasch zurück. Jedoch kommt es nur in 20 % der Fälle zur Remission. Residualsymptome sind Nystagmus und Ataxie. Setzt die Therapie zu spät ein, ist der Übergang in ein Korsakow-Syndrom häufig irreversibel. Trotz Therapie sterben 15 % der Patienten mit Wernicke-Enzephalopathie innerhalb der ersten drei Wochen.

Verlauf: Nur in 20 % der Fälle kommt es zur Remission. Die Korsakow-Psychose ist häufig irreversibel. 15 % der Patienten mit Wernicke-Enzephalopathie sterben innerhalb der ersten drei Wochen.

► Klinischer Fall. Die 48-jährige Hausfrau, die über Doppelbilder (Diplopie) klagte, hatte seit einigen Tagen nicht mehr das Bett verlassen, weil sie zu fallen fürchtete. Der Ehemann berichtete, dass das Sprechen undeutlich geworden sei. Zuletzt habe sie ohne Sinnzusammenhang geredet. Seit Jahren trinke sie täglich etwa 15 Flaschen Bier; in den letzten Monaten habe sie sich überwiegend davon ernährt. Die neurologische Untersuchung der zeitlich desorientierten Patientin ergab eine Anisokorie, ein Abduktionsdefizit rechts, einen horizontalen Blickrichtungsnystagmus, skandierendes Sprechen, einen grob dysmetrischen Knie-Hacke-Versuch und eine ausgeprägte Rumpfataxie. Darüber hinaus fand sich eine distal betonte sensomotorische Polyneuropathie. Das CT zeigte eine mäßige diffuse, kortikal betonte Hirnatrophie. Unter der Behandlung mit 300 mg Thiamin/die bildeten sich die Diplopie innerhalb von zwei Tagen und der Nystagmus innerhalb einer Woche, die Koordinations- und Artikulationsstörung jedoch nicht vollständig zurück.

Alkoholtoxische Hirnatrophie

► Definition. Äthyltoxisch bedingter Parenchymverlust des Großhirns mit kognitiven Störungen bis zur Demenz und/oder des Kleinhirns mit Stand- und Gangataxie. Die isolierte alkoholtoxische Kleinhirnatrophie wird als „Atrophie cérébelleuse tardive" bezeichnet.

Symptomatologie: Zunächst fallen **Aufmerksamkeits- und Auffassungsstörungen** nur unter Anforderung auf. Störungen v. a. des verbalen Gedächtnisses, eine Verlangsamung des Denkens und mangelndes Abstraktionsvermögen kommen hinzu. Eine **Stand- und Gangunsicherheit** manifestiert sich demgegenüber meist innerhalb weniger Wochen. Beim Gehen ist ein Vor- und Rückwärtsschwingen des Beckens zu beobachten. Im weiteren Verlauf werden die Patienten dysarthrisch.

Symptomatologie: Störungen der Aufmerksamkeit, **Auffassung** und des Gedächtnisses entwickeln sich allmählich, **Stand- und Gangunsicherheit** sowie Dysarthrophonie dagegen innerhalb weniger Wochen.

Ätiopathogenese: Folge der neurotoxischen Wirkung des Alkohols ist eine frontal und parietal betonte **kortikale und subkortikale Atrophie**. Mangelernährung stellt einen zusätzlichen pathogenetischen Faktor dar. Charakteristisch für die alkoholtoxische **Kleinhirnatrophie** ist ein Verlust der Purkinje-Zellen im Vorderwurm und paramedianen Vorderlappen.

Ätiopathogenese: Folgen der neurotoxischen Wirkung des Alkohols sind eine frontoparietal betonte **Großhirn-** und eine **Kleinhirnatrophie** (Vorderwurm).

Diagnostik: Der Palmomentalreflex ist positiv, die Feinmotorik häufig beeinträchtigt. Als Zeichen der zerebellaren Atrophie beobachtet man eine Sakkadierung der Augenfolgebewegungen, Hypermetrie im Knie-Hacke-Versuch bei nahezu ungestörtem Finger-Nase-Versuch und neben der Stand- und Gangataxie häufig auch eine Rumpfataxie.
Die **neuropsychologische Untersuchung** deckt neben Gedächtnisstörungen Defizite in der visuell-räumlichen Wahrnehmung, in der Handlungsplanung und im verbalen wie nonverbalen Problemlösen als Hinweis auf eine frontale Funktionsstörung auf.
Computer- und kernspintomografisch zeigen sich die Hirnatrophie mit Betonung des frontalen Interhemisphärenspalts sowie der Inselzisternen und eine Erweiterung der Seitenventrikel (Abb. **B-1.64a** u. **b**). Darüber hinaus stellt sich die Atrophie von Vorderwurm und Vorderlappen des Kleinhirns mit Erweiterung der Cisterna lamina quadrigemina dar (Abb. **B-1.64c**).

Diagnostik: Der Palmomentalreflex ist positiv, die Feinmotorik beeinträchtigt. Die zerebellare Ataxie ist beinbetont.

Neuropsychologische Tests zeigen Defizite in der visuell-räumlichen Wahrnehmung und im Problemlösen.

CT und MRT zeigen eine frontoparietal betonte kortikale Atrophie, eine Ventrikelerweiterung und eine Atrophie von Vorderwurm und -lappen des Kleinhirns (Abb. **B-1.64**).

Differenzialdiagnose: Die der alkoholtoxischen Hirnatrophie entsprechenden morphologischen Veränderungen werden auch durch **Malnutrition** bei Hungerzuständen, Anorexia nervosa u. a. gefunden. Bei überwiegend zerebellarer Symptomatik ist differenzialdiagnostisch an die Heredoataxien (S. 226) und die olivopontozerebellare Atrophie (S. 230) sowie die **paraneoplastische subakute Kleinhirndegeneration** (S. 332), aber auch an Kleinhirntumoren und -metastasen, ferner an **toxische** und

Differenzialdiagnose: Stehen zerebellare Symptome im Vordergrund, ist an eine Heredoataxie, **paraneoplastische, toxische** oder **metabolische Kleinhirndegeneration** und Tumoren des Zerebellums zu denken.

B-1.64 Alkoholtoxische Hirnatrophie (MRT)

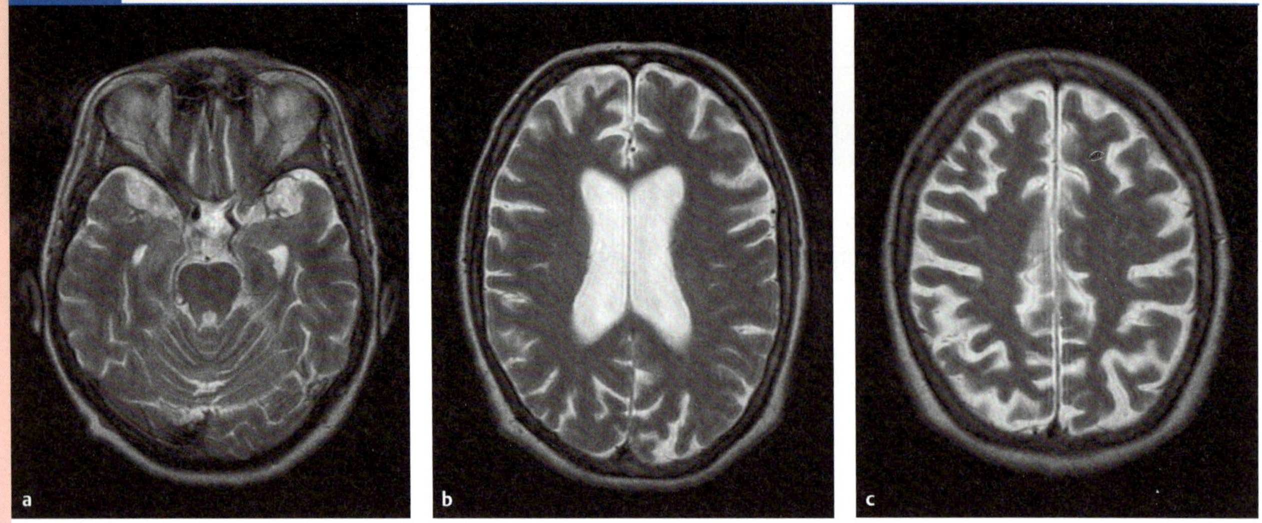

45-jährige Frau mit chronischem Alkoholabusus. Verlaufsuntersuchung 21 Monate nachdem die Patientin eine Wernicke-Enzephalopathie durchgemacht hatte (vgl. Abb. **B-1.63**), fortgesetzter Alkoholabusus.

a Deutliche Atrophie des Kleinhirnwurms. Axiales T 2-Bild.

b Erweiterung der Seitenventrikel. Axiales T 2-Bild.

c Kortikale Atrophie frontal und parietal. Axiales T 2-Bild.

metabolische Kleinhirnschädigungen (Phenytoin, Zytostatika, Hypothyreose u. a.) zu denken, die sich nicht selten schon vor dem 40. Lebensjahr manifestieren.

Therapie und Verlauf: Unter Alkoholabstinenz können sich die psychischen und morphologischen Veränderungen zurückbilden. Bei Ataxie sollte Vitamin B_1 verabreicht werden.

Therapie und Verlauf: Sowohl die psychischen Störungen als auch die radiologisch nachweisbaren morphologischen Veränderungen können sich bei völliger Alkoholabstinenz zurückbilden, andernfalls ist mit fortschreitender Demenz zu rechnen. Die Ataxie kann sich unter Vitamin-B_1-Gabe bessern, sodass zumindest der Versuch einer Behandlung wie bei Wernicke-Enzephalopathie gemacht werden sollte.

1.4 Entzündliche Prozesse des Gehirns und Rückenmarks

1.4 Entzündliche Prozesse des Gehirns und Rückenmarks

▸ Definition.

▸ Definition. Entzündliche Veränderungen des Zentralnervensystems (Enzephalitis, Myelitis) und seiner Häute (Meningitis), die häufig kombiniert als Meningoenzephalitis, Meningomyelitis und Enzephalomyelitis bzw. Abszessbildungen auftreten und meist durch bakterielle oder virale Infektionen verursacht werden. Darüber hinaus kommt ein Befall des ZNS durch Parasiten und Pilze vor.

Epidemiologie: Zur Inzidenz der Meningitis und Enzephalitis siehe Abb. **B-1.65**, zur Durchseuchung mit den häufigsten Erregern siehe Tab. **B-1.23**.

Epidemiologie: Die Inzidenz der Meningitiden und Enzephalitiden beträgt 15/100 000, die der Meningokokken-Meningitis 0,7 – 1/100 000, die der Hirnabszesse 0,4/100 000 und die der Myelitis transversa 0,3/100 000 Einwohner (Abb. **B-1.65**). Zur Durchseuchung der Bevölkerung mit den häufigsten Erregern siehe Tab. **B-1.23**.

B-1.23

B-1.23 Die häufigsten Erreger mit Befall des ZNS und Durchseuchung der Bevölkerung Deutschlands und der USA

Erreger	Durchseuchung der Bevölkerung (%)
Zytomegalievirus	50 – 100 (in tropischen Ländern 100 %)
Varicella-Zoster-Virus	90
Masernvirus	90
Mumpsvirus	90
Herpes-simplex-Virus	80 – 90
Rötelnvirus	75 – 90
Toxoplasmen	60 – 80
Borrelien	5 – 25

B-1.65 Jährliche Neuerkrankungsrate der Meningitiden und Enzephalitiden im Vergleich mit Hirnabszess und Myelitis, bezogen auf 100 000 Einwohner

B-1.65

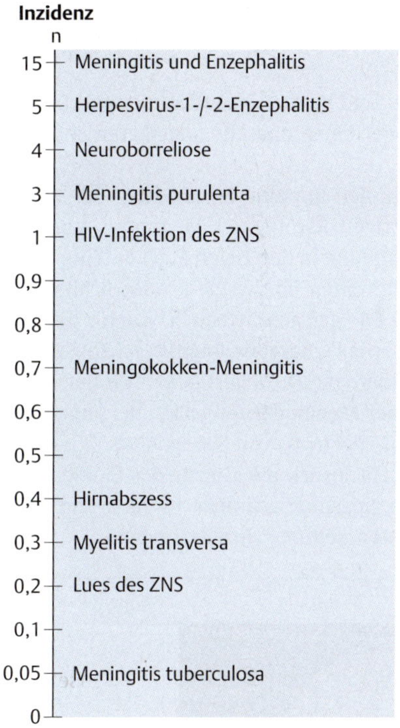

An erster Stelle stehen virale ZNS-Infektionen und unter diesen die Herpes-simplex-Enzephalitis. In ca. 50 % der AIDS-Fälle sind ZNS und/oder PNS beteiligt. Häufiger ist die Neuroborreliose, wesentlich seltener eine Tuberkulose des ZNS.

Während die Verbreitung vieler Infektionskrankheiten durch verbesserte Hygiene, Impfprophylaxe und Therapie wesentlich eingedämmt werden konnte, v. a. die der Poliomyelitis und der Keuchhustenenzephalitis, ist weltweit ein Anstieg nosokomialer Infektionen und eine zunehmende **Antibiotika-Resistenz** insbesondere von **Pneumokokken** zu beobachten, die in Europa die häufigsten Erreger der bakteriellen Meningitis im Erwachsenenalter sind. Durch die Impfprophylaxe gegen **Haemophilus influenzae** wurde die Inzidenz der Meningitis im Kindesalter deutlich gesenkt. In Europa überwiegen jetzt bei Kindern die Pneumokokken-Meningitis und die sporadische **Meningokokken-Meningitis**, in der Neugeborenenperiode Infektionen mit Gruppe-B-Streptokokken und Listerien.

Die nosokomialen Infektionen und die **Antibiotika-Resistenz** nehmen zu, insbesondere die Resistenz von **Pneumokokken**, den in Europa häufigsten Erreger der bakteriellen Meningitis bei Erwachsenen. Bei Kindern und Jugendlichen sind **Meningokokken und Pneumokokken** die häufigsten Erreger.

Vor 30 Jahren wurden neue Erreger mit großer Ausbreitungstendenz entdeckt:
- eine Spirochäte als Erreger der Borreliose nach Zeckenstich (S. 273)
- HIV-Infektion als Ursache von AIDS (S. 282).

Erreger mit großer Ausbreitungstendenz sind:
- Borrelien
- HIV

An 1. Stelle der akuten viralen Meningitiden stehen weltweit die Enterovirus-Infektionen mit einem Drittel der Fälle, gefolgt von der Mumpsvirus-Meningitis.

Die akute virale Meningitis ist am häufigsten durch Entero- und Mumpsviren bedingt.

Das Krankheitsspektrum in den **tropischen Ländern** unterscheidet sich von dem der Industrienationen besonders durch das Überwiegen parasitärer Infektionen des ZNS, wie der Bilharziose und Echinokokkose (Afrika, Lateinamerika); aber auch Lues und besonders AIDS sind v. a. südlich der Sahara weit verbreitet, und die Meningokokken-Meningitis kommt dort ebenso wie die Poliomyelitis epidemisch vor.

In den **tropischen Ländern** sind parasitäre Infektionen des ZNS und AIDS weit verbreitet. Die Meningokokken-Meningitis und Poliomyelitis kommen dort epidemisch vor.

Die **Letalität** ist vom Erkrankungsalter und Erregertyp abhängig, liegt durchschnittlich bei 10 – 20 % (für Neugeborene bis 50 %) und ist am höchsten bei Koli-Meningitis, Meningitis tuberculosa und Herpes-simplex-Enzephalitis.

Die **Letalität** ist vom Erregertyp abhängig und beträgt 10 – 20 %, bei Neugeborenen bis zu 50 %.

1.4.1 Bakterielle Meningitis und Enzephalitis

Symptomatologie: Die bakteriellen Meningitiden beginnen meist akut mit Kopf-, Nacken- und Rückenschmerzen, vegetativen Begleitsymptomen wie Nausea, Erbrechen, meist **hohem Fieber**, Photophobie und **Somnolenz**. Eine ausgeprägte Vigilanzstörung spricht für eine zerebrale Beteiligung (Meningoenzephalitis). In bis zu 30 % kommen fokale oder sekundär generalisierte epileptische Anfälle hinzu, seltener auch Halbseitensymptome mit Aphasie und delirante Syndrome. Die Meningitis tuberculosa verläuft eher subakut oder chronisch (S. 263).

1.4.1 Bakterielle Meningitis und Enzephalitis

Symptomatologie: Die bakterielle Meningitis setzt meist akut mit Kopfschmerzen, Erbrechen, **Fieber**, Photophobie und **Somnolenz** ein. Epileptische Anfälle und zerebrale Herdsymptome können auftreten. Die Meningitis tuberculosa verläuft subakut oder chronisch (S. 263).

Ätiopathogenese: Man unterscheidet:
- hämatogene Ausbreitung
- fortgeleitete Infektion
- direkte Infektion (meist posttraumatisch)

Ätiopathogenese: Die Erreger gelangen hauptsächlich auf drei Wegen in das Gehirn und seine Häute:
- **hämatogene Ausbreitung** eines Nasen-Rachen-Infekts, z. B. bei der Meningokokken-Meningitis,
- **fortgeleitete Infektion** von Ohr, Orbita und Nasennebenhöhlen (Pneumokokken- und Staphylokokken-Meningitis) oder
- **direkte Infektion** von außen bei Schädel- und Wirbelsäulentraumen mit Duraverletzung, so z. B. über eine Liquorfistel oder einen operativ angelegten Shunt (zusätzlich Anaerobier).

Die subarachnoidale Eiteransammlung betrifft meist die Konvexität („**Haubenmeningitis**", Abb. **B-1.66**), seltener, wie bei Meningitis tuberculosa, die basalen Zisternen („**Basalmeningitis**", Abb. **B-1.68**, S. 264).

Bei gleichzeitigem Befall des Hirnparenchyms besteht eine **Meningoenzephalitis**, bei ausschließlichem oder vorwiegendem Befall des Hirnparenchyms eine Enzephalitis.

Bei der bakteriellen Meningitis handelt es sich um eine Entzündung der weichen Hirnhäute (Leptomeningitis). Bei der eitrigen Meningitis (Meningitis purulenta) kommt es zu subarachnoidaler Eiteransammlung in den tiefen Sulci entlang der Gefäße. Die entzündlichen Veränderungen betreffen überwiegend die Hirnhäute der Konvexität („**Haubenmeningitis**", Abb. **B-1.66**), gelegentlich auch, wie für die tuberkulöse Meningitis typisch, die basalen Zisternen („**Basalmeningitis**", s. Abb. **B-1.68**). Oft ist auch das Hirnparenchym, insbesondere die Hirnoberfläche, von der Entzündung betroffen. Man spricht dann von einer **Meningoenzephalitis**, bei ausschließlichem oder vorwiegendem Befall des Hirnparenchyms von Enzephalitis. Schwerwiegende Komplikationen sind ansteigender Hirndruck mit Gefahr der Einklemmung, aber auch vaskulär-entzündliche Prozesse, Spasmen arterieller Gefäße und Venenthrombosen mit nachfolgenden Hirninfarkten, seltener Hirnblutungen.

B-1.66

B-1.66 Eitrige Haubenmeningitis

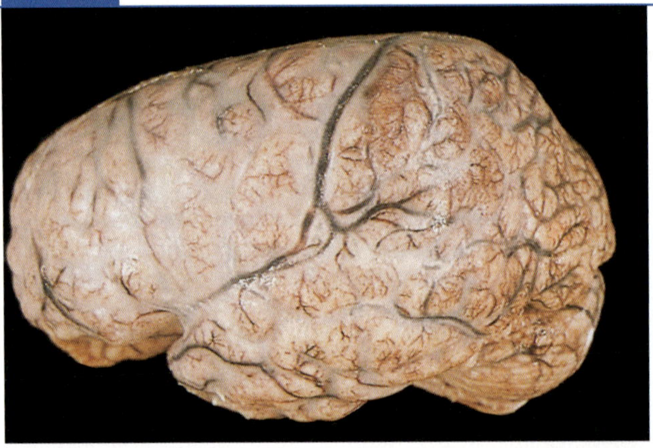

44-jähriger Mann mit chronischer Bronchitis und Leberzirrhose. Der Ammoniakspiegel war auf das Zweifache der Norm erhöht. Hohes Fieber, Somnolenz, Meningismus, Exitus letalis am 3. Krankheitstag.
Pathologischer Befund: Seitenansicht der linken Großhirnhemisphäre, Frontalpol links. Stark vermehrte Kapillargefäßzeichnung (Injektion) über dem Okzipitallappen. Flächenhafte Trübung der weichen Hirnhaut und Ausguss der Hirnfurchen durch eitriges Exsudat über Frontal-, Parietal- und Temporallappen.

Diagnostik: Es besteht **Meningismus**. Brudzinski-, Kernig- und Lasègue-Zeichen sind positiv (Tab. **B-1.24**). In schweren Fällen besteht ein **Opisthotonus**.

Diagnostik: Auffällig sind ein **Meningismus** (Nackensteifigkeit) und ein positives **Brudzinski-Zeichen**, d. h. eine reflektorische Beugung der Kniegelenke bei passiver Kopfneigung nach vorn (Tab. **B-1.24**). Das Kernig-Zeichen ist positiv, wenn das Kniegelenk bei gebeugtem Hüftgelenk nicht gestreckt werden kann, das Lasègue-Zeichen ist positiv, wenn das Hüftgelenk bei gestrecktem Kniegelenk nicht gebeugt werden kann (Tab. **B-1.24**). In schweren Fällen beobachtet man eine Reklination des Kopfes und Überstreckung des Rumpfes (**Opisthotonus**). Bei zunehmender Vigilanzstörung (Koma) kann der Meningismus fehlen.

Die Körpertemperatur ist erhöht.
In jedem Fall ist der **Liquor** auf Zellzahl, Eiweiß-, Zucker- und Laktatgehalt zu untersuchen (Tab. **B-1.25**) und ein zytologisches Präparat anzufertigen.

Die Körpertemperatur ist erhöht, gelegentlich steigt sie bis 41 °C an.
Die wichtigste diagnostische Methode ist die **Liquoruntersuchung**. Dabei soll neben Bestimmung der Zellzahl, des Eiweiß- und Zuckergehalts sowie der Laktatkonzentration in jedem Fall auch ein zytologisches Präparat, ggf. mit Gram- bzw. Ziehl-Neelsen-Färbung, angefertigt werden (Tab. **B-1.25**; S. 259). Voraussetzung auch für eine mikrobiologische Kultur ist die rasche Bearbeitung des Liquors. Weiterhin sollte immer eine **Blutkultur** veranlasst werden. Im Serum findet sich neben einer Leukozytose, eine Erhöhung der CRP und des **Procalcitonins**, das typischerweise bei einer viralen Meningitis nicht erhöht ist.

B-1.24 Untersuchung bei Meningitis

B-1.24

Die wichtigsten Zeichen eines meningealen Reiz-Syndroms	
Meningismus	Patient setzt der passiven Kopfneigung Widerstand entgegen; sie ist schmerzhaft
Brudzinski-Zeichen	bei passiver Kopfneigung beugt der Patient Hüft- und Kniegelenke zur Entlastung
Kernig-Zeichen	passive Streckung des Kniegelenks bei gebeugtem Hüftgelenk löst heftige Schmerzen aus.
Lasègue-Zeichen	passives Anheben des gestreckten Beins wird schmerzreflektorisch gehemmt
Zusätzliche Meningismus-Zeichen bei Kindern	
„Dreifuß"-Zeichen	Kind stützt beide Hände hinter seinem Rücken auf, während es Hüfte und Knie gebeugt hält
„Kniekuss"-Zeichen	Kind kann nach Aufforderung den Kopf nicht bis zu den Knien beugen

B-1.25 Diagnostik bakterieller Meningitiden

B-1.25

Diagnostik	Meningitis purulenta „Haubenmeningitis"	Meningitis tuberculosa „Basalmeningitis"
Körperliche Untersuchung		
meningeales Syndrom	perakuter Verlauf Meningismus, Opisthotonus hohes Fieber	subakuter Verlauf Meningismus langsamer Fieberanstieg
Vigilanzstörung	hochgradig	mäßig, oft fluktuierend
fakultativ: Hirnnervenausfälle	häufiger Abduzensparese, Hypakusis, Ertaubung	häufiger Papillenödem, Optikusatrophie, Okulomotoriusparese, periphere Fazialisparese und kaudale Hirnnervenausfälle
epileptische Anfälle	20 – 30 %	5 – 10 %
Liquorbefund		
Zellen	> 1000 bis > 10 000, Granulozyten	30 – 300, anfangs Granulozyten, später lymphozytäre Pleozytose
Eiweiß (mg/dl)	150 – 200	100 – 500
Zucker (mg/dl)	< 30	< 45
Laktat	erhöht	erhöht
makroskopischer Aspekt des Liquors	trüb bis eitrig	„Spinngewebsgerinnsel" (enthält säurefeste Stäbchen)
Erreger	pyogene Kokken u. a. (Gramfärbung)	Mycobacterium tuberculosis (Ziehl-Neelsen-Färbung)

Neben Kopfschmerzen, Erbrechen und deliranten Symptomen bestehen je nach Erregerart charakteristische Befunde, die v. a. die Differenzierung einer eitrigen „Haubenmeningitis" von einer tuberkulösen „Basalmeningitis" erlauben. So treten z. B. bei der Meningitis purulenta häufiger fokale (kortikale) Anfälle, bei der Meningitis tuberculosa häufiger Hirnnervenausfälle auf

Bei Verdacht auf eine Meningokokken-Meningitis und negativem mikroskopischem Befund kann eine **Polymerasekettenreaktion** (**PCR**) den direkten Erregernachweis aus Serum und Liquor ermöglichen (vgl. S. 123).

Die **PCR** kann bei Meningokokken-Meningitis den direkten Erregernachweis aus Serum und Liquor ermöglichen.

Therapie: Bakterielle Meningitiden und Meningo-Enzephalitiden müssen **sofort** nach Liquorentnahme behandelt werden. Wenn vor der Liquorentnahme ein CT durchgeführt wird, weil eine Bewusstseinsstörung und/oder fokale neurologische Ausfälle bestehen, muss die Antibiotikatherapie zuvor begonnen werden, da ein Zeitverzug in jedem Fall zu vermeiden ist. Bei Verdacht auf eine Pneumokokken-Meningitis ist vor der Antibiotikabehandlung die i. v. Gabe von 10 mg Dexamethason indiziert. Eine empirisch gewählte **Antibiotika-Therapie** ist bei der Meningitis purulenta absolut und so lange indiziert, bis mit dem bakteriologischen Nachweis und Antibiogramm eine gezielte Therapie erfolgen kann.

Therapie: In jedem Fall einer bakteriellen Meningitis und Meningoenzephalitis beginnt die **Antibiotikatherapie unmittelbar** nach der Liquorentnahme (Tab. **B-1.26** u. Tab. **B-1.27**). Ist ein Schädel-CT indiziert, muss die Therapie zuvor begonnen werden. Die ausgewählten Antibiotika müssen gut **liquorgängig** sein. Zur Therapie der tuberkulösen Meningitis siehe Tab. **B-1.28**.

Dabei ist auf die **Liquorgängigkeit** (Tab. **B-1.26** u. Tab. **B-1.27**) der Antibiotika bzw. Chemotherapeutika und deren Toxizität zu achten. Wenn der Verdacht auf eine Meningitis mit übertragbaren Erregern aufkommt, wird der Patient vorübergehend isoliert. Wegen häufiger Komplikationen wie Ateminsuffizienz und Hirndrucksteigerung ist eine intensivmedizinische Behandlung mit der Möglichkeit zu assistierter Beatmung und Hirnödemtherapie vorzusehen (S. 311). Zur Therapie der tuberkulösen Meningitis siehe Tab. **B-1.28**.

B-1.26

B-1.26 Diagnostisches und therapeutisches Vorgehen bei Meningitis purulenta. Zur CT-Indikation siehe Text

Sofortmaßnahmen bei eitriger Meningitis	Fragen
Liquorentnahme (LP)	eitrig? trüb? Pandy positiv?
Liquoruntersuchung	Zellzahl? Eiweiß? Zucker?
Blutabnahme (auch Blutkultur!)	Leukozytose? Blutzucker?
empirisch gewählte Antibiotika-Therapie	Liquorgängigkeit? Toxizität?
mikroskopische Schnelldiagnostik, Gramfärbung	Erreger?
Zusatzuntersuchung zur gezielten Therapie	**Fragen**
bakteriolog. Untersuchung zur Blut-/Liquorkultur	Erreger?
Antibiogramm	Resistenz?
Reduktion auf gezielte Antibiotika-Therapie	Mittel der Wahl?

Soforttherapie mit liquorgängigen, wenig toxischen und synergistisch wirksamen Antibiotika, deren Anwendung sich nach dem Erkrankungsalter richtet. Der Erregernachweis kann nicht abgewartet werden. Die gezielte Folgetherapie richtet sich nach dem Ergebnis der bakteriologischen Untersuchung und Resistenzbestimmung.

B-1.27

B-1.27 Antibiotika bei eitriger Meningitis

Alter	Häufigste Erreger	Antibiotikatherapie der Wahl
Neugeborene	Escherichia coli	Ceftriaxon (bis 50 mg/kg KG/d)
	Gruppe-B-Streptokokken	Cefotaxim (bis 80 mg/kg KG/d) und Gentamicin (1 – 2 mg/kg KG/d), Penicillin G und Gentamicin
	Listeria monocytogenes	Ampicillin (80 mg/kg KG/d)
Kinder und Jugendliche	Haemophilus influenzae	Ceftriaxon (100 mg/kg KG/d) Cefotaxim (200 mg/kg KG/d)
	Neisseria meningitidis	Penicillin G (250 000 U/kg KG/d) oder Ceftriaxon (100 mg/kg KG/d)
	Streptococcus pneumoniae	Penicillin G (250 000 U/kg KG/d) oder Ceftriaxon (100 mg/kg KG/d)
Erwachsene	Neisseria meningitidis Streptococcus pneumoniae Listeria monocytogenes	Penicillin G (6 X5 Mega-U/d) oder Ceftriaxon (2 – 4 g/d) oder Cefotaxim (6 g/d) und Ampicillin (6 x 2 g/d)
	Staphylococcus aureus	Vancomycin (2 g/d)

Wegen zunehmender Resistenz von E. coli gegenüber Ampicillin ist schon bei Neugeborenen nicht auf Cephalosporine zu verzichten, die auch Therapeutika der 1. Wahl bei der Haemophilus-influenzae-Meningitis und bei allen unbekannten Erregern sind.

B-1.28

B-1.28 Chemotherapie der tuberkulösen Meningitis*

Mittel 1. Wahl	Liquorgängigkeit	Nebenwirkungen
1. Isoniazid (INH)	+++	Polyneuropathie
2. Rifampicin	++	Hepatopathie
3. Ethambutol	++	Optikusläsion
4. Pyrazinamid	+++	Gastropathie
5. Streptomycin	+	Ototoxizität

* Die Akutbehandlung erfordert eine Vierfachkombination von Isoniazid, Rifampicin, Ethambutol und Pyrazinamid, bei besonders schweren Verläufen wird noch Streptomycin dazugegeben

Eitrige Meningitis

▶ Synonym. Meningitis purulenta, eitrige Hirnhautentzündung.

Epidemiologie: Die Inzidenz der Meningitis purulenta beträgt 3/100 000 Einwohner. Das männliche Geschlecht überwiegt. 70 – 80 % der Betroffenen sind Kinder mit maximaler Inzidenz in den beiden ersten Lebensjahren. Bei Neugeborenen überwiegen Gruppe-B-Streptokokken gefolgt von Listerien, im Kindesalter sind nach Rückgang der Haemophilus-influenzae-Meningitis durch Einführung der Impfung Meningokokken und Pneumokokken die häufigsten Erreger. Bei Jugendlichen und Erwachsenen kommen fast ausschließlich die spontane oder epidemische Meningokokken-Meningitis und die Pneumokokken-Meningitis vor, die bevorzugt im hohen Lebensalter, im Verlauf chronischer Erkrankungen und bei Alkoholkrankheit auftritt. Eine Infektion des ZNS mit Listeria monocytogenes ist bei Erwachsenen selten, jedoch gelegentlich Ursache von Epidemien. 70 % der Listeriose-Patienten leiden an einer malignen Grundkrankheit oder stehen unter immunsuppressiver Therapie.

Symptomatologie: Akute Kopfschmerzen bei Meningismus, hohes Fieber, Erbrechen und eine rasch zunehmende Vigilanzstörung kennzeichnen das klinische Bild. Öfter beobachtet man einen Herpes labialis und eine Konjunktivitis mit Photophobie.

- Bei der **Meningokokken-Meningitis** (Meningitis cerebrospinalis epidemica, „übertragbare Genickstarre") ist häufig (bis zu 70 %) ein Exanthem mit petechialen Hautblutungen zu beobachten, die insbesondere die Extremitäten betreffen.
- Bei der **Pneumokokken-Meningitis** kommt es gelegentlich subakut zum Fieberanstieg mit Somnolenz und Nacken-Kopf-Schmerzen; meist setzt das meningeale Syndrom jedoch akut ein und kann wie alle eitrigen Meningitiden zerebrale Herdsymptome und psychotische Phänomene hervorrufen. Häufig findet sich ein Fokus im HNO-Bereich (Otitis media, Mastoiditis), der operativ saniert werden muss.
- Die **Haemophilus-influenzae-Meningitis** ist mit einer rasch progredienten Vigilanzstörung verbunden.

Ätiopathogenese: Im **Neugeborenenalter** wird eine eitrige Meningitis v. a. durch hämolysierende Streptokokken der Gruppe B und Listeria monocytogenes, seltener durch Escherichia coli verursacht, Erreger, die vom weiblichen Genitale auf den Säugling übertragen werden.

▶ Merke. Nach dem zweiten Lebensmonat wird die Mehrzahl aller eitrigen Meningitiden durch 2 Erreger hervorgerufen:

- Neisseria meningitidis (Meningokokken; bis zum 14. Lebensjahr vorherrschend)
- Streptococcus pneumoniae (Pneumokokken; ab 15. Lebensjahr vorherrschend).

In einem Drittel der Fälle lassen sich keine Erreger nachweisen.

Die meist sporadisch auftretende **Meningokokken-Meningitis** entsteht durch Tröpfcheninfektion. Die Infektion erfolgt meist über gesunde Keimträger, bei denen der Nasen-Rauchen-Raum mit N. meningitidis kolonisiert ist, oder durch Kontakt mit akut Erkrankten. Histologisch findet man eine leukozytäre Infiltration der Meningen und des Ventrikel-Ependyms. Aufgrund eines Endotoxinschocks kann es zu einer Blutgerinnungsstörung mit hämorrhagischer Infarzierung der Nebennieren **(Waterhouse-Friderichsen-Syndrom)** und zum **septischen Kreislaufversagen** kommen. 24 Stunden nach Beginn einer suffizienten antibiotischen Therapie besteht keine Isolationspflicht mehr.

Diagnostik: Die Untersuchung ergibt Meningismus, manchmal ein Papillenödem und unausgiebige Pupillenreaktionen. Darüber hinaus wird häufig eine Abduzenslähmung oder Hypakusis beobachtet. Ausgeprägte Halbseitensymptome sind eher selten. Eitrige Infektionen des Kopfes (Otitis media, Mastoiditis, Sinusitis) und der Atemwege sowie petechiale Blutungen sind wichtige ätiologische Hinweise (s. o.).

Bei Säuglingen fällt oft nur motorische Unruhe auf, während Fieber, Übelkeit und Erbrechen bei Kindern zu den unspezifischen Symptomen gehören. Häufiger bestehen eine Hyperpathie und ein Dermografismus. Eine **gespannte Fontanelle** ist ein Zeichen für eine fortgeschrittene Meningitis mit Hirndrucksteigerung (S. 165).

Eitrige Meningitis

▶ Synonym.

Epidemiologie: Bei einer Inzidenz von 3/100 000 Einwohner ist das männliche Geschlecht häufiger betroffen. Bei Neugeborenen überwiegen Gruppe-B-Streptokokken und Listerien, im Kleinkindalter seit Einführung der Impfung gegen Haemophilus influenzae die Pneumokokken- und die Meningokokken-Meningitis. Im Schulalter, bei Jugendlichen und Erwachsenen treten fast nur Meningokokken- und Pneumokokkenmeningitiden auf.

Symptomatologie: Charakteristisch sind heftige Kopfschmerzen, Meningismus, Erbrechen, hohes Fieber und Somnolenz.

Es können fokale und psychotische Symptome auftreten. Bei **Meningokokken-Meningitis** sind Petechien häufig, bei **Haemophilus-influenzae-Meningitis** eine rasche Bewusstseinstrübung. Die **Pneumokokken-Meningitis**, bei der sich häufig eine Otitis media oder Mastoiditis findet, beginnt evtl. subakut.

Ätiopathogenese: Neugeborene sind durch Infektion durch E. coli, B-Streptokokken und Listerien unter der Geburt gefährdet.

▶ Merke.

Bei **Meningokokken-Meningitis** kann sich durch Endotoxinschock eine hämorrhagische Diathese **(Waterhouse-Friderichsen-Syndrom) mit septischem Kreislaufversagen entwickeln.**

Diagnostik: Neben Meningismus und Hirnnervensymptomen ist auf Infektionen des Kopfes, der Atemwege und petechiale Blutungen zu achten.

Bei Säuglingen fällt im fortgeschrittenen Stadium der Meningitis eine **gespannte Fontanelle** auf.

B-1.67

B-1.67 Eitrige Meningitis mit Nachweis von Diplokokken im Zellsediment

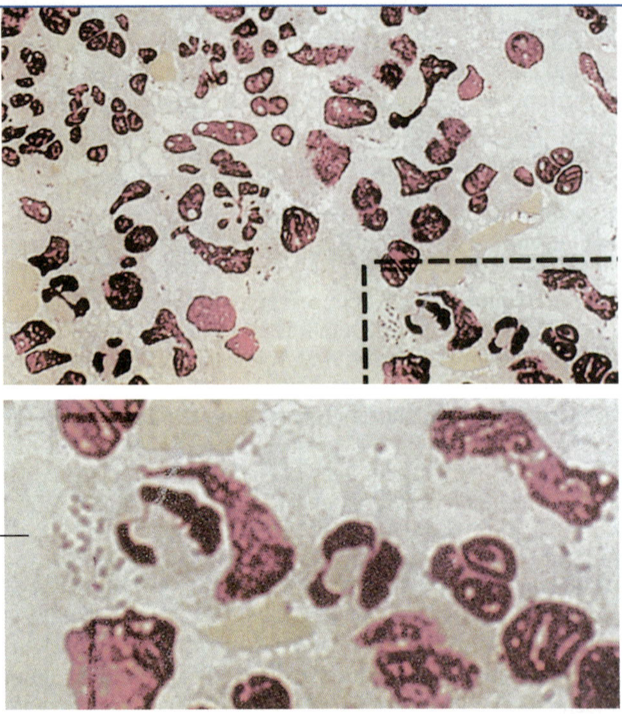

Das Zellsediment enthält vorwiegend neutrophile Granulozyten, die meist degenerative Stigmata aufweisen, d. h. einen übersegmentierten oder pyknotischen, kugeligen Kern und ein vakuolig durchsetztes Zytoplasma. Überwiegend intrazellulär liegen zahlreiche Kokken, z. T. als Diplokokken (s. vergrößerter Ausschnitt). Nur vereinzelt erkennt man Lymphozyten und aktivierte Monozyten. Siehe auch Klinischer Fall.

Die **Lumbalpunktion** ergibt eitrigen Liquor (granulozytäres Zellbild, Abb. **B-1.67**) mit Eiweißerhöhung bei deutlich erniedrigtem Liquorzucker (s. Tab. **B-1.25**). Meist gestattet das **Gram-Präparat** des Liquorsediments den Nachweis des Erregers.

Die **Lumbalpunktion** ergibt neben einer Eiweißerhöhung eine Pleozytose von > 1000 bis > 10 000 Granulozyten (eitriger Liquor). In der exsudativen Phase der Entzündung lassen sich im liquorzytologischen Präparat Bakterien nachweisen und nach Kokken und Stäbchen differenzieren (Abb. **B-1.67**). Das **Gram-Präparat** des Liquorsediments gestattet in bis zu 80 % den Nachweis eines Erregers. Der Zuckergehalt des Liquors ist im Vergleich zum Blutzucker oft erheblich erniedrigt (< 30 mg/dl, oft < 10 mg/dl), das Laktat erhöht (s. Tab. **B-1.25**).

Bei Verdacht auf erhöhten Hirndruck sollte zum Ausschluss eines fortgeschrittenen Hirnödems vor der Lumbalpunktion ein CT angefertigt werden. Die antibiotische Therapie ist aber unbedingt **vor** jeder bildgebenden Diagnostik einzusetzen.

Ein MRT oder CT ist aus Gründen der notwendigen Zeitersparnis nicht vorrangig durchzuführen. Wenn jedoch der Verdacht auf erhöhten Hirndruck (Bewusstseinsstörung? Stauungspapillen?) und/oder fokale neurologische Defizite vorliegen, ist vor der Lumbalpunktion ein CT anzufertigen, um ein fortgeschrittenes Hirnödem auszuschließen, da durch die Lumbalpunktion mit reichlicher Liquorentnahme ein Einklemmungssyndrom hervorgerufen werden kann. Die antibiotische Therapie ist unbedingt **vor** jeder bildgebenden Diagnostik einzusetzen.

MRT-Kontrollen dienen dem Nachweis von Komplikationen.

MRT-Kontrollen sind zum Nachweis von Komplikationen (Ischämien bei Vaskulitis und Sinusthrombose, Hydrozephalus, Empyem oder Abszess) erforderlich.

Differenzialdiagnose: Hirnabszesse weisen häufiger eine Stauungspapille und einen typischen CT- bzw. MRT-Befund mit Ringstruktur auf.

Differenzialdiagnose: Hirnabszesse weisen häufiger einen intrakraniellen Druckanstieg (Stauungspapille) und seltener Meningismus auf. Der Liquor kann bei einem abgekapselten Abszess unauffällig sein, MRT oder CT zeigen einen raumfordernden Prozess, oft mit KM-aufnehmender Ringstruktur (S. 268). Bei älteren Patienten wird gelegentlich zunächst an einen Schlaganfall (Infarkt, Hämatom) gedacht. Andererseits kommen im Verlauf einer Meningitis auch Hirninfarkte vor, die durch eine Vaskulitis, Sinusthrombose oder einen Gefäßspasmus bedingt sind.

Eine **SAB** ist durch Lumbalpunktion abzugrenzen (blutiger bzw. xanthochromer Liquor).

Eine **Subarachnoidalblutung (SAB)**, die mit akuten heftigsten Kopfschmerzen und Nackensteifigkeit einhergeht, kann durch die Lumbalpunktion (blutiger oder xanthochromer Liquor) abgegrenzt werden (S. 408).

Therapie und Prophylaxe: Die Antibiotika-Therapie muss unverzüglich hochdosiert einsetzen (s. Tab. **B-1.27**).

Therapie und Prophylaxe: Unverzüglich muss eine hochdosierte Antibiotika-Therapie (s. Tab. **B-1.27**) **einsetzen**. Nach Erhalt des Antibiogramms wählt man ggf. ein anderes Antibiotikum. Die Antibiotika-Therapie wird bei der Meningokokken-Meningitis über sieben Tage, bei der Pneumokokken-Meningitis über 14 Tage fortgesetzt. Eine adjuvante intravenöse **Kortikosteroid-Therapie** (Dexamethason 4 × 10 mg/d über vier Tage) reduziert bei einer Pneumokokken-Meningitis die Morbidität und Letalität.

▶ Merke. Bei einer **nosokomialen Meningitis,** die v. a. nach neurochirurgischen Eingriffen auftreten kann, sind gramnegative Erreger (z. B. Pseudomonas aeruginosa) und Staphylokokken zu erwarten. Die antibiotische Therapie erfolgt mit einer Kombination, bestehend aus einem Carbapenem (z. B. Meronem) und einem Antibiotikum gegen Staphylokokken. Die Ausbreitung von MRSA-Stämmen erfordert häufig den Einsatz von Vancomycin oder Linezolid. Eine **Listerien-Meningitis** wird mit Ampicillin behandelt (Tab. **B-1.27**).

▶ Merke.

Bei Meningokokken- und Hämophilus-Infektion erhalten Angehörige und Pflegepersonen, die in engem Kontakt mit den Patienten gekommen sind, prophylaktisch Ciprofloxacin (einmalig 500 mg per os) oder insbesondere Kinder Rifampicin (2 × 600 mg/d per os über 2 Tage).

Bei Meningokokken- und Hämophilus-Infektion erhalten Kontaktpersonen Ciprofloxacin oder Rifampicin.

Die Impfprophylaxe bei H.-influenzae-B-Infektion hat zu einer drastischen Senkung der Inzidenz geführt. Eine Schutzimpfung gegen Pneumokokken wird älteren Menschen und besonders gefährdeten Personen, z. B. nach Splenektomie oder bei Diabetes mellitus, empfohlen. Für Meningokokken sind Impfstoffe gegen die Serogruppen A, C, Y und W135 (empfohlen als Reiseimpfung) sowie gegen die Serogruppe C verfügbar. Gegen den in Europa häufigsten Serotyp B (ca. 2/3 der Fälle) steht bisher kein Impfstoff zur Verfügung.

Impfungen bei Kindern gegen Haemophilus Typ B und gegen Meningo- bzw. Pneumokokken bei Risikopatienten haben sich bewährt.

Verlauf: Nur wenn die Diagnose frühzeitig gestellt und die Therapie unverzüglich begonnen wird, ist die Prognose günstig. Oto- und rhinogene Meningitiden zeigen einen schlechteren Verlauf als die hämatogenen oder traumatisch bedingten Meningitiden. Pneumokokken-Meningitiden haben bei Erwachsenen die schlechteste, Meningokokken-Meningitiden die beste Aussicht auf Heilung. Ungünstige Faktoren sind rasch zunehmende Störungen der Vigilanz bis zum Koma, Atem- und Herzinsuffizienz sowie früh auftretende epileptische Anfälle. Die Letalität der Meningokokken-Sepsis beträgt bis zu 30 % und wird maßgeblich von intensivmedizinischen Maßnahmen bestimmt.

Verlauf: Nur bei frühzeitiger Diagnose und Therapie ist die Prognose günstig. Die Meningokokken-Meningitis (Letalität 5 – 10 %) ist prognostisch günstiger als die Pneumokokken-Meningitis (Letalität 15 – 30 %).

Bei Neugeborenen ist die Letalität hoch, insbesondere bei Koli-Meningitis. Bei der Meningokokken-Meningitis beträgt die Letalität 5 – 10 %, bei der Pneumokokken-Meningitis 15 – 30 %.

Bei Neugeborenen ist die Letalität hoch, v. a. bei Koli-Meningitis.

Wird die Meningitis überlebt, so ist in der Hälfte der Fälle mit Residuen zu rechnen. Folgeerscheinungen, besonders Augenmuskelparesen, ein Hydrocephalus occlusus und **epileptische Anfälle** kommen bei 30 – 50 % der Patienten, Taubheit hauptsächlich nach Pneumokokken-Meningitis vor (> 50 %).

Häufige Residuen sind Hirnnervenausfälle, ein Hydrocephalus occlusus und **epileptische Anfälle**.

▶ Klinischer Fall. Der 18-jährige Schüler hatte aus dem Schlaf heraus erbrochen und klagte über zunehmende Kopfschmerzen. Die Mutter brachte ihn zur stationären Aufnahme, nachdem er zunächst unruhig geworden war und gegen Abend auf Ansprechen nicht mehr reagiert hatte. Bei der Untersuchung des hochgradig nackensteifen Patienten bestand Opisthotonus. Kernig- und Brudzinski-Zeichen waren positiv. Jede Berührung wurde mit einer Abwehrreaktion beantwortet. An der Haut zeigten sich multiple Petechien. Es bestand 40 °C Fieber. Bei der Lumbalpunktion (LP) entleerte sich eitrig-flockiger Liquor, der 14 000 Zellen enthielt. Mikroskopisch fanden sich gramnegative Diplokokken. Der Liquoreiweißgehalt betrug 404 mg/dl, der Liquorzucker 28 mg/dl bei einem Blutzucker von 99 mg/dl. Unter dem Verdacht auf eine Meningokokken-Meningitis wurde hochdosiert parenteral Ceftriaxon (4 g/die) gegeben. Am zweiten Behandlungstag war der Patient wieder wach, die LP ergab noch 1100 Zellen und am 15. Tag eine Zelle. Bei der Nachuntersuchung vier Wochen später war der neurologische Befund unauffällig.

▶ Klinischer Fall.

Tuberkulöse Meningitis

Tuberkulöse Meningitis

▶ **Synonym.** Meningitis tuberculosa.

▶ **Synonym.**

Epidemiologie: Im Jahr 2010 meldete das Robert-Koch-Institut für die Tuberkulose in Deutschland eine Inzidenz von 5,3/100 000 mit einem Überwiegen des männlichen Geschlechts, wobei fast 80 % der Infektionen die Lunge betreffen. Die häufigste extrapulmonale Manifestation (ca. 50 %) ist die Lymphknoten-Tuberkulose. Seit Einführung der Chemotherapie und Verbesserung hygienischer Maßnahmen wird

Epidemiologie: Die Inzidenz der Meningitis tuberculosa steigt mit der Zunahme von HIV-Infektionen an.

die Meningitis tuberculosa, die früher als Kinderkrankheit aufgefasst wurde, eher im Erwachsenenalter, meist in der 3. – 5. Dekade, und nur noch mit einer Inzidenz von ca. 0,05/100 000 Einwohner beobachtet. Nur etwa 1 % der Tuberkulosefälle betreffen die Meningen oder das ZNS. Allerdings ist wegen des häufig atypischen, subakuten bis chronischen Verlaufs immer mit einer Reihe unerkannter Fälle zu rechnen. Da häufig eine Assoziation mit einer HIV-Infektion vorliegt, ist mit einer ansteigenden Inzidenz dieser Meningitis als opportunistischer Infektion bei AIDS zu rechnen.

Symptomatologie: Nach unspezifischen Prodromi manifestiert sich das meningeale Stadium der akuten tuberkulösen Meningitis mit Kopfschmerzen, Nackensteife und Fieber. Hinzu kommen **Hirndruckzeichen**, **Hirnnervenausfälle** (VI, VII, III u. a.) und psychotische Symptome.

Symptomatologie: Prodromi sind Kopfschmerzen, Inappetenz, subfebrile Temperaturen und psychomotorische Unruhe. Bei der akuten tuberkulösen Meningitis kommt es innerhalb einer Woche zu Fieberanstieg, heftigen frontalen Kopfschmerzen und Erbrechen, im meningitischen Stadium der zweiten Woche zu Somnolenz und Nackensteifigkeit. In der 3. Woche treten **Hirndruckzeichen** (Stauungspapille) und psychotische Symptome hinzu. Bei **Hirnnervenbeteiligung** finden sich v. a. eine Abduzens-, Fazialis- und seltener eine Okulomotorius-Parese (s. Tab. **B-1.25**).

Ätiopathogenese: Nach hämatogener Aussaat eines Primärkomplexes (**Frühgeneralisation**) oder einer Organtuberkulose (**Spätmanifestation**) zeigen sich entzündliche Veränderungen, besonders im Bereich der basalen Zisternen (**„Basalmeningitis“**, Abb. **B-1.68**).

Ätiopathogenese: Die tuberkulöse Meningitis entsteht im Sekundärstadium der Tuberkulose durch hämatogene Streuung eines Primärkomplexes (**Frühgeneralisation**) oder einer Organtuberkulose (Lunge, Lymphknoten u. a.) als **Spätmanifestation**. Morphologisch sieht man v. a. an der Hirnbasis im Bereich der Zisternen ein von Tuberkelknötchen durchsetztes grüngraues, z. T. fibrös organisiertes Exsudat, das sich der Leptomeninx und den Hirnnerven anlagert (**„Basalmeningitis“**, Abb. **B-1.68**) und auf das Hirnparenchym übergreift. Auch die spinalen Meningen sind betroffen. Seltener sind Hirnabszesse und Tuberkulome, d. h. umschriebene, verkapselte und verkalkende Rundherde mit zentraler Nekrose.

B-1.68

B-1.68 Basale Meningitis tuberculosa

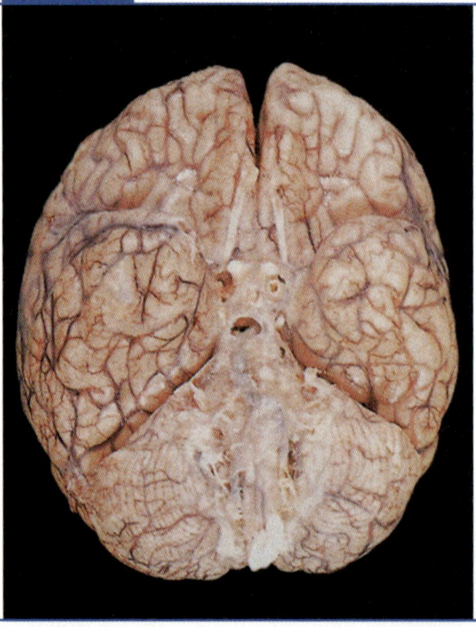

44-jähriger Bankangestellter mit Fieber unklarer Ursache, Gewichtsabnahme, Fettleber, Aszites. Bei normalem Röntgenbefund der Lungen hatte die Laparoskopie eine Miliartuberkulose ergeben.
Pathologischer Befund: Aufsicht auf die Groß- und Kleinhirnbasis. Festes gelblich-weißes Exsudat in den basalen Liquorzisternen um Chiasma opticum, Pedunculi cerebri, Pons und Medulla oblongata.

Diagnostik: Es ist immer nach Zeichen eines Befalls der Lunge oder anderer Organe zu suchen.

Mit **PCR** gelingt der Erregernachweis im **Liquor**. Bei mäßiger Pleozytose sind Eiweiß und Laktat erhöht, der Zucker ist vermindert.

Diagnostik: Häufig ist eine Tuberkulose-Infektion als Vorerkrankung nicht bekannt. Die BSG ist zunächst unspezifisch beschleunigt. Umso mehr ist nach Zeichen einer Lungentuberkulose oder weiterem Organbefall zu suchen (CT-Diagnostik).
Mycobacterium tuberculosis lässt sich in ca. 50 % kulturell aus dem **Liquor** nachweisen. Mittels Standard-**PCR** gelingt frühzeitig (innerhalb von 24 Stunden) der direkte Erregernachweis (Sensitivität 70 – 80 %, mittels „Real-time-PCR“ > 90 %).
Im Liquor finden sich eine deutliche Liquoreiweißerhöhung bei mäßiger Pleozytose bis 300 Zellen („buntes Zellbild“, anfangs mit Granulozyten und lymphoplasmozytären Zellformen, im fortgeschrittenen Stadium vorwiegend Lymphozyten und Lymphoidzellen) sowie ein Liquorzuckerabfall (< 45 mg/dl) und ein Laktatanstieg. Im „Spinngewebsgerinnsel“, das allerdings für die Tbc-Meningitis nicht pathognomonisch ist, sind gelegentlich säurefeste Stäbchen mithilfe der Ziehl-Neelsen-Färbung nachzuweisen.

Das **CT/MRT** zeigt eine **Ventrikelerweiterung** und Obliteration der basalen Zisternen.

Im **CT/MRT** fällt neben einer **hydrozephalen Erweiterung** der inneren Liquorräume eine Obliteration der basalen Zisternen auf. Nach KM-Gabe stellen sich im CT die basalen Zisternen hyperdens bzw. hyperintens dar. Im MRT erscheinen die basalen Meningen primär verdickt. Selten sind Tuberkulome nachweisbar.

Differenzialdiagnose: Gelegentlich können eine **Aktinomykose** oder **Nokardiose** (bakterielle Infektion mit Actinomyces israelii bzw. Nocardia asteroides), die bevorzugt Hirnnervenausfälle an der Schädelbasis hervorrufen, differenzialdiagnostisch infrage kommen und durch Erregernachweis (Liquorkultur) abgeklärt werden. Im Übrigen sind die in den Tabellen Tab. **B-1.25** (S. 259) und Tab. **B-1.31** bis Tab. **B-1.37** (S. 277) aufgeführten bakteriellen bzw. abakteriellen (lymphozytären) Meningitiden abzugrenzen.

Differenzialdiagnose: Bei ausgeprägten Hirnnerven-Syndromen ist auch an **Aktinomykose** und **Nokardiose** zu denken. Zu den übrigen bakteriellen und abakteriellen Meningitiden siehe Tab. **B-1.25** und Tab. **B-1.31** bis Tab. **B-1.37**.

Therapie: Initial ist für 2 Monate eine Vierfachkombination der Antituberkulotika 1. Wahl erforderlich. Man verordnet **Isoniazid (INH), Rifampicin, Ethambutol und Pyrazinamid** (s. Tab. **B-1.28**). Anschließend werden Isoniazid und Rifampicin für 7 – 10 Monate verabreicht. Da INH einen **Vitamin-B_6**-Mangel induzieren und dadurch eine Polyneuropathie verursachen kann, wird das Vitamin prophylaktisch gegeben. Eine adjuvante Therapie mit Kortikosteroiden kann hilfreich sein. Ein Hydrocephalus occlusus ist unter der Chemotherapie operativ mit einem Shunt zu versorgen.

Therapie: Initial ist eine Vierfachtherapie mit **INH**, **Rifampicin**, **Ethambutol** und **Pyrazinamid** erforderlich (Tab. **B-1.28**), anschließend eine Langzeittherapie mit INH und Rifampicin. Zudem verabreicht man **Vitamin B_6**.

Verlauf: Der Liquorbefund bleibt über Wochen und Monate pathologisch. Eine unbehandelte Meningitis tuberculosa führt innerhalb von drei bis sechs Wochen zum Tod. Unter der Kombinationsbehandlung wird die Letalität gesenkt und liegt bei 20 – 30 %. Die Hälfte (bis 2/3) der Überlebenden leidet unter einer Hemi- oder Tetraparese mit Hirnnervenausfällen, darunter häufig Fazialisparesen. Etwa 60 % der Patienten weisen einen **Hydrozephalus** auf.

Verlauf: Unbehandelt verläuft die tuberkulöse Meningitis letal. Die Letalität der behandelten Patienten liegt bei 20 – 30 %. Bei ca. 60 % der Überlebenden besteht ein Residualschaden (z. B. **Hydrozephalus**).

▸ Klinischer Fall. Bei einer 52-jährigen Patientin mit chronischen Kopfschmerzen, Inappetenz, Affektlabilität und Desorientierung kam der Verdacht auf eine tuberkulöse Meningitis auf, als die Liquoruntersuchung eine mäßige Pleozytose, Vermehrung des Gesamteiweißes und einen Liquorzuckerabfall auf 8 mg/dl ergeben hatte. Die Patientin wurde tuberkulostatisch behandelt. 4 Monate später fielen fluktuierende Vigilanzstörungen, ein Meningismus, ein positives Babinski-Zeichen beiderseits und eine ausgeprägte Hyperpathie auf. Im Liquor fanden sich neben einer Pleozytose von 130 Zellen (buntes Zellbild) ein erhöhtes Gesamteiweiß (691 mg/dl) und ein erniedrigter Liquorzucker. Die BSG betrug 77/124 mm n. W. Das EEG zeigte eine schwere, diffuse zerebrale Funktionsstörung, das CT eine mäßige Obliteration der basalen Zisternen, eine paraventrikuläre Hypodensität des Marklagers und Erweiterung des linken Seitenventrikels. Trotz kombinierter tuberkulostatischer Therapie (mit einem differenten Schema, wegen des Verdachts der Erregerresistenz) starb die Patientin innerhalb von vier Wochen an einer Miliartuberkulose und Herzinsuffizienz. Bei der Autopsie fanden sich neben einer käsigen Tuberkulose der Hiluslymphknoten eine Trübung der Leptomeninx, zahlreiche Epitheloidzell-Tuberkel, Langhans-Riesenzellen im Marklager und spezifische Wandinfiltrate, v. a. der Arteriolen (nach R. Kleinert und Mitarb.).

▸ Klinischer Fall.

Septische Herdenzephalitis

Septische Herdenzephalitis

▸ Definition. Fokale Entzündung des Hirnparenchyms, die im Verlauf einer Sepsis entweder akut durch Absiedlung von Bakterien (metastatisch) oder am häufigsten durch Einschwemmung von Mikrothromben (embolisch) bei infektiöser Endokarditis entsteht.

▸ Definition.

Symptomatologie: Nach Schüttelfrost und Temperaturanstieg treten Kopfschmerzen, Vigilanzstörungen und psychotische Symptome auf, denen zerebrale Herdsymptome folgen, darunter nicht selten epileptische Anfälle.

Symptomatologie: Auffällig sind Somnolenz, fokale und psychotische Symptome.

Ätiopathogenese: In jedem Fall besteht eine Sepsis. Man unterscheidet Herde, die aufgrund einer Absiedlung von Erregern im ZNS entstehen (**metastatische Herdenzephalitis**), von Herden, die durch Embolisation infektiös-thrombotischen Materials in das ZNS verursacht werden (**embolische Herdenzephalitis**). Nur im letzteren Fall findet sich immer eine infektiöse **Endokarditis**, bei der metastatischen Form kann der Sepsisherd an jeder beliebigen Körperstelle liegen. Streptokokken (v. a. S. viridans), Staphylokokken und Enterobakterien disponieren zur Herdenzephalitis. Thromboembolien führen schubförmig zu kleinen oder größeren ischämischen Infarkten. Die embolische Herdenzephalitis bei infektiöser Endokarditis ist mit Abstand am häufigsten, die metastatische Herdenzephalitis ist sehr selten.

Ätiopathogenese: Immer besteht eine Sepsis. Man unterscheidet eine **metastatische** von einer **embolischen Herdenzephalitis**, letztere als Folge einer infektiösen **Endokarditis**.

Diagnostik: Der **Liquorbefund** zeigt eine leichte Pleozytose. Die Erreger lassen sich mittels mehrfacher **Blutkulturen** nachweisen. Mittels CT und MRT sind multiple kleine Herde und Blutungen nachweisbar.

Diagnostik: Ein anfangs unklares und zunehmend psychotisches, meist paranoid-halluzinatorisches Bild, das von zerebralen Herdsymptomen begleitet wird, sollte an die Möglichkeit einer Herdenzephalitis denken lassen. Verdächtig ist ein Herzgeräusch. Der **Liquorbefund** zeigt eine leichte zunächst lymphozytäre, später granulozytäre Pleozytose. Anfangs kann diese jedoch fehlen. Fast immer (> 90 %) gelingt bei den septischen Patienten der Nachweis des Erregers, wenn wiederholt **Blutkulturen** angelegt werden. In MRT und CT stellen sich neben einem Hirnödem multiple kleine Herde und Blutungen dar.

Differenzialdiagnose: Oft wird zunächst an eine **MS, endogene Psychose** oder einen Hirninfarkt gedacht (vgl. Klinischer Fall). Entscheidend ist die internistisch-bakteriologische Untersuchung.

Differenzialdiagnose: Die embolische Herdenzephalitis wird wegen ihres fluktuierenden Verlaufs nicht selten zunächst als **Multiple Sklerose** oder wegen auffälliger psychopathologischer Symptome als akute **endogene Psychose** fehlinterpretiert (vgl. Klinischer Fall). Bestimmen die Symptome einer zerebralen Ischämie das klinische Bild, liegt der Verdacht auf eine vaskuläre Hirnschädigung nahe, insbesondere als Folge einer Vaskulitis, die keinem Gefäßversorgungsgebiet zuzuordnen ist. Der Liquorbefund trägt wenig zur Abklärung bei. Differenzialdiagnostisch entscheidend sind die internistischen Befunde (kardiale Diagnostik) und Ergebnisse der bakteriellen Untersuchung (Blutkultur).

Therapie: Notwendig sind eine antibiotische Kombinationstherapie und ggf. eine operative Sanierung der Endokarditis.

Therapie: Die Antibiotika-Therapie richtet sich nach dem isolierten Erreger; vor einer Resistenzbestimmung ist Penicillin G (bei multiresistenten Staphylokokken Vancomycin oder Linezolid) in Kombination mit Gentamicin zu geben. Wegen der Sepsis sind häufig intensivtherapeutische Maßnahmen erforderlich. In Abhängigkeit vom Befund der zerebralen Bildgebung (Herdgröße, Blutungen) kann (interdisziplinär) eine operative Sanierung der Endokarditis erwogen werden.

Verlauf: Jeder zweite Patient stirbt. Bei den Überlebenden entwickelt sich häufig eine chronische Epilepsie.

Verlauf: 50 % der behandelten Patienten enden letal. Bleibende neurologische Ausfälle und eine chronische postenzephalitische Epilepsie sind häufig. Die embolische Form hat wegen der damit einhergehenden Hirninfarkte eine schlechtere Prognose als metastatische Herdbildungen, die unter der Therapie eine relativ gute Remissionstendenz zeigen.

▶ Klinischer Fall.

▶ Klinischer Fall. Eine junge Krankenschwester entwickelte nach einem Schüttelfrost innerhalb weniger Stunden eine paranoide Psychose. Sie biss den untersuchenden Arzt in den Finger und wurde deshalb auf amtsärztlichen Beschluss in eine psychiatrische Klinik zwangseingewiesen. Die erst 24 Stunden später gemessene Körpertemperatur veranlasste die Verlegung auf eine innere Intensivstation. Dort wurde eine Staphylokokken-Sepsis nach Schweißdrüsenabszess mit Endocarditis ulcerosa und multiplen intrazerebralen Mikroabszessen diagnostiziert und behandelt (nach H. D. Pohle).

1.4.2 Hirnabszess

1.4.2 Hirnabszess

▶ Definition.

▶ Definition. Eitriger intrazerebraler Prozess mit Gewebeeinschmelzung, der im fortgeschrittenen Stadium von einer Kapsel aus entzündlichem Granulationsgewebe umgeben ist. Man unterscheidet fortgeleitete, traumatische und hämatogen-metastatische Abszesse.

Epidemiologie: Die Inzidenz beträgt 0,4/100 000 Einwohner.

Epidemiologie: Mit einer Inzidenz von 0,4/100 000 Einwohner liegt der Erkrankungsgipfel der Hirnabszesse bei Kindern zwischen dem 4. und 7., bei Erwachsenen zwischen dem 20. und 30. Lebensjahr.

Symptomatologie: Kopfschmerzen, Fieber und fokale neurologische Ausfälle sind die häufigsten Symptome eines Hirnabszesses (insgesamt 50 %).

Symptomatologie: Innerhalb von ein bis zwei Wochen nach einer Lokal- oder Allgemeininfektion, z. B. Entzündung der Nasennebenhöhlen oder Mastoiditis, manchmal aber noch mit einer Latenz von Monaten und Jahren nach einem Schädel-Hirn-Trauma, manifestiert sich der Hirnabszess mit Kopfschmerzen, Fieber und zerebralen Herdsymptomen. Bei Abszessen mit großem perifokalem Ödem finden sich Hirndruckzeichen (Papillenödem). Epileptische Anfälle treten bei 25 – 45 % der Patienten auf. Bei begleitender Meningitis besteht Nackensteifigkeit. Psychopathologische Symptome (Antriebslosigkeit, Desinteresse und reduzierte Affektmodulation) werden bei frontaler Abszesslokalisation beobachtet.

Ätiopathogenese: Nach einer Sinusitis, Otitis oder Mastoiditis kann sich ein **fortgeleiteter** Abszess v. a. frontal oder temporal entwickeln (Abb. **B-1.70**). Zu den **traumatischen** Abszessen, die nach Hirnverletzungen oder -operationen an der Hirnoberfläche entstehen, siehe Abb. **B-1.71** und S. 356. **Hämatogen-metastatische Abszessbildungen**, besonders nach Pneumonie und Endokarditis, sind häufig an der Mark-Rinden-Grenze lokalisiert (Abb. **B-1.69**) und in mehr als 10 % multipel. Kinder mit Vitium cordis congenitum sind besonders gefährdet, darüber hinaus Patienten mit angeborenem oder erworbenem Immundefekt. In 10 – 20 % lässt sich eine Ursache der Hirnabszesse nicht aufdecken (kryptogene Hirnabszesse). Zur Ätiologie und Lokalisation der intrazerebralen Abszesse siehe Tab. **B-1.29**.

Ätiopathogenese: Unter den Ursachen stehen **fortgeleitete** rhino- oder otogene Abszesse an erster Stelle (Abb. **B-1.70**), gefolgt von **traumatisch** bedingten (Abb. **B-1.71**) und **hämatogen-metastatischen Abszessbildungen** nach Pneumonie oder Endokarditis (Abb. **B-1.69**). Angeborene Herzvitien und Immundefekte disponieren zum Hirnabszess (Tab. **B-1.29**).

B-1.29 Ätiologie und Lokalisation von Hirnabszessen. 10 – 20 % der Fälle bleiben ätiologisch ungeklärt

Hirnabszesse	Ätiologie	Lokalisation
fortgeleitet (30 – 60 %)	Sinusitis, Otitis, Mastoiditis	frontal, temporal
traumatisch (20 – 30 %)	Hirnverletzungen und -operationen	Hirnoberfläche
hämatogen-metastatisch (10 – 20 %)	Pneumonie, Endokarditis, Vitium cordis	Mark-Rinden-Grenze, oft multipel

B-1.29

Solitäre oto- und rhinogene Abszesse beruhen häufig auf Strepto- oder Staphylokokken-Infektionen. In 20 – 40 % der Fälle sind Anaerobier beteiligt (z. B. Bacteroides-Spezies). Bei immunsupprimierten Patienten (z. B. bei AIDS oder unter Chemotherapie) finden sich Toxoplasmose und Pilze (v. a. Aspergillen und Candida-Spezies, vgl. S. 282).

Durch eine bakterielle Infektion kommt es zur lokalen Entzündung mit zentraler Gewebeeinschmelzung. Die Abszesshöhle ist umgeben von einer Kapsel aus entzündlichem Granulationsgewebe (Abb. **B-1.69** u. Abb. **B-1.70**). Das perifokale Ödem ist öfter von größerem Volumen als das des Abszesses und verursacht damit zum großen Teil den raumfordernden Effekt.

Solitäre Abszesse sind oft durch Strepto- oder Staphylokokken bedingt. Häufig finden sich auch Mischinfektionen mit anaeroben Erregern (Bacteroides-Spezies).

Morphologisch stellt sich der Abszess als Gewebehöhle mit Kapsel (Abb. **B-1.69** u. Abb. **B-1.70**) und perifokalem Ödem dar.

B-1.69 Pneumogener Hirnabszess

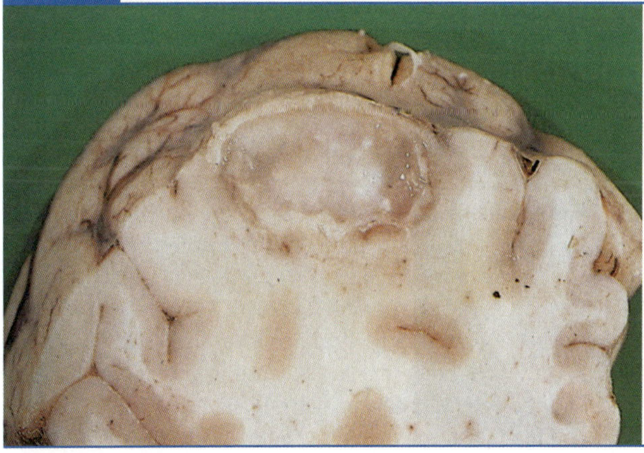

44-jähriger Mann mit chronischem Alkoholabusus, Leberzirrhose und abszedierender Bronchopneumonie.
Pathologischer Befund: Aufsicht von hinten auf stirnparallele Schnittebene parietookzipital; haselnussgroße Rindeneinschmelzung mit rahmig-eitrigem Inhalt.

Diagnostik: Eine progrediente Symptomatik mit Hemiparese, **Stauungspapille** und **Vigilanzstörung** ist verdächtig auf einen Hirnabszess, insbesondere bei anamnestischem Hinweis auf **Lokalinfektionen** (Gesichtsfurunkel, Sinusitis, Otitis media), vorausgegangene Unfälle oder entzündliche Krankheiten (offenes Schädel-Hirn-Trauma, Endokarditis, Pneumonie, Bronchiektasen). Zum pneumogenen Hirnabszess siehe Abb. **B-1.69**. Gelegentlich besteht Meningismus, häufiger bei multiplen als bei isolierten Abszessen. **Systemische Infektionszeichen** (Fieber und Leukozytose) findet man in ca. 50 % der Fälle. Diagnostisch wegweisend ist die zerebrale Bildgebung (CT oder MRT), die sofort durchgeführt werden muss. Ist die Diagnose gesichert, sind zur Erregerdiagnostik Blutkulturen und Materialgewinnung aus dem Abszess mittels Punktion oder Drainage erforderlich. Eine Lumbalpunktion ist nicht indiziert und sollte nur differenzialdiagnostisch bei unklarem bildgebendem Befund durchgeführt werden.

Diagnostik: Bei anamnestischem bzw. klinischem Hinweis auf eine **Lokal- oder Allgemeininfektion** (Gesichtsfurunkel, Otitis, offenes SHT, Endokarditis, Bronchiektasen) mit systemischen Entzündungszeichen sind neben Kopfschmerzen akute **Herd- und Hirndrucksymptome** verdächtig auf einen Hirnabszess.

In **MRT** und **CT** stellt sich die Abszesskapsel als KM-aufnehmende **Ringstruktur** dar (Abb. **B-1.70**). Das **EEG** zeigt neben einer diffusen zerebralen Funktionsstörung einen ausgeprägten Herdbefund und gelegentlich epileptische Potenziale.

Die Abszesskapsel stellt sich mittels **MRT** oder **CT** nach KM-Gabe als **Ringstruktur** dar (Abb. **B-1.70**). Die **Kernspintomografie** ist im Frühstadium der Abszessbildung hinsichtlich ihrer Sensitivität den übrigen bildgebenden Verfahren überlegen. Differenzialdiagnostisch hilfreich kann eine Granulozyten-Szintigrafie sein, die ca. 80 % der Hirnabszesse verlässlich nachweist. Das **EEG** ergibt einen ausgeprägten Verlangsamungsherd, eine diffuse zerebrale Funktionsstörung, öfter auch epileptische Potenziale.

B-1.70

B-1.70 Rhinogener Hirnabszess

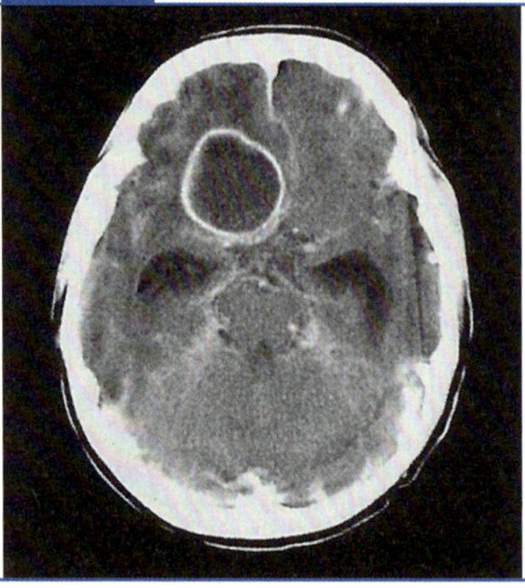

40-jähriger Patient mit spastischer Hemiparese links. Im CT mit Kontrastmittel zeigt sich kontralateral eine hyperdense Ringstruktur (Kapsel), die den hypodensen Abszess umgibt, operativ verifiziert.

Differenzialdiagnose: Abgesehen von **Meningitiden**, die wesentlich häufiger Nackensteifigkeit aufweisen, kommen differenzialdiagnostisch andere raumfordernde Prozesse infrage, die ebenfalls mit einer ringförmigen CT-Kontrastmittelanhebung einhergehen, v. a. **Gliome** und **Hirnmetastasen**.

Differenzialdiagnose: Im Gegensatz zur eitrigen **Meningitis** ist bei Hirnabszessen selten mit einer ausgeprägten Nackensteifigkeit zu rechnen; nur bei Ventrikeleinbruch verursacht der Abszess eine erhebliche Pleozytose mit > 10 000 Zellen. Mittels MRT oder CT dargestellte ringförmige Kontrastmittelanhebungen können auch durch
- Gliome, Metastasen,
- ischämische Infarkte,
- Störung der Blut-Hirn-Schranke oder
- in Resorption befindliche Blutungen bedingt sein.

Eine septische **Sinusthrombose**, die sich ähnlich manifestiert, lässt sich mittels MRT/MRA abgrenzen.
Auch das seltenere **subdurale Empyem** kann anfangs eine vergleichbare Symptomatik verursachen.

Eine septische **Sinusthrombose**, die ebenfalls nach Sinusitis oder Otitis mit Fieber und zerebralen Herdsymptomen auftritt, lässt sich mithilfe der MRT/MRA abgrenzen.
Wesentlich seltener als der Hirnabszess ist das **subdurale Empyem**, das meist nach Sinusitis oder Otitis auftritt und sich rasch von frontal oder temporal über die gesamte Konvexität ausbreitet.

Therapie: Methode der Wahl ist die **stereotaktische Punktion und Drainage** des Abszesses unter antibiotischer Therapie.

Therapie: Im Stadium der fokalen Entzündung ohne Abkapselung (Zerebritis) erfolgt zunächst eine konservative Therapie mit Antibiotika. Liegt ein abgekapselter Abszess vor, wird eine **stereotaktische Punktion und Drainage** durchgeführt. Eine operative Totalexstirpation über eine offene Kraniotomie ist bei Abszessen mit Fremdkörpereinschluss (z. B. Knochensplitter nach SHT) notwendig und kann bei gekammerten, oberflächennahen Abszessen erwogen werden.

Prä- und postoperativ erfolgt eine **systemische hochdosierte Antibiose** mit Metronidazol, Cephalosporinen der 3. Generation sowie einem Staphylokokken-Antibiotikum.

Prä- und postoperativ erfolgt eine **systemische hochdosierte Antibiose**. Sofern die Behandlung nicht nach Erregerbestimmung und Antibiogramm vorgenommen werden kann, sollte die antibiotische Behandlung aus Metronidazol (anaerobe Erreger), einem Cephalosporin der 3. Generation sowie einem Staphylokokken-Antibiotikum (bei steigender Inzidenz von MRSA-Infektion Vancomycin oder Linezolid) bestehen.

Verlauf: Unter Therapie liegt die Letalität im Durchschnitt bei 5 – 10 %. Jeder zweite Patient wird symptomfrei, jeder vierte leidet an einer chronischen Epilepsie.

Verlauf: Die Letalität der behandelten solitären Hirnabszesse liegt bei 5 – 10 %. Multiple Abszesse gehen mit einer erhöhten Letalität einher. Jeder zweite Patient, der überlebt, zeigt eine vollständige Remissionstendenz, jeder vierte leidet an einer chronischen Epilepsie. In 5 % ist mit einem Rezidiv zu rechnen.

► Klinischer Fall.

► Klinischer Fall. Ein 54-jähriger Handlungsreisender, bei dem wegen einer Halswirbelfraktur eine Extensionsbehandlung mit der Crutchfield-Klammer vorgenommen worden war, erkrankte fünf Jahre später mit heftigen Kopfschmerzen und zunehmender Somnolenz. Die Untersuchung ergab eine Déviation conjuguée nach rechts und eine brachiofazial betonte Hemiparese links, einen EEG-Herdbefund rechts temporal und im rechtsseitigen Karotisangiogramm eine Verlagerung der A. cerebri anterior zur Gegenseite. Bei der Operation wurde ein hühnereigroßer Abszess exstirpiert, von dessen Kapsel ein bleistiftdicker Bindegewebsstrang bis zu einer alten gleichseitigen Hautnarbe zurückzuverfolgen war, die durch das Anlegen der Crutchfield-Klammer fünf Jahre zuvor verursacht worden war (Abb. **B-1.71**). Postoperativ war der Patient rasch beschwerdefrei. Die Hemiparese bildete sich allmählich vollständig zurück.

B-1.71 Traumatischer Spätabszess

B-1.71

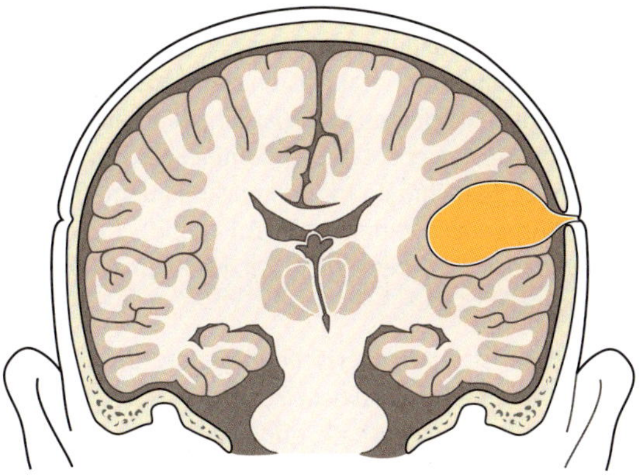

Hirnabzess rechts temporal mit einem bis zur Hautnarbe reichenden Bindegewebsstrang. Es handelt sich um einen traumatischen Spätabszess als Komplikation einer Extensionsbehandlung mit der Crutchfield-Klammer (vgl. Klinischer Fall).

1.4.3 Spirochäteninfektionen des ZNS

Neurolues

▶ **Synonym.** Neurosyphilis.

▶ **Definition.** Durch Treponema pallidum hervorgerufene Meningitis, Meningoenzephalitis oder Myelitis (Lues cerebrospinalis), die in ein Spätstadium mit chronischer Enzephalopathie (progressive Paralyse) und Hinterstrangdegeneration (Tabes dorsalis) übergehen kann.

Epidemiologie: 5 – 10 % der Personen mit unbehandelter Lues entwickeln eine Neurolues. Die Prävalenz der Lues beträgt etwa 4/100 000 Einwohner, die Inzidenz syphilitischer ZNS-Komplikationen wird auf 0,15 – 0,2/100 000 geschätzt. Die Inzidenz primärer Luesinfektionen nimmt insbesondere bei gleichzeitig bestehender HIV-Infektion zu. Der Krankheitsgipfel der Neurolues liegt zwischen der 2. und 4. Dekade, das männliche Geschlecht ist etwa doppelt so häufig betroffen. Der stärkste Anstieg an Neuinfektionen ist bei homosexuellen Männern zu beobachten.

Symptomatologie: 6 – 16 Wochen nach der Primärinfektion kommt es in 30 – 40 % zu einer ZNS-Invasion, die in in den meisten Fällen klinisch asymptomatisch verläuft. Nur etwa 5 % der Patienten entwickeln zeitlich parallel mit Auftreten des generalisierten Exanthems, einer Lymphadenitis und Fieber (Sekundärstadium) eine Meningitis, Hirnnervenausfälle (besonders III, VII und VIII) oder eine Polyradikulitis. Bleibt die Erkrankung im Primär- oder Sekundärstadium unbehandelt, können nach jahre- bis jahrzehntelanger Latenz Symptome einer späten Neurolues (Tertiärstadium) auftreten. Entsprechend der überwiegenden Manifestation werden **3 Formen der Neurolues** unterschieden:

- Die **Lues cerebrospinalis** äußert sich als meningeales und/oder vaskuläres Syndrom, selten mit der Symptomatik eines raumfordernden Prozesses. Neben chronischen Hirndruckzeichen (S. 105) sind Hirnnervenausfälle häufig, insbesondere des III., VI., VII. und VIII. Hirnnervs. Akut treten Symptome eines zerebralen oder spinalen Infarkts auf. Besonders häufig sind A.-cerebri-posterior- und Hirnstamminfarkte (v. a. ein Wallenberg-Syndrom, Abb. **B-1.153**) sowie ein A.-spinalis-anterior-Syndrom (S. 415). Radikuläre Schmerzen und Sensibilitätsstörungen kommen auch isoliert vor oder gehen einem progredienten Querschnitt-Syndrom voraus.
- Die **progressive Paralyse** beginnt allmählich mit Leistungsabfall, affektiver Labilität und Gedächtnisstörungen. Frühzeitig fallen Artikulationsstörungen mit „Silbenstolpern" und ein unregelmäßiges Schriftbild auf. Man beobachtet eine Bewegungsunruhe des Gesichts, ein „mimisches Beben" und Tremor. Epileptische Anfälle können hinzukommen. Gelegentlich steht ein manisches Syndrom mit An-

1.4.3 Spirochäteninfektionen des ZNS

Neurolues

▶ Synonym.

▶ Definition.

Epidemiologie: 5 – 10 % der Personen mit unbehandelter Lues entwickeln eine Neurolues. Bei gleichzeitiger HIV-Infektion steigt die Inzidenz an.

Symptomatologie: Eine Meningitis im Sekundärstadium ist meist symptomarm. Bleibt die Lues unbehandelt, können nach Jahren bis Jahrzehnten Symptome einer der 3 **Formen der Neurolues** auftreten:

- Die **Lues cerebrospinalis** äußert sich als meningeales Syndrom, meist mit chronischen Hirndruckzeichen und Hirnnervenausfällen, oder als vaskuläres Syndrom (Infarkt des Großhirns, Hirnstamms oder Rückenmarks).
- Die **progressive Paralyse** beginnt allmählich mit Leistungsabfall und mnestischen Störungen, Dysarthrophonie, Koordinationsstörungen und Tremor. Vorübergehend kann ein manisches Syndrom auftreten. Die chronische organische Psychose schreitet zur **Demenz** fort.
- Die **Tabes dorsalis** ist charakterisiert durch lanzinierende Schmerzen, Ataxie und Visusverfall (Optikusatrophie), Blasenstörungen, **abdominelle Schmerzattacken** (tabische Krisen) und eine schmerzlose Arthropathie.

triebssteigerung und Größenwahn (Megalomanie) im Vordergrund. Meist sind die Patienten jedoch depressiv. Kognitive Störungen schreiten allmählich bis zur **Demenz** fort.

- Die **Tabes dorsalis** setzt mit lanzinierenden Schmerzen, häufig im Ausbreitungsgebiet des N. ischiadicus, und einer ataktischen Gangstörung ein. Hinzu kommen Sehstörungen mit Gesichtsfelddefekten und Visusabfall bis zur Amaurose (Optikusatrophie) sowie Miktionsstörungen. Starke **abdominelle Schmerzen** werden als tabische Krisen bezeichnet. Manchmal empfinden die Patienten jeden kalten Wassertropfen auf dem Körper als schmerzhaft (Allodynie). Andererseits entstehen schmerzlose Gelenkdeformitäten besonders der Knie- und Sprunggelenke (tabische Arthropathie).

Ätiopathogenese: Erreger der Lues ist **Treponema pallidum**. Gemeinsamer pathogenetischer Faktor aller Manifestationsformen der Neurolues (Abb. **B-1.72**) ist die immunologische Reaktion innerhalb des ZNS.

Ätiopathogenese: Die Lues ist eine venerische Infektion mit **Treponema pallidum**. Durch hämatogene und lymphogene Aussaat kommt es zur meningealen Reaktion (Sekundärstadium). Ungeklärt ist, weshalb nur etwa 5 % der unbehandelten Personen eine Neurolues entwickeln. Während die morphologischen Veränderungen vielgestaltig sind, stellt die immunologische Reaktion gegen Treponema pallidum innerhalb des ZNS die gemeinsame Pathogenese aller Manifestationsformen der Neurolues (Abb. **B-1.72**) dar.

B-1.72

B-1.72 Neurologische Manifestationen der Lues

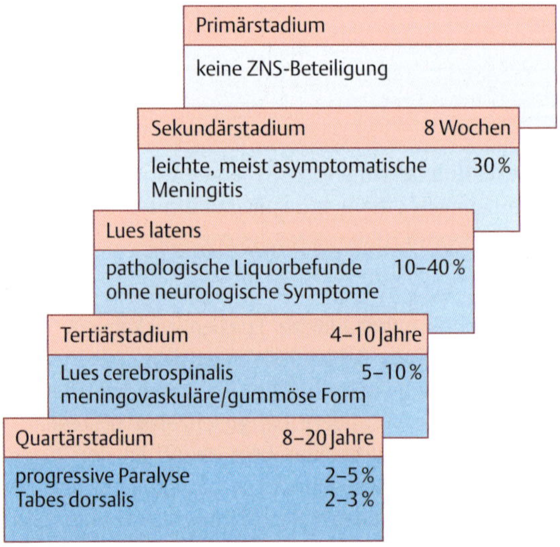

Die Mehrzahl der Patienten wird auch noch in der frühen Latenzperiode durch Antibiotika-Therapie geheilt. Unbehandelt kann es nach jahrelanger Latenz zu einer der Manifestationsformen der Neurolues kommen: Lues cerebrospinalis, progressive Paralyse oder Tabes dorsalis.

Die **Lues cerebrospinalis** beruht auf mesenchymalen entzündlichen Veränderungen:
- Bei der **meningovaskulären Form** beobachtet man neben einer chronischen basalen Meningitis, häufig mit begleitender Enzephalitis oder Myelitis, eine **Arteriitis** der zerebralen und spinalen Gefäße.
- Bei der **gummösen Form** finden sich Granulationen an Meningen und Nerven.

Der **Lues cerebrospinalis** liegen mesenchymale Entzündungsreaktionen zugrunde. Man unterscheidet eine meningovaskuläre und eine gummöse Form:
- Bei der **meningovaskulären Form** führt die chronische basale Meningitis zur Liquorzirkulationsstörung. Bei spinaler Lokalisation kann sich eine zervikale Myelopathie entwickeln. Häufig ist eine begleitende Enzephalitis oder eine meist zervikothorakal lokalisierte Myelitis. Die luische **Arteriitis** betrifft überwiegend die großen Hirnarterien mit der Folge ischämischer Infarkte. Nach Ausbildung sekundärer Aneurysmen kann es zur Subarachnoidalblutung kommen (S. 408). Neben der Mesaortitis luica sind auch spinale Gefäße betroffen.
- Bei der sehr seltenen **gummösen Form** findet sich Granulationsgewebe (Gummen) an Meningen, Cauda equina und peripheren Nerven.

Progressive Paralyse und Tabes dorsalis beruhen auf folgenden Parenchymveränderungen:

Die **progressive Paralyse** beruht auf einer primär chronischen Enzephalitis.

Der **Tabes dorsalis** liegt ein aufsteigender Entmarkungsprozess der Hinterstränge zugrunde.

Bei der progressiven Paralyse und der Tabes dorsalis, die häufig gleichzeitig bestehen (Taboparalyse), handelt es sich um folgende Parenchymveränderungen:
Die **progressive Paralyse** beruht auf einer primär chronischen Enzephalitis mit Nervenzelldegeneration und Markscheidenzerfall. Man findet eine frontotemporal betonte Hirnatrophie.
Der **Tabes dorsalis** liegt ein aufsteigender Entmarkungsprozess zugrunde, der mit einer Entzündung von Hinterwurzeln und Spinalganglien beginnt und bis zur Hinterstrangdegeneration fortschreitet. Tabische Krisen sind auf eine Beteiligung des autonomen Nervensystems zurückzuführen.

Diagnostik: Neben ophthalmologischen Symptomen (Iritis, Zyklitis, Retinitis) sind neuroophthalmologische Störungen in jedem Stadium der Neurolues zu beobachten. Eine primäre Optikusatrophie kommt auch unabhängig von einer Tabes dorsalis vor, eine Okulomotoriusparese kann durch eine chronische basale Meningitis oder Aneurysmakompression bedingt sein (S. 33). Pupillenstörungen sind häufig. Eine reflektorische Pupillenstarre, das **Argyll-Robertson-Phänomen** (S. 31), ist bei Tabes dorsalis fast immer, bei progressiver Paralyse in der Hälfte der Fälle nachweisbar. Während sich die Lues cerebrospinalis infolge einer Meningomyelitis oder spinalen Ischämie primär mit einer spastischen Paraparese manifestieren kann, geht die progressive Paralyse im Spätstadium mit einer Tetraspastik einher. Bei Tabes dorsalis stehen Pallanästhesie (Verlust der Vibrationsempfindung) und Aufhebung der Bewegungsempfindung im Vordergrund; zur spinalen kann eine zerebellare Ataxie hinzukommen.

Diagnostik: In jedem Stadium der Neurolues kommen neuroophthalmologische Symptome vor, z. B. eine Okulomotoriusparese bei Lues cerebrospinalis. Richtungweisend ist das **Argyll-Robertson-Phänomen**, das bei Tabes dorsalis fast immer und bei progressiver Paralyse in 50 % beobachtet wird.

Zwei bis drei Wochen nach der Luesinfektion sind Antikörper im Serum nachweisbar: Der Treponema-pallidum-Hämagglutinationstest **(TPHA)** dient als Suchtest; er bleibt auch nach Behandlung meist lebenslang reaktiv. Zur Bestätigung wird der Fluoreszenz-Treponemen-Antikörper-Absorptionstest **(FTA-Abs-Test)** durchgeführt. Sensitivität und Spezifität beider Verfahren zusammen liegen bei 100 %. Der Nachweis von Lipoidantikörpern mittels des **VDRL-Tests** spricht für die Aktivität der Erkrankung. Während der VDRL-Test nicht erregerspezifisch ist, beweisen treponemenspezifische IgM-Antikörper im Serum (**^{19}S[IgM]-FTA-Abs-Test**) die Erregerpräsenz unabhängig vom Stadium der Erkrankung (Behandlungsindikation).

Der positive Ausfall von **TPHA-** und **FTA-Abs-Test** spricht für die durchgemachte Luesinfektion. Der Nachweis von Lipoidantikörpern (**VDRL-Test**) und insbesondere von treponemenspezifischen IgM-Antikörpern im **^{19}S (IgM)-FTA-Abs-Test** beweist die Aktivität der Lues unabhängig vom Krankheitsstadium.

Die Diagnose der Neurolues wird durch zusätzliche **Liquoruntersuchung** gestellt. Während auch im Latenzstadium häufig Liquorveränderungen bestehen, ist die **Pleozytose** mit ca. 300 Zellen bei der meningovaskulären Form der Lues cerebrospinalis am größten; bei den parenchymatösen Manifestationsformen der Neurolues findet man selten > 30 Zellen (Monozyten, Lymphozyten, Plasmazellen). Die intrathekale Immunglobulinproduktion ist demgegenüber bei den parenchymatösen Manifestationsformen am höchsten; fast immer sind oligoklonale Banden nachweisbar (vgl. S. 124). Beweisend für die Neurolues ist der Nachweis **intrathekaler treponemenspezifischer Antikörper** durch Vergleich der IgG-Werte in Serum und Liquor. Bei einem ItpA-Index (intrathekal produzierte Treponema-pallidum-Antikörper) > 2 gilt die ZNS-Beteiligung als wahrscheinlich, bei einem Index > 3 als sicher.

$$\text{ITpA-Index} = \frac{\text{TPHA-Titer (Liquor)}}{\text{Gesamt-IgG (Liquor)}} \times \frac{\text{Gesamt-IgG (Serum)}}{\text{TPHA-Titer (Serum)}}$$

Für eine Neurolues sprechen folgende Befundkonstellationen:
- **Pleozytose im Liquor** bei positivem ^{19}S (IgM)-FTA-Abs-Test im Serum
  oder
- oligoklonale IgG-Banden im Liquor und Nachweis **intrathekaler treponemenspezifischer Antikörper** (ITpA-Index > 3).

50 % der Patienten mit progressiver Paralyse weisen im EEG eine diffuse zerebrale Funktionsstörung auf. Bei Tabes dorsalis sind die **SEP** verzögert; pathologische **VEP** sprechen für eine Optikusatrophie. Eine Beteiligung des VIII. Hirnnervs oder des Hirnstamms wird mithilfe der **AEP** erfasst. Im **CT** stellen sich neben einer Hirnatrophie im Spätstadium v. a. die Folgen einer zerebralen Arteriitis und im Stadium der Meningoenzephalitis gelegentlich kontrastmittelanreichernde Läsionen dar (Abb. **B-1.73a**). Im **MRT** sind zerebrale (Abb. **B-1.73b**) und spinale entzündliche Veränderungen nachzuweisen. Auch eine Myelokompression infolge Arachnopathie kann kernspintomografisch dargestellt werden.

Diagnostisch hilfreich ist die Ableitung **evozierter Potenziale** (SEP, VEP, AEP). Im **CT** und **MRT** zeigen sich gelegentlich entzündliche Läsionen (Abb. **B-1.73**) oder umschriebene oder diffuse hirnatrophische Veränderungen.

B-1.73 Neurolues

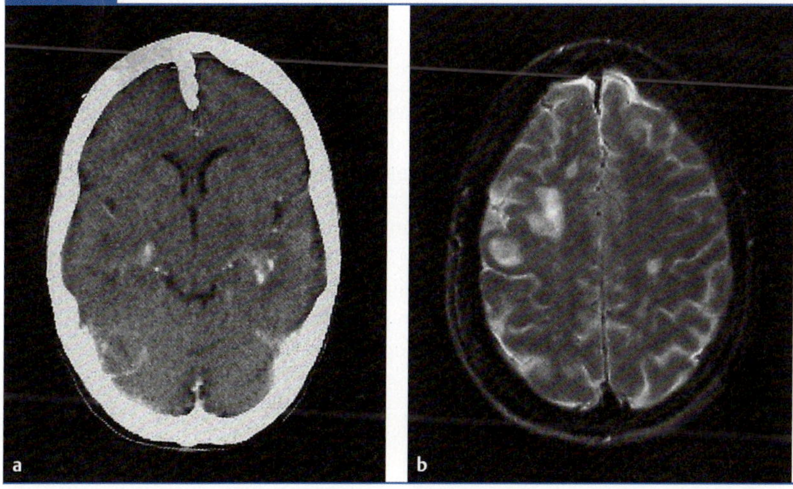

51-jährige Patientin mit fokaler Epilepsie seit vier Jahren. Die Luesreaktionen in Serum und Liquor sind positiv.
a Das CT zeigt eine diffuse KM-Anreicherung beiderseits temporal (Nebenbefund: Falxverkalkung).
b Das MRT lässt in der T 2-gewichteten Aufnahme multiple signalintense Läsionen erkennen.

Differenzialdiagnose: Die Abgrenzung anderer entzündlicher, vaskulärer und degenerativer ZNS-Erkrankungen gelingt durch Lues-Serologie und Liquordiagnostik. Zur **Neuroborreliose** siehe S. 273.

Differenzialdiagnose: Die Abgrenzung anderer entzündlicher, vaskulärer und degenerativer neurologischer Erkrankungen gelingt mithilfe der Lues-Tests in Blut und Liquor. Allerdings kommen falsch positive serologische Testergebnisse bei immunologischen Erkrankungen und Borreliose vor. Deshalb sollten gleichzeitig Borrelien-Antikörper bestimmt werden, zumal eine **Neuroborreliose** mit ähnlichem liquorzytologischem Befund und intrathekaler IgG-Produktion einhergeht (S. 273).

Therapie: Penicillin G wird hochdosiert i. v. über 2 Wochen gegeben.
Der Therapieerfolg muss mehrfach in Blut und Liquor kontrolliert werden.

Therapie: Bei pathologischem Liquorbefund wird intravenös mit 3 × 10 Mio. E **Penicillin G** pro Tag über zwei Wochen behandelt, da das intramuskulär verabreichte Benzathin-Penicillin (Depot-Penicillin) die Blut-Hirn-Schranke nicht überwindet. Alternativ wird Ceftriaxon (2 g/d) i. v. über zwei Wochen gegeben. Eine orale Therapie mit Doxycyclin (2 × 200 mg/d) über vier Wochen kann alternativ eingesetzt werden, wenn eine intravenöse Behandlung nicht möglich ist. Gegen Makrolide (insbesondere das lang wirksame Azithromycin) werden zunehmend Resistenzen beschrieben.
Eine bei Neurolues seltene Komplikation (1 – 2 %) stellt die Jarisch-Herxheimer-Reaktion infolge Endotoxin-Schocks bei plötzlichem Erregerzerfall dar. Der Therapieerfolg muss regelmäßig in Serum und Liquor kontrolliert werden, wobei die Normalisierung der Zellzahl im Liquor (nach mehreren Wochen), die Normalisierung der Blut-Hirn-Schranke (nach mehreren Monaten) sowie eine rückläufige IgM-Antikörperkinetik im Serum (innerhalb von 6 – 12 Monaten) als Parameter dienen. TPHA-Test und ITpA-Index sind für die Therapiekontrolle ungeeignet, da sie sich erst im Verlauf von Jahren bis Jahrzehnten normalisieren.

Epileptische Anfälle sind ebenso wie die lanzinierenden Schmerzen bei Tabes dorsalis symptomatisch mit **Antiepileptika** zu behandeln.

Sowohl zur Behandlung einer symptomatischen Epilepsie als auch der lanzinierenden Schmerzen bei Tabes dorsalis sind **Antiepileptika** Mittel der Wahl. Ein neurochirurgischer Eingriff kann bei aresorptivem Hydrozephalus, raumfordernden Gummen oder basalen Aneurysmen erforderlich werden.

Verlauf: Im Gegensatz zur progressiven Paralyse und Tabes dorsalis ist der Behandlungserfolg bei meningovaskulärer Lues cerebrospinalis gut.

Bei HIV-Infizierten kann es zu Reaktivierung einer Lues mit früher Manifestation und rascher Progredienz einer Neurolues kommen.

Verlauf: Meningovaskuläre Symptome sind in 80 % rückläufig. Spätfolgen sind Arachnopathie und Epilepsie. Bei progressiver Paralyse und Tabes dorsalis ist allenfalls die Progredienz durch Penicillin-G-Therapie aufzuhalten. Die Lebenserwartung ist herabgesetzt.
Bei HIV-infizierten Personen wird einerseits häufig die Reaktivierung einer zuvor adäquat behandelten Lues mit früher Manifestation und rasch progredientem Verlauf einer Neurolues beobachtet. Andererseits stellt eine Lues aufgrund der Ulzerationen des Primäraffekts und somit vermindertem Schleimhautschutz ein Risiko für den Erwerb einer HIV-Infektion dar (S. 282).

► Klinischer Fall.

► Klinischer Fall. Der 80-jährige ehemalige Pädagoge war seit der Pensionierung bettlägerig und stand nur zum Essen auf. Bei der neurologischen Untersuchung war er zeitlich, örtlich und situativ desorientiert, initiativlos und indifferent. Auffällig waren neben einer reflektorischen Pupillenstarre bei stecknadelkopfgroßer Pupille links (Argyll-Robertson-Phänomen) ein „mimisches Beben“ und „Silbenstolpern“, eine Areflexie und spinale Ataxie (positives Romberg-Zeichen). Das EEG ergab eine mäßige diffuse zerebrale Funktionsstörung, das CT eine ausgeprägte frontal betonte Atrophie, die Lues-Serologie einen positiven TPHA- und ^{19}S(IgM)-FTA-Abs-Test und die Liquoruntersuchung eine Pleozytose. Der Patient erhielt Infusionen mit 3 × 10 Mio. E Penicillin G über 14 Tage und wurde unter krankengymnastischen Bewegungsübungen mobilisiert, war aber weiterhin desorientiert.

Leptospirosen

Leptospirosen

► Definition.

► Definition. Leptospirosen sind Spirochäten-Infektionen, die eine Meningitis, Enzephalitis oder Myelitis verursachen. Unter diesen ist die Weil-Krankheit, die Leptospirosis icterohaemorrhagica, am häufigsten.

Epidemiologie: Leptospiren werden durch den Urin von Haus- und Wildtieren übertragen.

Epidemiologie: Leptospiren sind unter Haus- und Wildtieren weit verbreitet und werden mit dem Urin ausgeschieden. Die Infektion erfolgt insbesondere unter unhygienischen Arbeitsbedingungen oder beim Baden, vorwiegend im Herbst. Neben der Weil-Krankheit kommt eine Reihe ähnlich verlaufender Leptospirosen mit ZNS-Befall vor, wie z. B. die Schweinehüter- oder Erbsenpflückerkrankheit, das Feld-, Schlamm- und das Erntefieber.

Symptomatologie: Nach einer Inkubation von ein bis zwei Wochen treten bei der Leptospirosis icterohaemorrhagica **hohes Fieber**, Schüttelfrost, Kopfschmerzen, Nackensteife, konjunktivale Injektion, häufig ein Exanthem und **Ikterus**, gelegentlich auch epileptische Anfälle und ein delirantes Bild auf. Oft kommt es nach einem freien Intervall zum erneuten Fieberanstieg mit Zunahme des Ikterus, **hämorrhagischer Diathese** und Myokarditis.

Symptomatologie: Charakteristisch für die Weil-Krankheit sind **hohes Fieber**, Kopfschmerzen, Nackensteife, Konjunktivitis und **Ikterus**, nach freiem Intervall auch eine **hämorrhagische Diathese**.

Ätiopathogenese: Erreger der Weil-Krankheit ist L. icterohaemorrhagiae. Die Infektion erfolgt über Haut und Schleimhäute und erreicht die Meningen im ersten Fieberstadium (Bakteriämie). In der Mehrzahl der Fälle handelt es sich um eine nichteitrige, bakterielle **Meningitis**. Seltener kommt es zur Enzephalomyelitis.

Ätiopathogenese: Nach der Infektion mit L. icterohaemorrhagiae über Haut- oder Schleimhautdefekte entwickelt sich fast immer eine **Meningitis**.

Diagnostik: Häufig bestehen **Myalgien**, v. a. Wadenschmerzen. BSG und CRP sind stark erhöht. Frühzeitig entwickelt sich ein hepatorenales Syndrom mit Ikterus und interstitieller Nephritis. Die Erreger finden sich sowohl im Blut als auch im Liquor. Der Liquor weist eine geringe granulozytäre Pleozytose, im weiteren Verlauf Lymphozyten (30 – 1000 Zellen) auf. Das Protein ist nur leicht erhöht. Während des zweiten Fieberschubs finden sich Serum-Antikörper.

Diagnostik: Die Patienten klagen über **Myalgien**. Hinzu kommt ein hepatorenales Syndrom.

Differenzialdiagnose: Vorwiegend in Afrika und Südamerika wird das mit Ikterus und Muskelschmerzen einhergehende, von Läusen übertragene **Rückfallfieber**, eine Infektion durch Borrelia recurrentis, beobachtet.
Die **Fleckfieber-Enzephalitis** ist ebenfalls mit Kopf- und Gliederschmerzen, einem Exanthem und deliranten Syndrom verbunden. Die Krankheit trat, von Kleiderläusen übertragen, häufig im Zweiten Weltkrieg auf. Erreger ist Rickettsia prowazekii.
Ein selten durch Leptospiren verursachtes Myelitis-Syndrom kann bei biphasischem Verlauf den Verdacht auf eine **Poliomyelitis** (S. 285) nahelegen. Differenzialdiagnostisch entscheidend ist die Antikörper-Bestimmung im Serum.

Differenzialdiagnose: Auch das von Läusen übertragene **Rückfallfieber** ist von Ikterus und Myalgien begleitet.

Die mit einem Exanthem einhergehende **Fleckfieber-Enzephalitis** wird von Kleiderläusen übertragen.

Eine **Poliomyelitis** ist durch Antikörper-Bestimmung abzugrenzen.

Therapie: Wesentlich ist die frühzeitige Antibiotika-Therapie (Penicillin G), alternativ kommen Doxycyclin und bei Kindern Erythromycin zum Einsatz.

Therapie: Mittel der Wahl ist Penicillin G.

Verlauf: Nicht immer werden biphasische bzw. ikterische Verläufe beobachtet. Rezidive sind selten. Die Letalität ist < 10 %, im höheren Alter < 40 %.

Verlauf: Bei behandelten Patienten ist die Prognose günstig.

Neuroborreliose

▸ **Synonym.** Zecken-Polyradikuloneuritis, Lyme disease.

▸ **Definition.** Durch Zecken übertragene Spirochäteninfektion (Borrelia burgdorferi), die im 1. Stadium mit einem Erythema migrans, im 2. Stadium mit radikulären Schmerzen, peripheren Paresen (häufig Fazialislähmung) und entzündlichem Liquor bei Meningopolyradikulitis, seltener mit einer Enzephalitis, Myelitis oder Plexusneuritis einhergeht und im 3. Stadium durch eine progressive Enzephalomyelitis kompliziert sein kann (s. auch S. 473).

Epidemiologie: Erreger ist die Spirochäte Borrelia burgdorferi, die W. Burgdorfer 1982 aus einer in der Stadt Lyme (USA) heimischen Zecke isolierte, nachdem endemisch Fälle mit rezidivierenden Arthritiden aufgetreten waren (daher die Bezeichnung „Lyme disease"). Borrelia burgdorferi wird auch vom Gemeinen Holzbock, Ixodes ricinus, übertragen. Dieser ist in Europa weit verbreitet (Abb. **B-1.74a**), bewohnt niedriges Blattwerk eines Biotops und befällt seine Wirte (Wirbeltiere und Menschen), wenn diese das Blattwerk streifen. In Deutschland beträgt die Inzidenz der Borreliose etwa 111/100 000 Einwohner pro Jahr, wobei etwa 90 % der Fälle auf eine Hautmanifestation (Erythema migrans) entfallen und nur 2 – 3 % mit einer Neuroborreliose einhergehen. Mit regionalen Unterschieden weisen 5 – 25 % der Bevölkerung Borrelien-Antikörper im Serum auf (s. Tab. **B-1.23**, S. 256).

Epidemiologie: Erreger ist die Spirochäte Borrelia burgdorferi, die von Zecken – in Europa vom Gemeinen Holzbock, Ixodes ricinus (Abb. **B-1.74a**) – übertragen wird.

B-1.74 Borreliose

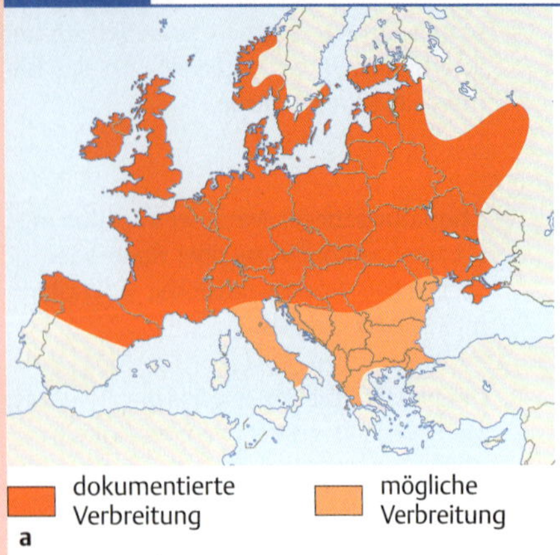

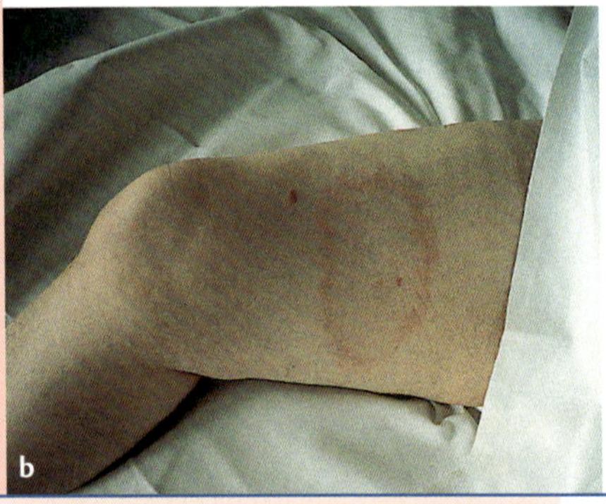

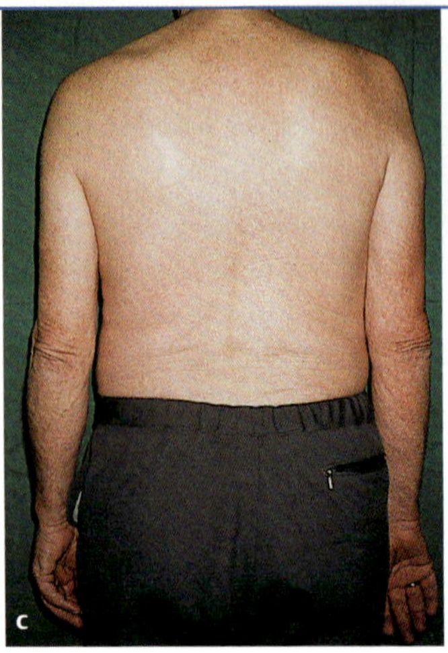

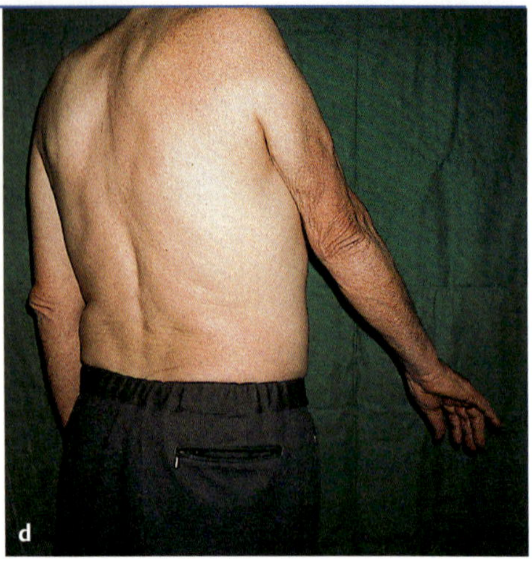

a Verbreitung der Zecken (Ixodes ricinus) in Europa.
b Erythema migrans.
Schulteramyotrophie sechs Wochen nach Zeckenstich ("Plexusneuritis") mit atrophischer Parese des M. deltoideus und Innenrotationsstellung des rechten Arms. Die Handfläche weist nah dorsal (**c**), der rechte Arm wird kaum abduziert und nicht eleviert (**d**).

Symptomatologie: Man unterscheidet drei Krankheitsstadien:
- Im **1. Stadium** entwickelt sich das **Erythema migrans** (Abb. **B-1.74b**).
- Das **2. Stadium** ist durch eine Meningitis (häufiger bei Kindern) v. a. durch eine **Meningopolyneuritis** und **Meningopolyradikulitis** mit starken Schmerzen und Sensibilitätsstörungen gekennzeichnet. Oft findet man eine (beiderseitige) **Fazialisparese**. Seltener sind Symptome einer Enzephalitis, Myelitis oder Plexusneuritis zu beobachten (Abb. **B-1.74c** u. **d**).
- Im **3. Stadium** kann sich eine **Enzephalomyelitis** mit spastisch-ataktischer Gangstörung entwickeln. Zur selteneren Polyneuritis s. S. 472.

Symptomatologie: Man unterscheidet 3 Krankheitsstadien der Borreliose:
- **1. Stadium**: Innerhalb von drei Tagen bis drei Wochen entwickelt sich in der Region des Zeckenstichs eine Hautrötung, die sich ausbreitet und zentral abblasst, das **Erythema migrans** (Abb. **B-1.74b**).
- **2. Stadium**: Ein bis vier Monate später klagen die Patienten über Müdigkeit, Muskel- und Gelenkbeschwerden, v. a. aber über Kopf-Nacken-Schmerzen als Ausdruck einer meningealen Reizung bei beginnender Neuroborreliose. Eine isolierte Meningitis manifestiert sich in Europa wesentlich häufiger bei Kindern als bei Erwachsenen. Charakteristisch sind eine **Meningopolyneuritis** und **Meningopolyradikulitis** mit Hirnnervenbeteiligung (II-XII). In > 80 % dieser Fälle ist der **N. facialis** betroffen, oft beiderseits (Diplegia facialis). Daneben werden auch Augenmuskelparesen (N. III, IV, VI), eine Optikusneuritis, Hypakusis und Hypoglossuslähmung beobachtet. Heftige reißende Schmerzen, segmentale Sensibilitätsstörungen und meist asymmetrisch verteilte Paresen weisen auf den Befall zahlreicher Spinalnerven und ihrer Wurzeln bei Polyradikuloneuritis hin. Seltener sind eine Enzephalitis mit zentralen Paresen und neuropsychologischen Störungen, eine Myelitis mit querschnittartig verteilten sensomotorischen Ausfällen oder eine Plexusneuritis (Abb. **B-1.74c** u. **d**).
- **3. Stadium**: Sechs bis acht Monate später kann sich bei unbehandelten Patienten neben Gelenkbeschwerden und rotbläulich verfärbten Hautarealen (Acrodermatitis chronica atrophicans) in 5 – 10 % der Fälle eine spastisch-ataktische Gangstörung und Reflexblase bei chronisch progressiver **Enzephalomyelitis** entwickeln. Sehr selten kommen eine zerebrale Vaskuitis, eine Myositis oder eine axonale Polyneuropathie vor (vgl. S. 472).

Ätiopathogenese: Morphologisch finden sich bei ⅓ der Patienten Zeichen einer Enzephalomyelitis.

Diagnostik: Das **asymmetrische Verteilungsmuster** der Paresen sollte den Verdacht auf Neuroborreliose wecken; Zeckenstich und Erythem bleiben oft unbemerkt.

Ätiopathogenese: Morphologisch finden sich bei einem Drittel der Patienten parenchymatös-perivaskuläre Zeichen einer Enzephalitis, Myelitis oder Enzephalomyelitis.

Diagnostik: Die Anamnese ergibt nur dann einen Hinweis auf die zeckenübertragene Infektion, wenn der – schmerzlose – Zeckenstich und das flüchtige Erythem bemerkt bzw. erinnert werden. Dies ist nur bei jedem zweiten Patienten der Fall. Dennoch sollten die „wandernden" Symptome bei häufig **asymmetrischem Verteilungsmuster** der Paresen an Neuroborreliose denken lassen.

Diagnostisch entscheidend ist der **Nachweis von Borrelien-Antikörpern** (IgG, IgM) in Serum und Liquor mittels indirektem Immunfluoreszenz- und ELISA-Suchtest und Immunoblot (S. 124). Beweisend für eine Neuroborreliose sind intrathekal produzierte Antikörper, die aus der Relation Borrelien-spezifischer Antikörper in Serum und Liquor zum Gesamt-IgG in Serum und Liquor errechnet werden (S. 271). Drei Wochen nach Krankheitsbeginn sind sie bei ca. 75 % der Patienten nachweisbar, nach acht Wochen bei nahezu 100 %. Das Gesamt-IgG im Liquor ist oft erhöht; in der isoelektrischen Fokussierung sind meist oligoklonale Banden nachweisbar. Bei leichter bis mäßiger lymphozytärer Pleozytose finden sich im zytologischen Präparat fast immer Plasmazellen. Der direkte Erregernachweis mittels PCR (aus dem Liquor, S. 125) gelingt selten und spielt v. a. in der Diagnostik der Lyme-Arthritis aus der Synovialflüssigkeit eine Rolle. Kernspintomografisch nachweisbare multifokale signalintensive Areale im Marklager oder periventrikulär sprechen für eine Enzephalitis (Lyme-Enzephalopathie).

Die Diagnose wird durch **Antikörper-Titer-Bestimmung** in Serum und Liquor gesichert.

Differenzialdiagnose: Die Borreliose kommt im Gegensatz zur ebenfalls durch Zecken übertragenen **FSME** (S. 279), die vorwiegend in Süddeutschland beobachtet wird, in der gesamten Bundesrepublik vor. Sie ähnelt dem Erscheinungsbild und Verlauf der Neurolues (S. 269) oder auch der Multiplen Sklerose (S. 301), kann jedoch serologisch abgegrenzt werden.

Differenzialdiagnose: Die Borreliose ist von der **FSME** und Neurolues serologisch abzugrenzen.

Therapie: Man behandelt intravenös mit **Cephalosporinen** (Ceftriaxon, Cefotaxim) oder **Penicillin G**. Oral kann mit Doxycyclin über zwei bis drei Wochen behandelt werden.

Verlauf: Die Symptome bilden sich bei frühzeitiger Behandlung zurück. Rezidive sind möglich, Residual-Antikörper-Titer und chronische Verläufe mit multilokulären Beschwerden sind häufig (vgl. S. 473).

Therapie: Man behandelt i. v. mit **Cephalosporinen oder Penicillin G** oder oral mit Doxycyclin.
Verlauf: Bei frühzeitiger Behandlung ist die Prognose günstig.

▸ Klinischer Fall. Eine 20-jährige Patientin klagte drei Monate nach einem Zeckenstich am Hals über heftige Nacken-Kopf-Schmerzen und quälende Missempfindungen im Bereich der rechten Ohrmuschel. Hinzu kamen radikuläre Schmerzen und ein Taubheitsgefühl im 6. Zervikalsegment, die, gefolgt von einer leichten Parese mit dystonen Hyperkinesen des rechten Arms, im Verlauf einer Woche zunahmen. Anschließend traten akrodistale Parästhesien kontralateral auf. Der Liquor war auch nach Kontrolle unauffällig. Die Serum-Antikörper-Titer gegen Borrelia burgdorferi waren deutlich erhöht. Unter antibiotischer Infusionstherapie bildete sich die Symptomatik rasch zurück.

▸ Klinischer Fall.

1.4.4 Tetanus

1.4.4 Tetanus

▸ Synonym. Wundstarrkrampf.

▸ Synonym.

▸ Definition. Erreger ist Clostridium tetani, ein obligat anaerobes sporenbildenes grampositives Stäbchen, dessen Toxin eine Tonussteigerung und Muskelkrämpfe mit der Gefahr der Atemlähmung hervorruft.

▸ Definition.

Epidemiologie: Nach Angaben des Robert-Koch-Instituts (2010) starben jährlich fast 300 000 Menschen in der Welt v. a. in feuchtwarmen Regionen und Ländern mit niedrigen Impfquoten. Die meisten dieser mit C. tetani Infizierten (250 000) sind Neugeborene (neonataler Tetanus). In Deutschland kommen nur wenige Tetanusfälle (< 15/Jahr), meist bei älteren Menschen, vor.

Epidemiologie: Jährlich starben weltweit etwa 300 000 Menschen an Tetanus, vorwiegend in feuchtwarmen Ländern mit schlechter medizinischer Versorgung und niedriger Impfquote.

Symptomatologie: Nach einer Inkubationszeit von drei Tagen bis drei Wochen (in Einzelfällen auch von einem Tag bis bis zu mehreren Monaten) setzt die Erkrankung mit Erbrechen, Schwitzen, Kopfschmerzen und **Hirnnervenlähmungen** ein.

Symptomatologie: Erstsymptome sind Kopfschmerzen und **Hirnnervenausfälle**.

▸ Merke. Typisch für Tetanus sind der **Trismus**, d. h. ein Kaumuskelkrampf, der „Risus sardonicus" (fixiertes Lächeln), eine mimische Starre mit vermehrtem Speichelfluss, Dysphagie und ein **Opisthotonus**.

▸ Merke.

Beschränkt sich die Infektion auf das Gesicht, so findet man neben dem Trismus eine Fazialislähmung und Augenmuskelparesen (Kopftetanus, Rose-Syndrom).

Für Kopftetanus sind Trismus, Fazialis- und Augenmuskelparesen typisch.

Ätiopathogenese: Vor allem nach Bagatellverletzungen kommt es unter anaeroben Bedingungen zur Ausbreitung des Endotoxins Tetanospasmin, das die α-Motoneurone in den Vorderhörnern und motorischen Hirnnervenkernen enthemmt.

Ätiopathogenese: Nach Bagatelltraumen, z. B. Holzsplitter- oder Nadelstichverletzungen, Verbrennungen, Bissen und nach Nabelschnurinfektion (Tetanus neonatorum) oder im Wochenbett (Tetanus puerperalis) kommt es unter anaeroben Bedingungen zur Vermehrung der Bakterien und hämatogener bzw. transneuronaler Ausbreitung des Endotoxins Tetanospasmin. Dieses Toxin enthemmt die α-Motoneurone in den Vorderhörnern des Rückenmarks und in den motorischen Hirnnervenkernen.

Diagnostik: Das EMG weist eine Daueraktivität auf, der Liquor ist normal.

Diagnostik: Der Liquor ist normal, das EMG zeigt bei Ableitung aus der Kaumuskulatur eine Verkürzung der postreflektorischen Innervationsstille (silent period). Die Aktivität wird schon durch Berührungsreize oder akustische Stimuli bis zur Interferenz verstärkt.

Differenzialdiagnose: Der Opisthotonus bei **Meningitis** ist durch pathologischen Liquorbefund abzugrenzen. Eine Claudicatio der Kaumuskeln bei **Arteriitis cranialis** und ein Trismus bei einem **Hirnstammsyndrom** sind nicht mit anhaltendenen Tetanuskrämpfen zu verwechseln, Zum Ausschluss einer **Epilepsie** empfiehlt sich ein EEG.
Pharmakogene Hyperkinesen sind durch eine Biperidin-Injektion zu unterbrechen.

Differenzialdiagnose: Bei **Meningitiden**, zumal den schweren Verläufen mit dem seltenen Opisthotonus, ist ein pathologischer Liquorbefund zu erwarten. Ein Kieferkrampf (Claudicatio der Kaumuskeln) wird auch bei **Arteriitis cranialis** beobachtet; Trismus mit Dysarthrie und Dysphagie kommen gelegentlich bei vaskulären **Hirnstamm-Syndromen** vor. **Epileptische Anfälle** mit Myoklonien der Kaumuskulatur lassen sich mittels EEG abgrenzen.
Pharmakogene extrapyramidalmotorische Hyperkinesen mit Trismus und Opisthotonus sind dem Bild des Tetanus vergleichbar, klingen aber nach Injektion von Biperiden meist rasch ab (vgl. Abb. **B-1.38**, S. 213). Zu psychogenen Krämpfen (mit „arc de cercle“) siehe S. 555.

Prophylaxe und Therapie: Die aktive Immunisierung erfolgt mit Tetanus-Adsorbat-Impfstoff. Die Behandlung bei Infektion besteht aus Gaben von Tetanus-Immunglobulin und intensivmedizinischen Maßnahmen (Sedierung, Beatmung).

Prophylaxe und Therapie: Die aktive Immunisierung erfolgt durch zwei i. m.-Injektionen von Tetanus-Adsorbat-Impfstoff im Abstand von vier bis acht Wochen und einer dritten Injektion nach 6 – 12 Monaten. Auffrisch-Impfungen sind alle 10 Jahre erforderlich. Die passive Immunisierung erfolgt durch Immunglobulin. Bei Infektionsgefahr ohne ausreichenden Impfschutz wird die Simultan-Impfung mit Tetanus-Immunglobulin und Adsorbat-Impfstoff vorgenommen. Bei frischer Infektion wird zur Neutralisation von noch nicht gebundenem Toxin humanes Tetanus-Immunglobulin appliziert. Als Antibiotikum gibt man Metronidazol. Chirurgische Wundversorgung, intensivmedizinische Maßnahmen, Abdunkelung des Raums und Sedierung, evtl. Beatmung, sind erforderlich. Die Behandlung der Muskelspasmen erfolgt durch die intravenöse Gabe von Benzodiazepinen.

Verlauf: Eine kurze Inkubation (< 3 Tage) hat aufgrund vermehrter Toxinbildung eine ungünstige Prognose. Die Letalität liegt bei 10 – 20 %.

Verlauf: Je kürzer die Inkubationszeit, desto schwerer ist (wegen höherer Toxinproduktion) der Verlauf. Die Letalität beträgt auch bei Intensivtherapie 10 – 20 %. Rezidive und Residuen (Paresen) sind selten.

▶ Klinischer Fall.

▶ Klinischer Fall. Die 69-jährige Frau hatte sich bei der Gartenarbeit am Knöchel an einer Berberitze verletzt. 12 Tage später entwickelten sich neben einer Dyspnoe und Dysphagie generalisierte Muskelkrämpfe mit Opisthotonus, Trismus und fixiertem Lächeln („Risus sardonicus“). Der Tetanus-Antikörper war unzureichend (< 100 U/l). In der Klinik wurden Tetanus-Immunglobulin und als Antibiotikum Metronidazol injiziert. Die Patientin wurde sediert, intubiert und beatmet. 3 Wochen später war der Muskeltonus noch erhöht. Unter septischen Temperaturen traten wieder generalisierte Muskelkrämpfe auf. Zwei Monate nach der Bagatellverletzung starb die Patientin an nosokomialen Komplikationen (nach M. Mutter und Mitarb. 2004).

1.4.5 Virus-Meningitis und -Enzephalitis

1.4.5 Virus-Meningitis und -Enzephalitis

▶ Definition.

▶ Definition. Akute oder chronische virale Infektion der Hirnhäute und/oder des Hirnparenchyms (Meningitis, Enzephalitis, Meningoenzephalitis) mit lymphozytärem Liquorbefund.

Epidemiologie: Virale Meningitiden kommen **meist in den warmen Jahreszeiten** vor, nur die Mumps-Meningitis tritt v. a. im Winter auf.

Epidemiologie: Virale Meningitiden werden am häufigsten durch Entero-, Arbo-, Herpes- oder Adenoviren hervorgerufen und kommen **in den warmen Jahreszeiten** gehäuft vor. Die ebenfalls weit verbreitete Mumps-Meningitis tritt meist im Winter und Frühjahr auf. Seltener sind Arenavirus-Infektionen (Rötelnmeningitis und lymphozytäre Choriomeningitis). Zur FSME und HSV-I-Enzephalitis siehe S. 280, zur HIV-Infektion S. 282.

Symptomatologie: Meist bestehen Kopfschmerzen, Fieber und Meningismus.

Symptomatologie: In der Regel bestehen Kopfschmerzen, Fieber, Nackensteifigkeit, seltener Erbrechen, Lichtempfindlichkeit und Vigilanzstörungen.

Ätiopathogenese: Die häufigsten Erreger viraler Meningitiden und Enzephalitiden zeigt Tab. **B-1.30**. Die Viren erreichen das ZNS entweder hämatogen (während der virämischen Phase) oder entlang der Nerven. Durch Interaktion von Makrophagen und Lymphozyten kommt es zu einer zellulären Immunantwort – daher handelt es sich um eine **lymphozytäre Meningitis** – und darüber hinaus zu einer spezifischen humoralen Immunantwort, die sich in Form oligoklonaler Banden im Liquor äußert.

Ätiopathogenese: Zu den häufigsten Erregern siehe Tab. **B-1.30**. Die Viren erreichen das ZNS hämatogen oder entlang der Nerven. Die Folge ist eine **lymphozytäre Meningitis**.

B-1.30 Die häufigsten Erreger viraler Meningitiden und Enzephalitiden

Virusgattung	Virusspezies	Manifestation
Enteroviren	ECHO-Viren („enteric cytopathogenic human orphans", aus dem Verdauungstrakt isoliert)	Meningitis, Meningomyelitis
	Polioviren	Poliomyelitis
	Coxsackie-Virus A	Meningitis, Myelitis
	Coxsackie-Virus B	Meningitis, Myelitis
Arboviren	Flavivirus (FSME; Familie Togaviren) u. a. Arboviren („arthropod-borne viruses", von Arthropoden übertragen)	Meningoenzephalitis
Herpesviren	Herpes-simplex-Virus I	Enzephalitis
	Herpes-simplex-Virus II	Meningitis, Myelitis
	Varicella-Zoster-Virus	Enzephalitis, Myelitis
	Zytomegalie-Virus	Enzephalitis
	Epstein-Barr-Virus	Meningoenzephalitis, Myelitis
Retroviren	HIV I, HIV II	Enzephalitis, Meningitis, Myelitis
Adenoviren	Typ 3, Typ 7	Meningoenzephalitis
Myxoviren	Mumps-Virus	Meningitis
	Masern-Virus	Enzephalomyelitis
	Influenza-Virus	Enzephalomyelitis
	Parainfluenza-Virus	Meningoenzephalitis
Arenaviren	Röteln-Virus	Enzephalitis
	LCM-Virus	Choriomeningitis
Rhabdoviren	Lyssa-Virus (Tollwutvirus)	Enzephalomyelitis

Man unterscheidet eine akute und chronische lymphozytäre Meningitis (Tab. **B-1.31**). Nicht selten ist auch das Hirnparenchym beteiligt (Meningoenzephalitis).

Man unterscheidet eine akute und chronische lymphozytäre Meningitis (Tab. **B-1.31**).

B-1.31 Diagnostik und Therapie der viralen Meningitis

Diagnostik	Akute virale Meningitis	Chronische virale Meningitis	Therapie
Liquor	klar, 30 – 300 (maximal 1000) Lymphozyten, Eiweiß normal oder leicht erhöht, Zucker normal	klar, 30 (maximal 300) Lymphozyten, Eiweiß oft +	
Erreger	Entero-, Arboviren		symptomatisch
	Herpes-simplex und Varicella-Zoster-Viren (VZV)		virostatisch
	Adeno-, Myxo-, Arenaviren		symptomatisch
	Retroviren (HIV)	HIV	antiretrovirale Medikamente
	Rhabdoviren (Lyssa-Virus)		Tollwutserum

Diagnostik: Die Untersuchung ergibt ein meningeales Syndrom (Tab. **B-1.31**), i. d. R. milder als bei eitriger Meningitis, und Begleitsymptome:
- Bei **Coxsackie-A-Meningitis** fällt eine Herpangina auf,
  bei **Coxsackie-B-Meningitis** eine Pleurodynie.
- Bei **Mumps-Meningitis** sind Pankreatitis und Orchitis häufig.
- Die **infektiöse Mononukleose** geht mit Lymphadenopathie einher.

Rachenabstrich und Stuhluntersuchung sind in jedem Fall indiziert.

Bei abnehmender Vigilanz ist an eine Meningoenzephalitis, bei okulogyren Krisen an Encephalitis lethargica zu denken.

Die Diagnose der Entzündung wird immer mittels **Liquorbefund** inkl. liquorzytologischem Präparat gestellt (Tab. **B-1.31**, Abb. **B-1.75**).

Diagnostik: Die Untersuchung ergibt ein meningeales Syndrom. Kopfschmerzen, Fieber, Vigilanzstörungen und Meningismus sind meist weniger ausgeprägt als bei einer eitrigen Meningitis. Oft liefern Begleitsymptome wichtige Hinweise:
- Bei Meningitis nach **Coxsackie-A-Infektion** beobachtet man eine Herpangina, d. h. Bläschen auf den Tonsillen. Die **Coxsackie-B-Infektion** ist neben dem meningealen Syndrom durch Pleurodynie, d. h. stechende Muskelschmerzen beim Atmen, charakterisiert (Bornholmer Krankheit).
- Die **Mumps-Meningitis** ist nicht selten durch eine Pankreatitis und Orchitis kompliziert.
- Okzipitale und zervikale Lympknotenschwellungen, Meningismus und Fieber sind Symptome der **infektiösen Mononukleose**, die durch das Epstein-Barr-Virus (EBV) hervorgerufen wird.

In jedem Fall sollte eine Untersuchung von Rachenabstrich und Stuhl zum Erregernachweis erfolgen.

Bei zunehmender Vigilanzstörung ist an eine Meningoenzephalitis, bei Auftreten von okulogyren Krisen auch an die seltene Encephalitis epidemica (lethargica) zu denken, die einen Nackenrigor und weitere Symptome eines Parkinson-Syndroms verursacht (S. 58).

Die Diagnose „virale Meningitis" wird immer aus dem **Liquor** gestellt. Drei Viertel aller Patienten weisen neben einer mäßigen Eiweißerhöhung eine lymphozytäre Pleozytose mit < 300 Zellen auf (Tab. **B-1.31**). Im liquorzytologischen Präparat zeigt sich das gesamte Spektrum der lymphozytären Transformation (Abb. **B-1.75**). Erfolgt die Punktion frühzeitig, d. h. am ersten oder zweiten Tag der Entzündung, können im Zellbild noch Granulozyten vorherrschen, die rasch dem lymphozytären Bild weichen. Der Liquorzucker ist meist ebenso wie das Laktat normal (Tab. **B-1.31**).

B-1.75

B-1.75 Lymphozytäre Meningitis

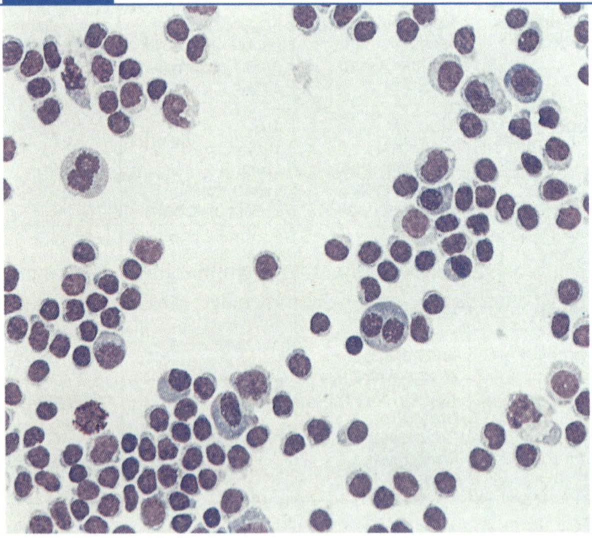

Das Zellsediment enthält überwiegend Lymphozyten. Man sieht das gesamte Spektrum der lymphozytären Transformation bis hin zu Plasmazellen (z. T. in Mitose). Daneben finden sich einige Monozyten.

Differenzialdiagnose: Abzugrenzen sind Meningitiden, die durch **Bakterien-, Protozoen-** oder **Pilz-Infektion** hervorgerufen werden, und die Meningeosis carcinomatosa. Bei einem enzephalitischen Bild ohne Erregernachweis muss an die **Anti-NMDA-Rezeptor-Enzephalitis** gedacht werden.

Differenzialdiagnose: Zur **bakteriellen** (eitrigen bzw. tuberkulösen) Meningitis siehe S. 261 u. Tab. **B-1.25**, S. 259. Zur Meningitis durch **Protozoen-** oder **Pilz-Infektion** siehe Tab. **B-1.35** bis Tab. **B-1.37**. Die Meningeosis carcinomatosa oder leucaemica kann liquorzytologisch abgegrenzt werden (S. 338).

Bei einem enzephalitischen Bild ohne Erregernachweis ist an die **Anti-NMDA-Rezeptor-Enzephalitis** zu denken. Klinisch beginnt die Erkrankung mit psychopathologischen Symptomen (Wahn, Halluzinationen, affektiven Störungen), Fieber und epileptischen Anfällen. Im Verlauf können neben einer Somnolenz extrapyramidal-motorische Symptome (Dyskinesien) und autonome Störungen hinzukommen. Es lassen sich spezifische Autoantikörper gegen die NR1-Untereinheit der Glutamatrezeptoren vom Typ NMDA in Liquor und Serum nachweisen. Bei jungen Frauen findet sich nicht selten eine paraneoplastische Genese mit Nachweis eines Ovarialteratoms.

Therapie: Die Behandlung ist fast immer symptomatisch, nur bei Herpes-Virus- und HIV-Infektion wirken antivirale Medikamente. Kortikosteroide sind nicht indiziert.

Therapie: Die Therapie der meisten Virusinfektionen des ZNS ist symptomatisch.

Verlauf: Die Prognose ist in der Regel günstig. Zum Verlauf der Herpes-Virus- und der HIV-Infektion siehe S. 280 bzw. S. 282.

Verlauf: Die Prognose ist meist günstig.

▶ Klinischer Fall. Das 9-jährige Mädchen erkrankte mit Kopfschmerzen, Erbrechen und Temperaturen bis 38,2 °C. Auffällig waren Meningismus und Dreifuß-Zeichen, das Kernig-Zeichen war positiv, der „Kniekuss" nicht möglich. Die Leukozytenzahl im Blut betrug 4400/µl. Der Liquor war klar, enthielt 120 Zellen, vorwiegend Lymphozyten, das Gesamteiweiß betrug 54 mg/dl, der Zucker 85 mg/dl bei einem Blutzucker von 91 mg/dl. Der Coxsackie-A-Antikörper-Titer im Serum war erhöht (1 : 265). Nach zehntägiger Bettruhe war das Kind beschwerdefrei und die Pleozytose deutlich rückläufig.

▶ Klinischer Fall.

Frühsommer-Meningoenzephalitis (FSME)

Frühsommer-Meningoenzephalitis (FSME)

▶ **Synonym.** Central European Encephalitis (CEE), tick-borne encephalitis (TBE), Russian Spring Summer Encephalitis (RSSE).

▶ **Synonym.**

Epidemiologie: Ca. 1 – 2 % der mitteleuropäischen Bevölkerung ist mit dem FSME-Virus durchseucht. Die Inzidenz zeigt eine Alterskorrelation, ist mit 0,5/100 000 bei den unter Dreijährigen am niedrigsten und mit 5/100 000 bei den über 40-Jährigen am höchsten. Ein endemisches Gebiet ist Süddeutschland. Die Übertragung auf den Menschen erfolgt durch **Zeckenstich**. Das männliche Geschlecht überwiegt mit einem Erkrankungsgipfel in der 4. Dekade (Forstarbeiter, Landwirte). Ein jahreszeitlicher Gipfel besteht in den Monaten Juni bis August.

Epidemiologie: In Süddeutschland ist die FSME endemisch. Die Übertragung des Virus erfolgt durch **Zecken**.

Symptomatologie: Typisch ist ein zweiphasischer Krankheitsverlauf. Nach einer Inkubation von vier Tagen bis vier Wochen kommt es zu einem katarrhalischen Stadium mit Kopf- und Gliederschmerzen, das etwa fünf Tage anhält. Nach sieben bis zehn Tagen klinischer Besserung steigt die Temperatur bis 40 °C an und es entwickeln sich die Symptome einer Meningitis, Meningoenzephalitis oder Meningoenzephalomyelitis. Eine isolierte Myelitis ist sehr selten.

Symptomatologie: Nach einem katarrhalischen Stadium kann sich eine Meningitis, eine Meningoenzephalitis oder Meningoenzephalomyelitis entwickeln.

Ätiopathogenese: Der Erreger der FSME ist ein RNA-Virus aus der Familie der Flaviviren. Weitere durch Flaviviren verursachte Erkrankungen sind u. a. die Japanische Enzephalitis (Südostasien) sowie das West-Nil-Virus (Mittlerer Osten, östlicher Mittelmeerbereich, Westasien), das meistens eine Meningitis verursacht. Morphologisch handelt es sich bei der FSME um eine knötchenförmige Enzephalitis und Myelitis mit Befall des Hirnstamms, der motorischen Hirnnervenkerne und der Vorderhornzellen des Rückenmarks.

Ätiopathogenese: Der FSME-Erreger ist ein RNA-Virus aus der Familie der Flaviviren.

Diagnostik: Die meisten Infizierten leiden lediglich unter katarrhalischen Beschwerden, und nur in etwa 25 % findet sich eine neurologische Symptomatik: Meningitis (50 %) und Meningoenzephalitis (40 %) sind dann häufiger als eine Meningoenzephalomyelitis, die besonders im höheren Lebensalter als Poliomyelitis-ähnliche Symptomatik (schlaffe Lähmungen der Extremitätenmuskulatur) vorkommt. Zum Liquorbefund siehe Tab. **B-1.31**. Mithilfe des ELISA- oder Immunfluoreszenz-Tests sind IgG- und IgM-Serum-Antikörper nachzuweisen.

Diagnostik: Nur in ca. 25 % treten schwerwiegende neurologische Symptome auf. Zum Liquorbefund siehe Tab. **B-1.31**. Im Serum sind IgG- und IgM-Antikörper nachzuweisen.

Differenzialdiagnose: Wesentlich häufiger als die FSME ist die durch Borrelien verursachte Meningopolyneuritis nach Zeckenstich (Neuroborreliose, S. 273). Bei jeder Myelitis sollte auch an eine Poliomyelitis (S. 285) gedacht werden. Entscheidend sind die virologischen und serologischen Untersuchungen mit Antikörper-Bestimmung.

Differenzialdiagnose: Die Neuroborreliose und die Poliomyelitis sind durch Antikörper-Bestimmungen auszuschließen.

Therapie und Prophylaxe: Eine kausale Therapie gibt es nicht. Die Zecke wird mit einer Pinzette aus der Epidermis herausgedreht. Eine Impfung wird nur gefährdeten Personen empfohlen: Die Indikation zur aktiven Immunisierung besteht für Personen, die sich in FSME-Risikogebieten aufhalten und dort infolge Berufsausübung oder Freizeitaktivitäten gegenüber Zecken exponiert sind.

Therapie und Prophylaxe: Es gibt keine kausale Therapie. Aktive Immunisierung ist bei möglicher Zeckenexposition in Risikogebieten angezeigt.

Verlauf: Die Prognose ist meist günstig. Die meningitische Verlaufsform heilt i. d. R. folgenlos aus. Die Infektion hinterlässt eine lebenslange Immunität. Die Letalität liegt für alle Verlaufsformen bei 0,5 – 1 %, die Enzephalomyelitis ist mit einer ca. zehnmal höheren Letalität verbunden. Bei Patienten mit einer Meningoenzephalitis ist in ca. 20 % mit bleibenden neurologischen Symptomen zu rechnen.

Verlauf: Die Prognose der Meningitis ist meist günstig, die der Enzephalomyelitis ungünstiger.

Herpes-simplex-Enzephalitis

Epidemiologie: Am häufigsten ist die **HSV-I-Enzephalitis** (Tab. **B-1.30**, S. 277). Die Infektion mit **HSV II** ist seltener und verläuft zumeist als lymphozytäre Meningitis und nur bei Neugeborenen als hämorrhagisch-nekrotisierende Enzephalitis. Die Inzidenz der HSVE beträgt ca. 5/100 000 Einwohner (s. Abb. **B-1.65**, S. 257). 10 % aller Enzephalitiden und 50 % aller Enzephalitis-Todesfälle sind auf HSV I zurückzuführen.

Symptomatologie: Kopfschmerzen und Fieber sind gefolgt von zerebralen Herdsymptomen wie **fokalen epileptischen Anfällen** und einer Vigilanzstörung bis zum Koma.

Ätiopathogenese: Das Virus penetriert transaxonal über die Riechschleimhaut in das Stirnhirn und breitet sich aus. Morphologisch sind besonders im Frontal- und Temporallappen **hämorrhagisch-nekrotisierende Herde** zu beobachten. Histologisch finden sich eosinophile intranukleäre Einschlusskörper.

Diagnostik: Die Diagnose wird zunächst klinisch gestellt. Im Liquor findet sich eine Pleozytose < 350 Zellen.

Die **PCR** ist das wichtigste Verfahren zum direkten, frühzeitigen Erregernachweis.

Die **MRT** ist Methode der Wahl und zeigt sehr früh pathologische Befunde (Abb. **B-1.76b–f**).

Das CT ist in den ersten 1 – 2 Tagen typischerweise normal.

Das **EEG** ergibt epileptische Potenziale.
Die Diagnosesicherung durch Antikörpertiter-Anstieg kommt zu spät.

Differenzialdiagnose: Andere Hirnprozesse, die mit Herdsymptomen einhergehen, sind mittels **MRT** auszuschließen.

Bei einem Alkoholentzugssyndrom treten keine fokalen, sondern generalisierte epileptische Anfälle auf.

Andere Meningoenzephalitiden sind durch Liquoruntersuchung (PCR) auszuschließen.

Herpes-simplex-Enzephalitis

Epidemiologie: Das Herpes-simplex-Virus (HSV) ist weltweit verbreitet: 80 – 90 % der Bevölkerung weisen Serum-Antikörper gegen den Erreger auf (s. Tab. **B-1.30**, S. 277, S. 256). Die Infektionen bleiben meist asymptomatisch oder äußern sich als Herpes labialis (Typ I) bzw. Herpes genitalis (Typ II), letzterer als venerische Infektion. Die Herpes-simplex-Virus-Enzephalitis (HSVE) ist mit einer Inzidenz von 5/100 000 Einwohner die häufigste sporadische Enzephalitis in Westeuropa. Die zerebrale HSV-I-Infektion ist häufiger als eine HSV-II-Infektion. Die **HSV-I-Enzephalitis** hat einen Anteil von 10 – 20 % aller Enzephalitiden (s. Abb. **B-1.65**). Für 50 % aller Enzephalitis-Todesfälle ist HSV I verantwortlich. **HSV II** verursacht eine lymphozytäre Meningitis und nur bei Neugeborenen und immunsupprimierten Erwachsenen eine hämorrhagisch-nekrotisierende Enzephalitis.

Symptomatologie: Nach einem Prodromalstadium von wenigen Tagen mit Fieber, Nausea, Kopfschmerzen und Abgeschlagenheit kommt es zu zerebralen Herdsymptomen, darunter v. a. aphasischen Störungen, Geruchsmissempfindungen, **fokalen epileptischen Anfällen** und einer zunehmenden Vigilanzstörung bis zum Koma.

Ätiopathogenese: Eintrittspforte des HSV I ist die Nase. Die primäre Infektion erfolgt als transaxonale Penetration des Virus von der Riechschleimhaut der Area cribriformis über den N. olfactorius in das Frontalhirn, um sich später weiter, v. a. in den Temporallappen, auszubreiten. Ein 2. Modus scheint die Aktivierung von latent im Ganglion Gasseri persistierenden Herpesviren zu sein (vgl. Pathogenese des Herpes zoster, S. 466). Morphologisch findet man meist einseitig betonte **hämorrhagisch-nekrotisierende Herde** v. a. im basalen Frontal- und Temporallappen, in der Inselrinde oder auch in den Stammganglien. Typisch sind eosinophile intranukleäre Einschlusskörper in den Nervenzellen. Die zerebrale Manifestation wird durch Immunschwäche, physischen und psychischen Stress begünstigt.

Diagnostik: Die **Diagnose** muss zunächst **klinisch gestellt** werden. Im Liquor findet man eine anfangs granulozytäre Pleozytose < 350 Zellen, später überwiegend Lymphozyten mit Plasmazellen. Das Liquorprotein ist erhöht, oft auch das Laktat.
Die Sicherung der Diagnose gelingt durch den Nachweis von Virus-DNA mittels **PCR** im Liquor (vgl. S. 125). Die Sensitivität liegt über 95 %, die Spezifität bei nahezu 100 %.
Mittels **MRT** sind die enzephalitischen Herde sehr früh nachzuweisen (Abb. **B-1.76b – f**). Die MRT ist die bildgebende Modalität der Wahl und dem CT in jedem Fall vorzuziehen.
Das **CT** ist in den ersten 1 – 2 Erkrankungstagen typischerweise **nicht verändert**. Zwischen dem dritten und sechsten Tag finden sich meist einseitige hypodense Zonen temporobasal (Abb. **B-1.76a**), zwischen dem sechsten und zehnten Tag auch ein- oder beiderseits temporal.
Das **EEG** zeigt frühzeitig eine diffuse zerebrale Funktionsstörung oder herdförmige Veränderungen und epileptische Potenziale.
Der Nachweis steigender Liquorantikörper ab Ende der zweiten Krankheitswoche kommt für die Akuttherapie in jedem Fall zu spät.

Differenzialdiagnose: Andere Hirnprozesse, die sich klinisch mit zerebralen Herdsymptomen und Anfällen manifestieren, ergeben im Gegensatz zur Herpes-simplex-Enzephalitis schon frühzeitig einen pathologischen CT-Befund. Im **MRT** stellen sich die morphologischen Veränderungen mit der typischen mediotemporobasalen Lokalisation dar, was eine differenzialdiagnostische Zuordnung fast immer erlaubt. Eine Stauungspapille bei fokaler Epilepsie und einseitig ausgeprägtem CT-Befund mit begleitendem Hirnödem führt manchmal zur Fehldiagnose „Hirntumor“ oder „Hirnabszess“.
Ein Alkoholentzugssyndrom mit Fieber und Delir kann zum differenzialdiagnostischen Problem werden, besonders wenn ein epileptischer Anfall auftritt; der Entzugsanfall ist jedoch nicht fokal, sondern tonisch-klonisch generalisiert.
Im Übrigen sind andere virale und die bakteriellen Meningoenzephalitiden durch die Liquoruntersuchung bzw. PCR-Diagnostik auszuschließen. Zur Herpes-Infektion bei AIDS siehe S. 282.

B-1.76 Herpes-simplex-Enzephalitis

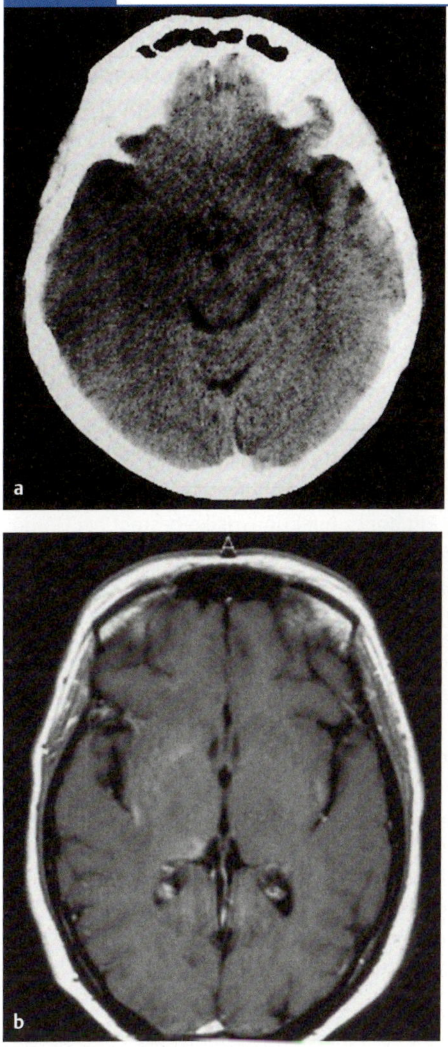

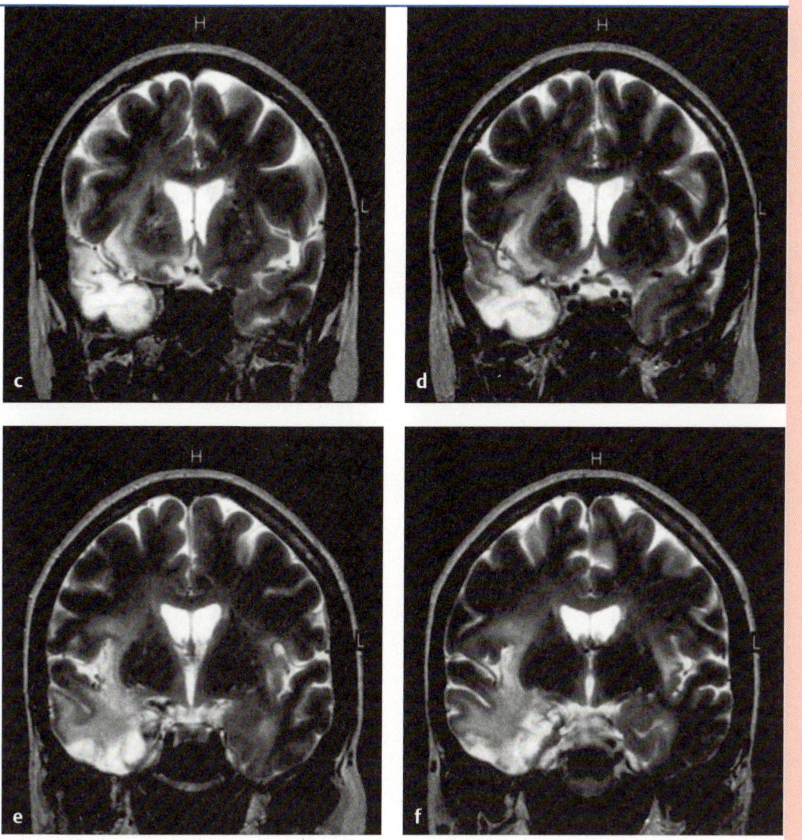

Verlaufsbeobachtung mittels CT (**a**) und MRT (**b** - **f**).
Die 65-jährige somnolente Patientin erlitt am 3. Krankheitstag unter hohem Fieber einen linksfokalen epileptischen Anfall. Das CT ergab rechts temporobasal eine flaue hypodense Zone (**a**).
Zu diesem Zeitpunkt bestätigte sich der Verdacht auf eine Herpes-simplex-Enzephalitis anhand eines MRT-T 1-Bildes, das v. a. in der rechten Inselregion eine Kontrastmittelaufnahme mit Signalanhebung nachwies (**b**).
Trotz rascher klinischer Besserung unter Aciclovir-Infusionen wiesen die koronaren MRT-T 2-Bilder am 10. Krankheitstag im rechten Schlafenlappen ein ausgedehntes hyperintenses Areal mit temporobasaler Nekrose nach (**c – f**).

Therapie und Prophylaxe: In jedem Fall ist eine Intensivbehandlung mit rechtzeitiger Intubation und **Hirnödemtherapie** bei einer progredienten Vigilanzstörung erforderlich.

Als Virostatikum ist **Aciclovir** in einer Dosis von 3 × 10 mg/kg KG/d für mindestens zwei Wochen Mittel der Wahl. Eine mögliche passagere Niereninsuffizienz (ausreichende Flüssigkeitszufuhr beachten!) erfordert eine Dosisreduktion. Insbesondere bei einer Aciclovir-Resistenz kann z. B. Foscarnet gegeben werden. Ärzte und Krankenschwestern mit Herpeseruptionen sollen aus prophylaktischen Gründen nicht auf einer Säuglingsstation arbeiten.

Therapie und Prophylaxe: Vigilanzgeminderte Patienten müssen auf einer Intensivstation behandelt werden.

Als Virostatikum wird **Aciclovir** gegeben. Personal mit Herpesinfektionen sollte aus prophylaktischen Gründen nicht auf einer Säuglingsstation arbeiten.

▶ Merke. Die antivirale Therapie muss schon bei Verdacht auf eine Herpes-simplex-Enzephalitis unmittelbar erfolgen.

▶ Merke.

Verlauf: Prognostisch ungünstig sind höheres Alter und ein früh einsetzendes Koma. Unbehandelt liegt die Letalität bei 70 %. Todesursachen sind unkontrollierbares Hirnödem und sekundäre Pneumonie. Behandelt liegt die Letalität bei 20 %. Ein Viertel der Überlebenden weist gravierende Residualschäden mit Paresen, Störungen der Kognition, des Antriebs und der Affektivität auf. Eine Amaurose ist die Folge einer Netzhautablösung bei Retinitis.

Verlauf: Unbehandelt beträgt die Letalität 70 %. Residualsymptome sind häufig.

HIV-Enzephalopathie, Meningoenzephalitis und Meningitis

► Definition.

HIV-Enzephalopathie, Meningoenzephalitis und Meningitis

► **Definition.** Nach Infektion mit dem Retrovirus HIV (human immunodeficiency virus) entwickelt sich im Verlauf AIDS (acquired immunodeficiency syndrome, erworbenes Immundefekt-Syndrom). Die Erkrankung geht in > 50 % der Fälle mit einer ZNS-Infektion einher und verläuft infolge der HIV-Enzephalopathie und opportunistischer Erkrankungen wie Toxoplasmose, Pneumocystis-Pneumonie und begleitender Malignome unbehandelt meist tödlich.

Epidemiologie: In Deutschland liegt die geschätzte Zahl der HIV-Infizierten bei 78 000. Die Zahl der jährlichen Neuinfektionen beträgt etwa 3400. Das männliche Geschlecht überwiegt.

Epidemiologie: Im Jahr 2012 meldete das Robert-Koch-Institut 78 000 HIV-Infizierte (63 000 Männer und 15 000 Frauen) in Deutschland sowie ca. 3400 Neuinfektionen. Weltweit lebten etwa 34 Millionen Menschen mit HIV/AIDS. Im gleichen Jahr starben ca. 2 Millionen an AIDS. Am stärksten war Afrika (Subsahara) mit 22 Millionen HIV-Infizierten betroffen. Die Ausbreitungsgeschwindigkeit ist in Süd-/Südostasien und in den Ländern der ehemaligen Sowjetunion am höchsten.
AIDS manifestiert sich im Erwachsenenalter mit einem Gipfel in der 4. Dekade. Das männliche Geschlecht überwiegt. In den westlichen Industrienationen erkranken Männer und Frauen im Verhältnis von etwa 3 : 1. Das Virus wird durch sexuelle Kontakte und Blutkontakt übertragen. Ein hohes Infektionsrisiko besteht bei Homosexualität, i. v. Drogenabusus oder Hämophilie. Darüber hinaus wird die Infektion diaplazentar, unter der Geburt und durch Stillen übertragen. Die Zahl der HIV-infizierten Kinder in Deutschland wird auf 200 geschätzt.

Symptomatologie: Früh kann sich eine **akute Meningoenzephalitis** mit epileptischen Anfällen manifestieren.

Bei **chronischer HIV-Meningitis** finden sich Hirnnervenausfälle.

Die subakute **HIV-Enzephalopathie** tritt bei AIDS-Patienten häufig auf und führt zur HIV-assoziierten Demenz. Zur Progression der Manifestationen siehe Abb. **B-1.77**.

Symptomatologie: Gelegentlich stellt sich schon kurz nach der Infektion eine **akute Meningoenzephalitis** mit epileptischen Anfällen und Vigilanzstörungen ein, von der sich die Patienten zunächst erholen.
Eine **chronische HIV**-induzierte **Meningitis** verläuft mit Hirnnervenbeteiligung (V, VII, VIII).
Die häufigste neurologische Komplikation ist eine **subakute** HIV-induzierte **Enzephalopathie**, eine der AIDS-definierenden Erkrankungen. Sie ist charakterisiert durch Störungen des Gedächtnisses, des Antriebs und der Feinmotorik, gefolgt von einer Paraparese und in 20 % von einer HIV-assoziierten Demenz. Hinzu kommen sensomotorische Paresen und eine spinale Ataxie als Zeichen einer Myelitis. Zur Progression der neurologischen Symptome bei HIV-Infektion siehe Abb. **B-1.77**.

B-1.77 Progression der neurologischen Manifestationen bei HIV-Infektion

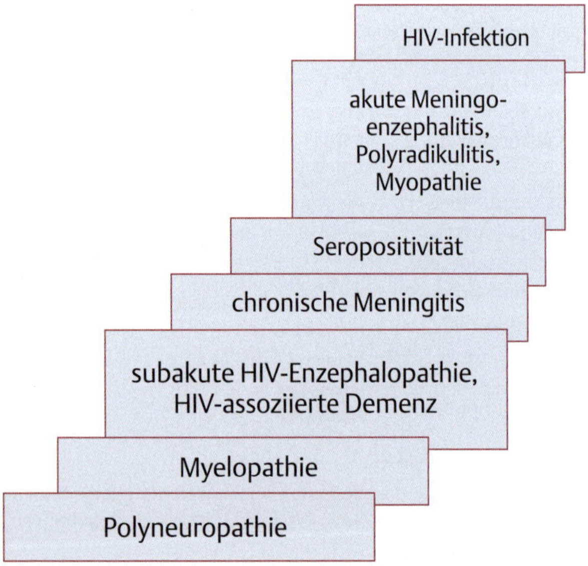

Einige Wochen nach HIV-Infektion kommt es bei 1 % der Infizierten zu einer akuten Meningoenzephalitis. Die Spontanprognose ist gut. In der Remissionsphase werden die Antikörpertests positiv. Im mittleren Krankheitsstadium kann sich eine ebenfalls relativ blande chronische HIV-Meningitis entwickeln. Demgegenüber ist die im weiteren Verlauf häufig vorkommende subakute Enzephalopathie ebenso wie die AIDS-Myelopathie durch gravierende neurologische Ausfälle gekennzeichnet. Bei jedem 5. HIV-Infizierten finden sich früher oder später Symptome einer Polyneuropathie oder Myopathie, seltener einer Polyradikulitis.

Ätiopathogenese: Das Virus ist sowohl neurotrop als auch lymphotrop (Abb. **B-1.78**). Infolge der Neurotropie beobachtet man als primäre HIV-induzierte neurologische Komplikationen eine lymphozytäre Meningitis und eine diffuse Leukoenzephalopathie, im weiteren Verlauf Zeichen einer Hirnatrophie und vakuolären Myelopathie. Als Folge der Lymphotropie und der daraus resultierenden Abwehrschwäche treten als sekundäre HIV-induzierte neurologische Komplikationen **opportunistische Infektionen** auf, v. a. mit Toxoplasmen (Tab. **B-1.35** u. S. 290), seltener mit Mycobacterium tuberculosis, HSV I, Zytomegalie-, Varicella-Zoster- oder Papovaviren. Auch Pilzbefall mit Abszessbildung kommt vor (zum Liquorbefund bei Cryptococcus neoformans s. Abb. **B-1.81**, S. 292). In Europa ist die Pneumocystis-Pneumonie die häufigste opportunistische Infektion. Selten finden sich zerebrale Metastasen des Kaposi-Sarkoms. Zu Polyradikulitis und Polyneuropathie siehe S. 468 u. S. 470.

Ätiopathogenese (Abb. B-1.78): Infolge der Neurotropie des Virus kommt es zu primären neurologischen HIV-Komplikationen (Meningitis, Enzephalopathie, Myelopathie), infolge der Lymphotropie zu Abwehrschwäche und sekundären neurologischen Komplikationen in Form von **opportunistischen Infektionen** (Tab. **B-1.32**).

B-1.78 Pathogenetische Konsequenzen der Lympho- und Neurotropie des HIV

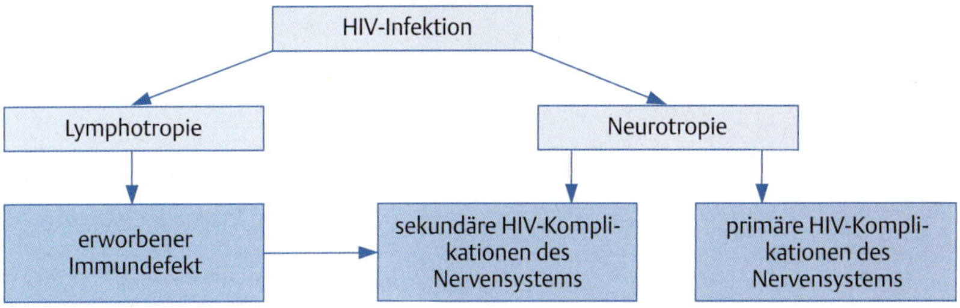

B-1.78

B-1.32 Opportunistische Infektionen/Neoplasien des Nervensystems bei HIV-Infektion*

ZNS-Erkrankungen	Häufigkeit bei AIDS
Toxoplasma-Enzephalitis	~5 – 20 % (2 – 4 %)
Kryptokokken-Meningoenzephalitis	~ 2 – 12 % (~1,5 %)
Progressive multifokale Leukenzephalopathie	~ 2 % (~1,5 %)
CMV-Enzephalitis	~1 – 2 %
CMV-Polyradikulitis	~1 %
Primäres ZNS-Lymphom	~2 – 4 % (~0,5 %)

* nach Arendt, G. und Maschke, M., HIV-Infektion und AIDS: neurologische Manifestionen, in: Therapie und Verlauf neurologischer Erkrankungen, Hrsg: Brandt, T., Diener, H.C., Gerloff, C., 6. Auflage © 2012 W. Kohlhammer GmbH, Stuttgart.
In Klammern steht - soweit bisher vorliegend - die Inzidenz für den Zeitraum nach Einführung (1996) der antiretroviralen Kombinationstherapie (cART).

B-1.32

Diagnostik: Frühsymptome sind katarrhalische Beschwerden, Lymphknotenschwellungen, Fieber, Arthralgien sowie in einem Drittel der Fälle meningeale und enzephalitische Symptome. In der chronischen Phase treten häufig intraoraler Soor, orale Haarleukoplakie und Herpes zoster (S. 465) auf.

Diagnostik: Frühsymptome sind Lymphknotenschwellungen, Fieber enzephalitische und meningitische Zeichen. Hinzu kommen Hautveränderungen und Arthralgien.

Zerebrale Herdsymptome sind seltener HIV-induziert, sondern eher auf eine opportunistische Infektion, ein begleitendes Malignom oder eine vaskuläre Komplikation zurückzuführen.

Zerebrale Herdsymptome sind meist keine direkte Viruswirkung, sondern Zeichen sekundärer Komplikationen.

Als Screening-Test werden **Enzym-Immunassays** mit gentechnologisch hergestellten HIV-Antigenen verwendet, die bei jedem positiven Resultat (ab der vierten bis achten Woche post infectionem) durch monospezifische Enzym-Immunoassays bestätigt werden müssen. Für die Bestätigungsreaktion kann der Immunblot (Western-Blot) und die indirekte Immunfluoreszenz- oder die Radioimmunpräzipitation verwendet werden.

Die HIV-Infektion lässt sich ab der sechsten Woche mithilfe von **Enzym-Immunoassays** nachweisen.

Zur Bestimmung der viral load (Viruslast) eignet sich die **PCR**, deren untere Nachweisgrenze bei 5 – 20 Viruskopien pro ml Blut liegt. Die direkte Registrierung der HIV-1-RNA-Kopienzahl ermöglicht die Diagnose vor der Serokonversion, oft bereits in der zweiten Woche nach der Infektion. Der Verlauf der HIV-Infektion und der Erfolg der antiretroviralen Therapie kann an Surrogatmarkern wie Lymphozytensubpopulationen (CD 4-/CD 8-Zellzahl) und Viruslast gemessen werden.

Zur Bestimmung der viral load (Viruslast) eignet sich die **PCR**. Die direkte Registrierung der HIV-1-RNA-Kopienzahl ermöglicht die Diagnose schon vor der Serokonversion.

Im Liquor findet sich eine intrathekale IgG-Produktion. CT und MRT sind zum Nachweis primärer und sekundärer neurologischer Komplikationen erforderlich (Abb. **B-1.79**).

Im Liquor lässt sich eine intrathekale IgG-Produktion nachweisen. Das Virus kann aus Blut, Liquor und Hirngewebe isoliert werden. Im fortgeschrittenen Stadium einer HIV-induzierten Enzephalopathie ist regelmäßig mittels Bildgebung eine Hirnatrophie zu beobachten. Darüber hinaus lassen sich opportunistische Infektionen, insbesondere Abszesse bei Toxoplasmose (s. Abb. **B-1.80**, S. 291), selten auch zerebrale Lymphome in Form von herdförmigen, KM-aufnehmenden Veränderungen nachweisen. Bei der progressiven multifokalen Leukenzephalopathie (PML) finden sich flächige Läsionen im subkortikalen Marklager, die im Regelfall keine Kontrastmittelaufnahme zeigen (Abb. **B-1.79**).

B-1.79 Progressive multifokale Leukenzephalopathie (PML) bei AIDS

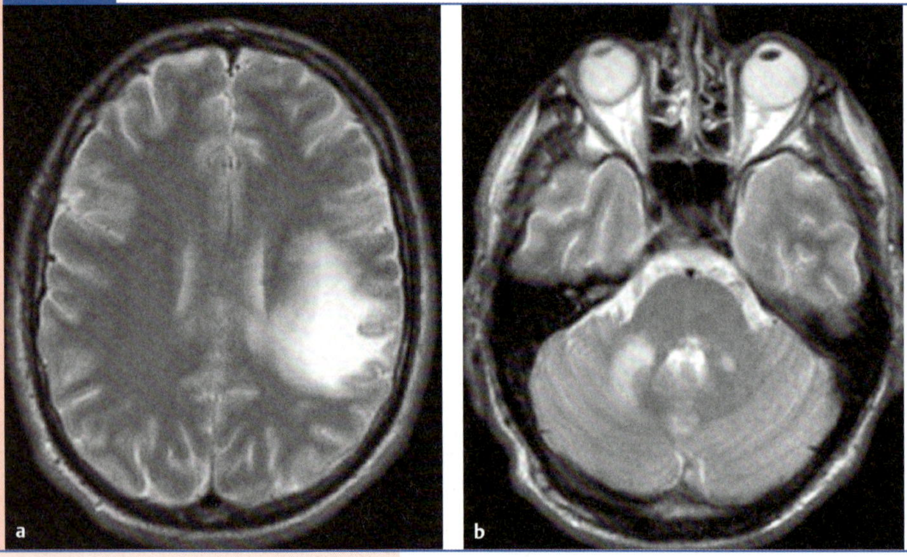

37-jähriger Patient, seit 13 Jahren HIV-positiv. Der Freund des Patienten berichtet über seit acht Wochen zunehmende Wortfindungsstörungen bei verminderter Spontansprache. Darüber hinaus besteht eine latente Hemiparese rechts mit gesteigerten Eigenreflexen. MRT-Nachweis T 2-hyperintenser, Läsionen ohne Kontrastmittelaufnahme links parietal im periventrikulären Marklager subkortikal (**a**), geringer auch im Kleinhirn, rechts ausgeprägter als links (**b**).

Differenzialdiagnose: Herpes-simplex-Enzephalitis

Differenzialdiagnose: Bei der akut mit Vigilanzstörungen verlaufenden Meningoenzephalitis muss in erster Linie eine **Herpes-simplex-Enzephalitis** ausgeschlossen werden.

Therapie und Prophylaxe: Opportunistische Infektionen werden spezifisch behandelt. Wichtig ist die HIV-Infektionsprophylaxe.

Die Krankheitsprogression lässt sich durch antiretrovirale Kombinationstherapie aufhalten: i. d. R. 2 **nukleosidische Reverse-Transkriptase-Inhibitoren** (**NRTI**) und mindestens eine 3. Substanz (**nichtnukleosidischer RT-Inhibitor** [**NNRTI**], **HIV-1-Protease-Inhibitor** oder **Integrase-Inhibitor**).

Therapie und Prophylaxe: Die opportunistischen Infektionen werden erregerspezifisch behandelt. Eine kausale HIV-Therapie oder Impfprophylaxe ist noch nicht verfügbar. Umso wichtiger sind die sexualhygienische Prävention und der Gebrauch steriler Kanülen.
Mit antiretroviraler Therapie lässt sich die Krankheitsprogression aufhalten. Unter den antiretroviralen Medikamenten definiert man 5 Substanzklassen:

- **nukleosidische/nukleotidische Reverse-Transkriptase-Inhibitoren** (**NRTI**) wie z. B. Tenofovir (Viread)
- **nichtnukleosidische-RT-Inhibitoren** (**NNRTI**) wie z. B. Nevirapin (Viramune)
- **Protease-Inhibitoren**, z. B. Lopinavir/Ritonavir (Kaletra)
- **Entry-Inhibitoren** wie Enfuvirtide (Fuzeon) oder Maraviroc (Celsentri)
- **Integrase-Inhibitoren** wie Raltegravir (Isentress)

Primäres Therapieziel ist die Rekonstitution des Immunsystems mit Absenkung der HIV-RNA-Replikation unter die Nachweisgrenze. Die Primärtherapie sollte aus einer **Dreifachkombination** zur besseren Wirkung und zur Verhinderung von Resistenzen bestehen. In der Regel ist eine Kombination zweier NRTI mit einer 3. Substanz notwendig, entweder einem NNRTI, einem Protease-Inhibitor oder einem Integrase-Inhibitor. Der Behandlungsbeginn und die Kombinationstherapie sind abhängig von individuellen Faktoren, Klinik und Surrogatmarkern (CD 4-Zellen, Viruslast).
HIV- und AIDS-Kranke bedürfen regelmäßiger Beratung, Betreuung und psychotherapeutischer Hilfe.

Verlauf: Das Intervall zwischen HIV-Infektion und AIDS-definierenden Erkrankungen beträgt etwa acht bis zehn Jahre. Fast alle Patienten weisen im Spätstadium neurologische und psychopathologische Symptome auf.

Verlauf: Das Intervall zwischen HIV-Infektion und AIDS-definierenden Erkrankungen beträgt etwa acht bis zehn Jahre. 95 % der AIDS-Patienten weisen im Spätstadium neurologische und psychopathologische Symptome auf. Der Verlauf wird von der spezifischen HIV-Therapie sowie der Behandlung und Prophylaxe opportunistischer Infektionen bestimmt.

Poliomyelitis anterior acuta

▶ **Synonym.** Heine-Medin-Krankheit, spinale Kinderlähmung.

▶ **Definition.** Von J. Heine (1840) und O. Medin (1890) erstmals beschriebene Virusinfektion mit rein motorischen Ausfällen (atrophische Paresen) durch Befall vorwiegend der Vorderhornzellen des Rückenmarks.

Epidemiologie: Seit Einführung der Polio-Schluckimpfung ist die Zahl der Epidemien und der sporadischen Erkrankungsfälle in westlichen Industrieländern gering geworden. Gefährdet sind v. a. Kinder, die keinen oder nur unzureichenden Impfschutz besitzen, darunter auch Kontaktpersonen, während eine Poliomyelitis beim Impfling selbst eine Rarität darstellt (1 pro 3 Millionen Impfungen). Die Poliomyelitis-Erreger gehören zu den **Enteroviren**. Typ I verursacht große Epidemien, Typ II sporadische Fälle, Typ III gelegentlich kleine Epidemien oder sporadische Fälle. Die Kontagiosität (Tröpfchen- oder Schmierinfektion) ist hoch, aber nur in 1 % der Infektionsfälle treten neurologische Symptome auf. Gelegentlich werden Polioviren aus Ländern eingeschleppt, in denen keine Massenimpfungen stattfinden. Das Virus ist noch in Afrika und Asien aktiv, besonders in Nigeria, Indien, Pakistan und Afghanistan.

Symptomatologie: Nach einem katarrhalischen Initialstadium mit Erbrechen und Diarrhöen von ein bis zwei Tagen und symptomfreiem Intervall von ca. einer Woche kommt es zu akutem Fieberanstieg, gefolgt von Adynamie und Areflexie. Daran schließt sich das paralytische Stadium mit spinalen **schlaffen Paresen** der Extremitäten, auch des Zwerchfells und der Interkostalmuskulatur an (aszendierender Verlauf). Häufig sind Paresen des X., XI. und XII. Hirnnervs (Bulbärparalyse) mit gravierenden Störungen der Atem- und Kreislauffunktion.

Ätiopathogenese: Es handelt sich um eine Entzündung der grauen Rückenmarksubstanz, v. a. der motorischen Vorderhornzellen. Dabei beobachtet man eine mesenchymale Gewebereaktion mit Gliazellproliferation.

Diagnostik: Eine Schwäche der Zungenmuskulatur und Dysarthrophonie, Atemstörung, Areflexie und ein Fieberanstieg weisen auf eine akute Poliomyelitis hin. Lähmungen finden sich häufig im Bereich der proximalen Schulter- und Beckengürtel-Muskulatur. Chronische Verläufe sind durch asymmetrische atrophische Paresen der Extremitäten charakterisiert. Die Diagnose lässt sich durch Virusnachweis im Stuhl oder Liquor stellen. Frühzeitig steigen die Serum-Antikörpertiter an, die Komplementbindungsreaktion (KBR) wird später positiv. Der Liquor ergibt eine lymphozytäre Pleozytose von 30 bis > 300 Zellen bei anfangs oft normalem Eiweiß, das innerhalb der ersten Wochen zunimmt.

Differenzialdiagnose: Die wesentlich häufigeren zeckenübertragenen Meningoenzephalitiden (**Borreliose** und **FSME**) können im Frühstadium der Erkrankung ebenso wie die **AIDP** (akute inflammatorische demyelinisierende Polyradikuloneuropathie, **Guillain-Barré-Syndrom**, S. 467) differenzialdiagnostische Schwierigkeiten bereiten.

Therapie: Eine kausale Therapie gibt es nicht. Es werden Gamma-Globuline gegeben. Nach **Isolierung** für mindestens eine Woche sind Physiotherapie und Logopädie erforderlich.

Prophylaxe: Durch Injektion inaktivierter Polioviren (inaktivierte Poliovakzine, IPV) in Einzeldosis im Alter von 2, 4 und 11 – 14 Monaten können alle Säuglinge einen sicheren Impfschutz erhalten. Im Alter von 9 – 17 Jahren ist eine Auffrischungsimpfung mit IPV-enthaltendem Impfstoff erforderlich. Nach Vollendung des 18. Lebensjahres wird die routinemäßige Auffrischimpfung nicht mehr empfohlen. Es besteht Meldepflicht schon im Verdachtsfall.

Verlauf: Die Poliomyelitis hinterlässt eine lebenslängliche Immunität. Die bulbäre Form endet häufig letal, die atrophischen Paresen bilden sich nicht oder nur unvollständig zurück. Nach jahrelangem Intervall kann sich schubförmig oder chronisch progredient eine Post-Poliomyelitis-Atrophie entwickeln, die durch Degeneration einzelner Nervenendfasern bedingt ist.

Poliomyelitis anterior acuta

▶ **Synonym.**

▶ **Definition.**

Epidemiologie: Seit Einführung der Polio-Schluckimpfung ist die Inzidenz in westlichen Industrieländern gering geworden. Epidemien kommen jedoch z. B. unter der schwarzen Bevölkerung Südafrikas vor. Gelegentlich werden die Erreger aus Ländern eingeschleppt, in denen keine Massenimpfungen stattfinden. Die Poliomyelitis-Viren (Typen I – III) gehören zu den **Enteroviren**. Sie werden durch Tröpfchen- oder Schmierinfektion übertragen.

Symptomatologie: Nach einem katarrhalischen Stadium und einwöchigem symptomfreien Intervall kommt es zu Fieberanstieg und **schlaffen Paresen** der Extremitäten sowie Bulbärparalyse.

Ätiopathogenese: Es besteht eine Entzündung der grauen Rückenmarksubstanz, v. a. der Vorderhornzellen.

Diagnostik: Bulbäre Symptome, Areflexie und Fieberanstieg sind Hinweise auf eine akute Poliomyelitis. Im weiteren Verlauf findet man asymmetrische atrophische Paresen der Extremitäten. Die Diagnose lässt sich durch Stuhl- oder Liquoruntersuchung stellen.

Differenzialdiagnose: Neben **Borreliose** und **FSME** kommt die **AIDP** infrage.

Therapie: Unter Isolierung für mindestens eine Woche erfolgt die Gabe von Gamma-Globulinen.

Prophylaxe: Die aktive Immunisierung besteht aus dreimaliger Injektion inaktivierter Polioviren (IPV) im Säuglings- bzw. Kleinkindalter, gefolgt von einer Auffrischimpfung. Meldepflicht besteht bereits im Verdachtsfall.

Verlauf: Die Remissionstendenz der atrophischen Paresen ist unvollständig, die Bulbärparalyse führt häufig zum Tod.

Parainfektiöse Enzephalitis

Bei **Masern** kommt es mit einer Inzidenz von 1/1000 Erkrankungsfälle zu einer Enzephalomyelitis. Demgegenüber sind die **Röteln-** oder **Varizellen**-Enzephalitis und postvakzinale Enzephalitiden selten.

Parainfektiöse Enzephalitis

Bei Masern manifestiert sich eine parainfektiöse Enzephalomyelitis mit einer Inzidenz von 1/1000. Die Letalität liegt bei 20 – 30 %. Morphologisch findet man lympho- und plasmazelluläre Infiltrate mit perivenösen Gliawucherungen in der weißen Substanz von Gehirn und Rückenmark. **Röteln-** und **Varizellen**-Enzephalitiden sind selten. Differenzialdiagnostisch kommen postvakzinale Enzephalitiden bzw. Enzephalomyelitiden infrage.

Lyssa

Lyssa

▶ **Synonym.** Rabies, Tollwut.

▶ **Definition.** Durch Wild- und Haustiere übertragene ZNS-Infektion mit dem Rhabdovirus.

Epidemiologie: Es gibt weltweit ca. 50 000 Fälle/Jahr.

Epidemiologie: Nach Angaben der WHO erkranken weltweit jährlich ca. 50 000 Menschen an Tollwut, Kinder sind besonders gefährdet.

Symptomatologie: Nach einem Stadium mit Kopfschmerzen, Nausea und Parästhesien beobachtet man Schluckstörungen mit Hydrophobie, epileptische Anfälle und **agitiert-aggressives Verhalten** („Tollwut"). Der Tod tritt durch Atemlähmung ein.

Symptomatologie: Die Inkubationszeit (10 – 90 Tage) ist umso kürzer, je größer die Nähe der Bissstelle zum Kopf ist. Nach Prodromalerscheinungen mit Kopfschmerzen und Parästhesien im Bereich der Bissstelle kommt es bei ungestörter Vigilanz zu Dysphagie, Photo- und Hydrophobie, epileptischen Anfällen und **agitiert-aggressivem Verhalten** („Tollwut"), dem innerhalb von Tagen Paresen der Atemmuskulatur mit letaler respiratorischer Insuffizienz folgen.

Ätiopathogenese: Die Infektion wird von Wild- und Haustieren durch Speichelkontakt bei Biss- und Kratzverletzungen übertragen.

Ätiopathogenese: Am häufigsten von Fuchs (80 %) und Reh (10 %), gelegentlich auch von Katze, Hund und Rind übertragene Infektionskrankheit. Tierische Kadaver können noch nach Wochen infektiös sein. Die Infektion erfolgt über Speichelkontakt, v. a. bei Biss- oder Kratzverletzung. In Südamerika können Menschen gelegentlich auch durch blutsaugende Fledermäuse infiziert werden. Die entzündlichen Veränderungen (Rundzellinfiltrate) befallen besonders das Mittel- und Zwischenhirn, aber auch die Vorderhörner des Rückenmarks im Sinne einer Enzephalomyelitis.

Diagnostik: Der Tollwutverdacht muss entstehen, wenn eine Bissverletzung in einem Tollwutgebiet erfolgt.

Diagnostik: Entscheidend ist der anamnestische Hinweis auf die Bissverletzung in einem Tollwutgebiet. Beim erkrankten Tier findet man das Virus im ZNS und Speichel. Die Viren sind beim Menschen aus Speichel, Kornealabstrich, Urin und Liquor zu isolieren. Die höchste Treffsicherheit bietet eine Hautbiopsie im Nackenbereich. Intrathekal werden spezifische Antikörper gebildet.

Differenzialdiagnose: Tetanus und Poliomyelitis sind auszuschließen.

Differenzialdiagnose: Abgesehen von agitiertem Verhalten nach banalen Bissverletzungen („Pseudolyssa hysterica") sind Tetanus (S. 275) und Poliomyelitis (S. 285) abzugrenzen.

Therapie und Prophylaxe: Bei Biss durch ein tollwutverdächtiges Tier ist sofort die aktive und passive Immunisierung notwendig.

Therapie und Prophylaxe: Nach einer Bissverletzung durch ein tollwutverdächtiges Tier muss die Wunde sofort intensiv lokal behandelt werden und die aktive und passive Immunisierung erfolgen. Vor der Exposition empfiehlt sich bei Risikopersonen wie Forst- und Landwirten die Impfprophylaxe.

Verlauf: Bei Ausbruch der Erkrankung beträgt die Letalität nahezu 100 %.

Verlauf: Etwa 20 % der von einem tollwutinfizierten Tier gebissenen Menschen erkranken an Tollwut. Ist die Tollwut ausgebrochen, beträgt die Letalität nahezu 100 %; die Patienten sterben nach der Exzitationsphase am dritten oder vierten Tag oder im paralytischen Stadium.

Subakute sklerosierende Panenzephalitis und progressive Rubella-Panenzephalitis

Subakute sklerosierende Panenzephalitis und progressive Rubella-Panenzephalitis

▶ **Definition.** Bei der subakuten sklerosierenden Panenzephalitis (SSPE) und der progressiven Rubella-Panenzephalitis (PRP) handelt es sich um Slow-virus-Infektionen mit rasch progredientem demenziellem Abbau, Myoklonien und extrapyramidalen Symptomen.

Epidemiologie: SSPE und PRP sind selten. Sie treten fast ausschließlich im Kindes- und Jugendalter auf.

Epidemiologie: Die Inzidenz beträgt 0,1/100 000 Kinder. Das männliche Geschlecht überwiegt. Der Erkrankungsgipfel liegt bei 8 – 11 Jahren. Vorwiegend ist die Landbevölkerung betroffen. Seit Einführung der Masernschutzimpfung nimmt die Inzidenz der SSPE ab.

Symptomatologie: Im 1. Stadium der Erkrankung fallen bei den Kindern neben einem Nachlassen der Schulleistung **psychische**, darunter auch **neuropsychologische Störungen** auf (S. 89). Im 2. Stadium werden periodische **Myoklonien**, epileptische Anfälle und meist unilaterale extrapyramidale Hyperkinesen beobachtet, im 3. Stadium kommt es zu **Opisthotonus** und Vigilanzstörung, die in ein „Coma vigile" übergeht (s. apallisches Syndrom, S. 112).

Symptomatologie: SSPE und PRP manifestieren sich mit **psychischen Störungen**, **Myoklonien**, epileptischen Anfällen und extrapyramidalen Hyperkinesen. Endstadium ist ein apallisches Syndrom.

Ätiopathogenese: Morphologisch findet man Entzündungsherde mit diffusen und perivaskulären Infiltraten, vorwiegend subkortikalem Markscheidenzerfall und Gliawucherungen, bei der SSPE mit Einschlusskörperchen, aus denen sich gelegentlich eine Masern-Virus-Mutante isolieren lässt. Bei der PRP werden keine Einschlusskörperchen gefunden. Wegen der großen Latenz nach der Infektion werden SSPE und PRP zu den Slow-virus-Infektionen gerechnet.

Ätiopathogenese: Aus den pathognomonischen Einschlusskörperchen lassen sich bei der SSPE Masern-ähnliche Viren isolieren. Es handelt sich um eine Slow-virus-Krankheit. Bei der PRP finden sich keine Einschlusskörperchen.

Diagnostik: Die Vorgeschichte ergibt meist eine Masern- oder Rötelnerkrankung vor dem zweiten Lebensjahr. Im **Video-EEG** finden sich synchron mit Myoklonien auftretend paroxysmale Perioden von Delta-Wellen (Rademecker-Komplexe). Im **Liquor** fällt eine IgG-Erhöhung ohne Pleozytose auf. Der Titer der Masern- oder Rötelnviren-Antikörper ist hoch.

Diagnostik: Das **EEG** zeigt synchron mit Myoklonien auftretend paroxysmale Perioden von hohen Delta-Wellen.

Differenzialdiagnose: Differenzialdiagnostisch sind andere mit Myoklonien und Demenz verbundene Erkrankungen abzugrenzen, wie die erbliche progressive Myoklonus-Epilepsie, ferner Epilepsie-Syndrome ohne demenziellen Abbau wie die myoklonischen Absencen und das Janz-Syndrom mit jeweils typischen EEG-Mustern.

Differenzialdiagnose: Abzugrenzen sind andere mit Myoklonien und Demenz verbundene Erkrankungen sowie Epilepsie-Syndrome ohne Demenz.

Therapie und Verlauf: Es gibt keine kausale Therapie. Der demenzielle Abbau ist rasch progredient. Die Kinder sterben innerhalb von 6 – 18 Monaten.

Therapie und Verlauf: Eine kausale Therapie gibt es nicht. Die Kinder sterben rasch.

1.4.6 Creutzfeldt-Jakob-Krankheit (CJD)

1.4.6 Creutzfeldt-Jakob-Krankheit (CJD)

▶ **Synonym.** Creutzfeldt-Jakob-Disease (CJD), Jakob-Creutzfeldt-Pseudosklerose, humane spongiforme Enzephalopathie, Prionerkrankung.

▶ Synonym.

▶ **Definition.** Nach H. G. Creutzfeldt (1920) und A. Jakob (1921) benannte neurodegenerative Erkrankung mit rasch progredienter Demenz, Myoklonien, Ataxie, kortikaler Sehstörung u. a. Ätiologisch sind eine sporadische, genetische und iatrogen übertragene Form zu unterscheiden. 1996 wurde eine ebenfalls übertragene neue Variante beschrieben. Pathologisches Agens der spongiformen Enzephalopathie ist ein in seiner Konformation pathologisch verändertes, persistierendes und kumulierendes Prionprotein.

▶ Definition.

Epidemiologie: Die Inzidenz der Creutzfeldt-Jakob-Krankheit (CJK) liegt weltweit ohne größere regionale Unterschiede bei etwa 1 – 2/1 Million Einwohner. Die CJK manifestiert sich in fast 90 % der Fälle sporadisch mit einem Altersgipfel zwischen dem 60. und 70. Lebensjahr. Männer und Frauen sind etwa gleich häufig betroffen. Patienten mit genetischer und iatrogener Form erkranken früher.
Eine neue Variante der Creutzfeldt-Jakob-Krankheit (vCJK) mit insgesamt 225 Fällen ist in sieben europäischen und vier außereuropäischen Ländern aufgetreten. In Großbritannien sind 175 Menschen an vCJK verstorben. 25 Erkrankungsfälle gab es in Frankreich. In Deutschland sind bis 2012 keine Fälle einer vCJK bekannt geworden. Das Erkrankungsalter liegt mit 25 – 30 Jahren (Altersstreuung 12 – 74 Jahre) deutlich unter dem der sporadischen CJK.

Epidemiologie: Die Inzidenz der Creutzfeldt-Jakob-Krankheit (CJK) liegt bei 1/1 Million Einwohner. Fast 90 % der Fälle manifestieren sich sporadisch um das 60. Lebensjahr.

Eine neue Variante (vCJK), die seit 1996 bekannt ist, manifestiert sich deutlich früher (20 – 30. Lebensjahr).

Symptomatologie: Bei **CJK** klagen die Patienten zu Beginn über Schlafstörungen und Inappetenz; gelegentlich kommt es zu einem paranoid-halluzinatorischen Syndrom. Gedächtnisstörungen nehmen über Wochen bis Monate kontinuierlich zu und gehen, begleitet von Aphasie und räumlicher Orientierungsstörung, rasch progredient in eine **Demenz** über. Parallel entwickeln sich Sehstörungen, Diplopie, Dysarthrie, Dysphagie, Tremor, choreoathetotische Hyperkinesen und eine **Gangstörung** mit Fallneigung. Auffällig sind spontane oder durch akustische oder sensible Stimuli ausgelöste **Myoklonien**. Generalisierte tonisch-klonische Anfälle können hinzukommen. Im Endstadium sind die meist kachektischen Patienten bettlägerig und akinetisch-mutistisch.

Symptomatologie: Prodromi der **CJK** sind Schlafstörungen, Inappetenz und psychopathologische Symptome. Gedächtnisstörungen schreiten rasch bis zur **Demenz** fort. Parallel entwickelt sich ein neurologisches Syndrom mit Visusabfall, Diplopie, Dysphagie, Dysarthrie, Tremor, Hyperkinesen, **Gangstörung** und **Myoklonien**. Im Endstadium sind die Patienten akinetisch-mutistisch.

Die **vCJK** manifestiert sich mit **psychischen Symptomen**. Neurologische Symptome fallen erst im Verlauf auf.

Die **vCJK** manifestiert sich mit **psychopathologischen Symptomen** wie dysphorischer Verstimmung, Ängstlichkeit, Schlaflosigkeit, Antriebsminderung, seltener mit paranoid-halluzinatorischen Symptomen. Nach einigen Monaten werden kognitive Defizite deutlich, gefolgt von einer ataktischen Gangstörung, spastischen Paresen, Dysarthrie, Tremor und ausgeprägten Myoklonien. In 20 % der Fälle finden sich frühzeitig eine kortikale Sehstörung bis Amaurose (Heidenhain-Variante).

Ätiopathogenese: Ursächlich ist ein pathologisches übertragbares Protein, ein **Prion**. Ein nichtpathogenes Prionprotein wurde genetisch identifiziert. In Anwesenheit des pathologischen Prionproteins wird es in seiner Konformation verändert und kumuliert. Ablagerungen des pathologischen Prions lassen sich immunhistochemisch nachweisen. Neuropathologisch findet man eine **spongiöse Degeneration** der grauen Substanz des Gehirns, astrozytäre Gliose und Neuronenverlust.

Ätiopathogenese: Ursache ist ein pathologisches übertragbares Protein, das als **Prion** bezeichnet wird („proteinacious infectious agent"). Das Gen für ein nichtpathogenes Prionprotein mit bisher unbekannter Funktion ist auf dem kurzen Arm von Chromosom 20 lokalisiert. Das überwiegend im Gehirn exprimierte normale Prionprotein (PrP) wird erst in Anwesenheit eines pathologischen Prionproteins über einen bisher nicht geklärten Mechanismus in seiner Konformation so verändert, dass es in nichtabbaubarer Form kumuliert (PrPsc). Ablagerungen des pathologischen Prionproteins (PrP-Amyloid-Plaques) lassen sich immunhistochemisch in Hirngewebeschnitten nachweisen (Methode zur Post-mortem-Diagnose). Charakteristische neuropathologische Veränderungen sind zudem eine **spongiöse Degeneration** der grauen Substanz von Groß- und Kleinhirn und ein Nervenzellverlust mit Astrozytenproliferation.

Zu den spongiösen Enzephalopathien mit Nachweis von PrP-Ablagerungen gehören im Tierreich die Scrapie bei Schafen und die bovine spongiforme Enzephalopathie (BSE) bei Rindern.

Diese Krankheitsverursachung durch ein „infektiöses", d. h. übertragbares Prionprotein wird für Erkrankungen mit dem pathologischen Befund einer spongiösen Enzephalopathie und Nachweis von PrP-Ablagerungen angenommen. Im Tierreich gehören zu diesen Erkrankungen neben der am längsten bekannten Scrapie der Schafe die seit 1986 bekannte bovine spongiforme Enzephalopathie (BSE), die durch die Verfütterung von nicht ausreichend hitzebehandeltem Tiermehl an Rinder verursacht wird.

Zu den **Prionprotein-Erkrankungen** beim Menschen zählen neben der Creutzfeldt-Jakob-Krankheit in ihren verschiedenen Erscheinungsformen zwei genetische Erkrankungen und die Kuru-Krankheit (Tab. **B-1.33**). Eine Übertragung der Creutzfeldt-Jakob-Krankheit erfolgt überwiegend iatrogen.

Zu den **Prionprotein-Erkrankungen** beim Menschen zählen neben der Creutzfeldt-Jakob-Krankheit in ihren verschiedenen Erscheinungsformen noch zwei genetische Erkrankungen, die Gerstmann-Sträussler-Scheinker-Krankheit und die fatale familiäre Insomnie (Tab. **B-1.33**). Die Übertragung des pathologischen Agens von Mensch zu Mensch ist bei der 1957 beschriebenen Kuru-Krankheit bekannt. Diese spongiforme Enzephalopathie kam bis vor ca. 30 Jahren im Hochland von Neuguinea bei einem Eingeborenenstamm vor, der Kannibalismus praktizierte. Die Möglichkeit der Übertragung der Creutzfeldt-Jakob-Krankheit von Mensch zu Mensch ist seit langem bekannt; sie ist iatrogen verursacht worden (Inokulation durch ungenügend sterilisierte neurochirurgische Instrumente, Transplantation von menschlicher Dura mater und Kornea, Applikation von aus menschlichen Hypophysen gewonnenem Wachstumshormon).

B-1.33 Humane Prion-Erkrankungen

Erkrankung		Ätiologie	Manifestation
Kuru		infektiös (Übertragung von Mensch zu Mensch durch Kannibalismus)	überwiegend zerebellare Symptome, keine kognitiven Störungen
Creutzfeldt-Jakob-Krankheit (CJK)	sporadisch	unbekannt	7. Dekade; rasch progrediente Demenz mit Myoklonien, extrapyramidalen und zerebellaren Symptomen; Verlauf 6 Monate
	familiär	Genmutation	je nach Mutation unterschiedlicher Phänotyp mit überwiegend kognitiven, zerebellaren oder pseudobulbären Symptomen
	iatrogen	infektiös (Übertragung Mensch zu Mensch via Wachstumshormon, Transplantation von Dura mater und Kornea)	4 – 30 Jahre nach Exposition; überwiegend zerebellar, kaum kognitive Störungen
	neue Variante	infektiös (Verzehr eiweißhaltiger Materialien BSE-erkrankter Tiere), Bluttransfusion	2. oder 3. Dekade; Stimmungs- und Verhaltensänderung, Antriebsminderung, Dysästhesien; nach 4 – 6 Monaten Ataxie, Myoklonien; Verlauf 14 Monate
Gerstmann-Sträussler-Scheinker-Krankheit (GSS)		Genmutation	früher Beginn mit überwiegend zerebellarer Symptomatik, selten Myoklonien; Demenz spät einsetzend; Verlauf 4 – 6 Jahre
fatale familiäre Insomnie (FFI)		Genmutation	früher Beginn mit Schlafunfähigkeit; erhöhter Sympathikotonus; später Ataxie, Dysarthrie, Myoklonien und Demenz; Verlauf 12 – 18 Monate

Für die Pathogenese der CJK scheint eine **genetische Prädisposition** von Bedeutung zu sein. Fast alle der iatrogen Erkrankten sind für ein DNA-Basentriplet (Codon 129) des Prionprotein-Gens homozygot; in der Normalbevölkerung beträgt der Anteil der Homozygoten 50 %.

Für die Pathogenese der CJK erscheint eine **genetische Prädisposition** von Bedeutung.

Eine genetische Basis oder Mitverursachung der Erkrankung belegt die Kenntnis der **familiären Form** der CJK. Bei dieser finden sich Punktmutationen innerhalb des Prionprotein-Gens sowie ein Polymorphismus am Codon 129, der Methionin und Valin einbezieht.

Bei der **familiären Form** der CJK sind Punktmutationen im kodierenden Gen für das pathologische Prionprotein verantwortlich.

Bei der wesentlich häufigeren **sporadischen Form** der CJK ist bisher weder eine genetische noch eine infektiöse Verursachung nachgewiesen. Hypothesen umfassen eine Übertragung mit langer Inkubationszeit bei genetischer Prädisposition, eine spontane Mutation des Prionprotein-Gens und eine spontane Konformationsänderung des normalen Prionproteins.

Bei der wesentlich häufigeren **sporadischen Form** ist bisher weder eine genetische noch eine infektiöse Verursachung nachgewiesen.

Fast alle Patienten, die an der **neuen Variante der CJK** gestorben sind, waren ebenfalls homozygot für Methionin auf Codon 129 des Prionprotein-Gens. Die morphologischen und immunzytochemischen Charakteristika der vCJK (florid plaques) unterscheiden sich jedoch von denen der bekannten humanen Prion-Erkrankungen. Der regionale und zeitliche Zusammenhang des erstmaligen Auftretens der vCJK mit BSE (etwa 10 Jahre nach Entdeckung von BSE und überwiegend in England) und die ähnlichen histopathologischen Veränderungen des Gehirns der Verstorbenen legen einen Zusammenhang mit BSE nahe. Bei den Erkrankten fand sich ein höherer Verzehr an mehrfach verarbeitetem Fleisch bzw. Tierprodukten (Wurst, Hamburger-Fleisch) als in Kontrollgruppen. Auch eine Übertragung über Blut und Blutprodukte (Transfusion) ist möglich.

Die morphologischen und immunhistochemischen Charakteristika der **vCJK** unterscheiden sich von denen anderer Prion-Erkrankungen. Dies sowie das regionale und zeitliche Zusammentreffen legt einen ursächlichen Zusammenhang mit BSE nahe.

Diagnostik: Richtungweisend für die Diagnose der **sporadischen CJK** ist die rasch progrediente **Demenz** (Tab. **B-1.34**). Frühe **neuroophthalmologische Befunde** sind Nystagmus, Verlangsamung der vertikalen Sakkaden, gelegentlich eine Farbsehstörung, die in eine kortikale Blindheit übergehen kann. Die Gangstörung ist einerseits durch eine zunehmende **zerebellare Ataxie**, andererseits durch **Myoklonien** bedingt. Progredient entwickeln sich eine Spastik mit gesteigerten Eigenreflexen und positivem Babinski-Zeichen, zudem **Rigor** und Gegenhalten. Das Endstadium ist durch ein apallisches Syndrom gekennzeichnet; die Patienten liegen in Beuge-Streck-Haltung (S. 109).

Diagnostik: Leitsymptom der **sporadischen CJK** ist die rasch progrediente **Demenz** (Tab. **B-1.34**). Frühzeitig finden sich **Okulomotorik- und Visusstörungen**. Progredient entwickeln sich **zerebellare Ataxie**, **Myoklonien**, Spastik und **Rigor**. Das Endstadium ist durch ein apallisches Syndrom gekennzeichnet.

B-1.34 Diagnosekriterien für die sporadische Creutzfeldt-Jakob-Krankheit (nach WHO)

Erforderliche Kriterien
1. progrediente Demenz und
2. mindestens 2 der folgenden Symptome: ▪ Myoklonien ▪ visuelle oder zerebellare Symptome ▪ pyramidale oder extrapyramidale Symptome ▪ akinetischer Mutismus und
3. charakteristische EEG-Veränderungen im Verlauf der Erkrankung und/oder Nachweis von Protein 14-3-3 im Liquor und
4. weitere Diagnostik ohne Hinweis auf eine andere Ursache der Demenz

B-1.34

Charakteristische **EEG-Veränderungen** in Form periodischer (1/s) bi- oder triphasischer generalisierter Sharp-wave-Komplexe finden sich im Vollbild der Erkrankung nach wiederholter Ableitung bei 90 % der Patienten. Im MRT sind auf FLAIR- und DWI-gewichteten Bildern signalintense Läsionen in den Stammganglien sowie im Kortex nachweisbar. Bei vCJK finden sich entsprechende Veränderungen im posterioren Thalamus („pulvinar signs"). Der Liquor zeigt allenfalls eine leichte Eiweißerhöhung bei normaler Zellzahl. Der Nachweis des **Proteins 14-3-3** im Liquor macht die Diagnose wahrscheinlich (Tab. **B-1.34**); auch die neuronenspezifische Enolase (NSE) sowie die Proteine S 100 und tau-Protein sind häufig erhöht. Bei positiver Familienanamnese und Verdacht auf die familiäre Form kann eine genetische Untersuchung durchgeführt werden. In vielen Fällen kann die Diagnose erst post mortem gesichert werden.

Periodische (1/s) bi- oder triphasische Sharp-wave-Komplexe im **EEG** sind charakteristisch. Der Nachweis von **Protein 14-3-3** im Liquor macht die Diagnose wahrscheinlich (Tab. **B-1.34**). Bei familiärer Erkrankung ist die direkte Genanalyse möglich. Meist kann die Diagnose erst post mortem gesichert werden.

Bei der **vCJK** treten neurologische Symptome spät auf. Charakteristische EEG-Veränderungen fehlen, das MRT weist aber eine Signalanhebung im Pulvinar thalami auf. Der Nachweis des PrPsc in lymphatischem Gewebe sichert die Diagnose.

Bei der **vCJK** treten neurologische Symptome eher später auf: Vier bis sechs Monate nach Beginn der ersten, meist psychischen Symptome sind zerebellare Symptome (Gangataxie, Tremor), und Myoklonien festzustellen. Das EEG bleibt ohne die für die sporadische CJK typischen periodischen Veränderungen; im MRT (T2-Wichtung) zeigt sich eine Signalanhebung im Pulvinar thalami. Die vCJK kann durch Nachweis des PrPsc in lymphatischem Gewebe (Tonsillenbiopsie) mit hoher Wahrscheinlichkeit gesichert werden.

Differenzialdiagnose: Abzugrenzen sind genetische Prion-Erkrankungen (Tab. **B-1.33**) und mit Demenz einhergehende neurodegenerative Erkrankungen, die wesentlich langsamer fortschreiten.

Differenzialdiagnose: In Betracht kommen neben den genetischen Prion-Erkrankungen (Tab. **B-1.33**) die wesentlich häufigeren und langsamer fortschreitenden, mit Demenz verbundenen,neurodegenerativen Erkrankungen wie Alzheimer-Krankheit (S. 185), Lewy-Körperchen-Demenz (S. 193), Chorea Huntington (S. 205), mitochondriale Enzephalopathien (S. 233), entzündliche und paraneoplastische Enzephalitiden, Wernicke-Enzephalopathie (S. 252) und Wilson-Krankheit (S. 235). Sie gehen nicht mit den für CJK typischen EEG-Veränderungen und selten mit Myoklonien einher.

Therapie und Prophylaxe: Im Umgang mit Patienten sind keine besonderen hygienischen Maßnahmen erforderlich. Neurochirurgische Instrumente müssen mittels spezieller Verfahren sterilisiert werden. Die Krankheit fällt unter die Meldepflicht.

Therapie und Prophylaxe: Eine Therapie ist bisher nicht bekannt. Wenn die Myoklonien massiv sind, kann eine symptomatische Behandlung mit Clonazepam oder Valproinsäure versucht werden. Bei der familiären Form sollte eine genetische Beratung stattfinden (vgl. auch S. 205). Isolierpflege oder über normale hygienische Maßnahmen hinausgehende Vorsicht im Umgang mit Körperflüssigkeiten sind nicht erforderlich. Neurochirurgische Instrumente unterliegen jedoch besonderen Sterilisationsvorschriften. Es besteht Meldepflicht bereits bei Erkrankungsverdacht.

Verlauf: Die sporadische Form führt innerhalb eines halben Jahres, die iatrogene und die familiäre Form sowie die neue Variante führen innerhalb von ein bis zwei Jahren zum Tod.

Verlauf: Die sporadische Creutzfeldt-Jakob-Krankheit führt rasch progredient meist innerhalb von vier bis sechs Monaten (selten zwei Jahren) zum Tod. Der Verlauf der iatrogenen Erkrankung ist nach etwa zweijähriger Inkubationszeit (bei zentraler Inokulation) und 4- bis 30-jähriger Inkubationszeit (bei hormoneller Inokulation) länger. Patienten mit familiärer Form sterben ein bis zwei Jahre nach Manifestation der Erkrankung. Auch bei der neuen Variante der CJK ist die Krankheitsdauer mit durchschnittlich 14 Monaten länger als bei der sporadischen Form.

▸ Klinischer Fall.

▸ **Klinischer Fall.** Die Tochter der 77-jährigen Patientin berichtete, dass sie noch im Juli mit der Mutter gemeinsam den Urlaub im Ausland verbracht habe. Einige Wochen später seien Gedächtnisstörungen und seit September eine zunehmende Gangunsicherheit aufgetreten. Bei der stationären Aufnahme im Dezember war die aspontane Patientin zu Ort, Zeit und Situation nicht mehr vollständig orientiert; auffällig waren auch eine Apraxie, eine Akalkulie, eine vertikale Blickparese nach oben, ein feinschlägiger Tremor, ein ataktischer Knie-Hacke-Versuch sowie eine Stand- und Gangataxie. Das EEG ergab hochamplitudige Theta/Delta-Aktivität bilateral temporal, das MRT eine ausgeprägte supra- und infratentorielle Atrophie. Während des 6-wöchigen stationären Aufenthalts entwickelte die Patientin ausgeprägte Myoklonien, sodass das Gehen nicht mehr möglich war. Hinzu kam ein akinetischer Mutismus. In den EEG-Verlaufskontrollen zeigten sich ab Ende Januar triphasische Potenziale, eine Woche später auch in einer Periodik von 1/s. Das Protein 14-3-3 im Liquor war negativ, die neuronenspezifische Enolase nicht erhöht. Der neurologische Befund und das EEG im Verlauf sprachen aber für die Creutzfeldt-Jakob-Krankheit. Die Patientin starb sieben Monate nach Erkrankungsbeginn. Die histopathologische Untersuchung des Gehirns ergab den Befund einer spongiformen Enzephalopathie mit Nachweis von Prionprotein-Ablagerungen in Neokortex, Stammganglien und Thalamus.

1.4.7 Protozoen-, Helminthen- und Pilzbefall des ZNS

▸ Definition.

1.4.7 Protozoen-, Helminthen- und Pilzbefall des ZNS

▸ **Definition.** Protozoen, v. a. Toxoplasma gondii, Helminthen (Würmer) und Pilze verursachen seltener als Viren und Bakterien eine chronische lymphozytäre Meningitis, eine Enzephalitis oder Myelitis. Toxoplasmen und Pilze finden sich besonders im Rahmen opportunistischer Infektionen, z. B. in der Intensivpflege oder bei Immunschwäche.

Protozoenbefall

Die häufigste Protozoenerkrankung des ZNS ist die **Toxoplasmose**. Die Durchseuchung der Bevölkerung ist hoch. Die Erkrankung manifestiert sich bei Immunschwäche

Protozoenbefall

Die häufigste Protozoenerkrankung des ZNS ist die **Toxoplasmose**. Man unterscheidet eine konnatale von einer erworbenen Toxoplasmose (Tab. **B-1.35**). Etwa 60 – 80 % der Bevölkerung machen eine zumeist inapparente Toxoplasmose-Infektion durch. Bei Immunschwäche werden die intrazellulär persistierenden Erreger freigesetzt.

Die zerebrale Manifestation der Toxoplasmose kommt bei etwa 30 % der AIDS-Patienten vor und stellt damit die häufigste opportunistische ZNS-Infektion bei AIDS dar (S. 282).
Die bildgebenden Verfahren weisen ringförmige Strukturen nach (Abb. **B-1.80**). Der Liquor ist unspezifisch verändert, gelegentlich lassen sich nach Giemsa-Färbung Toxoplasmen darstellen. Sabin-Feldmann-, ELISA-, Immunfluoreszenz- u. a. Tests im Serum sind auch wenig zuverlässig. Die Diagnose wird bei den Protozoeninfektionen in der Regel durch den direkten Erregernachweis entweder aus dem Blut (Plasmodien, Trypanosomen) oder dem Liquor (Entamöben, Näglerien) gestellt. Zu weiteren Protozoenerkrankungen des ZNS siehe Tab. **B-1.35**.
Zu **weiteren Protozoenerkrankungen** des ZNS siehe Tab. **B-1.35**.

(z. B. AIDS). Zur Symptomatologie, zum Liquorbefund und zur Therapie siehe Tab. **B-1.35**.

Die bildgebenden Verfahren zeigen KM-aufnehmende, ringförmige Strukturen (Abb. **B-1.80**).

Weitere **Protozoenerkrankungen** des ZNS siehe Tab. **B-1.35**.

B-1.35 Protozoeninfektionen des ZNS

Erkrankung (Erreger)	Manifestation und Symptomatologie	Liquor	Therapie
Toxoplasmose (Toxoplasma gondii)			
▪ konnatal	Mikrozephalie, Hydrozephalus, Epilepsie, intrakranielle Verkalkungen, Chorioretinitis	leichte lymphozytäre Pleozytose und Eiweißvermehrung	
▪ erworben: – akut – subakut – chronisch	fokale Enzephalitis, Hirnabszess, Meningoenzephalitis und -myelitis, Epilepsie, extrapyramidale Hyperkinesen		Pyrimethamin + Sulfadiazin oder Clindamycin
zerebrale Malaria (Plasmodium falciparum > 95 % der Fälle)	vaskuläre Enzephalopathie, Vigilanzstörung, Retinopathie	normal	Artesunat i. v., Chinin i. v.
Amöbiasis			
▪ Entamoeba histolytica	Hirnabszess, zerebrale Herdsymptome, Anfälle	Eiweißerhöhung, buntes Zellbild	Metronidazol
▪ Naegleria fowleri	primäre (purulente) Amöben-Meningoenzephalitis, Hirnabszess, zerebrale Herdsymptome, epileptische Anfälle		Amphotericin B und Rifampicin
▪ Acanthamoeba-Spezies	chronische granulomatöse Enzephalitis, epileptische Anfälle		
Trypanosomiasis (Trypanosoma gambiense und T. rhodesiense)	Meningoenzephalitis, Vigilanzstörungen, delirante Symptome, Dysarthrophonie (Afrikanische Schlafkrankheit)	einige Lymphozyten, Liquoreiweiß bis 100 mg/dl	Suramin, Melarsoprol, Eflornithin (T. gambiense)

B-1.80 Zerebrale Toxoplasmose

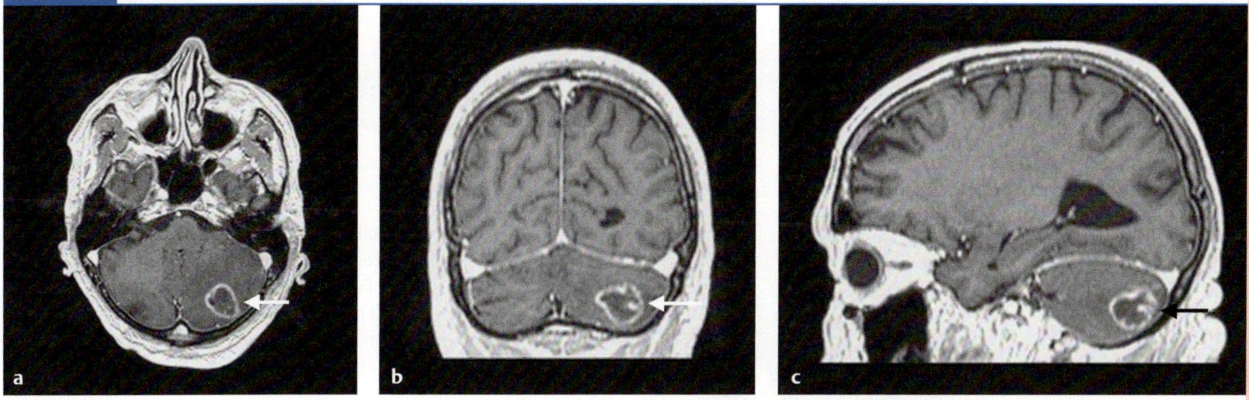

62-jähriger Patient mit dysmetrischen Zeigeversuchen, Intentionstremor, ataktischer Gangstörung und Fallneigung nach links; im MRT (**a** transversale, **b** koronare und **c** sagittale T 1-Wichtung) stellt sich eine KM-aufnehmende ringförmige Struktur (Pfeil) dar; nach operativer Ausräumung bei Verdacht auf eine singuläre Hirnmetastase erfolgt der histologische Nachweis von Toxoplasma gondii; nachfolgend positiver HIV-Test mit hoher Viruslast (> 1 Million copies/ml) und niedriger CD 4-Zahl (50/µl).

Helminthenbefall

Die Symptome, Diagnostik und Therapie der häufigsten Wurmerkrankungen des ZNS sind in Tab. **B-1.36** aufgeführt.

Die Wurmerkrankungen des ZNS sind in Tab. **B-1.36** aufgeführt. Am häufigsten ist die Neurozystizerkose. In Mexiko ist jeder 4. raumfordernde intrakranielle Prozess auf Zystizerkose zurückzuführen. In Südeuropa kommen häufig Echinokokken vor. Die Bilharziose ist weltweit, v. a. in Afrika, Südamerika und Asien verbreitet. Bei Wurmbefall des ZNS findet sich eine Eosinophilie in Serum und Liquor (Tab. **B-1.36**). Die Diagnose wird mittels serologischer Untersuchungen gesichert, seltener auch durch Erregernachweis im Stuhl (Zystizerkose, Bilharziose).
In CT und MRT zeigen sich bei Zystizerkose und Echinokokkose zystische Strukturen. Zur Therapie siehe Tab. **B-1.36**.

B-1.36 Helminthenbefall des ZNS

Erkrankung (Erreger)	Manifestation und Symptomatologie	Liquor	Therapie
Zystizerkose (C. cellulosae [Larven des Schweinebandwurms])	raumfordernder Prozess, epileptische Anfälle, Hydrozephalus (30 %), verkalkte Zysten in Gehirn und Muskulatur	mäßige lymphozytäre Pleozytose, Eosinophilie, gelegentlich Zucker erniedrigt	Albendazol und Steroide
Echinokokkose (E. granulosus [Hundebandwurm] E. multilocularis [Fuchsbandwurm])	raumfordernder intrakranieller Prozess, verkalkte Zyste, Querschnitt-Syndrom, infiltrierendes Wachstum	leichte lymphozytäre Pleozytose, Eosinophilie	Mebendazol
Bilharziose (Schistosomen)	Enzephalitis, Psychose, raumfordernder Prozess, Epilepsie, Querschnitt (Granulom, Myelitis)	mäßige lymphozytäre Pleozytose, Eosinophilie	Albendazol

Pilzbefall

Pilzbefall des ZNS kommt bei Immunschwäche vor. Die häufigsten Pilzinfektionen des ZNS in Deutschland zeigt Tab. **B-1.37**. Für die Diagnose sind der Pilznachweis im Liquor (Abb. **B-1.81**) und die Pilzkultur mit Resistenzbestimmung entscheidend. Zur Therapie siehe ebenfalls Tab. **B-1.37**.

Pilzbefall des ZNS kommt bei AIDS, Tuberkulose, Diabetes mellitus, Hodgkin-Krankheit oder Alkoholkrankheit, unter Langzeitbehandlung mit Antibiotika, Kortikosteroiden, anderen Immunsuppressiva oder unter zytostatischer Therapie vor. Kandidose und Aspergillose (Tab. **B-1.37**) sind v. a. bei neurochirurgischen Patienten häufig („opportunistische“ Infektion) und häufiger als die Kryptokokkose anzutreffen. Die Kryptokokken-Meningitis ist bei AIDS-Patienten häufig (Tab. **B-1.32**, S. 283). Im Liquor kann die Glukose deutlich erniedrigt sein, das IgG ist erhöht, es finden sich oligoklonale Banden. Wesentlich sind der direkte Pilznachweis im Liquor (Abb. **B-1.81**) mittels Tuschefärbung und die Pilzkultur mit Resistenzbestimmung. Zur Therapie siehe Tab. **B-1.37**.

B-1.37 Pilzbefall des ZNS

Erkrankung	Manifestation und Symptomatologie	Liquor	Therapie
Kandidose (Erreger: Candida albicans)	Meningitis, Granulome und Mikroabszesse	< 300 Zellen, Eiweiß bis 3000 mg/dl, Zucker erniedrigt	Amphotericin B oder Voriconazol
Aspergillose (Erreger: Aspergillus fumigatus)	Hirnabszesse, Meningitis, Herdenzephalitis, SAB	< 200 Zellen, Eiweiß > 100 mg/dl, Zucker erniedrigt	Amphotericin B oder Voriconazol
Kryptokokkose Erreger: Cryptococcus neoformans (Hefe)	Meningoenzephalitis, basale Meningitis, raumfordernder Prozess	normal oder leichte lymphozytäre Pleozytose (Abb. **B-1.81**), Eiweiß bis 600 mg/dl	Amphotericin B + Flucytosin (+ Fluconazol)

B-1.81 Cryptococcus-neoformans-Meningoenzephalitis bei AIDS

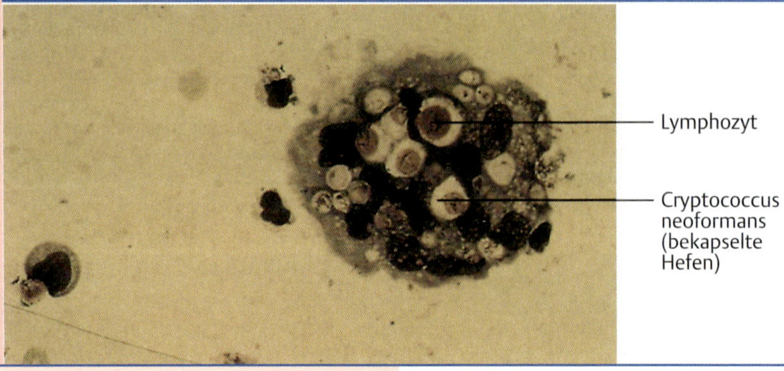

Großer Makrophage, dessen Zytoplasma mit bekapselten Hefen und Lymphozyten beladen ist. Daneben liegen Lymphozyten, z. T. transformiert (unterer linker Bildrand) als Ausdruck einer begleitenden lymphozytären Meningitis (May-Grünwald-Giemsa-Färbung).

1.4.8 Myelitis transversa

▸ Definition. Durch bakterielle oder virale Infektion, meist jedoch parainfektiös hervorgerufene Entzündung des Rückenmarks mit Querschnitt-Syndrom, häufig ohne Erregernachweis.

Epidemiologie: Die Inzidenz beträgt 0,3/100 000 Einwohner. Ein Erkrankungsgipfel liegt in der 3., ein weiterer in der 5. Lebensdekade.

Symptomatologie: Die Symptomatik setzt mit Lumbago, Parästhesien und Temperaturanstieg ein. Innerhalb von 24 Stunden bis mehreren Wochen entwickelt sich ein **Querschnitt-Syndrom**.

Ätiopathogenese: In jedem dritten Fall ist ein vorausgehender katarrhalischer Infekt zu eruieren (parainfektiöse Genese). Gelegentlich manifestiert sich das Syndrom auch postvakzinal. Bakterielle Infektionen (z. B. Mykoplasmen, Chlamydien) oder virale Infektionen (z. B. HSV-2, EBV, VZV oder Coxsackie-Viren) sind selten. In einem großen Teil der Fälle bleibt die Ursache ungeklärt. Die entzündlichen Veränderungen betreffen entweder einzelne Stränge oder den gesamten Querschnitt des Rückenmarks.

Diagnostik und Differenzialdiagnose: Am wichtigsten ist das spinale MRT zur Darstellung der Myelonläsion und differenzialdiagnostischen Abgrenzung. Im Liquor findet sich eine meist lymphozytäre Pleozytose mit Eiweiß- und IgG-Erhöhung. Bei Verdacht auf eine virale Infektion sind PCR-Untersuchungen aus dem Liquor notwendig. Die spinale Form der Multiplen Sklerose und arteriovenöse Fehlbildungen des Rückenmarks (S. 354) sind abzugrenzen.

Therapie und Verlauf: Die Therapie ist in der Regel symptomatisch (antiphlogistisch, analgetisch) sowie immunsuppressiv mit Glukokortikoiden, bei bakterieller Infektion antibiotisch (Makrolid plus Cephalosporin der 3. Generation), bei viraler Infektion mit Aciclovir. Bei hoher akuter Querschnittmyelitis endet die Erkrankung häufig letal. Wenn eine Myelitis sich innerhalb von 3 Monaten nicht zurückbildet, muss mit einer Persistenz des Querschnitt-Syndroms gerechnet werden.

1.4.8 Myelitis transversa

▸ Definition.

Epidemiologie: Die Myelitis transversa ist selten.

Symptomatologie: Nach Lumbago, Parästhesien und Temperaturanstieg kommt es zum **Querschnitt-Syndrom**.

Ätiopathogenese: Nach katarrhalischen Infekten (parainfektiös), seltener auch postvakzinal, breitet sich der entzündliche Prozess auf einzelne Stränge oder den gesamten Rückenmarkquerschnitt aus.

Diagnostik und Differenzialdiagnose: Das spinale MRT ist zur Diagnosesicherung unverzichtbar. Zellzahl, Eiweiß und IgG im Liquor sind erhöht. Abzugrenzen sind MS und Rückenmarkfehlbildungen.

Therapie und Verlauf: Die Behandlung ist antiphlogistisch/immunsuppressiv mit Glukokortikoiden und antibiotisch, ggf. virostatisch. Eine akute hohe Querschnittmyelitis endet häufig letal.

1.4.9 Spinaler Epiduralabszess

▸ Definition. Fortgeleitete, posttraumatische oder hämatogen-metastatische Infektion mit eitrigem Exsudat und Abszedierung im Epiduralraum.

Epidemiologie: Spinale epidurale Abszesse, die ohne Geschlechtsunterschied in jedem Lebensalter vorkommen, sind 10-mal seltener als Hirnabszesse (S. 266). Aufgrund zunehmender chirurgischer Eingriffe mit Implantation von Fremdmaterial (z. B. Bandscheibenprothesen) steigt die Inzidenz jedoch an. Daneben spielen intramedulläre und spinale subdurale Abszesse bzw. Empyeme zahlenmäßig eine geringe Rolle.

Symptomatologie: Die Symptomatik beginnt am häufigsten mit vertebragenen Schmerzen (75 %) und Fieber (50 %) gefolgt von neurologischen Ausfällen (30 – 40 %) wie Paresen, Sensibilitäts- und Miktionsstörungen. Bei chronischem Verlauf fehlen oft Schmerzen und Entzündungszeichen. Es kann zu einem kompletten **Querschnitt-Syndrom** mit sensomotorischer Para- oder Tetraparese kommen.

Ätiopathogenese: Der größte Anteil spinaler epiduraler Abszesse entfällt auf eine durch **Staphylokokken** verursachte Wirbelkörper-Osteomyelitis oder Spondylodiszitis meist im Thorakal- oder Lumbalbereich (bei akuten Verläufen nicht selten auch zervikal), die sich in ca. 80 % begleitend findet. Neben der **direkten und fortgeleiteten Infektion** infolge Dekubitalulzera, Rückenmarktrauma (S. 373) oder Laminektomie gibt es **hämatogen-metastatische Abszesse** nach Hautinfektion, Pneumonie, Pyelonephritis und Endokarditis. Intravenöser Drogenabusus (s. Klinischer Fall), Alkoholkabusus und eine diabetische Stoffwechsellage sind weitere Risikofaktoren für die Entstehung eines Abszesses (Tab. **B-1.38**).

1.4.9 Spinaler Epiduralabszess

▸ Definition.

Epidemiologie: Die Inzidenz spinaler epiduraler Prozesse steigt mit zunehmenden chirurgischen Implantationen (Bandscheibenprothesen) an.

Symptomatologie: Charakteristisch sind vertebragene (radikuläre) Schmerzen und Fieber als Vorboten eines **Querschnitt-Syndroms**.

Ätiopathogenese: Meist handelt es sich um eine direkte, fortgeleitete oder hämatogen-metastatische **Infektion mit Staphylococcus aureus** (60 – 70 %). Zu den Ursachen siehe Tab. **B-1.38**.

B-1.38

B-1.38 Ursachen spinaler epiduraler Abszesse

Ätiologie	Häufigkeit
lokalisierbare Ursachen	**78 %**
▪ Osteomyelitis	▪ 54 %
▪ Trauma	▪ 12 %
▪ Neoplasma	▪ 12 %
nicht lokalisierbare Ursachen (Diabetes mellitus u. a.)	**22 %**
total	**100 %**

Akute Abszesse bilden sich im dorsalen, chronische (auch tuberkulöse) Abszesse häufiger im ventralen Epiduralraum. Die Abszedierung bevorzugt die thorakolumbale Lokalisation.

Die Symptomatik ist zum einen auf Rückenmarkkompression, zum anderen auf septische venöse Thrombosen zurückzuführen. Die Abszesse bevorzugen die thorakolumbale Region. Im Gegensatz zu den akuten Abszessen, die meist im dorsalen Epiduralraum entstehen, sind chronische Abszesse häufiger als Folge einer tuberkulösen oder unspezifischen Spondylitis ventral lokalisiert (vgl. Abb. **B-1.131**, S. 347).

Diagnostik: Bei febrilen Patienten mit heftigen Rückenschmerzen und progredienter Querschnittsymptomatik ist an einen spinalen Epiduralabszess zu denken. Die Darstellung gelingt mittels **MRT** und **Myelo-CT** (Abb. **B-1.83**).

Diagnostik: Starke Rückenschmerzen, die in die Extremitäten ausstrahlen, ein rasch progredientes Querschnitt-Syndrom, Temperaturen über 38 °C und eine Leukozytose sind Hinweise auf einen akuten spinalen Epiduralabszess. In der Blutkultur gelingt der Erregernachweis nicht immer, im Abszessmaterial selbst lässt sich Staphylococcus aureus (in ca. 2/3 der Fälle) nachweisen. Eine Lumbalpunktion ist nicht indiziert, da in weniger als 25 % der Fälle ein Erregernachweis aus dem Liquor gelingt. In jedem Fall ist ein **MRT** (Abb. **B-1.82**) indiziert. Auch das **Myelo-CT** kann den ringförmigen spinalen Prozess sicher lokalisieren (Abb. **B-1.83**).

B-1.82 Spinaler Epiduralabszess (MRT-Nachweis)

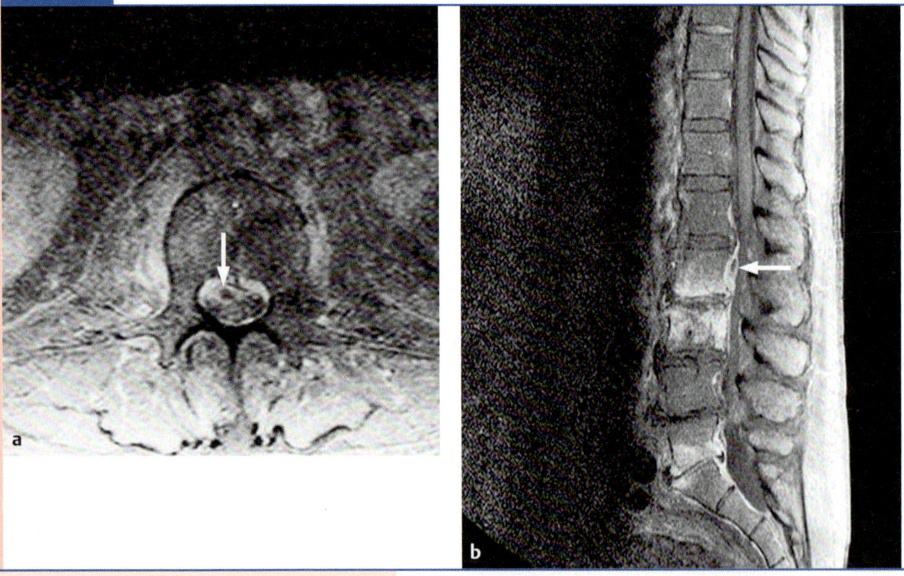

48-jähriger Patient mit stärksten Rückenschmerzen, Fieber und Leukozytose.
a Die lumbale MRT (fettgesättigte T 1-Wichtung mit KM, axial) zeigt im Spinalkanal eine Struktur mit zentraler Nekrose (hypointens) und ringförmiger KM-Aufnahme.
b Der Befund stellt sich auch in der sagittalen Aufnahme dar, auf der man die epidurale Lokalisation des Abszesses erkennen kann. Weiterhin Nachweis von Hyperintensitäten in den Wirbelkörpern LWK 3 und 4 als Ausdruck einer Spondylodiszitis.

B-1.83

B-1.83 Nachweis eines spinalen Epiduralabszesses mittels Myelo-CT

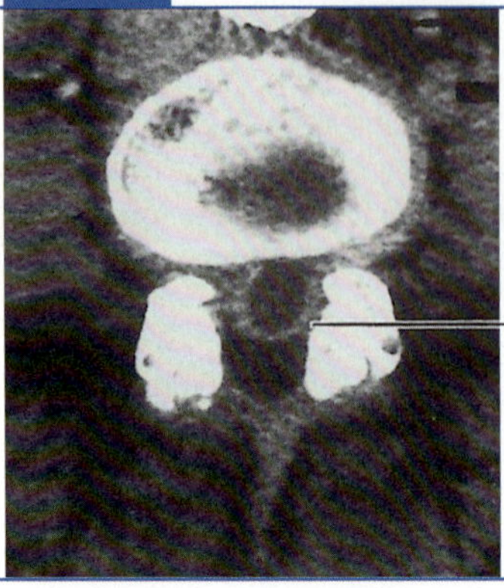

Vier Wochen nach Laminektomie wegen eines Bandscheibenvorfalls in Höhe LWK 3/4 stellt sich eine hyperdense Ringstruktur (Enhancement) dar. Der Duralsack ist nach dorsal verlagert.

Differenzialdiagnose: Differenzialdiagnostisch ist bei Fieber an eine Meningitis (S. 257) zu denken, die jedoch zusätzlich durch Kopfschmerzen, Erbrechen und Nackensteifigkeit charakterisiert ist. Der chronische Epiduralabszess ist von spinalen Tumoren, Gefäßfehlbildungen und Metastasen abzugrenzen (S. 347).

Differenzialdiagnose: In Betracht kommen eine Meningitis, spinale Tumoren und Gefäßprozesse.

Therapie und Verlauf: Die Behandlung besteht aus der Kombination von **Antibiotika-Therapie** (üblicherweise **Vancomycin oder Linezolid**, um MRSA zu erfassen, sowie ein **Cephalosporin der 3. Generation**) und operativer Dekompression des Rückenmarks mit **Abszessdrainage**. Die Prognose hängt vom Zeitpunkt der Diagnose und damit vom Schweregrad der neurologischen Ausfälle ab und ist grundsätzlich nach operativer Behandlung günstiger. Die Letalität liegt bei ca. 5 % (meist infolge einer Sepsis), die Invalidität (meist inkomplettes Querschnitt-Syndrom) liegt zwischen 5 und 20 %.

Therapie und Verlauf: Grundsätzlich ist die Kombination von **Antibiotika mit einer operativen Abszessdrainage** erforderlich. In jedem vierten Fall kommt es zu einem irreversiblen Querschnitt-Syndrom.

▸ Klinischer Fall. Ein 29-jähriger heroinabhängiger Mann wurde zwei Wochen nach antibiotischer Therapie einer Endokarditis erneut wegen hohen Fiebers und heftiger Nackenschmerzen, die in die linke Schulter ausstrahlten, stationär aufgenommen. Die bildgebenden Verfahren zeigten eine Destruktion des 6. HWK und einen spinalen Epiduralabszess mit KM-Stopp in Höhe C 7. Unter hochdosierter Antibiotikatherapie war eine Rückbildung des Abszesses zu beobachten (nach Danner und Hartmann).

▸ Klinischer Fall.

1.5 Multiple Sklerose

1.5 Multiple Sklerose

▸ **Synonym.** Encephalomyelitis disseminata, disseminierte Sklerose, sclérose en plaques, Polysklerose.

▸ Synonym.

▸ Definition. Schubförmig und/chronisch progredient verlaufende immunvermittelte entzündliche Krankheit von Gehirn und Rückenmark unbekannter Ätiologie. J. M. Charcot (1868) beschrieb erstmals die Trias: Nystagmus, skandierendes Sprechen und Intentionstremor. Neben diesen zerebellaren Symptomen verursachen die disseminierten Entmarkungsherde v. a. spastische Paresen, Sensibilitäts- und Blasenstörungen. In einem Drittel der Fälle manifestiert sich die Multiple Sklerose (MS) mit einer Optikusneuritis.

▸ Definition.

Epidemiologie: Die Prävalenz der MS liegt zwischen 50 und 150/100 000, in der Bundesrepublik Deutschland bei 100 – 120/100 000 Einwohner. Die jährliche Neuerkrankungsrate beträgt 3 – 4/100 000 Einwohner. In zwei Dritteln der Fälle manifestiert sich die Erkrankung zwischen dem 20. und 40. Lebensjahr. Das weibliche Geschlecht überwiegt im Verhältnis 2 – 3:1.

Die MS-Prävalenz zeigt ein **Nord-Süd-Gefälle** mit hohem Erkrankungsrisiko im Norden Europas und Amerikas oberhalb des 37. Breitengrades (Abb. **B-1.84**). Die schwarze Bevölkerung der USA, Indianer und Inuit sind ebenso wie die Japaner und Inder auffallend selten von der MS betroffen. Afrika (mit Ausnahme der englisch sprechenden weißen Bevölkerung) und Asien gehören zu den Gebieten mit niedriger Frequenz; um den Äquator ist die Prävalenzrate am geringsten. Die Mittelmeerländer, Südamerika und große Teile Australiens weisen eine mittlere Prävalenz auf. Auf der südlichen Halbkugel steigt das Risiko jenseits des 40. Breitengrades wieder an, um in Südaustralien und Neuseeland hohe Prävalenzraten zu erreichen. Auch für die jährliche Mortalitätsrate wurde ein Nord-Süd-Gradient ermittelt; sie liegt in den USA bei durchschnittlich 0,8, im Norden bei 1,5 und im Süden bei 0,2 auf 100 000 Einwohner. Hierbei gibt es jedoch auch regionale Diskrepanzen, die kein einheitliches Bild zulassen.

Epidemiologie: Die MS-Prävalenz liegt in Deutschland bei geschätzt 100 – 120/100 000 Einwohner. Mit einer Inzidenz von 3 – 4/100 000 Einwohner setzt die MS meist zwischen dem 20. und 40. Lebensjahr ein.

Auf der nördlichen Halbkugel, v. a. im Norden Europas und Amerikas, ist das Erkrankungsrisiko signifikant erhöht. Zum Äquator hin fällt die Prävalenz ab, steigt aber wieder in südlicher Richtung an und erreicht in Australien und Neuseeland mittlere bis hohe Prävalenzraten (zur geografischen Verteilung mit **Nord-Süd-Gefälle** der MS s. Abb. **B-1.84**).

Die Ergebnisse von Migrationsstudien zeigen, dass möglicherweise die Exposition gegenüber einem pathogenen **Umweltfaktor** (z. B. Viren) vor dem 15. Lebensjahr oder das Maß der Sonnen- bzw. UV-Lichtexposition mit sekundärer Wirkung auf den körpereigenen Vitamin-D-Spiegel für die spätere Manifestation der MS entscheidend ist. Zum Beispiel haben europäische Auswanderer ein hohes Krankheitsrisiko, das sie auch in Ländern mit geringer MS-Prävalenz, wie z. B. in Afrika, behalten, es sei denn, sie wanderten schon vor der Pubertät aus. Umgekehrt scheinen Einwanderer aus risikoarmen Zonen einen anhaltenden Schutz gegenüber der Erkran-

Migrationsstudien belegen beispielhaft die „**Umweltfaktor**"-Hypothese: Einwanderer erkranken in einem Land mit geringem Risiko häufiger als die Einheimischen, wenn sie aus einer Region hoher MS-Prävalenz stammen. Umgekehrt bleiben Einwanderer aus Ländern geringen Risikos in Zonen höchster MS-Prävalenz verschont, da sie wahrscheinlich eine anhaltende Immunität besitzen.

B-1.84 Weltweite Verbreitung der Multiplen Sklerose

Prävalenz	Region	Nord-Süd-Gradient
gering	Alaska, Grönland	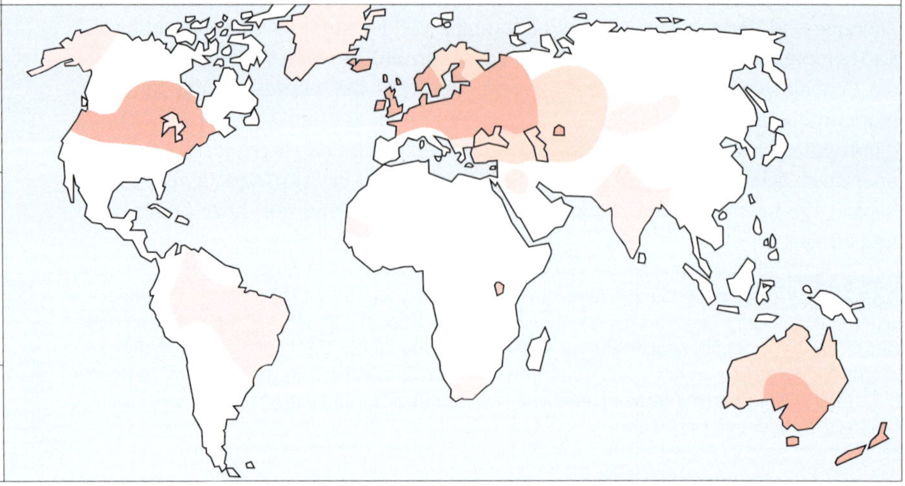
hoch	Südkanada, Norden der USA, Nord- und Zentraleuropa	
gering	Mexiko, Karibik, Norden Südamerikas, Afrika, Asien	
hoch	Südaustralien, Neuseeland	

Dunkelrote Schattierung: hohe Prävalenz, rosa Schattierung: geringe Prävalenz.

kung in Risikogebieten zu besitzen. Dabei dürfte es sich eher um eine nicht genetisch bedingte Immunität handeln. Für die Dominanz des Umweltfaktors spricht die Beobachtung, dass Kinder der Einwanderer dem MS-Risiko des jeweiligen Einwanderungslandes ausgesetzt sind. So erkranken z. B. die Nachkommen von Einwanderern aus Jamaika, wo die MS selten ist, in Großbritannien, einem Land mit höchster MS-Prävalenz, gleich häufig wie die Briten. Gelegentlich wird endemisches Auftreten der MS beobachtet, so auf den Färöer-Inseln, in Florida und in der Schweiz.

Symptomatologie: Die MS manifestiert sich mit **zentralen Paresen**, **Sensibilitäts- und Koordinationsstörungen**. Vielfältige, auch psychopathologische Symptome prägen das klinische Bild. Zu den psychosomatischen Aspekten der MS siehe S. 576.

Symptomatologie: Die MS manifestiert sich mit **zentralen Paresen** und **Sensibilitätsstörungen**, die sich entweder auf distale Extremitätenabschnitte, eine Körper- oder Gesichtshälfte beschränken oder weiter ausbreiten, querschnittartig angeordnet sein können und meist von **Ataxie** begleitet sind. Oft beginnt die MS schubförmig mit Parästhesien, Paresen, Koordinations- und seltener mit Miktionsstörungen. Typisch ist, dass sich die neurologischen Befunde nicht auf eine umschriebene Läsion in einer Hirn- oder Rückenmarkregion zurückführen lassen. Vielfältige, auch neuropsychologische und depressive Symptome, aber auch kognitive Störungen, prägen das klinische Bild. Zu den psychosomatischen Aspekten der MS siehe S. 576.

Die **Charcot-Trias** :
- Nystagmus,
- skandierendes Sprechen und
- Intentionstremor

tritt selten isoliert auf.

Die **Charcot-Trias** aus
- Nystagmus,
- skandierendem Sprechen und
- Intentionstremor

wird selten isoliert beobachtet.

Frühzeitig sind die **Hirnnerven** besonders der N. opticus betroffen (**Retrobulbärneuritis**).

Häufig sind **Hirnnerven** beteiligt. In fast jedem 3. Fall beginnt die Erkrankung mit einer **Optikusneuritis** (**Retrobulbärneuritis**), gelegentlich auch mit Diplopie als Hinweis auf eine Augenmotilitätsstörung. In 5 – 8 % der Verläufe sind der N. facialis und der N. trigeminus betroffen. 1 – 2 % der MS-Patienten leiden unter einer Trigeminusneuralgie, die anders als die idiopathische Form („tic douloureux") häufiger jüngere Patienten und gelegentlich beide Gesichtshälften betrifft (S. 432).

Im weiteren Verlauf ist häufig auch die **Blasen- und Sexualfunktion** beeinträchtigt (Abb. **B-1.85** u. Tab. **B-1.39**).

Meist erst im fortgeschrittenen Stadium leiden die Patienten unter einer bulbären Dysarthrophonie (S. 88) und Dysphagie, fast immer unter **Blasen- und Sexualfunktionsstörungen** (Abb. **B-1.85** u. Tab. **B-1.39**). Die Patienten klagen v. a. über imperativen Harndrang oder Harnverhaltung. Extrapyramidale Hyperkinesen und epileptische Anfälle sind insgesamt selten.

⊙ B-1.85 Symptome zu Beginn (dunkelblau) und im Verlauf (hellblau) der MS

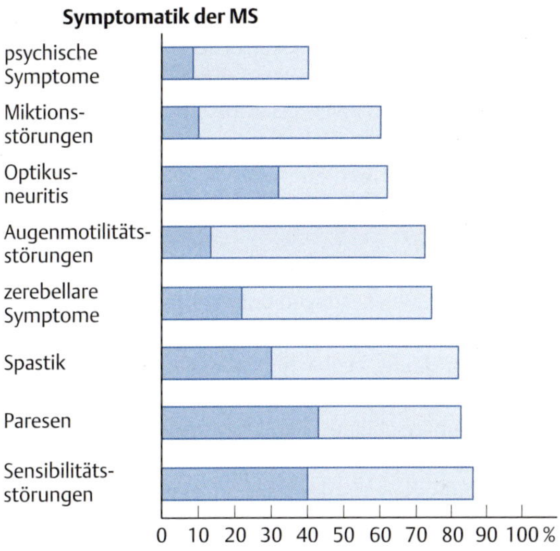

⊙ B-1.85

≡ B-1.39 Anamnese der MS – häufigste Beschwerdeangaben von MS-Patienten

Beschwerden	Zu Beginn	Im Verlauf
Schmerzen und Missempfindungen **Schwäche der Gliedmaßen**	fast die Hälfte der Patienten klagt von Beginn an über Schmerzen und ▪ Missempfindungen der Hände und Füße ▪ Schwäche einzelner oder aller Gliedmaßen	nahezu alle Patienten leiden im weiteren Verlauf unter Missempfindungen, 3/4 geben Schmerzen an, die mit schubförmig oder allmählich progredienter Schwäche der Gliedmaßen verbunden sind
Sehstörung	1/3 berichtet Sehstörungen als Frühsymptom, Verschwommensehen oder vorübergehende Blindheit, manchmal von retrobulbärem Schmerz begleitet	2/3 leiden unter vorübergehender oder bleibender Sehverschlechterung
Doppelsehen (Diplopie)	Doppelsehen v. a. von jüngeren Patienten gelegentlich als Erstsymptom angegeben	1/3 klagt im weiteren Verlauf über Doppelbilder
Artikulations- und Koordinationsstörungen	Störungen des Sprechens und des Gleichgewichts werden von einem Viertel der Patienten berichtet.	bei 3/4 kommen Sprech- und Koordinationsstörungen, intermittierend oder fortschreitend, hinzu
Miktions- und Sexualfunktionsstörungen	Miktionsstörungen (imperativer Harndrang bei hyperaktiver Blase) anfangs noch selten	im Verlauf finden sich ▪ Incontinentia urinae bei fast jedem Patienten ▪ Incontinentia alvi nur sehr selten (5 %) und ▪ Sexualfunktionsstörungen (> 75 %)
depressive Verstimmung oder Euphorie	anfangs klagen die Patienten trotz gravierender neurologischer Ausfälle selten über eine depressive Verstimmung; ein Teil ist eher euphorisch	angesichts zunehmender Behinderung werden viele Patienten depressiv; in 25 % der Verläufe kommt es zu demenziellem Abbau

Ätiopathogenese: Die Ursache der MS ist unbekannt. Im Hinblick auf die Pathogenese werden neben einer genetischen Prädisposition aktuell drei Hypothesen (Autoimmun-, Infektions-/Hygiene- und neurodegenerative Hypothese) verfolgt.

Das pathophysiologische Modell der T-Zell-vermittelten **Autoimmunerkrankung** geht von folgenden Annahmen aus: Nach Aktivierung autoreaktiver T-Lymphozyten in der Peripherie durch ein unbekanntes Agens (z. B. EBV- oder HHV6?) kommt es zur Migration dieser T-Zellen in das ZNS (Durchwanderung der Blut-Hirn-Schranke) und dort zur erneuten Aktivierung durch Autoantigene. Die Sekretion proinflammatorischer Zytokine aktiviert Miroglia und Astrozyten. Es werden weitere Entzündungszellen rekrutiert. Plasmazellen induzierten eine Antikörperproduktion. Diese Vorgänge führen zu einem direkten „toxischen" Effekt am Myelin und damit zur Markscheidenschädigung.

Ätiopathogenese: Die MS-Ursache ist ungeklärt. Eine Autoimmun-Hypothese wird favorisiert.

Nach dem Modell der T-Zell-vermittelten **Autoimmunerkrankung** werden T-Zellen in der Peripherie durch ein unbekanntes Antigen aktiviert und wandern ins ZNS, wo sie durch Autoantigene erneut aktiviert werden. Die konsekutive Entzündung schädigt die Markscheiden.

Zwillingsuntersuchungen sprechen für eine **genetische Disposition**, die durch Umwelteinflüsse modifiziert wird. Der Nachweis des HLA-DRB1*1501-Allel stellt einen Hauptrisikofaktor dar.

Darüber hinaus ist eine **genetische Disposition** der MS mit einer Konkordanz von 33,3 % (Schwankungen zwischen 6 und 40 %) bei eineiigen Zwillingen anzunehmen. HLA-System (human leucocyte antigen) und MS lassen eindeutige Beziehungen erkennen. Das HLA-System ist auf dem Chromosom 6 lokalisiert. Der Nachweis des HLA-DRB1*1501-Allel stellt einen Hauptrisikofaktor dar und erhöht das Risiko einer MS-Erkrankung in der europäischen Population zwei- bis dreifach.

Als Modellkrankheit gilt die schubförmig verlaufende experimentelle allergische Enzephalomyelitis (EAE).

Der schubförmige Verlauf der experimentellen allergischen Enzephalomyelitis (EAE), die durch eine Schädigung v. a. der weißen Substanz des Rückenmarks und des Gehirns oder auch des N. opticus gekennzeichnet ist, kann als neuroallergische Modellkrankheit der MS aufgefasst werden.

Pathologisch-anatomisch finden sich disseminierte **Entmarkungsherde** (**Plaques**) des Gehirns (Abb. **B-1.86** u. Abb. **B-1.87**) und Rückenmarks.

Pathologisch-anatomisch findet man disseminierte, anfangs weiche, graurötliche, später harte, graue Herde (durch Astrogliawucherungen entstandene „sklerotische" **Plaques**, Abb. **B-1.86** u. Abb. **B-1.87**) v. a. in der Umgebung der Ventrikel, im Hirnstamm, Kleinhirn und im Rückenmark. Häufig beobachtet man eine diffuse sekundäre Hirnatrophie. Histologisch handelt es sich um eine **Entmarkungskrankheit** (mit sekundärer Axondegeneration). Man unterscheidet vier immunpathologische Formen im Hinblick auf den Nachweis von T-Zellen, Makrophagen, Oligodendrozyten oder Komplementfaktoren. Im Zentrum eines Herdes liegt oft eine dilatierte Vene mit entzündlich (lymphozytär-plasmazellulär) infiltrierter Wand. In frischen Herden ist das IgG vermehrt.

B-1.86

B-1.86 Multiple Sklerose: Pathologischer Befund I

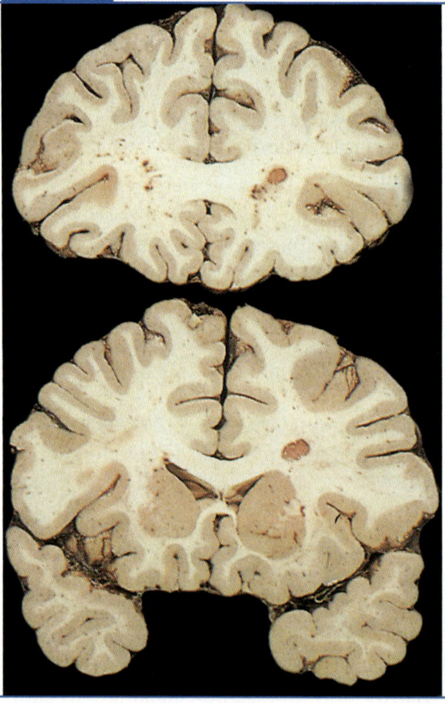

Aufsicht von hinten auf stirnparallele frontale und temporale Schnitte. Lachsrote bis erdnussgroße frische Entmarkungsherde der weißen Substanz.

B-1.87 Multiple Sklerose: Pathologischer Befund II

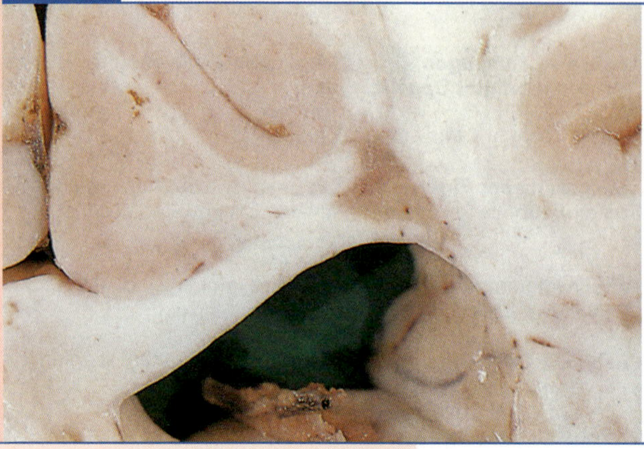

Aufsicht von hinten auf stirnparallele Schnittebene, vergrößert. Unregelmäßig begrenzte ältere Entmarkungszone periventrikulär, graurosafarbene Fasergliose, vom erhaltenen reinweißen Myelin des Balkens und des Marklagers abgesetzt.

Diagnostik: Nur in jedem dritten Fall einer MS wird die Diagnose primär richtig gestellt, da der Patient wegen der meist flüchtigen Initialsymptome wie Parästhesien, Seh-, Motilitäts- und Miktionsstörungen (Abb. **B-1.85** u. Tab. **B-1.39**) entweder keinen Arzt konsultiert oder dieser an häufiger auftretende Erkrankungen („Zervikal-" oder „Lumbal-Syndrom", „Durchblutungsstörungen", „Zystitis") denkt. Zur Diagnostik der MS siehe Tab. **B-1.40** und Tab. **B-1.41**.

Diagnostik: Wegen der flüchtigen Initialsymptome wie Parästhesien, Motilitäts-, Miktions- und Sehstörungen wird die MS nicht selten verkannt und im Durchschnitt erst 3 Jahre nach Symptombeginn diagnostiziert. Zur Diagnostik siehe Abb. **B-1.85** u. Tab. **B-1.39** bis Tab. **B-1.41**.

B-1.40 Hirnnervenstatus bei Multipler Sklerose

Hirnnervenstatus	Zu Beginn	Im Verlauf
Retrobulbärneuritis temporale Abblassung Gesichtsfelddefekte	setzt die MS mit einer Retrobulbärneuritis ein, so sind die Sehnervenpapillen meist unauffällig; gelegentlich zeigen sich aber ein Papillenödem und ein Zentralskotom	temporale Abblassung und Gesichtsfelddefekte, darunter Farbskotome, im weiteren Verlauf häufig nachzuweisen
Blickrichtungsnystagmus (BRN) Augenmotilitätsstörungen	BRN als Frühsymptom; MS kann sich mit Augenmuskelparesen (N. III, IV, VI) oder einer internukleären Ophthalmoplegie manifestieren	fast immer horizontaler oder vertikaler BRN 75 % aller MS-Patienten mit Schädigung der Okulomotorik, davon 10 % mit Abduzensparese
Sensibilitätsstörung des Gesichts zentrale Gesichtslähmung	Nn. V u. N. VII gelegentlich früh beteiligt; Kornealreflex abgeschwächt	in 5 – 8 % sowohl N. trigeminus als auch N. facialis betroffen
Dysarthrophonie Dysphagie	selten beginnt die Erkrankung mit bulbären Symptomen: ▪ ungenaue Artikulation ▪ Heiserkeit ▪ Schluckstörung	im fortgeschrittenen Stadium regelmäßig: ▪ Dysarthrie ▪ Dysphonie ▪ Dysphagie

B-1.41 Symptome der langen Bahnen bei Multipler Sklerose

Symptome langer Bahnen	Zu Beginn	Im Verlauf
Nackenbeugezeichen nach Lhermitte	Frühsymptom!	bei 1/3 der Patienten positiv
Sensibilitätsstörungen (Ausfälle)	in fast 50 % distal betont	ausgeprägt bei fast allen Patienten: ▪ distal symmetrisch ▪ querschnittartig ▪ Hemihypästhesie oder ▪ dissoziierte Empfindungsstörung
zentrale Lähmungen mit ausgeprägter Spastik	zunächst meist asymmetrische Paraparese der Beine; primär auch Mono-, Hemi- und Tetraparese	Monoparese kann u. a. in eine progressive Hemiplegie übergehen; bei ausgeprägten spastischen Lähmungen Kontrakturen und Spitzfußstellung
Steigerung der Eigenreflexe, Kloni	Eigenreflexe vorwiegend an den unteren Extremitäten gesteigert	mit fortschreitender Erkrankung können alle Eigenreflexe gesteigert sein; unerschöpfliche Kloni
Abschwächung oder Fehlen der Bauchhautreflexe (BHR)	Frühsymptom abgeschwächte BHR	in 70 % BHR abgeschwächt oder erloschen
Babinski-Zeichen	anfangs oft (einseitig) positiv	in 70 % ein- oder beidseitig positiv
zerebellare Ataxie (s. a. Charcot-Trias: Nystagmus, skandierendes Sprechen, Intentionstremor)	in 25 % ergibt die Koordinationsprüfung anfangs eine Dysmetrie, Tremor, Ataxie, Dysdiadochokinese und pathologisches Rebound-Phänomen	75 % mit Symptomen des Kleinhirns oder der spinozerebellaren Bahnen, in schweren Verläufen neben Dysmetrie und skandierendem Sprechen Stand-, Gangataxie und Tremor

Große diagnostische Bedeutung hat das **Liquor-Syndrom** der MS mit Nachweis von Pleozytose und Immunglobulinvermehrung, vorwiegend IgG-Anstieg, einschließlich oligoklonaler Banden in der isoelektrischen Fokussierung (Tab. **B-1.42** u. Abb. **B-1.88**, s. auch S. 124).

Zum **Liquor-Syndrom** der MS (Pleozytose, IgG-Vermehrung und oligoklonale Banden) siehe Tab. **B-1.42** und Abb. **B-1.88**.

B-1.42 Liquorbefunde bei Multipler Sklerose

Liquorprofil	Häufigkeit
Gesamteiweißerhöhung	30 %
mononukleäre Pleozytose	60 %
intrathekale IgG-Bildung	80 %
oligoklonale Banden	> 90 %

B-1.42

B-1.88 **Oligoklonale Banden in der isoelektrischen Fokussierung von Liquor und Serum**

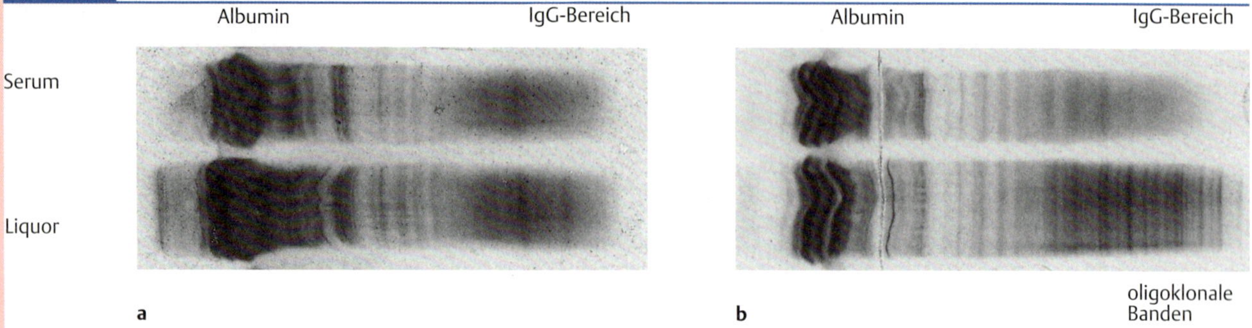

a Kontrolle.
b MS-Patient.

Meist findet sich eine mäßige Pleozytose, vorwiegend Lymphozyten und Plasmazellen.

In 60 – 80 % der Fälle, meist im akuten Schub, und bei 1/3 der chronischen Verläufe findet man eine mäßige Pleozytose (meist < 50 Zellen). Im Schub überwiegen aktivierte Lymphozyten und Plasmazellen, während die Monozyten relativ vermindert sind und Granulozyten fehlen.

In 80 % ist eine **intrathekale Erhöhung des IgG** nachweisbar, in über 90 % zeigt die isoelektrische Fokussierung **oligoklonales IgG** (Subfraktionen, Abb. **B-1.88b**).

Das Gesamt-Eiweiß ist in 70 % normal, bei 80 % ist elektrophoretisch eine **intrathekale Erhöhung des IgG** nachweisbar. Durch Aktivierung der B-Lymphozyten im ZNS kommt es zur Bildung von IgG im Bereich der Entmarkungsherde und zu einer auffälligen Vermehrung des IgG im Liquor. Der intrathekale IgG-Nachweis kann bei spätem Krankheitsbeginn, chronisch progredientem Verlauf und vorübergehend nach Kortikosteroidbehandlung fehlen. Bei mehr als 90 % der MS-Patienten wird in der isoelektrischen Fokussierung **oligoklonales IgG** nachgewiesen (Abb. **B-1.88b**). Diese oligoklonalen Banden (Subfraktionen der Gamma-Globuline) sind unspezifisch, jedoch im Frühstadium der MS prognostisch ungünstig. Auch nach Abklingen eines Schubs bleiben sie bestehen.

Im Gegensatz zum EEG und VEP ist das **MRT** schon bei Erkrankungsbeginn pathologisch.

Im Gegensatz zu unspezifischen EEG-Veränderungen und Latenzverzögerungen der visuell evozierten Potenziale (VEP), die sich meist erst im weiteren Verlauf der MS einstellen, ist das **MRT** vom Erkrankungsbeginn an pathologisch und damit diagnostisches Mittel der 1. Wahl.

Das **MRT** zeigt vorwiegend periventrikuläre Plaques in der weißen Substanz und kortikale Läsionen, im Verlauf gibt es Hinweise auf eine Atrophie (Abb. **B-1.89**). Frische Plaques speichern Kontrastmittel und sind so von älteren zu unterscheiden. Dies ist wesentlich für Therapie und Prognose. Mit hoher Sensitivität stellen sich auch klinisch „stumme“ Herde dar.

Das **MRT** zeigt multilokuläre Entmarkungsherde (Plaques). Es lassen sich frische Plaques von älteren unterscheiden, da sie Kontrastmittel anreichern. Darauf basieren Diagnostik, Therapie, Sekundärprävention und Prognose. Akut aufgetretene Läsionen sind im T1-Bild hypointens, im T2-Bild hyperintens (Markscheidenschädigung). Man sieht multilokuläre Plaques in der weißen Substanz, vorwiegend **periventrikulär** (Abb. **B-1.89**), aber auch infratentoriell. Zusätzlich können unmittelbar an den Kortex reichende (juxtakortikale) Läsionen oder eine sekundäre Atrophie visualisiert werden.

Eine persistierende T1-Hypointensität in Form von „black holes“ korreliert direkt mit dem Schweregrad eines histopathologisch nachweisbaren Axonverlusts. Das Ausmaß der MRT-Läsion korreliert nicht mit dem Schweregrad der neurologischen Symptomatik. Auch große Herde der weißen Substanz können anfangs asymptomatisch sein. Die Hälfte der Patienten mit „idiopathischer“ Optikusneuritis weist kernspintomografisch „stumme“ Gehirnläsionen auf. Das MRT zeigt bei MS-Patienten mit psychopathologischen Symptomen v. a. in der Temporalregion ausgeprägte Läsionen.

Zur Treffsicherheit der Untersuchungsmethoden siehe Tab. **B-1.43**.

B-1.43

B-1.43 **Treffsicherheit von Zusatzuntersuchungen bei MS**

Diagnostik der MS	MRT	CT	Liquorbefund	VEP
zu Beginn	85 %	10 %	60 %	10 %
im Verlauf	95 %	40 %	80 %	80 %

Bei Verdacht auf Blasendysfunktion ist eine Restharnbestimmung indiziert.

Bei Verdacht auf eine Blasenfunktionsstörung (Zystitis bei Retentio urinae) ist durch eine Ultraschall-Untersuchung das Restharnvolumen zu bestimmen.

B-1.89 Multiple Sklerose – MRT nativ und mit KM

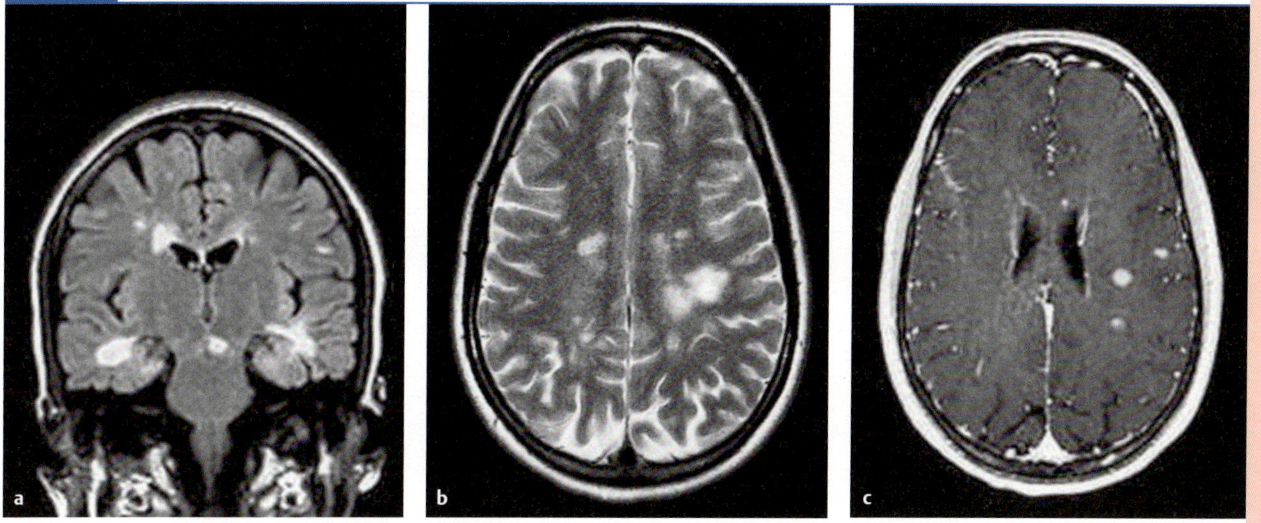

Peri- und paraventrikuläre Hyperintensitäten des Marklagers.
a In der koronaren FLAIR-Sequenz fällt neben zahlreichen supratentoriellen Plaques ein einzelner Herd rostral im linken Großhirnschenkel auf (Pfeil).
b In der transversalen T 2-gewichteten Sequenz erkennt man bis zu 17 mm große Herde.
c Nach KM-Gabe (in T 1-Wichtung) zeigen sich floride Herde.

B-1.90 MRT-Nachweis einer zervikalen Myelitis bei MS

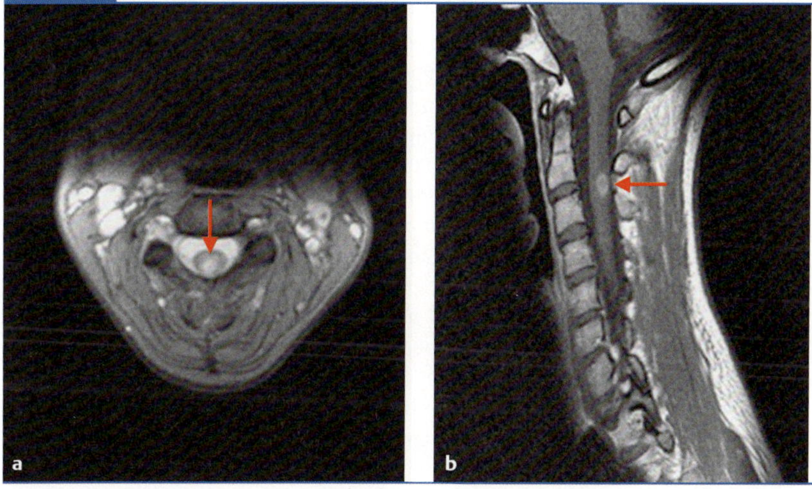

27-jährige Patienten mit bekannter Multipler Sklerose. Anamnestisch seit fünf Tagen bestehende Hemi-Hypästhesie des rechten Arms, Rumpfs und Beins sowie seit zwei Tagen auch Hypästhesie des linken Beins. Keine Paresen, keine Blasen-Mastdarm-Störung.
Die zervikale MRT (**a** transversale T 2-Wichtung und **b** sagittale T 1-Wichtung mit KM) zeigt im Bereich der Hinterstränge (weißer Pfeil) zwischen HWK 2 und HWK 3 eine hyperintense Läsion, die ringförmig Kontrastmittel aufnimmt (roter Pfeil).

Differenzialdiagnose: Die akute disseminierte Enzephalomyelitis (ADEM) beginnt wie ein meist schwerer 1. Schub der MS, wiederholt sich im weiteren Verlauf aber definitionsgemäß nicht, bleibt also monophasisch. 35 % der als ADEM diagnostizierten Patienten entwickeln dennoch im Verlauf eine MS.
Obwohl sich das klinische Bild der MS selten auf einen solitären Herd zurückführen lässt, wird es häufig mit der Symptomatik eines **Hirn- oder Rückenmarktumors** verwechselt, der neuroradiologisch sicher auszuschließen ist. Eine **Neuroborreliose** ist durch Bestimmung spezifischer Antikörper-Titer in Serum und Liquor abzugrenzen (vgl. S. 273). Bei älteren Patienten kann die **funikuläre Myelose** differenzialdiagnostische Schwierigkeiten bereiten. Sie beginnt mit Parästhesien und spinaler Ataxie, allerdings selten mit Sehstörungen, und ist durch die Vitamin-B_{12}-Bestimmung bzw. den Schilling-Test nachzuweisen (S. 246). Die früher als Sonderform der MS aufgefasste Neuromyelitis optica (NMO, Devic-Syndrom) stellt aufgrund eines spezifisch nachweisbaren Antikörpers gegen den Wasserkanal Aquaporin-4 eine eigene Krankheitsgruppe dar, die als NMO-Spektrum-Erkrankungen bezeichnet werden. Zusätzlich sind neurologische Manifestationen von Kollagenosen, Vaskulitiden sowie einer HIV-Infektion, insbesondere eine progressive multifokale Leukenzephalopathie (PML), abzugrenzen.

Differenzialdiagnose: Die akute disseminierte Enzephalomyelitis (ADEM) beginnt wie ein meist schwerer 1. Schub der MS, wiederholt sich im weiteren Verlauf aber nicht, bleibt also monophasisch. Ein **Hirn- oder Rückenmarktumor** ist neuroradiologisch, eine **Neuroborreliose** durch Antikörper-Bestimmung auszuschließen. Bei älteren Patienten ist an eine **funikuläre Myelose** zu denken.

Nur bei Kindern und Jugendlichen manifestiert sich die **subakute sklerosierende Panenzephalitis (SSPE)**.

Die bei Kindern und Jugendlichen auftretende **subakute sklerosierende Panenzephalitis (SSPE)** ist durch rasch progredienten demenziellen Abbau, Rigor und auffällige Myoklonien mit synchronen EEG-Veränderungen gekennzeichnet. Es handelt sich um eine Slow-virus-Infektion (S. 286).

Zu demyelinisierenden Erkrankungen des Kindes- und Jugendalters siehe Tab. **B-1.44**.

Eine Reihe demyelinisierender Erkrankungen des Kindes- und Jugendalters (Tab. **B-1.44**) kann als Sonderform der Multiplen Sklerose aufgefasst werden.

≡ B-1.44

≡ B-1.44 Demyelinisierende Erkrankungen, die als Sonderformen der MS aufgefasst werden und meist schon im Kindes- und Jugendalter auftreten

Demyelinisierende Erkrankung	Encephalitis periaxialis diffusa (entzündliche diffuse Sklerose)	Encephalitis periaxialis concentrica (konzentrische Sklerose)	Encephalitis pontis et cerebelli
Typ/Name	Schilder	Balo	–
Symptomatik	spastische Tetraparese, Visusverfall, Sprachstörungen, epileptische Anfälle, Hyperkinesen, Demenz	spastische Tetraparese, allmähliche Progredienz	Blicklähmung, kaudale Hirnnervenausfälle, zerebellare Ataxie

Therapie: Eine kausale Therapie der MS gibt es nicht. Die kurz dauernde, hochdosierte **Kortikosteroidtherapie** verkürzt die Schubdauer.

Therapie: Es gibt noch keine kausale MS-Therapie. Eine hochdosierte **Kortikosteroidbehandlung**, die das entzündliche Ödem beeinflusst, verkürzt die Dauer des Schubs. Dies ist durch kontrollierte Studien einer i. v. Behandlung mit Methylprednisolon belegt. Eine Langzeit-low-dose-Behandlung mit Kortikosteroiden ist nicht Erfolg versprechend.

▸ Merke.

▸ Merke. Im akuten Schub gibt man 1000 mg Methylprednisolon i. v. über drei bis fünf Tage.

Das gut verträgliche **Glatirameracetat** (Copolymer-1) reduziert die Schubrate und die Progression der MS.

Glatirameracetat (Copolymer-1; Copaxone) reduziert die Schubrate und die Progression der MS. Das synthetische Polypeptid ist ein Gemisch aus 4 natürlich vorkommenden L-Aminosäuren: **G**lutamin, **L**ysin, **A**lanin, **T**yrosin. Die Schubrate und die Zahl frischer Läsionen im MRT verringern sich um 1/3. Nach 6 Jahren ist 1/4 der Patienten schubfrei und fast 3/4 weisen unter der Langzeittherapie keine neuen Defizite auf. Die Entwicklung von akuten zu persistierenden Läsionen mit Axonverlusten („black holes“ im MRT) wird gehemmt. Das gut verträgliche Medikament wird täglich s. c. injiziert. Lokale Reaktionen an den Einstichstellen kommen vor.

Interferon (INF) β1 a und insbesondere **INF-β1 b** reduzieren die Anzahl der frischen Läsionen im MRT und die Schubrate. Sie stellen neben dem Glatirameracetat die aktuelle Basistherapie, v. a. der schubförmig-remittierenden MS dar.

Als Reservemedikamente stehen in der Basistherapie i. v. Immunglobuline und Azathioprin, in der **Eskalationstherapie Fingolimod, Natalizumab, Mitoxantron und Cyclophosphamid** zur Verfügung.

Nach Gabe von **Interferon-(INF-)β1 b** oder INF-β1a ist im Kontroll-MRT eine Reduktion der Anzahl frischer Läsionen und in der Langzeitbehandlung eine Reduktion der Schubrate um 30 % nachweisbar. Unerwünschte Wirkungen sind lokale Reaktionen an der Einstichstelle, „grippeartige“ Symptome nach Applikation, Kopfschmerzen, Myalgien und depressive Verstimmung. Die Patienten injizieren das Interferon 1- bis ca. 3-mal wöchentlich, je nach Präparat s. c. oder i. m.

Zur **Eskalationstherapie** bei schubförmig-remittierendem Verlauf stehen **Natalizumab** und **Fingolimod** zur Verfügung (s. u.). Bei schweren progredienten Verläufen können in der Eskalationstherapie auch **Cyclophosphamid** und **Mitoxantron** die MS-Symptomatik unter intermittierender Pulstherapie günstig beeinflussen.

In der Basistherapie werden als Alternativpräparate seltener intravenöse Immunglobuline und das ebenfalls immunsuppressiv und zytotoxisch wirkende Azathioprin eingesetzt. Bei Azathioprin bestehen ein Langzeit-Malignitätsrisiko und die Gefahr einer Knochenmarkdepression, was neben der eingeschränkten Wirksamkeit die Therapie limitiert. Nach hochdosierter Mitoxantron-Gabe kann sich neben der Granulozytopenie eine Kardiomyopathie entwickeln. Auch für Mitoxantron besteht ein nicht unerhebliches Risiko für die Entwicklung von therapieassoziierten Leukämien.

Natalizumab und **Fingolimod** sind Medikamente für die Eskalationstherapie einer schubförmig verlaufenden MS bei hoher Krankheitsaktivität oder Progression trotz Basistherapie. Die Schubrate soll um 50 – 70 % vermindert werden. Die potenziellen Nebenwirkungen wie reaktivierte Infektionen sind nicht unerheblich, sodass eine intensive Überwachung der Therapie nowendig ist.

Der gegen Signalmoleküle auf Lymphozyten gerichtete monoklonale Antikörper **Natalizumab** (Tysabri) ist für Patienten mit therapieresistenter und rasch progredienter schubförmig-remittierender MS geeignet. Die Behandlung ist bei schubförmigem Verlauf indiziert, wenn z. B. im Jahr vor Therapiebeginn mindestens ein Schub unter der Basistherapie auftrat. Diese Substanz soll die Schubrate um 2/3 vermindern. Auch bei bisher unbehandelten Patienten mit schon zu Beginn hoher Krankheitsaktivität kann Natalizumab, das einmal im Monat als Infusion appliziert wird, eingesetzt werden. Unerwünschte Wirkungen sind (opportunistische) Infektionen, anaphylaktische Reaktionen und Depressionen. Hervorzuheben ist die mit einer hohen Letalität behaftete Entwicklung einer progressiven mutifokalen Leukenzephalopathie (PML) durch Reaktiverung des JC-Virus, die in Abhängigkeit von der Therapiedauer und dem Immunstatus beobachtet wird.

Das Sphingosin-1-phosphat-Analogon **Fingolimod** (Gilenya) ist das erste orale Medikament, das zur Eskalationstherapie der schubförmig-remittierenden MS zugelassen wurde. Die Substanz hemmt die Migration der Lymphozyten aus den Lymphknoten und damit die Auswanderung dieser in das Zielorgan ZNS. Zusätzlich besitzt es möglicherweise neuroprotektive Effekte. Der Indikationsrahmen entspricht dem von Natalizumab. Eine Schubratenreduktion um bis zu 50 % im Vergleich zu Interferonen konnte nachgewiesen werden. Nebenwirkungen wurden in Form von Durchfällen, Augenerkrankungen sowie schwerwiegenden ZNS-Infektionen beobachtet.

Zur oralen Medikation eignet sich **Fingolimod**. *Cave:* ZNS-Infektionen als Komplikation.

Zur medikamentösen Behandlung der Spastik empfehlen sich Baclofen oder lokale Botulinumtoxin-Injektionen. Bei Retentio urinae sind spezfische Medikamente als auch ein **Blasentraining** erforderlich, zur Prophylaxe von Harnwegsinfekten empfiehlt sich eine Ansäuerung des Urins mit L-Methionin.

Spastik wird mit Baclofen oder lokalen Botulinumtoxin-Injektionen, Retentio urinae durch **Blasentraining** behandelt.

Früh soll mit der **Bewegungstherapie** begonnen werden, um (Fein-)Motorik, Stand und Gang zu verbessern sowie bei bettlägerigen Patienten Kontrakturen und Dekubitalulzera vorzubeugen. Körperliche Überanstrengung und heiße Bäder können die MS-Symptome jedoch verstärken (Uhthoff-Phänomen). Wesentlich sind ein logopädisches Artikulationstraining und lebenspraktische Übungen, die die Selbstständigkeit des Patienten fördern.

Frühzeitig sind **krankengymnastische**, logopädische und lebenspraktische **Übungen** nötig. Körperliche Überanstrengung und heiße Bäder verstärken die MS-Symptome (Uhthoff-Phänomen).

Angesichts der zwar immer ungewissen, aber in den meisten Verläufen keineswegs infausten Prognose sind nach eingehender Aufklärung und Beratung psychotherapeutische Gespräche und Kriseninterventionen notwendig. Einzel- und Gruppentherapie wirkt sich günstig auf die depressiv-ängstliche Verstimmung vieler Patienten aus. **Selbsthilfegruppen** fördern den Kontakt der Patienten und die Information über die Möglichkeiten der Therapie. Zur Psychosomatik der MS siehe S. 576.

Bei depressiver Verstimmung sind Einzel- und Gruppentherapie hilfreich. **Selbsthilfegruppen** fördern den Informationsaustausch zwischen den Patienten. Zur Psychosomatik der MS siehe S. 576.

Verlauf: Man unterscheidet folgende Verlaufsformen der MS:
- schubförmig remittierend (RR-MS; 60 %)
- sekundär-progredient (SP-MS; 30 %)
- primär chronisch-progredient (PP-MS; 10 %)

Verlauf: Die häufigsten Formen sind:
- schubförmig remittierend (RR-MS)
- sekundär-progredient (SP-MS)
- primär chronisch-progredient (PP-MS)

B-1.91 Schematische Darstellung verschiedener Verlaufsformen der MS

B-1.91

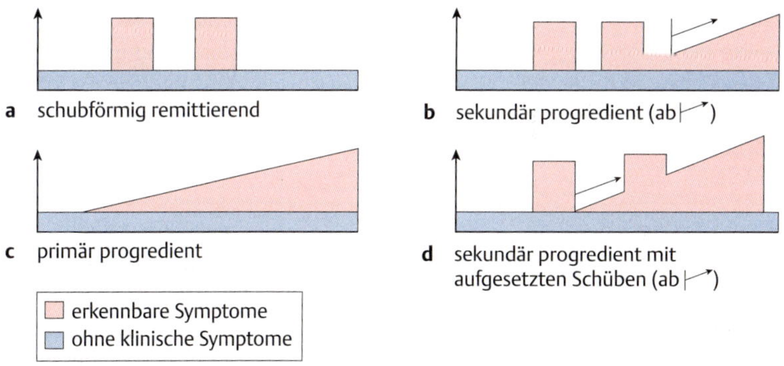

Fast immer verläuft die MS anfangs schubförmig. Ein MS-Schub klingt meist innerhalb von etwa acht Wochen ab. Je kürzer die Dauer eines Schubs, desto größer ist die Aussicht auf Remission. Ein zweiter Schub tritt bei jedem dritten Patienten innerhalb eines Jahres auf. Jahrzehntelanger Verlauf ist die Regel, ⅔ aller MS-Patienten sind nicht auf ständige fremde Hilfe angewiesen.

Innerhalb von durchschnittlich acht Wochen klingt ein Schub ab. Ein zweiter Schub tritt bei jedem dritten Patienten innerhalb eines Jahres auf.

In 40 % verläuft die Krankheit progredient. Von einem klinisch-isolierten Syndrom (KIS) spricht man, wenn eine erstmalige Manifestation ohne Nachweis der zeitlichen Disseminierung einer MS vorliegt, z. B. bei einer **Optikusneuritis** mit klinisch stummen MRT-Läsionen an anderen Orten.

In 40 % verläuft die Krankheit primär oder sekundär **chronisch** progredient.

Prospektive Studien ergeben, dass 20 – 70 % der Patienten mit Optikusneuritis innerhalb von 7 Jahren an MS erkranken, 90 % davon innerhalb von vier Jahren, mit einem Gipfel in der 3. und 4. Lebensdekade. Patienten mit initialen Parästhesien weisen die geringste, Patienten mit früh einsetzenden zerebralen Herdsymptomen und Miktionsstörungen die höchste Sterblichkeitsrate auf.

20 – 70 % der Patienten mit **Optikusneuritis** erkranken innerhalb von sieben Jahren an MS. Die höchste Letalität besteht bei früher Manifestation von Herdsymptomen und Miktionsstörungen.

► Klinischer Fall.

► Klinischer Fall. Eine 38-jährige Verkäuferin stellte sich in der neurologischen Ambulanz vor, nachdem sie am Tag zuvor erstmals ein Taubheitsgefühl der rechten Körperhälfte gespürt hatte. Aus der Vorgeschichte waren rezidivierende Blasenentzündungen bekannt, keine Kopfschmerzen, keine Sehstörungen, kein Fieber. Es fand sich eine Hemihypästhesie rechts unter Aussparung von Stirn und Hinterkopf. Die Hirnnerven waren intakt, die Eigenreflexe links gesteigert, das Babinski-Zeichen war links positiv. Der Gang wirkte breitbeinig-unsicher. Im MRT mit KM stellten sich insgesamt acht MS-typische Plaques dar, z. T. mit starker entzündlicher Aktivität, vorwiegend in der rechten Hemisphäre. In der linken dorsolateralen Ponsregion fand sich ein 9 mm großer Herd ohne akut-entzündliche Aktivität.
Der Liquor ergab 12 Leukozyten, 47,7 mg/dl Gesamtprotein, oligoklonale Banden nur im Liquor. Die Borreliose EIA IgG und IgM waren negativ, die übrigen Laborbefunde inkl. Autoantikörperdiagnostik und Immundiagnostik (ANA, Anti-ENA, c-ANCA, p-ANCA, HIV 1/2-Ak und HIV1-p24-Ag) unauffällig. Nach Infusion von 1 g Methylprednisolon über 5 Tage trat eine leichte Besserung der Symptomatik ein. Die Patientin wurde eingehend über die Möglichkeiten der immunmodulierenden Behandlung aufgeklärt.
Sechs Monate später erfolgte eine stationäre Aufnahme, weil die Patientin nun Doppelbilder beim Blick nach links wahrnahm. Die neurologische Untersuchung ergab eine Abduzensparese links, eine Hypästhesie der rechten Fußsohle und eine leichte Steigerung des Muskeltonus an den Beinen. Das Babinski-Zeichen war negativ. Das MRT des Kopfes mit KM zeigte fünf hyperintense Marklagerherde, periventrikulär sieben Plaques, die rechtsseitig konfluierten, aber auch infratentoriell links zwei Herde im pontinen Tegmentum und Kleinhirnschenkel links. Unter erneuter Infusionstherapie mit 1 g Methylprednisolon über fünf Tage bildete sich die Abduzensparese zurück. Seither injiziert sich die Patientin einmal pro Woche ein IFN-β1a-Präparat.

1.6 Tumoren des Gehirns und Rückenmarks
1.6.1 Hirntumoren

1.6 Tumoren des Gehirns und Rückenmarks

1.6.1 Hirntumoren

► Synonym.

► **Synonym.** Tumor cerebri, Hirngeschwulst. Autochtone, hirneigene Tumoren

► Definition.

► Definition. Als Hirntumoren (autochthone, hirneigene Tumoren) bezeichnet man primäre intrakranielle Neoplasmen, die
- vom Neuroepithel und von den umgebenden Strukturen (Meningen, Nervenscheiden, Hypophyse) ausgehen oder
- entwicklungsgeschichtlich ektope intrakranielle Gewebedifferenzierungen darstellen (Keimzell- und Fehlbildungstumoren).

Entsprechend der Tumorlokalisation, die sowohl von der Tumorart als auch dem Lebensalter bei Erkrankung abhängt, treten neurologische Herdsymptome auf. In jedem Fall kommt es durch das Tumorwachstum (sowohl maligner als auch benigner Tumoren) zum intrakraniellen Druckanstieg, der neben der Malignität des Tumors prognostisch entscheidend ist. Die Hirnmetasen werden im **Kapitel B-1.6.2**, S. 333 besprochen.

Epidemiologie: 10 % der Neoplasmen sind Hirntumoren, deren Inzidenz 8 – 9/100 000 Einwohner beträgt. Das weibliche Geschlecht überwiegt bei den benignen, das männliche bei den malignen Tumoren. Zur Altersverteilung siehe Tab. **B-1.45**.

Epidemiologie: Die Prävalenz der Hirntumoren beträgt 60/100 000 Einwohner. Die Inzidenz liegt bei 8 – 9/100 000, die der Gliome bei 5 – 6/100 000 Einwohner. Der Anteil der hirneigenen Tumoren an der Gesamtzahl der Neoplasmen wird auf 10 % geschätzt. Bei Kindern ist dieser Prozentanteil höher. Hirnmetastasen sind zehnmal häufiger als autochtone Hirntumoren.
- Unter den hirneigenen Tumoren sind die **Gliome** die häufigsten; das **Astrozytom** (Grad II) und das **Glioblastom** (Grad IV) haben einen Anteil an der Gesamtzahl der Hirntumoren von jeweils etwa 25 % (mit leichtem Überwiegen der Glioblastome).
- Etwas seltener sind die meist beningnen **Meningeome** (20 %).
- Andere intrakranielle Neubildungen wie Keimzelltumoren und maligne Lymphome haben einen wesentlich geringeren Anteil (< 5 %) an der Gesamtzahl der primären Hirntumoren.

Einzelne Tumorarten bevorzugen ein bestimmtes Lebensalter (Tab. **B-1.45**). Bei den benignen Hirntumoren überwiegt das weibliche, bei den malignen das männliche Geschlecht.

► Merke.

► Merke. Die ersten und zunächst einzigen Symptome eines Hirntumors können psychische Veränderungen sein.

B-1.45 Altersverteilung der Hirntumoren

Erkrankungsalter	Tumorarten
Kindes- und Jugendalter (< 20 Jahre)	Medulloblastome, pilozytische Astrozytome, Ependymome, Plexuspapillome, Gliome des Hirnstamms und Zwischenhirns, Pinealome, Kraniopharyngeome, Teratome, Germinome
20 – 50 Jahre	Gliome der Großhirnhemisphären (Astrozytome, Oligodendrogliome), Hämangioblastome
45 – 70 Jahre	Glioblastome, Meningeome, Neurinome, Hypophysenadenome

Symptomatologie: Häufig sind **psychische Veränderungen** die ersten und zunächst einzigen Symptome eines Hirntumors. Antrieb und Spontaneität sind vermindert. Der Kranke wird seinen Aufgaben und früheren Interessen gegenüber zunehmend indifferent.

Kopfschmerzen, die zu den meistgeklagten Beschwerden überhaupt gehören, kommen zwar bei der Hälfte der jüngeren Patienten mit Hirntumoren vor, während sie von älteren (> 65 Jahre) nur selten geklagt werden, und sind auch kein spezifisches Frühsmptom; frontale Betonung, stärkste Schmerzintensität am Morgen, Zunahme beim Bücken oder unter Valsalva-Manöver (Pressen bei geschlossenem Mund nach tiefer Inspiration) – also bei intrakranieller Druckänderung – können Hinweise auf einen intrakraniellen Prozess sein. Treten neben dumpfen Kopfschmerzen Übelkeit und Erbrechen auf, sollte an erhöhten Hirndruck gedacht werden, v. a. wenn schon eine Antriebs- und **Vigilanzstörung** besteht. **Pupillenveränderungen** (weite, nur unausgiebig auf Licht reagierende Pupille) und eine Stauungspapille (s. Abb. **A-2.4**) sind nicht zu verkennende Symptome des erhöhten Hirndrucks (S. 105). Während **Hirndruckzeichen** bei rasch wachsenden malignen Tumoren zu den frühen Symptomen gehören, stellen sie sich bei benignen Tumoren erst im späten Erkrankungsstadium ein. Ein nicht mehr beherrschbarer intrakranieller Druckanstieg führt zum Einklemmungssyndrom (S. 108).

Auch bei Kindern gehen Verhaltensstörungen oft den Kopfschmerzen und weiteren Tumorsymptomen voraus. Die Kinder sind weniger lebhaft und ziehen sich vermehrt zurück. Nausea und Erbrechen können aber die einzigen Symptome eines Hirntumors sein. Aufgrund der überwiegend mittelliniennahen oder infratentoriellen Lokalisation kann es zu einem akuten **Verschlusshydrozephalus** mit heftigsten Kopfschmerzen und Erbrechen kommen (s. S. 165 u. Abb. **A-2.62**). Bei supratentorieller Lokalisation entwickeln sich Hirndruckzeichen meist erst spät.

Epileptische Anfälle, die bei jedem dritten Patienten mit Hirntumor auftreten, sind in 15 – 20 % dessen Initialsymptom. Wenn sie den neurologischen Ausfällen vorausgehen, sind sie häufiger durch gutartige hemisphärale Tumoren bedingt. Die Anfallsform weist auf die Tumorlokalisation hin; so beobachtet man z. B. komplex fokale (partielle) Anfälle überwiegend bei temporaler Lokalisation des Tumors, einfach fokale Anfälle als sensible oder motorische Jackson-Anfälle bei Neoplasmen in der Zentralregion und einen **Grand-Mal-Status** häufig bei Stirnhirntumoren. Eine isolierte Aura als fokales Symptom wird häufig verkannt und führt dann erst bei Auftreten sekundär generalisierter tonisch-klonischer Anfälle zur Diagnose einer symptomatischen Epilepsie und damit zum Tumorverdacht.

► Merke. Epileptische Anfälle, die sich nach dem 20. Lebensjahr manifestieren, sind immer auf einen Hirntumor verdächtig.

Während langsam wachsende frontale Tumoren sich zunächst ausschließlich mit psychopathologischen Symptomen manifestieren, weisen eine progrediente **Halbseitensymptomatik** oder **neuropsychologische Syndrome** auf einen parietalen bzw. temporalen Prozess hin. Plötzliches Auftreten oder akute Verschlechterung der Symptomatik kann durch Einblutung in den Tumor verursacht sein. **Visusminderung** und Gesichtsfeldausfälle sind Frühsymptome supraselllärer Tumoren. Eine allmählich progrediente homonyme **Hemianopsie** bei okzipitalen Tumoren nimmt der Patient oft erst spät wahr. Eine zerebellare **Ataxie** im Kindesalter kann durch einen Kleinhirntumor bedingt sein; im Erwachsenenalter ist ein Kleinhirnbrückenwinkel-Tumor die häufigere Ursache dieser Koordinationsstörung.

B-1.45

Symptomatologie: Frühsymptome eines Hirntumors sind **psychische** (z. B. Antriebsstörung), oft bevor Kopfschmerzen einsetzen.

Kopfschmerzen sind meist unspezifisch und werden von älteren Patienten nur selten angegeben. Kommen Übelkeit und Erbrechen oder eine **Vigilanzstörung** hinzu, ist v. a. bei morgendlichen Kopfschmerzen an erhöhten Hirndruck zu denken. Eindeutig objektivierbare **Hirndruckzeichen** sind **Pupillenstörungen** und **Stauungspapille**. Bei nicht mehr beherrschbarem Druckanstieg kommt es zum Syndrom der Einklemmung.

Nausea und Erbrechen können auch die einzigen Symptome eines Hirntumors sein. Symptome eines **Verschlusshydrozephalus** treten akut auf.

15 – 20 % der Hirntumoren manifestieren sich mit **epileptischen Anfällen**. Die Anfallsform lässt häufig auf die Tumorlokalisation schließen: z. B. **Grand-Mal-Status** bei frontalen, komplex fokale (partielle) Anfälle bei temporalen Tumoren und Jackson-Anfälle bei Lokalisation in der Zentralregion.

► Merke.

Je nach Lokalisation des Tumors manifestieren sich fokale **neurologische Ausfälle**: z. B. eine **Hemiparese und neuropsychologische Syndrome** bei parietalen bzw. temporalen Tumoren, eine **Hemianopsie** bei okzipitalen oder eine **Ataxie** bei infratentoriellen Prozessen. Frontale und bilaterale Tumoren manifestieren sich häufiger mit psychopathologischen Symptomen. **Visusminderung** oder **Hemianopsie** sind Frühsymptome suprasellärer Tumoren.

Ätiopathogenese: Die Ätiologie der Hirntumoren ist unklar. Einzelne Hirntumorarten sind alters- und z. T. lokalisationsspezifisch (Tab. **B-1.45** u. Tab. **B-1.46**).

Ätiopathogenese: Die Ätiologie der Hirntumoren ist ungeklärt. Die Altersbindung einzelner Hirntumorarten (vgl. Tab. **B-1.45**) legt hormonelle Faktoren, das lokalisationsspezifische Auftreten (Tab. **B-1.46**) die Bedeutung histogenetischer Fehlentwicklungen nahe. Tumoren, die ihren Altersgipfel vor dem 20. Lebensjahr haben, treten kaum jemals in höherem Alter auf und umgekehrt. Kinder erkranken überwiegend an mittelliniennahen Tumoren (Neuralrohrschluss), die wahrscheinlich von primitiven neuronalen Vorläuferzellen abstammen. Genetische Faktoren spielen insbesondere für die bei Phakomatosen vorkommenden Tumoren (S. 177) und wahrscheinlich für die Assoziation von Keilbeinmeningeomen mit Mammakarzinomen eine Rolle.

▸ Merke.

▸ Merke. Bei Kindern wachsen Hirntumoren vorwiegend infratentoriell, bei Erwachsenen supratentoriell.

B-1.46

B-1.46 Erkrankungsalter und Beziehungen zwischen Art und Lokalisation von Hirntumoren

Lokalisation	Art der Tumoren und Erkrankungsalter	
	Erwachsene	**Kinder und Jugendliche**
supratentoriell	Glioblastome, Astrozytome, Oligodendrogliome, Meningeome	Ependymome (Plexuspapillome)
Mittellinie	Hypophysenadenome	Pinealome, Kraniopharyngeome, Keimzelltumoren
infratentoriell Mittellinie	Hämangioblastome	Medulloblastome, pilozytische Astrozytome, Ependymome
Kleinhirnbrückenwinkel	Neurinome	

Als **Malignitätszeichen** finden sich neben Entdifferenzierung der Zellen und Mitosereichtum pathologische Gefäße. Zu histopathologischen Befunden einiger Hirntumoren siehe Abb. **B-1.92**.

Histologische Kriterien für **Malignität** sind fehlende Differenzierung, Zell- und Kernpolymorphie, Mehrkernigkeit, hohe Mitoserate mit atypischen Mitosen und kurze Lebenszeit der Zellen mit frühzeitigen regressiven Prozessen sowie pathologische Gefäße mit arteriovenösen Kurzschlüssen. Zu histopathologischen Befunden einiger Hirntumoren siehe Abb. **B-1.92**. Im Einzelfall sind für die Bestimmung der Artdiagnose des Tumors neurohistologische Spezialfärbungen und immunhistochemische Reaktionen notwendig.

Als **intratumorale degenerative Prozesse** finden sich bei malignen Tumoren häufig Nekrosen, bei benignen eher Zystenbildung und Kalkeinlagerung. Blutungen in den Tumor sind durch intratumorale Gefäßveränderungen bedingt. Die Mehrzahl der intrazerebralen Tumoren geht mit einem **perifokalen Ödem** einher.

Intratumorale degenerative Prozesse finden sich als Nekrose durch intratumoralen Gefäßverschluss vorwiegend bei malignen Tumoren, z. B. dem Glioblastom. Zystische Degeneration und Kalkeinlagerung sind typisch für gutartige Tumoren. Intratumorale Blutungen kommen bei Glioblastomen, Oligodendrogliomen und Hypophysenadenomen vor. Die Blutung wird durch hyaline Gefäßveränderungen oder insuffizienten Gefäßaufbau bei schnellem Tumorwachstum verursacht. Die Mehrzahl der Hirntumoren geht mit einem **perifokalen Ödem** („Begleitödem") einher, das hämodynamisch oder durch toxische Stoffwechselprodukte und eine intratumorale Blut-Hirn-Schrankenstörung bedingt ist.

Auch gutartige Tumoren können lokal infiltrierend wachsen. Eine **Metastasierung** erfolgt fast ausschließlich über den Liquor mit sog. Abtropfmetastasen entlang der Cauda equina (vgl. Abb. **B-1.135**).

Auch relativ gutartige Neoplasmen neigen zu lokaler Invasion der benachbarten Strukturen, insbesondere der Meningen. Gliome wachsen entlang der Nervenfasern und können sich über weite Hirnareale, auch über den Balken zur Gegenseite ausbreiten (Gliomatosis cerebri), ohne schwere neurologische Defizite zu verursachen. Maligne Gliome, die aufgrund der intratumoralen Nekrose oft gut abgrenzbar erscheinen, haben regelmäßig eine breite Wachstumszone mit Infiltration. Eine **Metastasierung** meist ventrikelnaher Hirntumoren (Medulloblastome, Ependymome, Pinealoblastome) erfolgt über den Liquor. Die Metastasen setzen sich in Richtung des Liquorflusses ab, meist entlang der Cauda equina („Abtropfmetastasen", vgl. Abb. **B-1.135**). Extraneurale Metastasen sind sehr selten, fast ausschließlich bei Medullo- und Glioblastomen.

Die klinische **Malignitätsbeurteilung** der Hirntumoren richtet sich nach histopathologischen und molekulardiagnostischen Befunden, raumfordernder Wirkung und Metastasierungsneigung, Krankheitsdauer und Lebensalter des Patienten. Die international empfohlene **Gradeinteilung** (Tab. **B-1.47**) lässt eine prognostische Einschätzung der Erkrankung zu.

Für die Dignitätsbeurteilung der Hirntumoren können nicht die in der Onkologie üblichen Kriterien angewandt werden. Auch histologisch gutartige Tumoren wirken raumfordernd und können infolge intrakraniellen Druckanstiegs letztlich zur letalen Hirnstammeinklemmung führen (S. 108). In die klinische Beurteilung der Malignität der Hirntumoren gehen histopathologische und molekulardiagnostische Befunde, aber auch das biologische Verhalten des Tumors (d. h. raumfordernde Wirkung von Tumor und perifokalem Ödem, Kompression umgebender Strukturen durch den Tumor, Metastasierungsneigung), die Krankheitsdauer und das Lebensalter des Patienten ein.

B-1.92 Hirntumoren – histopathologische Befunde

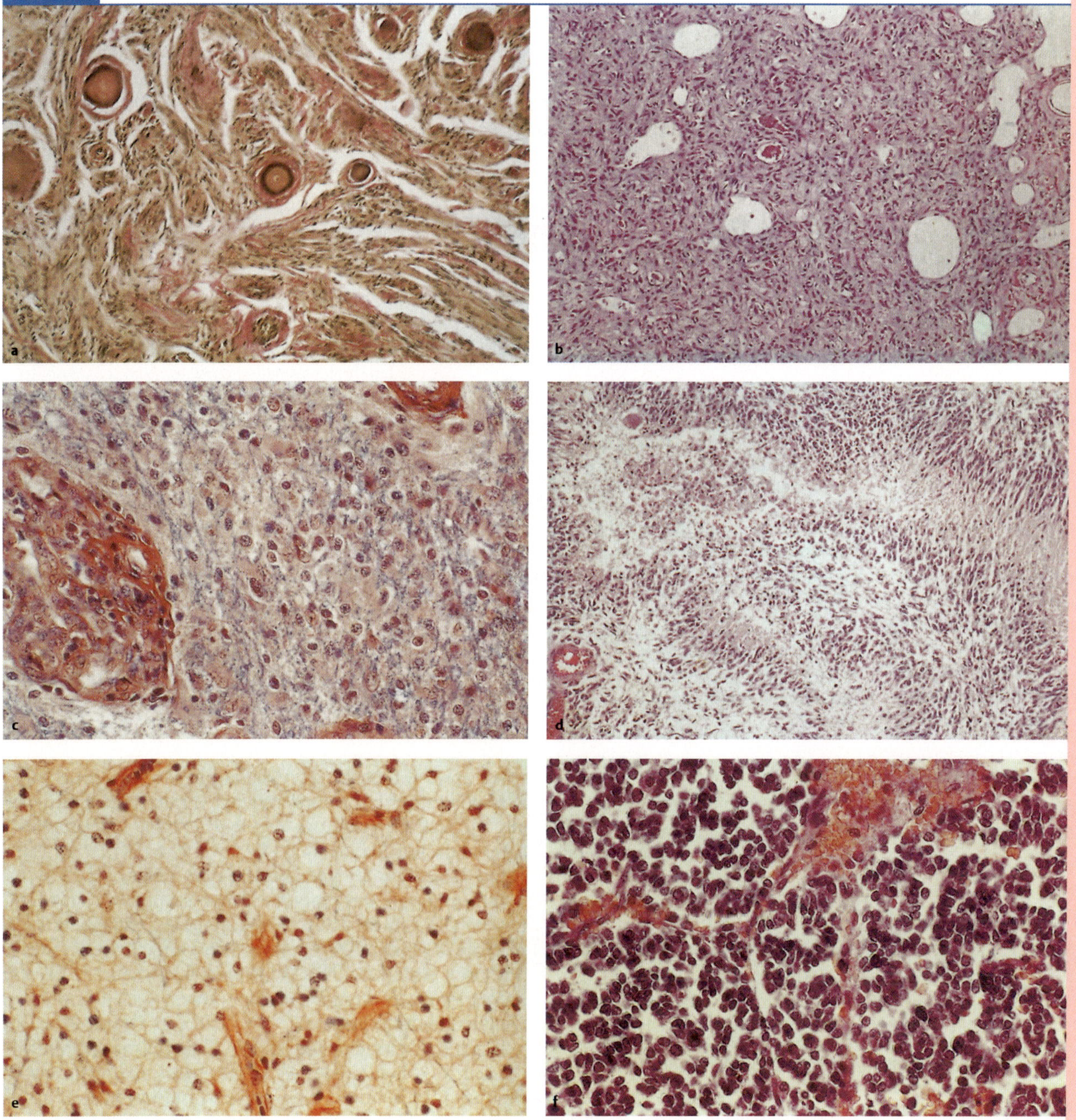

EvG: Elastica van Gieson, HE = Hämatoxylin-Eosin-Färbung, PTAH: phosphorsaures HE.

a Meningeom (EvG 40 : 1): 82-jährige Frau mit rezidivierenden Hirndruckzeichen. Nach Sturz mit Hirnkontusion Tod infolge zentraler Atemlähmung. Autoptisch mandarinengroßer Tumor am Keilbein links. Histologisch schlanke fibroblastenähnliche Meningothelien in Bündeln und Wirbeln; im Zentrum der Wirbel konzentrisch geschichtete Verkalkungen (Psammom-Körper).

b Hämangioblastom (HE 40 : 1): 35-jähriger Mann mit computertomografisch nachgewiesenem Tumor der hinteren Schädelgrube. Intraoperativ zystisch mit solide erscheinendem Anteil. Histologisch dicht liegende, dünnwandige Kapillarproliferate mit plumpen Endothelien, dazwischen helle, polygonale sog. Stromazellen mit schaumigem Zytoplasma.

c Astrozytom III (PTAH 100 : 1): 67-jährige Frau mit intraoperativ unscharf abgegrenztem, festem Tumor der rechten Großhirnhemisphäre. Histologisch dicht gelagerte Astrozyten mit groben Gliafasern. Am Bildrand Glomerulus-ähnliche proliferierte Gefäßknäuel.

d Malignes Astrozytom IV (HE 40 : 1): 51-jähriger Mann mit rapidem intellektuellem Abbau. Klinisch nachgewiesener inoperabler Tumor des Corpus callosum und beider Großhirnhemisphären. Verstorben nach 3-monatigem Verlauf an zentraler Atemlähmung. Histologisch dicht liegende astrozytenartige Tumorzellen mit hyperchromatischen, polymorphen Kernen, palisadenartig um kernlose Nekrosebänder gelagert, sog. Glioblastom-Palisaden.

e Oligodendrogliom (PTAH 100 : 1): 38-jährige Frau mit komplex-fokalen Anfällen seit 3 Jahren. Radiologisch z. T. verkalkter temporaler Tumor. Histologisch dichter liegende Oligodendroglia-Zellen von rundlicher Gestalt mit hellem, perinukleärem Hof, keine Gliafasern.

f Medulloblastom (HE 100 : 1): 14-jähriger Junge mit plötzlich aufgetretener Gangunsicherheit, Erbrechen und Visusminderung, verstorben nach nächtlicher Aspiration. Autoptisch mittelliniennaher Tumor im Kleinhirn. Histologisch dichte, fast nackte, kernige chromatinreiche Zellen ohne abgrenzbares Zytoplasma, z. T. in rosettenartiger Lagerung.

Der Differenzierung von Gliomen dient die Bestimmung der Markierungsrate für das proliferationsassoziierte nukleäre Antigen Ki-67. Ein molekulardignostischer Marker zur Bestimmung von Deletionen auf den Chromosomen 1p und 19q hat prognostische Bedeutung. Die von histologischen Kriterien ausgehende, international empfohlene Gradeinteilung („Grading) korreliert mit dem biologischen Verhalten der Tumoren und hat große Bedeutung für die Prognose (Tab. **B-1.47**). Die Überlebenszeit ist aber im Einzelfall von der Operabilität und postoperativen Behandlung abhängig.

B-1.47

B-1.47 Gradeinteilung der Hirntumoren

Grad	Postoperative Überlebenszeit	Tumoren
I	≥ 5 (20 – 40) Jahre	pilozytisches Astrozytom, Ependymom, Plexuspapillom, Neurinom, Meningeom, Teratom, Kraniopharyngeom, Hypophysenadenom, Hämangioblastom
II	3 – 5 Jahre	fibrilläres Astrozytom, gemistozytisches Astrozytom, diffuses Astrozytom, protoplasmatisches Astrozytom, pilomyxoides Astrozytom, Oligodendrogliom, Oligoastrozytom
III	2 – 3 Jahre	anaplastisches Astrozytom, anaplastisches Oligodendrogliom, anaplastisches Oligoastrozytom, Gliomatosis cerebri, Germinom, Neurofibrosarkom
IV	6 – 15 Monate	Glioblastom, Medulloblastom, primäres malignes Lymphom, Meningosarkom

Diagnostik: Neurologische Herdsymptome werden von Tumorlokalisation, Hirnödem und Massenverschiebung bestimmt. Zur Beurteilung des Schweregrades der Beeinträchtigung durch den Tumor wird der Aktivitätsindex nach Karnofsky bestimmt (Tab. **B-1.48**).

Diagnostik: Neurologische Herdsymptome werden überwiegend von der Tumorlokalisation bestimmt. In fortgeschrittenem Stadium kann es aber auch entfernt vom Tumor zu Funktionsstörungen durch Ödem oder Verlagerung und Einklemmung von Hirnanteilen bei intrakranieller Drucksteigerung kommen (z. B. homolaterale Hemiparese bei tentorieller Einklemmung, Abb. **A-2.64**), Ischämie oder Blutung. Zur Beurteilung des Schweregrades der Beeinträchtigung durch den Tumor sollte im Hinblick auf die Therapieplanung und die Verlaufskontrollen der Aktivitätsindex nach Karnofsky bestimmt werden (Tab. **B-1.48**).

B-1.48

B-1.48 Karnofsky-Aktivitätsindex

Aktivitätsgrad (%)	Zustand des Patienten
100	normale Aktivität, keine Beschwerden, keine Krankheitszeichen
90	normale Aktivität, geringfügige Symptome
80	normale Aktivität unter Anstrengung
70	sorgt für sich selbst, regelmäßige Arbeit nicht möglich
60	braucht gelegentlich Hilfe, ist aber fähig, für die meisten seiner Bedürfnisse selbst zu sorgen
50	fremde Hilfe und medizinische Behandlung häufig erforderlich
40	geschwächt, fremde Hilfe regelmäßig erforderlich, pflegebedürftig
30	stark geschwächt, Krankenhausbehandlung indiziert, jedoch noch keine Lebensgefahr
20	stark geschwächt, Krankenhausbehandlung notwendig, aktive unterstützende Behandlung notwendig
10	moribund

Das **EEG** liefert richtungweisende Befunde bei der Manifestation epileptischer Anfälle.

Die wichtigste Untersuchung bei Verdacht auf einen Hirntumor ist die **bildgebende Diagnostik**. Der direkte Nachweis mit Artdiagnose des Tumors gelingt am besten mittels **MRT**.

Das **EEG** liefert richtungweisende Befunde bei der Manifestation epileptischer Anfälle, z. B. eine umschriebene Funktionsstörung, einen epileptogenen Fokus (s. Abb. **A-3.7**) seltener eine diffuse Funktionsstörung als Ausdruck der Hirndrucksteigerung.
Die wichtigste Untersuchung bei Hirntumor-Verdacht ist die **bildgebende Diagnostik** mittels **MRT**, die in den meisten Fällen nicht nur den Prozess nachweist, sondern auch eine Artdiagnose ermöglicht. Die MRT ist zur Therapieplanung und postoperativen Kontrolle (innerhalb der ersten drei Tage) unerlässlich, da sie den Tumor in verschiedenen Ebenen und in seiner Beziehung zu umgebenden Strukturen erkennen lässt, aber auch postoperativ den Tumorrest im Vergleich mit den präoperativ (in gleichen Schichten) angefertigten Bildern bestimmen kann.

Ein CT kann zur Beurteilung kalkdichter Strukturen im Tumorgewebe angefertigt werden. Eine invasive Angiografie ist nur sehr selten, z. B. bei gefäßreichen Tumoren zur Darstellung zuführender Gefäße (besonders bei Meningeomen) und pathologischer Vaskularisation präoperativ indiziert. Weitere bildgebende Verfahren, SPECT und PET, auch die Kombination mit MRT, dienen speziellen Fragestellungen. Die funktionelle MRT wird gelegentlich präoperativ eingesetzt, um eloquente Hirnareale (für z. B. die Sprache oder die Handfunktion) intraoperativ nicht zu schädigen bzw. nicht zu resezieren, vgl. Abb. **A-2.58** (Topografie der Sprachregion), S. 94 sowie Abb. **A-3.28** (fMRT und „Finger tapping"-Aufgabe), S. 143.
Mittels Protonenspektroskopie (^{1}H-MRS) kann die Beurteilung des Malignitätsgrades und die Unterscheidung zwischen Tumorrezidiv und Strahlennekrose gelingen (S. 142).

Die CT eignet sich besonders zur Darstellung kalkdichter tumoröser Strukturen. SPECT, PET, fMRT und MRS dienen speziellen Fragestellungen (S. 94, S. 142 u. S. 143).

B-1.93 Intrazerebral metastasiertes Astrozytom

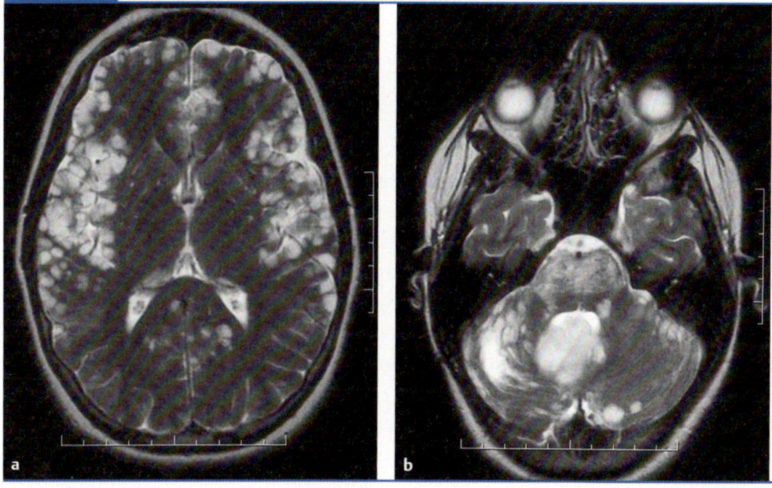

T 2-gewichtetes cMRT mit Darstellung von multiplen zystischen Strukturen entlang der äußeren Liquorräume. Initiale Tumormanifestation infratentoriell im Bereich des rechten Kleinhirnstiels (Pedunculus cerebelli), dann ubiquitäre Metastasierung über den Liquor. Histologisch: Anaplastisches Gliom WHO Grad III.

Der **Liquor** weist oft eine Eiweißerhöhung infolge Schrankenstörung auf; im Sediment sollte immer sorgfältig nach **Tumorzellen** gesucht werden. Die Liquoruntersuchung dient in erster Linie der differenzialdiagnostischen Abgrenzung gegenüber einer entzündlichen Erkrankung. Bei primär zerebralem Lymphom und bei Keimzelltumoren kann sie wesentliche diagnostische Hinweise geben. Bei malignen Gliomen findet sich gelegentlich auch eine Aussaat maligner Zellen in den Liquor (Abb. **B-1.94**).

Im **Liquor** finden sich neben einer Eiweißerhöhung gelegentlich **Tumorzellen** (Abb. **B-1.94**). Bei Tumorverdacht darf eine Lumbalpunktion wegen **Einklemmungsgefahr** jedoch erst nach Anfertigung eines MRT oder CT durchgeführt werden.

► Merke. Eine Lumbalpunktion ist bei erhöhtem Hirndruck wegen der **Einklemmungsgefahr**, die bei infratentoriellen Tumoren **besonders groß** ist, kontraindiziert.

► Merke.

Der ophthalmoskopische Ausschluss einer Stauungspapille ist nicht ausreichend, da bei rascher Hirndrucksteigerung eine Stauungspapille fehlen kann (S. 105). Bei Hirntumor-Verdacht darf die Lumbalpunktion demnach nur nach bildgebender Diagnostik durchgeführt werden.

B-1.94 Glioblastomzelle im Liquor cerebrospinalis

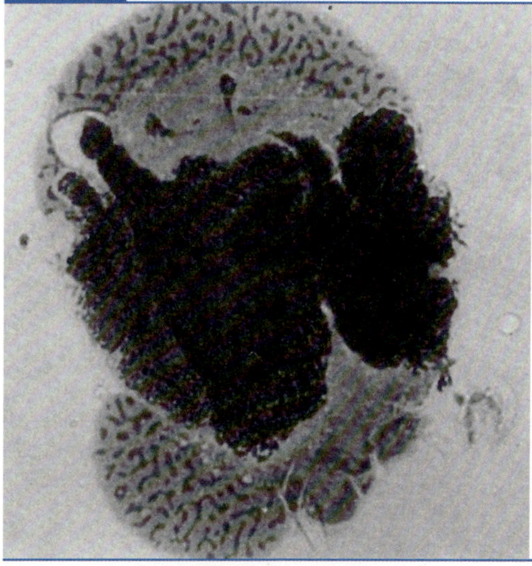

Die 69-jährige Patientin war ein Jahr zuvor an einem zerebralen Glioblastom operiert worden. Nach Auftreten eines inkompletten Querschnitt-Syndroms ergab die Lumbalpunktion 4/3-Zellen, im Sediment fand sich eine riesige Tumorzelle (zum Größenvergleich: ein Erythrozyt und ein Monozyt am rechten Bildrand). Die Patientin starb einige Wochen später. Die Obduktion ergab eine ausgedehnte spinale Metastasierung.

B-1.94

Differenzialdiagnose: Hirnmetastasen, **Angiome**, traumatische intrakranielle **Hämatome**, Abszesse und weitere Erkrankungen, die mit einer Hirndrucksteigerung verbunden sind, sind klinisch und neuroradiologisch abzugrenzen.

Differenzialdiagnose: Von den primären Hirntumoren müssen Metastasen und eine Meningeosis carcinomatosa abgegrenzt werden (S. 333). Die Differenzialdiagnose schließt aber auch andere raumfordernde intrakranielle Prozesse ein: Das arteriovenöse **Angiom** (S. 343) und das chronische subdurale **Hämatom** sind durch bildgebende Verfahren zu differenzieren, während sich beim Hirnabszess, Tuberkulom und Parasitenbefall (v. a. Zystizerkose, s. Tab. **B-1.36**, S. 463) zusätzlich Entzündungszeichen im Liquor finden. Auch nicht lokal raumfordernde Prozesse können mit Hirndrucksteigerung einhergehen: Enzephalitiden und Meningitiden, Intoxikationen, Liquorzirkulationsstörungen unterschiedlicher Ursache (S. 165), die Höhenkrankheit und die Insolation („Sonnenstich").
Bei „apoplektischem" Gliom kann sich die Differenzialdiagnose zu einer vaskulären Hirnblutung ergeben.

▸ Merke.

▸ Merke. Akut einsetzende neurologische Herdsymptome bei Einblutung in ein malignes Gliom lassen zunächst an eine vaskuläre Hirnblutung denken. Wird eine Blutung mittels CT nachgewiesen, ist damit ein Tumor noch nicht ausgeschlossen, da die Tumordarstellung durch Blutüberlagerung erschwert sein kann (S. 406).

Der sog. **Pseudotumor cerebri** bzw. die **idiopathische intrakranielle Hypertension** (IIH) ist eine Ausschlussdiagnose. Charakteristisch sind eine Stauungspapille und ein Gesichtsfeldausfall ohne Nachweis eines Tumors oder einer anderen Ursache der intrakraniellen Drucksteigerung, insbesondere einer Sinusthrombose. Betroffen sind fast immer junge adipöse Frauen.

Seltene Ursache einer intrakraniellen Drucksteigerung ist der **Pseudotumor cerebri** bzw. die **idiopathische intrakranielle Hypertension** (IIH). Eine IIH darf angenommen werden, wenn andere Ursachen, insbesondere eine Sinusthrombose, ausgeschlossen sind. Überwiegend adipöse junge Frauen erkranken an IIH mit Kopfschmerzen und Sehstörungen. Der neurologische Befund ergibt eine meist beiderseitige Stauungspapille und gelegentlich eine Abduzensparese, die perimetrische Untersuchung eine Vergrößerung des blinden Flecks und inferionasale Gesichtsfeldausfälle. Bei der Lumbalpunktion misst man einen Eröffnungsdruck > 250 mmH_2O (S. 122). Mittels MRT werden normal weite oder kleine Ventrikel, eine Auftreibung der Nn. optici und gelegentlich das Phänomen der leeren Sella (empty sella) nachgewiesen. Pathophysiologisch werden ein erhöhter Liquorabflusswiderstand und eine gesteigerte Liquorproduktion diskutiert. Adipositas gilt als Risikofaktor; ein ursächlicher Zusammenhang mit endokrinologischen Störungen, Anämie und Medikamenten (Antibiotika, Kortikosteroide, Lithium, orale Kontrazeptiva) wird angenommen, ist aber nicht gesichert. Wiederholte Lumbalpunktionen mit Entnahme von je 30 – 50 ml Liquor führen häufig zur Besserung. Azetazolamid, das die Liquorproduktion senkt, kann über begrenzte Zeit oral gegeben werden. Eine Gewichtsreduktion ist anzustreben. Obwohl die Prognose insgesamt gut ist, sind in 10 – 20 % bleibende Visusstörungen zu erwarten, die Gesichtsfeldkontrollen und evtl. eine mikrochirurgische Fensterung der Optikus-Nervenscheide erfordern.

Therapie der Hirntumoren: Optionen sind **Operation, Radio- und Chemotherapie**.

Die spezifische Therapie setzt eine histologische Diagnose und damit eine mikroskopische morphologische Untersuchung voraus. Die Entnahme von Tumormaterial erfolgt mittels **stereotaktischer oder offener Biopsie** bzw. Operation. Die **Indikation zur Operation** der Hirntumoren wird eingeschränkt durch das Risiko operationsbedingter neurologischer Ausfälle. Die **vollständige Resektion** von Tumoren des WHO-Grades I ist kurativ.

Therapie der Hirntumoren: Therapeutische Möglichkeiten bei Hirntumoren sind **Operation, Bestrahlung und Chemotherapie.**
Eine spezifische Therapie setzt die Kenntnis der histologischen Diagnose und damit eine mikroskopische morphologische Untersuchung voraus. Die Entnahme von Tumormaterial erfolgt entweder mittels **Biopsie** oder bei offener **Operation.**

- Eine **stereotaktische Biopsie** wird in Lokalanästhesie vorgenommen. Mit einer offenen Biopsie bzw. Operation wird gleichzeitig eine möglichst vollständige Resektion angestrebt.
- Die **Operationsindikation** und der Umfang der Resektion werden wesentlich durch das Risiko postoperativer neurologischer Ausfälle, v. a. bei Eingriffen in der dominanten Hemisphäre, eingeschränkt.
- Die **vollständige Resektion** von Tumoren des WHO-Grades I ist kurativ.
- Gelingt die makroskopisch vollständige Entfernung bei Tumoren der WHO-Grade II–IV nicht, ist das Zeitintervall bis zum Rezidiv kürzer als bei vollständiger Resektion.
- Kriterien für die Entscheidung zwischen Biopsie und Operation sind neben Größe und Lokalisation sowie der neuroradiologisch zu vermutenden Artdiagnose des Tumors der Allgemeinzustand (Karnofsky-Aktivitätsindex, s. Tab. **B-1.48**), das Alter des Patienten und Begleiterkrankungen.
- Bei Verlegung der Liquorwege, insbesondere bei Tumoren in der hinteren Schädelgrube, kann eine externe Liquordrainage vorübergehend erforderlich werden.

Die Wirksamkeit einer primären Radio- oder Chemotherapie der Hirntumoren hängt von der Artdiagnose ab. Eine primäre oder

Ist eine Tumorresektion wegen der Größe oder Lokalisation des Tumors nicht möglich, wird anhand der bioptisch-histologischen Diagnose über eine primäre **Radiotherapie** oder Chemotherapie entschieden.

- Die **Mehrzahl der malignen Tumoren** wird postoperativ bestrahlt, semimaligne und semibenigne Tumoren nach subtotaler Resektion. Obwohl Gliome nur eine mäßige bis geringe Strahlenempfindlichkeit besitzen, verlängert die **Strahlentherapie** die Überlebenszeit.
- In der Regel wird eine externe **fraktionierte Strahlentherapie** des Operationsgebiets und einer mittels Bildgebung festgelegten Randzone durchgeführt (54 bis max. 60 Gy in sechs Wochen mit Einzeldosen von 1,8 – 2 Gy).
- Für mittelliniennahe, inoperable, niedrigmaligne Tumoren besteht die Möglichkeit der **interstitiellen Bestrahlung** mit stereotaktisch eingebrachten Radionukliden.
- Für kleine (< 3 cm) und operativ schwer zugängliche Tumoren besteht auch die Möglichkeit der **stereotaktischen Bestrahlung oder Radiochirurgie**.

Die Wirksamkeit der Strahlentherapie ist durch klinische und MRT-Verlaufskontrollen zu überwachen und die Therapie bei Ineffektivität abzubrechen, da neben einer initialen Verstärkung des Hirnödems mit irreversiblen, z. T. progredienten Strahlenspätschäden in Form von Demyelinisierung und Nekrosen vorwiegend der weißen Substanz sowie mikrovaskulären Veränderungen mit Ischämien gerechnet werden muss.

postoperative **Strahlentherapie** wird in der Regel als perkutane fraktionierte Bestrahlung der erweiterten Tumorregion vorgenommen. Dabei muss mit vorübergehender Verstärkung des Hirnödems gerechnet werden.

Die Wirksamkeit der **Chemotherapie** hängt vom Ausmaß der Blut-Hirn-Schrankenstörung und der Liquorgängigkeit der Zytostatika ab. Die Gliome sind mit Ausnahme der Oligodendrogliome wenig chemosensitiv.

- Empfohlen wird das **PCV-Schema** (Procarbazin, CCNU [Lomustin], Vincristin).
- Neben der intravenösen Therapie kommt insbesondere auch bei Rezidiven maligner Gliome die orale Gabe von **Temozolomid** in Betracht.
- Bei Tumoren, die zur Aussaat über den Liquor neigen, werden geeignete Chemotherapeutika auch **intrathekal** appliziert.

Ebenso wie nach Bestrahlung besteht das Risiko einer Knochenmarkdepression und, insbesondere bei Kombination der Methoden, die Gefahr einer Leukenzephalopathie, die die Prognose wesentlich verschlechtert.

Die **Chemotherapie der Hirntumoren** erfolgt bei höhergradigen Tumoren als adjuvante Therapie postoperativ oder bei einem Rezidiv. Zu den wirksamen Chemotherapeutika gehören **PCV** und **Temozolomid**. Nebenwirkungen sind Knochenmarkdepression und Leukenzephalopathie.

▶ Merke. Mittel der Wahl zur Behandlung des peritumoralen Ödems sind **Kortikosteroide**. Innerhalb 24 Stunden nach Therapiebeginn zeigt sich eine Besserung der Vigilanz und Rückbildung der neurologischen Symptome.

▶ Merke.

Im Vordergrund sowohl der perioperativen als auch der die Strahlen- und Chemotherapie begleitenden Behandlung steht die Senkung des intrakraniellen Drucks durch **Behandlung des Hirnödems**. Zur Ödemtherapie bei malignen Tumoren mit einer Blut-Hirn-Schrankenstörung (vasogenes Ödem, S. 107) eignen sich **Kortikosteroide**. Initial werden bis zu 40 mg Dexamethason als Bolus i. v. verabreicht und im Abstand von sechs Stunden je 6 – 8 mg i. v., mit darauf folgender langsamer Reduktion und Absetzen möglichst innerhalb einiger Wochen nach Operation. Der maximale Therapieeffekt ist nach drei bis vier Tagen zu erwarten. Die orale Erhaltungsdosis bei inoperablen Tumoren und während der Bestrahlung oder Chemotherapie beträgt 6 – 12 mg Dexamethason/die. Bei nicht ausreichendem Therapieeffekt können osmotisch wirksame Substanzen (Mannitol, Glycerol) zusätzlich gegeben werden. Neben einer Magenulkusprophylaxe mit H_2-Blockern ist auf ausreichende Flüssigkeitszufuhr und ein ausgeglichenes Elektrolytverhältnis zu achten, da sich sonst die Hirndurchblutung verringert und das Ödem zunimmt.

Bei perifokalem Ödem ist eine **Hirnödem-Therapie** erforderlich.

Wenn der Tumor mit epileptischen Anfällen symptomatisch wurde, ist die medikamentöse **antiepileptische Therapie** vornehmlich mit Carbamazepin prä-, peri- und postoperativ noch für mindestens 3 Monate erforderlich.

Bei Tumorrezidiv und ausgeschöpften kausalen Behandlungsoptionen sind die Hirnödemtherapie und die Gabe von Antiemetika und Analgetika (meist Opiate) die einzigen palliativen Behandlungsmöglichkeiten.

Wenn der Tumor mit epileptischen Anfällen symptomatisch wurde, ist die medikamentöse **antiepileptische Therapie** erforderlich.

Verlauf: Gelegentlich sind die Symptome transient und rezidivieren. Lebensbedrohlich sind die progrediente tumoröse Infiltration vitaler Hirnstrukturen, insbesondere des Hirnstamms, und der erhöhte Hirndruck. Die chronische Drucksteigerung kann in eine akute übergehen, wenn es zur Einblutung in den Tumor oder zu einer Kompression mit Behinderung des Liquorabflusses und Verschlusshydrozephalus kommt. Die Gefahr der **Einklemmung** (S. 108) besteht bei malignen und bei histologisch benignen Tumoren.

Verlauf: Lebensbedrohlich sind die Infiltration vitaler Hirnstrukturen (Hirnstamm) und der chronisch erhöhte Hirndruck. Die Gefahr der Einklemmung besteht bei benignen ebenso wie bei malignen Tumoren.

MRT-**Verlaufskontrollen** sollten bei benignen Tumoren in jährlichen, bei malignen in drei- bis sechsmonatigen Intervallen erfolgen, um ein Rezidiv oder eine Progression der Prozesse frühzeitig zu erfassen. Unter Radio- und Chemotherapie sind wöchentliche

Regelmäßige radiologische **Verlaufskontrollen** sind bei jedem Hirntumor erforderlich, um ein Rezidiv oder eine Progression des

Tumors frühzeitig zu erfassen. Als akute Komplikation der Strahlen- und Chemotherapie besteht die Gefahr der Knochenmarkdepression, als Spätfolge die Gefahr der Leukenzephalopathie und Strahlennekrose.

Blutbildkontrollen erforderlich (Knochenmarkdepression). Insbesondere bei Kombination der Methoden besteht als Spätfolge die Gefahr einer Leukenzephalopathie, die die Prognose wesentlich verschlechtert. Aufgrund einer Demyelinisierung des Marklagers entwickeln sich Monate bis Jahre nach Therapie spastische Paresen, extrapyramidale Störungen, Ataxie und ein progredientes Psychosyndrom bis zur Demenz. Das mit der Leukoenzephalopathie oder einer Strahlennekrose einhergehende Ödem lässt sich vorübergehend durch die Gabe von Kortikosteroiden verringern.

Prognose: Die Prognose hängt ab vom Lebensalter, neurologischen Befund und Allgemeinzustand (s. Tab. **B-1.48**) bei Diagnosestellung, dem histopathologischen Malignitätsgrad des Tumors und der Radikalität der Tumorentfernung. Nur etwa ein Drittel der Patienten mit Hirntumor kann geheilt werden.

Prognose: Die Prognose hängt ab vom Lebensalter, neurologischen Befund, Allgemeinzustand (Karnofsky-Aktivitätsindex, s. Tab. **B-1.48**), histopathologischen Malignitätsgrad und der Radikalität der Tumorentfernung. Ältere Patienten mit malignen Gliomen haben eine schlechtere Prognose als jüngere. Bei Tumoren des Kindes- und Jugendalters (Medulloblastome, Ponsgliome, Ependymome) ist die Prognose mit zunehmendem Manifestationsalter günstiger. Etwa ein Drittel aller Patienten wird durch eine spezifische Therapie geheilt. Ein Drittel hat eine postoperative Überlebenszeit von drei bis fünf Jahren, und ein Drittel stirbt innerhalb eines Jahres nach Auftreten der ersten Symptome.

≡ B-1.49

≡ B-1.49 Histologische Einteilung der häufigsten Hirntumoren (nach WHO-Klassifikation 2007)

Histologische Einteilung	Gradeinteilung
1. Neuroepitheliale Tumoren (Gliome)	I – IV
A. Astrozytäre Tumoren	I – IV
B. Oligodendrogliale Tumoren	II, III
C. Ependymale Tumoren	I, III
D. Choroidplexus-Tumoren	I – III
E. Pinealis-Tumoren	I – IV
F. Embryonale Tumoren	IV
2. Tumoren der Hirnnerven (Neurinom, Neurofibrom)	I
3. Tumoren der Meningen	I – IV
A. Meningeom	I – III
B. Primär melanozytische Läsionen	I – III
C. Andere Neoplasien (Hämangioblastom)	I
4. Primäre ZNS-Lymphome	III – IV
5. Keimzelltumoren	I – IV
6. Tumoren der Sellaregion	I
A. Hypophysenadenom	I
B. Kraniopharyngeom	I
7. Zysten und tumorähnliche Läsionen	I
A. Epidermoidzysten und Dermoidzysten	I
B. Kolloidtumoren des III. Ventrikels	I

Spezielle Diagnostik und Therapie der Hirntumoren: In den folgenden Abschnitten werden die spezielle Diagnostik und Therapie für die häufigsten Hirntumoren entsprechend der WHO-Klassifikation (Tab. **B-1.49**) dargestellt.

Spezielle Diagnostik und Therapie der Hirntumoren: Symptomatologie und Erscheinungsform der Hirntumoren unterscheiden sich je nach Tumorart. Daher wird in den folgenden Abschnitten die spezielle Diagnostik und Therapie für die häufigsten Hirntumoren dargestellt. Die Einteilung der Hirntumoren entspricht der WHO-Klassifikation. Diese unterscheidet die Hirntumoren nach dem histologischen Aufbau (Tab. **B-1.49**).

Neuroepitheliale Tumoren (Gliome)

A. Astrozytäre Tumoren

≡ B-1.50

≡ B-1.50 Astrozytäre Tumoren

Histologische Einteilung	WHO-Grad
pilozytisches Astrozytom	I
diffuses Astrozytom	II
anaplastisches Astrozytom	III
Glioblastom, Gliosarkom	IV
Gliomatosis cerebri	III u. a.

▪ **Pilozytisches Astrozytom (Grad I)**

Die pilozytischen (piloiden) Astrozytome sind die häufigsten Gliome des Kindes- und Jugendalters; sie sind überwiegend im Kleinhirn oder auch in der Brücke und am Sehnerv (Optikusgliom), selten supratentoriell mittelliniennah lokalisiert. Sie stellen die Gruppe der gutartigen Gliome (Grad I) dar, sind gut abgrenzbar und neigen zu Zystenbildung und Kalkeinlagerung. Eine Variante ist das pilomyxoide Astrozytom (Grad II), das durch die Neigung zu Reziden und Aussaat über den Liquor gekennzeichnet und meist im Hypothalamus oder N. opticus lokalisiert ist.

Die **zerebellaren pilozytischen Astrozytome** manifestieren sich mit Kopf-Nacken-Schmerzen und Erbrechen. Es entwickelt sich eine homolaterale zerebellare Ataxie mit Falltendenz, Hypotonie der Muskulatur, Neigung des Kopfes zur Herdseite („vestibular tilt") und Nystagmus. Durch Druck auf den IV. Ventrikel kann es rasch zum Verschlusshydrozephalus kommen. Zum Ponsgliom siehe Abb. **B-1.95** und S. 315. **Supratentorielle pilozytische Astrozytome** rufen meist epileptische Anfälle hervor. Ein subependymales Riesenzellastrozytom (Grad I) findet sich bei 10 % der Patienten mit tuberöser Sklerose (S. 180)

Computertomografisch fällt eine deutlich KM-anreichernde hypo- oder isodense Struktur mit **zystischen**, z. T. verkalkten **Anteilen** auf (Abb. **B-1.95**). Im MRT stellt sich der Tumor scharf begrenzt, in T1-Wichtung hypointens, in T2-Wichtung hyperintens dar und weist ein kräftiges KM-Enhancement auf.

▪ **Pilozytisches Astrozytom (Grad I)**

Das pilozytische Astrozytom ist das häufigste Gliom des Kindes- und Jugendalters und **gutartig**. Es ist mittelliniennah meist im Kleinhirn lokalisiert und neigt zu Zystenbildung und Kalkeinlagerung.

Die **zerebellaren pilozytischen Astrozytome** werden durch Kopf-Nacken-Schmerzen, Erbrechen, Nystagmus und Ataxie manifest. Infolge Kompression des IV. Ventrikels entsteht ein Verschlusshydrozephalus. Liegen die Tumoren **supratentoriell**, verursachen sie epileptische Anfälle.

Im CT weisen die pilozytischen Astrozytome **zystische**, z. T. verkalkte **Anteile** auf (Abb. **B-1.95**). Im MRT sind sie scharf begrenzt.

B-1.95 Pilozytisches Astrozytom des Pons

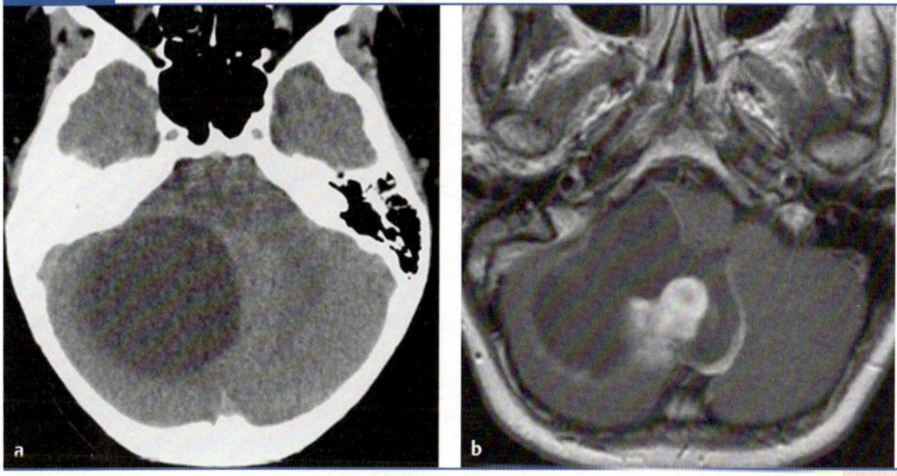

a Das native CT zeigt den großen zystischen Tumoranteil in der linken Kleinhirnhemisphäre.
b Die axiale T1-gewichtete MRT-Aufnahme nach KM dokumentiert eine kräftige Anreicherung in kleineren Tumoranteilen.

Pilozytische Astrozytome des Kleinhirns und entsprechend der Lokalisation auch des Großhirns werden **vollständig reseziert**. Eine Nachbestrahlung ist wegen der guten Prognose nicht indiziert. Die Fünf-Jahres-Überlebensrate nach vollständiger Tumorentfernung liegt bei 100 %.

Nach **vollständiger Resektion** liegt die Fünf-Jahres-Überlebensrate bei 100 %.

► Merke. Das pilozytische Astrozytom ist das einzige Gliom, bei dem eine **Heilung** (im Sinne einer Überlebenszeit von 20 – 40 Jahren) erwartet werden kann.

► Merke.

Optikusgliome sind pilozytische Astrozytome, die überwiegend im Kindes- und Jugendalter vorkommen. In 50 % liegt eine Neurofibromatose Typ 1 vor (S. 177). Langsam progredient kommt es zur Optikusatrophie mit **Visusminderung**, noch bevor eine Stauungspapille auftritt; im Verlauf kann ein **Exophthalmus** entstehen. Die Ausdehnung des Tumors reicht bis zum Chiasma opticum. Bei Infiltration des Hypothalamus treten endokrine Störungen auf (Diabetes insipidus).

Kernspintomografisch lassen sich Verdickung des N. opticus und die Ausdehnung des Glioms bis zu Canalis opticus und Chiasma verfolgen. Als Verlaufskriterien dienen Perimetrie und die Ableitung visuell evozierter Potenziale.

Eine Operation, bei der die **Resektion des betroffenen Nervenabschnitts** unumgänglich ist, wird nur bei fortgeschrittenem Visusverfall zur Verhinderung einer Infiltration des Chiasma opticum und damit einer Visusstörung auch auf dem nichtbetroffenen Auge durchgeführt. Bei Befall des Chiasma opticum ist eine Bestrahlung indiziert. Die Progredienz kann jedoch nicht immer aufgehalten werden.

Optikusgliome manifestieren sich meist im Kindes- und Jugendalter, oft im Rahmen einer Neurofibromatose Typ I, wachsen langsam und rufen eine Visusminderung hervor.

Das MRT stellt die Verdickung des N. opticus und die Tumorausdehnung bis zum Chiasma dar.

Die Operation mit **Resektion des betroffenen Nervenabschnitts** ist nur bei fortgeschrittenem Visusverfall zur Vermeidung einer Ausdehnung auf das Chiasma opticum indiziert.

► Klinischer Fall.

► Klinischer Fall. Ein 13-jähriger Schüler, der innerhalb von 6 Monaten 2 tonisch-klonische Anfälle aus dem Schlaf heraus erlitt, klagte über zunehmende Kopfschmerzen. Die neurologische Untersuchung ergab einen Blickrichtungsnystagmus, das EEG einen Verlangsamungsherd und steile Wellen rechts okzipital. Kernspintomografisch zeigte sich ein rechts temporookzipital gelegener Tumor. Nach subtotaler Resektion ergaben wiederholte MRT-Kontrollen keinen Hinweis auf neues Tumorwachstum. Histologisch handelte es sich um ein pilozytisches Astrozytom. Postoperativ traten noch einige fokal eingeleitete tonisch-klonische Anfälle auf. Nach Ablauf eines halben Jahres postoperativ blieb der Junge unter antiepileptischer Therapie anfallfrei.

▪ **Diffuses Astrozytom (Grad II)**

Niedriggradige **Astrozytome** wachsen langsam in den Großhirnhemisphären und neigen zu zystischer Degeneration (Abb. **B-1.96**).

▪ **Diffuses Astrozytom (Grad II)**

Die niedriggradigen **Astrozytome** wachsen langsam, überwiegend in den Großhirnhemisphären diffus infiltrierend und können tief bis in die Stammganglien hineinreichen. Histologisch handelt es sich um diffuse, fibrilläre, gemistozytische oder protoplasmatische Astrozytome. Sie sind häufig zystisch degeneriert (Abb. **B-1.96**).

B-1.96

B-1.96 Zystisches Astrozytom des Großhirns (Grad II)

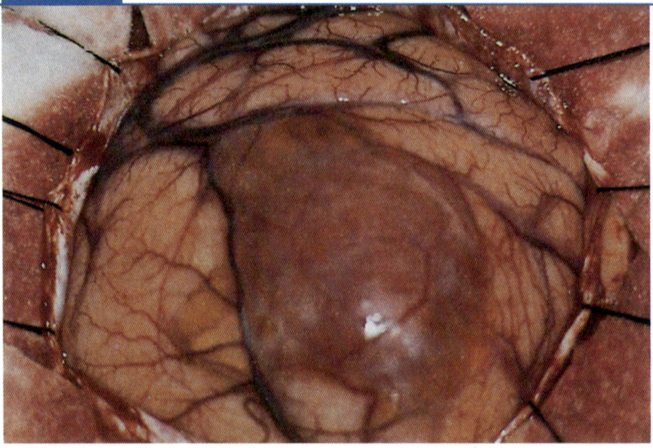

Operationssitus: Man erkennt einen großen zystischen Tumor, der sich makroskopisch deutlich vom gesunden Hirngewebe abhebt.

Frühsymptome sind **fokale epileptische Anfälle**. Psychische Veränderungen sind häufig. Das EEG zeigt einen Herdbefund. Im **MRT** erscheint der Tumor in T 1-Wichtung hypodens, in T 2-Wichtung homogen hyperintens (Abb. **B-1.97**) ohne oder mit nur geringer KM-Aufnahme.

Die Astrozytome Grad II manifestieren sich im frühen bis mittleren Erwachsenenalter in jedem zweiten Fall mit einer **fokalen Epilepsie**, meist mit fokal eingeleiteten tonisch-klonischen Anfällen. Aufgrund der häufig frontalen oder frontotemporalen Lokalisation beobachtet man psychische Veränderungen. Das EEG zeigt einen Herdbefund. Im **MRT** erscheint der Tumor glatt begrenzt, in T1-Wichtung hypointens und in T2-Wichtung homogen hyperintens mit allenfalls geringer KM-Aufnahme und geringer raumfordernder Wirkung (Abb. **B-1.97**).

B-1.97 Astrozytom Grad II

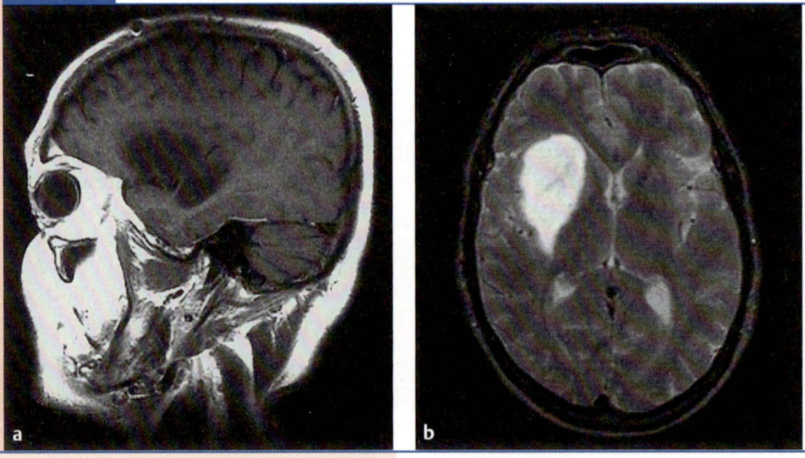

MRT eines 58-jährigen Patienten.
a Das MRT zeigt in T 1-Wichtung und in der sagittalen Ebene eine große, glatt begrenzte hypointense Läsion frontal bis temporal.
b In T 2-Wichtung stellt sich der Tumor homogen hyperintens bis in die Stammganglienregion reichend dar (axiale Ebene). Die Mittellinie ist leicht verlagert.

Bei infiltrierendem Wachstum gelingt die **Resektion** meist nicht vollständig. Dann erfolgt eine Nachbestrahlung, die bei vollständiger Entfernung angesichts der relativ günstigen Prognose nicht indiziert ist. Nach makroskopisch kompletter Tumorresektion oder inkompletter Resektion mit Nachbestrahlung liegt die 5- bzw. 10-Jahres-Überlebenswahrscheinlichkeit bei 40 – 60 % bzw. 20 – 40 %. Die Prognose ist günstiger, wenn der Tumor (< 6 cm) nicht über die Mittellinie hinausreicht. Chemotherapie ist in der Primärtherapie der diffusen Astrozytome Grad II nicht indiziert.

Bei inoperabler Lokalisation, z. B. im Thalamus, kommt eine interstitielle Bestrahlung nach stereotaktischer Biopsie infrage. Rezidive, die mit jahrelanger Latenz auftreten, zeigen nicht selten eine Entartung (Malignitätsgrad III – IV). Dann ist ggf. die erneute Operation und, wenn eine Bestrahlung zuvor bereits durchgeführt wurde, Chemotherapie gerechtfertigt.

Der Tumor wird möglichst vollständig **operativ entfernt**.
Nach kompletter Tumorresektion liegt die Fünf-Jahres-Überlebenswahrscheinlichkeit bei 40 – 60 %. Mit jahrelanger Latenz können Rezidive auftreten, die histologisch einen höheren Malignitätsgrad aufweisen.

Bei den **Ponsgliomen** des Kindes- und Jugendalters handelt es sich überwiegend um pilozytische Astrozytome (Abb. **B-1.95**); im Erwachsenenalter sind die im Pons lokalisierten Astrozytome eher höher maligne. Sie können auf den Pons beschränkt sein, den IV. Ventrikel komprimieren und infiltrieren oder vom zervikomedullären Übergang nach kranial in den IV. Ventrikel und nach kaudal vorwachsen. Ponsgliome verursachen Vomitus und Singultus, bevor sich **Hirnnervensymptome**, besonders eine Abduzens- und Fazialisparese, und im Verlauf ein **Verschlusshydrozephalus** entwickeln. Der Tumor ist nur kernspintomografisch sicher diagnostizierbar. Eine Resektion gelingt meist nicht. Es kommt eine Bestrahlung nach stereotaktischer Biopsie und bei Verschlusshydrozephalus die Liquorableitung über einen Shunt infrage. Die Prognose ist, insbesondere wenn eine operative Entfernung des Tumors nicht möglich ist, ungünstig.

Ponsgliome kommen meist bei Kindern vor (Abb. **B-1.95**). Im Erwachsenenalter sind sie höher maligne, können den IV. Ventrikel komprimieren und infiltrieren. Frühsymptome sind Vomitus und Singultus. Im Verlauf kommt es zu **Hirnnervenparesen** und **Verschlusshydrozephalus**. Die MRT sichert die Diagnose. Gelingt die Resektion nicht, kommt eine Bestrahlung nach stereotaktischer Biopsie infrage.

- **Anaplastisches Astrozytom (Grad III)**

Die malignen anaplastischen Astrozytome sind gefäßreich und wachsen rasch infiltrierend (Abb. **B-1.98** u. Abb. **B-1.92c**, S. 307). Bei weiterer Entdifferenzierung erfolgt die histopathologische Einstufung in Grad IV.

Der Tumor manifestiert sich meist im Alter von 40 – 50 Jahren mit Kopfschmerzen, Paresen oder einem epileptischen Anfall. Computertomografisch stellt sich der Tumor inhomogen, KM-anreichernd, mit perifokalem Ödem dar. Auch in der MRT erweist sich der Tumor als unregelmäßig begrenzt, in T 1-Wichtung hypointens-, in T 2-Wichtung hyperintens mit inhomogener KM-Anreicherung.

Der Tumor kann nur unvollständig resiziert werden, sodass zusätzlich die **Bestrahlung** der erweiterten Tumorregion indiziert ist, wodurch die postoperative Überlebenszeit verdoppelt wird. Die adjuvante **Chemotherapie** trägt zur Verlängerung der Überlebenszeit bei. Rezidive weisen fast regelmäßig eine höhere Malignität auf; der Krankheitsverlauf ist jedoch länger als bei primär malignem Gliom. Rezidive werden, wenn möglich, erneut operiert; es schließt sich die Chemotherapie, meist oral mit Temozolomid, an. Darunter bleiben 46 % der Patienten für die folgenden

- **Anaplastisches Astrozytom (Grad III)**

Anaplastische Astrozytome wachsen schnell und infiltrierend (Abb. **B-1.98** u. Abb. **B-1.92c**).

Häufigstes Erstsymptom ist ein epileptischer Anfall. Im CT ist der Tumor inhomogen, KM anreichernd mit perifokalem Ödem, auch in MRT-Aufnahmen ist er unscharf begrenzt, in T 1 hypo-, in T 2 hyperintens.

Die **Resektion** gelingt nur unvollständig. Durch **Bestrahlung** und **Chemotherapie** kann die postoperative Überlebenszeit verlängert werden. Rezidive weisen fast regelmäßig eine höhere Malignität auf.

B-1.98 Malignes Astrozytom des Hirnstamms

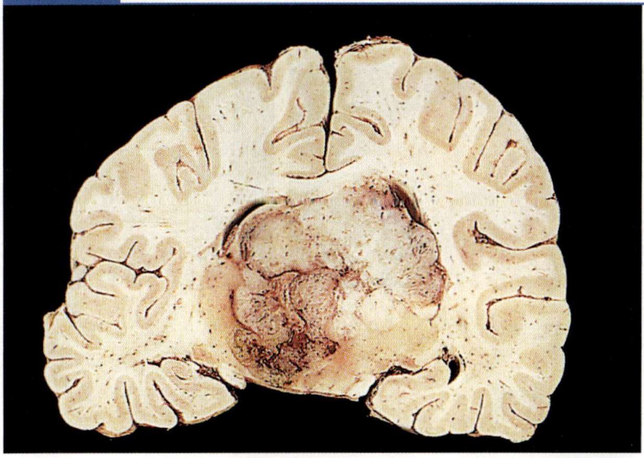

27-jähriger Schlosser mit Parästhesien des rechten Arms und sekundär generalisiertem tonisch-klonischem Anfall. Tod durch zentrale Atemlähmung ein Jahr nach Manifestation. Pathologischer Befund: Aufsicht von vorn auf stirnparallele Schnittebene durch die Hirnschenkel. Faustgroßer, teils derber, grauweißer, teils glasiger Tumor mit gelblichen Nekrosezonen und dunkelroten Blutungen im Bereich der Stammganglien und Hirnschenkel mit Invasion des Balkens und der Seitenventrikel.

B-1.98

sechs Monate progressionsfrei. Die Fünf-Jahres-Überlebensrate für anaplastische Astrozytome beträgt 25 – 30 %.

▪ **Gliomatosis cerebri (Grad III)**

Ein diffuses oder von mehreren Lokalisationen ausgehendes Wachstum kennzeichnet die **Gliomatosis cerebri** (Abb. **B-1.99** u. Abb. **B-1.100**).

▪ **Gliomatosis cerebri (Grad III)**

Bei Gliomatosis cerebri, die durch **diffuses bzw. von mehreren Lokalisationen** in (> 3) Hirnlappen **ausgehendes Wachstum** charakterisiert ist (Abb. **B-1.100**), überwiegen psychopathologische Symptome; der Tumorverdacht ergibt sich häufig erst, wenn Hirndruckzeichen auftreten. In MRT-T2-Wichtung stellt sich eine signalintense Infiltration der weißen Substanz mit raumfordernder Wirkung dar (Abb. **B-1.99**). Die Diagnose wird histologisch gesichert. Nach stereotaktischer Biopsie als einzig möglicher operativer Maßnahme erfolgt die meist palliative Bestrahlung, ggf. in Kombination mit Chemotherapie. Die mittlere Überlebenszeit beträgt 1 Jahr.

B-1.99 Gliomatosis cerebri (anaplastisches Astrozytom Grad III)

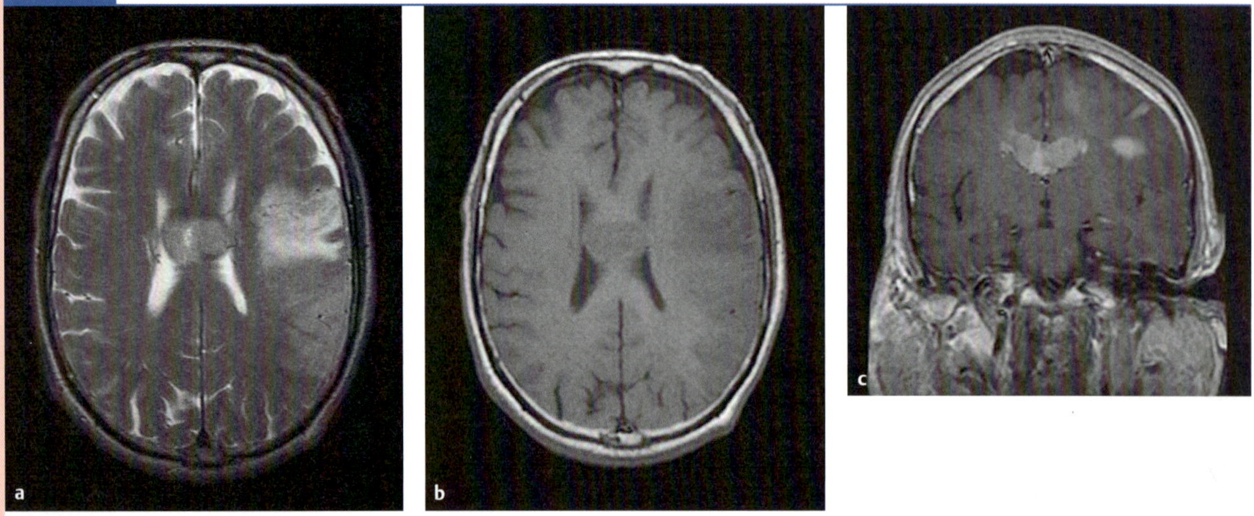

MRT eines 73-jährigen Mannes, bei dem zunehmende Wortfindungsstörungen und Paraphasien vom Hausarzt zunächst als Symptome eines „Schlaganfalls" gewertet worden waren. Wegen Progredienz der Aphasie erfolgte 3 Monate später die stationäre Einweisung. Histologischer Befund nach stereotaktischer Biopsie: anaplastisches malignes Astrozytom Grad III mit Übergang zum Glioblastom. Unter der Strahlentherapie war der Tumor weiter progredient. Der Patient starb zwei Monate nach Anfertigung dieses ersten MRT.

a Es fällt eine inhomogene raumfordernde Struktur im Balken auf, die die Seitenventrikel etwas auseinanderdrängt. Daneben eine inhomogene, überwiegend hyperintense Struktur links parietal, der sich eine diskret hyperintense flächige Veränderung anschließt. Axiales T2-Bild.

b In der T1-Wichtung stellen sich die beschriebenen Strukturen hypointens dar. Axiales T1-Bild.

c Nach Kontrastmittelgabe zeigt sich in der T1-Wichtung (koronare Schnittebene) eine kräftige inhomogene KM-Anreicherung des im Balken wachsenden Tumors. Auch die links parietale Veränderung nimmt KM auf; daneben eine zusätzliche Struktur hochparietal im Bereich der Mantelkante. Koronares T1-Bild.

B-1.100

B-1.100 Gliomatosis cerebri (Grad III)

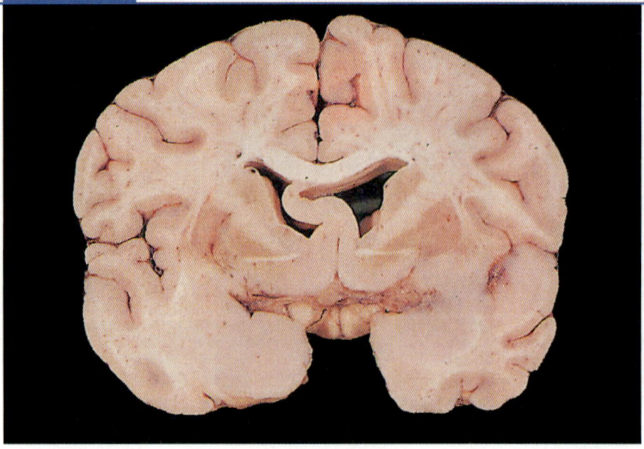

40-jährige Köchin mit Geruchsmissempfindung (s. S. 100) und progredienten Hirndruckzeichen. Tod 2 Jahre nach Strahlentherapie infolge Hirnstammeinklemmung. Pathologischer Befund: Aufsicht auf stirnparallele Schnittebene durch Frontal- und Temporallappen. Unscharf begrenzte, holzartige, blassgraue Auftreibung der Gyri beider Temporallappen und der basalen Stirnrinde.

▶ Klinischer Fall. Der 56-jährige Postbeamte kam wegen fokaler epileptischer Anfälle in die Sprechstunde. Bei unauffälligem neurologischem Untersuchungsbefund ergab das EEG einen Verlangsamungsherd links temporoparietal. Die MRT wies in T 1-Wichtung einen hypointensen, KM-anreichernden Tumor nach. Nach Tumorexstirpation ergab die histologische Untersuchung ein Astrozytom Grad III. Der Patient lehnte eine postoperative Bestrahlung ab. Unter antiepileptischer Therapie war er zunächst anfallfrei, ein halbes Jahr später traten Jackson-Anfälle auf, während sich langsam progredient eine sensomotorische Hemiparese rechts und eine Aphasie entwickelten. Das neuroradiologisch nachgewiesene Tumorrezidiv wurde erneut operiert. Histologisch zeigte sich nun eine stärkere Entdifferenzierung des Glioms (Astrozytom Grad IV). Beim zweiten Rezidiv wurde, abgesehen von einer Kortikosteroid-Medikation, entsprechend dem Wunsch des Patienten auf eine adjuvante Nachbehandlung verzichtet. Er starb 22 Monate nach Auftreten des ersten Tumorsymptoms.

▶ Klinischer Fall.

▪ **Glioblastom (Grad IV)**

Die Glioblastome werden einerseits als embryonale mesodermale Tumoren, andererseits als **entdifferenzierte Gliome** bezeichnet, da die eindeutige Zuordnung zu einer Zellart der Neuroglia nicht immer gelingt. Tritt die neoplastische Gliazellproliferation hinter der mesenchymalen Begleitproliferation zurück, spricht man auch von Gliosarkom. Glioblastome wachsen in der **weißen Substanz der Großhirnhemisphären**. Vom Corpus callosum ausgehend können sie sich als „**Schmetterlingsgliom**" in beide Hemisphären ausbreiten. Sie kommen nur sehr selten bei Kindern vor, sind dann aber auch in Thalamus, Pons oder Zerebellum lokalisiert.

Charakteristisch sind wilde Gefäßproliferationen mit arteriovenösen Fisteln, Gefäßthrombosen, Blutungen und zentrale Nekrosen (Abb. **B-1.101**), die die Bezeichnung **Glioblastoma multiforme** begründen.

▪ **Glioblastom (Grad IV)**

Glioblastome werden als embryonale mesodermale Tumoren oder **entdifferenzierte Gliome** bezeichnet. Sie breiten sich oft im **Marklager des Großhirns**, gelegentlich bilateral aus („**Schmetterlingsgliom**").

Für das **Glioblastoma multiforme** sind eine ausgeprägte Gefäßproliferation und degenerative intratumorale Prozesse charakteristisch.

B-1.101 Glioblastoma multiforme

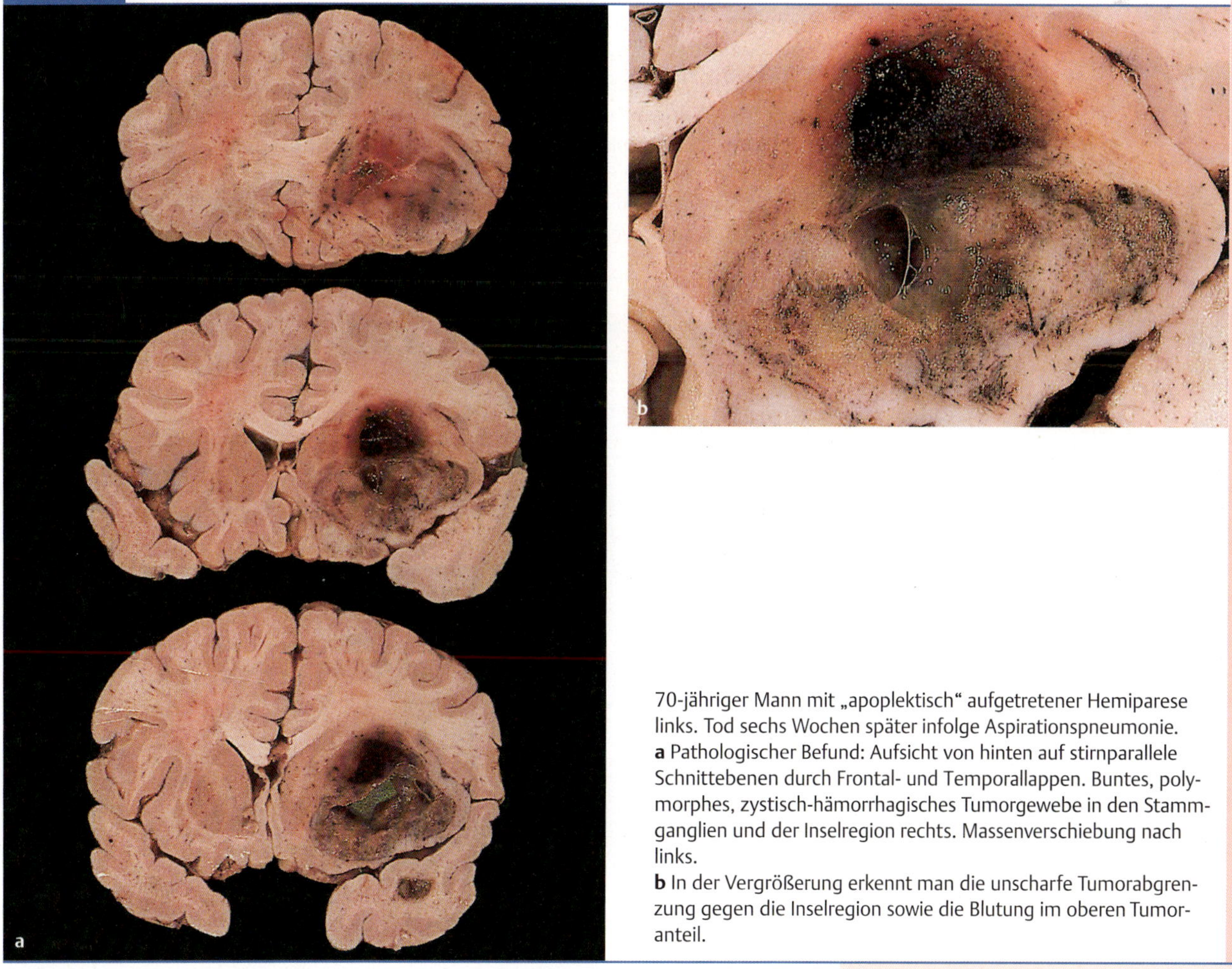

70-jähriger Mann mit „apoplektisch" aufgetretener Hemiparese links. Tod sechs Wochen später infolge Aspirationspneumonie.
a Pathologischer Befund: Aufsicht von hinten auf stirnparallele Schnittebenen durch Frontal- und Temporallappen. Buntes, polymorphes, zystisch-hämorrhagisches Tumorgewebe in den Stammganglien und der Inselregion rechts. Massenverschiebung nach links.
b In der Vergrößerung erkennt man die unscharfe Tumorabgrenzung gegen die Inselregion sowie die Blutung im oberen Tumoranteil.

Zur makro- und mikroskopischen Struktur des Glioblastoms siehe Abb. **B-1.101** und Abb. **B-1.92d**, S. 307. In 10 – 12 % findet man Abtropfmetastasen in den Liquor (vgl. Abb. **B-1.94** u. Abb. **B-1.135**).

Typisch ist auch ein ausgeprägtes perifokales Ödem. Zur Histologie siehe Abb. **B-1.92d**, S. 307. Oft kommt es zur Infiltration in den Subarachnoidalraum mit **Metastasierung** über den Liquor („Abtropfmetastasen", s. Abb. **B-1.94**); spinale Metastasen finden sich in 10 – 12 % (vgl. Abb. **B-1.135**, S. 351). Gelegentlich werden auch extraneurale Metastasen beobachtet.

Der Krankheitsverlauf bei Glioblastom ist kurz. Die Symptomatik setzt meist im Alter von 55 – 65 Jahren mit zerebralen Herdsymptomen ein (**epileptische Anfälle**, Hemiparese, Aphasie); rasch entwickeln sich **Symptome erhöhten Hirndrucks**.

Die Anamnese bei Glioblastom ist kurz. Kopfschmerzen, psychopathologische Symptome oder **epileptische Anfälle** gehen einer progredienten Hemiparese, Aphasie oder Hemianopsie oft nur um wenige Wochen voraus. Das Haupterkrankungsalter liegt bei 55 – 65 Jahren. Das plötzliche Auftreten oder eine akute Zunahme neurologischer Ausfälle ist durch eine Blutung in den gefäßreichen Tumor bedingt („apoplektisches Gliom", Abb. **B-1.101b**). Das ausgeprägte Begleitödem führt schnell zur **Hirndrucksymptomatik**.

Das EEG zeigt einen Herdbefund. Im CT stellt sich der Tumor iso- oder hypodens mit ausgedehntem Begleitödem und ringförmigem Enhancement dar. Im MRT erzeugt der Tumor in T 1-Wichtung ein gemischtes Signal, in T 2-Wichtung ist er signalintens und inhomogen (Abb. **B-1.102**).

Das EEG zeigt neben einem ausgedehnten Herdbefund oft eine diffuse Funktionsstörung. Im CT stellt sich der Tumor iso- oder zentral hypodens (Nekrose), evtl. mit intratumoraler Blutung, dar. Charakteristisch ist ein ausgedehntes **perifokales Ödem** mit Mittellinienverlagerung. Nach KM-Gabe kommt es zu einem **ringförmigen Enhancement**. Kernspintomografisch zeigt der Tumor in T 1-Wichtung ein gemischtes Signal, in T 2-Wichtung ein unregelmäßig hyperintenses Signal mit zentralen Einschmelzungen und Blutungen, nach KM-Gabe ein ausgeprägtes heterogenes Enhancement (Abb. **B-1.102**).

Das Glioblastom sollte möglichst vollständig entfernt werden (fluoreszenzgestützte Komplettresektion). Die Prognose ist infaust. Die postoperative Bestrahlung verlängert zwar die Überlebenszeit um sechs Monate, es kommt jedoch immer zum **Rezidiv**. Dann ist eine Chemotherapie mit Temozolomid indiziert. Ein Drittel der Patienten überlebt ein Jahr, < 5 % fünf Jahre.

Es wird eine möglichst radikale operative Entfernung des Glioblastoms angestrebt. Dabei hat sich die fluoreszenzgestützte Komplettresektion bewährt, die postoperativ mittels MRT kontrolliert wird. Von Vorteil ist die vollständige makroskopische Resektion der Kontrastmittel aufnehmenden Tumoranteile. Wenn ein postoperatives neurologisches Defizit zu erwarten ist, wird eine partielle Resektion oder eine Biopsie zur Diagnosesicherung durchgeführt. Die postoperative Bestrahlung der erweiterten Tumorregion verlängert die mediane Überlebenszeit um sechs Monate. Die Chemotherapie, kombiniert mit Strahlentherapie, trägt zur Verlängerung der postoperativen Überlebenszeit bei. Auch nach radikaler Tumorentfernung stellt sich immer innerhalb von sechs bis zwölf Monaten ein **Rezidiv** ein. Unter der Chemotherapie des Rezidivs mit Temozolomid sind > 20 % der Patienten nach sechs Monaten noch rezidivfrei. Die orale Chemotherapie hat zudem den Vorteil, dass der Patient die letzten Wochen zu Hause bei den Angehörigen verbringen kann. Ein Drittel der Patienten überlebt ein Jahr, < 5 % fünf Jahre.

B-1.102 Glioblastoma multiforme – Verlaufsuntersuchung

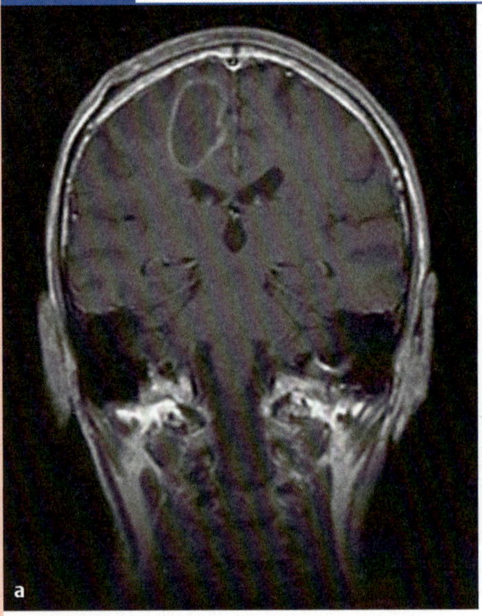

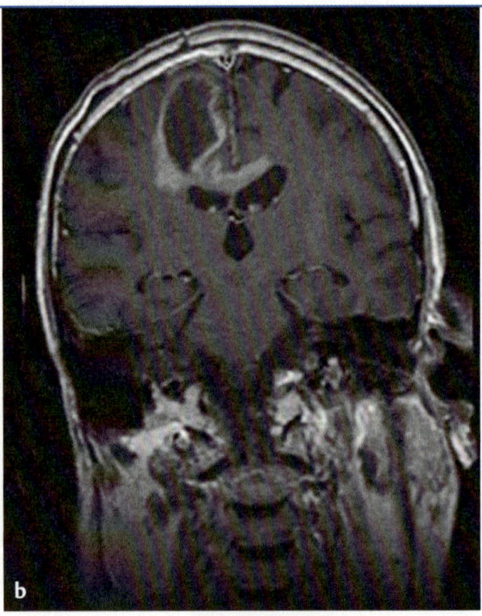

MRT eines 74-jährigen Mannes (vgl. Klinisches Beispiel).

a Oberhalb des rechten Seitenventrikels im Gyrus frontalis superior findet sich eine 3,3 × 2,4 cm durchmessende raumfordernde zystische Struktur, die randständig bandförmig Kontrastmittel aufnimmt. Koronares T 1-Bild mit KM.

b 5 Monate später – inzwischen war eine perkutane Strahlentherapie erfolgt – zeigt sich eine Progression des Tumors. Am Boden der zystischen Formation ist eine breitere und inhomogene KM-Aufnahme erkennbar. Auch der Balken ist von soliden, KM-aufnehmenden Tumoranteilen infiltriert und wird nach kontralateral gedrängt. Koronares T 1-Bild mit KM.

► Klinischer Fall. Bei dem 74-jährigen Patienten veranlasste der Hausarzt wegen einer leichten Halbseitenschwäche links eine CT-Untersuchung, die einen frontoparietalen Tumor nachwies. Es erfolgte die stationäre Einweisung in die Neurochirurgische Klinik. Auch mittels MRT konnte nicht sicher zwischen einer Hirnmetastase und einem malignen hirneigenen Tumor unterschieden werden (Abb. **B-1.102a**). Die stereotaktische Biopsie ergab den histologischen Befund eines Glioblastoma multiforme (Grad IV). Aufgrund der Lokalisation konnte keine resektive Operation durchgeführt werden, sodass primär die perkutane hyperfraktionierte Strahlentherapie erfolgte. Unter Dexamethason war der Patient beschwerdefrei. Fünf Monate später wurde er wegen eines einfach fokal motorischen epileptischen Anfalls erneut stationär aufgenommen. Postiktal bestand eine beinbetonte linksseitige Hemiparese vom Kraftgrad 3 – 4. Die MRT-Kontrolle zeigte eine Progression des Tumors mit Infiltration des Balkens (Abb. **B-1.102b**). Als noch verbleibende Therapieoption wurde neben der antiepileptischen und antiödematösen Behandlung die Chemotherapie mit Temozolomid eingeleitet.

► Klinischer Fall.

B. Oligodendrogliale Tumoren

Die Oligodendrogliome sind meist relativ differenziert (vgl. S. 307, Abb. **B-1.92e**), anaplastisches Wachstum ist selten (anaplastisches Oligodendrogliom Grad III). Histologisch weisen sie gelegentlich eine astrozytäre Komponente auf (Oligoastrozytom). Überwiegend in den Großhirnhemisphären und meist frontal lokalisiert, wachsen sie typischerweise in Form eines Pilzes, der sich zum Kortex hin verbreitert und diesen, gelegentlich auch die Meningen, infiltriert. Oligodendrogliome weisen in 70 – 90 % Kalkeinlagerungen auf. Der Verlauf ist langsam progredient.

Ihre diffuse Ausbreitung im Kortex disponiert zu **epileptischen Anfällen**, die bei ¾ aller Patienten auftreten. Wegen geringer raumfordernder Wirkung kommt es erst spät zu Zeichen der intrakraniellen Drucksteigerung. Das mittlere Erkrankungsalter liegt bei 40 Jahren.

Im EEG wird meist eine Herdstörung registriert. Häufig zeigen sich im CT zarte Verkalkungen, die in der hypodensen, nur gering KM-aufnehmenden Läsion oder in deren Umgebung nachweisbar sind. Im MRT stellt sich der Tumor in T 1-Wichtung isointens mit geringem KM-Enhancement, in T 2-Wichtung hyperintens unscharf begrenzt dar (Abb. **B-1.103**).

B. Oligodendrogliale Tumoren

Oligodendrogliome (Grad II) und anaplastische Oligodendrogliome (Grad III) infiltrieren pilzförmig den Kortex, gelegentlich auch die Meningen, und neigen zu Kalkeinlagerungen.

Das Oligodendrogliom wird häufig durch **epileptische Anfälle** symptomatisch.

Das EEG zeigt oft eine Herdstörung. Im CT sieht man häufig kalkdichte Areale. Im MRT ist der Tumor in T 1-Wichtung isointens-, in T 2-Wichtung hyperintens und unscharf begrenzt (Abb. **B-1.103**).

B-1.103 Oligodendrogliom-Rezidiv

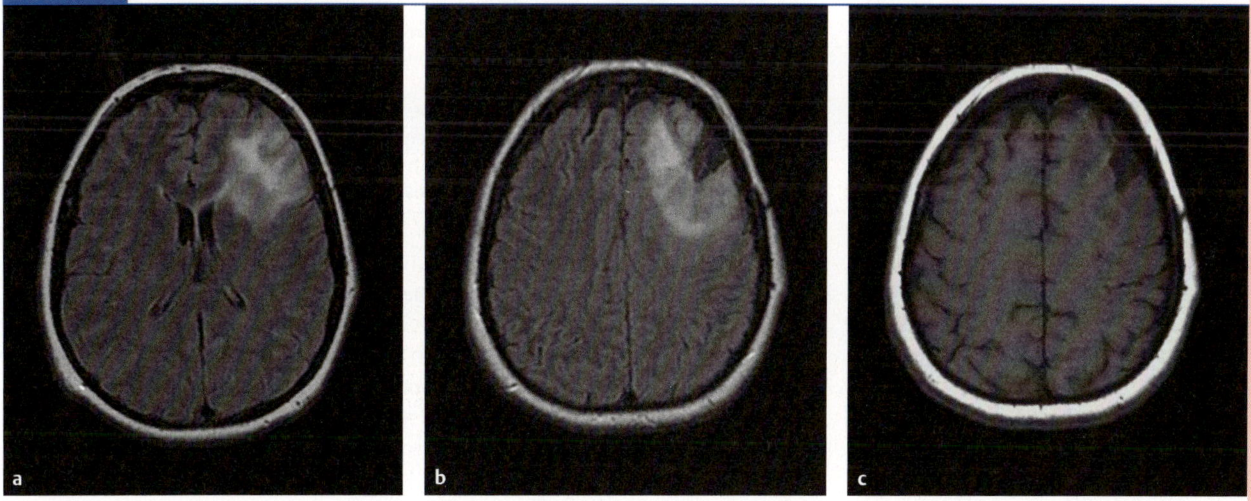

MRT einer 39-jährigen Patientin. 8 Jahre zuvor war ein Oligodendrogliom Grad II reseziert worden. Bei der aktuellen MRT-Verlaufskontrolle wegen therapierefraktärer fokaler Epilepsie findet sich ein Tumorrezidiv. Das Rezidiv wurde teilreseziert; anschließend erfolgte eine Chemotherapie.

a Links frontal ist eine 5 × 4 cm große, flächige hyperintense Veränderung nachweisbar, die sich vom frontalen Kortex bis an das Vorderhorn des Seitenventrikels ausdehnt. Axiales FLAIR-Bild.

b Auf den oberen axialen Schichtbildern ist die hyperintense Signalveränderung unmittelbar angrenzend an den Operationsdefekt erkennbar. Axiales FLAIR-Bild.

c In der T 1-Wichtung stellt sich das Tumorrezidiv leicht hypointens dar. Axiales T 1-Bild.

Oft ist nur eine mikrochirurgische Teilresektion des Tumors möglich. Dann können die Chemotherapie oder Bestrahlung die Rezidivrate senken. Die Prognose ist günstiger als bei Astrozytomen gleicher Dignität.

Da die Oligodendrogliome strahlen- und chemosensitiv sind, ist ein aggressives chirurgisches Vorgehen nicht indiziert. Eine operative Tumorverkleinerung kann vorgenommen werden, wenn dadurch keine neurologischen Ausfälle hervorgerufen werden. Die Prognose nach Operation unterscheidet sich nicht von der nach bioptischer Diagnosesicherung und primärer Chemo- oder Strahlentherapie. Sie ist bei den niedrigmalignen Oligodendrogliomen günstiger als bei Astrozytomen gleichen Malignitätsgrades. Bei Patienten (> 65 Jahre) erfolgt fast immer eine Chemotherapie.

C. Ependymale Tumoren

Ependymome (Grad I) und **Subependymome** (Grad I, Abb. **B-1.104**) kommen im Kindes- und Jugendalter vor und wachsen überwiegend infratentoriell verdrängend.

Aufgrund der ventrikelnahen Lokalisation führen Ependymome häufig zum **Verschlusshydrozephalus**.

C. Ependymale Tumoren

Die dem ventrikelauskleidenden Neuroepithel (Ependym) entstammenden **Ependymome** (Grad I) und die **Subependymome** (Grad I, Abb. **B-1.104**) sind Tumoren des Kindes- und Jugendalters. Sie gehen am häufigsten vom IV. Ventrikel aus, gefolgt von den Seitenventrikeln, III. Ventrikel und Aquädukt. Sie sind zystisch, z. T. verkalkt und wachsen verdrängend gegen das Parenchym oder in die Ventrikel hinein.
Während die Symptomatik der ventrikulären Ependymome von einem **Verschlusshydrozephalus** mit intrakranieller Drucksteigerung bestimmt wird, bleiben die extraventrikulären Ependymome trotz erheblichen Wachstums lange Zeit klinisch stumm.

B-1.104

B-1.104 Subependymome der Seitenventrikel

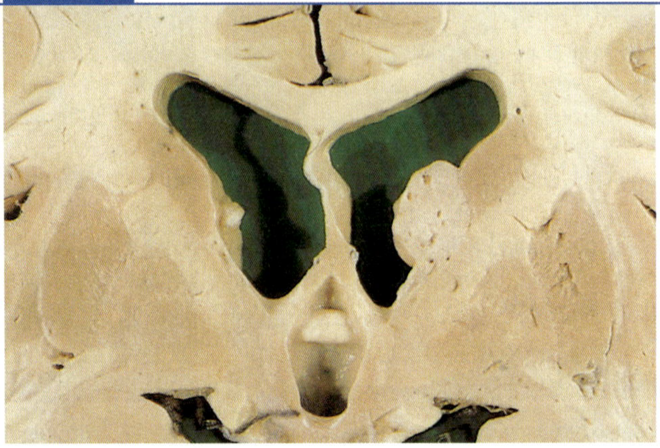

Zufallsbefund bei Obduktion eines 64-jährigen Mannes mit arterieller Hypertonie, der an den Folgen eines Myokardinfarkts starb.
Pathologischer Befund: Aufsicht von hinten auf stirnparallele Schnittfläche. Rechts haselnussgroßer, links pfefferkorngroßer, scharf begrenzter Tumor über dem Nucleus caudatus, halbkugelig in die etwas erweiterten Lichtungen der Seitenventrikel hineinragend. Als Nebenbefund kleinste Erweichungszysten (Lakunen) im rechten Putamen.

CT und MRT zeigen einen Hydrozephalus und den KM-speichernden Tumor (Abb. **B-1.105**). Der Liquor enthält evtl. Tumorzellen.

Im CT stellen sich ein Hydrozephalus und der nach KM-Gabe hyperdense Tumor dar. Im MRT sind die Ependymome in ihrer Beziehung zu den Ventrikeln und zum Hirnstamm nachweisbar (hypo- bis isointens in T 1-Wichtung, signalintens in T 2-Wichtung) (Abb. **B-1.105**). Bei Ependymomen höherer Malignität, die zur Aussaat über die Leptomeningen neigen, finden sich Tumorzellen im Liquor.

Ependymome, die nicht vollständig reseziert werden können, werden, da sie die **strahlensensibelsten** Gliome sind, nachbestrahlt.

Ependymome liegen der Ventrikelwand so fest an, dass die Totalexstirpation nicht immer möglich ist. Es sind jedoch die **am stärksten strahlensensiblen Gliome.** Bei nachgewiesener Metastasierung in den Liquorraum wird die gesamte Neuroachse bestrahlt. Die Fünf-Jahres-Überlebenszeit liegt nach postoperativer Bestrahlung bei 45 – 55 %. Eine Liquorableitung über einen Shunt birgt das Risiko einer Fernmetastasierung.

B-1.105 Subependymom (MRT)

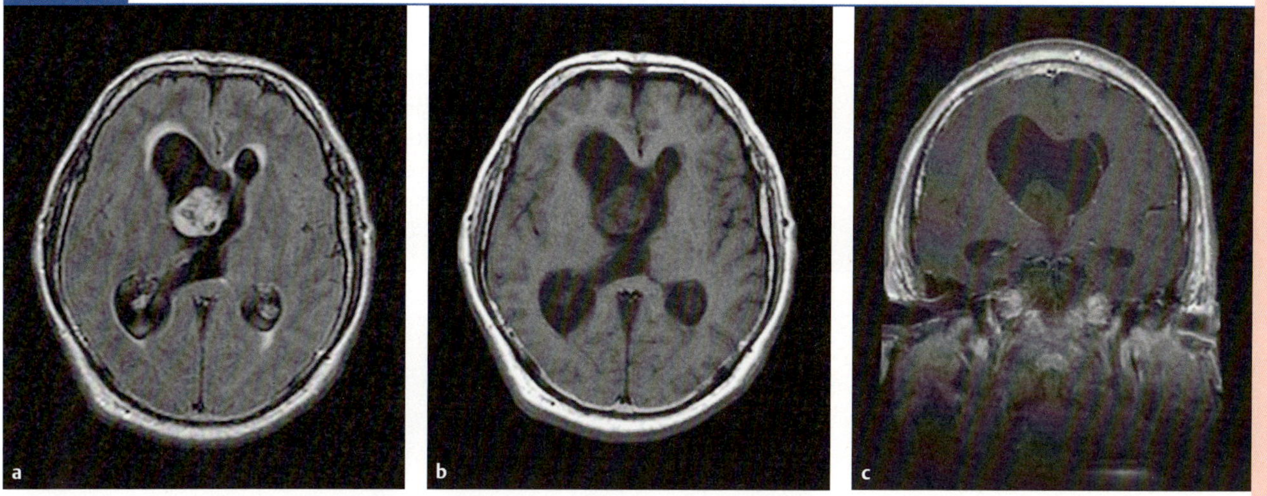

MRT eines 40-jährigen Mannes. Im Verlauf von neun Monaten hatten sich eine langsam progrediente sensomotorische Parese des linken Beins und in den letzten vier Monaten gelegentliche drückende retroorbitale Schmerzen entwickelt. Intraoperativ war erkennbar, dass der Tumor vom rechten Seitenventrikel ausging und in den III. Ventikel vorgewachsen war. Histologischer Befund: Subependymom (Grad I).
a Deutlicher Hydrocephalus mit „Druckkappen" (hyperintenser Ventrikelsaum als Ausdruck eines druckbedingten Liquorübertritts in das Parenchym). Im rechten Seitenventrikel befindet sich eine inhomogene, z. T. zystische Struktur. Axiales FLAIR-Bild.
b In der T 1-Wichtung stellt sich die Struktur isointens inhomogen dar. Axiales T 1-Bild.
c In der koronaren Schnittebene ist der Tumor am Boden des rechten Seitenventrikels erkennbar. Er ragt wie ein Zapfen in den III. Ventrikel hinein. Dies erklärt die **Blockade des Foramen Monroi** und damit den Liquoraufstau in die Seitenventrikel. Koronares T 1-Bild mit Kontrastmittel.

D. Tumoren des Plexus choroideus

Durch Hypertrophie der Plexus-choroideus-Zellen, meist der Seitenventrikel und des IV. Ventrikels, entstehen die **Plexuspapillome** (Grad I – II). Hypersekretion von Liquor verursacht einen kommunizierenden Hydrozephalus, hinzu kommt eine Liquorabflussbehinderung durch den im Ventrikel flottierenden Tumor. Plexuspapillome manifestieren sich meist bis zum 12. Lebensjahr. Neben der sichtbaren Schädelvergrößerung sind **hydrozephale Krisen** mit intermittierenden heftigsten Kopfschmerzen und Vigilanzstörung charakteristisch (S. 165).
Das **Liquoreiweiß ist deutlich erhöht.** Der computertomografisch nachweisbare intraventrikuläre Tumor reichert stark KM an. Kernspintomografisch stellen sich der Hydrozephalus und das im Ventrikel flottierende, stark KM-aufnehmende Plexuspapillom dar.
Der **Hydrozephalus** muss **operativ entlastet** werden. Eine vollständige Entfernung des Tumors ist aufgrund seiner Fragilität schwierig, verspricht aber dauernde Heilung. Abgerissene Teile des Tumors können sich an anderer Stelle festsetzen und weiter wachsen.

D. Tumoren des Plexus choroideus

Plexuspapillome (Grad I – II) verursachen durch Hypersekretion und Abflussbehinderung von Liquor einen Hydrozephalus. Es kommt zu **hydrozephalen Krisen** mit intermittierender Hirndrucksymptomatik.

Das **Liquoreiweiß ist deutlich erhöht.** In CT und MRT stellt sich ein intraventrikulärer, stark KM-anreichernder Tumor dar.

Wenn das Plexuspapillom nicht vollständig **operativ** entfernt werden kann, ist ein Shunt erforderlich.

E. Tumoren der Pinealis-Region

Pinealozytome sind isomorph, gelegentlich astrozytär differenziert, können jedoch unterschiedliche Malignitätsstufen aufweisen (Grad I – III). Sind sie entdifferenziert und wachsen infiltrierend, spricht man von **Pinealoblastomen** (Grad IV). Histologisch sind die Epiphysen-Tumoren von den bevorzugt in der Pinealis-Region vorkommenden, wesentlich häufigeren **Keimzelltumoren** (S. 329) abzugrenzen. Entsprechend ihrer Lokalisation führen Pinealis-Tumoren zur Verlagerung der Vierhügelplatte nach kaudal und können in den III. Ventrikel hineinragen oder sich unter das Tentorium drängen und einen akuten Verschlusshydrozephalus hervorrufen.
Die Pinealozytome manifestieren sich überwiegend zwischen dem 20. und 40. Lebensjahr. Der Druck auf die Vierhügelplatte verursacht eine **vertikale Blickparese** nach oben mit Nystagmus (Parinaud-Syndrom, S. 39). Im CT stellt sich ein meist isodenses, nach KM-Gabe deutlich hyperdenses, scharf begrenztes Areal dorsal des erweiterten III. Ventrikels dar. Kernspintomografisch sind beim Pinealoblastom gelegentlich auch leptomeningeale Metastasen darstellbar.
Wenn eine vollständige Tumorentfernung nicht gelingt, verspricht die Radiotherapie eine Verlängerung der Überlebenszeit. Häufig ist die Liquorableitung über einen Shunt erforderlich.

E. Tumoren der Pinealis-Region

Die von der Epiphyse ausgehenden Tumoren sind histologisch uneinheitlich: **Pinealozytom** (Grad I – III), **Pinealoblastom** (Grad IV). Sie wachsen verdrängend, z. T. infiltrativ und können einen Verschlusshydrozephalus hervorrufen. Zu den in dieser Region häufiger vorkommenden **Keimzelltumoren** s. S. 329.

Pinealome verursachen eine **vertikale Blickparese** nach oben (Parinaud-Syndrom).
CT und MRT zeigen eine meist KM aufnehmende Raumforderung dorsal des III. Ventrikels.

Pinealome werden operiert oder bestrahlt. Oft ist ein Shunt erforderlich.

F. Embryonale Tumoren

Medulloblastome (Grad IV) wachsen mittelliniennah vom Dach des IV. Ventrikels in den **Kleinhirnwurm**.

Die Tumoren infiltrieren die Leptomeningen und metastasieren in den Liquorraum (Abb. **B-1.106**).

F. Embryonale Tumoren

Medulloblastome (Grad IV) sind undifferenzierte embryonale Tumoren, die von primitiven pluripotenten Zellen abstammen (vgl. Abb. **B-1.92f**). In der Mittellinie vom Dach des IV. Ventrikels wachsen sie infiltrierend in den unteren **Kleinhirnwurm** ein und von dort per continuitatem nach kranial oder vom IV. Ventrikel den Liquorwegen entlang bis zur Medulla, um in den gesamten Liquorraum zu metastasieren. Sie infiltrieren beide Kleinhirnhemisphären (Abb. **B-1.106**). Tumorausläufer können sich in die Cisterna magna drängen, die Leptomeningen infiltrieren, in den Liquorraum metastasieren („Abtropfmetastasen" in 33 % der Fälle, S. 352) oder extraneural (in 13 %).

B-1.106

B-1.106 Medulloblastom

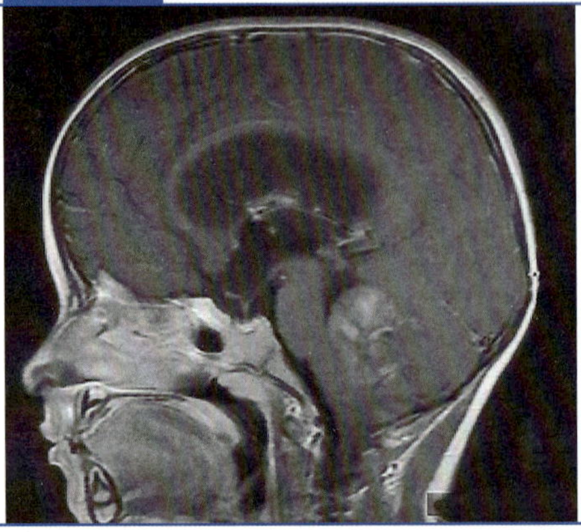

MRT eines 4-jährigen Jungen. In der mediosagittalen Ebene stellt sich in T 1-Wichtung nach KM-Gabe ein großer, inhomogen KM-anreichernder Tumor dar, der vom Dach des IV. Ventrikels ausgehend das Kleinhirn infiltriert. Das Ventrikelsystem ist erweitert (Hydrocephalus occlusus).

Medulloblastome sind die malignen Kleinhirntumoren des Kindesalters. Als **primitive neuroektodermale Tumoren** (PNET Grad IV) kommen sie auch jenseits des 15. Lebensjahres außerhalb des Kleinhirns vor.

Medulloblastome sind die häufigsten malignen Kleinhirntumoren des Kindesalters. Der Manifestationsgipfel liegt zwischen dem 4. und 8. mit einem Gipfel im 5. Lebensjahr; das männliche Geschlecht überwiegt. 20 % der Medulloblastome manifestieren sich jenseits des 15. Lebensjahres mit einem Altersgipfel in der 3. Dekade. Sie finden sich dann auch außerhalb des Kleinhirns und werden als **primitive neuroektodermale Tumoren** (PNET Grad IV) bezeichnet.

Medulloblastome führen frühzeitig zu Hirndruckzeichen und **Rumpfataxie**. Im Verlauf entwickeln sich **Stauungspapillen** und ein Verschlusshydrozephalus.

Initialsymptome des Medulloblastoms sind Kopfschmerzen, Erbrechen und Vigilanzstörung als Hirndruckzeichen, die durch den frühzeitig sich entwickelnden Verschlusshydrozephalus verstärkt werden. Hinzu kommen eine **Rumpfataxie** und Muskelhypotonie. **Stauungspapillen** und Nackensteifigkeit treten mit zunehmendem hydrozephalen Druck auf (S. 165). Kompression der Medulla oblongata und Herniation von Kleinhirnanteilen bedingen den frühen Tod der jungen Patienten.

Mittels **MRT** ist der Tumor in seiner **mediosagittalen** Ausdehnung, in T 1-Wichtung hypo- bis isointens, in T 2-Wichtung hyperintens inhomogen darstellbar (Abb. **B-1.106**). Die **Liquoruntersuchung** ergibt häufig **Tumorzellen**.

Mittels **MRT** ist der inhomogene, **symmetrisch in der Mittellinie** gelegene Tumor in kraniokaudaler Ausdehnung mit hypo- bis isointensem Signal in T 1-Wichtung und hyperintensem Signal in T 2-Wichtung gut zu differenzieren (Abb. **B-1.106**). Schon die Röntgenaufnahmen weisen ausgeprägte, für den kindlichen Schädel typische Hirndruckzeichen mit verbreiterten Kalottennähten und sog. Wolkenschädel (vertiefte Impressiones digitatae) auf. Zur Feststellung einer Tumoraussaat über den Liquor ist zusätzlich zur spinalen MRT eine **Liquoruntersuchung** erforderlich (evtl. erst nach Operation, *cave:* Einklemmung!); im Zytogramm finden sich häufig **Tumorzellen**, z. T. in einem Rosettenverband. PNET sind kernspintomografisch nicht sicher von Glioblastomen zu unterscheiden.

Die Therapie umfasst immer eine Operation und bei Kindern (> 3 – 4 Jahre) eine anschließende kraniospinale Bestrahlung zur Prophylaxe der häufigen Rezidive und Metastasen sowie Chemotherapie. Die Hälfte der Kinder überlebt bei maximaler Therapie 10 Jahre.

Bei Hirndruck und Liquorzirkulationsstörung hat die frühe Operation den Charakter eines Notfalleingriffs. Nach AWMF-Leitlinie sollte immer die operationsmikroskopisch komplette Tumorentfernung angestrebt und bei Kindern (> 3 – 4 Jahre) die Bestrahlung der gesamten Neuroachse zur Prophylaxe der häufigen Metastasierung über den Liquor angeschlossen werden. Oft kann jedoch nur eine Teilresektion des Tumors bei der offenen Operation, die auch der Wiederherstellung der Liquorpassage dient, vorgenommen werden. 20 % der Patienten werden im Verlauf shuntpflichtig. Außer der Bestrahlung wird bei Kindern (> 4 Jahre) eine Chemotherapie durchgeführt (simultane Radiochemotherapie.) Die Hälfte der so behandelten Kinder überlebt 10 Jahre; das Risiko von Strahlenspätschäden mit Störung der intellektuellen Entwicklung und des Wachstums ist jedoch hoch. Bei den selteneren PNET außerhalb des Kleinhirns ist die Prognose ungünstiger.

Tumoren der Hirnnerven: Neurinome, Grad I

Neurinome gehen von den Nervenscheiden, d. h. den Schwann-Zellen, aus. Mehr als 50 % aller Neurinome (Schwannome) wachsen im **Kleinhirnbrückenwinkel** an der Pars vestibularis des **N. vestibulocochlearis** (**VIII. Hirnnerv**) (Abb. **B-1.107**). Das sog. Akustikusneurinom ist eigentlich ein Vestibularisschwannom. (Dabei ist zu beachten, dass nicht etwa vestibulärer Schwindel (Vertigo), sondern Hypakusis das Frühsymptom des langsam wachsenden Tumors ist.)

Tumoren der Hirnnerven: Neurinome, Grad I

Die von den Nervenscheiden ausgehenden Neurinome wachsen überwiegend im **Kleinhirnbrückenwinkel** am vestibulären Anteil des **VIII. Hirnnervs** (Abb. **B-1.107**).

B-1.107 Akustikusneurinom

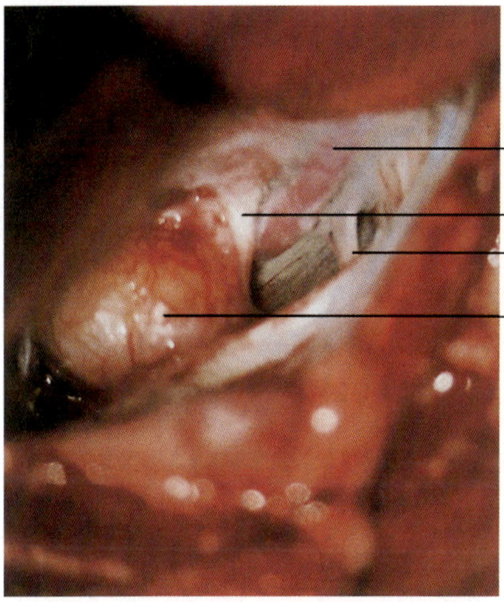

Operationssitus, Ansicht durch das Operationsmikroskop: Scharf begrenzter, kugelförmiger Tumor des VIII. Hirnnervs, der, von einer Kapsel umgeben, unmittelbar dem N. facialis anliegt.

Bilaterale Vestibularisschwannome finden sich häufig bei Neurofibromatose Typ 2 (S. 177). Selten kommen Neurinome an anderen Hirnnerven, dann meist am N. trigeminus vor. Diese Tumoren wachsen langsam verdrängend und verursachen durch Kompression neben **Hirnnervenausfällen** einen Hydrocephalus occlusus oder ischämische Ponsläsionen. Das histologische Bild des Nervs ist durch palisadenförmige Zellkernanordnung charakterisiert.

Der im Kleinhirnbrückenwinkel lokalisierte Tumor (Abb. **B-1.107**) führt allmählich zu **Hirnnervenausfällen** und kann sowohl einen Hydrozephalus als auch Ponsläsionen verursachen.

Die Symptome des sog. **Akustikusneurinoms** entwickeln sich langsam progredient mit einem Altersgipfel um das 50. Lebensjahr. Frühsymptome sind eine einseitige **Hypakusis** für hohe Frequenzen und **Tinnitus**. Mit zunehmender Schwerhörigkeit schwinden die Ohrgeräusche, unspezifischer Schwindel und Gangunsicherheit kommen hinzu. Darüber hinaus finden sich häufig eine Hypästhesie im 1. und 2. Trigeminusast und eine periphere Fazialisparese. Bei ausgeprägter Hirnstammkompression entwickeln sich Pyramidenbahn- und Hirndruckzeichen.

Frühsymptome des **„Akustikusneurinoms"** sind einseitige **Hypakusis** und **Tinnitus**. Neben weiteren Hirnnervenausfällen (V, VII) kommen kontralateral Pyramidenbahnzeichen, homolateral eine Ataxie und später auch Hirndruckzeichen hinzu.

Die Nystagmusprüfung ergibt bei Hirnstammkompression aufgrund der zentralen Schädigung einen Lage- und Blickrichtungsnystagmus. Das Fehlen des kalorischen Nystagmus weist aber den **peripheren Vestibularisausfall** nach (S. 46). Die audiometrische Untersuchung ergibt eine Innenohrschwerhörigkeit mit fehlendem Lautheitsausgleich (Recruitment). Die AEP-Ableitung dient der Frühdiagnostik (s. Abb. **A-3.11**). Der Liquor zeigt meist eine deutliche Eiweißvermehrung bis 1000 mg/l. Ab 1,5 – 2 cm Größe stellen sich die Neurinome im CT nach KM-Gabe dar. Die **MRT** ist Methode der Wahl und ermöglicht die Differenzierung gegenüber anderen im Kleinhirnbrückenwinkel vorkommenden Prozessen (Meningeom, Epidermoid, Cholesteatom). Das Neurinom ist in T 1-Wichtung hypo- bis isointens, in T 2-Wichtung hyperintens und weist nach KM-Gabe ein deutliches Enhancement auf. Beweisend für ein **Vestibularisschwannom** („Akustikusneurinom") ist die Darstellung seines **intrakanalikulären Tumoranteils**, die in 95 % der MRT-Untersuchungen gelingt (Abb. **B-1.108**).

Neben der **peripheren Vestibularisschädigung** (Fehlen des kalorischen Nystagmus) findet man bei Hirnstammkompression auch einen zentralen Lage- und Blickrichtungsnystagmus. Audiometrie und AEP ergeben charakteristische Befunde. Meist ist das Liquoreiweiß erhöht. Das CT mit KM weist Tumoren ab 1,5 – 2 cm Durchmesser nach. Beweisend ist die Darstellung des **intrakanalikulären Tumoranteils** im MRT (Abb. **B-1.108**).

Bei dem seltenen **Trigeminusneurinom** sind anhaltende Gesichtsschmerzen und -parästhesien die ersten Symptome; in der Röntgenaufnahme der Schädelbasis sieht man eine Aufweitung des Foramen ovale. Die MRT weist den Tumor ebenfalls im Kleinhirnbrückenwinkel nach.

Das seltene **Trigeminusneurinom** führt zu anhaltenden Gesichtsschmerzen und -parästhesien.

B-1.108 Vestibularisschwannom, das sog. Akustikusneurinom

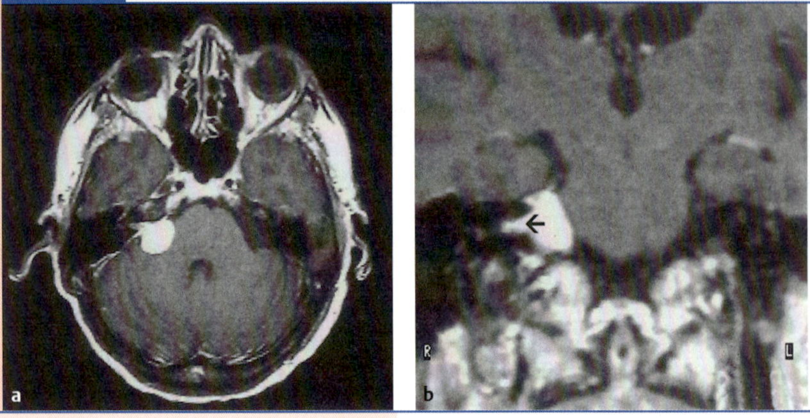

MRT einer 61-jährigen Patientin.
a Das MRT zeigt in T 1-Wichtung nach KM-Gabe einen im rechten Kleinhirnbrückenwinkel gelegenen, stark KM-aufnehmenden Tumor, der dem Felsenbein anliegt (axiale Ebene).
b Der vergrößerte Ausschnitt in koronarer Ebene lässt den intrakanalikulären Tumoranteil im Meatus acusticus internus erkennen (Pfeil).

Bei vollständiger und frühzeitiger Entfernung des Tumors ist die **Prognose gut**.

Die frühzeitige Operation verspricht eine **gute Prognose**. Nur wenn die Tumorkapsel nicht entfernt wird, kommt es zum Rezidiv. Bei sehr großen Neurinomen ist der Hörverlust postoperativ irreversibel, eine periphere Fazialisparese kann zurückbleiben. Bei Tumoren < 3 cm ist die stereotaktische Bestrahlung eine Alternative zur Operation.

Tumoren der Meningen

A Meningeome (Grad I)

Meningeome (Grad I) gehen von Arachnoidea-Deckzellen aus. Sie sind gutartig, wachsen langsam verdrängend, sind stark vaskularisiert und neigen zu Kalkablagerungen (Abb. **B-1.92a**). Die häufigste Lokalisation ist **parasagittal**, daneben kommen v. a. Meningeome der **Olfaktoriusrinne** und des **Keilbeinflügels** vor (Abb. **B-1.109** u. Abb. **B-1.110**).

Tumoren der Meningen

A Meningeome (Grad I)

Meningeome weisen eine Inzidenz von 5/100 000 Einwohner auf und manifestieren sich hauptsächlich zwischen dem 60. und 70. Lebensjahr. Frauen sind mit einer jährlichen Neuerkrankungsrate von 3,4/100 000 im Verhältnis von 2:1 häufger als Männer (1,8/100 000 Einwohner) betroffen. Es gibt zahlreiche Tumorvarianten meningothelialer Zellen. In 92 % sind Meningeome benigne (Gad I), in 6 % atypisch (Grad II) und in 2 % anaplastisch (Grad III). Die Meningeome gehen von den Arachnoidea-Deckzellen aus und wachsen fast immer langsam verdrängend, aber auch gelegentlich arrodierend in den Schädelknochen ein. Meist liegen sie breitflächig der Dura an, sind durch eine bindegewebige Kapsel scharf begrenzt, gut vaskularisiert und weisen konzentrische Kalkablagerungen auf (Psammom-Körper, s. Abb. **B-1.92a**). Seltener ist ein rasenartiges Wachstum entlang der Schädelbasis (Meningeom en plaque). Häufige Lokalisationen sind **Sinus sagittalis**, Falx oder Konvexität (Abb. **B-1.109** u. Abb. **B-1.110**). Die von der **Olfaktoriusrinne** und dem Tuberculum sellae ausgehenden Meningeome komprimieren N. opticus bzw. Chiasma.

B-1.109

B-1.109 Meningeom der Fossa lateralis

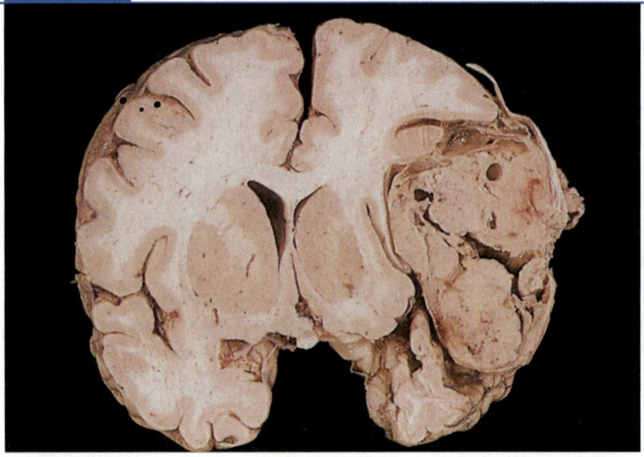

42-jährige Frau mit Kopfschmerzen, Erbrechen und fokal eingeleiteten tonisch-klonischen Anfällen. Nach radiologischer Verdachtsdiagnose „malignes Gliom" erfolglose Strahlentherapie, zunehmende Vigilanzstörung bis zum Koma und Tod im Kreislaufversagen. Pathologischer Befund: Aufsicht von vorn auf koronare Schnittebene. Große Tumormasse in der Fossa lateralis, die zur Verdrängung des Temporal- und Parietallappens sowie zur Massenverschiebung nach kontralateral führt.

B-1.110 Meningeom der Olfaktoriusrinne

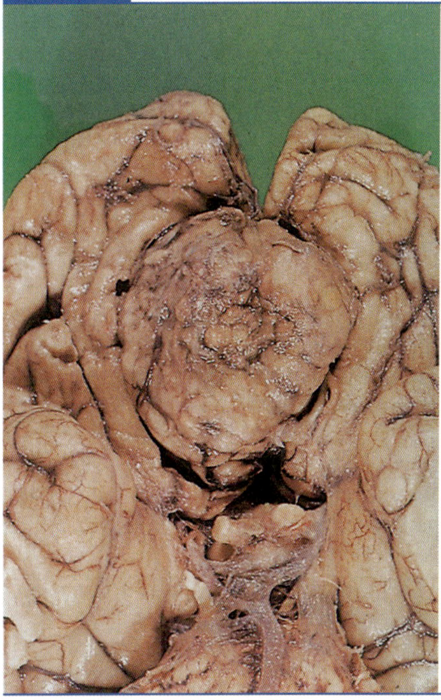

54-jährige Frau mit Affektlabilität, olfaktorischen Missempfindungen, Protrusio bulbi beiderseits und zunehmender Vigilanzstörung. Tod durch Atemlähmung. Pathologischer Befund: Aufsicht auf die Frontobasis. Hühnereigroßer derber, von der Schädelbasis ausgehender Tumor mit Verdrängung der mediobasalen Stirnrinde vor dem Chiasma opticum.

B-1.110

Keilbeinmeningeome führen zur Hyperostose des Sphenoids. Gelegentlich wachsen Meningeome im Kleinhirnbrückenwinkel, am Tentorium oder Klivus (Abb. **B-1.111**). Das Meningeomwachstum wird wahrscheinlich unter Strahleneinwirkung (Radiatio) aktiviert und auch durch genetische oder hormonelle Faktoren gefördert: Bei etwa 60 % der sporadischen Meningeome findet man Mutationen des NF2-Gens in der chromosomalen Region 22q12.2. Das Überwiegen des weiblichen Geschlechts in der Häufigkeitsverteilung der Meningeome könnte auf den Einfluss der Geschlechtshormone, z. B. in der Schwangerschaft, zurückgeführt werden.

Meningeome bleiben nicht selten asymptomatisch. Sie werden im mittleren bis höheren Lebensalter langsam, zunächst durch Reiz-, später durch Ausfallerscheinungen manifest (je nach Lokalisation des Tumors: epileptische Anfälle, Hirnnervensymptome und Pyramidenbahnzeichen). In der Hälfte der Fälle gehen psychopathologische Veränderungen voraus. Ein parasagittales Meningeom ist die häufigste Ursache des **Mantelkanten-Syndroms** mit spastischer Paraparese der Beine und unkontrollierter Blasenentleerung (S. 51). Eine **Hyposmie** bei Meningeomen der Olfaktoriusrinne wird von den Patienten häufig nicht bemerkt. Bei großen Tumoren kann es zur Visusstörung infolge Optikusatrophie kommen. Keilbeinflügelmeningeome rufen gelegentlich retroorbitale oder temporale Kopfschmerzen hervor und sind nicht selten Ursache einer **Epilepsia tarda** mit komplex-fokalen Anfällen (S. 521). In Abhängigkeit von der Druckrichtung des Tumors und venöser Abflussbehinderung im Sinus cavernosus mit Exophthalmus können sich charakteristische **neuroophthalmologische Syndrome** entwickeln (z. B. Foster-Kennedy- und Fissura-orbitalis-Syndrom, S. 27 u. 35).

Auch bei größeren Meningeomen ist das EEG gelegentlich unauffällig. Häufiger als bei anderen Tumoren finden sich Knochenarrosionen, Hyperostosen, verbreiterte Gefäßfurchen der Kalotte, Tumorverkalkungen und Zeichen des chronisch erhöhten Hirndrucks. Im CT lässt sich ein **glatt begrenzter,** isodenser, partiell verkalkter, intensiv KM anreichernder Tumor mit Beziehung zu den Meningen nachweisen (Abb. **B-1.111a**). Im MRT sind Meningeome nach KM-Gabe kontrastreich in Beziehung zu den umgebenden Strukturen darstellbar (Abb. **B-1.111b** u. **c**). In der MR-Angiografie zeigt sich deren **Vaskularisation** (Blutversorgung meist aus Ästen der A. carotis externa). Präoperativ kann eine interventionelle Angiografie mit endovaskulärer Embolisation erforderlich sein.

Operativ gut zugängliche Meningeome werden unter Resektion des betroffenen Duraanteils **total exstirpiert**. Bei subtotaler Resektion beträgt die Rezidivrate von 30 – 50 % innerhalb von 10 Jahren gegenüber 10 – 20 % nach vollständiger Resektion.

Eine Reihe exogener und endogener Einflüsse, z. B. Strahlenexposition, und genetische oder hormonelle Faktoren scheinen das Wachstum der Mengiome zu fördern.

Der Krankheitsverlauf geht meist über Jahre. Häufig treten psychopathologische Störungen vor Herdsymptomen auf. Parasagittale Meningeome werden durch ein **Mantelkanten-Syndrom** (S. 51), Meningeome der Olfaktoriusrinne durch eine **Hyposmie**, Meningeome des Keilbeins durch eine **Epilepsie**, gelegentlich auch durch **neuroophthalmologische Syndrome** manifest.

Im CT ist **der Tumor glatt begrenzt,** isodens und speichert intensiv KM (Abb. **B-1.111a**). Im MRT ist er nach KM-Gabe kontrastreich (Abb. **B-1.111b** u. **c**). Die MR-Angiografie zeigt die **Vaskularisation** und arterielle Zuflüsse. Präoperativ ist ggf. eine konventionelle Angiografie mit Embolisation erforderlich.

Auch bei **vollständiger Resektion** des Meningeoms ist mit einer Rezidivrate von 10 – 20 % innerhalb von 10 Jahren zu rechnen.

B-1.111 Klivus-Meningeom

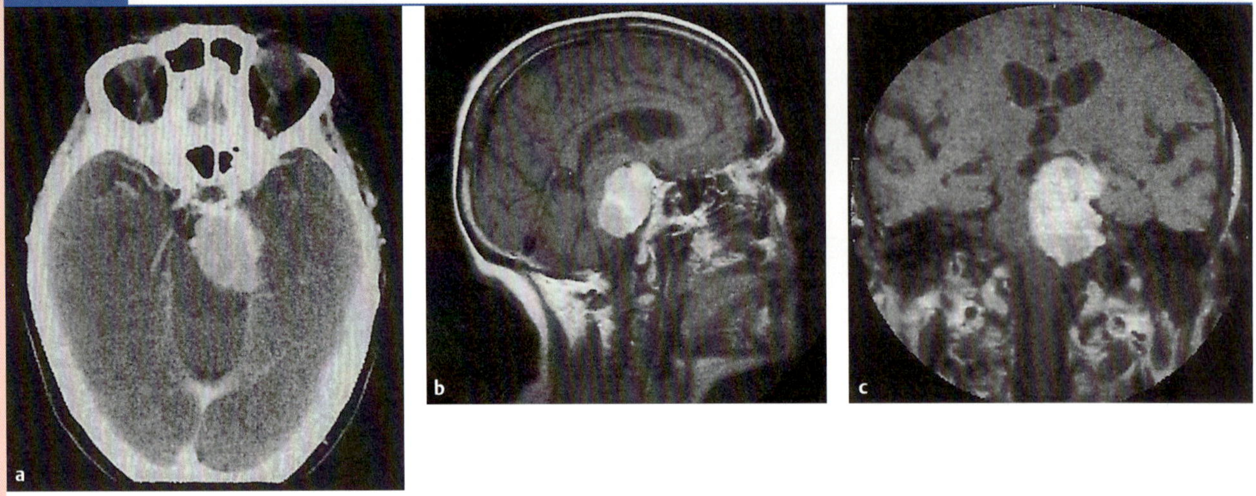

Computer- und kernspintomografischer Befund bei 69-jähriger Patientin mit Hirnstammkompression (vgl. Klinischer Fall).

a Das CT zeigt einen 3 × 3 × 4 cm großen, homogenen, stark KM-anreichernden Tumor, der dem Klivus links anliegt.

b In der mediosagittalen Ebene des MRT stellt sich der Tumor in T 1-Wichtung nach KM-Gabe kontrastreich zwischen Klivus und Pons dar.

c In der koronaren Ebene erkennt man die Impression und Verlagerung des Hirnstamms durch den Tumor.

In hohem Alter und bei nicht seltenem Zufallsbefund kann die Verlaufsbeobachtung genügen. Bei kleinen, nicht resektablen Meningeomen ist eine Radiatio angezeigt. Die anaplastischen (malignen) Meningeome (Grad III) haben bei einer Rezidivneigung von 50 – 80 % die ungünstigste Prognose.

▸ Klinischer Fall.

▸ **Klinischer Fall.** Die 69-jährige Patientin klagte über ein Kribbeln und Taubheitsgefühl über dem linken Auge, Schwankschwindel und Brechreiz. Den Angehörigen fiel eine ungewohnte „Grantigkeit“ auf. Die Untersuchung ergab eine Dysästhesie im Versorgungsbereich des 1. und 2. Trigeminusastes links mit abgeschwächtem Kornealreflex, das EEG eine leichte Funktionsstörung unter Hyperventilation links frontolateral. Das CT zeigte einen Tumor in der mittleren Schädelgrube (vgl. Abb. **B-1.111a**), der für ein Meningeom sprach. Das präoperative MRT wies die Tumorausdehnung in kraniokaudaler Richtung nach (vgl. Abb. **B-1.111b** u. **c**). Der Pons war massiv verlagert und komprimiert. Der linke N. trigeminus konnte bei der Tumorexstirpation erhalten, der linke N. trochlearis musste jedoch durchtrennt werden. Postoperativ bestanden außer der Trochlearisparese eine periphere linksseitige Fazialisparese und rechtsseitige Hemiparese, die sich allmählich zurückbildete.

B. Primär melanozytische Läsionen

▪ **Malignes Melanom, Grad IV**

Meningeale Melanome (Abb. **B-1.112**) sind maligne und neigen zur Metastasierung (vgl. S. 333).

B. Primär melanozytische Läsionen

▪ **Malignes Melanom (Grad IV)**

Im Gegensatz zum Melanozytom (Grad I) ist das **meningeale Melanom (Grad IV) maligne** und neigt zur Metastasierung in andere Organe. Die Tumoren entstehen durch Melanozyten-Proliferation der Pia (Abb. **B-1.112** und Abb. **B-1.118**).

B-1.112 Primär intrakranielles malignes Melanom

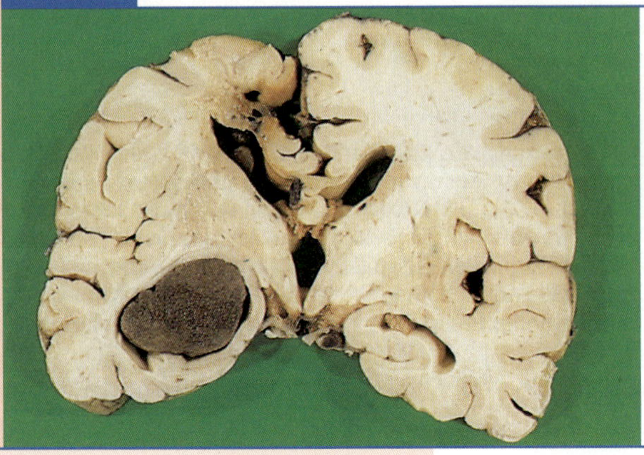

62-jähriger Schriftsetzer mit Affektlabilität und Gedächtnisstörungen. Ein Tumor der rechten Mantelkante war operativ entfernt worden. Nach der zweiten Palliativoperation kam es zum Einklemmungssyndrom mit letalem Ausgang.
Pathologischer Befund: Aufsicht von vorn auf koronare Schnittebene in Höhe der Corpora mamillaria. Walnussgroße grauschwarze Metastase im Plexus choroideus des rechten Seitenventrikels. Rostbraun verfärbte Hirnnarbe nahe der rechten Mantelkante. Extrakranieller Primärtumor durch Obduktion ausgeschlossen.

C. Hämangioblastom

▪ **Hämangioblastom (Grad I)**

Hämangioblastome sind dysontogenetische mesenchymale Tumoren. Sie bestehen aus einem Konglomerat dünnwandiger Blutgefäße mit dazwischenliegenden aufgetriebenen Zellen (s. Abb. **B-1.92b**), die sich als solide Tumoren meist innerhalb einer Zyste mit stark eiweißhaltiger Flüssigkeit entwickeln. Sie zeigen langsames, infiltratives Wachstum und werden als benigne eingestuft, bilden aber wegen ihrer zystischen Ausdehnung bei fast ausschließlich infratentorieller, meist **zerebellarer Lokalisation** (Lindau-Tumor, Abb. **B-1.113**) ein Einklemmungsrisiko. Angioblastome können mit einer **Polyzythämie** infolge einer Erythropoetin-Sekretion des Tumors einhergehen. Gelegentlich kommen sie familiär gehäuft (Lindau-Krankheit) oder in Verbindung mit einer Angiomatosis retinae, Pankreas- und Nierenzysten (von Hippel-Lindau-Krankheit) vor (Abb. **B-1.114** und S. 183).

C. Hämangioblastom

▪ **Hämangioblastom (Grad I)**

Der dysontogenetische mesenchymale Tumor wächst innerhalb einer Zyste, deren Ausdehnung bei meist **zerebellarer Lokalisation** (Lindau-Tumor, Abb. **B-1.113**) zur Einklemmung führt. Angioblastome kommen auch gemeinsam mit einer Angiomatosis retinae und Pankreas- und Nierenzysten vor (von Hippel-Lindau-Krankheit).

B-1.113 Hämangioblastom des Kleinhirns

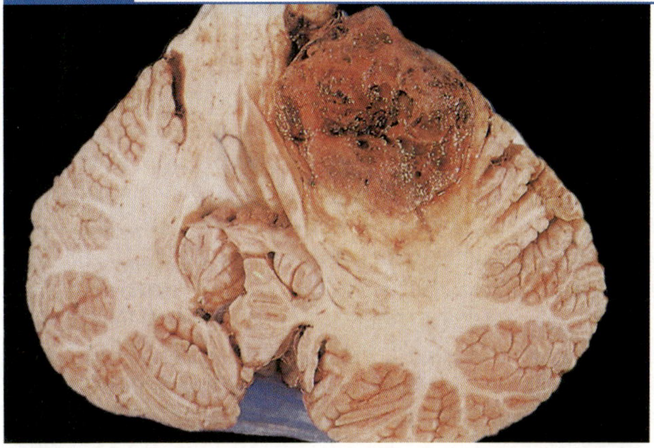

40-jährige Frau mit Kopfschmerzen und Stauungspapille. Exitus letalis infolge fulminanter Lungenembolie bei Jugularvenenthrombose und bakterieller Trikuspidal-Endokarditis nach Infektion des ventrikulojugulären Shunts.
Pathologischer Befund: Aufsicht auf axiale Schnittebene. Großer, verdrängend wachsender, stark vaskularisierter Tumor, in dem es geblutet hat.

B-1.113

B-1.114 Von-Hippel-Lindau-Krankheit. Ophthalmologischer Befund der Angiomatosis retinae.

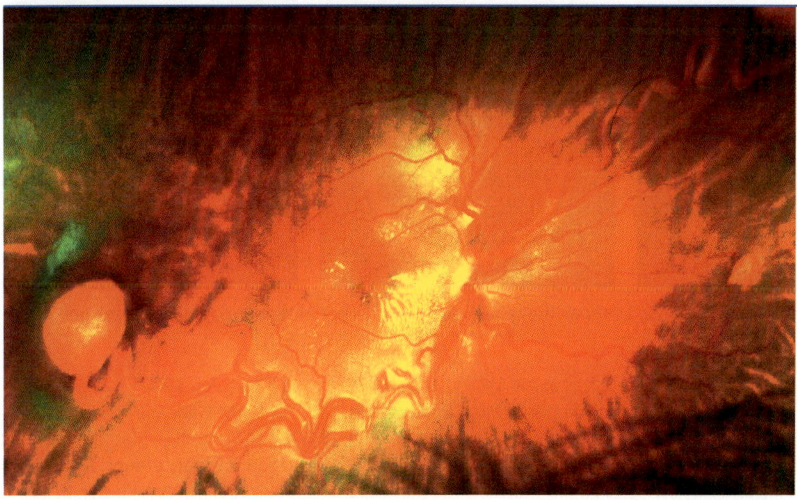

Am Augenhintergrund fallen kugelförmige Gefäßtumoren mit erweiterten, geschlängelten zuführenden Arterien und drainierenden Venen auf.

B-1.114

Das Hämangioblastom wird zwischen dem 35. und dem 45. Lebensjahr symptomatisch mit Hirndrucksymptomen, **Nystagmus** und **Ataxie**.

Das Hämangioblastom manifestiert sich vorwiegend bei Männern zwischen dem 35. und dem 45. Lebensjahr mit Kopfschmerzen, Nausea und Vomitus als Hirndruckzeichen. **Nystagmus,** zerebellare **Ataxie** und positiver Unterberger-Tretversuch weisen auf den Sitz des Gefäßtumors hin. Eine doppelseitige Stauungspapille und seltener Paresen der kaudalen Hirnnerven können hinzukommen.

CT und MRT zeigen eine zystische Ringstruktur in der hinteren Schädelgrube.

Hämangioblastome imponieren computer- und kernspintomografisch als zystische Raumforderung der hinteren Schädelgrube. Typisch ist eine Ringstruktur.

Die **Operation** führt meist zur Remission.

Die **vollständige operative Entfernung** des Hämangioblastoms verspricht eine gute Prognose. Der Tumor metastasiert nicht; zum Rezidiv kann es aber nach Eröffnung der Zyste kommen.

Primäre ZNS-Lymphome (Grad III–IV)

Primäre ZNS-Lymphome (Grad III–IV)

Die primären Lymphome des ZNS sind überwiegend B-Zell-Tumoren. Sie wachsen rasch infiltrativ meist im Marklager und neigen zur Ausbreitung in den Liquor.

Von einem primären ZNS-Lymphom (PZNSL) spricht man, wenn es sich (ausschließlich) in Gehirnparenchym, Meningen und/oder Rückenmark manifestiert. Das PZNS macht 2 – 5 % aller primären intrakraniellen Tumoren aus; es hat einen Häufigkeitsgipfel in der 5. – 7. Dekade. Das mediane Erkrankungsalter beträgt bei immunkompetenten Personen 55 Jahre. Patienten mit Erkrankungen des Immunsystems haben ein höheres Erkrankungsrisiko. 95 % der PZNSL sind Non-Hodgkin-Lymphome des ZNS (maligne B-Zell-Tumoren); histologisch handelt es sich meist um Immunozytome, Immunoblastome oder Lymphoblastome; sie gehen von Mesenchymzellen der Blutgefäße aus, wachsen rasch infiltrativ überwiegend im Marklager, oft simultan an verschiedenen Lokalisationen oder diffus in den Leptomeningen und neigen zur Ausbreitung in den Liquor.

Frühsymptome sind **psychopathologische Veränderungen**. Im Liquor finden sich Eiweißerhöhung und Tumorzellen. **MRT** und CT zeigen multiple KM-anreichernde Herde. Diese sind im MRT-T 1-Bild hypo- bis isointens, in T 2-Wichtung hyperintens (Abb. **B-1.115**).

Charakteristisch ist der Beginn mit **psychopathologischen Veränderungen** und Hirndruckzeichen, bevor sich rasch progredient neurologische Herdsymptome einstellen. Eine Pleozytose im Liquor (< 20 % der Fälle) ist durch die breite Aussaat von Lymphomzellen bedingt. Gelegentlich sind bei deutlicher Eiweißerhöhung spezifische Immunglobuline nachweisbar. Die häufig multiplen, ventrikelnahen Läsionen stellen sich im CT isodens, homogen KM-aufnehmend und **im MRT** in T 1-Wichtung hypo- bis isointens, in T 2-Wichtung meist hyperintens dar (Abb. **B-1.115**). Ohne Hinweis auf ein systemisches Lymphom in der Anamnese und im körperlichen Befund (Lymphknoten nicht vergrößert) ist ein Staging zum Ausschluss eines systemischen Lymphoms nicht erforderlich. Bei primär meningealer Aussaat (ohne intrazerebrale Manifestation) sollte es jedoch erfolgen (S. 338).

B-1.115 Primäres malignes ZNS-Lymphom

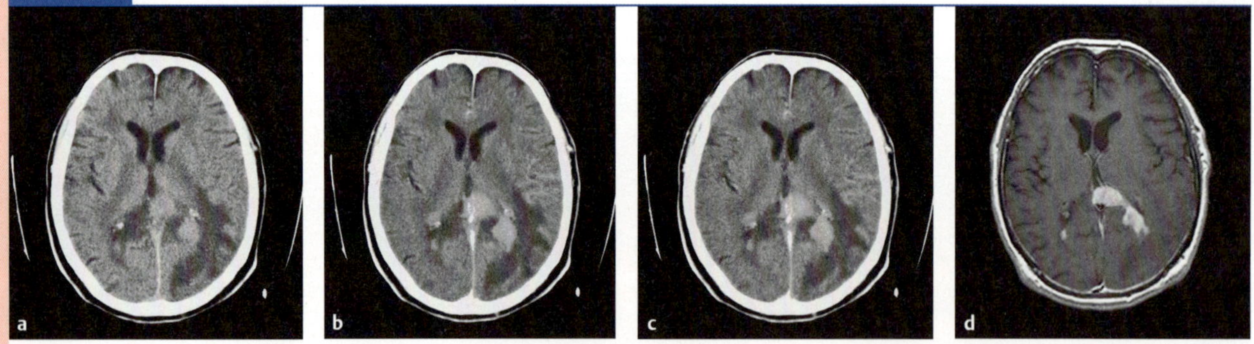

Bildgebende Diagnostik bei 64-jährigem Patienten. Die histologische Untersuchung nach stereotaktischer Biopsie ergab ein großzelliges B-Zell-Lymphom des Gehirns (vgl. Klinisches Beispiel).

a Im Nativ-CT des Kopfes fällt eine Hypodensität des Marklagers okzipital bis temporal links auf als Ausdruck eines Ödems, das auch zur Verdrängung und Kompression des Hinterhorns des linken Seitenventrikels führt. Die Sulci sind links okzipital bis temporal verstrichen und es besteht eine diskrete Mittellinienverlagerung nach rechts.

b Nach KM-Gabe zeigen sich im CT kräftige flächige Kontrastmittelanreicherungen in 3 Lokalisationen: medial und dorsal des verdrängten linken Hinterhorns, im hinteren Anteil des Balkens und gering auch im Bereich des Hinterhorns des rechten Seitenventrikels.

c Das axiale MRT-FLAIR-Bild zeigt die fingerförmige Ausbreitung des Ödems links, aber auch im Bereich des rechten Seitenventrikelhinterhorns sowie rechts parietal.

d Im axialen MRT-T 1 zeigen sich nach KM-Gabe die schon mittels CT dargestellten 3 Areale mit flächigem Enhancement. Das Ödem stellt sich hypointens dar. In anderen Schichtebenen kommen auch kleinfleckige KM-Anreicherungen links parietal und rechts am Temporalpol zur Darstellung.

Eine Exstirpation zerebraler Lymphome ist nicht indiziert. Nach stereotaktischer **Biopsie** zur Diagnosesicherung werden Kortikosteroide gegeben, die einen vorübergehenden zytotoxischen Effekt auf Lymphomzellen haben. Die Mehrzahl der Lymphome spricht auf eine Strahlentherapie an; nach 12 – 18 Monaten kommt es aber zum Rezidiv. Verschiedene Chemotherapie-Protokolle unter Einschluss von Methotrexat versprechen eine länger anhaltende Remission. Die Kombination einer **Ganzhirnbestrahlung** mit einer intrathekalen und systemischen **Chemotherapie** mit Methotrexat kann die mediane Überlebenszeit auf drei bis fünf Jahre verlängern, ist aber mit einem Neurotoxizitätsrisiko (> 10 %) behaftet. ¾ der Patienten < 60 Jahre weisen eine Fünf-Jahres-Überlebenszeit bei niedriger Neurotoxizität auf. Unbehandelt beträgt die mediane Überlebenszeit ein bis zwei Monate.

Nach stereotaktischer **Biopsie** und Kortikosteroid-Gabe kann die Überlebenszeit sowohl durch die **Ganzhirnbestrahlung** als auch durch eine intrathekale und systemische **Chemotherapie** verlängert werden.

► Klinischer Fall. Der 64-jährige Patient wurde mit der Verdachtsdiagnose „Schlaganfall" stationär eingewiesen. Die Aufnahmeuntersuchung ergab eine globale Aphasie, homonyme Hemianopsie nach rechts und latente armbetonte Hemiparese rechts. Im Notfall-CT stellten sich eine Raumforderung mit KM-Anreicherung links hemisphäriell und ein kleines KM-aufnehmendes Areal rechts paramedian im hinteren Anteil des Balkens dar (Abb. **B-1.115a**, **b**). Die MRT zeigte multilokuläre Signalveränderungen (Abb. **B-1.115c**, **d**). Eine stereotaktische Biopsie bestätigte den Verdacht auf ein intrazerebrales Lymphom. Diagnose: diffuses großzelliges B-Zell-Lymphom (malignes Non-Hodgkin-Lymphom).
Unter der Behandlung mit Dexamethason bestanden bei Verlegung in die onkologische Klinik noch eine sensorisch-amnestische Aphasie und ein Extinktionsphänomen im rechten unteren Quadranten. Diese Symptome bildeten sich unter der systemischen Chemotherapie mit Methotrexat vollständig zurück. Wegen ausgeprägter hepatotoxischer Nebenwirkungen musste der nächste Zyklus mit Alexan fortgeführt werden. Anschließend erfolgte eine Ganzhirnbestrahlung. Bei den Verlaufskontrollen sechs und zwölf Monate nach Therapie waren der neurologische Status und MRT-Befund regelrecht und der Patient beschwerdefrei.

► Klinischer Fall.

Keimzelltumoren (Grad II – IV)

Keimzelltumoren sind frühe dysontogenetische Tumoren. Sie machen ca. 2 % der intrazerebralen Tumoren aus, das männliche Geschlecht ist doppelt so häufig betroffen. **Germinome** und **Teratome** sind histologisch nicht von Seminomen des Hodens oder Dysgerminomen des Ovars zu unterscheiden. Intrakraniell wachsen sie mittelliniennah, meist in der **Pinealisregion** oder **supraselär**, seltener im Thalamus oder Kleinhirnwurm. Germinome (Grad II – III) wachsen lokal infiltrierend, gelegentlich auch mit Streuung über den Liquor. Sie manifestieren sich meist zwischen dem 10. und 21. Lebensjahr mit einem **Verschlusshydrozephalus** und Parinaud-Syndrom (S. 39) bzw. einem Gesichtsfelddefekt und endokrinen Störungen (z. B. Diabetes insipidus, Pubertas praecox). Teratome (Grad I) bleiben meist scharf begrenzt, werden aber als unreife und in maligner Transformation oder als Mischtumor auftretende Tumoren höhergradig klassifiziert (Grad II – IV) Die Keimzelltumoren stellen sich im CT und MRT dar; gelegentlich sind frühzeitig Tumormarker (AFP, β-HCG) in Serum und Liquor nachweisbar.

Keimzelltumoren (Grad II – IV)

Keimzelltumoren sind dysontogenetische Tumoren, die mittelliniennah in der **Pinealisregion** oder **supraselär** wachsen. **Germinome** (Grad II – III) wachsen diffus infiltrierend und metastasieren z. T. über den Liquor. Sie manifestieren sich im Kindes- oder frühen Erwachsenenalter, häufig mit **Verschlusshydrozephalus**. Die Diagnose wird mittels CT oder MRT gestellt.

Teratome können aufgrund ihres scharf begrenzten Wachstums meist vollständig operativ entfernt werden. **Germinome** sind **strahlensensibel**; vor der Radiotherapie sollte die Diagnose bioptisch gesichert und eine spinale Metastasierung mittels Liquorzytologie und MRT des Spinalkanals ausgeschlossen werden, um ggf. die gesamte kraniospinale Achse in die Bestrahlung einzubeziehen oder eine systemische Chemotherapie anzuschließen.

Teratome können meist vollständig operativ entfernt werden. **Germinome** sind **strahlensensibel**. Vor der Radiotherapie wird die Diagnose durch stereotaktische Biopsie gesichert und eine Liquorpunktion durchgeführt.

Tumoren der Sellaregion

A. Hypophysenadenome (Grad I)

Die Hypophysenvorderlappenadenome, deren Inzidenz 3 – 4/100 00 Einwohner beträgt, wachsen langsam verdrängend, z. T. zystisch. Sie manifestieren sich einerseits endokrin mit isoliertem bzw. kombiniertem **Hormonüberschuss** oder mit einer kompressionsbedingten Minderfunktion der Hypophyse (Tab. **B-1.51**), andererseits mit Kopfschmerzen und bei Ausdehnung nach supraselär und Druck auf das Chiasma opticum mit einer **bitemporalen Hemianopsie** (S. 28) bzw. Optikusatrophie.

Tumoren der Sellaregion

A. Hypophysenadenome (Grad I)

Die Adenome des Hypophysenvorderlappens wachsen langsam verdrängend, verursachen häufig eine **bitemporale Hemianopsie** durch Chiasmakompression und sind z. T. **endokrin aktiv** (Tab. **B-1.51**).

B-1.51 Endokrine Aktivität und vorherrschendes klinisches Symptom bei Hypophysenadenomen

Hormonproduktion	Symptom	Häufigkeit (%)
Prolaktin (PRL)	Amenorrhö, Galaktorrhö	40 – 50
somatotropes Hormon (STH)	Riesenwuchs/Akromegalie	15 – 20
adrenokortikotropes Hormon (ACTH)	Cushing-Krankheit	> 5
thyreotropes Hormon (TSH)	Thyreotoxikose	> 1
gonadotropes Hormon (LH/FSH)	Pubertas praecox	> 1
ohne endokrine Aktivität		> 25

Die **endokrin inaktiven Hypophysenadenome** werden meist durch Gesichtsfeldausfälle manifest, wenn bereits eine Funktionsbeeinträchtigung der Hypophyse vorliegt.

Das vorherrschende Symptom der **Hypophysenadenome ohne Hormonproduktion**, aber mit deutlicher Wachstumstendenz sind Gesichtsfeldausfälle; gelegentlich kommt eine Okulomotoriusparese oder ein Sinus-cavernosus-Syndrom hinzu (S. 369). Dann liegt oft bereits ein sekundärer Hypogonadismus oder eine Hypothyreose als Ausdruck einer Hypophyseninsuffizienz vor. Die durch Raumforderung bedingten Symptome können auch bei endokrin aktiven Adenomen auftreten.

Die **hormonaktiven Hypophysenadenome** bewirken meist eine Überproduktion von
- STH (Akromegalie, Gigantismus)
- Prolaktin (Amenorrhö, Galaktorrhö)
- ACTH (Cushing-Krankheit)

Die **hormonaktiven Hypophysenadenome** bewirken charakteristische Syndrome infolge einer Überproduktion von
- STH (Akromegalie, Gigantismus)
- Prolaktin (Amenorrhö, Galaktorrhö)
- ACTH (Cushing-Krankheit)

B-1.116 Symptomatologie der häufigsten endokrin aktiven Hypophysenadenome

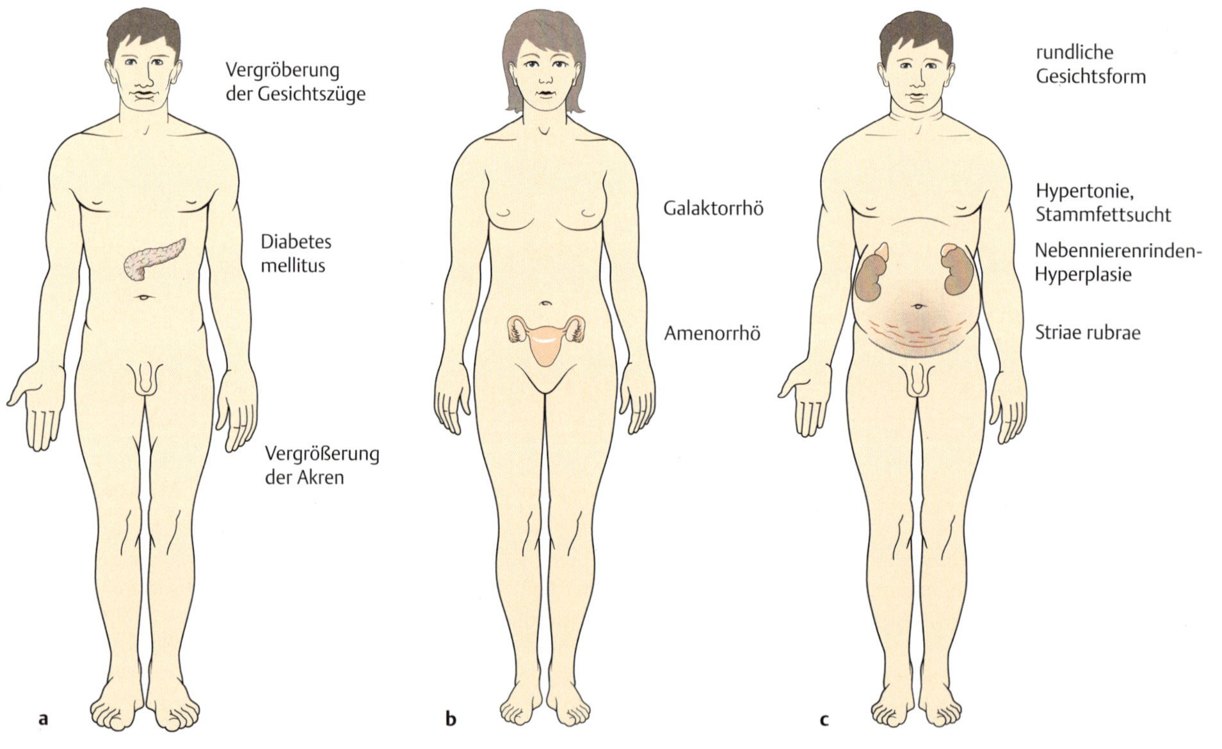

a Überproduktion von STH (Akromegalie) **b** Überproduktion von Prolaktin (Prolaktinom) **c** Überproduktion von ACTH (Cushing-Krankheit)

- **STH-Überproduktion**

Die Überproduktion von **Wachstumshormon** (STH) verursacht im Jugendalter einen **Riesenwuchs** (Gigantismus), im Erwachsenenalter eine **Akromegalie** mit Vergröberung der Gesichtszüge und auffallend großen Händen und Füßen (Abb. **B-1.116a**).

- **STH-Überproduktion**

Eine Überproduktion von **Wachstumshormon** (somatotropem Hormon, STH) im Jugendalter bedingt ein übermäßiges Körperwachstum (hypophysärer **Riesenwuchs**), „Gigantismus", im Erwachsenenalter eine **Akromegalie** (Abb. **B-1.116a**), die zwischen dem 30. und 50. Lebensjahr ohne Geschlechterdifferenz auftritt und eine Inzidenz von 3 – 4/100 000 Einwohner aufweist. Neben unproportioniertem Wachstum von Weichteilen und Skelettpartien mit Vergröberung der Gesichtszüge und Vergrößerung der Hände und Füße kommt es zu Viszeromegalie, Osteoporose, Hyperhidrosis, Myopathie, arterieller Hypertonie und Diabetes mellitus, wodurch die hohe

Letalitätssrate bedingt ist. Weniger als die Hälfte der unbehandelten Patienten erreicht das 50. Lebensjahr.

- **Prolaktin-Überproduktion**

Die Überproduktion von Prolaktin (PRL) führt zur Suppression der Ovarialfunktion und damit zur sekundären **Amenorrhö**. 7 % aller Amenorrhöen und 33 % der prolaktinogenen Amenorrhöen sind durch ein Hypophysenadenom bedingt. Eine **Galaktorrhö** ist richtungweisend, jedoch nur bei der Hälfte der Prolaktinome nachweisbar (Abb. **B-1.116b**).

Bei Männern macht sich die Hyperprolaktinämie durch **Hypogonadismus** bemerkbar, wird jedoch oft erst entdeckt, wenn bereits Gesichtsfeldausfälle bestehen. ⅔ der Prolaktinome sprechen gut auf Dopamin-Rezeptor-Agonisten an, die eine Tumorverkleinerung bewirken.

- **Prolaktinom**

Die Überproduktion von **Prolaktin** führt zu sekundärer **Amenorrhö** und **Galaktorrhö** (Abb. **B-1.116b**).

Beim Mann kommt es zu **Hypogonadismus**.

- **ACTH-Überproduktion**

Die Überproduktion von **adrenokortikotropem Hormon** (ACTH) führt zur beidseitigen Nebennierenrinden-Hyperplasie (sekundärer Hyperkortisolismus mit Kortisol-Überschuss und Aufhebung des Kortisol- und ACTH-Tagesrhythmus). Die klinische Manifestation, die **Cushing-Krankheit** (Abb. **B-1.116c**), ist charakterisiert durch Stammadipositas, Myopathie, Striae, Hirsutismus, Glukoseintoleranz, arterielle Hypertonie, Osteoporose und ein depressives Syndrom.

- **ACTH-Überproduktion**

Die vermehrte ACTH-Produktion bewirkt eine bilaterale Nebennierenrinden-Hyperplasie mit nachfolgender Cushing-Krankheit (sekundärer Hyperkortisolismus). (Abb. **B-1.116c**): Stammfettsucht, Hypertonie, Osteoporose.

▸ Merke. In 10 % der Hypophysenadenome kommt es zur hämorrhagischen Infarzierung mit **Blutung** in den Subarachnoidalraum oder Sinus cavernosus.

▸ Merke.

Als auslösende Faktoren gelten Traumen, Radio- und Antikoagulanzientherapie. Heftige Kopfschmerzen, Vomitus, Meningismus und Vigilanzstörung oder ein Sinus-cavernosus-Syndrom (S. 329) treten schlagartig auf.

Diagnostik: Supraselläre Hypophysenadenome zeigen sich im CT als hyperdense, KM anreichernde Bezirke, während sich intraselläre Mikroadenome nur mittels **MRT** in Form hyperintenser Signale erfassen lassen. Eine akute Adenomblutung stellt sich im Notfall-CT dar und ist noch nach einigen Tagen mittels MRT nachweisbar. In jedem Fall empfiehlt sich auch eine sagittale Dünnschichtung zur Beurteilung des Hypophysenhinterlappens, dessen hyperintenses Signal z. B. bei Diabetes insipidus fehlt. Die Verlaufskontrolle stützt sich auf perimetrische Untersuchungen und VEP-Ableitungen. In jedem Fall ist eine **endokrinologische Funktionsdiagnostik** einschließlich Suppressions- und Stimulationstests zur Überprüfung des hypophysär-hypothalamischen Regelkreises erforderlich.

In **MRT**-Sequenzen stellen sich supra- und intraselläre Adenome auch geringer Größe dar. Zur Verlaufskontrolle dienen Perimetrie und VEP. **Endokrinologische Funktionsdiagnostik** ist unerlässlich.

Operative Therapie: Die Behandlung besteht in der Regel aus Operation und Hormonsubstitution. Es wird eine selektive Adenomentfernung zur Erhaltung der hypophysären Partialfunktionen angestrebt. Intraselläre Hypophysentumoren werden über einen transnasal-transsphenoidalen Zugang mikrochirurgisch angegangen. Die Strahlentherapie ist bei invasivem Wachstum und bei Rezidiven oder persistierender Hormonüberproduktion als **stereotaktische Radiotherapie** (Radiochirurgie) indiziert. Spätkomplikationen sind Strahlenschäden der Mittellinienstrukturen und Hypophyseninsuffizienz, selten ein Diabetes insipidus.

Kleine Hypophysenadenome werden **mikrochirurgisch transnasal-transsphenoidal** unter Erhalt der übrigen Hypophysenanteile entfernt. Die **stereotaktische Strahlentherapie** ist bei invasivem Wachstum, Rezidiven oder persistierender Hormonüberproduktion indiziert.

Mit **Somatostatin-Analoga** ist eine gezielte Reduktion der ACTH-Sekretion beim Hypophysenadenom als alternative, prä- und postoperative Therapie möglich. Unbehandelt sterben 50 % der Patienten mit Cushing-Krankheit innerhalb von 5 Jahren.

Somatostatin-Analoga reduzieren die ACTH-Produktion beim Hyperkortisolismus.

B. Kraniopharyngeome (Grad I)

Die ektopische Differenzierung von Plattenepithel zwischen Vorder- und Hinterlappen der Hypophyse (ausgehend von der Rathke-Tasche) wird als Kraniopharyngeom bezeichnet. Diese Fehlbildungstumoren wachsen supra- oder intrasellär verdrängend und können zystisch (mit cholesterinreicher Flüssigkeit gefüllt) oder verkalkt sein. Sie stellen die größte Gruppe der dysontogenetischen Tumoren dar und sind die häufigsten raumfordernden Prozesse des **Kindes- und Jugendalters** in dieser Region, werden aber gelegentlich erst im Erwachsenenalter manifest.

Kraniopharyngeome sind durch **endokrine Störungen** und **Chiasma-Syndrome** gekennzeichnet. Die wegen STH-Mangels in ihrer körperlichen Entwicklung retardierten Kinder klagen über Kopfschmerzen und Erbrechen. Infolge Blockade des Foramen Monroi besteht die Gefahr eines Verschlusshydrozephalus.

B. Kraniopharyngeome (Grad I)

Das Kraniopharyngeom geht vom embryonalen Rest des Hypophysengangs, der **Rathke-Tasche**, aus. Es ist der häufigste **kindliche Tumor** in der Sellaregion, kommt aber auch noch bei Erwachsenen vor.

Der Tumor wird durch **endokrine Störungen** und **Chiasma-Syndrome** manifest.

B-1.117 **Kraniopharyngeom**

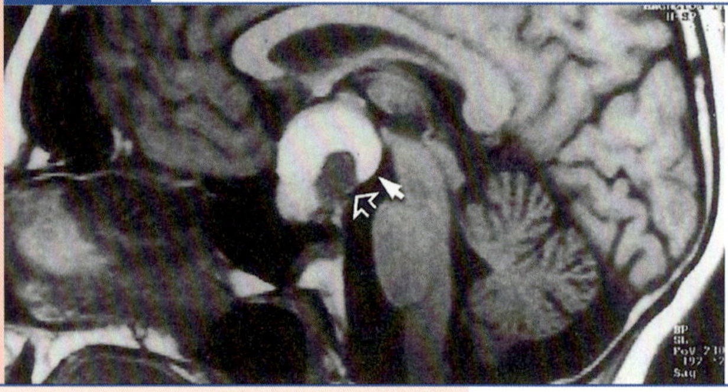

MRT eines zystischen intra- und supraselIären Kraniopharyngeoms. Im sagittalen, T 1-gewichteten Spin-Echo-Nativbild zeigt sich eine Anhebung des Chiasmas und des Bodens des III. Ventrikels. Der eiweißreiche Zysteninhalt stellt sich homogen hyperintens dar (weißer Pfeil), die soliden Tumoranteile sind hypointens (dunkler Pfeil).

Bei Kindern ist Minderwuchs auffälligstes Symptom, z. B. beim **Babinski-Fröhlich-Syndrom**. Häufiger als eine **bitemporale Hemianopsie** sind unregelmäßige Gesichtsfeldausfälle mit der Gefahr einer beiderseitigen Amaurose.
Die Abgrenzung zu Nachbarstrukturen gelingt im **MRT** (Abb. **B-1.117**).

Gelegentlich kommt es zum Diabetes insipidus oder Panhypopituitarismus durch weitgehende Kompression aller Hypophysenanteile.
Eine Kompression dienzephaler Zentren ist die Ursache des **Babinski-Fröhlich-Syndrom** (Dystrophia adiposogenitalis: Adipositas, Hypogenitalismus, Minderwuchs, Sehstörungen). Supraselläres Wachstum führt schon frühzeitig zu Gesichtsfeldausfällen, u. a. zu **bitemporaler Hemianopsie**. Im weiteren Verlauf kommt es zur beiderseitigen Amaurose.
Mittels **MRT** gelingt die Abgrenzung des Kraniopharyngeoms gegenüber den Nachbarstrukturen und anderen parasellären Tumoren (Hypophysenadenom, Meningeom, Abb. **B-1.117**).

Wenn das Kraniopharyngeom nicht **operativ vollständig entfernt** wird, kommt es zum Rezidiv. Wesentlich sind die **Kontrolle der Hypophysenfunktion** und ggf. endokrine Substitutionstherapie.

In jedem Fall wird eine **vollständige operative Entfernung** des Kraniopharyngeoms angestrebt, da sich sonst ein Rezidiv einstellt. Als palliativer Eingriff kann die stereotaktische Entleerung der Zysten mit Instillation eines Radionuklids vorgenommen werden. Bei perkutaner Bestrahlung muss mit irreversiblen Schäden des Chiasma opticum und der Hypophyse gerechnet werden, gelegentlich wird stereotaktisch bestrahlt. Prä- und postoperativ sind eingehende **endokrinologische Untersuchungen** und ggf. eine endokrine Substitutionstherapie erforderlich.

Zysten und tumorähnliche Läsionen

A. Epidermoidzysten und Dermoidzysten (Grad I)

Epidermoid- und Dermoidzysten sind von der Epidermis ausgehende Fehlbildungstumoren. Epidermoide enthalten nur Epidermiszellen, Dermoide zusätzlich **Hautanhangsgebilde**. Sie sind von einer Kapsel umgeben und wachsen langsam rein verdrängend supraselIär oder im **Kleinhirnbrückenwinkel**. Eine vollständige Resektion führt zur Heilung.

Epidermoid- und Dermoidzysten sind seltene Fehlbildungstumoren, die von versprengten Epidermiszellen ausgehen. Epidermoide enthalten nur Epidermiszellen; Dermoide enthalten zusätzlich **Hautanhangsgebilde** wie Haare und Talgdrüsen. Wenn sie rupturieren, verursachen sie aufgrund ihres Cholesteringehalts eine sterile Meningitis oder Enzephalitis. Sie stehen in keinem Zusammenhang mit dem entzündlichen, auch intrakraniell vorkommenden Cholesteatom nach chronischer Otitis media. Bevorzugter Sitz sind die Mittellinie entlang der embryonalen Schließungsrinne, meist suprasellär und der **Kleinhirnbrückenwinkel**. Von einer Kapsel umgeben, wachsen sie langsam rein verdrängend. Die vollständige operative Entfernung führt zur Heilung.

B. Kolloidtumoren des III. Ventrikels (Grad I)

Kolloidzysten des 3. Ventrikels führen durch Verlegung des Foramen Monroi zum intermittierenden **Verschlusshydrozephalus**.

Die meist zystischen Kolloidtumoren des III. Ventrikels (Foramen-Monroi-Zysten), deren Zellen dem Epithel der Riechschleimhaut ähneln, sind ebenfalls ektopische Tumoren. Durch Verlegung des Foramen Monroi kommt es zum intermittierenden **Verschlusshydrozephalus** mit hydrozephalen Krisen (S. 165 u. Abb. **A-2.62**).

1.6.2 Hirnmetastasen

▸ Definition. Intrakranielle heterologe Zellproliferation, ausgehend von einem Primärtumor, der seinen Sitz außerhalb des ZNS hat. Die Metastasierung erfolgt meist hämatogen in das Hirnparenchym (intrazerebrale Metastasen) oder in die Meningen (Meningeosis neoplastica). Nicht selten wird der Primärtumor erst nach Metastasierung in das Gehirn entdeckt.

Epidemiologie: Bei > 25 % aller extrakraniellen Neoplasmen sind Hirnmetastasen zu erwarten. Ihre Inzidenz Ist zehnmal höher als die der hirneigenen Tumoren. Sie steigt mit den verbesserten Therapiemöglichkeiten und der verlängerten Überlebenszeit der Tumorpatienten. Der Altersgipfel liegt zwischen dem 40. und 60. Lebensjahr. Das Überwiegen des männlichen Geschlechts geht auf das Bronchialkarzinom als dem häufigsten Primärtumor (50 %) intrakranieller Metastasen zurück.

Ätiopathogenese: Die Metastasierung eines Malignoms in das Hirnparenchym oder die Leptomeningen erfolgt **hämatogen**, wenn der Tumor entweder primär in der Lunge lokalisiert ist oder dorthin metastasiert. Die Tumorzellen proliferieren in die Kapillarendothelzellen und in den Perikapillarraum; sie bewirken eine Dissoziation der „tight junctions", wodurch die perifokale Ödembildung begünstigt wird. Karzinome, die zunächst in die Schädelkalotte metastasieren (insbesondere das Magenkarzinom), können über eine Pachymeningeosis auch die Leptomeningen infiltrieren und im weiteren Verlauf intrazerebrale Metastasen bilden. Gelegentlich kommt es zur **lymphogenen** Metastasierung über zervikale Lymphknoten oder zur Ausbreitung eines Karzinoms des Gesichts oder Nackens per continuitatem in den Hirnschädel.
Die Metastasen zeigen oft eine größere Entdifferenzierung als der Primärtumor. Am häufigsten werden Metastasen angetroffen, die von einem kleinzelligen Bronchialkarzinom, Mammakarzinom, Hypernephrom oder gastrointestinalen Karzinom ausgehen (Abb. **B-1.118**). Neben den malignen Melanomen (Abb. **B-1.119**) weisen die seltenen Keimzelltumoren (Chorionkarzinome, Hodenteratome) die höchste Metastasierungsrate in das Gehirn auf. Im Kindesalter sind es überwiegend Neuroblastome und der Wilms-Tumor, die ins ZNS metastasieren.

B-1.118 Häufigkeitsverteilung der Primärtumoren bei Hirnmetastasen

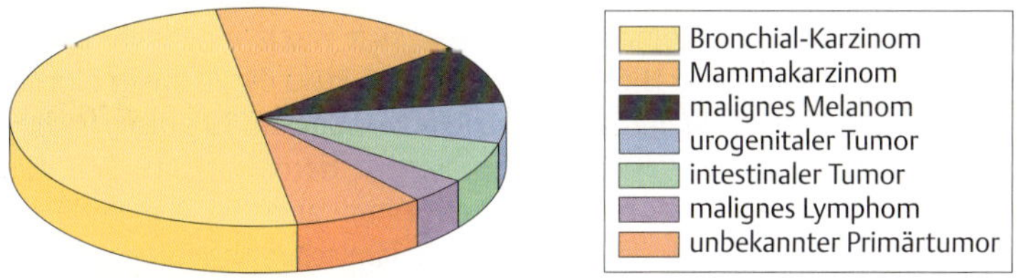

B-1.119 Melanom-Metastasen

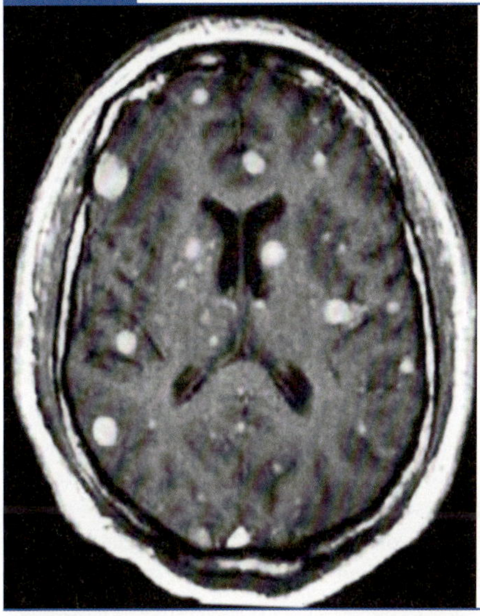

Das MRT-Bild (T 1 nach KM axial) zeigt multiple disseminierte KM-aufnehmende Herde.

1.6.2 Hirnmetastasen

▸ Definition.

Epidemiologie: Die Inzidenz der Hirnmetastasen ist zehnmal höher als die der hirneigenen Tumoren. Bei > 25 % aller extrakraniellen Neoplasmen sind Hirnmetastasen zu erwarten.

Ätiopathogenese: Malignome metastasieren überwiegend **hämatogen**, seltener lymphogen oder per continuitatem in das Hirnparenchym bzw. die Leptomeningen. Charakteristisch ist ein ausgeprägtes perifokales Ödem, das bei der der tumorösen Durchwanderung der Gefäße entsteht.

Hirnmetastasen gehen am häufigsten von Bronchial- und Mammakarzinomen, Hypernephromen oder gastrointestinalen Tumoren aus (Abb. **B-1.118**).

B-1.118

B-1.119

Differenzialdiagnose: In Betracht kommen **hirneigene Tumoren** und **Hirnabszesse**.

Besonders gegenüber der Meningealkarzinose sind **Meningitiden** und **Enzephalitiden** abzugrenzen, die jedoch auch bei Neoplasien vorkommen können.

Ferner kommen **paraneoplastische Syndrome des ZNS** differenzialdiagnostisch infrage. So können sich im Verlauf eines Malignoms
- eine subakute limbische oder eine Hirnstammenzephalitis,
- eine subakute Kleinhirndegeneration oder
- ein Opsoklonus-Myoklonus-Syndrom

manifestieren.

Bei Verdacht auf ein Rezidiv kommen differenzialdiagnostisch auch Nebenwirkungen der Radio- oder Chemotherapie infrage.

Differenzialdiagnose: Die erste Differenzialdiagnose bei solitären Metastasen stellen **hirneigene Tumoren** dar. Bei multiplen Metastasen kommen differenzialdiagnostisch ein multifokales Glioblastom, ein primäres malignes Lymphom oder **Hirnabszesse** (S. 266), seltener Granulome bei Boeck-Krankheit (Sarkoidose) und Parasiten (Zystizerken, Echinokokken) infrage.
Bei meningealer Symptomatik müssen **Meningoenzephalitiden**, insbesondere die Meningitis tuberculosa und die embolische Herdenzephalitis (S. 265), in die Differenzialdiagnostik einbezogen werden (bakterielle und virologische Untersuchungen, Liquorzytologie). Allerdings neigen auch die durch die Primärerkrankung und aggressive immunsuppressive Therapie abwehrgeschwächten Tumorpatienten zur Entwicklung eines entzündlichen Prozesses, z. B. zur Reaktivierung einer Tuberkulose oder zu einer progressiven multifokalen Leukenzephalopathie (PML, vgl. S. 282).
Von Metastasen abzugrenzen sind **paraneoplastische Syndrome des ZNS**. Dabei handelt es sich um eine tumorassoziierte, autoimmun vermittelte Störung, die der Tumormanifestation um Monate bis Jahre vorausgehen kann. Der Nachweis antineuronaler Antikörper gelingt in etwa der Hälfte der Fälle (Anti-Hu-, Anti-Yo- oder Anti-Ri-Antikörper).
- Eine paraneoplastische Enzephalitis kann sich als **subakute limbische Enzephalitis** mit komplex fokalen Anfällen, paranoid-halluzinatorischen Symptomen, mnestischen Störungen und demenzieller Entwicklung oder als **Hirnstammenzephalitis** mit Schwindel, Nausea und Läsionen kaudaler Hirnnerven manifestieren. Sie ist am häufigsten mit einem kleinzelligen Bronchialkarzinom assoziiert.
- Häufiger ist die paraneoplastische **subakute Kleinhirndegeneration** mit Ataxie, Dysarthrophonie und Nystagmus, die v. a. bei Ovarialkarzinomen vorkommt.
- Für das paraneoplastische **Opsoklonus-Myoklonus-Syndrom** mit kurzen Salven frequenter Sakkaden und Myoklonien (S. 46 und S. 64) charakteristisch; zusätzlich sind weitere zerebellare Symptome nachweisbar. Im Kindesalter liegt diesem Syndrom meist ein Neuroblastom zugrunde, im Erwachsenenalter ein kleinzelliges Bronchialkarzinom.

Bei bereits wegen Hirnmetastasen vorbehandelten Patienten kann eine erneute neurologische Symptomatik sowohl durch diffuse als auch fokale zerebrale Schädigungen als Folge der Strahlen- oder Chemotherapie verursacht sein.

Intrazerebrale Metastasen

Symptomatologie: Intrazerebrale Metastasen manifestieren sich u. a. mit **Kopfschmerzen** und neurologischen Herdsymptomen. Die Symptomatik entwickelt sich rasch, früh treten Hirndruckzeichen auf.

Symptomatologie: Die Symptomatik entwickelt sich rasch innerhalb von Tagen oder Wochen; frühzeitig treten Hirndruckzeichen auf. Etwa die Hälfte der intrazerebralen Metastasen verursacht initial **Kopfschmerzen** und in 30 % psychische Veränderungen, in 50 % von der Lokalisation abhängige Herdsymptome, v. a. Hemiparesen, und in 20 % epileptische Anfälle. Selten kommt auch ein Diabetes insipidus oder eine Kachexie bei hypophysärer oder hypothalamischer Absiedlung hinzu.

Ätiopathogenese: Intrazerebrale Metastasen sind überwiegend (80 %) im Großhirn, in 15 % im Kleinhirn und in 5 % im Hirnstamm lokalisiert. Sie zeigen eine scharfe Begrenzung gegenüber dem Hirngewebe und frühzeitig **intratumorale** degenerative **Veränderungen** sowie ein ausgeprägtes perifokales **Ödem**.

Ätiopathogenese: Intrazerebrale Metastasen sind überwiegend an der Kortex-Marklager-Grenze (80 % supratentoriell, meist parietal oder frontal, 20 % infratentoriell, 15 % im Kleinhirn und 5 % im Hirnstamm) lokalisiert. Sie bilden den größten Anteil der Kleinhirnneoplasien und mittelliniennahen Tumoren im Erwachsenenalter. In der Regel sind sie scharf gegen das Hirngewebe begrenzt und solide, gelegentlich auch zystisch. Schon bei geringem Durchmesser können sie **Nekrosen** oder **hämorrhagische Anteile** aufweisen. Einblutungen kommen besonders in Metastasen eines malignen Melanoms vor. Hirnmetastasen führen zur lokalen Gewebedestruktion und wirken überwiegend raumfordernd durch ein **perifokales Ödem**, das ausgeprägter ist als bei anderen intrazerebralen Tumoren. Solitäre oder multiple Metastasen sind häufiger als eine diffuse Hirnkarzinose mit disseminierten Mikrometastasen und Befall der inneren Liquorräume.

Diagnostik: Hirnmetastasen stellen sich im MRT mit perifokalem Ödem und KM-Anreicherung dar. Bei Kontraindikation für MRT wird ein CT angefertigt (Abb. **B-1.120c**).

Da bei unbekanntem Primärtumor die artdiagnostische Zuordnung der Metastasierung schwierig ist, kann die **Liquorzytologie** zur Diagnosesicherung beitragen.

Diagnostik: Die **MRT** ist sensitiver als die CT, bei der erst nach KM-Gabe ring- oder girlandenförmige Strukturen sichtbar werden (Abb. **B-1.120c**). Die MRT lässt auch Mikrometastasen erkennen. Bei Kontraindikation für die MRT (Schrittmacher u. a. S. 143) wird ein CT angefertigt.
Bei unbekanntem Primärtumor ist die artdiagnostische Zuordnung und Differenzierung gegenüber einem hirneigenen Tumor schwierig. Häufiger als bei diesen gelingt bei den Hirnmetastasen jedoch der Nachweis von Tumorzellen im **Liquor**. Die Diagnose einer Metastasierung kann bereits aufgrund weniger maligner Zellen gestellt werden.

B-1.120 Hirnmetastasen

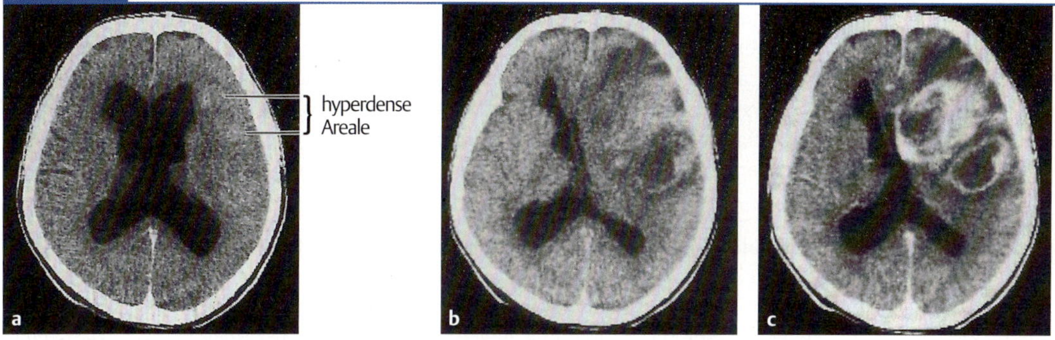

Der 56-jährigen Patient (mit Herzschrittmacher) erlitt einen epileptischen Anfall drei Monate nach Operation eines Adenokarzinoms des Rektums (vgl. Klinischer Fall).

a Das CT zeigt links frontoparietal zwei kleine hyperdense Areale bei Hydrocephalus internus. Das linke Vorderhorn ist geringgradig komprimiert.

b Die CT-Kontrolle sechs Wochen später ergibt links frontotemporoparietal eine große Zone heterogener Dichte. Der linke Seitenventrikel ist weitgehend komprimiert, die Mittellinie deutlich verlagert.

c Nach KM-Gabe stellen sich zwei Herde mit 4 – 6 cm Durchmesser mit ringförmigem Enhancement dar. Die Befunde sprechen für Hirnmetastasen mit zentraler Nekrose und umgebendem Ödem.

Liquorzytologisch gelingt meist auch die Zuordnung zu einem Adenokarzinom oder einem malignen Melanom. Der Nachweis von Metastasen bei bis dahin nicht bekanntem Primärtumor muss zur umfangreichen Primärtumorsuche veranlassen. In etwa der Hälfte der Fälle bleibt die Tumorsuche erfolglos. Dann sollte die artdiagnostische Zuordnung mittels operativer Entfernung oder Biopsie der Metastase versucht werden.

Bei erfolgloser Primärtumorsuche muss die Artdiagnose durch Operation oder Biopsie der Metastase versucht werden.

Therapie: Nur solitäre kortexnahe Hirnmetastasen werden bei gutem Allgemeinzustand (Karnofsky-Index > 70 %; s. Tab. **B-1.48**, S. 308) operativ entfernt, wenn dadurch eine klinische Besserung ohne zusätzliche neurologische Ausfälle erwartet werden kann. Die postoperative **Bestrahlung** dient der Ausschaltung mikroskopisch kleiner Tumorabsiedlungen, die auch nach scheinbar totaler Resektion meist vorliegen. Eine Alternative zur Operation stellt die einzeitige perkutane stereotaktische Radiotherapie (Radiochirurgie) dar. Sie kann bei einer Tumorgröße < 3 cm eingesetzt werden und ist auch bei Rezidiv einer Metastase nach bereits erfolgter Ganzhirnbestrahlung ggf. noch möglich. Bei multiplen Metastasen erfolgt primär die Ganzhirnbestrahlung. Hirnmetastasen eines Keimzelltumors, ggf. auch eines Mammakarzinoms, stellen eine Indikation zur systemischen **Chemotherapie** dar.
Das Hirnödem bei zerebralen Metastasen wird mit Dexamethason behandelt (initial 40 – 100 mg, anschließend 4 × 4 – 8 mg/d, Erhaltungsdosis 4 mg/d). Die **Kortikosteroidbehandlung**, die neben einer antiepileptischen Therapie oft die einzige Palliativmaßnahme darstellt, bewirkt eine zunächst deutliche, aber nur passagere Rückbildung der Symptome.

Therapie: Solitäre Hirnmetastasen werden bei gutem Allgemeinzustand operativ entfernt. Anschließend wird wie bei multiplen Metastasen eine **Ganzhirnbestrahlung** vorgenommen. Alternativ zur Operation ist bei kleinen Metastasen die einzeitige perkutane stereotaktische Radiotherapie (Radiochirurgie) hilfreich. Eine **Chemotherapie** wird in Abhängigkeit von der Art des Primärtumors durchgeführt.

Die antiödematöse **Kortikosteroidtherapie** ist als adjuvante Behandlung und als Palliativmaßnahme immer angezeigt.

Verlauf: Die durchschnittliche Überlebenszeit beträgt unbehandelt einen Monat. Unter Kortikosteroidbehandlung allein liegt sie bei zwei und unter maximaler Therapie bei drei bis sechs Monaten. Nur Patienten mit solitären Hirnmetastasen ohne systemische Metastasierung haben postoperativ eine Prognose von ein bis zwei Jahren.

Verlauf: Die Überlebenszeit beträgt auch unter maximaler Therapie meist nicht mehr als sechs Monate.

▶ **Klinischer Fall.** Ein Küster erlitt im 57. Lebensjahr während des Gottesdienstes erstmals einen sekundär generalisierten fokalen Anfall der rechten Körperhälfte. Der epileptische Anfall wurde von ihm selbst als „Ohnmacht" bagatellisiert und auf eine Fehlfunktion seines Herzschrittmachers zurückgeführt. 3 Monate zuvor war ein ausgedehntes Rektumkarzinom (mäßig differenziertes Adenokarzinom) palliativ reseziert worden, über dessen Malignität der Patient nicht genügend aufgeklärt war. Der neurologische Befund war bis auf einen feinschlägigen Blickrichtungsnystagmus nach links unauffällig. Im EEG zeigte sich ein Theta-Delta-Fokus links frontotemporozentral. Das CT erhärtete den Verdacht auf Hirnmetastasen (Abb. **B-1.120a**). Innerhalb von 6 Wochen traten weitere rechts fokal eingeleitete tonisch-klonische Anfälle, eine rechtsseitige Hemiparese und linksseitige Mydriasis auf. Das Kontroll-CT (Abb. **B-1.120b, c**) ergab multiple Metastasen mit erheblicher Wachstumstendenz. Unter Kortikosteroidbehandlung klang die Symptomatik zunächst wieder ab; vor Ablauf eines halben Jahres starb der Patient jedoch aufgrund der nicht mehr kontrollierbaren intrakraniellen Drucksteigerung.

▶ **Klinischer Fall.**

Meningeosis neoplastica

Symptomatologie: Die Meningeosis neoplastica manifestiert sich mit Kopfschmerzen und Nausea, **Hirnnervenausfällen** und **radikulären Symptomen**.

Symptomatologie: Die ersten Symptome sind Kopf-, Nacken- und Rückenschmerzen, verbunden mit Nausea. **Hirnnervenparesen** – Diplopie insbesondere bei Abduzens-, aber auch Trochlearis- und Okulomotorius-Lähmung, periphere Fazialisparese, Dysphagie oder Dysarthrophonie – sowie **radikuläre Schmerzen**, Sensibilitäts- und Blasenstörungen weisen auf die Infiltration der Hirnnerven bzw. der peripheren Nervenwurzeln hin. Psychische Veränderungen und Hirndruckzeichen kommen hinzu.

Ätiopathogenese: Die Ausbreitung von Tumorzellen in den Liquorraum und die metastatische **Infiltration der Leptomeningen** kommen bei intrazerebraler Metastasierung ebenso wie primär hämatogen als Meningeosis carcinomatosa vor. Unter den soliden Tumoren neigen besonders das Mamma-, das Bronchialkarzinom und das maligne Melanom zur Infiltration der Meningen.

Ätiopathogenese: Die Meningeosis neoplastica stellt eine diffuse metastatische Ausbreitung von Tumorzellen im Subarachnoidalraum dar. Fast die Hälfte der intrazerebralen Metastasen geht mit einer **flächenhaften Infiltration der Leptomeningen** einher. Einer reinen Meningealkarzinose (Meningeosis carcinomatosa) liegt meist ein Mamma- oder Bronchialkarzinom zugrunde. Das Bronchialkarzinom weist mit wenigen Monaten die kürzeste, das Mammakarzinom mit durchschnittlich vier Jahren die längste Latenzzeit bis zum metastatischen Befall der Leptomeningen auf. Zum Liquorbefund der Meningeosis carcinomatosa bei Mammakarzinom siehe Abb. **B-1.121**. Das maligne Melanom metastasiert häufig sowohl in das Gehirn (s. Abb. **B-1.119**) als auch in die Meningen (Meningeosis melanomatosa).

B-1.121

B-1.121 Liquorbefund einer Meningeosis carcinomatosa bei Mammakarzinom

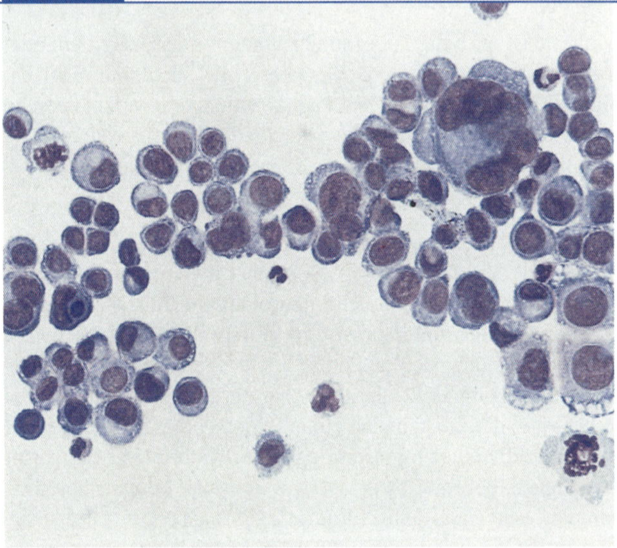

Das Liquorpräparat enthält polymorphe, z. T. mehrkernige Zellen mit verschobener Kern-Zytoplasma-Relation und jeweils mehreren Nukleoli. Die starke Basophilie und der randständige Vakuolensaum lassen auf Zellen eines Adenokarzinoms schließen (May-Grünwald-Giemsa-Färbung).

Auch einige primäre Hirntumoren führen gelegentlich zur Aussaat in den Liquorraum, v. a. Germinome, Medulloblastome und PNET. Prädilektionsstellen sind die **Hirnbasis** und der Lumbosakralraum; Folge ist die Infiltration der Hirnnerven bzw. Cauda equina (s. Abb. **B-1.135**).

Auch einige primäre Hirntumoren neigen zur Aussaat in den Liquorraum: Germinome, Medulloblastome und primitive neuroektodermale Tumoren (PNET), seltener Ependymome und maligne Gliome. Die neoplastische Infiltration der Meningen betrifft überwiegend die **Hirnbasis**; es kommt zur Ummauerung und Infiltration der Hirnnerven. Eine weitere Prädilektionsstelle ist der Lumbosakralraum mit Infiltration der Nervenwurzeln der Cauda equina (s. Abb. **B-1.135**). Eine rein extradurale Karzinose, ausgehend von einem Karzinom des Gesichts oder Nackens in das Schädelinnere, breitet sich zunächst einseitig aus und infiltriert dann kontinuierlich die Hirnnerven (Garcin-Syndrom).

Diagnostik: Richtungweisend ist ein **Meningismus**. Im CT stellt sich eine basale KM-Anreicherung oder ein kommunizierender **Hydrozephalus**, im MRT eine Verdickung der Meningen und gelegentlich auch eine **disseminierte Metastasierung** des Hinparenchyms dar (Abb. **B-1.122**).

Diagnostik: Richtungweisend ist neben Hirnnervenausfällen und radikulären Symptomen ein **Meningismus**. Im T1-gewichteten MRT-Bild stellen sich die basalen Meningen nach KM-Gabe oft verdickt dar. Nicht selten finden sich bei einer Meningeosis carcinomatosa viele kleine Metastasen diffus im Hirnparenchym verteilt (Abb. **B-1.122**). Karzinome des Gesichts oder Nackens, die destruierend in den Hirnschädel einwachsen, bzw. Knochenmetastasen, die zusätzlich die Meningen infiltrieren, hinterlassen im Schädel-CT osteolytische Läsionen. Gelegentlich findet sich

B-1.122 **Disseminierte Metastasierung des Gehirns**

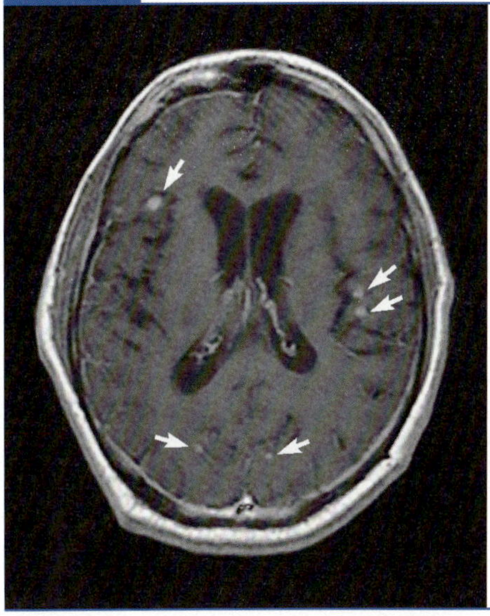

MRT eines 57-jährigen Patienten mit im Liquor nachgewiesener Meningeosis carcinomatosa (vgl. Klinischer Fall). In der MRT zeigt sich eine diffuse Metastasierung des Gehirns als punktförmige KM-Anreicherungen im Inselkortex und okzipital beiderseits (Pfeile). Axiales T 1-Bild mit KM.

B-1.122

eine KM-Anreicherung in den Sulci und basalen Zisternen oder ein kommunizierender **Hydrozephalus**.

Im **Liquor** sind Eiweißgehalt und Laktatwerte erhöht, die Glukose vermindert. Die mäßige bis ausgeprägte Pleozytose ist durch eine breite Aussaat von Tumorzellen in den Liquor bedingt und beweisend für eine Meningeosis neoplastica. Bei der ersten Liquorentnahme gelingt der Nachweis von Tumorzellen in 50 %, bei wiederholter Punktion in 90 % der Fälle. Häufig findet sich eine begleitende aseptische Meningitis. Solide leptomeningeale Metastasen lassen sich nicht immer im Liquor nachweisen.

Wird sowohl die Liquorzytologie als auch die kraniale und spinale MRT (mit KM) durchgeführt, gelingt fast immer der Nachweis einer Meningeosis (Abb. **B-1.122**). Karzinomzellen können von Zellen eines malignen Melanoms und malignen Zellen hirneigener Tumoren unterschieden werden (die eindeutige histologische Zuordnung zu einem Primärtumor ist jedoch nicht möglich). Darüber hinaus weisen biochemische Marker im Liquor (z. B. β-Glukuronidase, β_2-Mikroglobulin, CEA) auf leptomeningeale Metastasen hin. Zur Zelldifferenzierung werden auch immunzytochemische Verfahren und die PCR-Analyse eingesetzt.

Die Diagnose der Meningeosis neoplastica wird **liquorzytologisch** gestellt (Abb. **B-1.121**). Bei wiederholter Punktion gelingt der Nachweis von Tumorzellen in 90 %. Die kraniale und spinale MRT mit KM weist auch solide leptomeningeale Metastasen nach.

Therapie: Die Behandlung der Meningeosis neoplastica ist meist eine Palliativmaßnahme. Bei nachgewiesener Meningealkarzinose wird unabhängig von der Primärtumorart **Methotrexat intrathekal** (über ein ventrikuläres Reservoir oder wiederholte Lumbalpunktion) gegeben. Oft wird schon durch die erste oder zweite Behandlung die Liquoraussaat so weit zurückgedrängt, dass die meningeale Reaktion mit den heftigen Kopf- und Wurzelschmerzen nachlässt. Insbesondere bei gleichzeitigem Vorliegen solider Metastasen in Gehirn oder Rückenmark erfolgt nach den ersten Behandlungszyklen eine Ganzhirnbestrahlung und ggf. die punktuelle **Bestrahlung** solider spinaler Metastasen, selten auch der gesamten Neuroachse. Je nach Primärtumorart wird zusätzlich eine systemische Chemotherapie vorgenommen. Komplikationen der Behandlung, insbesondere in Kombination mit einer Strahlentherapie, sind eine progrediente Leukenzephalopathie (S. 311), akute Arachnitis und Radikulomyelopathie, die sich akut mit Wurzelschmerzen oder einem Querschnitt-Syndrom manifestiert. Notwendig ist immer eine suffiziente Schmerztherapie (z. B. mit einem Opiat-Analogon), oft antiemetische Therapie und ggf. Hirnödem-Therapie (s. o.).

Therapie: Die Behandlung erfolgt unabhängig von der Tumorart mit **Methotrexat** in intrathekaler Applikation und bei Vorliegen solider Metastasen von Gehirn oder Rückenmark mit zusätzlicher **Bestrahlung.** Je nach Primärtumorart ist auch eine systemische **Chemotherapie** angezeigt.

Verlauf: Die Meningeosis neoplastica ist Ausdruck der systemischen Disseminierung des malignen Tumors und hat eine infauste Prognose. Ohne Behandlung beträgt die Überlebenszeit sechs bis acht Wochen, unter kombinierter Chemo- und Strahlentherapie zwei bis acht Monate. Die Patienten sterben meist infolge der systemischen Tumorprogression. Stellt die Meningealkarzinose die einzige Karzinommanifestation ohne nachweisbaren Primärtumor dar, ist die Prognose etwas besser.

Verlauf: Die Meningeosis neoplastica hat eine infauste Prognose. Ohne Behandlung beträgt die Überlebenszeit sechs bis acht Wochen, unter kombinierter Chemo- und Strahlentherapie zwei bis acht Monate.

► Klinischer Fall.

► Klinischer Fall. Der 57-jährige Mediziner wurde wegen heftiger, seit einer Woche anhaltender Kopfschmerzen ins Krankenhaus gebracht. Ein bereits ambulant durchgeführtes CT des Kopfes war regelrecht gewesen. Die Liquoruntersuchung am Aufnahmetag ergab eine Pleozytose von 91 Zellen/µl. Im Zellbild fanden sich neben aktivierten Monozyten zahlreiche polymorphe großkernige Zellen mit mehreren prominenten Nukleoli, d. h. liquorfremde, maligne Zellen. Im MRT stellten sich supra- und infratentoriell multiple Signalveränderungen mit KM-Aufnahme kortikal und subkortikal dar (Abb. **B-1.122**). Unter der Diagnose einer Meningeosis neoplastica mit disseminierten zerebralen Mikrometastasen erfolgte zunächst die intrathekale Methotrexatgabe. Die Kopfschmerzen ließen rasch an Intensität nach. Parallel zur intrathekalen Chemotherapie wurde eine umfangreiche Tumorsuche vorgenommen, die ohne Nachweis eines primären Malignoms blieb. Lediglich der erhöhte Tumormarker Ca 19–9 sprach für einen gastrointestinalen Tumor; die immunzytochemische Untersuchung der Tumorzellen im Liquor wies ebenfalls auf ein Adenokarzinom hin. Nach vier Zyklen Methotrexat intrathekal wurde die Bestrahlung des gesamten Schädels mit 40 Gy und des Spinalkanals mit 30 Gy durchgeführt. Bei der Verlaufskontrolle vier Wochen nach Abschluss der symptomatischen Therapie waren keine Tumorzellen im Liquor und in der MRT keine Hirnmetastasen nachweisbar. Der Patient war jedoch in einem reduzierten Allgemeinzustand und wünschte keine erneute Primärtumorsuche. Er starb ein halbes Jahr nach Manifestation der Meningeosis carcinomatosa.

Meningeosis leucaemica und Meningeosis lymphomatosa

Symptomatologie: Frühsymptome sind Kopfschmerzen und Erbrechen. Es kommt zu **Hirnnervenausfällen, Meningismus** und einer Stauungspapille.

Ätiopathogenese: Die Meningeosis leucaemica tritt als häufige Komplikation besonders der **akuten lymphatischen Leukämie** noch Jahre nach der Erstbehandlung auf.

Bei **Non-Hodgkin-Lymphom** kann es bereits innerhalb eines Jahres im generalisierten Krankheitsstadium zur leptomeningealen Aussaat kommen.

Diagnostik: Die bildgebende Diagnostik zeigt eine meningeale oder ependymale KM-Anreicherung (Abb. **B-1.123**). Der **Liquor** weist eine erhebliche **Pleozytose** und im zytologischen Präparat charakteristische **Leukämie- bzw. Lymphomzellen** auf (Abb. **B-1.124**).

Therapie und Verlauf: Die intrathekale Methotrexatgabe ist Therapie der Wahl, ggf. in Kombination mit Bestrahlung und bei Non-Hodgkin-Lymphom mit systemischer Chemotherapie.

Meningeosis leucaemica und Meningeosis lymphomatosa

Symptomatologie: Frühsymptome einer Meningeosis leucaemica bzw. lymphomatosa sind starke Kopfschmerzen und Vomitus. Es kommt zu **Hirnnervenausfällen**, insbesondere einer Fazialisparese, seltener sind die Nn. oculomotorius, trigeminus und abducens betroffen. Es entwickelt sich **Meningismus** und mit zunehmender Vigilanzstörung eine Stauungspapille.

Ätiopathogenese: Bei 50 % der **akuten lymphatischen Leukämien** im Kindesalter muss noch Jahre nach Erkrankung und intensiver Chemotherapie mit einer Infiltration der Leptomeningen gerechnet werden. Während die Zytostatika fast alle Organe, auch das Gehirn und die Dura mater in hoher Konzentration erreichen, treten sie kaum in den Liquor über. Entsprechend können sich leukämische Infiltrate in den Leptomeningen festsetzen und trotz systematischer Therapie den Liquor mit Leukämiezellen überschwemmen. Neben perivaskulären oder diffusen Infiltraten kommt es häufig zu kleinen disseminierten Blutungen, die durch Gefäßveränderungen oder eine auf die Grundkrankheit zurückgehende Thrombozytopenie bedingt sind. Sehr selten (< 1 %) ist eine Meningeosis leucaemica bei chronisch lymphatischer Leukämie.
Circa 30 % der Patienten mit systemischem **Non-Hodgkin-Lymphom** entwickeln eine Meningeosis lymphomatosa, oft schon innerhalb des ersten Erkrankungsjahres. Die ZNS-Manifestation, z. T. auch mit intrazerebralem lymphomatösem Wachstum, spricht für ein generalisiertes Krankheitsstadium. Bei Hodgkin-Lymphom ist ein leptomeningealer Befall selten.

Diagnostik: Im CT zeigt sich gelegentlich eine KM-Anreicherung der Meningen oder des Ependyms (Abb. **B-1.123**). Häufiger gelingt der Nachweis im MRT. Bei Leukämiepatienten muss der Liquor in regelmäßigen Abständen zytologisch untersucht werden. Die Meningeosis leucaemica bzw. lymphomatosa geht mit einer **Liquor-Pleozytose** einher, die zytologisch den auch im hämatologischen Präparat nachweisbaren **malignen Zellen** entsprechen (Abb. **B-1.124**) und mit denselben zytochemischen Färbemethoden zu differenzieren sind. Daneben findet sich eine Eiweißerhöhung im Liquor.

Therapie und Verlauf: Unter frühzeitiger intrathekaler Methotrexatgabe und systemischer Chemotherapie, ggf. auch anschließender Bestrahlung, wird das Risiko einer infausten Meningeosis leucaemica auf 5 – 15 % gesenkt. Bei leptomeningealer Aussaat eines Non-Hodgkin-Lymphoms kann durch intrathekale – in Kombination mit systemischer – Chemotherapie die Überlebenszeit von drei Monaten auf zwei Jahre verlängert werden.

B-1.123 Meningeosis leucaemica

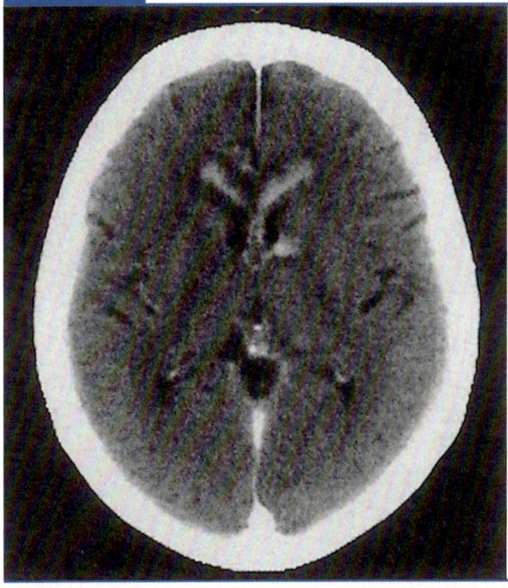

63-jährige Patientin mit Kopfschmerzen und Nackensteifigkeit. Seit Jahren ist eine chronisch lymphatische Leukämie bekannt. Das CT zeigt eine deutliche KM-Anreicherung, v. a. in den Vorderhörnern der Seitenventrikel, als Hinweis auf eine leukämische Infiltration des Ventrikelependyms.

B-1.123

B-1.124 Meningeosis lymphomatosa

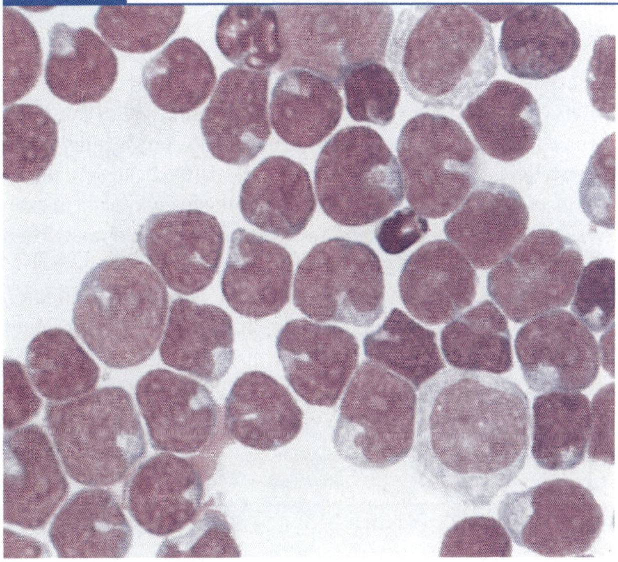

Im Liquor finden sich fast ausschließlich Lymphomzellen: übergroße Zellen mit erheblicher Verschiebung der Kern-Zytoplasma-Relation zugunsten des Kerns. Die Kerne weisen eine lockere Chromatinstruktur mit einem großen, deutlich demarkierten Nukleolus auf (May-Grünwald-Giemsa-Färbung).

B-1.124

1.6.3 Gefäßfehlbildungen des Gehirns

▶ **Definition.** Man unterscheidet kongenitale Gefäßfehlbildungen (Angiome) von Gefäßanomalien, die sich im Lauf des Lebens entwickeln (Aneurysmen). Ätiologisch handelt es sich entweder um eine mangelnde Ausdifferenzierung des embryonalen Gefäßplexus oder um eine Wandschwäche mit sekundärer, lokal begrenzter Gefäßausweitung. Die häufigsten klinischen Manifestationsformen sind intrakranielle Blutungen und epileptische Anfälle.

Epidemiologie: Intrakranielle, meist asymptomatische Aneurysmen finden sich inzidentell (als Zufallsbefund) bei 3 – 4% der Bevölkerung. Das Häufigkeitsverhältnis von Aneurysmen zu Angiomen ist 7 : 1. Während Aneurysmen einen Altersgipfel zwischen dem 40. und 60. Lebensjahr aufweisen, manifestieren sich die Angiome bereits in der 3. und 4. Dekade. Symptomatische, nichtrupturierte Aneurysmen kommen häufiger bei Frauen vor.

1.6.3 Gefäßfehlbildungen des Gehirns

▶ Definition.

Epidemiologie: Der Altersgipfel der Aneurysmen liegt zwischen dem 40. und 60. Lebensjahr, Angiome manifestieren sich meist schon vor dem 40. Lebensjahr.

Aneurysmen

Symptomatologie: Aneurysmen manifestieren sich zu 90 % mit **Kopfschmerzen** und **Meningismus**, d. h. mit einer **Subarachnoidalblutung** (SAB) oder kombinierte **Hirnnervenausfälle**, selten eine Hemiparese („paralytischer Typ", Tab. **B-1.52**).

Die innere und äußere **Okulomotoriusparese** ist das häufigste Hirnnervensymptom bei Aneurysmen (Tab. **B-1.52**). Ein A.-carotis-interna-Aneurysma verursacht ein **Horner-Syndrom**, bei infraklinoidaler Lokalisation durch Kompression ein **Sinus-cavernosus-Syndrom**; die Ruptur führt zu einer Karotis-Sinus-cavernosus-Fistel mit pulsierendem Exophthalmus.

Ätiopathogenese: Die sackförmigen Aneurysmen sind lokal begrenzte Gefäßausweitungen. Sie entwickeln sich auf dem Boden einer **konnatalen Wandschwäche** fast ausschließlich an den Gefäßabgängen des **Circulus arteriosus Willisii**.

B-1.52

80 % der Aneurysmen sitzen am vorderen Abschnitt des Circulus arteriosus Willisii (Abb. **B-1.125a**). Sie kommen auch multipel vor und werden mit zunehmender Größe symptomatisch, v. a. durch **Aneurysmaruptur, Kompression** umgebender Strukturen und **Thrombose**.

Aneurysmen

Symptomatologie: Subakut oder phasenhaft auftretende **Kopf- oder Gesichtsschmerzen**, die gut lokalisiert werden, sind ein häufig verkanntes Frühsymptom von Aneurysmen. Akute, heftigste **Kopfschmerzen** mit **Meningismus** treten als Folge einer Aneurysma-Ruptur mit **Subarachnoidalblutung** (SAB) auf (S. 408). Während 90 % der Fälle dieser klinischen Manifestation entsprechen, sind die restlichen 10 % dem „paralytischen Typ" zuzuordnen: Hier verursacht das Aneurysma durch Kompression isolierte oder kombinierte **Hirnnervenausfälle**, v. a. Augenmuskelparesen mit Diplopie oder Visusstörungen und Gesichtsfelddefekte. Selten sind Halbseitensymptome, z. B. als ischämische Attacke (TIA), und epileptische Anfälle (Tab. **B-1.52**). Häufigstes Hirnnervensymptom ist die **Okulomotoriusparese** (Tab. **B-1.52**). Da das Aneurysma zunächst die oberflächlichen parasympathischen Fasern des III. Hirnnervs komprimiert, finden sich meist eine Mydriasis und Ptose, bevor die Bulbusmotilität beeinträchtigt ist (S. 33). A.-carotis-interna-Aneurysmen gehen hingegen mit einem **Horner-Syndrom** einher (S. 32). Infraklinoidale A.-carotis-int.-Aneurysmen können ein **Sinus cavernosus-Syndrom** verursachen: Augenmuskelparesen, Schmerzen und Sensibilitätsstörungen des Gesichts mit Abschwächung des Kornealreflexes. Wenn sich zusätzlich ein pulsierender Exophthalmus, Chemosis (Bindehautödem) und Visusverlust einstellen, ist eine Aneurysmaruptur innerhalb des Sinus cavernosus anzunehmen (Karotis-Sinus-cavernosus-Fistel, S. 36). Selten weist Epistaxis (Nasenbluten) oder eine Blutung in den Gehörgang auf ein rupturiertes Aneurysma hin.

Ätiopathogenese: Die sackförmigen Aneurysmen der basalen Hirnarterien entstehen überwiegend an den Gefäßabgängen des **Circulus arteriosus Willisii** aufgrund von Strömungsturbulenzen, arteriellem intraluminalem Druck und degenerativen Veränderungen bei **konnatalen Gefäßwandanomalien** (Muskularis-Lücken). Arterielle Hypertonie und Arteriosklerose stellen Risikofaktoren, jedoch keine ursächlichen Faktoren für die Entwicklung von Aneurysmen dar. Patienten mit polyzystischen Nierenerkrankungen haben ein erhöhtes Risiko für Aneurysmen der Hirnbasisarterien. Man findet zudem eine familiäre Häufung: Verwandte 1. Grades von Patienten mit durch SAB symptomatisch gewordenen Aneurysmen haben ein 4-fach erhöhtes Risiko, selbst Aneurysmaträger zu sein. Eine septisch-embolische, mykotische oder luetische Genese der Aneurysmen ist selten (< 3 %).

B-1.52 Neurologische Symptomatik in Abhängigkeit von der Aneurysma-Lokalisation

Aneurysma-Lokalisation	Ort der Druckläsion	Symptomatik
A. cerebri anterior	N. I N. II	einseitige Anosmie Visusminderung
A. communicans anterior	N. II Chiasma opticum Tractus opticus	Visusminderung bitemporale Hemianopsie homonyme Hemianopsie
A. cerebri media	Tractus opticus Sprachregion Zentralregion	homonyme Hemianopsie Aphasie Epilepsie
A. carotis interna	N. III, IV, V, VI	Sinus-cavernosus-Syndrom, Horner-Syndrom
A. communicans posterior	N. III	isolierte Okulomotoriusparese
A. basilaris	N. III Hirnschenkel Aquädukt	Okulomotoriusparese Hemi- oder Tetraparese Hydrocephalus internus

Über 80 % der Aneurysmen sind in dem von den Karotiden gebildeten vorderen Abschnitt des Circulus arteriosus Willisii lokalisiert (Abb. **B-1.125a**). Ihre Größe liegt zwischen 5 und 30 mm. In 20 % finden sich multiple Aneurysmen. Sie werden durch **Ruptur, Kompression** umgebender Strukturen, **Thrombose** und selten Embolisation thrombotischen Materials oder intramurale Gefäßblutungen symptomatisch. Je größer das Aneurysma (> 7 mm), umso größer ist die Gefahr einer Ruptur mit SAB (s. S. 408).

B-1.125 Circulus arteriosus Willisii mit den häufigsten Aneurysma-Lokalisationen

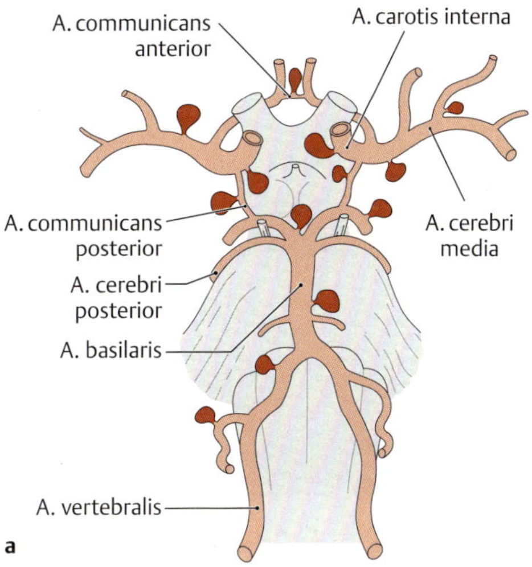

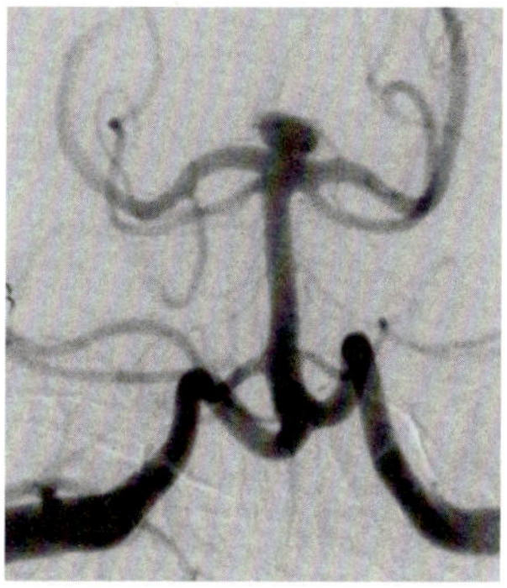

a Zur besseren Orientierung ist der Circulus arteriosus Willisii mit Bezug zum Chiasma opticum dargestellt. Die A. communicans anterior ist mit 33 % am häufigsten betroffen, gefolgt von der A. carotis interna, der A. communicans posterior und der A. cerebri media mit jeweils ca. 20 %.

b Basilariskopfaneurysma. Aneurysmen der A. basilaris sind oft „paralytisch", rupturieren aber, v. a. bei einer Größe > 7 mm. Die arteriografische Darstellung des Basilariskopf-Aneurysmas erfolgte nach einer Subarachnoidalblutung.

Unter den Aneurysmen vom „paralytischen Typ" überwiegen A.-carotis-interna- und A.-basilaris-Aneurysmen; Aneurysmen der A. cerebri media bleiben oft asymptomatisch.

Diagnostik: Akuter heftiger Kopfschmerz und Meningismus sind hochverdächtig auf eine SAB. Hirnnervensymptome bei Patienten mit Kopfschmerzen müssen zur sorgfältigen Suche nach einem Aneurysma veranlassen.

Diagnostik: Treten initial akut heftige Kopf- oder Gesichtsschmerzen auf, muss eine SAB mittels Bildgebung ausgeschlossen werden (vgl. S. 410). Bei Ruptur eines infraklinoidalen A.-carotis-interna-Aneurysmas findet sich aufgrund der extraduralen Lokalisation kein Blut im Liquor. Der Befund einer Okulomotoriusparese oder eines Horner-Syndroms insbesondere bei Patienten mit Kopfschmerzen muss zur sorgfältigen Suche nach einem Aneurysma veranlassen (Tab. **B-1.52**). Auch eine TIA bei fehlender Arteriosklerose und fehlendem kardialem Embolierisiko insbesondere bei wiederholter Symptomatik in demselben Gefäßversorgungsgebiet sollte an ein Aneurysma denken lassen (s. S. 381).
Während sich im CT Aneurysmen meist erst nach KM-Gabe darstellen (Abb. **B-1.126a, b**), gelingt der direkte Nachweis häufig mittels **MRT** und **MR-Angiografie** (Abb. **B-1.126c–e**). Andernfalls wird eine Katheter-**Angiografie der Hirngefäße** auch zur Erfassung multipler Aneurysmen und vor einem operativen Eingriff vorgenommen (Abb. **B-1.125** u. Abb. **B-1.177c**).

Während der direkte Aneurysma-Nachweis im CT nach KM-Gabe nur gelegentlich gelingt (Abb. **B-1.126a, b**), sind **MRT** und **MR-Angiografie** sensitiver (Abb. **B-1.126c – e**). Zur DSA siehe Abb. **B-1.126e**.

Differenzialdiagnose: Augenmuskelparesen lassen an die **Myasthenie** denken.

Es kommt auch eine diabetische **Mononeuropathie** infrage. Die Abgrenzung gegen die seltene ophthalmoplegische **Migräne** kann schwierig sein.

Differenzialdiagnose: Bei isolierten Augenmuskelparesen kommen differenzialdiagnostisch eine **Myasthenie** oder die diabetische **Mononeuropathie** infrage.
Im Gegensatz zum Aneurysma ist bei diesen Erkrankungen jedoch primär die Bulbusmotilität ohne Beeinträchtigung der Pupillomotorik gestört. Zur Differenzialdiagnose des Sinus-cavernosus-Syndroms siehe S. 35. Retroorbitale Schmerzen und Augenmuskelparesen bei infraklinoidalem A.-carotis-interna-Aneurysma sind gelegentlich gegen die allerdings sehr seltene ophthalmoplegische **Migräne** abzugrenzen (s. Tab. **B-1.59**, S. 676). Ebenfalls mit retroorbitalen Schmerzen und einseitiger Ophthalmoplegie geht das entzündliche Tolosa-Hunt-Syndrom einher, das nach Kortikosteroidgabe rasch abklingt, aber zu Rezidiven neigt.

Therapie und Verlauf: Rupturierte Aneurysmen werden immer operativ behandelt. Wichtigste Faktoren für die Blutungswahrscheinlichkeit und damit die Indikation zur Behandlung (operative Klippung oder endovaskulärer Verschluss) sind: Aneurysmagröße, -lokalisation und die Anamnese eines sog. additionalen Aneurysmas, d. h. einer früheren Blutung aus einem anderen intrakraniellen Aneurysma.

Therapie und Verlauf: Für rupturierte Aneurysmen besteht eine absolute Operationsindikation (S. 412). Bestimmend für die Operationsindikation nichtrupturierter symptomatischer und asymptomatischer Aneurysmen ist die Blutungswahrscheinlichkeit. Diese wird bestimmt durch die Aneurysmagröße und -lokalisation, aber auch durch die Anamnese einer früheren Blutung aus einem anderen intrakraniellen Aneurysma. Die jährliche Ruptur-Wahrscheinlichkeit für Aneurysmen des *vorderen* Kreislaufs beträgt 0,5 % bei > 7 mm und 2,9 % bei > 13 mm Größe und für Aneurysmen des *hinteren* Kreislaufs 2,9 % bei > 7 mm und 3,7 % bei > 13 mm Größe; das Blutungsrisiko ist größer für sog. additionale Aneurysmen, wenn bereits eine SAB aus einem anderen Aneurysma stattgefunden hat. Das Therapierisiko ist von denselben Faktoren abhängig und steigt zudem mit dem Alter des Patienten sowie bei aneurysmabedingten neurologischen Symptomen.

B-1.126 Aneurysma der A. carotis interna

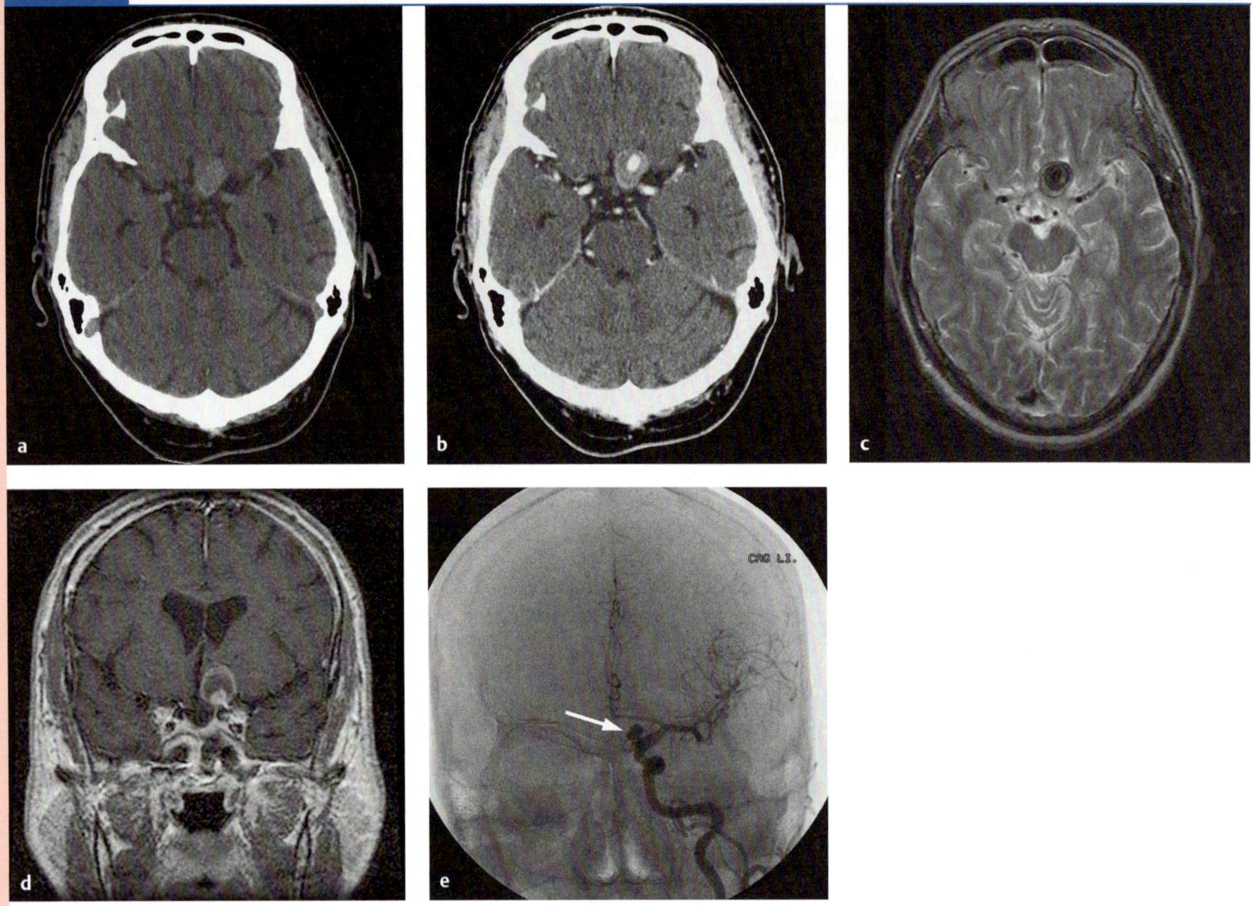

Bildgebende Diagnostik zum Aneurysma-Nachweis bei 65-jährigem Patienten (vgl. Klinischer Fall).
a Im **nativen CT** stellt sich in Höhe des Karotissiphon links eine diskret hyperdense raumfordernde Struktur mit 16 mm Durchmesser dar.
b Nach KM-Gabe kontrastiert sich die A. carotis interna bds. im Siphonbereich; links zeigt sich die schon im Nativ-CT erkennbare Struktur mit zentraler KM-Anreicherung. Die rundliche Struktur und der unmittelbare Bezug zur Arterie sprechen für ein Aneurysma, die zentrale Kontrastierung für eine randständige Thrombosierung des Riesenaneurysma.
c Im **MRT (T 2-Bild axial)** stellt sich das Aneurysma rostral der A. carotis interna mit Bezug zum Chiasma opticum als zentrale Kontrastaussparung dar. Der isointense Saum entspricht dem wandständigen Thrombus.
d In der koronaren Schnittebene ist das Aneurysma unmittelbar oberhalb des Sinus cavernosus erkennbar. Es hat eine leicht raumfordernde Wirkung (**MRT, koronares T 1-Bild mit KM**).
e Die präoperativ angefertigte **digitale Subtraktionsangiografie** (DSA) zeigt das dem Karotissiphon breitbasig aufsitzende Aneurysma (Pfeil).

Bei Aneurysmen im hinteren Kreislauf und solchen mit > 7 mm Durchmesser wird unter Abwägung der genannten Faktoren die Ausschaltung empfohlen. Asymptomatische Aneurysmen des vorderen Kreislaufs (< 7 mm) werden unter Kontrolle der Größe und Konfiguration beobachtet.
Je nach Lokalisation und Größe wird das Aneurysma operativ durch Klippung oder endovaskulär durch einen in das Aneurysmalumen eingebrachten Ballon oder Platinspiralen (coils) okkludiert (vgl. S. 143).

▸ Klinischer Fall.

▸ Klinischer Fall. Der 65-jährige ehemalige Stahlbauschlosser stellte sich wegen linksseitiger, seit 3 Wochen anhaltender Stirnkopfschmerzen mit Ausstrahlung hinter das linke Auge vor. Unter dem Verdacht auf eine Sinusitis war er antibiotisch behandelt worden. Der neurologische Befund war regelrecht. Das EEG ergab einen Normalbefund. Die transkranielle Doppler-Sonografie wies eine erhöhte diastolische Flussgeschwindigkeit im Siphonbereich der linken A. carotis interna nach. Das CT zeigte ein teilthrombosiertes Aneurysma der A. carotis interna in Höhe des Abgangs der A. ophthalmica links (Abb. **B-1.126a, b**). In der MRT und MR-Angiografie waren die Teilthrombosierung und zudem eine Verlagerung des linken N. opticus durch das Riesenaneurysma erkennbar (Abb. **B-1.126c – e**). Das Aneurysma konnte operativ vollständig ausgeschaltet werden.

Angiome

Symptomatologie: In bis zu 80 % manifestiert sich die zerebrale arteriovenöse Malformation (zAVM) mit einer **Hirnblutung** (Tab. **B-1.53** u. S. 400). Schon im Kindesalter führt die zAVM zu unspezifischen Symptomen wie Schwindel und Tinnitus. Große AV-Angiome können Ursache eines psychomotorischen Entwicklungsrückstands sein. Richtungweisend für die Diagnose sind rezidivierende Kopfschmerzen (Angiomkopfschmerz) – cave: Fehldiagnose „Migräne" – und neurologische Herdsymptome, v. a. **epileptische Anfälle** in der 2. – 3. Lebensdekade. Meist sind es einfach fokale oder fokal eingeleitete tonisch-klonische Anfälle mit postiktaler Parese (Todd-Lähmung), bei 25 % der Patienten als erstes Symptom; insgesamt entwickeln 75 % der Patienten eine Epilepsie. Eine sensomotorische Hemiparese oder Aphasie kann akut, subakut, passager oder rezidivierend auftreten.

Angiome

Symptomatologie:
In bis zu 80 % der Fälle ist eine **Hirnblutung** das erste Symptom (Tab. **B-1.53**), gefolgt von **epileptischen Anfällen** und weiteren neurologischen **Herdsymptomen**, die sich meist in der 2. – 3. Lebensdekade manifestieren. Cave: Fehldiagnose „Migräne" bei rezidivierenden Kopfschmerzen.

B-1.53 Pathophysiologie und Symptomatologie zerebraler arteriovenöser Malformationen

Pathogenese	Symptomatologie
Ruptur	intrazerebrales Hämatom (⅔), Subarachnoidalblutung (⅓)
Gliose, lokale Rindenatrophie	fokale Epilepsie (¾)
Steal-Phänomen oder ischämischer Infarkt	intermittierende oder progrediente neurologische und neuropsychologische Symptome

B-1.53

Kavernöse Angiome (Kavernome, s. u.) werden in ⅓ der Fälle durch eine Epilepsie und seltener durch eine Hirnblutung symptomatisch. Als Ausdruck rezidivierender Mikroblutungen kommen progrediente und meist vollständig rückläufige neurologische Symptome vor.

Kavernöse Angiome (Kavernome, s. u.) werden durch Epilepsie und meist reversible neurologische Defizite manifest.

Ätiopathogenese: Angiome sind Fehlbildungstumoren, die durch mangelnde Differenzierung des embryonalen Gefäßplexus bedingt sind. Histologisch unterscheidet man kavernöse und razemöse Angiome, diese werden wiederum je nach Gefäßart in arteriovenöse, kapillare und venöse unterteilt.
Die **zerebrale arteriovenöse Malformation (zAVM),** das Angioma racemosum arteriovenosum (arteriovenöses Angiom oder Rankenangiom) hat die größte klinische Bedeutung.
Die zVAM besteht aus:

- zuführenden Arterien
- Nidus (Kurzschlüsse und Shuntbereich infolge fehlender Differenzierung des Kapillarnetzes)
- drainierenden Venen

In 10 % finden sich auch Aneurysmen, die innerhalb des Nidus oder an den zuführenden Arterien sitzen. Fast 90 % der zAVM sind supratentoriell, meist an der Hemisphärenoberfläche und oft tief in das Parenchym hineinragend, seltener rein subkortikal gelegen. Das benachbarte Hirnparenchym ist atrophisch und oft durch lokale Ischämie oder Blutung verändert. Die Blutversorgung der zAVM erfolgt in der Regel aus pialen Gefäßen, in > 50 % aus der A. cerebri media. Seltener sind durale AVM, die von meningealen Gefäßen oder der A. carotis interna gespeist werden und in die venösen Sinus (Sinus transversus, Sinus cavernosus) drainieren.
Durch den **arteriovenösen Kurzschluss (Shunt)** wird das Hirnparenchym minderversorgt, sodass es neben einer diffusen Hypoxie zu ischämischen Infarkten kommen kann. Dieser **Steal-Effekt** erklärt die oft fehlende Übereinstimmung von klinischer Symptomatik und Lokalisation der Gefäßfehlbildung. Auch okkulte Blutungen, die sich auf die Umgebung der AVM beschränken, können Ursache progredienter neurologischer Ausfälle sein. Die **Angiomblutung** führt in ⅔ der Fälle zum intrazerebralen Hämatom und in ⅓ zur SAB (Tab. **B-1.53**). Mikroangiome rufen gelegentlich das Bild des akuten juvenilen subkortikalen Hämatoms hervor.

- Das **Angioma capillare ectaticum** (Teleangiektasien) besteht aus erweiterten Kapillaren und ist meist im Pons, seltener subkortikal in den Hemisphären lokalisiert. Teleangiektasien bleiben meist asymptomatisch, gelegentlich können sie Ursache einer langsam progredienten Hirnstammsymptomatik sein.

Ätiopathogenese: Den zerebralen Angiomen liegt eine embryonale Entwicklungsstörung der Hirngefäße zugrunde.

Unter den Gefäßfehlbildungen des Gehirns hat **die zerebrale arteriovenöse Malformation (zAVM)** die größte klinische Bedeutung. Dieses arteriovenöse Angiom stellt ein Gefäßkonglomerat mit „Kurzschlüssen" (Nidus) dar, d. h., die Gefäßfehlbildung besteht aus Kurzschlussverbindungen von Arterien und Venen ohne zwischengeschaltetes Kapillarnetz.

90 % der zVAM sind an den Großhirnhemisphären, meist oberflächennah, lokalisiert und werden von der A. cerebri media versorgt. Man unterscheidet piale AVM von duralen AV-Fisteln.

Die arteriovenösen Kurzschlüsse bewirken ein **Steal-Phänomen**: Dem Hirnparenchym wird Blut entzogen, es kommt zur diffusen Hypoxie oder zur zerebralen Ischämie. Die Ruptur der AVM führt zur **Hirnblutung** (intrazerebrales Hämatom oder SAB; Tab. **B-1.53**).

- Das **Angioma capillare ectaticum** (Teleangiektasien) bleibt meist asymptomatisch.

- Das **Angioma cavernosum (Kavernom)** ist ein endothelialisierter Hohlraum. Bei familiärer Häufung finden sich meist multiple Kavernome. Das Blutungsrisiko ist gering; allerdings können wiederholte Mikroblutungen auftreten.

- Das **Angioma cavernosum (Kavernom)** besteht aus einem scharf begrenzten, mit Endothel ausgekleideten Hohlraum ohne Erweiterung der zu- und abführenden Gefäße. Sporadische Kavernome sind meist solitär. Kavernome kommen aber auch familiär gehäuft vor und sind dann meist multipel. Sie sind überwiegend supratentoriell, am häufigsten im Temporallappen, subkortikal oder kortikal, aber auch im Hirnstamm und Kleinhirn, lokalisiert. Das Blutungsrisiko ist gering; allerdings können wiederholte Mikroblutungen auftreten (Abb. **B-1.129**).

- Das **Angioma racemosum venosum** (venöses Angiom, developmental venous anomaly, DVA) ist ohne klinische Relevanz.

- Beim **Angioma racemosum venosum** (venöses Angiom, „developmental venous anomaly", DVA) handelt es sich um eine kongenitale venöse Fehlbildung ohne klinische Relevanz (Abb. **B-1.130**). Selten findet sich eine Assoziation mit einem Kavernom, das symptomatisch werden kann.

Diagnostik: Der neurologische Befund ist meist normal. Gelegentlich sind **pulssynchrone Geräusche über der Kalotte** auskultierbar.

Diagnostik: Bei arteriovenösen Malformationen, die sich mit Kopfschmerzen oder einer Epilepsie manifestieren, ist der neurologische Befund meist normal. Es können sich aber diskrete Auffälligkeiten, insbesondere bei Steal-Phänomen, einstellen, z. B. eine latente Hemiparese, Reflexdifferenz, aber auch eine Aphasie oder ein Gesichtsfelddefekt. Gelegentlich lassen sich **pulssynchrone Geräusche über der Kalotte** auskultieren.

EEG und **Doppler-Sonografie** können erste richtungweisende Befunde für ein Angiom ergeben.

Das **EEG** ist häufig pathologisch. Eine umschriebene Funktionsstörung entspricht jedoch aufgrund des Steal-Phänomens nicht immer der Lokalisation der Gefäßfehlbildung. Die AVM kann sich **Doppler-sonografisch** in einer erhöhten Strömungsgeschwindigkeit des Blutes in der A. carotis interna („Pseudostenosen") bemerkbar machen. Die transkranielle Doppler-Sonografie weist größere zuführende Gefäße und ein Steal-Phänomen nach, s. a. Abb. **B-1.128**.

85 % der **AVM** zeigen sich im **CT** mit KM (Abb. **B-1.127a**). Die **MRT** ist sensitiver. Auch das SPECT ist pathologisch verändert. Zur Therapieplanung ist eine **Katheter-Angiografie** unerlässlich.

Pathologische Verkalkungen sind in 25 – 30 % nachweisbar. Eine AVM kann in 85 % im CT mit KM nachgewiesen werden, die MRT ist noch sensitiver und mittels SPECT ist die veränderte zerebrale Perfusion darstellbar (Abb. **B-1.127a – c**). Das Gefäßkonvolut arteriovenöser Angiome stellt sich gut in der nichtinvasiven MR-Angiografie dar. Zur Therapieplanung ist jedoch immer eine **Katheter-Angiografie**, z. T. mit superselektiver Darstellung der arteriellen Versorgung und der tiefen drainierenden Venen, erforderlich (Abb. **B-1.127d** u. Abb. **A-3.37a**).

B-1.127 Arteriovenöse Malformation links parietookzipital (Nachweis mittels CT, MRT, SPECT und Angiografie)

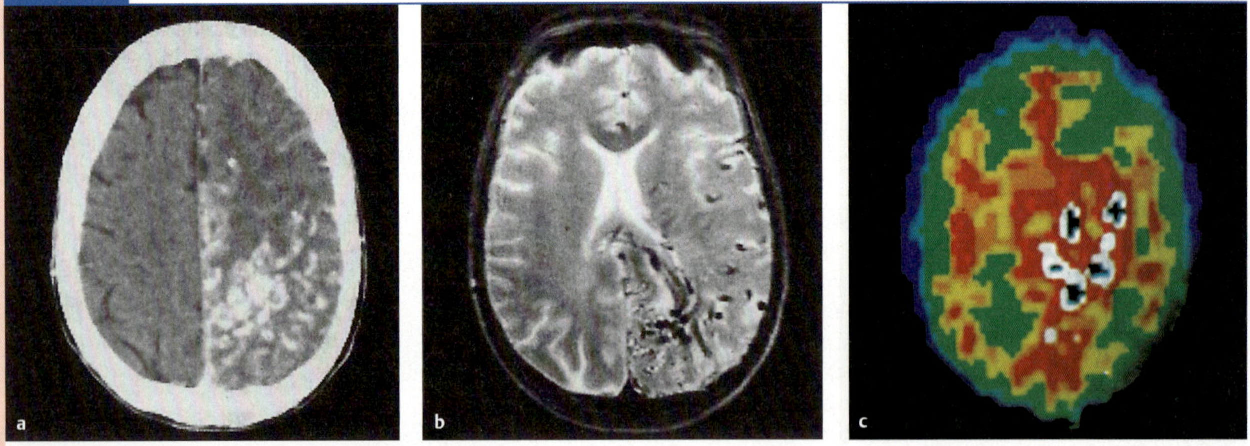

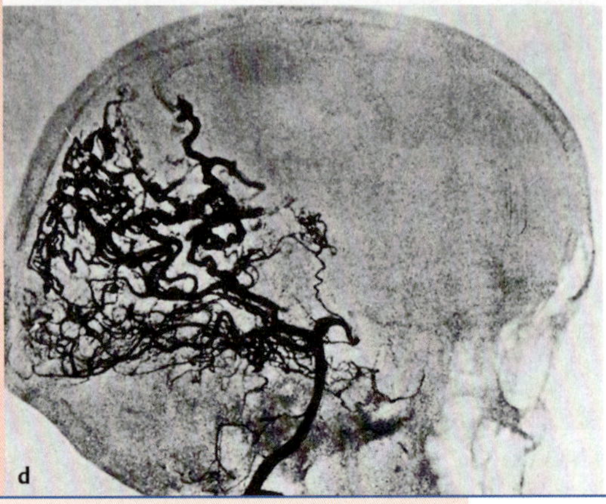

CT, MRT und Angiografie einer 42-jährigen Patientin mit fokaler Epilepsie, progredienter amnestischer Aphasie und beinbetonter rechtsseitiger Hemiparese (zur SPECT s. Abb. **A-3.40**).
a Das CT nach KM-Gabe zeigt eine girlandenförmige Anreicherung parietookzipital.
b Im MRT (T 2-Wichtung) erkennt man das Gefäßkonglomerat an der Signalaussparung infolge des intraarteriellen Flusses (flow void).
c Das SPECT zeigt, der Lokalisation des Angioms entsprechend, eine umschriebene Mehranreicherung.
d Digitale Subtraktionsangiografie (DSA) der A. vertebralis links mit Darstellung der arteriovenösen Malformation im posterioren Stromgebiet. Siehe auch Abb. **B-1.128** (Untersuchung der Patientin mithilfe Doppler-Sonografie).

B-1.128 Arteriovenöse Malformation (Nachweis mittels transkranieller Doppler-Sonografie), vgl. Abb. B-1.127.

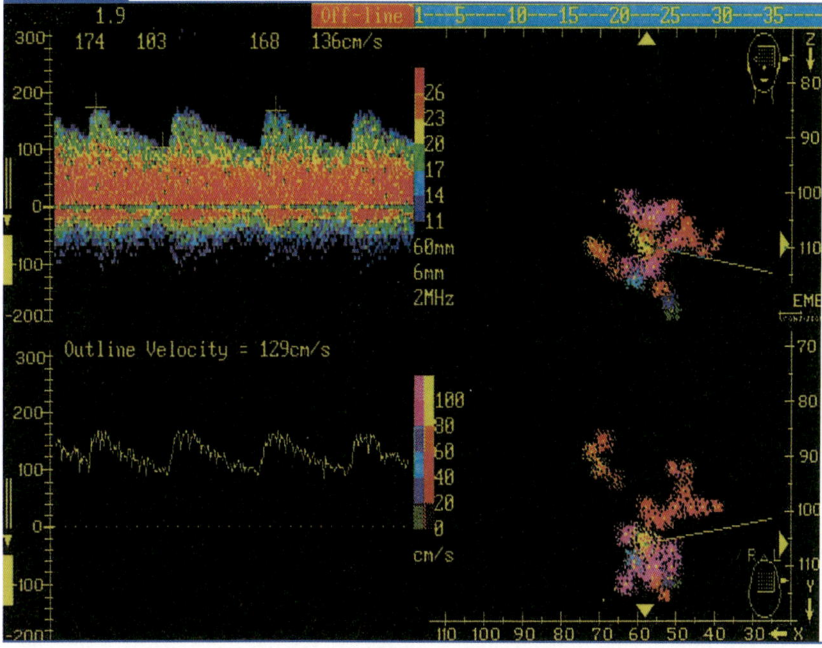

3-D-Scan bei ausgedehntem arterio-venösen Angiom links parieto-okzipital. Die erhöhte diastolische und systolische Flussgeschwindigkeit in der linken A. cerebri posterior ist dargestellt. Die Amplitude des Doppler-Signals (links Bildhälfte) gibt die Flussgeschwindigkeit im markierten gelben Bereich des Doppler-Spektrums wieder (rechte Bildhälfte: oben frontale, unten horizontale Ansicht).

Kavernome stellen sich meist nur mittels **MRT** dar (Abb. **B-1.129**). In der T2-Wichtung weisen sie einen hypointensen Randsaum infolge der Hämosiderinablagerung nach Mikroblutung auf. V. a. multiple Kavernome, die nur aufgrund von Mikroblutungen erkennbar sind, lassen sich mittels Gradienten-Echosequenz (T2*) nachweisen.

Kavernome lassen sich meist nur mittels **MRT** (T2, T2*) darstellen (Abb. **B-1.129**).

B-1.129 Kavernom

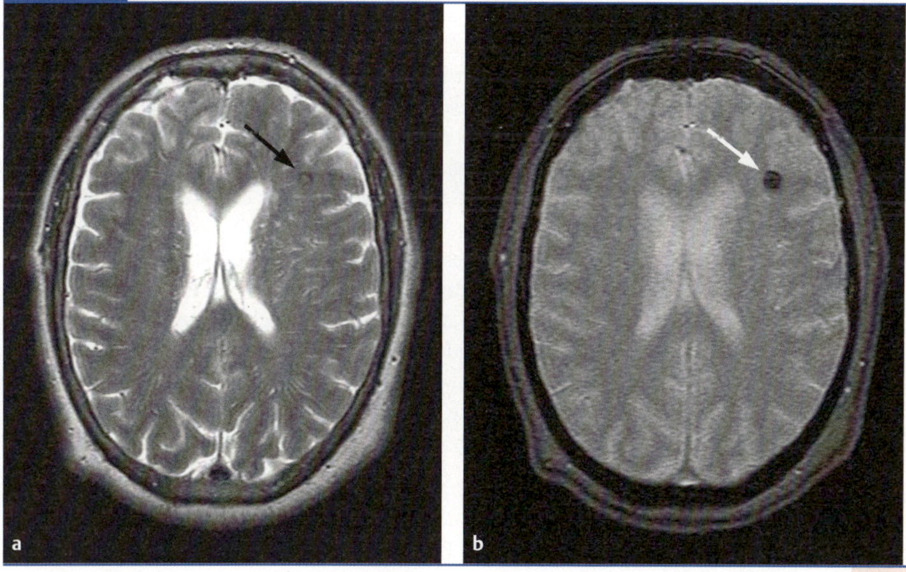

MRT eines 67-jährigen Patienten, der einen ersten epileptischen Anfall erlitt.

a Im links frontalen Marklager findet sich eine kleine runde Läsion mit hypodensem Randsaum (Pfeil). Axiales T2-Bild.
b In der Gradienten-Echosequenz stellt sich die Läsion deutlicher mit einer Signalauslöschung dar (Pfeil). Diese ist Folge der Hämosiderinablagerung nach Mikroblutung in bzw. am Rand des Kavernoms. Axiale T2*-Gradienten-Echosequenz.

Venöse Angiome (DVA) stellen sich **kernspintomografisch** nach KM-Gabe in T1-Wichtung als drainierende Vene mit feinen zuführenden Venen dar (Caput medusae, Abb. **B-1.130**). Sie werden meist als Zufallsbefund im MRT entdeckt und haben auch bei Patienten mit Kopfschmerzen oder Epilepsie kein Blutungsrisiko.

Venöse Angiome (DVA) sind meist ein Zufallsbefund im **MRT** (Abb. **B-1.130**).

Differenzialdiagnose: Der Angiom-Kopfschmerz kann einseitig sein und mit flüchtigen neurologischen Symptomen einhergehen. Die Hemikranie wechselt aber nie, wie bei der **Migräne** üblich, die Seite (S. 418). Bei zerebralen Ischämien im frühen Erwachsenenalter kommen differenzialdiagnostisch zerebrale Angiitiden, z. B. bei Kollagenosen, die Thrombangiitis obliterans und Embolien bei Herzvitien in Betracht, die oft beide Hemisphären betreffen.

Differenzialdiagnose: Im Gegensatz zur Migräne wechselt die Hemikranie bei AVM nie die Seite. Auch zerebrale Vaskulitiden, Thrombangiitis obliterans und Embolien bei Herzvitien kommen differenzialdiagnostisch in Betracht.

B-1.130

B-1.130 **Venöse Malformation (developmental venous anomaly, DVA)**

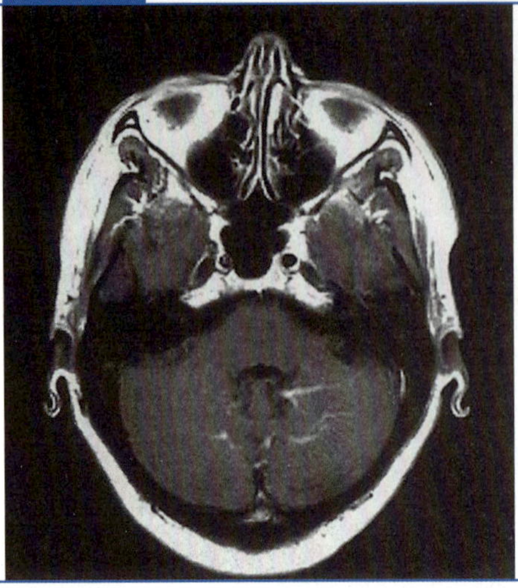

Das MRT (axiale Ebene, T 1-Wichtung) zeigt nach KM-Gabe erweiterte Venen überwiegend der linken Kleinhirnhemisphäre mit feiner konvergierender Venenzeichnung.

Seltener sind Gefäßanomalien wie Coiling bzw. Kinking der A. carotis interna und eine Megalodolichobasilaris für passagere neurologische Symptome verantwortlich. Angiodysplasien bei **Phakomatosen** können eine fokale Epilepsie auslösen.

Im mittleren bis höheren Lebensalter können andere Gefäßanomalien durch Beeinträchtigung der Hämodynamik zu passageren neurologischen Symptomen führen. Dazu gehören in erster Linie Schlingen- (Coiling) und Knickbildungen (Kinking) der A. carotis interna und die Megalodolichobasilaris, bei der die A. basilaris elongiert ist. Bei fokaler Epilepsie im Kindesalter ist an **Phakomatosen** zu denken, die mit Angiodysplasien einhergehen (z. B. Sturge-Weber-Krankheit; S. 181).

Therapie:
- Die **Totalresektion** einer **arteriovenösen** Malformation beugt einer (Rezidiv-)Blutung vor und führt zur Normalisierung der Zirkulation.
- Die Angiome können kurativ, palliativ oder präoperativ **embolisiert** werden.
- Primär inoperable Angiome sind durch stereotaktische **Bestrahlung** auszuschalten.

Therapie:
- Bei günstiger Lokalisation der **arteriovenösen** Malformation ist die operative mikrochirurgische **Totalresektion** (Eradikation) indiziert, um einer (Rezidiv-)Blutung dauerhaft vorzubeugen und eine physiologische Hirndurchblutung wiederherzustellen. Das Operationsergebnis wird katheterangiografisch kontrolliert, eine CT- oder MRT-Angiografie reicht nicht aus.
- Kleine, tief im Hirnparenchym lokalisierte AVM können auch mittels superselektiver endovaskulärer **Embolisation** vollständig ausgeschaltet werden. Meist wird ein Flüssigembolisat über einen Mikrokatheter in den Nidus eingebracht. Bei großen Angiomen gelingt nur eine Teilembolisation. Dann kann eine zweite Embolisation nach einigen Wochen vorgenommen werden. Zur Senkung des Operationsrisikos wird bei kleineren und mittelgroßen Malformationen eine Teilembolisation gezielt präoperativ vorgenommen.
- Primär inoperable AVM können gelegentlich durch Embolisation einer neurochirurgischen oder auch strahlentherapeutischen Therapie (stereotaktische **Bestrahlung**) zugänglich gemacht werden. Bei der stereotaktischen Bestrahlung des Nidus mittels Linearbeschleuniger (Hochdosis-Einzeitbestrahlung) besteht ein leicht reduziertes Blutungsrisiko (ca. 2 %) weiter bis zur vollständigen Obliteration der Malformation (im Mittel 18 Monate). Die Indikation zur Radiochirurgie ist v. a. bei älteren Patienten kritisch abzuwägen.

Verlauf: Das Risiko einer Angiomblutung beträgt 2 – 3 % pro Jahr.

Verlauf: ⅓ der Patienten entwickelt innerhalb von 15 Jahren eine Epilepsie oder Symptome einer zerebralen Ischämie. 40 – 60 % der zAVM rupturieren, 50 % in einem Zeitraum von 20 Jahren. Das Blutungsrisiko beträgt 2 – 3 % pro Jahr; in den ersten Wochen nach vorausgegangener Blutung ist es doppelt so hoch. Bei strenger individuell gestellter Indikation beträgt die Operationsletalität nichtrupturierter zAVM ca. 2 %, die Operationsmorbidität 5 – 10 %. Kavernome tragen ein geringes Blutungsrisiko; allerdings können wiederholte Mikroblutungen auftreten, die meist asymptomatisch bleiben.

► Klinischer Fall. Der 36-jährige Baggerführer litt seit Jahren unter rezidivierenden Kopfschmerzen. Als plötzlich heftigste Schmerzen hinter dem rechten Auge und Erbrechen auftraten, wurde er notfallmäßig stationär aufgenommen. Es bestand Meningismus. Der Liquor war blutig. Das CT zeigte ein intrazerebrales Hämatom temporoparietal rechts mit Ventrikeleinblutung. Die Angiografie ergab ein kleines arteriovenöses Angiom (s. Abb. **A-3.37a**). 4 Wochen nach Ausräumung der Blutung und Exstirpation des Angioms war der Patient beschwerdefrei.

► Klinischer Fall.

1.6.4 Intraspinale Tumoren

1.6.4 Intraspinale Tumoren

► Definition. Im Wirbelkanal wachsende Neoplasmen, die vom Myelon, den Meningen oder den Spinalwurzeln ausgehen und ein Querschnitt-Syndrom verursachen.

► Definition.

Epidemiologie: Die jährliche Inzidenz intraspinaler Neoplasmen (ohne Metastasen) liegt bei 1/100 000 Einwohner. Rückenmarktumoren machen etwa 3% aller primären Tumoren des ZNS aus; benigne spinale Tumoren sind 10-mal häufiger als maligne. In der 4. – 5. Dekade überwiegen Epidermoide und Dermoide, Ependymome und Neurinome; Meningeome werden meist nach dem 50. Lebensjahr manifest. Von Ependymomen sind häufiger Männer, von Meningeomen vorwiegend Frauen betroffen.

Epidemiologie: Rückenmarktumoren sind wesentlich seltener als Hirntumoren. Vor dem 50. Lebensjahr überwiegen Ependymome und Neurinome, danach Meningeome.

Symptomatologie: Frühsymptome sind **segmentale Schmerzen**, die sich bei Erhöhung des intraspinalen Drucks durch Husten und Pressen verstärken. Es kann aber auch schmerzlos zu **Parästhesien** der Extremitäten sowie einem Schweregefühl der Beine kommen. Insbesondere nach längerem Gehen stellt sich eine Steifigkeit in den Beinen ein, der Gang ist schwerfällig, die Füße werden nicht mehr angehoben. Der Gang wird allmählich spastisch-ataktisch. Anfangs leichte Störungen der Blasenentleerung schreiten bis zur Retentio urinae fort.

Symptomatologie: Frühsymptome sind **segmentale Schmerzen**. Es kann aber auch schmerzlos zu **Parästhesien** und einem Schweregefühl der Beine kommen. Neben einem spastisch-ataktischen Gang entwickeln sich Miktionsstörungen.

Ätiopathogenese: Spinale Tumoren werden einerseits durch lokale **Kompression** des Rückenmarks klinisch manifest, andererseits verursachen sie arterielle **Zirkulationsstörungen**, die eine diffuse Hypoxie oder umschriebene ischämische Läsion, besonders im Grenzbereich der arteriellen Versorgung im oberen Thorakalmark (S. 414), zur Folge haben. Venöse Abflussbehinderungen führen ebenfalls zu Hypoxie und Ödem (vgl. S. 354). Wegen dieser Sekundärschädigungen, die oft mit einer akuten Symptomverschlechterung verbunden sind, stimmt die Höhenlokalisation sensibler oder motorischer Symptome nicht immer mit dem Sitz des Tumors überein. Das Thorakalmark ist mit 50 % am häufigsten betroffen, zervikal finden sich 20 % der intraspinalen Tumoren, in Lumbosakralmark und Cauda equina zusammen 30 %. Insgesamt überwiegen extramedulläre gegenüber intramedullären Tumoren. Zur Querschnittslokalisation der Rückenmarktumoren siehe Abb. **B-1.131**.
Dem Mesenchym entstammende **Sarkome**, die das Myelon von dorsal umwachsen und infiltrieren, sind, abgesehen von epiduralen spinalen Metastasen (S. 351), die häufigsten malignen Tumoren im **Epiduralraum.** Fehlbildungstumoren machen zusammen mit Lipomen, Fibromen und Teratomen die größte Zahl der benignen extraduralen Tumoren aus. Dermoide und Epidermoide sind meist im Lumbosakralbereich lokalisiert und ebenso wie Lipome häufig mit einer Spina bifida assoziiert (S. 167).

Ätiopathogenese: Neben der lokalen **Kompression** sind **Zirkulationsstörungen** mit ischämischer Läsion und Ödem des Myelons zu erwarten. 50 % aller intraspinalen Tumoren befinden sich auf Höhe des Thorakalmarks.

Die häufigsten malignen **extraduralen Tumoren** sind **Sarkome** (Abb. **B-1.131**, zu den Metastasen s. S. 351). Dermoide, Epidermoide und Lipome sind oft mit einer spinalen Dysrhaphie kombiniert und insgesamt die häufigsten benignen extraduralen Tumoren.

B-1.131 Querschnittslokalisation der häufigsten spinalen raumfordernden Prozesse

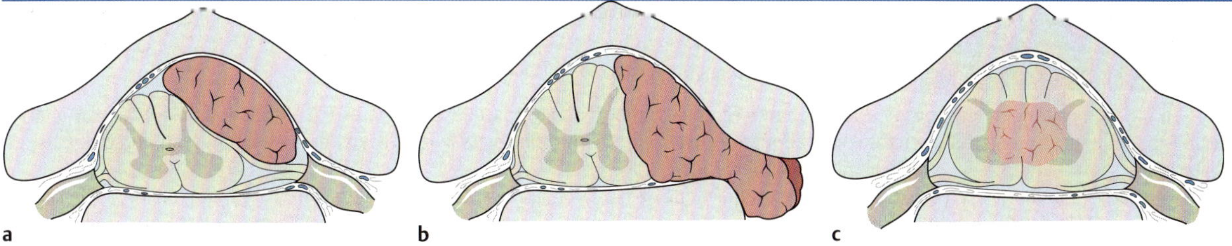

a b c

a extradural:
Epidermoide, Dermoide, Lipome, Fibrome, Sarkome, Bandscheibenprolaps, Epiduralabszess, Wirbelprozesse (Metastase, Plasmozytom, Spondylitis tuberculosa, Wirbelhämangiom)
b intradural, extramedullär:
Neurinome, Meningeome
c intradural, intramedullär:
Ependymome, Astrozytome, Metastasen des Rückenmarks (S. 351)

Unter den **intradural extramedullären** Tumoren überwiegen die **Neurinome** (Abb. **B-1.132**); gelegentlich kommen sie als **„Sanduhrgeschwulst"** vor. Neurinome finden sich am häufigsten zervikal, **Meningeome** sind meist thorakal lokalisiert (Abb. **B-1.133**).

Intradural extramedullär wachsen die von den Meningen und Nervenscheiden ausgehenden benignen Tumoren. Sie breiten sich gelegentlich auch zu beiden Seiten der Dura aus. **Neurinome** entstammen der Hinterwurzel, die häufigste Lokalisation ist zervikal (Abb. **B-1.132**). Circa 15 % der Neurinome wachsen als sog. **Sanduhrgeschwulst** vom Spinalkanal durch das Foramen intervertebrale nach außen. Sehr selten zeigen auch **Meningeome** ein derartiges Wachstum. Spinale Meningeome sind meist thorakal dorsolateral lokalisiert (Abb. **B-1.133**). Multiple spinale Meningeome und Neurinome kommen bei Neurofibromatose Typ 1 vor (S. 178).

Intramedullär wachsen überwiegend **Gliome (Ependymome)**. Vom Conus medullaris und Filum terminale ausgehend können sie den Duralsack füllen. **Astrozytome** finden sich meist im Thorakalmark und neigen wie Ependymome zur Zystenbildung.

Intramedullär finden sich überwiegend **Gliome**, mehr als die Hälfte davon sind **Ependymome**. Sie gehen von der Epithelauskleidung des Zentralkanals aus, wachsen über mehrere Segmente verdrängend nach kranial („Stiftgliom"), treiben das Rückenmark auf und können flüssigkeitsgefüllte Höhlen bilden (vgl. Abb. **A-3.23b**). Vom Konus oder Filum terminale ausgehende myxopapilläre Ependymome werden bis zu 10 cm lang und füllen den Duralsack aus. **Astrozytome**, die im Thorakalbereich röhrenförmig wachsen, bilden ebenfalls degenerative intramedulläre Höhlen.

B-1.132 Neurinom der Spinalwurzel C 3 rechts

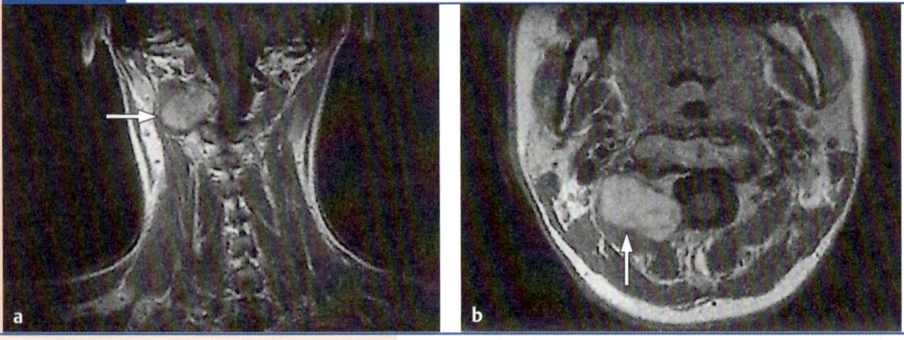

MRT in T 1-Wichtung nach KM-Gabe. Tumor im Foramen intervertebrale HWK 2/3 (**a**), in den Intraspinalraum einwachsend, mit Kontakt zum Myelon (**b**).

B-1.133 Spinales Meningeom

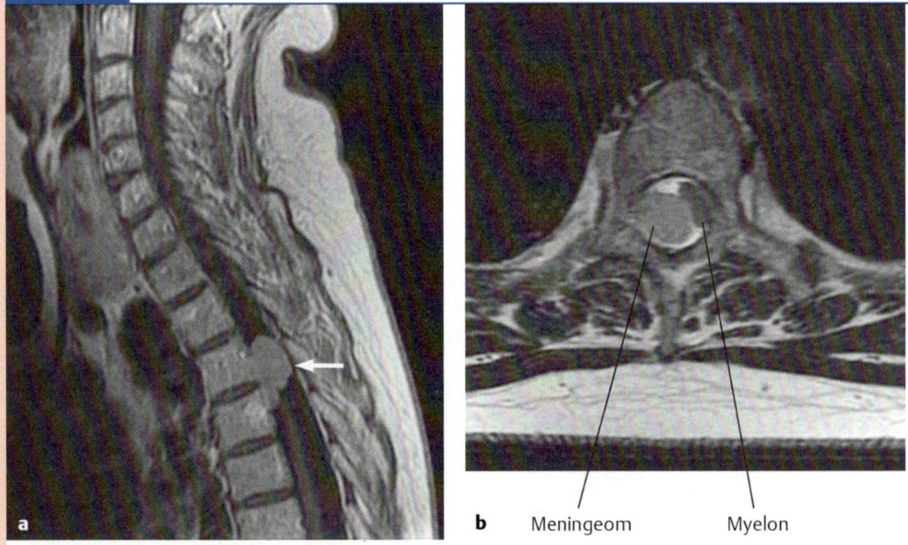

Spinales MRT einer 56-jährigen Frau, die eine seit Monaten allmählich progrediente spastische Paraparese der Beine entwickelt hatte. Erst als sich eine Dranginkontinenz einstellte, erfolgte die stationäre Einweisung. Der histologische Befund nach der noch am Aufnahmetag durchgeführten Operation bestätigte den Verdacht auf ein Meningeom.
a Auf Höhe von BWK 3/4 findet sich eine (nach Kontrastmittel-Gabe) leicht hyperintense Raumforderung von 27 × 13 mm, die den Spinalkanal fast vollständig ausfüllt. MRT, sagittales T 1-Bild.
b In der axialen Schichtebene stellt sich der Tumor intradural extramedullär von dorsolateral rechts den Spinalkanal einengend und das Myelon komprimierend dar.
Axiales T 2-Bild.

Diagnostik: Werden radikuläre Schmerzen angegeben, ist nach segmentalen Sensibilitätsstörungen, Paresen und Reflexdifferenzen zu suchen. Die Symptomatik einer Rückenmarkkompression kann sich auch schmerzfrei entwickeln. Anfangs sind Pyramidenbahnzeichen ebenso wie eine spastische Gangstörung evtl. nur nach Belastung, z. B. nach raschem Gehen nachweisbar. Eine Differenz des Reflexniveaus der Arme und ein Verlust der BHR können bereits bei geringen Beschwerden auf eine Störung der Pyramidenbahn hinweisen. Charakteristisch ist eine ein- oder beiderseitige dissoziierte Empfindungsstörung. Die Begrenzung einer querschnittsförmigen Sensibilitätsstörung muss exakt bestimmt werden (S. 74).

Diagnostik: Bei der neurologischen Untersuchung ist gezielt nach einer dissoziierten Empfindungsstörung zu suchen. Wichtig ist die exakte Bestimmung der Grenzen einer querschnittförmigen Sensibilitätsstörung. Eine spastische Tonuserhöhung in den Beinen und Pyramidenbahnzeichen zeigen sich anfangs evtl. nur unter Belastung.

Bei **dorsaler Rückenmarkkompression** ist die Anordnung der Bahnen im Querschnitt zu beachten. Da die Fasern der im Hinterstrang medial und oberflächennah verlaufenden sakralen und lumbalen Segmente zuerst komprimiert werden (s. Abb. **A-2.66**), treten Parästhesien auch bei zervikaler oder thorakaler Läsion zunächst an den Beinen, d. h. weit unterhalb der Läsion auf, bevor sich eine spinale Ataxie einstellt. Die Tiefensensibilität ist gestört, der Romberg-Stehversuch positiv und der Seiltänzergang unsicher bis ataktisch.

Eine **dorsale Rückenmarkkompression** führt primär zu Parästhesien der unteren Extremitäten und spinaler Ataxie.

Ein chronischer radikulärer Schmerz, der zur Fehlhaltung der Wirbelsäule führt, erweckt den Verdacht auf eine „Sanduhrgeschwulst“. Im Ausbreitungsgebiet der Schmerzen findet sich oft eine segmentale Sensibilitätsstörung. Das Brown-Séquard-Syndrom mit spastischer Monoparese eines Beines und kontralateraler dissoziierter Empfindungsstörung (S. 116) spricht für eine **laterale Rückenmarkkompression**.

Eine „Sanduhrgeschwulst“ verursacht chronische radikuläre Schmerzen und segmentale Sensibilitätsstörungen. Eine **laterale Rückenmarkkompression** führt zu einem Brown-Séquard-Syndrom.

Eine schlaff-atrophische segmentale Parese, die nach kaudal in eine spastische übergeht, ist Folge einer Läsion der motorischen Wurzel oder der Vorderhörner und der Pyramidenbahn. Diese Befundkonstellation findet sich bei **ventraler Rückenmarkkompression.** Eine langsam progrediente Kompression verursacht eine spastische Paraparese und Blasenentleerungsstörung, gefolgt von einer dissoziierten Empfindungsstörung.

Die **ventrale Rückenmarkkompression** führt zu einer segmental schlaffen und unterhalb der Läsion spastischen Parese.

Intramedulläre Tumoren werden aufgrund ihres überwiegenden Längenwachstums erst spät manifest. Ein- oder beiderseitige Dysästhesien gehen einer bilateralen dissoziierten Empfindungsstörung um Monate bis Jahre voraus. Durch Kompression der Vorderhörner können sich Muskelatrophien auf Läsionshöhe entwickeln; eine spastische Parese (S. 115) ist gering ausgeprägt. Ein Tumor des Conus medullaris führt zu Inkontinenz bei Überlaufblase (S. 81).

Intramedulläre Tumoren verursachen Dysästhesien, schon lange bevor sich eine bilaterale dissoziierte Empfindungsstörung einstellt. Conus-medullaris-Tumoren führen primär zur Inkontinenz bei Überlaufblase.

Je nach Höhe der Querschnittsläsion entwickelt sich eine Para- oder Tetraparese. Eine Schmerzausstrahlung in Arme, Nacken oder Gesicht und Zwangshaltung des Kopfes müssen an einen **hohen Halsmarktumor** denken lassen, der bei kraniospinalem Sitz zum Hydrocephalus occlusus mit intrakraniellem Druckanstieg und Stauungspapille führt. Das Lhermitte-Zeichen (s. S. 23) ist positiv. Neben Sensibilitätsstörungen am Hals finden sich nicht selten Störungen der kaudalen Hirnnerven und des N. trigeminus, gelegentlich auch ein Nystagmus.

Ein **hoher Halsmarktumor** verursacht eine Tetraparese, Zwangshaltung des Kopfes, Stauungspapille und gelegentlich Läsionen der kaudalen Hirnnerven.

Methode der Wahl zur Darstellung intraspinaler, insbesondere intramedullärer Tumoren ist die **MRT**. In sagittaler Schnittführung ist neben Höhe und Ausdehnung auch die Lagebeziehung des Tumors zum Myelon und zur Dura sicher zu bestimmen (s. Abb. **B-1.132** u. Abb. **B-1.133**). Rückenmarktumoren weisen das gleiche Signalverhalten wie die entsprechenden Hirntumoren auf; eine artdiagnostische Zuordnung ist oft weitgehend möglich. Darüber hinaus sind sekundäre Veränderungen des Myelons wie Ödem, Ischämie oder Höhlenbildung zu erkennen (vgl. Abb. **A-3.23**, S. 138).

Methode der Wahl bei intraspinalen Tumoren ist die **MRT**. Sie weist extra- und intramedulläre Tumoren nach, erlaubt weitgehend die artdiagnostische Zuordnung und lässt sekundäre Rückenmarkveränderungen erkennen (s. Abb. **B-1.132** u. Abb. **B-1.133**).

Demgegenüber lassen sich im **CT** oft nur extradurale Tumoren bei neurologisch gesicherter Höhenlokalisation nachweisen (vgl. Abb. **B-1.9**). In der Notfallsituation oder wenn eine MRT-Untersuchung nicht möglich ist, wird ein Post-Myelo-CT angefertigt (s. Abb. **A-3.30b**). Die Myelografie ermöglicht die Höhenlokalisation (KM-Abbruch oder randständige Füllungsdefekte der KM-Säule), die Post-**Myelo-CT** weitgehend die Querschnittslokalisation, die MRT und die Kombination der bildgebenden Verfahren außerdem die Erfassung der vertikalen Tumorausdehnung.

Die CT weist extradurale Tumoren nur bei klinisch sicherer Höhenlokalisation nach. Im Notfall wird eine Post-**Myelo-CT** durchgeführt (s. Abb. **A-3.30b**). Die MRT bzw. die Kombination der bildgebenden Verfahren erlaubt die Höhen- und Querschnittslokalisation und erfasst zudem die vertikale Tumorausdehnung.

Die Lumbalpunktion ergibt eine Eiweißerhöhung im **Liquor** unterhalb der Raumforderung. Sie entsteht durch die Liquorzirkulationsstörung (Sperrliquor) und ist bei Neurinomen besonders ausgeprägt (S. 323). In der Liquorzytologie sollte immer sorgfältig nach Tumorzellen gesucht werden.

Der **Liquor** weist meist eine Eiweißerhöhung auf (Sperrliquor).

Differenzialdiagnose: Parästhesien werden oft als pAVK oder Polyneuropathie-Syndrom, radikuläre Schmerzen als Bandscheibenvorfall verkannt. Ein zervikales radikuläres Schmerz-Syndrom mit Paraspastik der Beine kann durch eine **zervikale Myelopathie**, eine Claudicatio intermittens spinalis mit schlaffer Paraparese der Beine durch eine Enge des lumbalen Spinalkanals bedingt sein.
Bei einer spastisch-ataktischen Gangstörung ist an eine **MS**, bei subakut einsetzender Paraparese an ein **A.-spinalis-anterior-Syndrom** zu denken.

Differenzialdiagnose: Frühsymptome spinaler Tumoren, insbesondere distale Parästhesien, werden häufig als periphere arterielle Durchblutungsstörung (pAVK) oder Polyneuropathie-Syndrom und ein radikuläres Syndrom wird als „Ischialgie" verkannt. Ein zervikales radikuläres Schmerz-Syndrom mit Paraspastik der Beine kann durch eine **zervikale Myelopathie** (s. Abb. **B-1.150**), eine Claudicatio intermittens spinalis mit schlaffer Paraparese durch eine Enge des lumbalen Spinalkanals oder eine Spondylolisthesis verursacht werden (S. 458).
Eine langsam progrediente oder subakut einsetzende spastisch-ataktische Gangstörung kann Symptom einer **MS** sein. Eine mit radikulären Schmerzen akut oder subakut auftretende Paraparese der Beine ist verdächtig auf ein **A.-spinalis-anterior-Syndrom**, das seinerseits aber auch durch eine intraspinale Tumorkompression verursacht sein kann. Der epidurale Abszess (S. 293) und parasitäre Affektionen (Echinokokken und Zystizerken, S. 463) wirken ebenfalls als extradurale Raumforderung. Zu den Rückenmarkmetastasen siehe S. 351. Die spinale Arachnoiditis, die nach Blutung, Trauma, Meningitis und Operation entsteht, verursacht eine progrediente Rückenmarkkompression.

Die **Syringomyelie** ist mittels MRT abzugrenzen. Eine funikuläre Myelose ist laborchemisch nachzuweisen.

Die **Syringomyelie**, die ein zentromedulläres Syndrom verursacht, ist mittels MRT abzugrenzen (S. 169). Entzündliche und metabolische Ursachen eines Rückenmark-Syndroms sind laborchemisch in Liquor und Serum nachzuweisen (s. Querschnittmyelitis, S. 293, bzw. funikuläre Myelose, S. 246).

Das seltene intrakranielle **parasagittale Meningeom** verursacht ebenfalls eine zentrale Paraparese und Miktionsstörung (Mantelkanten-Syndrom).

Besondere differenzialdiagnostische Schwierigkeiten kann das seltene intrakranielle **parasagittale Meningeom** bereiten, das ebenfalls eine Paraparese und Miktionsstörung, aber auch Hirndruckzeichen und epileptische Anfälle hervorruft (s. Mantelkanten-Syndrom S. 51 und S. 325).

Therapie: Bei jedem spinalen Tumor besteht eine absolute Indikation zur **frühzeitigen operativen Dekompression des Myelons**. Insbesondere benigne extramedulläre Tumoren haben eine gute Prognose. Intramedulläre Tumoren können mikrochirurgisch ebenfalls weitgehend reseziert werden. Präoperativ ist die Behandlung mit **Kortikosteroiden** indiziert.

Therapie: Bei jedem spinalen Tumor besteht eine absolute Indikation zur **frühzeitigen operativen Dekompression des Myelons**. Bei akut oder subakut eingetretener Paraparese muss die Notfalldiagnostik (Liquor, MRT, Myelo-CT) sofort erfolgen, um innerhalb von 24 Stunden die operative Dekompression vornehmen zu können. Sonst ist auch bei gutartigen Tumoren mit einem irreversiblen Querschnitt-Syndrom zu rechnen. Gutartige extramedulläre Tumoren können fast immer vollständig entfernt werden. Auch intramedulläre Tumoren sind mikrochirurgisch meist weitgehend zu resezieren. Nach Totalexstirpation eines Ependymoms muss nicht mit einem Rezidiv gerechnet werden; Astrozytome hingegen werden nach der oft nur subtotal möglichen Resektion nachbestrahlt. Besteht bereits ein irreversibles Querschnitt-Syndrom, erfolgt zur Diagnosesicherung die Biopsie. Präoperativ und während der Bestrahlung werden **Kortikosteroide** gegeben (initial Bolus von 40 mg Dexamethason i. v., weitere Applikation s. S. 311). Postoperativ kann es zur meningealen Narbenbildung kommen, die sich erneut wie ein raumfordernder spinaler Prozess auswirkt und die operative Lösung der Adhäsion erfordert. In jedem Fall sind krankengymnastische Behandlung und Rehabilitation erforderlich.

Verlauf: Unbehandelt führt jeder intraspinale Tumor zum irreversiblen Querschnitt-Syndrom. Der postoperative Verlauf hängt vom Ausmaß der Kompression und von sekundären Schädigungen des Myelons ab.

Verlauf: Unbehandelt führt jeder intraspinale Tumor zum irreversiblen Querschnitt-Syndrom. Der postoperative Verlauf ist von der Schwere der Myelonkompression und sekundären Myelonschädigungen abhängig. Spinale Meningeome mit präoperativ inkomplettem Querschnitt-Syndrom haben eine vergleichsweise günstigere Prognose als intramedulläre Tumoren mit zentralem Rückenmark-Syndrom.

▸ Klinischer Fall.

▸ Klinischer Fall. Die 58-jährige Patientin klagte seit drei bis vier Jahren über Parästhesien in beiden Armen, besonders den Fingern II–V, links mehr als rechts, die unter der Annahme eines Zervikal-Syndroms physikalisch behandelt worden waren. Kurz vor der stationären Aufnahme litt sie unter heftigen, in beide Hände einschießenden Schmerzen und Dysästhesien des linken Fußes. Die neurologische Untersuchung ergab eine linksbetonte Hypästhesie in den Segmenten C 7 und C 8 beiderseits. Bei beiderseitiger Trizepsparese war der TSR links erloschen und rechts abgeschwächt. Die Eigenreflexe an den unteren Extremitäten waren gesteigert, das Babinski-Zeichen war links positiv. Die bildgebenden Verfahren, darunter ein Post-Myelo-CT, zeigten eine Erweiterung der Foramina intervertebralia HWK 6/7 beiderseits und einen KM-Stopp in Höhe des 5. HWK. Die Operation ergab zwei pflaumengroße Neurinome der C 7-Wurzel beiderseits und ein erbsengroßes Neurinom der C 8-Wurzel links, das Myelon war in Höhe HWK 6/7 komprimiert. Postoperativ wurde die Patientin unter krankengymnastischer Behandlung wieder gehfähig, die Unterarmstreckung war aber nicht möglich.

1.6.5 Intraspinale Metastasen

Epidemiologie: Bei 5 % aller Tumorkranken ist mit spinalen Symptomen zu rechnen. Extradurale Metastasen sind wesentlich häufiger als intramedulläre. 50 % der raumfordernden spinalen Läsionen gehen von den Wirbelkörpern aus; jenseits des 40. Lebensjahrs sind Metastasen die häufigsten spinal raumfordernden Prozesse. Das männliche Geschlecht überwiegt.

Symptomatologie: Frühsymptome spinaler Metastasen sind **Rückenschmerzen**, bei ¾ der Patienten zusätzlich radikuläre Symptome. Nach einigen Wochen entwickelt sich eine Gangstörung und rasch progredient eine Schwäche der Beine. Häufiger als bei primären Tumoren des Myelons kommt es durch Einblutung in Metastasen oder Einbruch eines Wirbelkörpers zum **spinalen Schock** (S. 114).

Ätiopathogenese: Bei den intraspinalen Metastasen handelt es sich um eine hämatogene, fortgeleitete oder lokal von destruierenden Wirbelkörperprozessen ausgehende Infiltration des Myelons, der Meningen oder des Spinalkanals. Neben dem Bronchialkarzinom ist das Prostatakarzinom einer der häufigsten Primärtumoren. Extradurale Metastasen (> 90 %) entstehen **per continuitatem** durch destruierende, von den Wirbelkörpern ausgehende Prozesse. Sie gelangen auch über intraossäre venöse Anastomosen bzw. **retrograd über paravertebrale Venenplexus** (Abb. **B-1.134**) in den Rückenmarkkanal oder wachsen an den Nervenwurzeln entlang (z. B. Pancoast-Tumor). Gelangen Tumorzellen aber in die Lymphkanäle der Nervenwurzeln oder durchwachsen sie direkt die Dura, so siedeln sie sich intradural ab. Die hämatogene Fernmetastasierung extraneuraler Tumoren erfolgt über die arterielle Blutversorgung des Myelons. Abgesehen von der lokalen Rückenmarkkompression infiltrieren die metastatischen Tumorabsiedlungen nicht nur Nervengewebe und Meningen, sondern auch die Gefäße, sodass es nicht selten zur akuten irreversiblen ischämischen Rückenmarknekrose kommt.

> **1.6.5 Intraspinale Metastasen**
>
> **Epidemiologie:** 5 % aller Tumorkranken entwickeln spinale Symptome. Extradurale Metastasen sind wesentlich häufiger als intramedulläre.
>
> **Symptomatologie:** Spinale Metastasen manifestieren sich initial mit **Rückenschmerzen** und radikulären Symptomen, gefolgt von einer Gangstörung. Es kann zu einem **spinalen Schock** kommen.
>
> **Ätiopathogenese:** Neben dem Bronchialkarzinom ist das Prostatakarzinom der häufigste Primärtumor. Extradurale Metastasen (> 90 %) entstehen **per continuitatem**, hämatogen über **paravertebrale Venenplexus** (Abb. **B-1.134**) oder wachsen an Nervenwurzeln entlang. Das infiltrative Wachstum der Metastasen induziert auch Rückenmarkinfarkte.

B-1.134 Pathogenese der retrograden Metastasierung über paravertebrale Venenplexus

B-1.134

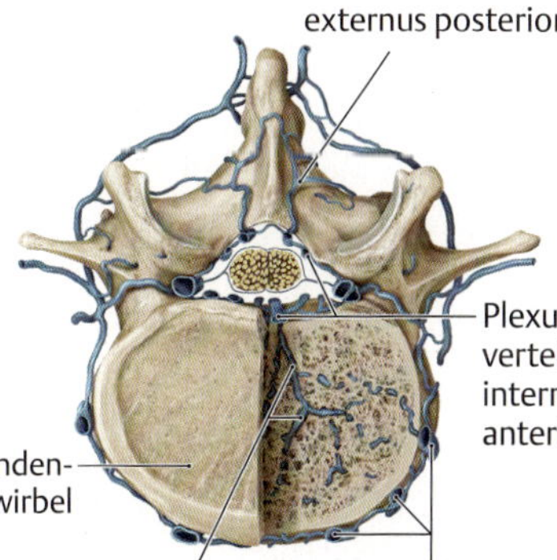

Über den epiduralen Venenplexus stehen para- und intravertebrale Venen mit dem Extra- und Intraduralraum in Verbindung. So können Malignomzellen aus Wirbelkörpermetastasen auch ohne Wirbelkörpereinbruch in den Spinalkanal gelangen und das Myelon allmählich komprimieren.

Extradurale Metastasen: Anders als im Schädel liegt die Dura im Spinalkanal dem Knochen nicht fest an, sondern ist durch fett- und gefäßreiches Bindegewebe davon getrennt, sodass sich metastatische Infiltrate dort ausbreiten können (vgl. Abb. **B-1.131**). Hier wachsen Malignomzellen, die über den paravertebralen Venenplexus aus Wirbelkörpermetastasen in den Spinalkanal gelangt sind (Abb. **B-1.134**). Wirbelkörpermetastasen brechen aber auch in den Epiduralraum ein oder komprimieren durch Dislokation von Knochenfragmenten die Nervenwurzeln und das Spinalmark. Bevorzugte Lokalisation ist die LWS. **Das multiple Myelom** (Plasmozytom) ist neben den Wirbelmetastasen und leukämischen Infiltraten der häufigste maligne, zur Wirbelinstabilität führende Prozess (Abb. **B-1.131a**, S. 347 und MRT-Abb. **A-3.25**, S. 141). Maligne Lymphome wachsen von paraspinal über die Foramina intervertebralia oder durch ossäre Destruktion in den Spinalkanal ein. Während ein spinales epidurales Wachstum bei Hodgkin-Lymphom erst im Spätstadium auftritt, stellt es bei der Hälfte der Patienten mit Non-Hodgkin-Lymphom die Erstmanifestation dar.

> **Extradurale Metastasen:** Im Epiduralraum finden sich am häufigsten die von Wirbelkörpern ausgehende Metastasen, daneben Infiltrate bei Erkrankungen des hämatopoetischen Systems und das **Plasmozytom** (S. 347).

Intradural extramedulläre Metastasen: Eine intradurale metastatische Ausbreitung kommt häufig zusammen mit einer **spinalen Meningealkarzinose** vor. **„Abtropfmetastasen"** zerebraler Tumoren finden sich ausschließlich extramedullär (Abb. **B-1.135**).

Intradural extramedulläre Metastasen: Eine direkte peri- oder endoneurale Ausbreitung und das Eindringen der Tumorzellen in den Subarachnoidalraum bzw. die Lymphkanäle der Nervenwurzeln verursachen eine intradural extramedulläre Metastasierung, besonders bei Mamma- und Bronchialkarzinomen; häufig kommt es auch zu einer diffusen **spinalen Meningealkarzinose**. Die Meningeosis leucaemica entsteht hämatogen (S. 338). **„Abtropfmetastasen"** zerebraler Tumoren (z. B. des Medulloblastoms, S. 321) und des malignen Astrozytoms bzw. Glioblastoms (S. 312) siedeln ausschließlich extramedullär im Subarachnoidalraum ab, besonders an den Nervenwurzeln (Abb. **B-1.135**).

B-1.135 Spinale Metastasen

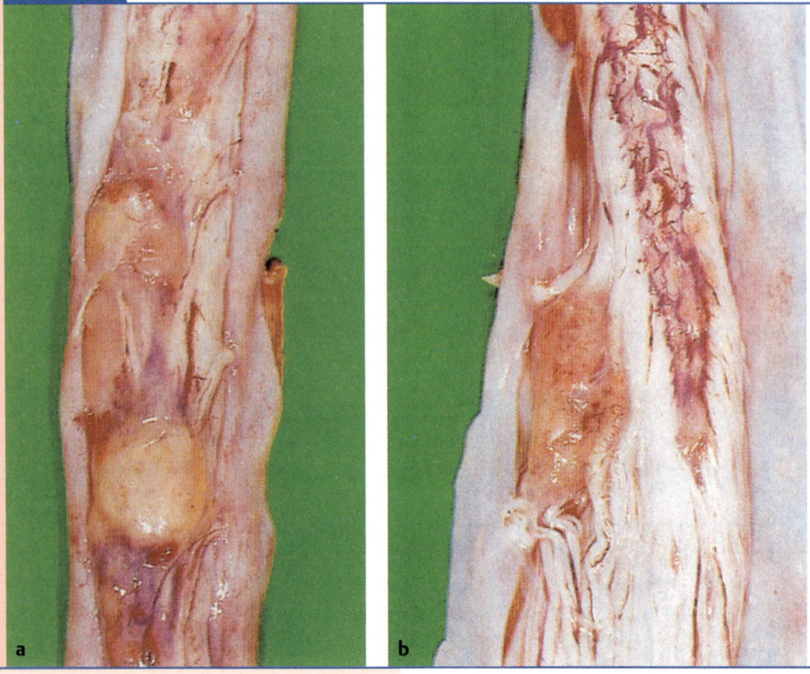

Pathologische Befunde bei 32-jähriger Patientin, die nach Operation eines **zerebralen malignen Astrozytoms mit Liquormetastasierung** verstarb.
a Aufsicht auf eröffneten Duralsack und Myelon von dorsal. Zahlreiche bis erbsengroße, graugelbe knotige Tumorabsiedlungen, die dem Thorakalmark aufliegen.
b Aufsicht auf eröffneten Duralsack und Lumbosakralmark mit Cauda equina. Die Metastasen drängen sich zwischen die Lumbalwurzeln und liegen ihnen fest an („Abtropfmetastasen").

Intramedulläre Metastasen: Sie treten oft zeitgleich mit intrazerebralen Metastasen auf und verursachen ein Ödem und medulläre Blutungen oder Nekrosen.

Intramedulläre Metastasen: Intramedulläre Fernmetastasen kommen in fast ⅔ der Fälle gleichzeitig mit intrazerebralen Metastasen vor. Meist liegt bereits eine ausgedehnte systemische Metastasierung vor. Die Metastasen befallen die Rückenmarkabschnitte gleichermaßen, erstrecken sich über ein oder mehrere Segmente, verursachen ein Ödem und führen zu medullären Blutungen oder zentralen röhrenförmigen Nekrosen.

Diagnostik: Rückenschmerzen bei Tumorpatienten sind immer verdächtig auf spinale Metastasen. Eine spinale Meningealkarzinose führt zu radikulären Symptomen und wird durch **Liquoruntersuchung** diagnostiziert (s. Abb. **B-1.121**). Epidurale und intramedulläre Metastasen induzieren rasch ein Querschnitt-Syndrom.

Diagnostik: Rückenschmerzen bei Tumorkranken müssen immer den Verdacht auf spinale Metastasen erwecken und zu einer eingehenden neurologischen und radiologischen Untersuchung veranlassen. Extradurale Metastasen sind meist ventral lokalisiert und können ein A.-spinalis-anterior-Syndrom verursachen (S. 415). Eine dissoziierte Empfindungsstörung bei intramedullären Metastasen geht rasch innerhalb von Tagen oder Wochen in eine auf- oder absteigende Para- bzw. Tetraparese über. Bei der Meningealkarzinose stehen radikuläre Schmerzen und Sensibilitätsstörungen im Vordergrund. Die Diagnose stützt sich auf die **Liquoruntersuchung** (s. Abb. **B-1.121**).

Bei Tumorpatienten mit Rückenschmerzen und MRT- bzw. CT-Nachweis von Wirbelkörpermetastasen ist die Wahrscheinlichkeit einer epiduralen Metastasierung sehr hoch.

Ist bei einem Tumorpatienten mit vertebragenen Schmerzen mittels MRT oder CT ein metastatischer Befall von Wirbelkörpern nachweisbar, liegt oft schon ein epiduraler Tumor vor. Beim kleinzelligen Bronchialkarzinom und Mammakarzinom finden sich osteoklastische, beim Prostatakarzinom osteoplastische Wirbeldestruktionen.

CT und **Myelografie** weisen epidurale Metastasen, die **MRT** auch intramedulläre Metastasen nach (Abb. **B-1.136**).

CT und Post-Myelo-**CT** werden als Notfalluntersuchungen bei akuter Querschnittsymptomatik eingesetzt. Das Ausmaß der Knochendestruktion zeigt Abb. **B-1.136a**. Im **MRT** stellen sich extra- und intramedulläre Metastasen in ihrer gesamten Ausdehnung dar (Abb. **B-1.136b**); häufig ist auch eine spinale Meningealkarzinose nachweisbar.

B-1.136 Spinale Metastasen (CT und MRT)

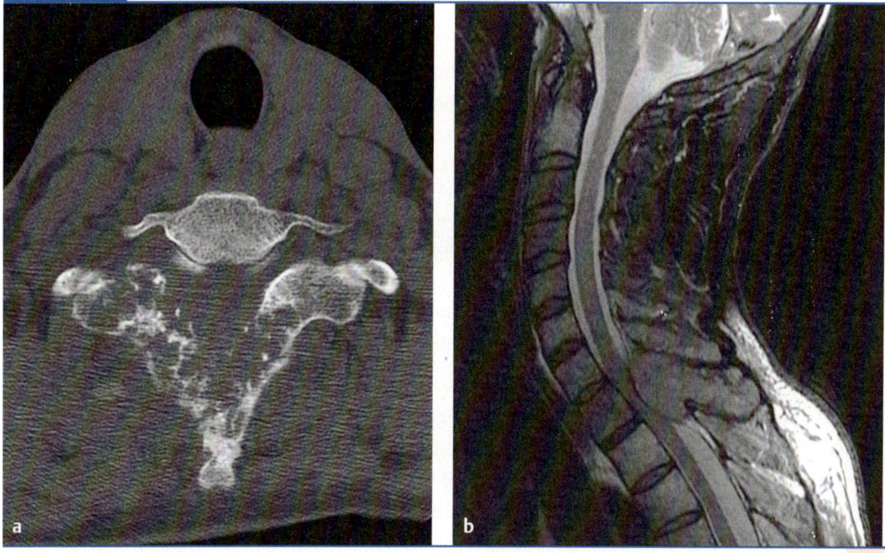

MRT eines 40-jährigen Mannes mit metastasierendem Nierenzellkarzinom (vgl. Klinischer Fall).
a Im spinalen Notfall-CT ist zu erkennen, dass Dornfortsatz, Wirbelbögen und Querfortsätze des BWK 1 von osteolytischen Metastasen durchgesetzt sind.
b Im sagittalen MRT-T 2-Bild stellt sich die große Metastase des BWK 1 dar, die vom Dornfortsatz ausgehend in den Spinalkanal hineinragt und das Myelon von dorsal komprimiert. Auch der Dornfortsatz des HWK 7 ist von einer Metastase aufgetrieben.

Differenzialdiagnose: Im Vergleich zu primären Rückenmarktumoren ist die Symptomatik einer intraspinalen Metastasierung rascher progredient. Bei Patienten mit malignen Erkrankungen, insbesondere Bronchialkarzinomen, kann ein Querschnitt-Syndrom auch durch eine **paraneoplastische nekrotisierende Myelopathie** meist des Thorakalmarks oder eine **paraneoplastische Myelitis**, die gelegentlich als Poliomyelitis imponiert und häufig mit einer Hirnstammenzephalitis einhergeht, bedingt sein. Nach intrathekaler Chemotherapie und Bestrahlung des Rückenmarks besteht das Risiko einer Strahlen-Myelopathie (S. 378). Vgl. auch „Differenzialdiagnose der intraspinalen Tumoren", S. 350.

Differenzialdiagnose: In Betracht kommen primäre Rückenmarktumoren, eine **paraneoplastische nekrotisierende Myelopathie** oder **Myelitis** und eine Myelopathie durch Bestrahlung oder Chemotherapie.

Therapie: Wirbelkörpermetastasen werden **operativ** mit dem Ziel der spinalen oder radikulären Dekompression und Wiederherstellung der Wirbelsäulenstabilität über einen ventralen Zugang stabilisiert und nachbestrahlt. Mittels Vertebroplastie kann auch perkutan über eine dicklumige Hohlnadel Knochenzement in den befallenen Wirbelkörper eingebracht werden. Nur bei inoperablem multiplem Befall erfolgt lediglich eine **Radiatio**. In Abhängigkeit vom Primärtumor kommt bei extra- und intramedullären Metastasen eine intrathekale bzw. systemische Chemotherapie infrage. Bei malignen Lymphomen wird neben systemischer Chemotherapie lokal bestrahlt. In jedem Fall einer Rückenmarkkompression werden **Kortikosteroide** zur antiödematösen Behandlung gegeben (S. 350).

Therapie: Ziel der **Operation** bei Wirbelkörpermetastasen ist die spinale Dekompression. Ein zweites Operationsziel ist die Wiederherstellung der Wirbelsäulenstabilität. In jedem Fall ist die antiödematöse Behandlung mit **Kortikosteroiden** indiziert.

Verlauf: Besteht ein komplettes Querschnitt-Syndrom länger als 24 Stunden, ist nicht mehr mit einer Teilremission zu rechnen. Die unverzügliche Dekompression verspricht in der Hälfte der Fälle eine Rückbildung der Schmerzen und neurologischen Ausfälle und bewahrt den Schwerkranken vor der Querschnittlähmung.

Verlauf: Besteht ein komplettes Querschnitt-Syndrom länger als 24 Stunden, ist nicht mehr mit einer Remission zu rechnen.

▶ **Klinischer Fall.** Der 40-jährige Patient hatte schon seit 4 Wochen zunehmend schlechter gehen können, als er nach einem Sturz stationär aufgenommen wurde. Es bestand eine linksbetonte spastische Paraparese der Beine (Kraftgrad rechts 3 – 4, links 2 – 3) mit einem sensiblen Querschnittniveau bei Th 10, zudem eine radikuläre Sensibilitätsstörung C 7 und C 8 rechts mit abgeschwächtem TSR und Trömner-Reflex rechts. Das Notfall-CT zeigte eine Destruktion der Wirbelbögen und Dornfortsätze von HWK 7 und BWK 1 (Abb. **B-1.136a**). Die MRT stellte eine von lateral und dorsal in den Spinalkanal vorwachsende Metastase des BWK 1 mit Myelonkompression und eine kleinere Metastase in Höhe HWK 7 dar (Abb. **B-1.136b**). Noch am Aufnahmetag erfolgte eine Laminektomie mit Teilresektion des großen Tumors. Die histologische Untersuchung ergab die Metastase eines drüsig-papillären Karzinoms, die Tumorsuche ein Nierenzellkarzinom mit ausgedehnter lymphogener Metastasierung. Nach Entfernen des Primärtumors und Bestrahlung der spinalen Metastasen am zervikothorakalen Übergang konnte der Patient gehfähig entlassen werden.
18 Monate später wurde er mit einem inkompletten Querschnitt-Syndrom erneut vom Notarzt eingewiesen. Es bestand eine rechtsbetonte spastische Paraparese mit sensiblem Querschnittniveau Th 10, zusätzlich eine leichte schlaff atrophische Parese des rechten Arms. Im MRT-T 2-Bild zeigte sich eine enorme Progredienz der Metastasen am zervikothorakalen Übergang (HWK 5 –Th 2) mit extraspinaler Ausbreitung und Einbruch in die Lungenspitze. Unter erneuter palliativer Radiatio verschlechterten sich die Paresen. Der Patient starb wenige Wochen später.

▶ **Klinischer Fall.**

1.6.6 Gefäßfehlbildungen des Rückenmarks

▶ Definition.

1.6.6 Gefäßfehlbildungen des Rückenmarks

▶ Definition. Fehlbildungen der Rückenmarkgefäße sind in erster Linie arteriovenöse Malformationen (AVM). Spinale durale AV-Fisteln (DAVF) liegen der von C. Foix und T. Alajouanine (1926) beschriebenen, als angiodysgenetische nekrotisierende Myelopathie bezeichneten Rückenmarkerkrankung zugrunde. Die pathologischen Gefäßkonvolute können aufgrund von Rückenmarkischämien oder Blutungen in den Spinalkanal Querschnitt-Syndrome verursachen.

Epidemiologie: Spinale AVM manifestieren sich in der 2. – 3., durale AV-Fisteln in der 6. Lebensdekade.

Epidemiologie: Spinale Malformationen sind seltener als zerebrale Gefäßfehlbildungen. Ein Aneurysma kommt im Spinalraum kaum vor. Während sich die spinalen arteriovenösen Malformationen bereits in der 2. – 3. Dekade manifestieren, werden die duralen AV-Fisteln, die häufiger bei Männern vorkommen, meist erst in der 6. Dekade symptomatisch.

Symptomatologie: AVM-Frühsymptome sind lumbale und radikuläre **Schmerzen**. Parästhesien, radikuläre Paresen oder eine inkomplette Paraparese treten progredient oder fluktuierend, auch in Form einer **Claudicatio spinalis intermittens** auf.

Symptomatologie: Frühsymptome sind **Rückenschmerzen**, gelegentlich mit radikulärer Ausstrahlung. Ein Taubheitsgefühl und Temperaturmissempfindungen in den Beinen gehen radikulären Paresen oder einer inkompletten Paraparese voraus. Der Verlauf ist langsam progredient mit aufsteigenden Symptomen oder fluktuierend, auch in Form einer **Claudicatio spinalis intermittens** (S. 414). Akut einsetzende heftige Rückenschmerzen mit radikulärer Ausstrahlung und subakutem Querschnitt-Syndrom sprechen für eine spinale Blutung (S. 416).

Ätiopathogenese: AVM sind angeboren, durale AV-Fisteln erworben.

Intradurale arteriovenöse **Angiome** (Abb. **B-1.137**), die ihre Zuflüsse aus Rückenmark-Arterien erhalten, führen infolge eines **Steal-Effekts** zur Durchblutungsstörung und Infarzierung des Myelons. In 50 % kommt es zur spinalen Blutung (SAB oder Hämatomyelie).

Ätiopathogenese: Während es sich bei den kavernösen und arteriovenösen Angiomen um angeborene Gefäßfehlbildungen handelt (S. 343), entstehen die duralen AV-Fisteln erst im Lauf des Lebens.
Die **intraduralen**, peri- oder intramedullär gelegenen, arteriovenösen **Malformationen** erstrecken sich über mehrere Rückenmarksegmente überwiegend thorakolumbal, aber auch zervikal (Abb. **B-1.137**). Die arterielle Versorgung erfolgt über Rückenmarkarterien (A. spinalis anterior oder posterolateralis, vgl. Abb. **B-1.179**), sodass bei hohem Shuntvolumen infolge eines **Steal-Effekts** arterielle spinale Durchblutungsstörungen bis zum Rückenmarkinfarkt resultieren. In etwa der Hälfte der Fälle kommt es zur spinalen Blutung in Form einer SAB oder einer Blutung in das Rückenmark (Hämatomyelie).

⊙ B-1.137

⊙ B-1.137 Spinales Angiom

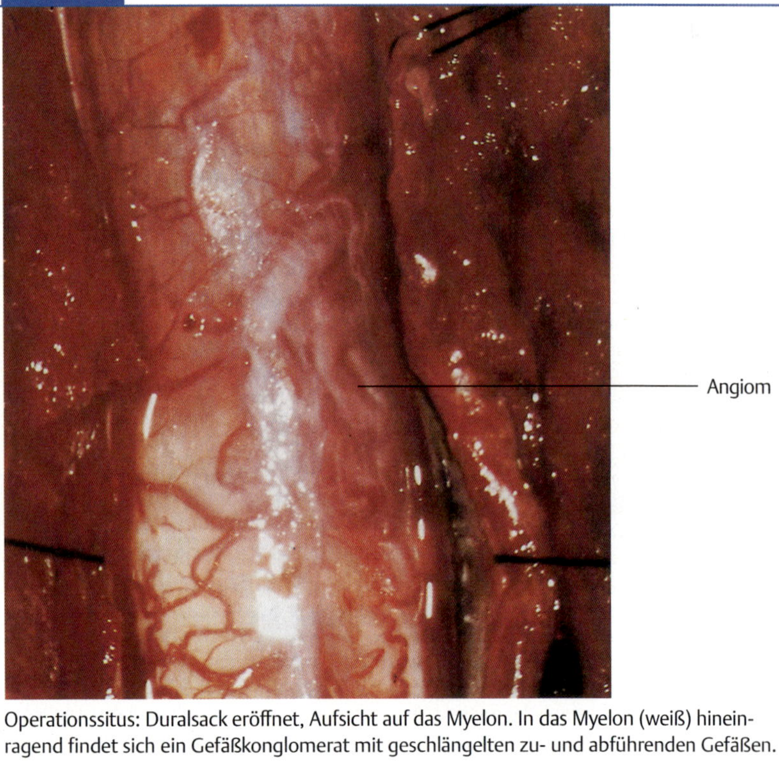

Operationssitus: Duralsack eröffnet, Aufsicht auf das Myelon. In das Myelon (weiß) hineinragend findet sich ein Gefäßkonglomerat mit geschlängelten zu- und abführenden Gefäßen.

Extradurale Angiome, die häufig mit einem Wirbelkörperangiom kombiniert sind, wirken ausschließlich spinal raumfordernd.

Bei **duralen AV-Fisteln** handelt sich um den Kurzschluss eines die Dura versorgenden Arterienastes mit einer V. radicularis. Der arteriovenöse Nidus liegt nicht im Parenchym, sondern innerhalb der Dura mater an der Mündung einer Wurzeltasche meist am thorakolumbalen Übergang. Die das Rückenmark drainierende Wurzelvene wird infolge des Shunts retrograd arterialisiert, sodass es zur Ausweitung und Schlängelung der perimedullären Venen kommt. Die (arterielle) **Druckerhöhung im venösen System** hat ein Stauungsödem des Rückenmarks und eine chronische spinale Minderperfusion mit langsam fortschreitender, ausgedehnter Rückenmarkischämie zur Folge (angiodysgenetische nekrotisierende Myelopathie). Die duralen AV-Fisteln neigen nicht zur Blutung.

Extradurale Angiome wirken ausschließlich raumfordernd.

Durale AV-Fisteln (DAVF) sind Kurzschlüsse zwischen einem die Dura versorgenden Arterienast und einer V. radicularis. Es kommt zur Erweiterung und Schlängelung der perimedullaren Venen und **Druckerhöhung im venösen System** mit der Folge eines Rückenmarködems, chronischer Minderperfusion des Rückenmarks und Myelomalazie. DAVF neigen nicht zur Blutung.

Diagnostik: Die Anamnese mit radikulären Schmerzen, intermittierenden Paresen, Miktions-, Defäkations- und Potenzstörungen geht häufig über Jahre, bevor die Diagnose einer angiomatösen Rückenmarkschädigung gestellt wird. Daneben gibt es chronische Verläufe mit allmählich progredienter, sensomotorischer **spastischer Paraparese**. Das Niveau des Querschnitt-Syndroms ist meist unscharf. Das Spätstadium ist durch den Übergang der spastischen in eine schlaff-atrophische Paraparese infolge progredienter Schädigung auch des 2. motorischen Neurons charakterisiert.

Diagnostik: Wegweisend sind intermittierende Sensibilitätsstörungen und Paresen, bei chronischem Verlauf eine sensomotorische **spastische Paraparese**, die später in eine schlaffe Parese übergeht.

In der **MRT** kommen neben den angiomatösen Veränderungen, die sich bei hohem Blutfluss als Signalaussparung zeigen, auch intramedulläre Ödemzonen und Ischämien als zentrale Signalanhebung zur Darstellung. Die direkte Darstellung der Gefäßfehlbildung und die Differenzierung intraduraler AV-Angiome gegenüber duralen AV-Fisteln gelingt mittels **spinaler Angiografie** und superselektiver Darstellung der Spinalarterien, die im Rahmen einer geplanten endovaskulären Embolisation durchgeführt wird. Die AV-Malformationen stellen sich ebenso wie abnorm dicke und geschlängelte Venen kernspintomografisch indirekt durch Signalauslöschung (Abb. **B-1.138**) dar. Die Indikation zum deutlich weniger sensitiven Post-Myelo-CT (S. 143) besteht nur, wenn eine MRT nicht möglich ist. Wirbelkörperangiome sind meist bereits in der Nativ-Bildgebung zu erkennen.

Im **MRT** sind das angiomatöse Gefäßkonglomerat bzw. pathologisch erweiterte Venensystem ebenso wie ödematöse und ischämische Veränderungen des Myelons zu erkennen (Abb. **B-1.138**). Die direkte Darstellung und Differenzierung der Gefäßfehlbildungen gelingt mittels **spinaler Angiografie**.

B-1.138 Spinale durale arteriovenöse Fistel

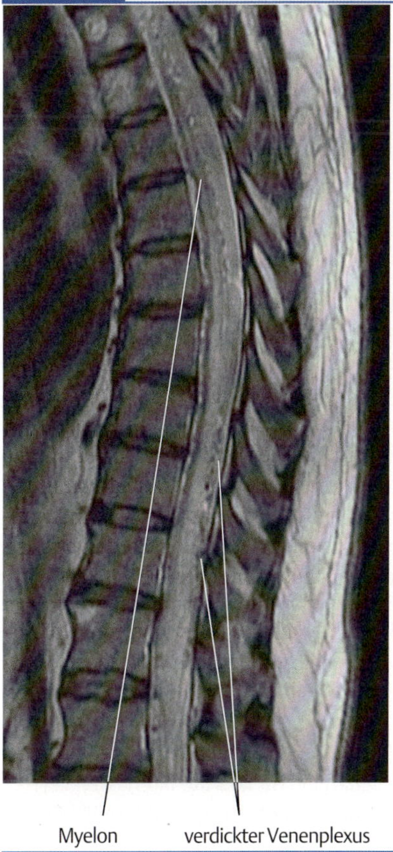

MRT eines 48-jährigen Mannes mit seit zwei Jahren progredienter schlaffer Paraparese der Beine und neurogener Blasenentleerungsstörung. Das MRT der BWS zeigt das Myelon über den gesamten thorakalen Abschnitt atrophisch. Im Liquorsaum finden sich geschlängelte hypointense Strukturen (Signalauslöschung). Dabei handelt es sich um die verdickten geschlängelten intraspinalen Venen. Angiografisch wurde eine DAVF mit Fistelversorgung über die Segmentarterie L 1 bestätigt und interventionell verschlossen. Nebenbefundlich Hämangiomwirbel. MRT, sagittales T 2-Bild.

B-1.138

Differenzialdiagnose: Rezidivierende Rückenschmerzen werden oft auf ein **Lumbago-Ischias-Syndrom** und eine Claudicatio spinalis intermittens auf eine **Spinalkanalenge** zurückgeführt.

Abzugrenzen sind auch die primär spinale Verlaufsform der MS. Bei subakutem Querschnitt-Syndrom ist an eine **Myelitis** (S. 293) und **spinale Tumoren** zu denken.

Differenzialdiagnose: Rezidivierende Rückenschmerzen bei spinaler AVM oder duraler AV-Fistel werden leicht als **Lumbago-Ischias-Syndrom** oder als degenerativ bedingte zervikale Myelopathie verkannt. Eine Claudicatio spinalis intermittens wird häufiger auf eine relative **Spinalkanalenge** oder Spondylolisthesis zurückgeführt (S. 458).
Die spinale Verlaufsform der **Multiplen Sklerose** (S. 295) ist die wichtigste Differenzialdiagnose bei chronisch ischämischen Rückenmarksymptomen. Selten finden sich ausschließlich schlaffe Paresen; dann ergibt sich die Differenzialdiagnose zur chronisch inflammatorischen demyelinisierenden Polyneuropathie (S. 467). Bei subakutem Querschnitt-Syndrom kommen differenzialdiagnostisch eine **Querschnittmyelitis** (S. 293) und **spinale Tumoren** in Betracht. Spinal raumfordernde Prozesse können aufgrund der Druckerhöhung im medullären Venensystem eine Varicosis spinalis und eine sekundäre vaskuläre Rückenmarkschädigung hervorrufen.

Therapie: AV-Malformationen werden mikrochirurgisch entfernt, ggf. nach präoperativer Teilembolisation. Durale AV-Fisteln werden operativ durch Klippung der Wurzelvene oder embolisch verschlossen.

Therapie: Therapie der Wahl ist die mikrochirurgische **Totalresektion** der AVM. Die Indikation zur **Embolisation** ergibt sich bei Angiomen mit großem Shuntvolumen präoperativ oder generell bei zu hohem Operationsrisiko. Rein extradurale Angiome können meist allein durch Embolisation ausgeschaltet werden. Durale AV-Fisteln werden operativ durch Klippung der Wurzelvene oder mittels endovaskulärer Embolisation verschlossen.

Verlauf: Die postoperative Prognose hängt u. a. von der Vorschädigung des Rückenmarks ab. Unbehandelt führen durale AV-Fisteln zur **nekrotisierenden Myelopathie** mit irreversiblem Querschnitt-Syndrom.

Verlauf: Die postoperative Prognose hängt von der Vorschädigung des Rückenmarks und dem Alter des Patienten ab. Die Aussicht auf Remission nimmt bei mehr als einjährigem Verlauf ab. Unbehandelt haben insbesondere durale AV-Fisteln eine chronische ischämische Rückenmarkschädigung zur Folge. Diese angiodysgenetische **nekrotisierende Myelopathie** führt zu einer irreversiblen Querschnittlähmung und ist mit einem hohen Letalitäsrisiko behaftet.

1.7 Traumatische Schäden des Gehirns und Rückenmarks

1.7.1 Gedeckte Hirnverletzungen

▶ Synonym.

▶ Definition.

1.7 Traumatische Schäden des Gehirns und Rückenmarks

1.7.1 Gedeckte Hirnverletzungen

▶ **Synonym.** Geschlossene Hirntraumen.

▶ **Definition.** Bei einer gedeckten Hirnverletzung handelt es sich um eine traumatische Hirnschädigung ohne Duraverletzung. Man unterscheidet leichte, mittelschwere und schwere Schädel-Hirn-Verletzungen anhand der Glagow Coma Scale (GCS; s. Tab. **A-2.25**):
- leichtes Schädel-Hirn-Trauma (GCS 15 – 13)
- mittelschweres Schädel-Hirn-Trauma (GCS 12 – 9)
- schweres Schädel-Hirn-Trauma (GCS 8 – 3)

Primär kommt es zu einer qualitativen oder quantitativen Veränderung der Bewusstseinslage infolge einer diffusen axonalen Schädigung und/oder fokalen Kontusion. Bei einem leichten Schädel-Hirn-Trauma (SHT) dauert die Vigilanzstörung Sekunden bis Minuten (< 15 min). Ein mittelschweres SHT ist anzunehmen, wenn die Bewusstseinsstörung bis zu 24 Stunden anhält. Ein schweres SHT liegt vor, wenn sie länger als 24 Stunden andauert. Schwere Traumafolgen sind Läsionen der Mittellinienstrukturen, v. a. des Hirnstamms, und die raumfordernde Wirkung von intrakraniellen Hämatomen, Hirnödem und Hirnschwellung mit Anstieg des intrakraniellen Drucks (Abb. **B-1.139**) und sekundärer Hirnstammschädigung. Zu den offenen Hirnverletzungen durch Knochenimprimate und Schusswunden siehe S. 370.

Epidemiologie: Die Inzidenz der Schädel-Hirn-Verletzungen liegt bei 300/100 000 Einwohner. Das männliche Geschlecht überwiegt. Ein wesentlicher Risikofaktor ist Alkoholabusus.

Epidemiologie: Hirnverletzungen nach Stürzen, Verkehrsunfällen und Gewalttätigkeiten sind die häufigsten Ursachen für Behinderungen junger Erwachsener. Männer sind in ⅔ der Fälle betroffen. Die Inzidenz liegt bei 300/100 000 Einwohner. 80 % der klinisch behandelten Schädel-Hirn-Traumen sind leichtgradig, 10 % mittelschwer und 10 % schwer. Unter den intrakraniellen Hämatomen, die bei 10 % der schweren SHT vorkommen, sind die subduralen mit etwa 50 % am häufigsten vertreten. Es folgen mit 30 % die epiduralen Hämatome sowie mit geringerer Häufigkeit (je etwa 10 %) traumatisch bedingte Subarachnoidalblutungen (SAB) und intrazere-

B-1.139 Extra- und intrazerebrale traumatische Prozesse

B-1.139

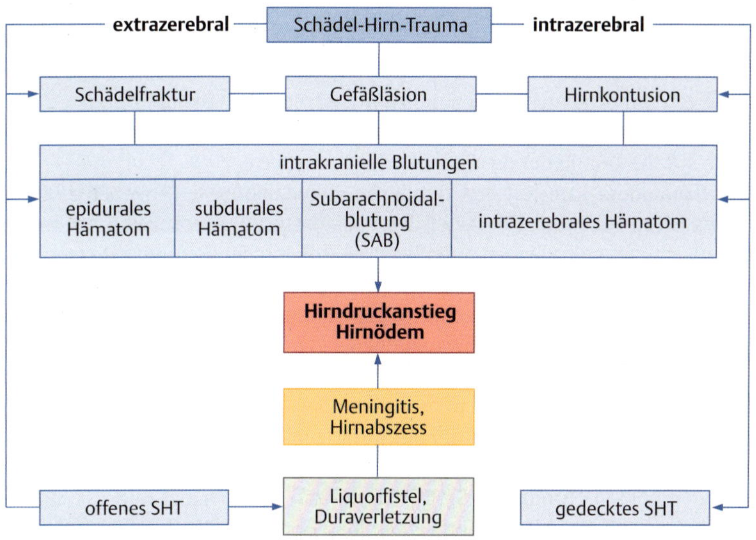

Schädel-Hirn-Verletzungen mit Kontusionsherden und intrakraniellen Blutungen verursachen ebenso wie ein posttraumatisch fortgeleiteter entzündlicher Hirnprozess eine Druckschädigung des Gehirns infolge Hirnödem und -schwellung.

brale Hämatome. Bei fast 20 % aller Schädel-Hirn-Verletzungen spielt Alkoholabusus als Unfallrisiko eine wesentliche Rolle.

Leichte Schädel-Hirn-Verletzung

Leichte Schädel-Hirn-Verletzung

▶ **Synonym.** Leichtes Schädel-Hirn-Trauma, mild concussion, mild traumatic brain injury, Commotio cerebri, Kommotionssyndrom, Gehirnerschütterung.

▶ Synonym.

▶ **Definition.** Das leichte Schädel-Hirn-Trauma (GCS 15 – 13) ist durch eine kurz dauernde Vigilanzstörung (< 15 min) und retro-/anterograde Amnesie (< 24 Stunden), Kopfschmerzen, Schwindel und Erbrechen *ohne* neurologische Herdsymptome oder fokale CT-Befunde charakterisiert. Bei 80 – 90 % der Patienten bilden sich die posttraumatischen Beschwerden innerhalb von zwei Wochen bis zwölf Monaten vollständig zurück.

▶ Definition.

Symptomatologie: Eine akute, sofort nach der Gewalteinwirkung auf den Kopf einsetzende Bewusstlosigkeit von Sekunden bis Minuten Dauer, eine retro- und anterograde Amnesie, Kopfschmerzen, Schwindel, Übelkeit, Brechreiz und Erbrechen kennzeichnen das leichte Schädel-Hirn-Trauma. Zerebrale Herdsymptome gehören *nicht* zum klinischen Bild. Andererseits gibt es Schädelprellungen und -frakturen, aber auch penetrierende Hirnverletzungen, die mit neurologischen Ausfällen, aber nicht mit einer qualitativen oder quantitativen Veränderung der Bewusstseinslage verbunden sind. Deshalb ist es nicht möglich, die Schädel-Hirn-Verletzungen nur nach Art und Dauer einer Vigilanzstörung zu klassifizieren. Zu den Gesichtsschädelfrakturen siehe Tab. **B-1.54**.

Symptomatologie: Eine akute, sofort einsetzende Bewusstlosigkeit von Sekunden bis Minuten Dauer und eine retro-/anterograde Amnesie kennzeichnen das leichte SHT. Die Patienten klagen über Kopfschmerzen, Schwindel und Erbrechen. Zerebrale Herdsymptome gehören *nicht* zum klinischen Bild.

Ätiopathogenese: MRT-Untersuchungen veranlassen zur Revision der klassischen Definition der Commotio cerebri, nach der einer „Gehirnerschütterung“ keine nachweisbaren anatomischen Veränderungen zugrunde liegen. Denn auch bei einem Teil der Patienten mit der klinischen Diagnose einer Commotio cerebri ohne fassbare neurologische Ausfälle weist die MRT kleine parenchymale Läsionen nach. Man diskutiert auch bei leichtem SHT eine durch akute Gewalteinwirkung auf den Schädel verursachte fokale Kontusion (Translationstrauma mit „Contre-coup“) und eine durch Scherwirkung bedingte diffuse axonale Schädigung (Rotationstrauma).

Ätiopathogenese: Bei einem Teil der Patienten mit leichtem SHT und der klinischen Diagnose einer „Gehirnerschütterung“ ohne fassbare neurologische Ausfälle sind kleine parenchymale Läsionen nachzuweisen.

Diagnostik: Wesentlich ist die Beurteilung der Vigilanz und der Erinnerungsfähigkeit.

Diagnostik: Von großer Bedeutung sind die **Beurteilung der Vigilanz** anhand der Glasgow Coma Scale (s. Tab. **A-2.25**, S. 104), die für das leichte SHT den höchsten Punktwert (GCS 15) vorsieht, und die **Prüfung der Erinnerungsfähigkeit**. Das Fehlen einer initialen Vigilanzstörung schließt aber eine Schädel-Hirn-Verletzung nicht aus (S. 99). Erinnert sich der Patient nicht an das Unfallereignis bzw. den Unfallhergang, liegt eine retrograde Amnesie vor. Eine zusätzlich bestehende anterograde Amnesie ist die fehlende Erinnerung für einen Zeitraum nach dem Abklingen der Vigilanzstörung, d. h. für die Zeit, in der der Patient wieder reagierte.

Eine lückenhafte **Unfallanamnese** muss durch Fremdangaben ergänzt werden.

Die **Unfallanamnese** kann oft erst durch die Fremdanamnese (Angaben zum Zeitpunkt des Ereignisses und zur Dauer der Vigilanzstörung) vervollständigt werden. Die Untersuchung ergibt keinen auffälligen neurologischen Befund, gelegentlich jedoch eine vorübergehende Orientierungsstörung und psychomotorische Unruhe bei abklingender Somnolenz. Gleichzeitig zeigen sich im EEG unspezifische Dysrhythmien und Hinweis auf Vigilanzschwankungen.

Bei GCS-Wert < 15 sind der Schädel und die Halswirbelsäule computertomografisch zu untersuchen.

Bei einem GCS-Punktwert < 15 ist zum Ausschluss von Schädelfrakturen (Tab. **B-1.54**) eine CT-Untersuchung mit Knochenfenster und HWS-Rekonstruktion erforderlich. Liegt bei einem ausgeprägten Nackenbeugeschmerz keine HWK-Fraktur oder -Dislokation vor, ist auch an eine traumatische Subarachnoidalblutung (SAB) und erhöhten Hirndruck (S. 105) zu denken. Ein Schädel-MRT ist indiziert, wenn es bei unauffälligem CT-Befund einen EEG-Herdhinweis gibt.

B-1.54

B-1.54 Einteilung der Gesichtsschädelfrakturen nach LeFort

LeFort-Typ	Beschreibung
LeFort I	Oberkieferfraktur unterhalb des Processus zygomaticus
LeFort II	Nasenbein- und Orbitafraktur beiderseits
LeFort III	Abtrennung des Gesichtsschädels vom Hirnschädel

Bei einer Fraktur vom LeFort-Typ wird v. a. der 2. Trigeminusast (N. maxillaris) verletzt. Bei LeFort III kann es zu einer bilateralen Amaurose durch Verletzung der Nn. optici kommen

Therapie: Eine stationäre Aufnahme soll bei älteren Verletzten (> 65) und Risikopatienten, aber auch bei jedem Schädelfrakturnachweis erfolgen, um Vigilanz und Pupillenreaktionen über 24 Stunden zu beobachten. Kopfschmerzen werden analgetisch behandelt.

Therapie: Eine stationäre Behandlung des leichten SHT ist meistens nicht erforderlich. Bei älteren Verletzten (> 65 Jahren) und Risikopatienten sollte jedoch eine eingehende Beobachtung mit Kontrolle der Vigilanz und Pupillenreaktionen über einen Zeitraum von 24 Stunden erfolgen. Dasselbe gilt bei nachgewiesener Schädelfraktur auch dann, wenn sich anamnestisch kein eindeutiger Hinweis auf eine Hirnschädigung ergibt. Zur Kopfschmerzbehandlung sind Analgetika wie Paracetamol zu empfehlen.

Verlauf: Kopfschmerzen und vegetative Symptome bilden sich meist innerhalb von 3 – 12 Monaten vollständig zurück.

Verlauf: Meist heilt das leichte SHT innerhalb von ein bis zwei Wochen, spätestens aber nach zwölf Monaten folgenlos ab. Ein sog. Post-Concussion-Syndrom mit länger anhaltenden Kopfschmerzen, Licht- und Geräuschempfindlichkeit, Aufmerksamkeits- und Schlafstörungen findet man bei 10 – 20 % dieser Patienten. Vegetative und psychische Symptome (Schwindel, erhöhte Reizbarkeit, Depressivität und Angst) sowie extrakranielle Verletzungsfolgen, v. a. zervikale Beschwerden, tragen zum Beschwerdebild bei (s. auch S. 373).

Mittelschwere Schädel-Hirn-Verletzung

Mittelschwere Schädel-Hirn-Verletzung

▶ **Synonym.**

▶ **Synonym.** Moderate Schädel-Hirn-Verletzung.

▶ Definition.

▶ Definition. Ein mittelschweres SHT (GCS 12 – 9) liegt vor, wenn die Vigilanzstörung bis 24 Stunden anhält. Die neurologische Untersuchung des bewusstlosen Patienten ergibt Herd- und Pyramidenbahnzeichen. Bei jeder fokalen Kontusion und diffusen axonalen Schädigung besteht das Risiko eines intrakraniellen Druckanstiegs und einer zunehmenden Hirnschwellung, die beim mittelschweren SHT in 10 % vorkommt.

Symptomatologie: Schon in der Akutphase, die in den ersten 24 Stunden von der Vigilanzstörung bestimmt wird, treten oft fokale (partielle bzw. sekundär generalisierte) **epileptische Anfälle** („early fits") auf. Eine Hemiparese kann beim bewusstlosen Unfallverletzen schon an der Außenrotation der gelähmten Extremität erkannt werden. Demgenüber fallen Hirnnervenausfälle wie z. B. eine Anosmie oder Amaurose (s. u.) und neuropsychologische Syndrome wie eine Aphasie, Apraxie, Agnosie oder ein Neglekt erst am zweiten Behandlungstag auf. Seltener sind Hirndruckzeichen mit erneut einsetzender Vigilanzminderung. Eine sekundäre Hirndrucksymptomatik kündigt sich mit Singultus, schwallartigem Erbrechen und Pupillenstörungen an. Zur Pathophysiologie und Therapie s. u.

Symptomatologie: Primäre Traumafolgen sind neben der Vigilanzstörung zerebrale Herdsymptome wie Hemiparese, Hirnnervenausfälle, neuropsychologische Syndrome und fokale **epileptische Anfälle** („early fits").

Schwere Schädel-Hirn-Verletzung

Schwere Schädel-Hirn-Verletzung

▶ Definition. Bei schwerem SHT (GCS < 9) hält die Bewusstlosigkeit länger als 24 Stunden an. Ursachen sind diffuse axonale Schädigungen und lokalisierbare morphologische Veränderungen des Gehirns, die uni- oder bilaterale Herd- und Pyramidenbahnzeichen hervorrufen und in der Akutphase qualitativ den neurologischen Syndromen bei moderatem SHT vergleichbar sind, aber in vielen Fällen persistieren und zusätzlich, wegen einer Reihe von Komplikationen, wie z.B. durch eine intrakranielle Blutung oder einen postraumatischen Hydrozephalus, gravierende Spätfolgen mit kognitiven Störungen aufweisen. Der höhere Schweregrad ist nicht nur auf das Ausmaß der traumatischen Läsion, sondern auch auf sekundäre Schäden, v. a. ein traumatisches Hirnödem bei Anstieg des intrazerebralen Drucks, zurückzuführen. Es besteht ein hohes Risiko der Einklemmung bei zunehmender Hirnschwellung. Die Prognose ist insgesamt ungünstig.

▶ Definition.

Symptomatologie: Eine schwere Schädel-Hirn-Verletzung (GCS < 9) ist anzunehmen, wenn ein Koma (> 24) Stunden anhält. Häufig sind Hirnnervenausfälle und fokale epileptische Anfälle, auch ein **Status epilepticus** und meist eine Halbseitensymptomatik zu beobachten. Im Verlauf stellen sich Veränderungen der Pupillomotorik und der Hirnstammreflexe ein; diese Hirndruckzeichen weisen auf eine Reihe nacheinander auftretender Syndrome und damit auf die **Progredienz der Schädigung** hin: Ein Zwischenhirn-Syndrom, das in ein Mittelhirn-Syndrom übergehen kann, dann ein pontines Syndrom und bei vollständigem Ausfall der Hirnstammreflexe und der Pupillomotorik zuletzt ein Bulbärhirn-Syndrom mit weiten, lichtstarren Pupillen.

Symptomatologie: Bei einem länger als 24 Stunden anhaltenden Koma beobachtet man primär zerebrale Herdsymptome wie eine Halbseitensymptomatik mit positivem Babinski-Zeichen und fokale Anfälle, auch häufig einen **Status epilepticus**. Sekundär kann sich infolge zunehmenden Hirndrucks aus einem Zwischenhirn-Syndrom und einem Mittelhirn- oder pontinen Syndrom ein Bulbärhirn-Syndrom mit weiten, lichtstarren Pupillen entwickeln.

Ätiopathogenese: Es handelt sich um eine diffuse axonale Schädigung, die durch Scherwirkung bei einem Rotationstrauma entsteht, und um fokale Kontusionen meist durch ein Translationstrauma. Bei einem schweren SHT sind multiple Kontusionsherde mit ischämischen oder hämorrhagischen Nekrosen in Kortex, Marklager, Stammganglien und Hirnstamm nachzuweisen. In bis zu 70 % ist der Hirnstamm beteiligt; wenn ein Koma länger als eine Woche anhält, ist in bei jedem Patienten mit SHT eine **Hirnstammschädigung** nachzuweisen. Primäre Traumafolgen sind häufig kortikale Kontusionen („Rindenprellungsherde") und Gefäßverletzungen (S. 365). Die Gewalteinwirkung auf den Kopf führt nicht nur zu einer lokalen Hirnverletzung („coup"), sondern auch zur kontralateralen Kontusion („contre-coup") bei einem Translationstrauma. Die kontralaterale Läsion ist aufgrund eines akuten intrakraniellen Unterdrucks stärker ausgeprägt. So entsteht z. B. bei einem okzipitalen Trauma ein Kontusionsherd an der frontoorbitalen Basis.
Bei schwerer frontaler Gewalteinwirkung ist mit **Hirnnervenläsionen** zu rechnen, und zwar aufgrund

1. einer Gesichtsschädelfraktur
2. einer Schädelbasisfraktur
3. einer Schädigung des Stirnhirns und der Sehbahn durch einen Coup und Contre-coup.

So wird zum Beispiel

- eine **Anosmie** entweder durch Abreißen der Fila olfactoria oder eine Kontusion des Frontalhirns, u. a. des Bulbus olfactorius, verursacht und
- eine **Amaurose** durch direkte Bulbusverletzung, Läsion des N. opticus oder Kontusionsherde (Coup und Contre-coup) im Verlauf der Sehbahn hervorgerufen.

Ätiopathogenese: Bei schweren Hirnverletzungen kommt es neben einer diffusen axonalen Schädigung mit Zerreißungen der Mittellinienstrukturen häufig zu multiplen fokalen Kontusionen.
In 70 % ist der Hirnstamm beteiligt. Wenn ein Koma eine Woche anhält, ist bei jedem Patienten mit SHT eine **Hirnstammschädigung** nachzuweisen. Primäre Verletzungsfolgen sind Kontusionsherde, Hirngewebe- und Gefäßläsionen, intrakranielle Blutungen (S. 365) und extrakranielle Arterienverletzungen (S. 369).

Ein frontales Trauma hat eine Stirnhirnschädigung und neben Gesichtsschädelfrakturen oft eine Schädelbasisfraktur mit **Hirnnervenläsionen** zur Folge.

B-1.140

B-1.140 Kleinhirnkontusion

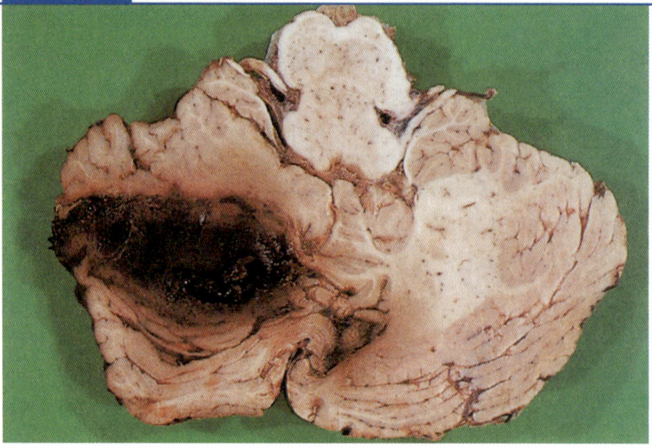

40-jähriger Bauarbeiter, der vom Gerüst stürzte und mit dem Hinterkopf aufschlug. Pathologischer Befund: Horizontalschnitt durch Kleinhirn und Hirnstamm. Blutbelegte Kontusionsnekrose der linken Kleinhirnhemisphäre und tief reichende Rhexisblutung.

Eine Hirnstammkontusion ist meist letal. Nekrosen des Hirnstamms entstehen häufiger sekundär. Zur Kleinhirnkontusion siehe Abb. **B-1.140**.

Als Folgen der Gewalteinwirkung auf den Schädel können sowohl **intrakranielle Blutungen** nach Gefäßrupturen als auch eine Karotis-Sinus-cavernosus-Fistel und **extrakranielle Gefäßläsionen** hinzukommen. Zur Karotis- und Vertrebralisdissektion siehe S. 379. Eine primäre Hirnstammkontusion ist meist letal. Nekrosen des Hirnstamms sind häufiger sekundär bedingt. Zur Kleinhirnkontusion siehe Abb. **B-1.140**.

Pathophysiologie: Eine sekundäre Hirnschädigung kommt hinzu, wenn der intrakranielle Druck ansteigt. Das **traumatische Hirnödem** nimmt mit zerebraler Hypoxie zu. Es entsteht ein Circulus vitiosus, in dem sich Hirnödem und **intrakranieller Druckanstieg** gegenseitig verstärken (Abb. **B-1.141**).

Pathophysiologie: Zur primären traumatischen Läsion kommt bei intrakraniellem Druckanstieg eine sekundäre Hirnschädigung hinzu. Wesentlicher Faktor ist das **traumatische Hirnödem**. Bei herdförmigen kontusionellen Hirngewebeschädigungen entsteht ein perifokales Ödem. Infolge erhöhter Gefäßpermeabilität mit Austritt von Flüssigkeit in den Extrazellularraum (vasogenes Ödem) entwickelt sich eine diffuse Hirnschwellung, die überwiegend das Marklager betrifft. Verletzungsbedingte Folgen, primäre Ateminsuffizienz und kardiovaskuläre Komplikationen begünstigen eine zerebrale Hypoxie und damit ein zytotoxisches Hirnödem (S. 105). Der **intrakranielle Druckanstieg** ist Folge der primären und sekundären Hirnschädigung und verstärkt infolge venöser Abflussbehinderung und arterieller Perfusionsminderung das Hirnödem (Abb. **B-1.141**). Die sekundäre Schädigung des Hirnstamms hat die Beeinträchtigung vitaler Funktionen (Atmung, Herz-Kreislauf-Regulation) und wiederum eine Verstärkung der zerebralen Hypoxie zur Folge.

B-1.141

B-1.141 Pathophysiologie und Therapie des traumatischen Hirnödems, Beziehungen zwischen Hirnverletzung, Atmung und Kreislauffunktion

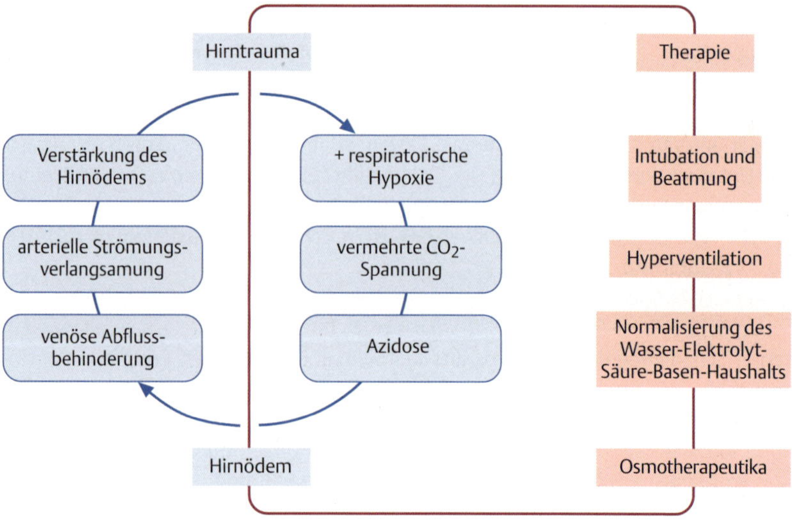

Unbehandelt entsteht ein Circulus vitiosus mit Zunahme des traumatischen Ödems und daraus resultierender sekundärer Hirnschädigung.

Diagnostik: Zunächst ist der Grad der Vigilanzstörung zu erfassen. Beim komatösen Patienten ist besonders auf die Hirnstammreflexe zu achten. Die Pupillomotorik muss kontinuierlich überprüft werden. Diese Untersuchung dient v. a. der Höhenlokalisation einer Schädigung im Hirnstamm. Zur Untersuchung des Bewusstlosen siehe S. 103.

Diagnostik: Bei der Untersuchung ist auf die **Vigilanz**, **Hirnstammreflexe** und **Pupillomotorik** zu achten.

Die Vigilanzstörung wird entsprechend der **Glasgow Coma Scale** dokumentiert (Tab. **A-2.25**, S. 104). Sie dient der Beurteilung des Schweregrades einer primären und/oder sekundären Hirnschädigung und erlaubt bei wiederholten Kontrollen eine Prognose. Die bestmögliche Reaktion der oberen Extremitäten auf sensorische und sensible Reize wird in einer Punkteskala festgehalten; zu berücksichtigen sind verletzungsbedingte Paresen.

Die Vigilanzstörung wird entsprechend der **Glasgow Coma Scale** dokumentiert (Tab. **A-2.25**) und fortlaufend kontrolliert. Kontusionell bedingte Paresen sind zu berücksichtigen.

Mit steigendem intrakraniellem Druck entwickelt sich ein traumatisches **Zwischenhirn-Syndrom** (s. a. S. 109). Der Verletzte ist somnolent, später soporös. Die Pupillen sind eng. Man beobachtet konjugierte Pendelbewegungen der Bulbi. Das „Puppenkopfphänomen" (okulozephaler Reflex, S. 38) ist enthemmt. Neben spontanen Wälzbewegungen kommt es zu Beuge-Streck-Synergien auf Schmerzreize. Der Muskeltonus ist erhöht, es besteht Meningismus, das Babinski-Zeichen ist häufig positiv. Die Atmung wird unregelmäßig (Cheyne-Stokes-Atmung), die Temperatur steigt an, Salivation und Bronchialsekretion sind gesteigert.

Ein traumatisches **Zwischenhirn-Syndrom** ist durch Somnolenz bzw. Sopor, Beuge-Streck-Synergien, Meningismus und Cheyne-Stokes-Atmung charakterisiert.

Im weiteren Verlauf entsteht ein **Mittelhirn-Syndrom**, das durch ein Koma gekennzeichnet ist (S. 109). Die Pupillen sind mittelweit bis weit und reagieren unausgiebig auf Licht. Die spontanen Augenbewegungen und der okulozephale Reflex sind diskonjugiert. Der Kornealreflex ist noch erhalten. Auffällig ist ein Opisthotonus mit Strecksynergien der Extremitäten. Die Muskeleigenreflexe sind lebhaft, das Babinski-Zeichen positiv. Hinzu kommen eine Hyperpnoe, Hypertonie, Tachykardie, Hyperthermie, Hyperhidrose, Hyperglykämie und ein Diabetes insipidus.

Sind im Koma die Pupillen mittelweit, Bulbusbewegungen und okulozephaler Reflex diskonjugiert, so liegt ein **Mittelhirn-Syndrom** vor. Auffällig sind Strecksynergien der Extremitäten.

Bei einem **pontinen Syndrom** reagieren die mittelweiten, entrundeten Pupillen kaum oder nicht mehr auf Lichteinfall. Auch der Kornealreflex fehlt oder ist abgeschwächt. Der vestibulookuläre Reflex fehlt, auch der okulozephale Reflex ist nicht mehr auslösbar („Puppenkopfphänomen" negativ). Die Atmung ist flach-ataktisch.

Bei einem **pontinen Syndrom** fehlt die Lichtreaktion der mittelweiten Pupillen. Das „Puppenkopfphänomen" ist negativ. Die Atmung ist flach-ataktisch.

Im **Bulbärhirn-Syndrom** sind die Pupillen weit und lichtstarr, die Hirnstammreflexe erloschen. Die Muskulatur ist hypoton. Die Atmung ist verlangsamt und geht terminal in eine Schnappatmung über (S. 110).

Bei einem **Bulbärhirn-Syndrom** fehlen die Hirnstammreflexe, die Pupillen sind weit und lichtstarr.

Ein Teil der fokalen neurologischen und insbesondere der neuropsychologischen Ausfälle ist erst nach dem Wachwerden des Patienten zu differenzieren. Nach einer Anosmie, einem Gesichtsfelddefekt und einer Hypakusis (Contusio tympani) ist gezielt zu suchen. Störungen der Bulbusmotilität mit Diplopie kommen bei einer „Blow-out-Fraktur" (Sprengung des Orbitabodens durch direkte Bulbusprellung mit kurz dauerndem Unterdruck) und bei Orbitafraktur ohne direkte Nervenläsion durch Einklemmung äußerer Augenmuskeln vor (Abb. **B-1.142**). Ein Brillen- und Monokelhämatom kann ebenso wie eine Liquorrhö als Symptom einer Schädelbasisfraktur erst im weiteren Verlauf in Erscheinung treten (S. 359). Eine Aphasie, Apraxie oder Agnosie ist durch entsprechende neuropsychologische Tests zu erfassen (S. 92).

Wenn der Patient wach wird, ist gezielt nach einer Anosmie, Gesichtsfeldeinschränkung, Augenmotilitätsstörung mit Diplopie (bei Orbitafraktur, s. Abb. **B-1.142**), Hypakusis und neuropsychologischen Symptomen zu suchen. Ein Brillenhämatom oder eine Liquorrhö entwickelt sich oft erst im weiteren Verlauf.

B-1.142 Schläfenbein- und Orbitadachfraktur links

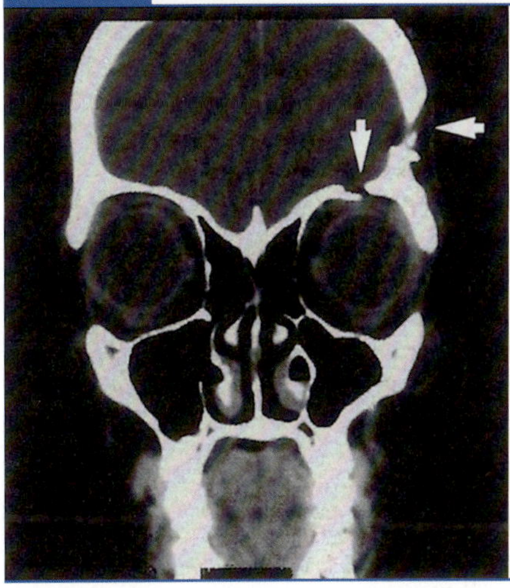

20-jährige Patientin, die sich bei einem Pkw-Unfall ein Schädeltrauma zuzog. Die Patientin klagte über Doppelsehen. Das CT zeigt in koronarer Aufnahmetechnik eine Fraktur des Schläfenbeins (←) und des Orbitadaches (↓) links. Die Diplopie erklärte sich aus der Einklemmung des M. obliquus superior im orbitalen Frakturspalt.

B-1.142

Epileptische Anfälle können als „early fits" oder Spätepilepsie auftreten und sind ein zusätzlicher Hinweis auf ein (mittel)schweres SHT.

Epileptische Anfälle, die unmittelbar nach dem Hirntrauma („early fits") oder noch Wochen und Jahre danach auftreten (traumatische Spätepilepsie), gelten als zusätzlicher Hinweis auf ein mittelschweres oder schweres Schädel-Hirn-Trauma. 5 % der gedeckten Hirnverletzungen führen zu einer chronischen Epilepsie.

Wichtigste apparative Untersuchung ist die **CT**, die sowohl fokale Kontusionen und Schädelfrakturen als auch ein perifokales oder diffuses Hirnödem aufzeigt. Bei zunehmender Vigilanzstörung sind Verlaufskontrollen in kurzen Abständen erforderlich.

Die **MRT** weist auch kleine nichthämorrhagische Kontusionsherde nach.

Die wichtigste apparative Untersuchung, die unmittelbar nach der Erstversorgung des Patienten vorgenommen wird, ist die kraniale **CT**. Auch bei fehlendem röntgenologischem Nachweis einer Schädelfraktur, die sich in 50 % aller schweren SHT findet, stellen sich computertomografisch Kontusionsherde dar. Die Prellungsherde erscheinen sowohl hypodens (Substanzdefekt) als auch hyperdens (Einblutung in die Kontusionszone) mit perifokalem Ödem.

Bei Zunahme der Vigilanzstörung sind Verlaufskontrollen in kurzen Abständen notwendig, um die Entwicklung eines diffusen Hirnödems (enge Ventrikel, verstrichene Hirnfurchen) frühzeitig zu erfassen. Im späteren Verlauf kann die CT einen posttraumatischen Hydrozephalus nachweisen. Die **MRT** als sensitivere Methode stellt auch kleine (< 1 cm) intrazerebrale sowie kalotten- und basisnahe bzw. in der hinteren Schädelgrube gelegene Blutungen und nichthämorrhagische Kontusionsherde dar. Zur Verlaufsbeobachtung in der subakuten und chronischen Phase ist die MRT Untersuchungsmethode der Wahl (Abb. **B-1.143**). MR-Angiografie und Doppler-Sonografie dienen dem Nachweis extrakranieller Gefäßverletzungen (S. 153).

Der **Liquor** (vor Lumbalpunktion CT anfertigen!) ist oft xanthochrom.

Nach akuter Hirnkontusion ist der **Liquor** sanguinolent oder xanthochrom (S. 123). Die Lumbalpunktion darf erst nach computertomografischem Ausschluss eines Hirnödems vorgenommen werden.

Das **EEG**-Monitoring dient der Verlaufsbeobachtung und der Diagnostik einer posttraumatischen Epilepsie.

Ein pathologisches **Elektroenzephalogramm** (EEG) mit Nachweis einer diffusen zerebralen Funktionsstörung bei herabgesetzter Vigilanz und umschriebener Funktionsstörung (Kontusionsherd) ist zwar nicht beweisend für eine Hirnsubstanzschädigung, sollte aber bei unauffälligem CT-Befund zu einer MRT-Untersuchung veranlassen. Das CT dient auch der Verlaufsbeobachtung und der Diagnostik einer posttraumatischen Epilepsie.

B-1.143

B-1.143 Hirnkontusion

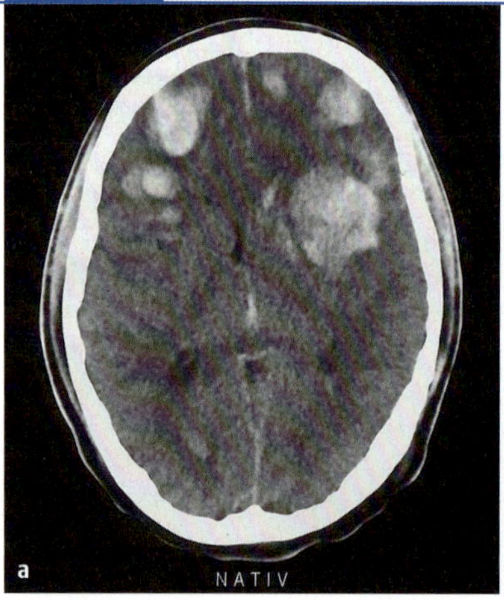

a 22-jähriger Mann mit akutem Polytrauma nach Pkw-Unfall im Koma zeigte an der Unfallstelle Strecksynergien, eine Blickdeviation nach links und kurz nach Einlieferung in der Klinik weite, lichtstarre Pupillen. Trotz Intensivtherapie Exitus letalis.
Im CCT stellten sich ausgedehnte beidseitige Kontusionen und als Hirndruckzeichen verstrichene Sulci und eingeengte basale Zisternen dar.

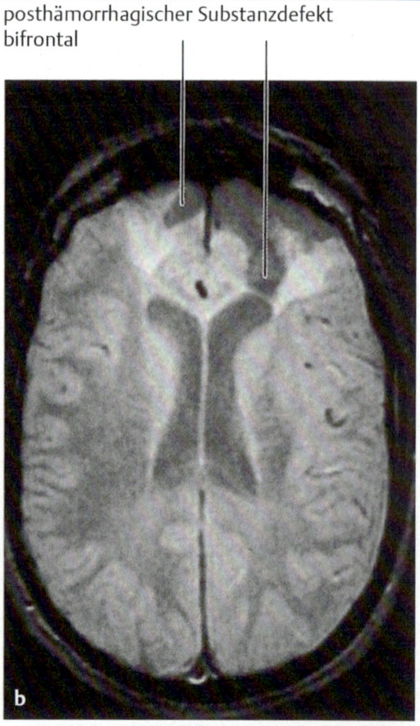

b 21-jähriger Mann mit deutlich reduziertem Antrieb und Anosmie als Zustand nach SHT.

B-1.144 Hirnkontusion mit Blutung bds. frontobasal

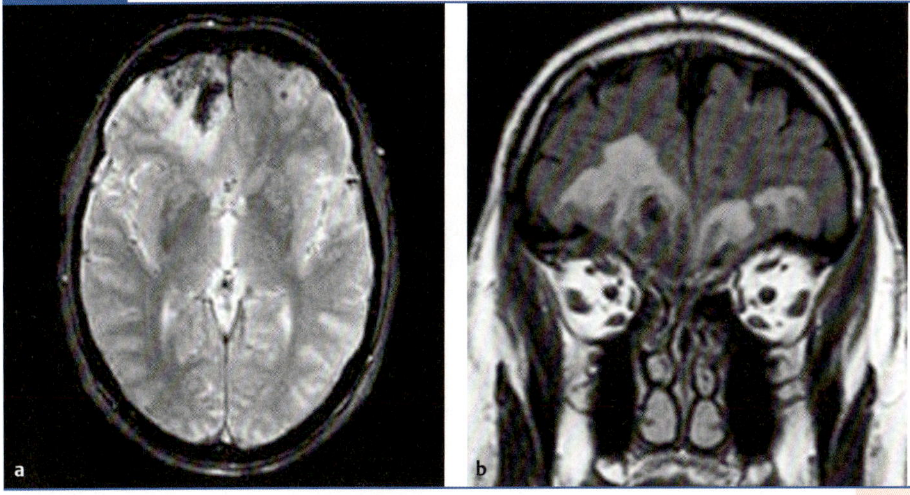

a MRT T 2* axial. Die schwarzen Areale entsprechen der Blutung (Hämosiderin), die weißen dem Kontusionsödem.
b MRT FLAIR coronar. Auch hier sind das helle Ödem und die signalabgesenkten Blutanteile erkennbar.

Differenzialdiagnose: Differenzialdiagnostisch kommen Vigilanzstörungen bei **internistischen Notfällen** (Coma diabeticum, Intoxikationen u. a.) infrage, zumal wenn der Patient komatös aufgefunden wird und die Schädelverletzung kein adäquates Trauma darstellt. Wesentlich ist auch die Befragung der Angehörigen nach vorbestehenden neurologischen Krankheiten, wie z. B. einer Epilepsie, die ihrerseits nicht selten zu Unfällen mit Schädelverletzungen führt. In diesem Zusammenhang ist auch an spontane intrazerebrale Hämatome oder eine nichttraumatische SAB zu denken. Da sich Unfälle häufig unter Alkoholeinfluss ereignen, sollte der Alkoholspiegel bestimmt und eine entsprechende Anamnese erhoben werden, um ein Alkoholdelir (S. 250) nicht als postkontusionelles Syndrom zu verkennen.

Differenzialdiagnose: Als Koma-Ursachen kommen v. a. **internistische Erkrankungen**, die mit Vigilanzstörungen einhergehen (u. a. Coma diabeticum, Intoxikation), eine Epilepsie oder eine nichttraumatisch bedingte (spontane) Hirnblutung in Betracht.

Therapie: Ein wesentliches Ziel der Therapie ist die Prävention einer sekundären Hirnschädigung durch **Vermeidung einer zerebralen Hypoxie**. Die Versorgung des Verletzten an der Unfallstelle beginnt mit der Freihaltung der Atemwege, Sauerstoffzufuhr, Analgosedierung, frühzeitiger Intubation und Beatmung des Bewusstlosen sowie Infusion von Volumenersatzmitteln. Wenn der Blutdruck stabil ist, soll der Oberkörper um 30 – 35 Grad hochgelagert werden, um den venösen Abfluss zu fördern und der Entwicklung eines Hirnödems entgegenzuwirken. Die Akutmaßnahmen müssen auf dem Transport zur nächstgelegenen Intensivstation und in der Klinik unter Monitoring und computertomografischer Verlaufsbeobachtung fortgesetzt werden. Notwendig sind auch v. a. Temperatur- und Blutzuckerkontrollen, weil die Hirnschädigung durch Fieber und Hyperglykämie verschlechtert wird. Da sich eine Hirnschwellung erst allmählich entwickelt, ist eine Hirnödemtherapie unmittelbar am Unfallort meist nicht erforderlich.

Therapie: Ein wesentliches Behandlungsziel ist die **Vermeidung einer zerebralen Hypoxie**. Die Primärversorgung Hirnverletzter am Unfallort erfordert die Freihaltung der Atemwege, frühzeitige Intubation und Beatmung, Analgosedierung und Infusion von Volumenersatzmitteln. Die Hochlagerung des Oberkörpers (30 – 35 Grad) dient der Prophylaxe eines Hirnödems.

Die Gabe von Steroiden und Antiepileptika ist nicht indiziert. Bei nachgewiesener Ödementwicklung und Ausschluss eines Hämatoms wird die Behandlung durch Osmotherapeutika (Mannit 20 %) ergänzt (vgl. Abb. **B-1.141** u. S. 359).

Eine Therapie mit Steroiden ist ebenso wenig indiziert wie die prophylaktische Gabe von Antiepileptika.

Eine effiziente Hirndrucksenkung kann **mit moderater Hyperventilation** erreicht werden. Die Hypokapnie führt zur Verminderung des zerebralen Blutvolumens; der pCO_2 sollte jedoch nicht unter 30 mmHg gesenkt werden, da schon bei einer kurzfristig indizierten forcierten Hyperventilation die Gefahr einer zerebralen Vasokonstriktion besteht. Eine länger dauernde Hirnödemtherapie erfordert die kontinuierliche intrakranielle Druckmessung mittels parenchymatöser oder intraventrikulärer Sonde und eine **Liquordrainage**. Bei nicht beherrschbarem intrakraniellem Druckanstieg wird von der Brain Trauma Foundation eine Hochdosis-Barbituratherapie („Barbituratkoma") oder die dekompressive Kraniotomie empfohlen.

Wichtig ist die maschinelle Beatmung **mit moderater Hyperventilation** und die Infusion hyperosmolarer Lösungen. Bei weiterem Anstieg des intrakraniellen Drucks ist eine **Liquordrainage** notwendig. Als ultima ratio gilt die Entlastungskraniotomie oder auch ein „Barbituratkoma".

Frühzeitig sind krankengymnastische **Funktionssübungen** notwendig (zur Bewegungstherapie auf neurophysiologischer Grundlage s. S. 396). Wegen der häufigen Sprach- und Sprechstörungen ist eine logopädische Behandlung erforderlich, die sowohl eine Aphasietherapie (S. 396) als auch ein Training der Lippen-, Zungen- und Pharynxmuskulatur mit Koordinationsübungen von Respiration, Phonation und Artikulation umfasst.

Die Behandlung Hirnverletzter mit krankengymnastischen, logopädischen und ergotherapeutischen **Funktionsübungen** beinhaltet auch ein Selbsthilfetraining.

Die medizinische **Rehabilitation** Hirnverletzter (Anschlussheilbehandlung, AHB) beinhaltet ein gestuftes Programm physiotherapeutischer und ergotherapeutischer Maßnahmen, v. a. ein Selbsthilfetraining. Wesentlich ist auch die Beratung des Hirnverletzten und seiner Angehörigen hinsichtlich berufsbildender und -fördernder Maßnahmen.

Verlauf: Die Prognose hängt vom initialen GCS-Wert und von der Komadauer ab. Entscheidend ist die Erstversorgung am Unfallort. Ein weiterer prognostischer Faktor ist das Alter. Ein Mittelhirn-Syndrom und selbst ein apallisches Syndrom mit monatelangem Coma vigile kann zu einer (Teil-)Remission führen.

Verlauf: Die Prognose eines SHT hängt von der Dauer der initialen Vigilanzstörung, dem Ausmaß der intrakraniellen Druckerhöhung und von der Erstversorgung am Unfallort ab. Prognostisch relevant ist auch das Alter des Verletzten. Während sich ältere Patienten meist nur allmählich von der Hirnschädigung erholen, neigen junge Patienten (trotz insgesamt besserer Heilungstendenz) selbst bei kleinen Kontusionsherden zu einem ausgedehnten traumatischen Hirnödem, das die Prognose verschlechtern kann. Das Bulbärhirn-Syndrom hat in der Regel eine ungünstige Prognose. Demgegenüber ist ein Mittelhirn-Syndrom nicht selten reversibel. Selbst wenn sich ein apallisches Syndrom anschließt, werden Teilremissionen beobachtet (S. 109).

In > 10 % entwickelt sich ein Demenz-Syndrom bei **posttraumatischem Hydrozephalus**.

In > 10 % entwickelt sich im Verlauf eines Jahrzehnts ein Demenz-Syndrom bei **posttraumatischem Hydrozephalus**. Wichtig sind CT-Kontrollen zum Nachweis von Liquorzirkulationsstörungen, die durch frühzeitiges Anlegen eines Shunts zu beheben sind.

Als Folge kontusioneller Hirnschädigungen sind neben Antriebsmangel auch Störungen kognitiver Funktionen zu beobachten. Eine Kontusionspsychose kann in ein **Korsakow-Syndrom** übergehen.

Initiativlosigkeit, Antriebsstörung, mangelnde affektive Resonanz, depressive Verstimmung und hypochondrische Befürchtungen werden als Spätfolgen einer Schädel-Hirn-Verletzung angesehen. Verlaufsuntersuchungen zeigen, dass nach Hirnverletzungen häufig Störungen kognitiver und sprachlicher Funktion bestehen bleiben. Ein Post-Concussion-Syndrom nach leichtem SHT wird in 10 – 15 % beobachtet (s. o.). Eine Kontusionspsychose kann in ein **Korsakow-Syndrom** mit Desorientierung, Gedächtnisstörungen und Konfabulationen übergehen (S. 252).

Die meisten **Schädelfrakturen** sind nach einem Jahr nicht mehr nachweisbar.

Schädelfrakturen verheilen bei Kindern in vier bis sechs Monaten, bei Erwachsenen innerhalb eines Jahres. Es gibt jedoch bei Kindern auch „wachsende" Frakturen. Spaltförmige Brüche können jahrelang sichtbar bleiben.

Bei Kindern und Jugendlichen ist die **Letalität** geringer und die Berufsprognose günstiger.

> 30 % der Patienten mit schwerem SHT sterben, > 30 % bleiben behindert, < 30 % erholen sich gut. Die **Prognose** ist bei Kindern und Jugendlichen günstiger.

Traumatische intrakranielle Blutungen

▶ Definition.

Traumatische intrakranielle Blutungen

▶ **Definition.** Traumatische intrakranielle Blutungen sind auf Verletzungen intrakranieller Gefäße zurückzuführen. Man unterscheidet 4 Formen, die auch kombiniert auftreten können:
- **epidurales Hämatom**, Blutung zwischen Schädelknochen und Dura mater
- **subdurales Hämatom**, Blutung zwischen Dura mater und Arachnoidea
- **Subarachnoidalblutung** (SAB), Blutung in die äußeren Liquorräume
- **intrazerebrales Hämatom**, Kontusionsblutung in das Hirnparenchym, auch mit Einbruch in die inneren Liquorräume

Die intrakraniellen Blutungen gehen mit einer Vigilanzstörung einher, die ein freies Intervall aufweisen kann und mit ansteigendem Hirndruck zunimmt.

Epidurales Hämatom

▶ Definition.

Epidurales Hämatom

▶ **Definition.** Blutung zwischen Schädelknochen und Dura mater.

Symptomatologie: Das epidurale Hämatom manifestiert sich unmittelbar nach einem SHT oder auch erst nach freiem („luzidem") bzw. symptomarmen Intervall mit einer ausgeprägten Vigilanzstörung (Koma).
Typische Symptome sind Kopfschmerzen, Erbrechen und **homolaterale Mydriasis**.

Symptomatologie: Das epidurale Hämatom manifestiert sich unmittelbar nach einem Schädeltrauma mit einer Vigilanzstörung Es kann jedoch nach initialer Somnolenz und nach einem mehrstündigen freien („luziden") oder symptomarmen Intervall zur tiefen Bewusstlosigkeit (Koma) kommen.
Charakteristische Frühsymptome sind Kopfschmerzen, Vomitus und psychomotorische Unruhe. In der Regel ist der Patient somnolent. Bei **homolateraler Mydriasis** kommt es zu kontralateralen zerebralen Herdsymptomen und innerhalb von 1 – 2 Stunden zu einem Einklemmungssyndrom.

Kleinkinder werden nach einem Sturz aus niedriger Höhe oft erst 6 – 12 Stunden nach einer Kopfverletzung somnolent.

Im **Kleinkindesalter** treten epidurale Hämatome nach Schädelverletzungen besonders in den beiden ersten Lebensjahren auf. Bei einem Sturz aus niedriger Höhe fehlt die primäre Vigilanzstörung; sie setzt oft erst 6 – 12 Stunden nach dem Trauma ein und zählt ebenso wie eine einseitige Mydriasis und ein epileptischer Anfall zu den bedrohlichen Spätsymptomen.

Erhebliche Blutansammlung unter der Galea aponeurotica (auch ohne Vorliegen eines epiduralen Hämatoms) kann beim Kleinkind zur Anämie und zum hämorrhagischen **Schock** führen.

Das subgaleale Hämatom kann beim Kleinkind zum hämorrhagischen **Schock** führen.

Ätiopathogenese: Epidurale Hämatome breiten sich rasch zwischen Dura und Kalotte vorwiegend in der Temporalregion aus. Die Blutung stammt aus der **A. meningea media** oder einem ihrer Äste. Bei Kleinkindern kommt es häufiger zu venösen Blutungen aus dem Frakturspalt. ⅔ der Patienten sind jünger als 40 Jahre. Das Verhältnis von Männern zu Frauen ist 5 : 1.

Ätiopathogenese: Epidurale Hämatome sind arterielle Blutungen aus der **A. meningea media**, die sich rasch zwischen Dura und Kalotte ausbreiten.

Diagnostik: Alarmierend ist eine **Anisokorie** (in 90 % homolaterale Mydriasis). Von großer Bedeutung ist daher die Beobachtung der Pupillenreaktionen und gleichzeitig der Vigilanz. Mit weiterer Ausdehnung der Blutung entwickelt sich eine kontralaterale Hemiparese, bei Mittelhirneinklemmung jedoch auch eine homolaterale Symptomatik (vgl. Abb. **A-2.64b**). Die meisten epiduralen Hämatome entstehen im Bereich der lokalen Schädelverletzung. In fast 90 % findet man eine **Schädelfraktur** mit subgalealem Hämatom. Im CT sind die epiduralen Hämatome in der Regel hyperdens (Abb. **B-1.145**), können aber auch iso- bis hypodens sein. Sie sind scharf begrenzt, relativ breit, bikonvex oder plankonvex, liegen vorwiegend temporoparietal und führen zur Mittellinienverlagerung. Epidurale Hämatome sind im CT von subduralen zu unterscheiden (vgl. Abb. **B-1.145** u. Abb. **B-1.146a**).

Diagnostik: Man beobachtet eine **Anisokorie** (in 90 % homolaterale Mydriasis), kontralaterale Halbseitensymptomatik und zunehmende Vigilanzstörung. Fast immer findet sich eine **Schädelfraktur**. Das CT zeigt meist temporoparietal einen konvexen, relativ breiten, meist hyperdensen Hämatombezirk (Abb. **B-1.145**). So ist die Abgrenzung vom subduralen Hämatom (Abb. **B-1.146a**) möglich.

B-1.145 Epidurales Hämatom

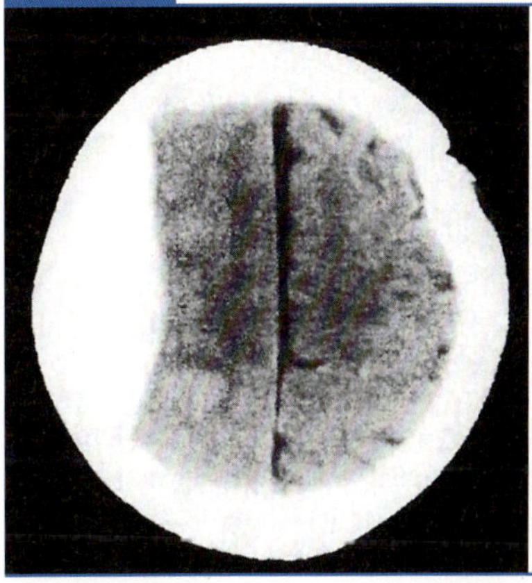

CT eines Patienten mit Schädelprellung und -fraktur, der nach einem freien Intervall somnolent wurde (vgl. Klinischer Fall). Es stellt sich ein ausgedehnter hyperdenser, konvexer Bezirk rechts frontoparietal dar. Die Hirnfurchen sind rechtsseitig verstrichen (Hirnödem).

B-1.145

Operative Behandlung: Die Operation einer epiduralen Blutung mit Eröffnung des Schädelknochens (temporal) ist meist ein Noteingriff: Wenn Hirndruckzeichen auftreten, ist die Entlastungstrepanation unverzüglich unabhängig vom Volumen des Hämatoms vorzunehmen. Sind beide Pupillen lichtstarr (Bulbärhirn-Syndrom) oder ist das Vollbild eines schweren Mittelhirn-Syndroms mit Innenrotations-Strecksynergien erreicht, kommt die Operation fast immer zu spät.

Operative Behandlung: Wenn Hirndruckzeichen auftreten, ist die Eröffnung des Schädelknochens (temporal) ein Noteingriff.

Verlauf: Die Prognose hängt vom Alter des Patienten, der Entwicklungsgeschwindigkeit der Symptome, insbesondere der Vigilanzstörung ab. Die Letalität (< 10 %) ist bei bewusstlosen Patienten bis auf 25 – 70 % erhöht. 20 % der operierten Patienten bleiben behindert.

Verlauf: Die Letalität (< 10 %) ist bei komatösen Patienten wesentlich höher (25 – 70 %).

▶ **Klinischer Fall.** Ein 54-jähriger Forstwirt begab sich wegen heftiger Kopfschmerzen, Nausea und Erbrechens zu Fuß in die unfallchirurgische Ambulanz, nachdem er mit seinem Geländewagen einen 20 m tiefen Abhang herabgestürzt war. Für den Unfallhergang bestand eine retrograde Amnesie. Der neurologische Befund war, abgesehen von einer diskret erweiterten Pupille rechts, unauffällig. Rechts parietal, unter einer 4 cm langen Platzwunde, fand sich im Röntgenbild eine klaffende Schädelfraktur. Wegen zunehmender Somnolenz nach freiem Intervall wurde ein CT angefertigt, das ein ausgedehntes epidurales Hämatom frontoparietal rechts ergab. Nach Ausräumung des Hämatoms war der Patient bald beschwerdefrei.

▶ Klinischer Fall.

Subdurales Hämatom

► Definition.

Symptomatologie: Bei akutem subduralem Hämatom entstehen meist eine homolaterale Mydriasis und eine kontralaterale Hemiparese. Chronische subdurale Hämatome können wegen unspezifischer Beschwerden verkannt werden.

Ätiopathogenese: Das Hämatom liegt zwischen Dura und Arachnoidea (s. o.). Subduralhämatome entstehen in der Regel durch **Zerreißung von Brückenvenen**. Ein chronisches subdurales Hämatom ohne sichere Traumaanamnese ist auf Alkoholismus, Stoffwechsel- und Gefäßerkrankungen oder Antikoagulanzientherape zurückzuführen.

Diagnostik: Mit zunehmender Blutung und ansteigendem Hirndruck vertieft sich die **Vigilanzstörung**.

► Merke.

Im **CT** fällt kalottennah eine sichelförmige, hyperdense Zone auf, die sich über eine oder beide Hemisphären erstrecken kann. Ein chronisches subdurales Hämatom ist iso- oder hypodens (Abb. **B-1.146a**). Mehrzeitige Blutungen sind mittels **MRT** zu differenzieren.

Differenzialdiagnose: Andere raumfordernde intrakranielle Prozesse (Tumoren, Abszesse) sind neuroradiologisch abzugrenzen.

Therapie und Verlauf: Ein akutes Subduralhämatom soll bei drohender Einklemmung unverzüglich operativ entfernt werden. Das chronische Subduralhämatom wird meist über ein Bohrloch entleert. Die Prognose ist ungünstig.

► Klinischer Fall.

Subdurales Hämatom

► Definition. Blutung zwischen Dura mater und Arachnoidea.

Symptomatologie: Das subdurale Hämatom verläuft akut oder chronisch. Typisch für den akuten Verlauf sind eine innerhalb weniger Stunden oder Tage progrediente Vigilanzstörung nach Schädel-Hirn-Verletzung, eine homolaterale Mydriasis und kontralaterale Hemiparese. Chronische subdurale Hämatome werden oft wegen unspezifischer Symptome wie psychomotorische Verlangsamung, leichte Desorientierung und mnestische Funktionsstörung verkannt, weil ein um zwei bis drei Wochen oder auch mehrere Monate zurückliegende Schädelprellung (meist nach einem Sturz) in Vergessenheit geraten ist.

Ätiopathogenese: Das Subduralhämatom ist meist supratentoriell, temporal oder frontal zwischen Dura und Arachnoidea lokalisiert (Abb. **B-1.146b**). Es entsteht durch eine **venöse Blutung** (in der Regel **Zerreißung von Brückenvenen**). Schon bei leichtem Trauma können Brückenvenen verletzt werden, die z. B. aufgrund einer altersbedingten Hirnatrophie freiliegen. Risikofaktoren des chronischen subduralen Hämatoms sind höheres Lebensalter, chronische Alkoholkrankheit, Stoffwechsel- und Gefäßerkrankungen sowie eine Antikoagulanzientherapie. Bei 10 % der schweren Schädel-Hirn-Verletzungen entsteht ein (meist doppelseitiges) **subdurales Hygrom**. Es handelt sich um eine Flüssigkeitsansammlung (Liquor) nach Verletzung der Arachnoidea, die spontan resorbiert wird und nur in Ausnahmefällen Hirndruck verursacht.

Diagnostik: Das akute subdurale Hämatom manifestiert sich innerhalb weniger Tage, meist jedoch unmittelbar nach dem SHT, mit einer **Vigilanzstörung**, die sich mit zunehmender Blutung und ansteigendem Hirndruck vertieft.

► Merke. Selbst wenn eine Vigilanzstörung fehlt und ein Unfallereignis (häufig Bagatelltrauma) nicht erinnert wird, muss eine Mydriasis an ein intrakranielles Hämatom und, v. a. bei älteren, desorientierten Patienten, immer an ein Subduralhämatom denken lassen.

Im **CT** zeigt sich eine sichelförmige oder längsovale Zone, die sich entlang der Kalotte über größere Abschnitte einer oder beider Großhirnhemisphären erstrecken kann. Abhängig von der zeitlichen Latenz zum Trauma stellt sich die Blutung hyper- oder hypodens und nicht scharf begrenzt dar (Abb. **B-1.146a**). Ein älteres isodenses subdurales Hämatom wird oft erst nach Kontrastmittelgabe sichtbar. Mehrzeitige Subduralhämatome sind mithilfe der **MRT** sicher zu differenzieren.

Differenzialdiagnose: Computertomografische, kernspintomografische und im Zweifelsfall angiografische Untersuchungen grenzen die akuten, subakuten und chronischen extrazerebralen Hämatome von weiteren intrakraniell raumfordernden Prozessen (Tumoren, Abszesse) ab. Zum traumatischen intrazerebralen Hämatom siehe S. 367.

Therapie und Verlauf: Große und akute subdurale Hämatome werden durch Entlastungsoperation (Kraniotomie) entfernt, chronische subdurale Hämatome über ein Bohrloch mit anschließender Drainage entleert, kleine heilen auch ohne Eingriff ab. Bei einem Anstieg des intrakraniellen Drucks auf > 20 mmHg oder Auftreten von Einklemmungszeichen soll die Entlastungstrepanation unverzüglich erfolgen. Die Prognose ist insgesamt schlecht. Mehr als die Hälfte der Patienten mit akutem Subduralhämatom stirbt.

► Klinischer Fall. Die 80-jährige Patientin wurde nach einem tonisch-klonischen Anfall im Treppenhaus aufgefunden und ins Krankenhaus gebracht. Sie war somnolent, dabei leicht erweckbar und psychomotorisch unruhig. Auffällig waren ein Monokelhämatom und eine Mydriasis links, eine amnestische Aphasie und ein frischer Zungenbiss. Das CT ergab eine frontotemporoparietal links gelegene hypodense Zone mit Kompression des Ventrikelsystems und massiver Mittellinienverlagerung nach rechts (Abb. **B-1.146a**). Über ein Bohrloch frontotemporal links wurde ein 1,5 cm breites subdurales Hämatom entfernt. Sechs Wochen nach der Operation klang die Aphasie langsam ab.

B-1.146 Chronisch subdurales Hämatom

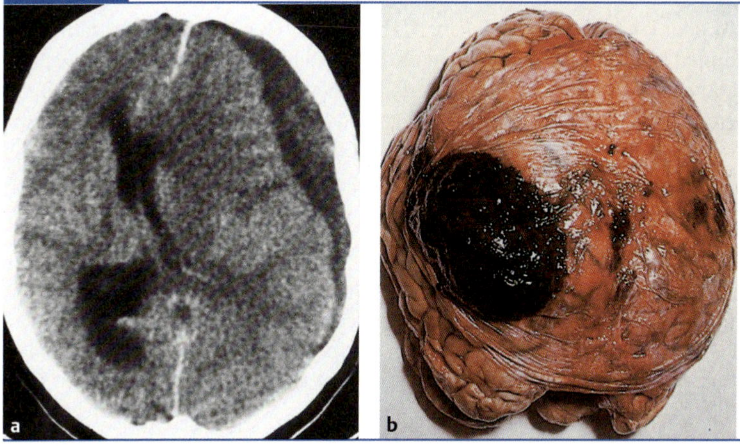

a 80-jährige Patientin mit Mydriasis links und Aphasie nach Sturz (vgl. Klinisches Beispiel). Im CT stellt sich ein unregelmäßig begrenzter hypodenser Saum über der linken Hemisphäre mit Betonung frontoparietal dar. Die Sulci sind verstrichen, die Mittellinie ist massiv verlagert.
b Chronisch subdurales Hämatom. Pathologisches Präparat.

Traumatische Subarachnoidalblutung

▸ **Definition.** Blutung in die äußeren Liquorräume.

Symptomatologie: Meningismus bei heftigsten Nacken-Kopf-Schmerzen als Folge einer Schädel-Hirn-Verletzung weisen auf eine traumatische SAB hin.

Ätiopathogenese: Gelegentlich manifestiert sich eine SAB als isolierte Verletzungsfolge. Aber auch Rindenprellungsherde gehen mit Einblutung in die äußeren Liquorräume, schwere Kontusionen und intrakranielle Hämatome mit Blutungen in die äußeren und inneren Liquorräume einher. Traumatische intrakranielle Aneurysmen als Ursache einer SAB sind sehr selten.

Diagnostik: Das CT zeigt eine meist diskrete Dichteanhebung im Subarachnoidalraum (vgl. Abb. **B-1.177**). Besonders bei basaler Lokalisation kann die SAB zwar dem computertomografischen Nachweis entgehen; die Blutung ist dann aber, auch noch Tage und Wochen nach dem akuten Ereignis, im **Liquor** nachweisbar (S. 123 u. S. 410). Je nach Alter der Blutung ist der Liquor sanguinolent oder xanthochrom. Die Lumbalpunktion darf erst nach computertomografischem Ausschluss eines Hirnödems vorgenommen werden.

Differenzialdiagnose: Differenzialdiagnostisch muss eine nichttraumatische (spontane) SAB (S. 408) als Unfallursache (!), ferner nach offener Hirnverletzung v. a. eine **Meningitis** oder ein subdurales Empyem in Betracht gezogen werden.

Therapie: Zur konservativen Therapie der SAB siehe S. 413. Nur bei gleichzeitig bestehendem, großem intrazerebralem Hämatom ist eine Operation indiziert. Die seltenen traumatischen intrakraniellen Aneurysmen werden operativ geklippt.

Verlauf: Der Verlauf kann durch Ausbildung eines chronischen aresorptiven Hydrozephalus kompliziert sein (S. 414). Die Letalität nichtoperierter traumatischer intrakranieller Aneurysmen ist mit 50 % doppelt so hoch wie die Operationsletalität.

Traumatisches intrazerebrales Hämatom

▸ **Definition.** Traumatische Blutung in das Hirnparenchym oft mit Einbruch in die Liquorräume.

Symptomatologie: Bei den traumatischen intrazerebralen Hämatomen finden sich je nach ihrer Lokalisation und Ausdehnung Herdsymptome, v. a. eine Hemiparese und/oder Aphasie. Die Vigilanz ist nicht immer gestört. Die psychomotorisch unruhigen Patienten klagen über heftige Kopfschmerzen. Mit zunehmender Ausdehnung des Hämatoms kann es zur Mittelhirneinklemmung kommen (vgl. S. 109).

Traumatische Subarachnoidalblutung

▸ **Definition.**

Symptomatologie: Leitsymptom ist Meningismus als Folge eines SHT.

Ätiopathogenese: Eine SAB tritt als isolierte Traumafolge, häufiger jedoch im Zusammenhang mit Kontusionen auf.

Diagnostik: Die SAB lässt sich im CT und bei fehlendem Nachweis mithilfe einer **Liquoruntersuchung** feststellen. Vor der Lumbalpunktion muss ein Hirnödem mittels CT ausgeschlossen werden.

Differenzialdiagnose: Bei Nackensteifigkeit ist eine **Meningitis** auszuschließen.

Therapie: Die traumatische SAB wird in der Regel konservativ behandelt (S. 413).

Verlauf: Im Verlauf kann sich ein aresorptiver Hydrozephalus entwickeln.

Traumatisches intrazerebrales Hämatom

▸ **Definition.**

Symptomatologie: Kleinere intrazerebrale Hämatome gehen nicht immer mit einer Vigilanzstörung einher. Mit zunehmender Größe des Hämatoms kommt es zur Mittelhirneinklemmung.

Ätiopathogenese: Traumatische intrazerebrale Hämatome liegen im Bereich der Kontusion (Einblutung in das Parenchym infolge Gefäßpermeabilität) oder davon entfernt (nach Gefäßruptur) und können in die Ventrikel einbrechen.

Ätiopathogenese: Traumatische intrazerebrale Hämatome werden häufig bei Erwachsenen, auch im höheren Lebensalter, beobachtet. Sie sind überwiegend im Temporal- oder Frontallappen meist oberflächennah im Bereich der Kontusion lokalisiert, können bis in die Stammganglien reichen und in das Ventrikelsystem einbrechen. Das traumatische intrazerebrale Hämatom wird auf eine Vasoparalyse und erhöhte Gefäßpermeabilität im kontusionell geschädigten Hirnareal oder auf die Ruptur eines vom Kontusionsherd entfernt verlaufenden Gefäßes zurückgeführt. Es kann nach freiem Intervall am ersten und noch bis zum vierten posttraumatischen Tag an Größe zunehmen.

Diagnostik: Im CT imponiert das Hämatom als hyperdense Zone (Abb. **B-1.147**).

Diagnostik: Das CT stellt intrazerebrale Blutungen als hyperdense Zonen meist mit perifokalem Ödem dar. Nicht selten finden sich auch Blutspiegel in den Ventrikeln (Abb. **B-1.147a**). Häufige Verlaufskontrollen sind indiziert. Kleine bis mittlere Hämatome (bis ca. $30\,cm^3$) zeigen computertomografisch innerhalb von 14 Tagen eine vollständige Resorption, während die primäre Kontusionszone als hypodenser Substanzdefekt sichtbar bleibt (Abb. **B-1.147b**).

Differenzialdiagnose: Im Zweifelsfall muss eine **Angiomblutung** angiografisch ausgeschlossen werden.

Differenzialdiagnose: Differenzialdiagnostisch ist an nichttraumatische intrazerebrale Blutungen, z. B. aufgrund einer arteriellen Hypertonie, zu denken. Im Zweifelsfall muss eine Angiografie zum sicheren Ausschluss einer **Angiomblutung** vorgenommen werden (S. 147).

Therapie: Große intrazerebrale Hämatome werden je nach Lokalisation ausgeräumt.

Therapie: Kleine Kontusionsblutungen sind nicht operationsbedürftig. Eine Größenzunahme (Volumen > 20 ml) oder intrakranieller Druckanstieg mit Massenverschiebung durch ein großes intrazerebrales Hämatom (> 50 ml) erfordert eine Entlastungsoperation. Zur Hirndrucktherapie siehe auch S. 363.

Verlauf: Die Letalität liegt bei 60 – 75 %.

Verlauf: Die Anzahl der intrazerebralen Blutungen ist prognostisch ebenso relevant wie die Größe des einzelnen Hämatoms. Die Letalität beträgt insgesamt fast 60 %, bei Patienten über 60 Jahren 75 %.

▸ Klinischer Fall.

▸ **Klinischer Fall.** Die 18-jährige Patientin überschlug sich mit ihrem Pkw und wurde komatös eingeliefert. Computertomografisch war eine links frontotemporale Kontusion mit intrazerebralem Hämatom, Blutspiegel im linken Hinterhorn und generalisiertem Hirnödem nachweisbar (Abb. **B-1.147a**). Nach 4-wöchiger intensivmedizinischer Behandlung war die Patientin wach, jedoch aphasisch. Sie wies eine leichte Hemiparese rechts auf. Das Kontroll-CT ergab nach Resorption des Hämatoms einen posttraumatischen Substanzdefekt (Abb. **B-1.147b**). Innerhalb von 4 Monaten bildeten sich unter krankengymnastischer, logopädischer und ergotherapeutischer Behandlung die Paresen bis auf eine leichte Absinktendenz der rechtsseitigen Extremitäten und die Aphasie bis auf vereinzelte Wortfindungsstörungen zurück.

B-1.147 Traumatisches intrazerebrales Hämatom (vgl. Klinischer Fall)

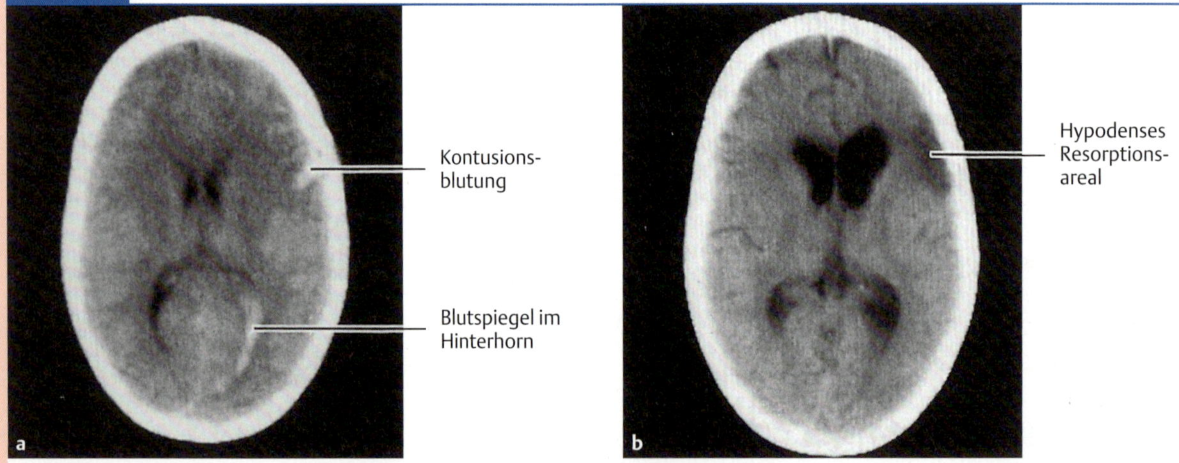

a Das CT zeigt eine Kontusionsblutung links frontoparietal, einen Blutspiegel im linken Hinterhorn und ein generalisiertes Hirnödem.
b Die CT-Kontrolle nach einem Vierteljahr ergibt noch eine hypodense Kontusionszone links frontotemporal. Das Ventrikelsystem ist linksbetont erweitert.

Traumatische Karotis-Sinus-cavernosus-Fistel

▶ **Definition.** Bei Schädelbasisfrakturen kann eine **Karotis-Sinus-cavernosus-Fistel**, d. h. ein arteriovenöser Kurzschluss zwischen A. carotis interna und Sinus cavernosus, entstehen. Verletzungen im extrakraniellen Abschnitt der A. carotis, v. a. nach stumpfen kraniozervikalen Traumen, führen zum **thrombotischen Verschluss** mit konsekutivem Hirninfarkt. Zerreißungen der A. carotis oder der venösen Sinus haben nicht selten letale Blutungen zur Folge.

Symptomatologie: Ein pulsierender Exophthalmus mit synchronem Pressstrahlgeräusch weist auf eine traumatische Karotis-Sinus-cavernosus-Fistel hin (S. 36). Die Patienten klagen über heftige Kopfschmerzen, ein „rotes Auge" bei konjunktivaler Injektion und über Doppelsehen.

Ätiopathogenese: Durch Verletzung oder Zerrung der A. carotis, besonders bei **Frakturen der Schädelbasis**, entleert sich arterielles Blut in den Sinus cavernosus (arteriovenöser Kurzschluss). In ⅓ der Fälle entwickelt sich ein doppelseitiger Exophthalmus. Durch Zug und Druck auf die in der Orbitalregion verlaufenden Hirnnerven kommt es zu Visusverschlechterung und Augenmuskelparesen (N. III, IV und VI).

Diagnostik: Häufig sind eine Hyperämie des Gesichts, Lidschwellung, Konjunktivitis und Chemosis zu beobachten. Für die Diagnose richtungweisend ist die **Symptomen-Trias**:
- Exophthalmus
- pulssynchrones Geräusch
- Diplopie

Die Patienten hören ein Geräusch, das am besten in der Schläfenregion auskultiert werden kann, und bei Kompression der homolateralen A. carotis abklingt. Jeder pulsierende Exophthalmus erfordert eine Abklärung mittels Magnetresonanzangiografie (MRA) oder konventioneller DSA: Durch superselektive Darstellung über die A. communicans anterior oder posterior wird der arteriovenöse Kurzschluss nachgewiesen. In der Orbitaschicht des CT sieht man eine erweiterte und vermehrt geschlängelte V. ophthalmica superior.

Differenzialdiagnose: Differenzialdiagnostisch kommen Karotis-Sinus-cavernosus-Fisteln bei Aneurysmaruptur infrage (S. 340), die sich angiografisch von den direkten traumatischen Fisteln abgrenzen lassen. Spontane Karotis-Sinus-cavernosus-Fisteln sind selten.

Therapie und Verlauf: Die Therapie der traumatischen Karotis-Sinus-cavernosus-Fistel erfolgt durch Verschluss mittels eines ablösbaren Ballons. Oder man benutzt Platinspiralen, die mithilfe eines Katheters durch die A. carotis bis in die Fistel vorgeschoben werden. Unbehandelt kann eine Optikusatrophie und infolge des arteriovenösen Shunts eine Myokardhypertrophie („Fistelherz") entstehen.

1.7.2 Karotis- und Vertebralisdissektion

Symptomatologie und Diagnostik: Wenn unmittelbar oder mit einer Latenz von Tagen und Wochen nach einem kraniozervikalen Trauma eine transitorisch-ischämische Attacke (TIA) oder ein Hirninfarkt besonders bei jüngeren Unfallverletzten auftritt, ist ein traumatisch bedingter thrombotischer Verschluss bzw. eine Dissektion extrakranieller Hirnarterien zu vermuten. Infolge einer Dissektion der A. carotis entwickeln sich subakut zerebrale Herdsymptome, bei Vertebralisdissektion häufig (gekreuzte) Hirnstamm-Syndrome, z. B. ein Wallenberg-Syndrom (S. 383). Die Gefäßobstruktion lässt sich neurosonologisch (Farbduplex) und kernspintomografisch (MR-Angiografie) exakt nachweisen. Es empfiehlt sich eine gezielte MR-Schnittbilddiagnostik des Halses und der Schädelbasis zum Nachweis des intramuralen Hämatoms. Siehe auch DSA (Abb. **B-1.161**).

Traumatische Karotis-Sinus-cavernosus-Fistel

▶ **Definition.**

Symptomatologie: Hinweis auf eine traumatische Fistel ist ein „rotes Auge" bei konjunktivaler Injektion und Exophthalmus mit pulssynchronem Geräusch.

Ätiopathogenese: Der arteriovenöse Kurzschluss entsteht meist nach **Schädelbasisfraktur** mit Karotisverletzung.

Diagnostik: Pathognomonisch für die Karotis-Sinus-cavernosus-Fistel sind:
- Exophthalmus
- pulssynchrones Geräusch
- Diplopie

Jeder pulsierende Exophthalmus erfordert eine Abklärung mittels bildgebender Verfahren.

Differenzialdiagnose: Zu den arteriovenösen Fisteln bei Gefäßfehlbildungen siehe S. 340.

Therapie und Verlauf: Methode der Wahl ist der Verschluss der Fistel durch einen ablösbaren Ballon oder Platinspiralen über einen Spezialkatheter.

1.7.2 Karotis- und Vertebralisdissektion

Symptomatologie und Diagnostik: Akut oder subakut entwickeln sich bei Karotisdissektion zerebrale Herdsymptome und bei Vertebralisdissektion ein (gekreuztes) Hirnstamm-Syndrom.

► Merke.

► Merke.
- Für die **Karotisdissektion** charakteristisch sind starker temporaler Kopfschmerz, Karotidodynie, Schmerzen v. a. in der Submandibular- und Retroorbitalregion, pulssynchroner Tinnitus und peripheres Horner-Syndrom. Hinzu kommen zerebrale Herdsymptome.
- Die **Vertebralisdissektion** manifestiert sich mit heftigem okzipitalem Kopfschmerz, Nackenschmerzen, Nausea, Vertigo, Ataxie und einem zentralen Horner-Syndrom. Es kann sich ein gekreuztes Hirnstamm-Syndrom entwickeln.

Ätiopathogenese: Zu den Ursachen gehören direkte stumpfe Arterienverletzungen im Halsabschnitt und ein Beschleunigungstrauma der HWS.

Ätiopathogenese: Eine direkte stumpfe Verletzung im Halsabschnitt der A. carotis, v. a. bei Motorrad- und Pkw-Unfällen (Beschleunigungstrauma der HWS), hat nicht selten eine Dissektion der A. carotis und/oder der A. vertebralis zur Folge. Es kommt zur Ablösung der Gefäßintima, zur Einblutung und zu sekundärer, langstreckiger Thrombosierung mit Stenosierung bis zum Verschluss. Seltener ist eine primäre Thrombose. Unfallunabhängig gibt es auch spontane Dissektionen (387).

Therapie und Verlauf: Eine frühzeitige Vollheparinisierung kann zur Remission führen.

Therapie und Verlauf: Nach frühzeitiger Antikoagulazientherapie mit unfraktioniertem Heparin und nachfolgender Umsetzung auf Phenprocuomone oder andere orale Antikoagulanzien (S. 394, Ziel-INR 2–3) als Sekundärprophylaxe für 3–24 Monate kann sich eine Halbseitensymptomatik zurückbilden und ein Rezidiv verhindert werden. Als Dauermedikation empfiehlt sich 100 mg/die ASS.

1.7.3 Offene Hirnverletzungen

1.7.3 Offene Hirnverletzungen

► Definition.

► Definition. Ein offenes Hirntrauma wirf durch stumpfe oder scharfe Gewalt mit **Verletzung der Dura** hervorgerufen. Man unterscheidet penetrierende Schädel-Hirn-Traumen durch Schuss-, Bolzen- oder Pfählungsverletzungen und Impressionsfrakturen nach umschriebener Gewalteinwirkung auf den Schädel. Sichere Hinweise auf eine offene Hirnverletzung sind intrakranielle Lufteinschlüsse und eine **Liquorrhö**. Jede offene Hirnwunde ist infiziert, daher kann es zu einer Reihe entzündlicher Komplikationen kommen: Hirnabszess, phlegmonöse Enzephalitis, Meningitis, epidurale und subdurale Empyeme und Pyozephalus (Ventrikelinfektion). Bei den offenen Hirnverletzungen treten häufig fokale epileptische Anfälle auf.

Epidemiologie: 3 % der Schädel-Hirn-Verletzungen sind offene Hirntraumen.

Epidemiologie: Der Anteil der offenen Hirnverletzungen an den SHT beträgt 3 %. Bei 30 – 40 % der zentrobasalen Frakturen wird die Dura eröffnet. Wie bei den gedeckten Hirntraumen überwiegt das männliche Geschlecht. Schädelschussverletzungen werden, abgesehen von Kriegshandlungen, meist in suizidaler Absicht von Männern herbeigeführt.

Schussverletzungen des Gehirns

Schussverletzungen des Gehirns

Symptomatologie: Nicht jede Schussverletzung des Gehirns geht mit einer Vigilanzstörung einher.

Symptomatologie: Wird eine kleinkalibrige Schussverletzung des Gehirns überlebt, so besteht oft weder eine Vigilanzstörung noch eine Amnesie. Je nach Verlauf des Schusskanals kommt es zu neurologischen Ausfällen, wie z. B. Amaurose oder Hemiparese.

Ätiopathogenese: Man unterscheidet Steck-, Impressions- und Durchschüsse (Abb. **B-1.149**).

Ätiopathogenese: Man unterscheidet Steckschüsse von Impressions- und Durchschüssen. Die in Friedenszeiten häufigste penetrierende Hirnverletzung geschieht durch Pistolenschuss in die rechte Schläfe (Rechtshänder, Abb. **B-1.149**).

Diagnostik: Das CT gibt Aufschluss über die Lage des Projektils (Abb. **B-1.148**) und den Schusskanal (Abb. **A-3.29**).

Diagnostik: Entscheidend sind computertomografische Untersuchungen zur Lokalisation des Projektils (Abb. **B-1.148**) und des Schusskanals bzw. zur Beurteilung von Schädeldurchschüssen (Abb. **A-3.29**) und zur Kontrolle des begleitenden Hirnödems.

Therapie: Projektile sollen nicht in jedem Fall operativ entfernt werden. Immer ist eine Antibiotikatherape erforderlich.

Therapie: Bei Steck- und Durchschüssen besteht nur eine relative Indikation zur operativen Entfernung von Projektilen oder Splittern, damit durch die Operation nicht eine noch größere Hirnwunde verursacht wird. In jedem Fall ist eine Breitbandantibiotikatherape erforderlich.

B-1.148 Schädelschussverletzungen

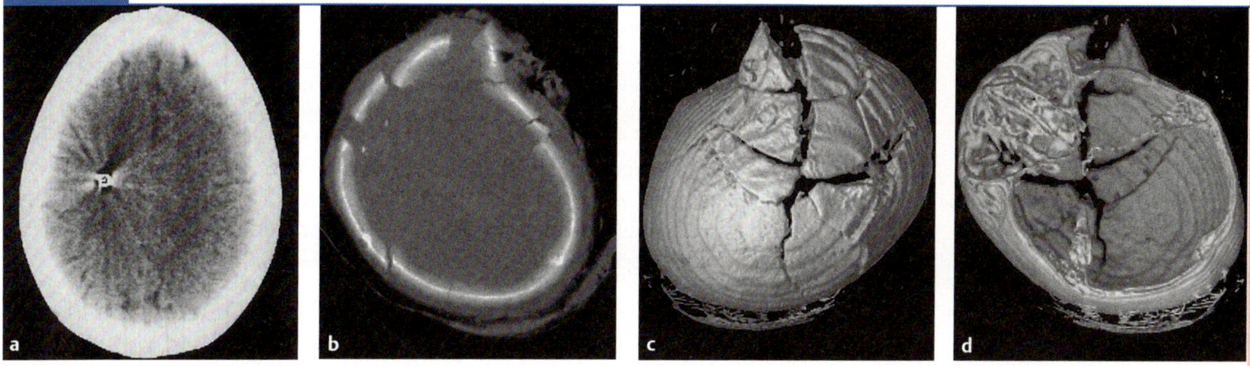

a Steckschuss rechts parietal. Im CT eines 34-jährigen Patienten erkennt man ein 5 mm großes Projektil mit Sternartefakt (vgl. Klinisches Beispiel).
b–d Berstungsfraktur nach Schädelschuss. CT mit Knochenfenster und 3D-Rekonstruktion
28-jähriger Mann, der den Suizidversuch mit Pistolenschuss schwerverletzt überlebte.
b Einschuss rechts, Ausschuss mit Berstungsfraktur links frontotemporal. **c** Kalotte. **d** Schädelbasis.

B-1.149 Kontusionsnekrose um Schusskanal

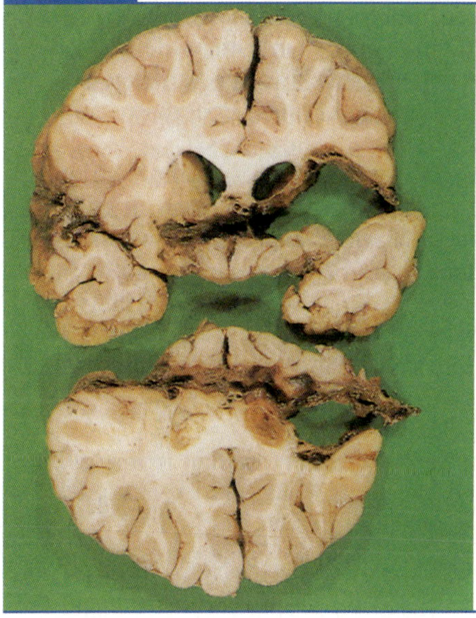

50-jähriger Mann mit Polytrauma nach Verkehrsunfall. Fünf Jahre zuvor Schläfendurchschuss in suizidaler Absicht. Pathologischer Befund: Spiegelbildlich aufgeklappte stirnparallele frontotemporale Schnittflächen. Rostbraun verfärbte Gewebezerreißung in der Umgebung des Schusskanals. Kleiner Einschuss rechts frontal, großer zerfetzter Ausschuss links temporal.

B-1.149

Verlauf: Eine häufige Folge der Schädelschussverletzung ist der Früh- oder Spätabszess des Gehirns (S. 371) infolge Einsprengung von Haut und Knochensplittern in den Schusskanal. Bei jedem zweiten Patienten, d. h. 10-mal häufiger als nach geschlossenen Hirntraumen (ca. 5 %), entsteht eine chronische Epilepsie (S. 516). Schädelschüsse nach Suizidversuch verlaufen in 80 % letal. Bolzenschussverletzungen werden nur selten überlebt.

Verlauf: Häufige Folgen von Schussverletzungen sind Hirnabszess und Epilepsie. Schädelschüsse haben eine Letalität bis zu 80 %.

► Klinischer Fall. Ein 34-jähriger Kaufmann schoss sich nach eigenen Angaben beim Reinigen seines Kleinkalibergewehrs durch das rechte Auge. Unmittelbar danach war er wach. Er entwickelte eine brachiofazial betonte Hemiparese links. Das CT ergab frontobasal rechts mehrere luftdichte rundliche Parenchymläsionen und im zentralen Anteil des rechten Parietallappens ein 5 mm großes Projektil (Abb. **B-1.148a**). Das Projektil wurde operativ entfernt, der rechte Bulbus musste enukleiert werden.

► Klinischer Fall.

Impressionsfrakturen

Symptomatologie: Bei Impressionsfrakturen ist Austritt von Liquor und gelegentlich Hirngewebe zu beobachten. Im Gegensatz zur Liquorrhö beweisen Blutungen aus Mund, Nase und Ohr noch keine offene Hirnverletzung. Patienten mit einer **Liquorfistel** klagen über Kopfschmerzen und Schwindel.

Impressionsfrakturen

Symptomatologie: Im Bereich der Fraktur tritt Liquor, evtl. auch Hirngewebe aus. Bei einer **Liquorfistel** (Liquorrhö) bestehen Kopfschmerzen und Schwindel.

Ätiopathogenese: Frontobasale Frakturen und Felsenbeinbrüche sind meist die Folge von Verkehrsunfällen.

Ätiopathogenese: Durch frontal einwirkende Gewalt bei Verkehrsunfällen kommt es zu Frakturen des Gesichtsschädels (s. Tab. **B-1.54**) und der Schädelbasis mit Beteiligung der Nasennebenhöhlen. Die Dura wird häufig mitverletzt.

► Merke.

► Merke. Mit einer Latenz von Stunden und Tagen nach offenem SHT kann eine rhinogene Liquorfistel entstehen. Dann besteht immer ein hohes Meningitis-Risiko.

Liquorfisteln führen zu Liquorabgang und zum Eindringen von Luft in den Substanzdefekt (Pneumatozele).

Seltener sind otogene Liquorfisteln bei Felsenbeinfraktur mit Verbindung zum Mittelohr. Abgesehen von dem Liquorabgang kann auch Luft in den Schädel eindringen. Wenn sich die Luft in einem traumatischen Substanzdefekt des Gehirns (meist frontal) ansammelt, spricht man von einer Pneumatozele.

Diagnostik: Eine frontobasale Fraktur führt häufig zu **Rhinoliquorrhö**, eine laterobasale zur **Otoliquorrhö**. Der Liquornachweis im Sekret gelingt mittels Beta-trace-Protein oder Beta-2-Transferrin. Das CT weist Hirnläsion und Impressionsfraktur nach.

Diagnostik: Bei frontobasalen Frakturen findet man häufig eine **Rhinoliquorrhö**, die durch Kopfbeugen verstärkt wird, und röntgenologisch eine Pneumatozele. Eine **Otoliquorrhö** weist auf laterobasale Frakturen mit Felsenbeinbrüchen hin.
Die CT zeigt einerseits die primäre Hirnläsion, andererseits in der Knochenfenster-Technik die genaue Lokalisation und Tiefe der Impressionsfraktur.

Therapie: Impressionsfrakturen und Liquorfisteln werden unter Antiotikaschutz operativ versorgt.

Therapie: Die Behandlung ist operativ. Ziel ist der Duraverschluss nach sorgfältiger Wundreinigung. Eine Fistelöffnung kann durch Duraplastik gedeckt werden. Schon bei Verdacht auf ein offenes SHT ist in jedem Fall die i. v. Therapie mit einem liquorgängigen Breitbandantibiotikum erforderlich.

Verlauf: Bei unbehandelter Liquorrhö besteht akute oder chronische Infektionsgefahr (**Meningitis**, **Hirnabszess**).

Verlauf: Bei Impressionsfrakturen besteht immer neben dem Blutungsrisiko eine Infektionsgefahr. Die Prognose operativ behandelter Liquorfisteln ist günstig. Dagegen muss in jedem zweiten Fall einer unbehandelten Liquorrhö mit einer fortgeleiteten **Meningitis** (Pneumokokken!) gerechnet werden. Noch nach Jahren kann ein **Hirnabszess** entstehen (Abb. **B-1.71** und Abb. **B-1.139**). Wie bei den Schussverletzungen ist in jedem zweiten Fall mit einer chronischen Epilepsie zu rechnen.

► Klinischer Fall.

► Klinischer Fall. Der 29-jährige Patient erlitt ein Polytrauma mit offener Hirnverletzung (Impressionsfraktur links frontoparietal), als er bei einem Verkehrsunfall aus seinem Pkw herausgeschleudert wurde und auf Bahngleisen aufschlug. Er wurde am Unfallort intubiert und in einer nahe gelegenen neurochirurgischen Abteilung operativ versorgt. Drei Monate später war der Patient noch komatös, es bestand ein Mittelhirn-Syndrom, das in ein apallisches Syndrom mit spastischer Tetraparese überging. Ein halbes Jahr nach dem Unfall reagierte der Patient erstmals gezielt auf Ansprache, ein Jahr später konnte er wieder sprechen, lesen und einige Worte schreiben, war jedoch noch nicht gehfähig.

Traumatische Hirnabszesse

Traumatische Hirnabszesse

Symptomatologie: Kopfschmerzen, Fieber und Somnolenz als posttraumatische Komplikationen sind verdächtig auf einen Hirnabszess.

Symptomatologie: Kopfschmerzen und Vomitus, die die akute Traumaphase überdauern oder erst Jahre später in Erscheinung treten, sind bei gleichzeitiger Temperaturerhöhung und Vigilanzstörung verdächtig auf einen Hirnabszess. Nicht selten kommen epileptische Anfälle hinzu.

Ätiopathogenese: Verkehrs- oder Arbeitsunfälle und im Krieg Schädelschüsse sind die häufigsten Ursachen traumatischer Früh- oder Spätabszesse.

Ätiopathogenese: Traumatische Abszesse liegen oberflächennah. Pyogenes Material gelangt bei SHT direkt oder indirekt in das Hirngewebe. Meist sind es Verkehrs- oder Arbeitsunfälle mit heftiger Gewalteinwirkung auf den Kopf und in kriegerischen Auseinandersetzungen Kopfschüsse, die einen Früh- oder Spätabszess verursachen.

Diagnostik: Im CT stellt sich der Abszess mit ringförmiger Kapsel dar.

Diagnostik: Mithilfe der CT lässt sich die Abszesskapsel nach Kontrastmittelgabe als Ringstruktur nachweisen (Abb. **B-1.70**). Differenzialdiagnostisch kommen andere raumfordernde Prozesse infrage, die mit einer ringförmigen Kontrastmittelanhebung einhergehen, v. a. Gliome und Hirnmetastasen.

Therapie: Siehe S. 266.

Therapie: Zur operativen und antibiotischen Behandlung siehe S. 268.

► Merke.

► Merke. Jede offene Hirnwunde ist infiziert. Nach einem Schädel-Hirn-Trauma mit Dura-Verletzung können sich Früh- oder Spätabszesse entwickeln.

1.7.4 Rückenmarkverletzungen

Gedeckte Rückenmarkverletzungen

► **Definition.** Analog zur Einteilung der Schädel-Hirn-Verletzungen kann man folgende **Schweregrade der Wirbelsäulen-Rückenmark-Verletzungen** unterscheiden:

- **Leichtes Trauma:** Reversible Funktionsstörung infolge eines Beschleunigungstraumas oder einer stumpfen Gewalteinwirkung auf die Wirbelsäule.
- **Mittelschweres Trauma:**
  - Druckschädigung (Kompression) des Rückenmarks und der Cauda equina mit radikulären und medullären Symptomen bei Einengung des Spinalkanals durch eine Diskushernie oder extradurale spinale Blutung.
  - Zervikale spondylotische Myelopathie (progrediente Halsmarkkompression).
- **Schweres Trauma:** Kontusionelle Rückenmarkschädigung mit medullären Ausfällen bis zur kompletten Querschnittlähmung infolge dislozierter Wirbelfraktur und intramedullärer Blutung.

Epidemiologie: Die Inzidenz der Wirbelsäulenverletzungen, die mit neurologischen Ausfällen verbunden sind, beträgt 1 – 3/100 000, die Prävalenz 50/100 000 Einwohner. Sie betreffen vorwiegend junge Erwachsene, darunter häufiger Männer (70 %). Der Altersgipfel liegt im 40. Lebensjahr. An erster Stelle der Unfallursachen stehen Verkehrsunfälle. Patienten mit Rückenmarktrauma erleiden nicht selten während eines Unfalls zusätzlich Kopfverletzungen, die anfangs leicht übersehen werden, bei Nachuntersuchungen aber je nach Schweregrad der spinalen Traumen in wenigstens 25 % der Fälle nachzuweisen sind.

Leichtes Wirbelsäulen-Trauma

► **Synonym.** Commotio spinalis.

► **Definition.** Reversible Funktionsstörung infolge eines Beschleunigungstraumas oder einer stumpfen Gewalteinwirkung auf die Wirbelsäule.

Symptomatologie: Bei einem leichten Wirbelsäulen-Rückenmark-Trauma können sich neben akuten Schmerzen bei eingeschränkter Beweglichkeit sensible Reizerscheinungen, Reflexdifferenzen und Miktionsstörungen einstellen, die sich innerhalb kurzer Zeit vollständig zurückbilden.

Ätiopathogenese: Als Ursachen der reversiblen Funktionsstörung des Rückenmarks nach Prellung der Wirbelsäule werden eine transitorische Ischämie und ein Ödem vermutet. Diese Veränderungen sind jedoch meist nicht nachzuweisen. Mit bleibenden morphologischen Veränderungen ist nicht zu rechnen.

Beschleunigungstrauma der Halswirbelsäule

► **Synonym.** Peitschenschlagtrauma, whiplash injury, Schleudertrauma, Halswirbelsäulendistorsion (HWS-D).

Symptomatologie: Eine Distorsion der Halswirbelsäule führt oft nach einem schmerzfreien Intervall zu heftigen Nacken-Kopf-Schmerzen bei Einschränkung der HWS-Beweglichkeit, Dysästhesien, Schwindel und Nausea sowie auch gelegentlich Schmerzen im Bereich der Kiefergelenke.

Ätiopathogenese: Eine Hyperextension und anschließende Hyperflexion der Halswirbelsäule bei Verkehrsunfällen bewirkt eine **Distorsion** der HWS. Nach den DGN-Leitlinien (2012) werden 90 – 95 % dieser HWS-Verletzungen als leicht bis mäßig eingestuft. Die häufigste Ursache sind Unfälle mit Pkw-Heckaufprall, bei denen der Kopf plötzlich nach hinten geschleudert wird. Für die Distorsion verantwortlich ist daher eine meist unerwartet eintretende passive Beschleunigung, die ausreicht, um eine Translations- und/oder Retroflexionsbewegung der HWS hervorzurufen. Analog kann die Kraft auch von vorn oder seitlich und bei einem Rückwärtsblick durch axiale Rotation auf die gedrehte HWS einwirken. Eine unmittelbare strukturelle Verletzung des Gehirns lässt sich nicht nachweisen, obwohl Patienten bei allen Schwe-

1.7.4 Rückenmarkverletzungen

Gedeckte Rückenmarkverletzungen

► Definition.

Epidemiologie: Bei einer Prävalenz der Wirbelsäulenverletzungen von 50/100 000 Einwohner und einem Altersgipfel im 40. Lebensjahr sind vorwiegend Männer betroffen. Jeder vierte Unfall, der ein Rückenmarktrauma verursacht, führt auch zu einer Kopfverletzung.

Leichtes Wirbelsäulen-Trauma

► Synonym.

► Definition.

Symptomatologie: Es treten flüchtige Sensibilitäts- und Miktionsstörungen auf.

Ätiopathogenese: Man vermutet eine transitorische Ischämie bzw. ein Ödem.

Beschleunigungstrauma der Halswirbelsäule

► Synonym.

Symptomatologie: Nacken-Kopf-Schmerzen, Schwindel, Dysästhesien und radikuläre Symptome treten oft erst nach symptomarmem freiem Intervall auf.

Ätiopathogenese: Als Folge von Auffahrunfällen entsteht ein Hyperextensions-Hyperflexions-Trauma mit **Distorsion** der HWS. Schädigungen der austretenden Nervenwurzeln (C 2 – C 8), des Plexus und des Halsmarks sind selten.

regraden der HWS-Distorsion über Schwindel, Tinnitus, Hör- und Schluckstörungen, Kopfschmerzen, Aufmerksamkeits- und Gedächtnisstörungen klagen. Die insgesamt seltenen peripheren **Nervenschädigungen** resultieren meist aus einer Einengung der Foramina intervertebralia und Kompression der Nervenwurzeln (C 2 – C 8) durch einen traumatischen Diskusprolaps oder eine **Zerrung des Plexus cervico-brachialis**. Noch seltener ist eine Kompression des Zervikalmarks durch einen HWS-Gefügeschaden (Fraktur, Luxation, Listhesis) und ein Thoracic-outlet-Syndrom (S. 454).

Diagnostik: Je nach Schweregrad der Distorsion sind Röntgenaufnahmen, ein MRT oder CT erforderlich.

Diagnostik: Nach einem Beschleunigungstrauma kann die neurologische Untersuchung neben einer schmerzhaften Bewegungseinschränkung der HWS radikuläre und vereinzelt auch medulläre Symptome ergeben, die auf eine Kompression von Nervenwurzeln und des Halsmarks hinweisen (s. u.). Obwohl die bildgebenden Verfahren meist keine dafür ursächlich infrage kommenden Läsionen nachweisen können, sind in jedem Fall Röntgenaufnahmen der HWS einschließlich Funktions- und Dens-Spezialaufnahmen zum Ausschluss einer Fraktur und Instablität angezeigt. Bei höherem Schweregrad der vermuteten Schädigung ist auch ein spinales MRT oder CT erforderlich.

Therapie und Verlauf: Nach kurz dauernder Immobilisation (kein Schanz-Kragen!) sowie einer auf zwei Wochen befristeten Einnahme von Analgetika und Muskelrelaxanzien, lokaler Wärmeanwendung und Physiotherapie bilden sich die Beschwerden bei fast 90 % der Patienten zurück.

Therapie und Verlauf: Eine immobilisierende Behandlung (ohne Schanz-Kragen bei stabiler HWS) ist nur in der ersten Woche nach dem Unfall angezeigt. Man verordnet Analgetika, z. B. Paracetamol und Muskelrelaxanzien (< 2 Wochen), lokale Wärmeanwendung und ab der zweiten Woche Physiotherapie. Bei chronischen Schmerzen und Schlafstörungen ist ein Antidepressivum indiziert. Bei fast 90 % der Patienten bilden sich innerhalb von vier Wochen die Beschwerden zurück. Zu den chronischen Schmerzen beim Zervikal-Syndrom s. S. 565.

Mittelschweres Rückenmark-Trauma

▶ **Synonym.**

▶ **Definition.**

Mittelschweres Rückenmark-Trauma

▶ **Synonym.** Compressio spinalis, Compressio medullae spinalis.

▶ **Definition.** Es handelt sich um eine Druckschädigung (Kompression) des Rückenmarks oder der Cauda equina mit sensomotorischen Ausfällen bei Einengung des Spinalkanals durch eine traumatische spinale Blutung oder Diskushernie sowie die zervikale spondylotische Myelopathie (progrediente Halsmarkkompression).

Symptomatologie: Man beobachtet sensomotorische Ausfälle bei einseitiger Rückenmarkkompression (Brown-Séquard-Syndrom). Wenn die vorderen zwei Drittel des Rückenmarkquerschnitts verletzt sind, spricht man von einem „Anterior-cord-Syndrom". Auch eine Paraspastik bei spondolytischer Stenose und eine schlaffe Paraparese beim Konus-Kauda-Syndrom sind mit segmentalen Sensibilitätsausfällen verbunden. In der Regel besteht Inkontinenz.

Symptomatologie: Typisch sind sensomotorische Ausfälle, die keinem vollständigen Querschnitt-Syndrom, sondern infolge einseitiger Rückenmarkkompression einem Brown-Séquard-Syndrom entsprechen (S. 116). Es findet sich eine dissoziierte Sensibilitätsstörung bei spastischer Monoparese oder asymmetrischer spastischer Paraparese. Wenn die vorderen zwei Drittel des Rückenmarkquerschnitts verletzt sind, spricht man von einem „Anterior-cord-Syndrom". Auch die progrediente Paraspastik bei spondolytischer Stenose und eine schlaffe Paraparese beim Kauda-Syndrom sind mit segmentalen Sensibilitätsausfällen und oft erst im weiteren Verlauf mit Sphinkterstörungen verbunden. Demgegenüber weist das seltenere isolierte Konus-Syndrom, das durch eine „Reithosenanästhesie" in den Dermatomen S 3 – S 5 gekennzeichnet ist, keine Paresen, jedoch immer eine Incontinentia urinae et alvi auf (vgl. S. 119).

Ätiopathogenese: Das Myelon wird entweder durch einen medialen **Bandscheibenvorfall**, ein epidurales Hämatom oder **spondylotische Veränderungen** komprimiert.

Ätiopathogenese: Das Myelon wird entweder durch einen akuten medialen **Bandscheibenvorfall** oder chronische **spondylotische Veränderungen** komprimiert. Seltener führt nach einem Wibelsäulentrauma ein spinales (epidurales) Hämatom, das sich zwischen Periost und Dura mater ausbreitet, zu einer Markschädigung.

Zervikale spondylotische Myelopathie

Die zervikale spondylotische Myelopathie ist durch eine degenerative **spinale Stenose** mit progredienter **Halsmarkkompression** gekennzeichnet und kann akut verlaufend das Bild eines Rückenmarktraumas (partielles Querschnittsyndrom) annehmen. Neben segmentalen Sensibilitätsstörungen der Arme entwickelt sich meist eine spastische Paraparese der Beine. In 50 % der Fälle kommen Sphinkterstörungen hinzu.

Zervikale spondylotische Myelopathie

Die zervikale spondylotische Myelopathie beruht auf einer Einengung des Spinalkanals mit **progredienter Halsmarkkompression** und ist durch ein **radikuläres Syndrom** an den Armen und ein medulläres Syndrom mit Tetra- oder Paraparese und Pyramidenbahnzeichen charakterisiert. Im Verlauf kommen bei jedem zweiten Patienten **Sphinkterstörungen** hinzu. Die zervikale Myelopathie gilt als häufigste Ursache einer Halsmarkschädigung im höheren Lebensalter. Ursächlich sind eine konnatale **spinale Stenose** mit spondylotischen Veränderungen und Zirkulationsstörungen des Halsmarks. Charakteristisch sind die Kompression des Rückenmarks und der Gefäße sowie ein intramedulläres Ödem. Im rasch progredienten Verlauf kann die Symptomatik das klinische Bild eines akuten mittelschweren Rückenmarktraumas annehmen.

Diagnostik: Ergibt die Anamnese Hinweise auf eine zunehmende Querschnittsymptomatik und die neurologische Untersuchung eine Empfindungslosigkeit unterhalb einer lokalisierbaren spinalen Läsion, so besteht der dringende Verdacht auf eine spinale Kompression: Die progrediente zervikale Myelopathie, die durch eine HWS-Distorsion verschlimmert werden und der mediale Bandscheibenprolaps, der schon nach Heben einer Last akut auftreten kann, sind bei einem Kompressionssyndrom mit bilateralen radikulären Schmerzen, Sensibilitätsstörungen und Paresen kaum zu verkennen. Differenzialdiagnostisch ist aber auch an vaskuläre spinale Prozesse und eine funikuläre Myelose zu denken.
Wirbelsäulenverletzungen mit Kompressions-Syndromen erfordern neben der wiederholten neurologischen Untersuchung eine eingehende **bildgebende Diagnostik (CT/MRT)**. Kann eine Rückenmarkkompression dadurch nicht ausgeschlossen werden, ist zusätzlich ein Myelo-CT erforderlich (S. 144 u. S. 462). Als Standarduntersuchung bei zervikaler Myelopathie eignet sich ein MRT der HWS: Abb. **B-1.150**. Mittels MRT lassen sich neben knöchernen Verletzungen die Halsmarkkompression bei spinaler Stenose und Spondylose, eine Diskushernie und ein spinales Hämatom sicher nachweisen. Hierzu empfehlen sich sagittale T1- und T2-gewichtete Spin-Echo-Sequenzen, die transaxiale T2-gewichtete Turbo-Spin-Echo-Sequenz, auch mit Schrägaufnahmen der Neuroforamina und die sagittale T1-gewichtete STIR-Sequenz. Die transaxiale T2*- gewichtete MEDIC-Sequenz erlaubt zudem eine optimierte Darstellung von Signalveränderungen des Myelons.
Hilfreich ist auch die Beurteilung der zentralen und peripheren Leitungsbahnen mittels SSEP und MEP.

Diagnostik: Anamnestische Hinweise auf eine allmählich oder akut zunehmende Querschnittsymptomatik begründen den Verdacht auf eine spinale Kompression. Die chronisch progrediente zervikale Myelopathie ist ebenso wie eine mediale Diskushernie kaum zu verkennen, wenn bilaterale radikuläre Schmerzen, Sensibilitätsstörungen und Paresen auftreten.

Wirbelsäulenverletzungen sind mithilfe der **Bildgebung** abzuklären (Abb. **B-1.150**). **Myelo-CT und MRT** sichern die Diagnose einer Rückenmarkkompression auch im Fall der zervikalen Myelopathie und eines spinalen Hämatoms.

B-1.150 Zervikale spondylotische Myelopathie (MRT-T2-Bild)

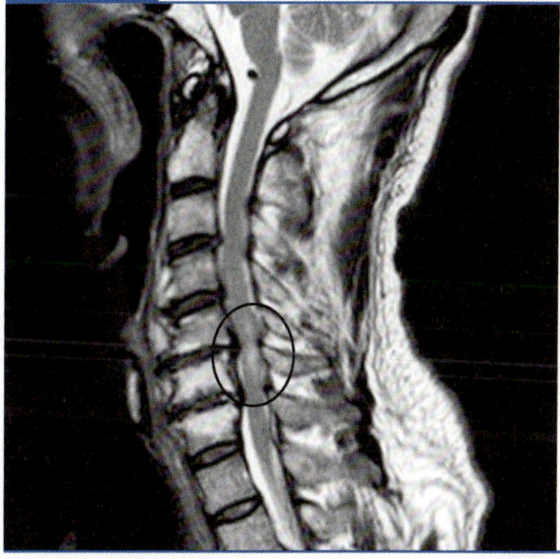

58-jähriger Koch mit progredienter sensomotorischer Tetraparese, beiderseits positivem Babinski-Zeichen und positivem Romberg-Phänomen. Das HWS-MRT (sagittale T2-gewichtete Sequenz) zeigt ein eine myelopathische Läsion (Oval) bei diskogener und osteoligamentärer Spinalkanalstenose mit Schwerpunkt in Höhe HWK 5 und 6.

B-1.150

Therapie und Verlauf: Eine frühzeitige operative Entlastung ermöglicht Teilremissionen insbesondere bei partiellen Querschnitt-Syndromen und einem nicht länger als eine Woche anhaltenden spinalen Schock. Bei instabilen Frakturen sind operative Stabilisierung oder konservative Wirbelsäulen-Extensionsbehandlung angezeigt. Ein epidurales Hämatom muss **unverzüglich ausgeräumt** werden, da sonst nicht mehr mit einer Rückbildung der Symptome gerechnet werden kann. Eine absolute Indikation zur operativen Dekompression besteht auch bei akutem medialem Bandscheibenvorfall mit Rückenmark- oder Kauda-Syndrom und bei *rasch* progredienter zervikaler spondylotischer Myelopathie. Zu Intensivmaßnahmen siehe S. 377.

Therapie und Verlauf: Eine frühzeitige Entlastungsoperation ermöglicht Teilremissionen insbesondere bei partiellen Querschnitt-Syndromen.

Ein epidurales Hämatom ist **unverzüglich** auszuräumen. Zu den Intensivmaßnahmen siehe S. 377.

► Klinischer Fall. Eine 52-jährige Taxifahrerin, deren Pkw bei Aquaplaning ins Schleudern geriet und frontal mit einem entgegenkommenden Fahrzeug zusammenstieß, erlitt eine Fraktur des 2. HWK mit Bogenwurzelbeteiligung links. Neurologisch fand sich eine dissoziierte Empfindungsstörung von C 2 abwärts mit herabgesetzter Berührungs- und Lageempfindung links sowie kontralateraler Hypalgesie und Thermhypästhesie. Die Eigenreflexe waren am linken Arm abgeschwächt, an den unteren Extremitäten erloschen. Nach Ausräumung der Bandscheibe C 2/3 wurde eine ventrale Spondylodese durch Knochenspanimplantation und Plattenverschraubung vorgenommen. Nach Abklingen des spinalen Schocks bildete sich die partielle Querschnittsymptomatik innerhalb von zwei Wochen vollständig zurück.

► Klinischer Fall.

Schweres Rückenmark-Trauma

► **Synonym.**

► **Definition.**

Symptomatologie: Unter radikulären Symptomen und Zeichen eines **spinalen Schocks** mit schlaffen Paresen entwickelt sich eine Querschnittlähmung. Bei einer schweren Kontusion ist je nach deren Höhe mit Tetra- oder Paraplegie zu rechnen.

Ätiopathogenese: Zum traumatischen Querschnitt-Syndrom führen Verkehrs- und Arbeitsunfälle, häusliche Treppenstürze und Sportverletzungen (Abb. **B-1.151**).

Schwere Wirbelsäulentraumen verursachen Quetsch-, Riss- und Scherverletzungen bis zur Durchtrennung (Lazeration) des Rückenmarks. Meist ist die untere HWS oder der thorakolumbale Übergang betroffen. Stauchung, Hyperflexion oder Rotation der Wirbelsäule führen zu **intramedullären Blutungen** und zentralen **ischämischen Nekrosen**.

Diagnostik: Eine Para- oder Tetraplegie und Rententio urinae prägen das Bild der traumatischen Querschnittlähmung. Eine **Notfall-CT-** und/oder **MRT-Untersuchung** der Wirbelsäule sowie eine Liquoruntersuchung sind umgehend vorzunehmen.

B-1.151

Schweres Rückenmark-Trauma

► **Synonym.** Contusio medullae spinalis, Contusio spinalis.

► **Definition.** Es handelt sich um eine kontusionelle Rückenmarkschädigung mit medullären Ausfällen bis zur kompletten Querschnittlähmung infolge dislozierter Wirbelfraktur und intramedullärer Blutung.

Symptomatologie: Eine schwerere spinale Kontusion führt unter radikulären Schmerzen rasch zum vollständigen Querschnitt-Syndrom mit Para- oder Tetraplegie, Ausfall der Sensibilität unterhalb der Läsion und Störung der Blasen-/Mastdarm-Funktionen. Initial besteht ein **spinaler Schock** mit schlaffer Lähmung unterhalb der Läsion (S. 114). Je nach Schädigungsniveau sind Querschnitt-Syndrome mit anfangs schlaffen und im Verlauf spastischen Paresen, einer Tetraplegie (zervikal) oder Paraplegie (thorakal und lumbal) zu unterscheiden.

Ätiopathogenese: Neben Verkehrs- und Arbeitsunfällen sind es häusliche Unfälle, z. B. Treppenstürze, und unter den Sportverletzungen v. a. Badeunfälle nach Kopfsprüngen in flaches Wasser, auch Sportflugabstürze, die zu einem Querschnitt-Syndrom führen (vgl. Abb. **B-1.151**).
Bei schweren Wirbelsäulentraumen kommen vielfältige Quetsch-, Riss- und Scherverletzungen des Rückenmarks bis zur Durchtrennung (Lazeration) vor. Die akuten traumatischen Läsionen können alle Abschnitte der Wirbelsäule vom Foramen occipitale magnum bis zum Os sacrum betreffen, finden sich aber am häufigsten im Bereich der unteren Halswirbelsäule und am thorakolumbalen Übergang. Markschädigungen werden v. a. durch Stauchung, Hyperflexion und Rotation der Wirbelsäule verursacht. Wird eine Kopfbewegung durch einen plötzlichen Aufprall, Schlag oder Stoß gebremst, kann die Halswirbelsäule durch die Gewalt der anhaltenden Körperbewegung derart gestaucht und torquiert werden, dass Frakturen, Luxationen oder Luxationsfrakturen eines oder mehrerer Wirbel auftreten. Das Myelon wird erheblich durch Knochenfragmente und Wirbeldislokation geschädigt. Pathologisch-anatomisch sieht man **intramedulläre Blutungen** und Mikrozirkulationsstörungen mit Ödem, die zu zentralen **ischämischen Nekrosen** führen.

Diagnostik: Eine sensomotorische Para- oder Tetraplegie und Rententio urinae prägen das Bild der kompletten traumatischen Querschnittlähmung. Bei jeder akuten Wirbelsäulenverletzung ist umgehend eine **Notfall-CT-** und/oder **MRT-Untersuchung** zum Nachweis von Frakturen und Dislokationen (CT) und zur Darstellung des Rückenmarks in Höhe der Läsion (MRT) sowie die differenzialdiagnostisch wichtige Liquoruntersuchung vorzunehmen. Darüber hinaus sind SSEP- und MEP-Ableitungen angezeigt.

B-1.151 Fraktur des 3. und 4. Thorakalwirbels

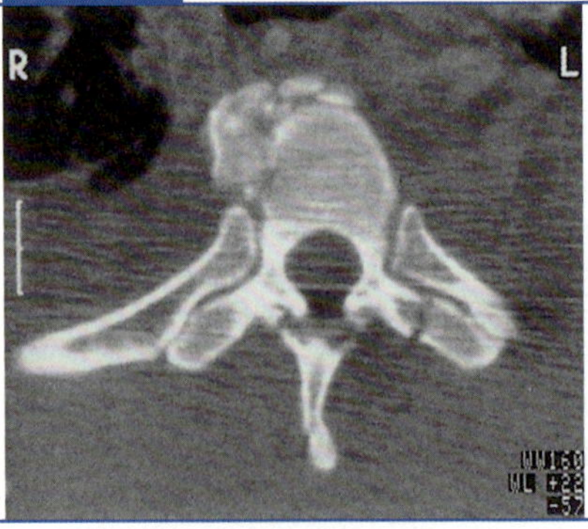

Spinales CT eines 30-jährigen Mannes, der beim Drachenfliegen abstürzte und sich eine Querschnittlähmung (Paraparese) zuzog. Kompressionsfraktur des 3. und 4. Brustwirbelkörpers mit hypodenser Spongiosastruktur, Frakturen des linken Processus transversus und des Processus spinosus des 4. BWK.

Therapie: Die akute traumatische Querschnittlähmung erfordert initial eine **intensivmedizinische Überwachung**, da sie zu kardiovaskulären, pulmonalen und gastrointestinalen Komplikationen führen kann. Zusätzlich bestehen Risiken einer spinalen Minderperfusion, eines neurogenen Schocks mit Lungenödem und einer dysautonomen Krise (hypertensive Krise und Bradykardie) v. a. bei Überdehnung der Blase. Die Intensivbehandlung wird nach ausreichender Schmerzbehandlung (Metamizol-Kurzinfusionen, keine Opiate) in einem Spezialbett mit zweistündlicher Umlagerung fortgesetzt (Dekubitus-Prophylaxe, Verhinderung von Kontrakturen). Ein **EKG-RR-Monitoring** ist notwendig, weil die gestörte sympathische Innervation und der bei Läsionen oberhalb Th 6 verstärkte Vagotonus zu Bradykardie (Gefahr des Herzstillstands!) führen. Bei zervikalen und hochthorakalen Läsionen sind die Patienten **beatmungspflichtig.** Außerdem sind die Kontrolle der Vitalkapazität, eine Atemtherapie und von Beginn an eine aseptische Blasenkatheterisierung notwendig; später ein Blasentraining, damit der Patient die Reflexblase nutzt (S. 83). Bewegungsübungen beginnen nach Stabilisierung der Wirbelsäule.
Eine Kortikosteroidtherapie ist nicht zweckmäßig. Wegen erheblicher Thromboseneigung und Emboliegefahr ist bei akut Querschnittgelähmten eine Low-dose-Heparinisierung angezeigt. Regelmäßige neurologische Untersuchungen sind wegen des Risikos einer Zunahme der Ausfälle mit Anstieg der spinalen Läsionshöhe (Blutung!) notwendig.

Therapie: Die Intensivtherapie, einschließlich Überwachung, insbesondere **EKG-Monitoring** umfasst:
- zweistündliche Umlagerung (En-bloc-Drehung) zur Dekubitus-Prophylaxe und Verhinderung von Kontrakturen
- Magenulkusprophylaxe
- Low-dose-Heparinisierung
- von Beginn an aseptische suprapubische Blasenkatheterisierung

▶ Merke.
- Bei hoher Tetraplegie besteht Beatmungspflicht, weil Interkostalmuskulatur und Zwerchfell paretisch sind (vollständige Atemlähmung bei Läsion oberhalb C 4!).
- Bei Läsionen oberhalb Th 6 überwiegt der Vagotonus wegen gestörter sympathischer Innervation des Herzens und mit Bradykardie (Gefahr des Herzstillstands beim Absaugen!).

▶ Merke.

Ein chirurgischer Eingriff bei komplettem Querschnitt-Syndrom infolge einer akuten spinalen Kontusion ist – anders als bei spinaler Kompression – grundsätzlich nicht indiziert. Bei Instabilität ist eine operative Stabilisierung angezeigt, alternativ eine Extensionsbehandlung der Wirbelsäule.

Es gibt keine absolute Operationsindikation bei einem kompletten traumatischen Querschnitt-Syndrom. Bei Instabilität ist eine operative Stabilisierung angezeigt.

Verlauf: Komplette Querschnittsyndrome und Läsionen der vorderen zwei Drittel des Rückenmarks (Anterior-cord-Syndrom S. 117) haben eine ungünstige Prognose. Die meisten hohen Querschnittlähmungen nach Motorradunfällen führen entweder unmittelbar nach dem Ereignis oder im weiteren Verlauf zum Tod. Häufige Komplikation ist eine Niereninsuffizienz nach chronischem Harnwegsinfekt. Die Sieben-Jahres-Überlebensrate der Querschnittsgelähmten insgesamt liegt bei etwa 90 %.

Verlauf: Die Prognose hängt vom Alter des Patienten und vom Querschnittniveau ab. 90 % der Verletzten haben eine Überlebenszeit von mindestens sieben Jahren. Eine häufige Komplikation ist Niereninsuffizienz nach Harnwegsinfekt.

Offene Rückenmarkverletzungen

Offene Rückenmarkverletzungen

▶ Definition. Als offene Rückenmark- und Kaudaverletzung bezeichnet man penetrierende Wirbelsäulentraumen mit Dura-Eröffnung v. a. als Folge von Schuss- oder Stichverletzungen.

▶ Definition.

Epidemiologie: Weniger als 10 % der Rückenmarkläsionen sind offene Traumen, ihr Anteil ist bei Kriegsverletzungen erheblich höher.

Epidemiologie: < 10 % der RM-Verletzungen sind offen.

Symptomatologie und Ätiopathogenese: Wie bei gedeckten Rückenmarktraumen kommt es zu Querschnittlähmungen mit Para- oder Tetraplegie, gelegentlich auch zu einem Brown-Séquard-Syndrom. Schuss- und Stichverletzungen, die eine Duraeröffnung verursachen, führen zur Gewebezerstörung mit medullärer Blutung und begleitendem Ödem, seltener auch zu einem spinalen epiduralen Hämatom oder Abszess (S. 293).

Symptomatologie und Ätiopathogenese: Es kommt zum partiellen oder kompletten Querschnittsbild. Meist sind es Schuss- oder Stichwunden mit Duraverletzung und medullärer Blutung.

Therapie und Verlauf: In jedem Fall ist ein operativer Verschluss der Duraverletzung unter systemischer Antibiotikatherapie erforderlich. Die lokale Instillation eines Antibiotikums und eine Kortikosteroidgabe ist nicht Erfolg versprechend. Wird die offene Rückenmarkverletzung nicht unverzüglich operiert, so besteht die Gefahr einer **Liquorfistel** mit Infektion der Meningen. Die Infektionsrate beträgt 10 %.

Therapie und Verlauf: Duraverletzungen werden unter Antibiose operativ verschlossen. Der Verlauf kann durch eine **Liquorfistel** und Infektion der Meningen kompliziert sein.

1.7.5 Strahlenschäden des ZNS

► Synonym.

► Definition.

Symptomatologie: Die therapeutische Radiatio kann Hirndruckzeichen und bei Rückenmarkschädigung ein partielles **Querschnitt-Syndrom** mit dissoziierter Sensibilitätsstörung hervorrufen.

Ätiopathogenese: Eine Strahlenschädigung des Gehirns oder Rückenmarks durch therapeutische Radiatio führt zu Entmarkungen und zystischen Parenchymnekrosen (Leukenzephalopathie oder Strahlenmyelopathie). Ionisierende Strahlen sind auch ein Faktor in der Pathogenese von Hirntumoren (S. 304).

Nukleare Strahlenschäden (Reaktorunfälle, Atombomben) verursachen schwerste Parenchymnekrosen.

Diagnostik: Charakteristisch sind **Hirndruckzeichen** bei zerebralen Strahlenschäden und **segmentale Schmerzen** mit **Hyperalgesie** bei Strahlenmyelopathie.

Differenzialdiagnose: Rezidive bestrahlter Tumoren sind auszuschließen.

Therapie: Eine raumfordernde Strahlennekrose des Gehirns kann reseziert, bei myelogenen Schmerzen können Kortikosteroide eingesetzt werden.

Verlauf: Zu den Spätfolgen sind fokale **epileptische Anfälle** und eine Demenz zu rechnen. Die Letalität v. a. der Strahlenmyelopathie ist hoch.

1.7.5 Strahlenschäden des ZNS

► **Synonym.** ZNS-Schädigung durch ionisierende Strahlen.

► **Definition.** Entmarkungen und zystische Parenchymnekrosen des Gehirns und Rückenmarks (Leukenzephalopathie, Myelopathie) durch Einwirkung ionisierender Strahlen, meist nach therapeutischer Radiatio; generalisierte Nekrose des ZNS als Folge nuklearer Traumen (Reaktorunfall, Atombombe).

Symptomatologie: Unter der Strahlentherapie von Hirntumoren treten häufig Hirndruckzeichen (Kopfschmerzen, Somnolenz) und Hirnnervensymptome (Optikusschädigung!), im weiteren Verlauf auch Gedächtnis- und Orientierungsstörungen auf. Wird das Rückenmark durch Strahlen geschädigt, klagen die Patienten über brennende Schmerzen. Nicht selten entwickelt sich ein **Brown-Séquard-Syndrom** oder ein **A.-spinalis-anterior-Syndrom** mit spastischen Paresen, dissoziierter Empfindungsstörung und neurogener Blasenstörung.

Ätiopathogenese: Die Behandlung mit ionisierenden Strahlen kann reversible und irreversible Läsionen im Gehirn und Rückenmark verursachen:

- Durch therapeutische Radiatio von Hirntumoren wird das umgebende Gewebe, einschließlich der Gefäße, geschädigt. Nach Monaten und Jahren manifestiert sich eine **Leukenzephalopathie** mit Entmarkungen, Parenchymnekrosen und Zysten.
- Die iatrogene **Strahlenmyelopathie** betrifft v. a. das Thorakal- und Zervikalmark. Auch die Medulla oblongata kann geschädigt sein. Morphologisch findet man im Myelon wie bei der zerebralen Läsion Entmarkungsherde vorwiegend der weißen Substanz. Die Toleranzdosis beträgt für Gamma- und Röntgenstrahlen etwa 2 Gy Einzeldosis und 45 – 55 Gy Gesamtdosis.
- Ionisierende Strahlen sind auch ein Faktor in der Pathogenese von Hirntumoren (S. 304).

Eine **nukleare Strahlenschädigung** durch Reaktorunfälle oder Atombombenexplosionen verursacht schwerste generalisierte Nekrosen, Verbrennungen, Blutungen und sekundär hypoxische, meist letale Läsionen des ZNS.

Diagnostik: Eine Strahlenschädigung des Gehirns ist nach Tagen und Wochen an Kopfschmerzen und zunehmendem **Hirndruck** mit Vigilanzstörung und Stauungspapille zu erkennen, wird aber leicht verkannt und auf die Grundkrankheit bezogen, wenn zerebrale Herdsymptome und nach Monaten Zeichen einer Demenz hinzukommen. Bei der Strahlenmyelopathie stellen sich oft erst mit Latenz von 6 – 12 Monaten und noch Jahre nach der Radiatio **segmentale Schmerzen** und eine **Hyperalgesie** ein. Computer- und kernspintomografisch lassen sich am Gehirn die hypodense Strahlennekrose und das Begleitödem darstellen, am Rückenmark jedoch nicht immer ein vergleichbarer pathologischer Befund nachweisen.

Differenzialdiagnose: Rezidive von Hirn- bzw. Rückenmarktumoren und Metastasen, die zuvor bestrahlt wurden, sind auszuschließen, damit die Radiatio nicht im Zweifelsfall wiederholt wird. MR-Spektroskopie und PET dienen der Unterscheidung von neoplastischen Veränderungen.

Therapie: Bei zunehmendem Hirndruck mit intrakranieller Massenverschiebung wirkt die operative Entfernung der Strahlennekrose entlastend. Demgegenüber ist eine Strahlenmyelopathie therapeutisch kaum zu beeinflussen. Kortikosteroide können bei Hirnödem und brennenden myelogenen Schmerzen gegeben werden.

Verlauf: Spätfolgen von Bestrahlungen des Gehirns sind zentrale Herdsymptome, darunter fokale **epileptische Anfälle** und demenzieller Abbau. Die Letalität hängt von der Grunderkrankung, Strahlendosis und dem Bestrahlungsfeld ab. Je höher das bestrahlte Feld im Rückenmark, desto seltener wird eine Strahlenmyelopathie überlebt. Die Letalität liegt bei 50 %.

1.7.6 Elektrotrauma des ZNS

▶ Definition. Schädigung von Gehirn und Rückenmark durch Elektrizität (Strom- oder Blitzschlag).

Epidemiologie: Niederspannungsunfälle im Haushalt (85 %) mit Wechselstrom (220 – 360 Volt) sind insgesamt wesentlich häufiger als Hochspannungsunfälle (> 1000 Volt). 50 % der tödlichen Elektrounfälle sind Arbeitsunfälle.

Symptomatologie: Wird das Gehirn von Strom durchflossen, so kommt es, abhängig von der Dauer, zu Vigilanzstörungen bis zum **Koma** und tetanischen Krämpfen bis zum Opisthotonus. Häufig tritt ein tonisch-klonischer Anfall auf. Ein Elektrotrauma des Rückenmarks führt zum Querschnitt-Syndrom mit spastischen Paresen distal der Strommarke.

Pathophysiologie: Bei einem Elektrounfall wird der Stromkreis durch den menschlichen Körper geschlossen. Dadurch entsteht die Gefahr des Herz-Kreislauf-Stillstands (meist Kammerflimmern) und einer „Elektronarkose" (Koma). Wechselstrom ist gefährlicher als Gleichstrom. Charakteristisch sind petechiale intrazerebrale Blutungen und ein Hirnödem. Durch die **elektrothermische Wirkung** werden auch die Hirnhäute geschädigt, sodass sich eine aseptische Meningitis oder Arachnoiditis entwickeln kann. Werden beide Arme von Strom durchflossen, entstehen lokale **Koagulationsnekrosen** im Halsmark, werden die Beine betroffen, im Lumbalmark.
Die elektrothermischen Schädigungen (Verbrennungen gemäß Joule-Effekt) entstehen durch direkten Kontakt, Lichtbogen oder Blitzschlag.

▶ Merke. Schon in unmittelbarer Nähe von Hochspannungsleitungen besteht die Gefahr eines Stromüberschlags (Licht- oder Flammenbogen) mit schweren Verbrennungen. Auch ein Blitz kann von einem Menschen auf den anderen überspringen.

Diagnostik: Die Untersuchung ergibt neben **Strommarken** und weiteren Hautverbrennungen häufig zerebrale Herdsymptome und/oder ein Querschnittssyndrom. Bei jedem zweiten Patienten findet sich ein Trommelfellschaden. Das EEG zeigt eine umschriebene zerebrale Funktionsstörung und oft epileptische Potenziale. In jedem Fall sind eine neuroradiologische Abklärung (CT, MRT) und kardiologische Untersuchung (EKG) notwendig.

Therapie: Der Verletzte wird nach Abschalten des Stroms geborgen und, wenn Störungen der Vigilanz oder Atmung bestehen, frühzeitig intubiert. Häufig ist Reanimation/Defibrillation notwendig, indiziert ist auch ein über die klinische Aufnahme hinausgehendes Monitoring.

Verlauf: Spätfolgen sind spastische Paresen, epileptische Anfälle, extrapyramidale Hyperkinesen und im Fall einer elektrotraumatischen Duraeröffnung eine Meningitis. Noch drei bis fünf Jahre nach dem Elektrotrauma kann sich eine Motoneuronerkrankung entwickeln. Etwa 1 % der Niedervoltunfälle und 10 % der Hochspannungsunfälle, jedoch > 30 % der Blitzschlagunfälle enden letal.

▶ Klinischer Fall. Der 35-jährige Gastwirt wurde von einem herabfallenden Starkstromkabel getroffen, als er bei einem Hausbrand Löscharbeiten verrichtete. Er wurde vom Notarzt primär versorgt, intubiert und beatmet. Neben Strommarken am rechten Arm fand sich linksseitig eine Hemiparese. Später traten Myoklonien des linken Arms auf, die bei erhaltener Vigilanz 2 – 3 min anhielten (Jackson-Anfälle). Das EEG ergab einen epileptogenen Fokus frontotemporal rechts. Unter Gabe von Carbamazepin retard sistierten die Anfälle. Die spastische Hemiparese bildete sich nur unvollständig zurück.

1.7.6 Elektrotrauma des ZNS

▶ Definition.

Epidemiologie: Niederspannungsunfälle (meist 220 – 360 Volt) sind häufiger als Hochspannungsunfälle (> 1000 Volt).

Symptomatologie: Das Elektrotrauma des Gehirns kann ein tiefes **Koma** und tonisch-klonische Anfälle, das des Rückenmarks eine Querschnittlähmung hervorrufen.

Pathophysiologie: Infolge der **elektrothermischen Wirkung** werden Hirn- und Rückenmark-Schädigungen mit Ödem, Blutungen und **Koagulationsnekrosen** verursacht.

▶ Merke.

Diagnostik: Man beobachtet lokale **Strommarken** und weitere Hautverbrennungen, zerebrale Herdsymptome oder ein Querschnitt-Syndrom. Ein EEG, CT oder MRT und eine kardiologische Untersuchung (EKG) sind in jedem Fall erforderlich.

Therapie: Bei Vigilanz- und Atemstörungen ist schon am Unfallort Intubation, Beatmung und lückenloses Monitoring notwendig.

Verlauf: Spätfolgen sind spastische Paresen, Epilepsie oder auch Meningitis.

▶ Klinischer Fall.

1.8 Durchblutungsstörungen des Gehirns und Rückenmarks

1.8.1 Überblick

Man unterscheidet:
- **zerebrale Ischämien** durch Thromboembolie, zerebrale Mikroangiopathie, Vaskulitis oder Hirnvenen- und Sinusthrombosen
- **vaskuläre Hirnblutungen** in Form eines intrazerebralen Hämatoms oder einer SAB

Auch bei den **spinalen Durchblutungsstörungen** sind Ischämien häufiger als Blutungen.

1.8.2 Zerebrale Ischämien

▶ Synonym.

▶ Definition.

Epidemiologie: Die Inzidenz liegt bei 110 – 220/100 000 Einwohner.

Der größte **Risikofaktor** ist die **arterielle Hypertonie**. Weitere Risikofaktoren sind **Lebensalter**, **Herzkrankheiten**, **Diabetes mellitus** und **Nikotinabusus**.

Die zerebralen Durchblutungsstörungen liegen an dritter Stelle der Mortalitätsstatistik.

1.8 Durchblutungsstörungen des Gehirns und Rückenmarks

1.8.1 Überblick

Durchblutungsstörungen des Gehirns sind die häufigsten Ursachen zentraler neurologischer Ausfälle. Der „Schlaganfall“ ist keine Krankheitseinheit. Man unterscheidet v. a. zerebrale Ischämien und vaskuläre Hirnblutungen:
- **zerebrale Ischämien** (80 – 85 %) als Folge von:
  - Thromboembolien der Hirngefäße
  - kardiogenen Embolien
  - zerebraler Mikroangiopathie
  - Vaskulitiden
  - Hirnvenen- und Sinusthrombosen sowie weiteren seltenen Ursachen (Dissekat, Migräne, Thrombophilie)
- **vaskuläre Hirnblutungen** (15 – 20 %):
  - intrazerebrales Hämatom
  - Subarachnoidalblutung (SAB)

Unter den insgesamt wesentlich selteneren **spinalen Durchblutungsstörungen** überwiegen ebenfalls die Rückenmarkinfarkte gegenüber den vaskulären Rückenmarkblutungen.

1.8.2 Zerebrale Ischämien

▶ **Synonym.** Ischämischer Insult.

▶ **Definition.** Zerebrale Ischämien sind Folge von Perfusionsstörungen bei stenosierenden oder obstruierenden Prozessen der Hirngefäße. Meist handelt es sich um degenerative Wandveränderungen und thrombotische bzw. thromboembolische Verschlüsse extra- oder intrakranieller Hirnarterien. Häufigste Ursachen sind die arteriosklerotische Makro- und Mikroangiopathie bei arterieller Hypertonie und kardiale Embolien. Nach Schweregrad und Verlauf der zerebralen Ischämien unterscheidet man v. a. transitorische ischämische Attacken (TIA) und Hirninfarkte. Die neurologischen Ausfälle lassen auf den Versorgungsbereich der betroffenen Hirngefäße und differente Infarktmuster schließen. Großhirnhemisphäreninfarkte bei Ischämien im Karotis-Stromgebiet (vorderer Kreislauf) sind von Hirnstamm- und Kleinhirninfarkten bei Ischämien im Vertebralis-Basilaris-Stromgebiet (hinterer Kreislauf) abzugrenzen. Zur Arteriitis cranialis siehe S. 397, zu den venösen Abflussstörungen des Gehirns S. 398.

Epidemiologie: Die rohen Inzidenzraten der zerebrovaskulären Erkrankungen liegen in den meisten Industrienationen zwischen 110 und 220/100 000 Einwohner (Deutschland: 160 – 210/100 000). In der erwachsenen Bevölkerung wird die Prävalenz auf 2000 – 2500/100 000 geschätzt.

Der größte **Risikofaktor** zerebraler Ischämien ist die **arterielle Hypertonie**. Prospektive Studien zeigen, dass die Inzidenz der Hirninfarkte eng mit der Höhe des Blutdrucks korreliert ist und das Infarktrisiko unter antihypertensiver Therapie sowohl bei primärer als auch bei sekundärer Prävention erheblich sinkt. Mit zunehmendem **Lebensalter**, insbesondere wenn eine **Herzerkrankung** (Vorhofflimmern, Linksherzinsuffizienz) oder ein **Diabetes mellitus** vorliegt, steigt das Hirninfarktrisiko. Männer sind häufiger betroffen als Frauen; der Geschlechtsunterschied verringert sich aber in den höheren Dekaden. **Nikotinabusus** erhöht das Hirninfarktrisiko um das Dreifache. Bei Alkoholismus, Obesitas und Hyperlipidämie besteht ebenfalls ein erhöhtes Hirninfarktrisiko, das mit dem Auftreten weiterer, auch psychosozialer Faktoren ansteigt. Zu den Gerinnungsstörungen s. „Diagnostik zerebraler Ischämien“.

Zerebrale Durchblutungsstörungen liegen hinter den kardiovaskulären und tumorösen Erkrankungen an dritter Stelle der Mortalitätsstatistik westlicher Länder. Während in den letzten beiden Jahrzehnten die Inzidenz und die Mortalität (Reduktion in Deutschland um etwa 60 %) der zerebralen Durchblutungsstörungen sanken, stieg die Prävalenz mit der höheren Lebenserwartung an.

Symptomatologie: Prodromi sind v. a. Kopfschmerzen und Schwindel. Dem betroffenen Gefäßversorgungsareal entsprechend kommt es zu richtungweisenden neurologischen Ausfällen: bei einem Großhirnhemisphäreninfarkt zu einer kontralateralen Hemiparese, bei einem Hirnstamminfarkt häufig zu einer gekreuzten Symptomatik, bei einem Kleinhirninfarkt zu einer homolateralen Hemiataxie. Bei ausgedehnten zerebralen Ischämien entwickelt sich infolge des zunehmenden Hirnödems eine Vigilanzstörung.

Symptomatologie: Die Symptomatik richtet sich nach dem betroffenen Gefäßstromgebiet. Bei ausgedehnten zerebralen Ischämien entwickelt sich eine Vigilanzstörung.

Transitorische ischämische Attacke (TIA)

▶ **Definition.** Als flüchtige Ischämien oder transitorische ischämische Attacken (TIA) bezeichnet man zerebrale Durchblutungsstörungen mit neurologischen Symptomen, die sich innerhalb von 24 Stunden vollständig zurückbilden und in der Bildgebung keine morphologischen Befunde hinterlassen. Mehr als 80 % der transitorisch ischämischen Attacken dauern jedoch weniger als 30 min. Es besteht die Tendenz zu Rezidiven.

Symptomatologie: Transitorische ischämische Attacken gehen oft mit Sensibilitäts- und Motilitätsstörungen einher.
Sehr charakteristisch für eine TIA im Karotis-Stromgebiet (vorderer Kreislauf) ist die **Amaurosis fugax**, eine flüchtige monokulare Blindheit, die wie ein langsam fallender Vorhang erlebt wird. Eine TIA im vertebrobasilären Stromgebiet (hinterer Kreislauf) ist durch Vertigo, Vomitus, Ataxie, **Verschwommensehen**, **Dysarthrie**, Dysphagie und „drop attacks" (Sturzanfälle) gekennzeichnet, die ohne Vigilanzstörung ablaufen.
Wenn ein Patient z. B. berichtet, dass er beim Tapezieren heftige Schmerzen im Arm verspürt habe und plötzlich gestürzt sei („drop attack"), kann dies ein Hinweis auf eine hochgradige Subklavia-Stenose (Subclavian-steal-Syndrom, s. „Ätiopathogenese") sein.
In einer hypertensiven Krise (Blutdruckwerte meist > 200/120 mmHg) können neben Kopfschmerzen und Erbrechen auch Vigilanzstörungen und transitorische neurologische Symptome wie Aphasie, Hemianopsie, Papillenödem, Netzhautblutungen und ein epileptischer Anfall auftreten. Hier handelt es sich jedoch um eine **hypertensive Enzephalopathie** und nicht um eine TIA.

Symptomatologie: Häufig sind sensomotorische Störungen.

Für eine TIA im vorderen Kreislauf sind eine Aphasie und die **Amaurosis fugax** typisch. Bei einer TIA im hinteren Kreislauf berichten die Patienten oft über **Verschwommensehen** und **Dysarthrie**.

Armschmerzen bei Arbeiten über Kopfhöhe mit „drop attacks" können auf ein Subclavian-steal-Syndrom (s. u.) hinweisen.

Ätiopathogenese: Meist liegen einer TIA **Mikroembolien** von ulzerierenden atheromatösen Plaques extrakranieller Hirngefäße (A. carotis, A. vertebralis) oder kardiogene Mikroembolien zugrunde. So wird z. B. die Amaurosis fugax durch Mikroembolien im Versorgungsbereich der A. carotis (A. ophthalmica), seltener aus dem Herzen, verursacht. Auch ein plötzlicher **Blutdruckabfall** kann eine TIA hervorrufen, ferner eine akute traumatische Läsion (S. 369) oder eine Thrombo- oder Polyzythämie.
Bei einer **Stenose der linken A. subclavia**, die vor dem Abgang der A. vertebralis lokalisiert ist und mit einer Blutdruckdifferenz von > 25 mmHg im Seitenvergleich einhergeht, wird das Blut für den minderperfundierten Arm dem Hirnkreislauf entzogen: Es kommt zur Strömungsumkehr mit retrogradem Blutfluss in der poststenotischen A. vertebralis und damit zur Minderperfusion im vertebrobasilären Kreislauf (**Subklavia-Anzapf-** oder **Subclavian-steal-Syndrom**, s. Abb. **B-1.158b**).
Ein **intrazerebrales Steal-Phänomen** (Steal-Effekt) liegt vor, wenn es durch Hyperkapnie zu Vasodilatation in gesunden Hirnregionen kommt und dadurch dem Ischämie-Areal Blut entzogen wird. Beim umgekehrten Steal-Phänomen kommt es infolge Hypokapnie zu Vasokonstriktion in gesunden Hirnregionen, sodass dem ischämischen Gewebe Blut zugeführt wird. Von dem Steal-Phänomen können benachbarte oder weit entfernt liegende Hirnregionen betroffen sein.

Ätiopathogenese: Meist liegen einer TIA **Mikroembolien** zugrunde. Auch ein plötzlicher **Blutdruckabfall** kann eine TIA auslösen.

Eine hämodynamisch relevante **Stenose der linken A. subclavia** kann zur Minderperfusion im vertebrobasilären Kreislauf führen (**Subklavia-Anzapf-** oder **Subclavian-steal-Syndrom**).

Ein **intrazerebrales Steal-Phänomen** liegt vor, wenn durch Vasodilatation in gesunden Hirnregionen dem Ischämiebezirk Blut entzogen wird.

Hirninfarkt

▶ **Definition.** Die neurologische Symptomatik des kompletten Hirninfarkts („completed stroke") setzt akut oder subakut ein, schreitet dann nicht mehr fort und bildet sich nicht oder nur unvollständig zurück. Oft gehen dem Hirninfarkt transitorische ischämische Attacken (TIA) voraus. Seltener ist ein progredienter Hirninfarkt („progressive stroke"), bei dem die Symptomatik kontinuierlich oder schubweise zunimmt; er kann sich partiell zurückbilden oder in einen kompletten Hirninfarkt übergehen. Diese am Verlauf orientierte Klassifikation muss bei jeder erstmals oder wiederholt auftretenden zerebralen Ischämie durch morphologische und pathophysiologische Kriterien ergänzt werden. Bei komplettem Infarkt entsteht eine Kolliquationsnekrose, in die es sekundär einbluten kann. Ätiopathogenetisch unterscheidet man eine **Makroangiopathie** mit Territorial-, Grenzzonen- und Endstrominfarkten von einer **Mikroangiopathie** mit lakunären Infarkten und subkortikaler arteriosklerotischer Enzephalopathie (SAE).

Symptomatologie

Großhirnhemisphären-Infarkte: Bei Ischämie im Bereich der **A. cerebri anterior** besteht eine kontralaterale **beinbetonte Hemiparese**, evtl. mit Sensibilitätsstörung und Inkontinenz (Abb. **B-1.152**).

Großhirnhemisphären-Infarkte: Bei einer Ischämie im Versorgungsbereich der **A. cerebri anterior** entwickelt sich auf der Gegenseite eine anfangs schlaffe, später spastische **beinbetonte Hemiparese**, in 50 % der Fälle mit Sensibilitätsstörung, in 25 % mit Inkontinenz infolge Läsion des kortikalen Blasenzentrums (vgl. Tab. **A-2.17**, S. 83, u. Abb. **B-1.152**). Wenn der mesiale Frontallappen und der Balken infarziert sind, beobachtet man das Alien-limb-Syndrom. Der Patient nimmt z. B. seine Hand nicht als die eigene wahr.

Bei Ischämie im Bereich der **A. cerebri media** bestehen eine kontralaterale **brachiofazial betonte Hemiparese** und, wenn die dominante Hemisphäre betroffen ist, eine **Aphasie**.

Bei einer Ischämie im Versorgungsbereich der **A. cerebri media** tritt häufig kontralateral eine schlaffe, **brachiofazial betonte Hemiparese** auf. Anfangs kann eine Déviation conjuguée zur Seite der Läsion bestehen („der Kranke blickt den Herd an"). Im Verlauf prägt sich der Wernicke-Mann-Prädilektionstyp der zentralen Halbseitenlähmung mit Beugespastik im Arm und Streckspastik im Bein aus (S. 55 u. Abb. **B-1.152**). Es können eine Hemihypästhesie, Hemianopsie oder ein Hemineglekt, eine Apraxie, Alexie, Dysarthrophonie und, sofern die dominante Hemisphäre betroffen ist, eine **Aphasie** (S. 90) vorliegen.

B-1.152

B-1.152 Richtungweisende neurologische Ausfälle bei Großhirninfarkten

Gefäßregion	neurologische Symptomatik	
A. cerebri anterior	beinbetonte (senso)-motorische Hemiparese 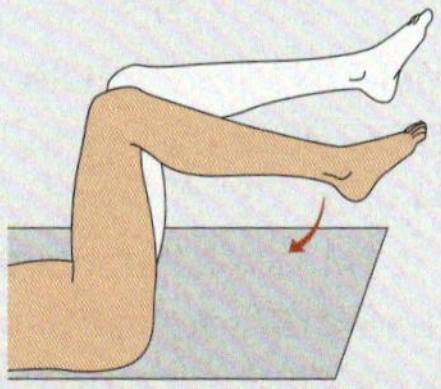	zerebrale Blasenstörung 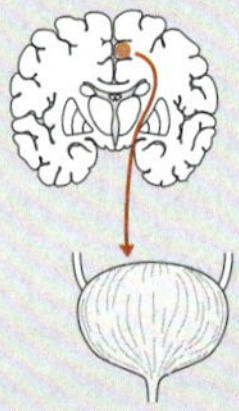
A. cerebri media	brachiofazial betonte (senso)-motorische Hemiparese (Typ Wernicke-Mann) 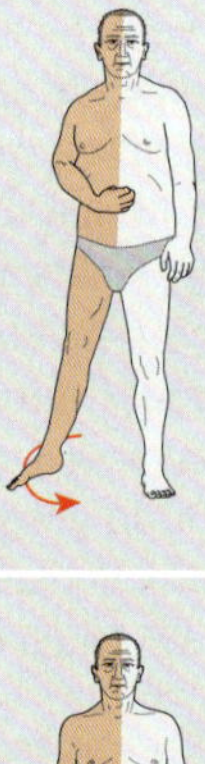	Aphasie* 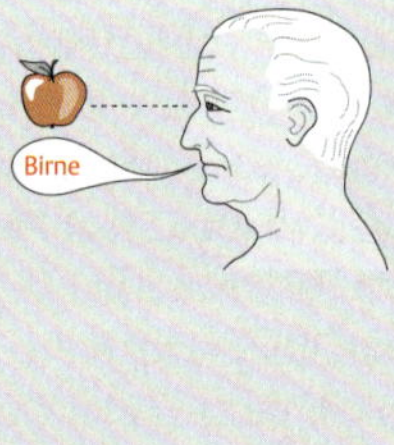
A. cerebri posterior	Hemi-hypästhesie 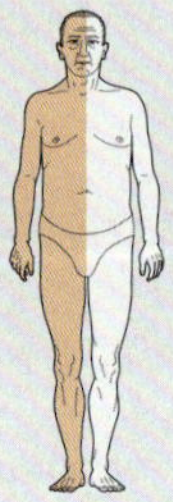	Hemianopsie* 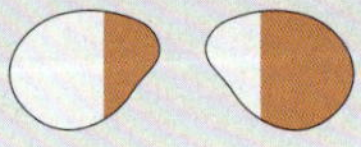

Die Hirnnerven- und Halbseitensymptomatik manifestiert sich kontralateral zur Läsion.
* Ist die Media-Region der dominanten Hemisphäre betroffen, kommt es zur Aphasie, seltener auch zu einem Gesichtsfelddefekt, der meist bei Posterior-Infarkten auftritt.

Ein Infarkt im Bereich der A. chorioidea anterior (aus der A. carotis interna) verursacht eine kontralaterale Hemiplegie und Hemianopsie. Zu den Gesichtsfelddefekten bei Posterior-Infarkten siehe unten und Abb. **B-1.152**.

Ist die A. chorioidea ant. betroffen, besteht eine kontralaterale Hemiplegie mit Hemianopsie.

Bilaterale ischämische Läsionen der kortikonukleären (kortikobulbären) Bahnen in der Capsula interna sind verantwortlich für die **Pseudobulbärparalyse** mit Dysphagie, Dysarthrophonie und pathologischem Weinen und Lachen, das von Affektinkontinenz bei Hirnarteriosklerose abzugrenzen ist (S. 101 u. S. 221).

Bilaterale ischämische Läsionen der inneren Kapsel verursachen die **Pseudobulbärparalyse**.

Eine Ischämie im Bereich der **A. cerebri posterior** hat in >90 % eine **Hemianopsie** bzw. Quadrantenanopsie der Gegenseite, in 30 % eine kontralaterale Hemihypästhesie und seltener eine Hemiparese zur Folge. Im hemianopischen Gesichtsfeld werden gelegentlich visuelle Pseudohalluzinationen wahrgenommen (vgl. S. 30). Doppelseitige Posterior-Infarkte kommen bei Lumeneinengungen der **A. basilaris**, insbesondere bei einer Embolie in die Basilarisspitze vor und können zur Prosopagnosie, d. h. zum Nicht-mehr-Erkennen einer vertrauten Physiognomie, und zu kortikaler Blindheit mit Anosognosie, dem Verleugnen dieser Erkrankung (Anton-Syndrom), führen. Zu den Hirnstamm- und Kleinhirninfarkten siehe unten.

Eine Ischämie im Bereich der **A. cerebri posterior** führt häufig zu einer **Hemianopsie** und Hemihypästhesie der Gegenseite.

Sind typische zentrale „Schaltstellen" (Thalamus, Stammganglien, medialer Frontallappen oder Gyrus angularis) betroffen, spricht man auch von „strategischen" Infarkten, die v. a. **kognitiv-mnestische Symptome**, Orientierungsstörungen und **Apraxien** hervorrufen.

Sogenannte strategische Infarkte an zentralen „Schaltstellen" verursachen **Amnesien**, **Apraxien** und Orientierungsstörungen.

Eine auf den **Thalamus** beschränkte vaskuläre Läsion (Thrombose der Aa. thalamogeniculata und thalamoperforantes aus der A. cerebri posterior) hat eine kontralaterale Hyperpathie mit brennendem Dauerschmerz und Allodynie zur Folge. Gelegentlich kommt es aufgrund gestörter Lage- und Bewegungsempfindung zu choreoathetotischen Hyperkinesen der Finger (S. 61) und zur Ausbildung einer „Thalamushand" mit Flexion des Handgelenks und der Fingergrundgelenke bei Extension der Fingermittel- und -endgelenke. Bei paramedianen Thalamusinfarkten ist anfangs häufig die Vigilanz gemindert. Weitere Symptome sind eine vertikale Blickparese sowie Störungen von Antrieb, Aufmerksamkeit und Gedächtnis.

Bei umschriebener vaskulärer Läsion im **Thalamus** können sich kontralateral eine Hyperpathie, Choreoathetose der Finger und eine „Thalamushand" entwickeln.

Hirnstamminfarkte: Eine Ischämie im **vertebrobasilären Stromgebiet** von Medulla, Pons und Mesenzephalon verursacht neben Vertigo, Dysarthrophonie, Dysphagie und Singultus eine **Hemiparese** oder beinbetonte **Tetraparese** und Ataxie. Häufig sind **Blickparesen** (vgl. S. 37) und Störungen der Vigilanz. Zu den Alternans-Syndromen (gekreuzte Hirnstamm-Syndrome) siehe Abb. **B-1.153** bis Abb. **B-1.156** und Abb. **A-2.23**, S. 54. Am häufigsten ist das **Wallenberg-Syndrom**, verursacht durch einen Infarkt der dorsolateralen Medulla oblongata.

Hirnstamminfarkte: Eine Ischämie im **vertebrobasilären Stromgebiet** hat neben Vertigo, Ataxie, **Hemi-** oder **Tetraparese** eine **Blickparese** zur Folge. Ein akuter **Basilaris-Verschluss** verursacht oft bilaterale Hirnstamm-Infarkte. Zu den Alternans-Syndromen siehe Abb. **B-1.153** bis Abb. **B-1.156**.

B-1.153 **Dorsolaterales Oblongata-Syndrom (Wallenberg-Syndrom)**

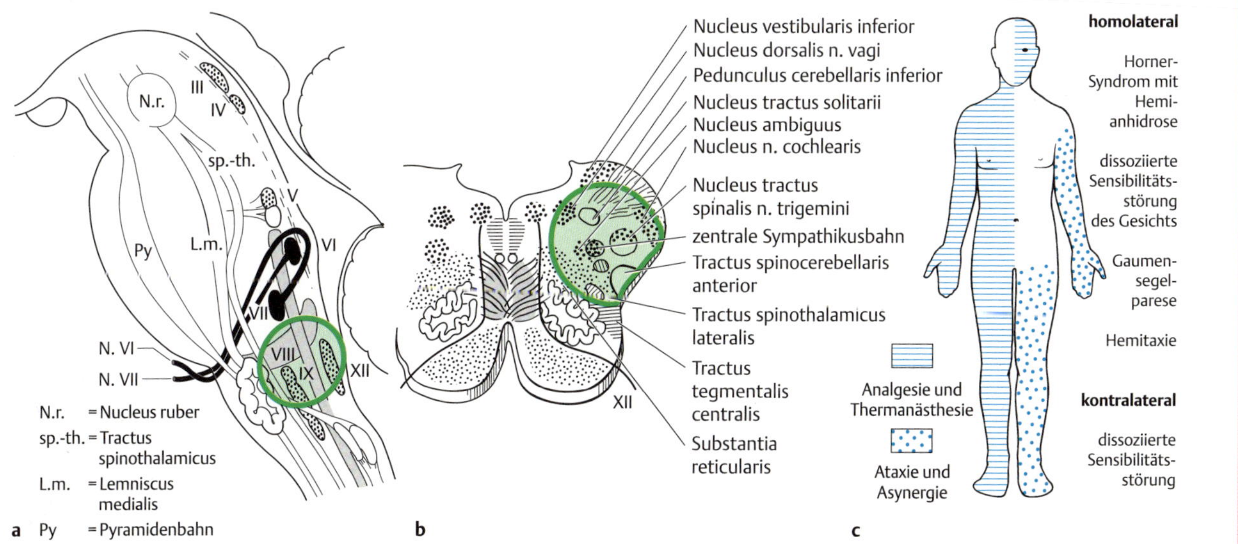

Der Läsionsort ist grün gekennzeichnet.
a Längsschnitt des Hirnstamms (Ansicht von medial).
b Querschnitt der Medulla oblongata in Höhe der Oliven.
c Gekreuzte Lähmung mit homolateralem Horner-Syndrom, dissoziierter Sensibilitätsstörung im Gesicht, Gaumensegelparese, Hemiataxie und kontralateraler dissoziierter Sensibilitätsstörung.

B-1.154 Syndrom des Mittelhirnfußes (Weber-Syndrom)

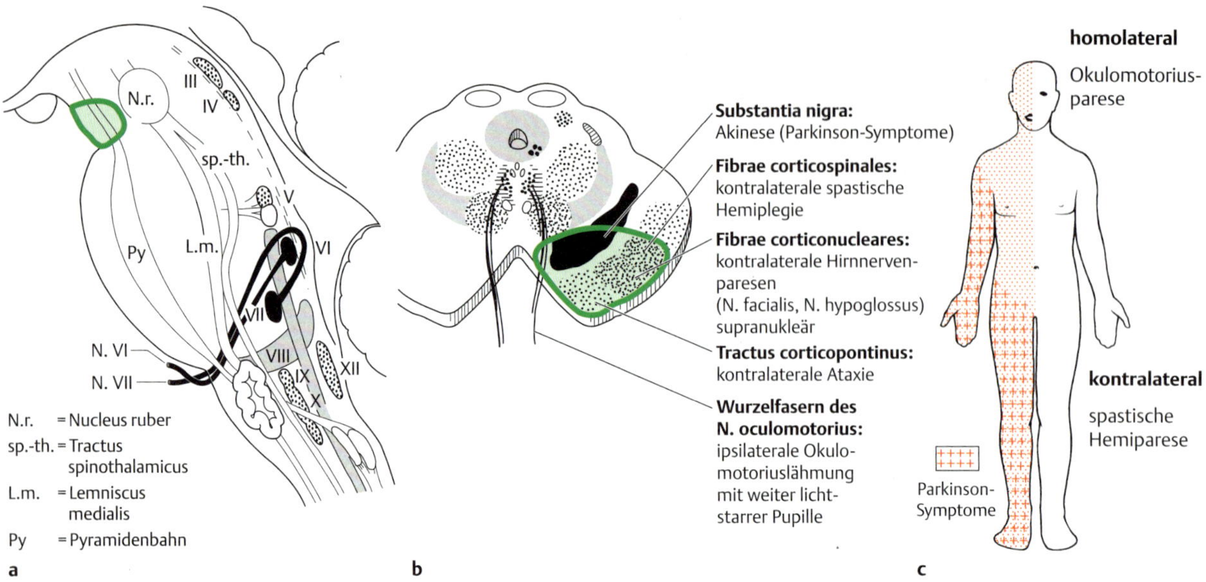

Der Läsionsort ist grün gekennzeichnet.
a Längsschnitt des Hirnstamms (Ansicht von medial).
b Querschnitt auf Höhe des Mittelhirns.
c Gekreuzte Lähmung mit homolateraler Okulomotoriusparese und kontralateraler Hemiparese, einschließlich mimischer Muskulatur (Hemiplegia alternans oculomotoria).

B-1.155 Syndrom des kaudalen Brückenfußes (Millard-Gubler-Syndrom)

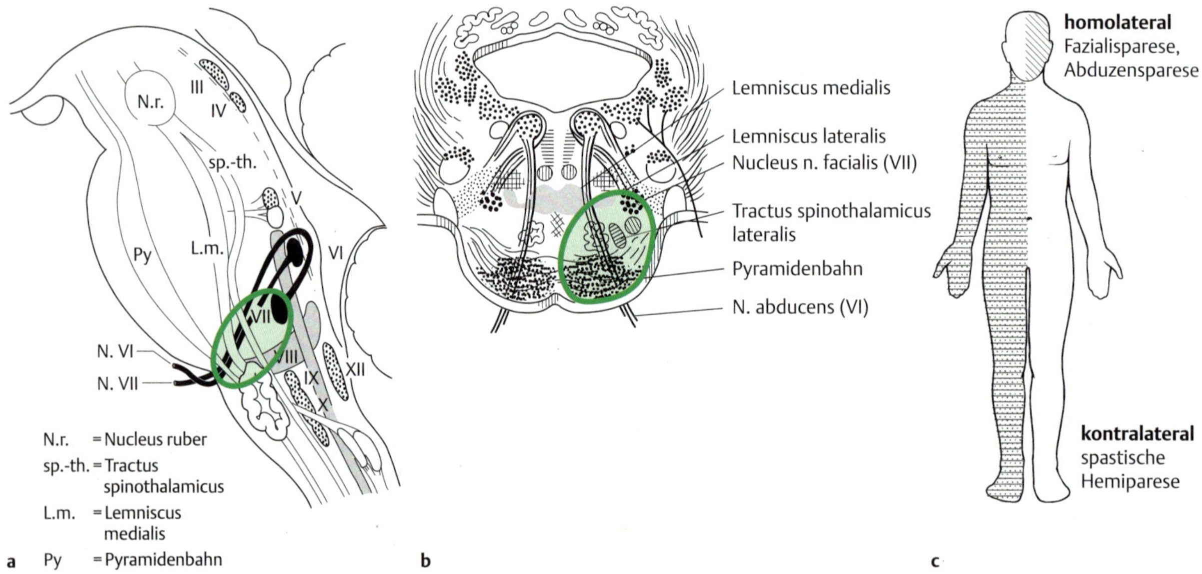

Der Läsionsort ist grün, die motorischen Hirnnervenkerne, Bahnen und motorischen Ausfälle sind schwarz gekennzeichnet.
a Längsschnitt des Hirnstamms (Ansicht von medial).
b Querschnitt auf Höhe des unteren Pons.
c Gekreuzte Lähmung mit homolateraler nukleärer Fazialisparese, peripherer Abduzensparese und kontralateraler spastischer Hemiparese (Hemiplegia alternans facialis).

Zum **Locked-in-Syndrom** bei bilateralen ventralen Pons-Infarkten siehe S. 113.

Ein akuter **Basilaris-Verschluss**, v. a. im mittleren Anteil, ruft bei häufig auftretenden bilateralen Hirnstamminfarkten die schwersten neurologischen Ausfälle hervor: sensomotorische Paresen bis zur hohen Tetraplegie und Vigilanzstörungen bis zum Koma. Als Folge von bilateralen ventralen Pons-Infarkten kann sich das sog. **Locked-in-Syndrom** entwickeln. Es kommt zur Tetraplegie u. a. auch zum Ausfall der Gesichts- und Zungen-Muskulatur. Die Patienten sind wach, können sich aber nur durch vertikale Augenbewegungen verständigen (s. auch S. 113).

B-1.156 Ventrales paramedianes Oblongata-Syndrom (Jackson-Syndrom)

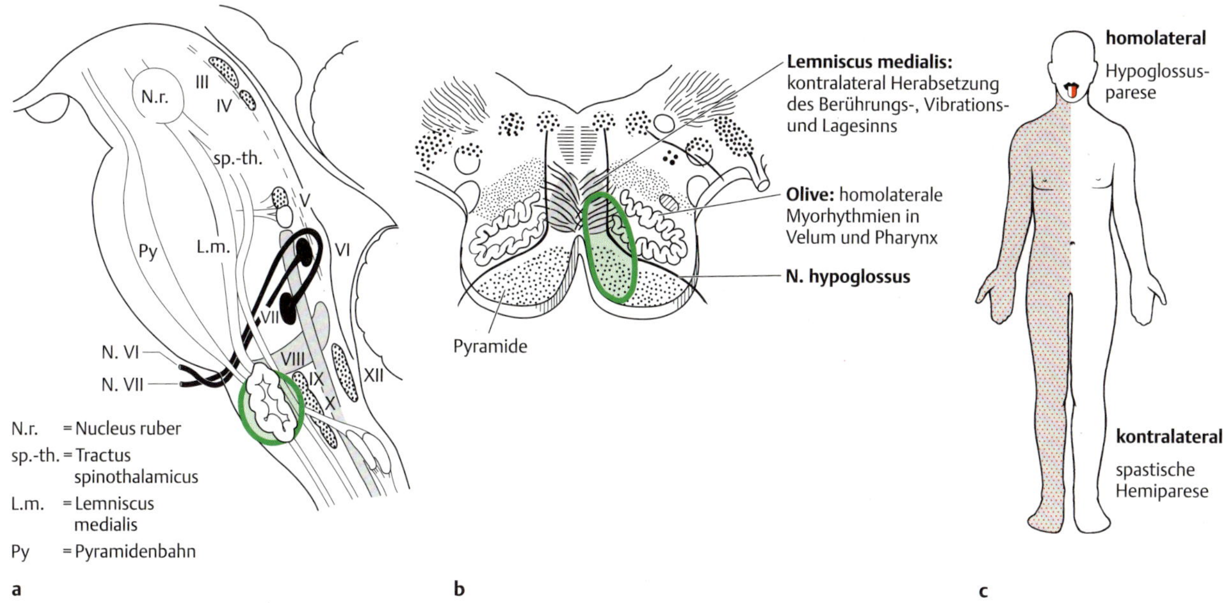

Der Läsionsort ist grün gekennzeichnet.
a Längsschnitt des Hirnstamms (Ansicht von medial).
b Querschnitt der unteren Medulla oblongata.
c Gekreuzte Lähmung mit homolateraler Hypoglossusparese und kontralateraler Hemiparese ohne Beteiligung der mimischen Muskulatur.

Kleinhirninfarkte: Ischämien im Versorgungsbereich der Kleinhirnarterien, v. a. der A. cerebelli inferior posterior, führen zu Koordinations-, Sprech- und Stimmstörungen. Zur zerebellaren Dysarthrophonie siehe Tab. **A-2.18**, S. 89.
Auffällig sind ein Muskelhypotonus und ein pathologisches Reboundphänomen bei homolateraler zerebellarer **Ataxie** mit Dysmetrie und Intentionstremor.
Kleinhirninfarkte treten selten isoliert auf. Wegen der gemeinsamen Gefäßversorgung von Zerebellum und Hirnstamm sind sie häufig mit Hirnstamminfarkten kombiniert. Eine Vigilanzstörung ist prognostisch ungünstig.

Kleinhirninfarkte: Auffällig sind Koordinations-, Sprech- und Stimmstörungen.

Neben Muskelhypotonie beobachtet man eine homolaterale zerebellare **Ataxie**.

Kleinhirninfarkte sind oft mit Hirnstamminfarkten kombiniert.

Ätiopathogenese

Unter diagnostischen und therapeutischen Aspekten ist die Kenntnis der pathogenetisch differenten Infarktmuster wichtig. Meist entwickeln sich auf dem Boden einer

- **Makroangiopathie**
  - thromboembolische Hirninfarkte und
  - hämodynamisch verursachte Hirninfarkte,
- **Mikroangiopathie**
  - lakunäre Infarkte und
  - die subakute arteriosklerotische Enzephalopathie (SAE).

Ätiopathogenese

Wichtig für Diagnostik und Therapie ist, dass thromboembolische und hämodynamisch bedingte Infarkte meist durch **Makroangiopathie**, lakunäre Infarkte und die SAE durch **Mikroangiopathie** bedingt sind.

Makroangiopathie: Thromboembolien sind die häufigste Ursache eines **Territorialinfarkts** der Großhirnhemisphären. Ein Territorialinfarkt betrifft das gesamte Versorgungsgebiet einer großen Hirnarterie (Abb. **B-1.157**) oder ihrer Äste. Das Gebiet der A. cerebri media ist am häufigsten infarziert. Die Stammganglienregion kann bei Obstruktion der lentikulostriären Arterien (Linsenkerninfarkt) isoliert betroffen, aber bei einem distalen Verschluss der A. cerebri media auch ausgespart sein.
Embolische Hirninfarkte entstehen durch **kardiogene Thromben**, die sich v. a. bei anhaltendem Vorhofflimmern bzw. häufigem Wechsel von Sinusrhythmus zu absoluter Arrhythmie bilden. Die häufigste Ursache ist jedoch eine **arterioarterielle Embolie** aus thrombotischem Material, das sich von ulzerösen arteriosklerotischen Plaques der **extrakraniellen hirnversorgenden Arterien** oder der **Aorta ascendens** gelöst hat.

Makroangiopathie: Thromboembolien sind die häufigste Ursache eines **Territorialinfarkts**. Das Gebiet der A. cerebri media (Abb. **B-1.157**) ist am häufigsten betroffen.

Ursache embolischer Hirninfarkte sind neben **kardiogenen Thromben** insbesondere **arterioarterielle Emboli** aus **extrakraniellen hirnversorgenden Arterien** oder der **Aorta ascendens**. Zum Verteilungsmuster der Stenosen und Verschlüsse siehe Abb. **B-1.158**.

B-1.157 Gefäßterritorien der Aa. cerebri anterior, media und posterior

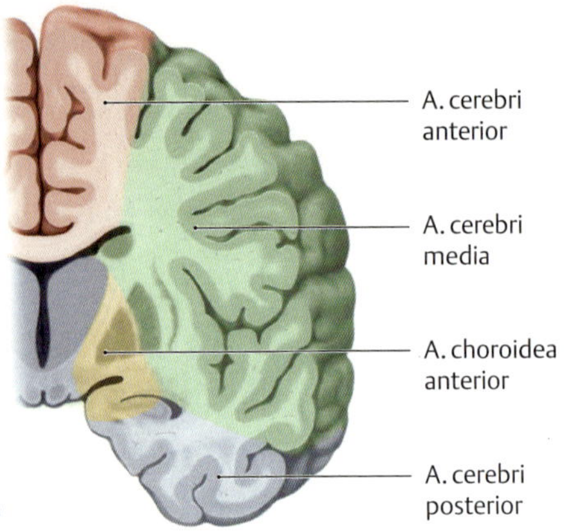

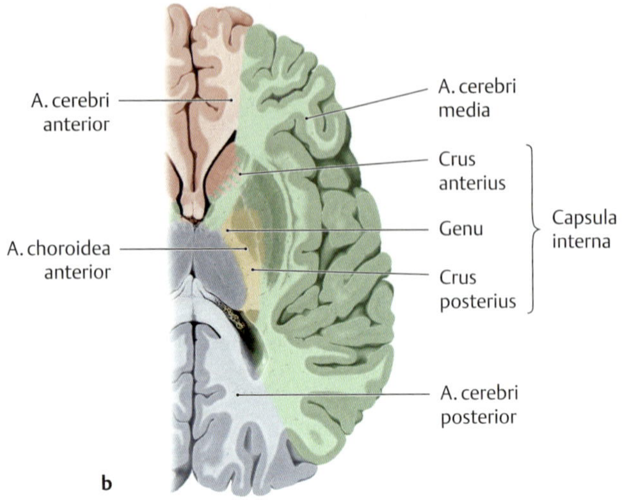

a coronarer Schnitt

b axiale Schnittebene

B-1.158 Hirnarterienstenosen und -verschlüsse

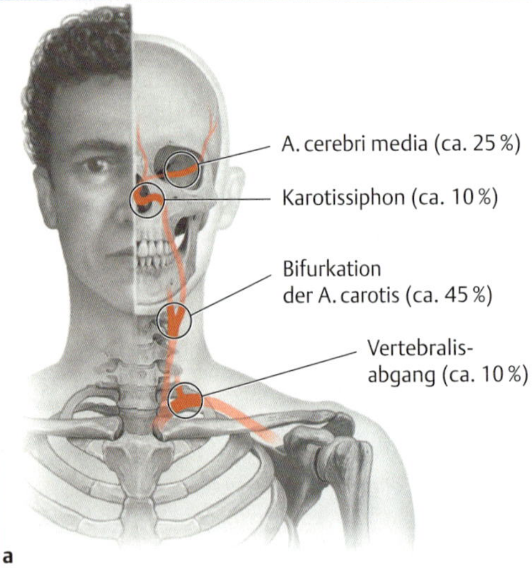

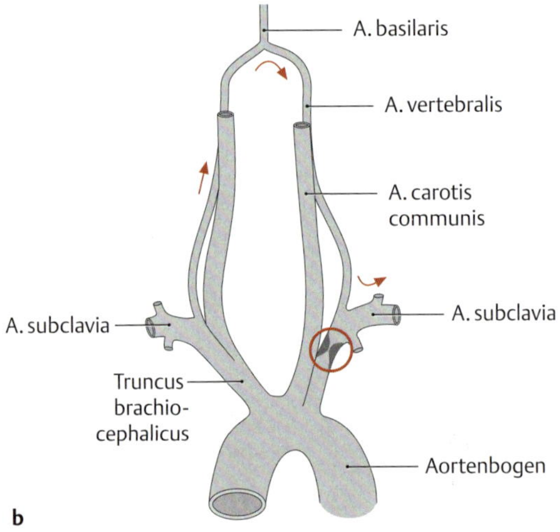

a Prozentuale Verteilung der Hirnarterienstenosen und -verschlüsse. 80 % der Lumeneinengungen der hirnzuführenden Gefäße betreffen die A. carotis interna und ihre Verzweigungen. 45 % der Stenosen und Verschlüsse sind an der Halsbifurkation, 25 % an der A. cerebri media nachweisbar; in ca. 10 % ist der Karotis-Siphon betroffen. Demgegenüber sind Einengungen der A. cerebri posterior selten, ebenso Stenosen der A. carotis communis, A. subclavia und A. basilaris (je 1 – 3 %). Stenosen der Vertebralarterie kommen relativ häufig vor (ca. 10 %).
b Subclavian-steal-Syndrom. Bei Obstruktion der linken A. subclavia vor Abgang der A. vertebralis kann die Minderdurchblutung der A. brachialis (ischämischer Armschmerz!) durch Strömungsumkehr in den vertebrobasilären Gefäßen kompensiert werden, während dem Hirnkreislauf Blut entzogen wird („drop attack!"), vgl. S. 381.

Thromboembolien können auch an intrakraniellen Stenosen entstehen und die betroffene Arterie distal verschließen. Mehrere extra- und intrakranielle Arterien können stenosiert sein und Emboliequellen darstellen. Zum Verteilungsmuster der Stenosen und Verschlüsse siehe Abb. **B-1.158**. Infarkte der dorsolateralen Medulla oblongata (Wallenberg-Syndrom) werden in 75 % der Fälle durch thrombotische Vertebralis-Verschlüsse verursacht. Obstruktionen der A. basilaris sind seltener, aber besonders schwerwiegend. Große bilaterale Ponsinfarkte beruhen in 50 % der Fälle auf einem thrombotischen Verschluss der A. basilaris.

Bei **fibromuskulärer Dysplasie** sind die durch kollagene und muskuläre Mediaverdickungen bedingten perlschnurartigen Stenosen in Höhe der beiden ersten Halswirbel lokalisiert. Siehe auch Abb. **A-3.38**, S. 149.

Zu den stenosierenden Gefäßveränderungen nahe der Schädelbasis sind auch **Dissektionen der A. carotis oder A. vertebralis** zu rechnen, die entweder spontan auftreten oder traumatisch (z. B. durch chiropraktische Manöver) verursacht werden (vgl. S. 370). Ein Dissekat ist durch Blutansammlung zwischen den Gefäßwandschichten gekennzeichnet. Nach einem spontanen Media- oder Intima-Einriss wird die extrakranielle hirnversorgende Arterie durch ein intramurales Hämatom langstreckig eingeengt. Folge ist eine lokale Thrombose mit der Gefahr des Verschlusses oder eine arterioarterielle Hirnembolie (vgl. S. 385).

Bei **fibromuskulärer Dysplasie** bestehen perlschnurartige Stenosen in Höhe von HWK 1 und 2.

Dissektionen der extraniellen hirnversorgenden Arterien mit intramuralem Hämatom können zu einem lokalen thrombotischen Verschluss oder zu einer arterioarteriellen Hirnembolie führen.

Hämodynamisch verursachte Infarkte sind auf Fernwirkungen von Stenosen oder Verschlüssen der extra- und/oder intrakraniellen hirnversorgenden Arterien zurückzuführen: Trotz Kollateralisierung kann die regionale Strömung infolge eines systemischen Blutdruckabfalls zusammenbrechen. Durch Abfall des Perfusionsdrucks in der Endstrecke der langen penetrierenden Markarterien, die keine Kollateralen besitzen (also im Bereich der „letzten Wiesen"), entsteht ein subkortikaler **Endstrominfarkt**. Im Versorgungsgebiet zwischen zwei Gefäßterritorien („Wasserscheide"), meist frontoparietal oder parietookzipital, entwickelt sich der **Grenzzoneninfarkt**. Diese Infarkte werden auch nach Kreislaufversagen mit Reanimation beobachtet.

Hämodynamisch verursachte Infarkte bei extra- und/oder intrakraniellen Stenosen oder Verschlüssen sind durch Ischämien nach Abfall des Perfusionsdrucks bedingt. Man unterscheidet **Endstrom**- und **Grenzzoneninfarkte**.

Mikroangiopathie: Im Verlauf einer chronischen arteriellen Hypertonie kommt es zur Hyalinisierung der Gefäßwand kleiner Arterien und Arteriolen mit Verlust der Autoregulation und Lumeneinengung bis zum Verschluss. Davon sind insbesondere die Endarterien, z. B. die Aa. lenticulostriatae (Abgänge der A. cerebri media) und die langen Markarterien betroffen. Die Folge sind kleine sog. **lakunäre Infarkte** im Bereich der Stammganglien und im Hirnstamm. Zur **SAE (subkortikale arteriosklerotische Enzephalopathie (SAE, Binswanger-Krankheit)** mit spongiöser Demyelinisierung des Marklagers siehe S. 191.

Mikroangiopathie: Lakunäre Infarkte, die sich v. a. im Bereich der Stammganglien und im Hirnstamm finden, sind Folge einer Hyalinisierung von intrazerebralen Endarterien bei chronischer Hypertonie. Zur **SAE** (**Binswanger-Krankheit**) siehe S. 191.

Pathophysiologisch ist nach einem Gefäßverschluss zunächst noch eine Kompensation durch Kollateralisierung und Autoregulation der Hirngefäße möglich. Mit zunehmendem zerebrovaskulärem Widerstand nimmt die Hirndurchblutung zunächst ab, dann versagt die Autoregulation der Gefäße, sodass die Perfusion fast vollständig vom systemischen Blutdruck abhängt. Daher sind Blutdruckschwankungen gefährlich. Es entwickelt sich ein **Hirnödem** (vgl. S. 106). Die Ischämie bewirkt eine Reduktion des Energiestoffwechsels, v. a. von Sauerstoff und Glukose, woraus ein Mangel an energiereichen Phosphaten resultiert. Es kommt zur Laktazidose, zur reaktiven Hyperämie und „Luxusperfusion". Das Randgebiet des Infarkts, ein (noch) nicht irreversibel infarziertes Ischämieareal, wird als Penumbra bezeichnet. Die **Penumbra** ist das „Risikogewebe" des Hirninfarkts (vgl. S. 142).

Versagen die Kollateralversorgung und die Autoregulation der Gefäße, so hängt die Perfusion vom systemischen Blutdruck ab. Es entsteht ein **Hirnödem**. Der Energiestoffwechsel nimmt ab. Es entwickeln sich eine Laktazidose, reaktive Hyperämie und „Luxusperfusion".

Die neuronale Membran depolarisiert und Ca^{2+} dringt durch die geöffneten Kalziumkanäle in die Zelle ein. Unter ischämischen Bedingungen nimmt die intrazelluläre Ca^{2+}-Konzentration bis auf das 1000-Fache zu. Der präsynaptische Ca^{2+}-Einstrom steigert die Freisetzung von Glutamat. Durch Stimulierung von Glutamat (NMDA-[N-Methyl-D-Aspartat-]Rezeptor) und Öffnung rezeptorgesteuerter Ionenkanäle (AMPA-[alpha-amino-3-hydroxy-5-methyl-4-isoxazolepropionic acid-]Rezeptor) mit nachfolgendem Na^{+}-Einstrom kommt es zur Depolarisation der Membran, wodurch der NMDA-Rezeptorkomplex noch unterstützt wird. Über eine Aktivierung Ca^{2+}-abhängiger Lipasen und Proteasen werden die Membran und das Zytoskelett geschädigt. In der Reoxygenierungsphase steigt die Konzentration freier Radikale an, die weitere Zellstrukturen zerstören.

Die Freisetzung des neurotoxischen Glutamats infolge Kalziumeinstroms und freie Sauerstoffradikale führen zum postischämischen Zelltod.

Der Gewebeuntergang entspricht dem makroskopischen Befund der Erweichung (Encephalomalacia alba). Auch beim Infarkt mit vollständiger Nekrose aller Gewebeelemente bleibt über Anastomosen noch eine peristatische Restdurchblutung erhalten. Das Versagen der Autoregulation der Gefäße im Ischämiegebiet kann bei anhaltendem Hochdruck und infolge Rekanalisation der Gefäße, insbesondere bei kardiogenen Embolien, zu Diapedeseblutungen und damit zu einem **hämorrhagischen Infarkt** (Encephalomalacia rubra, Abb. **B-1.159**) führen.

Auch bei vollständig ausgebildetem Infarkt bleibt über Anastomosen noch eine peristatische Restdurchblutung erhalten. Durch Diapedese kann ein **hämorrhagischer Infarkt** entstehen.

Nach 3 – 4 Wochen verflüssigt sich die Nekrose und beginnt nach weiteren ca. 6 Monaten in einen zystischen Gewebedefekt überzugehen. Die Nekrose wird durch Makrophagen abgeräumt, es entsteht eine **Pseudozyste** (Abb. **B-1.160**).

Nach 3 – 4 Wochen verflüssigt sich die Nekrose und geht ca. 6 Monate später in eine **Pseudozyste** über (Abb. **B-1.160**).

B-1.159

B-1.159 **A.-cerebri-media-Infarkt**

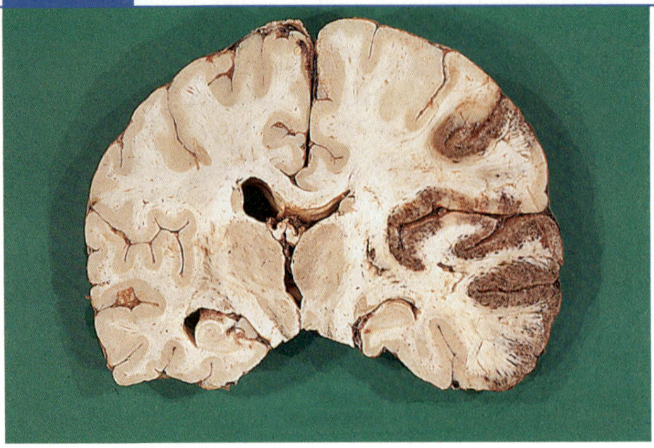

82-jährige Frau mit Diabetes mellitus, dekompensierter Hypertonie und kardioembolischem Hirninfarkt mit sekundärer hämorrhagischer Transformation.
Pathologischer Befund: Aufsicht von hinten auf stirnparallele Schnittfläche in Höhe der Inselregion. Keilförmige Erweichung des rechten Media-Versorgungsgebietes mit undeutlicher Rinden-Mark-Grenze, sekundären Purpura-ähnlichen Rindenblutungen, Ausdehnung bis zu den Stammganglien und Massenverschiebung nach links.

B-1.160

B-1.160 **Multiple Hirninfarkte**

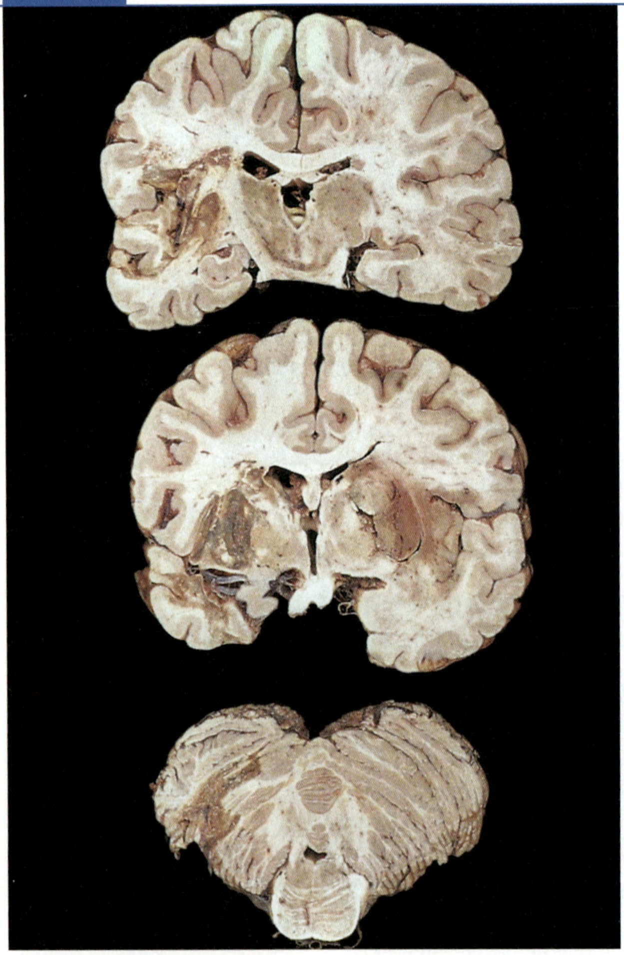

Pathologischer Befund: Aufsicht von vorn auf 2 stirnparallele Großhirnscheiben und von oben auf eine Kleinhirnscheibe. Multiple bis walnussgroße pseudozystische Erweichungen der Inselrinde, der Stammganglien und der Kleinhirnhemisphäre rechts, frischer, graurötlich verfärbter Media-Infarkt links.

Diagnostik

Die **Anamnese** deckt oft vorausgehende transitorische ischämische Attacken auf (S. 381). Wesentlich ist die Fremdanamnese, da der Patient die Symptome oft nicht erinnert bzw. verleugnet. Eine Sprach- oder Gangstörung fällt gelegentlich erst den Angehörigen auf (vgl. Klinischer Fall). Beim ersten Kontakt mit dem Patienten kann der Verdacht auf eine aphasische Sprachstörung oder einen Gesichtsfeldausfall entstehen, wenn der wache Patient den Untersucher nicht versteht oder gar nicht bemerkt. Zum Neglekt siehe S. 97.

Diskrete Seitenhinweise auf das ischämische Areal sind eine kontralaterale Reflexabschwächung und Absinktendenz der Extremitäten. Die Symptome der zerebralen Ischämie können rasch fortschreiten; innerhalb weniger Stunden und Minuten wird z. B. eine initiale Sprachstörung von einer brachiofazial betonten Hemiparese gefolgt, die sich zu einer schlaffen Hemiplegie entwickelt (A.-cerebri-media-Infarkt der dominanten Hemisphäre).

Bei einem peripheren **Horner-Syndrom** ohne Anhidrose des Gesichts ist immer auch an eine spontane **Dissektion** der A. carotis interna zu denken, v. a. wenn lokale Schmerzen und kaudale Hirnnervenausfälle hinzukommen (Abb. **B-1.161**). Die spontane Dissektion und Okklusion der A. vertebralis mit akutem Hinterkopfschmerz, Horner-Syndrom, Vertigo, Hemiataxie und kontralateraler Hemiparese weist auf ein Wallenberg-Syndrom hin (Abb. **B-1.153**).

Diagnostik

Anamnestische Angaben erhält man oft erst von Angehörigen.

Aphasische Symptome, einseitige Absinktendenz der Extremitäten und Reflexabschwächung sind Hinweise auf den Sitz des Infarkts.

Bei einem **Horner-Syndrom** ist auch an eine spontane **Dissektion** der extrakraniellen hirnversorgenden Arterien zu denken (Abb. **B-1.161**).

B-1.161 Dissektion einer hirnversorgenden Arterie

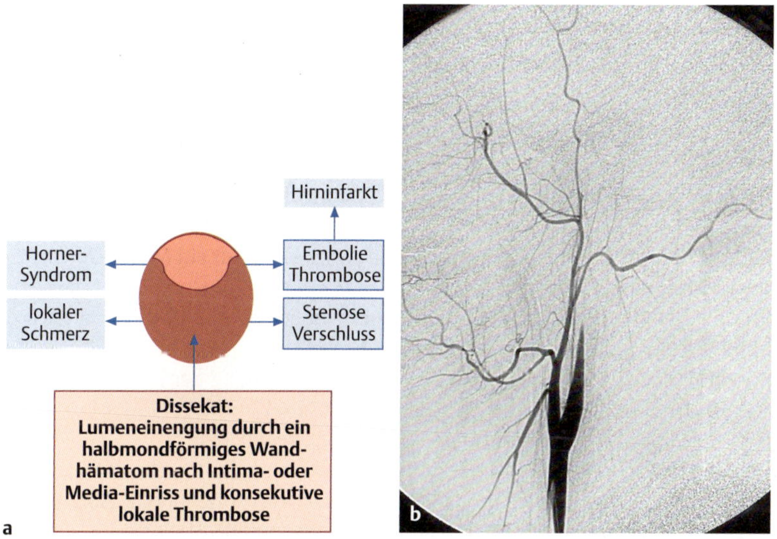

a Gefäßquerschnitt mit intramuralem Hämatom (braun), Restlumen (rot). Das Schema zeigt die zu Beginn der Gefäßwandverletzung leichtgradige, aber sehr charakteristische Symptomatik (lokaler Schmerz, Horner-Syndrom) und die Stenosierung der extrakraniellen Hirnarterie mit der daraus resultierenden Gefahr eines Hirninfarkts durch eine arterioartiellen Hirnembolie bzw. einen vollständigen Arterienverschluss.
b Angiografischer Nachweis einer Dissektion der A. carotis interna links bei 22-jährigem Patienten.

Fluktuierende Symptome beobachtet man bei Ischämien im vorderen und hinteren Hirnkreislauf. Für einen progredienten Infarkt im Versorgungsbereich der A. basilaris ist ein anfangs remittierender und intermittierender („stotternder") Verlauf besonders typisch: Beispielsweise gehen rezidivierende Schwindelattacken, Diplopie und Dysarthrophonie häufig einem gekreuzten Hirnstamm-Syndrom voraus.

Im Gegensatz zu dieser Symptomenvielfalt können lakunäre Infarkte bei Mikroangiopathie auch eine **rein motorische oder rein sensible Hemisymptomatik** (pure motor or pure sensory stroke) hervorrufen, gelegentlich eine ataktische Hemiparese und das sog. Dysarthria-clumsy-hand-Syndrom (Störung der Artikulation und Feinmotorik).

In jedem Fall ist eine internistische Diagnostik (Blutdruckkontrollen einschließlich 24-Stunden-Langzeitmessung, Herzauskultation, EKG, Langzeit-EKG) im Hinblick auf Herzinfarkt und Rhythmusstörungen mit konsekutiven kardialen Embolien notwendig. Besonders bei Hirninfarkten in unterschiedlichen Gefäßarealen ist nach einer kardialen Emboliequelle zu suchen (Echokardiografie [transthorakal und transösophageal]). Dabei ist auch an ein offenes Foramen ovale oder andere Rechts-links-Shunts zu denken. Wichtig ist auch die Bestimmung der **Glukose**. Zur Diagnostik von

Fluktuierende Symptome mit „stotterndem Verlauf" beobachtet man bei Ischämien im vorderen und hinteren Hirnkreislauf, insbesondere im Versorgungsbereich der A. basilaris.

Lakunäre Infarkte bei Mikroangiopathie rufen auch eine **rein motorische oder rein sensible Hemisymptomatik** hervor.

Zu den wichtigsten internistischen Befunden gehören wiederholte Blutdruckmessung, EKG, Echokardiogramm, **Glukose** und **Gerinnungsparameter**.

Koagulopathien werden neben Fibrinogen und Faktor VIII die **Gerinnungsparameter**, bei familiärer Disposition AT III, Protein C und S bestimmt und eine APC-Resistenz ausgeschlossen. Bei Verdacht auf immunologische Ursachen werden die Antiphospholipid-Antikörper gegen Lupuskoagulans und Cardiolipin bestimmt.

Die am häufigsten durchgeführte apparative Untersuchung ist die **CT**. In der Akutphase dient sie der Differenzierung von Blutung (sofort sichtbar) und Ischämie (Befunde s. Tab. **B-1.55**).

Die am häufigsten durchgeführte apparative Untersuchungsmethode ist die **CT**. In der Akutphase dient sie der Differenzierung von Ischämie und Blutung. Im Gegensatz zur sofort sichtbaren parenchymatösen Blutung (vgl. Abb. **B-1.172**, S. 403) stellt sich der Infarkt im Nativ-CT meist erst 12 – 24 Stunden nach dem ischämischen Insult als relativ scharf begrenztes hypodenses Areal dar (Tab. **B-1.55**). Ein Hirnödem, v. a. bei ausgedehnten Infarkten, kann aber schon früher sichtbar sein.

B-1.55 Computertomografische Befunde bei zerebralen Ischämien.

Klinik	Verlauf	CT-Befund
1. Akutphase		
transitorische ischämische Attacke (TIA)	< 30 min	meist normal
kompletter Hirninfarkt	3 – 6 Stunden	Aufhebung der Mark-Rinden-Grenze, unscharf begrenzte hypodense Zone (Infarktödem); Abblassen der Basalganglien
	7 – 24 Stunden	schärfer begrenztes Infarktareal und beginnende Massenverschiebung
	2. – 6. Tag	zunehmende Dichteminderung und Raumforderung
„Luxusperfusion“	3. Tag– 4.-10. Woche	Dichteanhebung nach KM-Gabe
DD: hämorrhagische Infarzierung		fleckige hyperdense Blutungen im hypodensen Areal
2. subakute Phase	2. – 5. Woche	scharf begrenztes Infarktareal, häufig isodens, durch KM-Gabe nachweisbar; Abnahme der Massenverdrängung
3. Remissionsphase	6. – 12. Woche	hypodense Zyste, fokale Atrophie

In der Regel stellen sich hypodense Areale dar, die nach Kontrastmittelgabe eine zusätzliche Dichteanhebung aufweisen können („Luxusperfusion“). Bei hämorrhagischer Infarzierung zeigt das CT fleckige hyperdense Blutungen im hypodensen Ischämiebezirk.

CT-Frühinfarktzeichen im Gebiet der A. cerebri media:
- hyperdenses Mediazeichen oder Media-Dot-Zeichen
- Abblassen der Basalganglien
- Verlust der insulären Kortexzeichnung

Sie geben Aufschluss über die Infarktgröße.

CT-Frühinfarktzeichen im Gebiet der A. cerebri media – 2 – 4 Stunden nach einem Verschluss dieser Arterie – sind:
- ein hyperdenses Mediazeichen (Thrombosierung) oder nur ein Media-Dot-Zeichen bei Astverschluss,
- ein Abblassen der Basalganglien, besonders eine hypodense Zone im Bereich des Caput nuclei caudati und des Nucleus lentiformis,
- ein Verlust der insulären Kortexzeichnung mit Aufhebung der Markrindengrenze und fokalem Verstreichen der Hirnfurchen.

Diese Frühzeichen weisen bereits auf die Infarktgröße hin.

Das Infarktmuster (Abb. **B-1.162** bzw. Abb. **B-1.163**) weist auf die Ätiologie hin.

In den ersten Tagen kann es zur sekundären Einblutung (hämorrhagische Infarzierung, Abb. **B-1.162b**) kommen. Das Infarktmuster (Territorialinfarkt, Abb. **B-1.162**, bzw. Grenzzoneninfarkt, Abb. **B-1.163**) gibt Hinweise auf die Ätiologie.

CTA und **MRA** eignen sich zur Darstellung der Gefäßobstruktionen. Die **MRT** ist der CT in der Diagnostik der Mikroangiopathie und besonders der Hirnstammläsionen überlegen. In diffusionsgewichteten Sequenzen lässt sich der Infarkt bereits zu einem sehr frühen Zeitpunkt erkennen.

Die **CT-Angiografie (CTA)** erlaubt die Untersuchung der Hirngefäße auch mittels 3D-Rekonstruktion. Der Vielschicht-CT-Scanner ermöglicht die gleichzeitige hochauflösende Darstellung extra- und intrakranieller Gefäße bei einmaliger Kontrastmittelgabe in < 1 min (S. 147). Im MRT ist eine akute intrazerebrale Blutung ebenfalls zuverlässig zu erkennen. Die **MRT** ist der CT in der Diagnostik mikroangiopathischer Läsionen und besonders der Hirnstamminfarkte überlegen. In diffusionsgewichteten Sequenzen (DWI) lässt sich der Infarkt bereits zu einem sehr frühen Zeitpunkt (ca. 30 min nach Beginn der Symptomatik) erkennen. Perfusionsgewichtete Sequenzen (PWI) erlauben zudem eine Darstellung des minderperfundierten Hirnareals, das u. U. erheblich größer sein kann. Die Differenz (PWI-DWI-Mismatch) stellt bildtechnisch die Penumbra dar (Abb. **B-1.164**).

Auch das halbmondförmige Gefäßwandhämatom einer Dissektion ist kernspintomografisch nachzuweisen. Mittels **MR-Angiografie (MRA)** lassen sich Verschlüsse und Stenosen der hirnversorgenden Arterien (Abb. **B-1.165**) darstellen (S. 138).

Die **DSA** wird vorrangig zur Darstellung eines Arterienverschlusses vor lokaler Lyse durchgeführt (Abb. **B-1.166**)

Die selektive **digitale Subtraktionsangiografie** (DSA) wird vorrangig zum Nachweis eines akuten Arterienverschlusses vor einer lokalen Lyse durchgeführt (Abb. **B-1.166**).

B-1.162 Territorialinfarkte

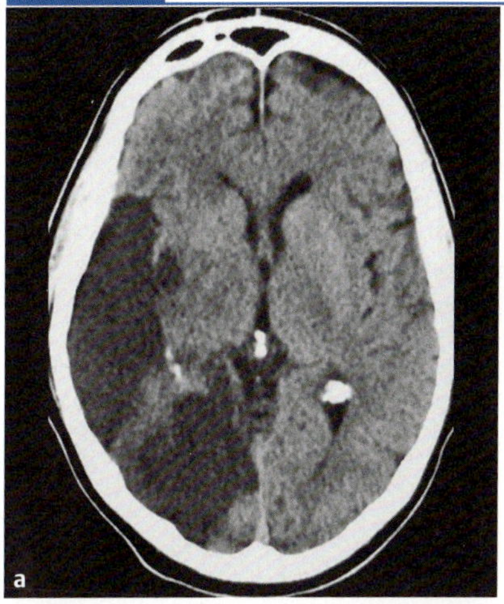

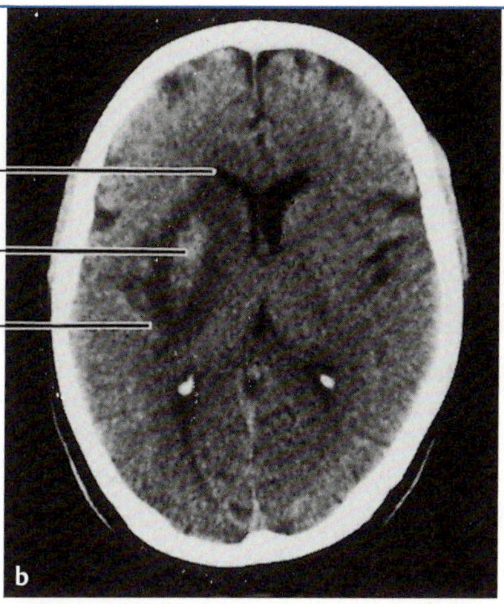

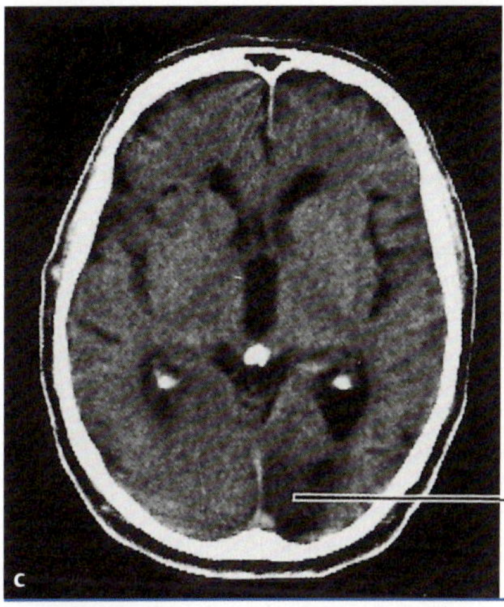

a Media-Teilinfarkt. 57-jähriger Patient mit Hemiplegie und Hemianopsie nach links. Isodense Gewebsreste in der Media-Posterior-Region rechts.
b Hämorrhagischer Media-Teilinfarkt. 51-jährige Patientin mit Hemiplegie links. Überwiegend hypodense, zentral aber hyperdens gefleckte Ischämiezone im Bereich der Stammganglien, der Capsula interna und der Inselregion mit Kompression des rechten Seitenventrikels.
c Posterior-Infarkt. 79-jähriger Patient mit homonymer Hemianopsie nach rechts und vorübergehender Wahrnehmung visueller Pseudohalluzinationen („Soldaten“) im hemianopen Gesichtsfeld. Im CT stellt sich ein hypodenses Areal am linken Okzipitalpol, im Versorgungsbereich der A. cerebri posterior dar.

B-1.163 Grenzzoneninfarkt

B-1.163

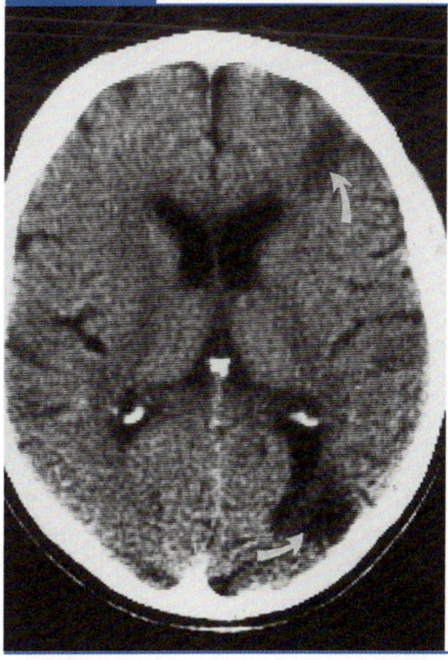

Das CT zeigt zwei hämodynamisch bedingte Infarkte (hypodense kalotten- und ventrikelnahe Areale) der linken Hemisphäre zwischen den Gefäßterritorien („Wasserscheiden“). Es handelt sich um Grenzzoneninfarkte, die sich nach akutem Kreislaufversagen im Versorgungsbereich zwischen der A. cerebri anterior und A. cerebri media fronto-temporal sowie im Versorgungsgebiet zwischen der A. cerebri media und A. cerebri posterior parieto-okzipital entwickelten.

▸ Merke. Je früher der Patient nach einer zerebralen Ischämie neurologisch und neuroradiologisch untersucht wird, desto größer sind seine Behandlungs- und Überlebenschancen. Bei klinischer **Notfalltherapie innerhalb der ersten 3 Stunden** besteht die beste Aussicht auf Besserung und Restitution.

▸ Merke.

B-1.164 MRT-Mismatch

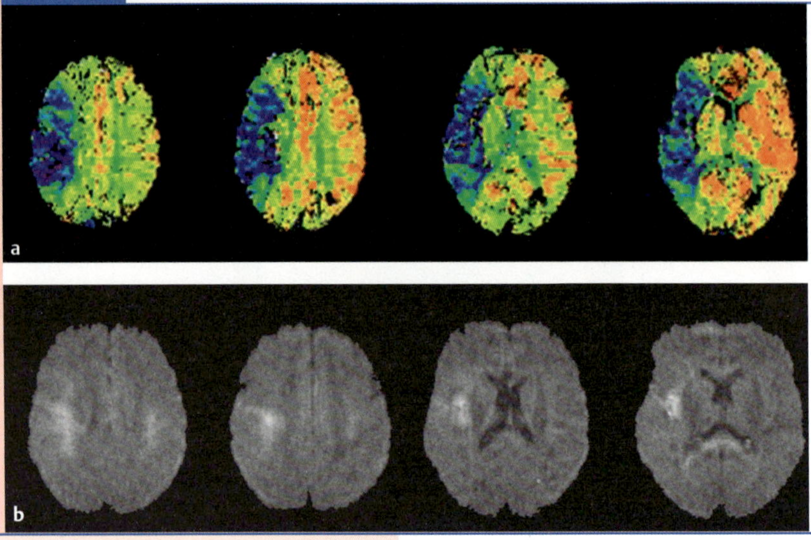

Perfusions- und diffusionsgewichtete Sequenzen in der Frühdiagnostik der zerebralen Ischämie. 56-jähriger Patient mit einer 5 Stunden zuvor akut aufgetretenen Hemiparese links.
Obere Reihe: Die Verlängerung der mittleren Transitzeit zeigt das ausgeprägte Perfusionsdefizit im Strombahngebiet der rechten A. cerebri media (blaues Areal).

Untere Reihe: In der Diffusionswichtung stellt sich der im Vergleich zum Perfusionsdefizit deutlich kleinere Infarktkern als hyperintenses Signal dar.

B-1.165 Karotisverschluss und -stenosen

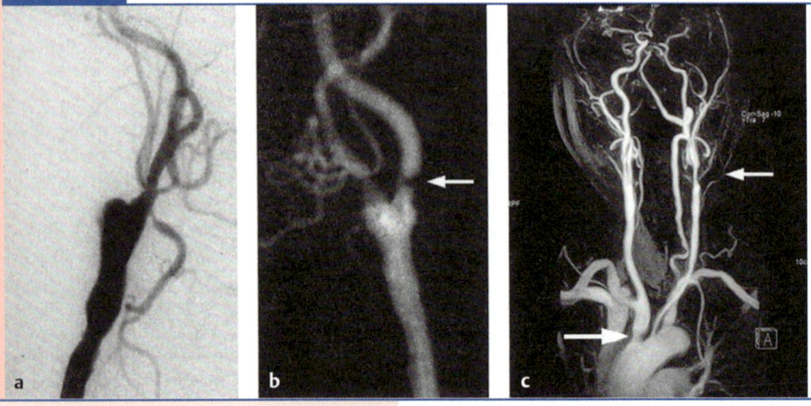

DSA bei einem 57-jährigen Patienten mit akut aufgetretener linksseitiger Hemiparese.
a Kontrastmittelabbruch bei Verschluss der A. carotis interna rechts.
b Filiforme A.-carotis-interna-Stenose links (Pfeil).
c MR-Angiografie des Aortenbogens bei einem 72-jährigen Mann mit TIA. 1,5 cm lange Abgangsstenose der A. carotis links (dünner Pfeil), Stenose des Truncus brachiocephalicus rechts (breiter Pfeil), Hypoplasie der A. vertebalis rechts und Wandunregelmäßigkeiten der Hirngefäße.

B-1.166 Lokale Lyse bei Basilaristhrombose

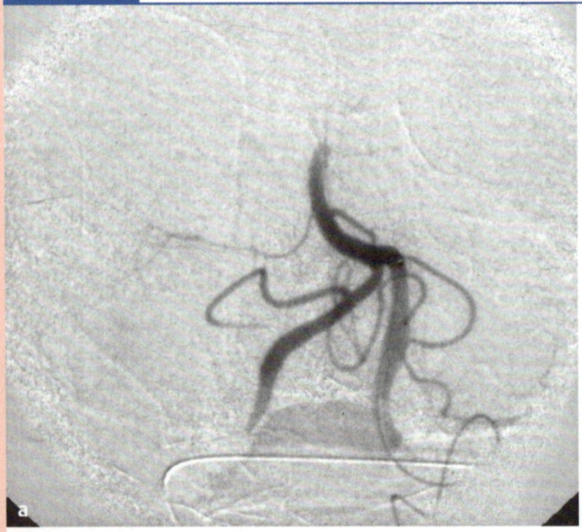

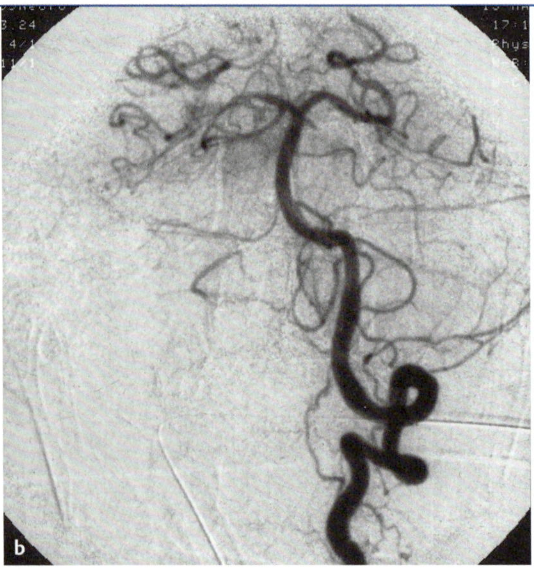

a Arterielle DSA: KM-Serie mit Abbruch der A. basilaris.
b Nach lokaler Lyse gute Kontrastierung des rekanalisierten Gefäßes.

Mit großer Treffsicherheit weist die **farbkodierte Duplexsonografie** Stenosen und Verschlüsse der hirnversorgenen Gefäße in topografisch-anatomisch korrekter Beziehung zu anderen Gewebestrukturen nach, v. a. Arterienstenosen und Dissekate (S. 154). Besonders wenn sich bei Territorialinfarkten eine hämodynamisch relevante Lumeneinengung der Arterien neurosonologisch ausschließen lässt, ist an eine kardiale Emboliequelle zu denken.

Der **Liquorbefund** ist bei zerebralen Ischämien in der Regel unauffällig, kann aber differenzialdiagnostisch wichtig sein.

Die **farbkodierte Duplexsonografie** weist mit großer Treffsicherheit Obstruktionen der hirnversorgenden Gefäße nach und zeigt die Lagebeziehung dieser Gefäße zu anderen Gewebestrukturen (S. 154).

Differenzialdiagnose

Die **Migräne** oder eine fokale **Epilepsie** können mit der Symptomatik einer zerebralen Ischämie, insbesondere einer TIA, verwechselt werden, wenn zerebrale Herdsymptome auftreten, wie

- eine Migräne-Aura mit homonymem Gesichtsfeldausfall, aphasischen Symptomen und Hemisymptomatik,
- ein sensomotorischer Jackson-Anfall mit postparoxysmaler Parese (Todd-Lähmung).

Dann sind Anamnese und der EEG-Befund differenzialdiagnostisch ausschlaggebend. Zum migränösen Infarkt als seltener Migräne-Komplikation und zur Basilaris-Migräne siehe S. 421, zur fokalen Epilepsie, die bei ca. 8 % der zerebralen Durchblutungsstörungen vorkommt, siehe Tab. **B-4.7**, S. 523. Eine eigenständige Erkrankung, die aber auch mit Hemikranie und epileptischen Anfällen einhergehen kann, ist die hereditäre **CADASIL** (zerebrale autosomal dominante Arteriopathie mit subkortikalen Infarkten und Leukoenzephalopathie).

Der akute ischämische Hirninfarkt ist von einer intrazerebralen Blutung klinisch nicht zu unterscheiden. Eine zunehmende Vigilanzstörung beweist keine Massenblutung. Während kleinere Blutungen ohne oder mit nur leichter Somnolenz einhergehen, führen große Infarkte mit ausgeprägtem Hirnödem zum Koma. Differenzialdiagnostisch kommen aber auch **Hirntumoren** und **Abszesse** infrage, die ebenfalls mittels bildgebender Verfahren abzugrenzen sind.

Differenzialdiagnose

Eine **Migräne** mit zerebralen Herdsymptomen oder eine postparoxysmale Parese bei fokaler **Epilepsie** können insbesondere mit einer TIA verwechselt werden.

Das EEG dient der Abgrenzung dieser Anfallsyndrome.

Der akute Hirninfarkt ist von einer intrazerebralen Blutung klinisch nicht zu unterscheiden. Hirnblutungen, **Hirntumoren** und **-abszesse** sind computertomografisch auszuschließen.

Therapie der zerebralen Ischämien

Akuttherapie

Jede zerebrale Ischämie erfordert eine Notfalltherapie möglichst innerhalb der ersten drei Stunden. Erhöhte Blutdruckwerte bis maximal 220 mmHg systolisch bzw. 120 mmHg diastolisch sind bei zerebraler Ischämie zunächst zu tolerieren, da sich der Blutdruck meist spontan normalisiert. Bei anhaltend hohen Blutdruckwerten oberhalb dieser Grenze wird jedoch das zytotoxische Hirnödem begünstigt. Besonders wenn kardiale Dekompensationszeichen vorliegen, ist eine **allmähliche Blutdrucksenkung** notwendig. Der Blutdruck kann dann beispielsweise mit Urapidil über einen Perfusor zunächst um max. 20 % des mittleren Ausgangswerts und bis auf systolische Werte nicht unter 150 mmHg gesenkt werden, da sonst die zerebrale Ischämie verstärkt werden kann.

Ein Blutdruckabfall erfordert eine **Volumensubstitution**, ggf. auch eine Blutdruckanhebung mit Dopamin per Infusomat. Dies gilt v. a. für hämodynamisch bedingte Hirninfarkte. Liegt eine Linksherzinsuffizienz vor, sollten eine vorsichtige diuretische Therapie mit **Furosemid** und eine **Sauerstoffgabe** per Nasensonde erfolgen. Eine zu starke Diurese kann durch Hämokonzentration die Perfusion verschlechtern.

Ist eine **Hypoglykämie** als Ursache erwiesen, wird 10 %ige Glukose infundiert. Da aber auch eine **Hyperglykämie** die Prognose verschlechtert, sollte diese bei einem BZ-Wert über 200 mg/dl durch niedrig dosierte Insulin-Gaben (Perfusor) gesenkt werden.

Schon eine **Hyperthermie** > 37,5 °C ist mit schlechterer Prognose assoziiert und sollte behandelt werden.

Da insbesondere bei ausgedehnten Hirninfarkten häufig gastrointestinale Stressulzera auftreten, ist eine Prophylaxe mit einem Protonenpumpeninhibitor indiziert. An weiteren Maßnahmen sind je nach Situation Gabe von Analgetika und Sedativa, Aufstellung einer Flüssigkeitsbilanz, Ernährung mittels Magensonde, Anlegen eines Blasenkatheters, Pneumonie- und Dekubitus-Prophylaxe erforderlich.

Entwickelt sich bei großen Territorialinfarkten ein **Hirnödem**, dessen Maximum zwischen dem 2. und 5. Tag nach Beginn der zerebralen Ischämie zu erwarten ist, sind **osmotisch wirksame Substanzen** wie Mannit und Glycerol als wiederholte

Therapie der zerebralen Ischämien

Akuttherapie

Jede zerebrale Ischämie erfordert eine Notfalltherapie möglichst innerhalb der ersten 3 Stunden. Bei anhaltend hohen Blutdruckwerten (> 220 mmHg systolisch bzw. 120 mmHg diastolisch) soll der **Blutdruck allmählich** (= zunächst um max. 20 % des mittleren Ausgangswerts) **gesenkt** werden, da die Ischämie sonst zunehmen kann.

Bei Blutdruckabfall erfolgt **Volumensubstitution**. Bei Linksherzinsuffizienz sollten Furosemid (niedrig dosieren!) und Sauerstoff verabreicht werden.

Eine **Hypoglykämie** wird durch Glukoseinfusion, eine **Hyperglykämie** durch niedrige Insulin-Dosen behandelt.

Eine **Hyperthermie** > 37,5 °C ist zu behandeln.

Insbesondere bei ausgedehnten Hirninfarkten ist eine Stressulkusprophylaxe indiziert.

Ein **Hirnödem** wird mit **Osmotherapeutika** behandelt. Kortikosteroide sind nicht indiziert.

Eine **Hämodilution** mit HAES ist in der Akutphase für exsikkierte Patienten risikoreich und nicht indiziert. Bei Polycythaemia vera ist die Hämodilution durch wiederholte Aderlässe indiziert.

Eine **systemische Thrombolyse** soll innerhalb von 4,5 Stunden, eine **lokale Thrombolyse** innerhalb von 6 Stunden erfolgen

Voraussetzung jeder Lyse ist der Ausschluss einer intrakraniellen Blutung mittels CT oder MRT.

Das zerebrale Blutungsrisiko verringert sich bei strenger Indikationsstellung.

- Die **systemische Fibrinolyse** mit rt-PA ist besonders erfolgreich bei Thrombosen der distalen intrazerebralen Arterien.

Die **lokale intraarterielle Thrombolyse** weist bei Verschluss des Hauptastes der A. cerebri media eine hohe Rekanalisierungsrate auf. Die **mechanische Rekanalisation** steht als weitere endovaskuläre Behandlungsmöglichkeit zur Verfügung.

Kurzinfusion zu verabreichen. Eine Kortikosteroidtherapie ist bei zerebraler Ischämie nicht indiziert.

Eine **Hämodilution** mit Hydroxyaethylstärke (HAES) ist gerade in der Akutphase der zerebralen Ischämie für exsikkierte Patienten risikoreich und sollte nicht mehr durchgeführt werden. Besteht eine Polycythaemia vera, ist wiederholt eine isovolämische Hämodilution mittels Aderlass von 500 ml mit gleichzeitiger Infusion von Elektrolytlösung indiziert, bis ein physiologischer Hämatokritwert erreicht ist. Kontraindikationen jeder Hämodilution sind der akute Herzinfarkt, die dekompensierte Niereninsuffizienz, Anämien und Blutungsneigung. Ferner ist zu beachten, dass ein Aderlass bei koronarer Herzkrankheit einen Angina-pectoris-Anfall auslösen kann, weil die Zahl der Erythrozyten als O_2-Träger reduziert wird.

Eine wirksame Therapie der akuten zerebralen Ischämie mit einer **systemischen (intravenösen) Thrombolyse** ist innerhalb von 4,5 Stunden nach Symptombeginn oder mit einer **lokalen** (intraarteriellen) **Thrombolyse** innerhalb von 6 Stunden möglich.

Voraussetzung jeder Lyse ist der Ausschluss einer intrakraniellen Blutung mittels CT oder MRT. Bei Hinweisen auf ein ausgedehntes Ischämieareal (> ⅓ des Stromgebiets der A. cerebri media) besteht ein erhöhtes zerebrales Blutungsrisiko.

Das erhöhte intrazerebrale Blutungsrisiko verringert sich bei strenger Indikationsstellung und optimalen klinischen Behandlungsbedingungen auf einer „Stroke unit“.

- Die **systemische Fibrinolyse** mit 0,9 mg/kg KG rt-PA (bis max. 90 mg), dem rekombinanten Gewebeplasminogen-Aktivator (recombinant tissue-plasminogen activator), ergibt bei Thrombosierungen der distalen intrazerebralen Gefäßverzweigungen bessere Rekanalisierungsraten als bei A.-carotis-interna-Verschlüssen oder Thrombosen im Hauptstamm der A. cerebri media. Die Wahrscheinlichkeit, 3 Monate nach der zerebralen Ischämie keine oder nur eine minimale neurologische Funktionseinschränkung zu haben, ist für die innerhalb von 3 Stunden mit rt-PA behandelten Patienten um absolute 13 % größer als für eine Vergleichsgruppe. Für Patienten, die innerhalb von 3 – 4,5 Stunden lysiert werden, liegt dieser Wert nur noch bei 7 %.
- Die **lokale intraarterielle Thrombolyse** bei Verschluss des Hauptastes der A. cerebri media führt in ca. 60 – 70 % zu einer (häufig jedoch unvollständigen) Rekanalisation. Bei intrakraniellen Verschlüssen der A. carotis interna liegt die Rekanalisationsrate mit etwa 20 – 35 % wesentlich niedriger. Bei Thrombose der A. basilaris gelingt eine Rekanalisierung nach selektiver Angiografie und Gabe von rt-PA noch 6 – 9 Stunden nach Manifestation der häufig fluktuierenden Symptome und zumindest eine Teilremission in fast der Hälfte der Behandlungsfälle. Die sonst infauste Prognose mit einer Letalität von etwa 70 % wird um 50 % gebessert. Ein initiales Koma und ein Erkrankungsalter > 60 Jahre verschlechtern die Prognose. Zur Angiografie-Technik siehe S. 147.
- Die **mechanische Rekanalisation** als weitere Option einer endovaskulären Behandlung führt bei distalen Verschlüssen der A. cerebri media und bei intrakraniellen Verschlüssen der A. carotis interna in ca. 70 – 80 % zu einer Wiedereröffnung des Lumens. Mithilfe spezieller Vorrichtungen wird ein Thrombus oder Embolus aus dem Gefäß zurückgezogen oder mit einem Katheter abgesaugt. Die mechanische Rekanalisation erfolgt nicht selten im Anschluss an eine systemische Thrombolyse, wenn der Gefäßverschluss persistiert.

Sekundärprävention

Abgesehen von der **Low-dose-Heparinisierung** bei immobilisierten Patienten wird nur in Ausnahmefällen eine **therapeutische Antikoagulation** vorgenommen, z. B. bei **kardioembolischem Hirninfarkt mit sehr hohem Rezidivrisiko** und bei **progredientem Infarkt**.

Zur Prophylaxe der tiefen Beinvenenthrombose und der Lungenembolie ist bei immobilisierten Patienten eine subkutane **Low-dose-Heparinisierung** indiziert. Eine therapeutische Antikoagulation mit unfraktioniertem Heparin (und Ziel einer 1,5- bis 2-fachen Verlängerung der PTT) oder Gewichts-adaptiertem niedermolekularem Heparin wird nur in Ausnahmefällen bei Patienten mit **kardialer Emboliequelle**, die ein hohes Rezidivrisiko aufweist, z. B. bei echokardiografisch nachgewiesenen intrakavitären Thromben oder künstlicher Herzklappe, durchgeführt. Außerdem wird sie bei Patienten mit **progredienten Infarkten**, z. B. im Versorgungsbereich der A. basilaris, und bei **Dissektion** eingesetzt. Kontraindikationen sind ein hämorrhagischer Hirninfarkt, ein großer Infarkt der A. cerebri media, ausgeprägte mikroangiopathische Läsionen mit lakunären Hirninfarkten und ein Erkrankungsalter > 80 Jahre.

Bei Hirninfarkt-Patienten mit kardialer Emboliequelle, z. B. Vorhofflimmern, erfolgt die weitere Sekundärprävention mit einer **oralen Antikoagulation**. Phenprocoumone (Marcumar, Falithrom) sind hochwirksam (Ziel-INR 2,0 – 3,0) und verringern das relative Hirninfarktrisiko um fast 70 %. Neue orale Antikoagulanzien wie der direkte Thrombinantagonist Dabigatran oder die Faktor-Xa-Hemmer Rivaroxaban und Apixaban stellen insbesondere aufgrund der niedrigeren intrazerebralen Blutungsraten sowie der einfachen Handhabung (fixe Dosierung ohne Notwendigkeit eines Monitorings der Gerinnungsparameter) eine Alternative dar.

▸ Merke. Die **orale Antikoagulation** reduziert das Hirninfarktrisiko bei kardiogenen Embolien um 70 %.

▸ Merke.

Mittel der Wahl zur Prävention arteriosklerotisch bedingter Hirninfarkte sind die Thrombozytenfunktionshemmer Acetylsalicylsäure (ASS) und Clopidogrel. Man gibt **ASS** auch zur frühen Sekundärprävention. Täglich (50 –)**100** – 300 mg ASS p. o. als Dauermedikation bewirkt eine signifikante Reduktion von Rezidiven und eine signifikant niedrigere Frühletalität in den ersten Wochen nach dem Hirninfarkt. Auch die Kombination von niedrigen ASS-Dosen mit Dipyridamol senkt das Rezidivrisiko. Bei Kontraindikationen bzw. Unverträglichkeit (v. a. gastrointestinale Beschwerden bis zum Magenbluten) oder bei zusätzlich bestehender peripherer arterieller Verschlusskrankheit (pAVK) werden 75 mg **Clopidogrel** täglich verabreicht.

In der Prävention arteriosklerotisch bedingter Hirninfarkte sind die Thrombozytenfunktionshemmer **ASS** und **Clopidogrel** Mittel der Wahl.

Operative Therapie

Bei hochgradigen symptomatischen Karotis-interna-Stenosen (≥ 70 %) ist eine **Karotis-Thrombendarteriektomie** angezeigt. Die Frühoperation reduziert das homolaterale Infarktrisiko um etwa 60 %. Bei mittelgradigen symptomatischen Stenosen (50 – 70 %) besteht eine Indikation, wenn die Operation innerhalb von zwei Wochen nach dem klinischen Ereignis erfolgt. Bei niedriggradigen symptomatischen Stenosen (< 50 %) besteht keine Indikation, da das Risiko der Operation höher als das zu erwartende Infarktrisiko ist. Der Nutzen einer Operation von hochgradigen asymptomatischen Stenosen ist so gering, dass die Indikation hier zurückhaltend gestellt werden muss.

Die interventionelle Behandlung von Stenosen der extrakraniellen hirnversorgenden Gefäße mittels intraarterieller Ballondilatation und nachfolgender Stent-Implantation (S. 150) geht im Vergleich zur Operation mit einer erhöhten periprozeduralen Komplikationsrate und einer höheren Stenose-Rezidivrate im Verlauf einher. Sie kann jedoch in Einzelfällen, wie z. B. bei inoperabler Stenose, hohem OP-Risiko und bei radiogenen Stenosen, indiziert sein.

Zur Operationstechnik: Die Karotisgabel wird freipräpariert, während der Desobliteration wird ein intraluminaler Shunt gelegt. Bei kleinlumigen Arterien und lang gestreckten Stenosen kommt eine Arteriotomie mit Einnähen eines Venenstreifen-Transplantats (Patch) infrage. Mithilfe der intraoperativen Pertubationsmessung werden die Flussverhältnisse kontrolliert. Die Operationsletalität bei Karotis-Desobliterationen liegt bei 1 – 2 %, die Operationsmorbidität bei 5 %. Hinzu kommen nicht selten iatrogene Läsionen peripherer Nerven, ein- oder beidseitige Hypoglossus- und Rekurrensparesen.

Im Fall drohender Einklemmung bei ausgedehntem Großhirnhemisphäreninfarkt und bei progredientem Kleinhirnhemispäreninfarkt kann ein operativer Eingriff lebensrettend sein (Abb. **B-1.167**). Die **Entlastungstrepanation** bei raumfordernden Media-Infarkten senkt die Letalität von 80 auf 30 %. Der Kleinhirninfarkt mit Verschlusshydrozephalus erfordert eine externe Liquordrainage und bei zunehmender Vigilanzstörung eine Trepanation.

Operative Therapie

Bei mittel- und hochgradigen symptomatischen Karotisstenosen ist eine **Karotis-Thrombendarteriektomie** indiziert.

Nach Präparation der Karotisgabel erfolgt die Desobliteration unter Anlegen eines intraluminalen Shunts.

Bei ausgedehntem Großhirn- oder progredientem Kleinhirnhemispäreninfarkt kann eine **Entlastungstrepanation** lebensrettend sein (Abb. **B-1.167**).

B-1.167 Raumfordernder Kleinhirninfarkt

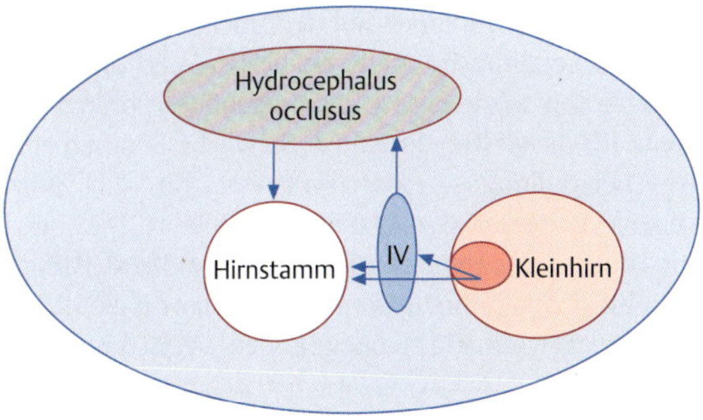

Längsschnittschema des Gehirns mit Darstellung eines Kleinhirninfarkts (rot), Kompression des IV. Ventrikels (blau) und des Hirnstamms (weiß), der zusätzlich durch den konsekutiven Verschlusshydrozephalus komprimiert wird (Seitenventrikel: grau).

B-1.167

Bei Subclavian-steal-Syndrom ist ggf. eine Ballondilatation der Stenose mit Stentimplantation indiziert.

Beim Subclavian-steal-Syndrom (S. 381) kann eine Ballondilatation der Subklavia-Stenose mit Stentimplantation sinnvoll sein. Gelegentlich ist eine Transposition der Gefäße am Aortenbogen erforderlich.

Physiotherapie

Die Physiotherapie beginnt mit der Pflege und Lagerung des Patienten. In der Akutphase empfiehlt sich eine Oberkörperhochlagerung (30 Grad).

Mit der Lagerung und **Bewegungsübungen** auf neurophysiologischer Grundlage sollen von Anfang an Dekubitalulzera und spastische Kontrakturen verhindert werden.

Physiotherapeutische Übungen beginnen mit der Pflege und Lagerung des Hirninfarktpatienten im Klinikbett. Anfangs wird die paretische Seite durch Kissen gestützt. Der Patient soll nicht mit angewinkeltem Kinn liegen, damit eine Drosselung der extrakraniellen Hirngefäße vermieden und der venöse Rückfluss gewährleistet wird. In der Akutphase empfiehlt sich eine Hochlagerung des Oberkörpers auf 30 Grad.

Wichtig ist die Frühmobilisation des Patienten. Schmerzen, Dekubitalulzera und Kontrakturen sollen verhindert werden. Der Patient wird vorsichtig auf die nicht betroffene Körperseite gedreht und später durch krankengymnastische **Bewegungsübungen** auf neurophysiologischer Grundlage (vgl. S. 203) angehalten, diese Drehung eigenständig auszuführen. Dabei ist auf die häufig vorkommende Subluxation des von der Parese betroffenen Schultergelenks zu achten, ferner auf neuropsychologische Störungen wie ein Neglekt (S. 97) oder eine evtl. bestehende Hemianopsie. Der Patient soll nicht mit der Seite der Hemianopsie zur Wand, sondern zum Untersucher bzw. Besucher liegen, damit er von vornherein visuomotorisch aktiviert wird. Sobald Willkürbewegungen wieder möglich sind und der Patient beginnt, die Stellung seiner Gliedmaßen zu kontrollieren, sich aufzusetzen, abzustützen und die Sitzbalance zu halten, können insbesondere bei brachiofazial betonten Paresen unterstützte Steh- und Gehversuche unternommen werden.

Logopädie und Ergotherapie

Das Training der sprachlichen Funktionen und das ergotherapeutische **Selbsthilfetraining** dienen der neurologischen Frührehabilitation.

Die früh einsetzende logopädische Behandlung mit täglichen Sprach- und Sprechübungen beeinflusst eine Aphasie oder Dysarthrie günstig. Wesentlich ist die regelmäßige Überprüfung der Sprachmodalitäten (Spontansprache, Nachsprechen, Benennen, Schriftsprache, Sprachverständnis, vgl. S. 92). Durch Reaktualisierung momentan nicht verfügbarer Potenzen sprachlicher und nichtsprachlicher Art soll eine gestörte über eine intakte bzw. weitgehend erhaltene Funktion stimuliert („deblockiert“) werden. Die logopädische Behandlung dient der neurologischen Rehabilitation ebenso wie die Ergotherapie, die sich v. a. das **Selbsthilfetraining** zum Ziel setzt.

Verlauf

Nur 1/3 der Patienten kann wieder eine geregelte Tätigkeit aufnehmen. Die Letalität hängt wesentlich von den kardiovaskulären **Risikofaktoren** ab. Jeder zweite Patient stirbt innerhalb von 5 Jahren an einem Rezidiv oder Herzinfarkt.

Innerhalb der ersten 30 Tage sterben etwa 20 % der Patienten. Zentrale Atem- und Kreislaufstörungen sowie Aspirationspneumonie (infolge Dysphagie) verschlechtern die Prognose der Hirninfarkte. 50 % der Todesfälle sind auf internistische **Komplikationen** (Lungenembolie, Pneumonie, Sepsis) zurückzuführen. Zwar können sich die neurologischen Symptome auch bei ausgedehnten Hirninfarkten gut zurückbilden, die Behinderung der Motorik bzw. der sprachlichen Kommunikation ist aber oft so gravierend, dass daraus trotz eingehender neurologischer Rehabilitation Berufs- oder Erwerbsunfähigkeit resultiert. Nur ein Drittel der Patienten kann im Verlauf wieder eine geregelte Tätigkeit aufnehmen; Jeder zweite Hirninfarkt-Patient stirbt innerhalb von 5 Jahren an einem Rezidiv oder einem Herzinfarkt. Das **Rezidivrisiko** einer zerebralen Ischämie nach TIA beträgt 5 – 6 % pro Jahr, kann bei hochgradigen Karotisstenosen im Einzelfall auch höher sein und erreicht nach kardioembolischen Infarkten (Vorhofflimmern) bis zu 18 % pro Jahr.

Konsequente (kontrollierte) antihypertensive Behandlung kann die Prognose der Hirninfarkte verbessern. Als Richtwert gilt ein **Blutdruck < 140/90 mmHg**.

Die spezialisierte Behandlung des akuten Hirninfarkts auf der „stroke unit“ führt zu einer Reduktion der Morbidität und Letalität. Im weiteren Verlauf sind eine konsequente Behandlung der Risikofaktoren sowie eine ätiopathogenetisch orientierte Sekundärprävention entscheidend für die weitere Prognose. So wird z. B. durch eine konsequente antihypertensive Behandlung – als Richtwert gilt ein **Blutdruck < 140/90 mmHg** – das relative Hirninfarktrisiko mehr als halbiert. Dies setzt auch eine psychotherapeutische Führung des Hypertonikers und Hirninfarkt-Patienten voraus, um ein Fehlverhalten hinsichtlich Medikation und Diät sowie die häufig begleitenden depressiven Verstimmungen günstig zu beeinflussen (vgl. S. 569).

► Klinischer Fall. Ein 54-jähriger Kraftfahrer, Hypertoniker und Raucher, erlitt am Weihnachtsmorgen eine TIA, die sich 6 Wochen später wiederholte. Bei einem Telefonat fiel seiner Frau auf, dass er nach Worten suchte. Die neurologische Untersuchung ergab eine sensomotorische, brachiofazial betonte Hemiparese rechts und amnestische Aphasie mit Wortfindungsstörungen. Im CT zeigte sich ein Teilinfarkt im Bereich der A. cerebri media links und im Ultraschallbild eine hochgradige (> 80 %) Stenose der linken A. carotis interna. Unter krankengymnastischen und logopädischen Übungen bildeten sich die neurologischen Symptome rasch zurück. Sekundärpräventiv erfolgte die Desobliteration der linken Karotisgabel. 3 Monate später kam es zu einem Reinfarkt im Bereich der A. cerebri media links mit erneuter Hemiparese, die sich nur unvollständig zurückbildete. Der Patient ist berufsunfähig.

► Klinischer Fall.

1.8.3 Arteriitis cranialis

1.8.3 Arteriitis cranialis

► **Synonym.** Riesenzell-Arteriitis, Arteriitis temporalis, Morbus Horton, Horton-Magath-Brown-Syndrom.

► Synonym.

► Definition. Der Autoimmunprozess mit Riesenzell-Arteriitis im Bereich der Schädelarterien, besonders der A. temporalis, wurde erstmals von B. T. Horton, T. B. Magath und G. E. Brown (1934) beschrieben. Die Erkrankung manifestiert sich fast immer jenseits des 50. Lebensjahres mit Kopfschmerzen und wird kompliziert durch Sehstörungen (Gefahr der Amaurose!) und Polymyalgia rheumatica.

► Definition.

Epidemiologie: Die Inzidenz liegt bei 3/100 000 Einwohner. Das weibliche Geschlecht überwiegt. Die Erkrankung tritt fast immer nach dem 50. Lebensjahr auf.

Epidemiologie: Die Inzidenz liegt bei 3/100 000 Einwohner.

Symptomatologie: Die Patienten leiden unter ein- oder beidseitigen, temporal, frontal oder auch okzipital lokalisierten, anhaltenden **Kopfschmerzen** mit Müdigkeit, **Fieber**, Inappetenz und Gewichtsverlust. Charakteristisch ist eine Claudicatio intermittens der Zungen- und Kaumuskeln. Häufiger finden sich Sehstörungen, Augenmuskelparesen und in fast der Hälfte der Fälle eine **Polymyalgia rheumatica** mit Muskel- und Gelenkschmerzen der proximalen Extremitätenabschnitte (Schulter- und Beckengürtel, vgl. S. 484).

Symptomatologie: Kopfschmerzen, Müdigkeit, **Fieber** und Inappetenz bestimmen das Beschwerdebild, nicht selten auch Muskelschmerzen (**Polymyalgia rheumatica**, vgl. S. 484).

Ätiopathogenese: Man nimmt einen Autoimmunprozess an. Fast ausschließlich sind Äste der A. carotis externa, besonders der A. temporalis, befallen, selten Verzweigungen der A. carotis interna. Es kommt zur Intima-Proliferation, die Lamina elastica wird brüchig und v. a. die Media ist granulomatös infiltriert. Vielkernige Riesenzellen finden sich vorwiegend in der Intima.

Ätiopathogenese: Man nimmt einen Autoimmunprozess an. Vielkernige Riesenzellen in der entzündlich veränderten Gefäßwand sind charakteristisch.

Diagnostik: Anamnestisch sind nächtliche Kopfschmerzen zu erfahren. Die **A. temporalis superficialis** ist anfangs geschlängelt und verdickt, später gestreckt und fast immer **druckdolent**, seltener pulslos (obliteriert). Bei Karotis-Kompression lassen die Kopfschmerzen nach. Häufig besteht eine schmerzhafte Steifigkeit besonders der Muskulatur der proximalen Extremitätenabschnitte.
CRP und **BSG sind stark erhöht**. Oft bestehen Anämie, Leukozytose, Eosinophilie, Eisenmangel, auch ein Anstieg von alkalischer Phosphatase, Alpha$_2$-Globulin und IgG.

Diagnostik: Die verdickte **Temporalarterie** ist **druckdolent** tastbar oder pulslos.

CRP und **BSG sind stark erhöht**, oft bestehen Anämie und Leukozytose.

► Merke. Die in jedem Fall erforderliche **Biopsie** aus der A. temporalis superficialis ergibt in etwa 40 % der Fälle den histologischen Befund einer Riesenzell-Arteriitis.

► Merke.

Differenzialdiagnose: Seltener ist die **Angiitis granulomatosa des zentralen Nervensystems**, ebenfalls eine Riesenzellarteriitis ungeklärter Ätiologie. Sie geht mit Kopfschmerzen und entzündlichen Veränderungen des Groß- und Kleinhirns oder auch des Rückenmarks und seiner Wurzeln einher und führt meist trotz Kortikosteroid-Behandlung zum Tod.
Zwei erstmals in Japan beobachtete Gefäßerkrankungen treten in Europa nur selten auf: Bei der **Takayasu-Arteriitis**, die sich mit Sehstörungen und epileptischen Anfällen vor dem 40. Lebensjahr meist bei Frauen manifestiert, handelt es sich um eine Riesenzellarteriitis des Aortenbogens und seiner abgehenden Gefäße. Auffällig ist ein Fehlen der Radialis- und Karotispulse („pulseless disease"). Die **Moyamoya** ist eine ätiologisch ungeklärte progrediente Verschlusskrankheit des Circulus Willisii, die Kinder wie Erwachsene befällt und durch Hirninfarkte und epileptische Anfälle charakterisiert ist.

Differenzialdiagnose: Eine weitere Riesenzellarteriitis ist die meist tödlich verlaufende **Angiitis granulomatosa des ZNS**.

Die **Takayasu-Arteriitis** betrifft den Aortenbogen und seine Abgänge, führt zu Sehstörungen und tritt vor dem 40. Lebensjahr auf, die **Moyamoya** betrifft den Circulus arteriosus Willisii (Hirninfarkte!). Beide gehen mit Epilepsie einher.

Die **Panarteriitis nodosa**, eine systemische Vaskulitis, befällt neben inneren Organen v. a. das periphere Nervensystem, seltener (20 %) die Hirngefäße.

Bei der **Moschcowitz-Krankheit** (TTP) treten petechiale Blutungen und ischämische Hirninfarkte mit Vigilanzstörung auf.

Auch Hirnmetastasen und Sinusthrombosen kommen differenzialdiagnostisch infrage.

Bei der **Panarteriitis nodosa**, einer systemischen Vaskulitis, die dem Formenkreis der Kollagenosen zugeordnet wird, sind v. a. die inneren Organe (Nieren, Herz, Leber, Darm), die Haut (Erythema nodosum) und die peripheren Nerven, seltener (20 %) auch die Hirngefäße betroffen. Zentrale Symptome sind neben Kopfschmerzen Hemiparesen, Hyperkinesen und epileptische Anfälle bei Hirninfarkten oder -blutungen.
Im Verlauf der **Moschcowitz-Krankheit** (thrombotisch-thrombozytopenische Purpura, TTP) kommt es neben petechialen Blutungen zu ischämischen Hirninfarkten mit Vigilanzstörung. Es handelt sich um eine autoimmunologische Erkrankung, die zu Verschlüssen von Arteriolen und Kapillaren durch Plättchenthromben führt.
Anhaltende Kopfschmerzen, eine CRP-Erhöhung und Anämie lassen differenzialdiagnostisch an intrazerebrale Karzinom-Metastasen (S. 332) denken. Gelegentlich kann es auch zur Verwechslung mit venösen Abflussstörungen des Gehirns (Sinusthrombosen) kommen.

Therapie und Verlauf: Bei der Arteriitis cranialis ist stets eine Langzeittherapie mit **Kortikosteroiden** erforderlich. **Unbehandelt** tritt in jedem dritten Fall **Blindheit** ein. Frühzeitige muss eine Behandlung mit 1 mg Prednisolon/kg KG/d begonnen werden. Die Patienten werden rasch beschwerdefrei und erleiden unter einer Kortikosteroid-Erhaltungsdosis nur selten ein Rezidiv.

Therapie und Verlauf: Mittel der Wahl bei Arteriitis cranialis sind **Kortikosteroide**, z. B. 1 – 2 mg Prednisolon/kg KG/d. Diese Therapie erfolgt wegen der Erblindungsgefahr schon vor der Biopsie und wird bis zur Normalisierung der BSG fortgesetzt; anschließend allmähliche Reduktion und weitere Gabe über 2 Jahre. **Unbehandelt** greift die Arteriitis auf die A. ophthalmica über. In jedem dritten Fall kommt es dann zu ein- oder doppelseitiger **Erblindung** durch thrombotischen Verschluss von Ziliararterien. Weitere Komplikationen sind Kopfhaut- und Zungennekrosen, seltener Hirninfarkte bei Verschlüssen der A. carotis interna oder A. basilaris. Die Letalität beträgt 10 %. Durch frühzeitige Behandlung mit Kortikosteroiden verbessert sich die Prognose entscheidend. Die Patienten werden rasch beschwerdefrei und erleiden unter einer Langzeit-Kortikosteroid-Therapie nur selten Rezidive.

▸ Klinischer Fall.

▸ **Klinischer Fall.** Die 62-jährige Patientin klagte über Kopf-, Muskel- und Gelenkschmerzen. Es fand sich ein hyperästhetischer Bezirk über der linken A. temporalis, die verdickt und geschlängelt hervortrat. Die BSG betrug 127/142 mm n. W, das CRP war stark erhöht, es bestanden eine Leukozytose von 11 500/µl mit Linksverschiebung, erniedrigtes Eisen i. S., eine Dysproteinämie mit Anstieg der $Alpha_2$-Globuline und eine verstärkte Präzipitation von IgA und IgG. Die Biopsie der A. temporalis ergab vereinzelt Riesenzellen und herdförmige, knötchenförmig angeordnete Rundzellinfiltrate, die von der Intima bis in die Adventitia reichten. Die Gefäßlichtung war deutlich eingeengt. Nach Kortikosteroid-Therapie klangen die Kopf-, Muskel- und Gelenkschmerzen ab, BSG und CRP normalisierten sich.

1.8.4 Sinusvenenthrombosen

1.8.4 Sinusvenenthrombosen

▸ Synonym.

▸ **Synonym.** Hirnvenenthrombosen, zerebrale Venen- und Sinusthrombosen, venöse Abflussstörungen des Gehirns.

▸ Definition.

▸ **Definition.** Bei Sinusvenenthrombosen (SVT) handelt es sich um Verschlüsse venöser Blutleiter (Venen und Sinus) als Folge von hereditären oder erworbenen plasmatischen Koagulopathien, entzündlichen (oto- bzw. rhinogenen) oder tumorösen Prozessen, nach Hirntrauma, während der Schwangerschaft oder im Wochenbett.

Epidemiologie: < 1 % der zerebralen Durchblutungsstörungen sind Sinusvenenthrombosen. Das weibliche Geschlecht überwiegt.

Epidemiologie: Sinusvenenthrombosen kommen besonders bei jungen Frauen unter Einnahme von Kontrazeptiva, Schwangeren, Neugeborenen und Kleinkindern vor. Insgesamt überwiegt das weibliche Geschlecht im Verhältnis 4 : 1. Unter Berücksichtigung blander und asymptomatischer Sinusthrombosen liegt die Inzidenz unter 1 % der zerebralen Durchblutungsstörungen.

Symptomatologie: Charakteristisch ist ein allmählicher Beginn mit **Kopfschmerzen, Hirndruckzeichen**, neurologischen **Herdsymptomen und epileptischen Anfällen**.

Symptomatologie: Neben allmählich zunehmenden **Kopfschmerzen**, Nausea, Vomitus und einem Papillenödem als **Hirndruckzeichen** treten Vigilanzstörungen bis zum Koma auf. Hinzu kommen **Halbseitensymptome**, darunter in 40 – 50 % der SVT epileptische Anfälle, häufig mit postparoxysmaler Parese (Todd-Lähmung). Bei Sinus-cavernosus-Thrombosen finden sich öfter eine Protrusio bulbi, Chemosis (Bindehautödem), Diplopie und ein abgeschwächter Kornealreflex (vgl. Sinus-cavernosus-Syndrom, S. 35).

Ätiopathogenese: Hirnvenenthrombosen führen häufig zu **hämorrhagischen Infarkten.** Kortikale Venenthrombosen verursachen meist Infarkte **beider Hemisphären**.

Ätiopathogenese: Wegen der reichen Kollateralversorgung der Hirnvenen bleibt eine Sinusthrombose nicht selten symptomlos. Erst wenn die zuführenden Venen thrombosiert sind und der venöse Abstrom eingeschränkt ist, werden klinische Symptome manifest. Eine langsame Strömung (Hypozirkulation) oder Stase aktiviert die Blutgerinnung, besonders wenn das Endothel durch entzündliche oder traumatische Vorgänge geschädigt wurde. Sobald das Blut in den Venen zurückgestaut wird (Stauungsinfarkt), kann sich infolge Diapedese ein **hämorrhagischer Infarkt** (Encephalomalacia rubra) entwickeln, der häufig parietookzipital lokalisiert ist. Meist sind es protrahierte Verläufe mit Infarkten **beider Hemisphären** als Folge von thrombotischen Verschlüssen kortikaler Venen.

Blande Sinusvenenthrombosen werden u. a. bei hereditären Thrombophilien, hämatologisch-onkologischen Erkrankungen, Behçet-Krankheit, Kachexie, bei **Kindern** mit Malignomen und Ernährungsstörungen, bei **postpartalen** Gerinnungsstörungen und Einnahme von **Kontrazeptiva** beobachtet.

Blande Sinusvenenthrombosen, v. a. des Sinus sagittalis superior kommen bei hämatologischen Erkrankungen, Malignomen, Behçet-Krankheit, Kachexie („marantische" Thrombose) und agonal bei Herzinsuffizienz vor. Neugeborene und kleine **Kinder** mit Pertussis, Ernährungsstörungen, Leukämie und malignen Lymphomen sind besonders gefährdet. Ein wesentlicher Faktor ist Hyperkoagulabilität. Man spricht von einer puerperalen Sinusthrombose, wenn sie als Komplikation einer **postpartalen** Blutgerinnungsstörung auftritt. **Orale Kontrazeptiva** insbesondere in Kombination mit einer hereditären Thrombophilie sind die häufigsten Ursachen.

Die **seltenen septischen Sinusvenenthrombosen** werden durch entzündliche (otogene bzw. rhinogene) Prozesse verursacht.

Septische Sinusvenenthrombosen sind selten. Sie werden durch entzündliche (otogene bzw. rhinogene) Prozesse verursacht. In erster Linie ist der Sinus transversus betroffen, v. a. bei Otitis und Mastoiditis. Das Syndrom des Sinus cavernosus entsteht meist bei Gesichtsfurunkeln und Entzündungen der Nasennebenhöhlen. Der Sinus sagittalis superior kann bei einer Sinusitis frontalis tangiert sein. Jugularisthrombosen mit venöser Abflussstörung des Sinus sigmoideus und Sinus transversus sind häufig Komplikationen eines zentralen Venenkatheters, seltener Folge eines Tumors oder Abszesses der kraniozervikalen Region.

Diagnostik: Bei neu aufgetretenen starken Kopfschmerzen insbesondere in Kombination mit fokalen neurologischen Ausfällen oder epileptischen Anfällen ist an eine SVT zu denken. In fast 50 % besteht ein **Papillenödem**. Häufig sind die **D-Dimere** erhöht.

Diagnostik: Zerebrale Venen- und Sinusthrombosen werden oft wegen anfangs blander Symptome verkannt. Bei neu aufgetretenen starken Kopfschmerzen In Kombination mit fokalen neurologischen Ausfällen oder epileptischen Anfällen muss differenzialdiagnostisch an eine SVT gedacht werden. In fast der Hälfte der Fälle entwickelt sich ein **Papillenödem**. Septische Hirnvenenthrombosen gehen mit Fieber (Septikämie) und Vigilanzstörung einher. Häufig sind die **D-Dimere** erhöht, ein Normalwert schließt die Diagnose jedoch nicht aus.

Der **Liquor** ist oft xanthochrom, blutig oder entzündlich verändert.

Der **Liquor** ist oft xanthochrom oder blutig, bei septischen Hirnvenen- bzw. Sinusthrombosen entzündlich verändert. Eine leichte Pleozytose findet sich auch bei blander Sinusthrombose.

MRT und MR-Angiografie sind die diagnostischen Verfahren der Wahl. Man beobachtet Signalaussparungen im MRT bzw. Füllungsdefekte in der CT-Angiografie, ferner hypodense oder hyperdense (hämorrhagische) **CT**-Befunde, häufig auch epileptogene **EEG**-Herde.

MRT und MR-Angiografie sind diagnostische Verfahren der ersten Wahl. Kernspintomografisch stellen sich die thrombosierten Sinus durch erhöhte Signalintensität dar. Eine Signalaussparung in der MR-Angiografie (Abb. **B-1.168b**) weist ebenso wie ein Füllungsdefekt in der CT-Angiografie auf die Thrombose hin, die sich auch intravasal darstellen lässt. Das **CT** zeigt hypodense Zonen bei reinen Ischämien, hyperdense Areale bei hämorrhagischen Infarkten und nach KM-Gabe eine Dichteanhebung der

B-1.168 Sinusvenenthrombosen

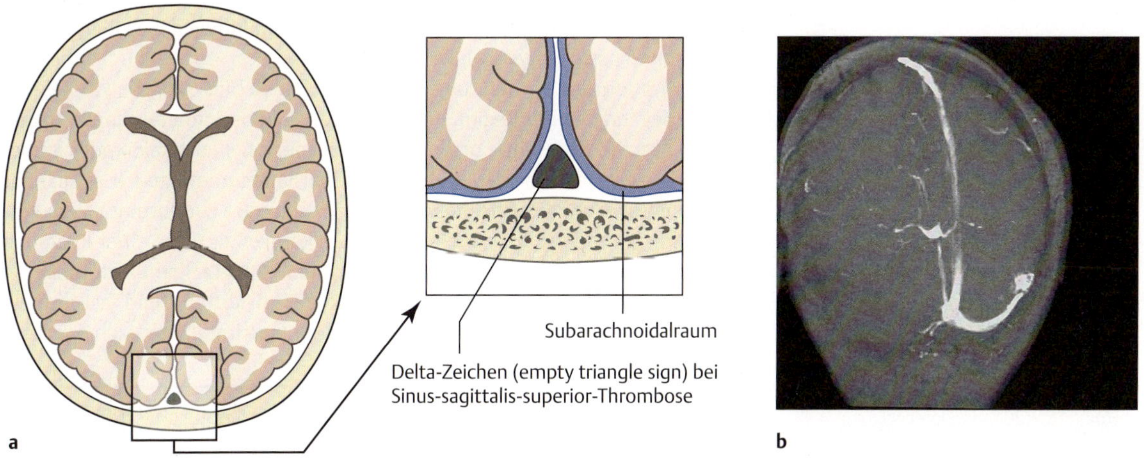

a Sinus-sagittalis-superior-Thrombose: Schematische Darstellung eines CT-Befundes.
b Sinus-transversus-Thrombose (MR-Angiografie): Man erkennt den bogenförmigen Verlauf des mittelständigen Sinus sagittalis superior und rechts daneben den Sinus rectus.
Der linke Sinus transversus stellt sich bis zur Einmündung in den Sinus sagittalis superior dar. Das Signal des rechten Sinus transversus fehlt (Thrombose).

Gyri sowie eine hypodense Aussparung durch den Thrombus bei Sinus-sagittalis-superior-Thrombose, das sog. Delta-Zeichen (Abb. **B-1.168a**). Eine invasive zerebrale Angiografie wird nur in Ausnahmefällen vorgenommen. In der venösen Phase der zerebralen Angiografie stellen sich dann die thrombosierten Sinus nicht dar (Kontrastmittelaussparung); man beobachtet Verlagerungen korkenzieherartig geschlängelter und z. T. dilatierter Venen. Das **EEG** zeigt häufig epileptogene Foci,

Differenzialdiagnose: Ein Aneurysma, Tumor, Abszess, eine Arteriitis, **Herdenzephalitis, Meningitis** oder eine zerebrale Ischämie sind neuroradiologisch auszuschließen.

Differenzialdiagnose: Differenzialdiagnostisch kommen Gefäßfehlbildungen (Aneurysmen), Hirntumoren und -metastasen infrage, ferner die Arteriitis cranialis, aber auch ein Hirnabszess, eine embolische **Herdenzephalitis** oder **Meningitiden,** die ihrerseits Hirnvenenthrombosen verursachen können, sowie zerebrale Ischämien bei arteriellen Durchblutungsstörungen des Gehirns.

Therapie: Bei SVT ist die Gabe von **Antikoagulanzien** (PTT-wirksame Heparinisierung oder gewichtsadapierte Behandlung mit niedermolekularen Haparinen) indiziert.

Therapie: Therapeutisch erfolgt analog zur Behandlung extrazerebraler venöser Thrombosen der Einsatz von **Antikoagulanzien**. Entweder werden niedermolekulare Heparine in therapeutischer Dosis subkutan verabreicht, oder es erfolgt eine intravenöse PTT-wirksame Therapie (2- bis 2,5-fache Verlängerung) mit unfraktioniertem Heparin. Eine therapeutische Antikoagulation ist auch beim Vorliegen von hämorrhagischen venösen Infarkten indiziert. Bei septischen Hirnvenenthrombosen werden Antibiotika über mehrere Wochen gegeben und ggf. der Infektionsherd operativ saniert.

Verlauf: Die Mehrzahl der Fälle hat eine gute Prognose mit vollständiger Remission. Die Letalität liegt bei 5 – 10 %.

Verlauf: 5 – 10 % der Verläufe enden letal. Hämorrhagische Infarkte, septische Sinusthrombosen und tiefe Hirnvenenthrombosen sind prognostisch besonders ungünstig. Die Mehrzahl der Fälle hat jedoch eine gute Prognose mit vollständiger Remission. Rezidive sind selten.

▸ Klinischer Fall.

▸ **Klinischer Fall.** Eine 27-jährige Sekretärin erkrankte im Wochenbett mit Kopfschmerzen, Erbrechen und Somnolenz. Nach einem fokalen epileptischen Anfall wurde sie stationär aufgenommen. MRT und venöse MR-Angiografie bestätigten den Verdacht auf eine Sinusvenenthrombose. Gleichzeitig bestand eine Verbrauchskoagulopathie. Unter Vollheparinisierung klangen die Symptome ab.

1.8.5 Vaskuläre Hirnblutungen

1.8.5 Vaskuläre Hirnblutungen

▸ Synonym.

▸ **Synonym.** Enzephalorrhagie.

▸ Definition.

▸ **Definition.** Unter einer vaskulären Hirnblutung versteht man eine akut („apoplektisch") bzw. subakut verlaufende Einblutung in Hirnsubstanz (Enzephalorrhagie) und/oder Liquorräume. Art und Schwere der neurologischen Symptome und eine begleitende Vigilanzstörung hängen von der Lokalisation und Ausdehnung der Blutung ab. Ätiopathogenetisch unterscheidet man primäre Hirnblutungen bei arterieller Hypertonie oder zerebraler Amyloidangiopathie von sekundären Blutungen, zu denen z. B. Blutungen bei intrakraniellen Gefäßfehlbildungen, Schädel-Hirn-Trauma oder Gerinnungsstörungen gehören.
Die Lokalisation der Hirnblutung lässt einen Rückschluss auf die Ätiologie zu. So sind tief liegende, in der Region der Stammganglien und inneren Kapsel lokalisierte Blutungen meist Folge einer arteriellen Hypertonie. Bei kortikalen oder an der Rinden-Markgrenze lokalisierten Blutungen (Lobärhämatome) handelt es sich häufiger um die Ruptur einer arteriovenösen Malformation oder Einblutung z. B. in eine Metastase. Supra- und infratentorielle Blutungen können als Folge einer Koagulopathie bzw. einer Antikoagulanzientherapie auftreten. Subarachnoidalblutungen (SAB) ohne oder mit gleichzeitiger Einblutung in die Hirnsubstanz sind fast immer Folge einer Aneurysmaruptur. Die Blutungslokalisation bestimmt demnach das diagnostische und therapeutische Vorgehen.

Epidemiologie: 15 – 20 % der zerebralen Durchblutungsstörungen sind durch Hirnblutungen bedingt. Der Altersgipfel liegt um das 60. Lebensjahr.

Epidemiologie: Circa 15 – 20 % der zerebralen Durchblutungsstörungen werden durch vaskuläre Hirnblutungen verursacht. Davon sind 60 % hypertensive Blutungen als Folge einer chronischen arteriellen Hypertonie. Der Altersgipfel liegt mit 60 Jahren insgesamt etwas niedriger als bei den zerebralen Ischämien. Die vaskulären Blutungen treten häufiger in der 7. Lebensdekade auf, bei einer Amyloidangiopathie betreffen sie ganz vorwiegend das höhere Lebensalter (> 70 Jahre).

Die SAB manifestiert sich in der 4. – 6. Dekade, die Angiomblutung nicht selten bereits vor dem 30. Lebensjahr. Die Inzidenz der vaskulären Hirnblutungen ist variabel, sowohl geografisch (in Japan z. B. deutlich höher als in den USA) als auch unter verschiedenen Bevölkerungsgruppen (z. B. unter der farbigen Bevölkerung der USA häufiger als unter der weißen). Im Durchschnitt beträgt die Inzidenz für intrazerebrale Hämatome ebenso wie für SAB 11/100 000 Einwohner. Bei den SAB überwiegt das weibliche Geschlecht.
Wie bei den Hirninfarkten stellt neben Nikotin- und Alkoholabusus v. a. die arterielle Hypertonie einen Risikofaktor für spontane Hirnblutungen dar (S. 380). Die Letalität der vaskulären Hirnblutungen ist fast doppelt so hoch wie die ischämischer Infarkte.

Die Risikofaktoren sind identisch mit denen zerebraler Ischämien, die Letalität ist jedoch fast doppelt so hoch.

Hypertensive Massenblutung

Symptomatologie: Prodromalerscheinungen hypertensiver Massenblutungen sind Kopfschmerzen, Schwindel, Tinnitus und psychomotorische Unruhe, Aufmerksamkeitsstörungen und flüchtige neurologische Herdsymptome im Rahmen einer Hochdruckkrise. Im Gegensatz zu den ischämischen Infarkten kommt es meist tagsüber bei Blutdruckanstieg unter physischer oder psychischer Belastung zur Blutung. Initialsymptome sind heftiger **Kopfschmerz**, Schwindel und in mehr als der Hälfte der Fälle eine plötzlich einsetzende **Vigilanzstörung** bis zum Koma.
Häufigstes neurologisches Symptom ist eine innerhalb von Minuten entstehende **Hemiparese oder -plegie**, gleichzeitig fällt oft eine **Déviation conjugée**, d. h. eine Blickwendung zur Gegenseite, auf. Nicht selten nimmt der Patient die paretische Seite nicht wahr (Neglekt). Besteht initial eine ausgeprägte Vigilanzstörung oder wird der Patient nach Stunden plötzlich komatös, können Strecksynergien beobachtet werden. Diese müssen von einem epileptischen Anfall unterschieden werden, der seltener auch als Folge einer akuten Massenblutung auftritt.

Hypertensive Massenblutung

Symptomatologie: Prodromi sind **Kopfschmerzen**, Schwindel, psychomotorische Unruhe und flüchtige Herdsymptome. Die Massenblutung tritt meist tagsüber auf und ist häufig (> 50 %) von einer **Vigilanzstörung** begleitet.

Neben einer hochgradigen **Hemiparese oder -plegie** fällt oft eine **Déviation conjugée** auf. Wird der Patient komatös, werden nicht selten Strecksynergien beobachtet.

Ätiopathogenese: Die häufigste Ursache einer zerebralen Massenblutung ist die **arterielle Hypertonie**. Weitere Risikofaktoren sind fortgeschrittenes Lebensalter, Nikotin- und Alkoholabusus. Das Risiko ist auch im akuten Alkoholrausch erhöht.
Langjähriger Bluthochdruck verstärkt die Hirnarteriosklerose, die Anpassung an Blutdruckschwankungen bleibt aus, und es kommt zur direkten **Gefäßwandzerreißung** oder zur Bildung von **Mikroaneurysmen**, die aufgrund ihrer Wandschwäche bei plötzlichem Blutdruckanstieg rupturieren. Die Massenblutung drängt das Gewebe auseinander. Durch Druck auf die Umgebung entwickelt sich ein perifokales vasogenes Ödem, durch sekundäre Zirkulationsstörung zusätzlich ein zytotoxisches Ödem, wodurch die Entstehung einer Parenchymnekrose begünstigt wird. In der Restitutionsphase werden Blut und nekrotisches Gewebe durch Makrophagen abgebaut und durch Glia ersetzt. Es bleibt eine zystische Narbe zurück.

Ätiopathogenese: Risikofaktoren sind die **arterielle Hypertonie** (wichtigster Faktor!), hohes Lebensalter, Nikotin- und Alkoholabusus.

Infolge verstärkter Hirnarteriosklerose bei Hypertonie **zerreißt die Gefäßwand** oder es bilden sich **Mikroaneurysmen**, die bei plötzlichem Blutdruckanstieg rupturieren. Die Blutung und das perifokale Ödem schädigen das umgebende Gewebe. Nach Abbau der Nekrose bleibt eine zystische Narbe zurück.

▸ Merke. 50 – 60 % der hypertensiven Massenblutungen sind im Bereich der Capsula interna lokalisiert (Abb. **B-1.169**).

▸ Merke.

B-1.169 Lokalisation hypertensiver Massenblutungen

B-1.169

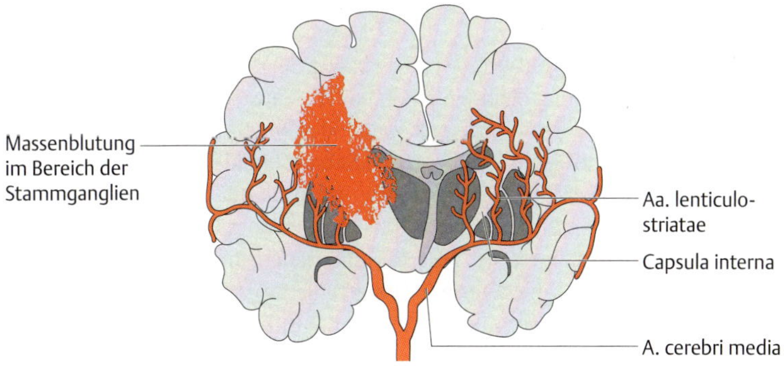

Häufigste Lokalisation hypertensiver Massenblutungen im Bereich der Capsula interna bei Ruptur der Aa. lenticulostriatae.

B-1.170

B-1.170 Hypertensive Massenblutung I

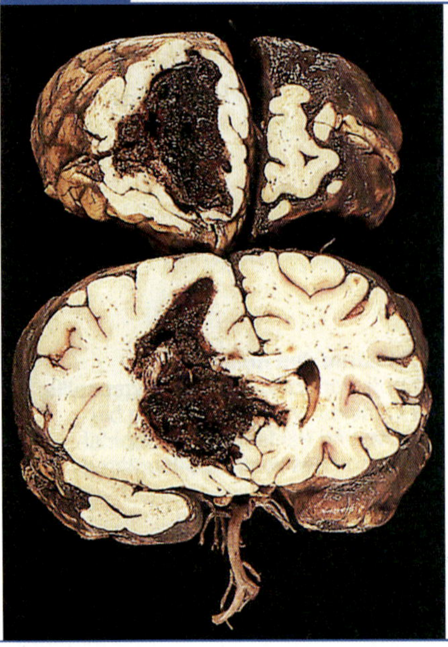

Pathologischer Befund: Aufsicht von hinten auf stirnparallele Schnittfläche. Massenblutung in die Capsula interna links mit Einblutung in das parietale Marklager und Ventrikeleinbruch.

B-1.171

B-1.171 Hypertensive Massenblutung II

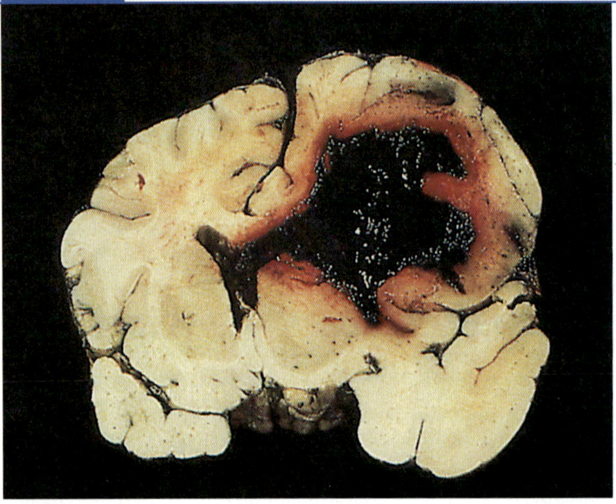

54-jähriger Mann, anamnestisch war eine arterielle Hypertonie bekannt. Beim Erdbeerpflücken kam es akut zu Kopfschmerzen und Parästhesien im rechten Arm; es entwickelte sich eine rasch progrediente Hemiparese rechts und eine Vigilanzstörung bis zum Koma.
Pathologischer Befund: Aufsicht von vorn auf stirnparallele Schnittebene. Unregelmäßig, fetzig begrenzte Wühlblutung im frontalen Marklager links, Einbruch in das Vorderhorn des linken Seitenventrikels und Durchbruch in den Subarachnoidalraum.

Die Blutung kann sich im Parenchym ausbreiten und in den Liquorraum einbrechen (Abb. **B-1.170** u. Abb. **B-1.171**).

Prädilektionsstelle der Gefäßruptur ist der Abgang der Aa. lenticulostriatae aus der A. cerebri media. Die Blutung bleibt entweder auf die Capsula interna beschränkt oder dehnt sich nach temporal bzw. parietookzipital oder in den Thalamus aus und bricht häufig (40 %) in die Ventrikel, z. T. auch in den Subarachnoidalraum ein (Abb. **B-1.170** u. Abb. **B-1.171**). Folge ist ein Hydrocephalus occlusus oder aresorptivus. Seltener kommt es zur direkten Einblutung in den Thalamus oder das Caput nuclei caudati.

Kleinhirnblutungen sind meist durch Hypertonie bedingt und gehen oft mit Verschlusshydrozephalus einher.

Kleinhirnblutungen machen etwa 10 % der spontanen intrazerebralen Blutungen aus; häufigste Ursache ist die arterielle Hypertonie. In mehr als einem Drittel der Fälle kommt es akut zum Verschlusshydrozephalus. Hypertensive Ponsblutungen sind oft infaust.

Diagnostik: Im Akutstadium findet sich neben einer Vigilanzstörung und vegetativen Symptomen oft eine **Déviation conjuguée** zur Herdseite.

Diagnostik: Besteht bereits initial eine ausgeprägte Vigilanzstörung, weist der soporöse oder komatöse Patient eine Gesichtszyanose und Cheyne-Stokes-Atmung auf. Schon das Entweichen der Atemluft aus dem gelähmten Mundwinkel, das einseitig schnellere Herabfallen der passiv angehobenen Extremitäten und fehlende Spontanbewegungen geben Hinweise auf eine **schlaffe Hemiparese**.

In der Initialphase fallen oft auch eine **Déviation conjuguée** zur Herdseite, kontralateral fehlende physiologische Eigen- und Fremdreflexe (Korneal- und Bauchhautreflexe) und ein positives Babinski-Zeichen auf. Diese Befundkonstellation lässt auf eine Blutung in die **Capsula interna** („Kapselblutung") schließen. Eine vollständige Ventrikeltamponade manifestiert sich Strecksynergien im Koma und endet in der Regel innerhalb von 24 – 48 Stunden letal. Besteht keine oder eine leichte Vigilanzstörung, sind je nach Ausdehnung der Massenblutung eine homonyme Hemianopsie und, wenn die dominante Hemisphäre betroffen ist, eine Aphasie festzustellen. Bei Blutung in den Thalamus kann es zusätzlich zu einer Störung der Okulomotorik oder neuropsychologischen Symptomen wie Anosognosie, Neglekt, amnestisches Syndrom und psychomotorische Verlangsamung kommen. Thalamusblutungen führen häufig zu einem Ventrikeleinbruch.

Bei Vigilanzstörung ist eine **schlaffe Hemiparese** bzw. **Hemiplegie** am Tonusverlust und an den fehlenden Spontanbewegungen erkennbar. Diese Befundkonstellation lässt auf eine Blutung in die **Capsula interna** schließen.

Eine Massenblutung in das **Kleinhirn**, die oft nur eine Hemisphäre betrifft, verursacht akute Hinterkopfschmerzen mit Erbrechen und Schwindel. Zerebellare Symptome wie Nystagmus, ipsilaterale Hemiataxie mit Fallneigung und Intentionstremor sind jedoch aufgrund der sich rasch entwickelnden oder bereits initial bestehenden Vigilanzstörung oft nicht nachweisbar.

Eine **Kleinhirnblutung** verursacht akute Hinterkopfschmerzen, Erbrechen, Schwindel und oft frühzeitig eine Vigilanzstörung.

Bei hypertensiver Massenblutung in der **Brückenregion** stehen neben apoplektisch auftretender Hemi- oder Tetraparese und Störungen der Okulomotorik (horizontale Blickparese, internukleäre Ophthalmoplegie, ocular bobbing, beiderseitige Miosis, s. S. 36) oft bereits initial ein Koma mit Strecksynergismen und lebensbedrohliche vegetative Funktionsstörungen im Vordergrund: **Atemdepression**, Blutdruckanstieg und zentrale Hyperthermie. Der Einbruch in den IV. Ventrikel endet meist innerhalb von 24 Stunden letal. Besonders bei infratentoriellen Blutungen besteht die Gefahr der **Einklemmung** (S. 108). Der protrahierte Verlauf einer Massenblutung mit allmählichem intrakraniellem Druckanstieg ist durch sekundäre Vigilanzstörung, **Mydriasis** auf der Herdseite und Papillenödem gekennzeichnet.

Eine **Ponsblutung** führt zu Hemi- oder Tetraparese, Störungen der Okulomotorik, Koma mit Strecksynergismen, **Atemdepression**, RR-Anstieg und Hyperthermie. Kleinhirn- und Ponsblutungen führen rasch zur **Einklemmung**. Bei subakutem Verlauf kommt es zu sekundärer Vigilanzstörung, homolateraler **Mydriasis** und Papillenödem.

Eine Verschlechterung des neurologischen Befundes und der Vigilanz innerhalb der ersten Stunden nach einer hypertensiven Blutung lässt auf eine Zunahme des Hämatomvolumens schließen. Bei etwa einem Drittel der Patienten kommt es innerhalb von drei Stunden nach Beginn der Symptomatik zu einer klinisch relevanten Hämatomexpansion. Eine Verschlechterung im weiteren Verlauf ist meist Folge eines zunehmenden Hirnödems.

Bei etwa ⅓ der Patienten kommt es innerhalb von drei Stunden zu einer Hämatomexpansion mit einer Verschlechterung des neurologischen Status.

Die wichtigste apparative Untersuchung ist die native **Computertomografie**. Im Gegensatz zu den ischämischen Infarkten stellt sich die Blutung unmittelbar nach dem Ereignis als **hyperdense Zone** dar (Abb. **B-1.172**). Das perifokale Ödem (hypodenser Randsaum) erreicht seine maximale Ausprägung erst nach einigen Tagen. Je nach

Wichtigste apparative Untersuchung ist die **CT**: Sofort nach dem Ereignis stellt sich die Massenblutung als **hyperdense** Zone dar (Abb. **B-1.172**).

B-1.172 Hypertensive zerebrale Massenblutung (CT nativ axial)

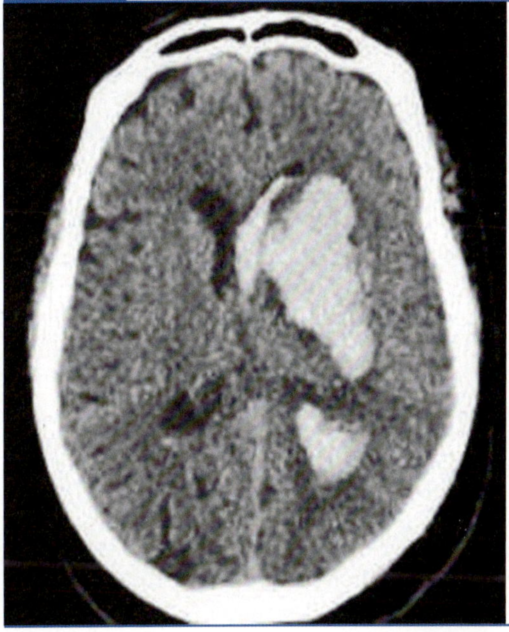

Massenblutung im Bereich der Stammganglien links mit Ventrikeleinbruch, Ödem der linken Hemisphäre und beginnender Verlagerung der Mittellinie.

B-1.172

Die spontane Hämatomresorption dauert bis zu 3 Monate. Der CT-Befund dient der Therapieplanung und Verlaufsbeobachtung. Bei untypischer Lokalisation ist zusätzlich eine Gefäßdarstellung indiziert.

Eine Lumbalpunktion ist nach Durchführung der CT selten indiziert. Meist ist der Liquor blutig bzw. xanthochrom.

Im EEG zeigt sich ein Herdbefund. Indirekte Hinweise auf eine chronische arterielle Hypertonie geben der Nachweis eines Fundus hypertonicus und das EKG.

Differenzialdiagnose: In erster Linie kommt ein Hirninfarkt infrage, der sich nur mittels CT oder MRT sicher abgrenzen lässt.

Operative Therapie: Große oberflächennahe (lobäre) Blutungen können bei drohendem Mittelhirn-Syndrom entlastet werden. Raumfordernde Kleinhirnblutungen stellen eine Indikation zur frühzeitigen Operation dar. Bei Ventrikeleinburch und nachgewiesenem Hydrozephalus ist die Anlage einer **externen Liquordrainage** indiziert.

Konservative Therapie: Zu den Maßnahmen zur **Begrenzung des Hirnödems** gehören die Kontrolle des ZVD und frühzeitige Beatmung bei respiratiorischer Insuffizienz, evtl. **Hyperventilation**. Bei Zunahme der Vigilanzstörung wird das Hirnödem auch mit Osmotherapeutika behandelt. Unter Kontrolle der Serumosmolalität werden Infusionen von Mannitol 20 % oder Glyzerol 10 % gegeben. Kortikosteroide sind nicht indiziert.

Der Blutdruck sollte in der Frühphase aufgrund der Gefahr der Hämatomexpansion unter 160 mmHg systolisch gehalten werden (arterieller Mitteldruck von 80 – 100 mmHg). Magenulkus- und Thromboseprophylaxe sind in jedem Fall notwendig. Frühzeitig ist Physiotherapie indiziert.

Verlauf: Die Letalität hypertensiver Blutungen hängt von Ausmaß und Ort der Blutung sowie vom Alter des Patienten und klinischen

Größe resorbiert sich das Hämatom innerhalb von Wochen bis etwa drei Monaten. Es bleibt ein hypodenser Bezirk zurück (posthämorrhagischer Substanzdefekt). Das CT dient der Indikationsstellung zu operativer bzw. konservativer Behandlung und der Verlaufsbeobachtung (Ausbreitung des Ödems, Ventrikeleinbruch, Rezidivblutung oder Liquorzirkulationsstörung). Bei untypischer Lokalisation oder verzögerter Resorption der Blutung sind eine MRT und eine Gefäßdarstellung im Verlauf indiziert, um andere Blutungsursachen (z. B. Tumor, Angiom) nicht zu übersehen.
Bei Einbruch der Blutung in die Ventrikel oder in den Subarachnoidalraum ist der Liquor blutig bzw. xanthochrom. Klarer Liquor schließt eine Hirnblutung jedoch nicht aus. Eine Lumbalpunktion ist nach Nachweis der Blutung nur sehr selten indiziert.
Im EEG zeigt sich ein Herdbefund; als Hinweis auf eine chronische arterielle Hypertonie finden sich häufig ein Fundus hypertonicus und entsprechende EKG-Veränderungen. Laboruntersuchungen sollen darauf abzielen, eine Gerinnungsstörung auszuschließen.

Differenzialdiagnose: Die wesentliche Differenzialdiagnose stellt der Hirninfarkt dar. Bei hypertensiver Massenblutung besteht häufiger bereits initial eine Vigilanzstörung, die sich bei Ischämien erst nach 2 – 3 Tagen mit der Ödementwicklung einstellt. Die sichere Unterscheidung gelingt nur mithilfe der Computer- oder Kernspintomografie. Zur Abgrenzung von intrazerebralen Blutungen anderer Ätiologie siehe S. 405.

Operative Therapie: Eine operative Ausräumung ist nur bei großen oberflächennahen (lobären) Blutungen zu erwägen, wenn sich unter konservativer Therapie die Vigilanz rasch verschlechtert und ein Mittelhirn-Syndrom droht (S. 109). Raumfordernde Kleinhirnblutungen stellen eine Indikation zur subokzipitalen Entlastungs-Kraniotomie mit Hämatomausräumung dar. Frühzeitig wird eine **externe Liquordrainage** vorgenommen, die auch bei supratentoriellen Blutungen der Entlastung eines nachgewiesenen Hydrozephalus und der Überwachung des erhöhten intrakraniellen Drucks dient.

Konservative Therapie: Ein wesentliches Therapieziel ist die **Begrenzung des Hirnödems**. Hierzu gehören die Lagerung mit gerade liegendem Kopf und die ZVD-Kontrolle. Bei Ateminsuffizienz wird frühzeitig intubiert und evtl. eine kontrollierte **Hyperventilation** zur Herabsetzung des intrazerebralen Gesamtvolumens durch Senkung des pCO_2 durchgeführt (vgl. S. 363). Nur bei Zunahme der Vigilanzstörung werden Osmotherapeutika (Glyzerol 10 %, Mannitol 20 %) zur medikamentösen Behandlung des Hirnödems eingesetzt. Ihre Wirkung beruht auf dem Aufbau eines Osmolalitätsgradienten zwischen Hirngewebe und Intravasalraum bei intakter Blut-Hirn-Schranke. Sie sollten wegen der Gefahr eines Rebound-Effekts nur kurzfristig unter Kontrolle der Serumosmolalität (bis maximal 340 mosmol/l) gegeben werden, da es bei gestörter Blut-Hirn-Schranke zum Osmolalitäts-Ausgleich aufgrund allmählichen Übertritts der hyperosmolaren Substanz in das Parenchym kommt. Mannitol hat einen rascheren Wirkungseintritt, jedoch kürzere Wirkungsdauer (ca. 1½ h) als Glyzerol (ca. 3 Stunden). Es empfiehlt sich eine Kurzinfusion von Mannitol (125 ml über 10 – 20 min 4- bis 6-mal täglich) oder Glyzerol (500 ml über 4 Stunden, auch oral möglich: Glyzerol 40 % 3 × 100 ml/d). Die Gabe von Kortikosteroiden ist nicht indiziert.
Sofern sich ein initial erhöhter Blutdruck unter analgetischer und ggf. sedierender Medikation nicht normalisiert, wird der Blutdruck in der Frühphase (ersten 24 Stunden) aufgrund der Gefahr der Hämatomexpansion unter 160 mmHg systolisch gehalten (Ziel ist ein arterieller Mitteldruck von 80 – 100 mmHg). Dazu wird eine vorsichtige Blutdrucksenkung beispielsweise mit Nifedipin oder Urapidil durchgeführt. Zur Magenulkusprophylaxe ist die Gabe eines Protonenpumpeninhibitors und zur Thromboseprophylaxe eine Low-dose-Heparinisierung (ab 2. Behandlungstag) notwendig. Bei Hyperthermie wird die Temperatur symptomatisch mit Paracetamol gesenkt. Krankengymnastische Bewegungsübungen im Bett sollen frühzeitig beginnen.

Verlauf: Die Letalität hypertensiver Blutungen liegt bei 30 – 40 %. 25 % aller Patienten sterben infolge eines Einklemmungssyndroms oder direkter Hirnstammkompression in den ersten beiden Tagen. Die Letalität innerhalb des ersten Jahres hängt vom Ausmaß der Blutung (ungünstig ist ein Blutungsvolumen ≥ 30 ml), der Blutungslokalisation (ungünstig infratentoriell), einem Ventrikeleinbruch, dem Alter des Pateinten (ungünstig ≥ 80 Jahre) sowie dem Grad der initialen Vigilanzstörung (GCS ≤ 12) ab. Wenn zwei dieser ungünstigen Prädiktoren beobachtet werden, liegt die Letalität um 25 %, bei vier bis fünf Prädiktoren steigt die Letalität auf > 95 % an.

Bei der häufigsten Blutungslokalisation in der Capsula interna bleibt, wenn die Massenblutung überlebt wird, meist eine spastische Hemiparese zurück (Wernicke-Mann-Typ, Abb. **A-2.24a**, S. 55). Als Spätkomplikation kann es nach Ventrikeleinbruch zu **Liquorzirkulationsstörungen** kommen. Die Häufigkeit von **Rezidiven** hängt wie die der ischämischen Infarkte von der langfristigen Einstellung der arteriellen Hypertonie ab. Bei guter Blutdruckkontrolle (< 140/80 mmHg) liegt das jährliche Rezidivrisiko bei etwa 2 %.

Schweregrad zu Beginn der Symptomatik ab. 25 % der Patienten sterben in den ersten beiden Tagen infolge eines Einklemmungssyndroms oder direkter Hirnstammkompression.

Als Folge einer Ventrikeleinblutung kann es zu **Liquorzirkulationsstörungen** kommen. Das Auftreten einer Rezidivblutung hängt von der langfristigen Blutdruckeinstellung ab.

► Klinischer Fall. Bei der 54-jährigen Kellnerin traten während der Arbeit plötzlich heftige Kopfschmerzen auf, rasch entwickelten sich eine Aphasie und rechtsseitige Hemiparese. Bei der stationären Aufnahme war sie somnolent. Fremdanamnestisch war zu erfahren, dass sie eine medikamentöse Therapie der seit einem Jahr bekannten Hypertonie nicht eingehalten hatte. Computertomografisch zeigte sich eine Massenblutung im Stammganglienbereich links. Die Patientin wurde antihypertensiv und in der ersten Woche mit Osmotherapeutika behandelt. Die Aphasie bildete sich innerhalb von drei Wochen vollständig zurück. Unter krankengymnastischen Übungen auf neurophysiologischer Grundlage entwickelte sich nur eine leichte Spastik. Bei der CT-Kontrolle drei Monate später war die Blutung resorbiert, es fand sich noch ein kleiner posthämorrhagischer Substanzdefekt.

► Klinischer Fall.

Intrazerebrale Hämatome

Symptomatologie: Eine kleine umschriebene Blutung kann relativ symptomarm sein. Mehr als die Hälfte der Patienten berichten aber von akuten heftigen **Kopfschmerzen**, Übelkeit und Erbrechen. Je nach Lokalisation der Blutung ist das Erbrechen von heftigem Schwindel und Gangunsicherheit begleitet. Es entwickelt sich eine Hemiparese und/oder Hemihypästhesie. Neuropsychologische Störungen (Aphasie, Akalkulie, Neglekt) können im Vordergrund stehen, werden aber ebenso wie eine homonyme Hemianopsie nicht immer vom Patienten selbst bemerkt. Gelegentlich ist auch ein epileptischer Anfall erstes oder einziges Symptom. Seltener als bei hypertensiver Massenblutung kommt es zu einer Vigilanzstörung.

Ätiopathogenese: Die häufigste Ursache intrazerebraler Hämatome im jungen und mittleren Erwachsenenalter sind **arteriovenöse Angiome** (S. 343). Sie sind überwiegend an der Großhirnkonvexität, oft mit Beziehung zur Zentralregion, selten im Stammganglienbereich oder intraventrikulär lokalisiert. Sie können sowohl in den Subarachnoidalraum als auch in die Ventrikel bluten. Auch die Ruptur intrazerebraler oder an der Hirnbasis gelegener Aneurysmen (S. 340) führt nicht selten neben der SAB zu einem intrazerebralen Hämatom. Blutungen aus einem **kavernösen Angiom** (S. 344) manifestieren sich überwiegend zwischen dem 30. und 50. Lebensjahr. Es handelt sich um rindennahe Lobärhämatome oder umschriebene Hirnstamm- oder Kleinhirnblutungen.

Gefäßreiche Hirntumoren, besonders das **Glioblastom**, und **Hirnmetastasen** bei Melanom, Chorionepitheliom, Hypernephrom und Bronchialkarzinom können akut ein intrazerebrales Hämatom verursachen.

Lobärblutungen, meist an der Rinden-Mark-Grenze gelegen, sind bei älteren Menschen häufig Folge einer **zerebralen Amyloidangiopathie** (Abb. **B-1.173**). Kongophiles Beta-Amyloid lagert sich in der Adventitia der leptomeningealen Gefäße und in oberflächennahen Arteriolen ab und führt zur Einengung des Gefäßlumens und Bildung von Mikroaneurysmen, die rupturieren. Bevorzugte Lokalisationen sind frontal, parietal und okzipital; nicht selten finden sich multiple Blutungen. Der Nachweis einer Amyloid-Angiopathie kann nur autoptisch geführt werden.

Sowohl bakterielle (mykotische Aneurysmen infolge septischer Embolien) als auch viral bedingte Vaskulitiden (Zoster ophthalmicus, AIDS) können Ursache einer intrazerebralen Blutung sein. Auch bei autoimmunologisch bedingten **Vaskulitiden** wie der granulomatösen Arteriitis des ZNS (S. 397), der Panarteriitis nodosa und der Wegener-Granulomatose kommen Hirnblutungen als Komplikation vor. Bei chronischem Alkoholabusus und einigen Drogen (Kokain, Amphetamine) besteht ein erhöhtes Hirnblutungsrisiko.

Intrazerebrale Hämatome

Symptomatologie: Beim intrazerebralen Hämatom sind akute **Kopfschmerzen** von Herdsymptomen (Hemiparese, epileptischer Anfall) und seltener von einer Vigilanzstörung gefolgt.

Ätiopathogenese: Arteriovenöse **Angiome,** meist oberflächennah gelegen, sind die häufigste Ursache intrazerebraler Hämatome im jungen und mittleren Erwachsenenalter. **Kavernom-**Blutungen finden sich im Großhirn rindennah oder in Hirnstamm und Kleinhirn.

Auch das **Glioblastom** und **Hirnmetastasen** können Ursache eines intrazerebralen Hämatoms sein.

Blutungen an der Rinden-Mark-Grenze bei älteren Menschen sind meist Folge einer **zerebralen Amyloid-Angiopathie** (Abb. **B-1.173**). Auch **Vaskulitiden** (Ateriitiden) können eine Hirnblutung verursachen.

B-1.173 **Intrazerebrale Hämatome bei Amyloid-Angiopathie**

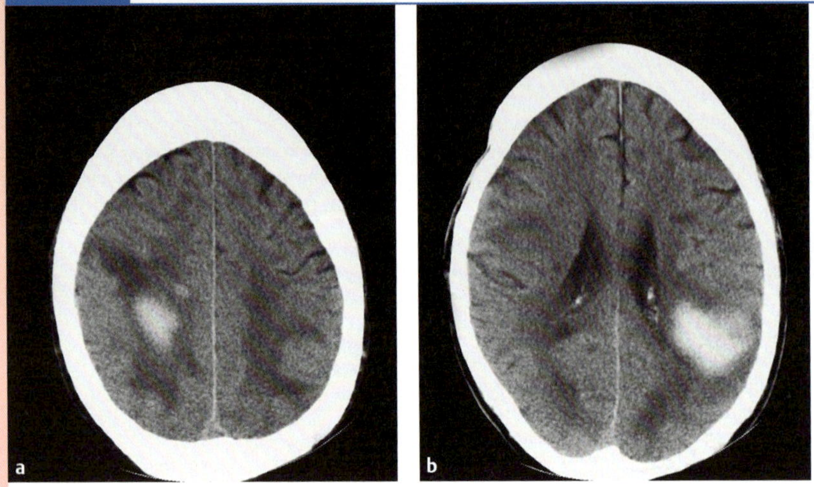

a Blutung hochparietal rechts mit schmalem Resorptionssaum und perifokalem Ödem.
b Blutung temporal links mit Resorptionssaum und perifokalem Ödem. Das Hinterhorn des Seitenventrikels ist komprimiert.
CT eines 73-jährigen Mannes, der den Angehörigen seit dem Vortag verstärkt desorientiert erschien. Bei Aufnahme bestanden eine sensorische Aphasie und eine latente, beinbetonte Hemiparese links. Im CT stellten sich zwei große Lobärblutungen dar. Der Patient hatte bereits ein Jahr zuvor eine Hirnblutung im Stammganglienbereich links erlitten. Damals war eine hypertensive Blutung angenommen worden. Seitdem war es zu einem allmählichen Abbau kognitiver Leistungen gekommen. Der Verlauf macht eine Amyloid-Angiopathie als Blutungsursache wahrscheinlich.

Blutgerinnungsstörungen, z. B. Hämophilie, und Zwischenfälle unter **Antikoagulanzientherapie** können ebenfalls ein intrazerebrales Hämatom hervorrufen.

Bei Hämophilie ist ein intrazerebrales Hämatom die häufigste Todesursache. Andere **Störungen der Blutgerinnung**, z. B. im Rahmen eines Blastenschubs bei Leukämie, bei Afibrinogenämie, Thrombopathien oder -penien, sind häufige Ursachen einer Hirnblutung im Kindesalter. Intrazerebrale Blutungen stellen eine schwerwiegende Komplikation der **Antikoagulanzien-Therapie** (Cumarine) dar und sind für 70 % der letal verlaufenden Komplikationen unter dieser Therapie verantwortlich. Die meisten Blutungen ereignen sich innerhalb des ersten Behandlungsjahres. Das Risiko steigt mit der Intensität der Antikoagulation (10-fach erhöhtes Risiko bei einer INR zwischen 3 und 5). Das Risiko einer Hirnblutung ist bei Fibrinolyse (Strepto- bzw. Urokinase) mit 10 % der Behandlungsfälle besonders hoch.

Diagnostik: Intrazerebrale supratentorielle Hämatome führen zu Mono- oder Hemiparese, Aphasie, Apraxie und häufig zu einem **Jackson-Anfall**.

Diagnostik: Intrazerebrale Hämatome der Großhirnkonvexität führen zu einer kontralateralen sensomotorischen Hemiparese, gelegentlich auch zu isolierten neurologischen Herdsymptomen, z. B. einer Monoparese, einer rein motorischen oder sensorischen Aphasie, Apraxie oder homonymen Hemianopsie und häufig zu einem epileptischen Anfall, v. a. einem motorischen oder sensiblen **Jackson-Anfall**. Das intrazerebrale Hämatom als Komplikation einer Antikoagulanzien-Therapie führt je nach Größe oft erst subakut zu neurologischen Herdsymptomen, die mit Zunahme der Blutung progredient sind.

Kavernomblutungen in Hirnstamm oder Kleinhirn gehen selten mit einer schweren Vigilanzstörung einher.

Kleinhirnblutungen manifestieren sich mit akuten Hinterkopfschmerzen, Schwindel und Erbrechen; dann sind immer zerebellare Symptome (Nystagmus, Ataxie, Dysarthrie) nachweisbar. Kavernomblutungen im Hirnstamm können klein und umschrieben sein, sodass akut Hirnstammsymptome einsetzen, Vigilanz und vitale Funktionen (im Gegensatz zu den meist ausgedehnteren hypertensiven Hirnstammblutungen) sind aber nur selten beeinträchtigt.

Das **CT** weist intrazerebrale Hämatome nach (Abb. **B-1.174**). Bei unklarer Ätiologie sollten im Verlauf auch eine **MRT (mit T 2*-Sequenz)** und MR-Angiografie zur Aufdeckung der Blutungsursache oder bereits früher abgelaufener Blutungen durchgeführt werden. Bei Verdacht auf eine Gefäßfehlbildung kann zusätzlich eine zerebrale **Angiografie** indiziert sein.

Computertomografisch stellen sich intrazerebrale Hämatome hyperdens (Abb. **B-1.174**) dar. Sofern es sich nicht um eine typische Blutungslokalisation bei arterieller Hypertonie oder eine Komplikation bei Gerinnungsstörung oder Antikoagulanzien-Therapie handelt, muss mithilfe weiterer bildgebender Verfahren sorgfältig nach der Blutungsursache gesucht werden. Neben der CT-Kontrolluntersuchung zur Beurteilung der Ödementwicklung und der Blutungsresorption sollten im Verlauf eine **MRT** mit MR-Angiografie und eine T 2*-Sequenz zur Darstellung einer arteriovenösen Malformation bzw. kleiner Kavernome zum Nachweis bereits früher abgelaufener kleinerer Blutungen auch in anderer Lokalisation durchgeführt werden (S. 140).

Der Nachweis multipler kleiner Kavernome in der MRT legt ein Kavernom als Blutungsursache nahe, auch wenn das rupturierte Kavernom selbst sich innerhalb des Blutungsareals nicht erkennen lässt. Multiple oder rezidivierende rindennahe Blutungen bei älteren Menschen sind mit hoher Wahrscheinlichkeit Folge einer Amyloid-Angiopathie. Dennoch ist die Verlaufsuntersuchung zum Ausschluss einer anderen Ursache erforderlich. Nach Resorption des Hämatoms kann die MRT einen Tumor oder eine Metastase als Blutungsursache aufdecken.

B-1.174 Kleinhirnblutung

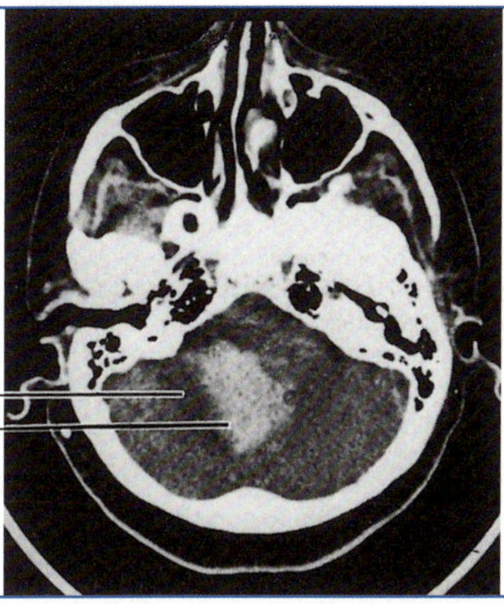

CT eines 64-jährigen Patienten. In der infratentoriellen Schicht stellt sich im Bereich des Vermis eine ausgedehnte, unregelmäßig begrenzte hyperdense Zone mit perifokalem Ödem dar (vgl. Klinischer Fall).

Besteht der Verdacht auf eine arteriovenöse Malformation, sollte eine zerebrale **Angiografie** erst nach weitgehender Resorption der Blutung in Vorbereitung einer Operation oder endovaskulären Intervention (S. 150) vorgenommen werden, da das Hämatom das zugrunde liegende Angiom komprimieren und dessen vollständige Darstellung verhindern kann.
In jedem Fall sind Blutuntersuchungen zum Ausschluss einer Gerinnungsstörung und Vaskulitis, bei jüngeren Patienten auch ein Drogenscreening und HIV-Test erforderlich.

Gerinnungsstörung, Vaskulitis u. a. sind auszuschließen.

Differenzialdiagnose: Das Erkrankungsalter und die Lokalisation der Blutung geben differenzialdiagnostische Hinweise. Beim Nachweis einer kortexnahen Blutung mit SAB handelt es sich meist um eine Aneurysmaruptur (S. 408). Ein hämorrhagischer Hirninfarkt stellt sich im CT inhomogen im Versorgungsgebiet einer Hirnarterie dar. Stauungsblutungen bei Sinusthrombose sind ebenfalls inhomogen, aber nicht auf das Versorgungsgebiet einer Hirnarterie zu beziehen, sondern angrenzend an einen der großen Blutleiter (parietal oft multipel und beiderseits oder parietookzipital, s. S. 398).

Differenzialdiagnose: Erkrankungsalter und Lokalisation der Blutung geben differenzialdiagnostische Hinweise.

Operative Therapie: Intrazerebrale Hämatome ohne Angiom- oder Tumornachweis erfordern in der Regel keinen Eingriff. Sofern der Verlauf nicht perakut ist, kann mit der operativen Ausräumung einer Angiomblutung und gleichzeitigen **Exstirpation** der Gefäßfehlbildung bis zu einem günstigen Zeitpunkt gewartet werden, da die Gefahr der Rezidivblutung unmittelbar nach der Erstblutung nicht größer ist als in den folgenden Wochen und Monaten (S. 343).
Kavernome, die zur Rezidivblutung geführt haben, können mikrochirurgisch entfernt werden.

Operative Therapie: Im Fall einer Angiomblutung besteht die Indikation zum chirurgischen **Eingriff im Intervall.**

Konservative Therapie: Die intensivmedizinischen Maßnahmen, insbesondere die Hirnödemtherapie (S. 404), setzen bildgebende Kontrolluntersuchungen voraus.
Besteht der Verdacht auf eine **Blutgerinnungsstörung**, ist vor weiteren diagnostischen Maßnahmen umgehend eine **Substitutionstherapie** einzuleiten: Fehlende Gerinnungsfaktoren (Faktor VIII bei Hämophilie, Fibrinogen bei Afibrinogenämie, Thrombozytenkonzentrate bei einigen Thrombopathien und -penien) müssen ersetzt werden. Für Antikoagulanzien-Zwischenfälle bei Cumarin-Behandlung steht das Faktorenkonzentrat PPSB (Gerinnungsfaktoren II, VII, IX, X) zur Verfügung. Zusätzlich wird Vitamin K intravenös gegeben, das allein jedoch nicht schnell genug die Blutungsneigung aufhebt. Die Heparin-Wirkung wird durch Protaminsulfat antagonisiert.

Konservative Therapie: Zur Intensivtherapie siehe S. 404.

Blutgerinnungsstörungen werden umgehend durch **Ersatz der fehlenden Gerinnungsfaktoren** behandelt.

Verlauf: Grundsätzlich gelten bei primären intrazerebralen Hämotmen die gleichen prognostischen Prädiktoren wie bei der hypertensiven Massenblutung (S. 405), bei der es sich um den schwersten Fall einer primären intrazerebralen Blutung handelt. Gelegentlich sind die Symptome bei kleinen intrazerebralen Hämatomen diskret und rasch rückläufig. Insbesondere nach rindennahen Blutungen besteht jedoch das Risiko der Entwicklung einer Epilepsie. Die selteneren Hämatome im Bereich der Brücke und des Kleinhirns können foudroyant verlaufen. Die Letalität der Angiomblutungen beträgt 10 – 20 %. Etwa die Hälfte der Patienten mit Angiomblutung

Verlauf: Angiomblutungen verlaufen in 10 – 20 % letal. Intrazerebrale Hämatome bei Antikoagulanzientherapie weisen eine Letalität von 60 %, intratumorale Hirnblutungen von 90 % auf.

erholt sich vollständig oder weist nur leichte neurologische Ausfälle auf. Bei 1/4 der nichtoperierten Patienten kommt es innerhalb von fünf Jahren zur Rezidivblutung. Das jährliche Risiko einer Rezidivblutung bei Amyloid-Angiopathie steigt mit dem Lebensalter und liegt bei etwa 5 – 15 %. Während die Letalität der intrazerebralen Antikoagulanzien-Blutungen bei etwa 60 % liegt, beträgt die der Hämophilie 30 % und die der intratumoralen Blutungen 90 %.

▶ Klinischer Fall.

▶ Klinischer Fall. Bei einem 64-jährigen Hausmeister traten unter Streptokinase-Behandlung wegen tiefer Beinvenenthrombose akut Schwindel und Ataxie auf. Das CT zeigte eine infratentorielle Blutung mit Einbruch in den IV. Ventrikel (Abb. **B-1.174**) und einen Verschlusshydrozephalus. Nach Anlage eines ventrikuloperitonealen Shunts und spontaner Resorption der Blutung konnte der Patient 4 Monate später wieder ohne Unterstützung gehen.

Subarachnoidalblutung (SAB)

Symptomatologie: Kennzeichen der SAB sind akut auftretende heftigste **Kopf-Nacken-Schmerzen** und **Vomitus**.

Bei ⅔ der SAB kommt es zu einer **Vigilanzstörung**. Ein initiales Koma ist jedoch selten.

Eine SAB kann durch physische Belastung ausgelöst werden. Meist ereignet sie sich jedoch spontan.

Ätiopathogenese: 80 % aller Subarachnoidalblutungen sind auf ein basales intrakranielles **Aneurysma** zurückzuführen.

5 % der SAB sind durch Ruptur eines arteriovenösen **Angioms** verursacht. Weitere Ursachen der SAB sind **Hypertonie**, Blutgerinnungsstörungen, Tumorblutung oder Gefäßerkrankungen, z. B. Vaskulitis. Etwa 20 % der SAB bleiben ätiologisch ungeklärt; dabei handelt es sich häufig um die prognostisch günstigere perimesenzephale SAB.

Pathophysiologie: Durch die SAB kommt es zur Tamponierung der äußeren Liquorräume (Abb. **B-1.175** u. Abb. **B-1.176**) mit Liquorzirkulations- und -resorptionsstörung. Folgen sind ein **akuter Hydrozephalus** und intrakranieller Druckanstieg mit Entwicklung eines diffusen **Hirnödems**.

Subarachnoidalblutung (SAB)

Symptomatologie: Subarachnoidalblutungen haben unabhängig von ihrer Ätiologie eine einheitliche Symptomatik. Akut setzen **heftigste Kopfschmerzen** ein, die in den Nacken ausstrahlen und von **Übelkeit, Erbrechen** und Photophobie begleitet sind. Der Kopfschmerz erreicht sofort maximale Intensität und wird als der schlimmste, nie zuvor in vergleichbarer Intensität erfahrene Kopfschmerz erlebt.
Die SAB kann sich initial mit einer Synkope manifestieren. In zwei Dritteln der Fälle führt die Blutung meist nach einem kurzen Intervall zur **Vigilanzstörung**, die von leichter Somnolenz bis zum Koma reicht. Ein initiales Koma ist aber selten. Patienten mit leichter SAB wirken oft nur psychomotorisch gehemmt, bewegen den Kopf mit großer Vorsicht und haben Angst.
Etwa ein Drittel der SAB tritt nach körperlicher Anstrengung (z. B. Lastenheben, Betätigen der Bauchpresse während der Defäkation) auf. Meist ereignet sich die SAB aber spontan, d. h. ohne erkennbare Auslösefaktoren. Etwa 10 – 20 % der Patienten hatten bereits Tage bis Wochen vor der manifesten SAB ein einmaliges heftiges Kopfschmerzereignis („Warnblutung“).

Ätiopathogenese: 80 % der spontanen SAB sind durch die Ruptur eines sackförmigen **Aneurysmas** im Bereich des Circulus arteriosus cerebri (Willisii) bedingt (Abb. **B-1.125**, S. 341). Umgekehrt ist die SAB auch die überwiegende Manifestationsform intrakranieller Aneurysmen. Die Wahrscheinlichkeit der Ruptur steigt mit der Größe bzw. der Geschwindigkeit der Größenzunahme des Aneurysmas. Die Dehnung der Gefäßwand in der aneurysmatischen Erweiterung, Strömungsturbulenzen und zusätzliche Gefäßwandbelastung durch eine arterielle Hypertonie führen zur Ruptur. In 5 % der Fälle ist eine SAB auf die Ruptur eines **arteriovenösen Angioms** zurückzuführen. Gleichzeitig entsteht häufig ein intrazerebrales Hämatom und/oder eine intraventrikuläre Blutung. Daneben kommen die chronische arterielle **Hypertonie**, starker **Alkoholmissbrauch**, hämorrhagische Diathesen, seltener Neoplasien und Rupturen basaler Venen als ätiologische Faktoren einer SAB in Betracht. Auch Gefäßläsionen bei Arteriosklerose, Panarteriitis nodosa, Lupus erythematodes oder Wegener-Granulomatose und Moyamoya (S. 397), können zu Gefäßruptur und SAB führen. Abusus von Kokain und der Alkaloidform des Kokains („Crack“) kann bei vorbestehendem Aneurysma infolge von substanzinduziertem Blutdruckanstieg die Ruptur begünstigen, aber auch ohne Aneurysma-Nachweis, wahrscheinlich als Folge einer induzierten Vaskulitis, eine SAB verursachen. Genetische Faktoren spielen beim familiären intrakraniellen Aneurysma-Syndrom, bei dem mindestens zwei Verwandte ersten Grades betroffen sind, oder bei der autosomal dominant vererbten polyzystischen Nierenerkrankung eine Rolle. In ca. 20 % der SAB lässt sich trotz eingehender Diagnostik keine Ursache finden; die Blutung ist dann häufig perimesenzephal lokalisiert und weist eine bessere Prognose auf. Zur traumatischen SAB siehe S. 367.

Pathophysiologie: Der Blutaustritt in den Subarachnoidalraum bewirkt eine Tamponierung der äußeren Liquorräume (Abb. **B-1.175** u. Abb. **B-1.176**). Sowohl die Liquorzirkulation an den Austrittsstellen des IV. Ventrikels (Foramina Luschkae und Foramen Magendii) als auch die Liquorresorption an den Granulationes arachnoideales wird dadurch gestört. Der intrakranielle Druckanstieg behindert den venösen Abfluss und führt zu einem diffusen **Hirnödem** (Maximum 4. – 10. Tag). Ein **akuter Hydrozephalus** tritt bereits in den ersten 24 Stunden auf. Auch nach Resorption des Blutes kann die Liquorzirkulationsstörung infolge adhäsiver Arachnoiditis anhalten und zu einem aresorptiven Hydrozephalus führen.

B-1.175 Aneurysmaruptur mit Subarachnoidalblutung

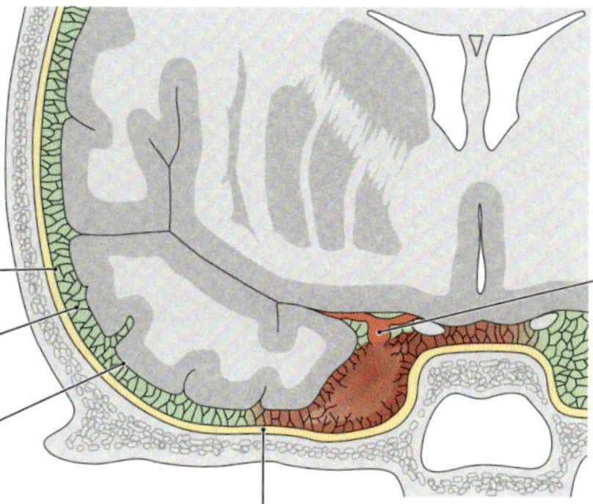

Bei Läsion eines Hirngefäßes an der Hirnbasis, meist der Ruptur eines Aneurysmas, kommt es zu direktem Bluteintritt in den Spalt zwischen die weichen Hirnhäute Pia mater und Arachnoidea.

B-1.175

B-1.176 Pathologisch-anatomischer Befund nach SAB

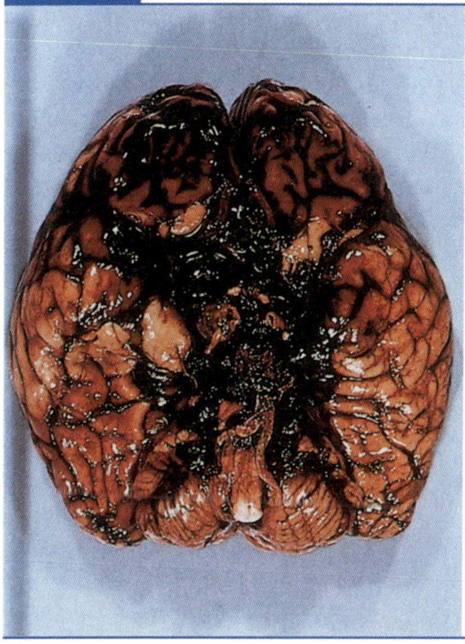

Aufsicht auf die Hirnbasis: Die basalen Zisternen und die Sulci sind mit Blut ausgefüllt.

B-1.176

Die Spontanthrombosierung des Aneurysmas, eine lokale Gefäßkonstriktion im Aneurysmabereich und der erhöhte intrakranielle Druck fördern den Stillstand der Blutung. Mit steigendem intrakraniellem Druck sinkt jedoch der zerebrale Perfusionsdruck, sodass sich eine zerebrale Ischämie entwickeln kann. In 70 % der Aneurysmablutungen verursacht das Blut im Subarachnoidalraum, wahrscheinlich unterstützt durch die Freisetzung vasoaktiver Substanzen (Serotonin, Prostaglandine), eine lokale oder diffuse Gefäßkonstriktion. Dieser zwischen dem 4. und 10. Tag nach der Ruptur besonders ausgeprägte **Vasospasmus** führt zur arteriellen Minderversorgung und in fast 30 % zum **Hirninfarkt**. Meist bildet sich der Vasospasmus innerhalb von ein bis drei Wochen zurück. Bei steigendem Hirndruck kann eine Störung des venösen Blutflusses oder die kompensatorische Anhebung des systemischen Blutdrucks eine sekundäre hämorrhagische Infarzierung zur Folge haben.

Der erhöhte intrakranielle Druck fördert einerseits den Stillstand der Blutung und führt andererseits zur zerebralen Minderdurchblutung. Ein **Vasospasmus**, der in 70 % der SAB zwischen dem 4. und 10. Tag auftritt, kann zu sekundärem **Hirninfarkt** führen.

Die schnell einsetzende physiologische Fibrinolyse nach Thrombenbildung an der Rupturstelle ist die wesentliche Ursache für die große Zahl von Rezidivblutungen nach Aneurysmaruptur. In 20 – 30 % der Fälle tritt innerhalb der ersten vier Wochen erneut eine SAB auf, etwa die Hälfte davon schon am ersten Tag. Im Gegensatz zur ersten SAB bricht die Rezidivblutung fast immer in die Hirnsubstanz ein, da sich das Blut nun wegen leptomeningealer Verklebungen nicht mehr im Subarachnoidalraum ausbreiten kann. A.-cerebri-media- und A.-communicans-anterior-Aneurysmen verursachen häufig schon initial ein intrazerebrales Hämatom. Zur Pathophysiologie und zu den Komplikationen bei SAB siehe auch Tab. **B-1.56**.

Wesentliche Ursache von Rezidivblutungen in den ersten Wochen ist die Fibrinolyse an der Rupturstelle des Aneurysmas. Die 2. Blutung bricht fast immer in das Hirnparenchym ein (intrazerebrales Hämatom). Die Komplikationen bei SAB zeigt Tab. **B-1.56**.

B-1.56

B-1.56 Pathophysiologische Mechanismen und Komplikationen bei akuter Subarachnoidalblutung*

Pathophysiologische Mechanismen	Komplikationen	Häufigkeit
intrakranieller Druckanstieg	→ Hirnödem	50 %
Liquorzirkulations- und -resorptionsstörung	→ akuter Hydrozephalus	15 – 20 %
Vasospasmus	→ Hirninfarkt	30 %
Fibrinolyse	→ Rezidivblutung	15 – 20 %

*Die Häufigkeitsangaben beziehen sich auf den Spontanverlauf der ersten Tage nach SAB.

Diagnostik: Leitsymptom der SAB sind der äußerst heftige, akut einsetzende Kopfschmerz, dem **Meningismus** und evtl. eine Vigilanzstörung folgen.

Diagnostik: Ein akut einsetzender Kopfschmerz von vernichtender Qualität ist immer verdächtig auf eine SAB. Kommt es zeitgleich oder in kurzer Folge zu einer Vigilanzstörung, ist dies hochverdächtig und zwingt zu entsprechender Diagnostik (s. u.). Innerhalb von wenigen Stunden entwickelt sich ein **Meningismus** und hält gemeinsam mit anderen Reizsymptomen wie dem Kernig-, Brudzinski- und Lasègue-Zeichen (S. 259) einige Tage an, fehlt aber im Koma. Am Augenhintergrund finden sich bei einem Viertel der Patienten nach Stunden oder Tagen streifige Netzhautblutungen infolge einer Abflussstauung der retinalen Venen und ein Papillenödem, seltener eine ausgeprägte Stauungspapille.

Die neurologischen Ausfälle sind von der Blutungsquelle und der Mitbeteiligung des Hirnparenchyms abhängig. Es handelt sich v. a. um Hemianopsie, Hemi- oder Paraparese, und **epileptische Anfälle**.

Weitere neurologische Ausfälle sprechen für eine Beteiligung des Hirnparenchyms. Augenmuskelparesen, am häufigsten eine Okulomotoriusparese, kommen bei Ruptur von Aneurysmen der A. carotis interna und A. communicans posterior vor. Eine Hemiparese, homonyme Hemianopsie und Aphasie, auch **epileptische Anfälle** sind die häufigsten Symptome von A.-cerebri-media-Aneurysmen mit Einblutung in die innere Kapsel oder den Temporallappen. Eine Paraparese der Beine kommt bei Aneurysmaruptur der A. communicans anterior mit nachfolgendem Vasospasmus und Ischämie im Versorgungsbereich der Aa. cerebri anteriores vor. Funktionsausfälle kaudaler Hirnnerven und Hirnstammsymptome mit meist letalem Ausgang sind Folgen einer Aneurysmaruptur im vertebro-basilären Bereich.

Vegetative Symptome bei erhöhtem Sympathikotonus sind Blutdruck- und Temperaturanstieg, Hyperhidrosis und EKG-Veränderungen.

In der Akutphase kommt es immer zu ausgeprägten **vegetativen Störungen** wie Hyperhidrose, Blutdruck- und Temperaturerhöhung. Als Folge des gesteigerten Sympathikotonus sind auch Tachyarrhythmien, Ischämie-Zeichen im EKG, ein akuter Myokardinfarkt und ein neurogenes Lungenödem anzusehen. Ein Anstieg des Kortisolspiegels führt zur Hyperglykämie.

Wichtigste apparative Untersuchung ist die **CT**. Die SAB stellt sich hyperdens in Zisternen und Sulci dar (Abb. **B-1.177a, b**). Komplikationen der SAB wie Hirnödem, Hydrozephalus, sekundärer Infarkt oder Einblutung in Hirngewebe oder Ventrikel sind durch wiederholte Verlaufskontrollen zu erfassen.

Wichtigste apparative Untersuchung ist die **CT**. In 95 % stellt sich eine SAB innerhalb der ersten 24 Stunden hyperdens in den basalen Zisternen und Sulci dar (Abb. **B-1.177a, b**); die Blutverteilung weist bereits auf die Lokalisation des rupturierten Aneurysmas hin. Mit zunehmender Resorption der Blutbestandteile im Liquor ist der CT-Nachweis aber nicht mehr sicher. 6 Tage nach dem Blutungsereignis beträgt die Sensitivität der CT nur noch 60 – 80 %. CT-Verlaufskontrollen sind zur Erfassung von Hirnödem, Hydrozephalus (Abb. **B-1.177b**), intraparenchymaler oder Ventrikelblutung und sekundärer Infarzierung unerlässlich. Nur größere Gefäßfehlbildungen als Ursache der SAB sind computertomografisch nachweisbar.

Erlaubt das CT keine sichere Diagnose, ist eine **LP** (am liegenden Patienten!) indiziert. Sie ergibt zunächst **massiv blutigen**, später **xanthochromen Liquor**. Hämosiderin und Hämatoidin speichernde Makrophagen beweisen eine Monate zurückliegende Blutung. Der dann gleichzeitige Nachweis von Erythrozyten spricht für eine zweizeitige Blutung.

Nur wenn die Diagnose computertomografisch nicht sicher gestellt werden kann, ist zur Diagnosesicherung bzw. zum sicheren Ausschluss einer SAB eine **Lumbalpunktion** notwendig. Sie soll wegen der Gefahr der Einklemmung (Hirnödem, Massenverlagerung bei intrazerebraler Blutung) nur nach erfolgter CT am liegenden Patienten vorgenommen werden. Sofort nach dem Ereignis ist der **Liquor massiv blutig**, einige Stunden später wird der Überstand bei Zentrifugation **xanthochrom** (vgl. Abb. **A-3.2**, S. 123). Durch Erythrozyten-Phagozytose und -abbau bleiben Hämosiderin- und Hämatoidin-Ablagerungen in den Makrophagen zurück. Diese sind noch Monate nach der Blutung im Liquor nachweisbar.

Demgegenüber bilden sich Xanthochromie und Pleozytose schon nach 2 – 3 Wochen vollständig zurück. Gleichzeitiges Vorkommen von Hämosiderin speichernden Makrophagen und frischen Erythrozyten ist beweisend für das Nachsickern von Blut. Die Laktatkonzentration im Liquor ist erhöht.

Bei einer Aneursymagröße ≥ 5 mm besitzt die **CT-Angiografie** eine Sensitivität von 95 – 100 %, die MRA von 85 – 100 %. In beiden Verfahren sinkt die Sensitivität bei kleineren Aneurysmen.

Bei Nachweis einer SAB muss sorgfältig nach der Blutungsquelle gesucht werden, wobei verschiedene angiografische Techniken zur Verfügung stehen. Bei einer Aneurysma Größe ≥ 5 mm besitzt die **CT-Angiografie** eine Sensitivität von 95 – 100 %, bei einer Größe ≤ 5 mm sinkt diese jedoch auf 65 – 85 %. Die CT-Angiografie kann unmittelbar an die native Untersuchung angefügt werden und erfordert weniger als

B-1.177 **Subarachnoidalblutung (SAB) nach Aneurysmaruptur**

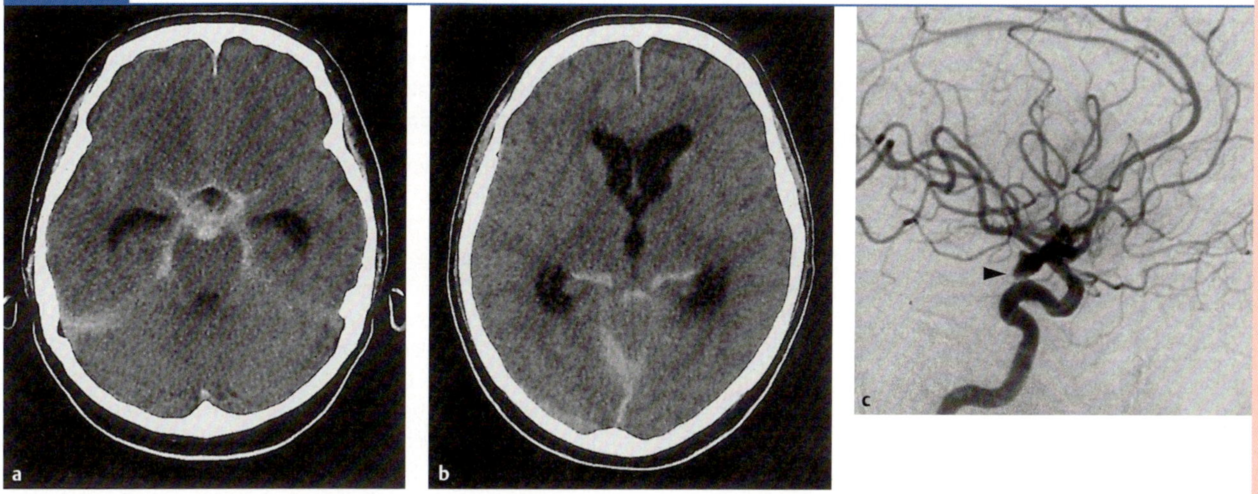

57-jähriger Patient mit akuten, heftigsten Kopfschmerzen und Meningismus.

a Das Nativ-CT zeigt eine Blutansammlung (hyperdens) in den basalen Zisternen.

b Auch der hintere Hemisphärenspalt stellt sich hyperdens dar. Das Ventrikelsystem ist hydrozephal erweitert.

c Nachweis eines sackförmigen Posterior-Aneurysmas (Pfeil) mittels Subtraktionsangiografie.

1 min. Die Sensitivität der MR-Angiografie liegt bei einer Größe ≥ 5 mm bei 85 – 100 % und fällt auf < 60 % bei einer Größe < 5 mm. Die größte diagnostische Sicherheit besitzt nach wie vor die **intraarterielle Angiografie**. Gelingt der Nachweis eines Aneurysmas bei SAB nicht mittels CTA oder MRA, ist die intraarterielle Angiografie zwingend erforderlich. Die angiografische Darstellung aller intrakraniellen Arterien ist zur Feststellung der Lokalisation, Form und Größe der zugrunde liegenden Gefäßfehlbildungen unerlässlich (Abb. **B-1.177c**). Die Angiografie soll frühzeitig erfolgen. Ist jedoch mittels **transkranieller Doppler-Sonografie**, die vor der Angiografie und wiederholt im Verlauf durchgeführt werden soll, bereits ein Vasospasmus nachweisbar oder besteht aufgrund eines reduzierten Allgemeinzustands zunächst keine Operationsindikation, muss auch mit der Angiografie, die einen Vasospasmus induzieren oder verstärken kann, gewartet werden. Da die nach Ruptur thrombosierten Aneurysmen dem angiografischen Nachweis entgehen, ist bei negativem Angiogramm ebenfalls ein MRT indiziert. Während die CT die sicherste bildgebende Methode zum Nachweis einer SAB in der Akutphase ist, kann die MRT im Verlauf aufgrund des paramagnetischen Effekts der Hämoglobin-Abbauprodukte in den T2*-gewichteten MR-Sequenzen die SAB nachweisen. In etwa 20 % findet sich in der konventionellen Angiografie keine Blutungsquelle. Ist eine intrakranielle Gefäßfehlbildung nicht nachweisbar, muss auch an eine spinale Blutungsquelle (S. 416) gedacht werden.

Bei SAB und fehlendem Aneurysmanachweis in der CTA oder MRA ist die **intraarterielle Angiografie** zwingend erforderlich, da sie die größte diagnostische Sicherheit bietet (Abb. **B-1.177c**). Sie ist jedoch bei Vasospasmus, der mittels **transkranieller Doppler-Sonografie** verlässlich nachgewiesen wird, kontraindiziert.

Differenzialdiagnose: Andere Erkrankungen mit plötzlich einsetzenden heftigen Kopfschmerzen, die auch mit meningealen Reizsymptomen einhergehen, sind Meningitis, traumatische Hirnblutungen bzw. Kontusionsblutungen, spontane intrazerebrale Blutungen mit subarachnoidaler oder Ventrikeleinblutung oder auch ein akuter Verschlusshydrozephalus. Bei **Meningitis** besteht fast immer Nackensteifigkeit. Kopfschmerzen setzen aber nicht akut ein; der Liquor ist entzündlich verändert. Wenn die Anamnese wegen einer bereits eingetretenen Vigilanzstörung nicht zur Differenzierung beitragen kann, muss diese anhand der CT und Liquoruntersuchung erfolgen. Sowohl bei hypertensiver Krise als auch bei Dissektion der A. carotis (S. 370) sind akute heftige Kopfschmerzen von flüchtigen neurologischen Symptomen, aber nicht von Meningismus begleitet.

Kopfschmerzen bei **Sinusthrombose** entwickeln sich meist über Tage bis Wochen, können aber, wenn es zur Stauungsblutung kommt, akut exazerbieren und dann gelegentlich auch von Nackensteifigkeit begleitet sein. In ca. 5 – 10 % setzen sie schlagartig ein.

Eine **Migräne**, die mit Übelkeit, Erbrechen und Photophobie, aber auch bei okzipital lokalisiertem Kopfschmerz nie mit Meningismus einhergeht, ist abzugrenzen (S. 418 u. S. 17).

Differenzialdiagnose: Unter den anderen Erkrankungen mit Kopfschmerzen und Meningismus ist v. a. die **Meningitis** mittels Liquoruntersuchung abzugrenzen.

Eine **Migräne** geht ebenso wie andere primäre Kopfschmerz-Syndrome nie mit Meningismus einher.

Häufige Fehldiagnosen v. a. bei leichter SAB („Warnblutung“) sind „Okzipitalneuralgie“, „Zervikal-Syndrom“ und Spannungskopfschmerz.

Da Kopfschmerz und Übelkeit nach einer leichten SAB innerhalb von Stunden bis Tagen abklingen, wird eine „Warnblutung“ häufig nicht erkannt, zumal das CT dann oft unauffällig ist und die Diagnose nur durch eine Lumbalpunktion gesichert werden kann. Häufige und wegen Verzögerung einer operativen Behandlung gefährliche Fehldiagnosen sind „Okzipitalneuralgie“, „Zervikal-Syndrom“ und Spannungskopfschmerz, v. a. wenn psychische Störungen vorkommen.

Operative Therapie: Ziele der operativen Therapie:
- Vermeidung von Rezidivblutungen
- Vasospasmus-Prophylaxe
- Entlastung eines Hydrozephalus

Die Operationsindikation ist bei SAB frühzeitig zu stellen, um einer Rezidivblutung vorzubeugen (Tab. **B-1.57**). Wenn es bereits zum Vasospasmus gekommen ist, muss der Eingriff aufgeschoben werden.

Operative Therapie: Ziele der frühzeitigen operativen Therapie bei SAB sind
- die Vermeidung von Rezidivblutungen,
- die Vasospasmus-Prophylaxe und
- die Entlastung eines Hydrozephalus.

Im Hinblick auf die hohe Frühletalität und Rezidivblutungsrate ist die sofortige bzw. **frühzeitige Operation** (innerhalb 72 Stunden) anzustreben (Tab. **B-1.57**). Einerseits kann zwar die Frühoperation einen Vasospasmus induzieren, andererseits wirkt aber die Ausspülung von Blutkoageln aus dem Subarachnoidalraum und ggf. eine intrathekale Fibrinolyse (mit rt-PA) dem Vasospasmus entgegen. Bei SAB Grad IV und V ist eine Frühoperation nur möglich, wenn der erhöhte intrakranielle Druck durch Liquorableitung (mittels ventrikulärem Shunt) präoperativ gesenkt werden kann. Besteht bereits ein Vasospasmus oder ist die Frühoperation nicht möglich, muss bis zum 12. Tag gewartet werden. Bei gleichzeitiger raumfordernder intrazerebraler Blutung und beginnender Einklemmung ist die operative Hämatomausräumung mit Aneurysma-Klippung jedoch in jedem Fall indiziert.

B-1.57

B-1.57 Beurteilungsskala zu Schweregradeinteilung und Therapie der Subarachnoidalblutung (SAB)

SAB-Klassifikation nach Hunt und Hess		Therapie
Grad I	asymptomatisch oder leichter Kopfschmerz und leichter Meningismus	
Grad II	Kopfschmerz, Meningismus, evtl. Hirnnervensymptome	Operation sofort oder frühzeitig (bis 3. Tag)
Grad III	Somnolenz, diskrete neurologische Herdsymptome	
Grad IV	Sopor oder Koma, neurologische Ausfälle, evtl. Streckphänomene und vegetative Störungen	Operation frühzeitig je nach intrakraniellem Druck (sonst nach 12. Tag)
Grad V	tiefes Koma, Einklemmungssyndrom	

Das rupturierte Aneurysma wird in mikrochirurgischem Eingriff **geklippt** oder ligiert. Zur Angiom-Operation siehe S. 346.

Im mikrochirurgischen Eingriff wird das rupturierte Aneurysma (evtl. auch weitere angiografisch nachgewiesene und über denselben Operationszugang erreichbare Aneurysmen) ausgeschaltet, indem der Aneurysmahals durch eine Klemme (Klipp) verschlossen (**Klippung**) oder ligiert wird. Bei Riesenaneurysmen oder Aneurysmen der A. carotis interna im supraklinoidalen Verlauf bzw. im Sinus cavernosus, die einer offenen Operation nicht zugänglich sind, stellt die Ligatur der A. carotis communis oder interna eine therapeutische Option dar – allerdings um das hohe Risiko ischämischer Komplikationen. Hinsichtlich der Verursachung einer Ischämie risikoärmer ist die distale Okklusion durch einen angiografisch eingebrachten ablösbaren Ballon, der die A. carotis interna in ihrem distalen Anteil verschließt.

Endovaskuläre Therapie: Häufiger als eine Operation erfolgt eine endovaskuläre Therapie mittels Platinspiralen (**Coils**), um das Aneurysma zu verschließen.

Endovaskuläre Therapie: Die endovaskuläre Therapie von Aneurysmen hat in den letzten zehn Jahren zunehmend an Bedeutung gewonnen und wird häufiger als die Operation angewandt. Dabei werden angiografisch über einen Katheter Platinspiralen (**Coils**) in das Aneurysma eingebracht, um es zu verschließen und damit die Rezidivblutung zu vermeiden (Abb. **B-1.178**). Bei diesem Verfahren ist das Risiko einer unvollständigen Okklusion des Aneurysmas mit Reperfusion (und damit dem Risiko einer erneuten Blutung) jedoch etwas höher als bei der operativen Therapie. Dagegen sind die periprozedurale Morbidität und Letalität bei Aneurysmen, die endovaskulär zu behandeln sind, niedriger. Die Frage, ob ein Aneursyma operiert oder endovaskulär behandelt wird, muss interdisziplinär von Neurologen, Neurochirurgen und Neuroradiologen im Einzelfall entschieden werden. Ausschlaggebend sind die Konfiguration, Lokalisation und Größe des Aneurysmas. Wenn technisch beide Verfahren möglich sind, wird im Regelfall der endovaskulären Therapie der Vorzug gegeben. Zur Angiom-Operation siehe S. 346.

B-1.178 DSA nach endovaskulärer Therapie (Coiling)

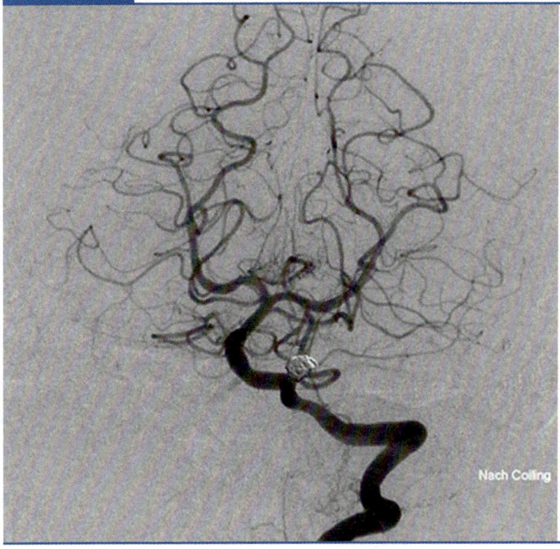

Die intrakraniellen Arterien sind kontrastreich dargestellt. In der Bildmitte erkennt man die kugelförmige Kontrastmittelaussparung (Pfeile) des verschlossenen Aneurymas.

B-1.178

Konservative Therapie: Ziele der konservativen Therapie sind die Aufrechterhaltung der vegetativen Funktionen und die **Vasospasmusprophylaxe**. Bereits vor der Operation wird Nimodipin intravenös über einen zentralen Zugang (initial 5 ml/h, unter Blutdruckkontrolle frühestens nach sechs Stunden Steigerung auf 10 ml/h) und nach zwei Wochen oral weiter gegeben. Beim wachen Patienten kann die Medikation auch von Anfang an oral erfolgen (60 mg Nimodipin alle sechs Stunden). Der Kalziumantagonist vermindert das Risiko eines Vasospasmus-induzierten Hirninfarkts. Der Blutdruck soll nicht < 140 mmHg systolisch gesenkt werden.

Bei postoperativer Verschlechterung der Vigilanz oder hinzukommenden neurologischen Symptomen muss mit einer sekundären zerebralen Ischämie gerechnet werden (Letalität 10 %). Dann ist eine, wenn auch risikoreiche, hypertensive hypervolämische Hämodilution (Triple-H-Therapie) indiziert.

Die prä- und postoperative oder, wenn keine Blutungsquelle nachweisbar ist, rein konservative **Therapie auf der Intensivstation** umfasst die Hirnödemtherapie (S. 363) und neben der Gabe von Nimodipin zusätzlich Analgetika, Sedativa und Laxanzien sowie die Flüssigkeits- und Elektrolytbilanzierung. Eine Hyponatriämie, die sich bei einem Drittel der Patienten meist infolge einer überschießenden renalen Natriurese mit Hypovolämie entwickelt, wird mit Fludrocortison behandelt. Die Low-dose-Heparinisierung zur Thromboseprophylaxe ist bei Immobilisierung des Patienten ebenso indiziert wie die krankengymnastische Behandlung mit zunächst passiver Bewegung.

Konservative Therapie: Zur **Vasospasmusprophylaxe** wird bereits vor der Operation der Kalziumantagonist Nimodipin gegeben.

Bei sekundärem Hirninfarkt ist die – risikoreiche – hypertensive hypervolämische Hämodilution (Triple-H-Therapie) indiziert.

Die konservative Therapie auf der **Intensivstation** schließt die Hirnödemtherapie, die Gabe von Analgetika, Sedativa und Laxanzien, die Flüssigkeits- und Elektrolytbilanzierung, die Low-dose-Heparinisierung immobilisierter Patienten und die Physiotherapie ein.

Verlauf: Die **hohe Letalität** von insgesamt **45 – 50 %** ist durch die große Zahl von **Rezidivblutungen** noch vor einer möglichen Operation und durch eine sekundäre **zerebrale Ischämie** bedingt, die auch durch die Operation nicht verhindert werden kann.

- Etwa 10 % der Patienten mit Aneurysmablutung sterben schon vor der Klinikaufnahme,
- weitere 10 % innerhalb von 24 Stunden.
- Bis zu 30 % der nichtoperierten Patienten erleiden innerhalb von 4 Wochen eine Rezidivblutung.
- Während die Letalität der 1. Aneurysmablutung 20 – 30 % beträgt, ist die der 2. doppelt so hoch.
- Eine 3. Nachblutung wird meist nicht überlebt.

Oft wird die Diagnose zu spät gestellt. Eine „Warnblutung" muss als 1. SAB (Grad I) angesehen werden.

Prognostisch entscheidend sind das Ausmaß der initialen Blutung sowie der neurologische Befund vor der Behandlung. Die Mehrzahl der Patienten mit initial geringer Symptomatik (Grad I und II), die die frühzeitige Operation ohne Komplikationen überleben, wird weitgehend beschwerdefrei. Antriebsmangel, Affektlabilität und mnestische Störungen bestehen aber noch über Wochen bis Monate. Ab SAB Grad III ist mit irreversiblen neurologischen und psychopathologischen Symptomen zu rechnen. Als prognostisch ungünstig gelten ein Erkrankungsalter > 60 Jahre, eine

Verlauf: Die **hohe Letalität** von insgesamt 45 – 50 % ist durch **Rezidivblutungen** noch vor einer möglichen Operation und eine sekundäre **zerebrale Ischämie** bedingt. Während die Letalität der 1. Aneurysmablutung 20 – 30 % beträgt, ist die der Rezidivblutung doppelt so hoch.

Patienten mit SAB Grad I und II, die die Operation komplikationslos überleben, haben eine günstige Prognose. Ab Grad III ist mit bleibenden neurologischen und psychopathologischen Symptomen zu rechnen. Monate nach SAB kann sich ein **Hydrocephalus aresorptivus** entwickeln.

arterielle Hypertonie sowie eine Blutung im vertebrobasilären Strombahngebiet. Entwickeln sich Monate nach einer SAB Antriebsmangel, evtl. Gangstörung und Harninkontinenz, ist ein **Hydrocephalus aresorptivus** anzunehmen, der die Liquorableitung über einen Shunt erfordert.

Bei anderen Blutungsursachen, v. a. bei der SAB ohne nachweisbare Gefäßläsion, ist die Letalität geringer.

Eine SAB aufgrund anderer Blutungsursachen (Hypertonie, Blutgerinnungsstörungen) weist eine Letalität von ca. 40 %, die angiombedingte SAB eine Letalität von 20 % auf. Die beste Prognose haben SAB ohne nachweisbare Gefäßläsion. Bei der spontanen, nicht aneurysmatisch verursachten perimesenzephalen SAB sind die Kopfschmerzen nicht maximal intensiv wie bei Aneurysmablutung; es kommt nie zur intrazerebralen Einblutung, auch eine sekundäre Ischämie entwickelt sich bei der perimesenzephalen SAB nicht.

▶ Klinischer Fall.

▶ **Klinischer Fall.** Eine 35-jährige Bürokauffrau wurde zwei Tage nach Einsetzen heftiger Nacken-Kopf-Schmerzen stationär aufgenommen. Es bestand Meningismus. Das CT zeigte eine SAB und ein bifrontales intrazerebrales Hämatom, die Angiografie ein Aneurysma der A. communicans anterior. Nach operativer Aneurysma-Klippung stellte sich im CT ein ausgedehnter bifrontaler Infarkt dar. Postoperativ bestanden eine spastische Paraparese, eine frontale Akinese mit psychomotorischer Hemmung und Harninkontinenz. Nach 2-jähriger neurologischer Rehabilitation war die Patientin gehfähig, zwar psychomotorisch verlangsamt, aber besonnen und orientiert.

1.8.6 Rückenmarkinfarkte

1.8.6 Rückenmarkinfarkte

▶ Synonym.

▶ **Synonym.** Rückenmarkischämie, Myelomalazie.

▶ Definition.

▶ **Definition.** Ischämie des Rückenmarks mit inkomplettem oder komplettem Querschnitt-Syndrom.

Epidemiologie: Sie stellen < 1 % der Ischämien des ZNS.

Epidemiologie: Rückenmarkischämien machen weniger als 1 % der Durchblutungsstörungen des ZNS aus.

Symptomatologie: Der Beginn ist akut oder subakut mit **Rückenschmerzen** auf Höhe der Schulterblätter, die gürtelförmig ausstrahlen, sowie einer Parese und Empfindungsstörung der Beine, die auch passager nur bei Bewegung auftreten können (**Claudicatio spinalis intermittens**).

Symptomatologie: Rückenmarkinfarkte treten akut oder subakut mit **Rückenschmerzen** auf, die meist zwischen den Schulterblättern lokalisiert sind und gürtelförmig nach vorne über die Brust ziehen. Unmittelbar setzt eine Lähmung mit einer Empfindungsstörung der Beine für Schmerz und Temperatur ein. Es kommt zum Harnverhalt. Die Ausprägung der Querschnittlähmung ist variabel. Sie kann sich als spinaler Schock manifestieren (S. 114) oder flüchtig im Sinne einer TIA sein. Man spricht von einer **Claudicatio spinalis intermittens**, wenn ein Gefühl der Beinschwere mit Parästhesien und passagerer Paraparese bei Bewegung der Beine wiederholt auftritt und in Ruhe sistiert.

Ätiopathogenese: Zur Gefäßversorgung des Rückenmarks siehe Abb. **B-1.179**. Rückenmarkischämien kommen besonders im Grenzbereich der Versorgungsgebiete von Aa. vertebrales und Aorta descendens (infolge **hämodynamischer Insuffizienz**) vor. Auf Höhe des unteren Thorakalmarks im Versorgungsgebiet der A. radicularis magna (z. B. bei Aortendissektion) können sich ebenfalls RM-Ischämien einstellen.

Ätiopathogenese: Zur Blutversorgung des Rückenmarks siehe Abb. **B-1.179**. In Höhe der oberen Thorakalsegmente, d. h. im Grenzbereich der von den Aa. vertebrales und den von der Aorta descendens gespeisten Vorderwurzelarterien werden Rückenmarkinfarkte v. a. durch eine **hämodynamische Insuffizienz** verursacht (Grenzzoneninfarkt), z. B. als Folge einer Hypoxie bei Herzstillstand oder reduzierter Auswurfleistung des Herzens (Arrhythmie, Kardiomyopathie). Ein thrombotischer **Verschluss der A. spinalis anterior** bzw. der von ihr abgehenden Äste ist meist arteriosklerotisch oder entzündlich bedingt (Vaskulitis auf immunologischer Grundlage oder auch bei Lues oder Tuberkulose). Auch der Abgang einer A. radicularis kann bei schwerer Arteriosklerose der Aorta oder seltener durch kardiale Embolien (Endokarditis, Herzinfarkt) thrombotisch bzw. thromboembolisch verschlossen werden.

Ein **Verschluss der A. radicularis magna** führt zu einem kompletten Querschnitt-Syndrom, ein **Verschluss der vorderen Spinalarterie** zu einem inkompletten Querschnitt-Syndrom (A.-spinalis-anterior-Syndrom).

Bei **Verschluss der A. radicularis magna** ist das Rückenmark über mehrere Segmente infarziert mit maximaler Ischämie auf Höhe von Th 10 bis L 1. Dies ist häufig der Fall bei Dissektion der Aorta. Auch bei der Katheter-Angiografie und im Verlauf gefäßchirurgischer Eingriffe an der Aorta besteht die Gefahr iatrogener Gefäßläsionen mit nachfolgenden Rückenmarkinfarkten. Eine Rückenmarkischämie kann auch sekundär durch Kompression der A. spinalis anterior auftreten (intraspinaler Tumor, enger Spinalkanal, selten thorakaler Bandscheibenvorfall). Durchblutungsstörungen der A. radicularis magna rufen oft komplette Querschnittlähmungen hervor. Bei Ischämie im Bereich der vorderen Spinalarterie entsteht eine bilaterale Schädigung der vorderen Rückenmarkanteile, die von den Verzweigungen der A. spinalis anterior versorgt werden (A.-spinalis-anterior-Syndrom, vgl. Abb. **A-2.68**, S. 118).

B-1.179 **Arterielle Blutversorgung des Rückenmarks**

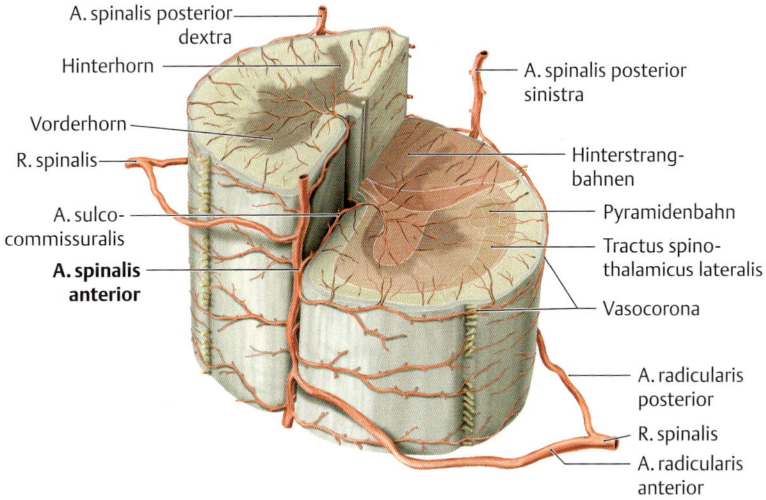

Hauptversorgungsgefäß ist die über die gesamte Länge des Rückenmarks in der vorderen Rückenmarkfissur verlaufende **A. spinalis anterior**. Im oberen Halsbereich wird sie von kleinen Nebenästen der Aa. vertebrales, im Thorakalbereich von den Aa. radiculares anteriores (aus A. subclavia und Aorta descendens) gespeist. Die stärkste Vorderwurzelarterie ist die A. radicularis magna, die aus der Aorta descendens abgeht und das Rückenmark etwa auf Höhe des Segments Th 10 erreicht. Über diese die A. spinalis anterior speisende Arterie wird der größte Teil des Rückenmarks versorgt: Ihr Versorgungsgebiet reicht nach rostral bis etwa Th 2 und nach distal bis L 2. Die Aa. spinales posteriores sind im Verlauf variabel und versorgen einen deutlich geringeren Anteil des Rückenmarkquerschnitts als die kaliberstärkere A. spinalis anterior.

Als Folge einer Arteriosklerose der kleinen spinalen Gefäße oder seltener auch einer venösen Stauung bei Thrombosen oder Thrombophlebitiden der intraspinalen Venen kann sich eine chronische Durchblutungsstörung entwickeln (vaskuläre Myelopathie).

Eine chronische Ischämie ist durch Arteriosklerose oder eine Abflussstörung der intraspinalen Venen bedingt.

Diagnostik: Im **spinalen Schock** bestehen eine schlaffe sensomotorische Para- oder Tetraparese und Harnverhalt (S. 114). Nach Tagen bis Wochen entwickelt sich eine Spastik; mit Besserung der sensiblen Qualität wird oft eine dissoziierte Empfindungsstörung erkennbar.

Diagnostik: Nach der Phase des **spinalen Schocks** entwickelt sich eine Spastik; oft zeigt sich dann eine dissoziierte Empfindungsstörung.

Ein Brown-Séquard-Syndrom (S. 116) mit halbseitiger ischämischer Rückenmarkläsion ist sehr viel seltener als das **A.-spinalis-anterior-Syndrom**, das durch eine Paraparese und eine beiderseitige dissoziierte Empfindungsstörung mit Analgesie und Thermanästhesie bei erhaltener Berührungs- und Vibrationsempfindung sowie Miktionsstörung gekennzeichnet ist (S. 117). In der Akutsituation sind die Eigenreflexe abgeschwächt oder erloschen. Nach Tagen bis Wochen entwickelt sich eine Spastik mit positiven Pyramidenbahn-Zeichen (vgl. S. 56). Ein komplettes Querschnitt-Syndrom auf Höhe der unteren Thorakalsegmente ist verdächtig auf einen Verschluss der A. radicularis magna.

Eine Paraparese mit beiderseitiger dissoziierter Empfindungsstörung weist auf ein **A.-spinalis-anterior-Syndrom** hin.

Bei einer chronischen (vaskuläre Myelopathie) oder rezidivierenden Durchblutungsstörung des Rückenmarks (Claudicatio spinalis intermittens) findet man milde Zeichen einer Pyramidenbahnschädigung (spastische Tonuserhöhung an den Beinen, Reflexsteigerung, Babinski-Zeichen). Der Beginn ist subakut mit Rücken- oder in die Beine ausstrahlenden Schmerzen und allmählich zunehmender Schwäche der Beine mit Blasen- und Mastdarmlähmung. Sehr viel seltener ist ein Infarkt im Versorgungsgebiet einer A. spinalis posterior, der die Hinterstränge betrifft und Parästhesien sowie eine Störung des Vibrations- und Lageempfindens verursacht. Das komplette oder inkomplette Querschnitt-Syndrom entspricht der Höhe des Infarkts. Paraparesen als Folge thorakaler oder auch lumbaler Ischämien des Rückenmarks sind häufiger als Tetraparesen bei zervikalen Infarkten. Wenn das obere Thorakalmark betroffen ist, ist ein Infarkt im Grenzzonenbereich und damit eine hämodynamische Genese wahrscheinlich.

Bei chronischer Durchblutungsstörung des Rückenmarks finden sich nur milde Zeichen einer Pyramidenbahnläsion. Paraparesen sind häufiger als Tetraparesen. Die Höhe der Läsion gibt erste Hinweise auf die Ätiologie.

Die Darstellung des infarzierten Rückenmarks gelingt in den meisten Fällen im spinalen **MRT** (hyperintense Läsion). In der Akutsituation sind aber Untersuchungsverfahren zum Ausschluss einer unmittelbar behandlungsbedürftigen Rückenmarkkompression erforderlich, d. h. ein CT auf Höhe der vermuteten Läsion. Da ein CT im Thorakalbereich meist aufgrund von Artefakten nicht sicher beurteilt werden kann, ist eine Myelo-CT in entsprechender Höhe erforderlich. Nur wenn sich Hinweise auf eine arteriovenöse Malformation im Wirbelkanal ergeben, ist eine selektive spinale Angiografie indiziert (S. 355). Die Lumbalpunktion, die ebenfalls zum Ausschluss einer anderen Ursache in der Akutsituation durchgeführt wird, ergibt, abgesehen von einer leichten Liquor-Eiweißerhöhung, keinen pathologischen Befund. Wird nach Ausschluss einer Myelonkompression oder -entzündung die Diagnose eines Rückenmark-

Häufig lässt sich der Rückenmarkinfarkt mittels **MRT** darstellen. Zum Ausschluss einer Myelonkompression sind in der Akutsituation eine CT (evtl. auch Myelo-CT) und eine Liquoruntersuchung erforderlich. Zum Ausschluss einer Aortendissektion wird ein **Thorax-CT angefertigt**.

infarkts gestellt, ist sorgfältig nach dessen Ursache zu forschen. Allerdings gelingt eine sichere ätiologische Zuordnung in weniger als 50 %. In jedem Fall muss eine Aortendissektion oder ein Aortenaneurysma mittels **Thorax-CT** ausgeschlossen werden.

Differenzialdiagnose: Die Abgrenzung gegenüber **Tumoren** und **Gefäßfehlbildungen**, die ihrerseits ein A.-spinalis-anterior-Syndrom verursachen können, ist hinsichtlich der therapeutischen Konsequenz wesentlich. Eine Myelitis oder spinale MS beginnt meist subakut und ohne radikuläre Schmerzen.

Differenzialdiagnose: Die Symptomatik extra- oder intramedullärer **Tumoren** ist meist progredient. Ein extramedullärer Tumor kann aber die A. spinalis anterior komprimieren und akut ein A.-spinalis-anterior-Syndrom verursachen (S. 347). Vor allem bei jüngeren Patienten mit rezidivierenden Symptomen einer spinalen Ischämie muss angiografisch nach einer **Gefäßfehlbildung** gesucht werden (S. 354). Bandscheibenvorfälle, die wie andere spinale raumfordernde Prozesse infolge einer Rückenmarkkompression ihrerseits ein A.-spinalis-anterior-Syndrom hervorrufen können, sind selten thorakal lokalisiert. Eine Querschnittmyelitis oder spinale Herde bei Multipler Sklerose haben meist einen subakuten Symptombeginn und gehen nicht mit radikulären Schmerzen einher.

Therapie: Bei hämodynamischer Insuffizienz ist die Anhebung des systemischen Blutdrucks erforderlich.

Bei Arteriosklerose ist ein Thrombozytenaggregationshemmer indiziert.

Therapie: Die Behandlung der Rückenmarkischämien richtet sich nach der Ursache des Gefäßverschlusses. Bei Blutdruckabfall und Herzinsuffizienz sind die Anhebung des Systemblutdrucks und ggf. die Gabe von Antiarrhythmika notwendig (vgl. S. 393). Ist ein arteriosklerotischer oder thromboembolischer Verschluss der A. spinalis anterior oder einer ihrer Äste anzunehmen, wird wie bei zerebralen Ischämien die Behandlung mit einem Thrombozytenaggregationshemmer (z. B. ASS) eingeleitet. Bei Nachweis eines Aortenaneurysmas oder einer Aortendissektion ist eine gefäßchirurgische Intervention erforderlich.

Verlauf: Ein ischämisch bedingtes Querschnitt-Syndrom bildet sich nur partiell zurück. Neuropathische Schmerzen treten bei etwa der Hälfte der Patienten im Verlauf auf.

Verlauf: Rückenmarkinfarkte aufgrund von Durchblutungsstörungen der A. radicularis magna, bei denen meist der gesamte Rückenmarkquerschnitt betroffen ist, haben eine ungünstigere Prognose als das A.-spinalis-anterior-Syndrom. Prognostisch ist v. a. der initale klinische Schweregrad. Bei fast 50 % der Patienten tritt im Verlauf ein neuropathisches Schmerzsyndrom unterhalb der Läsionsstelle auf.

▸ Klinischer Fall.

▸ **Klinischer Fall.** Ein 54-jähriger Taxifahrer, der ein Jahr zuvor einen Herzinfarkt erlitten hatte, entwickelte innerhalb von 24 Stunden unter heftigen gürtelförmigen Schmerzen auf Brusthöhe eine leichte linksbetonte Paraparese mit dissoziierter Empfindungsstörung ab Th 5 und eine Blasenentleerungsstörung. Der Liquor und das Notfall-CT ergaben keinen Hinweis auf ein spinales Neoplasma, Hämatom oder eine Diskushernie. Auch das Myelo-CT war regelrecht. Diagnose: A.-spinalis-anterior-Syndrom. Mittels thorakaler CT wurde ein Aneurysma oder Dissekat der Aorta ausgeschlossen. Unter krankengymnastischen Übungen bildeten sich die Paresen zurück, auch die Blasenstörung besserte sich; es blieb jedoch eine Paraspastik bestehen.

1.8.7 Vaskuläre spinale Blutungen

▸ Synonym.

▸ Definition.

1.8.7 Vaskuläre spinale Blutungen

▸ **Synonym.** Nichttraumatische Rückenmarkblutungen.

▸ **Definition.** Ohne erkennbare Auslösefaktoren auftretende spinale Blutungen als Folge extra- oder intramedullärer Gefäßfehlbildungen, Tumoren oder von Gerinnungsstörungen.

Epidemiologie: 10 % aller spinalen Blutungen sind nichttraumatisch bedingt. Das männliche Geschlecht überwiegt.

Epidemiologie: Spontane Rückenmarkblutungen machen 10 % aller spinalen Blutungen aus. 1 % der SAB entfällt auf den Spinalkanal. Das männliche Geschlecht überwiegt. Der Altersgipfel der spinalen Angiomblutungen liegt im 3. Lebensjahrzehnt; Blutungen anderer Ursache, v. a. als Komplikation einer Antikoagulanzientherapie, treten auch im höheren Lebensalter auf.

Symptomatologie: Rückenmarkblutungen verursachen akut lokale und **radikuläre Schmerzen** in Läsionshöhe.

Symptomatologie: Spinale Blutungen verursachen meist akute lokale und **radikuläre Schmerzen** in Läsionshöhe. Bei spinaler SAB können Nacken-Kopf-Schmerzen, Nausea und Vomitus hinzukommen. Eine akut oder innerhalb von Minuten bis Stunden einsetzende Schwäche der Beine spricht für eine Einblutung in das Rückenmark bzw. spinale Kompression.

Ätiopathogenese: Die häufigsten Ursachen sind Gefäßfehlbildungen und Gerinnungsstörungen. Angiome rufen eine spinale **SAB** oder **Hämatomyelie** hervor.

Ätiopathogenese: Während Hypertonie und Arteriosklerose nur ausnahmsweise eine spinale Blutung hervorrufen, sind Gefäßfehlbildungen und erhöhte Blutungsneigung deren häufigste Ursachen. Arteriovenöse Angiome führen je nach Lokalisation zur spinalen **SAB** oder **Hämatomyelie** (Einblutung in das Rückenmark). Letztere erstreckt sich in der Regel über mehrere Segmente des Myelons.

Zwischenfälle bei Antikoagulanzientherapie und hämorrhagische Diathesen sind die häufigsten Ursachen eines **epiduralen spinalen Hämatoms**. Dieses ist meist dorsal am zervikothorakalen oder thorakolumbalen Übergang lokalisiert und komprimiert das Rückenmark. Bei erhöhter Blutungsneigung kann durch Lumbalpunktion ein epidurales oder sonst sehr seltenes subdurales Hämatom hervorgerufen werden.

Eine erhöhte Blutungsneigung kann zum **epiduralen Hämatom** führen.

▶ Merke. Bei erhöhter Blutungsneigung (INR > 1,5) oder Thrombozytenzahlen < 20 000/ml bzw. raschem Thrombozytenabfall ist die Lumbalpunktion kontraindiziert.

▶ Merke.

Diagnostik: Eine Hämatomyelie führt akut, eine Kompression infolge eines epiduralen Hämatoms subakut zu einem inkompletten oder kompletten **Querschnitt-Syndrom** mit schlaffer Para- oder Tetraparese, Harnverhalt und vegetativen Störungen (spinaler Schock, S. 114). Eine spinale SAB ruft meist keine Paresen hervor, geht aber mit **Meningismus** einher. Gelegentlich fehlen radikuläre Schmerzen, sodass die Symptomatik einer spinalen nicht von der einer intrakraniellen SAB zu unterscheiden ist. Bei zervikaler Angiomlokalisation kann sich die Blutung in den intrakraniellen Subarachnoidalraum und den IV. Ventrikel ausbreiten (S. 408).
Der **Liquor** ist bei spinaler SAB immer blutig, bei Hämatomyelie oft xanthochrom. Während eine Myelografie ebenso wie eine Lumbalpunktion bei erhöhter Blutungsneigung erst nach Anheben der Gerinnungsparameter bzw. der Thrombozytenzahl möglich ist, erlaubt die **MRT** als Methode der Wahl den Nachweis einer intramedullären ebenso wie einer epiduralen Blutung (Abb. **B-1.180**). Liegt keine Rückenmarkkompression vor, die der sofortigen operativen Dekompression bedarf, muss die Blutungsquelle mittels selektiver **spinaler Angiografie** gesucht werden (vgl. S. 355).

Diagnostik: Bei Hämatomyelie oder epiduralem Hämatom ergibt die neurologische Untersuchung ein inkomplettes oder komplettes **Querschnitt-Syndrom** (spinaler Schock). Bei spinaler SAB besteht **Meningismus**.

Bei SAB ist der **Liquor** blutig. Die **MRT** dient dem sicheren Nachweis einer intramedullären oder epiduralen Blutung (Abb. **B-1.180**). Liegt keine Rückenmarkkompression vor, wird präoperativ eine selektive **spinale Angiografie** vorgenommen.

Differenzialdiagnose: Abgesehen von Rückenmarkischämien, die häufig als Syndrom der vorderen Spinalarterie in Erscheinung treten, und Rückenmarkverletzungen (S. 373) kommt differenzialdiagnostisch auch ein zwar meist langsam wachsender, aber gelegentlich einblutender spinaler Tumor in Betracht (S. 347).

Differenzialdiagnose: In Betracht kommen ischämische, tumoröse und traumatische Prozesse des Rückenmarks.

B-1.180 Epidurales spinales Hämatom

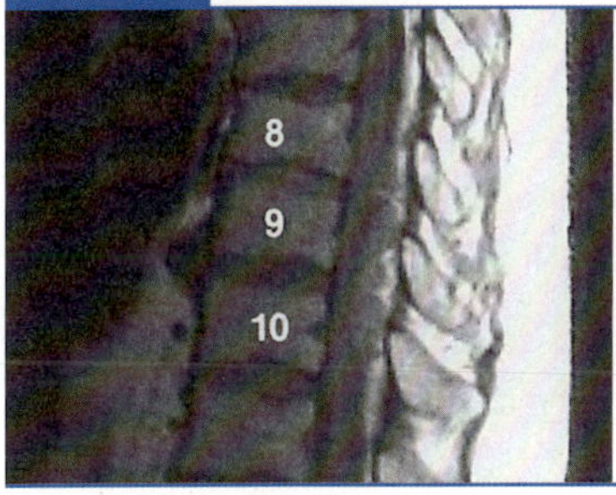

Spinales MRT eines 72-jährigen Patienten (vgl. Klinisches Beispiel): Das spinale MRT (T 1-Wichtung, sagittale Ebene) lässt eine inhomogene signalintense Struktur im Spinalkanal erkennen. Das Hämatom erstreckt sich von BWK 9 – 10 und komprimiert das Myelon von dorsal her.

B-1.180

Therapie: Spinale epidurale Hämatome und zur Rückenmarkkompression führende Angiomblutungen müssen **unverzüglich operativ** ausgeräumt werden. Bei reiner SAB ist eine Angiomausschaltung mittels Embolisation möglich (S. 343). Zur Therapie von Gerinnungsstörungen siehe S. 407.

Therapie: Die Rückenmarkkompression durch spinale Blutung muss **unverzüglich operativ** entlastet werden.

Verlauf: Bei frühzeitiger Entlastung ist die Prognose des epiduralen Hämatoms günstig. Die Hämatomyelie führt meist zum irreversiblen Querschnitt-Syndrom. Als Spätfolge einer spinalen SAB kann sich eine adhäsive Arachnoiditis entwickeln, die das Rückenmark abschnürt und als spinale Raumforderung imponiert.

Verlauf: Die Prognose der Hämatomyelie ist infaust. Als Spätfolge einer SAB kann eine adhäsive Arachnoiditis entstehen.

▶ Klinischer Fall. Ein 72-jähriger Patient, der wegen Vorhofflimmern antikoaguliert war, klagte über heftige Rückenschmerzen. Innerhalb 1 Stunde wurden die Beine taub, und er konnte nicht mehr aufstehen. Bei der stationären Aufnahme lag ein inkomplettes Querschnitt-Syndrom mit einer Sensibilitätsstörung für alle Qualitäten ab Th 10 und einer Paraparese der Beine (Kraftgrad 2 – 3) vor. Zudem bestand Harnverhalt. Der Quick-Wert betrug 17 %. Das spinale MRT zeigte ein Hämatom in Höhe BWK 9/10 mit dorsaler Myelonkompression (Abb. **B-1.180**). Die operative Ausräumung des Hämatoms erfolgte nach Normalisierung der Gerinnung. Bei Verlegung in die Rehabilitationsklinik bestand noch eine – dann spastische – Paraparese (Kraftgrad 3 – 4) und eine Blasenfunktionsstörung.

▶ Klinischer Fall.

1.9 Migräne, weitere Kopfschmerzen und Gesichtsneuralgien

1.9 Migräne, weitere Kopfschmerzen und Gesichtsneuralgien

▶ Überblick.

▶ **Überblick.** Kopfschmerzen gehören zu den am häufigsten geklagten Beschwerden und finden sich als Symptom bei einer großen Zahl neurologischer Erkrankungen. Die diagnostische Einordnung der vielfältigen Kopfschmerzformen erfolgt in erster Linie anhand der Anamnese, die sich am Leitsymptom Kopfschmerz orientiert und sowohl auslösende als auch lindernde Faktoren berücksichtigt.
Man unterscheidet **primäre und sekundäre Kopfschmerzerkrankungen.** Migräne und Spannungskopfschmerz machen zusammen 90 % der primären Kopfschmerzsyndrome aus. Der episodische Kopfschmerz vom Spannungstyp findet sich nicht selten zusätzlich bei Patienten mit einer Migräne ohne Aura (vgl. Kopfschmerzen vom Spannungstyp S. 424). Insbesondere weil sich mit einer Chronifizierung der Kopfschmerzerkrankung und einem zusätzlichen Medikamentenübergebrauch die Grenzen zwischen der einen und anderen Kopfschmerzerkrankung in ihrer Erscheinungform verwischen, muss man Kopfschmerzen so früh wie möglich differenzieren. Denn die korrekte klassifikatorische Zuordnung ist der notwendige Schritt vor der Durchführung oder Unterlassung apparativer Zusatzdiagnostik, Beratung und Therapie. Dafür bietet die **Internationale Klassifikation der Kopfschmerzerkrankungen** (**ICHD-II**) der International Headache Society (IHS) wesentliche Diagnosekriterien.

B-1.58 Internationale Klassifikation der Kopfschmerzen (ICHD-II)

Primäre Kopfschmerzerkrankungen	1. **Migräne**
	2. **Kopfschmerz vom Spannungstyp**
	3. **Clusterkopfschmerz** und andere trigeminoautonome Kopfschmerzerkrankungen
	4. **andere primäre Kopfschmerzen** (z. B. bei körperlicher oder sexueller Aktivität, Donnerschlagkopfschmerz)
Sekundäre Kopfschmerzerkrankungen	1. **Kopf- und HWS-Trauma**
	2. **Gefäßstörungen** im Bereich des Kopfes oder Halses (zerebrale Ischämie und Blutung)
	3. **intrakranielle (nichtvaskuläre) Störungen** (z. B. Liquordrucksteigerung, Liquorunterdruck, Fehlbildung des kraniozervikalen Übergangs)
	4. **Substanzgebrauch** oder deren Entzug (Medikamentenübergebrauch, Medikamentennebenwirkung)
	5. **Infektion** (Meningitis, Abszess)
	6. **Störung der Homöostase** (Hypoxie, Hyperkapnie, Dialyse, Hypertonie, Hypothyreose)
	7. **Erkrankungen des Schädels** sowie von Hals, Augen, Ohren, Nase, Nebenhöhlen, Zähnen, Mund und anderen Gesichts- oder Schädelstrukturen
	8. **psychiatrische Störungen** (Somatisierungsstörung, Psychose)
Kraniale Neuralgien, zentraler und primärer Gesichtsschmerz	1. **kraniale Neuralgien, zentraler und primärer Gesichtsschmerz** (z. B. Trigeminusneuralgie, Kopfschmerz nach Herpes zoster, anhaltender idiopathischer Gesichtsschmerz)
	2. **andere Kopfschmerzen und Neuralgien**

1.9.1 Primäre Kopfschmerzerkrankungen

Migräne

▶ Synonym.

▶ Definition.

1.9.1 Primäre Kopfschmerzerkrankungen

Migräne

▶ **Synonym.** Hemikranie.

▶ **Definition.** Episodisch rezidivierende, überwiegend einseitige Kopfschmerzen, die mit Nausea und Erbrechen, oft auch mit fokalen neurologischen Symptomen (Aura) einhergehen.

Epidemiologie: Migräne ist eine der häufigsten Kopfschmerzerkrankungen. Circa 6 – 8 % aller Männer und 12 – 14 % aller Frauen leiden unter einer Migräne. Die Erkrankung manifestiert sich meist bei jungen Erwachsenen.

Epidemiologie: Migräne ist eine der häufigsten Kopfschmerzerkrankungen. Circa 6 – 8 % aller Männer und 12 – 14 % aller Frauen leiden an Migräne. Die Lebenszeitprävalenz liegt für Frauen > 25 %. Vor der Pubertät sind Jungen und Mädchen gleich häufig betroffen; die Prävalenz liegt in diesem Alter bei 4 – 5 %. In der Mehrzahl der Fälle manifestiert sich die Erkrankung im frühen Erwachsenenalter.

Symptomatologie: Leitsymptom ist der Kopfschmerz, der aber immer von weiteren Symptomen begleitet ist. Der **Migräneschmerz** baut sich allmählich über ein bis zwei Stunden als pulsierender, bohrender oder hämmernder Schmerz auf, der einen unruhig-quälenden Charakter hat. Die meist einseitigen, frontotemporal und retroorbital betonten Kopfschmerzen halten einige Stunden, nicht selten den ganzen Tag, mitunter auch bis zu drei Tagen an und sind mit Übelkeit, z. T. Erbrechen sowie Licht- und Lärmempfindlichkeit (Photo- und Phonophobie) verbunden. Diese sind die typischen **Begleitsymptome** der Migräne. In der Regel handelt es sich um eine Hemikranie, die, wenn auch eine Seite bevorzugt betroffen ist, bei der nächsten Attacke die Seite wechselt. Die meisten Patienten sind während der Migräneattacke in ihrer Leistungs- und Konzentrationsfähigkeit beeinträchtigt, können aber ihrer Arbeit nachgehen. Bei zunehmender Schmerzintensität kann selbst leichte körperliche Aktivität (z. B. Treppensteigen) den Schmerz verstärken, sodass die Betroffenen Ruhe und Rückzug in einem abgedunkelten Raum suchen. Nach einigen Stunden Schlaf, spätestens nach dem Nachtschlaf ist die Migräne für die meisten Patienten vorbei.

Symptomatologie: Der **Migräneschmerz** ist durch meist einseitigen pulsierenden oder bohrenden Kopfschmerz von 4 – 72 Stunden Dauer, begleitet von Nausea sowie Photo- und Phonophobie gekennzeichnet.

Migräneauren sind – wie der Name impliziert – Vorboten des Migränekopfschmerzes. Es sind fokale neurologische Symptome, die dem Kopfschmerz vorangehen oder ihn begleiten und immer vollständig reversibel sind. Am häufigsten ist eine visuelle Aura mit Photopsien, meist einem hellen, leicht oszillierenden Zackenkranz, der von der Mitte zur Peripherie des Gesichtsfeldes wandert und ein Skotom nach sich zieht (Abb. **B-1.181**). Gelegentlich bleibt nach Verschwinden des Flimmerns noch bis zu 30 min eine Hemianopsie zurück. Eine einseitige Sensibilitätsstörung oder auch Parese kann sich ebenso entwickeln wie eine Aphasie oder (Dreh-)Schwindel. Charakteristisch ist die Entwicklung der Aurasymptome: Sie beginnen, breiten sich aus, intensivieren sich und klingen wieder ab; die Gesamtdauer beträgt < 1 Stunde. Nicht selten geht ein Aurasymptom in ein anderes über: Wenn das Flimmerskotom nach 5 – 20 min den Höhepunkt erreicht hat, setzen Parästhesien ein, die sich über Arm und Gesicht ausbreiten. Bevor sie in eine Taubheit übergehen, ist das Flimmerskotom verschwunden. Dann erst setzt der Kopfschmerz, in der Regel kontralateral zum neurologischen Symptom, ein. Er kann auch ausbleiben: Migräneaura ohne Kopfschmerz („migraine sans migraine“).

Migräneauren sind reversible fokale neurologische Symptome, die den Kopfschmerzen vorausgehen. Am häufigsten ist eine visuelle Aura mit Flimmerskotom (Abb. **B-1.181**). Selten bleibt der Kopfschmerz aus: Migräneaura ohne Kopfschmerz (migraine sans migraine).

Einige Patienten berichten über Verhaltensänderungen, die den Kopfschmerzen Stunden oder Tage vorausgehen können. Diese **Prodromi** kündigen ihnen den kommenden Migräneanfall an: Hyper- oder Hypoaktivität, Niedergeschlagenheit, Heißhunger auf bestimmte Nahrungsmittel.

B-1.181 Visuelle Aura bei Migräne

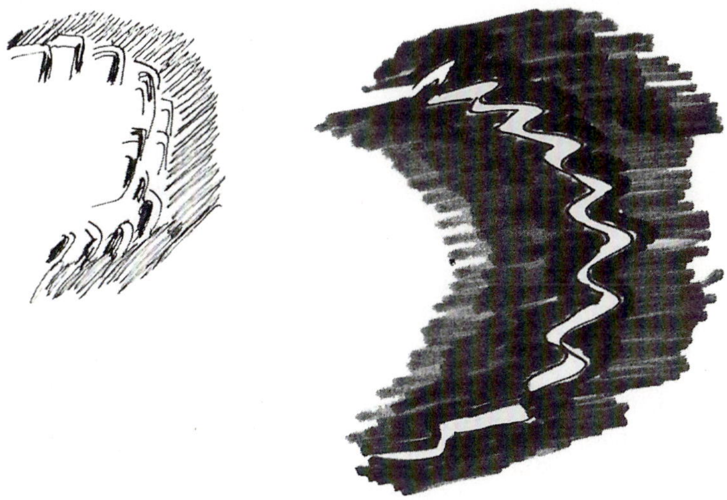

Flimmerskotom, vom Patienten selbst gezeichnet. Zunächst helle, leicht oszillierende Striche, die größer werdend und zur Peripherie des Gesichtsfeldes wandernd sich zu einem Zackenkranz formieren. In der hellen Zone kann wie geblendet nichts gesehen werden. Gelegentlich hinterlässt das Flimmerskotom eine homonyme Hemianopsie (dunkel, leicht flimmernd) für die Dauer von einigen Minuten bis zu einer Stunde.

B-1.181

Auslösefaktoren für Migräneanfälle sind psychischer Stress, Störungen des Schlaf-Wach-Rhythmus, verschiedene Nahrungsmittel, Alkohol oder Nikotin.

Auslösefaktoren für Migräneanfälle sind psychischer Stress, Störungen des Schlaf-Wach-Rhythmus und unter anderem der Konsum von Alkohol. Manche Patienten schildern, dass bestimmte Nahrungsmittel (Schokolade, Käse oder Nikotin) den Migräneanfall triggern. Unter der Einnahme oraler Kontrazeptiva kann sich die Migräne verstärken. Für einen hormonellen Einfluss sprechen auch die Abhängigkeit der Attacken vom Menstruationszyklus, ein Sistieren der Migräne während der Schwangerschaft und die Abnahme der Anfallfrequenz in der Menopause. Viele Migränekranke fallen durch „Perfektionismus" auf, dies kommt der Anfallsschilderung zugute. Die Kehrseite ihrer Ordentlichkeit ist die Störanfälligkeit gewohnter Abläufe. So kann z. B. schon ein unterbrochener Arbeitsrhythmus Attacken auslösen („Wochenend-Migräne").

Ätiopathogenese: Der Migräne liegt eine genetische Disposition zugrunde. Man nimmt eine primär **neurogene Störung** mit Veränderungen der Neurotransmission und Attackengenerierung im Hirnstamm an. Der biphasische Ablauf der Migräneaura wird neurophysiologisch als „cortical spreading depression" verstanden.

Ätiopathogenese: Der Migräne liegt eine genetische Disposition zugrunde. Mit Ausnahme der seltenen, monogen vererbten, autosomal dominanten familiären hemiplegischen Migräne handelt es sich um eine genetisch komplexe Erkrankung. Die Pathogenese ist nicht vollständig verstanden. Man nimmt eine primär **neurogene Störung** mit Veränderungen der Neurotransmission und Attackengenerierung im Hirnstamm an. Daraus lassen sich Phänomene wie die Beeinflussbarkeit durch die Schlafrhythmik bzw. den Schlaf sowie die Begleitsymptome ableiten. Der biphasische Ablauf der Migräneaura, z. B. das Augenflimmern und nachfolgende Skotom, wird als „cortical spreading depression" verstanden: Eine kurze neuronale und gliale Depolarisationswelle, die sich vom visuellen Kortex ausbreitet und der eine Supprimierung der kortikalen Aktivität folgt. Die Depolarisation korreliert mit dem Reizphänomen der Aura (Flimmern), die Supprimierung mit dem neurologischen Ausfall (Skotom). Die neuronale Aktivität zu reduzieren ist das Ziel der medikamentösen Migräneprophylaxe.

B-1.59 Häufigste Migräneformen (nach ICHD-II)

Migräneform	Beschreibung
Migräne ohne Aura	Kopfschmerz mit rezidivierenden Attacken von 4 – 72 Stunden Dauer, einseitig pulsierend von mäßiger bis starker Intensität, Verstärkung durch körperliche Routineaktivitäten, zusätzlich Begleitsymptome: Nausea und/oder Photo- und Phonophobie
Migräne mit Aura	anfallsweise auftretende reversible fokale neurologische Symptome, die sich allmählich über 5 – 20 min entwickeln und weniger als 60 min anhalten; anschließend Migränekopfschmerz; selten Aura ohne Kopfschmerz
▪ familiäre hemiplegische Migräne	Unterform: Migräne mit Aura, die eine motorische Schwäche einschließt; wenigstens ein Verwandter 1. oder 2. Grades weist ebenfalls Migräneauren mit einer motorischen Schwäche auf
▪ Migräne vom Basilaristyp	Unterform: Migräne mit Aura, bei der die Aurasymptome eindeutig dem Hirnstamm zuzuordnen sind und keine motorische als Aura vorkommt
retinale Migräne	monokuläres Skotom, Flimmern oder Erblindung (< 1 Stunde Dauer), Kopfschmerz begleitend oder innerhalb von 1 Stunde folgend
periodische Syndrome in der Kindheit als Vorläufer einer Migräne	ausschließlich im Kindesalter auftretende episodisch Phänomene
▪ zyklisches Erbrechen	episodisch wiederkehrende Attacken mit starker Übelkeit und Erbrechen in stereotypem Ablauf, verbunden mit Blässe und Lethargie
▪ abdominelle Migräne	episodisch auftretende mittellinienbetonte Bauchschmerzen von 1 – 72 Stunden Dauer assoziiert mit vasomotorischen Symptomen, Übelkeit und Erbrechen; vollständige Beschwerdefreiheit zwischen den Episoden

Diagnostik: Die Diagnose wird anhand der **Anamnese** gestellt: Phänomenologie des Kopfschmerzes, Symptomkonstellation, Verlauf, Manifestationsalter und familiäre Häufung sind wichtige Diagnosekriterien. Zur klassifikatorischen Einteilung siehe Tab. **B-1.59**.

Diagnostik: Die Diagnose wird anhand der **Anamnese** gestellt. Neben der Phänomenologie des Kopfschmerzes und der Symptomkonstellation sind der Verlauf, das Manifestationsalter und eine familiäre Häufung wichtige Diagnosekriterien. Zur klassifikatorischen Einteilung empfiehlt es sich, die Terminologie der ICHD-II anzuwenden (Tab. **B-1.59**):

Eine **Migräne ohne Aura** (früher: „einfache Migräne") liegt bei klassischer Kopfschmerzphänomenologie mit Begleitsymptomen vor. Sie ist die häufigste Unterform der Migräne. Werden zusätzlich Auren in der typischen Weise geschildert, lautet die Diagnose **Migräne mit Aura** (früher: „klassische Migräne" bzw. „migraine accompagnée"). Die durchschnittliche Attackenfrequenz liegt meist niedriger als bei der **Migräne ohne Aura**; die Patienten sind meist weniger stark beeinträchtigt. Rezidivierende Schwindelattacken (dreh- oder lageabhängiger Schwindel) längerer Dauer, die im Kontext typischer Begleitsymptome der Migräne mit oder ohne Migränekopfschmerz vorkommen, werden als **vestibuläre Migräne** bezeichnet und sind ebenfalls der Migräne mit Aura zuzuordnen. Kommt es zu weiteren Aurasymptomen, die auf den Hirnstamm zu beziehen sind (Doppelsehen und Gesichtsfeldausfälle, Drehschwindel, Gangataxie, Dysarthrie, Tinnitus, Hypakusis, bilateral auftretende periorale und akrodistale Parästhesien), ist von der **Migräne vom Basilaristyp** („Basilarismigräne") auszugehen. Es handelt sich um eine seltene Form der Migräne mit Aura, die vor allem junge Frauen betrifft. Eine weitere Unterform der Migräne mit Aura ist die nur im Kindesalter auftretende **familiäre hemiplegische Migräne**, bei der es zu einer Hemiplegie sowie mindestens einem weiteren positiven oder negativen Aurasymptom (visuelles oder sensibles Phänomen oder dysphasische Sprachstörung) kommt. Die Hemiparese ist immer vollständig reversibel, kann aber den Migränekopfschmerz überdauern. Sehr selten ist eine **retinale Migräne** mit monokularem Skotom. Periodisch stereotyp wiederkehrende Phänomene (Erbrechen oder Bauchschmerzen), die im Kindesalter anfallartig auftreten, bis zu 1 Stunde anhalten und vollständig abklingen, gelten als **Vorläufer einer Migräne**. Dazu gehört auch der benigne paroxysmale Schwindel der Kindheit.

Eine Migräne birgt auch das Risiko von **Komplikationen**, die diagnostisch und therapeutisch besonders berücksichtigt werden müssen:

- Ein **Status migraenosus** liegt vor, wenn trotz Behandlung eine stark beeinträchtigende Migräneattacke länger als 72 Stunden anhält.
- Wenn ein oder mehrere Aurasymptome > 60 Minuten persistieren und die zerebrale Bildgebung einen ischämischen Infarkt in einem relevanten Hirnareal nachweist, spricht man von einem **migränösen Infarkt**. Die Migräne mit Aura muss bekannt und andere Infarktursachen müssen ausgeschlossen sein.
- Die **Chronifizierung** der – ansonsten episodischen – Migräne wird auch als Komplikation gewertet: Migränekopfschmerzen, die an ≥ 15 Tagen/Monat über ≥ 3 Monate auftreten, ohne dass ein Medikamentenübergebrauch besteht. Risikofaktoren hierfür sind eine hohe Attackenfrequenz, Schmerzmitteleinnahme und Übergewicht. Frauen sind häufiger betroffen. Die chronische Migräne stellt eine besondere Herausforderung in der differenzialdiagnostischen Abgrenzung zu anderen primären Kopfschmerzerkrankungen und für die Behandlung dar.

Zu den **Migränekomplikationen** werden der **Status migraenosus** (Kopfschmerzattacken mit > 72 Stunden Dauer) und der **migränöse Infarkt** mit länger als 60 min anhaltenden Aurasymptomen und Nachweis einer zerebralen Ischämie gerechnet. Migränekopfschmerzen, die an ≥ 15 Tage/Monat über ≥ 3 Monate auftreten, ohne dass ein Medikamentenübergebrauch besteht, erfüllen die Diagnosekriterien einer **chronischen Migräne.**

Im Migräneintervall ist der neurologische Befund immer regelrecht. Bei klassischer, konstanter Symptomatik und nach den Kriterien der IHS gut einzuordnenden Kopfschmerzen ist eine weitere apparative Diagnostik in der Regel nicht erforderlich. Manifestiert sich eine Migräne erst im mittleren Lebensalter (> 40 Jahre) oder gleich zu Beginn mit neurologischen Symptomen, fehlt die familiäre Belastung, betrifft die Hemikranie immer dieselbe Seite, ist der Kopfschmerzcharakter untypisch oder ändert sich im Krankheitsverlauf, muss aber eine **kraniale MRT** durchgeführt werden. Sie dient dem Ausschluss einer anderen möglichen Kopfschmerzursache. Die pathologischen neurologischen Befunde, die in der Migräneaura erhoben werden (homonyme Hemianopsie, Hemihypästhesie, -parese, Aphasie oder bei der Basilarismigräne Nystagmus, Dysarthrie, Ataxie), bilden sich in der Regel innerhalb 1 Stunde zurück. Bei prolongierter Migräne-Aura (Symptome bis zu 1 Woche) muss zum Ausschluss eines migränösen Infarkts eine Kernspintomografie durchgeführt werden. Die Sonderformen der Migräne mit Aura und die retinale Migräne sollten nur nach Ausschluss anderer möglicher Ursachen diagnostiziert werden.

Im Migräneintervall ist der neurologische Befund immer regelrecht. Die pathologischen neurologischen Befunde, die in der Migräneaura erhoben werden, bilden sich in der Regel innerhalb einer Stunde zurück. Bei prolongierter Migräneaura muss unter dem Verdacht auf einen migränösen Infarkt eine **MRT** durchgeführt werden. Die Sonderformen der Migräne erfordern eine Ausschlussdiagnostik.

Differenzialdiagnose: Besonders wenn fokale Symptome persistieren (Migränekomplikation) oder wenn die Hemikranie zwar periodisch auftritt, aber immer dieselbe Seite betrifft, ist zum Ausschluss einer arteriovenösen Malformation (S. 343) eine kraniale MRT erforderlich. Eine Karotisdissektion (S. 370) verursacht ebenso wie eine Arteriitis cranialis (S. 397) einseitige, temporal und retroorbital betonte Kopfschmerzen, die mit flüchtigen neurologischen Symptomen einhergehen können. Nicht nur Menschen im mittleren und höheren Lebensalter, sondern auch jüngere Menschen können eine transitorische ischämische Attacke (TIA) erleiden. Die Reversibilität der fokalen neurologischen Symptome darf bei mäßigen Kopfschmerzen nicht leichtfertig als Migräne angesehen werden. Andererseits stellt sich gelegentlich heraus, dass eine sorgfältig erhobene Anamnese eine aufwendige Diagnostik bis hin zu Überwachung auf einer Stroke unit hätte ersetzen können.

Als „ophthalmoplegische Migräne" werden wiederkehrende Kopfschmerzattacken mit migräneähnlichem Charakter verbunden mit einer Lähmung eines oder mehrerer

Differenzialdiagnose: Bei Persistenz fokaler Symptome oder Migräne-atypischen Kopfschmerzen müssen eine arteriovenöse Malformation, Karotisdissektion und Arteriitis cranialis ausgeschlossen werden. Eine transitorische ischämische Attacke (TIA) ist immer dann, wenn keine klassische Migräneanamnese besteht, die relevante Differenzialdiagnose. Als „ophthalmoplegische Migräne" werden wiederkehrende Kopfschmerzattacken mit migräneähnlichem Charakter verbunden mit einer Lähmung eines oder mehrere okulärer Hirnnerven bezeichnet. Sie wird nicht der Migräne zugeordnet (s. Tab. **B-1.59**).

okulärer Hirnnerven (üblicherweise des III. Hirnnervs) bezeichnet. Sie wird nach der Internationalen Klassifikation nicht der Migräne zugeordnet (Tab. **B-1.59**) weil die Kopfschmerzen oftmals eine oder mehrere Wochen anhalten und häufig eine Latenzzeit von bis zu 4 Tagen zwischen Kopfschmerzbeginn und Beginn der Ophthalmoplegie besteht. Gelegentlich ist in der MRT eine Kontrastmittelaufnahme im betroffenen Hirnnerven nachweisbar. Zu den Kopfschmerzen vom Spannungstyp s. S. 424.

Therapie: Für die Behandlung der Migräne gelten einige **Grundprinzipien**:
- **Aufklärung und Beratung** über die Erkrankung ist wesentlich.
- Der Patienten hat durch seine **Lebensführung** Möglichkeiten, selbst positiv Einfluss auf die Krankheitsintensität und den -verlauf zu nehmen.

Therapie: Für die Behandlung der Migräne gelten einige **Grundprinzipien**:
Die **Aufklärung und Beratung** über die Gutartigkeit der Erkrankung einschließlich der Aurasymptome (für die Patienten oft beunruhigend) ist wesentlich.
Dem Patienten soll in der Beratung deutlich gemacht werden, dass er Möglichkeiten hat, selbst positiv Einfluss auf die Krankheitsintensität und den -verlauf zu nehmen. Dies gelingt insbesondere durch seine **Lebensführung**: Erkennen individueller Auslösefaktoren (dabei hilft das konsequente Führen eines Anfallkalenders), Vermeiden der Auslösefaktoren, regelmäßiges Schlafen, Essen und Trinken, nicht rauchen, Arbeitspausen und Phasen der Entspannung, Ausdauersport und bewusster Umgang mit Schmerzmitteln.

► Merke.

► Merke. Die wirksamste Akutbehandlung sind Rückzug und Schlaf.

Ziel der medikamentösen Therapie:
- Verkürzung oder Milderung der aktuellen Migräneattacke: Akuttherapie
- Reduzierung von Häufigkeit, Schwere und Dauer zukünftiger Migräneattacken: Migräneprophylaxe

Behandlung der Migräneattacke: Bei der Mehrzahl der Patienten ist **Acetylsalicylsäure**, Paracetamol oder ein nichtsteroidales Antiphlogistikum wirksam (Tab. **B-1.60**). Medikamente der 2. Wahl sind Substanzen aus der Gruppe der Triptane. Sie können ebenso wie die Analgetika bei Übergebrauch zu einem Dauerkopfschmerz führen.

Die **medikamentöse Therapie** verläuft (ggf. parallel) **in zwei Bahnen**:
- Verkürzung oder Milderung der aktuellen Migräneattacke: Akuttherapie
- Reduzierung von Häufigkeit, Schwere und Dauer zukünftiger Migräneattacken: Migräneprophylaxe

Behandlung der Migräneattacke: Therapie der Wahl im Migräneanfall (Tab. **B-1.60**) ist **Acetylsalicylsäure** (500 – 1000 mg) als Brausetablette bzw. Paracetamol als Suppositorium oder ein nichtsteroidales Antiphlogistikum (Ibuprofen, Diclofenac) zusammen mit einem Antiemetikum (Metoclopramid). Als Kombinationspräparat ist nur die Kombination aus Acetylsalicylsäure, Paracetamol und Koffein sinnvoll. Kommt ein Patient in einer Migräneattacke oder einem Status migraenosus in die Klinik, hilft fast immer die Gabe von 1 g Acetylsalicylsäure per infusionem, evtl. ergänzt durch ein Antiemetikum. Sprechen Patienten mit schweren Migräneattacken nicht auf Analgetika an oder sind diese kontraindiziert, kommt die Anwendung eines **Triptans** (5-HT-1B/1D-Agonist) in Betracht.

B-1.60 Medikamentöse Therapie der Migräneattacke

Substanzgruppe	Wirkstoff	Dosierung	Nebenwirkungen	Kontraindikationen
Antiemetikum	Domperidon	20 – 30 mg p. o.	selten extrapyramidal-motorische Symptome	Kinder < 14 Jahre
	Metoclopramid	10 – 20 mg p. o. 20 mg Supp.	extrapyramidal-motorische Symptome	Kinder < 14 Jahre
Analgetikum				
▪ **1. Wahl**	Acetylsalicylsäure (ASS)	500 – 1000 mg p. o. 1000 mg per inf.	gastrointestinale Beschwerden, Allergie	Ulkus, Asthma, Blutungsneigung
	Paracetamol	500 – 1000 mg p. o. 500 – 1000 mg Supp.	selten Übelkeit, allergische Reaktionen	Leber-, Nierenfunktionsstörung
▪ **2. Wahl**	Sumatriptan	25 – 100 mg p. o. 10 – 20 mg Nasenspray 6 mg s. c. 25 mg Supp.	Parästhesien, Engegefühl Brust/Hals, Blutdrucksenkung, Brady-/Tachykardie	arterielle Hypertonie, koronare Herzkrankheit, Herzinfarkt, Hirninfarkt/TIA, periphere arterielle Verschlusskrankheit, Raynaud-Syndrom, Schwangerschaft
	Zolmitriptan	2,5 mg p. o. 5 mg Nasenspray	wie Sumatriptan	wie Sumatriptan
	Naratriptan	2,5 mg p. o.	wie Sumatriptan, geringer	wie Sumatriptan
	Rizatriptan	5 – 10 mg p. o.	wie Sumatriptan	wie Sumatriptan
	Almotriptan	12,5 mg p. o.	wie Sumatriptan, geringer	wie Sumatriptan
	Eletriptan	40 mg p. o.	wie Sumatriptan	wie Sumatriptan
	Frovatriptan	2,5 mg p. o.	wie Sumatriptan, geringer	wie Sumatriptan

Da die Patienten die Akutbehandlung in der Migräneattacke als **Selbstmedikation** durchführen (z. T. auch Subkutan-Injektionen), ist die **Aufklärung** über Dosierung und Handhabung der **Triptane** (früh in der Attacke, Abwarten vor der 2. Einnahme) unabdingbar:

- Sowohl die **Tagesdosis** als auch die **Wiederholungsintervalle** (mindestens zwei Stunden nach der ersten Einnahme abwarten, i. d. R. nicht mehr als zweimalige Anwendung innerhalb von 24 Stunden) müssen genau beachtet werden. Bleibt die Wirkung aus, kann diese **nicht** mit einer 2. Applikation in derselben Migräneattacke erreicht werden.
- Es kann zu kardialen **Nebenwirkungen**, Blutdruckabfall und Engegefühl in der Brust kommen.
- Die **Kontraindikationen** sind unbedingt zu beachten. Bei gleichzeitiger Behandlung mit einem Antidepressivum aus der Gruppe der Serotonin-Rückaufnahmehemmer (SSRI) kann es zum serotonergen Syndrom kommen.
- Die Therapie muss regelmäßig **kontrolliert** werden, denn der Übergebrauch von nichtsteroidalen Analgetika, Ergotaminen (nur noch selten alternativ zu Triptanen) und Triptanen führt zum Dauerkopfschmerz. Triptane dürfen an ≤ 10 Tagen pro Monat und an ≤ 3 Tagen hintereinander eingesetzt werden.

Die medikamentöse Akuttherapie ist **Selbstmedikation**. Die Verantwortung des Arztes liegt darin, den Patienten gut über die Wirksamkeit der infrage kommenden Substanzen, den Modus und die Notwendigkeit des Einsatzes, die Wiederholungsintervalle und die Risiken (Gefahr des Medikamentenübergebrauchs) **aufzuklären**.

▸ Merke. Keine Langzeittherapie der Migräne ohne Therapiekontrolle.

▸ Merke.

Migräneprophylaxe: Die Entscheidung zur medikamentösen Migräneprophylaxe wird neben den medizinisch sinnvollen (s. u.) auch von individuellen Kriterien (z. B. Persönlichkeit, Lebenssituation) bestimmt. Wichtig ist es, realistische Erwartungen zu vermitteln (Reduktion der Migräneattacken um ca. 50 %).
Über eine medikamentöse Prophylaxe ist dann gemeinsam mit dem Patienten zu entscheiden, wenn > 3 Attacken/Monat auftreten, die Attacken regelmäßig länger als 72 Stunden dauern oder wenn wiederholt prolongierte Migräneauren aufgetreten sind, bei abgelaufenem migränösem Infarkt oder wenn die Attacken subjektiv sehr beeinträchtigend sind und die Akuttherapie nicht wirkt oder nicht toleriert wird. Es eignen sich v. a. β-Rezeptoren-Blocker wie Metoprolol oder Propranolol, Flunarizin und die Antiepileptika Valproinsäure und Topiramat (Tab. **B-1.61**). Die Substanz sollte langsam eindosiert und mindestens drei Monate versucht werden, bevor ein Wechsel erwogen wird. Die Nebenwirkungen der Dauertherapie sind sorgfältig abzuwägen; die Therapiekontrolle (u. a. Kopfschmerzkalender) ist unabdingbar.

Migräneprophylaxe: Eine Pharmakotherapie zur Migräneprophylaxe (Tab. **B-1.61**) ist u. a. dann in Erwägung zu ziehen, wenn > 3 Attacken/Monat auftreten oder die Attacken regelmäßig länger als 72 Stunden dauern.

B-1.61 Medikamentöse Therapie zur Migräneprophylaxe

Wirkstoff	Dosierung	Nebenwirkungen	Kontraindikationen
Metoprolol	50 (– 200) mg p. o.	Müdigkeit, Hypotonie, Bradykardie	AV-Block, Bradykardie, Herzinsuffizienz, Asthma bronchiale
Propranolol	40 (– 240) mg p. o.	wie Metoprolol	wie Metoprolol
Flunarizin	5 – 10 mg p. o.	Müdigkeit, Gewichtszunahme, Depression, Parkinson-Syndrom	Depression, Dystonie, Parkinson-Krankheit in der Familie
Topiramat	25 – 100 mg p. o.	Konzentrationsstörung, Gewichtsabnahme, Parästhesien	Niereninsuffizienz, Nierensteine, Engwinkelglaukom
Valproinsäure	500 – 600 mg p. o.	Magenbeschwerden, Tremor, Haarausfall, Gewichtszunahme	Leberfunktionsstörung

Bei häufiger Attackenfrequenz und chronischer Migräne haben sich **verhaltenstherapeutische Verfahren** als ebenso wirksam erwiesen wie eine Pharmakotherapie. Auch Biofeedback-Verfahren und Muskelrelaxation nach Jacobson sind oft hilfreich.

Verlauf: Die Migräne ist eine benigne, gut behandelbare Erkrankung. Meist nimmt die Attackenfrequenz im höheren Alter ab.

Verlauf: Die Attackenfrequenz nimmt im höheren Alter meist ab.

Kopfschmerz vom Spannungstyp

▶ Synonym.

▶ Definition.

Epidemiologie: Häufigster primärer Kopfschmerz mit Beginn meist in der 2. oder 3. Lebensdekade. Die Lebenszeitprävalenz variiert zwischen 30 und 78 %.

Symptomatologie: Leichter bis mäßig intensiver Schmerz von drückendem, beengendem Charakter, beiderseits bzw. holozephal mit einer Dauer von 30 min bis zu sieben Tagen. Eine Photo- oder Phonophobie (nicht jedoch beides zugleich) kann hinzukommen; Nausea gehört nicht zu den Begleitsymptomen.

Man unterscheidet eine episodischen von einer chronischen **Verlaufsform**:

- **episodisch:** < 1 Tag/Monat (sporadisch) oder häufiger (maximal 10/Monat)
- **chronisch:** an > 15 Tagen/Monat seit mindestens drei Monaten

Bei der chronischen Verlaufsform besteht eine hohe Komorbidität mit psychischen Störungen, insbesondere einer Depression.

Ätiopathogenese: Bei diesem Kopfschmerz wird eine primär psychogene Ursache angenommen. Zumindest den schwereren Verlaufsformen liegt aber wahrscheinlich eine **neurobiologische Genese** zugrunde. Bei der chronischen Verlaufsform wurden mit bildgebenden Verfahren Veränderungen im zentralen schmerzverarbeitenden System gefunden.

Diagnostik: Vorgeschichte, neurologischer und internistischer Untersuchungsbefund ergeben keinen Hinweis auf eine symptomatische Ursache. Eine **erhöhte perikraniale Schmerzempfindlichkeit** ist der wichtigste Befund.

Differenzialdiagnose: Der episodische Kopfschmerz vom Spannungstyp findet sich nicht selten zusätzlich bei Patienten mit einer Migräne ohne Aura. Hilfreich zur Differenzierung

Kopfschmerz vom Spannungstyp

▶ **Synonym.** Spannungskopfschmerz, Muskelkontraktionskopfschmerz, essenzieller Kopfschmerz, idiopathischer Kopfschmerz.

▶ **Definition.** Der Kopfschmerz vom Spannungstyp ist der häufigste primäre Kopfschmerz, der episodisch auftritt oder sich (im Verlauf) chronisch manifestiert. Pathopysiologisch werden einerseits periphere, andererseits eine zentrale Schmerzgenerierung angenommen.

Epidemiologie: Die Lebenszeitprävalenz in der Gesamtbevölkerung variiert in epidemiologischen Studien zwischen 30 und 78 %. Der Beginn liegt meist in der 2. oder 3. Lebensdekade. Eine frühere oder deutlich spätere Manifestation (insbesondere der chronischen Verlaufsform) ist aber nicht selten.

Symptomatologie: Der Schmerz hat einen drückenden, beengenden Charakter. Patienten benutzen oft das Bild, sich wie in einer Schraubzwinge zu fühlen. Der leichte bis mäßig intensive Schmerz ist beiderseits bzw. holozephal. Eine Photo- oder Phonophobie (nicht jedoch beides zugleich) kann hinzukommen; Übelkeit gehört aber nicht zu den Begleitsymptomen. Körperliche Aktivität verstärkt den Schmerz nicht, sondern kann eher lindernd wirken. Die Schmerzphasen dauern mindestens 30 min, können aber auch bis zu sieben Tagen anhalten.
Die Internationale Klassifikation von Kopfschmerzen (ICHD-II) unterscheidet zwischen einer episodischen und einer chronischen **Verlaufsform**:

- Der **episodische** Kopfschmerz vom Spannungstyp wird weiter unterteilt in einen sporadischen Subtyp mit weniger als ein Tag/Monat und einen Subtyp mit häufigeren Attacken (max. 10/Monat). Der sporadische Subtyp hat medizinisch wenig Bedeutung; ärztliche Hilfe wird deswegen kaum gesucht. Der Subtyp mit häufigeren Attacken ist beeinträchtigend und damit therapeutisch relevant.
- Die **chronische** Verlaufsform wird diagnostiziert, wenn der Kopfschmerz vom Spannungstyp seit mindestens drei Monaten an mehr als 15 Tagen/Monat auftritt. Nicht selten ist der Kopfschmerz täglich vorhanden. Es findet sich dann eine hohe Komorbidität mit psychischen Störungen, insbesondere einer Depression.

Ätiopathogenese: Psychische Faktoren sind für die Ausprägung und den Verlauf von Bedeutung. Jedoch legt eine Vielzahl von Studien nahe, dass zumindest den schwereren Verlaufsformen eine **neurobiologische Genese** zugrunde liegt. Die nähere Klärung steht aber aus. Pathopysiologisch werden einerseits eine periphere (episodische Verlaufsform, andererseits eine zentrale (chronische Verlaufsform) Schmerzgenerierung angenommen. Bei der chronischen Verlaufsform wurden mit bildgebenden Verfahren Veränderungen im zentralen schmerzverarbeitenden System gefunden.

Diagnostik: Die Vorgeschichte sowie der neurologische und internistische Untersuchungsbefund ergeben keinen Hinweis auf eine symptomatische Ursache der Kopfschmerzen. Eine **erhöhte perikraniale Schmerzempfindlichkeit** ist der wichtigste Befund bei Patienten mit Kopfschmerzen vom Spannungstyp. Die Schmerzempfindlichkeit steigt mit der Intensität und Häufigkeit der Kopfschmerzen an und wird während des eigentlichen Kopfschmerzes noch weiter verstärkt. Die erhöhte perikraniale Schmerzempfindlichkeit des M. frontalis, M. temporalis, M. masseter, der Mm. pterygoidei, des M. sternocleidomastoideus, M. splenius und M. trapezius kann durch manuelle Palpation (kleine rotierende Bewegungen unter festem Druck) bestimmt werden.
Wenn andere Symptome nicht bestehen, kann auf weitere apparative Diagnostik oft verzichtet werden. Da die Kopfschmerzen einen wenig spezifischen Charakter haben, kann sich eine Vielzahl von Erkrankungen dahinter verbergen. Daher sind weitere Untersuchungen zum Ausschluss symptomatischer Ursachen sinnvoll, sofern sie symptomgeleitet sind (vgl. Tab. **B-1.62**).

Differenzialdiagnose: Der episodische Kopfschmerz vom Spannungstyp entwickelt sich nicht selten zusätzlich bei Patienten mit einer Migräne ohne Aura. Das gemeinsame Auftreten von Kopfschmerzen vom Spannungstyp und Migräne lässt sich durch Dokumentation in einen Kopfschmerzkalender zeigen. Die Behandlung der

Migräne unterscheidet sich deutlich von der des Kopfschmerzes vom Spannungstyp. Nicht nur der Arzt, auch der Patient sollte daher lernen, diese Kopfschmerzen zu differenzieren. Dies ist nahezu Bedingung, um langfristig einen medikamenteninduzierten Kopfschmerz zu verhindern. Die wichtigste Differenzialdiagnose stellt der **Kopfschmerz bei Medikamentenübergebrauch** dar.

Da die Kopfschmerzen mit der zunehmenden Chronifizierung häufig an Charakteristika einbüßen, können sich hinter der Diagnose **„chronischer Kopfschmerz"**, unterschiedliche primäre Kopfschmerzerkrankungen und eine Vielzahl symptomatischer Kopfschmerzsyndrome verbergen. Überschneidungen zwischen den chronischen Verlaufsformen der primären Kopfschmerzerkrankungen sind möglich. Einige Patienten mit einem reinen chronischen Kopfschmerz vom Spannungstyp entwickeln in Phasen starker Schmerzen migräneähnliche Symptome. Umgekehrt können auch Patienten mit Migräne im Intervall zunehmend Kopfschmerzen wie bei einem Spannungskopfschmerz entwickeln. Eine Differenzierung gelingt manchmal erst, wenn bei chronischem Medikamentengebrauch ein konsequenter Entzug erfolgt. Dann können sich die typischen Symptome wieder herauskristallisieren.

Die Tab. **B-1.62** informiert über Unterscheidungsmerkmale chronischer Kopfschmerzen.

ist die Dokumentation in einen Kopfschmerzkalender. Wichtigste Differenzialdiagnose ist der **Kopfschmerz bei Medikamentenübergebrauch**.

Überschneidungen zwischen den **chronischen Verlaufsformen** der primären Kopfschmerzerkrankungen sind möglich. Liegt ein chronischer Medikamentenübergebrauch vor, ist ein konsequenter Entzug notwendig. In Tab. **B-1.62** sind Symptome und Befunde genannt, die als Unterscheidungskriterien auch zu den wichtigsten symptomatischen Kopfschmerzsyndromen dienen können.

B-1.62 Differenzialdiagnose chronischer Kopfschmerzen

Kopfschmerz-Syndrom	Merkmale als mögliche Unterscheidungskriterien	Weitere Diagnostik
Primäre Kopfschmerzformen		
chronische Migräne	aufgesetzte anfallartige Exazerbationen mit migränetypischem Charakter	Anamnese: häufig Entwicklung aus der episodischen Verlaufsform
chronischer Kopfschmerz vom Spannungstyp	keine Verstärkung der Schmerzen durch körperliche Aktivität, keine Nausea	Anamnese: häufig Entwicklung aus der episodischen Verlaufsform; wenn primär chronisch: Ausschlussdiagnostik
Hemicrania continua	einseitig ohne Seitenwechsel, autonome Begleitsymptome	diagnostisch richtungweisend: Ansprechen auf Indometacin
neu aufgetretener täglicher Kopfschmerz	Kriterien eines Kopfschmerzes vom Spannungstyp, von Beginn an täglich auftretend ohne Remissionen	bildgebende Diagnostik, ggf. auch Liquoruntersuchung als Ausschlussdiagnostik
Sekundäre Kopfschmerz-Syndrome		
Kopfschmerz bei Medikamentenübergebrauch	Medikamentengebrauch	Kopfschmerzanamnese: initiale Kopfschmerzcharakteristik
idiopathische intrakranielle Hypertension (Pseudotumor cerebri)	Übergewicht, Sehstörungen (Papillenödem), weiblich	Lumbalpunktion mit Druckmessung
spontanes Liquorunterdruck-Syndrom	lageabhängiger Kopfschmerz	Lumbalpunktion mit Druckmessung

Therapie: Analgetika zur **Akuttherapie** sollen nicht häufiger als an 10 Tagen im Monat eingenommen werden. Wirksam sind Acetylsalicylsäure (ASS) 500 – 1000 mg, Paracetamol 500 – 1000 mg, Ibuprofen 200 – 400 mg, Metamizol 500 – 1000 mg sowie eine fixe Wirkstoffkombination aus 250 mg ASS, 250 mg Paracetamol und 65 mg Koffein. Andere Kombinationen sollten vermieden werden.

Aufklärung und Beratung schließen auch komorbide psychische Störungen (besonders häufig bei der chronischen Verlaufsform) und deren Psychotherapie ein. Die Möglichkeiten, die der Patient hat, um selbst Einfluss auf die Krankheitsintensität und den -verlauf zu nehmen, sollten wiederholt und auch anhand eines Anfallkalenders besprochen werden. Scheinbar einfache Maßnahmen in der Lebensführung sind wesentlich. Neben verhaltenstherapeutischen Maßnahmen ist die Wirksamkeit belegt für Entspannungsübungen nach Jacobson, regelmäßigen (zwei- bis dreimal pro Woche) Ausdauersport und Stressbewältigungstraining. Ohne diese Maßnahmen liegt die Wirksamkeit einer medikamentösen Prophylaxe nur bei 40 – 45 %.

Die medikamentöse **Prophylaxe** erfolgt in erster Linie mit dem trizyklischen Antidepressivum Amitriptylin. Für andere tri- und tetrazyklische Antidepressiva, Serotoninrückaufnahmehemmer (SSRI), Sulpirid und Tizanidin, die ebenfalls eingesetzt werden, ist die Wirksamkeit weniger gut belegt.

Therapie: Analgetika zur **Akuttherapie** (ASS, Paracetamol, Ibuprofen) sollen maximal an 10 Tagen/Monat eingenommen werden. Aufklärung und Beratung sind wesentlich. Komorbide psychische Störungen werden psychotherapeutisch behandelt. Entspannungsübungen nach Jacobson, Ausdauersport und Stressbewältigungstraining sind wirksam. Zur medikamentösen **Prophylaxe** werden in erster Linie trizyklische Antidepressiva (Amitriptylin) eingesetzt.

Verlauf: Episodische Kopfschmerzen vom Spannungstyp können, im Durchnitt nach ca. 10 Jahren, einen chronischen Verlauf annehmen.

Verlauf: Episodische Kopfschmerzen vom Spannungstyp können einen chronischen Verlauf annehmen.

Clusterkopfschmerz

▶ Überblick.

▶ Synonym.

▶ Definition.

Epidemiologie: Der Clusterkopfschmerz ist wesentlich seltener als die Migräne. Das männliche Geschlecht überwiegt.

Symptomatologie: Die seitenkonstanten heftigsten orbital, supraorbital und/oder temporal lokalisierten Kopfschmerzen treten aus dem Schlaf heraus und in Serien auf, dauern 15 – 180 min an und sind verbunden mit:

- konjunktivaler Injektion und/oder Tränenfluss (Lakrimation)
- Rhinorrhö und/oder Schleimhautschwellung der Nase (nasale Kongestion)
- Rötung und Schwitzen des Gesichts
- Lidödem
- Miosis und/oder Ptosis
- körperlicher Unruhe oder Agitiertheit

Bei der häufigeren **episodischen Form** wechseln sich Schmerzperioden (Cluster) von Wochen bis Monaten mit schmerzfreien Intervallen ab. Bei Cluster-Dauer > 1 Jahr besteht ein **chronischer Clusterkopfschmerz**.

Ätiopathogenese: Die Pathogenese ist bisher nicht vollständig verstanden. Man nimmt eine zentrale Dysregulation im Hypothalamus an.

Clusterkopfschmerz

▶ Überblick. Die Internationale Kopfschmerzklassifikation fasst den Clusterkopfschmerz und 2 weitere primäre Kopfschmerzerkrankungen, die paroxysmale Hemikranie und das SUNCT-Syndrom (short-lasting unilateral neuralgiform headache with conjunctival injection and tearing) zur Gruppe der **trigeminoautonomen Kopfschmerzen** zusammen. Diese haben zwei Gemeinsamkeiten: kurz dauernde, starke periorbitale Schmerzattacken und obligat gleichzeitig und gleichseitig mit dem Kopfschmerz vorhandene kraniale autonome Begleitsymptome (konjunktivale Injektion, Lakrimation, nasale Kongestion, Rhinorrhö, Lidödem). Die Syndrome unterscheiden sich in der Dauer, Frequenz, Rhythmik und Intensität der Schmerzattacken und der Ausprägung der Begleitsymptome. Die mit großem Abstand häufigste Erkrankung dieser Gruppe ist der Clusterkopfschmerz. Daher wird dieser ausführlich dargestellt.

▶ Synonym. Horton-Syndrom, Bing-Horton-Syndrom, Erythroprosopalgie.

▶ Definition. Primäre Kopfschmerzerkrankung mit sehr intensiven Schmerzattacken, die streng einseitig überwiegend orbital oder temporal auftreten und 15 – 180 min andauern und sich bis zu 8-mal/Tag wiederholen. Obligat ist mindestens eines der folgenden Begleitsymptome ipsilateral zum Schmerz: konjunktivale Injektion, Lakrimation, nasale Kongestion, Rhinorrhö, vermehrtes Schwitzen im Bereich von Stirn und Gesicht, Miosis, Ptosis, Lidödem. Während der Attacken sind die meisten Patienten unruhig oder agitiert.
Auf R. Bing (1913) geht der Begriff der Erythroprosopalgie (schmerzhafte neurogene Gesichtsrötung) zurück. B. T. Horton (1939) beschrieb die seitenkonstante Hemikranie mit kurz dauernden gehäuften Kopfschmerzattacken (cluster headache).

Epidemiologie: Der Clusterkopfschmerz ist mit einer Prävalenz von 0,1 – 0,9 % wesentlich seltener als die Migräne und betrifft bevorzugt das männliche Geschlecht (Männer : Frauen = 3 : 1), meist in der 3. und 4. Dekade.

Symptomatologie: Meist aus dem Schlaf heraus und jeweils zur gleichen Stunde (ein bis zwei Stunden nach dem Einschlafen oder gegen Morgen) setzen heftigste temporale, besonders orbital und supraorbital lokalisierte **Schmerzattacken** von bohrend-stechendem Charakter ein. Der Schmerz wird als vernichtend empfunden und oft wie das Bohren eines Messers in einer Wunde beschrieben. Die Attacken dauern 15 – 180 min, wiederholen sich auch tagsüber bis zu 8-mal, sind (innerhalb einer Clusterperiode) immer seitenkonstant und extrem quälend, sodass die Patienten das Bett verlassen, unruhig umhergehen, sich den Kopf halten oder sogar gegen die Wand schlagen. Die körperliche Unruhe oder Agitiertheit ist pathognomonisch. Die Schmerzen sind mit ausgeprägten **autonomen Symptomen** derselben Kopfhälfte verbunden:

- konjunktivale Injektionund/oder Tränenfluss (Lakrimation)
- Rhinorrhö und/oder Schleimhautschwellung der Nase (nasale Kongestion)
- Schwitzen oder Rötung im Gesicht
- Lidödem
- Miosis und/oder Ptosis

Bei der überwiegend vorkommenden **episodischen Form** (80 %) wechseln sich Perioden (Cluster) von wenigen Wochen bis zu 2 Monaten, in denen täglich bzw. jede Nacht Schmerzen auftreten, mit vollständig beschwerdefreien Intervallen (Monate bis Jahre) ab. Dauern die Cluster über ein Jahr ohne spontane Remission oder sind die Remissionsphasen kürzer als 2 Wochen, spricht man von **chronischem Clusterkopfschmerz**. Der Begriff chronisch beschreibt hier also die Verlaufsform; der Schmerz selbst ist nicht chronisch, sondern behält auch in der chronischen Verlaufsform den Charakter der Attacke. Während einer Clusterperiode und bei der chronischen Verlaufsform können Attacken regelmäßig durch Alkohol, Histamin oder Nitroglyzerin ausgelöst werden.

Ätiopathogenese: Die Pathogenese ist bisher nicht vollständig verstanden. Es wird auch eine familiäre Prädisposition angenommen. Die Kopfschmerzanfälle unterliegen einem zirkadianen und jahreszeitlichen (Frühjahr, Herbst) Rhythmus. Nachgewiesen ist eine Aktivierung des posterioren Hypothalamus in der akuten Attacke. Man nimmt eine zentrale Dysregulation im Hypothalamus an.

Diagnostik: Die Diagnose ist anhand der Anamnese, im Zweifelsfall durch direkte Beobachtung des Verhaltens und der vegetativen Begleitsymptome in der Schmerzattacke zu stellen. Die autonomen Symptome – obwohl meist deutlich ausgeprägt – müssen aktiv erfragt werden. Der vernichtende Schmerzcharakter ist so dominant, dass manche Patienten das Tränen und die Rötung des Auges für reaktiv halten und die Einseitigkeit nicht registrieren. Daher kann es hilfreich sein, wenn der Patient sich in der Attacke selbst fotografiert bzw. fotografieren lässt. Das in der Attacke gelegentlich erkennbare **inkomplette Horner-Syndrom** ist wie die anderen autonomen Symptome flüchtig.

Diagnostik: Die Diagnose wird anhand der Anamnese gestellt. Die autonomen Symptome müssen aktiv erfragt werden. Das in der Attacke gelegentlich erkennbare **inkomplette Horner-Syndrom** ist wie die anderen autonomen Symptome flüchtig.

Vor der erstmaligen Diagnosestellung muss immer eine symptomatische Ursache ausgeschlossen werden. Die **Bildgebung** muss gezielt mit konkreter Fragestellung erfolgen: CT der Schädelbasis (Knochenfenster, Darstellung des Sinus cavernosus, der Sinus frontalis und ethmoidalis) und kraniales MRT mit guter Darstellung des kraniozervikalen Übergangs. Auch eine extra- und transkranielle Doppler-Sonografie zur Gefäßuntersuchung ist als Ausschlussdiagnostik sinnvoll. Bei atypischer Symptomatik auch im Verlauf dienen die bildgebende Diagnostik und die Liquoruntersuchung dem Ausschluss symptomatischer Schmerzursachen.

Vor der erstmaligen Diagnosestellung muss immer eine symptomatische Ursache mittels gezielter **Bildgebung** (CT, MRT) ausgeschlossen werden.

Die klassifikatorische Zuordnung der Leitsymptome zum Clusterkopfschmerz oder zu einem der anderen trigeminoautonomen Kopfschmerzsyndrome ist insbesondere unter therapeutischen Gesichtspunkten von Bedeutung. Die Diagnosekriterien für diese sehr seltenen Syndrome sind daher hier dargestellt.

Zur Gruppe der **trigeminoautonomen Kopfschmerzen** werden zusammengefasst: Clusterkopfschmerzen, paroxysmale Hemikranie und SUNCT-Syndrom. Die klassifikatorische Zuordnung ist insbesondere unter therapeutischen Gesichtspunkten von Bedeutung.

Trigeminoautonome Kopfschmerzen:
- Clusterkopfschmerzen
- paroxysmale Hemikranie
- SUNCT-Syndrom

- Die **paroxysmale Hemikranie** ist ebenfalls streng einseitig seitenkonstant mit orbitaler oder temporaler Lokalisation und ipsilateralen autonomen Symptomen (Lakrimation, konjunktivale Injektion, Ptosis, Rhinorrhö oder nasale Kongestion). Die Schmerzattacken sind kürzer (2 – 45 min) und deutlich häufiger (täglich bis zu 40 Attacken) als beim Clusterkopfschmerz. Wie bei diesem unterscheidet man eine episodische und eine chronische Verlaufsform (chronisch paroxysmale Hemikranie, CPH). Gelegentlich werden die Schmerzen durch Druck auf die Querfortsätze von HWK 2 und 3 ausgelöst. Das Syndrom ist wesentlich seltener und betrifft häufiger Frauen in der 4. Lebensdekade (Frauen : Männer = 3 : 1). Charakteristisch und diagnostisch wegweisend ist das rasche Ansprechen auf Indometacin.
- Die Schmerzattacken beim **SUNCT-Syndrom** sind extrem kurz (15 s bis 2 min), von vernichtender Intensität und treten bis zu 60-mal täglich auf. Die Lokalisation ist streng einseitig periorbital; konjunktivale Injektion und Lakrimation sind obligate Begleitsymptome. Für das seltene Syndrom ist keine wirksame Therapie bekannt; versucht werden Lamotrigin, Gabapentin, Topiramat oder Valproinsäure als Prophylaxe.

- Die **paroxysmale Hemikranie** ist durch kürzere Attackendauer und höhere Attackenfrequenz gekennzeichnet. Charakteristisch und diagnostisch wegweisend ist das rasche Ansprechen auf Indometacin. Frauen sind deutlich häufiger betroffen.

- Beim **SUNCT-Syndrom** sind die Schmerzattacken extrem kurz und von vernichtender Qualität. Konjunktivale Injektion und Lakrimation sind obligate Begleitsymptome.

Differenzialdiagnose: Vom Clusterkopfschmerz abzugrenzen sind andere primäre Kopfschmerz-Syndrome mit plötzlich einsetzenden heftigsten Schmerzattacken, die aber einmalig sind bzw. selten rezidivieren und nicht mit autonomen Symptomen einhergehen: primärer Hustenkopfschmerz, Kopfschmerz bei körperlicher Anstrengung oder bei sexueller Aktivität (dumpfer, bilateraler Schmerz, der sich schlagartig während des Orgasmus intensiviert), Donnerschlagkopfschmerz (plötzlicher Beginn; die maximale Intensität wird in weniger als 1 min erreicht und hält 1 Stunde, selten bis zu 10 Tagen an). Bei einem solchen Schmerzcharakter muss immer eine akute symptomatische Ursache ausgeschlossen werden, insbesondere eine Subarachnoidalblutung.

Differenzialdiagnose: Vom Clusterkopfschmerz abzugrenzen sind andere primäre Kopfschmerzsyndrome mit plötzlich einsetzenden heftigsten Schmerzattacken, die aber einmalig sind bzw. selten rezidivieren und nicht mit autonomen Symptomen einhergehen.

Eine weitere Kopfschmerzform mit halbseitig periorbital lokalisierten Kopfschmerzen, die mit autonomen Symptomen einhergeht, ist die **Hemicrania continua**. Sie wird klassifikatorisch aber nicht den trigeminoautonomen Kopfschmerzerkrankungen zugeordnet. Bei der Hemicrania continua handelt es sich um einen streng einseitigen (ohne Seitenwechsel) mäßig starken Dauerkopfschmerz, bei dem es immer wieder, bei der Hälfte der Patienten ausschließlich nachts, zu anfallartigen Schmerzspitzen kommt, die dann auch von milden autonomen Symptomen begleitet sind. Dieses sehr seltene Kopfschmerzsyndrom spricht zuverlässig auf Indometacin an.

Bei der **Hemicrania continua** handelt es sich um einen Dauerkopfschmerz mit anfallartiger Verstärkung begleitet von autonomen Symptomen.

Insbesondere das SUNCT ist wegen der kurzen Attackendauer von einer **Trigeminusneuralgie** abzugrenzen.

Auszuschließen sind bei orbital und temporal betonten Kopfschmerzen mit Horner-Syndrom eine **Karotisdissektion** oder **-aneurysma,** ohne Horner-Syndrom eine Sinus-cavernosus-Thrombose, eine Arteriitis temporalis und ein Glaukom.

Insbesondere das SUNCT ist wegen der kurzen Attackendauer von einer **Trigeminusneuralgie** abzugrenzen. Als Unterscheidungskriterium gelten die bei SUNCT stärkeren autonomen Symptome und das Fehlen einer Refraktärperiode nach dem Schmerz, sodass bei SUNCT die Attacken unmittelbar aufeinanderfolgen können.
Die Symptomkonstellation Miosis, Ptosis, faziale Hyperhidrosis, also ein **inkomplettes Horner-Syndrom**, ist in der Regel symptomatisch (S. 22). Ebenso Schmerzen im Versorgungsbereich des ersten Trigeminusastes. Da Läsionen in der Umgebung des Sinus cavernosus sehr ähnliche Beschwerden und Symptome verursachen können, muss vor der erstmaligen Diagnosestellung eines trigeminoautonomen Kopfschmerzsyndroms immer eine **symptomatische Ursache** ausgeschlossen werden. Die Differenzialdiagnose wird noch dadurch erschwert, dass auch symptomatische Schmerzursachen zunächst auf die Medikation (Triptane, Indometacin) ansprechen können. Anhaltend ist der einseitige, mit einem Horner-Syndrom einhergehende Kopfschmerz bei einer **Dissektion oder einem Aneurysma der A. carotis** (S. 370 bzw. S. 340). Eine **Arteriitis temporalis**, eine Sinusitis ethmoidalis und ein Glaukom können ebenfalls einen Clusterkopfschmerz imitieren. Im **Glaukomanfall** ist die Pupille aber mydriatisch. Auch ein parasellärer Tumor, eine Thrombose bzw. Entzündung des Sinus cavernosus oder eine arteriovenöse Malformation sind bei nicht ganz typischem Charakter oder Verlauf der Kopfschmerzen kernspintomografisch auszuschließen. Auch an einige internistische Krankheiten muss gedacht werden.

Therapie und Prophylaxe: Die **Akuttherapie** der Schmerzattacke besteht in **Sauerstoffinhalation** oder Sumatriptan s. c. Übliche Analgetika sind wirkungslos. Zur **Prophylaxe im Cluster** wird Verapamil, vorübergehend auch ein Kortikosteroid gegeben.

Therapie und Prophylaxe: Die Therapie erfolgt parallel als Therapie der einzelnen Attacke und der Prophylaxe weiterer Attacken innerhalb des Clusters.
Die **Akuttherapie** der Schmerzattacke besteht aus Inhalation von 100 %igem **Sauerstoff** (7 l/min über 15 min). Alternativ wird Sumatriptan 6 mg s. c. oder nasal bzw. Zolmitriptan nasal gegeben. Die orale Gabe ist wegen der Kürze der Attacken ebenso wirkungslos wie die Anwendung anderer Analgetika. Die topische Applikation von Lidocain-Spray in die Nase ist Mittel der 2. Wahl. Die Prophylaxe der Schmerzattacken im Cluster mit dem Ziel der **Beendigung des Clusters** erfolgt mit Verapamil oder Kortikosteroiden. Verapamil wird über 7 Tage eindosiert (max. 560 mg/die) und unter EKG- und Blutdruckkontrolle mindestens über einige Monate gegeben. Prednisolon wird nur einige Tage gegeben, bis Verapamil wirkt. Lithium, Topiramat oder Valproinsäure werden als Mittel der 2. Wahl bei Versagen von Verapamil eingesetzt. Die Prophylaxe wird über 6 Monate fortgeführt.

Verlauf: Über Jahrzehnte hinweg können immer wieder Cluster auftreten. Bei bis zu 12 % der Patienten mit episodischer Verlaufsform geht diese in eine chronische über.

Verlauf: Über Jahrzehnte hinweg können immer wieder Cluster auftreten; auch dann noch, wenn bereits mehrere Jahre kein Cluster mehr aufgetreten ist. Im Alter kann die Symptomatik zurückgehen. Bei bis zu 12 % der Patienten geht der episodische in einen chronischen Verlauf über.

▸ Klinischer Fall.

▸ Klinischer Fall. Der 64-jährige Baumaschinenfahrer, starker Raucher, klagte über anfallsweise auftretende rechtsseitige Stirnkopfschmerzen, die erstmals 15 Jahre zuvor und seither wiederholt jeweils für die Dauer von etwa 8 Wochen immer um dieselbe Uhrzeit aus dem Schlaf heraus attackenförmig aufgetreten seien. Im Anfall waren eine Hyperämie der rechten Gesichtshälfte, ein vermehrter Tränenfluss sowie eine Ptosis und Miosis rechts zu beobachten. EEG und MRT des Kopfes waren unauffällig. Unter der Behandlung mit 3 × 1 Tbl. Methysergid über 4 Wochen sistierten die Kopfschmerzattacken. Daraufhin wurde die Therapie auf Verapamil umgestellt.

1.9.2 Sekundäre Kopfschmerzerkrankungen
Kopfschmerz bei Medikamentenübergebrauch
▸ Definition.

1.9.2 Sekundäre Kopfschmerzerkrankungen

Kopfschmerz bei Medikamentenübergebrauch

▸ Definition. Chronische Kopfschmerzen an 15 oder mehr Tagen pro Monat bei Menschen, die regelmäßig, d. h. seit mehr als drei Monaten an mindestens zehn oder 14 Tagen pro Monat (je nach Substanz) Schmerz- oder Migränemittel einnehmen.

Epidemiologie: Die Prävalenz liegt bei etwa 1 % der Bevölkerung.

Epidemiologie: Die Prävalenz liegt bei etwa 1 % der Bevölkerung. In der Regel sind Menschen betroffen, die zu Kopfschmerz neigen oder an einer primären Kopfschmerzerkrankung leiden.

Symptomatologie: Der Schmerz ist meist bilateral bzw. holozephal, von dumpf-drückendem und beengendem Charakter und leichter

Symptomatologie: Der Schmerz ist meist bilateral bzw. holozephal, von dumpf-drückendem und beengendem Charakter und leichter bis mittlerer Intensität. Er entwickelt sich typischerweise bei Menschen, die an einem primären Kopfschmerzsyndrom leiden: Migräne oder Kopfschmerz vom Spannungstyp. Patienten mit Migräne entwickeln häufig zunächst eine Zunahme der Frequenz, bis der Kopfschmerz chronisch wird. Der Schmerzcharakter kann auch immer wieder von der ursprünglichen Kopfschmerzerkrankung begleitet werden oder sich episodisch überlagern und zuspitzen. Es ist auch möglich, dass die Kopfschmerzen, die auf einen Medikamentenübergebrauch zurückzuführen sind, innerhalb eines Tages zwischen den Charakteristika einer Migräne und denen eines Kopfschmerzes vom Spannungstyp wechseln.

bis mittlerer Intensität. Er entwickelt sich typischerweise bei Menschen, die an einem primären Kopfschmerzsyndrom leiden.

Ätiopathogenese: Der **Übergebrauch jeglicher Kopfschmerzmittel** kann zur Entwicklung dieses chronischen Kopfschmerzes führen. Entscheidend ist, dass die Einnahme sowohl häufig als auch regelmäßig, d. h. an mehreren Tagen pro Woche, erfolgt. Folgen auf eine Häufung von Einnahmetagen lange Perioden ohne Medikation, ist das Entstehen von Kopfschmerzen bei Medikamentenübergebrauch weit weniger wahrscheinlich. Patienten, die wegen anderer Schmerzsyndrome regelmäßig Schmerzmittel (auch im Übergebrauch) einnehmen, entwickeln – wenn sie nicht zusätzlich an einem primären Kopfschmerzsyndrom leiden – keine chronischen Kopfschmerzen. Der Übergebrauch von Triptanen und Egotaminen führt rascher zu einem Kopfschmerz bei Medikamentenübergebrauch als der einfacher Analgetika. Als weitere Risikofaktoren haben sich in Studien Übergewicht, niedriger sozialer Status und eine depressive Erkrankung gezeigt.

Ätiopathogenese: Der **Übergebrauch jeglicher Kopfschmerzmittel** kommt als Ursache in Betracht. Entscheidend ist, dass die Einnahme sowohl häufig als auch regelmäßig, d. h. an mehreren Tagen pro Woche, erfolgt. Der Übergebrauch von Triptanen und Egotaminen sowie von Kombinationspräparaten führt rascher zu einem Kopfschmerz bei Medikamentenübergebrauch als der einfacher Analgetika.

Diagnostik: Die Diagnose wird anhand der Kopfschmerzanamnese einschließlich der **Kopfschmerzvorgeschichte** und der **Medikamentenanamnese** gestellt, wenn der Übergebrauch seit mindestens 3 Monaten erfolgt. Die Diagnose eines Kopfschmerzes bei Medikamentenübergebrauch ist therapeutisch wesentlich. Die übliche Prophylaxe für eine der primären Kopfschmerzerkrankungen ist i. d. R. nicht erfolgreich, solange ein Medikamentenübergebrauch besteht.
Als Diagnosekriterien des Medikamentenübergebrauchs gelten:

- für Triptane, Ergotamine, Opioide und Analgetika-Kombinationspräparate Einnahme bzw. Anwendung an mindestens zehn Tagen/Monat
- für einfache Analgetika (u. a. ASS, Paracetamol, Indometacin, Ibuprofen) Einnahme an mindestens 14 Tagen/Monat

Unter den Kombinationspräparaten sind Barbiturat- und Kodein-haltige Präparate besonders problematisch.

Diagnostik: Entscheidend sind Kopfschmerzvorgeschichte und Medikamentenanamnese. Die Diagnose wird gestellt, wenn der Übergebrauch seit mindestens 3 Monaten erfolgt.
Als Diagnosekriterien gelten:

- für Triptane, Ergotamine, Opioide und Analgetika-Kombinationspräparate Einnahme bzw. Anwendung an mindestens 10 Tagen/Monat
- für einfache Analgetika Einnahme an mindestens 14 Tagen/Monat

Differenzialdiagnose: Grundsätzlich kommen alle chronischen Kopfschmerzsyndrome in Betracht (s. Tab. **B-1.62**). Die Medikamentenanamnese dient der Diagnose und der Unterscheidung zu Kopfschmerzen, die als Nebenwirkung zahlreicher Medikamente oder bei Hormoneinnahme auftreten können. Zu berücksichtigen ist auch, dass Menschen mit Migräne, möglicherweise auch mit Kopfschmerzen vom Spannungstyp, eher Kopfschmerzen als Medikamentennebenwirkung entwickeln als Gesunde.

Differenzialdiagnose: Grundsätzlich kommen alle chronischen Kopfschmerzsyndrome in Betracht (Tab. **B-1.62**).

Therapie: Die Therapie ist der **Medikamentenentzug** (ggf. stationär erforderlich). In den ersten zwei bis sechs Tagen kommt es meist zu Entzugssymptomen: Verstärkung des Kopfschmerzes, Übelkeit, Blutdruckabfall, Tachykardie, Schlafstörungen, Unruhe, Angst. Bei ausgeprägtem Entzugssyndrom kann ggf. ein Kortikosteroid (100 mg Prednison) über einige Tage gegeben werden. Wichtig ist es, wenn das zugrunde liegende Kopfschmerzsyndrom bekannt ist, noch während der Entzugsphase mit der Prophylaxe des primären Kopfschmerzes (Migräne bzw. Kopfschmerz vom Spannungstyp) zu beginnen. Die Effektivität der Behandlung ist deutlich höher, wenn gleichzeitig eine **Verhaltenstherapie** beginnt. Dabei ist es wesentlich, die Bedingungen der früheren Schmerzmitteleinnahme mit dem Patienten zu ermitteln (z. B. innere Einstellung, Bewältigungsstrategien).

Therapie: Die Therapie ist der **Medikamentenentzug.** In den ersten zwei bis sechs Tagen kommt es meist zu einem Entzugssyndrom. Noch während der Entzugsphase sollte mit der Prophylaxe des zugrunde liegenden primären Kopfschmerzsyndroms und einer Verhaltenstherapie begonnen werden.

Verlauf und Prognose: Etwa 30 % der Patienten, die eine Entzugsbehandlung erfolgreich durchgemacht haben, werden innerhalb eines Jahres wieder rückfällig. Besonders hoch ist das Risiko, wenn zuvor ein chronischer Kopfschmerz vom Spannungstyp bestand und Kombinationspräparate oder Opioide gebraucht wurden. Männer sind stärker gefährdet, rückfällig zu werden, als Frauen. Da das 1. Jahr das schwierigste für die Patienten ist, sind die prophylaktische Behandlung des zugrunde liegenden primären Kopfschmerzsyndroms und die Fortführung der Verhaltenstherapie von großer Bedeutung.

Verlauf und Prognose: Etwa 30 % der Patienten, die eine Entzugsbehandlung erfolgreich durchgemacht haben, werden innerhalb eines Jahres wieder rückfällig.

Idiopathische intrakranielle Hypertension (IIH)

▶ Synonym.

▶ Definition.

Symptomatologie: Kernsymptome sind ein täglich konstanter diffuser drückender Kopfschmerz und Sehstörungen.

Ätiopathogenese: Ein erhöhter venöser Abflusswiderstand wird als pathophysiologisch bedeutend angesehen mit der Folge einer verminderten Liquorresorption bei vermindertem Druckgradienten zum venösen System.

Diagnostik: Das wesentliche diagnostische Kriterium ist der Nachweis einer intrakraniellen Drucksteigerung. Der neurologische Untersuchungsbefund kann vollständig normal oder es finden sich Hirndruckzeichen: Stauungspapille, gelegentlich Abduzensparese, Vergrößerung des blinden Flecks in der perimetrischen Gesichtsfelduntersuchung.
Bei der **Lumbalpunktion** (am liegenden Patienten!) findet sich ein erhöhter Eröffnungsdruck von > 250 mmH_2O. Sorgfältige MRT-Diagnostik ist obligat; sie dient dem Ausschluss einer symptomatischen Ursache. Bei der IIH finden sich gelegentlich eine „empty sella“ und eine Auftreibung der Nn. optici (Abb. **B-1.182**).

B-1.182

Idiopathische intrakranielle Hypertension (IIH)

▶ **Synonym.** Pseudotumor cerebri

▶ **Definition.** Kopfschmerz bei erhöhtem Liquordruck ohne Nachweis einer symptomatischen Ursache der intrakraniellen Drucksteigerung.

Symptomatologie: Es sind überwiegend adipöse junge Frauen, die mit Kopfschmerzen und Sehstörungen erkranken. Der Kopfschmerz ist diffus, drückend und konstant täglich vorhanden. Häufig kommt es zur Schmerzverstärkung durch Husten oder Pressen. Sehstörungen äußern sich als vorübergehendes Verschwommensehen, Obskurationen (Verdunkelung) oder Doppelbilder. Auch ein Tinnitus kann auftreten.

Ätiopathogenese: Typischerweise entwickelt sich ein IIH dann, wenn innerhalb relativ kurzer Zeit eine Adipositas permagna akquiriert wird. Daher wird ein erhöhter venöser Abflusswiderstand als pathophysiologisch bedeutend angesehen mit der Folge einer verminderten Liquorresorption bei vermindertem Druckgradienten zum venösen System (vgl. S. 310).

Diagnostik: Der neurologische Untersuchungsbefund kann vollständig normal sein. Häufig finden sich jedoch Zeichen eines chronisch erhöhten Hirndrucks (vgl. S. 105). Häufigster Befund ist eine meist beidseitige Stauungspapille. Gelegentlich liegt auch eine Abduzensparese vor. Selten lässt sich ein Gesichtsfeldausfall bereits fingerperimetrisch feststellen. Zusätzlich zur Fundoskopie und Visusbestimmung ist die apparative Gesichtsfelduntersuchung obligat. Sie zeigt eine Vergrößerung des blinden Flecks und inferonasale Gesichtsfeldausfälle.
Bei der **Lumbalpunktion** (am liegenden Patienten!) findet sich ein erhöhter Eröffnungsdruck von > 250 mmH_2O (S. 122). Nach den Kriterien der Internationalen Kopfschmerzgesellschaft gilt aber bei nichtädipösen Menschen auch bereits ein Eröffnungsdruck von > 200 mmH_2O als Diagnosekriterium. Liquorchemie und Zellzahl sind normal (S. 121); allerdings kann der Eiweißgehalt erniedrigt sein.
MRT und venöse MR-Angiografie sind obligat. Sie dienen in erster Linie dem Ausschluss einer symptomatischen Ursache. Bei der idiopathischen intrakraniellen Hypertension findet man gelegentlich enge Ventrikel, eine Auftreibung der Nn. optici oder das Phänomen der „leeren Sella“ („empty sella“, Abb. **B-1.182**). Bevor die Diagnose einer idiopathischen intrakraniellen Hypertension gestellt werden kann, müssen intrakranielle Erkrankungen durch geeignete Untersuchungen sicher ausgeschlossen sein; die Liquordrucksteigerung darf nicht durch metabolische, toxische oder hormonelle Veränderungen erklärbar sein.

B-1.182 MRT-Befunde bei idiopathischer intrakranieller Hypertension

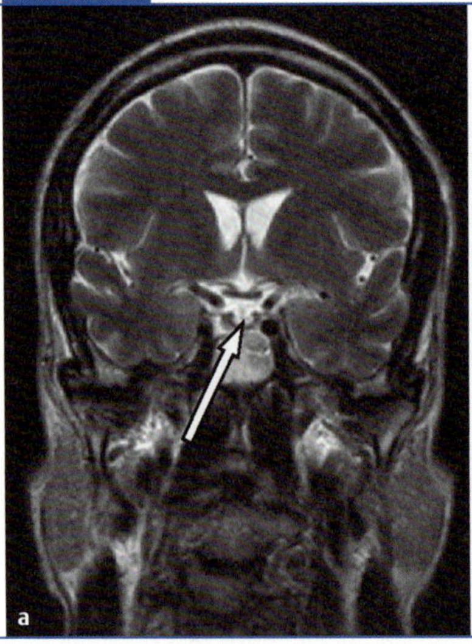

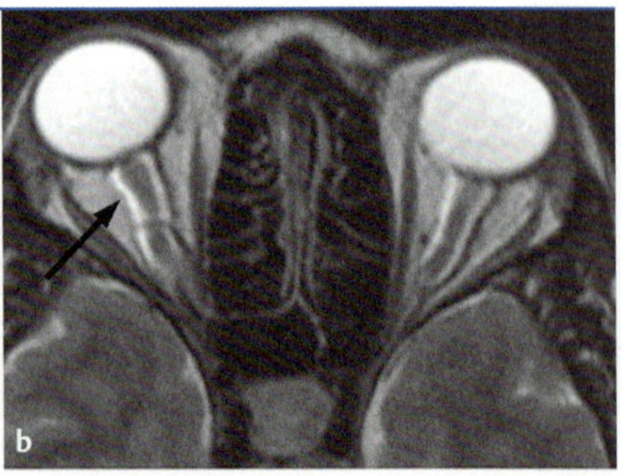

a „empty sella“ in der coronaren T 2-gewichteten Sequenz.
b Ödem der Nn. optici bds. im axialen T 2-gewichteten Bild.

Differenzialdiagnose: Jede Hirnerkrankung, die zu einer Hirndrucksteigerung führt, kommt differenzialdiagnostisch in Betracht. Insbesondere sind ein Tumor, eine Sinus- bzw. Hirnvenenthrombose und eine Liquorblockade (Hydrocephalus occlusus) auszuschließen. Die gleiche Symptomatik kann durch endokrine Störungen (Schilddrüsenerkrankungen, Hyperaldosteronismus, polyzystisches Ovarialsyndrom, Nebenniereninsuffizienz), Vitamin-A-Mangel, Steroidbehandlung einschließlich oraler Kontrazeptiva und eine Reihe von Medikamenten (u. a. Tetrazykline, Nitrofurantoin, Indometacin, Lithium) hervorgerufen werden. Entsprechend sorgfältig müssen die Anamnese erhoben und die Zusatzdiagnostik durchgeführt werden. Findet man eine dieser Bedingungen, so kann man von einer **sekundären** intrakraniellen Hypertension sprechen, deren Behandlung in der Behebung der Ursache und je nach Dringlichkeit (Sehstörung!) in der Senkung des Liquordrucks durch Liquorentnahme besteht.

Differenzialdiagnose: Jede Hirnerkrankung, die zu einer Hirndrucksteigerung führt, kommt differenzialdiagnostisch in Betracht. Insbesondere sind ein Tumor, eine Sinus- bzw. Hirnvenenthrombose und eine Liquorblockade bzw. Hydrocephalus internus auszuschließen. Die gleiche Symptomatik kann durch endokrine Störungen, Steroidbehandlung einschließlich oraler Kontrazeptiva und eine Reihe von Medikamenten hervorgerufen werden.

Therapie: Der Liquordruck muss rasch und nachhaltig gesenkt werden, dies umso eher, je ausgeprägter die Sehstörungen sind. Kontrollparameter ist nicht der Kopfschmerz, sondern Visus und Gesichtsfeldperimetrie. Wiederholte **Lumbalpunktionen** mit Entnahme von je 30 – 50 ml Liquor sind ggf. jeden 2. Tag erforderlich, um den Liquordruck auf < 180 mmH_2O zu senken. Azetazolamid, das die Liquorproduktion senkt, kann über begrenzte Zeit oral gegeben werden, alternativ Topiramat. Eine Gewichtsreduktion ist bei Adipositas unbedingt anzustreben. Gelingt die anhaltende Senkung des Liquordrucks mit diesen Maßnahmen nicht, ist eine interne Liquorableitung mittels Shunt, eventuell zur Visusrettung auch eine operative „Fensterung" der Optikusscheide erforderlich.

Therapie: Wiederholte **Lumbalpunktionen** sind erforderlich, um den Liquordruck auf < 180 mmH_2O zu senken. Azetazolamid kann über begrenzte Zeit zusätzlich gegeben werden. Eine Gewichtsreduktion ist bei Adipositas unbedingt anzustreben. Kontrollparameter der effektiven Liquordrucksenkung ist nicht der Kopfschmerz, sondern Visus und Gesichtsfeldperimetrie.

Verlauf und Prognose: Der Kopfschmerz bessert sich nach einer Reduktion des Liquordrucks auf 120 – 170 mmH_2O und verschwindet nach anhaltender Normalisierung des intrakraniellen Druckes. Das Risiko bleibender Visus- und Gesichtsfeldstörungen ist bei zu spät begonnener Therapie oder nicht effektiver und nachhaltiger Drucksenkung hoch.

Verlauf und Prognose: Das Risiko bleibender Visus- und Gesichtsfeldstörungen ist bei nicht effektiver und nachhaltiger Drucksenkung hoch.

Liquorunterdruck-Syndrom

Liquorunterdruck-Syndrom

► **Definition.** Lageabhängiger Kopfschmerz bei Liquorunterdruck.

► Definition.

Symptomatologie: Typisch ist ein diffuser und dumpfer Kopfschmerz, der sich innerhalb von weniger als 15 min nach Aufsetzen oder Aufstehen verstärkt und bei längerem Stehen an Intensität zunimmt. Begleitend können Nackensteifigkeit, Tinnitus, Hypakusis, Photophobie oder Übelkeit auftreten. Auch verschwommenes Sehen und Doppelsehen ist möglich. Die Kopfschmerzen bessern sich im Liegen innerhalb von 15 min. Bei längerem Krankheitsverlauf wird die Lageabhängigkeit weniger prägnant und es kann sich ein Dauerkopfschmerz entwickeln.

Symptomatologie: Typisch ist ein diffuser und dumpfer Kopfschmerz, der sich innerhalb < 15 min nach Aufsetzen oder Aufstehen verstärkt und bei längerem Stehen an Intensität zunimmt. Begleitend können Nackensteifigkeit, Tinnitus, Hypakusis, Photophobie oder Übelkeit auftreten.

Ätiopathogenese: Häufigste Ursache ist eine **Lumbalpunktion**. Die Menge des entnommenen Liquors ist für die Entwicklung unerheblich. Das Risiko lässt sich durch Verwendung atraumatischer Nadeln reduzieren (S. 121). Jede durale Punktion oder Verletzung kann eine **Liquorfistel** zur Folge haben. Entwickelt sich der Kopfschmerz mit typischer Symptomatik nach einem Trauma, kann ein kleines Liquorleck an irgendeiner Stelle der Dura die Ursache sein. Nur wenn kein Hinweis auf eine Liquorfistel aus der Vorgeschichte erkennbar ist, spricht man von einem **idiopathischen** oder spontanen Liquorunterdruck-Syndrom. Gelegentlich lässt sich eine triviale Liquordruckerhöhung, z. B. durch starkes Husten, erfragen.

Ätiopathogenese: Ursachen sind vorangegangene **Lumbalpunktion**, andere durale Punktion oder Verletzung mit der Folge einer Liquorfistel. Nur wenn kein Hinweis auf eine **Liquorfistel** aus der Vorgeschichte erkennbar ist, spricht man von einem **idiopathischen** oder spontanen Liquorunterdruck-Syndrom.

Diagnostik: Wenn sich die Symptome innerhalb von 2 Tagen nach diagnostischer Lumbalpunktion (S. 121) entwickeln, ist ein Liquorleck an der Punktionsstelle als Ursache anzunehmen: postpunktionelles Liquorunterdruck-Syndrom. Dann ist keinerlei weitere Diagnostik erforderlich. Sonst wird der Liquorunterdruck durch **Lumbalpunktion** nachgewiesen: Liquoreröffnungsdruck in sitzender Haltung < 60 mmH_2O. Der Eröffnungsdruck kann aber auch so niedrig sein, dass er nicht messbar ist bzw. kein Liquor abtropft. Bei längerem Krankheitsverlauf kann der Liquor eine leichte bis mäßige Pleozytose, eine Eiweißerhöhung oder Xanthochromie aufweisen.

Diagnostik: Nachweis des Unterdrucks bei **Lumbalpunktion:** Liquoreröffnungsdruck in sitzender Haltung < 60 mmH_2O. Im kranialen **MRT** weisen ein pachymeningeales Enhancement nach Kontrastmittelgabe oder eine subdurale Flüssigkeitsansammlung auf einen chronischen Liquorunterdruck hin (Abb. **B-1.183**).

B-1.183 MRT-Befund bei Liquorunterdrucksyndrom

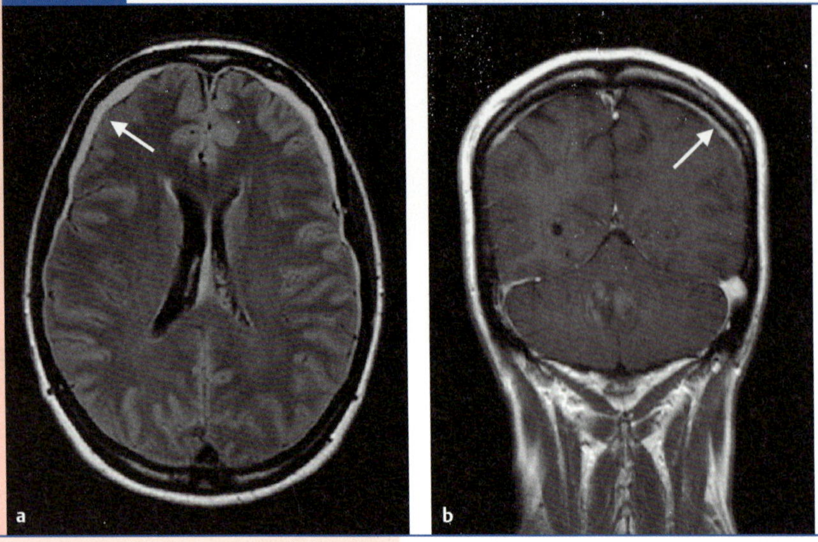

a Subdurale Flüssigkeitsansammlung beidseits frontal; hyperintense Darstellung in der axialen FLAIR-Sequenz.
b Pachymeningeales Enhancement nach Kontrastmittelgabe in der T 1-Wichtung.

Im kranialen **MRT** weisen ein pachymeningeales Enhancement nach Kontrastmittelgabe oder eine subdurale Flüssigkeitsansammlung auf einen chronischen Liquorunterdruck hin (Abb. **B-1.183**). Auch wenn kein Trauma vorangegangen ist, das eine Liquorrhö erklären könnte, ist die Suche nach einem Liquorleck mittels konventioneller Myelografie, CT-Myelografie oder Radioisotopen-Zisternografie erforderlich.

Therapie: Beim postpunktionellen Kopfschmerz hilft in den meisten Fällen ein epiduraler Blutpatch: 10 – 20 ml Eigenblut werden unter sterilen Bedingungen an der ursprünglichen Punktionsstelle injiziert („Blutpflaster").

Therapie: Da die Spontanremissionsrate hoch ist, ist die Indikation für eine spezifische Therapie abhängig von der Dauer und Schwere der Beschwerden. Beim postpunktionellen Kopfschmerz hilft in den meisten Fällen ein epiduraler Blutpatch: 10 – 20 ml Eigenblut werden unter sterilen Bedingungen an der ursprünglichen Punktionsstelle injiziert („Blutpflaster"). Der Kopfschmerz verschwindet dann meist rasch, spätestens innerhalb 7 Tagen. Bei einem spontanen Liquorleck gelingt dies deutlich seltener. Auch nach zunächst erfolgreicher Behandlung sind Rezidive nicht selten. Medikamentös kann, wenn übliche Analgetika nicht ausreichen, Koffein (i. v. oder oral) oder Theophyllin versucht werden. Bei Persistenz muss – sofern das Leck eindeutig lokalisiert werden konnte – der chirurgische Verschluss versucht werden.

1.9.3 Trigeminusneuralgie

▶ Synonym.

▶ Definition.

1.9.3 Trigeminusneuralgie

▶ **Synonym.** Tic douloureux.

▶ **Definition.** Heftiger attackenförmiger einseitiger Gesichtsschmerz im Versorgungsgebiet eines oder mehrerer Trigeminusäste. Man unterscheidet die klassische Trigeminusneuralgie (früher idiopathisch oder „Tic douloureux") von symptomatischen Formen.

Epidemiologie: Die Prävalenz der Trigeminusneuralgie beträgt 40/100 000 Einwohner.

Epidemiologie: Die Inzidenz der klassischen Trigeminusneuralgie beträgt 3 – 4 (Männer) bzw. 5 – 6 (Frauen) pro 100 000, die Prävalenz 40/100 000 Einwohner. Die Erkrankung beginnt meist jenseits des 40. Lebensjahrs; der Erkrankungsgipfel liegt in der 7. – 8. Dekade. Das weibliche Geschlecht überwiegt. Die selteneren symptomatischen Formen beginnen häufig deutlich früher.

Symptomatologie: Die **blitzartigen, heftigen Schmerzattacken** betreffen meist den 2. Trigeminusast. Trigger sind Berührung, Kälte, Sprechen und Kauen.

Symptomatologie: Blitzartige, heftige Schmerzattacken, die meist den 2., seltener den 3. Trigeminusast oder beide Äste betreffen, treten in Serie und täglich bis 100 mal auf über einen Zeitraum von Wochen bis Monaten. Die stechenden Schmerzen werden durch Berührung, Kältereiz, Sprechen oder Kauen getriggert; treten aber auch spontan auf. Einer Schmerzattacke folgt gewöhnlich eine refraktäre Phase, in der keine Schmerzen ausgelöst werden können. Es ist immer dieselbe Seite betroffen. Typischerweise sind die Patienten zwischen den Attacken schmerzfrei; ein anhaltender Schmerz weist auf eine symptomatische Genese hin. Aufgrund der hohen Beeinträchtigung sind die Patienten oft reaktiv depressiv verstimmt bis zur Suizidalität.

Ätiopathogenese: Pathophysiologisch nimmt man „Ephapsen“ (neurale Kurzschlüsse) zwischen taktilen und schmerzleitenden Fasern an. In 70 – 100 % findet man einen **pathologischen Gefäß-Nerven-Kontakt** (überwiegend mit der A. cerebelli superior). Die Pulsationen führen zur segmentalen Demyelinisierung des V. Hirnnervs; dies begünstigt die ephaptische Übertragung. Allerdings sind solche Kontakte auch bei Personen nachweisbar, die nicht an einer Neuralgie leiden. In 2 % ist ein Tumor (Neurinom, Meningeom, Epidermoid) im Cavum trigeminale Meckeli oder ein Aneurysma im Kleinhirnbrückenwinkel die Ursache der Schmerzattacken. Häufigste Ursache einer symptomatischen Trigeminusneuralgie ist aber eine Multiple Sklerose. Die Symptomatik kann dann auch bilateral sein.

Ätiopathogenese: Pathophysiologisch bedeutend ist ein **pathologischer Gefäß-Nerven-Kontakt** (überwiegend mit der A. cerebelli superior). Die Pulsationen führen zur segmentalen Demyelinisierung des V. Hirnnervs. Man diskutiert neurale Kurzschlüsse zwischen taktilen und schmerzleitenden Fasern. Symptomatischen Trigeminusneuralgien liegt häufig eine Multiple Sklerose zugrunde, selten ein Tumor oder Aneurysma.

Diagnostik: Der neurologische Befund bei klassischer Trigeminusneuralgie ist regelmäßig unauffällig. Bei der symptomatischen Trigeminusneuralgie finden sich gelegentlich eine Hypästhesie im Bereich des – auch von den Schmerzen häufiger betroffenen – 1. Trigeminusastes und eine Abschwächung des Kornealreflexes. In diesen Fällen – aber auch vor der Erstdiagnose einer klassischen Trigeminusneuralgie – sind eine neuroradiologische Abklärung mittels MRT zur Darstellung des Kleinhirnbrückenwinkels und des Sinus cavernosus, ggf. ein CT im Knochenfenster zur Beurteilung der Schädelbasis sowie die Liquordiagnostik erforderlich. Eine Multiple Sklerose sollte immer ausgeschlossen werden. Der konkrete Nachweis des pathologischen Gefäß-Nerven-Kontakts ist nur vor einer geplanten Operation ggf. erforderlich.

Diagnostik: Der neurologische Befund bei klassischer Trigeminusneuralgie ist unauffällig. Bei der Erstdiagnose und unbedingt bei einer Hypästhesie im Versorgungsbereich des 1. Trigeminusastes sind bildgebende Verfahren (MRT, CT) und Liquordiagnostik indiziert.

Differenzialdiagnose: Wenn neben Schmerzen eine Sensibilitätsstörung im Bereich des 1. Trigeminusastes (N. ophthalmicus) besteht, ist differenzialdiagnostisch an eine Sinusitis, Sinusthrombose, ein Glaukom und – auch wenn Effloreszenzen nicht sofort auffallen – einen Zoster ophthalmicus (S. 465) zu denken. Als Ursachen chronischer Gesichtsschmerzen (Dauerschmerz) kommen v. a. eine Sinusitis und Tumoren (Akustikusneurinom, Ponsgliom und Karzinome der Schädelbasis bzw. Meningiosis carcinomatosa) infrage.

Differenzialdiagnose: Dauerschmerzen einer Gesichtshälfte oder eine Sensibilitätsstörung im Versorgungsbereich des N. ophthalmicus sind symptomatisch (Zoster, Sinusitis, Sinusthrombose, Tumoren und Syringobulbie).

Seltener als die Trigeminusneuralgie ist die **Glossopharyngeusneuralgie**. Die Attacken werden durch Sprechen, Gähnen oder Essen kalter Speisen ausgelöst. Die Patienten klagen über heftige einseitige Schmerzen in der Tonsille, am Zungengrund und seitlichen Rachenring mit Ausstrahlung bis zum Ohr. Gelegentlich ist die Neuralgie von synkopalen Anfällen begleitet. Neben der idiopathischen Form gibt es karzinomatös bedingte Glossopharyngeusschmerzen. Wesentlich seltener sind Neuralgien anderer Gesichtsnerven.

Einseitige Schmerzen in der Tonsille und am Zungengrund, die bis zum Ohr ausstrahlen, kennzeichnen die **Glossopharyngeusneuralgie**.

Beim **SUNCT-Syndrom** mit ebenfalls sehr kurzen Schmerzattacken tränt das Auge oder es kommt zu einer konjunktivalen Injektion (S. 426).

Das seltene **SUNCT-Syndrom** geht mit sehr kurzen Schmerzattacken, Lakrimation und konjunktivaler Injektion einher.

Überwiegend bei Frauen beobachtet man das durch Luxation des Kiefergelenks oder fehlerhafte Okklusion nach Zahnverlust verursachte **Temporomandibulargelenk-Syndrom**. Die Patienten klagen über anhaltende präaurikuläre Schmerzen, die mit Tinnitus, Hypakusis, Schwindel und Zungenbrennen verbunden sind (Irritation des N. auriculotemporalis und der Chorda tympani). Man spricht auch vom **myofazialen Syndrom**, da es infolge der Malokklusion bzw. schmerzhaften Arthrose der Kiefergelenke zu einer Fehlinnervation der Kaumuskulatur kommt.

Präaurikuläre Schmerzen mit Tinnitus, Hypakusis, Schwindel und Zungenbrennen sind auf eine Fehlstellung der Kiefergelenke zurückzuführen (**Temporomandibulargelenk-** oder **myofaziales Syndrom**).

Ein anhaltender Gesichtsschmerz, der nicht die typischen Charakteristika einer kranialen Neuralgie aufweist und auch nicht auf eine andere Erkrankung zurückzuführen ist, wird nach der internationalen Klassifikation als **anhaltender idiopathischer Gesichtsschmerz** (früher: atypischer Gesichtsschmerz) eingeordnet. Es ist ein meist einseitiger Dauerschmerz von dumpfem Charakter, der häufiger Frauen betrifft. Oft lässt sich ein vorangegangener zahn- oder HNO-ärztlicher Eingriff erfragen und eine depressive Verstimmung feststellen, die nach Gabe von Amitriptylin mit nachlassendem Schmerz abklingt.

Der **anhaltende idiopathische Gesichtsschmerz** ist ein einseitiger Dauerschmerz und betrifft häufiger Frauen.

Therapie: Mittel der Wahl zur Behandlung der Trigeminusneuralgie ist **Carbamazepin**. Man gibt ansteigende Dosen beginnend mit 200 – 400 mg am 1. Tag und Steigerung falls erforderlich bis zu 1200 mg/die in den nächsten Tagen. Ziel ist die Unterbrechung der Schmerzserie. Darunter müssen das EKG (*cave:* AV-Block 1. Grades) und ggf. die Serumkonzentration des Medikaments kontrolliert werden.

Therapie: Mittel der Wahl ist **Carbamazepin**, das bis zur Unterbrechung der Schmerzattacken aufdosiert wird. Alternativ werden Oxcarbacepin, Phenytoin und Baclofen verwendet.

Nebenwirkungen wie Schwindel und Müdigkeit werden bei stationärer Therapie in Kauf genommen, wenn der Schmerz rasch nachlässt. Alternativen sind Phenytoin und Baclofen, bei Versagen oder bei Kontraindikation können Oxcarbacepin, Gabapentin oder Lamotrigin versucht werden.

Bei Pharmakoresistenz kommt die mikrochirurgische **vaskuläre Dekompression nach Janetta** in Betracht.

Nur bei Pharmakoresistenz kommt eine Operation infrage. Bei der mikrochirurgischen vaskulären **Dekompression nach Janetta** wird der N. trigeminus durch Einfügen eines kleinen Stücks alloplastischen Materials (z. B. Teflon) von dem direkten Gefäßkontakt (A. cerebelli superior oder zerebellare Venen) befreit. Die Dekompression ist als nicht destruktive Methode den destruktiven Verfahren in Hinblick auf die Rezidivrate überlegen, jedoch ebenfalls mit Komplikationen verbunden. In 3 – 30 % ist mit einer Hypästhesie oder anderen (meist reversiblen) Hirnnervenläsionen (N. VII, VIII) und zerebellaren Funktionsstörungen zu rechnen, die perioperative Letalität liegt bei 0,5 %. Die perkutane Destruktion des Ganglion Gasseri durch Thermokoagulation oder Glyzerininjektion führt gelegentlich zur Hypästhesie oder Anaesthesia dolorosa (Gefahr der Keratitis mit Kornealulkus).

Verlauf: Häufig sind Spontanremissionen; langfristig kommt es aber bei der Mehrzahl zum Rezidiv. In 90 % der Fälle tritt unter konservativer Behandlung zunächst Schmerzfreiheit ein.

Verlauf: Häufig sind Spontanremissionen mit monate- und jahrelangen Intervallen; langfristig kommt es aber bei der Mehrzahl zum Rezidiv. 90 % der Patienten werden unter der Behandlung mit Carbamazepin zunächst schmerzfrei. Nur etwa ein Drittel der Patienten hat eine einmalige Episode im Leben; dies schließt spontane Remissionen ein.

2 Erkrankungen des peripheren Nervensystems

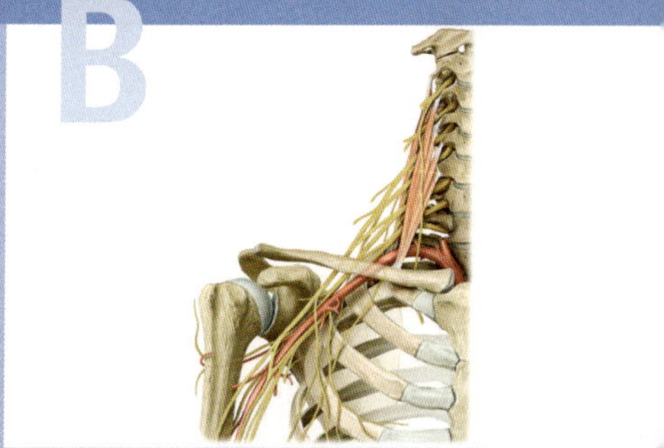

2.1 Läsionen peripherer Nerven

2.1 Läsionen peripherer Nerven

▶ **Definition.** Läsionen des peripheren Nervensystems (PNS) mit Störungen der Sensibilität, Motilität und Trophik treten je nach Schädigung rein sensibler bzw. gemischter Nerven, ihrer Wurzeln, des Grenzstrangs oder des Arm- und Beinplexus auf. Angefangen von der isolierten Läsion eines peripheren Nervs bis zu Polyneuropathie oder Polyradikulitis werden vielfältige Schädigungsmuster beobachtet. Häufige Ursachen sind Druck- und Schnittverletzungen, toxische, neoplastische und entzündliche Prozesse.

▶ Definition.

Epidemiologie: Die Prävalenz der peripheren Nervenläsionen beträgt 30/100 000 (Abb. **B-2.1**), die Inzidenz 15/100 000 Einwohner. Zu den häufigsten Nervenschädigungen gehören die unfallbedingten Ulnaris- und Peronäusparesen. Insgesamt überwiegt das männliche Geschlecht. Frauen leiden aber doppelt so häufig wie Männer an einer Druckschädigung des N. medianus (Karpaltunnel-Syndrom), dem häufigsten Engpass-Syndrom (S. 443). Die idiopathische Fazialisparese ist die häufigste Hirnnervenläsion; sie manifestiert sich mit zunehmendem Lebensalter bei 7 – 40/100 000 Einwohner. Männer und Frauen sind gleichmäßig betroffen, allerdings ist das Erkrankungsrisiko während einer Schwangerschaft um das Dreifache erhöht.

Epidemiologie: Die Prävalenz der peripheren Nervenläsionen beträgt 30/100 000 Einwohner (Abb. **B-2.1**). Am häufigsten kommen Ulnaris- und Peronäusverletzungen vor. Das männliche Geschlecht überwiegt. Demgegenüber erkranken Frauen doppelt so häufig wie Männer an dem Karpaltunnelsyndrom (KTS), dem häufigsten Engpass-Syndrom (Kompression des N. medianus).

B-2.1 Prävalenz von Läsionen peripherer Nerven und Polyneuropathien im Vergleich mit radikulären Syndromen, jeweils bezogen auf 100 000 Einwohner

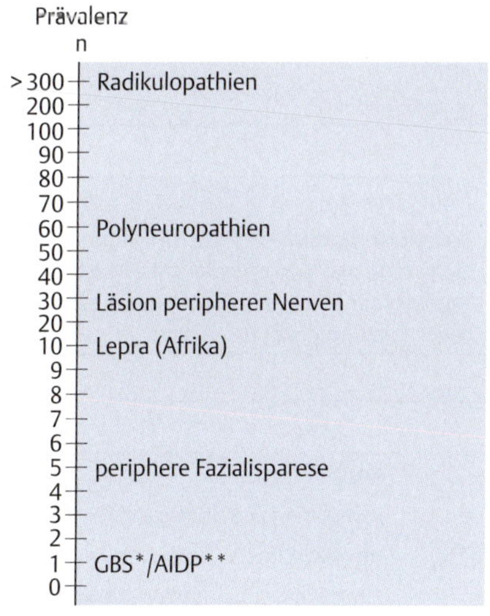

Radikulopathien kommen häufiger vor als Polyradikulitiden und Polyneuropathien zusammen (30 – 80/100 000 Einwohner). Die Fazialisparese ist die häufigste Hirnnervenläsion mit meist rascher Remission bei einer Inzidenz von 7 – 40 und Prävalenz von 5/100 000 Einwohner.

*Guillan-Barré-Syndrom
**akute inflammatorische demyelinisierende Polyneuropathie

B-2.1

Symptomatologie: Die Durchtrennung eines peripheren Nervs führt zum schmerzlosen Ausfall sämtlicher Funktionen seines distalen Abschnitts und innerhalb von ein bis zwei Wochen zu **Neuromschmerzen**. Bei Läsion gemischter Nerven beobachtet man neben Sensibilitätsstörungen und Paresen **trophische Störungen** der Haut, Nägel und Muskulatur (umschriebene Atrophien) sowie zusätzlich **vegetative Symptome** mit Störung der Schweißsekretion, Piloarrektion und Vasomotorik (vgl. Abb. **A-2.48**). Eine partielle Nervenläsion ruft neben einer Hypästhesie und Hypalgesie auch eine Allodynie (S. 15) hervor. Der brennende Schmerz neigt zur Ausbreitung.

Symptomatologie: Die Durchtrennung eines gemischten Nervs hinterlässt distal der Läsion eine schlaffe Parese, Analgesie und Anästhesie sowie **vegetativ-trophische Störungen**. Im weiteren Verlauf stellen sich **Neuromschmerzen** ein. Bei partieller Nervenläsion kommt es neben atrophischen Lähmungen, zur Hypästhesie und Hypalgesie mit Allodynie.

Ätiopathogenese: Am häufigsten sind Schnittverletzungen, Quetschungen, Zug- und **Druckschädigungen** (Kompressionssyndrome, Tab. **B-2.1** u. Tab. **B-2.2**), in Kriegszeiten Schussverletzungen. Primäre Tumoren sind seltener als metastatische Infiltrationen peripherer Nerven.

Ätiopathogenese: Am häufigsten sind Schnitt- und Stichverletzungen, Quetschungen, Zerrungen und v. a. **Druckschädigungen** der Nerven (Kompressionssyndrome, Tab. **B-2.1** u. Tab. **B-2.2**), in Kriegszeiten Schussverletzungen. Selten werden auch einzelne periphere Nerven durch Elektrizität geschädigt. Von den primären **Nerventumoren** sind die epineuralen Ganglien und die Glomustumoren, das Neurinom, Neurofibrom und das Neurofibrosarkom (vgl. S. 179) zu erwähnen.
Häufiger sind metastatische Infiltrationen von Karzinomen, lymphatischer Leukämie, Hodgkin-Krankheit und Myelom (vgl. S. 351).

B-2.1 Kompressionssyndrome peripherer Nerven der oberen Extremität

Syndrom	Nerv	Region	Tunnel
Supinatorlogen-Syndrom	N. radialis	Unterarm	M. supinator („Supinatorloge“)
Pronator-teres-Syndrom	N. medianus	Unterarm	M. pronator teres
Karpaltunnel-Syndrom (KTS)	N. medianus	Handgelenk Lig. carpi *transversum*	Canalis carpi („Karpaltunnel“)
Kubitaltunnel-Syndrom/ Sulcus-ulnaris-Syndrom (SUS)	N. ulnaris	Ellenbogengelenk	Sulcus n. ulnaris („Kubitaltunnel“)
Guyon-Syndrom	N. ulnaris	Lig. carpi *palmare*	„Loge de Guyon“

B-2.2 Kompressionssyndrome peripherer Nerven der unteren Extremität

Syndrom	Nerv	Region	Tunnel
Meralgia paraesthetica	N. cutaneus femoris lat.	Oberschenkel lateral	Lig. inguinale
vorderes Tarsaltunnel-Syndrom	N. peronaeus profundus	Sprunggelenk lateral	Lig. cruciatum cruris
hinteres Tarsaltunnel-Syndrom	N. tibialis	Sprunggelenk medial	Lig. laciniatum
Morton-Metatarsalgie	Nn. digitales plantares	Vorfuß	Metatarsalköpfchen

Die komplette Nervendurchtrennung verursacht eine **Waller-Degeneration** am distalen und ein **Narbenneurom** am proximalen Nervenende. Stumpfes Trauma oder chronische Kompression führen zur segmentalen **Demyelinisierung**. Zur Einteilung der Nervenverletzungen siehe Tab. **B-2.3** und Tab. **B-2.4**.

Bei vollständiger Durchtrennung mit Dehiszenz der Nervenenden kommt es zur Degeneration des distalen Abschnitts, der **Waller-Degeneration**, und zur Entwicklung eines **Narbenneuroms** am proximalen Stumpf. Die aussprossenden Axone verwachsen mit dem Nervenbindegewebe. Bei unvollständiger Nervendurchtrennung entstehen „Kontinuitätsneurome“. Durch stumpfe Traumen oder chronische Kompression kommt es zur segmentalen **Demyelinisierung**. Tab. **B-2.3** informiert über die Einteilung der Nervenverletzungen in 3 Schweregrade nach Seddon, Tab. **B-2.4** über weitere Unterteilungen nach Sunderland.

B-2.3 Einteilung der Nervenverletzungen nach Seddon

Neurapraxie	Axonotmesis	Neurotmesis
Nervenstörung ohne Strukturveränderung als Folge kurz dauernder Leitungsunterbrechung mit erhaltener elektrischer Erregbarkeit distal der Läsion	Unterbrechung der Axone bei erhaltener äußerer Nervenstruktur; Waller-Degeneration im distalen Nervenfaserabschnitt	komplette Kontinuitatsunterbrechung mit Dehiszenz der Nervenenden, Waller-Degeneration ohne Muskelantworten nach elektrischer Reizung distal der Läsion

B-2.4 Einteilung der Nervenverletzungen nach Sunderland, Beispiele und Verlauf

Grad	Einteilung nach Sunderland (vgl. Tab. B-2.3)		Beispiel	Verlauf
I	segmentale Demyelinisierung	Neurapraxie	Druckparese, „Schlaflähmung“	reversibel nach Stunden oder Wochen
II	Unterbrechung der Axonkontinuität	Axonotmesis	chronische Kompression (KTS)	reversibel meist nach Neurolyse
III	Schädigung des Endoneuriums		Einblutung, Narbenbildung	Funktionsverlust auch nach konservativer Therapie
IV	Schädigung des Perineuriums		Faszikelläsion, stumpfesTrauma	Residualschaden auch nach Fasziotomie
V	Unterbrechung der Nervenkontinuität	Neurotmesis	Durchtrennung des Nervs	Residualschaden nach Naht oder Transplantation

Diagnostik: Eine sofort nach Schnitt- oder Stichverletzung einsetzende schlaffe Lähmung lässt den Rückschluss auf eine vollständige Nervendurchtrennung zu. Mechanisch ausgelöste **stechende Schmerzen** im Versorgungsgebiet des geschädigten Nervs distal der Läsion (Neuromschmerzen) weisen auf eine um Wochen zurückliegende Kontinuitätsunterbrechung, **Parästhesien** und **Dysästhesien** eher auf ein Kompressionssyndrom mit chronischer Druckschädigung des Nervs hin.

Bei der **Untersuchung** ist auf den Tonus und den Schweregrad der Paresen einzelner Muskeln bzw. Muskelgruppen, isolierte Reflexausfälle, trophische Störungen, **Muskelatrophien** und Areale herabgesetzter Sensibilität zu achten. Diagnostisch wichtig sind auch Störungen der Schweißsekretion, die durch den Minor- oder den Ninhydrin-Test (S. 78) nachgewiesen werden können.

Anhaltende Schmerzen mit Hyperpathie/Allodynie weisen auf ein **komplexes regionales Schmerzsyndrom (CRPS)** hin, das schon am Unfalltag oder noch Tage bis Wochen später nach einer Bagarellverletzung oder als Komplikation einer partiellen Nervenerletzung auftreten kann. Richtungweisend ist die Veränderung des Schmerzes von einem lokalisierbaren in einen diffusen, distal in der Tiefe der betroffenen Extremität empfundenen, brennenden Dauerschmerz. Die vegetativ-trophische Störung geht ebenso wie die Sensibilitätsstörung und die Parese über den Innervationsbereich des geschädigten Nervs hinaus (vgl. S. 80). Der Nachweis einer diffusen periartikulären Osteoporose der Hand- bzw. Fußknochen („Sudeck-Syndrom") gelingt szintigrafisch nach Tagen, radiologisch oft erst nach Wochen bis Monaten, wenn es schon zu Spätschäden mit Gelenkkontraktur und häufig zum irreversiblen Funktionsverlust gekommen ist (vgl. CPRS, S. 567).

Das **Elektromyogramm** (**EMG**) zeigt innerhalb der dritten Woche nach einer Nervenschädigung **Denervierungspotenziale** (Fibrillationspotenziale und positive scharfe Wellen) neben normalen motorischen Einheiten. Reinnervationsvorgänge sind durch polyphasisch aufgesplitterte Potenziale gekennzeichnet (S. 134). Die motorische und sensible **Nervenleitgeschwindigkeit** (**NLG**) ist bei partiellen Nervenläsionen herabgesetzt (S. 135).

Die **Muskelbiopsie** (S. 156) ergibt bei der lichtmikroskopischen Untersuchung den Untergang von Muskelfasern. Enzymhistochemisch und elektronenoptisch lassen sich neurogene von myogenen Atrophien zuverlässig unterscheiden.

Differenzialdiagnose: Schwierig ist die Abgrenzung gegenüber ischämischen Kontrakturen bei den sog. **Kompartment-Syndromen**, die einerseits mit Schmerzen, lokalen Entzündungszeichen (Rötung, Ödem) und Muskelnekrosen, andererseits mit neurogenen Paresen einhergehen (z. B. Tibialis-anterior-Syndrom, S. 450).

Auch wenn bei **radikulären Syndromen**, die meist auf untere lumbosakrale oder zervikale Diskushernien mit Wurzelkompression zurückzuführen sind, ein Segment nicht im ganzen Verlauf betroffen ist, ist Unterscheidung von einer peripheren Nervenläsion mittels Schweißtest möglich, da die sudorisekretorischen Fasern sich oberhalb von Th 2/Th 3 und unterhalb von L 2 erst nach Austritt der Nervenwurzel an den Spinalnerv anlegen (S. 77). Die sensible NLG ist normal.

Nukleäre Atrophien bei der progressiven spinalen Muskelatrophie, amyotrophischen Lateralsklerose (ALS) oder Poliomyelitis weisen schlaffe Paresen ohne Sensibilitätsstörung auf.

Therapie: Bei vollständiger Nervendurchtrennung empfiehlt sich die **Sekundärnaht** in der 2. – 6. Woche nach der Verletzung. Eine Primärnaht ist nur bei sauberen Wundverhältnissen indiziert. Ist die Dehiszenz nicht allzu groß, versucht man unter möglichst geringer Spannung eine End-zu-End-Anastomose, andernfalls eine Überbrückung (mittels Transplantat), die auch bei unvollständiger Nervendurchtrennung angezeigt ist. Als **autologes Transplantat** verwendet man z. B. Stücke des N. suralis. Unter dem Operationsmikroskop werden die einzelnen Faszikel miteinander vernäht. Durch die Readaptation der proximalen und distalen Faszikel entsteht eine Hülle für die Neurone, die täglich 1 mm auswachsen.

Bei Nervenkompression durch Wucherung des perineuralen Bindegewebes wird eine **Neurolyse** (Exzision des Narbengewebes) vorgenommen. Ein Rezidivneurom nach Resektion kann durch Einpflanzen des Stumpfs in Muskel oder Knochen verhindert werden. Im Übrigen genügt bei subakuter Druckschädigung meist die **Dekompression** durch Spaltung eines beengenden Ligaments bzw. einer Muskelfaszie oder eine Nervenverlagerung.

Diagnostik: Eine akute Parese nach Verletzung weist auf eine Nervendurchtrennung, ein später einsetzender **stechender Schmerz** auf ein Neurom hin. **Par- und Dysästhesien** sprechen für ein Kompressionssyndrom.

Bei der **Untersuchung** ist auf Tonus, Paresen, trophische Störungen, v. a. **Muskelatrophien**, und sensible Ausfälle zu achten.

Halten Schmerzen mit Hyperpathie/Allodynie an und fallen ausgeprägte vegetativ-trophische Störungen im betroffenen distalen Extremitätenabschnitt auf, ist an ein **komplexes regionales Schmerz-Syndrom** (CRPS) als Komplikation einer partiellen Nervenverletzung zu denken (S. 567).

Elektromyografisch und elektroneurografisch lässt sich die periphere Nervenlähmung anhand von **Denervierungspotenzialen** bzw. **reduzierter NLG** nachweisen.

Durch **Muskelbiopsie** sind neurogene und myogene Atrophien zu differenzieren.

Differenzialdiagnose: Abzugrenzen ist ein **Kompartment-Syndrom**, das durch Schmerzen, Rötung, ein Ödem und Paresen charakterisiert ist.

Radikuläre Syndrome bei zervikalen oder lumbosakralen Diskushernien weisen keine Störung der Schweißsekretion auf, da die sudorisekretorischen Fasern sich hier erst nach Austritt der Nervenwurzel dem Spinalnerv anlegen.

Nukleäre Atrophien (z. B. bei ALS) weisen schlaffe Paresen ohne Sensibilitätsstörung auf.

Therapie: Die Durchtrennung des Nervs erfordert eine End-zu-End-Anastomose unter geringer Spannung. Meist erfolgt die **Sekundärnaht** in der 2. – 6. Woche. Eine Dehiszenz wird mittels **Autotransplantat** überbrückt. Die Faszikel werden mikrochirurgisch vernäht.

Bei einer Nervenkompression ist die Exzision perineuralen Bindegewebes (**Neurolyse**) angezeigt. Oft genügt die Spaltung einer beengenden benachbarten Struktur (**Dekompression**).

Durch **Bewegungsübungen** soll Kontrakturen vorgebeugt werden. Zum komplexen regionalen Schmerz-Syndrom (CRPS) siehe S. 568.

Die konservative Behandlung sieht neben Hochlagern und Schienen der Extremität frühzeitig krankengymnastische **Bewegungsübungen** vor, die eine Überdehnung der gelähmten Muskulatur und Kontrakturen vermeiden und den Einsatz funktionsfähig gebliebener Antagonisten fördern soll. Hat sich ein komplexes regionales Schmerzsyndrom (CRPS) entwickelt, ist nach Ruhigstellung **ergotherapeutisch** zu verfahren. Man gibt Gabapentin und kurzfristig ein Kortikosteroid. Wenn bei anhaltenden Schmerzen mit Allodynie ein gezielter Test (Injektion eines Lokalanästhetikums) positiv ausfällt, kann eine Blockade des lumbalen Grenzstrangs oder des Ganglion stellatum wirksam sein. Eine Sympathektomie ist jedoch nicht indiziert (Tab. **B-5.5** und Tab. **B-5.6**, S. 568).

Verlauf: Die Prognose ist bei Kindern günstiger als bei Erwachsenen, bei distaler Läsion in der Regel günstiger als bei proximaler.

Verlauf: Die Prognose der Nervenverletzungen ist bei Kindern besser als bei Erwachsenen. Distale Läsionen haben in der Regel eine günstigere Prognose als proximale. Eine vollständige Wiederherstellung mit Restitution der taktilen Wahrnehmung ist allerdings insbesondere bei Verletzungen der Fingernerven nicht zu erwarten. Weitere Ausnahmen sind die Peronäusparese mit schlechter postoperativer Heilungstendenz und die Radialisparese bei proximaler Läsion mit besonders günstiger Prognose.

Ein **Phantomerlebnis**, das nach Amputation einer Gliedmaße auftritt, kann mit Schmerzen verbunden sein.

Nach Amputation einer Gliedmaße stellt sich fast regelmäßig ein **Phantomerlebnis** ein. Der Patient meint anfangs, das Glied sei unversehrt, sodass er sich beispielsweise darauf stützt und zu Fall kommt. Im weiteren Verlauf scheint sich das Phantomglied zu verkürzen. Ein Teil der Patienten leidet unter intensiven neuropathischen Phantomschmerzen.

2.1.1 Fazialisparese

Symptomatologie: Charakteristisch für eine periphere Läsion des VII. Hirnnervs ist eine homolaterale Parese der mimischen Muskulatur mit positivem **Bell-Phänomen** (Abb. **B-2.2a**). Zur isolierten Läsion der Rr. temporales siehe Abb. **B-2.2b**.

Symptomatologie: Eine periphere Läsion des N. facialis ist durch eine homolaterale Lähmung der mimischen Muskulatur und ein positives **Bell-Phänomen** (Abb. **B-2.2a**) charakterisiert. Die komplette Parese ist häufig mit einer Störung des Geschmacks sowie der Tränen- und Speichelsekretion verbunden (S. 41). Die Gesichtslähmung entwickelt sich meist innerhalb von ein bis zwei Tagen; ihr können retroaurikuläre Schmerzen vorausgehen. Bei isolierter Läsion der Rr. temporales (Abb. **B-2.2b** und Abb. **A-2.17a**, S. 43) fallen die Mm. frontalis, corrugator supercilii und orbicularis oculi aus, d. h., das Stirnrunzeln ist aufgehoben, die Augenbraue sinkt ab und der Lidschluss ist beeinträchtigt. Die übrige Gesichtsmuskulatur ist intakt.

B-2.2 Beispiele für periphere Paresen des N. facialis.

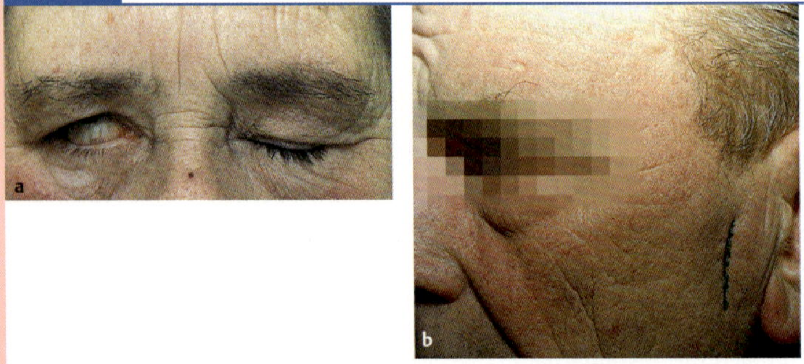

a Bell-Phänomen rechts bei idiopathischer Fazialisparese. Das Phänomen ist typisch für eine periphere Gesichtslähmung. Fordert man den Patienten auf, die Augen zu schließen, so gelingt dies auf der Seite der Lähmung nicht oder nur unvollständig. Dadurch wird die physiologische Aufwärtsbewegung des Bulbus oculi sichtbar.
b Isolierte Läsion des linken Fazialis-Stirnasts nach Eingriff an der Parotis. Beim Runzeln der Stirn fällt auf, dass nur die Falten links verstrichen sind, während die Nasolabialfalte erhalten ist. Präaurikulär sieht man eine frische Narbe über dem Plexus parotideus, dessen Rr. temporales bei der Operation durchtrennt wurden.

Das **Melkersson-Rosenthal-Syndrom** weist zusätzlich eine Lingua plicata und Gesichtsschwellung auf.

Beim **Melkersson-Rosenthal-Syndrom** findet sich zusätzlich neben einer Lingua plicata (Faltenzunge), die oft eine baumrindenartige Furchung aufweist, eine Gesichtsschwellung, vorwiegend der Oberlippe.

Ätiopathogenese: Meist bleibt die Ätiologie der peripheren Gesichtslähmung ungeklärt. Man spricht von **idiopathischer Fazialisparese**.

Ätiopathogenese: Die Patienten geben häufig kalte Zugluft als unmittelbare Ursache an. Trotz zahlreicher Erklärungsversuche (virale Entzündung bzw. Reaktivierung einer Herpes-simplex-Virus-Infektion, Immunprozess, Ischämie) bleibt die Ursache der meisten peripheren Läsionen des VII. Hirnnervs ungeklärt. Man spricht daher von **idiopathischer Fazialisparese**.

Man vermutet, dass ein Ödem den Nerv im Kanal komprimiert.

Pathogenetisch ist eine ödematöse Schwellung mit Kompression des Nervs im Canalis Falloppii anzunehmen.

Tab. **B-2.5** informiert über die verschiedenen ätiologischen Faktoren. Viele Patienten mit Herpes **Zoster oticus** (s. Tab. **B-2.8**, S. 465) entwickeln eine homolaterale Gesichtslähmung. Bei Felsenbein-Querbrüchen wird der Fazialisnerv häufig komplett durchtrennt. Wenn sich eine Fazialisparese langsam entwickelt und weitere Hirnnervensymptome hinzukommen, ist an einen **Hirntumor**, bei Kindern v. a. an ein Ponsgliom (S. 315), bei Erwachsenen eher an ein Vestibularisschwannom, das sog. Akustikusneurinom (S. 323), zu denken.

Zu den häufigsten Ursachen (Tab. **B-2.5**) gehören Felsenbeinfrakturen, **Tumoren**, z. B. ein Akustikusneurinom, **Herpes zoster**.

B-2.5 Ätiologie peripherer Fazialisparesen*

Ursachen	Schädigungen/Erkrankungen
1. idiopathisch	60-75 % der Fälle
2. traumatisch	Felsenbeinfraktur, Unterkieferfraktur, auch geburtstraumatisch
3. entzündlich	
Infektionskrankheiten	Zoster oticus, Borreliose (Diplegie), seltener HIV-Infektion, Diphtherie (Diplegie), Lues cerebri, Lepra, Rickettsiose, Ehrlichiose, Herpes simplex und weitere virale Infektionen (Coxsackie-, Influenca-B-, Mumps-, Rubella-, Zytomegalie-Virus)
parainfektiös	Guillain-Barré-Syndrom (Diplegie)
otogen	Mastoiditis, Otitis media, Cholesteatom
4. neoplastisch	Tumoren des Pons und des Kleinhirnbrückenwinkels, der Schädelbasis, Meningeosis carcinomatosa und Parotistumoren
5. iatrogen	Ohr- und Gesichtsoperationen
6. endokrin-metab.	Diabetes mellitus, Schwangerschaft
7. kongenital	Möbius-Syndrom (Diplegie)
8. andere Ursachen	Dissektion der A. carotis, Melkersson-Rosenthal-Syndrom, Heerfordt-Syndrom (Diplegie), Amyloidose, Sjögren-Syndrom, Porphyrie, toxische PNP, maligne Hypertonie; Syringobulbie, ALS (nukleär), Multiple Sklerose

*Gelegentlich wird eine beidseitige N.-VII-Parese (Diplegie) beobachtet. Nur bei einseitiger Gesichtslähmung darf die häufigste Form, eine idiopathische Fazialisparese angenommen werden.

Demgegenüber gehören die Otitis media und iatrogene Schäden nach Ohr- und Parotisoperation (Abb. **B-2.2b**) zu den seltenen Ursachen. Im Übrigen ist vor der Annahme einer idiopathischen Fazialisparese immer ein Diabetes mellitus auszuschließen.

Selten sind Durchtrennungen des N. facialis nach operativen Eingriffen (Abb. **B-2.2b**).

Bei der **Borreliose** (S. 273) und der **akuten inflammatorischen demyelinisierenden Polyneuropathie** (AIDP, S. 467) kommt es nicht selten zu einer **Diplegia facialis** (bilaterale Gesichtslähmung).

Eine **Diplegia facialis** kommt u. a. bei **Borreliose** und **AIDP** vor.

Diagnostik: In ⅓ der Fälle findet sich **eine Ageusie** (Geschmacksstörung) der vorderen homolateralen Zungenanteile, seltener eine **Hyperakusis** bei Ausfall des Stapediusreflexes. Der **Schirmer-Test** dient der Messung der reduzierten Tränensekretion, siehe auch S. 41. Mithilfe der Magnetstimulation lässt sich innerhalb der ersten acht Stunden nach Manifestation der Lähmung eine Differenzierung vornehmen. Die Messung des elektrisch evozierten **Orbicularis-oculi-Reflexes** (Blink-Reflex, Tab. **A-3.2**, S. 137) in der 1. Woche hat prognostische Bedeutung.

Diagnostik: In jedem dritten Fall besteht eine **Ageusie** der vorderen homolateralen Zungenanteile. Der **Schirmer-Test** weist die verminderte Tränensekretion nach. Der evozierte **Orbicularis-oculi-Reflex** hat prognostische Bedeutung.

Heftige Schmerzen im äußeren Gehörgang und postaurikulär können Vorboten einer Schädigung des N. intermediofacialis bei viraler Infektion sein. In jedem Fall ist eine Inspektion des äußeren Gehörgangs notwendig, um Zoster-Eruptionen nicht zu übersehen.

Im Zweifelsfall empfiehlt sich die Bestimmung des Varicella-Zoster- oder, bei Verdacht auf eine Infektion nach Zeckenstich, des Borrelien-Antikörper-Titers. Die **Lumbalpunktion** ergibt bei idiopathischer Fazialisparese einen normalen Liquorbefund, bei Vestibularisschwannom, dem sog. Akustikusneurinom, Polyneuropathie und Polyradikuloneuritis findet man hingegen eine Eiweißvermehrung.

Zur Abklärung der Ursachen sind die Bestimmung des Zoster- und Borrelien-Antikörper-Titers und die **Lumbalpunktion** indiziert.

Die **MRT** mit Darstellung des Meatus acusticus internus dient dem Ausschluss eines Kleinhirnbrückenwinkeltumors, v. a. des „Akustikusneurinoms" (S. 323). Schädelbasisfrakturen und unter diesen besonders die Felsenbeinbrüche, die gelegentlich dem röntgenologischen Nachweis entgehen, sind mithilfe der CT sicher zu erfassen, da sich zugleich indirekte Frakturzeichen wie z. B. eine Einblutung in die Paukenhöhle oder intrakranielle Luftansammlungen darstellen.

MRT und CT dienen dem Nachweis eines „Akustikusneurinoms" und einer Felsenbeinfraktur.

Differenzialdiagnose: Eine **zentrale Gesichtslähmung** bei kontralateraler supranukleärer Läsion betrifft v. a. die orale mimische Muskulatur, siehe S. 41.

Beim **Spasmus bzw. Hemispasmus facialis** handelt es sich um eine schmerzlose tonisch-klonische Kontraktion des M. orbicularis oculi bzw. der mimischen Muskulatur, die mit einer leichten Fazialisparese einhergehen kann. Ursächlich wird eine vaskuläre Kompression des Nervs angenommen.

Zum Fazialis-Tic siehe S. 62

Therapie und Prognose: Neben Anwendungen von **künstlichen Tränen** und einer **Augensalbe**, die einer Keratitis vorbeugen, sind frühzeitig Gesichtsmassagen und mimische Übungen vor dem Spiegel angezeigt.

Wegen der antiödematösen Wirkung wird ein **Kortikosteroid** gegeben. Ist die Fazialisparese auf eine Varicella-Zoster-Virusinfektion zurückzuführen, erfolgt eine virustatische Therapie (s. Zoster oticus, S. 466). Die Prognose ist insgesamt günstig (> 70 % vollständige Remission und fast 15 % partielle Remission). Bei persitierender peripherer Fazialisparese (ca. 15 %) kann eine mikrochirurgische „Cross-Face"-Nervennaht indiziert sein.

Differenzialdiagnose: Eine **zentrale Gesichtslähmung** betrifft vorwiegend die orale mimische Muskulatur und tritt im Rahmen einer brachiofazial betonten Hemiparese bei kontralateraler supranukleärer Läsion auf. Ursachen sind v. a. Hirninfarkte, -blutungen und -tumoren (siehe S. 41). Meist ist eine mimische Fazialis-Mundast-Schwäche jedoch Ausdruck einer physiologischen Gesichtsasymmetrie.
Die Abgrenzung vom **Spasmus bzw. Hemispasmus facialis** ist in der Regel nicht schwer. Es handelt sich um eine intermittierende, schmerzlose tonisch-klonische Kontraktion des M. orbicularis oculi, meist beginnend im Unterlid, die im Verlauf von Jahren auf die mimische Muskulatur einschließlich Platysma einer Seite übergreifen und mit einer leichten Fazialisparese (positives „signe des cils" [S. 41], Asymmetrie der Nasolabialfalten) einhergehen kann. Ätiologisch wird eine in ihrem Pathomechanismus noch umstrittene Übererregbarkeit des Nervs durch Läsion nahe der Austrittszone aus dem Hirnstamm, z. B. infolge vaskulärer Kompression durch eine Kleinhirnarterie, angenommen. Wenn die Behandlung mit Gabapentin nicht hilft, kann bei einer mittels MRT nachgewiesenen Gefäßschlinge die mikrovaskuläre Dekompression in der hinteren Schädelgrube indiziert sein; wegen des wesentlich geringeren Risikos gilt jedoch die lokale Behandlung mit Botulinum-Toxin A (S. 210) als Therapie der Wahl.

Zum Fazialis-Tic siehe S. 62.

Therapie und Prognose: Wegen der Gefahr einer Keratitis e lagophthalmo bei mangelndem Lidschluss und herabgesetzter Tränensekretion sind regelmäßig **künstliche Tränen** und eine **Augensalbe** anzuwenden sowie ein Uhrglasverband bzw. eine Schutzklappe zu tragen. Frühzeitig ist mit Gesichtsmassagen und unter krankengymnastischer Anleitung mit mimischen Übungen zu beginnen, die der Patient täglich vor dem Spiegel wiederholt. Elektrostimulation im Gesicht ist nicht zweckmäßig und kann zu Kontrakturen führen.
Trotz häufiger Spontanremissionen wird wegen der antiödematösen Wirkung ein Kortikosteroid gegeben (z. B. Methylprednisolon 60 mg/die für fünf Tage und danach in tägl. Reduktion um 10 mg). Eine antivirale Therapie der idiopathischen Fazialisparese wird nach den DGN-Leitlinien von 2012 nicht empfohlen. Ist jedoch die Fazialislähmung auf eine Varicella-Zoster-Virusinfektion zurückzuführen (s. Zoster oticus, S. 466) soll rasch eine virustatische Therapie erfolgen. Bei insgesamt guter Prognose, d. h. > 70 % vollständiger und fast 15 % partieller Rückbildung der Fazialislähmung kommt es gelegentlich zu autonomen Störungen („Krokodilstränen") und öfter zu pathologischen Mitbewegungen (Synkinesien). Bei persistierender peripherer Fazialisparese (ca. 15 %) sind im Einzelfall mikrochirurgische Rekonstruktionen wie eine „Cross-face"-Nervennaht (Verbindung mit dem intakten Nerv der Gegenseite) angezeigt.

2.1.2 Nervenschäden des Schultergürtels

Überblick

Isolierte Nervenschäden am Schultergürtel betreffen v. a. den N. suprascapularis (Atrophie der Mm. supra- und infraspinatus mit eingeschränkter Außenrotation und Abduktion) und den N. axillaris (Atrophie des M. deltoideus, Sensibilitätsstörung am Oberarm).

Meist sind Nervenschäden der Schulter-Oberarm-Region auf eine Plexusläsion (S. 451) zurückzuführen. Die Nn. suprascapularis und axillaris sind häufiger auch isoliert betroffen: Verletzungen des N. suprascapularis (C 4/C 6) führen zur Atrophie der Skapula-Muskulatur (Mm. supra- und infraspinatus) mit Kraftminderung bei Abduktion und Außenrotation des Arms. Eine Läsion des N. axillaris (C 5/C 6) als Folge einer Kompression oder Schultergelenkluxation ist an der Abflachung der Schulterrundung (M. deltoideus) und einer Sensibilitätsstörung am lateralen Oberarm zu erkennen. Eine Sonderstellung nimmt der N. accessorius ein, der als XI. Hirnnerv an der Innervation der Schulter beteiligt ist:

Schädigungen des N. accessorius (XI. Hirnnerv)

Symptomatologie und Ätiopathogenese: Eine atrophische Parese des oberen Trapeziusanteils weist auf eine distale Akzessorius-Läsion hin, die meist Folge einer Operation im seitlichen Halsdreieck ist. Bei proximaler Läsion (Tumor, Schädelbasisbruch) ist außerdem der M. sternocleidomastoideus gelähmt.

Symptomatologie und Ätiopathogenese: Eine Verletzung des distalen Abschnitts des N. accessorius verursacht Schulterschmerzen und eine Atrophie des oberen Trapeziusanteils und eine Abduktionsschwäche des Arms. Es handelt sich meist um eine iatrogene Nervenschädigung nach Lymphknoten-Exstirpation im seitlichen Halsdreieck am Hinterrand des M. sternocleidomastoideus. Eine Läsion des proximalen Abschnitts ist durch einen Tumor oder eine Fraktur der Schädelbasis bedingt und führt zusätzlich zu einer Lähmung des M. sternocleidomastoideus mit Kraftminderung bei Drehung des Kopfes zur Gegenseite und Neigung des Kopfes zur betroffenen Seite.

B-2.3 Traumatische Akzessoriusparese nach Entfernung eines Halslymphknotens

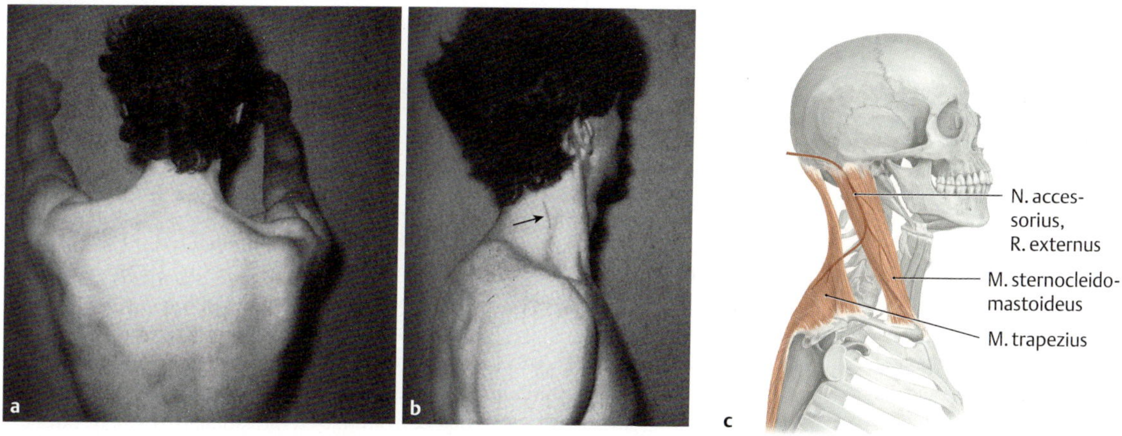

a Atrophie der Pars superior des M. trapezius rechts, homolateraler Schultertiefstand und Abweichung der Skapula nach lateral.

b Im seitlichen Halsdreieck erkennt man die Narbe nach Lymphknotenexstirpation.

c Verlauf des N. accessorius im extrakraniellen Abschnitt.

Diagnostik: Vom Aspekt her fallen die einseitige Atrophie der Pars superior des M. trapezius, der homolaterale Schultertiefstand und die Lateralabweichung des Schulterblatts (**Scapula alata**) auf (vgl. Abb. **B-2.3** u. Klinischer Fall, zu weiteren Ursachen s. Tab. **B-2.6**). Die betroffene Schulter und der Arm können nicht vollständig angehoben werden. Liegt zusätzlich eine Parese des M. sternocleidomastoideus vor, so ist an eine proximale Läsion des N. accessorius zu denken. Sensibilitätsstörungen kommen nicht vor. Im **EMG** findet sich eine Denervierungsaktivität im oberen Anteil des M. trapezius als Ausdruck einer Schädigung des N. accessorius distal nach Abgang des Astes zum M. sternocleidomastoideus.

Diagnostik: Auffällig sind der homolaterale Schultertiefstand und die Lateralabweichung der Skapula (**Scapula alata**, Abb. **B-2.3**, zu weiteren Ursachen s. Tab. **B-2.6**), bei proximaler Läsion auch eine Parese des M. sternocleidomastoideus. Das **EMG** der Pars superior des M. trapezius zeigt Denervierungsaktivität.

B-2.6 Neurogene Ursachen der Scapula alata

Paretische/atrophische Muskulatur	Ursache
Pars superior des M. trapezius	Läsion des N. accessorius (XI. Hirnnerv)
Mm. rhomboidei	Läsion des N. dorsalis scapulae (C 4 – C 5)
M. serratus anterior	Läsion des N. thoracicus longus (C 5 – C 7)
M. deltoideus, evtl. auch Mm. supra- und infraspinatus, serratus anterior, trapezius	neuralgische Schulteramyotrophie („Armplexusneuritis“, entzündliche Läsion des oberen Armplexus, v. a. Fasern C 5 – C 7 betroffen)
DD: Schultergürtelform der progressiven Muskeldystrophie (S. 496)	

B-2.6

Therapie und Verlauf: Meist ist wegen größerer Dehiszenz der Nervenenden eine mikrochirurgische Transplantation erforderlich. Unbehandelt ist die Prognose schlecht, nach Spät-Transplantation (Monate nach der Läsion) kommt es noch zur Remission.

Therapie und Verlauf: Bei Nervendurchtrennung ist meist eine Transplantation indiziert. Dann ist die Prognose günstig.

▸ **Klinischer Fall.** Der 31-jährige Kraftfahrzeugmechaniker klagte über rechtsseitige Schulterschmerzen nach Lymphknotenexstirpation im seitlichen Halsdreieck am Hinterrand des M. sternocleidomastoideus (Abb. **B-2.3**). Diagnose: Iatrogene Akzessoriusparese mit Ausfall der Pars superior des M. trapezius rechts, die eine Transplantationsoperation erforderlich machte.

▸ Klinischer Fall.

2.1.3 Nervenschäden der oberen Extremität

Schädigungen des N. musculocutaneus (C 5 – C 7)

Bei der selten isoliert vorkommenden Schädigung des N. musculocutaneus ist eine Parese der Ellenbeuger und Supinatoren des Unterarms (Mm. brachialis und biceps) zu beobachten. Die Beugung im Ellenbogengelenk muss in Supination getestet werden, um den Einsatz des M. brachioradialis auszuschließen. Der Bizepssehnenreflex (BSR) ist abgeschwächt, die Sensibilität am radialen Unterarm herabgesetzt.

2.1.3 Nervenschäden der oberen Extremität

Schädigungen des N. musculocutaneus (C 5 – C 7)

Die seltene Läsion des N. musculocutaneus verursacht eine Parese der Ellenbeuger und der Supinatoren des Unterarms mit radialer Sensibilitätsstörung als Folge von Verletzungen des Schultergelenks.

Häufigste Ursachen sind Stich-, Schnitt- oder Schussverletzungen und operative Eingriffe am Schultergelenk.

Schädigungen des N. radialis (C 5 – C 8)

Symptomatologie: Eine Läsion des N. radialis am Oberarm führt infolge Parese der Handstrecker zur sog. **Fallhand** (Abb. **B-2.4**). Zum Sensibilitätsausfall siehe Abb. **B-2.5a**.

Bei einer Schädigung des Nervs in der **Axilla** ist auch der M. triceps und damit die Ellenbogenstreckung betroffen.

Das **Supinatorlogen-Syndrom** ist durch eine rein motorische Lähmung der Finger- und Handstrecker charakterisiert.

Schädigungen des N. radialis (C 5 – C 8)

Symptomatologie: Eine Läsion des N. radialis am **Oberarm** führt infolge Lähmung der Mm. extensores carpi radialis longus et brevis zur sog. **Fallhand** (Abb. **B-2.4**). Alle Hand- und Fingerstrecker, aber auch die Mm. brachioradialis und supinator sind paretisch. Der Faustschluss ist trotz erhaltener Beugerfunktion unvollständig. Ein Ödem am Handrücken wird als Gubler-Schwellung bezeichnet.
Zum Sensibilitätsausfall an der Hand siehe Abb. **B-2.5a**. Nach Läsion des **R. superficialis** n. radialis ist die Sensibilität am radialen Handrücken und Daumen sowie am Grundglied des Zeigefingers und halben Mittelfingers herabgesetzt. Ein kleines autonomes Sensibilitätsareal liegt dorsal über dem ersten Spatium interosseum.
Je weiter proximal eine Läsion lokalisiert ist, desto mehr Streckermuskeln sind gelähmt. Bei einer Schädigung des N. radialis in der **Axilla** ist auch der M. triceps und damit die Streckung des Ellenbogens betroffen. Der TSR ist abgeschwächt oder erloschen. Es findet sich meist ein Sensibilitätsausfall an der Dorsalseite des Oberarms.
Bei dem sog. **Supinatorlogen-Syndrom** handelt es sich um eine rein motorische Lähmung infolge einer Läsion der vom R. profundus n. radialis versorgten Muskeln, des M. supinator und v. a. der Finger- und Handstrecker.

B-2.4

B-2.4 Fallhand rechts (Radialisparese)

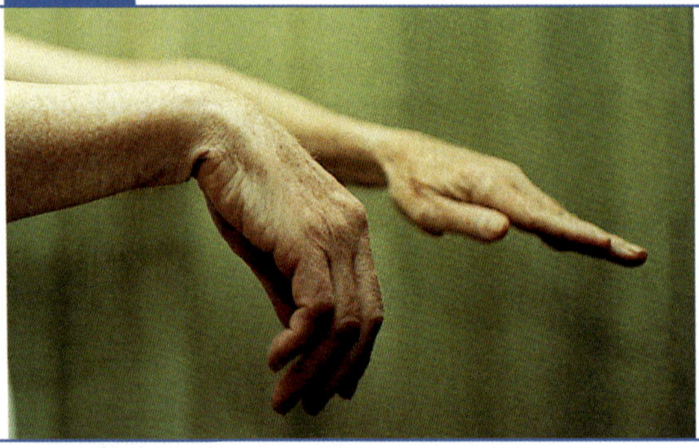

B-2.5

B-2.5 Befunde bei proximaler Läsion des N. radialis, N. medianus und N. ulnaris

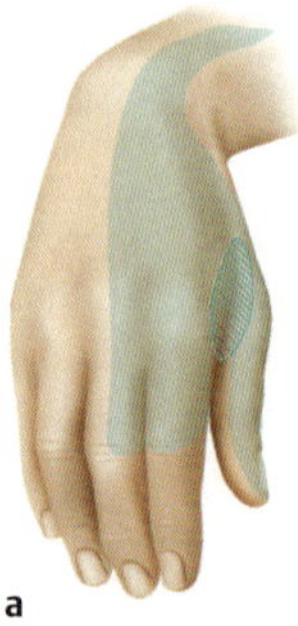

a

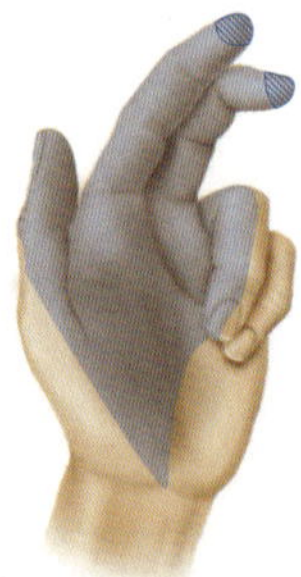

b

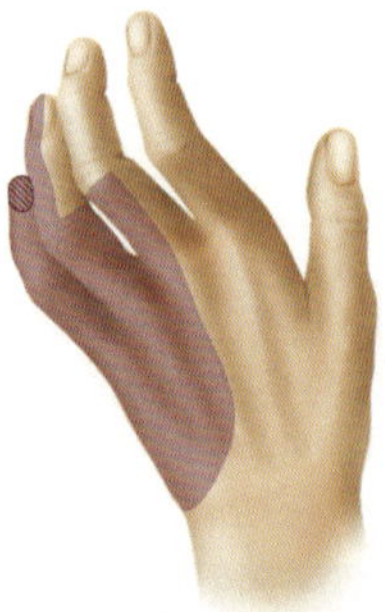

c

a Proximale Radialisläsion: Neben der „Fallhand" findet man einen sensiblen Ausfall an der Radialseite des Handrückens, der Streckseite des Daumens, des Zeige- und des radialseitigen Mittelfingers bis zum Mittelgelenk. Die autonome Zone des N. radialis (zwischen Daumen und Zeigefinger) ist schraffiert.

b Proximale Medianusläsion: „Schwurhand", Thenaratrophie und sensibler Ausfall an der radialen Palma manus und den Beugeseiten der radialen 3½ Finger sowie der Streckseite der Mittel- und Endphalanx dieser Finger (autonomes Gebiet schraffiert).

c Proximale Ulnarisläsion: Krallenhand mit Atrophie des Hypothenar sowie der Mm. interossei und des M. adductor pollicis. Sensibilitätsausfall am Kleinfinger, an der volaren und dorsalen ulnaren Ringfingerhälfte und streckseitig einschließlich der ulnaren Hälfte der Mittelfingergrundphalanx (autonomes Gebiet schraffiert).

Ätiopathogenese: Die häufigsten Ursachen einer Radialisläsion sind Humerus- oder Radiusfrakturen, seltener kommt es zur Druckschädigung des Nervs (mittlere Radialisläsion: „Parkbanklähmung"). Das Supinatorlogen-Syndrom kann traumatisch – durch Schnitt- oder Stichverletzungen, nach Luxation bzw. Fraktur des Radiusköpfchens – oder iatrogen durch paravenöse Injektion entstehen.

Ätiopathogenese: Die Radialisläsion ist durch Humerus- und Radiusfrakturen oder Kompression bedingt, ein Supinatorlogen-Syndrom wird durch paravenöse Injektion oder ein Trauma verursacht.

Diagnostik: Bei Verdacht auf Radialisparese ist die Funktion des M. triceps brachii und brachioradialis (Streckung bzw. Beugung des Unterarms in Mittelstellung) ebenso zu prüfen wie die Kraft der Hand- und Fingerstrecker und die Sensibilität. Das **EMG** dient der präoperativen Diagnostik und Verlaufsbeobachtung.

Diagnostik: Bei Verdacht auf Radialisparese sind gezielt die Funktion der Unterarm-, Hand- und Fingerstrecker und die Sensibilität zu prüfen.

Differenzialdiagnose: Differenzialdiagnostisch ist an eine Mononeuropathie bei **Bleiintoxikation** (S. 474) zu denken, die ebenfalls eine Fallhand hervorrufen kann. Die **zentrale Monoparese** des Arms nach zerebraler Ischämie ist initial durch eine Abschwächung der Eigenreflexe der oberen Extremität charakterisiert. Bei festem Faustschluss fällt eine Mitinnervation (leichte Streckung im Handgelenk) auf.

Differenzialdiagnose: Neben einer Mononeuropathie bei **Bleiintoxikation** ist eine **zentrale Monoparese** abzugrenzen.

Therapie: Wenn die **physikalische Therapie** einschließlich Elektrostimulation keine Besserung verspricht, kommt bei einer Druckschädigung des N. radialis, z. B. beim Supinatorlogen-Syndrom, eine operative Revision infrage. Eine Quetschung oder Zerreißung des Nervs erfordert entweder eine **Neurolyse** oder **Naht**. Bei ungünstigem Verlauf ist eine Ersatzoperation mit Verlagerung des M. flexor carpi ulnaris auf die Streckseite der Hand indiziert.

Therapie: Abgesehen von **physikalischer Therapie** kommt eine operative Revision mit **Neurolyse** und **Nervennaht**, bei ungünstigem Verlauf auch eine Ersatzoperation infrage.

Verlauf: Die meisten Radialisparesen am Oberarm zeigen einen günstigen Verlauf mit vollständiger Wiederherstellung der Funktion. Demgegenüber hat die distale Radialisläsion auch nach mikrochirurgischer Naht eine schlechtere Prognose.

Verlauf: Mittlere Radialisläsionen haben eine günstige Prognose.

► Klinischer Fall. Die 24-jährige ambitionierte Skiläuferin zog sich bei einem Sturz einen distalen Oberarmbruch rechts mit Quetschung des N. radialis zu. Die Fraktur wurde osteosynthetisch mit einer Lochplatte versorgt. Bei der neurologischen Untersuchung war die Streckung der rechten Hand nicht möglich (Fallhand), die Supination abgeschwächt. Es fand sich eine hypästhetisch-hypalgetische Zone im Bereich des rechten Handrückens und der radialen Finger. Unter Bewegungsübungen bildete sich die Radialisparese im Laufe eines Jahres fast vollständig zurück. Der elektromyografische Befund sprach für einen chronisch neurogenen Umbau; das EMG aus dem M. extensor digitorum ergab eine rasche Rekrutierung amplitudenhoher und verlängerter Willküreinheiten, das maximale Innervationsmuster hatte sich noch nicht ganz normalisiert.

► Klinischer Fall.

Schädigungen des N. medianus (C 5 – Th 1)

Symptomatologie: Bei **proximaler Medianusläsion** fällt die sog. **Schwurhand** auf, die durch Parese der Flexoren der Finger I – III bedingt ist (vgl. Abb. **B-2.5b**). Die Pronation ist eingeschränkt.

Selten wird der Nerv am Unterarm bei seinem Durchtritt durch den M. pronator teres komprimiert (**Pronator-teres-Syndrom**). Hierbei treten Parästhesien der radialen 3½ Finger, gelegentlich auch Paresen der Mm. abductor pollicis brevis und flexor pollicis longus sowie Schmerzen an Druckpunkten über dem M. pronator teres und am Daumenballen auf.

Die – ebenfalls seltene – Läsion des N. interosseus anterior ist durch eine Parese des M. flexor digitorum profundus mit Kraftminderung v. a. bei der Beugung der Endglieder von Daumen und Zeigefinger – ohne Sensibilitätsstörung – gekennzeichnet (**Interosseus-anterior-Syndrom**).

Die wesentlich häufigere Druckschädigung des N. medianus unter dem Retinaculum flexorum am Handgelenk („Karpaltunnel") führt zum **Karpaltunnel-Syndrom (KTS)**: Erstsymptom ist nächtliches Kribbeln der Finger, das sich mit der Zeit auf die Hand und den gesamten Arm ausbreiten kann (**Brachialgia paraesthetica nocturna**). Die Patienten klagen über morgendliche Steifigkeit und Schwellung der Finger; sie kühlen, massieren und schütteln die Hand. Typisch ist ein schmerzhafter Druckpunkt über dem Retinaculum flexorum. Im Verlauf treten die Parästhesien auch tagsüber auf. Es kommt zu **Sensibilitätsausfällen** an den radialen 3½ Fingern, die von trophischen Störungen der Haut und Nägel begleitet sind, zur Parese des M. abductor pollicis brevis und M. opponens pollicis mit **Thenaratrophie** (Abb. **B-2.6a**) und zur Parese der Mm. lumbricales I und II.

Schädigungen des N. medianus (C 5 – Th 1)

Symptomatologie: Bei **oberer Medianusläsion** bestehen **Schwurhand** (s. Abb. **B-2.5b**) und Pronationsschwäche.

Beim **Pronator-teres-Syndrom** treten regelhaft Parästhesien der radialen 3½ Finger und Schmerzen über dem Muskel und dem Daumenballen auf.

Beim **Interosseus-anterior-Syndrom** ist der M. flexor digitorum profundus paretisch; eine Sensibilitätsstörung fehlt.

Das **Karpaltunnel-Syndrom (KTS)** beginnt mit **Brachialgia paraesthetica nocturna**. Im Verlauf kommt es zu **Sensibilitätsausfällen** der radialen 3½ Finger, einer Kraftminderung bei Daumenabduktion und -opposition mit **Thenaratrophie** (Abb. **B-2.6a**) und Parese der Mm. lumbricales I und II.

B-2.6 Karpaltunnel-Syndrom (Medianusläsion am Handgelenk)

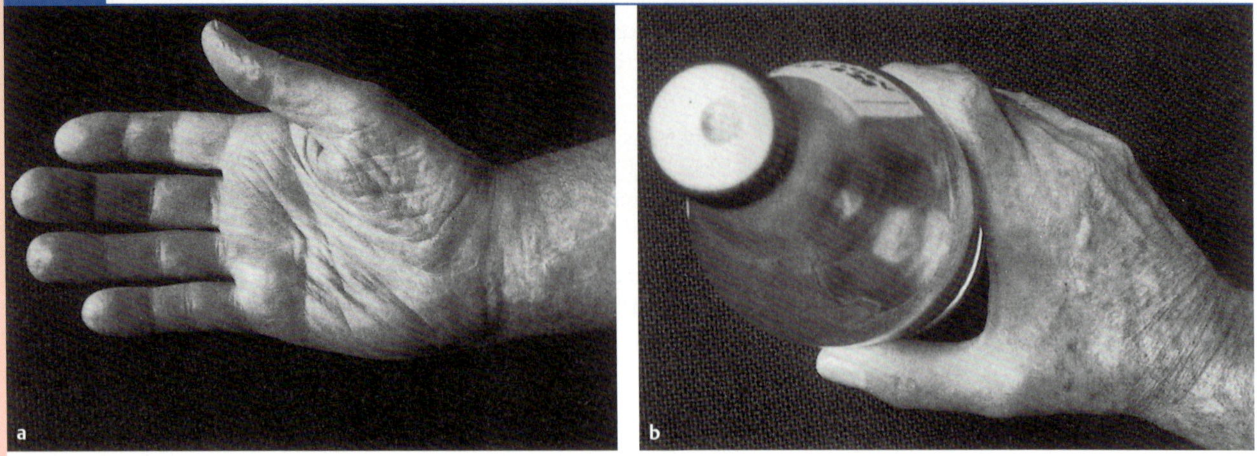

a **Thenaratrophie:** Parese und Atrophie der Mm. abductor pollicis brevis et opponens pollicis. Am Handgelenk erkennt man eine Narbe nach Spaltung des Retinaculum flexorum.

b **Positives Flaschenzeichen:** Infolge Parese des M. abductor pollicis brevis kann eine Flasche nicht umfasst werden.

Ätiopathogenese: Am Ober- und Unterarm wird der Nerv v. a. durch **Schnitt- und Stichverletzung**, seltener durch Kompression (u. a. Pronator-teres- und Interosseus-anterior-Syndrom) geschädigt.

Ätiopathogenese: Läsionen des N. medianus **am Ober- und Unterarm** treten v. a. bei **Schnitt- und Stichverletzungen**, seltener infolge Kompression auf: Beispiele für Druckschädigung sind die „paralysie des amants" (Schlaflähmung, am Oberarm), Quetschungen des Nervs bei Humerus- oder Unterarmfraktur, das Pronator-teres-Syndrom und das Interosseus-anterior-Syndrom. Ein Risikofaktor für das Pronator-teres-Syndrom ist die häufig wiederholte Pro- und Supination des Unterarms, z. B. beim Schraubendrehen. Das Interosseus-anterior-Syndrom entsteht nach einer Unterarmfraktur.

Am Handgelenk kommen v. a. **Druckläsionen** vor.

Am Handgelenk wird der Nerv v. a. durch **Kompression**, seltener durch Schnittverletzungen geschädigt.

▶ Merke.

▶ Merke. Die häufigste Druckläsion eines peripheren Nervs ist die Kompression des N. medianus im Canalis carpi unter dem Retinaculum flexorum (Lig. carpi transversum). Sie führt zum KTS, dem häufigsten Engpass-Syndrom. Bilaterale Manifestation des KTS wird in 40 % der Fälle beobachtet.

Zu den Ursachen des KTS siehe Tab. **B-2.7**.

Zu den Ursachen des KTS siehe Tab. **B-2.7**. Bei Diabetes mellitus kommt das KTS vier mal häufiger vor als in der Normalbevölkerung. Die Hälfte der Patienten leidet zusätzlich an einer **Polyneuropathie**. Meist im 1. Trimenon der Gravidität berichten etwa 20 % der Frauen über typische KTS-Beschwerden. Ein KTS bei Kindern ist eine Seltenheit; in ¾ der Fälle sind 40–70-Jährige betroffen

B-2.7

B-2.7 Ätiologische Faktoren des Karpaltunnel-Syndroms

Einteilung	Ursachen
mechanisch	Kompression, konstitutionelle Enge des Karpalkanals, Frakturen und Luxationen des Handgelenks
endokrin-metabolisch	**Diabetes mellitus**, chron. **Niereninsuffizienz**, Urikämie, Akromegalie, Myxödem, **Gravidität**, Ovulationshemmer, Klimakterium, primäre Amyloidose, Mukopolysaccharidosen
exogen-toxisch	Alkohol
entzündlich	Tendovaginitis (der Canalis carpi enthält außer dem N. medianus die Sehnen und Sehnenscheiden der langen Fingerbeuger!), Borreliose, Tuberkulose, Lepra
rheumatisch	**Polyarthritis**, Sklerodermie, Dermatomyositis
vaskulär	Thrombose, Ischämie, Hämatom (Antikoagulanzientherapie), AV-Fistel (Hämodialyse)
paraproteinämisch	Myelom u. a.

Diagnostik: Bei der Untersuchung werden die Pronation am gebeugten Unterarm, die Fingerbeugung und die Daumen-Kleinfinger-Opposition geprüft. Bei Letzterer soll der Patient die entsprechenden Fingerkuppen aufeinanderpressen, während der Untersucher versucht, den Patienten daran zu hindern. Das sog. **Flaschenzeichen** ist positiv, wenn die Hand aufgrund einer Schwäche des M. abductor pollicis brevis eine Flasche nicht umschließen kann (vgl. Abb. **B-2.6b**). Die taktile Wahrnehmung ist – außer beim Interosseus-anterior-Syndrom – durch eine Sensibilitätsstörung an den Fingern I – III und der radialen Hälfte des IV. Fingers volar eingeschränkt, dorsal nur im Bereich der End- und Mittelglieder. Häufig findet sich eine Störung der Schweißsekretion (Hypo- oder Anhidrosis).

Diagnostik: Zu prüfen sind die Pronation bei gebeugtem Unterarm, die Fingerbeugung und die Daumen-Kleinfinger-Opposition. Das **„Flaschenzeichen"** ist infolge Schwäche des M. abductor pollicis positiv (vgl. Abb. **B-2.6b**). Abgesehen vom Interosseus-anterior-Syndrom besteht eine Sensibilitätsstörung der radialen 3½ Finger.

Als Hinweis auf ein KTS gilt das **Hoffmann-Tinel-Zeichen**: Das Beklopfen des Retinaculum musculorum flexorum (Ligamentum carpi transversum) löst einen in die Hand ausstrahlenden elektrisierenden Schmerz aus (Dysästhesie). Oft ist auch das **Phalen-Zeichen** positiv: Nach Volarflexion der Hand, deren Finger gestreckt sind, für 30 – 40 s stellen sich Dysästhesien ein.

Hinweise auf ein KTS sind das **Hoffmann-Tinel-** und das **Phalen-Zeichen**.

Elektroneurografisch ist bei einem KTS frühzeitig die sensible NLG zwischen Handgelenk und Mittelfinger verlangsamt sowie die distale motorische Latenz des N. medianus (Handgelenk - M. abductor pollicis brevis) verlängert. Auch die Amplituden der Potenziale sind reduziert (vgl. S. 136). Die Enge des Karpalkanals kann mithilfe bildgebender Verfahren ausgemessen werden. Kernspintomografisch lassen sich morphologische Veränderungen am Nerv exakt nachweisen. Der Nervenquerschnitt kann sonografisch bestimmt werden. Obwohl dem KTS oft eine mechanische Ursache zugrunde liegt, sollte eine internistische Erkrankung mithilfe von Laboruntersuchungen ausgeschlossen werden (vgl. Tab. **B-2.7**).

Elektroneurografisch ist bei einem KTS frühzeitig die sensible NLG verlangsamt und die distale motorische Latenz des N. medianus verlängert. Neben mechanischen sollten internistische Ursachen durch **Laboruntersuchungen** ausgeschlossen werden (s. Tab. **B-2.7**).

Differenzialdiagnose: Häufig werden die Parästhesien mit **radikulären** Beschwerden beim **Zervikal-Syndrom** verwechselt, zumal eine Daumenballenatrophie auch bei einem Wurzelkompressions-Syndrom in Höhe C 7 oder einer Plexusläsion C 7/C 8 zu beobachten ist, die jedoch mit einer Abschwächung des TSR und Sensibilitätsstörungen auch am Unterarm einhergehen. Eine Thenaratrophie als isolierte kongenitale Fehlbildung ist selten.

Differenzialdiagnose: In erster Linie kommt ein zervikales **Wurzelkompressions-Syndrom** (C 7) in Betracht.

B-2.7 Operative Dekompression des N. medianus bei Karpaltunnel-Syndrom

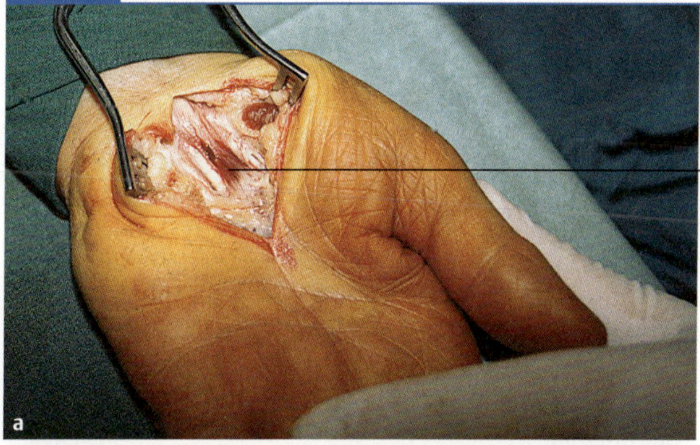

a Nach vollständiger Spaltung des Retinaculum musculorum flexorum (Ligamentum carpi transversum) wird der N. medianus freipräpariert. An der Kompressionsstelle des Nervs erkennt man eine Gefäßinjektion.

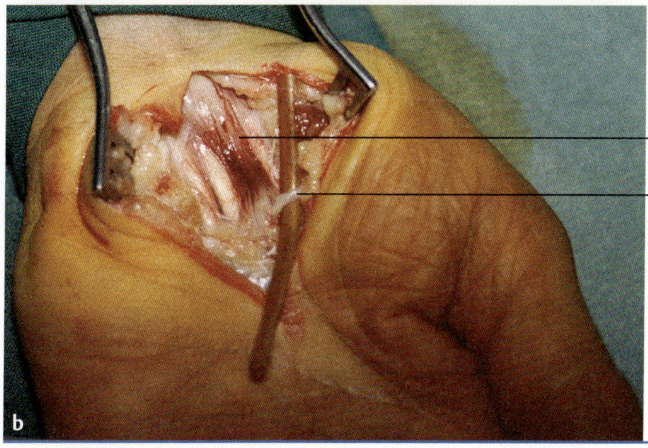

b Vergrößerter Bildausschnitt und zusätzliche Darstellung des tiefen Abgangs des sensiblen R. palmaris des N. medianus (Variation).

Therapie: Medianusverletzungen werden mikrochirurgisch versorgt.

Die Behandlung des **KTS** beginnt mit der Schienung des Handgelenks. Therapie der Wahl ist die **Dekompression** des Nervs (Abb. **B-2.7**).

Therapie: Verletzungen des N. medianus werden mikrochirurgisch versorgt, um eine möglichst gute Wiederherstellung der Tastwahrnehmung und Greiffunktion der Hand zu erzielen.
Beim **KTS** ist zunächst eine konservative Behandlung angezeigt. Die nächtliche Ruhigstellung des Handgelenks mittels Unterarmschiene, die nicht zu fest angewickelt werden soll, ist die erste und einfachste Maßnahme. Die Injektion von Prednisolon in den Karpaltunnel ist auf Dauer nicht Erfolg versprechend. Therapie der Wahl ist eine frühzeitige operative **Dekompression** des N. medianus durch endoskopische Spaltung des Lig. carpi transversum oder offene Operation mit Durchtrennung des Ligaments (Abb. **B-2.7**),

Verlauf: Die Prognose operativ versorgter Medianusdurchtrennungen ist schlecht. Demgegenüber ist bei KTS postoperativ meist mit einer Remission zu rechnen. Rezidive kommen jedoch (auch kontralateral) vor.

Verlauf: Bei ¾ aller operativ versorgten Medianusdurchtrennungen wird eine vollständige Funktion der Hand nicht wieder erreicht. Die Prognose des KTS ist wesentlich günstiger. Gelegentlich klingen die nächtlichen Parästhesien schon nach Ruhigstellung des Handgelenks ab. Nach frühzeitiger Operation ist mit einer vollständigen Rückbildung der Sensibilitätsstörungen und Paresen zu rechnen. Nicht selten kommt es jedoch zu Rezidiven oder Ausbildung eines KTS an der anderen Hand.

► Klinischer Fall.

► **Klinischer Fall.** Die 52-jährige Schneiderin litt seit 16 Monaten unter schmerzhaften, nächtlich paroxysmal auftretenden Kribbelparästhesien der rechten Hand, die bis in den Oberarm ausstrahlten (Brachialgia paraesthetica nocturna). Die Patientin konnte wegen Empfindungslosigkeit des rechten Daumens, Zeige- und Mittelfingers nicht mehr nähen. Der atrophische Daumenballen war druckdolent, die Daumen-Kleinfinger-Opposition eingeschränkt, Hoffmann-Tinel- und Flaschenzeichen waren positiv. Die distale motorische Latenz des N. medianus war rechts mit 5,1 ms verlängert, links mit 3,6 ms normal; rechts fand sich kein sensibles Aktionspotenzial. Nach Spaltung des Lig. carpi transversum bildeten sich die Beschwerden zurück.

Schädigungen des N. ulnaris (C 8 –Th 1)

Schädigungen des N. ulnaris (C 8 –Th 1)

Symptomatologie: Bei Ulnarisparese entwickelt sich eine sog. **Krallenhand** (vgl. Abb. **B-2.5c**).

Die **proximale Ulnarisläsion** führt außerdem zu Sensibilitätsstörungen (s. Abb. **B-2.5c**), **Hypothenaratrophie** und Atrophie der Mm. interossei.

Symptomatologie: Die Ulnarisparese, die häufigste periphere Nervenläsion, ist durch die sog. **Krallenhand** gekennzeichnet: Die leicht abduzierten Finger IV und V sind im Grundgelenk überstreckt, während Mittel- und Endglieder gebeugt sind (vgl. Abb. **B-2.5c**). Ursache ist die Parese der Mm. lumbricales III und IV.
Bei **proximaler Läsion des N. ulnaris** (Kubital-Tunnel-Syndrom/Sulcus-ulnaris-Syndrom) findet man außerdem eine Sensibilitätsstörung der Handkante und der ulnaren Finger (vgl. Abb. **B-2.5c**), eine **Hypothenaratrophie** und eine Atrophie der Mm. interossei. Auffällig sind v. a. eine Verschmächtigung des Spatium interosseum I und eine Hyperextension im Daumengrundgelenk (Jeanne-Zeichen).

Ätiopathogenese: Neben Verletzungen des Ellenbogen- oder Handgelenks kommen u. a. degenerative oder entzündliche Veränderungen des Sulcus ulnaris infrage.
Die **chronische Ulnarisneuropathie am Ellenbogen** (UNE) umfasst
- das **Kubital-Tunnel-Syndrom**,
- das **Sulcus-ulnaris-Syndrom** und
- die **Ulnaris-Spätlähmung**.

Ätiopathogenese: Meist handelt es sich um eine Druckschädigung des N. ulnaris in Höhe des Ellenbogen- oder Handgelenks. Neben akuten mechanischen Schädigungsursachen (Fraktur, „Narkoselähmung“) sind degenerative und entzündliche Veränderungen in der medialen Kubitalregion mit Störung der Mikrozirkulation und Ödembildung zu erwähnen.
Die **chronische Ulnarisneuropathie am Ellenbogen** („ulnar neuropathy at the elbow, UNE) beruht auf einer progredienten mechanischen Läsion und umfasst
- das **Kubital-Tunnel**-Syndrom,
- das **Sulcus-ulnaris-Syndrom** und
- die **Ulnaris-Spätlähmung.**

Das Kubital-Tunnel-Syndrom entsteht durch Kompression des N. ulnaris unter dem M. flexor carpi ulnaris bei anhaltender Unterarmbeugung. Dieses Engpass-Syndrom führt wie das Sulcus-ulnaris-Syndrom (SUS) zu fortschreitender Druckläsion und Mikrotraumatisierung des Nervs. Gelegentlich ist eine (Sub-)Luxation des N. ulnaris aus seinem Knochenkanal am Ellenbogen (Sulcus nervi ulnaris, „Ulnarisrinne“) Ursache der Lähmung. Eine weitere Ursache des Sulcus-ulnaris-Syndroms ist chronischer Zug am Nerv bei hebelartigen Tätigkeiten mit kontinuierlicher Beugung und Streckung des Ellenbogengelenks. Einer Ulnaris-Spätlähmung liegen meist narbige oder knöcherne Veränderungen nach Verletzungen zugrunde.

Beim **Guyon-Syndrom** wird der Nerv durch das Lig. carpi palmare komprimiert.

Das **Guyon-Syndrom** ist durch Kompression des N. ulnaris am Handgelenk unter dem Lig. carpi palmare („Loge de Guyon“) bedingt.

B-2.8 Positives Froment-Zeichen bei Ulnarisläsion links

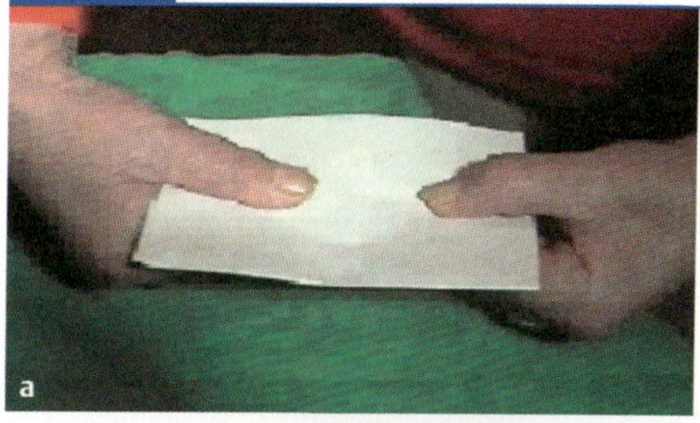

Bei dem Versuch, ein Blatt Papier zu zerreißen, wird das Daumenendglied gebeugt, um die fehlende Adduktionsfunktion (Parese des M. adductor pollicis) zu kompensieren. Die Videoaufnahmen zeigen auch eine Atrophie des Spatium interosseum I.

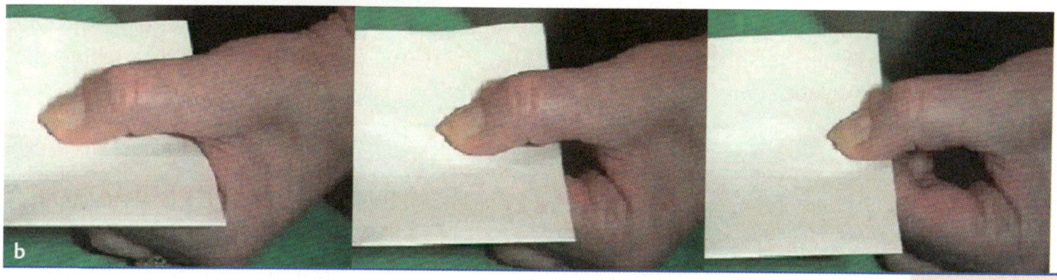

Diagnostik: Bei der Untersuchung fällt eine Parese des M. adductor pollicis auf. Fordert man den Patienten auf, einen Papierstreifen zwischen Daumen und Zeigefinger beider Hände zu zerreißen, so kommt es zur Beugung des Daumenendglieds als Ersatz für die fehlende Adduktionsfunktion (**Froment-Zeichen** positiv, Abb. **B-2.8**). Darüber hinaus sind Atrophien und Paresen der Mm. lumbricales III und IV und der Mm. interossei zu beobachten.

Sowohl die Ulnarflexion als auch die Beugung der Hand und die Adduktion des V. Fingers sind eingeschränkt, ebenso die Streckung der Endphalangen IV und V. Bei isolierter Läsion des R. profundus n. ulnaris ist keine Hypothenar-Atrophie zu erwarten, da der Hypothenar von einem eigenen Ast versorgt wird. Die **Palpation der Ulnarisrinne** bei gebeugtem und gestrecktem Unterarm kann eine Verdickung oder (Sub-)Luxation des Nervs ergeben. Die Bildgebung des Sulcus ulnaris deckt gelegentlich einen Osteophyten als Ursache der Kompression auf. Zur speziellen neurografischen Untersuchung mit exakter Lokalisation einer Läsion eignet sich die Inching-Technik, bei der der Sulcus nervi ulnaris in Zentimeterschritten von distal nach proximal gereizt wird. Darüber hinaus kann die UNE-Diagnose auch mithilfe EMG gesichert werden. Zur Ultraschalluntersuchung des N. ulnaris siehe Abb. **B-2.9**.

Diagnostik: Auffällig sind Paresen des M. adductor pollicis und der Mm. lumbricales III und IV sowie der Mm. interossei. Das **Froment-Zeichen** ist positiv (Abb. **B-2.8**). Bei isolierter Läsion des R. profundus n. ulnaris findet sich keine Atrophie des Hypothenars. Die **Palpation der Ulnarisrinne** bei kann eine Verdickung oder (Sub-)Luxation des Nervs ergeben.

B-2.9 B-Bild-Sonografie des N. ulnaris beidseits

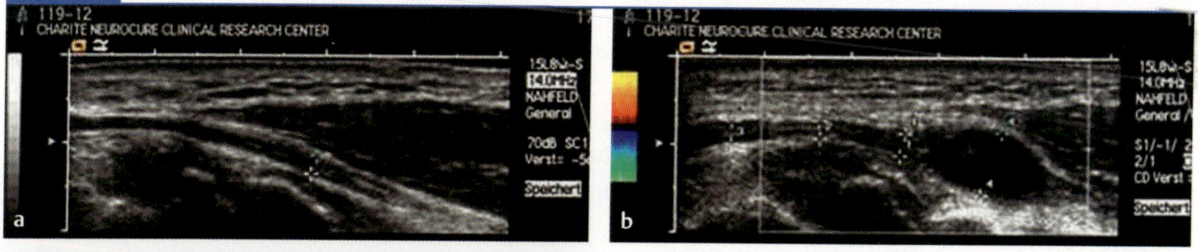

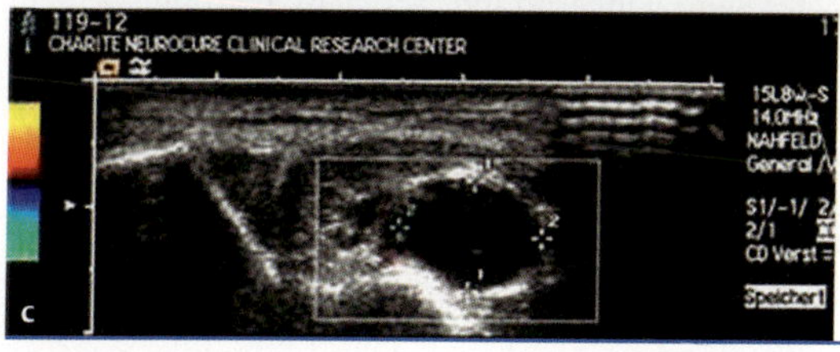

Patient mit Parästhesien im ulnarisversorgten Bereich der linken Hand.
a Längsschnitt im Sulcus ulnaris rechts: Durchmesser 0,214 cm – Normalbefund.
b Längsschnitt und
c Querschnitt des Sulcus ulnaris links: Durchmesser im Bereich der Nervenauftreibung 0,747 cm.
Diagnose: Neurinom des N. ulnaris links

Differenzialdiagnose: Die Symptomatik ist von dem klinischen Bild eines **C 8-Syndroms** bei zervikalem Bandscheibenvorfall abzugrenzen, das durch ein radikuläres Schmerzband mit Sensibilitätsstörung am ulnaren Unterarm und vierten und fünften Finger charakterisiert ist. Der Trömner-Reflex, seltener auch der TSR, ist abgeschwächt. Die Unterscheidung von der meist doppelseitigen **Dupuytren-Kontraktur** mit Schrumpfung der Palmarfaszie und Fehlstellung v. a. der ulnaren Finger bereitet keine Schwierigkeiten, im Gegensatz zur **Volkmann-Kontraktur**: Diese ischämische Muskelkontraktur durch Quetschung bzw. Kompression der Muskulatur nach

Differenzialdiagnose: Auch bei einem radikulären **C 8-Syndrom** findet sich eine Sensibilitätsstörung des Ring- und Kleinfingers. Der Trömner-Reflex ist abgeschwächt. Einer Fehlstellung der ulnaren Finger liegt häufig eine **Dupuytren-Kontraktur** zugrunde. Wichtig ist die Abgrenzung von einer **Volkmann-Kontraktur** (Anamnese: Trauma?).

Humerusfraktur, Hämatom oder auch durch zirkulären Gipsverband betrifft v. a. die Handbeuger und kleinen Handmuskeln. Atrophische Paresen der kleinen Handmuskeln bei amyotrophischer Lateralsklerose (ALS) gehen nicht mit Sensibilitätsstörungen einher.

Therapie und Verlauf: Bei chronisch progredienter Läsion ist eine operative Dekompression des N. ulnaris indiziert.

Therapie und Verlauf: In jedem Fall ist eine Schonung des Arms, d. h. eine Vermeidung von chronischer Druck- und Zugschädigung des N. ulnaris erforderlich. Im Übrigen kann bei chronisch progredienter Läsion eine **operative Dekompression** des Nervs am Ellenbogen oder am Handgelenk erforderlich werden. Bei Kubital-Tunnel-Syndrom und Sulcus-ulnaris-Syndrom reicht meist die Spaltung der komprimierenden Aponeurose aus. Nur bei Luxation des Nervs und erheblichen knöchernen Veränderungen in der Ulnarisrinne ist eine Verlagerung des Nervs unter die Weichteile Erfolg versprechend. Die operative Korrektur kann eine Wiederherstellung der Funktion herbeiführen (s. a. Klinischer Fall).

▸ Klinischer Fall.

▸ Klinischer Fall. Der 45-jährige Platzwart eines Sportvereins klagte über eine seit einem Jahr zunehmende Kraftlosigkeit mit Muskelschwund der rechten Hand. Bei der neurologischen Untersuchung fand sich eine Atrophie der Spatii interossei (v. a. des Spatium interosseum I) und des Hypothenars rechts bei Hypästhesie des Kleinfingers und der ulnaren Hälfte des Ringfingers. Das Froment-Zeichen war rechts positiv. Die motorische NLG des N. ulnaris bei Reizung im Sulcus ulnaris war rechts deutlich herabgesetzt. Die Bildgebung zeigte eine Einengung des Sulcus bei ausgeprägter Arthrose des Ellenbogengelenks. Nach operativer Verlagerung des N. ulnaris kam es innerhalb von acht Monaten zu einer deutlichen Rückbildung der Parese.

2.1.4 Nervenschäden des Beckengürtels

Symptomatologie und Ätiopathogenese: Isolierte Nervenläsionen sind durch Tumorkompression oder Trauma bedingt.

Schmerzen am Beckenkamm kennzeichnen die Läsion des **N. iliohypogastricus**, Schmerzen an der Symphyse die des **N. ilioinguinalis** und Schmerzen am äußeren Genitale die des **N. genitofemoralis**.

2.1.4 Nervenschäden des Beckengürtels

Symptomatologie und Ätiopathogenese: Isolierte Schädigungen der Nerven des Plexus lumbosacralis sind durch Tumorkompression oder Verletzungen bedingt (z. B. Beckenfraktur und abdominelle Eingriffe).
Bei einer Läsion des **N. iliohypogastricus** treten sensible Reizerscheinungen an der Darmbeinschaufel auf. Wie beim **Ilioinguinalis-Syndrom**, das durch Schmerzen an der Symphyse charakterisiert ist, entwickelt sich eine umschriebene Parese der unteren Bauchmuskulatur. Eine Läsion des **N. genitofemoralis**, z. B. nach Herniotomie, führt zu Schmerzen und Sensibilitätsstörung unterhalb des Leistenbandes und am äußeren Genitale.

▸ Merke.

▸ Merke. Bei der sog. **Meralgia paraesthetica** handelt es sich um Schmerzen und Missempfindungen infolge Kompression mit Reizung des N. cutaneus femoris lateralis am Lig. inguinale, v. a. durch zu enge Gürtel und Hosen („Jeans-Krankheit"). Charakteristisch ist eine hypästhetische Zone am lateralen Oberschenkel.

Die **Obturatoriusläsion** geht mit einer Parese der Adduktoren und Sensibilitätsstörung am medialen Oberschenkel einher.

Eine Schädigung des N. obturatorius mit Parese der Adduktoren, abgeschwächtem Adduktorenreflex und Sensibilitätsstörung an der Innenseite des Oberschenkels wird durch Beckenfrakturen, Hüftgelenkerkrankungen und Hernia obturatoria verursacht. Gelegentlich entwickelt sich eine postoperative Obturatorius-Neuralgie.

Eine Glutaeus-medius-Parese durch Schädigung des **N. glutaeus superior**, z. B. nach unsachgemäßer **i. m. Injektion**, führt zu einem positiven Trendelenburg-Zeichen.

Nach **unsachgemäßer intramuskulärer Injektion** kann es durch Schädigung des **N. glutaeus superior** zur atrophischen Parese des M. glutaeus medius mit positivem Trendelenburg-Zeichen kommen: Beim Einbeinstand auf dem betroffenen Bein sinkt das Becken auf der Seite des Standbeins zur gesunden Seite ab. Sehr viel seltener ist eine tumorbedingte Kompression des N. glutaeus inferior mit Atrophie des M. glutaeus maximus und Parese der Hüftextensoren.

Therapie: Es kommt eine Infiltration oder **operative Revision** infrage.

Therapie: Wenn die Infiltration mit einem Lokalanästhetikum keine anhaltende Besserung ergibt, empfiehlt sich eine **operative Revision** des komprimierten Nervs.

2.1.5 Nervenschäden der unteren Extremität

Schädigungen des N. femoralis (L 1 – L 4)

Symptomatologie: Bei distaler Femoralisläsion findet sich eine **Quadrizepsparese und -atrophie**, bei proximaler Läsion auch eine Iliopsoasparese.

2.1.5 Nervenschäden der unteren Extremität

Schädigungen des N. femoralis (L 1 – L 4)

Symptomatologie: Bei distaler Femoralisläsion kommt es zur **Parese und Atrophie des M. quadriceps**. Die Sensibilität ist an der Vorderseite des Oberschenkels und Innenseite des Unterschenkels (N. saphenus) herabgesetzt. Seltener ist eine proximale Femoralisläsion, bei der der M. iliopsoas paretisch und damit die Hüftbeugung erschwert ist.

Ätiopathogenese: Neben iatrogenen Schädigungen (Arteriografie, Appendektomie, seltener Herniotomie) oder Kompression durch ein Bruchband und Schnittverletzungen führen gelegentlich intrapelvine Tumoren, Hämatome (Blutgerinnungsstörungen) oder Abszesse zur Femoralisparese.

Ätiopathogenese: Infrage kommen iatrogene Verletzungen, intrapelvine Hämatome, Abszesse und Tumoren.

Diagnostik: Eine Parese der Hüftbeuger oder Unterschenkelstrecker bei abgeschwächtem Patellarsehnenreflex (PSR) muss den Verdacht auf eine Femoralisparese lenken, zumal wenn eine Sensibilitätsstörung an der Oberschenkelstreckseite und Innenseite des Unterschenkels (Abb. **B-2.15**) besteht.

Diagnostik: Charakteristisch sind Paresen der Hüftbeuger oder Kniestrecker.

Differenzialdiagnose: Abzugrenzen ist ein radikuläres L 3- oder L 4-Syndrom bei **Bandscheibenvorfall** mit Quadrizepsparese, abgeschwächtem PSR und Sensibilitätsstörungen in diesen Dermatomen an der Streckseite des Oberschenkels (vgl. Abb. **B-2.16**). Zur diabetischen Amyotrophie siehe S. 475. Eine nichtneurogene Oberschenkelatrophie findet sich auch bei Fehlstellungen, Verletzungen und Operationen des Hüft- oder Kniegelenks. Myopathische Atrophien des Beckengürtels sind meist symmetrisch und nicht von Sensibilitätsstörungen begleitet (S. 56).

Differenzialdiagnose: Ein L 3- oder L 4-Syndrom bei **Bandscheibenvorfall** ist ebenso auszuschließen wie eine Affektion des Hüft- oder Kniegelenks.

Therapie und Verlauf: Die Behandlung richtet sich nach der Grundkrankheit (Entfernung der Kompressionsursache, z. B. eines Tumors oder Hämatoms). Darüber hinaus kommt eine Nervennaht in Betracht. Neben Spontanremissionen und günstigen chirurgischen Ergebnissen gibt es auch langwierige, mit Allodynie verbundene Verläufe.

Therapie und Verlauf: In der Regel ist eine chirurgische Therapie erforderlich. Die Prognose ist meist günstig.

Schädigungen des N. ischiadicus (L 4 – S 3)

Symptomatologie: Eine Läsion des Ischiadikusstammes verursacht den Ausfall der ischiokruralen Muskulatur, d. h. eine Parese der Kniebeuger sowie eine kombinierte Peronäus- und Tibialislähmung mit Parese der Unterschenkel- und Fußmuskeln (Dorsal- und Plantarflexion, Abb. **B-2.10a, b**). Die Sensibilität ist an Unterschenkel und Fuß, abgesehen von der Haut über dem Malleolus medialis und medialen Fußrand (Versorgungsbereich des N. saphenus), herabgesetzt.

Symptomatologie: Bei Läsion des Ischiadikusstamms entwickelt sich eine Parese der ischiokruralen Muskulatur (Kniebeuger, Dorsal- und Plantarflexoren des Fußes, Abb. **B-2.10a, b**).

Ätiopathogenese: Der Ischiadikusläsion liegen **iatrogene Schäden** („Spritzenlähmung", Hüftgelenkoperation), Luxationen und Frakturen im Bereich des Hüftgelenks und Oberschenkels, Hämatome, Schussverletzungen oder Tumoren zugrunde.

Ätiopathogenese: Meist handelt es sich um traumatische bzw. **iatrogene Läsionen**.

Diagnostik: Bei der „Spritzenlähmung" kommt es fast immer unmittelbar nach der Injektion zu heftigen Schmerzen und einer peronäusbetonten Lähmung. Der Achillessehnenreflex (ASR) ist erloschen, eine **Anhidrose der Fußsohle** (Ninhydrin-Test) erhärtet die Diagnose. Elektromyografisch findet man eine Denervierung der Kniebeuger sowie der Unterschenkel- und Fußmuskulatur. Bei allmählich progredienter Ischiadikusparese ist ein Neoplasma radiologisch auszuschließen (zur Plexusparese s. S. 451).

Diagnostik: Ein Injektionsschaden ist durch meist akute heftige Schmerzen, eine peronäusbetonte Parese und **Anhidrose der Fußsohle** charakterisiert.

B-2.10 Nervenschäden der unteren Extremität

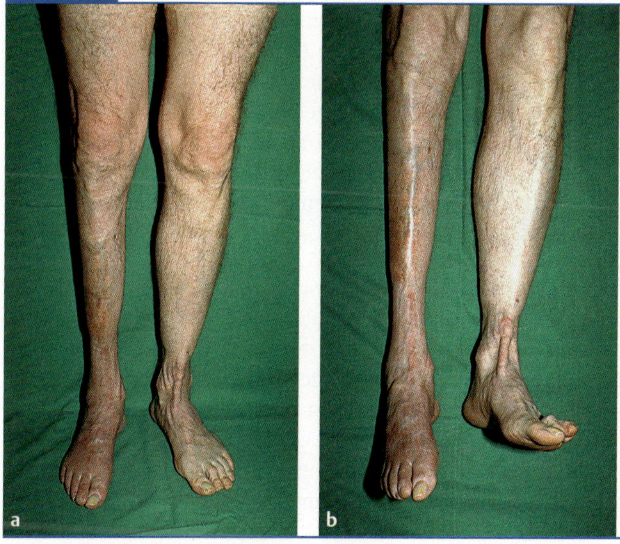

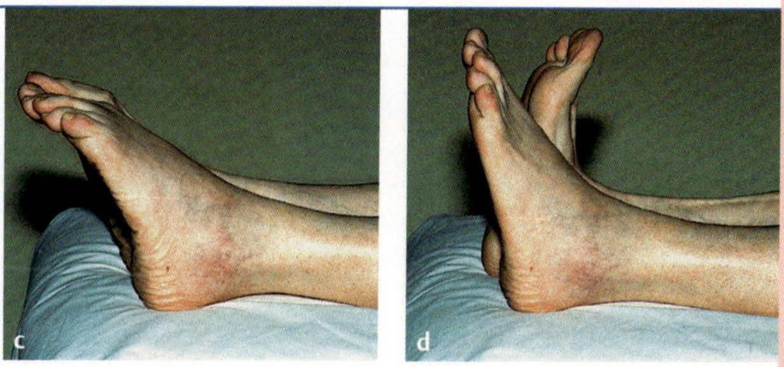

a, b Ischiadikusparese: 71-jähriger Patient mit atrophischer Lähmung des rechten Beins infolge Läsion des N. ischiadicus nach Oberschenkeldurchschuss (Kriegsverletzung). Besonders die Unterschenkelmuskulatur ist atrophisch (**a**). Der rechte Fuß hängt schlaff herab, es besteht eine Fußheber- und -senkerparese (**b**). Siehe auch Abb. **A-2.25** (S. 57).
c, d Peronäusparese: 44-jährige Patientin mit Druckläsion des linken N. peronaeus am Fibulaköpfchen. Während die Plantarflexion beiderseits intakt ist (**c**), besteht links eine Fuß- und Zehenheberparese (**d**).

Differenzialdiagnose: Ein lumbales radikuläres Syndrom lässt sich durch den Schweißtest abgrenzen.

Differenzialdiagnose: Ein Bandscheibenvorfall, der mit Lumboischialgie, einer Sensibilitätsstörung im betroffenen Dermatom und Paresen verbunden ist, weist keine Störung der Schweißsekretion auf, da bei einem radikulären Syndrom die sudorisekretorischen Fasern, die aus dem Grenzstrang stammen, nicht betroffen sind (S. 80).

Therapie: Bei „Spritzenlähmung" ist nach lokaler Kochsalzinjektion eine Neurolyse durchzuführen, bei Quetschung oder Zerreißung des Nervs eine Naht (Transplantat).

Therapie: Bei einem Injektionsschaden ist die Injektionsstelle zur Verdünnung des Medikaments mit Kochsalz zu umspritzen und frühzeitig eine Neurolyse des N. ischiadicus vorzunehmen. Wesentlich ist die Prävention solcher Schäden durch korrekte Technik, d. h. Injektion in das vordere (ventrale) Drittel der Mm. glutaei medius et minimus. Bei Quetschungen und Zerreißungen des Nervs ist eine Naht, ggf. mit Überbrückung durch ein Transplantat, Erfolg versprechend.

Verlauf: Die Prognose unbehandelter Fälle ist ungünstig.

Verlauf: Unbehandelte Ischiadikusläsionen sind prognostisch ungünstig. Es kommt häufig zu Ulzerationen des Fußes, die eine Unterschenkelamputation erfordern können.

Schädigungen des N. peronaeus (L 4 – S 2)

Symptomatologie: Bei Läsion des **Nervus peronaeus communis** besteht eine Fuß- und Zehenheberparese (Abb. **B-2.10c**, **d**) mit **„Steppergang"**. Die Sensibilität ist am Unterschenkel (lateral) und Fußrücken gestört.

Bei Läsion des **N. peronaeus superficialis** sind die Mm. peronaei gelähmt, bei der des **N. peronaeus profundus** die übrigen Fuß- und Zehenheber mit Sensibilitätsstörung zwischen Zehe I und II.

Schädigungen des N. peronaeus (L 4 – S 2)

Symptomatologie: Die Läsion des **N. peronaeus communis** ist durch eine Fuß- und Zehenheberparese gekennzeichnet (Abb. **B-2.10c**, **d**). Wegen der eingeschränkten Dorsalextension und Abduktion (Equinovarus) muss der Patient das Bein im Knie gebeugt anheben, um den Fuß aufzusetzen (**„Steppergang"**). Es besteht eine Sensibilitätsstörung am lateralen Unterschenkel und am Fußrücken.
Eine isolierte Schädigung des **N. peronaeus superficialis** führt zur Parese der Mm. peronaei und Sensibilitätsstörung am lateralen Unterschenkel und am Fußrücken, eine isolierte Läsion des **N. peronaeus profundus** zu Paresen der Mm. tibialis anterior, extensor hallucis longus und brevis, sowie der Mm. extensor digitorum longus und extensor digitorum brevis mit einer umschriebenen Sensibilitätsstörung (dreieckiger Bezirk zwischen 1. und 2. Zehe dorsal, Abb. **A-2.45**).

Ätiopathogenese: Als Ursachen kommen v. a. **Frakturen** und Luxationen in Höhe des Knie- und Sprunggelenks infrage. Auch chronische Druckschädigung am Fibulaköpfchen kann zur Peronäusläsion führen (z. B. **„crossed legs palsy"**).

Zum **Tarsaltunnel-Syndrom** siehe Tab. **B-2.2**, S. 436.

Ätiopathogenese: Abgesehen von iatrogenen Schädigungen (Meniskektomie, Lagerung auf dem Operationstisch) ist eine Peronäusparese auf **Frakturen** und Luxationen in Höhe des Kniegelenks, v. a. des Fibulaköpfchens, oder des Sprunggelenks zurückzuführen, nicht selten als Folge von Sportverletzungen und chronischer Druckschädigung des Nervs, z. B. als **„crossed legs palsy"** bei häufigem Übereinanderschlagen der Beine oder langem Knien.
Gelegentlich kommt es auch zum sog. **vorderen Tarsaltunnel-Syndrom** durch Kompression des N. peronaeus profundus unter dem Lig. cruciatum cruris (Tab. **B-2.2**, S. 436).

Diagnostik: Der Hackengang ist nicht möglich. Eine Pronationsschwäche (N. peronaeus superficialis) oder Fußheberschwäche (N. peronaeus profundus) bei erhaltenem ASR stützt die Diagnose. Die NLG ist reduziert.

Diagnostik: Der Hackengang ist wegen der Fußheberparese nicht möglich. Bei Läsion des N. peronaeus superficialis ist die Eversion (Pronation und Abduktion) des Fußes beeinträchtigt, bei Schädigung des N. peronaeus profundus findet sich eine Atrophie des M. tibialis anterior mit Schwäche der Fußhebung („Spitzfuß"). Der ASR ist erhalten. Die NLG ist herabgesetzt.
So ist z. B. bei Läsion des N. peronaeus communis in Höhe des Fibulaköpfchens das Muskelaktionspotenzial des M. extensor digitorum brevis erniedrigt oder ausgefallen.

Differenzialdiagnose: Zur peronäusbetonten Ischiadikusläsion siehe S. 449, zum **radikulären L 5-Syndrom** Abb. **B-2.16**, zur **zentralen Parese** Abb. **A-2.24a**.

Abzugrenzen sind auch die **Mononeuropathia multiplex diabetica** (strumpfförmige Sensibilitätsstörung!) und die ALS (rein motorische Ausfälle!).

Differenzialdiagnose: Differenzialdiagnostisch ist auch an eine peronäusbetonte Ischiadikusläsion nach Injektionsschaden (S. 449) zu denken. Zum **radikulären L 5-Syndrom** nach Bandscheibenvorfall siehe Abb. **B-2.16**. Eine **zentrale Parese** mit Spitzfußstellung und Zirkumduktion des Fußes bei *gestrecktem* Bein (Wernicke-Mann-Gangbild, Abb. **A-2.24a**) ist durch spastischen Muskeltonus charakterisiert.
Die **Mononeuropathia multiplex diabetica** (S. 475) und die amyotrophische Lateralsklerose (ALS, S. 475) manifestieren sich nicht selten mit einer Fußheberschwäche. Die diabetische Neuropathie weist jedoch eine strumpfförmige Sensibilitätsstörung auf, die ALS nur rein motorische Ausfälle.

▸ Merke.

▸ Merke. Das **Tibialis-anterior-Syndrom** infolge ischämischer Muskelkontraktur (Kompartment-Syndrom) ist durch heftige prätibiale Schmerzen, Schwellung und Rötung gekennzeichnet. Nach sportlicher Überanstrengung (Fußballspiel!) kann sich innerhalb weniger Stunden eine Kontraktur der Fußheber (ohne „Spitzfuß"-Stellung bzw. „Steppergang") entwickeln. Häufig ist der Puls der A. dorsalis pedis abgeschwächt und deren Strömungssignal (Doppler-Sonografie) reduziert. Elektromyografisch findet sich ein sog. „silent EMG" (stummes EMG). Wird eine Spaltung der Fascia cruris anterior nicht frühzeitig vorgenommen, ist eine irreversible Schädigung zu befürchten.

Therapie: In jedem Fall ist die physikalische Therapie notwendig. Als operative Maßnahme kommt je nach Ursache der Läsion die Dekompression oder die Naht des N. peronaeus infrage. Als orthopädisches Hilfsmittel dient der Peronäusschuh (Schiene).

Therapie: Neben physikalischer Therapie kommt je nach Ursache eine Dekompression oder Nervennaht infrage.

Verlauf: Die Prognose der unbehandelten, aber auch der Verlauf einer durch Nervennaht operativ versorgten Peronäusparese ist eher ungünstig.

Verlauf: Die Prognose ist relativ schlecht.

▶ Klinischer Fall. Der 7-jährige Junge zog sich bei einem Fahrradunfall eine Oberschenkelfraktur links zu, die mit einer beidseitigen Extension behandelt wurde. Während die Schmerzen im linken Bein nachließen, entwickelte sich rechtsseitig unter heftigen Schmerzen eine Fuß- und Zehenheberparese, die durch Kompression des N. peronaeus in Höhe des Fibulaköpfchens (Extensionsverband) bedingt war. Trotz rascher Entfernung der Extension und intensiver physikalischer Therapie kam es zu einer nur unvollständigen Remission.

▶ Klinischer Fall.

Schädigungen des N. tibialis (L 4 – S 3)

Schädigungen des N. tibialis (L 4 – S 3)

Symptomatologie: Bei einer Schädigung des N. tibialis fällt eine Wadenatrophie und Krallenstellung der Zehen auf. Die Plantarflexion ist eingeschränkt. Der Patient berichtet über ein Taubheitsgefühl der Fußsohle.

Symptomatologie: Charakteristisch sind eine Wadenatrophie und Krallenstellung der Zehen.

Ätiopathogenese: Neben Knie- und Sprunggelenkverletzungen, v. a. Frakturen des Tibiaschaftes und des Malleolus medialis, kann eine Tibialisparese durch ein **hinteres Tarsaltunnel-Syndrom** (Tab. **B-2.2**) hervorgerufen werden, das wesentlich häufiger als das vordere Tarsaltunnel-Syndrom vorkommt (Peronäusläsion, s. o.). Eine Läsion der Nn. digitales plantares am Vorfuß (Morton-Metatarsalgie) ist meist durch enges Schuhwerk bedingt. Die Nervenfasern werden an den Metatarsalköpfchen komprimiert (Tab. **B-2.2**).

Ätiopathogenese: Ursachen sind Frakturen der Tibia oder des Malleolus medialis oder ein **hinteres Tarsaltunnel-Syndrom** (Tab. **B-2.2**).

Diagnostik: Bei vollständiger Tibialisparese ist der Zehengang unmöglich, der Tibialis-posterior-Reflex (TPR) und der ASR sind erloschen. Der M. triceps surae ist paretisch, die Wadenmuskulatur atrophisch und die Sensibilität an der Wade, Fußsohle und am lateralen Fußrand herabgesetzt. Oft findet sich ein Druckschmerz unterhalb des Malleolus medialis. Der Ninhydrin-Test ergibt eine Hyp- oder Anhidrose der Fußsohle. Elektroneurografisch ist die motorische und sensible NLG des N. tibialis reduziert.

Diagnostik: Man findet eine atrophische Parese des M. triceps surae bei fehlendem Tibialis-posterior-Reflex (TPR) und ASR sowie eine Sensibilitäts- und Schweißsekretionsstörung der Fußsohle. Die NLG ist herabgesetzt.

Differenzialdiagnose: Wie bei der peripheren Ischiadikusläsion ist differenzialdiagnostisch in erster Linie an einen Bandscheibenvorfall mit **radikulärem S 1-Syndrom** (Abb. **B-2.1G**) zu denken, das jedoch keine Störung der Schweißsekretion aufweist.

Differenzialdiagnose: In erster Linie kommt ein radikuläres **S 1-Syndrom** infrage.

Therapie: Bei Kompression, insbesondere im hinteren Tarsaltunnel, ist eine operative Revision mit Spaltung des Ligaments und Neurolyse, bei Zerreißung oder Quetschung des Nervs eine Naht (Transplantat) indiziert.

Therapie: Je nach Ursache ist eine Neurolyse oder Nervennaht indiziert.

Verlauf: Die Prognose der operierten Fälle ist günstiger als bei einer Peronäuslähmung.

Verlauf: Die Prognose ist relativ günstig.

▶ Klinischer Fall. Der 21-jährige Polizist zog sich bei einem Motorradunfall eine Unterschenkelfraktur links zu, als er in einer Kurve auf einen Pkw auffuhr. Er klagte über ein Taubheitsgefühl der Fußsohle und konnte auch nach Konsolidierung der Fraktur linksseitig nicht auf den Zehen gehen. Es fanden sich eine Anhidrosis der Fußsohle, eine Atrophie des M. triceps surae und eine Krallenzehenstellung, die eine orthopädische Korrekturoperation erforderlich machte.

▶ Klinischer Fall.

2.2 Plexusparesen

2.2 Plexusparesen

▶ Synonym. Läsionen des Plexus cervicobrachialis oder lumbosacralis.

▶ Synonym.

▶ Definition. Periphere Paresen einzelner Gliedmaßen oder Gliedmaßenabschnitte als Folge von Schädigungen des zugehörigen Nervengeflechts (Arm- oder Beinplexus). Armplexusläsionen sind meist traumatisch, Beinplexusläsionen häufiger tumorös bedingt.

▶ Definition.

Epidemiologie: Armplexusläsionen sind häufiger als Beinplexusläsionen. Das männliche Geschlecht überwiegt. Häufigste Ursachen sind **Verkehrs-** und **Arbeitsunfälle**.

Epidemiologie: Läsionen des Plexus brachialis kommen wesentlich häufiger vor als die des Plexus cervicalis oder Plexus lumbosacralis, zumal Letztere durch Weichteile und Knochen besser vor Verletzungen geschützt sind. In 90 % der traumatischen Armplexusläsionen sind Männer mit einem Altersgipfel zwischen dem 20. und 25. Lebensjahr betroffen. Die häufigsten Ursachen sind **Verkehrs-** und **Arbeitsunfälle**. Im mittleren und höheren Lebensalter überwiegen neoplastische Läsionen v. a. des Plexus lumbosacralis.

2.2.1 Plexus cervicobrachialis

2.2.1 Plexus cervicobrachialis

Symptomatologie: Plexusparesen gehen mit heftigen **Schmerzen** einher und weisen frühzeitig **Atrophien** auf.

Symptomatologie: Je nach Ausmaß der Plexusläsion finden sich komplette oder partielle schlaffe Paresen der Schulter-Arm-Muskulatur, die z. T. mit heftigen intermittierenden oder persistierenden **Schmerzen** verbunden sind. Frühzeitig treten **Atrophien** auf, gelegentlich sind Faszikulationen zu beobachten.

Bei der **oberen Armplexusläsion** sind die von C 5 und C 6 versorgten Muskeln paretisch (**obere Armplexus- = Erb-Lähmung**, Abb. **B-2.11**).

Der Arm hängt schlaff mit nach hinten gedrehter Handfläche. Der BSR fehlt. Bei Mitbeteiligung von C 7-Wurzelfasern (Trizepsschwäche) spricht man von erweiterter oberer oder mittlerer Plexusläsion.

- Bei **Läsionen des oberen Armplexus** sind die von den C 5- und C 6-Wurzelfasern innervierten Muskeln betroffen (Abb. **B-2.11**). Dabei kommt es zu einer schlaff-atrophischen Lähmung der Mm. deltoideus, biceps, brachioradialis, supinator, supra- und infraspinatus (obere Armplexus- oder **Erb-Lähmung**).

Der M. pectoralis und die Extensoren der Hand können involviert sein. Der Arm hängt in Innenrotationsstellung mit nach hinten gedrehter Handfläche (vgl. Abb. **B-1.74**). Sensibilitätsstörungen im C 5- und C 6-Dermatom sind selten ausgeprägt. Der BSR ist abgeschwächt oder fehlt. Man spricht von einer erweiterten oberen oder einer mittleren Plexusläsion, wenn C 7-Wurzelfasern betroffen sind und dadurch neben dem M. triceps die Hand- und Fingerextensoren, die Mm. pronator teres und flexor carpi

B-2.11 Plexus brachialis

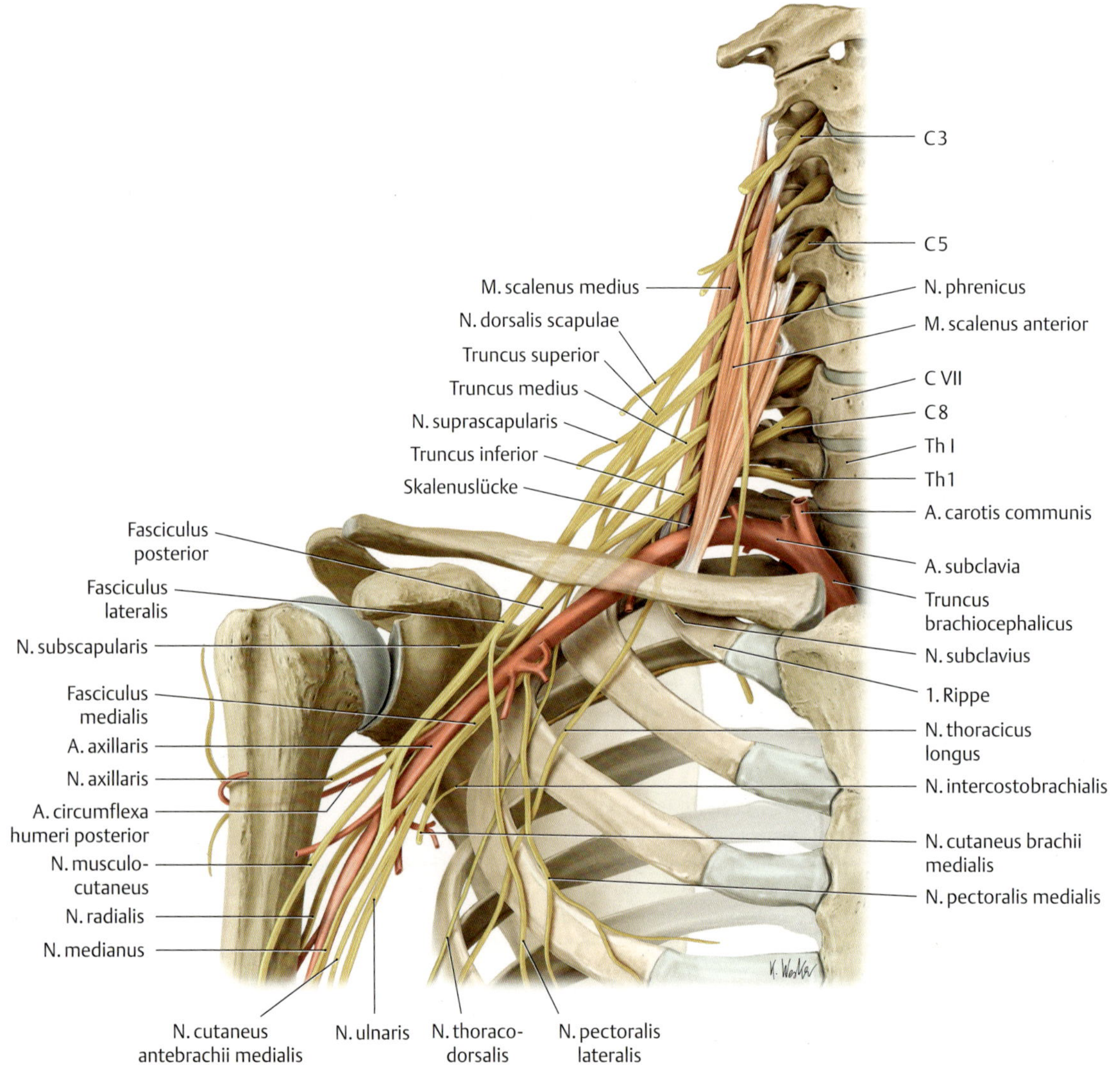

radialis paretisch sind. Dann ist auch die Flexion des Daumens und Zeigefingers eingeschränkt.

- Bei **Läsion des unteren Armplexus** (C 8 – Th 1) entwickeln sich motorische und sensible Ausfälle der Hand, gelegentlich begleitet von Trizepsschwäche und -atrophie. Man findet Paresen der langen Fingerbeuger und kleinen Handmuskeln mit Krallenstellung der Hand (**Déjerine-Klumpke-Lähmung**), eine ulnar betonte Sensibilitätsstörung und häufig ein **Horner-Syndrom**.

Bei der **unteren Armplexusläsion** (C 8 – Th 1) fallen eine Krallenstellung der Hand (**Déjerine-Klumpke-Lähmung**) mit ulnarer Sensibilitätsstörung und ein **Horner-Syndrom** auf.

Traumatische Läsion

Ätiopathogenese: Man unterscheidet Läsionen durch Zerrung (Dehnung), Zerreißung, Quetschung und Prellung des Plexus brachialis von den selteneren Schnitt-, Stich- und Schussverletzungen.
Die häufigsten Ursachen einer **Zerrungsverletzung** des Armplexus mit oder ohne Wurzelausriss sind Verkehrsunfälle (Motorradunfälle), gefolgt von Arbeitsunfällen (z. B. an rotierenden Maschinen) und Verletzungen beim Ski-, Reit-, Golf- und Wassersport. Frakturen eines zervikalen Wirbelkörpers oder seines Querfortsatzes sind häufig von proximalen Zerrungen des Plexus begleitet. Darüber hinaus werden geburtstraumatische und narkosebedingte Dehnungslähmungen beobachtet.
Bei geschlossenen Plexuslähmungen sind alle Schweregrade peripherer Nervenläsionen anzutreffen (Tab. **B-2.3**, S. 435), d. h. eine kurz dauernde Leitungsunterbrechung, eine Axonschädigung bei erhaltener äußerer Nervenstruktur oder eine komplette Kontinuitätsunterbrechung. Bei drei Vierteln aller schweren traumatischen Armplexusschädigungen kommt es zu **Wurzelausrissen**. Als Folge der Duraverletzung können sich Arachnoidalzysten entwickeln.

Traumatische Läsion

Ätiopathogenese: Infrage kommen v. a. Zerrung, Zerreißung, Quetschung und Prellung.

Zerrungsverletzungen sind durch Verkehrsunfälle, Arbeits- und Sportunfälle, seltener durch Geburtstrauma oder Lagerung während der Narkose bedingt.

Bei 3/4 aller schweren traumatischen Armplexusläsionen kommt es zu **Wurzelausrissen**.

Diagnostik: Die schlaff-atrophische Lähmung nach traumatischer Läsion des unteren Armplexus (C 8 – Th 1) ist von einem **Horner-Syndrom** einschließlich quadrantenförmiger Schweißsekretionsstörung begleitet, da die sudorisekretorischen Fasern zu Kopf, Hals und Arm zwar erst bei Th 3 – Th 7 das Rückenmark verlassen, jedoch in Höhe des Ganglion stellatum umgeschaltet werden (vgl. Abb. **A-2.46**).
Eine distale Plexusläsion im Bereich der Faszikel ist immer mit einer Hyp- oder Anhidrosis in den Arealen gestörter Sensibilität verbunden.
Auf einen Ausriss der Wurzeln C 8 – Th 2 weist ein Horner-Syndrom bei intakter Schweißsekretion hin, da die sudorisekretorischen Fasern den Segmenten unterhalb von Th 2 entstammen.
Weitere Hinweise auf einen Wurzelausriss sind **sanguinolenter Liquor** und trotz Sensibilitätsstörung erhaltene sensible Nervenaktionspotenziale, da bei Läsion proximal des Spinalganglions der periphere Anteil des sensiblen Neurons intakt bleibt. Blut im Liquor tritt aber auch bei gleichzeitig vorkommenden Rückenmarkverletzungen auf, und ein fehlendes sensibles Aktionspotenzial als Hinweis auf eine distale Plexusläsion schließt einen zusätzlichen Wurzelausriss nicht aus. Die MRT- und CT-Diagnostik dient dem Nachweis leerer Wurzeltaschen oder Arachnoidalzysten, ist aber nicht immer treffsicher. Mittels **Post-Myelo-CT** ist der Kontrastmittelaustritt aus dem Subarachnoidalraum darzustellen.
Bei Schussverletzungen des Plexus ist eine Angiografie erforderlich, da häufig gleichzeitig Arterienverletzungen vorkommen.
Zwei bis drei Wochen nach einer Plexusverletzung dokumentiert eine sorgfältige **elektromyografische Untersuchung** die Denervation entsprechend dem Verteilungsmuster der Paresen.

Diagnostik: Die untere Armplexusläsion ist mit einem **Horner-Syndrom** einschließlich Hyp- oder Anhidrose des oberen Körperquadranten verbunden.

Bei Läsion im Bereich der Faszikel ist die Schweißsekretion stets gestört.

Bei Wurzelausrissen von C 8 – Th 2 ist die Schweißsekretion intakt.

Blutiger Liquor und erhaltene sensible Aktionspotenziale bei Hypästhesie und Hypalgesie sprechen ebenfalls für einen Wurzelausriss. Leere Wurzeltaschen und Arachnoidalzysten sind mittels MRT und CT, der Austritt von Kontrastmittel aus dem Subarachnoidalraum ist auch **CT-myelografisch** nachweisbar.

Bei Schussverletzung des Plexus ist eine **Angiografie** indiziert.

Die Paresen werden zwei bis drei Wochen nach der Läsion mittels **EMG** dokumentiert.

Neoplastische Infiltration

Ätiopathogenese: Der Plexus cervicalis wird seltener traumatisch als durch neoplastische Infiltration (lymphogene Metastasen des Bronchial- oder Mammakarzinoms und maligne Lymphome) geschädigt. Dabei kann es ebenso wie bei einem Mediastinaltumor zu einer Zwerchfellparese durch Läsion des N. phrenicus kommen, dessen Fasern aus C 4, in geringerem Umfang aus C 3 oder auch C 5 stammen. Bei Armplexusparesen ist häufig der zervikale Grenzstrang, v. a. das Ganglion stellatum, beteiligt.

Neoplastische Infiltration

Ätiopathogenese: Der Plexus cervicalis wird häufiger tumorös als traumatisch geschädigt. Bei karzinomatöser Infiltration des Armplexus ist oft auch der Grenzstrang involviert.

Diagnostik: Ein **Horner-Syndrom** mit Hypohidrose und vasomotorische Störungen der Gesichts-Hals-Region sind erste Hinweise auf eine neoplastische Infiltration des Plexus cervicalis. Das Horner-Syndrom mit quadrantenförmiger Anhidrose und eine

Diagnostik: Zeichen einer neoplastischen Infiltration des unteren Armplexus und des Grenzstrangs, z. B. durch **Pancoast-Tumor**, sind **Brachialgien** und ein **Horner-Syndrom** mit quadrantenförmiger Schweißsekretionsstörung.

Brachialgie bei rasch fortschreitender unterer Plexusparese muss den Verdacht auf ein Lungenspitzen-Karzinom, den **Pancoast-Tumor**, erwecken, das bis zum Ganglion stellatum durchgebrochen ist. Die bildgebende Diagnostik der oberen Thoraxapertur zeigt eine Läsion der Lungenspitze, gelegentlich auch eine Arrosion von Rippen und Wirbeln.

Immer ist eine **MRT**-Untersuchung notwendig. **CT** und Myelografie weisen einen Tumor im Plexusbereich nicht immer frühzeitig nach.

In jedem Fall ist ein **MRT** angezeigt. Das **CT** kann zwar Tumoren aufdecken, die den Plexus infiltrieren; aber ein normales CT schließt einen Tumor nicht aus. Wenn dieser in den Spinalkanal durchbricht, ist er mittels Post-Myelo-CT zu lokalisieren.

Die Infiltration des Armplexus durch **Metastasen** verursacht heftige Schmerzen, insbesondere bei unterer Plexusläsion.

Die Unterscheidung zwischen karzinom- und strahlenbedingten Plexusläsionen nach Radiatio eines Mammakarzinoms ist schwierig. **Metastasen** verursachen fast immer heftige Schmerzen, eine untere Plexusläsion mit Parese der Hand und des M. trizeps sowie ein Horner-Syndrom. Bei einem iatrogenen **Strahlenschaden** sind die Schmerzen geringer, meist besteht eine Läsion des oberen Plexus mit Schwäche des Delta- und Bizepsmuskels ohne ausgeprägte Sensibilitätsstörung.

Druckläsion

Ätiopathogenese: Vorrangig sind die Formen des Thoracic-outlet-Syndroms:
- **Skalenus-Syndrom**
- **Kostoklavikular-Syndrom**
- **Hyperabduktionssyndrom**

Druckläsion

Ätiopathogenese: Druckläsionen des Armplexus kommen v. a. bei Engpass-Syndromen der oberen Thoraxapertur vor (Thoracic-outlet-Syndrom):
- Das **Skalenus-Syndrom** ist durch eine muskuläre Enge der Skalenuslücke oder eine Halsrippe bedingt, die zur Kompression des Armplexus führen.
- Beim **Kostoklavikular-Syndrom** handelt es sich um eine Kompression des Armplexus und der begleitenden großen Gefäße (A. und V. subclavia) zwischen der 1. Rippe und der Klavikula.
- Das **Hyperabduktionssyndrom** wird durch maximale Elevation des Arms (z. B. im Schlaf) verursacht. Dabei kommt es zur Kompression des Armplexus sowie der A. und V. axillaris unter dem M. pectoralis minor.

Diagnostik: Für ein Thoracic-outlet-Syndrom charakteristisch sind Brachialgien.

Diagnostik: Für ein Kompressionssyndrom der oberen Thoraxapertur sind Schmerzen und Parästhesien am Oberarm typisch, die sich z. B. beim Tragen eines schweren Koffers einstellen. Es kann zu einer Déjerine-Klumpke-Lähmung und bei Kompression der A. und V. subclavia bzw. axillaris zu einer ischämischen Schädigung mit Schmerzen und Blässe der Finger bzw. venösen Stauung des Arms kommen.

Ein Thoracic-outlet-Syndrom lässt sich durch Provokationsmethoden nachweisen, z. B. das Skalenus-Syndrom durch das **Adson-Manöver**: Bei Seitwärtsdrehung des reklinierten Kopfes und tiefer Inspiration verschwindet der Radialispuls.

Bei der Abklärung chronischer und therapieresistenter Brachialgien sollte immer an ein Engpass-Syndrom gedacht werden. Dabei ist auf die Zeichen einer Gefäßkompression zu achten. Verschwindet der Radialispuls bei Reklination und Drehung des Kopfes zur Seite der Läsion, während der Patient tief inspiriert und so die Mm. scaleni anspannt (**Adson-Manöver**), so ist im Fall einer unteren Plexusläsion eine enge Skalenuslücke anzunehmen. Beim Kostoklavikular-Syndrom ist der Puls nach Herunterziehen der Schulter, beim Hyperabduktionssyndrom nach Elevation des Arms nicht mehr tastbar. In der Fossa supraclavicularis kann ein Stenosegeräusch auskultiert werden.

Die bildgebende Diagnostik der oberen Thoraxapertur dient dem Nachweis einer Halsrippe, die Angiografie dem Nachweis einer Gefäßkompression (Abb. **B-2.12**).

Mittels MRT lässt sich gelegentlich beim Skalenus-Syndrom eine Halsrippe, beim Kostoklavikular-Syndrom eine Deformierung der 1. Rippe oder der Klavikula (Frakturfolgen) nachweisen. Gefäßstenosen sind sonologisch zu orten. MR- oder CT-Angiografie können eine Kompression der A. subclavia ergeben (s. a. DSA, Abb. **B-2.12**).

B-2.12

B-2.12 Kompression der A. subclavia

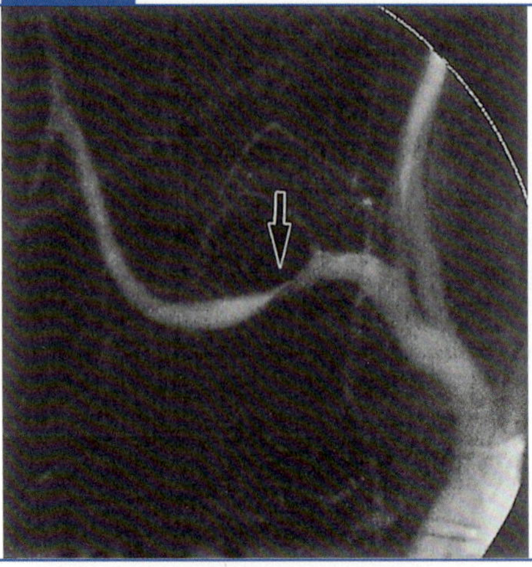

Patientin mit Brachialgie rechts. Beim Adson-Manöver während der DSA zeigt sich ein Kompressionseffekt durch eine Halsrippe mit deutlicher Einengung der A. subclavia (Pfeil).

Neurografisch finden sich neben Denervationszeichen v. a. herabgesetzte sensible Aktionspotenziale, während die motorische NLG häufig nur gering reduziert ist. Die somatosensorisch evozierten Potenziale (SSEP) sind pathologisch verändert.

Die sensiblen Nervenaktionspotenziale und die SSEP sind pathologisch verändert.

Neuralgische Schulteramyotrophie

Ätiopathogenese: Die neuralgische Schulteramyotrophie tritt meist ohne erkennbare Ursache, aber auch bei immunologischen Erkrankungen (z. B. Kollagenosen) oder viralen bzw. bakteriellen **Infektionen** auf (z. B. Borreliose, S. 273). In 25 % ist sie bilateral ausgeprägt.

Diagnostik: Charakteristisch sind heftige Schulterschmerzen und nach wenigen Tagen auftretende atrophische Paresen besonders der von den Fasern aus C 5, C 6 und C 7 innervierten Muskeln, oft mit **Scapula alata** (ein Horner-Syndrom und Sensibilitätsstörungen fehlen meist).

Neuralgische Schulteramyotrophie

Ätiopathogenese: Ein Teil der Fälle beruht auf **Infektionen** oder immunologischen Erkrankungen.

Diagnostik: Heftige Schmerzen und atrophische Paresen der Schultermuskeln mit **Scapula alata** sind charakteristisch.

Differenzialdiagnose

Eine **Brachialgia paraesthetica nocturna** weist auf das **Karpaltunnel-Syndrom** bei Medianuskompression hin (S. 443). Bei schmerzhafter Bewegungseinschränkung des Schultergelenks ist in erster Linie an eine **Periarthritis humeroscapularis** zu denken; röntgenologisch finden sich Kalkablagerungen im Bereich der Rotatorenmanschette. Zervikale Bandscheibenschäden mit radikulären Schmerzen und umschriebenen segmentalen Ausfällen, insbesondere Läsionen der Wurzeln C 5 – C 8, sind sorgfältig abzugrenzen (S. 459).
Brachialgien und ein Horner-Syndrom kommen auch bei der **Syringomyelie** vor, die jedoch durch eine dissoziierte Empfindungsstörung gekennzeichnet ist (S. 169).
Ein Verschluss der A. axillaris ist sehr viel seltener: Nach Kompression bzw. Überanstrengung (Effort-Thrombose) mit Schmerzen und Schwäche des Arms kommt es zu einer auffälligen Schwellung der Hand (Paget-von-Schroetter-Syndrom). In der Axilla lässt sich gelegentlich die druckdolente thrombosierte Vene tasten. Die MR- oder CT-Angiografie (Venografie) sichern die Diagnose.

Differenzialdiagnose

Abzugrenzen sind ein **Karpaltunnel-Syndrom** („Brachialgia paraesthetica nocturna"), eine **Periarthritis humeroscapularis** und zervikale Bandscheibenschäden.

Brachialgien bei **Syringomyelie** sind mit dissoziierte Empfindungsstörung verbunden.

Eine Schwäche des Arms und schmerzhafte Schwellung der Hand entsteht auch bei Thrombose der V. axillaris (Paget-von-Schroetter-Syndrom).

Therapie

Nach einer Plexusverletzung wird der Arm in Abduktionsstellung gelagert. Bewegungsübungen beschränken sich anfangs auf Ellenbogen-, Handgelenk und Fingergelenke. Frühzeitig empfiehlt sich die Elektrotherapie, um Atrophien vorzubeugen. Ab der 6. Behandlungswoche wird auch das Schultergelenk durchbewegt.
Durch Neurolyse oder Nerventransplantation kann die Funktion verbessert werden. Mit der Operation soll **nicht länger als sechs Monate** gewartet werden.
Bei einem ausgeprägten Skalenus-Syndrom empfiehlt sich die Skalenotomie, ggf. mit Resektion einer komprimierenden Halsrippe. Im Fall eines Kostoklavikular-Syndroms kommt eine Resektion der ersten Rippe in Betracht, das Hyperabduktionssyndrom wird ausschließlich konservativ behandelt.
Tumoren und Metastasen, die den Armplexus infiltrieren, können meist nur palliativ behandelt werden. Auch der Pancoast-Tumor ist oft inoperabel. In jedem Fall ist ausreichende Schmerztherapie erforderlich. Bei neuralgischer Schulteramyotrophie ist die Behandlung mit **Salicylaten** und **Kortikosteroiden** Erfolg versprechend.

Therapie

Nach anfänglicher Ruhigstellung des Arms in Abduktion sind Bewegungsübungen und Elektrotherapie angezeigt.

Die Funktion kann operativ verbessert werden (Neurolyse oder Nerventransplantation).

Bei einem Thoracic-outlet-Syndrom kommt eine operative Revision mit Rippenresektion in Betracht.

Bei Tumoren sind meist nur Palliativmaßnahmen möglich. Die neuralgische Schulteramyotrophie spricht auf **Salicylate** und **Kortikosteroide** an.

Verlauf

Mit beginnender **Reinnervation** wird das **Hoffmann-Tinel-Zeichen** positiv (S. 443). Kommt es 3 Monate nach der Plexusschädigung bei Beklopfen der Nerven unterhalb der Läsion noch nicht zu einer Schmerzreaktion bzw. zum Ausstrahlen von Parästhesien in das anästhetische Areal, so ist keine Reinnervation mehr zu erwarten. Im Allgemeinen entspricht die Prognose dem Ergebnis der EMG-Untersuchung; ein frühes Auftreten von **Reinnervationszeichen** beweist aber nicht, dass sich eine volle Funktion einstellen wird. Untere Plexusläsionen haben eine schlechtere Prognose als obere Plexusläsionen. Sofern sich überhaupt Zeichen der Reinnervation nachweisen lassen, ist auch bei konservativer Behandlung noch nach zwei bis drei Jahren eine Besserung zu erwarten.

Verlauf

Das **Hoffmann-Tinel-Zeichen** dient als **Reinnervationszeichen**: Spätestens drei Monate nach der Verletzung bei Beklopfen der Nerven unterhalb der Läsion setzt eine Schmerzreaktion mit ausstrahlenden Parästhesien ein. Unter dieser Voraussetzung kann noch nach zwei bis drei Jahren eine Besserung eintreten.

► Klinischer Fall.

► Klinischer Fall. Der 21-jährige Landwirt stürzte beim Mistabladen und zog sich eine Schultergelenkluxation links zu. Nach der Reposition klagte er noch bei passiver Abduktion des Arms um mehr als 30 Grad über starke Schmerzen. Es fand sich je eine hypalgetisch-hypästhetische Zone an der Außenseite des linken Oberarms und an der radialen Partie des Handrückens. Es bestand eine leichte Schwäche der Mm. deltoideus und triceps links. Das EMG ergab pathologische Spontanaktivität, vermehrt polyphasische Potenziale und ein deutlich gelichtetes Willkürmuster der Mm. deltoideus und brachioradialis. Unter krankengymnastischen Bewegungsübungen und Schwimmen bildete sich die Plexusparese innerhalb von sechs Monaten zurück.

2.2.2 Plexus lumbosacralis

Symptomatologie: Läsionen des Plexus lumbalis (L 1 – L 4) und Plexus sacralis (L 4 – S 3) sind meist kombiniert, sodass eine Parese der gesamten Beinmuskulatur mit sensiblen, vegetativen und trophischen Störungen auftritt.

2.2.2 Plexus lumbosacralis

Symptomatologie: Beinplexusparesen (L 1 – S 3) sind durch inguinale Schmerzen und Parästhesien gekennzeichnet, die über den Oberschenkel bis zum Fuß ausstrahlen.

- Bei Läsion des **Plexus lumbalis** (L 1 – L 4) ist die Sensibilität an der Vorderseite des Oberschenkels gestört. Es finden sich Paresen der Hüftbeuger und Kniestrecker sowie der Außenrotatoren und Adduktoren des Oberschenkels.
- Eine Läsion des **Plexus sacralis** (L 4 – S 3) führt zu Sensibilitätsstörungen am dorsalen Oberschenkel und Paresen der Hüftstrecker, Kniebeuger sowie der gesamten Unterschenkel- und Fußmuskulatur.

Meist sind beide Plexus geschädigt. Da auch autonome Fasern betroffen sind, bestehen vegetative und trophische Störungen.

► Merke.

► Merke. Eine Läsion des lumbalen Grenzstrangs ist an einer Überwärmung des Fußes mit Anhidrose der Fußsohle zu erkennen.

Ätiopathogenese: Beinplexusparesen sind meist durch **Tumoren** oder **Hämatome**, seltener durch Verletzungen bedingt. Zum Faserverlauf des Plexus lumbosacralis siehe Abb. **B-2.13**.

Ätiopathogenese: Ursachen von Beinplexusparesen sind **Tumoren**, v. a. maligne Lymphome und Uterus- bzw. Zervixkarzinome, Gerinnungsstörungen mit ausgedehnten retroperitonealen **Hämatomen** (Psoashämatom), seltener eine Wirbel- oder Beckenringfraktur sowie Komplikationen während Schwangerschaft und Geburt („Entbindungslähmung"). Zum Faserverlauf des Plexus lumbosacralis retroperitoneal und im kleinen Becken s. Abb. **B-2.13**.

Diagnostik: Mittels MRT und CT sind retroperitoneale Prozesse (Psoashämatom oder -abszess) und Wirbel- bzw. Beckenfrakturen nachzuweisen.

Diagnostik: Die rektale Untersuchung kann ein retroperitoneales Hämatom aufdecken, die bildgebende Diagnostik Abbrüche von Processus costarii der Lendenwirbelkörper, Becken- oder Sakrumfrakturen. Mittels MRT und CT lassen sich retroperitoneale Prozesse (Psoashämatom bzw. -abszess) nachweisen.

Differenzialdiagnose: Eine **neoplastische** Plexusläsion ist von monoradikulären Ausfällen und einem **Kauda-Syndrom** nach **Bandscheibenvorfall** abzugrenzen.

Differenzialdiagnose: Nicht selten werden Plexusschmerzen bei **Zervixkarzinom** zunächst als Lumbago-Ischias-Syndrom verkannt. Lumbosakrale **Diskushernien** mit Wurzelkompression oder **Kauda-Syndrom** sind im Zweifelsfall durch den Schweißtest (S. 105) und mittels MRT oder CT abzugrenzen. Belastungsabhängige Schmerzen und Parästhesien der Oberschenkel lassen auch an eine arterielle Verschlusskrankheit denken, die eine angiografische Abklärung erfordert.

Therapie und Verlauf: Je nach Grundkrankheit sind operative, chemo- und radiotherapeutische Maßnahmen indiziert. Die Prognose ist insgesamt ungünstig.

Therapie und Verlauf: Je nach Grundkrankheit sind operative, chemo- und radiotherapeutische Behandlungsverfahren angezeigt, im Übrigen physikalische Therapie, insbesondere krankengymnastische Bewegungsübungen. Die Prognose der Beinplexuslähmungen ist insgesamt ungünstig.

B-2.13 Plexus lumbosacralis

B-2.13

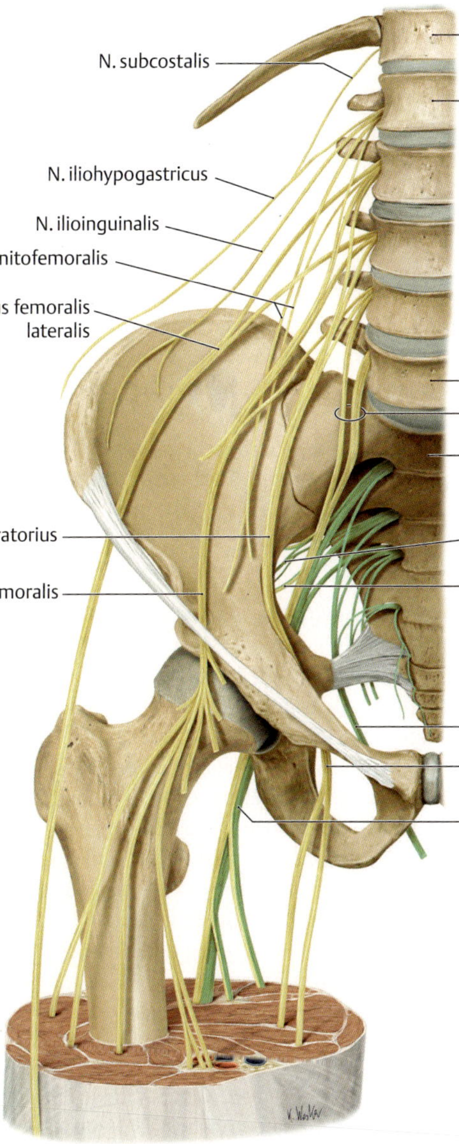

2.3 Spinale Wurzelkompression

2.3 Spinale Wurzelkompression

▸ **Synonym.** Radikulopathie, radikuläres Syndrom.

▸ Synonym.

▸ **Definition.** Wurzelkompressionssyndrome (Radikolopathien) sind durch Schmerzen und Sensibilitätsstörungen charakterisiert, die an Dermatome gebunden sind. Je nach Lokalisation und Ausmaß der Kompression kommt es auch zu Reflexausfällen, Paresen und bei Rückenmark- bzw. Kaudaläsion zusätzlich zu Sphinkterstörungen. Die häufigsten Ursachen radikulärer Syndrome sind lumbosakrale oder zervikale **Bandscheibenschäden**. Daneben kommen spinale Abszesse, Tumoren und Fehlbildungen in Betracht.

▸ Definition.

Epidemiologie: Die Inzidenz der lumbalen Bandscheibenvorfälle, die zehnmal häufiger als zervikale vorkommen, beträgt 150/100 000 Einwohner. Das männliche Geschlecht überwiegt. Der Altersgipfel liegt zwischem dem 45. und 55. Lebensjahr.

Epidemiologie: Schmerzen bei Zervikal- oder Lumbal-Syndromen gehören zu den häufigsten Beschwerden überhaupt. Die jährliche Inzidenz der Lumbo-Ischialgien bei Bandscheibenvorfällen beträgt 150/100 000 Einwohner, die der zervikalen Bandscheibenläsionen ist um ein Zehnfaches geringer. Thorakale Diskushernien sind sehr selten. Spinale raumfordernde Prozesse (Tumoren, Abszesse), die ebenfalls zur Wurzelkompression fuhren können, haben eine Inzidenz von 5/100 000 Einwohner. Bandscheibenvorfälle kommen meist in der Zeit beruflich hoher Aktivität zwischen dem 20. und 65. Lebensjahr mit einem Maximum zwischen dem 45. und 55. Lebensjahr vor. Das männliche Geschlecht überwiegt. Prädisponierende Faktoren sind sitzende Beschäftigungen (z. B. als Lkw-Fahrer, Sekretärin), aber auch vorausgegangene Schwangerschaften.

Symptomatologie: Prodromi einer Radikulopathie sind Steifigkeit und Ermüdungsschmerzen der Nacken- oder Rückenmuskulatur und Wadenkrämpfe. Die Patienten klagen über **Zerviko-Brachialgien** oder **Lumbo-Ischialgien**, die an Dermatome gebunden sind und durch Husten und Pressen verstärkt werden.

Symptomatologie: Prodromi einer Radikulopathie sind morgendliche Steifigkeit der Nacken- bzw. Rückenmuskulatur, ein nichtsegmentaler Ermüdungsschmerz und Wadenkrämpfe. Die Anamnese ergibt **Zerviko-Brachialgien** oder **Lumbo-Ischialgien**, d. h. Nacken- bzw. Kreuzschmerzen, die in die Extremitäten ausstrahlen und durch Husten und Pressen verstärkt werden. Diese Schmerzen sind ebenso wie Sensibilitätsstörungen auf bestimmte Dermatome (S. 78) beschränkt. Oft lässt sich ein Auslösemechanismus erfragen, z. B. eine abrupte Kopf- oder Körperdrehung, Bücken und Wiederaufrichten, Heben einer Last oder ein Sportunfall. Ein situativer Zusammenhang der Kreuzschmerzen („low back pain") mit einem psychischen Konflikt ist oft ganz unverkennbar.

Ätiopathogenese: Pathogenetisch handelt es sich bei der **Bandscheibendegeneration** um einen zunehmenden Elastizitätsverlust des Nucleus pulposus, der sich vorwölbt (**Protrusio**) oder infolge einer Zerreißung des Faserrings prolabiert und das Lig. longitudinale posterius hernienartig durchbricht (**Prolaps**; Abb. **B-2.14**).

Ätiopathogenese: Die **Bandscheibendegeneration** beginnt, wie histologische Studien belegen, in der 3. Lebensdekade, selten auch schon in der Adoleszenz. Mit einer Abnahme des Wassergehalts in den Zwischenwirbelscheiben, die aus einem Gallertkern hydrophiler Glykoproteide (Nucleus pulposus) und einem lamellär geordneten kollagenen Fibrillenring (Anulus fibrosus) bestehen, treten ein Elastizitäts- und Höhenverlust des Diskus auf. In schweren Fällen liegt eine Verschmälerung des Intervertebralraums um 50 % vor. Während das Wirbelsegment zunehmed instabil und der Faserring rissig wird, wölbt sich der Nucleus pulposus gegen eine Nervenwurzel und den Spinalkanal vor (**Protrusio**) oder durchbricht hernienartig das hintere Längsband, wenn der Faserring zerreißt (**Prolaps**). Dabei können sich nekrotische Teile des Bandscheibengewebes (Sequester) ablösen. Ventrale Bandscheibenvorfälle rufen keine neurologische Symptomatik hervor. Eine dorsolaterale Protrusion kann zum Wurzelkontakt und ein dorsolateraler Prolaps zur Kompression einer oder mehrerer Wurzeln führen. Mediale Vorfälle verursachen ein Rückenmark- oder Kauda-Syndrom (Abb. **B-2.14**).

► Merke.

► Merke. Zervikale Bandscheibenvorfälle kommen am häufigsten in Höhe HWK 5/6 und HWK 6/7, lumbale meist bei LWK 4/5 und LWK 5/SWK 1 vor.

Weitere Ursachen sind Spondylosen und Spondylarthrosen. Eine **Spondylolisthesis** und eine **Enge des Spinalkanals** wirken prädisponierend.

Weitere Ursachen der Zervikal- und Lumbalsyndrome sind Spondylosen und Spondylarthrosen, unter denen 5 % der Bevölkerung leiden. In der Hälfte dieser Fälle besteht eine **Spondylolisthesis**, d. h. ein Gleiten des Wirbelkörpers nach ventral bei Unterbrechung im interartikulären Abschnitt des Bogenteils (Spondylolyse). Ist die Interartikularportion erhalten, so spricht man von Pseudospondylolisthesis. Eine konnatale **Enge des Spinalkanals** kann zu einer Kauda-Kompression führen, sobald degenerative Veränderungen, v. a. ein Bandscheibenvorfall oder Wirbelgleiten, hinzukommen. Zur zervikalen Myelopathie siehe S. 374.

Seltenere Ursachen einer Wurzelkompression sind **spinale Abszesse**, **Tumoren** und Fehlbildungen.

Wesentlich seltener als Bandscheibenvorfälle führen **spinale Abszesse**, **Tumoren** (Neurinom, Meningeom, spinale und Wirbelkörpermetastasen, vgl. Abb. **B-1.131**, S. 347) und Fehlbildungen zu Kompressionssyndromen.

Diagnostik: Bei akutem Bandscheibenvorfall ist die HWS- oder LWS-Beweglichkeit eingeschränkt. Es bestehen eine **Schonhaltung** und paravertebrale Myogelosen.

Diagnostik: Bei akutem Bandscheibenvorfall ist die Beweglichkeit der Wirbelsäule schmerzhaft eingeschränkt. Charakteristisch ist eine **Schonhaltung** wie Caput obstipum („Schiefhals") oder „Ischias-Skoliose". Es finden sich paravertebrale Myogelosen (schmerzhafte Muskelverspannungen), ein Klopfschmerz der betroffenen Wirbelsäulenregion und ein vergrößerter Kinn-Jugulum-Abstand bzw. Finger-Boden-Abstand.

B-2.14 Bandscheibenvorfälle. Topografie radikulärer Syndrome, Rückenmark- und Kaudakompression.

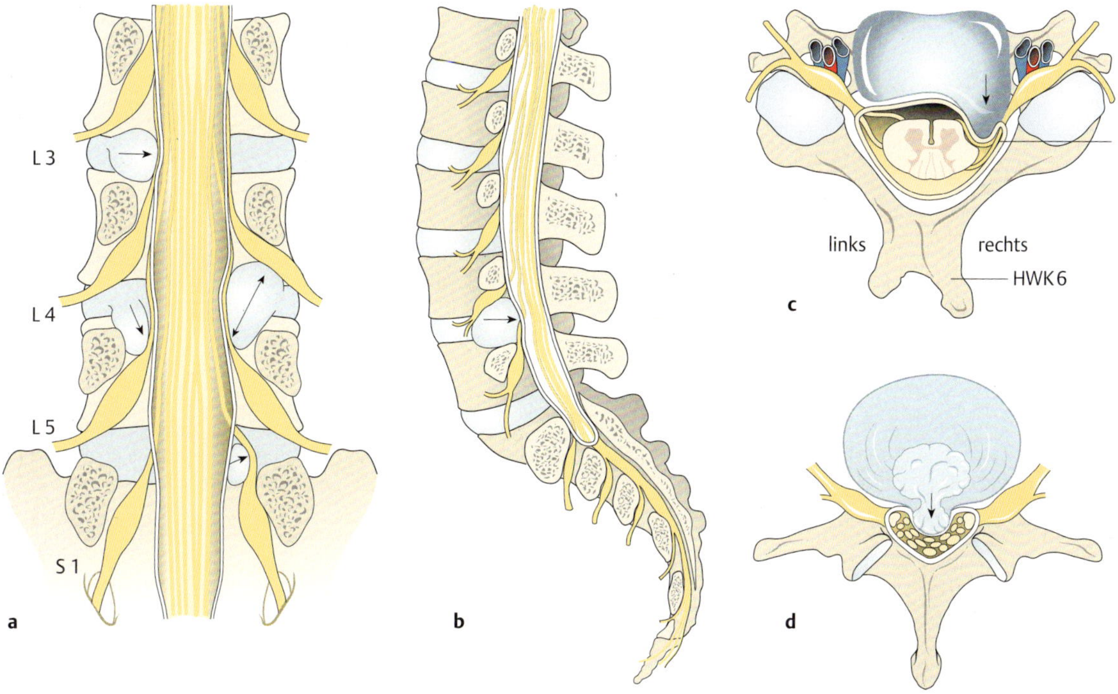

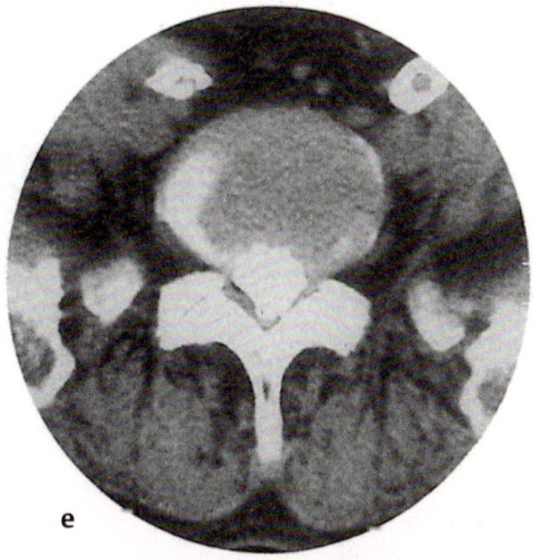

a Laterale Bandscheibenvorfälle mit Wurzelkontakt L 3, L 4, L 5 rechts sowie S 1 links. Eine Diskushernie kann 2 Wurzeln gleichzeitig komprimieren.
b Mediolateraler Bandscheibenvorfall LWK 4/5.
c Mediolateraler Bandscheibenvorfall HWK 5/6 rechts.
d Medialer Bandscheibenvorfall mit Kauda-Kompression.
e Das spinale CT zeigt einen verkalkten medialen Prolaps mit erheblicher Kompression des Duralsacks in Höhe LWK 3/LWK 4.

Bei **zervikalem Bandscheibenvorfall** klagen die Patienten in der Regel über radikuläre **Brachialgien**. Die Schmerzen werden durch Kopfbewegungen und Zug am Arm verstärkt. Selten kommt es auch zu einem akuten medullären Syndrom.

Der **zervikale Bandscheibenvorfall** ist von **Brachialgien** begleitet, die bei Kopfbewegungen und Zug am Arm zunehmen.

Schon bei geringster Bewegung klagt der Patient mit **lumbalem Bandscheibenvorfall** über heftige Kreuzschmerzen, die meist über das Gesäß dorsolateral ins Bein bis zum Fuß und in die Großzehe (L 5-Segment) oder bis zur lateralen Fußkante und Kleinzehe (S 1-Segment) ausstrahlen (**Lumbo-Ischialgie**). Das **Lasègue-Zeichen** ist bei radikulären L 5- und S 1-Syndromen, gelegentlich auch beim L 4-Syndrom **positiv** (Ischiadikus-Dehnungsschmerz). Ein umgekehrtes Lasègue-Zeichen, das in Bauchlage durch Anhebung des gestreckten Beins ausgelöst wird (Femoralgie), findet man bei höher gelegenen Wurzelkontakten, ein gekreuztes Lasègue-Zeichen vorwiegend bei medialen Diskushernien. Der N. ischiadicus ist in seinem Verlauf, v. a. in der Glutäal- und Oberschenkelregion, druckdolent (Valleix-Druckpunkte).

Der **lumbale Bandscheibenvorfall** verursacht Kreuzschmerzen, die über das Gesäß ins Bein ausstrahlen **(Lumbo-Ischialgie)**. Meist ist das **Lasègue-Zeichen positiv** und der N. ischiadicus in seinem Verlauf druckschmerzhaft (Valleix-Druckpunkte).

Eine **Claudicatio spinalis intermittens** mit Parästhesien, Schmerzen und Schwäche der Beine bei längerer Gehstrecke weist auf eine **Enge des Spinalkanals** bzw. **Spondylolisthesis** hin.

Claudicatio spinalis intermittens tritt bei **engem Spinalkanal** und **Spondylolisthesis** auf.

B-2.15

B-2.15 Radikuläre Syndrome (C 5 – C 8) mit Sensibilitäts-, Motilitätsstörungen und Reflexdifferenzen an den oberen Extremitäten

neurologische Ausfälle

Syndrom	**Parese**	**Reflexverlust**	**Dermatom**	
C 5	M. deltoideus und M. biceps brachii	BSR	Schulter und Oberarm lateral	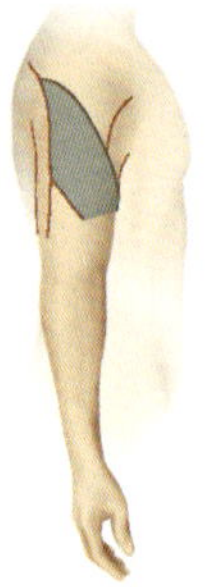
C 6	M. biceps brachii und M. brachioradialis	BSR	oberhalb des Ellenbogens lateral, Unterarm radial, Daumen und Zeigefinger radial	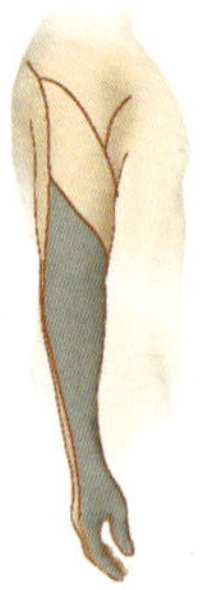
C 7	M. triceps brachii, M. pronator teres, M. pectoralis major	TSR	Unterarm dorsal, mittlere drei Finger	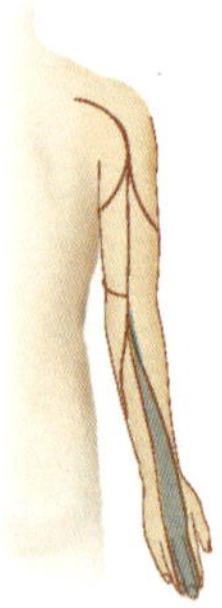
C 8	kleine Handmuskeln	Trömner TSR	Unterarm dorsal, Ring- und Kleinfinger	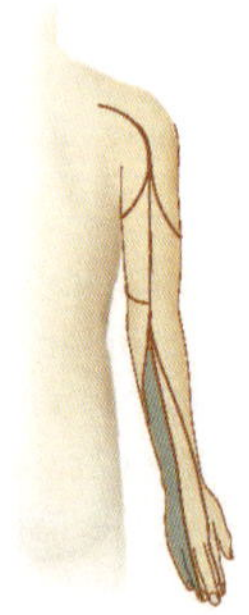

Die Abb. **B-2.15** und Abb. **B-2.16** zeigen die für eine **Höhendiagnose der Wurzelkompression** charakteristischen radikulären Syndrome.

Zu polyradikulären Syndromen siehe Abb. **B-2.14**.

Aufgrund der neurologischen Untersuchung lässt sich eine exakte **Höhendiagnose der Wurzelkompression** stellen (Abb. **B-2.15** u. Abb. **B-2.16**). So weist z. B. ein einseitig fehlender Trömner-Reflex häufig auf ein C 8-Syndrom, ein abgeschwächter ASR auf ein S 1-Syndrom und die Parese der Großzehe (Kennmuskel Extensor hallucis longus) auf ein L 5-Syndrom hin.
Diagnostische Schwierigkeiten entstehen, wenn z. B. ein großer Sequester der 4. Lendenwirbelbandscheibe die Wurzeln L 4 **und** L 5 komprimiert (Abb. **B-2.14 a**) oder mehrere Bandscheibenhernien vorliegen (polyradikuläre Syndrome). Radikuläre Ausfälle ohne diagnostisch oder operativ nachweisbaren Prolaps (s. Abb. **B-5.8**, S. 566) kommen ebenso vor wie asymptomatische Diskushernien.

B-2.16 Radikuläre Syndrome (L 3 – S 1) mit neurologischen Ausfällen an den unteren Extremitäten

B-2.16

neurologische Ausfälle

Syndrom	Parese	Reflexverlust	Dermatom	
L 3	M. quadriceps femoris, auch M. iliopsoas	PSR	vom Trochanter major über den Oberschenkel nach medial bis zum Knie	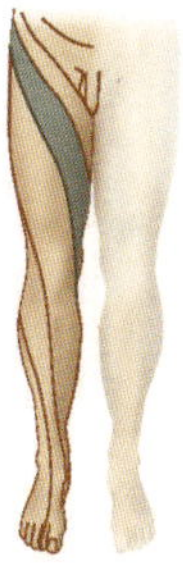
L 4	M. quadriceps und M. tibialis anterior	PSR	über die Hüfte und den lateralen Oberschenkel auf den medialen Knöchel zu	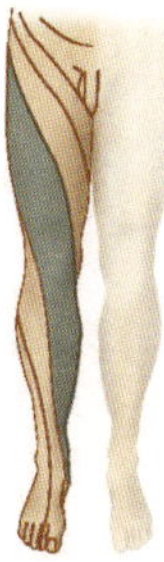
L 5	M. extensor hallucis longus und M. extensor digitorum brevis	TPR	vom Unterschenkel zum Kniegelenk lateral, entlang der Schienbeinkante über die Dorsalseite des Fußes bis zur Großzehe und folgenden Zehe	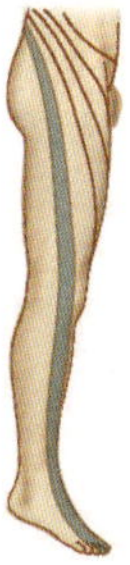
S 1	Mm. peronaei, M. triceps surae, M. glutaeus maximus	ASR	Hinterseite von Ober- und Unterschenkel zum äußeren Knöchel und Fußrand, Kleinzehenbereich und Fußsohle lateral	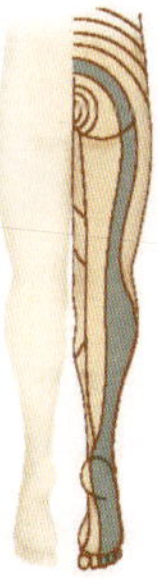

Die Röntgennativaufnahme der Wirbelsäule zeigt häufig osteochondrotische und spondylotische Veränderungen; sie kann aber einen Prolaps weder beweisen noch ausschließen. Das meist symptomlose Wirbelgleiten lässt sich in der seitlichen Aufnahme der LWS an der Hinterkantenversetzung erkennen. Eine Spaltbildung im Zwischengelenkstück des Wirbelbogens ist in der Schrägaufnahme nachzuweisen.

Röntgennativaufnahmen können einen Bandscheibenvorfall weder beweisen noch ausschließen.

Die **MRT-Technik** dient vorrangig der Diagnostik und Höhenlokalisation des Bandscheibenvorfalls (Abb. **B-2.17** bis Abb. **B-2.19**, S. 144 u. S. 375). Die Treffsicherheit der MRT und der nur bei lumbaler Lokalisation verwendeten CT liegt bei > 90 % und kann durch KM-Gabe, im Zweifelsfall auch durch ein Post-Myelo-CT noch erhöht werden (Abb. **A-3.30**). Wurzelkompressionssyndrome durch neoplastische und entzündliche spinale Prozesse sind ebenfalls durch MR abzuklären.

Demgegenüber ist die Treffsicherheit von **MRT** und **CT** hoch (Abb. **B-2.17** bis Abb. **B-2.19**).

B-2.17

B-2.17 Lumbaler Bandscheibenvorfall

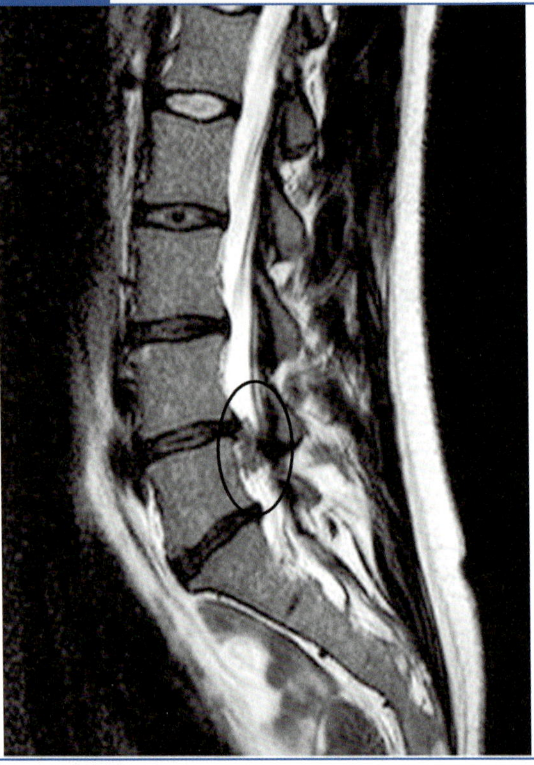

23-jährige Patientin mit L 5-Syndrom. Im sagittalen spinalen MRT-T 2-Bild stellt sich ein sequestrierter Bandscheibenprolaps zwischen LWK 4 und 5 dar.

B-2.18

B-2.18 Mediolateraler Bandscheibenvorfall mit Kompression der L 5-Wurzel.

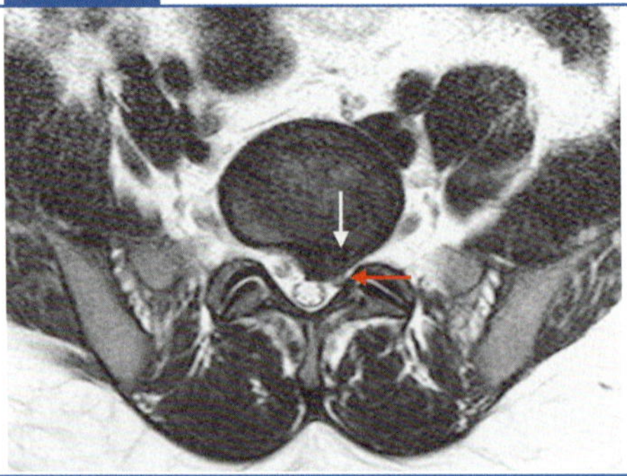

26-jähriger Patient mit radikulärer Schmerzprojektion in das L 5-Segment links und entsprechender streifenförmiger Hypästhesie im Bereich der Großzehe und der zweiten Zehe sowie des Fußrückens und des lateralen Unterschenkels bei leichter Fußheberparese (Kraftgrad 4) links. Das lumbale MRT zeigt in transversaler T 2-Wichtung einen mediolateralen Bandscheibenprolaps (weißer Pfeil) mit Kompression der linken L 5-Wurzel (roter Pfeil). Axiales MRT-T2-Bild.

B-2.19

B-2.19 CT-Nachweis eines mediolateralen Bandscheibenvorfalls LWK 5/SWK 1 rechts

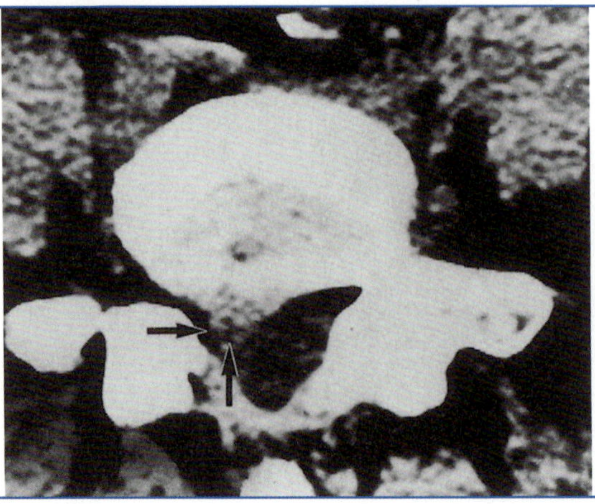

Differenzialdiagnose: Ein **Caput obstipum** kann durch eine Wirbelfraktur mit Dislokation der Fragmente bedingt sein. Ferner sind ein konnataler muskulärer Schiefhals und der idiopathische bzw. pharmakogene **Torticollis spasmodicus** abzugrenzen. Als entzündliche Ursachen kommen eine unspezifische Lymphadenitis, die Tuberkulose und die Bechterew-Krankheit infrage (S. 214). Akute Nackensteifigkeit muss an eine Meningitis oder Subarachnoidalblutung denken lassen. Ein Schmerz-Syndrom des linken Arms kann auch durch einen Herzinfarkt bedingt sein.

Differenzialdiagnose: Ein **Caput obstipum** kann traumatisch oder entzündlich bedingt sein. Auch an den **Torticollis spasmodicus** ist zu denken.

Thorakale radikuläre **Schmerz-Syndrome** sind kaum jemals durch eine Diskushernie, sondern eher durch **Herpes zoster** bedingt, der ebenso wie die **Borreliose** mit charakteristischen Hautveränderungen einhergeht. Während die Zostereruptionen selten übersehen werden, kann bei einer Borreliose das Erythema migrans ebenso wie der Zeckenstich unbemerkt bleiben, zumal sich die radikulären Symptome häufig erst wesentlich später einstellen (S. 273).

Thorakale radikuläre **Schmerzen** sind eher auf **Herpes zoster** oder **Borreliose** zu beziehen.

▸ Merke. Bei radikulären Syndromen ist die Schweißsekretion (die sudorisekretorischen Fasern kommen aus dem Grenzstrang!) im Gegensatz zu Plexus- oder peripheren Nervenläsionen ungestört.

▸ Merke.

Bei persistierenden Kreuzschmerzen und progredienten radikulären Ausfällen ist immer auch an einen spinalen **Tumor** zu denken. Zur Differenzialdiagnose der spinalen raumfordernden Prozesse und Fehlbildungen siehe S. 350, zur Syringomyelie S. 169. Anders als bei Claudicatio intermittens im Verlauf einer arteriellen Verschlusskrankheit persistieren die Schmerzen bei einer Claudicatio spinalis, wenn der Patient stehen bleibt.

Bei persistierenden Schmerzen und radikulären Ausfällen ist an einen spinalen **Tumor** zu denken. Zur Differenzialdiagnose spinaler Prozesse siehe S. 347, zur Syringomyelie S. 350. Bei Claudicatio spinalis ist eine pAVK abzugrenzen.

Therapie: Die konservative Behandlung, die in fast 90 % der Bandscheibenschäden ausreicht, umfasst ein dreiphasiges Therapieprogramm, das in Abb. **B-2.20** für die akute lumbale Radikulopathie dargestellt ist. Während der 1. Behandlungswoche soll der Patient **Bettruhe** einhalten (Stufenbett), um sich unter **Wärmeanwendung** (Bäder, Schwitzpackung) und Gabe von Myotonolytika wie Diazepam sowie eines nichtsteroidalen Analgetikums zu entspannen und schmerzfrei zu werden. Im akuten Stadium ist von schmerzhaften physiotherapeutischen Prozeduren, insbesondere auch Unterwassermassagen und allen weiteren Aktivitäten abzuraten, die zur Verschlimmerung und Chronifizierung einer zervikalen oder lumbalen Radikulopathie beitragen. Unter CT-gesteuerten epiduralen Steroidinjektionen (zweimal 10 mg Triamcinolon) kann bei ⅔ der Patienten mit akuten lumbalen Bandscheibenvorfällen Schmerzfreiheit erreicht werden. Spinale chiropraktische Manipulationen sind kontraindiziert, da sie zu schweren Komplikationen (Karotis- und Vertebralisdissektion, Rückenmarkkompression oder Kauda-Syndrom) führen können. Erst in der 2. Woche sind **physiotherapeutische Maßnahmen** – Fangopackungen im Wechsel mit Massagen – indiziert, in der 3. Woche isometrische Übungen und Schwimmen.

Therapie: Zur konservativen Behandlung der akuten Radikulopathie empfiehlt sich ein dreiphasiges Therapieprogramm, das mit **Bettruhe** (Stufenbett) und **Wärmeanwendung** beginnt und mit **physiotherapeutischen Maßnahmen** fortgesetzt wird (Abb. **B-2.20**). Unterstützend werden kurzfristig Myotonolytika und nichtsteroidale Analgetika gegeben. Epidurale Steroidinjektionen sind im Akutstadium angezeigt. Spinale chiropraktische Manipulationen sind absolut kontraindiziert.

B-2.20 3-stufiger Therapieplan zur konservativen Behandlung des Lumbago-Ischias-Syndroms

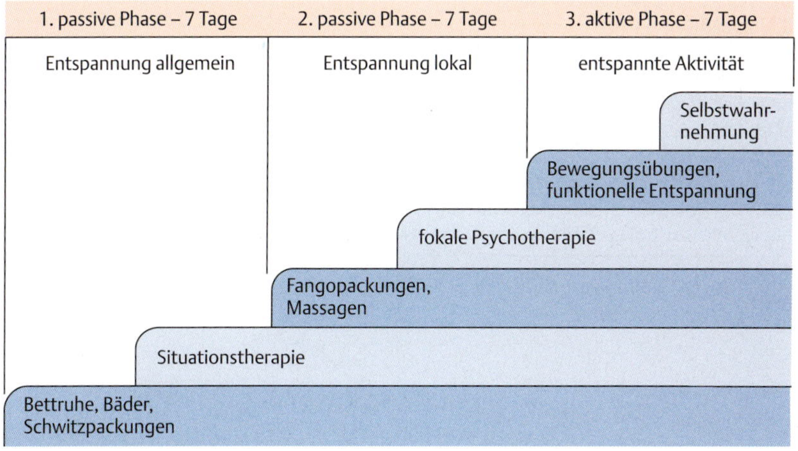

B-2.20

Darüber hinaus sind eine Situationstherapie oder Verhaltenstherapie und funktionelle Entspannungstherapie indiziert.

Da sich ein Teil der Patienten mit „low back pain" selbst dann nicht wesentlich beeinträchtigt oder krank fühlt, wenn akut eine Parese einsetzt und viele andere Lumbago-Patienten unter konfliktbedingten chronifizierten Muskelverspannungen leiden, ist eine präventiv orientierte Situationstherapie zur Reflexion der Lebensgewohnheiten, eine funktionelle Entspannung, Verhaltenstherapie oder auch eine begleitende fokale Psychotherapie erforderlich.

Bei Therapieresistenz und Progredienz der Paresen ist eine Operation indiziert. Das **Kauda-Syndrom** stellt eine absolute **akute Operationsindikation** dar.

Wenn sich das Wurzelkompressionssyndrom unter konservativer Therapie nicht gebessert hat und die Parese progredient ist, während der radikuläre Schmerz nachlässt („Wurzeltod"), ist eine operative Entlastung indiziert. Eine absolute **akute Operationsindikation** stellt das **Kauda-Syndrom** dar, da sonst mit irreversiblen Ausfällen, v. a. Paresen und Blasenfunktionsstörungen, zu rechnen ist (vgl. S. 119).

Das Bandscheibenmaterial kann durch **Diskektomie** bei Mikrozugang (Fensterung) entfernt werden. Nicht sequestrierte Vorfälle werden minimal invasiv durch die perkutane endoskopische Nukleotomie operiert. Bei zervikalem Prolaps und zervikaler Myelopathie ist eine ventrale **Diskektomie und Fusion** angezeigt.

Bei gesicherter Höhenlokalisation des Vorfalls wird eine **Diskektomie**, d. h. eine offene Sequesterentfernung und/oder Nukleotomie vorgenommen. Das Bandscheibenmaterial kann durch Mikrozugang (interlaminäre Fensterung) entfernt werden. Nicht sequestrierte Vorfälle werden minimal invasiv durch die perkutane endoskopische Nukleotomie operiert. Bei zervikalem Bandscheibenvorfall und bei zervikaler spondylotischer Myelopathie (S. 374) wird eine ventrale Diskektomie mit anschließender Fusion durch Einbringen von Cages (Knochenspan-Kunststoff- oder Titan-Dübel) angewandt. Zur Spinalkanalstenose siehe S. 458.

► Merke.

► Merke. Bei einem Bandscheibenvorfall als Ursache eines Rückenmark- oder Kauda-Syndroms ist die Diskektomie ein Notfalleingriff.

Zur Therapie spinaler Prozesse (Fehlbildung, Abszess, Tumor) siehe S. 295 und S. 349.

Zur Therapie spinaler Fehlbildungen siehe S. 161, zur Therapie des spinalen Epiduralabszesses siehe S. 295 und zu spinalen Tumoren siehe S. 350.

Verlauf: Spontanremissionen bei Bandscheibenschäden kommen vor. Trotz insgesamt guter Ergebnisse der konservativen wie operativen Therapie sind **Rezidive** häufig.

Verlauf: Spontanremissionen bei Bandscheibenschäden sind nicht selten, in der Regel ist aber mit Rezidiven zu rechnen. Bei konservativ behandelten akuten lumbalen Wurzelkompressionssyndromen lässt sich in einzelnen Fällen im CT eine Rückbildung des Bandscheibenvorfalls nachweisen (vgl. Abb. **B-5.8**). Dies spricht für die Möglichkeit der Remission auch ausgedehnter Kompressionssyndrome ohne jeden operativen Eingriff. Die Bandscheibenoperation führt zwar in der Regel zu Schmerzfreiheit und Rückbildung der Ausfälle. **Postoperative Rezidive** sind jedoch sehr häufig: Fast ein Drittel der operierten Patienten mit zervikaler und lumbaler Radikulopathie weist ein „failed back surgery syndrome" auf. Mit der Chronifizierung der Wirbelsäulenbeschwerden entsteht ein gravierendes sozialmedizinisches Problem (Arbeits-, Berufs- und Erwerbsunfähigkeit), oft mit frühzeitiger Berentung (vgl. chronische Schmerzen, S. 565).

► Klinischer Fall.

► Klinischer Fall. **1.** Die 25-jährige Kontoristin verspürte einen heftigen Kreuzschmerz mit Ausstrahlung ins linke Bein bis zur Fußsohle, als sie am letzten Tag ihres Mutterschutzes morgens aus dem Bett sprang. Diesem Ereignis war kurz nach der Geburt ihres Sohns ein „Hexenschuss" vorausgegangen. Die Untersuchung ergab neben einer „Ischias-Skoliose" eine Hypalgesie im S 1-Dermatom bei fehlendem ASR und positivem Lasègue-Zeichen und eine Fußsenker-Parese links. Im lumbalen MRT stellte sich ein mediolateraler Bandscheiben-Sequester in Höhe LWK 5/SWK 1 links dar. Nachdem die 3-wöchige konservative Behandlung keine Besserung gezeigt hatte, wurde eine Fensterungsoperation zur Entfernung der sequestrierten Diskushernie vorgenommen. Postoperativ war die Patientin schmerzfrei, die Parese und die Sensibilitätsstörung bildeten sich allmählich zurück.

2. Die Katamnese eines weiteren Falls belegt die Therapieresistenz und eine allseitige Hilflosigkeit bei „low back pain". Eine 43-jährige medikamentenabhängige Krankenschwester unterzog sich wegen chronischer, therapieresistenter Lumbo-Ischialgien bei unauffälligem neurologischem und negativem myelografischem Befund einer Hemilaminektomie von LWK 5 und ein Jahr später erneut einer operativen Revision der beiden letzten Bandscheiben. Zwei Jahre später erfolgte eine ventrale Spondylodese des lumbosakralen Übergangs, postoperativ eine Radiatio der unteren LWS und schließlich eine zervikale perkutane Chordotomie, die eine Hinterstrangataxie zur Folge hatte. Als die Patientin während der Anschlussheilbehandlung bei einem Sturz eine Schenkelhalsfraktur erlitt, wurde sie berufsunfähig.

2.4 Herpes zoster

► **Synonym.** Herpes-zoster-Radikuloneuritis, Zoster, „Gürtelrose“, „Kopfrose“.

► Definition. Herpes zoster ist eine reaktivierte Varicella-Zoster-Virus-(VZV-)Infektion mit neuropathischen Schmerzen, Sensibilitätsstörungen und vesikulären Effloreszenzen, die halbseitig auftreten und an thorakale, seltener lumbosakrale oder zervikale Dermatome gebunden sind. Meist sind einzelne Spinalganglien und -wurzeln befallen, nicht selten auch Hirnnerven beteiligt (Zoster ophthalmicus, Zoster oticus und Fazialisparese).

Epidemiologie: Die Inzidenz des Herpes zoster in Deutschland beträgt 600/100 000 Personen im Alter von 50 – 54 Jahren und steigt mit zunehmendem Alter stetig an. Es handelt sich um eine wenig kontagiöse neurokutane Infektionskrankheit, die aufgrund eines Immundefizits bei endogener Reaktivierung des neurotropen Varicella-Zoster-Virus sporadisch auftritt. Kinder können sich beim Zoster Erwachsener infizieren und Varizellen (Windpocken) bekommen, andererseits begünstigt die Varizellen-Exposition die Entwicklung eines Zosters; denn der Erreger beider Erkrankungen ist identisch. Während aber Varizellen-Infektionen in 90 % der Fälle vor dem 20. Lebensjahr auftreten und eine Immunität gegenüber Windpocken bewirken, kommt bei den meist über 50-jährigen Patienten mit Herpes zoster aufgrund einer Abwehrschwäche gelegentlich ein Rezidiv vor. Das weibliche Geschlecht überwiegt.

Symptomatologie: Die Erkrankung setzt mit Tagesmüdigkeit und leichtem Fieber ein. Meist folgen heftige **segmentale** (**radikuläre**) **Schmerzen** und Parästhesien. Etwa vier Tage nach den ersten Prodromalerscheinungen treten stecknadelkopf- bis erbsgroß, **vesikopapulöse Effloreszenzen** auf, die halbseitig auf ein bis drei benachbarte Dermatome begrenzt sind (Abb. **B-2.21**). Diese Hautveränderungen können nekrotisch zerfallen (Zoster gangraenosus), sich ausbreiten (Zoster generalisatus) oder aber völlig fehlen (Zoster sine herpete). In der Regel finden sich segmentale Sensibilitätsstörungen, jedoch nur in 5 % der Fälle periphere Lähmungen. Zur Verteilung der Zoster-Dermatome und zugehörigen Paresen siehe Tab. **B-2.8**.

2.4 Herpes zoster

► **Synonym.**

► Definition.

Epidemiologie: Die Inzidenz der Varicella-Zoster-Infektionen beträgt 600/100 000 Personen im Alter von 50 – 54 Jahren und steigt mit zunehmendem Alter an. Das weibliche Geschlecht überwiegt. Kinder können sich beim Zoster Erwachsener infizieren und Varizellen (Windpocken) bekommen.

Symptomatologie: Unspezifischen Allgemeinsymptomen folgen heftige **segmentale** (**radikuläre**) **Schmerzen**, Parästhesien und meist auch halbseitig segmental begrenzte **vesikuläre Effloreszenzen** (Abb. **B-2.21**). Zur topografischen Verteilung der Dermatome und Paresen siehe Tab. **B-2.8**.

B-2.21 Herpes zoster

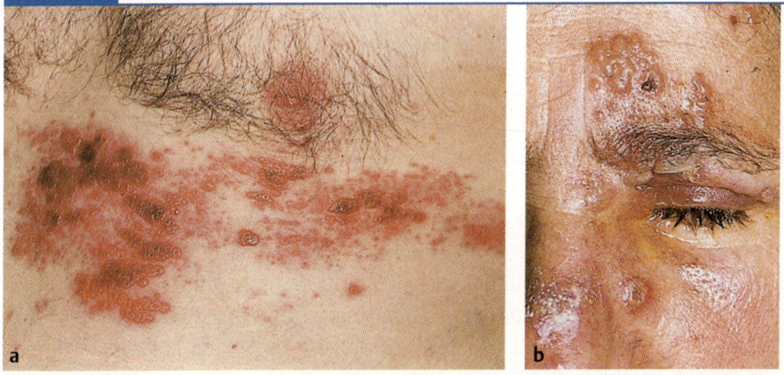

a Prädilektionsstelle: thorakaler Herpes zoster. Im 5. Thorakalsegment links finden sich hämorrhagische vesikuläre Effloreszenzen.
b Zoster ophthalmicus. Frische stecknadel- bis erbsgroße Effloreszenzen im Versorgungsgebiet des 1. Trigeminusastes links. Es besteht die Gefahr einer Keratitis.

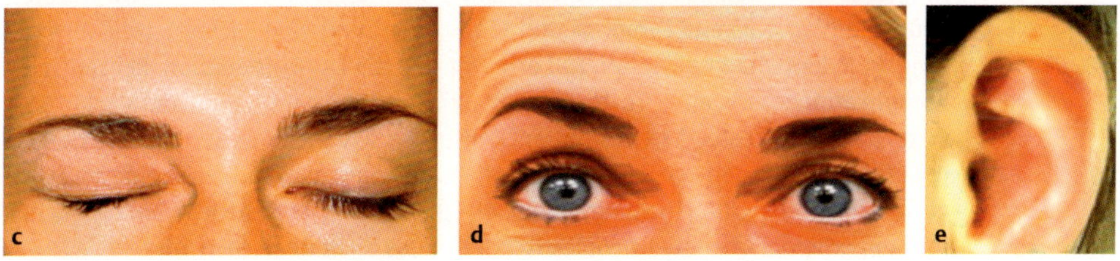

c – e Zoster oticus mit Parese des N. facialis.
32-jährige Frau, die nach heftigen Schmerzen des linken Ohrs eine homolaterale Gesichtslähmung entwickelte.
c Beim Zukneifen der Augen bleiben die Wimpern links deutlich sichtbar (signe des cils).
d Beim Runzeln der Stirn erkennt man, dass linksseitig die Braue etwas tiefer steht und die Stirnfalten ebenso verstrichen sind wie die Nasolabialfalte. Die linke Ohrmuschel ist gerötet, deren Inspektion (**e**) ergibt den Verdacht auf Herpes zoster.
e Erythem und vesikuläre Effloreszenzen im Bereich der Ohrmuschel.

B-2.8 Topografische Verteilung von Schmerzen bzw. Effloreszenzen und Paresen bei Herpes zoster

Region	Befallenes Dermatom	Häufigkeit (%)	Zugehörige Paresen (Häufigkeit 5 %)	Anteilige Häufigkeit (%)
kranial	V 1 (Zoster ophthalmicus)	> 10		> 45
	V 3 (Zoster oticus)	10	Fazialisparese	
zervikal	C 3 (Zoster colli)	10	Fazialisparese, Zwerchfellparese	25
thorakal	Th 5 –Th 10 (Prädilektionsstelle 15 %)	> 50	Paresen der Interkostalmuskeln	< 5
lumbosakral	S 2 (auch genitaler Zoster)	< 20	Blasenlähmung (Retentio urinae)	25

In 5 % werden neben den Zoster-Effloreszenzen Lähmungen beobachtet, meist eine periphere Fazialisparese
Bei der häufigsten Zoster-Lokalisation (thorakal > 50 %) finden sich nur selten (< 5 %) Paresen

Zoster ophthalmicus (Abb. **B-2.21**) kann zu persistierenden Sehstörungen führen. **Zoster oticus** ist häufig von einer **Fazialisparese** begleitet.

Bei Befall des 1. Trigeminusastes (**Zoster ophthalmicus**, Abb. **B-2.21 b**) kommt es durch Läsion der Kornea, Iris oder auch des N. opticus zu Sehstörungen mit der Gefahr des Visusverlusts (Sekundärglaukom oder Optikusneuritis und -atrophie). Bei **Zoster oticus** klagen die Patienten über stechende oder brennende Schmerzen im Bereich des Ohrs. Die Zoster-Bläschen sind an der Ohrmuschel und im äußeren Gehörgang, seltener auch an der Zunge sichtbar. Häufig entwickelt sich eine periphere **Fazialisparese** (Abb. **B-2.21 c**). Gelegentlich sind weitere Hirnnerven (Nn. V, VIII, N. VI und kaudale Hirnnerven) beteiligt (Ramsay-Hunt-Syndrom). Eine Fazialisparese kommt auch bei **Zoster colli** vor.

Selten sind Komplikationen (z. B. Guillain-Barré-Syndrom) und Symptome einer Zoster-Infektion des ZNS.

Seltener sind eine Zwerchfelllähmung oder Blasenfunktionsstörung und Komplikationen wie eine Polyradikuloneuritis (Guillon-Barré-Syndrom) bzw. Polyneuropathie sowie zentrale Symptome einer Zoster-Enzephalitis, -Meningitis oder -Myelitis.

Ätiopathogenese: Die **Reaktivierung des Varicella-Zoster-Virus** führt zu entzündlich-nekrotisierenden Veränderungen einzelner Ganglien und Nervenwurzeln.

Ätiopathogenese: Durch **Reaktivierung** der latent intranukleär persistierenden neurotropen **Varicella-Zoster-Viren** (VZV) kommt es zu einer Zweitmanifestation der VZV-Infektion in Form eines Lokalrezidivs. Das pathomorphologische Korrelat der segmentalen Zoster-Eruptionen sind entzündliche Veränderungen (mit hämorrhagischen Nekrosen) einzelner sensibler **Spinal-** oder **Hirnnerven-Ganglien** und der zugehörigen Nervenwurzeln (Radikuloganglioneuritis). Auch Grenzstrangganglien können geschädigt sein. Histologisch werden in betroffenen Ganglien lympho- und plasmazelluläre Infiltrate, Zellnekrosen und virale intranukleäre Einschlusskörperchen beobachtet, darüber hinaus eine Demyelinisierung sensibler, z. T. auch motorischer Nervenwurzeln mit Wucherungen der Schwann-Zellen und petechialen Blutungen.

► Merke.

► Merke. Herpes zoster kommt auffällig häufig bei Störungen des Immunsystems vor, so bei AIDS, Hodgkin-Krankheit, Leukosen, Karzinomen, Sarkomen und anderen Neoplasien oder auch unter immunsuppressiver Therapie.

Diagnostik: Da sich die Diagnose des akuten Zosters meist klinisch stellen lässt, ist die Liquorpunktion (Befund: mäßige Pleozytose und Eiweißerhöhung) nur bei Komplikationen erforderlich (Zoster-Enzephalitis bzw. -Myelitis). Wesentlich ist eine sorgfältige internistische Untersuchung, damit ein entzündlicher, immunpathologischer oder neoplastischer Prozess nicht übersehen wird.

Diagnostik: Heftige radikuläre Schmerzen im Zoster-Dermatom geben einen ersten lokalisatorischen Hinweis auf das befallene Ganglion und die zugehörige Nervenwurzel. Häufig sind die regionalen Lymphknoten vergrößert. Wenn kleine Vesiculae auf geröteter Haut segmental und halbseitig begrenzt erscheinen, ist die Diagnose leicht. Die Patienten suchen aber meist erst nach dem massiven Auftreten der Zoster-Eruptionen einen Arzt auf. Nicht selten lassen sich nach narbiger Abheilung der Eruptionen hyper- oder depigmentierte Areale nachweisen. Wesentlich häufiger als begleitende periphere Paresen finden sich Reflexabschwächungen. Der Zoster-Titer im Serum ist erhöht. Im Liquor beobachtet man in aller Regel eine mäßige Pleozytose bis 200 Zellen (vorwiegend Lympho- und Monozyten) und eine leichte Eiweißvermehrung. In jedem unkomplizierten Fall erübrigt sich die Lumbalpunktion. Bei zentralen Komplikationen, z. B. einer Zoster-Enzephalitis mit Herdsymptomen und Vigilanzstörung oder einer Zoster-Myelitis mit aufsteigenden schlaffen Paresen sind wiederholte Lumbalpunktionen zur Verlaufskontrolle notwendig. Wesentlich ist eine sorgfältige internistische Untersuchung, damit ein gleichzeitig bestehender entzündlicher, immunpathologischer oder neoplastischer Prozess nicht übersehen wird.

Differenzialdiagnose: Vor dem Auftreten der Effloreszenzen können Zosterschmerzen mit andersartigen Neuralgien und **radikulären Syndromen** verwechselt werden.

Differenzialdiagnose: Bevor die charakteristischen Hautveränderungen auftreten bzw. bei einem „Zoster sine herpete" liegt der Verdacht auf andersartige Gesichts- bzw. Interkostalneuralgien nahe. Bei radikulären Schmerzen im zervikalen oder lumbosakralen Bereich ist differenzialdiagnostisch in erster Linie an ein **Wurzelkompressionssyndrom** aufgrund eines Bandscheibenschadens zu denken, während thorakale Bandscheibenvorfälle selten sind.

Eine Verwechslung mit dem häufig rezidivierenden Herpes labialis oder genitalis kommt wegen der bei Herpes simplex nicht segmental angeordneten Effloreszenzen kaum vor. Die nach Zeckenstich mit Erythema migrans auftretende **Borreliose** kann wie der Herpes zoster radikuläre Schmerzen sowie eine Fazialisparese und lymphozytäre Pleozytose verursachen, lässt sich aber vom Zoster abgrenzen: Abgesehen von der nichtsegmentalen Ausbreitung des Erythema migrans tritt eine Fazialisparese nach Zeckenstich mit einer Latenz von einigen Wochen auf, sodass das Erythem oft nicht mehr sichtbar ist. In Zweifelsfällen ist die Bestimmung der Borrelien- und Zoster-Antikörper-Titer in Serum und Liquor diagnostisch entscheidend (S. 273).

Ein Herpes labialis oder genitalis und das **Erythema migrans (Borreliose)** breiten sich nicht segmental aus. In Zweifelsfällen ist die Antikörper-Titer-Bestimmung hilfreich.

Therapie: Frühzeitig sind Infusionen mit dem Virostatikum **Aciclovir** angezeigt. Man verabreicht dreimal täglich 5 mg/kg KG über 1 Woche. **Valaciclovir** hat eine viermal bessere orale Bioverfügbarkeit (65 %) und wird darin noch von **Famciclovir** (80 %) übertroffen, das auch die Dauer der „Zoster-Neuralgie" verkürzen kann (s. u.). Die antivirale Therapie führt oft schon innerhalb von Stunden zu Schmerzfreiheit und Abblassen des Exanthems. Lokal anästhesierende Pflaster, Puder und Lösungen können zusätzlich helfen. Bei der oft sehr hartnäckigen „Zoster-Neuralgie" ist die Anwendung von trizyklischen Antidepressiva, insbesondere Amitriptylin in niedriger Dosierung, von Antikonvulsiva (Gabapentin, Pregabalin) erfolgversprechender als die Gabe peripherer Analgetika.

Therapie: Man behandelt virostatisch über eine Woche mit **Aciclovir**, **Valaciclovir** oder **Famciclovir**. Die häufig hartnäckige und sehr schmerzhafte „Zoster-Neuralgie" mit Allodynie ist durch Gabe von Amitriptylin, Gabapentin und Pregabalin günstig zu beeinflussen.

Verlauf: Die Prognose des Zosters ist günstig, die seiner Komplikationen schlecht. ⅔ aller Infektionen heilen folgenlos ab. Rezidive sind sehr selten. Auftreten und Dauer einer **Zoster-Neuralgie** („postzosterische" oder „postherpetische" Neuralgie) sind direkt vom Lebensalter abhängig. Sie kommt in 10 – 20 % – bei über 60-Jährigen sogar in jedem zweiten Fall – vor und hält mit quälender Allodynie monate- oder auch jahrelang an. Periphere motorische Ausfälle, besonders Fazialisparesen, bilden sich gelegentlich unvollständig zurück. Die seltenen zentralen Komplikationen (Enzephalitis, Zerebellitis, Myelitis) mit Halbseiten- oder Querschnitt-Syndrom haben oft eine infauste Prognose.

Verlauf: Die Prognose ist generell günstig. In 10 – 20 % (> 60-Jährigen in 50 %) ist aber mit einer hartnäckigen **postzosterischen** (postherpetischen) **Neuralgie** zu rechnen. Begleitende Fazialisparesen zeigen eine schlechte Remissionstendenz. Zentrale Komplikationen sind prognostisch infaust.

▶ Klinischer Fall. Eine 74-jährige Patientin war wegen heftiger Schmerzen in der rechten Regio colli schlaflos. Die Untersuchung ergab ein Erythem mit kleinen Bläschen im Bereich der Dermatome C 2 und C 3 rechts und eine homolaterale periphere Fazialisparese. Unter täglichen Aciclovir-Infusionen klangen die Schmerzen, die Effloreszenzen und die Fazialislähmung innerhalb einer Woche ab.

▶ Klinischer Fall.

2.5 Guillain-Barré-Syndrom (GBS)

2.5 Guillain-Barré-Syndrom (GBS)

▶ Synonym. Landry-Guillain-Barré-Strohl-Syndrom, akute idiopathische Polyradikuloneuritis, idiopathische Polyneuritis, akute inflammatorische demyelinierende Polyneuropathie (AIDP).

▶ Synonym.

▶ Definition. J. B. O. Landry und A. Kussmaul berichteten 1859 erstmals über akut aufsteigende Lähmungen unbekannter Ätiologie. G. Guillain, J. A. Barré und A. Strohl beschrieben 1916 ein entsprechendes Krankheitsbild mit dem Liquor-Syndrom der zytoalbuminären Dissoziation. Die Ätiologie ist unbekannt. Man beobachtet eine multifollikuläre Demyelinisierung und nimmt eine Immunreaktion gegen periphere Nerven und deren Wurzeln an. Die akute Verlaufsform wird als akute inflammatorische demyelinierende Polyneuropathie (AIDP) bezeichnet und ist von der selteneren chronischen inflammatorischen demyelinisierenden Polyneuropathie (CIDP) zu unterscheiden.

▶ Definition.

Epidemiologie: Die Inzidenz des GBS liegt bei 0,5 – 2/100 000 Einwohner. Die Krankheit kann in jedem Lebensalter auftreten. Es gibt zwei Erkrankungsgipfel: zwischen dem 20. und 30. und zwischen dem 50. und 60. Lebensjahr. Das männliche Geschlecht überwiegt.

Epidemiologie: Die Inzidenz liegt bei 0,5 – 2/100 000 Einwohner.

B-2.9 GBS/AIDP, Varianten und Verlaufsformen der idiopathischen Polyradikuloneuritis*

Formen	Symptomatik und Verlauf	Zusatzbefunde
akute inflammatorische demyelinisierende Polyneuropathie (AIDP)	Guillain-Barré-Syndrom mit rasch aufsteigenden Paresen (Landry-Paralyse), Hirnnervenausfällen und autonomen Symptomen	zytoalbuminäre Dissoziation motorische NLG und distale Latenzen früh verlängert
chronisch inflammatorische demyelinisierende Polyneuropathie (CIDP)	allmählicher Beginn mit fluktuierendem Verlauf: akrodistale oder auch proximale Sensibilitätsstörungen und Paresen, selten Hirnnervensymptome; Ansprechen auf Steroide, Immunglobuline oder Plasmapherese	Antikörper gegen myelinassoziiertes Glykoprotein (MAG), Eiweißvermehrung im Liquor. ENG: verlängerte distale Latenzen
multifokale motorische Neuropathie mit Leitungsblock (MMN)	CIDP-Variante: progrediente, asymmetrische Paresen, Faszikulationen; Ansprechen auf Immunglobuline und Cyclophosphamid	Antikörper gegen GM1-Ganglioside, ENG: multifokaler Leitungsblock
Miller-Fisher-Syndrom	Augenmuskelparesen (N. VI) bis zur Ophthalmoplegie, Ataxie, Areflexie; günstige Prognose, Übergang zu GBS möglich	im Serum Antikörper gegen das Gangliosid GQ 1 b (90 %) Liquor-Eiweiß-Erhöhung im Verlauf, ENG: vorwiegend axonale Degeneration
Pandysautonomie	Ophthalmoplegia interna, Hypersalivation, Hyperhidrosis, orthostatische Hypotension, Inkontinenz, Parästhesien und Areflexie	Liquor-Eiweißerhöhung
Radiculitis sacralis (Elsberg-Syndrom) = Radikulomyelitis der Cauda equina	Sensibilitätsstörung und Paresen um Versorgungsgebiet sakraler Nervenwurzeln, Inkontinenz (s. Kauda-Syndrom, S. 119)	Zellvermehrung im Liquor

*Die häufigste Manifestation des GBS ist die AIDP. Als AIDP-Varianten kommen in 10 % der Fälle eine akute motorische axonale (AMAN) sowie eine akute motorische und sensible axonale Neuropathie (AMSAN) vor.

Symptomatologie: Der **akute Verlauf** der Erkrankung (GBS/AIDP) ist durch **aufsteigende Lähmungen** (Landry-Paralyse) mit Hirnnervenbeteiligung charakterisiert. Zur Symptomatik der **chronischen Form (CIDP)** und weiterer Verlaufsformen bzw. Varianten siehe Tab. **B-2.9**.

Symptomatologie: Die **akute Verlaufsform** der Erkrankung (GBS/AIDP) beginnt meist mit heftigen Rücken- und Gliederschmerzen, akrodistalen Parästhesien und proximal betonten Paresen vorwiegend der unteren Extremitäten. Sensibilitätsausfälle sind relativ gering ausgeprägt. Innerhalb von Tagen und Stunden folgen symmetrisch nach kranial **aufsteigende Lähmungen** mit Übergreifen vom Beckengürtel auf die Rumpf- und Atemmuskulatur (Landry-Paralyse), häufig mit Diplegia facialis und weiteren **Hirnnervenausfällen** (N. IX, X), seltener mit Augenmuskelparesen. Autonome Begleitsymptome dieser akuten Polyradikuloneuritis sind Störungen der Herz-, Kreislauf-, Atem- und Temperaturregulation sowie Miktionsstörungen. Bei der **chronisch inflammatorischen demyelinisierenden Polyneuropathie (CIDP)** sind ein allmählicher Beginn und fluktuierender Verlauf typisch. Hirnnervensymptome bei der CIDP sind selten. Zur Symptomatik der CIDP und weiterer Verlaufsformen bzw. Varianten der akuten idiopathischen Polyradikuloneuritis siehe Tab. **B-2.9**.

Ätiopathogenese: Als Ursache werden **postinfektiöse und postvakzinale Immunvorgänge** diskutiert. Man findet interstitielle lymphozytäre Infiltrate und eine segmentale **Demyelinisation**, im weiteren Verlauf auch axonale Degeneration.

Ätiopathogenese: Die Ursache ist unbekannt („idiopathische Polyradikuloneuritis"). Man vermutet eine **Immunreaktion** gegen periphere Nerven („Polyneuritis"), einschließlich Vorder- und Hinterwurzeln („Polyradikulitis") nach **Infektionskrankheiten** und **Schutzimpfungen**. Daher spricht man auch von AIDP (akute „inflammatorische" demyelinisierende Polyneuropathie). Eine AIDP wird aber auch in besonderen Stresssituationen, wie nach Operationen und in der Schwangerschaft, beobachtet. Neuropathologisch finden sich meist interstitielle lymphozytäre Infiltrate und eine segmentale **Demyelinisation**, im weiteren Verlauf auch axonale Degeneration. Tierexperimentell lässt sich eine allergische Neuritis (EAN) erzeugen, die der Symptomatik und dem Liquorbefund des Guillain-Barré-Syndroms (GBS) gleicht.

Diagnostik: Die Untersuchung ergibt **symmetrische schlaffe Paresen** der Extremitäten, oft eine Deplegia facialis und geringe Sensibilitätsstörungen.

Diagnostik: Progredient aufsteigende, **symmetrische schlaffe Paresen**, eine Areflexie bei diskreter Sensibilitätsstörung, auch eine Beteiligung der Hirnnerven, meist eine **Diplegia facialis** (Abb. **B-2.22**), sprechen für die AIDP. Wenn die Sensibilität stärker gestört ist, fällt frühzeitig auch eine Stand- und Gangataxie auf.

B-2.22

B-2.22 Diplegia facialis bei GBS

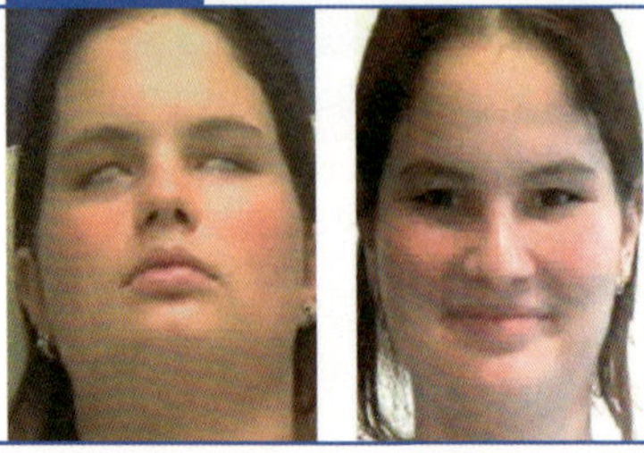

15-jährige Schülerin mit hoher Tetraplegie und kompletter Gesichtslähmung (Bell-Phänomen beiderseits) bei akuter idiopathischer Polyradikuloneuritis (**a**).
Vollständige Remission noch drei Monaten (**b**).

Im Blutbild besteht eine **Lymphozytose**, in der Immunelektrophorese sind meist IgG, IgA und IgM erhöht.

In 90 % findet man bei GBS im Liquor eine Eiweißvermehrung, die im Verlauf der ersten 3 Erkrankungswochen Werte zwischen 100 und 300 oder sogar > 1000 mg/dl erreichen kann, jedoch keine ausgeprägte Pleozytose. Deshalb spricht von **zytoalbuminärer Dissoziation**. In der 1. Woche ist der Liquor in jedem zweiten Fall eines GBS normal. Eine Pleozytose > 50 Zellen und Granulozyten im zytologischen Befund lassen an der Diagnose zweifeln.

Elektroneurografisch ist als Hinweis auf die **Demyelinisierung** eine Verlangsamung insbesondere der motorischen **NLG** und der distal motorischen Latenz schon nach wenigen Tagen zu registrieren. Die F-Wellen-Latenzen sind verzögert. Auch der Befund eines proximalen Leitungsblocks führt häufig zur Frühdiagnose. Elektromyografisch findet sich im Verlauf als Zeichen einer axonalen Schädigung pathologische **Spontanaktivität**.

Im Blutbild besteht eine **Lymphozytose**.

In 90 % findet sich bei GBS das Liquor-Syndrom der **zytoalbuminären Dissoziation**: Eiweißvermehrung bei geringer oder fehlender Pleozytose.

Die **NLG** ist deutlich **herabgesetzt**. Im **EMG** zeigt sich häufig pathologische **Spontanaktivität**.

Differenzialdiagnose: Wenn anfangs Rückenschmerzen und radikuläre Parästhesien bestehen, kann Verdacht auf **Lumbago-Ischias-Syndrom** bei Bandscheibenprolaps aufkommen. Im weiteren Verlauf umfasst die Differenzialdiagnose eine Reihe von **Polyneuropathien** mit akuter oder subakuter Ausbreitung der Paresen nach proximal, wie z. B. die postdiphtherische und die Myelom- oder die Arsen-Polyneuropathie, die allerdings im Gegensatz zur AIDP immer ausgeprägte Sensibilitätsstörungen aufweisen. Auch die **Borreliose** nach Zeckenstich tritt häufig unter dem Bild einer Polyradikulitis mit sensomotorischen Ausfällen auf. Zur Polyradikulitis bei **HIV-Infektion** siehe S. 282. Daher sind entsprechende Serum- und Liquoruntersuchungen notwendig. Gelegentlich wird eine AIDP im Verlauf von Infektionen mit Zytomeglaie-Virus, Mykoplasmen, Campylobacter jejuni und Herpes zoster beobachtet. Die für das Guillain-Barré-Syndrom charakteristische zytoalbuminäre Dissoziation findet sich auch bei der postdipterischen Polyneuritis und bei einigen hereditären Polyneuropathien.

Zur Landry-Paralyse bei **Porphyrie** siehe S. 245 und zum **Botulismus**, der durch *absteigende* rein motorische Lähmungen, Diplopie, Dysphagie und Dysarthrophonie charakterisiert ist, s. S. 473.

Die Abgrenzung gegenüber der **Poliomyelitis** ist nur dann schwierig, wenn in deren Verlauf die initiale Pleozytose zugunsten einer Eiweißerhöhung im Liquor abnimmt und Hirnnervensymptome oder eine Ateminsuffizienz hinzukommen. Differenzialdiagnostisch entscheidend ist das asymmetrische Verteilungsmuster rein motorischer Paresen bei der Poliomyelitis (vgl. S. 285).

Differenzialdiagnose: Anfangs kann die radikuläre Symptomatik mit einer **Lumbo-Ischialgie** verwechselt werden. Auch an eine **Borreliose** und eine HIV-Infektion ist zu denken.

Zur Landry-Paralyse bei **Porphyrie** siehe S. 245, zum **Botulismus** mit rein motorischen Paresen S. 473.

Bei **Poliomyelitis** ist das Verteilungsmuster rein motorischer Paresen asymmetrisch.

Therapie: Wegen der Gefahr einer Atemlähmung und akuter Störung der Herz-Kreislauf-Funktion muss der Patient auf einer neurologischen **Intensivstation** behandelt werden. Von großer Bedeutung sind die kontinuierliche spirometrische Kontrolle der Vitalkapazität, rechtzeitige Intubation und Beatmung, Blasenkatheterisierung, Krankengymnastik sowie die Thrombose- und Dekubitusprophylaxe. Durch die Gabe von hochdosierten **7S-Immunglobulinen** und durch **Plasmapherese** kann die AIDP günstig beeinflusst werden. Bei **CIDP** werden **Kortikosteroide** – ebenso wie Plasmapherese und Gabe hochdosierter Immunglobuline – eingesetzt.

Therapie: Wesentlich sind die **intensivmedizinische** Überwachung der Herz-Kreislauf-Funktion sowie der Vitalkapazität, die Thrombose- und Dekubitusprophylaxe, ggf. Intubation. Bei AIDP sind **Plasmapherese** und **Immunglobuline** indiziert, bei der CIDP auch besonders **Kortikosteroide**.

Verlauf: Schwere Verläufe führen zu einer **Panparalyse** mit hoher Tetraplegie und Hirnnervenlähmung. Bei 5 % der Patienten kommt es zu plötzlichen Todesfällen durch **Atemlähmung**, kardiale Komplikationen **(Arrhythmien)** oder **Lungenembolie** infolge langer Immobilisation. In 70 % der Fälle bilden sich die neurologischen Symptome in der umgekehrten Reihenfolge ihres Auftretens langsam und vollständig zurück. Bei Kindern ist die Prognose günstiger. Rezidive sind bei AIDP selten. Demgegenüber neigt die CIDP zu schubförmigem Verlauf.

Verlauf: 5 % der Patienten sterben an **Atemlähmung**, **Arrhythmien** oder **Lungenembolie**. Die meisten Polyradikuloneuritiden bilden sich vollständig zurück.

▸ Klinischer Fall. Die 56-jährige Patientin klagte nach fieberhaftem Infekt über Rückenschmerzen mit Schwäche beider Beine und Parästhesien der Fingerspitzen. Innerhalb von 10 Tagen entwickelten sich eine schlaffe Tetraplegie mit akrodistaler Sensibilitätsstörung, Retentio urinae und eine Diplegia facialis. Die Vitalkapazität war auf 2000 ml reduziert. Der Liquor enthielt anfangs 58 mg/dl Eiweiß und 6 Zellen, zwei Wochen später 235 mg/dl Eiweiß und 3 Zellen. Die motorische und sensible NLG waren v. a. an den unteren Extremitäten herabgesetzt. Die Patientin wurde auf der Intensivstation mit Plasmapherese behandelt. Nach vier Wochen bildete sich die Gesichtslähmung und innerhalb von vier Monaten unter Bewegungsübungen auch die Tetraplegie vollständig zurück.

▸ Klinischer Fall.

2.6 Polyneuropathien

▶ Synonym.

▶ Definition.

Epidemiologie: Die Prävalenz der Polyneuropathien wird auf 30 – 80/100 000 Einwohner geschätzt.

Von Zeit zu Zeit treten gehäuft Polyneuropathien auf, so z. B. bei Massenvergiftungen.

▶ Merke.

Die Alkohol-Polyneuropathie betrifft im Gegensatz zur diabetischen Polyneuropathie häufiger Männer; ihr Altersgipfel liegt in der 5., der der diabetischen in der 7. Dekade.

≡ B-2.10

Symptomatologie: Polyneuropathien beginnen mit neuropathischen **Schmerzen** (z. B. „burning feet“, s. Tab. **B-2.10**) und **Sensibilitätsstörungen**, die meist distal akzentuiert und symmetrisch ausgeprägt sind, und vegetativen Symptomen. Paresen (auch von **Hirnnerven**) können hinzukommen. Häufig ist ein Karpaltunnel-Syndrom (S. 444).

2.6 Polyneuropathien

▶ **Synonym.** Neuropathien, Polyneuritiden.

▶ **Definition.** Polyneuropathien (PNP) sind generalisierte Erkrankungen des peripheren Nervensystems (PNS) mit systemischer Ursache (z. B. toxische, infektiöse, metabolische, genetische Faktoren) und meist distal betonter, langsam progredienter Symptomatik (Sensibilitätsausfälle, Paresen und autonome Funktionsstörungen).

Epidemiologie: Exakte epidemiologische Angaben zur weltweiten Verbreitung der Polyneuropathien, deren Prävalenz auf 30 – 80/100 000 Einwohner geschätzt wird, liegen nicht vor, zumal bei regionalen Unterschieden immer neue Schädigungsursachen, v. a. Umweltgifte, darunter Insektizide, toxische Pharmaka (z. B. Statine) und Drogen bekannt werden, während die traditionellen Noxen Thallium und Arsenik (z. B. als Mord- und Selbstmordmittel) heute relativ selten in Betracht kommen. Alkoholismus ist in mindestens jedem zehnten Fall einer PNP für die periphere Nervenschädigung verantwortlich.
Von Zeit zu Zeit treten gehäuft Polyneuropathien auf, so z. B. infolge Triorthokresylphosphat-Intoxikation in Marokko aufgrund einer Vermischung von Speiseöl mit einem Waffenschmiermittel. In Japan wurde bei Massenvergiftungen mit dem Antidiarrhoikum Clioquinol (Entero-Vioform) die subakute Myelooptiko-Neuropathie (SMON) beschrieben. Während die postdiphtherische Polyneuritis selten geworden ist, wird zunehmend häufiger die Meningopolyradikuloneuritis nach Zeckenstich (Borreliose) beobachtet.

▶ **Merke.** Diabetes mellitus und Alkoholkrankheit sind in Europa mit Abstand die häufigsten Polyneuropathie-Ursachen, in tropischen und subtropischen Regionen sind es Malnutrition (Mangelernährung) und Lepra.

Diabetische Polyneuropathien kommen mit einem Anteil von 30 – 40 % etwa 10-mal häufiger vor als z. B. Polyneuropathien bei Vaskulitis, Malabsorption oder Neoplasie. Bei der Alkohol-PNP und zahlreichen anderen Formen überwiegt das männliche, bei rheumatischer Arthritis, Sögren-Syndrom, LE und akuter intermittierender Porphyrie das weibliche Geschlecht. Während der Altersdurchschnitt der Polyneuropathien im 60. Lebensjahr liegt, manifestieren sich die hereditären Polyneuropathien im frühen bis mittleren Lebensalter. Der Altersgipfel der Alkohol-PNP liegt in der 5., der der diabetischen Polyneuropathie in der 7. Dekade. Beide Erkrankungen kommen aber auch schon bei Jugendlichen vor. Die PNP bei Makroglobulinämie Waldenström betrifft bevorzugt Männer im höheren Lebensalter.

≡ B-2.10 Ursachen von Polyneuropathien mit „burning feet“
▪ Pharmaka
▪ Vitaminmangel
▪ Alkohol
▪ Kollagenosen
▪ Paraproteinämien
▪ Neoplasien
▪ Urämie
▪ Diabetes mellitus

Symptomatologie: Polyneuropathien beginnen mit neuropathischen **Schmerzen, Parästhesien** und Dysästhesien, die meist distal akzentuiert, symmetrisch oder auch asymmetrisch ausgeprägt sind. Häufig ist ein Karpaltunnel-Syndrom (S. 444). Typisch sind strumpf- bzw. handschuhförmige **Sensibilitätsausfälle** (Hypästhesie, Hypalgesie, Pallhypästhesie) und vegetative Symptome, darunter auch Synkopen und Blasenstörungen. Die Patienten klagen über unangenehme Temperaturempfindungen, ein quälendes Stechen, Kribbeln und Krabbeln („Ameisenlaufen“), ein watteartiges Gefühl oder ein Brennen der Fußsohlen („burning feet“, Tab. **B-2.10**), oft

B-2.23 Verteilungsmuster sensibler und motorischer Ausfälle bei Polyneuropathien

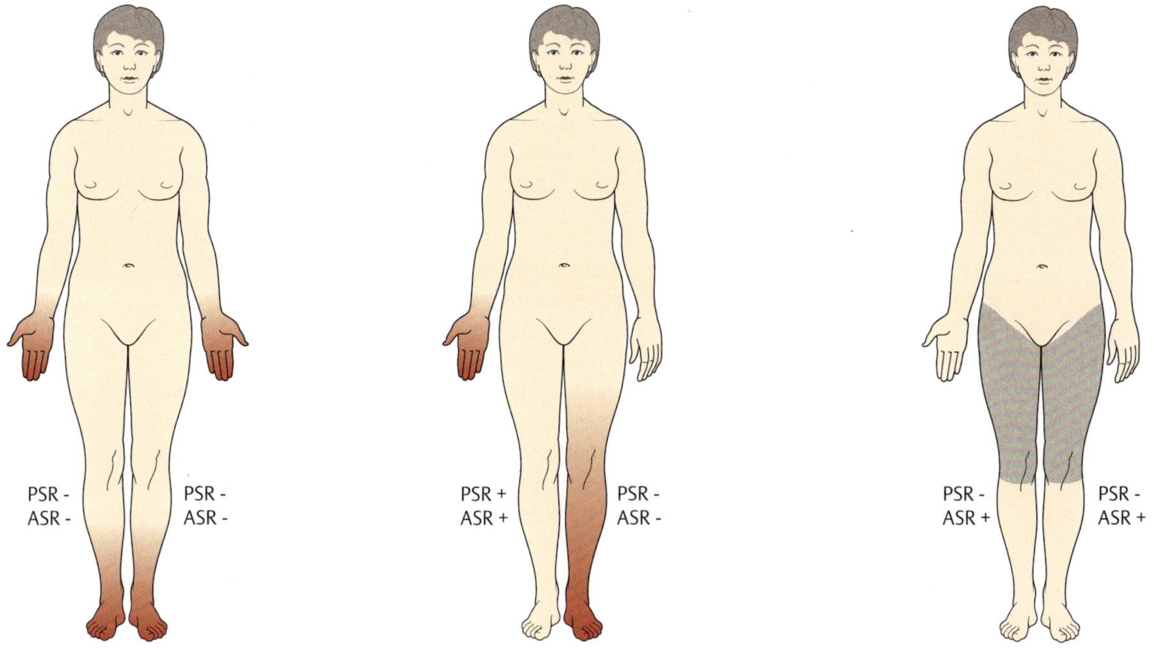

a distal symmetrischer Typ **b** Multiplex-Typ **c** proximale Amyotrophie

Die Kenntnis der 3 wichtigsten Manifestationstypen gestattet ätiologische Rückschlüsse:
a Am häufigsten ist der distal symmetrische Typ mit handschuh- bzw. strumpfförmigen Sensibilitätsstörungen (rotbraun) vorzugsweise bei endogen und exogen toxischen Neuropathien.
b Der Multiplex-Typ findet sich v. a. bei diabetischen, vaskulär und entzündlich bedingten Polyneuropathien.
c Bei Diabetes mellitus kommt neben **a** und **b** auch eine proximale Amyotrophie (grau) vor.

auch Fuß- und Wadenkrämpfe, Schwindel und Gangunsicherheit. Gelegentlich wird ein nächtlicher Bewegungsdrang mit Missempfindungen in den Beinen angegeben (s. Restless-Legs-Syndrom S. 543). Wenn **Lähmungen** hinzukommen, sind es überwiegend distal betonte, schlaffe Tetraparesen, die nur ausnahmsweise isoliert auftreten. Auch **Hirnnerven** können beteiligt sein; bei ausschließlichem Hirnnervenbefall spricht man von einer kranialen Polyneuropathie.

Neben dem distal **symmetrischen Typ** der Polyneuropathie (Abb. **B-2.23a**) gibt es ein **asymmetrisches Verteilungsmuster**:
- Mononeuropathie
- Mononeuropathia (Mononeuritis) multiplex (Multiplex-Typ, Abb. **B-2.23b**)
- Schwerpunktneuropathie

Nach dem **Verteilungsmuster** der Symptome lassen sich folgende **Typen** abgrenzen:
- Distal **symmetrischer** Typ der Polyneuropathie mit handschuh- bzw. strumpfförmigen Sensibilitätsstörungen und und/oder Paresen (Abb. **B-2.23b**).
  - Ein Subtyp ist die „Small-fiber"-Neuropathie mit starken Schmerzen und Sensibilitätsstörung ohne weitere Symptome.
- Daneben beobachtet man **asymmetrische** Formen:
  - die **Mononeuropathie**, bei der zum Zeitpunkt der Untersuchung Ausfälle lediglich im Versorgungsgebiet eines peripheren Nervs nachzuweisen sind,
  - die **Mononeuropathia (Mononeuritis) multiplex**, der „Multiplex-Typ", bei dem die Ausfälle auf das Versorgungsgebiet mehrerer einzelner Nerven beschränkt sind (Abb. **B-2.23a**), die benachbarten Nerven jedoch nicht oder kaum beeinträchtigt werden,
  - die **Schwerpunktneuropathie**, eine Kombination von Mononeuropathia multiplex und distal symmetrischer Polyneuropathie.

Ätiopathogenese: Die Kenntnis dieser Manifestationstypen gestattet Rückschlüsse auf die Ätiologie.

Ätiopathogenese: Die Kenntnis dieser Manifestationstypen gestattet Rückschlüsse auf die Ätiologie: So findet sich der distal symmetrische Typ vorzugsweise bei endogen und exogen toxischen Neuropathien (Tab. **B-2.11**), die Mononeuropathie bei diabetischer und bei vaskulär bedingten Polyneuropathien. Der Multiplex-Typ und die Schwerpunktneuropathie werden häufig bei diabetischen, vaskulär und entzündlich bedingten Polyneuropathien beobachtet. Zur autonomen Neuropathie bei Diabetes mellitus siehe S. 475.

B-2.11 **Ätiologische Klassifikation der Polyneuropathien (Übersicht)**

Entzündlich-hyperergisch-toxisch	Exogen- bzw. nutritiv-toxisch	Endogen-toxisch		Vaskulär bedingt (einschließlich Kollagenosen)	Paraneoplastisch paraproteinämisch
		endokrin-metabolisch	hereditär		
bakterielle und virale Infektionen, Zoonosen (Tab. **B-2.13**)	Umweltgifte, Medikamente, Alkohol, Malnutrition (Tab. **B-2.14**, Tab. **B-2.15**)	Akromegalie, Hypothyreose, Gravidität, Urämie, Diabetes mellitus (Tab. **B-2.17**)	Porphyrie, primäre Amyloidose, HMSN, HSN (Tab. **B-2.18**)	obliterierende Gefäßerkrankungen, rheumatoide Arthritis, Panarteriitis, LE u. a. (S. 478)	Karzinome, Sarkome, maligne Lymphome, Leukosen, multiples Myelom u. a. (Tab. **B-2.19**)

Klassifikation:
- Verteilungsmuster der Symptome
- Ursachen
- pathologisch-anatomisches Bild

Klassifikation Polyneuropathien lassen sich klassifizieren nach
- dem **Verteilungsmuster der Symptome** (Abb. **B-2.23**)
- den **Ursachen** (Tab. **B-2.11**) und
- dem **pathologisch-anatomischen Bild** (Tab. **B-2.12**).

Man kann Polyneuropathien mit **Parenchymschädigung** (axonale Degeneration und segmentale Demyelinisation) von Polyneuropathien mit **Erkrankungen des Interstitiums** elektroneurografisch unterscheiden. Meist findet man Mischtypen, d. h. entweder Axondegeneration mit sekundärem Befall der Schwann-Zellen (Markscheiden) oder primäre Demyelinisation mit späterer axonaler Beteiligung. Interstitielle Polyneuropathien werden v. a. durch Amyloidablagerung, Immunvaskulitis und Infektionskrankheiten verursacht.

B-2.12 **Pathologisch-anatomische Veränderungen bei Polyneuropathien**

	Axonopathie	Myelinopathie	Neuronopathie	Vaskulopathie
Neuroanatomische Veränderungen	„Dying-back-Mechanismus" mit Degeneration des Zellkörpers/Axons von distal nach zentral; **axonale PNP**	primär segmentale oder diffuse Markscheidenläsion; **demyelinisierende PNP**	primäre Schädigung der Zellkörper mit Degeneration von zentral nach peripher	entzündliche Gefäßwandschädigung und Läsion der Vasa nervorum und Nervenfaszikel infolge **ischämischer Degeneration**
Häufige Ursachen	metabolisch-toxische Schädigung, Diabetes mellitus, Urämie, Alkoholismus, Vit-B_{12}-Mangel	GBS/AIDP, CIDP, Diphtherie, HSMN	paraneoplastische sensible PNP, Herpes zoster	Vaskulitis, Mikroangiopathie bei Diabetes mellitus

2.6.1 Polyneuropathien bei Infektionskrankheiten

Polyneuropathien bei Infektionskrankheiten sind durch direkte Einwirkung des Erregers (Tab. **B-2.13**), seines Toxins oder durch einen sekundären Immunvorgang bedingt.

5 % der Polyneuropathien kommen bei Infektionskrankheiten vor und werden ebenso wie die idiopathische Polyradikuloneuritis (Guillain-Barré-Syndrom), die häufig nach unspezifischen Infekten oder Schutzimpfungen auftritt (S. 467), den Polyneuritiden zugeordnet. Die erregerbedingten Polyneuropathien (Tab. **B-2.13**) werden durch 3 Mechanismen verursacht:
- direkte Einwirkung des Erregers
- Schädigung durch dessen Toxin
- sekundärer Immunprozess

B-2.13

B-2.13 **Polyneuropathien bei Infektionskrankheiten**

Bakterielle Infektionskrankheiten und Zoonosen	Virale Infektionskrankheiten
Borreliose, Diphtherie, Botulismus, Lepra, Lues, Malaria, Paratyphus, Scharlach, Toxoplasmose, Typhus, Brucellose, Rickettsiosen, Leptospirosen	AIDS, Zytomegalie, Masern, Influenza, Varizellen, Rubeolen, Mononukleose, Herpes zoster, Hepatitis epidemica, Parotitis epidemica, Encephalitis epidemica

Polyneuropathien sind häufiger bakteriell als viral bedingt; hervorzuheben sind folgende bakterielle Infektionen: **Borreliose**, **Diphtherie**, **Botulismus** und **Lepra**.

Von den häufigeren bakteriellen Formen sind **Borreliose**, **Diphtherie**, **Botulismus** und **Lepra** wegen ihrer besonderen Pathogenese und Therapiemöglichkeiten hervorzuheben. Viral bedingte Polyneuritiden bei Herpes zoster (S. 465), Influenza, Masern, Mononukleose, Mumps, AIDS u. a. sind selten.

Borreliose: Bei der durch Zeckenstich verursachten Borrelien-Infektion (S. 273) kommt es fast immer zu einem **Erythema migrans,** seltener zu einem Lymphozytom und in mehr als der Hälfte der Fälle zu heftigen radikulären Schmerzen. Man findet asymmetrisch ausgeprägte Sensibilitätsstörungen und Paresen als Ausdruck einer **Meningopolyradikuloneuritis,** oft mit Hirnnervenbeteiligung. Am häufigsten ist der N. VII (auch beiderseits) betroffen. Die peripheren Nerven weisen vaskulitische Veränderungen mit Waller-Degeneration auf. Borellien-Polyneuritiden gehen in Europa gelegentlich mit einer Acrodermatitis chronica atrophicans einher.

Borreliose: Zu Beginn wird in > 50 % der Fälle ein **Erythema migrans** beobachtet.
Bei akuter Neuroborreliose tritt häufig eine **Meningopolyradikuloneurits** mit heftigen Schmerzen auf. Man findet asymmetrisch verteilte Sensibilitätsstörungen und Paresen. Typisch ist eine Radikulitis der Hirnnerven, meist mit Fazialisparese.

Diphtherie: Bei der Rachendiphtherie verursacht das Toxin des Corynebacterium diphtheriae eine Myelinschädigung mit **Paresen kaudaler Hirnnerven,** v. a. des Gaumensegels und der Pharynxmuskulatur, die durch eine nasale Phonation und Schluckstörung auffallen. Gleichzeitig kann neben einer Störung der Pupillomotorik mit Akkommodationslähmung und perioralen Sensibilitätsstörung eine Diplegia facialis auftreten. Dem Hirnnerven-Syndrom folgt innerhalb von 1 – 2 Monaten eine Atemmuskellähmung, bevor sich eine **sensomotorische Tetraparese** entwickelt.
Nach Injektion von Diphtherieserum (u. a. Impfstoffen) können gelegentlich asymmetrische atrophische **Paresen des Schultergürtels** (serogenetische Polyneuritis) oder eine einseitige Plexuslähmung in Form einer neuralgischen Schulteramyotrophie (S. 455) auftreten.

Diphtherie: Die postdiphtherische Polyneuropathie ist anfangs durch **Paresen kaudaler Hirnnerven,** im weiteren Verlauf durch eine Lähmung der Atemmuskulatur und **sensomotorische Tetraparese** charakterisiert.

Nach Impfung mit Diphtherie-Serum tritt (selten) eine **Schultergürtelparese** auf (serogenetische Polyneuritis).

Botulismus: Durch das **Neurotoxin** von Clostridium botulinum wird die Acetylcholinausschüttung an der neuromuskulären Endplatte blockiert. Botulinumtoxin ist das stärkste natürliche Gift überhaupt. Nach DGN-Leitlinien (2012) unterscheidet man einen Neugeborenen-, Nahrungsmittel- und Wund-Botulismus. Hohe Dosen von Botulinumtoxin A und B können in der Behandlung von Spastik und Dystonie zu iatrogenem Botulismus führen. Es besteht auch das Risiko des Einsatzes als B-Waffe (Bioterrorismus), wobei 1 Gramm für 10 Millionen Menschen letal wäre.
Weltweit am häufigsten ist **Neugeborenen-Botulismus** (nach oraler Aufnahme der Sporen und Darmbesiedlung mit dem Keim). Kindern unter zwei Jahren sollte kein Honig gegeben werden, da dieser Sporen enthalten kann. Sehr selten tritt dieser intestinale Botulismus bei Erwachsenen, z. B. nach Breitbandantibiotikatherape, auf. In Europa werden überwiegend Fälle von **Nahrungsmittel-Botulismus** gemeldet. Nach Verzehr von verdorbenen Lebensmitteln, z. B. Grillwurst oder Konservennahrung (anaerober Keim!) klagen – meist mehrere – Patienten über abdominelle Beschwerden. Seltener ist eine **Wundbesiedlung** mit Clostridium botulinum, z. B. in einer Gruppe von i. v.- Drogen-Abhängigen.
Neben einer Mydriasis und Mundtrockenheit stellen sich okulomotorische und bulbäre Symptome („4 Ds") ein: Diplopie, Dysphagie, Dysarthrie, Dysphonie, gefolgt von einer absteigenden motorischen Tetraparese. Komplikationen sind Ateminsuffizienz, Retentio urinae und in 10 % der Fälle Vigilanzstörungen.

Botulismus: Das **Neurotoxin** von Clostridium botulinum blockiert die Ausschüttung von Acetylcholin an der neuromuskulären Endplatte. Typisch sind Diplopie, Dysphagie, Dysarhrie, Dysphonie und eine Mydriasis, gefolgt von absteigenden Paresen.

Man unterscheidet hauptsächlich einen **Neugeborenen-, Nahrungsmittel-** und **Wund-Botulismus.**

Lepra: Die Prävalenz der Lepra liegt in Afrika wie in Zentral- und Südamerika bei 10/100 000 Einwohner, ist in Südostasien mehr als doppelt so hoch, am höchsten in Indien, und kommt in USA und Europa nur bei Immigranten vor.
Mycobacterium leprae gelangt über die Vasa nervorum in die Schwann-Zellen der Hautnerven. Je nach Abwehrlage unterscheidet man folgende Verlaufsform der Lepra:

- **Tuberkuloide Lepra:** Bei noch intakter zellulärer Abwehr finden sich makroskopisch tuberkuloide Herde v. a. an den Streckseiten der Gliedmaßen, histologisch epitheloidzellige Granulome in den befallenen peripheren Nerven und bei der neurologischen Untersuchung entsprechende hypästhetische Areale sowie eine dissoziierte Empfindungsstörung mit asymmetrischem Verteilungsmuster, verdickt tastbare Nervenstränge, im weiteren Verlauf atrophische Paresen.
- **Lepromatöse Lepra:** Bei herabgesetzter zellulärer Abwehr breiten sich die primär v. a. im Gesicht auftretenden rötlichen Lepraknoten über den Körper aus. Neben Hirnnervensymptomen (Trigeminusneuralgie, Fazialisparese) finden sich Störungen der Trophik und Sensibilität.
- **Dimorphe Lepra:** Mischform von tuberkuloider und lepromatöser Lepra („Borderline-Lepra").

Lepra: Die **tuberkuloide Lepra** ruft dissoziierte Empfindungsstörungen und atrophische Paresen, die **lepromatöse Lepra** Hirnnervensymptome hervor. Die **dimorphe Lepra** ist eine Mischform.

2.6.2 Exogen-toxische bzw. nutritiv-toxische Polyneuropathien

Einen Überblick geben die Tabellen Tab. **B-2.14** bis Tab. **B-2.16**. In der Regel zeigen toxische PNP ein **distal symmetrisches Verteilungsmuster**.

2.6.2 Exogen-toxische bzw. nutritiv-toxische Polyneuropathien

Tab. **B-2.14** enthält eine Aufstellung über neurotoxische Substanzen wie Alkohol, Gewerbegifte und Schädlingsbekämpfungsmittel, Tab. **B-2.15** über nutritiv-toxische Polyneuropathien und Tab. **B-2.16** eine Liste der Auslöser pharmakogener Polyneuropathien. In der Regel findet man bei den toxischen Polyneuropathien ein **distal symmetrisches Verteilungsmuster** sensomotorischer Ausfälle.

B-2.14

B-2.14 Ursachen exogen-toxischer Polyneuropathien. Alkohol und Umweltgifte gehören zu den häufigsten Polyneuropathie-Ursachen

Substanzgruppe	Beispiele
1. Suchtmittel	Alkohol, Heroin, Hexacarbon („Schnüffler")
2. Gewerbegifte	Acrylamid (Kunststoff), Benzin (auch „Schnüffler"), Blei (Mennige, Akkumulatoren, Glasuren), Methylquecksilber (Spiegel, Fisch), CO, Hexacarbon (Lösungsmittel, auch „Schnüffler"), Schwefelkohlenstoff (Zündhölzer, Viskose), Triorthokresylphosphat (Lösungs- und Schmiermittel), Trichloräthylen (Lösungsmittel)
3. Schädlingsbekämpfungsmittel	DDT, Arsen, Thallium (Insektizide, Rattengift)

Thallium-Polyneuropathie: Neben Schmerzen bestehen Haarausfall und die sog. Mees-Streifen an den Nägeln.

Thallium-Polyneuropathie: Diese seltene Polyneuropathie, meist Folge einer Intoxikation mit Rattengift, ist durch Schmerzen, psychomotorische Unruhe, Haarausfall sowie Mees-Querstreifen an den Finger- und Zehennägeln charakterisiert. Die distal symmetrische Polyneuropathie kann von Hirnnervensymptomen und epileptischen Anfällen begleitet sein.

Arsen-Polyneuropathie: Diese Neuropathie geht mit gestörter Tiefensensibilität, Mees-Streifen und Hautveränderungen einher.

Arsen-Polyneuropathie: Chronische Arsenvergiftungen gehen mit Hyperkeratose, Pigmentierung der Haut (Arsen-Melanose) sowie Mees-Streifen an den Fingernägeln und einer distal symmetrischen Polyneuropathie einher. Die Tiefensensibilität ist erheblich beeinträchtigt. Histologisch handelt es sich um eine distale Axonopathie.

Blei-Polyneuropathie: Die Blei-Polyneuropathie ist v. a. durch Paresen der Hand- und Fingerstrecker charakterisiert (Fallhand).

Blei-Polyneuropathie: Diese Polyneuropathie kommt v. a. bei Arbeitern in Akkumulatoren-Fabriken und Töpfereien vor; sie weist fast ausschließlich motorische Ausfälle vom Multiplex-Typ auf. Die Paresen betreffen an den Armen besonders die Hand- und Fingerstrecker (Fallhand).

B-2.15

B-2.15 Nutritiv-toxische Polyneuropathien. In den Industrieländern ist Vitaminmangel häufig auf Alkoholismus zurückzuführen

Polyneuropathien bei Vitaminmangel		Erkrankungen/Noxen
B_1	Thiamin	Beriberi
B_2	Riboflavin	Pellagra
B_6	Pyridoxin Folsäure	INH (pharmakogen)
B_{12}	Cyanocobalamin Pantothensäure Nicotinsäureamid	Intrinsic-Faktor-Mangel Pellagra
E	Tocopherol	Ataxie mit isoliertem Vitamin-E-Defizit

Alkohol-Polyneuropathie: Sie weist meist symmetrische, distal betonte Sensibilitätsstörungen, im Verlauf Unterschenkelparesen auf.

Alkohol-Polyneuropathie: Das Verteilungsmuster der meist sensiblen Polyneuropathie ist distal symmetrisch. Im weiteren Verlauf kommen atrophische Unterschenkelparesen hinzu. Seltener sind isolierte alkoholtoxische Druckläsionen („Parkbanklähmung") und eine Myopathie. Die Nervenleitgeschwindigkeit ist meist normal oder nur leicht reduziert.

► Merke.

► Merke. Während für Erwachsene eine tolerierbare Alkoholmenge von 12 g/d gilt, wurde als kritischer Tagesgrenzwert der Entstehung einer Polyneuropathie 60 g reiner Alkohol errechnet.

Man nimmt an, dass der neurotoxischen Wirkung eine Mangelernährung zugrunde liegt.

Vitaminmangel-Polyneuropathien: Die Vitamin-B_1-(Thiamin)-Mangel-Polyneuropathie kam früher in Asien nach einseitiger Ernährung mit geschältem und poliertem Reis vor. Heute wird sie häufig durch chronischen Alkoholismus verursacht.

Vitaminmangel-Polyneuropathien: Bei Alkoholkranken liegt oft Vitamin-B_1-(Thiamin-)Mangel vor.

▸ Merke. Augenmuskellähmungen und gleichzeitig auftretende Vigilanzschwankungen sind immer verdächtig auf einen Vitamin-B_1-Mangel bei chronischem Alkoholismus (Wernicke-Korsakow-Syndrom, S. 252).

▸ Merke.

Die Pellagra-Polyneuropathie mit der Trias Dermatitis, Diarrhö, Demenz tritt als Folge vorwiegender Maisernährung und anderer Mangelzustände in Entwicklungsländern auf, wird aber auch bei einem alkoholtoxisch bedingten Vitamin-B_2-(Riboflavin-) und **Nikotinsäureamid-Mangel** beobachtet.
Zur funikulären Myelose (Vitamin-B_{12}-Mangel) siehe S. 246.
Ein **Vitamin-B_6**-(Pyridoxin-) oder ein **Folsäuremangel** führt ebenfalls zu einer Polyneuropathie und ist häufig auf schweren Alkoholabusus zurückzuführen, findet sich aber auch bei der Isoniazid-(INH-)Polyneuropathie.

Die **Pellagra-Polyneuropathie** wird durch Vitamin-B_2-(Riboflavin-) und Nikotinsäureamid-Mangel verursacht.

Zum Vitamin-B_{12}-Mangel siehe S. 246.
Vitamin-B_6-(Pyridoxin-)**Mangel-Polyneuropathien** kommen bei Alkoholismus und INH-Medikation vor.

Pharmakogene Polyneuropathien: Bei Überdosierung von Vitamin B_6 kann eine Polyneuropathie auftreten, daher ist bei der Verordnung von Vitamin B_6 (z. B. mit INH in der Tbc-Behandlung) Vorsicht geboten. Dasselbe gilt für die Gabe von Cimetidin zur Hemmung der Magensäureproduktion, von Chlorprothixen als Schlafmittel und Mutterkornalkaloiden gegen Kopfschmerzen, da die Langzeittherapie mit diesen gebräuchlichen Pharmaka toxische Polyneuropathien verursachen kann. Zu weiteren Polyneuropathie-induzierenden Medikamenten siehe Tab. **B-2.16**.

Pharmakogene Polyneuropathien: Häufige Auslöser sind Cimetidin und Mutterkornalkaloide, zu weiteren Substanzen siehe Tab. **B-2.16**.

B-2.16 Ursachen medikamentös-toxischer Polyneuropathien

Arzneistoffgruppe	Wirkstoff
Antiallergika	Cromoglicinsäure
Antiarrhythmika	Amiodaron
Antibiotika/ Chemotherapeutika	Amphotericin B, Chloramphenicol, Chloroquin, Dapson, Ethambutol, Ethianamid, Gentamycin, halogenierte Hydroxychinoline, INH, Linezolid, Metronidazol, Nukleosid-Analoga, Nitrofurane, Nitroimidazol, Penicillin, Streptomycin, Suramin
Antidepressiva	Amitriptylin; Doxepin, Imipramin, Lithium
Antiepileptika	Sultiam
Antihypertensiva	Enalapril, Hydralazin
Antirheumatika	Chloroquin, Gold, Indometacin, Methaqualon, Thalidomid
Thyreostatika	Carbimazol, Methylthiouracil
Zytostatika	Cisplatin, Cytarabin, Procarbazin, Propylthiouracil, Vinblastin

B-2.16

2.6.3 Diabetische und andere endokrin-metabolisch bedingte Polyneuropathien

Diabetische Polyneuropathie: Für die diabetische Polyneuropathie ist eine Vielfalt der Symptome mit unterschiedlichem Verteilungsmuster charakteristisch. Meist treten Schmerzen und **distal symmetrische** Sensibilitätsstörungen bzw. sensomotorische Paresen auf, nicht selten auch eine **PNP vom Multiplex-Typ**: Bei diesem Muster sind die Ausfälle wahllos auf einzelne periphere Nerven verteilt oder proximal betont (diabetische Amyotrophie, z. B. im Bereich der Oberschenkelmuskulatur (s. Abb. **B-2.23**). In 10 % findet man Hirnnervenparesen, v. a. der Nn. III, IV und VI und VII (Abb. **B-2.24**).

2.6.3 Diabetische und andere endokrin-metabolisch bedingte Polyneuropathien

Diabetische Polyneuropathie: Neben dem häufigen **distal symmetrischen Typ** sind eine **Mononeuropathia multiplex** (wahllose Verteilung der Ausfälle oder proximale Amyotrophie, Abb. **B-2.23c**) zu beobachten. In 10 % findet man Hirnnervenparesen.

B-2.24 Komplette Okulomotoriusparese bei Diabetes mellitus

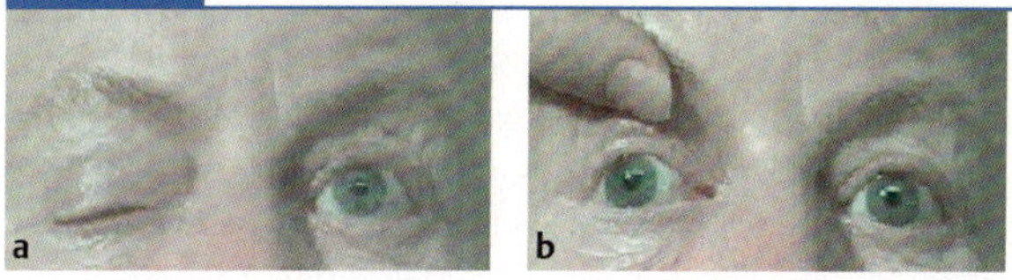

78-j. Patientin mit Diplopie, limitiert durch die Ptosis (**a**) Beim Blick geradeaus weicht der rechte Bulbus infolge Lähmung des rechten M. rectus medialis nach außen ab. Leichte Mydriasis rechts (**b**).

B-2.24

B-2.25

B-2.25 Trophisches Ulkus bei diabetischer Polyneuropathie

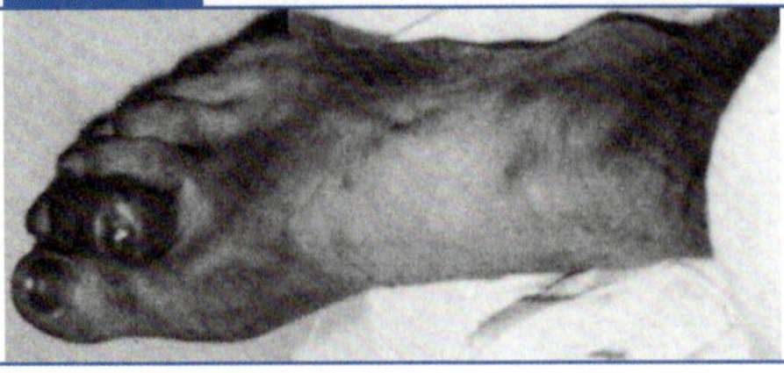

Häufig sind **vegetativ-trophische Störungen** (Abb. **B-2.25** u. Tab. **B-2.17**) und **viszerale Symptome** (Schluckbeschwerden, Diarrhöen, s. a. Tab. **B-2.17**).
Bei 20 % der Diabetiker kommt es zu kardiovaskulären Komplikationen mit der Gefahr eines schmerzlosen Herzinfarkts infolge **autonomer kardialer Neuropathie**.

In fast der Hälfte der Fälle treten **vegetativ-trophische Störungen** hinzu, darunter Anhidrose, Ödeme und Ulzera (Abb. **B-2.25**), Arthropathien der Fußgelenke, ferner **autonom-viszerale Störungen** wie Schluckbeschwerden und postprandiale Diarrhöen. Eine Blasenatonie und erektile Dysfunktion kommen bei 50 % der Patienten mit diabetischer PNP vor. Bei 20 % der Diabetiker stellen sich kardiavaskuläre Komplikationen mit der Gefahr eines Herzinfarkts ein, der häufig infolge der autonomen kardialen Neuropathie schmerzlos abläuft. Die autonome Neuropathie tritt sowohl isoliert als auch gemeinsam mit Sensibilitätsstörungen des distal symmetrischen PNP-Typs auf. Tab. **B-2.17** enthält eine Liste der für die Diagnose diabetischer Polyneuropathien relevanten Fragen und Untersuchungsbefunde.

Pathogenetisch bedeutsam sind eine **metabolische Schädigung** des PNS bei Störung des Sorbitstoffwechsels und die diabetische **Mikroangiopathie**.

In der Pathogenese spielen 2 Faktoren eine wichtige Rolle: die **metabolische Schädigung** des PNS, u. a. in Form einer Störung des Sorbitstoffwechsels bei erhöhter Glukosekonzentration, und eine vaskuläre Komponente auf dem Boden der diabetischen **Mikroangiopathie**.

B-2.17

B-2.17 Fragen zur Symptomatologie der diabetischen Polyneuropathie

▪ Hirnnervensymptome?	▪ Arthropathien?
▪ Schmerzen?	▪ Blasenatonie?
▪ Parästhesien?	▪ Impotenz?
▪ Anhidrose?	▪ Mononeuropathie?
▪ trophische Ödeme?	▪ Multiplex-Typ?
▪ trophische Ulzera?	▪ distal symmetrische Paresen?

Polyneuropathien bei anderen endokrinen Erkrankungen: Beispiele sind Akromegalie und Hypothyreose.

Polyneuropathien kommen auch bei Akromegalie, Hyper- und Hypoparathyreoidismus, Hypothyreose (Myxödem) und Addison-Krankheit vor (vgl. endokrine Myopathien, S. 502).

Nephrogene (urämische) Polyneuropathie: Sie ist vom distal symmetrischen Typ. Typische Symptome bei Dialysepatienten sind Wadenkrämpfe und „burning feet".

Nephrogene (urämische) Polyneuropathie: Vor allem Dialysepatienten klagen über nächtliche Wadenkrämpfe und brennende Schmerzen der Füße („burning feet"). Die sensomotorischen Paresen sind distal betont und symmetrisch angeordnet. Man nimmt eine toxische, primär axonale Schädigung peripherer Nerven durch retinierte harnpflichtige Substanzen mittleren Molekulargewichts an.

Die **hepatische Polyneuropathie** tritt bei Leberinsuffizienz und Wilson-Krankheit auf.

Hepatische Polyneuropathie: Gelegentlich werden bei chronischer Leberinsuffizienz, wie auch bei hepatolentikulärer Degeneration (Wilson-Krankheit, S. 235) Polyneuropathien beobachtet.

2.6.4 Hereditäre Polyneuropathien

Polyneuropathien bei Porphyrie und Amyloidose

Polyneuropathie bei Porphyrie: Die akute intermittierende Porphyrie wird autosomal dominant vererbt. Sie ist durch **kolikartige** abdominelle Schmerzen, psychopathologische Symptome und eine vorwiegend motorische **Mononeuritis multiplex** oder eine **Landry-Paralyse** gekennzeichnet.

2.6.4 Hereditäre Polyneuropathien

Polyneuropathien bei Porphyrie und Amyloidose

Polyneuropathie bei Porphyrie: Die akute intermittierende Porphyrie ist eine gehäuft in Nordeuropa vorkommende, autosomal dominant vererbte Störung der Hämsynthese (Porphyrinstoffwechsel). Ein Erkrankungsschub kann durch Barbiturate, Neuroleptika, Benzodiazepine, Antikonvulsiva), Alkoholgenuss und physische Belastungen (Schwangerschaft) ausgelöst werden. Neben einer Tachykardie und arteriellen Hypertonie kommt es zu abdominellen **Koliken**, die nicht selten zur Laparotomie führen. Psychopathologische Begleitsymptome können zur Fehldiagnose „Hysterie" verleiten. Neurologisch findet sich entweder eine vorwiegend motorische **Mononeuritis multiplex** oder eine symmetrische, an den unteren Extremitäten proximal betonte, rasch aufsteigende, schlaffe Tetraparese (**Landry-Paralyse**).

Für die Polyneuropathie bei der primären (hereditären) **Amyloidose**, aber auch bei der sekundären Form im Verlauf chronisch-entzündlicher Prozesse (s. Klinisches Beispiel, S. 482) sind sensomotorische Paresen mit dissoziierter Sensibilitätsstörung sowie ausgeprägte trophische und autonom-viszerale Störungen typisch. Bei den familiären Formen finden sich häufig Transthyretin-Gen-Mutationen (Chromosom 18q11.2-q12.1). Die Diagnose kann durch Biopsie der Rektumschleimhaut und des N. suralis gesichert werden.

Die Polyneuropathie bei **Amyloidose** weist sensomotorische Paresen mit ausgeprägten vegetativ-trophischen Störungen auf.

Hereditäre motorisch-sensible Neuropathien (HMSN)

Hereditäre motorisch-sensible Neuropathien (HMSN I – IV): Man unterscheidet klinisch-neurologisch hereditäre motorisch-sensible Neuropathien (HMSN) und hereditäre sensible Neuropathien (HSN, s. u.). Die nach Jean-Martin Charcot, Pierre Marie und Howard Tooth (CMT) benannten sowie weitere heterogene HMSN-Formen (Tab. **B-2.18**) werden neurophysiologisch, histopathologisch und molekulargenetisch unterteilt. Am häufigsten (80 %) sind die demyelinisierende Form der HMSNC (CMT 1) mit starker Reduktion der motorischen NLG (< 38 m/s) und die axonale Form der HMSN (CMT 2). Durch Bestimmung des Gens für Peripheres-Myelin-Protein 22 (PMP22-Gens) lassen sich einige Formen diagnostisch sichern. So findet man bei CMT-Typ 1A eine Duplikation in Chromosom 17p11.2–12, die das PMP22-Gen enthält. Bei CMT 2 deckt die Untersuchung Mutationen u. a. im Mitofusin-2-(MFN2-)Gen auf.

Hereditäre motorisch-sensible Neuropathien (HMSN)
Hereditäre motorisch-sensible Neuropathien (HMSN I – IV): Siehe Tab. **B-2.18**.

Die **HMSN Typ I**, die demyelinisierende Form der meist autosomal dominant vererbten Neuropathie (hypertrophische Form der neuralen Muskelatrophie Charcot-Marie-Tooth, **CMT 1**), ist durch eine distal symmetrische sensomotorische Polyneuropathie mit Wadenatrophie („Storchenbeine"), Hohlfuß- und Hammerzehen-Bildung sowie verdickte Nervenstränge mit frühzeitig herabgesetzter motorischer und sensibler NLG charakterisiert. Die HMSN Typ I ist die häufigste hereditäre Neuropathie. Sie manifestiert sich schon in der 1. oder 2. Dekade.

Die **HMSN Typ I (CMT 1)**, eine demyelinisierende hereditäre Neuropathie, ist durch eine Wadenatrophie („Storchenbeine"), Hohlfüße, Hammerzehen und verdickte Nerven charakterisiert. Die motorische und sensible NLG ist reduziert.

Die **HMSN Typ II (CMT 2)**, die axonale Form, die sich im Erwachsenenalter einstellt, unterscheidet sich von der CMT 1 durch eine normale oder nur gering reduzierte NLG. Bei dieser distal betonten PNP („neuronale" Form der peronealen „neuralen Muskelatrophie") kommt auch ein asymmetrisches Verteilungsmuster der Paresen vor. Nicht selten beobachtet man ein Restless-legs-Syndrom.

Bei der **HMSN Typ II (CMT 2)** ist die NLG meist normal, das Verteilungsmuster evtl. asymmetrisch.

Der Erbgang der **HMSN Typ III** ist autosomal rezessiv. Auffällig ist die stärker als bei der HMSN I ausgeprägte, sicht- und tastbare **Verdickung peripherer Nerven** bei hochgradiger Reduktion der NLG.

Für die **HMSN Typ III** sind stark **verdickte Nervenstränge** und eine hochgradig reduzierte NLG typisch.

Die **HMSN Typ IV** (**Refsum-Kahlke-Krankheit**, beruht auf einer autosomal rezessiv vererbten Störung des Phytansäurestoffwechsels. Die distal symmetrische Polyneuropathie breitet sich nach proximal aus und geht mit zerebellarer Ataxie, Hemeralopie, pigmentärer Retinadegeneration, Ertaubung, Ichthyosis und Gelenkdeformitäten einher. Die NLG ist erheblich verzögert (S. 228).

Die **HMSN Typ IV** (**Refsum-Kahlke-Krakheit**) ist eine distal symmetrische, sich nach proximal ausbreitende Polyneuropathie. Zu Begleitsymptomen siehe auch S. 228.

B-2.18 Hereditäre motorisch-sensible Neuropathien (HMSN)

Typ	Verlaufsform	Erstbeschreiber
I	demyelinisierende Form (CMT 1)	Charcot-Marie-Tooth (CMT)
II	axonale Form (CMT 2)	
III	progressive hypertrophische Neuropathie (Neuritis)	Déjerine-Sottas
IV	Heredopathia atactica polyneuritiformis (HAP)	Refsum-Kahlke
V	PNP mit Paraspastik	Dyck
VI	PNP mit Optikusatrophie	Dyck
VII	PNP mit Retinitis pigmentosa	Dyck

B-2.18

Zu den selteneren **HMSN-Typen V – VII** (Dyck) siehe Tab. **B-2.18**).

Die **hereditäre Neuropathie mit Neigung zu Druckparesen** (**HNPP**) ist durch verdickte Markscheiden gekennzeichnet und wird daher auch als tomakulöse („wurstförmige") Neuropathie bezeichnet. Man findet einen lokalen Genverlust (Deletion des PMP22-Gens).

Die **HNPP** mit verdickten Markscheiden wird auch tomakulöse („wurstförmige") Neuropathie genannt.

Hereditäre sensible Neuropathien (HSN)

Hereditäre sensible Neuropathien (HSN I – IV): Die Patienten weisen trophische Störungen, Deformitäten und Selbstverletzungen oder Verstümmelungen aufgrund einer konnatalen Analgesie auf.

Hereditäre sensible Neuropathien (HSN I – IV): Diese sind von neurotrophischen und dysrhaphischen Störungen begleitet. Häufig kommt es aufgrund einer konnatalen Analgesie zu Frakturen, Deformitäten und Verstümmelungen. Neurografisch sind sensible Potenziale meist nicht erhältlich. Diesen Neuropathien verwandt sind periphere Nervenschädigungen bei Friedreich-Krankheit, einer Heredoataxie (S. 226).

2.6.5 Vaskulär bedingte Polyneuropathien (inkl. Kollagenosen)

Bei Arteriosklerose und Kollagenosen kommen **ischämische Nervenläsionen** vor.

Bei Arteriosklerose und Kollagenosen, die mit einer Vaskulitis verbunden sind, können **ischämische Nervenläsionen** vom Multiplex-Typ oder symmetrische sensomotorische Paresen auftreten. Häufig kommen trophische Störungen hinzu. Akute Arterienverschlüsse an den Extremitäten bei Arteriosklerose und Thrombangiitis obliterans führen zur Ernährungsstörung peripherer Nerven.

► Merke.

► Merke. Die **Critical-illness-Polyneuropathie (CIP)**, auch Koma-Polyneuropathie genannt, entwickelt sich unter der Langzeitbeatmung von Intensivpatienten mit Sepsis und Multiorganversagen. Die CIP wird häufig erst bei der Entwöhnung von der maschinellen Beatmung erkannt, wenn auffällt, dass die Atemmuskulatur beteiligt ist. Die akute axonale Degeneration führt zu atrophischen Paresen, die aber eine gute Rückbildungstendenz zeigen.

Polyneuropathien vom Multiplex- oder distal symmetrischen Typ kommen vor bei:
- rheumatoider Arthritis
- Panarteriitis nodosa
- Churg-Strauss-Syndrom
- Wegener-Granulomatose
- Lupus erythematodes
- Sjögren-Syndrom
- Sklerodermie (sehr selten)
- Immunvaskulitis des peripheren Nervensystems

„Disseminierte“ Neuropathien vom Multiplex-Typ kommen nach ischämischen Nervenschädigungen im Koma vor. Bei der **rheumatoiden Arthritis** findet sich neben entzündlichen Gelenkveränderungen in 10 % auch eine Mononeuropathia multiplex bzw. eine entweder an den Händen oder Beinen einsetzende symmetrische Polyneuropathie. Eine **Panarteriitis nodosa**, die vorwiegend Gelenke, Muskulatur und innere Organe befällt, kann sich auch primär mit einer Mononeuropathia multiplex oder distal symmetrischen Polyneuropathie manifestieren. 70 % der Patienten mit **Churg-Strauss-Syndrom** (allergische Granulomatose) und 25 % der Patienten mit **Wegener-Granulomatose** haben eine Mononeuropathia multiplex. Bei je 10 % der Patienten mit **Lupus erythematodes (LE)** und **Sjögren-Syndrom** ist das PNS beteiligt. Die Sklerodermie geht extrem selten mit einer Polyneuropathie einher. Schließlich ist noch die **Immunvaskulitis des peripheren Nervensystems** zu erwähnen, die auf einer Läsion der Vasa nervorum beruht und zu einer Mononeuritis multiplex führt.

2.6.6 Paraneoplastische und paraproteinämische Polyneuropathien

In je ⅓ der Fälle von **Bronchialkarzinom** bzw. **malignem Lymphom** finden sich Anzeichen einer paraneoplastischen Polyneuropathie. Man unterscheidet die **sensomotorische** und die **sensorische Polyneuropathie**.

Nach prospektiven Studien entwickeln sich bei kleinzelligem **Bronchialkarzinom** und **malignen Lymphomen** in je einem Drittel der Fälle paraneoplastische Syndrome mit Schädigung peripherer Nerven, die bei anderen Neoplasien weit seltener vorkommt. Man unterscheidet
- eine **sensomotorische Polyneuropathie** vom primär axonalen Typ, die dem Verlauf der Landry-Paralyse entsprechen kann (S. 468),
- eine **sensorische Polyneuropathie** (Denny-Brown) mit Degeneration spinaler und autonomer Ganglien (wesentlich häufiger bei Bronchialkarzinomen als bei malignen Lymphomen).

Gangunsicherheit, Schmerzen und Parästhesien können der Karzinom-Diagnose um Monate vorausgehen.

Die paraneoplastischen Neuropathien werden auf eine toxische, metabolische oder immunologische Fernwirkung maligner Tumoren zurückgeführt. Oft schon Wochen und Monate vor der Diagnose eines Bronchialkarzinoms klagen die Patienten über Gangunsicherheit, Schmerzen und Parästhesien. Häufig sind Schmerzen von Lymphom- und Leukämiekranken auch durch Kompression bzw. Infiltration peripherer Nerven bedingt (S. 451).

PNP sind die häufigsten neurologischen Komplikationen der Paraproteinämien.

Polyneuropathien sind die häufigsten neurologischen Komplikationen der **Paraproteinämien**. Zum Verteilungsmuster der sensomotorischen Paresen siehe Tab. **B-2.19**.

≡ B-2.19 Polyneuropathien bei Paraproteinämien

Paraproteinämie	Verteilungsmuster sensomotorischer Paresen
Myelom (monoklonales IgG, IgA, IgM mit pathologischen Leichtketten im Serum), atypischen Plasmazellen im Knochenmark (> 10 %), Bence-Jones-Proteinurie (> 50 %) und Anämie (80 %)	Tetraplegietyp, anfangs asymmetrisch
monoklonale Gammopathie unbestimmter Signifikanz (MGUS)	symmetrisch, Störung der Tiefensensibilität, Tremor
Waldenström-Krankheit	symmetrisch oder Multiplex-Typ
Kryoglobulinämie	asymmetrisch

≡ B-2.19

2.6.7 Diagnostik der Polyneuropathien

Anamnese und Untersuchung: Die Anamnese berücksichtigt familiäre Nervenkrankheiten, internistische Vorerkrankungen, Hinweise auf Alkohol-, Drogen- und Medikamentenabusus und eine besondere Exposition am Arbeitsplatz. In der Regel werden neuropathische Schmerzen und symmetrische **Missempfindungen** der Füße und Hände, darunter auch brennende Sensationen (burning feet) angegeben, **die bei Bewegung abnehmen**. Oft wird auch über Schwankschwindel, Myoklonien und nächtliche Muskelkrämpfe geklagt.
Der Untersuchungsgang beginnt mit der Prüfung der Sensibilität, die in allen Qualitäten beeinträchtigt sein kann; auch dissoziierte Empfindungsstörungen kommen vor. Immer ist das Vibrationsempfinden zu prüfen. Die **Eigenreflexe** sind meist an den unteren Extremitäten herabgesetzt oder erloschen. Der ASR fehlt oft schon, bevor Sensibilitätsausfälle oder schlaffe Paresen nachweisbar sind.

2.6.7 Diagnostik der Polyneuropathien

Anamnese und Untersuchung: Anamnestisch ergeben sich Hinweise auf sensible **Reizerscheinungen, die bei Bewegung abnehmen**. Die Untersuchung beginnt mit der Prüfung der Sensibilität. Die **Eigenreflexe** sind meist an den unteren Extremitäten herabgesetzt oder erloschen.

▶ Merke. Der Nachweis strumpfförmiger Sensibilitätsstörungen, v. a. einer herabgesetzten Vibrationsempfindung an den Unterschenkeln bei Areflexie, führt fast immer zur Diagnose Polyneuropathie.

▶ Merke.

Diabetische und vaskulär bedingte PNP sind oft **asymmetrisch** ausgeprägt (**Multiplex-Typ**), ebenso die Blei-Polyneuropathie sowie Polyneuropathien bei Paraproteinämien und Infektionskrankheiten (Borreliose, Lues- und Lepra). Liegt eine Mononeuropathie vor oder sind **Hirnnerven** beteiligt (Okulomotorius-, Abduzens- oder Fazialisparese), muss wiederum an eine diabetische Stoffwechselstörung gedacht werden.
Ein- oder doppelseitige **Radialisparesen** (Fallhand) kommen bei der Bleivergiftung und im Verlauf einer akut-intermittierenden Porphyrie vor. Auf atrophische Paresen **der kleinen Handmuskeln**, der Wadenmuskulatur sowie trophische Störungen der Haut und Nägel ist besonders zu achten. Die Hexakarbon-Polyneuropathie nach Intoxikation mit Lacken, Klebemitteln und Verdünnern führt v. a. bei den „Pattex-Schnüfflern“ zu Atrophien der kleinen Handmuskeln und Fußstrecker. Eine Atrophie der Mm. interossei wird auch bei HMSN-Typ I beobachtet. Diese Neuropathie fällt durch Wadenatrophie („Storchenbeine“) auf (siehe CMT 1, S. 477). Psychische Auffälligkeiten sind v. a. bei Alkoholismus, Porphyrie und Thalliumvergiftung zu beobachten.
Die Koordination ist je nach Ursachen unterschiedlich betroffen: Quecksilbervergiftungen rufen neben Gesichtsfeldeinschränkungen eine **Ataxie** hervor, die auch bei Intoxikationen mit Acrylamid oder Disulfiram (Antabus) beobachtet wird. Ein positiver Romberg-Versuch und eine Unsicherheit beim Blindgang sind auch im Verlauf der nephrogenen und paraneoplastischen Polyneuropathie zu beobachten. Die Ataxie bei diabetischer oder alkoholischer Polyneuropathie wird gelegentlich als „Pseudotabes diabetica“ bzw. „Pseudotabes alcoholica“ bezeichnet.

Asymmetrische Verteilungsmuster vom **Multiplex-Typ** sind bei Diabetes mellitus, Kollagenosen, Infektionskrankheiten und Paraproteinämien häufig. Eine Mononeuropathie und **Hirnnervenbeteiligung** muss v. a. an Diabetes mellitus denken lassen.

Radialisparesen kommen bei der Bleivergiftung und Porphyrie vor, atrophische Paresen **der kleinen Handmuskeln** gibt es bei Intoxikation mit Hexakarbon, eine Wadenatrophie („Storchenbeine“) bei der HMSN Typ I.

Eine ausgeprägte **Ataxie** beobachtet man bei Intoxikation mit Quecksilber, Acrylamid, Disulfiram, ferner bei nephrogener, paraneoplastischer, diabetischer und alkoholtoxischer Polyneuropathie („Pseudotabes diabetica bzw. alcoholica“).

Laborbefunde: Zur Labordiagnostik gehören neben BSG, CRP, Blutbild, Glukose- und Glukosetoleranztest, Urinstatus, Immunelektrophorese und Immunfixation, Folsäure- und Vitamin-B_{12}-Bestimmung mit dem frühen Marker Holo-Transcobalamin, evtl. auch der Schilling-Test. Bei Verdacht auf eine **paraneoplastische PNP** ist die Bestimmung v. a. der Anti-Hu-Antikörper (ANA-1) im Serum hilfreich.

Laborbefunde: Neben den Basislaboruntersuchungen sind Immun-Elektrophorese, Vitamin-B_{12}- und Glukosetoleranztest sowie bei V. a. **Neoplasie** die Bestimmung von Autoantikörpern (ANA-1) zu veranlassen.

Bei **Blei-Polyneuropathie** ist der Bleispiegel erhöht.

Arsen ist in Urin und Haar, **Thallium** in Blut und Urin nachweisbar.

Bei akuter **Porphyrie** ist der Urin rot verfärbt, der Schwartz-Watson-Test positiv.

Beim **Myelom** finden sich „Sturzsenkung", M-Gradient und oft Bence-Jones-Protein im Urin.

Die **Borrelien**-Antikörper sind 3 – 8 Wochen nach Zeckenstich positiv.

Eine **Eiweißerhöhung im Liquor** kommt bei zahlreichen Polyneuropathien vor, gelegentlich auch eine zytoalbuminäre Dissoziation. Wichtig ist der Liquor-Antikörper-Nachweis bei V. a. HIV- oder Lues-Infektion.

Bei der **Blei-Polyneuropathie** findet sich eine basophile Tüpfelung der Erythrozyten. Der Bleispiegel im Blut und Urin ist erhöht.

Arsen lässt sich im Urin, in Haaren und Nägeln nachweisen, **Thallium** in Blut und Urin.

Bei der akuten intermittierenden **Porphyrie** ist der Urin dunkelrot (Urobilinogen) und der Schwartz-Watson-Test positiv (Porphobilinogen). Die δ-Aminolävulinsäure ist vermehrt.

Bei älteren Patienten (> 70 Jahre) mit chronischer PNP kann eine Paraproteinämie vorliegen, die mittels Immunelektrophorese und Immunfixation nachzuweisen ist (M-Protein). Beim **Myelom** finden sich neben einer stark beschleunigten BSG ein schmalbasiger γ-Globulin-Peak in der Serum-Elektrophorese (M-Gradient) und in > 50 % Bence-Jones-Eiweißkörper im 24-Stunden-Urin (Tab. **B-2.19**).

Bei der **Borreliose** entwickeln sich innerhalb von 3 – 8 Wochen in Serum und Liquor Antikörper gegen Borrelia burgdorferi, die mithilfe des Immunfluoreszenz- und des ELISA-Tests mit nachfolgende Immunoblot nachweisbar sind (S. 274).

Die Lumbalpunktion ergibt häufig ein leicht bis mäßig **erhöhtes Liquoreiweiß** und bei entzündlichen Polyneuropathien eine lymphozytäre Pleozytose. Bei der postdiphtherischen Polyneuropathie, der akut intermittierenden Porphyrie und Refsum-Kahlke-Krankheit wird die für die idiopathische Polyneuritis Guillain-Barré typische zytoalbuminäre Dissoziation (S. 469) beobachtet. Nach Antikörpern bei Verdacht auf HIV- oder Lues-Infektion ist gezielt zu suchen.

▸ Merke.

▸ Merke. Wichtig ist die Bestimmung der sensiblen und motorischen **NLG**. Eine einfache Methode zur Ableitung der sensiblen NLG mittels Oberflächenelektroden ist die N.-suralis-Neurografie. Der N. suralis ist der einzige gut zugängliche Nerv der unteren Extremität und darüber hinaus frühzeitig geschädigt.

Eine Polyneuropathie mit vorwiegender **Markscheidendegeneration** ist elektroneuro- und myografisch von einer Polyneuropathie mit primär **axonaler Degeneration** zu unterscheiden: Eine deutlich reduzierte NLG weist auf eine Demyelinisierung hin, eine reduzierte Amplitude auf eine Axondegeneration, die sich im **EMG** auch als **Spontanaktivität** darstellt.

Man unterscheidet Polyneuropathien mit vorwiegender **Demyelinisierung** (deutlich herabgesetzte NLG bei normaler oder nur gering reduzierter Amplitude) von einer PNP mit primär **axonaler Degeneration** (normale oder nur gering verzögerte NLG bei verminderter Amplitude). Bei vorwiegender Axondegeneration findet man im **EMG Spontanaktivität** mit Fibrillationspotenzialen und positiven scharfen Wellen. Die Potenziale motorischer Einheiten sind bei der axonalen Form hinsichtlich Amplitude und Dauer meist vergrößert. Elektromyografisch lassen sich bereits Läsionen motorischer Fasern registrieren, wenn Paresen klinisch noch nicht auffallen. Mit der Bestimmung der F-Welle und des H-Reflexes werden proximale Nervenabschnitte und die Wurzeln erfasst (vgl. 137).

Zu Tests des **autonomen Nervensystems** siehe Tab. **B-2.20**. In ungeklärten Fällen ist eine molekulargenetische Untersuchung oder eine kombinierte **Nerven-Muskel-Biopsie** angezeigt (Abb. **B-2.26**).

Zu den Funktionstests des **autonomen Nervensystems** siehe Tab. **B-2.20**. Bei positiver Familienanamnese ist eine molekulargenetische Untersuchung angezeigt. In ungeklärten Fällen, insbesondere bei progredienten schweren sensomotorischen Polyneuropathien mit asymmetrischem Verteilungsmuster und serologischen Hinweisen auf eine Immunopathie, empfiehlt sich zum Nachweis vaskulitischer Veränderungen, eine kombinierte **Nerven-Muskel-Biopsie** (Abb. **B-2.26**). Eine Haut-Biopsie (S. 158) ist bei Verdacht auf eine „Small-fiber"-Neuropathie (SFN) hilfreich.

B-2.26 Muskel- und Nervenbiopsie. Vaskulär bedingte Polyneuropathie

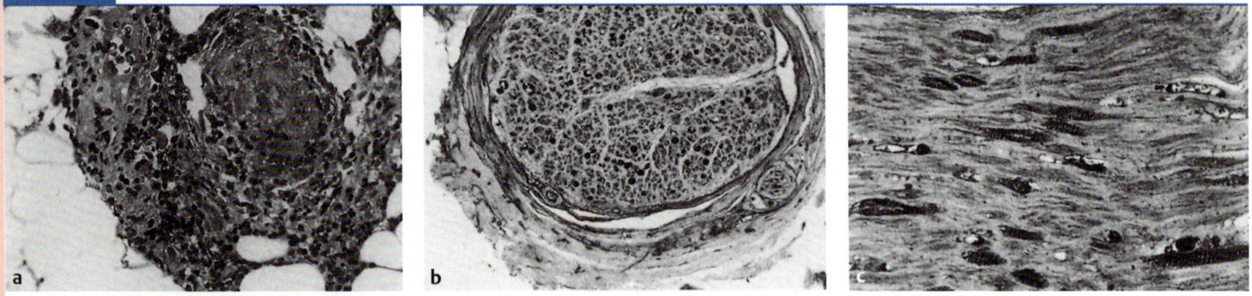

a Muskelbiopsie: Fibrinoide Nekrose einer Arterie und vakuolige Degeneration des umgebenden Muskelgewebes.
b, c Nervenbiopsie: Das Präparat des N. suralis im Querschnitt (**b**) und Längsschnitt (**c**) zeigt eine Reduktion der Myelinscheiden und Abbauprodukte (schwarz). Die Befunde sprechen für eine Panarteriitis nodosa.

B-2.20 Einfache Funktionstests des autonomen Nervensystems

Funktion		Test
Herzfrequenz	Parasympathikus	Messung ▪ bei Valsava-Manöver ▪ bei tiefer Atmung ▪ nach dem Aufstehen
Blutdruck	Sympathikus	Messung ▪ nach dem Aufstehen ▪ bei anhaltendem Händedruck
Haut	Sympathikus	sympathische Hautantwort (SSR) = EMG-Test
Schweißsekretion	Sudomotoren	Prüfung des temperaturregulatorischen Schwitzens und des durch Acetylcholin oder Pilocarpin induzierten Schwitzens

Differenzialdiagnose: Parästhesien und Schmerzen bei Polyneuropathien werden häufig mit arteriellen Durchblutungsstörungen verwechselt. Eine diabetische Mononeuropathie ist gelegentlich schwer von radikulären Syndromen (S. 457) oder pseudoradikulären Beschwerden zu differenzieren. Zu den Engpass-Syndromen und Plexusparesen siehe S. 451. Zur funikulären Myelose, die neben abgeschwächten Eigenreflexen Pyramidenbahnzeichen aufweist, siehe S. 246. Die Tabes dorsalis (S. 270) ist durch Lues-Serologie auszuschließen. Multilokuläre, wandernde und chronische Schmerzen sind häufig psychogen (S. 548).

Differenzialdiagnose: Polyneuropatien werden häufig als arterielle Durchblutungsstörungen verkannt. Eine Mononeuropathie kann mit einem radikulären Syndrom verwechselt werden. Zur funikulären Myelose siehe S. 246, zur Tabes dorsalis S. 270, zu psychogenen Schmerzen S. 548.

2.6.8 Therapie und Verlauf der Polyneuropathien

Therapie: Bei Schmerzen und Missempfindungen empfiehlt sich die Gabe von Paracetamol, Pregabalin und Gabapentin. Orthopädische Hilfsmittel wie eine Peronäusschiene sind bei ausgeprägter Gehbehinderung notwendig.

2.6.8 Therapie und Verlauf der Polyneuropathien

Therapie: Schmerzen und Dysästhesien erfordern die Gabe von Paracetamol, Pregabalin und Gabapentin. Wesentlich sind **Bewegungsübungen**.

B-2.21 Spezielle Therapie der entzündlichen, exogen-toxischen und diabetischen Polyneuropathien

Grundkrankheit	Therapie der Polyneuropathie
Borreliose	Ceftriaxon 1 × 2 g/d i. v. bzw. Cefotaxim 3 × 2 g/d i. v. über 14 Tage
Diphtherie	antitoxisches Serum, Penicillin 20 Mega IE/d oder Erythromycin 4 × 500 mg
Botulismus	Prostigmin, in schweren Fällen Antitoxin
Lepra	Langzeittherapie mit Dapson; Rifampicin
Bleivergiftung	Penicillamin, Kalzium-Natrium-EDTA
Thalliumvergiftung	Magenspülung, Thallium-Antidot, 1 % Natriumjodlösung, stabil. Schwefelkohlenstoff
Arsenvergiftung	BAL (Dimercaprol) und Penicillamin
alkohol- und nutritiv-toxische Polyneuropathien	Vitamin-B-Komplex
bei gleichzeitig bestehender Wernicke-Enzephalopathie	Vitamin B_1 (Thiamin), hochdosiert
INH-Polyneuropathie	Vitamin B_6 (Pyridoxin)
Diabetes mellitus	Insulin-Einstellung; Pregabalin

Die jeweiligen Grundkrankheiten erfordern spezielle Behandlungsmaßnahmen, die aus Tab. **B-2.21** und Tab. **B-2.22** hervorgehen. Im Übrigen sind krankengymnastische **Bewegungsübungen** und ein ergotherapeutisches Training angezeigt. Bei bekannten Noxen sind **Präventivmaßnahmen** (z. B. Alkoholkarenz) wesentlich.

Zur speziellen Therapie der Polyneuropathien siehe Tab. **B-2.21**.

≡ B-2.22

≡ B-2.22 **Spezielle Therapie der vaskulär bedingten, paraproteinämischen und hereditären Polyneuropathien**

Grundkrankheit	Therapie der Polyneuropathie
vaskuläre Polyneuropathien	Kortikosteroid, Cyclophosphamid, Azathioprin oder Methotrexat
Paraproteinämien (MGUS)	Plasmapherese, Immunsuppressiva wie CIDP
HMSN IV (Refsum-Kahlke-Syndrom)	phytansäurearme Diät (keine Pflanzenfette), Plasmapherese
Porphyrie	Glukose bis 500 g/d p. o. zur Unterdrückung der δ-Aminolävulinsäure; *kontraindiziert* sind Pyrazolone, Barbiturate, Sulfonamide, Tranquilizer und Östrogene wegen Gefahr der Provokation eines Erkrankungsschubs

Verlauf: Für die meisten Polyneuropathien ist ein subakuter bis chronischer Verlauf mit langsamer Progredienz ebenso typisch wie die **Remissionstendenz.**

Verlauf: Polyneuropathien sind in der Regel langsam progredient und bilden sich meist auch wieder allmählich zurück. Eine Restsymptomatik, v. a. ein Reflexverlust, kann noch nach Jahren nachweisbar sein. Die Prognose hängt von der zugrunde liegenden Noxe bzw. Krankheit ab; so sind z. B. die Symptomatik und die **Remissionstendenz** der Alkohol- wie der Vincristin-Polyneuropathie dosisabhängig. Die lepromatöse Lepra, die hereditären Formen der endogen-metabolischen Neuropathien und die paraneoplastischen Syndrome schreiten mit der Grundkrankheit fort, können jedoch z. T. therapeutisch beeinflusst werden. Bei gut eingestelltem Diabetes mellitus bilden sich die Symptome einer Mono- oder Polyneuropathie allmählich zurück. Zu Rezidiven neigt die akute Porphyrie. Die Polyneuropathie nach Diphtherie zeigt unter der Behandlung eine gute Remission, die Grundkrankheit kann aber bei Myokardbeteiligung zum Tod führen.

► Klinischer Fall.

► **Klinischer Fall.** Der 61-jährige Architekt klagte über Schmerzen und nächtliche Parästhesien der Hände und Füße. Er könne weder den Zeichenstift halten noch auf Leitern steigen. Sein Großvater mütterlicherseits habe ebenfalls unter Lähmungen der Hände und einer Gangstörung gelitten. Es bestand kein Alkohol- oder Medikamentenabusus. Die neurologische Untersuchung ergab ein Karpaltunnel-Syndrom beiderseits, eine symmetrische strumpfförmige Hypalgesie, Hypästhesie und Pallanästhesie, ein positives Romberg-Phänomen und distal betonte atrophische Paresen bei Areflexie. Glukosetoleranz- und Schilling-Test waren ebenso wie die Liquoruntersuchung unauffällig. Im EMG (Mm. abductor hallucis und tibialis anterior rechts) fand sich eine hochgradige neurogene Lichtung mit Zeichen kollateraler Aussprossung und bindegewebigem Umbau der Muskulatur. Elektroneurografisch war an den Armen die motorische NLG verlangsamt, sensible Potenziale fehlten, an den Unterschenkeln waren weder motorische noch sensible Potenziale erhältlich. Der histologische Befund nach Rektum-Biopsie ergab ebenso wie die N.-suralis-Biopsie deutliche Hinweise auf eine Amyloidablagerung. Unter krankengymnastischen Bewegungsübungen war nur vorübergehend eine subjektive Besserung der Beschwerden zu erzielen. Diagnose: Primäre hereditäre Amyloidose mit Polyneuropathie.

3 Muskelerkrankungen

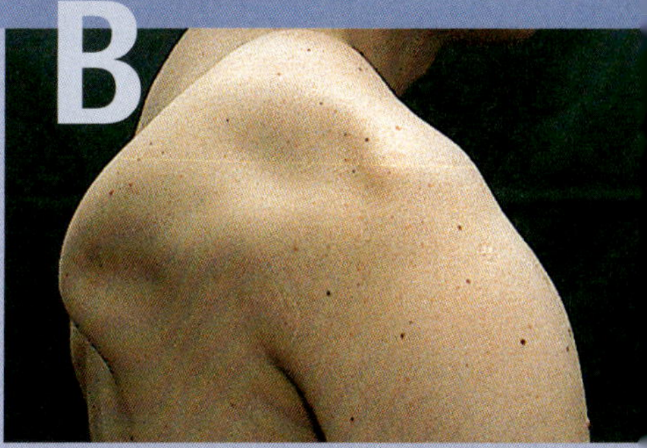

3.1 Überblick

3.1 Überblick

Das Kardinalsymptom der Muskelerkrankungen (Myopathien) ist die Muskelschwäche. Hinzu kommen fakultativ Schmerzen (Myalgien) und Muskelschwund (Atrophie, „Dystrophie"). Häufig ist die Symptomatik proximal betont und symmetrisch. Sensibilitätsstörungen gehören nicht zum klinischen Bild. Man unterscheidet entzündlich-autoimmunologisch, endokrin-metabolisch, paraneoplastisch, exogen-toxisch und genetisch bedingte Myopathien.

Eine Sonderstellung nehmen die Erkrankungen der Muskelfasermembran (Myasthenie und Myotonie) ein. Die Myasthenia gravis ist eine Autoimmunerkrankung mit enger pathogenetischer Beziehung zum Thymus. Alle myotonen Syndrome sind Erbkrankheiten.

Diese und und eine Reihe weiterer hereditärer Muskelerkrankungen (progressive Muskeldystrophien, kongenitale Myopathien mit Strukturbesonderheiten und metabolische Myopathien) lassen sich mithilfe molekurargenetischer Untersuchungen klassifizieren. Das gelingt bei etwa ¾ aller hereditären Myopathien.

3.2 Myositis

3.2 Myositis

▶ **Definition.** Zu den entzündlichen Muskelerkrankungen zählen idiopathische Myositiden (Polymyositis, Dermatomyositis, nekrotisierende Myopathie, Einschlusskörpermyositis), Myositiden bei Systemerkrankungen und erregerbedingte Myositiden.

▶ Definition.

Epidemiologie: Die Inzidenz der Myositiden beträgt 1/100 000, die Prävalenz 5/100 000 Einwohner (Abb. **B-3.1**).

Epidemiologie: Siehe Abb. **B-3.1**.

B-3.1 Prävalenz der häufigsten Muskelkrankheiten

B-3.1

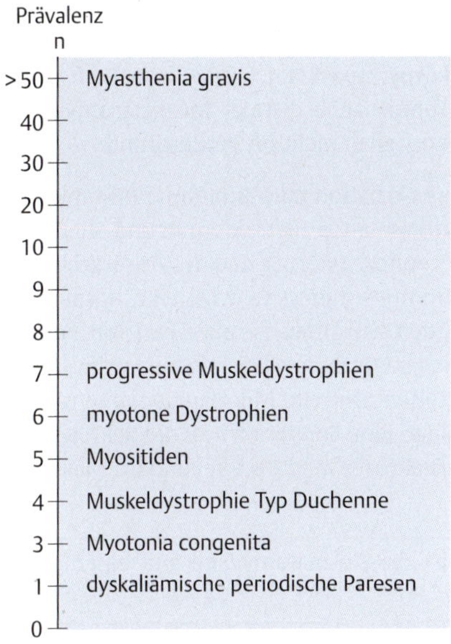

Die Myasthenia gravis ist die häufigste Muskelkrankheit. Ihre Prävalenz wird auf 50 – 80/100 000 Einwohner geschätzt. Die Duchenne-Muskeldystrophie ist die häufigste Muskelerkrankung im Kindesalter.

3.2.1 Idiopathische Myositiden

► Definition.

► Definition. Unter diesem Begriff fasst man Muskelentzündungen unklarer Ätiologie zusammen: die Polymyositis, die Dermatomyositis, die nekrotisierende Myopathie und die sporadische Einschlusskörpermyositis. Die Polymyositis manifestiert sich vorwiegend proximal und neigt zur Generalisierung. Die Dermatomyositis unterscheidet sich von der Polymyositis durch Hautveränderungen („Lila-Krankheit"), Mikroangiopathie und häufigere Assoziation mit Malignomen. Die nekrotisierende Myopathie ist eine Myositis mit ausgedehnten Muskelfasernekrosen. Die sporadische Einschlusskörpermyositis ist besonders durch Vakuolen in den Muskelfasern gekennzeichnet.

Epidemiologie: Poly- und Dermatomyositis treten häufig im Erwachsenenalter, aber auch schon bei Kindern auf und betreffen Frauen häufiger als Männer.

Epidemiologie: Polymyositis und Dermatomyositis kommen häufig zwischen dem 45. und 65. Lebensjahr, aber auch schon im Kindesalter vor und betreffen Frauen zweimal häufiger als Männer. Die Einschlusskörpermyositis beginnt in der 6. Dekade, vorwiegend bei Männern.

Symptomatologie: Patienten mit **Polymyositis** klagen über Muskelschwäche, initial des Becken-, später auch des Schultergürtels. Häufig sind Myalgien und Arthralgien. Weitere, fakultative Symptome zeigt (Abb. **B-3.2**).

Symptomatologie: Fast alle Patienten mit **Polymyositis** klagen über Muskelschwäche und > 50 % über Myalgien (Abb. **B-3.2**). Im weiteren Verlauf kann es zu Muskelschwund und v. a. bei den kindlichen Formen auch zu Muskelkontrakturen kommen. Das Syndrom ist initial durch eine symmetrisch ausgeprägte Schwäche der Becken- und Oberschenkelmuskulatur gekennzeichnet, die sich später auch auf die Schulter-Oberarm-Region erstreckt. Fakultativ sind neben einer Schwäche der Halsmuskulatur, insbesondere der Kopfheber, eine Dysphagie und Dysarthrophonie.

B-3.2

B-3.2 Häufigkeit klinischer Symptome bei Polymyositis und Dermatomyositis*

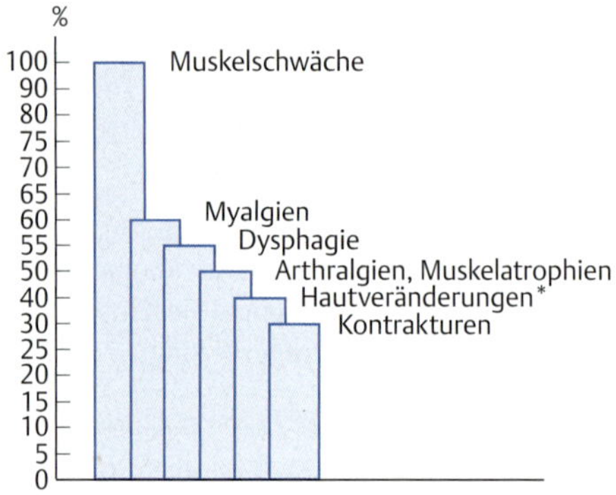

Die **Dermatomyositis** kennzeichnet zusätzlich ein Ödem und leicht violettes Erythem des Gesichts („Lila-Krankheit").

Ein zusätzliches leicht violettes Erythem („Lilakrankheit") bei ödematöser Schwellung der Augenlider, Wangen, Thoraxregion und Streckseiten der Extremitäten, fokale Hautatrophien und Teleangiektasien charakterisieren das Bild der **Dermatomyositis**.

Die **Einschlusskörpermyositis** zeigt eine initial oft asymmetrisch ausgeprägte Schwäche auch distaler Muskelgruppen.

Typisch für die sporadische **Einschlusskörpermyositis** ist eine initial oft asymmetrisch ausgeprägte Schwäche und Atrophie auch distaler Muskelgruppen, z. B. der Fußheber oder Fingerstrecker. Myalgien stehen nicht im Vordergrund.

Ätiopathogenese: Die idiopathischen Myositiden werden als Autoimmunerkrankungen aufgefasst. Häufig ist eine Assoziation der Dermatomyositis mit Kollagenosen.

Ätiopathogenese: Aufgrund der häufigen Assoziation mit Autoimmunerkrankungen – Dermatomyositiden kommen bei Kollagenosen, v. a. Sklerodermie und Sharp-Syndrom, vor –, des Nachweises verschiedener Autoantikörper und des Ansprechens der meisten idiopathischen Myositiden auf Immunsuppressiva wird eine **Autoimmungenese** angenommen. Bei Polymyositis finden sich Hinweise auf einen von zytotoxischen T-Zellen ausgehenden immunpathogenetischen Mechanismus, während der Dermatomyositis wahrscheinlich eine B-Zell-vermittelte Mikroangiopathie mit umschriebenen Muskelischämien zugrunde liegt. Eine Sonderform ist die nekrotisierende Myopathie, die zahlreiche Muskelfasernekrosen und eine sekundäre Makrophageninfiltration aufweist.

► Merke.

► Merke. Häufiger als die Polymyositis ist die Dermatomyositis mit einem Malignom vergesellschaftet.

Für das Zusammentreffen mit den Neoplasien könnte ein Immundefekt verantwortlich sein.

Diagnostik: Jede Muskelschwäche bei **persistierenden Myalgien** ist verdächtig auf eine Myositis. Für die Poly- und die Dermatomyositis charakteristisch ist der subakute Beginn, d. h. eine über Wochen und Monate fortschreitende, symmetrische und vorwiegend proximale Muskelschwäche und -atrophie bei anfangs erhaltenen Eigenreflexen. Frühzeitig ist das Treppensteigen erschwert.

Für alle idiopathischen Myositiden typisch ist eine erhöhte Konzentration von **Muskelenzymen** (CK, LDH, Aldolase). Die CK im Serum ist in > 90 % bis zum 50-Fachen der Norm erhöht. Meist finden sich **elektromyografische** Veränderungen mit gesteigerter Polyphasie, kleinen Aktionspotenzialen, Fibrillationspotenzialen und positiven scharfen Wellen (vgl. S. 134), die allerdings auch bei anderen Myopathien und neurogenen Prozessen vorkommen. Der ebenfalls unspezifische Nachweis von Antikörpern im Serum gegen nukleäre und zytoplasmatische Zellstrukturen gelingt nicht bei allen Patienten und nur sehr selten bei der Einschlusskörpermyositis. Eine autoimmun bedingte nekrotisierende Myositis kann durch den Nachweis von AK gegen „Signal Recognition Particle (SRP)" diagnostiziert werden. Mittels **Muskel-MRT** sind nach Kontrastmittel-Gabe myositische Befunde in den betroffenen Regionen nachzuweisen (Abb. **B-3.3**). Zur Myositis ossificans circumscripta siehe Abb. **B-3.4**.

Diagnostik: Persistierende Myalgien bei progredienten (meist) symmetrischen und proximal betonten Paresen sollten an eine idiopathische Myositis denken lassen.

Die **Muskelenzyme** im Serum sind fast immer **stark erhöht**. Das **EMG** zeigt eine Kombination von myopathischen Zeichen mit pathologischer Spontanaktivität, die **Biopsie** ein myositisches Syndrom (Tab. **A-3.4** u. Abb. **A-3.47b**). Mittels Muskel-**MRT** können nach Kontrastmittel-Gabe myositische Befunde in den betroffenen Regionen nachgewiesen werden (Abb. **B-3.3**).

B-3.3 MRT-Befund einer Polymyositis

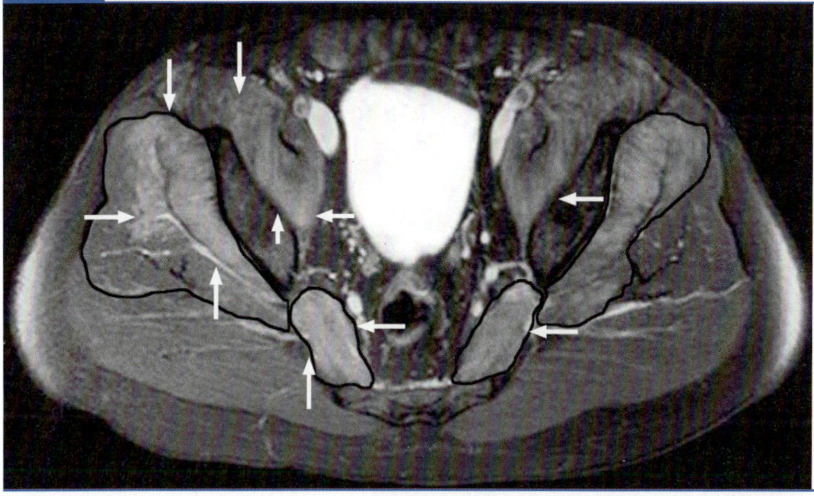

45-jähriger Flugbegleiter mit akuten proximalen Myalgien, besonders im Beckengürtelbereich. Die CK im Serum war um das 35-Fache erhöht. Ein MRT-Bild des Beckens zeigt bilateral rechtsbetont (Umrandung und Pfeile) eine ausgeprägte diffuse KM-Anreicherung der Muskulatur.

Die **Muskelbiopsie** zeigt ein myositisches Syndrom (Tab. **A-3.4** u. Abb. **A-3.47b**, S. 157). Bei Polymyositis sieht man eine endomysiale Zellinfiltration (vorwiegend CD 8-positive Zellen) und degenerative Veränderungen der Myofibrillen, Nekrose und Phagozytose. Für die Dermatomyositis sind perivaskuläre und perifaszikuläre Infiltrate typisch (v. a. CD 4-positive Zellen); häufiger als bei anderen inflammatorischen Myopathien findet sich eine perifaszikuläre Muskelfaseratrophie. Die sporadische Einschlusskörpermyositis weist in den Muskelfasern Vakuolen mit basophilem Randsaum auf. Elektronenmikroskopisch beobachtet man intrazytoplasmatische und intranukleäre filamentäre Einschlüsse mit abgelagertem Amyloidprotein wie bei Trisomie und Alzheimer-Demenz (S. 185). Die technischen Befunde erlauben nur gemeinsam mit dem klinischen Syndrom eine sichere Diagnose.

Differenzialdiagnose: Abzugrenzen ist die **diabetische Amyotrophie**, die ebenfalls die proximale Muskulatur betrifft (S. 475). Seltener kommen eine chronische **Sarkoidose** der proximalen Muskulatur, Trichinose, Zystizerkose oder andere erregerbedingte Myositiden (S. 487) in Betracht.

Während die meisten toxischen Myopathien nicht entzündlich sind, werden unter der Behandlung mit einer Reihe von **Pharmaka** entzündliche Veränderungen der Muskulatur beobachtet (vgl. S. 502). Die Abgrenzung gegenüber einer Steroid-Myopathie (S. 502) kann insbesondere im Verlauf der Therapie einer Polymyositis oder Dermatomyositis schwierig sein.

Differenzialdiagnose: Abzugrenzen sind die **diabetische Amyotrophie** (S. 475), auch Sarkoidose, Trichinose, Zystizerkose und erregerbedingte Myositiden.

Auszuschließen sind auch durch **Pharmaka** ausgelöste Myositiden (S. 502). Zur Steroid-Myopathie (S. 502).

Die **Polymyalgia rheumatica** (arteriitica) manifestiert sich akut bei älteren Patienten mit Steifigkeit und bilateralen Myalgien. Die Muskelenzyme sind normal, BSG und CRP deutlich erhöht (s. Arteriitis cranialis, S. 397).

Eine wichtige Differenzialdiagnose ist auch die **Polymyalgia rheumatica** (arteriitica), die akut innerhalb von zwei Wochen bei älteren Patienten (> 60 Jahre, vorwiegend Frauen) mit Morgensteifigkeit und Schmerzen der Muskulatur im Bereich des Schulter- oder Beckengürtels einsetzt. Meist sind beide Oberarme druckdolent. Die Krankheit beruht auf einer Riesenzellarteriitis des Aortenbogens bzw. der proximalen Extremitätenarterien. Im Gegensatz zu den Laborbefunden bei Polymyositis sind Muskelenzyme, Biopsie und EMG unauffällig. BSG und CRP sind signifikant erhöht. Häufig ergibt die Probeexzision aus der A. temporalis den histologischen Befund einer Riesenzellarteriitis (s. Arteriitis cranialis, S. 397). Charakteristisch ist gutes Ansprechen auf Glukokortikoide.

Eine **Myositis ossificans circumscripta** tritt nach einem Trauma und davon unabhängig bei lange immobilisierten Patienten, gelegentlich auch bei Dermatomyositis auf.

Bei der **Myositis ossificans circumscripta** handelt es sich um eine meist gelenknahe heterotope Ossifikation von Sehnen und Muskeln (Muskelverknöcherung in Abb. **B-3.4**), die gelegentlich ca. zwei Monate nach einem Trauma, häufiger bei stationärer Langzeittherapie plegischer Patienten vorkommt, aber auch Folge einer Dermatomyositis sein kann.

B-3.4

B-3.4 Myositis ossificans circumscripta

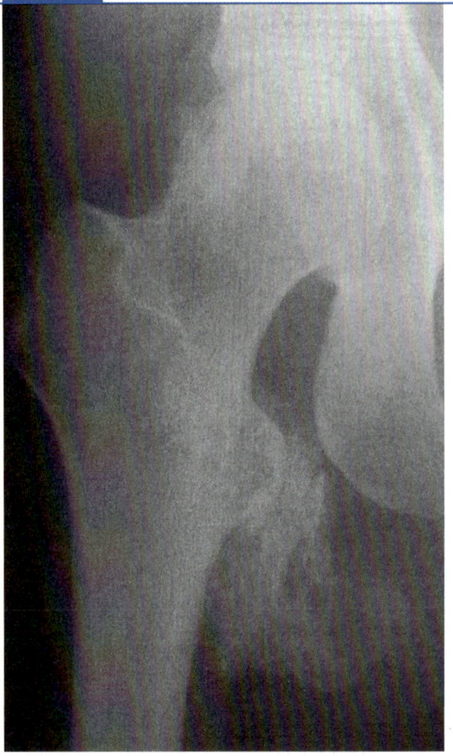

Heterotope Ossifikation im Bereich des Hüftgelenks bei einem immobilisierten Patienten mit apallischem Syndrom.

Die **Muskeldystrophien** und die **spinale Muskelatrophie** verlaufen nicht schubförmig, sondern progredient.

Die **progressive Muskeldystrophie** und die **spinale Muskelatrophie** (mit auffälligen Faszikulationen) gehen wie die Myositiden mit persistierender CK-Erhöhung einher, verlaufen aber nicht schubförmig, sondern immer progredient.

Therapie: Therapeutisch wirksam sind **Kortikosteroide**, Azathioprin und Immunglobuline. Wichtig sind Bewegungsübungen, bei Dysphagie und Dysarthrophonie auch Atemgymnastik und Logopädie.

Therapie: Als Immunsuppressiva gibt man **Kortikosteroide** (1 – 2 mg/kg/Tag Prednison p. o.) oder hochdosierte i. v. Immunglobuline, die bei Kindern Mittel der 1. Wahl sind. Die Einschlusskörpermyositis ist aber meist therapieresistent. In schweren Fällen ist die Gabe von Azathioprin angezeigt. Wesentlich sind Bewegungsübungen, bei Dysphagie und Dysarthrophonie auch Schlucktraining sowie logopädische Behandlung mit Artikulationstraining der Lippen-, Wangen-, Kiefer- und Zungenmuskulatur.

Verlauf: Der Verlauf ist subakut schubförmig oder chronisch. Bei Erwachsenen sind Remissionen unter Kortikosteroidtherapie häufig. Bei Kindern verläuft eine Dermatomyositis häufig letal.

Verlauf: Idiopathische Myositiden verlaufen meist subakut schubförmig oder chronisch. Bei Erwachsenen kommt es unter zweijähriger Kortikosteroidtherapie in ⅔ der Fälle zur Remission. Im Übrigen wird der Verlauf von den Begleiterkrankungen, pulmonalen und kardialen Komplikationen bestimmt (s. o.). Bei Kindern endet eine Dermatomyositis in 50 % nach einjährigem Verlauf letal.

3.2.2 Myositiden bei Systemerkrankungen

Ätiopathogenese: Myositiden treten häufig im Rahmen granulomatöser Entzündungen auf, wie z. B. Sarkoidose, Tuberkulose, Crohn-Krankheit. Die Myositis bei **Sarkoidose** manifestiert sich akut mit proximaler Muskelschwäche, chronisch mit progredienten, proximal betonten Paresen. Ferner kommen Myositiden häufig im Rahmen von **Kollagenosen** (z. B. Panarteriitis nodosa, systemischer Lupus erythematodes, Sklerodermie) vor („Overlap-Syndrome").

Diagnostik: Bei Sarkoidose, die mit Myalgien und Krampi einhergeht, wird die Diagnose anhand der Muskelbiopsie gestellt, bei Kollagenosen anhand ihrer spezifischen Symptomatik und der Antikörpertiter im Serum.

Therapie: Man verabreicht Kortikosteroide (s. o.).

3.2.2 Myositiden bei Systemerkrankungen

Ätiopathogenese: Myositiden treten oft im Rahmen granulomatöser Entzündungen – z. B. **Sarkoidose** – und von **Kollagenosen** („Overlap-Syndrome") auf.

Diagnostik: Wichtig ist die Biopsie bzw. die Bestimmung der Antikörpertiter.

Therapie: Gabe von Kortikosteroiden.

3.2.3 Erregerbedingte Myositiden

▶ **Definition.** Nach der Häufigkeit geordnet unterscheidet man parasitäre, bakterielle und virale Infektionen, die anhaltende Myalgien hervorrufen. Eine Muskelschwäche ist nicht obligat.

Parasitäre Infektionen:
- Die weltweit verbreitete **Trichinose** (Erreger: Trichinella spiralis), die nach Verzehr von rohem Fleisch auftritt, beginnt mit abdominellen Beschwerden, ist von Muskelschmerzen und einem juckendem Exanthem gefolgt sowie von Fieber und Eosinophilie begleitet. Hinzu kommen petechiale Blutungen, Gelenkschwellungen, selten eine Polyradikuloneuritis oder Meningoenzephalitis.
- Die in tropischen Ländern häufig vorkommende, durch Hygienemängel und Fleischgenuss verbreitete **Zystizerkose** (Erreger Cysticercus cellulosae) befällt Leber, Gehirn und Skelettmuskulatur. Die Zungen- und Herzmuskulatur können mitbetroffen sein. Auffällig sind eine Pseudohypertrophie der Muskulatur und das Fehlen einer Muskelschwäche bei anhaltenden Myalgien. Treten Kopfschmerzen und epileptische Anfälle auf, sind Zysten mittels MRT im Gehirn nachweisbar (Abb. **A-3.22e**, S. 140).

Bakterielle und virale Infektionen:
- Die **Borreliose** kann Symptome einer Myositis aufweisen, v. a. starke Muskelschmerzen. Bakterielle Muskelabszesse (Staphylokokken) und die epidemische Myalgie (Bornholm-Krankheit bei Coxsackie-B5-Virusinfektion) sind selten. Zur HIV-Myopathie siehe Abb. **B-1.77**, S. 282.

Diagnostik: Entscheidend sind die Antikörperbefunde im Serum bzw. der Titerverlauf.

Therapie: Eine Trichinose wird mit Thiabendazol behandelt. Bei Zystizerkose gibt man Praziquantel oder Albendazol. Die Borrelienmyositis wird ebenso wie eine Staphylokokkeninfektion der Muskulatur antibiotisch, die Bornholmer-Krankheit symptomatisch behandelt (S. 278).

3.2.3 Erregerbedingte Myositiden

▶ Definition.

Parasitäre Infektionen:
- Bei **Trichinose** treten zunächst abdominelle Beschwerden, dann neben Myalgien u. a. ein Exanthem und Fieber auf.
- Die **Zystizerkose** betrifft die Skelett-, evtl. auch Zungen- und Herzmuskulatur. Kopfschmerzen und epileptische Anfälle weisen auf intrazerebrale Zysten hin.

Bakterielle und virale Infektionen:
- Eine Myositis kann im Verlauf der **Borreliose** auftreten, ist aber bei bakteriellen und viralen (Coxsackie-B- oder HIV-)Infektionen selten.

Diagnostik: Wegweisend ist die Serologie.

Therapie: Bei Trichinose gibt man Thiabendazol, bei Zystizerkose meist Praziquantel. Die Borreliose wird antibiotisch, die Bornholm-Krankheit symptomatisch behandelt (S. 278).

3.3 Myasthenia gravis

▶ **Synonym.** Myastenia gravis pseudoparalytica (Erb-Goldflamm).

▶ **Definition.** Die Myasthenie ist eine Autoimmunkrankheit mit Störung der neuromuskulären Übertragung. Zirkulierende polyklonale Antikörper führen zur Blockierung und Abnahme der postsynaptischen Acetylcholin-Rezeptoren an der motorischen Endplatte. Die Folge ist eine belastungsabhängige Muskelschwäche ohne Myalgie.

Epidemiologie: Die jährliche Inzidenz der Myasthenia gravis liegt bei 0,25 – 2,0/100 000, die Prävalenz weltweit bei 50 – 80/100 000 Einwohner. Nur in ca. 3 % liegt eine familiäre Häufung vor. Man unterscheidet eine juvenile von einer adulten Form. 10 % der Kranken sind Kinder unter 16 Jahren. Der Erkrankungsgipfel liegt in der 3. Dekade, es gibt aber auch noch Manifestationen im hohen Alter. Bei Erkrankung vor dem 40. Lebensjahr überwiegt das weibliche Geschlecht.

3.3 Myasthenia gravis

▶ Synonym.

▶ Definition.

Epidemiologie: Die Prävalenz beträgt weltweit 50 – 80/100 000 Einwohner. Das weibliche Geschlecht überwiegt. Der Erkrankungsgipfel liegt in der 3. Dekade. 10 % sind Kinder (< 16 Jahre).

Symptomatologie: Frühzeitig fallen **okuläre** Symptome auf, z. B. Diplopie und Ptosis (Abb. **B-3.6**), gefolgt von einer Sprech-, Kau- und Schluckstörung. Die **Muskelschwäche** betrifft auch die Mimik (Facies myopathica, Abb. **B-3.5**) und neigt zur Generalisierung (Tab. **B-3.1**). Bei akuter Verschlechterung kann eine wegen Ateminsuffizienz lebensbedrohliche **myasthene Krise** auftreten.

Symptomatologie: Die Patienten klagen frühzeitig über **Doppelsehen**. In diesem Stadium fällt eine ein- oder beiderseitige Ptosis auf (Abb. **B-3.6**). Eine rein okuläre Myasthenie (Klasse I) liegt in 20 % vor (Tab. **B-3.1**). Eine bulbäre Symptomatik mit Sprech-, Kau- und Schluckstörung kann bei Generalisierung der Myasthenie hinzukommen. Die Gesichtsmuskulatur ist schlaff, die Mimik dadurch gestört (Facies myopathica, Abb. **B-3.5**). Wenn sich der Prozess weiter ausbreitet, stellt sich eine Schwäche vorwiegend der proximalen Extremitäten-, der Rumpf- und Atemmuskulatur ein. Die Symptomatik nimmt im Tagesverlauf zu. Bei akuter Verschlechterung, die sich bis zur lebensbedrohlichen Ateminsuffizienz steigert, spricht man von einer **myasthenen Krise**.

B-3.5

B-3.5 Facies myopathica bei Myasthenie

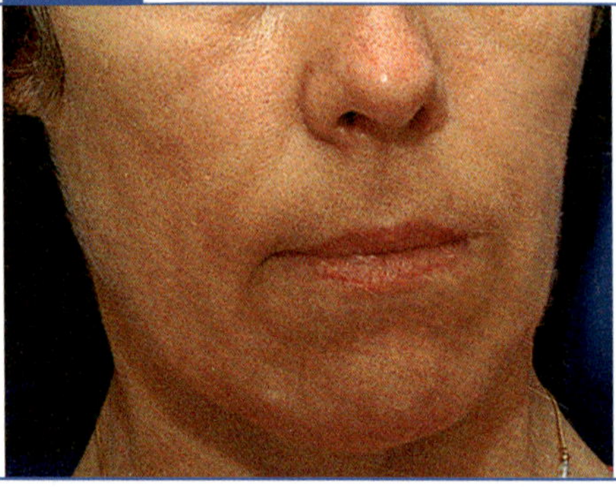

B-3.1

B-3.1 Schweregrade der Myasthenie (nach DNG-Leitlinien 2012)

Klasse	Typ	Charakteristika*
I	rein okuläre Myasthenie	beschränkt auf äußere Augenmuskeln und Lidschluss
II	leichte bis mäßiggradig generalisierte Myasthenie	Einbeziehung weiterer Muskelgruppen, oft einschließlich der Augenmuskeln (Subgruppen A und B)
III	mäßiggradig generalisierte Myasthenie	Generalisierung, oft einschließl. der Augenmuskeln (A, B)
IV	schwere generalisierte Myasthenie	**A** Betonung der Extremitäten und/oder Gliedergürtel, Beteiligung oropharyngealer Muskelgruppen **B** besondere Beteiligung oropharyngealer und/oder Atemmuskulatur oder gleichstarke Beteiligung der Extremitäten oder rumpfnaher Muskeln
V	Intubationsbedürftigkeit mit oder ohne Beatmung	

* Die Klassen II – IV lassen sich jeweils in 2 Subgruppen unterteilen, die hier nur bei Klasse IV unter A und B aufgeführt sind.

Ätiopathogenese: Es handelt sich um eine **Autoimmunerkrankung** mit Antikörpern gegen Acetylcholin-Rezeptoren(ACh-R).

Die ACh-Bindung am Rezeptor wird blockiert, die postsynaptische Membran zerstört und die ACh-R werden vermehrt abgebaut. Häufig (85 %) sind **Veränderungen des Thymus**, meist eine Hyperplasie, in 15 % eine paraneoplastisches **Thymom**. Die Myasthenie kommt auch zusammen mit SLE, rheumatoider Arthritis und Thyreoiditis vor.

Ätiopathogenese: Es handelt sich um eine **Autoimmunerkrankung**. Bei mehr als 90 % der Myastheniekranken lassen sich im Serum **Antikörper** gegen den nikotinergen **Acetylcholin-Rezeptor** (ACh-R) der muskulären Endplatte nachweisen.
Histologisch findet man auf der postsynaptischen Membran der Endplatte gebundenes Immunglobulin und Komplement. Bei 85 % aller Patienten sind **Veränderungen des Thymus** zu beobachten: bei 70 % dieser Patienten eine Thymitis mit lymphofollikulärer Thymushyperplasie, bei 15 % ein paraneoplastisches **Thymom**. Wahrscheinlich kommt der Autoimmunprozess in der Thymusdrüse in Gang. Sie enthält myogene Zellen, die ACh-R exprimieren. Die Antikörperbildung erfolgt durch immunkompetente B-Lymphozyten des Thymus und wird durch T-Helfer-Zellen stimuliert. Die Antikörperreaktion hat eine Blockade der ACh-Bindung am Rezeptor, eine Zerstörung der postsynaptischen Membran und den beschleunigten Abbau der ACh-R zur Folge. Häufig kommt die Myasthenia gravis gemeinsam mit Autoimmunkrankheiten wie SLE, rheumatoider Arthritis oder Thyreoiditis vor.

Nicht selten manifestiert sich eine Myasthenia gravis nach **psychischer Belastung, insbesondere** im Verlauf von sog. Landmark events (Marksteine des subjektiven biografischen Kalenders, S. 550): Gelegentlich setzt die Muskelschwäche beim Tod von Angehörigen oder während einer Hochzeitsreise ein. Auch in der **Schwangerschaft** kann sie erstmals auftreten. Neugeborene von Müttern mit Myasthenie weisen nicht selten (> 10 %) eine Myasthenie auf, die innerhalb weniger Wochen spontan sistiert.

Häufig manifestiert sich die Myasthenie nach **psychischer Belastung**. Auch eine **Schwangerschaft** kann den Ausbruch der Erkrankung begünstigen.

Diagnostik: Bei repetitiver Innervation wie Schließen und Öffnen der Hand oder Reklination und Neigung des Kopfes tritt rasche Ermüdung ein. Anhaltender Aufwärtsblick führt zur Zunahme einer Ptosis (**Simpson-Test**, Abb. **B-3.6b**). Nach Gabe eines kurzfristig wirkenden Acetylcholinesterase-Hemmers wie Edrophoniumchlorid (Tensilon) kommt es rasch zu vorübergehender Besserung der Muskelschwäche. Zum Effekt des **Edrophonium-**(Tensilon-)**Tests** s. Abb. **B-3.6c**). Nach Injektion von **Neostigmin** lässt die Muskelschwäche für ca. 1 Stunde nach. Im Zweifelsfall sichert der **EMG-Ermüdungstest** (Abb. **B-3.7**) die Diagnose: Bei repetitiver elektrischer Stimulation eines peripheren Nervs nimmt die Amplitude der Aktionspotenziale in dem Erfolgsmuskel kontinuierlich ab, nach Tensilon-Injektion jedoch wieder zu.

Diagnostik: Anhaltender Aufwärtsblick führt zu einer Zunahme der Ptosis (**Simpson-Test**). Nach Injektion eines Acetylcholinesterase-Hemmers bessert sich die Muskelschwäche (**Edrophonium-Test** und **Neostigmin-Test** positiv). Im Zweifelsfall sichert der **EMG-Ermüdungstest** (Abb. **B-3.7**) mit Edrophonium-Injektion die Diagnose.

B-3.6 Okuläre Myasthenie mit Ptosis beidseits

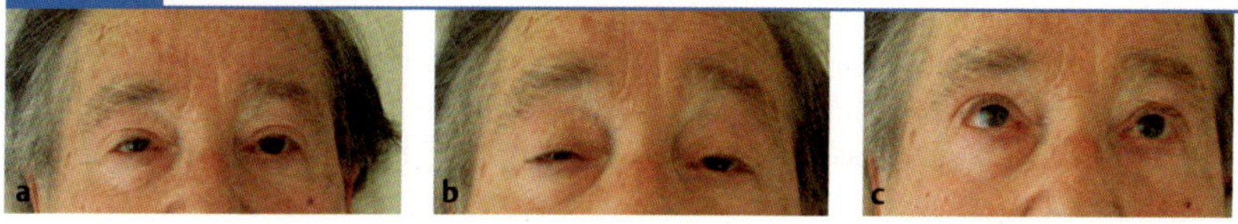

a Kleinere Lidspalte rechts. **b** Positiver Simpson-Test mit ausgeprägter Ptosis rechts > links bei anhaltendem Aufwärtsblick. **c** Positiver Tensilon-Test. Nach Injektion von Edrophoniumchlorid seitengleich weite Lidspalten.

B-3.6

B-3.7 Repetitive Reizung eines peripheren Nervs bei myasthenischen Syndromen

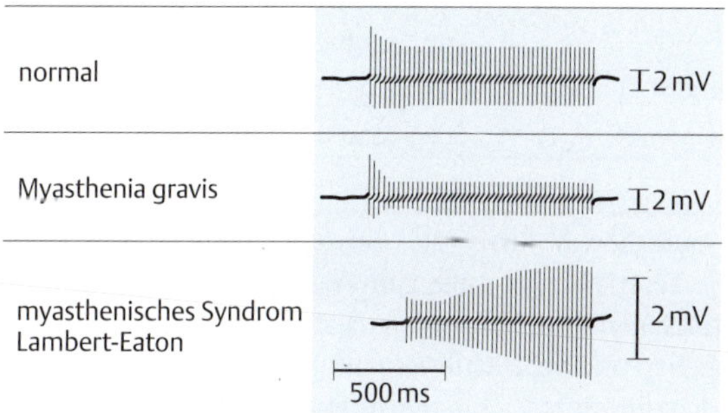

Nach supramaximaler Reizung des N. ulnaris mit hoher Frequenz und Ableitung vom M. abductor digiti minimi fällt bei Myasthenia gravis ein Amplitudenabfall des Muskelsummenpotenzials auf. Im Gegensatz dazu nehmen bei einem Lambert-Eaton-Syndrom die Amplituden der Muskelaktionspotenziale unter repetitiver Reizung zu.

B-3.7

Bei 90 % der Patienten mit generalisierter Myasthenie sind im Serum **Antikörper gegen ACh-R** nachzuweisen, jedoch nur in 50 % bei der okulären Form (Klasse I). Die Höhe des Antikörper-Titers korreliert intraindividuell mit dem Krankheitsverlauf.

Im Serum sind – v. a. bei generalisierter Myasthenie – **Antikörper gegen ACh-R** nachzuweisen.

▸ Merke. Bei Myasthenie ist mithilfe bildgebender Verfahren nach einer persistierenden Thymusdrüse, einer Thymushyperplasie oder einem Thymom zu suchen.

▸ Merke.

Differenzialdiagnose: Augenmuskellähmungen bei okulärer Myositis oder Polyneuritis cranialis sind im Gegensatz zur okulären Myasthenie nicht belastungsabhängig und sprechen auch nicht auf die Gabe von Tensilon an. Ebenfalls durch den Tensilon-Test ist die **chronische progressive Ophthalmoplegie** (von Graefe) abzugrenzen, die durch eine beiderseitige Ptosis und fortschreitende äußere Augenmuskelparesen charakterisiert ist und mit weiteren neurologischen Ausfällen kombiniert sein kann („Ophthalmoplegie-plus-Krankheiten").

Differenzialdiagnose: Die okuläre Myositis, die Polyneuritis cranialis und die **chronische progressive Ophthalmoplegie** sind durch Tensilon-Gabe nicht zu beeinflussen.

Abzugrenzen sind das **Kearns-Sayre-Syndrom** (S. 234), Muskeldystrophien, Dyskaliämie, endokrine Störungen und das Lambert-Eaton-Syndrom.

Zum **Kearns-Sayre-Syndrom** siehe S. 234, zur myotonen Dystrophie S. 493, zur progressiven Muskeldystrophie S. 496. Darüber hinaus kommen dyskaliämische und endokrinologische Störungen als Ursache myasthenieähnlicher Krankheitsbilder infrage. Zum Lambert-Eaton-Syndrom siehe S. 491.

Therapie: Die transsternale **Thymektomie** zeigt in 75 % ein gutes Resultat.

Therapie: Wenn innerhalb der ersten beiden Jahren nach Manifestation der Erkrankung keine Spontanremission eintritt und die konservative Therapie versagt, sollte eine transsternale **Thymektomie** vorgenommen werden, die bei geringer perioperativen Letalität (< 1 %) gute Ergebnisse in 75 % erzielt. Ein Thymom stellt auch unabhängig vom Schweregrad der Myasthenie eine absolute Operationsindikation dar. Bei Patienten jenseits des 60. Lebensjahres wird der Eingriff wegen der Thymusinvolution nur bei Thymomnachweis vorgenommen. Als palliative Maßnahme kommt Strahlentherapie infrage.

Es empfiehlt sich eine **immunsuppressive Langzeittherapie** mit Azathioprin und Kortikosteroiden, in schweren Fällen eine hochdosierte i. v. Gabe von Immunglobulinen.

Die kombinierte Gabe von **Immunsuppressiva**, insbesondere Azathioprin und Kortikosteroiden, ist als Langzeittherapie wirksam. Kortikosteroide können die Muskelschwäche initial verstärken. Bei schweren Verläufen, auch präoperativ, führen Behandlungszyklen mit hochdosierten intravenösen Gaben von Immunglobulinen zu monatelang anhaltender Besserung.

Bei myasthener Krise ist **Plasmapherese** angezeigt.

Bei Versagen der immunsuppressiven Behandlung und bei myasthener Krise besteht die Indikation zur **Plasmapherese** oder Immunadsorption.

Der **Acetylcholinesterase-Hemmer Pyridostigmin** ist gut wirksam und als symptomatisches Langzeittherapeutikum geeignet.

Während der Erfolg der Thymektomie und der immunsuppressiven Therapie oft erst nach größerer Latenz eintritt, lässt sich durch eine symptomatische Behandlung mit dem **Acetylcholinesterase-Hemmer Pyridostigmin** (Mestinon) meist eine rasche Besserung des Krankheitsbildes erzielen. Dieses Medikament eignet sich auch zur Langzeittherapie.

Zu den Therapiezielen siehe Tab. **B-3.2**.

Zu den Therapiezielen siehe Tab. **B-3.2**.

≡ B-3.2

≡ B-3.2 Therapie der Myasthenia gravis

Maßnahme/Medikation	Ziel
1. symptomatisch: Acetylcholinesterase-Hemmer	Ausschaltung der Antikörperbildung
2. Kortikosteroid/Azathioprin	Immunsuppression
3. Immunglobuline	immunregulatorische Wirkung
4. Plasmapherese/Immunadsorption	Elimination zirkulierender Antikörper
5. operativ: transsternale Thymektomie	Steigerung der Acetylcholinwirkung

► Merke.

► Merke. Als **Therapie der myasthenen Krise**, die durch Muskelschwäche mit schwerer Ateminsuffizienz charakterisiert ist, muss zum Ausgleich des akuten Acetylcholinmangels an der motorischen Endplatte sofort Neostigmin (0,25 mg) oder Pyridostigmin (1,0 mg) i. v. gegeben und bei Nichterfolg intubiert werden.
Bei Überdosierung von Acetylcholinesterase-Hemmern (Pyridostigmin) kommt es zur **cholinergen Krise** mit Miosis, vermehrter Tränensekretion, Hypersalivation, Diarrhöen, schmerzhaften Muskelkrämpfen, Faszikulationen und Muskelschwäche bis zur Ateminsuffizienz. Die parasympathischen Symptome ermöglichen die Abgrenzung von einer myasthenen Krise. Als Antidot wird Atropin gegeben, die Patienten müssen meist beatmet werden.

Zahlreiche Pharmaka können die Muskelschwäche verstärken, z. B. Antibiotika, Betablocker und Benzodiazepine (Tab. **B-3.3**).

Eine **Reihe von Pharmaka** kann die Myasthenie-Symptomatik verstärken oder eine myasthene Krise auslösen und ist daher bei Myasthenia gravis **kontraindiziert,** u. a. Aminoglykosid-Antibiotika, Betablocker, Chinin (Grippemittel, Tonic water) und Benzodiazepine (Tab. **B-3.3**).

Wichtig sind spirometrische Kontrolluntersuchungen.

Auch bei geringer Ateminsuffizienz sind regelmäßige **spirometrische Kontrollen** erforderlich. In jedem Fall empfiehlt sich eine ambulante Betreuung mit psychotherapeutischen Hilfen. Für viele Patienten ist die Teilnahme an einer Selbsthilfegruppe sinnvoll, die dem Erfahrungsaustausch dient.

B-3.3 Medikamente, die eine Myasthenie verschlechtern können (Auswahl, nach DGN-Leitlinien 2012)

B-3.3

Stoffgruppen	Substanzen
Analgetika	Flupirtin, Morphinpräparate
Antiarrhythmika	Ajmalin, Chinidin, Mexitil, Procainamid
Antibiotika	Aminoglykoside (Neomyzin, Streptomyzin, Tobramyzin) Gyrasehemmer (Levofloxazin, Ciprofloxacin, Prulifloxacin) Makrolide (z. B. Erythromycin) Ketolide (Telithromycin, Ketek), Lincomycine, Polymyxine Penicilline nur in besonders hoher Dosierung Sulfonamide,Tetrazykline
Antidepressiva	Substanzen vom Amitryptilin-Typ
Antikonvulsiva	Benzodiazepine, Carbamazepin, Diphenylhydantoin, Ethosuxemid, Gabapentin
Antimalariamittel	Chinin, Cloroquin und Analoga
Antirheumatika	D-Penicillamin, Cloroquin, Etanercept
Betablocker, Botulinum-Toxin	Oxprenolol, Pindolol, Practolol, Propranolol, Timolol
Diuretika	Azetazolamid, Benzothiadiazine, Schleifendiuretika
Glukokortikoide	transiente Verschlechterung nur bei hohen Dosen zu Beginn
Interferone	Interferon-alpha (Einzelfälle)
Kalziumantagonisten	Verapamil, Diltiazim, Nifedipin und Verwandte
Lithium	Langzeitbehandlung, Überdosierung
Lokalanästhetika	Procain (Ester-Typ), Procain (Amid-Typ unproblematisch)
Magnesium	hohe Dosen als Laxanzien
Muskelrelaxanzien	Curare-Derivate (hohe Dosis), Succhinylcholin (Kontraindikation!)
Psychopharmaka	Chlorpromazin, Promazin und Verwandte, alle Benzodiazepine, auch Strukturverwandte wie Zolpidem und Zopiclon
Statine	verschiedene Cholesterinsenker

Verlauf: Abgesehen von seltenen foudroyanten Verläufen ist die Erkrankung unter der Behandlung langsam progredient. Generalisierung ist häufig. Die rein okuläre Myasthenie hat eine gute Prognose. Die Letalität liegt bei 5 %.

Verlauf: Meist ist der Verlauf chronisch progredient.

▶ **Klinischer Fall.** Bei der 59-jährigen Patientin, die seit einigen Monaten unter einer leichten Sprech-, Schluck- und Kaustörung litt und seit 1 Woche abends nicht mehr Treppen steigen konnte, fielen eine Facies myopathica und eine Ptosis beiderseits auf. Bei wiederholter Muskelanspannung zeigte sich neber rascher Ermüdbarkeit eine generalisierte Muskelschwäche vom Kraftgrad 4, an den oberen Extremitäten distal, an den unteren proximal betont. Der Simpson-Test und der Edrophonium-Test waren positiv. Im Serum fanden sich hohe Titer von Anti-ACh-R-Antikörpern. Das Thorax-CT mit KM ergab einen Thymusrest im oberen vorderen Mediastinum, jedoch keinen Anhalt für ein Thymom oder eine Thymushyperplasie. Da keine Indikation für eine Thymektomie bestand, wurde die Patientin symptomatisch mit Pyridostigmin behandelt, auf Prednison und 6 Wochen später auf Azathioprin eingestellt. Bei der Nachuntersuchung hatte sich der Befund insgesamt leicht gebessert.

▶ Klinischer Fall.

3.4 Lambert-Eaton-Syndrom

3.4 Lambert-Eaton-Syndrom

▶ **Synonym.** LEMS, Pseudomyasthenie Lambert-Eaton-Rooke.

▶ Synonym.

▶ **Definition.** Von E. H. Lambert, L. M. Eaton und E. D. Rooke (1956) beschriebenes Krankheitsbild mit Muskelschwäche, das als paraneoplastisches Syndrom und bei Autoimmunkrankheiten vorkommt.

▶ Definition.

Symptomatologie und Diagnostik: Neben einer proximal betonten, belastungsabhängigen Muskelschwäche klagen die Patienten über Mundtrockenheit und Gewichtsverlust.

Im Gegensatz zur Myasthenia gravis nehmen die Amplituden der Muskelaktionspotenziale bei repetitiver Reizung zu (Abb. **B-3.7**). **Eingehende Tumorsuche** ist nötig.

Ätiopathogenese: Meist liegt dem Lambert-Eaton-Syndrom ein kleinzelliges Bronchialkarzinom zugrunde (paraneoplastisches Syndrom). Es gibt jedoch auch eine autoimmune Form; u. a. bei Thyreoiditis, Sjögren-Syndrom und rheumatoider Arthritis.

Therapie und Verlauf: Man behandelt symptomatisch mit 3,4-Diaminopyridin sowie immunsuppressiv mit Kortikosteroiden und Azathioprin.

▶ Klinischer Fall.

Symptomatologie und Diagnostik: Das Syndrom wird vorwiegend bei Männern im mittleren und höheren Lebensalter beobachtet. Häufig sind die oropharyngealen Muskelgruppen betroffen. Die Patienten klagen über zunehmende Schwäche der proximalen Muskulatur, v. a. des Beckengürtels, darüber hinaus über Mundtrockenheit und Gewichtsabnahme. Die Eigenreflexe sind abgeschwächt.
Im EMG sind die Amplituden der Muskelaktionspotenziale bei der 3-Hz-Nervenstimulation stark reduziert, führen aber im Gegensatz zum Dekrement bei Myasthenia gravis in der 20-50-Hz-Serien-Reizung zu einem Inkrement > 100 % (Abb. **B-3.7**). Im Vergleich zur Myasthenia gravis ist der Edrophonium-Test nur schwach positiv. Das Syndrom erfordert in jedem Fall eine **eingehende Tumorsuche**.

Ätiopathogenese: LEMS kommt überwiegend bei Männern vor und ist in 60 % mit einem kleinzelligen Bronchialkarzinom assoziiert. Das seltene Syndrom manifestiert sich auch gemeinsam z. B. mit Autoimmun-Thyreoiditis, Sjögren-Syndrom und rheumatoider Arthritis (autoimmune Form). Im Gegensatz zur Myasthenia gravis handelt es sich um eine präsynaptische Störung der motorischen Endplatte. Aufgrund einer Antikörperreaktion gegen Kalzium-Kanäle ist die ACh-Freisetzung gestört. In > 80 % der Fälle sind Autoantikörper gegen den P/Q-Typ des Kalziumkanals peripherer Nerven nachweisbar.

Therapie und Verlauf: Zur symptomatischen Behandlung der Muskelschwäche kann 3,4-Diaminopyridin als individueller Heilversuch – eventuell in Kombination mit Pyridostigmin – eingesetzt werden. Bei der autoimmunen Form wird alternativ immunsuppressiv mit Kortikosteroiden und Azathioprin behandelt. Die Prognose wird von der Grunderkrankung bestimmt.

▶ Klinischer Fall. Der 60-jährige Patient klagte über Mundtrockenheit, rasche Ermüdbarkeit beim Gehen und Gewichtsabnahme um 9 kg. Bei der neurologischen Untersuchung waren die Muskeleigenreflexe abgeschwächt. Röntgenologisch fand sich ein kleinzelliges Bronchialkarzinom.

3.5 Myotone Syndrome

3.5.1 Überblick

Myotone Syndrome sind Erbkrankheiten. Man unterscheidet (Tab. **B-3.4**):
- myotone Dystrophien (Typ 1 und Typ 2)
- nichtdystrophe Myotonien

3.5 Myotone Syndrome

3.5.1 Überblick

Alle myotonen Syndrome sind Erbkrankheiten. Die Tab. **B-3.4** gibt einen Überblick. Man unterscheidet:
- **myotone Dystrophien** (Typ 1, Typ 2)
- **nichtdystrophe Myotonien** (Myotonia congenita): Die autosomal dominant vererbte Myotonia congenita beschrieb A. J. T. Thomsen (1876), nachdem er sie an sich selbst und bei Verwandten beobachtet hatte. Hiervon grenzte P. E. Becker (1964) die autosomal rezessive Form der Myotonia congenita ab. Die autosomal dominant vererbte Paramyotonia congenita beschrieb A. Eulenburg (1886).

B-3.4 Myotone Syndrome

	Myotone Dystrophie (Typ 1)	Myotone Dystrophie (Typ 2)	Myotonia congenita (Thomsen)	Myotonia congenita (Becker)	Paramyotonia congenita (Eulenburg)
Manifestation	*distal betonte* Muskelschwäche: Hände, Füße Gesicht, Hals. Myotone Reaktion: v. a. Hände und Füße, auch „floppy infant“	*proximal betonte* Muskelschwäche: Kopf- und Hüftbeuger; myotone Reaktion der Hände und Füße	myotone Reaktion der Extremitäten-, Kau- und äußeren Augenmuskeln	myotone Reaktion der Extremitäten-, Nacken-, Kau- und äußeren Augenmuskeln; eher generalisiert	Hände, Gesicht, Zunge
weitere Befunde	Gonadenatrophie, Glatze, Katarakt, Innenohrschwerhörigkeit; kardiale, gastrointestinale und zerebrale Beteiligung (Demenz)	selten Gonadenatrophie und Kardiomyopathie, keine Demenz	Muskulatur normal oder gering bis mittelgradig hypertroph	Hypertrophie von Oberschenkel, Wade und Schultergürtel, nahezu regelmäßig, besonders bei Männern stark ausgeprägt	Kältelähmungen, die durch Muskelarbeit verstärkt werden, und paradoxe myotone Reaktion
Vererbung	autosomal dominant	autosomal dominant	autosomal dominant	autosomal rezessiv	autosomal dominant
Alter	15. – 30. Lebensjahr	15. – 30. Lebensjahr	1. – 3. Lebensjahr	10. – 14. Lebensjahr	von Geburt an

Myotone Syndrome sind durch eine verzögerte Relaxation der Muskelfasern nach kräftiger Kontraktion oder Perkussion gekennzeichnet (myotone Reaktion, Dekontraktionshemmung). **Die Muskelkontraktion überdauert die Innervation.** Die periodischen paroxysmal auftetenden Lähmungen beruhen auf einer vorübergehenden Unerregbarkeit der Skelettmuskelmembran. Die myotone Reaktion ist daran zu erkennen, dass der Patient die Faust oder die geschlossenen Augen nach einer Ruhephase nicht rasch öffnen kann. Auffällig ist das „Lid-lag-Phänomen": Die Oberlider bleiben bei Blicksenkung zurück (Pseudo-Graefe-Zeichen). Die Patienten leiden unter einem Gefühl der Steifigkeit und kommen schlecht in Gang. Gelegentlich führt eine kurzfristige Schwäche beim Start zu einem Sturz mit Verletzungsgefahr. Die myotone Reaktion lässt aber häufig bei mehrfachen Bewegungen für kurze Zeit nach („Warm-up"-Phänomen).

Myotone Syndrome sind durch eine verzögerte Relaxation nach kräftiger Kontraktion oder Perkussion gekennzeichnet (myotone Reaktion, Dekontraktionshemmung). **Die Muskelkontraktion überdauert die Innervation.** Die paroxysmalen Lähmungen bei Myotonien beruhen auf einer vorübergehenden Unerregbarkeit der Skelettmuskelmembran. Typisch sind Schwierigkeiten beim Faustöffnen sowie eine Verzögerung bei Augenöffnen und Blicksenkung und ein Gefühl der Steifigkeit mit Startschwierigkeiten.

3.5.2 Myotone Dystrophien

Myotone Dystrophie Typ 1

▶ **Synonym.** Dystrophische Myotonie (DM 1), Dystrophia myotonica Curschmann-Steinert, Myotonia dystrophica, Morbus Steinert, Curschmann-Batten-Steinert-Syndrom.

▶ **Definition.** Die myotone Dystrophie ist eine von H. Steinert (1909) erstmals beschriebene autosomal dominant vererbte Myopathie mit umschriebener, distal betonter Muskeldystrophie (Muskelschwäche), myotoner Reaktion und vielfältigen Begleitsymptomen wie Katarakt und Gonadenatrophie. Man unterscheidet eine kongenitale und eine adulte Form.

Epidemiologie: Die Prävalenz der myotonen Dystrophien (Typ 1 und Typ 2) beträgt 5,5/100 000 Einwohner. Die adulte Form weist einen Erkrankungsgipfel in der 2. und 3. Dekade auf.

Epidemiologie: Der Typ 1 der myotonen Dystrophie ist das häufigste myotone Syndrom.

Symptomatologie: Die **kongenitale Form** ist durch Hypotonie der Muskulatur („floppy infant"), besonders im Bereich des Gesichts mit Schwierigkeiten beim Saugen, und fehlende myotone Reaktion charakterisiert. Sie wird von der Mutter vererbt. Bei der **adulten Form** steht die myotone Reaktion im Vordergrund. Sie ist begleitet von Muskelschwäche im Bereich der Gesichts-, Hals- und **distalen** Extremitätenmuskulatur. Dies unterscheidet Typ 1 von dem Typ 2, der eine proximal betonte Muskelschwäche aufweist. Frühzeitig fällt eine Dysarthrophonie auf. Nicht selten besteht eine Intelligenzminderung. Der Typ 1 kann in Kombination mit einer hereditären motorischen und sensiblen Neuropathie (HMSN, S. 477) auftreten. Weitere Begleitsymptome siehe Tab. **B-3.4**.

Symptomatologie: Bei der **kongenitalen Form** steht eine Hypotonie der Muskulatur („floppy infant") im Vordergrund, bei der **adulten Form** die myotone Reaktion und eine Schwäche der Gesichts-, Hals- und **distalen** Extremitätenmuskulatur. Zu den Begleitsymptomen siehe Tab. **B-3.4**.

Ätiopathogenese: Es handelt sich um eine autosomal dominant vererbte Myopathie mit variabler phänotypischer Ausprägung und unvollständiger Penetranz.
Das für die Erkrankung verantwortliche Gen ist auf dem langen Arm von Chromosom 19 lokalisiert (19 q13.2–13.3). Der Gendefekt besteht in einer bis zu 1000-fachen (normalerweise 5- bis 30-fachen) Wiederholung (Amplifikation) der Trinukleotidsequenz Cytosin-Thymidin-Guanin (CTG). Die Anzahl der Wiederholungen des CTG-Triplets nimmt bei der Vererbung an die nächste Generation zu und mit ihr Erkrankungsbeginn und Schweregrad der Erkrankung (Antizipation). Als Genprodukt gilt eine Myotonin-Proteinkinase, die in verschiedenen Isoformen außer im Skelett- und Herzmuskel auch in anderen Organen (z. B. Gehirn, Gonaden) exprimiert wird. Bei Erkrankten findet man eine Verringerung der mRNA in Zellen verschiedener Organe, was die Myotonia dystrophica im Gegensatz zu den anderen Myotonien, die ausschließlich die Muskulatur betreffen, als Multisystemerkrankung erklären kann.

Ätiopathogenese: Der Erbmodus ist autosomal dominant.

Die variable phänotypische Ausprägung und die unvollständige Penetranz der Erkrankung erklären sich ebenso wie die Abnahme des Manifestationsalters und die Zunahme des Schweregrads in der Generationenfolge (Antizipation) aus der unterschiedlich hohen, mit der Vererbung zunehmenden Anzahl von Wiederholungen (Amplifikation) des CTG-Triplets im defekten Gen.

Diagnostik: Vorwiegend bei den männlichen Patienten fällt eine Stirnglatze auf. Häufig besteht eine **Hodenatrophie** bzw. **Ovarialinsuffizienz** und in 80 – 90 % eine **Katarakt**. Typisch ist die Lähmung der Mm. peronaei (Steppergang). Die distal betonte **Muskelschwäche** ist wie die **myotone Reaktion** an Händen und Füßen besonders ausgeprägt, betrifft aber auch Hals, Vokaltrakt und Gesicht, sodass eine Dysarthrophonie und eine Facies myopathica mit doppelseitiger Ptose, Amimie und Atrophie der Mm. temporales bestehen. Der Kiefer hängt herab.

Diagnostik: Charakteristisch sind Stirnglatze, Katarakt, eine **myotone Reaktion** und **Muskelschwäche** v. a. der Hände und Füße. Besonders betroffen sind die Mm. peronaei (Steppergang). Oft besteht eine **Hodenatrophie** bzw. **Ovarialinsuffizienz**.

Perkussionsmyotonie: Durch Beklopfen z. B. des Thenars kommt es zu einer kurzen Muskelkontraktion mit Ausbildung einer Muskelfurche. Das EMG zeigt hochfrequente Entladungen verkürzter Potenziale. Das EKG zeigt **Herzrhythmusstörungen.**

Durch **Beklopfen des Thenars** lässt sich die myotone Reaktion auslösen: Es kommt zur sekundenlangen unwillkürlichen Kontraktion der Mm. adductor und opponens pollicis mit Ausbildung einer Muskelfurche (Perkussionsmyotonie). Elektromyografisch zeigen sich oft Entladungsserien verkürzter Potenziale mit zu- und abnehmender Frequenz und Amplitude, die akustisch von einem typischen Crescendo-Decrescendo-Geräusch begleitet sind. Das EKG zeigt **Herzrhythmusstörungen.** Im Serum sind oft CK und γ-GT erhöht.

Mittels **MRT** sind strukturelle Veränderungen der Muskulatur und bei Patienten mit Demenz eine globale Hirnatrophie mit Läsionen der weißen Substanz nachzuweisen. Die Diagnosesicherung gelingt durch direkte Genanalyse.

Mittels **MRT** sind frühzeitig strukturelle Veränderungen einschließlich lipoider Umwandlung der distalen Muskulatur, v. a. im M. gastrocnemius medialis, nachzuweisen. Bei Patienten mit Demenz-Symptomen finden sich in MRT-Bildern neben einer globalen Hirnatrophie multilokuläre Läsionen der weißen Substanz.
Die sichere Diagnose und Abgrenzung gegenüber anderen myotonen Syndromen ist mittels direkter Genanalyse aus Leukozyten möglich.

Therapie und Verlauf: Die Muskeldystrophie ist medikamentös nicht zu beeinflussen. Antimyotonika können das kardiale Reizleitungssystem blockieren. Die Lebenserwartung ist verkürzt. Wesentlich ist die **genetische Beratung**.

Therapie und Verlauf: Der dystrophische Prozess kann medikamentös nicht beeinflusst werden. Alle Antimyotonika sind Off-Label-Medikamente: Pharmaka wie Propafenon, Flecainid und das wirksamere Mexiletin, das in Deutschland nicht mehr verfügbar ist, werden nicht uneingeschränkt empfohlen, da sie das ohnehin gestörte kardiale Reizleitungssystem blockieren können. In jedem Fall sind regelmäßige (halbjährliche) EKG-Kontrollen zur Erfassung von Herzrhythmusstörungen erforderlich. Je nach Befund müssen die Patienten mit einem Schrittmacher versorgt werden. In jedem Fall ist Physiotherapie angezeigt.
Die Erkrankung verläuft chronisch progredient, die Lebenserwartung ist meist verkürzt. Wesentlich ist die **genetische Beratung,** insbesondere bei betroffenen jungen Frauen. Da die Anzahl der Trinukleotid-Wiederholungen in den Zellen verschiedener Organe variiert, kann jedoch von der direkten Genanalyse aus Leukozyten präsymptomatisch nicht sicher auf den zu erwartenden Schweregrad der Erkrankung geschlossen werden. Dies gilt auch für die pränatale Diagnostik aus Chorionzotten.

▶ Klinischer Fall.

▶ Klinischer Fall. Der 35-jährige Patient klagte über Impotenz. Auffällig waren eine Stirnglatze und Facies myopathica mit Amimie, Ptosis beiderseits und ständig geöffnetem Mund. Anamnestisch war zu erfahren, dass er schon als Säugling trinkschwach und hypoton gewesen war. Frühzeitig stellte sich eine Gangstörung („Steppergang") ein. Wegen mangelnder Schulleistungen wurde er dreimal nicht versetzt und zudem wegen undeutlicher Artikulation gehänselt. Die augenärztliche Untersuchung ergab eine Katarakt, das EKG Herzrhythmusstörungen, das EMG hochfrequente myotone Entladungsserien und Heulgeräusche. Diagnose: myotone Dystrophie (Typ 1).

Myotone Dystrophie Typ 2

▶ Synonym.

▶ Definition.

Myotone Dystrophie Typ 2

▶ **Synonym.** Dystrophische Myotonie, proximale myotone Myopathie (PROMM).

▶ **Definition.** Wie bei der myotonen Dystrophie Typ 1 handelt es sich bei Typ 2 um ein Krankheitsbild mit Muskelschwäche und -atrophie, Myotonie und Katarakt. Aufgrund der proximal betonten Muskelschwäche wurde das Krankheitsbild auch als proximale myotone Myopathie (PROMM) bezeichnet (K. Ricker 1994). Der Krankheitsverlauf ist in der Regel milder als bei Typ 1. Eine kongenitale Form wurde bisher nicht beschrieben.

Symptomatologie: Typisch ist die **proximal** betonte Muskelschwäche und -atrophie. Myotone Symptome sind gering ausgeprägt. Häufig sind **Myalgien**.

Symptomatologie: Die meist **proximal** betonte Muskelschwäche und -atrophie beginnt im Bereich der Kopf- und Hüftbeuger. Die myotonen Symptome, v. a. im Bereich der Hände und Beine, sind nur gering ausgeprägt. Häufig kommen **Myalgien**, gelegentlich auch Krampi vor.

Ätiopathogenese: Man vermutet ein gestörtes Splicing der RNA. Die CCTG-Repeat Expansion ist auf Chromosom 3 q21.3 lokalisiert.

Ätiopathogenese: Bei der autosomal dominant vererbten myotonen Dystrophie Typ 2 liegt ein gestörtes Splicing der RNA mit dadurch bedingter Beeinträchtigung der zellulären Proteinsynthese vor. Die CCTG-Repeat Expansion ist auf Chromosom 3 q21.3 im 1. Intron des Gens für das Zinkfingerprotein 9 (ZNF 9) lokalisiert.

Diagnostik: Neben der proximalen Muskelschwäche besteht bei ⅓ der Patienten ein **Aktionstremor** und bei 5 % eine Gonadenatrophie. Das EMG weist **myotone Salven** auf.

Diagnostik: Bei den meisten Patienten ergibt die Anamnese eine proximale Muskelschwäche und Myalgien, bei einem Drittel besteht **Aktionstremor**. Vor allem bei Männern findet sich gelegentlich (5 %) ein primärer Hypogonadismus, selten eine Kardiomyopathie. Das EMG weist **myotone Salven** auf, das MRT subkortikale Signalveränderungen. Die γ-GT ist stark, die CK leicht erhöht.

Differenzialdiagnose: Eine distale Manifestation der Dystrophie wie bei Typ 1 ist bei Typ 2 (PROMM) eher ungewöhnlich. Daher gestattet der Befund einer Muskelschwäche im Bereich des Becken- und Schultergürtels die klinisch sicherste Unterscheidung von Typ 1. Auch eine Facies myopathica oder Stirnglatze ist bei Typ 2 wesentlich seltener als bei Typ 1 zu beobachten. Kognitive Einschränkungen sind bei Typ 2 – unabhängig von MRT-Befunden – extrem selten. Zu den progressiven Muskeldystrophien siehe S. 496.

Differenzialdiagnose: Eine distale Manifestation, Facies myopathica oder Stirnglatze und kognitive Einschränkungen wie bei Typ 1 sind ungewöhnlich. Zu den progressiven Muskeldystrophien siehe S. 496.

Therapie: Eine kausale Therapie ist nicht bekannt. Krankengymnastik und Ergotherapie sind hilfreich. Die oft hartnäckigen Myalgien können mit Gabapentin oder Diclofenac behandelt werden. Der Verlauf ist eher gutartig.

Therapie: Ene kausale Therapie gibt es nicht. Myalgien sind mit Gabapentin oder Diclofenac zu behandeln. Der Verlauf ist benigne.

3.5.3 Myotonia und Paramyotonia congenita

▶ **Definition.** Die nichtdystrophen Myotonien beruhen auf einer Instabilität der Muskelzellmembran, die durch Veränderungen der Ionenkanäle bedingt ist. Zu den nichtdystrophen Myotonien gehören die Myotonia congenita, die Paramyotonia congenita und periodische hyperkaliämische Lähmungen, die auch mit einem myotonen Syndrom einhergehen (vgl. S. 501).

Epidemiologie: Die nichtdystrophen Myotonien sind selten, am seltensten ist die Paramyotonia congenita. Alle nichtdystrophen Myotonien manifestieren sich regelmäßig in der 1. Lebensdekade (Tab. **B-3.4**).

Epidemiologie: Die seltenen nichtdystrophen Myotonien manifestieren sich in der 1. Dekade (Tab. **B-3.4**).

Symptomatologie:

- Bei der **Myotonia congenita Thomsen** zeigt sich oft eine Steifigkeit der Beinmuskulatur, wenn die Kinder gehen lernen und häufig hinfallen. Hinzu kommen Augenmotilitätsstörungen und eine myotone Reaktion der Zungen- und Kaumuskulatur. Atrophien gehören nicht zum typischen Bild, sondern man beobachtet im Gegenteil eine **Hypertrophie** der Rumpf- und Wadenmuskulatur bei athletischem Körperbau.
- Bei der **Myotonia congenita Becker** manifestieren sich die Symptome zwischen dem 5. und 11. Lebensjahr, bei mehr als der Hälfte der Patienten zuerst an den Beinen, im weiteren Verlauf an den Händen und der Kaumuskulatur. Man spricht auch von rezessiv generalisierter Myotonie. In jedem zweiten Fall besteht eine Myotonie der Zunge. Bei 75 % der Patienten findet man eine Muskelhypertrophie. Hinzu kommt eine periodische Muskelschwäche, die unter Muskelaktivität wieder nachlässt („Warm-up-Phänomen").
- Bei **Paramyotonia congenita Eulenburg** kommt es charakteristischerweise nach **Kälteexposition** zu anhaltender Muskelschwäche. Eine *paradoxe* myotone Reaktion der Lidmuskulatur, d. h. Zunahme der Myotonie bei repetitiven Bewegungen, steht ihm Gegensatz zum „Warm-up-Phänomen" an den Extremitäten. Schon kurz nach der Geburt fällt auf, dass die Augen beim Waschen des Neugeborenen des Gesichts nicht sofort wieder geöffnet werden können und die Mimik vorübergehend erstarrt.

Symptomatologie:

- Initialsymptom der **Myotonia congenita Thomsen** ist eine Steifigkeit der Beinmuskulatur, hinzu kommen Augenmotilitätsstörungen. Auffällig ist eine **Muskelhypertrophie**.
- Die **Myotonia congenita Becker** manifestiert sich im Schulalter und betrifft im Verlauf zahlreiche Muskeln. In 50 % findet man eine Myotonie der Zunge, in 75 % eine ausgeprägte Muskelhypertrophie. Typisch ist das „Warm-up-Phänomen", eine Besserung der myotonen Steifigkeit bei Bewegung.
- Bei der **Paramyotonia congenita Eulenburg** entwickeln sich nach **Kälteexposition** paroxysmale schlaffe Lähmungen.

Ätiopathogenese: Die Instabilität der Muskelzellmembran bei den hereditären nichtdystrophen Myotonien ist durch Veränderungen der Ionenkanäle bedingt. Die Veränderungen sind bei den einzelnen Syndromen verschieden. Sie betreffen die muskulären Ionenkanäle für Chlorid, Natrium und Kalium entweder isoliert oder kombiniert. Genetisch zusammengefasst werden:

- die **Myotonia congenita**, eine Chloridkanalmyotonie (Chloridionenkanal-Defekt auf Chromosom 7 q),
- die **Paramyotonia congenita**, eine Natriumkanalmyotonie (Defekt auf Chromosom 17q) und
- die **periodischen hyperkaliämischen Lähmungen**, die auch mit einem myotonen Syndrom einhergehen (kaliumsensitive Myotonie), da bei diesen Formen zugleich ein genetischer Defekt für einen Natriumionenkanal (SCN4 A) nachweisbar ist (vgl. S. 501).

Ätiopathogenese: Pathogenetisch handelt es sich um Veränderungen im Bereich von Ionenkanälen der Muskelzellmembran für Chlorid, Natrium und Kalium. Genetisch zusammengefasst werden:

- die **Myotonia congenita**, eine Chloridkanalmyotonie,
- die **Paramyotonia congenita**, eine Natriumkanalmyotonie und
- die **periodischen hyperkaliämischen Lähmungen** mit kaliumsensitiver Myotonie (vgl. S. 501).

Diagnostik: Erste diagnostische Hinweise sind Schwierigkeiten beim Start, eine verzögerte Relaxation nach kräftigem Händedruck und die Perkussionsmyotonie. Das **EMG** zeigt myotone **Salven**.

Diagnostik: Meistens sind Startschwierigkeiten und die verzögerte Relaxation nach kräftigem Händedruck die ersten diagnostischen Hinweise. Typisch ist die Perkussionsmyotonie. **Elektromyografisch** stellen sich schon bei Nadeleinstich **Salvenentladungen** dar. Die Mm. abductor pollicis brevis und flexor pollicis longus sind für die elektromyografische Untersuchung am besten geeignet. Die CK ist meist um das Zweifache erhöht.

Differenzialdiagnose: Ein **pseudomyotones Syndrom** findet sich bei McArdle-Krankheit (S. 503) und Myxödem. Die **Neuromyotonie** ist eine Erkrankung des peripheren Nervs, die durch **Myokymien** gekennzeichnet ist.

Differenzialdiagnose: Von den nichtdystrophen Myotonien sind **pseudomyotone Syndrome** zu unterscheiden. So beobachtet man z. B. bei der **McArdle-Krankheit** (S. 503) eine metabolisch bedingte Muskelschwäche mit Schmerzen und Kontrakturen. Auch bei kongenitalem Myxödem (Hypothyreose) findet sich eine Pseudomyotonie mit Muskelhypertrophie. Die **Neuromyotonie** ist eine nichterbliche Erkrankung des peripheren Nervs ohne Perkussionsmyotonie, bei der aufsteigende **Myokymien** (Muskelwogen) und eine Daueraktivität im EMG auffallen.

Das **Stiff-person-(Stiff-man-)Syndrom** kennzeichnen schmerzhafte Spasmen, massive Steifigkeit der Hals-, Rücken- und proximalen Extremitätenmuskulatur sowie eine **Daueraktivität im EMG**.

Abzugrenzen ist auch das **Stiff-person-(Stiff-man-)Syndrom**. Charakteristisch ist eine von einschießenden schmerzhaften **Spasmen** überlagerte, massive Steifigkeit der Hals-, Rumpf- und proximalen Extremitätenmuskulatur (Gesicht, Hände und Füße sind oft ausgespart). Die Eigenreflexe sind gesteigert. Auffällig ist auch eine fixierte Lendenhyperlordose. Die Symptomatik nimmt unter Willkürbewegungen, psychischer Belastung und akustischer Überreizung zu. Häufig sind Dyspnoe, Tachykardie, Hyperhidrosis und Angstattacken Das **EMG zeigt eine Daueraktivität** bei normaler Amplitude ohne myotone Salven. In etwa 60 % der Erkrankungsfälle ist eine autoimmunologische Genese wahrscheinlich; auch paraneoplastisch kommt die Erkrankung vor. Pathogenetisch wird eine Assoziation zum GABAergen System diskutiert. Es können Antikörper gegen Glutamat-Decarboxylase (GAD) nachgewiesen werden. Vorübergend sind i. v. Immunglobuline und Kortikosteroide therapeutisch wirksam. Eine Verhaltenstherapie gegen Angstanfälle ist in diesem Fall nicht sinnvoll. Als Mittel der Wahl gilt Diazepam, das jedoch nach akutem Entzug zu einer autonomen Krise mit andauernden Spasmusattacken führen kann. Bei diesem lebensbedrohlichen Zustand, dem sogenannten Status spasmodicus, ist intensivmedizinische Therapie erforderlich.

Therapie: Physiotherapeutische Übungen sind lebenslang indiziert. Eine medikamentöse Behandlung der Myotonie ist meist nicht erforderlich.

Nebenwirkungen der medikamentösen Therapie: Kardiale Reizleitungsstörungen (unter Flecainid) und Hyponatriämie (unter Carbamazepin). **Gefahr der malignen Hyperthermie durch depolarisierende Pharmaka** (Succinylcholin, Cholinesterasehemmer)!

Therapie: Die Patienten lernen, mit der Myotonie umzugehen. Physiotherapeutische Übungen sind lebenslang indiziert Bei den meisten myotonischen Syndromen ist keine Pharmakotherapie erforderlich. Dies ist zu beachten, da die Medikamente gravierende Nebenwirkungen haben können.
Wenn nötig kommen als Pharmaka Flecainid und Carbamazepin infrage. *Cave:* Unter Flecainid kommen kardiale Reizleitungsstörungen vor. Carbamazepin birgt das Risiko einer Hyponatriämie. **Absolut kontraindiziert sind depolarisierende Pharmaka** wie Succinylcholin (curareähnliche Muskelrelaxanzien) und Cholinesterasehemmer (Pro- und Neostigmin), weil diese eine **maligne Hyperthermie** (S. 504) auslösen können.

Verlauf: Nur die Becker-Myotonie kann allmählich fortschreiten. Die Lebenserwartung ist nicht verkürzt.

Verlauf: Nur die Becker-Myotonie kann allmählich fortschreiten. Nicht selten ist die Symptomatik der Thomsen-Myotonie und der Paramyotonie, die niemals progredient sind, gering ausgeprägt und bleibt deshalb unentdeckt. Die Lebenserwartung ist nicht verkürzt.

3.6 Progressive Muskeldystrophien

3.6 Progressive Muskeldystrophien

▸ Definition.

▸ **Definition.** Heterogene Gruppe erblicher, meist im Kindesalter beginnender, langsam fortschreitender Myopathien mit Schwäche und Atrophie der Muskeln an Gliedmaßen, Rumpf und im Gesicht.

Epidemiologie: Die Prävalenz liegt bei 5 – 10/100 000 Einwohner.

Epidemiologie: Die Inzidenz wird auf 0,7/100 000, die Prävalenz auf 5 – 10/100 000 Einwohner geschätzt. Am häufigsten ist der Typ Duchenne.

Ätiopathogenese: Charakteristisch ist eine primäre Degeneration von Muskelfasern, die z. T. durch Binde- und Fettgewebe ersetzt werden (Pseudohypertrophie).

Zu den Erbmodi siehe Tab. **B-3.5**.

Ätiopathogenese: Die progressiven Muskeldystrophien sind durch eine primäre Muskelfaserdegeneration charakterisiert. Degenerierte Muskelfasern werden vielfach durch Bindegewebe und Fett ersetzt (Pseudohypertrophie). Daneben ist auch eine echte Muskelfaserhypertrophie zu beobachten.
Von den X-chromosomalen Muskeldystrophien sind rezessiv autosomale und dominant autosomale Formen abzugrenzen (Tab. **B-3.5**).

B-3.5 Erbmodus und andere Charakteristika der progressiven Muskeldystrophien

Erbmodus	Typ	Manifestationsort	Manifestationsalter	Lebenserwartung
X-chromosomal rezessiv	▪ **Duchenne** (maligne)	Beckengürtel	1. – 5. Lj.	ca. 20 Jahre
	▪ **Becker-Kiener**	Beckengürtel	5. – 15. Lj.	leicht herabgesetzt
	▪ **Emery-Dreifuss**	skapulohumeroperoneal	5. – 15. Lj.	evtl. verkürzt
autosomal rezessiv	**Gliedergürtel-Typ** zahlreiche Varianten	Becken- oder Schultergürtel	Kindheit bis Erwachsenenalter	je nach Variante verkürzt
	▪ distaler Typ (Nonaka und Miyoshi)	distal (untere Extremität)	15. – 30. Lj.	normal
	▪ kongenitaler Typ (mehrere Varianten)	generalisiert	kongenital	in ⅓ der Fälle < 1 Jahr
autosomal dominant	**Gliedergürtel-Typ** (10 % der Varianten)	Beckengürtel	Kindheit bis Erwachsenenalter	variabel
	▪ Landouzy-Déjerine	fazioskapulohumeral	10. – 20. Lj.	normal
	▪ Erb	skapulohumeral	10. – 20. Lj.	normal
	▪ okulärer Typ	okulär	jedes Alter	meist normal
	▪ okulopharyngealer Typ	okulopharyngeal	40. – 60. Lj.	meist normal
	▪ Myopathia tarda hereditaria	Extremitäten distal	10. – 60. Lj.	normal

Beim Typ Duchenne und beim Typ Becker-Kiener der X-chromosomal rezessiven Muskeldystrophien ist der Gendefekt auf Chromosom Xp21 lokalisiert. Es fehlt das Genprodukt **Dystrophin** bzw. ist stark vermindert, beim Typ Becker-Kiener ist Dystrophin verändert oder vermindert. Man bezeichnet die beiden Typen daher auch als **Dystrophinopathien**. Das Genprodukt ist ein für die Membranfunktion v. a. von Muskelzellen wichtiges Protein. Die Spontanmutationsrate des Dystrophin-Gens ist sehr hoch.
Beim ebenfalls X-chromosomal rezessiven Typ Emery-Dreifuss ist das defekte Gen auf Chromosom Xq27.3–28, bei der Variante LGMD 2 F (autosomal rezessive Variante des Gliedergürtel-Typs) auf Chromosom 5 q33–34 und bei der autosomal dominanten fazioskapulohumeralen Muskeldystrophie auf Chromosom 4 q35 lokalisiert.

Beim Duchenne-Typ fehlt **Dystrophin**. Beim Becker-Kiener-Typ ist es vermindert oder verändert (Dysfunktion). Man bezeichnet diese beiden Typen daher auch als **Dystrophinopathien**.

3.6.1 X-chromosomal rezessive Muskeldystrophien

Diese Muskeldystrophien treten fast ausschließlich bei Jungen auf. Sehr selten sind Frauen betroffen (Defekt auf einem oder beiden X-Chromosomen; sog. manifeste Konduktorinnen).

- Der **Typ Duchenne** (maligne Form des Beckengürtel-Typs) manifestiert sich vor dem 3. Lebensjahr mit Paresen und Atrophien des Beckengürtels, die beim Kleinkind zu verspätetem Laufenlernen, bei älteren Kindern zu Schwierigkeiten beim Treppensteigen führen (s. u.: Diagnostik). In den folgenden Lebensjahren steigen die Paresen zum Schultergürtel auf. Es kommt häufig zu Kontrakturen. Die Kinder sind vor dem 13. Lebensjahr gehunfähig. In einem Drittel der Fälle ist die intellektuelle Entwicklung gestört. In > ¾ der Fälle sind EKG-Veränderungen meist als Hinweis auf asymptomatische Kardiomyopathie zu beobachten. Die Lebenserwartung liegt bei 20 Jahren. Als Todesursachen stehen kardiale und pulmonale Insuffizienz im Vordergrund.

- Der **Typ Duchenne** manifestiert sich vor dem 3. Lebensjahr und schreitet rasch fort (maligne Form des Beckengürtel-Typs). In ⅓ der Fälle ist die Intelligenz herabgesetzt, oft besteht eine Kardiomyopathie. Die Lebenserwartung liegt bei 20 Jahren.

- Der **Typ Becker-Kiener** setzt meist im Schulalter mit Paresen und Atrophien des Beckengürtels ein, die ebenfalls aszendieren. Der Verlauf ist langsam progredient (benigne Form des Beckengürtel-Typs). Die Lebenserwartung ist jedoch wegen Herzrhythmusstörungen bei dilatativer Kardiomyopathie herabgesetzt. Die Intelligenz ist meist normal.

- Der **Typ Becker-Kiener** manifestiert sich später und verläuft langsam progredient (benigne Form des Beckengürtel-Typs). Es besteht eine Kardiomyopathie.

- Der **Typ Emery-Dreifuss** zeigt einen skapulohumeroperonealen Befall mit Frühkontrakturen und trotz kardialer Beteiligung (Kardiomyopathie) einen relativ gutartigen Verlauf.

- Der **Typ Emery-Dreifuss** betrifft die skapulohumeroperoneale Muskulatur.

3.6.2 Autosomal rezessive Muskeldystrophien

Sind primär nur Becken- oder Schultergürtel betroffen (**Gliedergürtel-Typ**), ist mit einem relativ benignen Verlauf zu rechnen.

Die **distale Form** manifestiert sich in der Adoleszenz an den Beinen (Fuß- und Zehenheberparese).

Der **kongenitale Typ** mit primär generalisierter Muskelschwäche führt oft schon im 1. Lebensjahr zum Tod.

3.6.2 Autosomal rezessive Muskeldystrophien

Der meist autosomal rezessiv vererbte **Gliedergürtel-Typ** der Muskeldystrophie (limb girdle muscular dystrophies, LGMD; Tab. **B-3.5**) manifestiert sich oft erst im Erwachsenenalter, kann aber auch schon in früher Kindheit mit Paresen und Atrophie meist der Becken- und Oberschenkelmuskulatur beginnen, um langsam progredient aufzusteigen. Es kann auch primär der Schultergürtel betroffen sein.
Der **distale Typ** umfasst die Typen Nonaka und Miyoshi. Sie manifestieren sich meist in der Adoleszenz an den distalen Abschnitten der unteren Extremitäten (Fuß- und Zehenheberparese bzw. belastungsabhängige Myalgien der Wadenmuskulatur).
Der **kongenitale Typ**, der mehrere Varianten umfasst, ist durch eine primär generalisierte Muskelschwäche charakterisiert. Die Kindsbewegungen in utero sind schwach, bei der Geburt fällt eine allgemeine Muskelhypotonie („floppy infant") mit Abschwächung der Eigenreflexe auf. Jedes dritte Kind stirbt vor Ablauf des 1. Lebensjahres.

3.6.3 Autosomal dominante Muskeldystrophien

Die Varianten des **Gliedergürtel-Typs** manifestieren sich meist im Beckengürtel. Die Progression ist variabel; evtl. besteht eine Kardiomyopathie.

Bei den übrigen autosomal dominanten Muskeldystrophien bleibt die Muskelschwäche im Verlauf oft lokal begrenzt.

- Der **fazioskapulohumerale Typ** (**Landouzy-Déjerine**) betrifft Gesichts- und Schulter-, evtl. auch Armmuskeln.
- Im Unterschied hierzu ist beim **skapulohumeralen Typ** (**Erb**) das Gesicht frei.
- Der **okuläre Typ** betrifft die äußeren Augenmuskeln und kann auch generalisieren.
- Der **okulopharyngeale Typ** betrifft zudem die Schlundmuskeln.
- Die **Myopathia tarda hereditaria** betrifft die distale Extremitätenmuskulatur.

3.6.3 Autosomal dominante Muskeldystrophien

Die autosomal dominant vererbten Varianten des **Gliedergürtel-Typs** manifestieren sich im Kindes- oder Erwachsenenalter, meist mit Paresen und Atrophien im Beckengürtel und schreiten unterschiedlich schnell voran. Manchmal besteht eine Kardiomyopathie.
Bei den übrigen – benignen – autosomal dominanten Muskeldystrophien ist die Symptomatik meist beschränkt auf Gesicht und Schultergürtel, die Augen- und Pharynxmuskulatur oder – in seltenen Fällen – auf Unterarm- und Unterschenkelmuskulatur.

- Der **Typ Landouzy-Déjerine (fazioskapulohumerale Muskeldystrophie)** manifestiert sich in der 2. Lebensdekade häufig mit einer Facies myopathica, Ptosis, Dysarthrophonie und Scapula alata. Die Paresen und Atrophien können sich auf die Arme ausbreiten.
- Der **Typ Erb (skapulohumerale Muskeldystrophie)** unterscheidet sich vom Typ Landouzy-Déjerine dadurch, dass keine Beteiligung der Gesichtsmuskulatur vorliegt.
- Der **okuläre Typ** der Muskeldystrophie beginnt mit einer Ptosis und Schwäche weiterer Augenmuskeln. Eventuell generalisieren die Paresen.
- Beim **okulopharyngealen Typ** werden neben Augenmuskellähmungen Paresen der Schlundmuskulatur beobachtet.
- Die **Myopathia tarda hereditaria** (Welander) weist ein distales Verteilungsmuster der Symptome auf: Erst ist die Unterarm-, dann die Unterschenkelmuskulatur betroffen.

3.6.4 Diagnostik, Differenzialdiagnostik, Therapie und Verlauf der progressiven Muskeldystrophien

Diagnostik: Bei den Muskeldystrophien mit Beginn im Beckengürtel ist das **Trendelenburg-Zeichen** bds. positiv („Watschelgang"). Beim Aufstehen aus dem Sitzen „klettert" der Patient „an sich hoch" (**Gowers-Zeichen**, Abb. **B-3.8**).

Die **CK** ist bei fast allen Muskeldystrophien stark erhöht. Das **EMG** zeigt ein myopathisches Muster, die **Biopsie** ergibt Kaliberschwankungen der Muskelfasern, Nekrosen und einen mesenchymal-lipomatösen Umbau.

3.6.4 Diagnostik, Differenzialdiagnostik, Therapie und Verlauf der progressiven Muskeldystrophien

Diagnostik: Bei Beginn der Muskeldystrophie im Bereich des Beckengürtels, v. a. beim Typ Duchenne, ist das Gehen frühzeitig erschwert. Auffällig sind eine lumbale Hyperlordose und ein beiderseits positives **Trendelenburg-Zeichen** mit „Watschelgang". Will der Patient sich aus dem Sitzen oder der Hocke aufrichten, stützt er sich an den Oberschenkeln ab, um „an sich hochzuklettern" (**Gowers-Zeichen**, Abb. **B-3.8**). Im späteren Verlauf beobachtet man eine Scapula alata. Oft findet sich eine Pseudohypertrophie der Muskulatur, v. a. der Waden.
Die CK im Serum ist bei fast allen Muskeldystrophien stark erhöht. Lediglich bei der kongenitalen, der fazioskapulohumeralen, der okulären und der okulopharygealen Muskeldystrophie ist die CK nur gering erhöht oder normal. Das **EMG** zeigt häufig eine verkürzte mittlere Potenzialdauer, vermehrte Polyphasie, eine verringerte Amplitude und Fibrillationen, seltener auch positive Wellen. Die **Muskelbiopsie** ergibt Kaliberschwankungen der Muskelfasern, Nekrosen und einen mesenchymal-lipomatösen Umbau. Mithilfe molekulargenetischer Untersuchungen, insbesondere der „Multiplex-Ligation-Probe-Amplifikation (MLPA)" lassen sich Deletionen/Duplikationen im Dystrophin-Gen bei Patienten und Konduktorinnen sicher nachweisen.

B-3.8 Progressive Muskeldystrophie mit Gowers-Zeichen

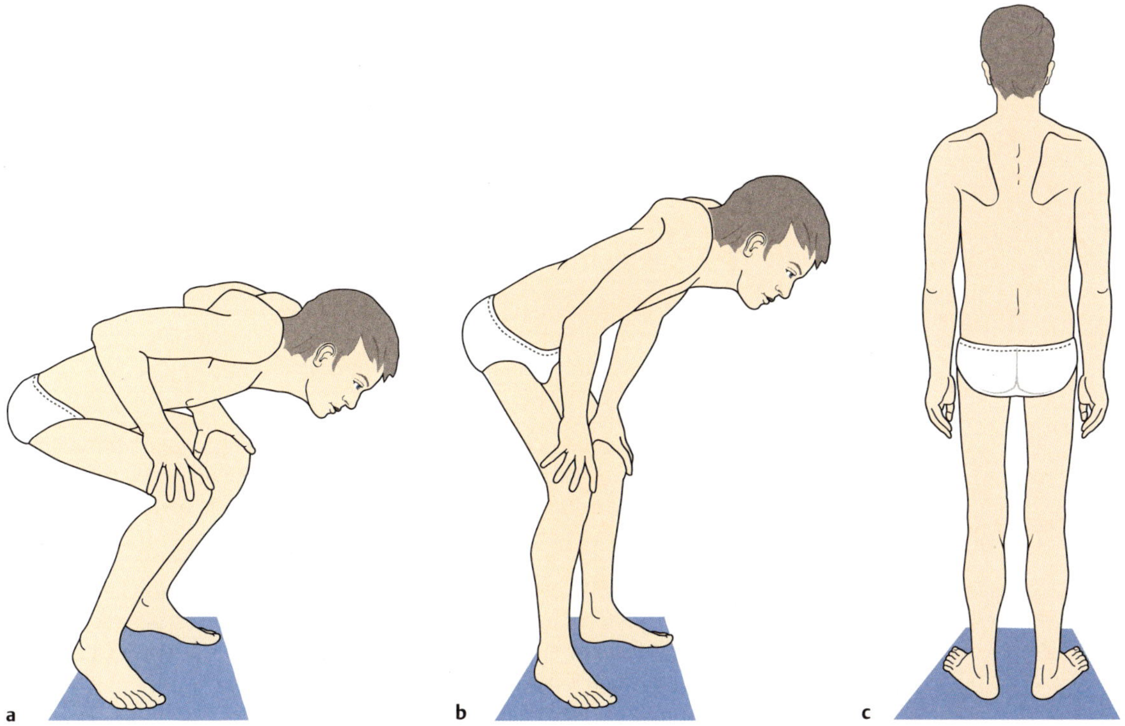

a und b: Gowers-Zeichen. Der Patient stützt sich beim Aufstehen aus der Hocke an den Oberschenkeln ab (s. Klinischer Fall). **c**: Scapula alata.

Differenzialdiagnose: Eine **Polymyositis**, die ebenfalls mit einer CK-Erhöhung einhergeht, zeigt histologisch eine stärker ausgeprägte entzündliche Reaktion und verläuft rascher progredient. Bei den **spinalen Muskelatrophien,** die **Faszikulationen** aufweisen (S. 56), ist die CK im Serum allenfalls leicht erhöht; EMG und Muskelbiopsie ergeben ein überwiegend neurogenes Muster. Ist dies nicht eindeutig, wird die Differenzialdiagnose spinale Muskelatrophie oder Myopathie unmöglich, wenn neben den neurogenen auch ausgeprägte myopathische Muster erkennbar sind. Die Entscheidung bringt dann die Genanalyse (einschließlich MLPA). Die myotonischen Dystrophien (Typ 1 und 2) mit distal betonten Muskelatrophien sind durch die myotone Reaktion und charakteristische Begleitsymptome (Katarakt, Gonadenatrophie) abzugrenzen (S. 493).

Differenzialdiagnose: Eine **Polymyositis** ist histologisch anhand der entzündlichen Reaktionen und durch Verlaufsbeobachtung abzugrenzen. Die **spinale Muskelatrophie** als neurogene Schädigung ist in der Regel an typischen **Faszikulationen** zu erkennen. Die myotonen Muskeldystrophien sind u. a. durch Perkussionsmyotonie gekennzeichnet.

Therapie: Im Vordergrund stehen Bewegungsübungen, Atemgymnastik und Schwimmen. Eine kausale Therapie ist nicht bekannt. Wesentlich ist die **genetische Beratung**: Das Risiko einer Mutter, ein zweites krankes Kind zu bekommen, beträgt für X-chromosomal rezessive Muskeldystrophien bei jedem Jungen 50 %. Für die Schwester des Erkrankten liegt das Risiko, Konduktorin zu sein, ebenfalls bei 50 %. Die Untersuchung klinisch gesunder Konduktorinnen sollte mittels direkter Genanalyse erfolgen, zumal 30 % der Konduktorinnen keine CK-Erhöhung aufweisen. Eine persistierende CK-Erhöhung bei einer weiblichen, klinisch gesunden Blutsverwandten spricht dafür, dass es sich um eine Konduktorin handelt. Bei autosomal rezessiven Muskeldystrophien ist die Erkrankungswahrscheinlichkeit für die Kinder gering, sofern eine Verwandtschaftsehe vermieden wird. Für Geschwister beträgt sie 5 %. Demgegenüber liegt das Erkrankungsrisiko von Geschwistern und Kindern für autosomal dominante Muskeldystrophien bei 50 %.

Therapie: Wegen der Entwicklung von Kontrakturen und Skelettdeformitäten sind frühzeitig physikalische Maßnahmen erforderlich. In jedem Fall sollte eine **genetische Beratung** auch der gesunden Angehörigen erfolgen.

Verlauf: Beim Typ Duchenne kommt es während des Schulalters zu Gehunfähigkeit. Der Verlauf ist foudroyant. Die übrigen Formen sind chronisch progredient.

Verlauf: Die meisten Dystrophien sind chronisch progredient.

► Klinischer Fall.

► Klinischer Fall. Bei dem 24-jährigen Fabrikarbeiter war im 13. Lebensjahr eine Gangstörung aufgetreten, die mit zunehmender Muskelverschmächtigung des Beckengürtels allmählich zunahm. Dort fanden sich ausgeprägte Atrophien (s. Abb. **B-3.8**). Auffällig waren ferner eine Scapula alata, eine Pektoralisatrophie bei kräftiger Oberarmmuskulatur und eine Schwäche des Erector trunci. Die CK betrug 562 U/l. Das EMG ergab deutlich verkürzte, amplitudenniedrige, z. T. aufgesplitterte Potenziale. Das EKG war unauffällig. Nach Untersuchung der (gesunden) Eltern bestätigte sich der Verdacht auf eine progressive Muskeldystrophie vom Beckengürtel-Typ (Becker-Kiener). Der Patient wurde regelmäßig krankengymnastisch behandelt, ohne die Arbeit für längere Zeit zu unterbrechen.

3.7 Periodische (dyskaliämische) Lähmungen

3.7 Periodische (dyskaliämische) Lähmungen

► Synonym.

► **Synonym.** Paroxysmale familiäre Lähmungen. Dyskaliämische periodische Lähmungen. Familiäre dyskaliämische periodische Paralysen.

► Definition.

► Definition. Genetisch bedingte periodische Lähmungen mit Hypokaliämie, Hyperkaliämie oder – extrem selten – Normokaliämie, die auf einer transienten Untererregbarkeit der Membranpermeabilität der Muskelzelle beruhen und von symptomatischen Formen zu unterscheiden sind.

Epidemiologie: Die periodischen dyskaliämischen Lähmungen manifestieren sich im Kindes- und Jugendalter (Tab. **B-3.6**).

Epidemiologie: Die Prävalenz der hypokaliämischen periodischen Lähmung liegt bei 1/100 000 Einwohner. Hyperkaliämische und normokaliämische periodische Lähmungen sind viel seltener. Alle periodischen dyskaliämischen Lähmungen manifestieren sich im Kindes- oder Jugendalter (Tab. **B-3.6**).

B-3.6

B-3.6 Periodische dyskaliämische Lähmungen

Lähmung	Hypokaliämisch	Hyperkaliämisch
Manifestation	1. und 2. Dekade aus dem Schlaf heraus, frühmorgens	1. Dekade tagsüber nach Aktivität oder Nahrungskarenz
Symptome	Gangstörung, aufsteigende Lähmung selten auch der Atemmuskulatur	Gangstörung, Parese der Gesichts- und Pharynx-muskulatur
Dauer	3 – 6 Stunden bis Tage	Minuten bis Stunden
Frequenz	1/Monat	1/Woche oder häufiger
Serumkalium	2 – 3 mmol/l	>6 mmol/l
Therapie	Kaliumchlorid, Azetazolamid	Kalziumglukonat

3.7.1 Periodische hypokaliämische Lähmung

Symptomatologie: Über Nacht oder frühmorgens setzen proximal betonte symmetrische Lähmungen ein.

3.7.1 Periodische hypokaliämische Lähmung

Symptomatologie: Allmählich entwickeln sich proximal betonte, symmetrische schlaffe Lähmungen, die sich auf die Rumpf- und Halsmuskulatur ausdehnen und stunden- oder tagelang anhalten. Die Vigilanz ist ungestört. Meist treten die Paresen nachts oder frühmorgens auf.

Ätiopathogenese: Bei der autosomal vererbten Erkrankung liegt eine gestörte Membranfunktion vor. Die Muskelzelle wird unerregbar.

Ätiopathogenese: Die Erkrankung wird autosomal dominant vererbt (Gendefekt auf Chromosom 1q). Ursache ist eine gestörte Membranfunktion der Muskelzelle. Im Anfall kommt es zu einer intrazellulären Ansammlung von Wasser und Natrium bei extrazellulärem Kaliummangel. Daraus resultiert eine elektrische Unerregbarkeit der Muskelzelle infolge erhöhter Leitfähigkeit für Natrium. Kohlenhydrate und Insulin beeinflussen diese Störung und können die Anfälle auslösen.

Diagnostik: Im Anfall bestehen Areflexie und ein Abfall der Muskelaktionspotenziale im EMG. Das Kalium ist auf 2 – 3 mmol/l erniedrigt, im Intervall normal.

Diagnostik: Auf dem Höhepunkt des Anfalls sind die Eigenreflexe abgeschwächt oder fehlen, die Sensibilität ist intakt. Im EMG zeigt sich ein Abfall der Muskelaktionspotenziale bis zur Nullinie, im EKG finden sich typische Hinweise auf eine Hypokaliämie (verlängerte QT-Zeit, Senkung der ST-Strecke und U-Wellen). Das Kalium im Serum ist im Anfall auf Werte um 2 – 3 mmol/l erniedrigt, im Intervall normal.

Differenzialdiagnose: Die wesentlich häufigeren sekundären **Hypokaliämien** müssen anamnestisch und laborchemisch ausgeschlossen werden. Zahlreiche **symptomatische** Kaliummangel-Syndrome (Vomitus, Diarrhöen, Thyreotoxikose, Leberzirrhose, Nieren- und Nebennierenrindeninsuffizienz) führen zur Adynamie, jedoch nicht zu periodischen Lähmungen. Dasselbe klinische Bild wird unter der Therapie mit Diuretika hervorgerufen. Zur Steroidmyopathie siehe S. 502. Im Verlauf einer Anorexia nervosa ist ebenfalls an ein Kaliummangel-Syndrom zu denken. Bei fast allen symptomatischen Formen ist die Kaliumkonzentration auch im Intervall niedrig, nur bei thyreotoxischen periodischen Lähmungen beschränkt sich ein Kaliummangel auf die Dauer der Attacken wie bei der familiären Form. Die Abgrenzung gegenüber den oft lang anhaltenden psychogenen Lähmungen und Anfällen kann besonders bei sekundärem Aldosteronismus schwierig sein, wenn dieser durch Arzneimittel (Laxanzien-Abusus) bedingt ist. Im Gegensatz zur Myasthenia gravis kommt es bei dyskaliämischen Lähmungen nicht zu Augenmuskelparesen.

Differenzialdiagnose: Auszuschließen sind **symptomatische Hypokaliämien**, z. B. bei Erbrechen, Diarrhöen, Leber- und Niereninsuffizienz, Thyreotoxikose, Aldosteronismus, Diuretikatherapie, Steroidmyopathie und Anorexia nervosa.

Therapie und Verlauf: Zur Anfallsunterbrechung gibt man Kaliumchlorid oral. Eine Dauertherapie ist nicht sinnvoll. Kohlenhydratreiche Mahlzeiten sollen besonders am Abend vermieden werden, auch die Kochsalzzufuhr ist einzuschränken. Im mittleren Lebensalter nehmen die Anfälle eher ab, um nach dem 50. Lebensjahr zu sistieren. Ein schwerer Anfall kann infolge Ateminsuffizienz oder Herzrhythmusstörungen **letal** verlaufen.

Therapie und Verlauf: Man gibt im Anfall Kaliumchlorid oral. Meist nimmt die Erkrankung einen günstigen Verlauf. Es gibt jedoch **Todesfälle** durch kardiorespiratorische Insuffizienz.

3.7.2 Periodische hyperkaliämische Lähmung

▶ Synonym. Adynamia episodica hereditaria Gamstorp.

Symptomatologie: In Ruhe nach körperlicher Belastung oder Diät (Fasten) treten die paroxysmalen Lähmungen oft täglich für die Dauer von Minuten bis Stunden auf. Die Patienten klagen über vermehrten Durst. Das Ausmaß der Paresen ist leichter als bei der hypokaliämischen Form. Die Atemmuskulatur bleibt verschont. Oft ist die Gesichts- und Pharynxmuskulatur beteiligt.

Symptomatologie: Die Anfälle treten in Ruhe nach körperlicher Belastung, oft täglich und an Gesicht- und Schlundmuskeln, auf. Die Atemmuskulatur bleibt verschont.

Ätiopathogenese: Der Erbmodus der periodischen hyperkaliämischen Lähmung ist autosomal dominant. Pathogenetisch besteht eine Veränderung der Natriumkanäle der Muskelmembran; die Kanäle bleiben zu lange geöffnet (fehlende Aktivierung), sodass sich kein Membranpotenzial aufbaut.

Ätiopathogenese: Bei der autosomal dominanten Erkrankung liegt eine Veränderung der Muskelmembranleitfähigkeit für Natrium vor.

Diagnostik: Schon durch kleine Kaliummengen, körperliche Belastung oder Kälteexposition können Lähmungen hervorgerufen werden. Die Muskeleigenreflexe sind im Anfall erloschen, das Serumkalium steigt auf Werte > 6 mmol/l an. Im EKG sind die T-Zacke erhöht und der QRS-Komplex verbreitert. Im EMG sind die Potenziale reduziert und die Amplituden deutlich erniedrigt. Im Intervall ist das EMG unauffällig; allerdings kann sich eine **myotone Reaktion** (S. 494) zeigen. Im Gegensatz zu den hypokaliämischen Lähmungen treten die hyperkaliämischen meist tagsüber auf. Zur Differenzialdiagnose siehe auch Tab. **B-3.6**.

Diagnostik: Im Anfall besteht Areflexie. Das Kalium beträgt > 6 mmol/l. Im EKG finden sich Zeichen der Hyperkaliämie und im EMG reduzierte Potenziale und Amplituden, im Intervall gelegentlich eine **myotone Reaktion.**

Therapie und Verlauf: Obst und Fruchtsäfte (kaliumhaltig) sind zu vermeiden, kohlenhydrat- und kochsalzreiche Mahlzeiten zu empfehlen. Im Anfall wird Kalziumglukonat infundiert. Der Verlauf ist meistens gutartig. Die Anfälle werden im späteren Erwachsenenalter seltener.

Therapie und Verlauf: Im Anfall gibt man Kalziumglukonat. Der Verlauf ist günstig.

3.7.3 Periodische normokaliämische Lähmung

Die ebenfalls autosomal dominant vererbte normokaliämische Lähmung ist extrem selten. Sie beruht auf Punktmutationen im SCN4A-Gen für den muskulären Natriumkanal Na 1.4. Erste Anfälle treten schon in früher Kindheit auf und halten Stunden bis Tage an. Gelegentlich ist myotone EMG-Aktivität nachweisbar.
Zur Anfallsunterbrechung infundiert man NaCl, prophylaktisch gibt man Acetalzolamid.

Diese ebenfalls autosomal dominant vererbte Erkrankung ist sehr selten. Zur Unterbrechung der Anfälle infundiert man NaCl.

3.8 Endokrin-metabolische und toxische Myopathien

3.8.1 Myopathien bei Endokrinopathien

Meist proximal betonte Muskelschwäche findet sich bei:
- Cushing-Krankheit/Cushing-Syndrom
- Addison-Krankheit
- Akromegalie
- Hypothyreose
- Hyperthyreose
- Hyperparathyreoidismus

- Die **Steroid-Myopathie** bei **Cushing-Syndrom** ist vorwiegend im Bereich des Beckengürtels und Nackens lokalisiert, kann aber auch die Atemmuskeln befallen.

- Die Muskelschwäche bei **Addison-Krankheit** neigt zur Generalisierung.
- Die Myopathie bei **Akromegalie** ist gering ausgeprägt.
- Bei **Hyperthyreose** ist Muskelschwäche sehr häufig. Zur Orbitopathie siehe Abb. **B-3.9**.

- Bei **Hypothyreose** stehen Muskelsteifigkeit und Muskelschmerzen als Symptome der Myopathie im Vordergrund. Charakteristisch ist eine CK-Erhöhung im Serum.

- Bei **Hyperparathyreoidismus** besteht oft eine proximale Muskelschwäche.

3.8 Endokrin-metabolische und toxische Myopathien

3.8.1 Myopathien bei Endokrinopathien

Myopathische Syndrome – meist mit proximal betonter Muskelschwäche – finden sich bei folgenden Endokrinopathien:
- Cushing-Krankheit/Cushing-Syndrom
- Addison-Krankheit
- Akromegalie
- Hypothyreose
- Hyperthyreose
- Hyperparathyreoidismus
- Das **Cushing-Syndrom** bei primärem oder sekundärem Hyperkortisolismus, häufig als Folge einer Kortikosteroid-Behandlung, kann ein bis vier Wochen nach Therapiebeginn eine sog. **Steroid-Myopathie** aufweisen. Die Muskelschwäche setzt akut ein, betrifft vorwiegend Beckengürtel sowie Nackenbeuger und Atemmuskulatur und bildet sich nach Absetzen des Steroids innerhalb von 3 Jahren zurück.
- Bei **Addison-Krankheit** neigt die weitgehend durch Elektrolytstörungen bedingte Myopathie zur Generalisierung.
- Bei **Akromegalie** entwickelt sich nur ein leichtes myopathisches Syndrom.

Hervorzuheben sind Myopathien im Verlauf einer Hyper- oder Hypothyreose:
- Bei **Hyperthyreose** ist eine Myopathie im Verlauf der Erkrankung fast immer nachweisbar. Davon unabhängig können gleichzeitig eine endokrine Ophthalmopathie bzw. Orbitopathie (Abb. **B-3.9**), eine Myasthenie oder eine periodische Lähmung bestehen.
- Bei **Hypothyreose** sind die Symptome einer Myopathie weitgehend durch Störungen des Kontraktionsmechanismus (verzögerte Relaxation) bedingt. Sehr eindrücklich sind Muskelsteifigkeit und Myalgien. CK-Erhöhungen im Serum sind nahezu die Regel. Histologisch steht der Befund fokaler Fasernekrosen im Vordergrund. Dadurch sind die Muskelschmerzen erklärbar.
- Der **Hyperparathyreoidismus** ist häufig von einer proximalen Muskelschwäche begleitet, die manchmal so stark ausgeprägt ist, dass sie das Krankheitsbild bestimmt. Muskelschmerzen und -atrophien können gleichzeitig bestehen.

B-3.9 Endokrine Orbitopathie (Autoimmunthyreopathie)

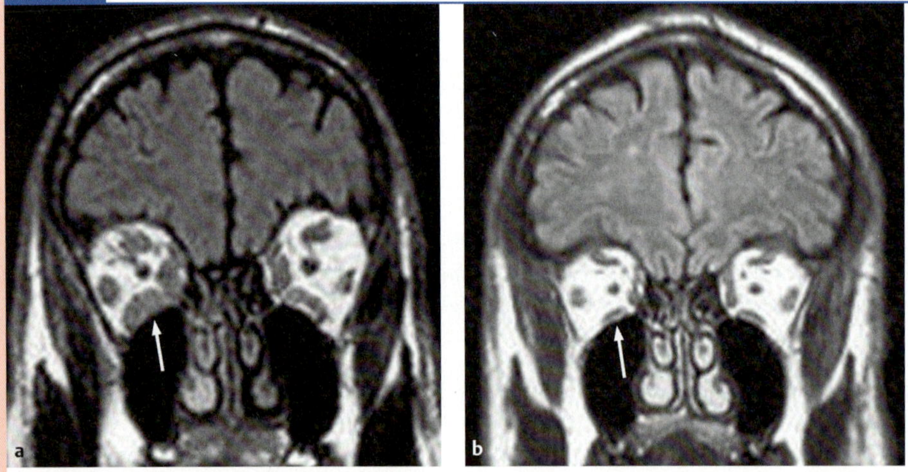

Der 59-jährige Patient litt seit sechs Monaten unter Doppelsehen. Sieben Jahre zuvor war eine Autoimmun-Thyreopathie diagnostiziert worden. Auffällig waren der starre Blick (Kocher-Zeichen) bei Exophthalmus bds. und seltenem Lidschlag (Stellwag-Zeichen) sowie die reduzierte Mitbewegung der Oberlider bei Blicksenkung (Graefe-Zeichen).

a MRT (FLAIR) in koronarer Schnittführung zeigt beiderseits extrem verdickte äußere Augenmuskeln, insbesondere des rechten M. rectus inferior (Pfeil).

b Normalbefund: Sieben Jahre zuvor hatte eine vergleichbare Aufnahme keine Auffälligkeiten an den Augenmuskeln ergeben.

3.8.2 Myopathien bei Stoffwechselstörungen

Zu den metabolischen Myopathien zählen **Störungen des Kohlenhydrat-** und **Mitochondrien-Stoffwechsels**. Leitsymptome infolge der gestörten muskulären Energiegewinnung sind Muskelschwäche, Myalgien, Krampi und Rhabdomyolyse.

Myopathien bei Kohlenhydratstoffwechselstörungen

Zu den Störungen des Kohlenhydratstoffwechsels gehört eine Reihe von Glykogenosen, die entsprechend dem zugrunde liegenden Enzymdefekt eingeteilt werden. Charakteristisch ist die Glykogenspeicherung in der Muskulatur.

Die autosomal rezessiv vererbte **Glykogenose Typ 2 (Pompe-Krankheit)** bei Saure-Maltase-Mangel lässt drei Verlaufsformen erkennen:

- Die **infantile Form** manifestiert sich in den ersten Lebensmonaten mit generalisierter Muskelschwäche, Hepatomegalie und Makroglossie. Die Kinder sterben im Lauf der ersten beiden Lebensjahre an respiratorischer Insuffizienz.
- Für die **juvenile Form** ist eine langsam progrediente, proximal betonte Muskelschwäche charakteristisch. Eine Sonderform geht mit Kardiomyopathie einher.
- Die **adulte Form** ähnelt dem Gliedergürtel-Typ der progressiven Muskeldystrophie (S. 496).

Allen drei Formen gemeinsam ist eine frühzeitige Beeinträchtigung der Atemmuskulatur. Die Diagnose wird mittels Messung der Alpha-Glukosidase an Lymphozyten oder aus Trockenblut (Guthrie-Test) und durch den Nachweis des Enzymmangels in Fibroblastenkulturen gestellt.

Bei der von B. McArdle (1951) beschriebenen, meist autosomal rezessiv vererbten **Glykogenose Typ 5** (**McArdle-Krankheit**) mit belastungsabhängiger Muskelschwäche und Schmerzen, v. a. Wadenkrämpfen, besteht ein Phosphorylasemangel, gelegentlich mit Myoglobinurie. Der spezifische Enzymmangel ist histochemisch und biochemisch nachzuweisen. Therapeutisch ist die Gabe von Glukose bei Vermeidung körperlicher Überanstrengung indiziert.

Mitochondriale Myopathien

Mitochondriale Myopathien stellen keine Krankheitsentität dar. Die Mehrzahl der sich im Erwachsenenalter manifestierenden **mitochondrialen Erkrankungen** (S. 233) weisen Zeichen einer Myopathie auf, die bei der variablen Ausprägung assoziierter Symptome des zentralen und peripheren Nervensystems im Vordergrund stehen können. Die Patienten klagen über eine Belastungsintoleranz und Muskelschwäche; oft fällt eine Ptose auf. Zur Diagnostik sind CK, LDH, Laktat und Pyruvat im Serum in Ruhe und unter Belastung (Fahrradergometer-Test), Laktat im Liquor und EMG wesentlich. Bei Verdacht auf eine mitochondriale Erkrankung ist die Muskelbiopsie (S. 156) mit histologischer, enzym- und immunhistochemischer sowie biochemischer Analytik obligat.

Charakteristisch, aber nicht spezifisch ist der Nachweis von **„ragged red fibers“**, d. h. die reaktive massive Vermehrung von Mitochondrien in den Muskelfasern, die sich in der Trichromfärbung leuchtend rot darstellen. Daneben finden sich Cytochrom-C-Oxidase-negative Fasern, die durch eine Enzymaktivitätsminderung vom Komplex IV der Atmungskette bedingt sind. Bei entsprechendem Befund erfolgt die DNA-Analyse aus dem Muskelgewebe zum Nachweis der häufigsten **mt-DNA-Mutationen.**

Eine Therapie steht nur für die Carnitin-Mangel-Myopathie (L-Carnitin) und den primären Coenzym-Q_{10}-Mangel (Coenzym Q) zur Verfügung.

3.8.3 Exogen-toxische Myopathien

- Nach **Alkoholabusus** kann es akut zu Myalgien, Muskelschwäche und Rhabdomyolyse (Muskelfasernekrose), im chronischen Verlauf auch zu einer Kardiomyopathie kommen. Die Muskelschwäche betrifft vorwiegend die unteren Extremitäten.
- 60 % der Alkoholkranken leiden an einer chronischen **Alkohol-Myopathie,** die sich mit Schmerzen und Atrophien insbesondere im Bereich des Schulter- und Beckengürtels manifestiert. Ein Frühsymptom ist der **Wadendruckschmerz**. Wegen eines Begleitödems im Wadenbereich führt die Alkohol-induzierte Myopathie oft zur Verwechslung mit einer Thrombophlebitis.

3.8.2 Myopathien bei Stoffwechselstörungen

Kohlenhydrat- und **Mitochondrienstoffwechselstörungen** induzieren Muskelschwäche, -schmerzen und Rhabdomyolyse.

Myopathien bei Kohlenhydratstoffwechselstörungen

Charakteristisch für Glykogenosen ist die Glykogenspeicherung in der Muskulatur.

Die autosomal rezessive **Glykogenose Typ 2 (Pompe-Krankheit)** zeigt drei Formen:

- Die **infantile Form** mit generalisierter Muskelschwäche verläuft letal.
- Die **juvenile Form** verläuft langsam progredient.
- Die **adulte Form** ähnelt einer Muskeldystrophie.

Häufig ist die Atemmuskulatur frühzeitig betroffen. Der Enzymmangel wird in Fibroblasten nachgewiesen.

Die meist autosomal rezessiv vererbte **Glykogenose Typ 5** (**McArdle-Krankheit**) beruht auf Phosphorylasemangel. Es bestehen eine belastungsabhängige Muskelschwäche und Wadenkrämpfe. Die Therapie besteht in Gabe von Glukose.

Mitochondriale Myopathien

Die Mehrzahl der **mitochondrialen Erkrankungen**, die sich im Erwachsenenalter manifestieren, weist Zeichen einer Myopathie auf (s. mitochondriale Erkrankungen, S. 233). Die Patienten klagen über eine Belastungsintoleranz und Muskelschwäche.

Charakteristisch ist der Nachweis von **„ragged red fibers“** in der Muskelbiopsie. Mittels DNA-Analyse aus den Muskelzellen werden **mt-DNA-Mutationen** nachgewiesen.

3.8.3 Exogen-toxische Myopathien

Alkoholabusus, der mit Myalgien, Rhabdomyolyse und im Verlauf mit einer Kardiomyopathie einhergehen kann, führt früh zu **Wadendruckschmerz.** 60 % der Alkoholkranken leiden an chronischer Alkoholmyopathie.

- Da Alkohol dosisabhängig die glatte Herzmuskulatur schädigt, kann nach exzessivem Alkoholkonsum neben einer Herzinsuffizienz paroxysmales Vorhofflimmern („holiday heart syndrome") auftreten. Bei dilatativer Kardiomyopathie, die in einem Drittel der Fälle Alkohol-induziert ist, besteht die Gefahr des plötzlichen Herztods.

Pharmaka können ebenso wie Gifte und Drogen eine Muskelschwäche hervorrufen (Tab. **B-3.7**).

Darüber hinaus können **Pharmaka** eine Myopathie mit Muskelschwäche verursachen, so z. B. die cholesterinsenkenden Statine, das Antimalaria-Mittel Resochin, Botulinumtoxin, Heroin, Kokain und Schlangengift, eine Vitamin-A-Überdosierung u. a. Bei einer Pharmaka-induzierten Myopathie kommt es häufig zu heftigen Myalgien (Tab. **B-3.7**; s. a. S. 503). Eine Myasthenie kann durch zahlreiche Medikamente verschlechtert werden (Tab. **B-3.3**, S. 487). Zur Steroidmyopathie siehe S. 502.

B-3.7

B-3.7 Durch Pharmaka ausgelöste schmerzhafte Myopathien (nach DGN-Leitlinien 2012)

Entzündliche Myopathien	Andere Myopathien	Myopathie und Neuropathie
Cimetidin	ACTH	Amiodaron
D-Penicillamin	Carbimazol	Colchizin
Levodopa	Clofibrat	L-Tryptophan
Penicillin	Cromoglycinsäure	Vincristin
Sulfonamide	Ciclosporin	Heroin
Zidovudin	Enalapril	
Procainamid	HMG-CoA-Reduktase-Hemmer	
Kokain	Metoprolol, Minoxidil, Salbutamol, Ezetimib	

Eine seltene Komplikation unter der Behandlung mit Neuroleptika stellt das **maligne neuroleptische Syndrom** dar. Es ist durch die Trias **Muskelsteifigkeit**, **Hyperthermie** und **CK-Erhöhung** gekennzeichnet.

Eine seltene, aber schwere Komplikation unter der Behandlung mit Neuroleptika stellt das **maligne neuroleptische Syndrom** dar. Meist innerhalb von fünf bis zehn Tagen nach Beginn der Therapie oder rascher Dosissteigerung entwickeln sich infolge einer Blockade der Dopamin-Rezeptoren eine **dauerhafte rigide Muskelanspannung, Hyperthermie** und **CK-Erhöhung** (bis zur Rhabdomyolyse und Myoglobinurie). Gleichzeitig bestehen dystone Hyperkinesen. Hyperhidrosis und Hypersalivation können hinzukommen. Oft ist die Vigilanz gestört. Therapeutisch wesentlich sind das Absetzen der Neuroleptika, physikalische Temperatursenkung und Flüssigkeitszufuhr. Die intravenöse Gabe von Amantadin kann zusätzlich wirksam sein. Ein vergleichbares Krankheitsbild bietet das maligne Dopa-Entzugs-Syndrom (s. u.).

3.8.4 Maligne Hyperthermie

3.8.4 Maligne Hyperthermie

▸ Synonym.

▸ **Synonym.** Maligne Hyperpyrexie.

▸ Definition.

▸ **Definition.** Maligne Hyperthermie ist die Folge einer vorwiegend dominant vererbten Myopathie. Es handelt sich um eine hypermetabolische Krise, die sich akut mit einem Temperaturanstieg bis 44 °C, Tachykardie und Muskelsteifigkeit als Narkosezwischenfall (Halothan, Suxamethonium u. a.) manifestiert.

Epidemiologie: Die Inzidenz liegt bei 1/12 000 bis 1/50 000 Narkosen.

Epidemiologie: Die Erkrankung tritt mit einer Inzidenz von 1/12 000 Narkosen im Kindesalter und mit 1/50 000 Narkosen im Erwachsenenalter auf.

Symptomatologie und Diagnostik: Die maligne Hyperthermie setzt unter den gebräuchlichen Inhalationsnarkosen und der Gabe von depolarisierenden Muskelrelaxanzien ein und ist durch Tachykardie, lebensbedrohlichen Temperaturanstieg und **Muskelsteifigkeit** charakterisiert.

Symptomatologie und Diagnostik: Vor allem unter der kombinierten Anwendung von Halothan und Suxamethonium kann sich neben einem lebensbedrohlichen Temperaturanstieg Muskelsteifigkeit einstellen. Das erste klinische Symptom ist meist eine Tachykardie. Diese kann schon von Anfang an mit generalisierter Tonuserhöhung der Muskulatur (**Muskelsteifigkeit**) oder isoliertem Masseterspasmus gepaart sein. Die Körpertemperatur steigt rasch bis 44 °C an; es kommt zur metabolischen und respiratorischen Azidose. Kalium und Natrium im Serum sind oft erhöht. Der massive CK-Anstieg auf Werte von mehr als 100 000 U/l ist Ausdruck der Rhabdomyolyse. Diese kann zu Myoglobinurie und Nierenversagen führen.

Ätiopathogenese: Die Störung, die zu maligner Hyperthermie führt, wird vorwiegend autosomal dominant vererbt. Verantwortlich ist ein Defekt im Bereich des Gens auf Chromosom 19, das für den Ryanodin-Rezeptor (Kalziumkanal im sarkoplasmatischen Retikulum) kodiert.
Bei Defekt des Kalziumkanals lösen Inhalationsnarkotika und depolarisierende Muskelrelaxanzien eine pathologisch erhöhte Kalziumfreisetzung aus dem sarkoplasmatischen Retikulum aus, die eine Aktivierung der kontraktilen Proteine der Muskelzelle mit Dauerkontraktur und starker Wärmeproduktion bewirkt.

Ätiopathogenese: Für die Krankheitsentstehung ist ein Gendefekt auf Chromosom 19 (defekter Ryanodin-Rezeptor) verantwortlich.

Differenzialdiagnose: Nach raschem Absetzen einer Parkinson-Medikation (L-Dopa) kann sich das **maligne Dopa-Entzugssyndrom** entwickeln, das durch eine Vigilanzstörung, Hyperthermie und CK-Erhöhung bei akinetischer Krise (S. 195) gekennzeichnet ist. Ein vergleichbares Krankheitsbild ist das durch Dopaminrezeptorenblocker hervorgerufene **maligne neuroleptische Syndrom** (S. 503).

Differenzialdiagnose: Vergleichbare Krankheitsbilder unterschiedlicher Ätiologie sind das **maligne Dopa-Entzugssyndrom** und das **maligne neuroleptische Syndrom**.

Therapie und Prophylaxe: Die Behandlung besteht aus folgenden Sofortmaßnahmen: Unterbrechung der Narkose, intensive Kühlung mit Eiswasser und Infusion von **Dantrolen**. Prophylaktisch sollte vor jeder Narkose gefragt werden, ob bei Angehörigen Narkosezwischenfälle nach Art der malignen Hyperthermie bekannt sind. Eine idiopathische chronische CK-Erhöhung und hereditäre Muskelerkrankungen wie die myotonen Dystrophien und die progressive Muskeldystrophie Typ Duchenne müssen als Risiko angesehen werden. Bei Verdacht sollten In-vitro-Studien mit einer Muskelbiopsie in einem entsprechend ausgerüsteten Labor vorgenommen werden, da der Muskel von Disponierten in Halothan-Lösung eine Kontraktur erkennen lässt.

Therapie und Prophylaxe: Die Narkose ist abzubrechen. Man kühlt den Patienten mit Eiswasser und infundiert **Dantrolen**. Vor jeder Narkose ist nach Narkosezwischenfällen in Form der malignen Hyperthermie bei Angehörigen zu fragen; bei Verdacht kann eine Muskelbiopsie die Diagnose sichern.

Verlauf: Unbehandelt verläuft die maligne Hyperthermie in mehr als zwei Dritteln der Fälle letal. Todesursachen sind Herzstillstand, Lungenödem und Verbrauchskoagulopathie. Bei sofortiger Narkoseunterbrechung und Behandlung mit Dantrolen ist die Letalität < 10 %.

Verlauf: Der Verlauf ist unbehandelt foudroyant und häufig letal.

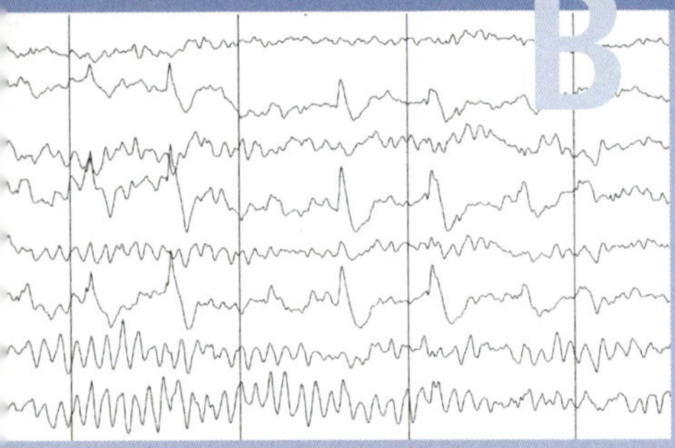

B

4 Anfallkrankheiten und Schlafstörungen

4.1 Erkrankungen mit vestibulärem Schwindel (Vertigo)

4.1 Erkrankungen mit vestibulärem Schwindel (Vertigo)

▶ Überblick.

▶ **Überblick.** Eine Vielzahl von Befindlichkeitsstörungen oder Beschwerden, für die die exakten Worte fehlen, wird von Patienten mit dem Begriff „Schwindel" umschrieben. Tatsächlich entsteht Schwindel – im Sinne der Wahrnehmung einer Scheinbewegung des eigenen Körpers und/oder der Umwelt – durch das Ungleichgewicht im Zusammenwirken verschiedener Sinnesmodalitäten, die an der dynamischen Raumorientierung beteiligt sind: der vestibulären, visuellen und somatosensorischen Wahrnehmung. Entsprechend findet sich Schwindel – meist als Schwankschwindel und Gangunsicherheit – bei einer Vielzahl neurologischer Störungen. Schwindelerkrankungen im engeren Sinne, die in diesem Kapitel vorgestellt werden, sind Erkrankungen des vestibulären Systems, d. h. des Vestibularorgans, des N. vestibularis und der zentralen vestibulären Strukturen (Kerngebiete und Bahnen im Hirnstamm und Kleinhirn). Das Leitsymptom ist präzise beschreibbar: Vertigo (Drehschwindel).

4.1.1 Menière-Krankheit

4.1.1 Menière-Krankheit

▶ Definition.

▶ **Definition.** Erstmals von P. Menière (1861) beschriebene Erkrankung des Vestibularorgans (Innenohr) mit der Symptomentrias Tinnitus, Hörverlust und rezidivierende akute Drehschwindelanfälle.

Epidemiologie: Die Lebenszeitprävalenz liegt bei etwa 0,5 % mit Manifestation im mittleren Lebensalter.

Epidemiologie: Die Krankheit manifestiert sich zwischen dem 30. und 60. Lebensjahr mit einer Inzidenz von 50/100 000. Die Lebenszeitprävalenz liegt bei etwa 0,5 %. Männer sind etwas häufiger betroffen.

Symptomatologie: Drehschwindelanfälle mit Nausea, Hyperhidrosis, Tinnitus und Hypakusis treten akut auf und klingen innerhalb von Stunden allmählich spontan ab.

Symptomatologie: Initial kommt es zu einem Druckgefühl auf dem Ohr, Tinnitus und Hörminderung, bevor akut ein heftiger **Drehschwindel** einsetzt mit Fallneigung, Nausea, Vomitus (vgl. Abb. **A-1.5**, S. 17), Hyperhidrosis, Diarrhö und Bradykardie. Die Patienten werden von Angst ergriffen. Die Attacke klingt innerhalb von Stunden allmählich spontan ab. „Oft sogar fühlt sich der Kranke schwankend und betäubt und stürzt dann zu Boden, ohne sich wieder erheben zu können. Auf dem Rücken liegend, kann er dann nicht mehr die Augen öffnen, ohne die Dinge seiner Umgebung im Raum umherwirbeln zu sehen" (P. Menière).

Zwischen den Attacken normalisiert sich das Hörvermögen zunächst jeweils vollständig. Mit zunehmender Frequenz der Menière-Anfälle bleiben auch **im Intervall Hypakusis** und **Tinnitus** bestehen.

Tinnitus oder eine fluktuierende Hörstörung gehen der 1. Drehschwindel-Attacke gelegentlich um Jahre voraus. Die Patienten werden von den Schwindelattacken plötzlich ohne Auslöser, auch aus dem Schlaf heraus, überfallen. Zwischen den Attacken normalisiert sich das Hörvermögen zunächst jeweils vollständig. Mit zunehmender Anfallfrequenz persistieren **Hypakusis** und **Tinnitus im Intervall**, um während der Menière-Attacke weiter zuzunehmen. Die Attacken bleiben zunächst auf ein Ohr beschränkt; die Frequenz der Attacken nimmt im Beginn der Erkrankung zu und nach einigen Jahren ab.

Ätiopathogenese: Der Labyrintherkrankung liegt ein **endolymphatischer Hydrops** zugrunde. Die Ätiologie ist jedoch unklar.

Ätiopathogenese: Es handelt sich um eine Labyrintherkrankung ungeklärter Ätiologie. Es besteht ein **Hydrops des endolymphatischen Systems des Labyrinths** wahrscheinlich infolge einer Resorptionsstörung der Endolymphe im Saccus endolymphaticus. Bei einigen Patienten findet sich anamnestisch eine um Jahre vorausgegangene Labyrinthitis; autoimmunologische oder erregerbedingte Vorgänge werden diskutiert.

Die Drehschwindel-Anfälle werden durch wiederholte Ruptur der Membran erklärt, die den endo- vom perilymphatischen Raum trennt. Sobald die Membran reißt, ergießt sich die kaliumreiche Endolymphe in die Perilymphe und verursacht eine passagere Kaliumintoxikation mit Depolarisation eines Bogengangnervs. Die progrediente Hypakusis wird auf eine Druckatrophie kochleärer Neurone zurückgeführt.

Die akuten Schwindel-Attacken werden durch Ruptur der Membran zwischen endo- und perilymphatischem Raum mit passagerer Depolarisation eines Bogengangnervs erklärt.

Diagnostik: Im Anfall beobachtet man einen **horizontal rotierenden Spontannystagmus** zur gesunden Seite, der mit dem Schwindel wieder abklingt. Schwindel und Nystagmus werden durch Lageänderung verstärkt, während die Richtung des Nystagmus konstant bleibt. Zu Beginn der Erkrankung sind die Patienten im Intervall beschwerdefrei, sodass sich die Diagnose allein auf die Anamnese stützen muss: Rezidivierende Drehschwindelattacken von mindestens 20 min Dauer verbunden mit Tinnitus oder Ohrdruck und Hörminderung. Der Nachweis einer Hörstörung im zeitlichen Zusammenhang mit der Drehschwindelattacke sichert die Diagnose. Die anfängliche Reversibilität der Hörstörung erschwert den Nachweis. Dann ist mit zunehmender Attackenfrequenz der zunächst fluktuierende, später progrediente Hörverlust richtungweisend. Im Audiogramm findet sich eine Schallempfindungsschwerhörigkeit für tiefe Frequenzen und bei kalorischer Nystagmusprüfung eine thermische Untererregbarkeit des Labyrinths (S. 46).

Diagnostik: Im Menière-Anfall besteht ein **horizontal rotierender Spontannystagmus**, der mit dem Schwindel abklingt. Im Verlauf entwickeln sich eine progrediente Hypakusis (Tieftonverlust) und eine thermische Untererregbarkeit des Labyrinths.

Differenzialdiagnose: Der vestibuläre Schwindel ist typischerweise ein Drehschwindel, der von Übelkeit und oft Erbrechen begleitet ist. Die Differenzierung erfolgt zunächst nach dem Auftreten (spontan oder provoziert), der Dauer und weiteren Begleitsymptomen. Die häufigsten mit einem Drehschwindel einhergehenden Erkrankungen sind in Tab. **B-4.1** aufgeführt. Abzugrenzen sind darüber hinaus Erkrankungen, die mit einer progredienten Hörstörung und – wenn auch weniger charakteristischem – Schwindel einhergehen (Kleinhirnbrückenwinkel-Tumor, z. B. Akustikusneurinom, S. 323). Die Menière-Attacke kann zunächst wie ein „Hörsturz" imponieren: akute Hörstörung mit einem Druckgefühl auf dem Ohr und Tinnitus. Auch wenn ein **akuter Hörsturz** gelegentlich von Schwindel begleitet sein kann, bleibt diese Schallempfindungsschwerhörigkeit kochleärer Genese (diskutiert werden Durchblutungsstörungen der A. labyrinthi) ohne fassbare vestibuläre Symptome.

Differenzialdiagnose: Zur Differenzialdiagnose der häufigsten mit einem (vestibulären) Drehschwindel einhergehenden Erkrankungen siehe Tab. **B-4.1**.

B-4.1 Differenzialdiagnose des vestibulären Schwindels

Schwindelerkrankung	Schwindelmerkmale	Begleitsymptome als mögliche Unterscheidungsmerkmale
Menière-Krankheit	spontanes Auftreten; Dauer meist Stunden, max. 1 Tag	Tinnitus, Hörstörung
benigner paroxysmaler Lagerungsschwindel	regelhaft und reproduzierbar provoziert durch Kopflagewechsel; Dauer Sekunden	
Neuritis vestibularis	spontanes Auftreten; anhaltend über Tage bis Wochen	
vestibuläre Migräne	spontan, aber auch ausgelöst oder verstärkt durch Lagewechsel oder Kopfbewegung; Dauer Minuten bis Tage	Migräne-Kopfschmerz (kann in der Attacke aber auch fehlen), migränetypische Begleitsymptome (Photo- und Phonophobie)
Vestibularisparoxysmie	spontan oder durch Lagewechsel oder Kopfbewegung ausgelöst, Dauer Sekunden, in Serie bzw. sehr häufig pro Tag	Tinnitus

Therapie: Bei ausgeprägter Nausea wird in der Menière-Attacke ein Antiemetikum gegeben. Die Dauer der Attacke lässt sich nicht beeinflussen; sie ist selbst begrenzt. Die Intervallbehandlung mit Betahistin kann über eine Verminderung des Endolymphhydrops den Verlauf günstig beeinflussen. Die intratympanale Instillation ototoxischer Substanzen, die bei medikamentöser Therapieresistenz durchgeführt wird, schaltet das Vestibularorgan aus.
Da die Patienten jahrelang den rezidivierenden Schwindelattacken hilflos ausgeliefert sind, können Angst und Rückzugstendenzen den Krankheitsverlauf begleiten. Eine psychotherapeutische Behandlung ist oft erforderlich.

Therapie: Im Menière-Anfall wird symptomatisch antiemetisch behandelt. Eine Behandlung mit Betahistin im Intervall kann den Verlauf günstig beeinflussen.

Verlauf: Bei 80 – 90 % der Patienten sistiert die Erkrankung spontan innerhalb von 5 – 10 Jahren, in denen es immer wieder zu den Attacken kommt und sich ein bleibender Hörverlust einstellt. In fast der Hälfte der Fälle kommt es aber innerhalb von 10 – 20 Jahren kontralateral zur gleichen Symptomatik. Selten können nach langem Krankheitsverlauf vestibuläre „drop attacks" auftreten, die ohne Schwindel einhergehen und durch einen reflexartigen Verlust des vestibulospinalen Haltetonus

Verlauf: Die Erkrankung sistiert spontan nach 5- bis 10-jährigem Verlauf, kann dann aber auf die Gegenseite übergreifen.

erklärt werden. Nach beidseitiger Menière-Krankheit kann sich durch den bilateralen vestibulären Funktionsausfall eine chronische Störung mit bewegungsabhängigem Schwankschwindel, Gangunsicherheit insbesondere in der Dunkelheit, Oszillopsien bei Kopfbewegungen oder beim Gehen und einer Störung des Raumgedächtnisses entwickeln. Diese **bilaterale Vestibulopathie** wird oft lange Zeit übersehen oder als nichtspezifische, funktionelle und somatoforme Körperbeschwerden verkannt. Häufiger als eine Menière-Krankheit sind ototoxische Substanzen (Gentamycin), Meningitis oder immunologische Vorgänge die Ursache; in der Hälfte der Fälle lässt sich aber keine konkrete Ursache fassen.

4.1.2 Benigner paroxysmaler Lagerungsschwindel (BPLS)

▶ Definition.

4.1.2 Benigner paroxysmaler Lagerungsschwindel (BPLS)

▶ **Definition.** Vestibuläre (labyrinthäre) Erkrankung mit sekundenlangen Drehschwindelattacken, die durch Lagewechsel des Kopfes ausgelöst werden. Ursache ist eine Ablösung von Otholithenpartikeln, die in den posterioren Bogengang gelangen.

Epidemiologie: Es handelt sich um den häufigsten peripher vestibulären Schwindel. Die Lebenszeitprävalenz liegt bei 10 %. Mehr als 90 % der Fälle sind degenerativ oder idiopathisch.

Epidemiologie: Der benigne paroxysmale Lagerungsschwindel ist der häufigste periphere vestibuläre Schwindel. Die Lebenszeitprävalenz liegt bei 10 %. Mehr als 90 % der Fälle sind degenerativ oder idiopathisch mit einem Altersgipfel in der 6. und 7. Dekade; Frauen erkranken doppelt so häufig wie Männer. Traumatische Formen betreffen ohne Geschlechtsbevorzugung jedes Alter.

Symptomatologie: Hinlegen oder Aufrichten aus dem Liegen, Drehbewegungen im Liegen, Bücken oder Kopfreklination lösen **anfallartig** einen einige Sekunden andauernden **Drehschwindel** mit Fallsensation nach hinten aus.

Symptomatologie: Die meisten Patienten erleben den **anfallartigen Drehschwindel** von einigen Sekunden Dauer erstmals morgens beim Aufrichten. Im Liegen wird der Schwindel durch Drehbewegungen um die Körperachse, in aufrechter Position durch Kopfneigung oder -reklination ausgelöst. Immer wieder werden die Schwindelattacken durch diese alltäglichen unbewussten Bewegungen provoziert; erst nach Wochen remittieren sie spontan. Die den Schwindel begleitende Fallsensation nach hinten bewirkt eine reflektorische Fallneigung nach vorn. Der typischerweise Sekunden andauernde Schwindel geht häufig mit heftiger Nausea, Schweißausbruch, gelegentlich auch Vomitus einher.

Ätiopathogenese: Spontan oder traumatisch abgelöstes Otolithen-Material, das in den hinteren Bogengang gelangt, verursacht eine Endolymphbewegung und Kupula-Auslenkung.

Ätiopathogenese: Von Otolithen des Utrikulus abgelöste Partikel gelangen in den Endolymphschlauch des Bogengangs (Kanalolithiasis) und bewirken jeweils bei Rotation des Kopfes in der Ebene des Bogengangs eine unphysiologische Endolymphbewegung und Kupula-Auslenkung. Meist ist der posteriore, in 10 – 20 % der horizontale Bogengang betroffen. In 90 % wird eine altersbedingte degenerative Ablösung des Otolithen-Materials angenommen (idiopathisch). Symptomatische Ursachen – dann auch bei jüngeren Patienten – sind Schädeltraumen und vorausgegangene Labyrintherkrankungen.

Diagnostik: Die Diagnose wird durch ein **Lagerungsmanöver** gesichert (Abb. **B-4.1**). Bei Lagerung auf die betroffene Seite setzen mit kurzer Latenz Schwindel und ein **rotierender, zum unten liegenden Ohr schlagender Nystagmus** mit vertikaler Komponente ein.

Diagnostik: Die Diagnose lässt sich im **Lagerungsmanöver** durch Provokation des Lagerungsnystagmus und -schwindels sichern (Abb. **B-4.1**): Der Patient wird aus sitzender Position bei Kopfdrehung um 45 Grad zu einer Seite rasch zur entgegengesetzten Seite gelagert, sodass Schulter und Hinterkopf aufliegen. Die Lagerung sichert nicht nur die Diagnose, sondern lokalisiert die Störung. In dieser Position ist der hintere (posteriore) Bogengang auf der Seite, zu der die Lagerung erfolgt (also des unten liegenden Ohres) vertikal ausgerichtet, sodass sich die Partikel in der Endolymphe von der Kupula fortbewegen. Mit einer Latenz von einigen Sekunden setzt ein Drehschwindel gleichzeitig mit einem **rotierenden, zum unteren (betroffenen) Ohr schlagenden Nystagmus** ein und klingt in Form einer Crescendo-Decrescendo-Entwicklung nach 10 – 20 s wieder ab. Der Nystagmus weist zusätzlich eine vertikale, zur Stirn schlagende Komponente auf. Nach dem Aufrichten kann es erneut zu kurzem Schwindel mit Nystagmus zur Gegenseite kommen. Schwindel und Nystagmus (am besten unter der Frenzel-Brille zu beobachten) erschöpfen sich nach wiederholter Prüfung. Die Untersuchung kann auch so ausgeführt werden, wie es die Schritte **a** und **b** in Abb. **B-4.2** zeigen: Der Patient wird aus dem Sitzen heraus zügig in die Kopfhängeposition gebracht. Bei typischem Befund in diesem diagnostischen Lagerungsmanöver (nach Brand und Daroff) und sonst regelrechtem neurologischem Befund erübrigen sich weitere, insbesondere radiologische Untersuchungen.

B-4.1 Manöver zur Untersuchung (Provokation) des benignen paroxysmalen Lagerungsschwindels nach Brand und Daroff

B-4.1

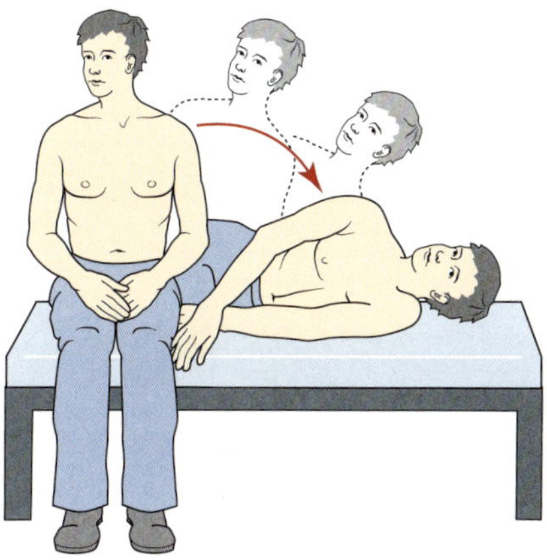

Mit der Lagerung nach links wird der **linke posteriore Bogengang** untersucht. In aufrecht sitzender Position wird der Kopf um 45 Grad nach rechts gedreht. Mit dieser gehaltenen Kopfposition wird der Patient rasch zur linken Seite gelagert, sodass der Kopf auf dem linken Mastoid aufliegt. Der Arzt hält den Kopf des Patienten ruhig in dieser Position und beobachtet die Augen. Das Lagerungsmanöver ist positiv, wenn mit einer Latenz von wenigen Sekunden ein rotatorischer Nystagmus zum unten liegenden Ohr mit zusätzlich vertikaler Schlagkomponente auftritt. Dabei erlebt der Patient den heftigen Drehschwindel. (Analog wird die Lagerung nach rechts zur Untersuchung des rechten posterioren Bogengangs durchgeführt.)

Wenn – wie oben beschrieben – der posteriore Bogengang einer Seite betroffen ist, löst die Lagerung zur anderen Seite (Seite des gesunden Ohres) keinen Schwindel aus. Anders ist dies, wenn der horizontale Bogengang betroffen ist. Dann kommt es bei der Lagerung zu jeder Seite zu Schwindel und einem linear horizontalen, jeweils zum unteren Ohr schlagenden Nystagmus, der bei Lagerung auf die betroffene Seite stärker ausgeprägt ist.

Differenzialdiagnose: Die häufigsten mit einem Drehschwindel einhergehenden Erkrankungen sind in Tab. **B-4.1** aufgeführt.

Differenzialdiagnose: Die häufigsten mit einem Drehschwindel einhergehenden Erkrankungen sind in Tab. **B-4.1** aufgeführt.
Der **phobische Attacken-Schwankschwindel** ist nicht lage-, sondern situationsabhängig.

Häufigste Differenzialdiagnose ist der **phobische Attacken-Schwankschwindel**. Er wir subjektiv als plötzlich einsetzende Stand- und Gangunsicherheit mit Benommenheit empfunden und ist an das Stehen und Gehen gebunden. Oft lassen sich die für Phobien typischen Auslösesituationen (Brücken, Menschenansammlungen, Kaufhäuser) erfragen; Angst wird aber nicht unbedingt berichtet. Nicht selten haben die Patienten zuvor vestibulären Schwindel kennengelernt (benigner paroxysmaler Lagerungsschwindel, Menière-Krankheit). Die Aufklärung über und konsequente Behandlung dieser Erkrankungen ist somit auch Prophylaxe.

Bei der seltenen **Vestibularis-Paroxysmie** können Sekunden andauernde Dreh- und Schwankschwindelattacken gelegentlich ebenfalls durch Kopfbewegungen ausgelöst werden, treten aber meist spontan in Serie auf; häufig besteht dabei eine Gangunsicherheit oder ein Tinnitus. Es findet sich jedoch nicht der für den benignen paroxysmalen Lagerungsschwindel typische Lagerungsnystagmus. Die Symptome dieses durch neurovaskuläre Kompression des N. vestibulochochlearis durch eine Gefäßschlinge (meist der A. cerebellaris inferior anterior) verursachten Syndroms (analog der Trigeminusneuralgie, S. 432) sprechen meist gut auf Carbamazepin an.

Bei der **Vestibularis-Paroxysmie** kommt es zu sekundenlangen Schwindelattacken meist spontan in Serie bzw. sehr häufig pro Tag; ein typischer Lagerungsnystagmus lässt sich nicht auslösen.

Therapie: Zur Behandlung werden Lagerungsmanöver eingesetzt, die zum Ziel haben, die gelösten Otolithen-Partikel in den Utrikulus zurückzuschwemmen. Bei den spezifischen Lagerungsmanövern („Befreiungsmanöver") nach Epley (Abb. **B-4.2**) sowie nach Semont wird der Kopf des Patienten in der Ebene des betroffenen Bogengangs rotiert. 40 – 60 % der Patienten werden bereits nach einmaliger (korrekter) Durchführung des Manövers beschwerdefrei und nach der 3. Lagerung fast alle. Für einige Patienten ist es hilfreich, selbstständig oder zunächst unter krankengymnastischer Anleitung wiederholt das Lagerungsmanöver durchzuführen, um die Angst vor bewegungsinduzierten Schwindelattacken abzubauen.

Therapie: Die Durchführung des therapeutischen Lagerungsmanövers (Abb. **B-4.2**) führt bei fast allen Patienten zur Beschwerdefreiheit.

Verlauf: Rezidive sind insbesondere bei posttraumatischer Genese häufig. Insgesamt kommt es bei der Hälfte der Patienten in einem Zeitraum von 10 Jahren nach erfolgreicher Behandlung zum Rezidiv. Die Kenntnis um die Harmlosigkeit der Erkrankung hilft den Patienten, selbstständig das erlernte „Befreiungsmanöver" durchzuführen.

Verlauf: Rezidive sind häufig: Bei der Hälfte der Patienten kommt es in einem Zeitraum von 10 Jahren nach erfolgreicher Behandlung zum Rezidiv.

B-4.2 Therapeutisches Lagerungsmanöver (Befreiungsmanöver) nach Epley zur Behandlung des benignen paroxysmalen Lagerungsschwindels am Beispiel des linken posterioren Bogengangs

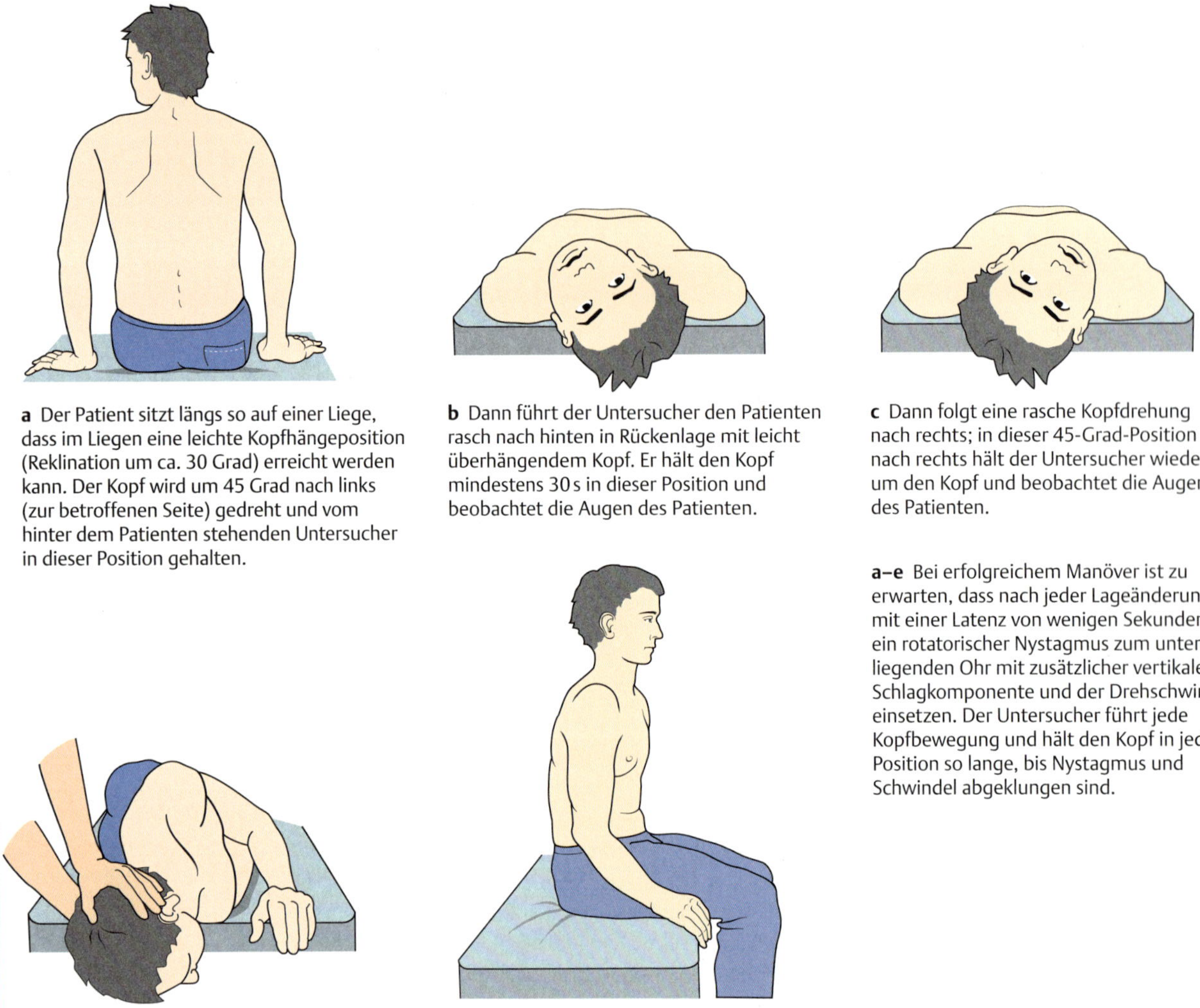

a Der Patient sitzt längs so auf einer Liege, dass im Liegen eine leichte Kopfhängeposition (Reklination um ca. 30 Grad) erreicht werden kann. Der Kopf wird um 45 Grad nach links (zur betroffenen Seite) gedreht und vom hinter dem Patienten stehenden Untersucher in dieser Position gehalten.

b Dann führt der Untersucher den Patienten rasch nach hinten in Rückenlage mit leicht überhängendem Kopf. Er hält den Kopf mindestens 30 s in dieser Position und beobachtet die Augen des Patienten.

c Dann folgt eine rasche Kopfdrehung nach rechts; in dieser 45-Grad-Position nach rechts hält der Untersucher wiederum den Kopf und beobachtet die Augen des Patienten.

d Dann folgt eine rasche Körper- (Patient dreht sich auf die rechte Schulter) und Kopfdrehung nach rechts, sodass der Patient zu Boden schaut. Dabei hält der Untersucher den Kopf des Patienten weiterhin in einer leichten Reklination.

e Mit dem Aufrichten des Körpers wird auch der Kopf wieder in die gerade Position gebracht.

a–e Bei erfolgreichem Manöver ist zu erwarten, dass nach jeder Lageänderung mit einer Latenz von wenigen Sekunden ein rotatorischer Nystagmus zum unten liegenden Ohr mit zusätzlicher vertikaler Schlagkomponente und der Drehschwindel einsetzen. Der Untersucher führt jede Kopfbewegung und hält den Kopf in jeder Position so lange, bis Nystagmus und Schwindel abgeklungen sind.

Wird die Diagnose nicht gestellt, hat dies erhebliche sozialmedizinische (Kosten durch unnötige Untersuchungen und Arbeitsunfähigkeit) und für den Patienten psychische Folgen. Aus Furcht vor Schwindelattacken vermeiden die Patienten Bewegungen, entwickeln Angst und Depression.

▶ Klinischer Fall.

▶ **Klinischer Fall.** Die 79-jährige Patientin erlitt morgens beim Aufstehen erstmals einen kurzen heftigen Drehschwindel. Wiederholte Schwindelattacken führten zur stationären internistischen Diagnostik; nach 6 Wochen wurde die Patientin mit der Verdachtsdiagnose „hypertensive Krise" entlassen. Zu Hause traten weiter Schwindelattacken überwiegend beim Aufrichten, Hinlegen und Drehen im Bett auf. Der Blutdruck war medikamentös gut eingestellt; die erneute stationäre internistische Behandlung brachte keine Änderung. Die Patientin war verzweifelt, klagte über Angst, innere Unruhe und Schlafstörungen. Unter dem Verdacht auf eine Depression erfolgte die Verlegung in eine psychiatrische Abteilung. Dort wurde bei der neurologischen Untersuchung erstmals die Lagerungsprobe durchgeführt und die Diagnose eines benignen paroxysmalen Lagerungsschwindels gestellt. Nach 2-mal durchgeführtem therapeutischem Lagerungsmanöver waren Schwindel und Nystagmus nicht mehr auslösbar. Nach 3-wöchiger Behandlung mit mehrmals täglich von der Patientin selbst unter krankengymnastischer Anleitung durchgeführtem Lagerungsmanöver wurde sie auch angstfrei; innere Unruhe und Schlafstörungen klangen allmählich unter niedrigdosierter antidepressiver Medikation ab.

4.1.3 Neuritis vestibularis

▶ **Definition.** Akuter einseitiger Vestibularisausfall mit heftigem Dauerdrehschwindel, Übelkeit und Erbrechen, Nystagmus und Fallneigung.

Epidemiologie: Die Inzidenz der Neuritis vestibularis beträgt 3,5/100 000 Einwohner. Sie tritt überwiegend zwischen dem 30. und 60. Lebensjahr auf und ist die dritthäufigste Ursache eines peripher vestibulären Schwindels.

Symptomatologie: Akut oder subakut setzt ein heftiger Drehschwindel mit Übelkeit und Erbrechen ein. Die Patienten fühlen sich elend und empfinden den Schwindel wie das unendliche Drehen auf einem Karussell; die Umwelt „fliegt" um sie herum (Oszillopsien). Es ist ein **Dauerdrehschwindel**, der Tage bis Wochen anhält. Dabei besteht eine Gang- und Standunsicherheit mit gerichteter Fallneigung. Der Schwindel verstärkt sich zwar durch Kopfbewegungen, wird aber nicht durch Lageänderungen ausgelöst.

Ätiopathogenese: Pathogenetisch handelt es sich um den **akuten Funktionsausfall** des Vestibularorgans oder des N. vestibularis. Damit fallen abrupt die Daueraktivität der afferenten Nervenfasern und der Neurone im Vestibulariskern sowie die Erregbarkeit des Labyrinths aus. Die Symptome erklären sich aus der allein verbliebenen Aktivität nur eines Vestibularorgans (S. 45). Ursächlich wird eine Virusinfektion angenommen; auch eine ischämische Läsion von Nerv oder Labyrinth wird diskutiert.

Diagnostik: Die Drehrichtung des Schwindels und die Seite der Fallneigung weisen auf die betroffene Seite: Schwindel zur gesunden mit Fallneigung zur kranken Seite begleitet von einem horizontal-rotierenden Spontannystagmus zur gesunden Seite. Der Nystagmus lässt sich durch visuelle Fixation unterdrücken und ist daher durch die Frenzel-Brille am besten zu beobachten; er nimmt beim Blick in die Schlagrichtung des Nystagmus zu. Im Romberg-Stehversuch fällt der Patient zur erkrankten Seite. Der vestibulookuläre Reflex (VOR) ist bei Kopfdrehung zur kranken Seite gestört (Kopf-Impuls-Test, S. 45). Die Reaktion bei thermischer Prüfung der Vestibularorgane (S. 45; in der Akutsituation meist nicht erforderlich) fehlt oder ist auf der betroffenen Seite abgeschwächt. Eine Hörstörung besteht nicht.

Differenzialdiagnostik: Die wichtigste Differenzialdiagnose ist die einer **zentralen vestibulären Störung**, da das Leitsymptom einer Läsion im zentralen vestibulären System ebenfalls ein spontan auftretender und anhaltender Drehschwindel ist. Wenn die Läsion im Bereich der Eintrittszone des N. vestibularis im Hirnstamm lokalisiert und sehr umschrieben ist (lakunärer Hirnstamminfarkt, MS-Herd), sind also die Beschwerden gleich. Die neurologischen Befunde, die die Differenzierung erlauben, betreffen in erster Linie die Okulomotorik (Ocular-tilt-Reaktion, ungestorter VOR, sakkadierte Augenfolgebewegung, Blickrichtungsnystagmus, fehlende Suppression des Nystagmus durch visuelle Fixation, Veränderung der subjektiven visuellen Vertikale, vgl. S. 45). Nur bei einer größeren Läsion finden sich zusätzlich Sensibilitätsstörungen oder eine Parese. Da die differenzierte Okulomotorik-Untersuchung in der Akutsituation aufgrund der schweren Beeinträchtigung des Patienten nicht immer gut gelingt, ist ein MRT erforderlich. Die Aufnahme muss eine sichere Beurteilung der relevanten Hirnstrukturen erlauben (Hirnstamm, Kleinhirn, Kleinhirnbrückenwinkel). Oft sind zusätzlich eine Doppler-Sonografie der hirnzuführenden Arterien oder die Liquoruntersuchung erforderlich.

Eine häufige Differenzialdiagnose ist auch die Migräne mit Aura (S. 418), wenn das Aurasymptom Schwindel ist: **vestibuläre Migräne** (Tab. **B-4.1**). Meist ist es ein Drehschwindel, der durch Lagewechsel oder Kopfbewegungen ausgelöst oder verstärkt wird. In der Attacke können ein Spontan- oder Lagenystagmus sowie eine Stand- und Gangunsicherheit nachweisbar sein, darüber hinaus aber keine weiteren Hirnstammsymptome. Der Kopfschmerz kann in der Minuten bis Stunden andauernden Schwindelaura fehlen. Die Differenzierung erfolgt über die positive Migräne-Anamnese und migränetypische Begleitsymptome insbesondere einer Photo- oder Phonophobie.

Therapie und Verlauf: Schwindel und Spontannystagmus klingen meist innerhalb 1 Woche ab. Die peripher vestibuläre Funktion erholt sich bei den meisten Patienten aber spontan nicht oder nur partiell. Dennoch wird die Mehrzahl nach vier bis sechs Wochen weitgehend beschwerdefrei. Dies ist zurückzuführen auf eine zentrale

4.1.3 Neuritis vestibularis

▶ Definition.

Epidemiologie: Die Neuritis vestibularis ist häufig und tritt überwiegend zwischen dem 30. und 60. Lebensjahr auf.

Symptomatologie: Akut oder subakut setzt ein heftiger Drehschwindel mit Übelkeit und Erbrechen ein, der Tage bis Wochen anhält. Dabei besteht eine Gang- und Standunsicherheit mit gerichteter Fallneigung.

Ätiopathogenese: Pathogenetisch handelt es sich um den **akuten Funktionsausfall** des Vestibularorgans oder des N. vestibularis. Ursächlich wird eine Virusinfektion angenommen; auch eine ischämische Läsion von Nerv oder Labyrinth wird diskutiert.

Diagnostik: Richtungweisend ist der neurologische Befund: Drehschwindel zur gesunden mit Fallneigung zur kranken Seite begleitet von einem horizontal-rotierenden Spontannystagmus zur gesunden Seite. Im Romberg-Stehversuch fällt der Patient zur erkrankten Seite. Der vestibulookuläre Reflex ist bei Kopfdrehung zur kranken Seite gestört (Kopf-Impuls-Test, S. 45). Eine Hörstörung besteht nicht.

Differenzialdiagnostik: Ist der Nystagmus nicht in der charakteristischen Form nachweisbar oder finden sich Okulomotorikstörungen oder andere Hirnstammzeichen, lässt dies Zweifel an der peripheren Genese aufkommen und es muss entsprechende Diagnostik zum Ausschluss bzw. Nachweis einer **zentralen Schwindelursache** durchgeführt werden (insbesondere MRT des Kopfes nativ und mit Kontrastmittel).

Eine häufige Differenzialdiagnose ist auch die Migräne mit Aura (S. 418), wenn das Aurasymptom Schwindel ist: **vestibuläre Migräne** (s. Tab. **B-4.1**).

Therapie und Verlauf: Wesentlich ist die **Förderung der Kompensation** durch das kontralaterale vestibuläre System, somatosensorische und visuelle Afferenzen, da die peripher vestibuläre Funktion sich meist nicht oder nur partiell erholt. Dies gelingt durch gezielte, früh einsetzende Physiotherapie mit Blick- und Kopfbewegungs- sowie Geh- und Koordinationsübungen.

Die gestörte peripher vestibuläre Funktion lässt sich noch nach Jahren durch den pathologischen VOR nachweisen.

4.2 Synkopen

▶ Synonym.

▶ Definition.

Epidemiologie: Die Prävalenz liegt bei 600 – 700/100 000. Im Kindes- und Jugendalter treten häufiger vasovagale Synkopen, im höheren Lebensalter kardiale Synkopen auf.

Symptomatologie: Charakteristische **Prodromi vasovagaler Synkopen** sind „Schwarzwerden vor Augen", ungerichteter Schwindel, Nausea und Hyperhidrosis. Bewusstseins- und **Tonusverlust** erfolgen gleichzeitig. Die Patienten sinken zu Boden. Einige asynchrone, arrhythmische Myoklonien der Gesichts- und Extremitätenmuskeln können auftreten. Nach einigen Sekunden in der Horizontalen sind die Patienten wach und rasch reorientiert.

Gezielte Fragen nach den **Umgebungsbedingungen** lassen Rückschlüsse auf den Mechanismus der Synkope zu: langes, ruhiges Stehen, Schmerz, Schreck, Zusammenhang mit Miktion oder heftigem Husten oder Lachen, Hyperventilation mit Parästhesien an den Händen oder perioral.

Kompensation sowie die Substitution des Funktionsausfalls durch das kontralaterale vestibuläre System, somatosensorische und visuelle Afferenzen.
Zur besseren Erholung der peripher vestibulären Funktion hat sich die Behandlung mit Methylprednisolon als wirksam erwiesen. Wesentlich ist die **Förderung der Kompensation** durch gezielte, früh einsetzende Physiotherapie mit Blick- und Kopfbewegungs- sowie Geh- und Koordinationsübungen. Um die zentrale Kompensation des peripheren Vestibularisausfalls nicht zu behindern, soll eine ggf. anfangs erforderliche symptomatische medikamentöse Schwindeltherapie mit einem Antivertiginosum (z. B. Dimenhydrinat) nicht länger als ein bis zwei Tage erfolgen.
Die gestörte peripher vestibuläre Funktion lässt sich noch nach Jahren durch den pathologischen VOR nachweisen. 10 – 15 % der Patienten entwickeln Wochen später einen benignen paroxysmalen Lagerungsschwindel sekundär nach dieser Entzündung. Der Gefahr der Entwicklung eines phobischen Schwindels muss durch eine gute Aufklärung und gezieltes Training und Förderung der Kompensation entgegengewirkt werden.

4.2 Synkopen

▶ **Synonym.** Ohnmacht, Kollaps

▶ **Definition.** Eine Synkope ist ein kurz dauernder Bewusstseinsverlust verbunden mit einem Verlust des Haltetonus der Muskulatur infolge einer passageren zerebralen Minderperfusion.

Epidemiologie: Die Prävalenz liegt bei 600 – 700/100 000. Für 3 – 6 % der Krankenhauseinweisungen bzw. Vorstellungen in einer Notfallambulanz ist eine Synkope der Anlass. Für Kinder und Jugendliche wird die Inzidenz mit bis zu 50 % angegeben, fast immer handelt es sich um vasovagale Synkopen. Im höheren Lebensalter beträgt die Inzidenz 7 %, dann sind kardiale Synkopen häufig.

Symptomatologie: Eigen- und Fremdanamnese erlauben mit hoher Treffsicherheit die Einordnung innerhalb der Gruppe der Synkopen und geben damit Hinweise auf die Art und die Ursache. Prodromi, der Ablauf einer Synkope und die Bedingungen ihres Auftretens sind hierzu die wesentlichen Angaben.
Den neurogenen insbesondere **vasovagalen Synkopen** gehen charakteristische **Prodromi** voraus. Die Patienten berichten von einem ungerichteten Schwindel, „Flimmern vor den Augen" mit Übelkeit, Wärmegefühl und Schweißausbruch („vasomotorische Aura"), bevor es „schwarz" wurde. Gelegentlich folgt den Prodromi nur ein Schwächegefühl und die Synkope wird durch rasches Hinlegen verhindert (Präsynkope). Fremdanamnestisch ist zu erfahren, dass der Patient mit blassem Gesicht zu Boden sank, für Sekunden nicht reagierte und bei Erwachen rasch reorientiert war. Man beobachtet neben der Gesichtsblässe und Hyperhidrosis einen schwachen und langsamen Puls. Der Verlust des Bewusstseins erfolgt zeitgleich mit dem **Verlust des Haltetonus** der Muskulatur. Mit dem Tonusverlust der äußeren Augenmuskeln kommt es zu einer Bulbuswendung nach oben (die Augen „kippen weg"). Die Patienten sinken bei schlaffem Muskeltonus zu Boden, meist in sich zusammen, gelegentlich aber auch mit gestreckten Beinen. Häufig kommt es zu einigen asynchronen, arrhythmischen Myoklonien der mimischen Muskulatur und der Extremitäten. Die phänomenologische Bezeichnung **konvulsive Synkope** erlaubt keinen Rückschluss auf die Ursache, weil Synkopen jeder Ätiologie konvulsiv verlaufen können Auch Automatismen und spontaner Urinabgang sind möglich, wenn auch selten. Sobald der Körper in der Horizontalen ist, wird der Puls wieder palpabel und das Bewusstsein kehrt zurück. Der Patient ist noch matt, aber rasch orientiert. Manche Patienten erinnern anschließend den Verlust der Haltungskontrolle und visuelle (meist Lichter, Farben), seltener auditive (Geräusche, Stimmengewirr) Halluzinationen.
Gezielte Fragen nach den **Umgebungsbedingungen** lassen Rückschlüsse auf den Mechanismus der Synkope zu: langes, ruhiges Stehen, Schmerz, Schreck, Zusammenhang mit Miktion oder heftigem Husten oder Lachen, Hyperventilation mit Parästhesien an den Händen oder perioral. Eine Präsynkope oder Synkope unmittelbar nach dem Aufstehen oder Aufrichten aus liegender Position kann vielfältige – meist harmlose – Ursachen haben; die Medikamentenanamnese ist dann wichtig.

Wenn orthostatische Synkopen im Zusammenhang mit neurologischen Erkrankungen, die mit einer autonomen Dysfunktion einhergehen, auftreten, kann die Beeinträchtigung für die Patienten gravierend sein.

Kardiogene Synkopen ereignen sich ***ohne* Prodromi**. Insbesondere rhythmogen verursachte Synkopen treten unvermittelt ohne situative Bindung oder nachvollziehbare Verursachung auf. Hiervon sind meist – aber nicht ausschließlich – ältere Menschen betroffen. Die Dauer der Bradykardie bzw. Asystolie ist variabel. Während durch vagalen Reflex oder Orthostase ausgelöste Synkopen mit dem Sturz bzw. horizontaler Lagerung enden, sind kardiale Synkopen mit Asystolie nicht immer spontan reversibel. Kommt es im Zusammenhang mit einer körperlichen Anstrengung zur Synkope, weist dies eher auf eine strukturelle Herzerkrankung als Ursache hin.

Kardiogene Synkopen ereignen sich ***ohne* Prodromi**. Während durch vagalen Reflex oder Orthostase ausgelöste Synkopen mit dem Sturz bzw. horizontaler Lagerung enden, sind kardiale Synkopen mit Asystolie nicht immer spontan reversibel.

Ätiopathogenese: Pathophysiologisch liegt der Synkope eine akute, **kurz dauernde zerebrale Minderperfusion** zugrunde. Die Nomenklatur der Synkopen ist nicht einheitlich. Zur Bezeichnung werden sowohl Begriffe verwendet, die sich an der Ätiologie (z. B. kardiale Synkopen) orientieren, als auch solche, die den Auslöser (z. B. Hustensynkope) benennen und phänomenologische Beschreibungen (z. B. konvulsive Synkope). Es empfiehlt sich eine an der Ätiologie ausgerichtete Einteilung und Benennung zur pathogenetischen Unterscheidung von vasovagalen, orthostatischen und kardialen Synkopen (Tab. **B-4.2**), da hiermit die Weichen für die weitere Diagnostik gestellt und eine Aussage über die Relevanz der Störung niedergelegt wird. Allerdings ist auch eine multikausale Verursachung (insbesondere bei orthostatischer Hypotension und beim Valsalva-Manöver) möglich.

Ätiopathogenese: Der Synkope liegt eine akute, **kurz dauernde zerebrale Minderperfusion** zugrunde. Tab. **B-4.2** zeigt eine ätiologische Einteilung.

B-4.2 Ätiologische Einteilung, Mechanismen und Auslöser der wichtigsten Synkopen-Formen

Unterteilung nach Mechanismus	Auslöser oder Bedingung
neurogene Synkopen	
vasovagale Synkopen (Reflexsynkopen)	▪ neurokardiogen durch venöses „pooling" ▪ assoziiert mit Schmerz, Angst oder Schreck ▪ viszerale Reizung (Miktion, Schlucken) ▪ hypersensitiver Karotissinus
neurogene orthostatische Hypotension	Erkrankung, die mit einer autonomen Dysfunktion einhergeht, z. B. ▪ Multisystematrophie, Parkinson-Krankheit ▪ Polyneuropathien
posturales Tachykardie-Syndrom	langes Stehen, bei dem sich eine ausgeprägte Tachykardie einstellt
kardiogene (kardiale) Synkopen	
Herzrhythmusstörungen	▪ bradykarde Herzrhythmusstörungen (Sick-Sinus-Syndrom, AV-Block) ▪ tachykarde Herzrhythmusstörungen (supraventrikuläre Tachykardien, Long-QT-Syndrom)
strukturelle Herz- oder Gefäßerkrankung	Aortenklappenstenose, obstruktive Kardiomyopathie, pulmonale Hypertonie, akute Aortendissektion, Lungenembolie

Zu den **neurogenen Synkopen,** die auf einer Dysregulation des peripheren oder zentralen autonomen Nervensystems beruhen, sind die vasovagalen (Reflex-)Synkopen, die neurogene orthostatische Hypotension und das posturale Tachykardie-Syndrom (Präsynkope) zu rechnen. Am häufigsten sind **vasovagale Synkopen**, die reflektorisch zu einer neurogen induzierten Vasodilatation und vorwiegend vagal bedingten Bradykardie oder Asystolie führen:

Als **neurogene Synkopen** werden solche zusammengefasst, die auf eine Dysregulation des peripheren oder zentralen autonomen Nervensystems zurückzuführen sind.

Bei intakter autonomer Funktion hat ein **verminderter venöser Rückfluss** zum Herzen (venöses „pooling" in den Beinen) oder ein tatsächlicher Blutverlust (hämorrhagischer Schock) eine vasovagale Reaktion zur Folge (neurokardiogene Synkope). Bei Schreck oder Angst – insbesondere bei gleichzeitig vermindertem venösem Rückfluss (längeres Stehen, Blutspende) kann die vasovagale Reaktion ausgelöst werden. **Hyperventilation** mit zerebraler Hypokapnie begünstigt diese emotional induzierte Synkope. Auch in einer kritischen biografischen Situation, die es dem Betroffenen weder ermöglicht, einen Konflikt zu lösen noch einer Entscheidung auszuweichen oder Angst zu zeigen, kann eine Synkope die Vermeidungsreaktion darstellen.

Am häufigsten sind **vasovagale Synkopen**, die reflektorisch zu einer neurogen induzierten Vasodilatation und vorwiegend vagal bedingten Bradykardie oder Asystolie führen. Vasovagale Synkopen ereignen sich am häufigsten in Situationen gesteigerter sympathischer Aktivität (Schreck, Angst) bei gleichzeitig **vermindertem venösem Rückfluss** (längeres Stehen, Blutspende).

Eine **viszerale Reizung** als Trigger der vasovagalen Reaktion ist Auslöser von **Schlucksynkopen** (Schlucken kalter Flüssigkeiten oder großer Bissen). **Miktionssynkopen** betreffen überwiegend Männer und treten meist nachts beim Entleeren der übervollen Blase im Stehen auf.

Viszerale Reizung oder ein **hypersensitiver Karotissinus** sind weitere Faktoren.

Bei **hypersensitivem Karotissinus** wird schon durch leichten mechanischen Druck auf die Barorezeptoren im Bereich der Karotisgabel eine überschießende vagale Reaktion ausgelöst, die eine Asystolie oder/und einen Abfall des systolischen Blutdrucks zur Folge hat. Die Synkope tritt z. B. beim Rasieren oder bei rascher Kopfwendung auf.

Wenn orthostatische Synkopen im Rahmen einer **autonomen Dysfunktion** auftreten, spricht man von einer **neurogenen orthostatischen Hypotension.** Dies ist der Fall bei autonomen Neuropathien, Parkinson-Krankheit und Multisystematrophien.

Abgesehen von der essenziellen arteriellen Hypotension sind auch unerwünschte Wirkungen von Medikamenten (z. B. L-Dopa, trizyklische Antidepressiva, Clonidin) insbesondere bei älteren Menschen häufig Ursache orthostatischer Synkopen. Nur wenn orthostatische Synkopen im Rahmen einer **autonomen Dysfunktion** auftreten, spricht man von einer **neurogenen orthostatischen Hypotension**. Infolge gestörter efferenter Sympathikusaktivität bleiben die reflektorische periphere Vasokonstriktion und damit die Blutdruckanpassung und z. T. auch der Herzfrequenzanstieg aus. Dies ist der Fall z. B. bei autonomen Neuropathien, Multisystematrophien und Parkinson-Krankheit.

Das **posturale Tachykardie-Syndrom (POTS)** ist durch eine ausgeprägte orthostatische Tachykardie *ohne* Blutdruckabfall bei längerem Stehen gekennzeichnet und stellt ein Risiko für neurokardiogene Synkopen dar. Betroffen sind überwiegend junge Frauen.

Das **posturale Tachykardie-Syndrom (POTS)** ist durch eine ausgeprägte orthostatische Tachykardie *ohne* Blutdruckabfall bei längerem Stehen gekennzeichnet. Auch hierbei ist die sympathische Vasokonstriktion unzureichend. Sie kann durch übermäßige Herzaktion zunächst kompensiert werden, mündet aber oft in eine neurokardiogene (Prä-)Synkope. Der Pathomechanismus ist nicht vollständig geklärt. Betroffen sind überwiegend junge Frauen.

Kardiale Synkopen sind Folge einer akuten Herzrhythmusstörung, meist bei älteren Patienten. Schon bei jungen Menschen sind Repolarisationsstörungen möglich. Synkopen infolge eines Herzklappenfehlers oder einer obstruktiven Kardiomyopathie kommen unter körperlicher Belastung vor.

Häufigste Ursachen **kardialer Synkopen** sind Herzrhythmusstörungen, meist paroxysmale Bradykardien oder Bradyarrhythmien bei älteren Menschen. Sie können zu jeder Zeit ohne situativen Auslöser auftreten. Bei jungen Menschen können Ionenkanalerkrankungen Ursache wiederholter Synkopen sein. Aufgrund einer Repolarisationsstörung kommt es zu paroxysmalen ventrikulären Tachykardien, die zu Palpitationen, Synkope und auch zum plötzlichen Herztod führen können. Bei dem autosomal dominant vererbten Romano-Ward-Syndrom findet sich im EKG ein langes QT-Intervall. Zu kardialen Synkopen infolge eines Herzklappenfehlers oder einer obstruktiven Kardiomyopathie kommt es unter körperlicher Belastung infolge ungenügender Erhöhung des Herzauswurfvolumens.

Diagnostik: Die Basisdiagnostik ist in den meisten Fällen zur ätiologischen Zuordnung (s. Tab. **B-4.2**) ausreichend:

- Anamnese
- Fremdanamnese
- neurologische und internistische Untersuchung
- 12-Kanal-EKG
- Schellong-Test

Diagnostik: Mit der Basisdiagnostik sind die Unterscheidung neurogener von kardiogenen Synkopen sowie die weitere Zuordnung innerhalb der neurogenen Synkopen (s. Tab. **B-4.2**) in den meisten Fällen möglich. Die Basisdiagnostik besteht aus:

- Anamnese
- Fremdanamnese
- neurologischer und internistischer Untersuchung
- 12-Kanal-EKG
- Schellong-Test

Der **Schellong-Test** ist die wesentliche Untersuchung zur Feststellung einer orthostatischen Dysregulation. Ein **Karotissinus-Druckversuch** (EKG-Kontrolle, Reanimationsbereitschaft!) ist nur bei Verdacht auf Karotissinus-Syndrom indiziert.

Eine orthostatische Dysregulation (systolischer Blutdruckabfall ≥ 20 mmHg oder diastolischer Blutdruckabfall ≥ 10 mmHg innerhalb von 3 min nach dem Hinstellen) ist mittels **Schellong-Test** zu erfassen. Die Analyse der Herzfrequenzvariabilität bei tiefer In- und Exspiration kann eine autonome Neuropathie als Ursache bestätigen. Ein Anstieg der Herzfrequenz um ≥ 30/min oder eine Herzfrequenz > 120/min innerhalb 10 min nach dem Hinstellen – ohne Vorliegen einer orthostatischen Hypotension – sprechen für ein posturales Tachykardie-Syndrom. Ein **Karotissinus-Druckversuch** darf nur unter EKG-Kontrolle und Reanimationsbereitschaft durchgeführt werden. Eine Asystolie > 3 s nach Druck auf den Karotissinus beweist den kardioinhibitorischen Typ, ein Abfall des systolischen Blutdrucks um > 50 mmHg den vasodepressorischen Typ des hypersensitiven Karotissinus.

Mittels **Kipptisch-Untersuchung** kann die Neigung zu vasovagalen Synkopen oder ein posturales Tachykardie-Syndrom erfasst werden.

Nur wenn trotz negativen Schellong-Tests der Verdacht auf eine orthostatische Hypotension oder ein posturales Tachykardie-Syndrom weiterhin besteht, ist eine **Kipptisch-Untersuchung** indiziert. Der Patient wird unter EKG- und Blutdruck-Monitoring auf einem Kipptisch horizontal gelagert und nach 10 min rasch in eine Kippung von 60 – 70 Grad gebracht. Während dieser 30 – 45 min dauernden Stehphase ist der venöse Rückstrom aufgrund der fehlenden Muskelaktivität der Beine reduziert. Bei disponierten Patienten kommt es mit einer Latenz von mindestens 10 – 20 min zu einer vasovagalen Synkope bzw. Präsynkope mit Abfall des systolischen Blutdrucks um mindestens 40 mmHg und Bradykardie bis zur Asystolie innerhalb weniger Sekunden.

Wenn pathologische Befunde im EKG vorliegen (z. B. Ischämiezeichen, sinuatriale Blockierung, AV-Block 2. oder 3. Grades, pathologisch verlängerte QT-Zeit), ist eine unverzügliche, eingehende **kardiologische Diagnostik** (z. B. Langzeit-EKG, Echokardiografie) erforderlich.

Bei pathologischen Befunden im EKG ist eine unverzügliche, eingehende **kardiologische Diagnostik** (z. B. Langzeit-EKG, Echokardiografie) erforderlich.

Differenzialdiagnose: Synkopen werden nicht immer als etwas Krankhaftes angesehen. Ärztliche Hilfe wird aber dann gesucht, wenn sich Synkopen häufig wiederholen, wenn der beobachtete Ablauf nicht dem inneren Bild, das der Beobachter von einer „normalen" Ohnmacht hat, entspricht, wenn sie in einem Alter auftreten, in dem sie nicht erwartet werden, und wenn es durch den Sturz zu einer massiven Verletzung gekommen ist. Dann bestehen Zweifel, ob es sich um eine Ohnmacht gehandelt hat, sodass der Ausschluss anderer möglicher Ursachen für den plötzlichen Bewusstseinsverlust im Vordergrund steht. Tab. **B-4.3** gibt charakteristische Beobachtungen in Abgrenzung zu einem **tonisch-klonischen Anfall** und einem **psychogenen Anfall** wieder: Die Amnesie ist bei der Synkope immer deutlich kürzer als beim tonisch-klonischen Anfall; sie geht nicht über die Dauer der eigentlichen Bewusstlosigkeit hinaus. Im Gegensatz zum Grand-Mal (CK-Anstieg in den ersten Stunden nach dem Anfall; Maximum nach sechs Stunden erreicht, Tab. **B-4.6**) ist die CK nach Synkopen im Normbereich, sofern der Patient sich durch den Sturz kein größeres Hämatom zugezogen hat.

Differenzialdiagnose: Häufig ergibt sich die Differenzialdiagnose zu einem **epileptischen Anfall**.

B-4.3 Gegenüberstellung der Merkmale zur Unterscheidung von generalisiert tonisch-klonischem Anfall, synkopalem und psychogenem (dissoziativen) Anfall

	Generalisiert tonisch-klonischer Anfall	Synkopaler Anfall	Psychogener (dissoziativer) Anfall
Dauer	60 – 120 s	30 – 60 s	bis 30 min, ggf. länger
Vorgefühl (fakultativ)	Aura epileptica	„Aura vasomotorica" (Schwindel, Nausea, Schwitzen)	kein
Bewegungsmuster	rhythmische Kloni	keine; z. T. tonische Anspannung oder irreguläre Myoklonien	irreguläres Zittern, Wackeln, Um-sich-Schlagen, Opisthotonus
Bewusstseinslage	komatös	komatös	areaktiv
Amnesie	ja	ja	z. T. auflösbar

B-4.3

Bei den im höheren Lebensalter auftretenden „drop attacks" (Hirnstamm-TIA, S. 381) ist das Bewusstsein meist erhalten. Auch bei den sog. idiopathischen Stürzen älterer Frauen („syndrome des genoux bleus", Syndrom der blauen Knie) besteht keine Vigilanzstörung. Zu anderen Ursachen von **Sturzanfällen** siehe Tab. **B-4.12**, S. 539.

Therapie: Akutbehandlung der Wahl bei neurogenen Synkopen ist die **Tieflagerung des Kopfes** mit **Hochlagerung der Beine**. In der präsynkopalen Phase können aber gezielt durchgeführte physikalische **Gegenmanöver** wie das Überkreuzen der Beine, Betätigen der Wadenmuskulatur („Muskelpumpe"), Anspannen der Arm-, Bein- oder Bauchmuskulatur die Synkope verhindern. Das Vermeiden langen Stehens, tägliches Stehtraining und reichlich Flüssigkeitszufuhr sind meist ausreichend, um weitere Synkopen zu verhindern.

Sind bei häufig rezidivierenden vasovagalen Synkopen jeweils emotionale Stimuli auslösend, ist ebenso wie bei zugrunde liegender Angststörung eine Psychotherapie indiziert. Nur selten ist bei trotz Stehtraining oder physikalischer Maßnahmen häufig rezidivierenden vasovagalen oder neurogenen orthostatischen Synkopen eine medikamentöse Behandlung vorwiegend mit Midodrin in Erwägung zu ziehen. Bei Karotissinus-Syndrom mit rezidivierenden Synkopen vom kardioinhibitorischen Typ besteht die Indikation zur Schrittmacherimplantation.

Therapie: Als Akutmaßnahme bei neurogenen Synkopen ist die **Tieflagerung des Kopfes** mit **Hochlagerung der Beine** wirksam. Bei präsynkopalen Symptomen kann die Synkope oft durch gezielte Gegenmaßnahmen verhindert werden: Überkreuzen der Beine, Betätigen der Wadenmuskulatur. Zur Prophylaxe bei rezidivierenden neurogenen Synkopen sind ein tägliches Stehtraining und reichlich Flüssigkeitszufuhr zu empfehlen.

Verlauf: Die Rezidivrate vasovagaler Synkopen ist hoch. Etwa ein Viertel der Patienten erleidet innerhalb von fünf Jahren eine weitere Synkope. Patienten mit kardialen Synkopen haben ein hohes Risiko, einen plötzlichen Herztod zu erleiden. Die Letalität liegt bei 20 – 30 % innerhalb eines Jahres.

Verlauf: Die Prognose vasovagaler Synkopen ist günstig. Bei kardialen Synkopen muss mit einer Letalität von 20 – 30 % innerhalb eines Jahres gerechnet werden.

▸ Klinischer Fall.

▸ **Klinischer Fall.** Die 37-jährige Patientin, die erstmals bei einem Opernbesuch von panischer Angst überfallen und nach einem Hitzegefühl, Schweißausbruch und Schwarzwerden vor den Augen ohnmächtig wurde, zog sich eine Woche später eine Schädelprellung mit Commotio cerebri zu, als sie in einer Umkleidekabine beim Arzt wiederum einen klaustrophoben Zustand erlitt, kollabierte und mit dem Hinterkopf aufschlug. Die Eigen- und Familienanamnese und die neurologische und internistische Untersuchung einschließlich EKG und Schellong-Test waren unauffällig. Mit der Patientin wurde ein verhaltenstherapeutisches Konzept erarbeitet und physikalische Gegenmanöver wurden eingeübt.

4.3 Epilepsien

4.3 Epilepsien

▸ Synonym.

▸ **Synonym.** Zerebrale Anfallsleiden.

▸ Definition.

▸ **Definition.** Epilepsien sind chronische Erkrankungen des Gehirns als Folge einer anhaltend erhöhten neuronalen Erregungsbereitschaft, die mit der Manifestation von mindestens einem epileptischen Anfall einhergeht.
Die erhöhte Neigung zu epileptischen Anfällen kann durch den Nachweis von Anfallsrezidiven und durch apparative Zusatzbefunde im EEG oder MRT belegt werden. Man unterscheidet Epilepsien mit strukturell fassbaren Ursachen (symptomatische Epilepsien, ca. 85 % der Epilepsien) von genetisch bedingten Epilepsien (idiopathische Epilepsien, ca. 15 %). Manche Epilepsien bleiben auch nach aufwendiger Diagnostik (zunächst) ätiologisch ungeklärt.
Die ätiologische Abklärung der symptomatischen Epilepsien erfolgt vorrangig mit dem kraniellen MRT. Für die idiopathischen Epilepsien ist keine monogene Vererbung bekannt. Ihre Diagnose wird daher nach klinischen und EEG-Befunden, nicht durch Genanalysen, gestellt.

Epidemiologie: Die Prävalenz der Epilepsien beträgt 0,7–0,8 %. Das Risiko, einen einmaligen epileptischen Abfall im Leben zu erleiden, ist größer als 10 %.

Epidemiologie: Die Prävalenz der Epilepsien ist 0,7 – 0,8 %. Die Inzidenz liegt bei 46/100 000 und ist abhängig vom Erkrankungsalter. Ein Drittel der Epilepsien manifestiert sich jenseits des 60. Lebensjahres. Die kumulative Inzidenz beträgt > 5 %. Das Risiko, einen einmaligen epileptischen Abfall im Leben zu erleiden, ist > 10 %.

Symptomatologie: Bei den meisten Epilepsien, den symptomatischen, sind die Anfälle nur ein Epiphänomen des erkrankten Hirnareals. Abhängig von dessen Lokalisation können weitere Symptome auftreten: kognitive, affektive und reproduktive Störungen.

Symptomatologie: Hauptsymptom der Epilepsien sind epileptische Anfälle. Bei den meisten Epilepsien (d. h. den symptomatischen Formen) sind die Anfälle jedoch nur ein Epiphänomen des erkrankten Hirnareals. Abhängig von dessen Lokalisation können weitere Symptome auftreten; am deutlichsten bei der Erkrankung des mesialen Temporallappens (limbisches System, Hippocampus). Kognitive, psychische und reproduktive Störungen stehen hier neben der Manifestation epileptischer Anfälle.

Kernsymptome epileptischer Anfälle sind der Anfallsablauf (iktale Symptomatologie oder Semiologie), Empfindungen, die der Betroffene vor dem Anfall wahrnehmen kann (Auren), und Erscheinungen nach Anfallsende (postiktal).

Als **Kernsymptome epileptischer Anfälle** lassen sich der eigentliche Anfallsablauf (iktale Symptomatologie oder Semiologie genannt), aber auch Empfindungen, die der Betroffene vor dem Anfall wahrnehmen kann (Auren) und - meist passagere - Erscheinungen nach Anfallsende (postiktal) beschreiben. Im Folgenden werden die häufigsten Formen epileptischer Anfälle vor dem Hintergrund ihrer fokalen oder generalisierten Entstehung erläutert.

Fokale Anfälle entstehen in einem umschriebenen (fokalen) neuronalen Areal des Neokortex des Großhirns oder des limbischen Systems. Ihre Semiologie resultiert aus der physiologischen Funktion des betroffenen Hirnareals und lässt somit indirekt Rückschlüsse auf die Lokalisation des erkrankten Hirngebiets zu. Je nach betroffenem Hirnareal bleibt der Patient bei diesen Anfällen bei Bewusstsein. Das erhaltene Bewusstsein wird durch das Adjektiv *einfach* beschrieben: **einfach fokaler Anfall**. Hierzu gehören fokale Anfälle mit motorischer, sensibler, verbaler, visueller oder auditiver Symptomatik.

Fokale Anfälle entstehen in einem umschriebenen (fokalen) neuronalen Areal des Neokortex des Großhirns oder des limbischen Systems. Ihre Semiologie resultiert aus der physiologischen Funktion des betroffenen Hirnareals und lässt somit indirekt Rückschlüsse auf die Lokalisation des erkrankten Hirngebiets zu. Liegt das Ursprungsareal des Anfalls in der Nähe eines distinkte Funktionen steuernden (eloquenten) Hirnareals, so entspricht die dort lokalisierte Hirnfunktion der unmittelbar fassbaren Symptomatik des epileptischen Anfalls. Je nach betroffenem Areal des Neokortex und umschriebener iktaler Entladung bleibt der Patient bei diesen Anfällen bei Bewusstsein. Man kann das erhaltene Bewusstsein durch das Adjektiv einfach terminologisch hervorheben: **einfach fokaler Anfall**. Man spricht von einfach fokalen Anfällen mit motorischer, sensibler, verbaler, visueller oder auditiver Symptomatik.

- Rhythmische, kräftige Kontraktionen der Extremitäten einer Körperseite und/oder der Gesichtsmuskulatur, z. T. mit schrittweiser Ausweitung der Kloni (Jacksonian march): Kontralateraler *Gyrus praecentralis*
- Taubheitsempfindung (Paraesthesien) in den Extremitäten einer Körperseite und/oder der Gesichtsmuskulatur, z. T. mit schrittweiser Ausweitung (Jacksonian march): Kontralateraler *Gyrus postcentralis*

- Stakkatoartige (iterative) Lautäußerung: *Kortikales Sprachzentrum (Broca Areal)*
- Visuelle Wahrnehmung, z.T. Übergang in passagere Erblindung bei erhaltenem Bewusstsein: *Kortikales okzipitales Sehzentrum (Area 17)*
- Auditive Wahrnehmung: *Kortikales Hörzentrum (Heschel-Querwindung).*

Nach dem (meist 60-180 Sekunden dauernden) Anfall kann die betroffene Funktion vorübergehend (für Minuten) gestört sein. Es kommt zu einer postiktalen Parese, Aphasie, Blindheit oder Taubheit. Nach dem Erstbeschreiber wird dieses passagere neurologische Defizit als **Todd-Parese** bezeichnet. Zugrunde liegt die verlängerte Refraktärperiode der erkrankten Neurone nach ihrer iktalen Entladung.

Nach dem (meist 60-180 Sekunden dauernden) Anfall kann die betroffene Funktion vorübergehend gestört sein. Postiktal kann es zu einem passageren neurologischen Defizit kommen: **Todd-Parese**.

Komplex-fokale Anfälle: Sind *Hirnareale, die komplexere Funktionen steuern*, Ausgangspunkt der epileptischen Anfälle, so äußern sich diese in Bewegungs- oder Handlungsschablonen. Entstehen die Anfälle im Temporallappen, so verbleibt eine Erinnerungslücke (Amnesie), sodass der Patient selbst nur bedingt Auskunft über den Anfall geben kann. Man kann die Amnesie fokaler Anfälle durch das Adjektiv *komplex* terminologisch hervorheben: **komplex fokaler Anfall.**

- Übelkeits-, Wärmegefühl im Bauch, nach oben aufsteigend (epigastrische Aura), unangenehme Geruchswahrnehmung (olfaktorische Aura), Déjà- oder Jamais-vu-Erleben (Vertrautheits- bzw. Fremdheitsempfinden) und/oder Angstempfinden (Angstaura). Übergang in die amnestische Phase. Darin kommen Schmatz-, Leck- oder Schluckbewegungen (orale Automatismen), Reiben der Hände (manuelle Automatismen), dystones Verdrehen eines Armes (kontralateral zum betroffenen Hirnareal), Bewegungsimpuls mit ungeordnetem Umherlaufen (ambulatorische Automatismen) vor. Nicht immer treten alle diese Symptome bei einem solchen Anfall auf. Die Dauer beträgt 1-4 Minuten. Langsame Erholung mit Müdigkeit und körperlicher Abgeschlagenheit: *Fokaler Anfall des Temporallappens, insbesondere bei Einbeziehung temporo-mesialer (limbischer) Strukturen.*
- Forcierte Blickwendung der Augen zu einer Seite, gefolgt von einer (ruckartigen) Seitwärtsdrehung des Kopfes (Versivanfall), Elevation des Arms auf der Blickseite (Spiegelstellung) und leicht gebeugter Elevation des dem Blick abgewendeten Arms (Fechterstellung), Rotation um die Körperachse (rotatorischer Anfall). Das Bewusstsein ist erhalten. Manifestation in unterschiedlicher Ausprägung: *Fokaler Anfall des Frontallappens, am ehesten fronto-lateral.*
- Schaukelnde Bewegungen des Oberkörpers (Body rocking), ausgeprägtes, dranghaftes heftiges Drehen um die Körperachse oder wurm- bis sprunghafte Bewegungsstürme (hypermotorischer Anfall): *Fokaler Anfall des Frontallappens.*
- Plötzliches Anheben und Spreizen der tonisch angespannten Arme und Beine (Halteanfall): *Fokaler Anfall des Frontallappens.*

Komplex-fokale Anfälle: Sind Hirnareale, die komplexere Funktionen steuern, der Ausgangspunkt der epileptischen Anfälle, so äußern sich diese in Bewegungs- oder Handlungsschablonen. Entstehen die Anfälle im Temporallappen, so verbleibt eine Erinnerungslücke (Amnesie), so dass der Patient selbst nur bedingt Auskunft über den Anfall geben kann. Man kann die Amnesie fokaler Anfälle durch das Adjektiv komplex terminologisch hervorheben: **komplex fokaler Anfall**.

B-4.4 Vergleich von komplex-fokalen Anfällen und Absencen

Merkmal	Komplex-fokaler Anfall	Absence
Dauer	1 – 4 min	10 – 30 s
Aura	oft	nein
Automatismen	oft, meist von Beginn an	selten, ggf. am Ende bei langer Dauer
Sturz	selten, aber möglich	nein
Reorientierung	langsam, prolongiert	abrupt
subjektive Wahrnehmung	nur ca. jeder 4. Anfall wird erinnert	sehr oft nicht erinnert
postiktales Befinden	oft müde, körperlich erschöpft	unbeeinträchtigt
typische Auslöser	keine	Schlafmangel, Photostimulation
tageszeitliche Manifestation	diffus	typischerweise bis 2 Stunden nach dem Erwachen

B-4.4

Generalisierte Anfälle: Der Ausbreitungsursprung generalisierter Anfälle ist entweder nicht bekannt (bei idiopathischen Epilepsien mit generalisierten Anfällen) oder die Anfälle entspringen einer Vielzahl von Foci (multifokal). Ihren Namen erhalten diese Anfälle durch das EEG-Muster, das iktal und interiktal eine generalisierte neuronale Erregungssteigerung der Neurone des Neokortex zeigt (Abb. **B-4.8**). Eine Aura geht diesen Anfällen nicht voraus; das Bewusstsein ist bei einigen Anfallsformen erloschen, bei anderen erhalten.

Generalisierte Anfälle: Ihren Namen erhalten die generalisierten Anfälle durch das EEG-Muster, das iktal und interiktal eine generalisierte neuronale Erregungssteigerung der Neurone des Neokortex zeigt (Abb. **B-4.8**).

Eine Aura geht diesen Anfällen nicht voraus; das Bewusstsein ist bei einigen Formen erloschen, bei anderen erhalten. Hierzu gehören z. B. *Absence, myoklonisch-impulsiver Anfall, tonischer Anfall.*

- Kurzes (10-20 Sekunden) Verharren, starrer Blick, Lidmyoklonien, kein Sturz, Amnesie (Absence), z. T. mit Elevation der Füße (tonische Absence) oder Reklination des Kopfes (retropulsive Absence): *Absence im Rahmen genetisch bedingter (idiopathischer) Epilepsien.*
- Sehr kurzes ruckartiges Zucken beider Arme, dabei ggf. Fallenlassen oder Wegschleudern von Gegenständen bei erhaltenem Bewusstsein: *Myoklonisch-impulsiver Anfall im Rahmen genetisch bedingter (idiopathischer) Epilepsien.*
- Kurz (bis 30 Sekunden) dauernde tonische Anspannung der Muskulatur; Amnesie: *Tonischer Anfall im Rahmen einer symptomatischen Epilepsie mit multifokalen Anfällen.*

► Klinischer Fall.

► Klinischer Fall. Selbstschilderung einer Patientin mit **juveniler myoklonischer Epilepsie** (Impulsiv-Petit-Mal-Epilepsie): „Als ich drei Tage alt war, bekam meine Mutter Anfälle. Meine Mutter ist jetzt 64 Jahre alt und die Anfälle kommen immer noch. 1939 bekam ich eine Schwester, die aber mit 15 Monaten an Lungenentzündung und Krämpfen starb. Ich war immer ein vergnügtes Kind und bin außer einigen Kinderkrankheiten eigentlich gesund gewesen bis zu den Entwicklungsjahren. Meine Periode bekam ich so mit 13, 14 und so mit 15 Jahren begann es. Jeden Morgen, wenn ich aufstehen musste, fiel mir alles aus den Händen. Ich habe eine Unmenge Zahnputzgläser, Tassen usw. entzweigeschmissen. Damals hat mein Vater mich auf die Finger geschlagen, weil er meinte, es sei meine Schuld, aber es war nicht meine Schuld; die Arme und Hände zuckten und ich ließ alles fallen."

Generalisiert tonisch-klonische Anfälle: Der generalisiert tonisch-klonische Anfall ist Ausdruck einer umfangreichen synchronen neuronalen Entladung beider Hemisphären. Dies kann Folge der Erregungspropagation eines fokal beginnenden Anfalls sein (*sekundär* generalisierter tonisch-klonischer Anfall) oder sich scheinbar von Beginn an generalisiert zeigen (*primär* generalisierter tonisch-klonischer Anfall). Die Semiologie ist im Kern identisch.

Zu verstehen ist die Semiologie der generalisiert tonisch-klonischen Anfälle als eine wiederholte kurze, aber maximale Anspannung nahezu aller Muskelgruppen der gestreiften Muskulatur. Anspannung und Lösung führen zum tonisch-klonischen Bewegungsmuster. Der Patient ist in diesem Anfall tief bewusstlos und benötigt eine längere Phase der postiktalen Erholung. Die Kernsymptomatik dauert 60-120 Sekunden (Abb. **B-4.3**).

Generalisiert tonisch-klonische Anfälle: Der generalisiert tonisch-klonische Anfall ist Ausdruck einer umfangreichen synchronen neuronalen Entladung beider Hemisphären. Dies kann Folge der Erregungspropagation eines fokal beginnenden Anfalls sein (*sekundär* generalisierter tonisch-klonischer Anfall) oder sich scheinbar von Beginn an generalisiert zeigen (*primär* generalisierter tonisch-klonischer Anfall). Die Semiologie ist im Kern identisch. Die sekundär generalisierten tonisch-klonischen Anfälle verweisen durch ihren Beginn (fokale Einleitung) oder ein Funktionsdefizit nach dem Anfall (Todd-Parese) auf die zerebrale Ursprungsregion. Bei der Hälfte der sekundär generalisierten tonisch-klonischen Anfälle wird der fokale Beginn vom Patienten später nicht erinnert und entzieht sich somit der Eigenanamnese.

Die Semiologie der generalisiert tonisch-klonischen Anfälle ist als eine wiederholte kurze, aber maximale Anspannung nahezu aller Muskelgruppen der gestreiften Muskulatur zu verstehen. Abwechselndes Anspannen und Lösen der Muskulatur führen zum tonisch-klonischen Bewegungsmuster. Der Patient ist in diesem Anfall tief bewusstlos und benötigt eine längere Phase der postiktalen Erholung (je älter, je länger, z. B. 10-30 Minuten, ggf. Stunden). Die Kernsymptomatik dauert 60-120 Sekunden (Abb. **B-4.3**).

- Die plötzliche Muskelanspannung streckt den Rücken (Lordose), streckt die Beine, streckt die leicht angebeugten Arme, rekliniert den Kopf bei offenen Augenlidern und nach oben gewendeten Bulbi. Im Stehen kann es zum Sturz ohne Schutzreflexe (meist nach vorne) kommen. Die Kiefer werden zusammengepresst und verletzen dabei oft die Zunge (lateraler Zungenbiss, Abb. **B-4.4**). Die Thoraxmuskulatur presst die Luft aus den Lungen durch eine zusammengepresste Stimmritze (Initialschrei), eine Atemexkursion ist in dieser **tonischen Phase** nicht möglich (zyanotische Hautfarbe). Nach 20 Sekunden löst sich die Anspannung kurz (Kloni), um wieder einzusetzen. Dadurch entsteht der Eindruck des „Zuckens", obwohl es sich um ein wechselndes Anspannen und Lösen der Muskulatur handelt: **klonische Phase**. Mit jedem Lösen und Anspannen wird die Wucht geringer, die Dauer der tonischen und klonischen Phasen kürzer, bis der Anfall zum Stillstand kommt. Die schweren, rhythmischen Muskelkontraktionen erfordern eine hohe Energie, die bei der unzureichenden Atmung durch anaeroben Stoffwechsel erbracht wird (messbar als Anstieg der Creatinkinase im Serum, spürbar postiktal als Muskelkater). Am Ende des Anfalls wird die Lunge durch einen tiefen Atemzug gefüllt, wodurch das Gaumensegel vibriert (schnorchelndes Einatmen). Die Entspannung kann zu einer Entleerung von Blase (Einnässen) und Darm (Einkoten) führen. *Generalisiert tonisch-klonischer Anfall.*

Die postiktale Untersuchung kann typische, auf den generalisiert tonisch-klonischen Anfall deutende Befunde zeigen. Typische mögliche Verletzungsfolgen sind: Stauungsblutungen im Gesicht (Forellenphänomen, Abb. **B-4.4a**),

Die postiktale Untersuchung kann typische, auf den generalisiert tonisch-klonischen Anfall deutende Befunde zeigen. Unmittelbar nach dem Anfall gehören hierzu passagere Paresen als Folge der neuronalen Refraktärperiode im Gebiet des kortikalen Anfallsursprungs (Todd Parese). Typische mögliche Verletzungsfolgen sind: Stauungs-

B-4.3 Generalisiert tonisch-klonischer Anfall

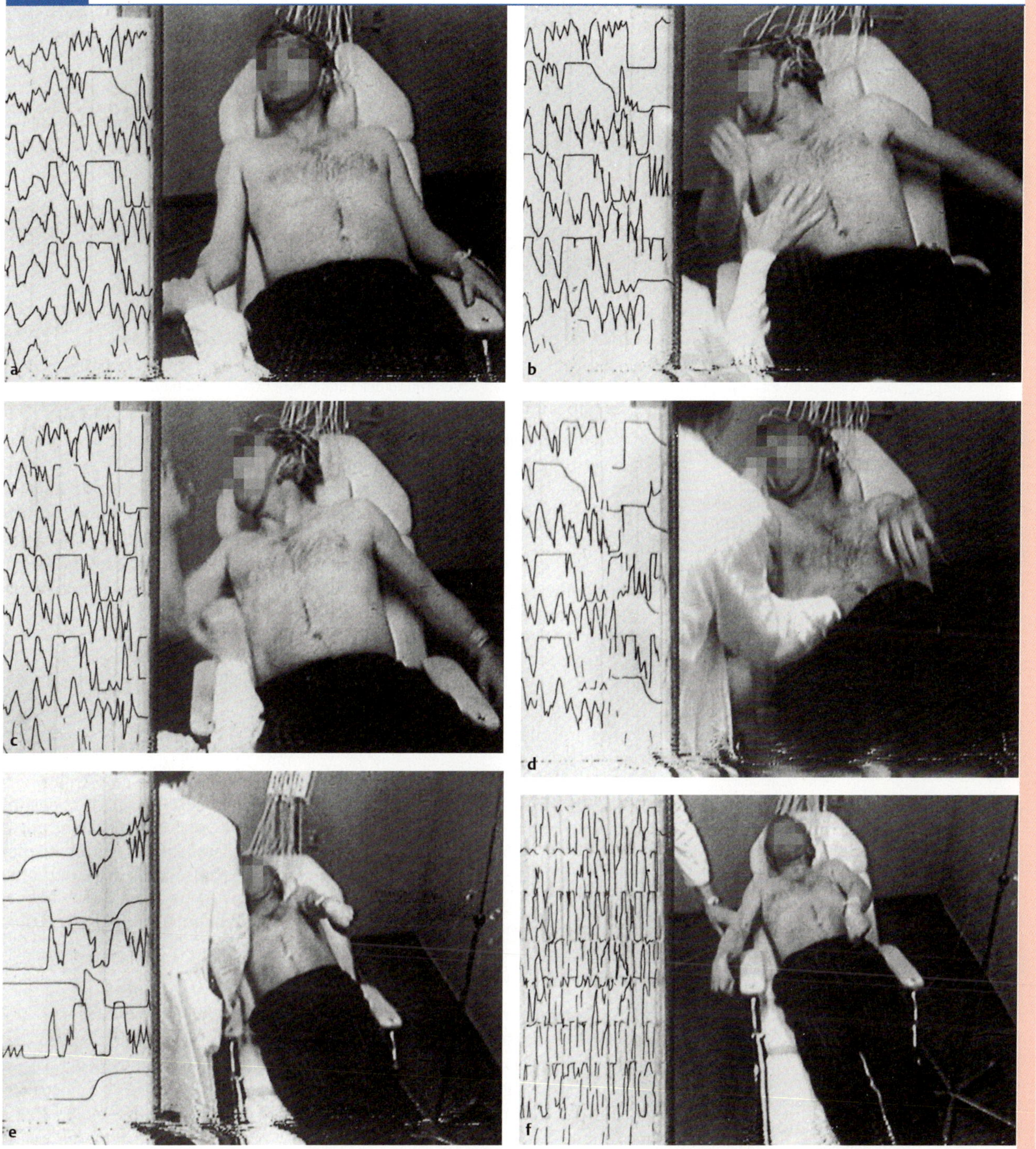

Video-EEG. Darstellung einer videografischen Bildsequenz. Erstes sichtbares Anfallsphänomen ist eine Blickwendung nach rechts (**a**), gefolgt von einer Wendung von Kopf und Rumpf nach rechts (**b**) mit Elevation des angewinkelten Arms (**c**). Innerhalb von 30 s folgt eine tonische Streckung der Arme nach vorne bei gleichzeitiger Beugung der Beine in Hüft- und Kniegelenken (**d**). Dann strecken sich auch die Beine (**e**) und es kommt zur maximalen Anspannung der gesamten Muskulatur (**f**). Rhythmisches Anspannen und Lösen führt zum tonisch-klonischen Bewegungsmuster. Das EEG ist von Muskelpotenzialartefakten überlagert.

blutungen im Gesicht durch die Druckerhöhung in der tonischen Phase (Forellenphänomen, Abb. **B-4.4** a), lateraler Zungenbiss (Abb. **B-4.4** b), Frakturen im Mittelgesicht und Verletzung der Zähne (als Sturzfolge), Schürfverletzung an den Wangen (klonische Phase mit Reiben am Bodenbelag), Luxation des Schultergelenks durch die kraftvollen, rhythmischen Armbewegungen, Impressionsfraktur der Wirbelkörper in der unteren BWS und oberen LWS (Kompression der Wirbelsäule durch das Anspannen der paravertebralen Muskulatur).

lateraler Zungenbiss (Abb. **B-4.4b**), Verletzung der Zähne, Schürfverletzung an den Wangen, Luxation des Schultergelenks, Impressionsfraktur der Wirbelkörper in der unteren BWS und oberen LWS.

B-4.4 Verletzungsfolgen nach einem generalisiert tonisch-klonischen Anfall

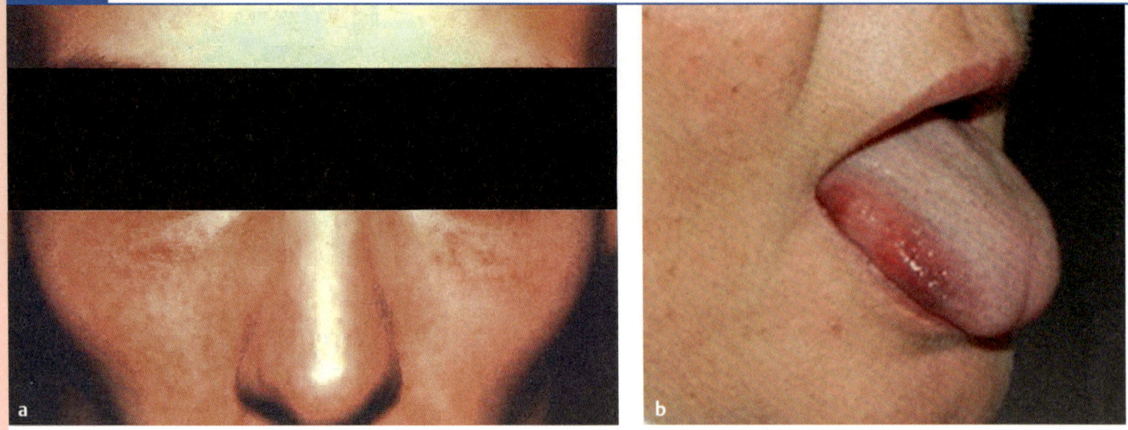

Stauungsblutungen im Gesicht (Petechien, sog. Forellenphänomen, **a**) und lateraler Zungenbiss (**b**) sind Folge der Tonuserhöhung im Anfall mit Ruptur kapillärer Gefäße im lockeren periorbitalen Bindegewebe bzw. Einklemmung der Zunge zwischen den Zähnen.

Klassifikation epileptischer Anfälle: Jede Klassifikation von Symptomen und Krankheiten versucht, kausale Zusammenhänge zu fassen. Ursprungsort, Anfallssemiologie und EEG-Muster haben Einfluss auf die Terminologie der epileptischen Anfälle.

Klassifikation epileptischer Anfälle: Jede Klassifikation von Symptomen und Krankheiten versucht, kausale Zusammenhänge zu fassen und kommt damit an die Grenzen einer möglichst präzisen und realitätsnahen begrifflichen Abbildung. Terminologische Klassifikationen unterliegen einem Wandel, in den aktuelle Kenntnisse Eingang finden. Im Wesentlichen haben und hatten Ursprungsort, Anfallssemiologie und EEG-Muster Einfluss auf die Terminologie der epileptischen Anfälle. Je nachdem, welchen Kontext man begrifflich hervorheben will, gibt es verschiedene Benennungen, z. T. als verkürzte Jargonbegriffe.

Beispiel: Ein Anfall mit epigastrischer Aura, Amnesie, oralen Automatismen ist zunächst ein fokaler Anfall. Die Amnesie kann man benennen durch das Adjektiv komplex, somit *komplex*-fokaler Anfall. Damit hat man noch keine Aussage zur Ursprungsregion gemacht. Die Symptome verweisen auf den Temporallappen, also kann man „komplex-fokaler Anfall temporalen Ursprungs" sagen. Die oralen Automatismen sind darüber hinaus ein Hinweis auf eine Einbeziehung des limbischen Anteils des Temporallappens, der im mesialen Bereich liegt (Amygdala und Hippocampus), somit ist dies ein *komplex-fokaler Anfall temporomesialen Ursprungs*. Als Jargonbegriff nutzt man auch die Bezeichnung *mesialer Temporallappenanfall*. Damit hat man allein über ein gut evaluiertes Symptom sehr viel zur zugrunde liegenden zerebralen Funktionsstörung gesagt. Bliebe man allein beim Begriff „fokaler Anfall", gingen viele Informationen verloren.
Geläufig ist die Terminologie und Klassifikation der epileptischen Anfälle der Internationalen Liga gegen Epilepsie von 1981, deren Revision sich derzeit in der Diskussion befindet (Tab. **B-4.5**).

Prodromi und Auren: Epileptische Anfälle können sich Stunden, selten Tage zuvor ankündigen.
Prodromi sind meist psychische Phänomene: Gereiztheit, depressive Verstimmung, Fahrigkeit. Unmittelbar vor dem Anfall (meist Sekunden bis 1 – 2 min) kann der Patient (bei fokal entstehenden Anfällen) eine Empfindung bemerken (**Aura**), die letztlich Ausdruck eines kleinsten fokalen Anfalls ist. Es sind sensorische Phänomene, nur vom Patienten wahrnehmbar. Am häufigsten sind *epigastrische, vertiginöse, olfaktorische* und *psychische Aura*.

Prodromi und Auren: Meist sind es psychische Phänomene, die eher den Angehörigen als dem Patienten selbst auffallen: Gereiztheit, depressive Verstimmung, Fahrigkeit. Man spricht von einem Prodrom. Dieses kann zunächst verschwinden, bis dann kurze Zeit später der Anfall manifest wird. Unmittelbar vor dem Anfall (meist Sekunden bis 1-2 Minuten) kann der Patient (bei fokal entstehenden Anfällen) eine Empfindung bemerken, die er berichten kann (aber nicht immer nach dem Anfall erinnert). Man spricht von einer Aura, die letztlich Ausdruck eines kleinsten fokalen Anfalls ist. Entsprechend resultiert sie aus der physiologischen Funktion des betroffenen Hirnareals und ist immer dieselbe Empfindung, die dem Patienten stereotyp den Anfall ankündet. Auren kann ein Beobachter nicht sehen, es sind sensorische Phänomene, nur vom Patienten wahrnehmbar:

- Gefühl von Übelkeit, Druck, Wärme im Magenbereich, aufsteigend: *epigastrische Aura*
- Gefühl des Nach-oben-gehoben-Werdens: *Liftaura*
- „komisches" Gefühl im Kopf: *zephale Aura*
- Drehschwindel: *vertiginöse Aura*
- (meist unangenehme) Geruchswahrnehmungen: *olfaktorische Aura*
- Seheindrücke: *visuelle Aura*
- Höreindrücke: *auditive Aura*
- Angst, Depersonalisations- und Derealisationserleben, Déjà- oder Jamais-vu-Erleben (Vertrautheits- bzw. Fremdheitsempfinden): *psychische Aura*

B-4.5 Klassifikation epileptischer Anfälle nach der Internationalen Liga gegen Epilepsie (1981)

Fokale (partielle) Anfälle
Einfach-fokale Anfälle: ▪ mit motorischen Symptomen (z. B. Jackson-Anfälle) ▪ mit sensiblen oder sensorischen Symptomen ▪ mit vegetativen Symptomen ▪ psychischen Symptomen
Komplex-fokale Anfälle: ▪ mit einfach fokalem Beginn ▪ mit Bewusstseinsstörung von Anfang an (z. B. psychomotorische Anfälle)
fokale Anfälle mit Entwicklung zu sekundär generalisierten tonisch-klonisch Anfällen: ▪ einfach-fokaler oder komplex-fokaler Beginn ▪ einfach-fokaler Anfall, der sich über einen komplex-fokalen in einen generalisierten Anfall entwickelt
Generalisierte Anfälle
Absencen: ▪ nur mit Bewusstseinsstörung ▪ mit milden klonischen Komponenten ▪ mit atonischen Komponenten ▪ mit tonischen Komponenten ▪ mit Automatismen ▪ mit vegetativen Komponenten
atypische Absencen
myoklonische Anfälle (Impulsiv petit mal)
klonische Anfälle
tonische Anfälle
tonisch-klonische Anfälle
atonische (astatische) Anfälle

B-4.5

▸ Klinischer Fall. Eine 46-jährige Patientin klagte über wiederholt plötzlich auftretende unangenehme Geruchsmissempfindungen. Nicht regelhaft, aber zunehmend häufig sehe sie dann vier schwarze Männergestalten auf sich zukommen. Unter dem Verdacht auf eine **Aura epileptica** mit olfaktorischen und visuellen Halluzinationen wurde ein EEG abgeleitet, das einen rechtstemporalen Theta Delta-Fokus aufwies. Das CT ergab einen 4 cm großen, hyperdensen, raumfordernden, stark Kontrastmittel aufnehmenden Tumor rechts in der mittleren Schädelgrube. Bei der Operation wurde ein vom lateralen Keilbeinflügel rechts ausgehendes Meningeom exstirpiert. Die Patientin war postoperativ unter antiepileptischer Therapie anfallfrei.

▸ Klinischer Fall.

Symptome jenseits der Anfälle: Insbesondere bei Epilepsien, die im Schläfenlappen entstehen (Temporallappenepilepsien) zeigen sich neben den epileptischen Anfällen **kognitive, psychische und sexuell-reproduktive Störungen** als Folge der Erkrankung dieses Hirnareals. Besonders prägnant sind diese Symptome, wenn der mesiale Teil des Temporallappens involviert ist (limbisches System mit Amygdala und Hippocampus). Die charakteristische kognitive Störung ist die Minderung der Gedächtnisfunktion für verbale oder räumlich konstruktive Inhalte. Sie akzentuiert sich mit zunehmendem Altern des Erkrankten und kann zu relevanten Beeinträchtigungen etwa im Beruf führen. Die häufigste psychische Störung ist die Depression. Sexuell-reproduktive Störungen sind Impotenz bei Männern und Libidostörung sowie Anovulation bei Frauen (hyperandrogene Anovulation; polyzystisches Ovarialsyndrom). Diese resultieren aus einer Störung der hypothalamisch-hypophysären Steuerung reproduktiver Funktionen, die auch vom limbischen System beeinflusst wird (Abb. **B-4.9**).

Symptome jenseits der Anfälle: Insbesondere bei Epilepsien, die im Schläfenlappen entstehen (Temporallappenepilepsien) zeigen sich neben den epileptischen Anfällen **depressive, kognitive und sexuell-reproduktive Störungen** als Folge der Erkrankung dieses Hirnareals: Minderung der Gedächtnisfunktion für verbale oder räumlich konstruktive Inhalte, Depression, Impotenz bei Männern und Libidostörung sowie Anovulation bei Frauen (Abb. **B-4.9**).

Ätiopathogenese: Die Pathogenese der Epilepsien ist nicht vollständig geklärt. Die wesentliche elektrophysiologische Besonderheit liegt in der intermittierenden **synchronen Entladung** einer kritischen Anzahl zerebraler Neurone. Ausgehend von spontanen Membrandepolarisationen kommt es zur Ausbreitung der Erregung durch die inadäquate Regulierung der Propagation. Beides kann genetisch veranlagt (verschiedene Genloci wurden nachgewiesen) oder erworben sein, z. B. durch Schädigung von Hirngewebe und nachfolgendes Sprouting der Nervenzellen im Rahmen reparativer Mechanismen.

Ätiopathogenese: Die Pathogenese der Epilepsien ist nicht vollständig geklärt. Die wesentliche elektrophysiologische Besonderheit liegt in der intermittierenden **synchronen Entladung** einer kritischen Anzahl zerebraler Neurone. Dies kann genetisch veranlagt oder erworben sein.

Häufige Ursachen symptomatischer Epilepsien sind eine Hippokampussklerose (Abb. **B-4.9e**), Differenzierungsstörungen des Gehirns, z. B. Migrationsstörungen innerhalb der Hirnrinde, fokale kortikale Dysplasien, Heterotypien, Fehlbildungstumoren und Kavernome (Abb. **B-4.7**). Symptomatische Epilepsien können darüber hinaus auch Folge jeglicher akuter Hirnerkrankungen sein.

Diagnostik: Die Diagnose einer Epilepsie setzt die Manifestation zumindest *eines* epileptischen Anfalls voraus. Terminologisch berücksichtigt die Diagnoseformulierung drei Ebenen: die Epilepsieerkrankung, deren Ursache und die Semiologie der Anfälle.
Die klinische Untersuchung, Laborparameter und das EEG können noch bis zu Tage nach einem tonisch-klonischen Anfall hinweisende Befunde liefern (Tab. **B-4.6**).

Diagnostik: Die Diagnose einer Epilepsie setzt die Manifestation zumindest *eines* epileptischen Anfalls voraus, der klinisch erkannt werden muss. Der erste Anfall, der zur ärztlichen Untersuchung führt, ist oft nicht der erste aufgetretene Anfall. Die sorgfältige Exploration muss darauf abzielen, vorausgegangene Anfälle auch anderen Typs (als z. B. des ersten Grand-Mal) aufzudecken.
Die klinische und laborchemische Untersuchung kann noch Stunden bis Tage nach einem Anfall helfen zu evaluieren, ob der Anfall epileptischer Genese war (Tab. **B-4.6**). **Prolaktin** und **CK** (Kreatinkinase) werden im Serum bestimmt. Eine **Todd-Parese,** d. h. ein fokales neurologisches Defizit, findet sich nur nach fokal generierten Anfällen und ist dann ein strenges Indiz für eine symptomatische Anfallsursache. Eine postiktale **EEG**-Ableitung sollte immer angestrebt werden, da die Grundaktivität des Gehirns sich erst allmählich wieder normalisiert und die Rate spezifischer EEG-Befunde (Fokus, SW-Paroxysmen) postiktal am höchsten ist. Terminologisch berücksichtigt die Diagnoseformulierung drei Ebenen: Die Erkrankung an einer Epilepsie, deren Ursache (idiopathisch/genetisch, symptomatisch oder bislang ungeklärt) und die Semiologie der epileptischen Anfälle.

B-4.6

B-4.6 Befundnachweis nach tonisch-klonischem Anfall

Befund	**Zeitraum postiktal**				
	0–30 min	30 min–24 h	24–48 h	48–72 h	72 h–1 Woche
Prolaktin	+	–	–	–	–
CK	–	+	+	+	–
Todd-Parese	+	+	–	–	–
Petechien	+	+	+	+	–
Zungenbiss	+	+	+	+	+
Einnässen/Einkoten	+	–	–	–	–
EEG	+	+	+	–	–

Zwei **Beispiele** dienen zur Verdeutlichung:
- Manifestation von zwei generalisiert tonisch-klonischen Anfällen in der Aufwachphase in zwölf Monaten bei einer Frau im Alter von 18 Jahren. Im EEG Nachweis bilateral generalisierter Spike-Wave-Paroxysmen im anfallfreien Intervall. **Diagnose: idiopathische Epilepsie mit generalisiert tonisch-klonischen Anfällen.**
- Manifestation von Anfällen mit epigastrischer Aura, oralen Automatismen und Amnesie seit drei Jahren an fünf Tagen des Monats bei einem Mann im Alter von 33 Jahren. Im MRT kortikale Dysplasie temporal rechts, im EEG im Intervall Verlangsamungsfokus temporal rechts. **Diagnose: symptomatische Epilepsie mit komplex-fokalen Anfällen.**

Vereinzelt werden für Diagnosen auch Jargonbegriffe verwendet, um besondere Aspekte der Epilepsie hervorzuheben, etwa die Region des Anfallsursprungs (Temporallappen-, Frontallappen-Epilepsie), die Manifestation der Anfälle zu bestimmten Tageszeiten (Aufwach-Epilepsie bei idiopathischer Genese, Schlaf-Epilepsie bei symptomatischer Genese) oder man verwendet Eigennamen der Erstbeschreiber, etwa Janz-Syndrom für idiopathische Epilepsie mit myoklonisch-impulsiven Anfällen. Geläufig ist die Klassifikation der Epilepsien und epileptischen Syndrome der Internationalen Liga gegen Epilepsie (Tab. **B-4.5**), deren Revision sich derzeit in der Diskussion befindet.

≡ B-4.7 Klassifikation der Epilepsien und epileptischen Syndrome nach der Internationalen Liga gegen Epilepsie (1981) – Auszug

1. lokalisationsbezogene (fokale) Epilepsien und epileptische Syndrome
1.1 idiopathische Epilepsien mit altersgebundenem Beginn, z. B.: ▪ benigne Epilepsie des Kindesalters mit zentrotemporalen Spikes (Rolando) ▪ autosomal dominante nächtliche Frontallappenepilepsie
1.2 symptomatische lokalisationsbezogene Epilepsien mit Ursprung im: ▪ Temporal-, Frontal-, Parietal- oder Okzipitallappen
1.3 lokalisationsbezogene Epilepsien unklarer Ätiologie (bislang kryptogen genannt)
2. generalisierte Epilepsien und epileptische Syndrome
2.1 idiopathische generalisierte Epilepsien mit altersgebundenem Beginn, z. B.: ▪ Absence-Epilepsie des Kindesalters (Pyknolepsie) ▪ juvenile Absence-Epilepsie ▪ juvenile myoklonische Epilepsie (Impulsiv-Petit-Mal-Epilepsie, Janz-Syndrom) ▪ Epilepsie mit Aufwach-Grand-Mal ▪ Epilepsien mit spezifischen Anfallsauslösern (Reflexepilepsien)
2.2 symptomatische generalisierte Epilepsien: ▪ West-Syndrom (Epilepsie mit BNS-Krämpfen) ▪ Lennox-Gastaut-Syndrom ▪ Epilepsie mit myoklonisch-astatischen Anfällen
3. Epilepsien und Syndrome, die nicht als fokal oder generalisiert bestimmbar sind
4. spezielle Syndrome, z. B. Gelegenheitsanfälle, Fieberkrämpfe

≡ B-4.7

Apparative Zusatzdiagnostik: Neben der Anamnese erweitern **EEG** und **MRT** die Daten zur Charakterisierung einer Epilepsie. Grundsätzlich ist zu unterscheiden, ob man einen akut erkrankten, klinisch schwer beeinträchtigten Patienten untersucht oder einen Menschen, dem es angemessen gut geht und der über Anfälle berichtet. Jede Erkrankung des Gehirns kann mit der Manifestation epileptischer Anfälle einhergehen, so z. B. Hirninfarkt, Hirnblutung, Sinusthrombose, Enzephalitis, Hirntumor. Die Konstellation des Befindens (z. B. Parese, Fieber) ist Wegweiser für die weitere Diagnostik (CCT, cMRT, LP, Labor). Diese Aspekte finden sich in den entsprechenden Kapiteln dieses Buches und sollen hier nicht näher ausgeführt werden. Dargestellt werden soll vielmehr die Diagnostik bei Menschen mit dem Bericht über einzelne oder rezidivierende epileptische Anfälle.

Apparative Zusatzdiagnostik: Wesentlich und unverzichtbar sind **EEG** und **MRT**.

Mittels **Elektroenzephalografie** lässt sich eine Störung der Funktion kortikaler Neuronenverbände als Potenzialänderung darstellen. Von diagnostischem Vorteil ist, dass solche Veränderungen auch im anfallfreien Intervall (interiktal) zu finden sind. Von höherem diagnostischem Wert sind Ableitungen im Anfall (iktal), die aber nur selten in der Routinediagnostik gelingen. Nach ersten epileptischen Anfällen zeigen 30 % der interiktalen EEG relevante pathologische Befunde, mit weiteren vier bis sechs Ableitungen in den Folgemonaten steigert man das Ergebnis auf 60 %. Auch in den ersten 12 (– 24) Stunden nach einem Anfall kann man zahlreiche relevante Befunde erheben. Für die Diagnose **fokaler Anfälle** liefert das EEG Hinweise auf die Hirnregion, in der die epileptischen Anfälle entstanden sind. Es können dort Verlangsamungen der Grundaktivitäten oder steilere Abläufe als Zeichen einer aktuell erhöhten zerebralen Erregungsbereitschaft erfasst werden (Abb. **B-4.5**). Zur Ursache der Veränderungen kann das EEG aber keine spezifische Aussage geben. Hierzu bedarf es im Wesentlichen der kraniellen MRT-Untersuchung.

Im **EEG** wird eine Störung der Funktion kortikaler Neuronenverbände als Potenzialänderung dargestellt. Diese ist im Anfall (iktal) charakteristisch, kann aber teilweise auch im anfallfreien Intervall (interiktal) zu finden sein. Für die Diagnose **fokaler Anfälle** liefert das EEG Hinweise auf die Hirnregion, in der die epileptischen Anfälle entstanden sind.

Anders ist die Aussagekraft des EEG in der Diagnostik **generalisierter Anfälle** bei idiopathischen Epilepsien. Der Nachweis bilateral generalisierter Spike-Wave-Paroxysmen gilt als EEG-Muster einer genetischen Disposition zur Epilepsie (Abb. **B-4.8**). Hierdurch kommt der EEG-Diagnostik auch eine ätiologische Dimension zu. MRT-Untersuchungen des Hirns bleiben bei diesen Epilepsien hingegen unauffällig. Da die generalisierten Spike-Wave-Paroxysmen oft nur wenige Sekunden am Tag auftreten, nutzt man zur Diagnostik eine **EEG-Langzeitableitung** über 24 Stunden, z. B. mit einem mobilen Rekorder (Langzeit-EEG), um die Datengewinnung zu verbessern. Provokationsmethoden des EEG, wie z. B. Hyperventilation, intermittierende Photostimulation (Flickerlicht), vorangegangener Schlafentzug und Schlaf-EEG erhöhen die Rate spezifischer Potenziale (S. 127).

Anders ist die Aussagekraft des EEG in der Diagnostik **generalisierter Anfälle** bei idiopathischen Epilepsien. Durch den Nachweis spezifischer Potenzialmuster kommt der EEG-Diagnostik bei diesen Epilepsien auch eine ätiologische Dimension zu (Abb. **B-4.8**). Da die generalisierten Spike-Wave-Paroxysmen oft nur wenige Sekunden am Tag auftreten, nutzt man eine **EEG-Langzeitableitung** über 24 Stunden.

B-4.5 Interiktale EEG-Ableitung bei Patientin mit Temporallappenepilepsie

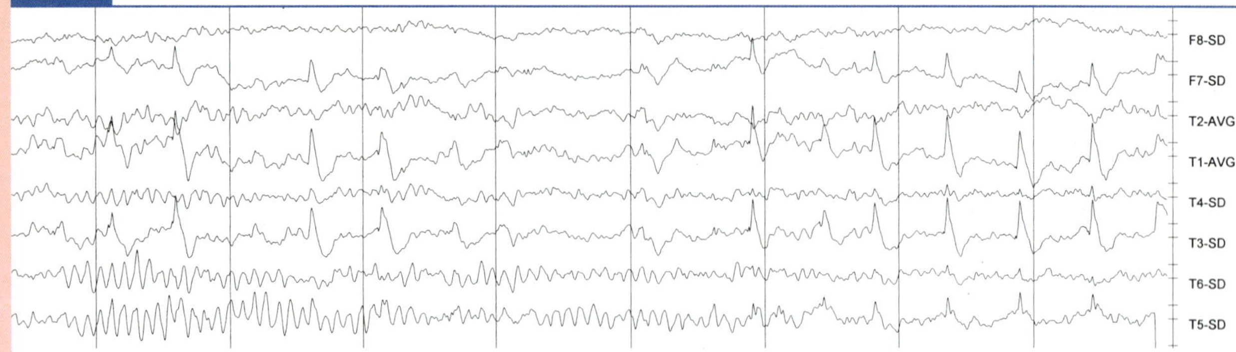

22-jährige Patientin mit fokaler Epilepsie, bisher unbehandelt. Häufige einfach- und komplex-fokale Anfälle beginnend mit einem immer identisch ablaufenden, aber schwer beschreibbaren „Gefühl, dass gleich etwas kommt". Dann folge eine unangenehme Empfindung im Bauch und sie könne nicht sprechen. Auf dieses Gefühl folge gelegentlich eine kurze Erinnerungslücke. Sie habe die Zustände nicht für krankhaft gehalten, bis eine Freundin sie darauf aufmerksam gemacht habe, dass sie im Gespräch nicht geantwortet und unsinnige Bewegungen mit den Händen ausgeführt habe. Im interiktalen EEG Nachweis eines Sharp-Wave-Fokus links temporal Mitte bis temporal anterior. (Quellenableitung mit Zusatzelektroden T 1 und T 2. Darstellung nur der temporalen Ableitungen.)

Für einige Epilepsien, insbesondere des Kindesalters, sind die EEG-Befunde diagnostisch wegweisend (Abb. **B-4.6**). Sie verbinden Gruppen ätiologisch heterogener Epilepsien mit ähnlichen Anfallsformen.

Für einige Epilepsien, insbesondere des Kindesalters, sind die EEG-Befunde diagnostisch wegweisend. Sie verbinden Gruppen ätiologisch heterogener Epilepsien mit ähnlichen Anfallsformen. Hierzu gehören:

- die symptomatischen Epilepsien des frühen Kindesalters (0 – 3 Jahre) mit Blitz-Nick-Salaam-(BNS-)Anfällen (West-Syndrom) mit dem EEG-Muster einer Hypsarrhythmie
- die symptomatischen Epilepsien des späteren Kindesalters (4 – 7 Jahre) mit myoklonisch-astatischen, tonischen und tonisch-klonischen Anfällen
- atypische Absencen (Lennox-Gastaut-Syndrom) mit dem EEG-Muster generalisiert tonischer Spike-Serien sowie bilateral generalisierten 2–2,5-Hz-Spike-Wave-Komplexen (Spike-Wave-Variant-Muster, Abb. **B-4.6**)
- zentrotemporale (uni- oder bilaterale) Sharp-Wave-Foci bei der vermutlich genetisch bedingten benignen Partialepilepsie (Rolando-Epilepsie)

Mittels synchroner Aufzeichnung von Patientenverhalten und EEG (Video-EEG) gelingt es, die Anfälle und EEG-Muster präzise zu erfassen und zu analysieren (Abb. **B-4.3**).

Bei häufigen Anfällen oder im Rahmen einer gezielten Diagnostik (mit Abdosieren von Antiepileptika zur Anfallsprovokation) gelingt es mittels synchroner Aufzeichnung von Patientenverhalten und EEG (Video-EEG), die Anfälle und EEG-Muster präzise zu erfassen und zu analysieren (Abb. **B-4.3**).

Das **MRT** zeigt strukturelle Veränderungen des Gehirns. Zu den MRT-Befunden, die häufig bei Menschen mit einer symptomatischen Epilepsie zu finden sind, gehören die Ammonshornsklerose (Hippokampussklerose), die fokale kortikale Dysplasie (Typ IIb), Heterotopien, Kavernom (oft mit Blutungszeichen) und Hamartom.

Im Gegensatz zum EEG zeigt die **Magnetresonanztomografie** (MRT) strukturelle Veränderungen des Gehirns, ohne etwas über die Funktion aussagen zu können. Es gibt allerdings MRT-Befunde, die häufig bei einer symptomatischen Epilepsie zu finden sind und deren Nachweis die explizite Frage nach der Manifestation epileptischer Anfälle nach sich ziehen sollte (Abb. **B-4.7**). Zu diesen Befunden gehören die Ammonshornsklerose (Hippokampussklerose), die fokale kortikale Dysplasie (Typ IIb), Heterotopien, Kavernom (oft mit Blutungszeichen), Hamartom, eine Schizenzephalie und die tuberöse Sklerose (s. Abb. **B-1.19**).

Weitere Verfahren bilden grafisch (farblich) die Funktion des Gehirns ab, gemessen am Blutfluss (SPECT) oder Metabolismus (PET). Sie kommen allerdings nur im Rahmen einer prächirurgischen Diagnostik zur Anwendung.

Zwischen EEG und MRT stehen die bildgebenden Untersuchungen mit **SPECT** und **PET**. Beide bilden grafisch (farblich) die Funktion des Gehirns ab, gemessen am Blutfluss (SPECT) oder Metabolismus (PET). Epileptische Foci zeigen im Intervall eine Hypoperfusion und im Anfall eine Hyperperfusion im SPECT sowie einen Hypo- bzw. Hypermetabolismus im PET. Diese Verfahren kommen allerdings nur in der subtilen Anfallsanalyse etwa im Rahmen einer prächirurgischen Diagnostik zur Anwendung.

Gelegenheitsanfälle: Begrifflich und inhaltlich abgegrenzt von Epilepsien oder einem ersten Anfall als Beginn einer Epilepsie werden epileptische Anfälle, die durch Provokationsfaktoren ausgelöst werden. Solche Gelegenheitsanfälle sind selten. Bei diesen Patienten zeigt das Gehirn keine persistierend erhöhte zerebrale Erregungsbereitschaft, sodass man nicht von einer Epilepsie spricht. Die Therapie besteht in der Behandlung der Grunderkrankung oder in der kurzzeitigen Gabe eines Antiepileptikums.

Gelegenheitsanfälle: Begrifflich und inhaltlich abgegrenzt von Epilepsien oder einem ersten Anfall als Beginn einer Epilepsie werden epileptische Anfälle, die durch plausible und reversible Provokationsfaktoren ausgelöst werden. Man spricht von Gelegenheitsanfällen. Solche Anfälle sind selten. Mögliche Ursachen sind die Therapie mit dem Psychopharmakon Clozapin, ein akutes Hirnödem (z. B. Sinusthrombose), eine Stoffwechselentgleisung (thyreotoxische Krise, hepatisches oder renales Koma), der Entzug von Benzodiazepinen oder ein Alkoholentzugsdelir. Die Therapie besteht in der Behandlung der Grunderkrankung oder in der kurzzeitigen Gabe eines Antiepileptikums. Bei diesen Patienten zeigt das Hirn keine persistierend erhöhte zerebrale Erregungsbereitschaft, sodass man *nicht* von einer Epilepsie spricht. Die Symptomatik der Anfälle ist oft generalisiert tonisch-klonisch, kann aber auch fokal oder myoklonisch sein (Clozapin).

B-4.6 EEG bei einem Patienten mit Lennox-Gastaut-Syndrom

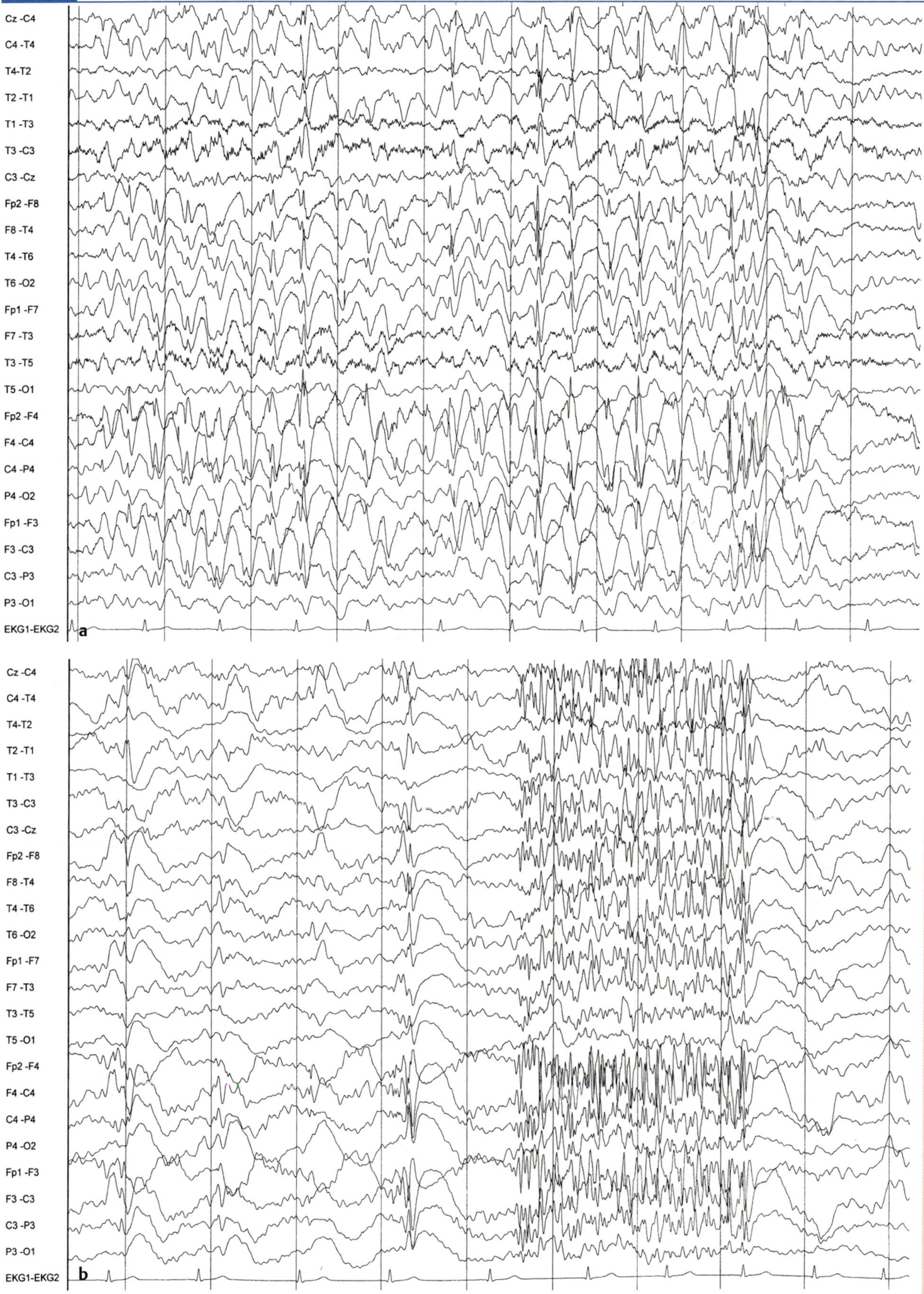

a Bilateral generalisierte 2–2,5/s Spike-Wave-Komplexe (Spike-Wave-Variant Muster)
b Bilateral generalisierter Paroxysmus hochgespannter Spike-Potenziale als elektroenzephalografisches Korrelat tonischer Anfälle

B-4.7 MRT-Befunde bei symptomatischen fokalen Epilepsien

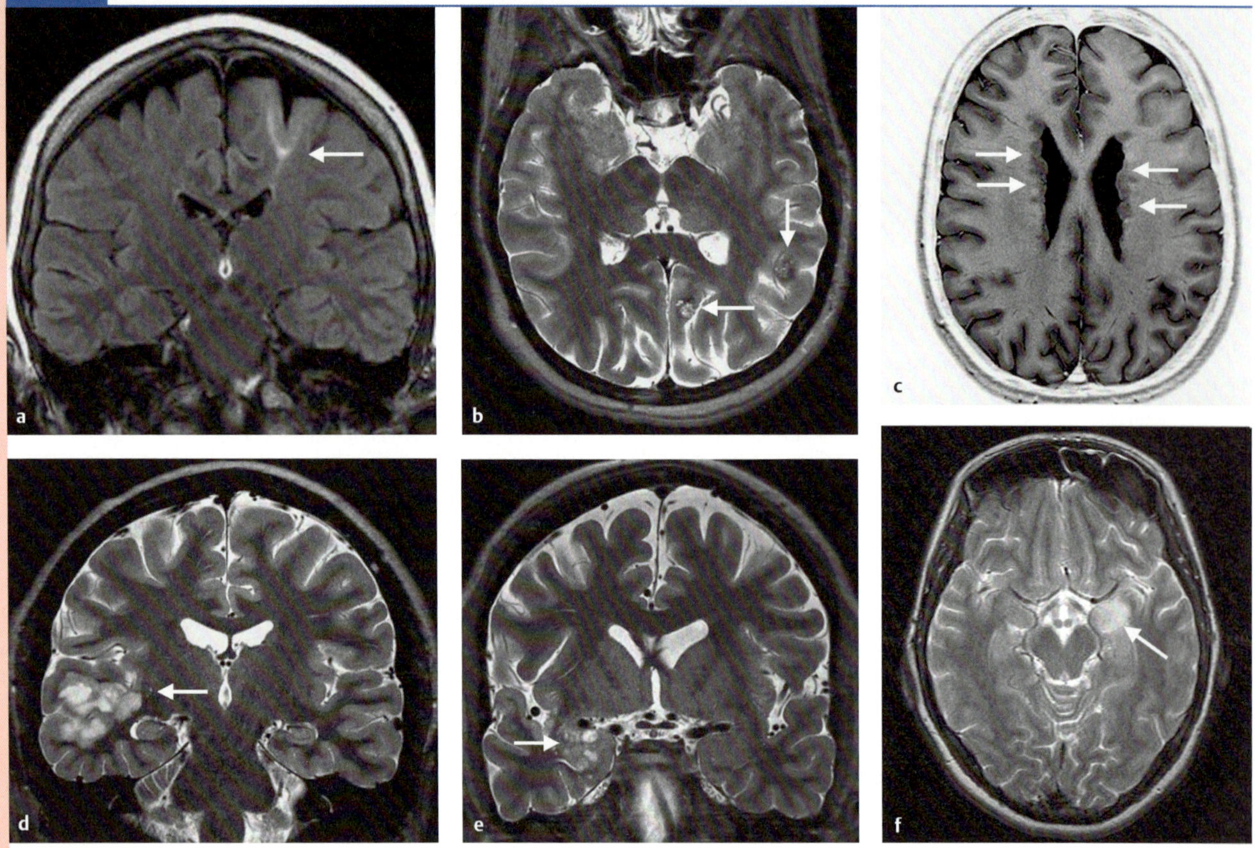

a Fokale kortikale Dysplasie links frontal
b Kavernom links temporal und okzipital
c Noduläre Heterotopie entlang der Wände der Seitenventrikel
d Dysembryoplastischer neuroepithelialer Tumor (DNT) im rechten Temporallappen
e Gangliogliom im rechten mesialen Temporallappen
f Hamartom im linken mesialen Temporallappen

Allgemeine Provokationsfaktoren epileptischer Anfälle: Bei Menschen, die bereits an Epilepsie leiden, können folgende Faktoren Anfälle provozieren: abruptes Beenden einer antikonvulsiven Medikation, Einnahme prokonvulsiver Medikamente, Infektionen mit Fieber und Schlafmangel bei idiopathischen Epilepsien mit generalisierten Anfällen.

Von **Fieberkrämpfen** spricht man nur bei Anfällen durch Fieber bei Kindern bis zum 6. Lebensjahr. Ihre Manifestation erhöht das spätere Epilepsierisiko (um etwa 4 %).

Spezifische Trigger, die bei einer manifesten Epilepsie epileptische Anfälle induzieren können (vgl. S. 127), sind: Photostimulation bei generalisierten Anfällen im Rahmen idiopathischer Epilepsien, seltene Stimuli wie Rechenoperationen, Lesen, Musik, die meist fokale Anfälle auslösen können.

Allgemeine Provokationsfaktoren epileptischer Anfälle: Bei Epilepsie-Patienten können bestimmte Faktoren Anfälle provozieren. Hierzu zählen insbesondere das abrupte Beenden einer antikonvulsiven Medikation, die Einnahme prokonvulsiver Medikamente (z. B. Gyrasehemmer), fieberhafte Infektionen und Schlafmangel bei idiopathischen Epilepsien mit generalisierten Anfällen. Als provoziert gelten auch epileptische Anfälle, die innerhalb von 14 Tagen nach einem Schädel-Hirn-Trauma auftreten (Frühanfälle). Das Risiko einer chronischen Epilepsie ist noch deutlich geringer, als wenn die Anfälle zu einem späteren Zeitpunkt auftreten (Spätanfälle).
Von **Fieberkrämpfen** spricht man nur bei Anfällen durch Fieber bei Kindern bis zum 6. Lebensjahr. Ihre Manifestation erhöht das spätere Epilepsierisiko (um etwa 4 %) insbesondere dann, wenn sie nicht zwischen dem 1. und 3. Lebensjahr auftreten, lange dauern oder mit fokalen Symptomen einhergehen.
Spezifische Trigger (vgl. S. 127), die bei einer manifesten Epilepsie Anfälle induzieren können, sind die Photostimulation bei generalisierten Anfällen im Rahmen idiopathischer Epilepsien und Stimuli wie Rechenoperationen, Lesen, Musik, Händewaschen in heißem Wasser, die meist fokale Anfälle auslösen können. Die Stimuli bewirken eine synchrone Entladung der angeregten (und epileptisch aktiven) Neurone; man spricht von Reflexepilepsien. Die betroffenen Patienten haben meist auch unprovozierte Anfälle.

► Klinischer Fall. Unmittelbar vor Unterrichtsbeginn wurde ein 16-jähriger Schüler im Beisein der Klassenkameraden bewusstlos und stürzte heftig. Er erinnerte sich weder an den Sturz noch an den Transport ins Krankenhaus. Die körperliche Untersuchung des noch leicht benommenen Jungen ergab abgesehen von einer Kopfplatzwunde und einem frischen Zungenbiss einen normalen Befund. Der Klassenkamerad schilderte einen tonisch-klonischen Anfall und berichtete zudem, dass der Patient die vorangegangene Nacht bei ihm war und die beiden bis fast zwei Uhr morgens mit Videospielen vor dem Computer verbracht hatten. Die Fremdanamnese mit der Mutter ergab, dass der Sohn drei Monate zuvor auf dem Weg zur Schule ohne nachvollziehbaren Grund gestürzt war und sich eine Knieverletzung zugezogen hatte. Auf Nachfragen berichtete sie, dass ihr insgesamt zweimal morgens beim Frühstück ein starres Geradeausschauen des Sohnes aufgefallen sei. Er „höre oft nicht", sodass sie die in der Situation nicht prompte Reaktion nicht als ungewöhnlich empfunden habe. Das am Aufnahmetag abgeleitete EEG ergab unter der Hyperventilation einen 4 s dauernden SW-Paroxysmus. Diagnose: idiopathische generalisierte Epilepsie. Nach Aufklärung des Patienten und seiner Mutter wurde die Behandlung mit Valproinsäure initiiert.

► Klinischer Fall.

Kernaussagen zur Diagnosefindung: Die Diagnosefindung besteht in der Zusammenführung **typischer Befundkonstellationen**, nach denen aktiv gefragt und methodisch gesucht werden muss. Folgende Aspekte erweisen sich dabei als hilfreich:

- Die meisten Erkrankten erleiden kleine *und* große Anfälle.

Zur Diagnose **symptomatischer Epilepsien**:

- Schlafgebundene Anfälle treten nur bei symptomatischen Epilepsien auf.
- Auren und Prodromi verweisen auf Anfälle bei symptomatischen Epilepsien.
- Eine postiktale Funktionsstörung verweist auf Anfälle bei symptomatischen Epilepsien.
- Ein Erkrankungsbeginn im (speziell höheren) Erwachsenenalter verweist eher auf eine symptomatische Genese.
- Zu typischen fokalen Anfällen siehe Tab. **B-4.5**.

Zur Diagnose **idiopathischer Epilepsien mit generalisierten Anfällen**:

- Anfälle nach dem Erwachen sind typisch für generalisierte Anfälle bei idiopathischen Epilepsien.
- Schlafmangel und/oder Photostimulation sind typische Trigger für generalisierte Anfälle bei idiopathischen Epilepsien.
- Ein Erkrankungsbeginn im Schulalter verweist eher auf eine idiopathische Genese.
- Generalisierte Spike-Wave-Paroxysmen im EEG verweisen auf eine idiopathische Epilepsie.
- Eine genetische Untersuchung ist zur klinischen Diagnostik nicht gebräuchlich.
- Zu typischen generalisierten Anfällen siehe Tab. **B-4.5**.

Berücksichtigt man die Semiologie der Anfälle, Symptome jenseits der Anfälle sowie eventuelle Provokationsfaktoren, die Befunde der obligaten apparativen Diagnostik EEG und MRT vor dem Hintergrund dieser Kernaussagen, dann lassen sich Symptom- und Befundkonstellationen sowie klassische Verläufe der einzelnen Epilepsien und epileptischen Syndrome formulieren. Klassische Konstellationen für die am häufigsten genannten Epilepsien sollen dies beispielhaft demonstrieren.

Kernaussagen zur Diagnosefindung: Zur Diagnosefindung werden **typische Befundkonstellationen** zusammengeführt. Nach ihnen muss aktiv gefragt und methodisch gesucht werden (Abb. **B-4.8** und Abb. **B-4.9**).

Befundkonstellationen bei Absencenepilepsie: Absencenepilepsien manifestieren sich typischerweise im **Kindesalter** zwischen dem 5. und 10. Lebensjahr. Die kurzen, meist täglich auftretenden Wahrnehmungspausen fallen oft nur indirekt als Unaufmerksamkeit in der Schule auf und werden von den Patienten selbst kaum bemerkt. Manchmal führt ein erster generalisiert tonisch-klonischer Anfall zur Diagnose. Wie bei allen idiopathischen Epilepsien mit generalisierten Anfällen ereignen sich die Anfälle überwiegend in den ersten beiden Stunden nach dem Erwachen (Aufwachepilepsien). Die diagnostisch wegweisende EEG-Untersuchung zum Nachweis bilateral generalisierter Spike-Wave-Paroxysmen ist daher bei einer Ableitung nach dem Erwachen am aussagekräftigsten (Abb. **B-4.8**). Strukturelle Veränderungen des Gehirns findet man kernspintomografisch nicht.

Die kindliche Absenceepilepsie kann bei einem Drittel der Erkrankten bis zum 20. Lebensjahr sistieren, vorausgesetzt, es treten keine generalisiert tonisch-klonischen Anfälle hinzu. Gelingt es, die Manifestation der Anfälle zu verhindern (eine Heilung der Erkrankung ist nicht möglich), so ist die kognitive Leistung der Erkrankten unbeeinträchtigt. Ihr Leben wird jedoch bestimmt von der Kontrolle der Anfälle; dies hat Einfluss auf die Lebensführung und die Lebensplanung. **Schlafmangel und Photostimulation** sind spezifische Trigger, die es zu meiden gilt. Auch bei der Berufswahl ist die Erkrankung zu berücksichtigen, etwa wenn Nachtarbeit zu erwarten ist.

Absencenepilepsien gehören zu den idiopathischen, genetisch determinierten, generalisierten Epilepsien mit altersgebundenem Beginn. Sie manifestierten sich typischerweise im Kindesalter. Die kurzen, meist täglich auftretenden Wahrnehmungspausen fallen oft nur indirekt auf; manchmal führt erst ein erster generalisiert tonisch-klonischer Anfall zur Diagnose. Die diagnostisch wegweisenden SW-Paroxysmen lassen sich am ehesten kurz nach dem Erwachen nachweisen (Abb. **B-4.8**).

Bei einem Drittel der Patienten sistieren die Absencen bis zum 20. Lebensjahr, sofern keine generalisiert tonisch-klonischen Anfälle hinzugetreten sind. Schlafmangel und Photostimulation bleiben spezifische Trigger, die es zu meiden gilt. Die Absencenepilepsien sind meist gut therapierbar; dies bedeutet aber in vielen Fällen eine lebenslange Therapie.

B-4.8 Typische Befundkonstellation bei Absencenepilepsie: EEG mit generalisiertem Spike-Wave-Paroxysmus

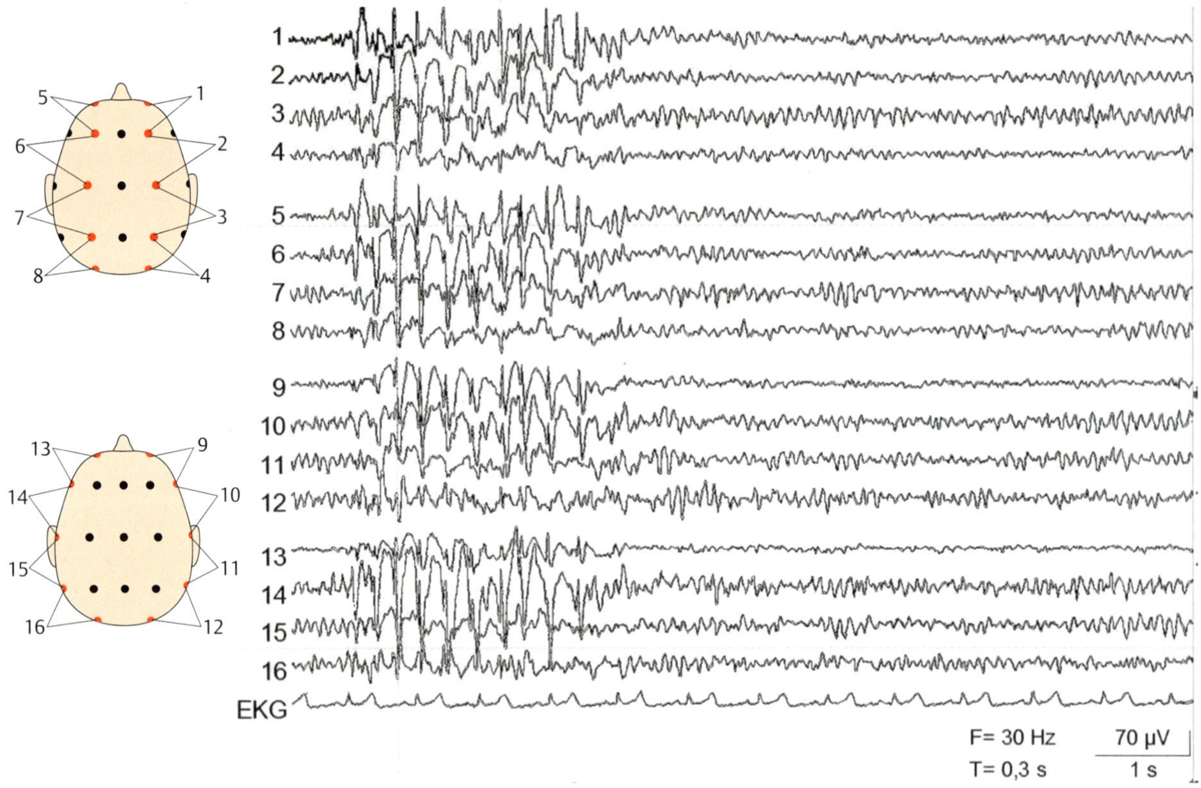

Paroxysmus bilateral generalisierter Spike-Wave-Komplexe als elektroenzephalografisches Korrelat einer erhöhten zerebralen Erregungsbereitschaft bei Absencenepilepsie. Das MRT ist typischerweise unauffällig. Die Spike-Wave-Komplexe haben eine Frequenz von 3/s, die SW-Gruppe setzt paroxysmal ein und dauert weniger als zwei Sekunden an.

Insgesamt ist der Verlauf der idiopathischen Epilepsien mit Absencen vergleichsweise benigne, da diese **meist gut therapierbar** sind. Eine lebenslange Therapie mindert das Risiko weiterer Anfälle deutlich, insbesondere wenn Valproat eingesetzt wird. Zur Therapiekontrolle eignen sich wiederholte Langzeit-EEG-Ableitungen, in denen unbemerkte Absencen erfasst werden können. Die eher selten auftretenden generalisiert tonisch-klonischen Anfälle entgehen der Aufmerksamkeit meist nicht. Bei ausbleibendem Therapieerfolg (ca. 20 %) stehen allerdings keine nicht medikamentösen Therapieoptionen zur Verfügung.

Bei der **Planung einer Schwangerschaft** ist zu beachten: Valproat erhöht das teratogene Risiko und kann zu kognitiven Reifungsstörungen des Kindes führen (insbesondere bei Dosierungen über 1000 mg/die). Viele Frauen müssen zwischen den Risiken durch die Medikation und dem Risiko einer Anfallszunahme – mit allen Auswirkungen auf Mobilität und Beruf – bei Wechsel auf ein schwächer wirksames Mittel (wie z. B. Lamotrigin) wählen.

Temporallappenepilepsien sind komplexe Erkrankungen mit unterschiedlicher Ätiologie (Abb. **B-4.9**). Sie manifestieren sich grundsätzlich in jedem Alter; häufig zwischen dem 15. und 40. Lebensjahr. MRT, EEG und neuropsychologische Untersuchung sind die wichtigsten diagnostischen Parameter.

Befundkonstellation bei Temporallappenepilepsie: Temporallappenepilepsien sind komplexe Erkrankungen unterschiedlicher Ätiologie. Sie sind die **häufigsten Epilepsieformen, schwer behandelbar** und gehen neben der Manifestation epileptischer Anfälle mit anderen Beschwerden einher, die das Befinden des Erkrankten erheblich beeinflussen (Abb. **B-4.9**). Die Erkrankung manifestiert sich grundsätzlich in jedem Alter, häufig jedoch zwischen dem 15. und 40. Lebensjahr. Ihre Ätiologie zeigt sich im MRT, das EEG kann auf die erkrankte Hemisphäre hinweisen. Schon mit der Diagnose zeigen drei von vier Patienten testpsychologisch kognitive Teilleistungsstörungen (Einbußen für das Erlernen und Abrufen neuer Inhalte) als Hinweis auf eine Funktionsstörung in einem mnestisch relevanten Hirnareal, dem Temporallappen.

B-4.9 Typische Befundkonstellation bei Temporallappenepilepsie (TLE)

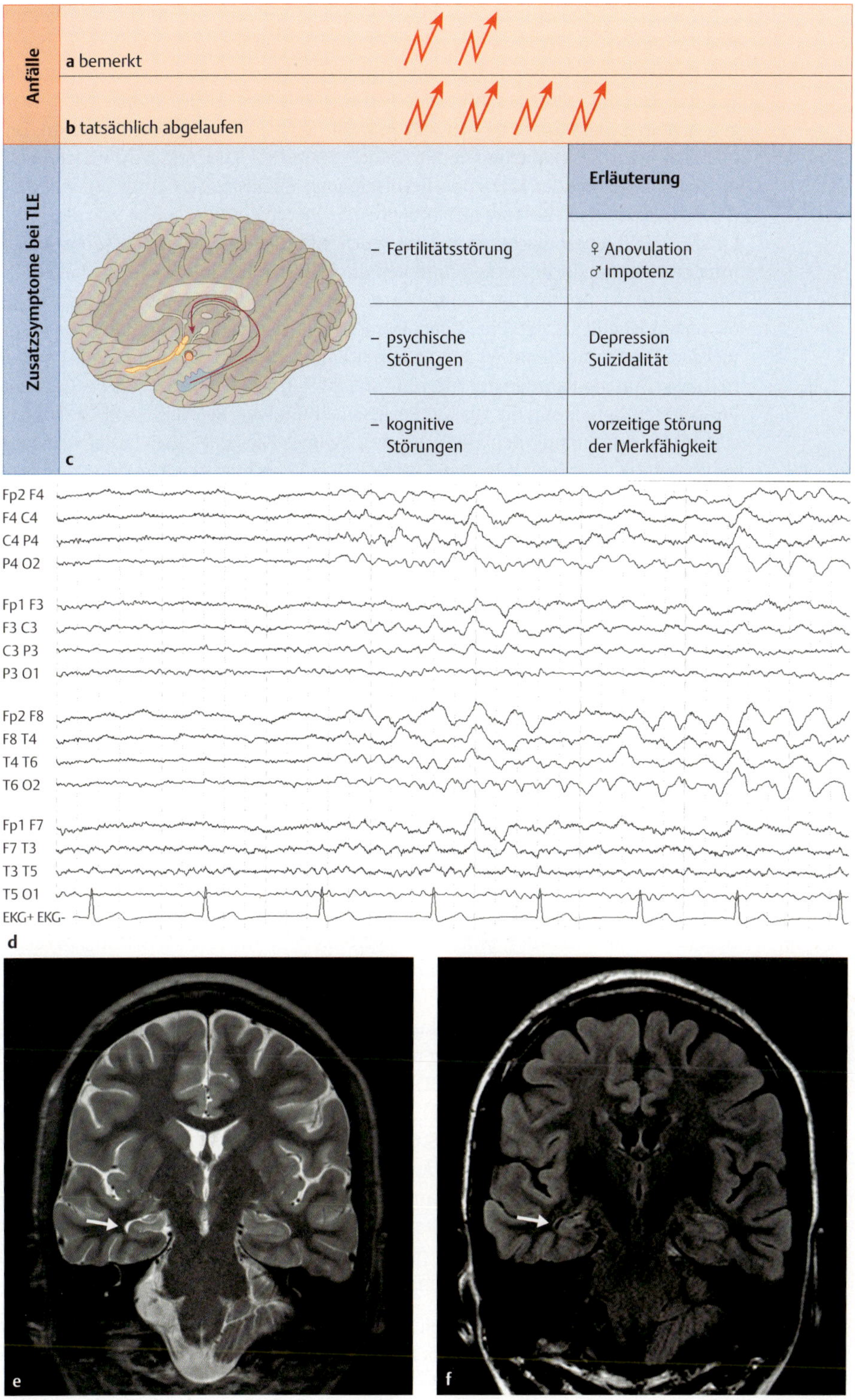

In der sichtbaren Ebene manifestieren sich epileptische Anfälle (**a**). Ihre Anzahl wird meist unterschätzt, da ein hoher Anteil insbesondere der **komplex fokalen Anfälle** vom Patienten nicht erinnert und von anderen nicht beobachtet wird (**b**). Der Temporallappen umfasst im mesialen Teil Anteile des limbischen Systems (Amygdala und Hippocampus) und im lateralen Teil den temporalen Neokortex. Häufig ist das **limbische System** in die Erkrankung involviert und verursacht dann neben den typischen Anfallscharakteristika (z. B. orale Automatismen) auch depressive, kognitive und durch seine Efferenzen zum Hypothalamus (symbolisiert durch roten Pfeil) sexuell-reproduktive Störungen (**c**). Das EEG zeigt typischerweise eine **regionale Verlangsamung temporal** als Zeichen einer gestörten Funktion neuronaler Netzwerke (hier temporal rechts korrelierend mit der rechtsseitigen Hippokampussklerose; **d**). Das EEG kann keinen Hinweis auf die Ursache der Störung geben. Häufigste Ursache einer Temporallappenepilepsie ist eine **Hippokampussklerose.** Es kommt zu einem Neuronenverlust im Hippokampus und einer Bindegewebsvermehrung, im MRT (**e** und **f**) sichtbar an der Signalerhöhung und Atrophie. Die Ursache dieser Sklerose ist nicht eindeutig geklärt. Als möglich diskutiert werden bei einigen Betroffenen eine Begleitenzephalitis nach Innenohrentzündung im Kindesalter, eine limbische Enzephalitis, eine familiäre Disposition.

Auren, komplex-fokale Anfälle mit Automatismen und tonisch-klonische Anfälle sind das Anfallsspektrum bei einer Temporallappenepilepsie. Das reale Maß der Anfallsfrequenz wird oft unterschätzt, da insbesondere komplex-fokale Anfälle nicht immer wahrgenommen werden. Die meisten Erkrankten erreichen keine vollständige Anfallskontrolle unter der medikamentösen Therapie. Die Operation stellt nur dann eine Therapieoption dar, wenn sich eine unilokuläre Anfallsgenese nachweisen lässt.

Zunächst jedoch dominieren für den Patienten die **epileptischen Anfälle:** Auren, komplex-fokale Anfälle mit Automatismen wie Schlucken, Schmatzen, Umherlaufen sowie generalisiert tonisch-klonische Anfälle. Die ersten beiden medikamentösen Therapieschritte (oft Lamotrigin und Levetiracetam) zeigen, welcher Therapieerfolg möglich ist. Die meisten Erkrankten erreichen keine vollständige Anfallskontrolle. Nicht selten werden Auren akzeptiert und negiert sowie komplex-fokale Anfälle nicht wahrgenommen, sodass das reale Maß der Anfallsfrequenz meist unterschätzt wird. Dennoch kommen viele Patienten damit zunächst zurecht. Schwierig wird es, wenn man für die Beurteilung der Fahr- und Berufseignung Anfallsfreiheit erreichen will. Dann ist oft die operative Therapie die verbleibende Therapieoption, sofern sich eine unilokuläre Anfallsgenese nachweisen lässt. Auch zum Erreichen einer besseren sozialen Integration gehen nicht wenige Patienten die Risiken einer solchen Operation ein.

Begleitsymptome: Insbesondere bei Epilepsien, die im Schläfenlappen entstehen (Temporallappenepilepsien), zeigen sich neben den epileptischen Anfällen **depressive, kognitive und sexuell-reproduktive Störungen** als Folge der Erkrankung dieses Hirnareals: Minderung der Gedächtnisfunktion für verbale oder räumlich konstruktive Inhalte, Depression, Impotenz bei Männern und Libidostörung sowie Anovulation bei Frauen (Abb. **B-4.9**).

Die weiteren Symptome der komplexen Krankheit Temporallappenepilepsie werden oft unzureichend erfragt. Eine **Depression** ist sehr häufig (70 %) und muss behandelt werden. Die Erkrankten nehmen die **kognitiv-mnestischen Störungen** selbst erst allmählich wahr. Im Rahmen der Alterung stellen sich deutlich früher als bei Gesunden Leistungseinbußen ein, die für die Berufsausübung von Relevanz sind. So konfrontiert diese Erkrankung den Patienten ein zweites Mal mit einer sozial relevanten Symptomatik, für die es allerdings keine Behandlung gibt. Das Einüben von ritualisierten Abläufen und externe Hilfsmittel zur Erinnerung (Computer) müssen genutzt, kognitiv negativ wirkende Antiepileptika (z. B. Topiramat) gemieden werden.
Eine **Störung sexuell-reproduktiver Funktionen** ist häufig. Neben unerfülltem Kinderwunsch berichten Frauen von Zyklusstörungen, Männer gelegentlich von einer erektilen Dysfunktion. Nach diesen Symptomen als Folge der temporo-mesialen Funktionsstörung muss man aktiv fragen, um die medikamentöse Therapie entsprechend anpassen zu können.
Patienten mit einer Temporallappenepilepsie sind in vielfältiger Weise betroffen und bedürfen der lebenslangen Behandlung. Die Temporallappenepilepsie zeigt beispielhaft, dass die Auswirkungen der Erkrankung Epilepsie maßgeblich von der Lokalisation der Grunderkrankung abhängig sind und dass Epilepsien keineswegs allein „Anfallkrankheiten“ sind.

Differenzialdiagnose: Die wesentlichen Differenzialdiagnosen bestehen zwischen einem generalisiert tonisch-klonischen Anfall einerseits und der Abgrenzung zu Synkopen (S. 512) oder psychogenen Anfällen (Tab. **B-4.3**, S. 515). Abzugrenzen sind andere Erkrankungen mit anfallartig und wiederholt auftretenden Verhaltensänderungen, Myoklonien, Stürzen oder Bewusstseinsstörungen; dazu gehören auch psychogene Anfälle.

Differenzialdiagnose: Die wesentlichen Differenzialdiagnosen bestehen zwischen einem generalisiert tonisch-klonischen Anfall einerseits und der Abgrenzung zu Synkopen (S. 512) oder psychogenen Anfällen andererseits (Tab. **B-4.3**, S. 515). In der direkten Beobachtung gelingt die Abgrenzung, wenn z. B. klassische psychogene Muster wie ein „arc de cercle“ (Abb. **B-5.4**) oder Totstellversuch (Abb. **B-5.3**) bestehen.
Abzugrenzen sind andere Erkrankungen mit anfallartig und wiederholt auftretenden Verhaltensänderungen, Stürzen (Tab. **B-4.12**, S. 541) oder Bewusstseinsstörungen. Dazu gehören Migräne (S. 418), transiente globale Amnesie (S. 98), Narkolepsie (S. 539), rezidivierende TIA (S. 381), paroxysmale extrapyramidale Störungen (S. 58) und das Lance-Adams-Syndrom (S. 62). Bei insbesondere an den Schlaf gebundenen hypermotorischen epileptischen Anfällen (Frontallappenepilepsien) stellt sich die Differenzialdiagnose zu extrapyramidalen Störungen und REM-Schlaf bezogenen Verhaltensstörungen (S. 542). Isolierte Myoklonien der Extremitäten können physiologisch (Einschlafmyoklonien), psychogen oder Symptom verschiedenartiger Erkrankungen (Tab. **A-2.12**, S. 63) sein.

Therapie: Die Behandlung der Epilepsien ist eine **chronische antikonvulsive Prophylaxe**, in der Regel mittels Antiepileptika. Andere Maßnahmen sind das Meiden anfallsauslösender Trigger, selten zerebrale Stimulationsverfahren (Vagusnerv- oder tiefe Hirnstimulation), Biofeedback und begleitende Psychotherapie.
Einen kurativen Ansatz hat die operative, resektive Therapie symptomatischer Epilepsien.

Therapie: Die Behandlung von Epilepsien ist sehr selten eine kausale oder kurative Maßnahme. Vielmehr handelt es sich um eine **chronische antikonvulsive Prophylaxe**. Ganz überwiegend erfolgt diese durch antikonvulsiv wirkende Medikamente (Antiepileptika). Andere Maßnahmen sind das Meiden von anfallsauslösenden Triggern, selten die Therapie mit Kortikoiden (bei kindlichen Epilepsien wie West-Syndrom oder Epilepsien im Rahmen einer limbischen Enzephalitis), zerebrale Stimulationsverfahren (Vagusnerv- oder tiefe Hirnstimulation), Biofeedback sowie begleitende Psychotherapie. Einen anderen, letztlich kurativen Ansatz hat die resektive Therapie von symptomatischen Epilepsien. Da meist Hirnfunktionen durch die Operation beeinträchtigt werden, spricht man von einer Defektheilung.

Die **medikamentöse Therapie** als antikonvulsive Prophylaxe kann die Rezidivrate epileptischer Anfälle reduzieren und im Idealfall weitere Anfälle verhindern. Dies gelingt bei idiopathischen Epilepsien besser als bei symptomatischen Epilepsien. Je nach Konstellation der Befunde (z. B. Läsion im MRT) werden 30 – 50 % der Patienten mit symptomatischen Epilepsien **anfallfrei** (in bestimmten Fällen, z. B. bei einer Ammonshornsklerose, liegt diese Rate deutlich niedriger). Bei idiopathischen Epilepsien mit generalisierten Anfällen gelingt dies häufiger, etwa bei generalisiert tonisch-klonischen Anfällen in 60 %, bei Abscencen in 80 % und bei myoklonisch impulsiven Anfällen in 90 %.

Unter **medikamentöser Therapie** werden 30 – 50 % der Patienten mit symptomatischen Epilepsien sowie 60 – 90 % der Patienten mit idiopathischen Epilepsien **anfallfrei.**

Gegen die mnestischen, psychischen und sexuell-reproduktiven Störungen bei symptomatischer Epilepsie mit Ursprung im mesialen Temporallappen (dies sind zwei Drittel aller symptomatischen Epilepsien) sind Antiepileptika nicht wirksam; sie können diese vielmehr bei einer ungünstigen Wahl sogar akzentuieren.

Gegen psychische und mnestische Symptome der symptomatischen Epilepsien mit Ursprung im Schläfenlappen sind Antiepileptika nicht wirksam.

Der individuell richtige Zeitpunkt zum **Beginn der Therapie** ist dann gegeben, wenn der Patient in der medikamentösen Behandlung einen sinnvollen Schutz sieht. Dies kann schon nach einem ersten Anfall zutreffen. Die Entscheidung hängt einerseits ab von der Schwere der Anfälle oder des ersten Anfalls, anfallbedingten Verletzungen, der Angst vor einem Rezidiv, den sozialen Konsequenzen (Fahr-, Berufseignung) sowie dem Letalitätssrisiko. Andererseits sieht nicht jeder Patient in der Medikation eine notwendige Hilfe nach einem ersten Anfall oder er befürchtet Nebenwirkungen. Schließlich lässt sich der Epilepsiekranke meist auf eine lebenslange Therapie ein. Wichtig ist auch, die weitere Betreuung und die Kontrolle des Behandlungserfolgs sowie den Umgang mit möglichen Nebenwirkungen zu besprechen. In jedem Fall ist die Beratung und Aufklärung über Gefährdungen und sozialmedizinische Aspekte, die sich auch bereits nach einem ersten Anfall ergeben, für den Patienten von großer Bedeutung. Die Kraftfahrereignung ist beim Auftreten epileptischer Anfälle eingeschränkt (verbindliche Begutachtungs-Leitlinien zur Kraftfahrereignung werden von der Bundesanstalt für Straßenwesen veröffentlicht). Bei zahlreichen Aktivitäten im Alltag sowie bei einigen Sportarten besteht ein erhöhtes Verletzungsrisiko. Entsprechend muss die Aufklärung über die Diagnose Epilepsie auch die Aufklärung über mögliche Auswirkungen der Erkrankung auf die Alltagsaktivitäten, die Berufsausübung und die Mobilität sowie weitere sozialmedizinisch relevante Aspekte umfassen (Abb. **B-4.10**).

Der individuell richtige Zeitpunkt zum **Beginn einer Therapie** ist dann gegeben, wenn der Patient in der medikamentösen Therapie einen sinnvollen Schutz sieht. Die Entscheidung kann abhängen von der Schwere der Anfälle oder des ersten Anfalls, von anfallbedingten Verletzungen, der Angst vor einem Rezidiv, den sozialen Konsequenzen (Fahr-, Berufseignung) sowie dem Letalitätsrisiko. Wesentlich sind daraufhin die Beratung und Aufklärung über Gefährdungen im Alltag und beim Sport sowie über sozialmedizinische Aspekte wie die Auswirkung auf die Kraftfahrereignung und den Beruf (Abb. **B-4.10**).

B-4.10 Auswirkungen der Krankheit Epilepsie auf die Fahreignung, Alltagsaktivitäten und Sport

B-4.10

Fahreignung
Für PKW/Motorrad ist Anfallsfreiheit von 12 Monaten bei Epilepsien und von 6 Monaten nach erstem Anfall ohne Zusatzbefunde erforderlich.
5 Jahre Anfallsfreiheit (ohne Therapie) ist für LKW erforderlich.

Haushalts- und Lebensrisiken
Verbrennung: Wasserkocher, Herdplatte, Dusche
Brandgefahr: Rauchen im Bett, Bügeln
Ertrinken: Badewanne, Schwimmen
Sturz: von der Leiter, Gerüst

Sportarten mit Risiko
Schwimmen, Wassersport, Extrem-Bergsteigen, Reiten, Fliegen, Schießen

Selten ist das Rezidivrisiko so gering, dass eine medikamentöse Therapie der Anfälle aus medizinischer Sicht nicht sinnvoll ist.

Aus medizinischer Sicht gibt es nur wenige Konstellationen, in denen das Rezidivrisiko weiterer Anfälle als gering gilt und damit eine Therapie zunächst zur Disposition steht: Ein einmaliger generalisiert tonisch-klonischer Anfall, die Manifestation generalisiert tonisch-klonischer Anfälle im Abstand von vielen Jahren (Oligoepilepsie) sowie die benigne Partialepilepsie des Jugendalters, die mit seltenen Anfällen (meist nächtliche generalisiert tonisch-klonische Anfälle oder fokale Anfälle mit brachiofazialer Semiologie) einhergeht und bei 80 % eine Spontanremission nach wenigen Jahren zeigt.

Nach einem ersten generalisiert tonisch-klonischen Anfall beträgt die **Rezidivrate** 10 % in den ersten 12 Monaten. Sie erhöht sich deutlich bei auffälligen Befunden. Absencen und myoklonisch-impulsive Anfälle treten nie isoliert auf. Auch für fokale Anfälle, insbesondere beim Anfallsbeginn im Schläfenlappen, besteht sehr hohe Rezidivneigung.

Nach einem ersten generalisiert tonisch-klonischen Anfall ist die **Rezidivrate** bei unauffälligen oder unspezifischen Befunden in EEG und MRT 10 % in den ersten zwölf Monaten und 25 % in den ersten fünf Jahren. Findet sich eine typische MRT-Läsion, beträgt das Risiko 25 bzw. 50 %. Beim Nachweis generalisierter Spike-Wave-Paroxysmen im EEG (genetische Disposition) beträgt das Risiko 15 bzw. 58 %. Dabei ist zu beachten, dass Absencen und myoklonisch-impulsive Anfälle nie isoliert auftreten. Zum Diagnosezeitpunkt bestehen solche Anfälle oft schon seit Jahren. Auch für fokale Anfälle, insbesondere beim Anfallsbeginn im Schläfenlappen, besteht eine sehr hohe Rezidivneigung.

Die medikamentöse Therapie hat einige **Grundprinzipien**, die auch von der Phase der Erkrankung (d. h. den bereits erfolgten früheren Therapien) abhängen. Zu den Substanzen sowie den anzustrebenden Dosierungen siehe Tab. **B-4.8** und Tab. **B-4.9**.

Die **Grundprinzipien** der medikamentösen Therapie hängen von der Phase der Erkrankung (d. h. auch den bereits erfolgten früheren Therapien) ab.

- Zu Beginn wählt man eine Monotherapie und wechselt diese ggf. bei unzureichender Wirksamkeit.
- Mit den ersten beiden Monotherapieschritten besteht die höchste Chance, Anfallfreiheit zu erreichen.
- Anfallfreiheit erzielt man mit mittleren Dosierungen der Medikation („Alles-oder-nichts-Effekt", Tab. **B-4.9**).
- Die Auswahl der Antiepileptika erfolgt unter dem Gesichtspunkt der Verträglichkeit (Tab. **B-4.8**).
- Je mehr medikamentöse Therapien bereits erfolgt waren, umso geringer ist die Chance, noch Anfallfreiheit zu erreichen.
- In der späteren Therapiephase versucht man, durch die maximal vertragene Dosis der Medikamente die Anfälle so gut wie möglich zu beeinflussen („viel hilft viel").
- Ziel sollte sein, nicht mehr als zwei Antiepileptika zu kombinieren (Anstieg der Nebenwirkungsrate bei geringem Zusatzeffekt, wenn drei oder mehr Mittel gegeben werden).
- Von **Pharmakoresistenz** spricht man, wenn mit der Therapie zweier adäquater Antiepileptika in angemessener Dosierung keine anhaltende Anfallfreiheit erreicht wird. Für symptomatische Epilepsien bedeutet dies, dass die Möglichkeit einer operativen Behandlung erwogen werden sollte.

Auswahl des Antiepileptikums: Valproat ist das wirksamste Mittel zur Therapie generalisierter Anfälle bei idiopathischen Epilepsien, Lamotrigin wird zur Monotherapie von Anfällen bei symptomatischen Epilepsien am besten vertragen und Levetiracetam zeigt in der Kombinationstherapie von Anfällen bei symptomatischen Epilepsien die höchste Wirksamkeit.

Auswahl des Antiepileptikums: Derzeit sind etwa 25 Antiepileptika verfügbar, nur ein Drittel dieser Mittel steht im Zentrum der Therapieüberlegungen (Tab. **B-4.8** und Tab. **B-4.9**). Für die Therapie idiopathischer Epilepsien mit generalisierten Anfällen haben sich weniger Medikamente als wirksam erwiesen als für die Therapie symptomatischer Epilepsien. Einige der Antiepileptika können sogar einen prokonvulsiven (anfallfördernden) Effekt auf idiopathische Epilepsien mit generalisierten Anfällen haben (am deutlichsten Oxcarbazepin).

Die wesentlichsten Mittel zu Therapie **symptomatischer** Epilepsien zur Mono- und Kombinationstherapie sind Lamotrigin, Carbamazepin, Oxcarbazepin, Levetiracetam, Topiramat und Valproat. Die Leitlinien zur Epilepsietherapie empfehlen Lamotrigin oder Levetiracetam als bevorzugte Antiepileptika.

Die wesentlichsten Mittel zu Therapie **idiopathischer** Epilepsien mit generalisierten Anfällen sind zur Monotherapie Valproat, Ethosuximid, Lamotrigin und Topiramat, zur Kombinationstherapie Levetiracetam. Die Leitlinien zur Epilepsietherapie empfehlen Valproat als bevorzugtes Antiepileptikum.

Die Auswahl eines Mittels erfolgt anhand individueller Faktoren im Rahmen des Wirkspektrums des Mittels. Dabei gilt:

- **Valproat** ist das wirksamste Mittel zur Therapie generalisierter Anfälle bei idiopathischen Epilepsien.
- **Lamotrigin** wird zur Monotherapie von Anfällen bei symptomatischen Epilepsien am besten vertragen.
- **Levetiracetam** zeigt in der Kombinationstherapie von Anfällen bei symptomatischen Epilepsien die höchste Wirksamkeit.

Individuelle Faktoren können die Auswahl jedoch modifizieren (Tab. **B-4.8**); zu berücksichtigen sind:

- rasches Erreichen der Zieldosis: Levetiracetam, Topiramat
- geringe kognitive Nebenwirkungen: Lamotrigin, Valproat, Levetiracetam
- gewichtsneutral: Lamotrigin, Carbamazepin, Oxcarbazepin
- keine Minderung hormoneller Kontrazeptiva: Valproat, Levetiracetam
- geringe Interaktion mit Begleitmedikation: Levetiracetam, Topiramat, Lamotrigin
- hohe Wirkung gegen generalisierte Anfälle bei idiopathischen Epilepsien: Valproat, Ethosuximid (kein Schutz gegen tonisch-klonische Anfälle)
- hohe Wirkung gegen Anfälle bei symptomatischen Epilepsien: in Monotherapie keine Präferenz, in Kombinationstherapie Levetiracetam
- geringe Teratogenität: Lamotrigin, Carbamazepin

Individuelle Faktoren (z. B. Gewicht, hormonelle Kontrazeptiva, Begleitmedikation) sind bei der Auswahl des Antiepileptikums zu berücksichtigen (Tab. **B-4.8**).

B-4.8 Für die Therapieauswahl relevante Charakteristika der gebräuchlichen Antiepileptika

Antiepileptikum	Enzyminduktion in der Leber (Cytochrom P 450)	Interaktionspotenzial	Typische Nebenwirkungen
Carbamazepin	ja	hoch	zerebellare Symptome
Ethosuximid	nein	gering	Schlafstörung, Appetitlosigkeit
Gabapentin	nein	sehr gering	Gewichtszunahme
Lacosamid	nein	gering	Reizleitungsstörung (Verlängerung QT-Intervall)
Lamotrigin	sehr gering	gering	toxisch-allergische Hautreaktion, zerebellare Symptome
Levetiracetam	nein	sehr gering	Reizbarkeit, Müdigkeit, Schlafstörung
Oxcarbacepin	gering	mäßig	Hyponatriämie, zerebellare Symptome
Phenobarbital	ja	hoch	Sedierung, Dupuytren-Kontraktur
Phenytoin	ja	hoch	Gingivahyperplasie, Hirsutismus, zerebellare Symptome
Topiramat	sehr gering	sehr gering	Konzentrations- und Aufmerksamkeitsstörung, Wortfindungsstörung, Parästhesien, Nierensteine, Gewichtsabnahme
Valproat	Enzyminhibition	mäßig bis hoch	Gewichtszunahme, Tremor, Haarausfall
Zonisamid	nein	sehr gering	Konzentrations- und Aufmerksamkeitsstörung, Gewichtsabnahme

Zieldosis und Kombinationstherapie: Mit Erreichen der Zieldosis entfaltet das Mittel seine Wirkung. Man beurteilt den antikonvulsiven Effekt nach dem vierfachen zeitlichen Intervall zwischen den Anfällen (z. B. ein Anfall/Woche: Beobachtungszeit vier Wochen). Bei unzureichender Wirkung steigert man die Dosis, wechselt das Medikament oder addiert ein zusätzliches Antikonvulsivum. Bei täglichen Anfällen sollte man den Wirkeffekt einmal pro Woche überprüfen. Tab. **B-4.9** zeigt die Eindosierung und Dosierung der gebräuchlichen Antiepileptika.

- Gebräuchliche Antiepileptikakombinationen zur Therapie symptomatischer Epilepsien sind Lamotrigin plus Levetiracetam; Lamotrigin plus Valproat, Levetiracetam plus Carbamazepin.
- Gebräuchliche Antiepileptikakombinationen zur Therapie idiopathischer Epilepsien mit generalisierten Anfällen sind Valproat plus Lamotrigin; Valproat plus Levetiracetam.

Zieldosis und Kombinationstherapie: Mit Erreichen der Zieldosis entfaltet das Mittel seine Wirkung. Bei unzureichender Wirkung steigert man die Dosis, wechselt das Medikament oder addiert ein zusätzliches Antikonvulsivum (Tab. **B-4.9**).

B-4.9 Eindosierung und Dosierung der gebräuchlichen Antiepileptika

Antiepileptikum	Zeitraum der Eindosierung	Dosisverteilung/24 h	Initiale Zieldosis	Maximaldosis	Serumkonzentration (mg/l)⁺
Carbamazepin	2 – 3 Wochen	2 × täglich	600 mg	1600 mg	4 – 11
Ethosuximid	3 Wochen	2 × täglich	1000 mg	2000 mg	40 – 100
Gabapentin	1 – 2 Wochen	3 × täglich	900 mg	3600 mg	6 – 21
Lacosamid	2 Wochen	2 × täglich	100 mg	400 mg	1 – 10
Lamotrigin*	8 Wochen	2 × täglich	100 mg	600 mg	2 – 15
Levetiracetam	1 – 6 Wochen	2 × täglich	1000 mg	4000 mg	10 – 40
Oxcarbacepin	1 – 2 Wochen	2 × täglich	900 mg	2400 mg	10 – 35
Phenobarbital	1 – 3 Wochen	1 – 2 × täglich	100 mg	300 mg	10 – 40
Phenytoin	Tage bis 2 Wochen	1 – 2 × täglich	200 mg	400 mg	5 – 20
Topiramat	8 Wochen	2 × täglich	100 mg	400 mg	1 – 10
Valproat	2 – 3 Wochen	2 × täglich	750 mg	2000 mg	40 – 100
Zonisamid	5 Wochen	1 × täglich	300 mg	500 mg	10 – 40

* Angaben nur für die Monotherapie; in der Komedikation mit enzyminduzierendem Antiepileptikum Zieldosis 400 mg/d, Maximaldosis 800 mg; in der Komedikation mit Valproat Eindosierung mit Dosissteigerung um 12,5 mg 14-tägig, Maximaldosis 200 mg/d
⁺ Je nach Bestimmungmethode kann der Wert des sogenannten „therapeutischen Bereichs" variieren.

Einige **spezielle Therapiesituationen** erfordern besondere Berücksichtigung:
- **Temporallappenepilepsie** wegen der begleitenden affektiven, meist depressiven, kognitiven und reproduktiv-sexuellen Störungen.
- **Schwangerschaft** wegen des teratogenen Risikos der Antiepileptika und speziellen Behandlungsplanung.

Spezielle Therapiesituation Temporallappenepilepsie: Die Behandlungsprognose ist unter Ausschöpfung aller medikamentösen Strategien mit bis zu 30 % Anfallfreiheit ungünstiger als bei anderen Epilepsien. Wie oben ausgeführt, gehen diese Epilepsien neben den epileptischen Anfällen mit psychischen, kognitiven und sexuell-reproduktiven Störungen einher (Abb. **B-4.9**):
- **Psychische Störungen**, am häufigsten Depression: Eine Depression fördernde Antiepileptika sind Levetiracetam und Phenobarbital; leicht antidepressiv wirken Lamotrigin und Valproat. Eine medikamentöse antidepressive Therapie kann und soll begleitend erfolgen.
- **Kognitive Störungen:** Minderung der Gedächtnisfunktion für verbale oder räumlich-konstruktive Inhalte. Kognitiv negativ wirkende Antiepileptika sind Topiramat, Zonisamid, Phenobarbital.
- **Reproduktiv-sexuelle Störungen:** Impotenz (Männer) und Libidostörung sowie Anovulation bei Frauen. Beeinflussbar ist die Störung der Anovulation durch Gewichtszunahme, die eine Mehrbildung von Androgenen bewirkt (hyperandrogene Anovulation; polyzystisches Ovarialsyndrom). Gewichtssteigernde Antiepileptika sind Valproat, Gabapentin, selten Levetiracetam.

Die Auswahl der Antiepileptika sollte dies möglichst berücksichtigen. Ein epilepsiechirurgischer Eingriff (s. u.), der bei diesen Epilepsien am häufigsten durchgeführt wird, führt zu keiner Verbesserung dieser Störungen; kognitive Störungen werden eher ungünstig beeinflusst.

Spezielle Therapiesituation Schwangerschaft: Die Beratung vor oder in einer Schwangerschaft muss den Einfluss der Erkrankung und/oder Medikation auf das Kind berücksichtigen. Die medikamentöse Therapie sollte *vor* einer Schwangerschaft überprüft werden.
- Das Risiko großer kindlicher Fehlbildungen beträgt bei Kindern der Allgemeinbevölkerung 2,4 %, bei Frauen mit Epilepsie 3,5 %, bei Einnahme eines Antiepileptikums 3,7 %, bei Einnahme von mehr als zwei Antiepileptika 6 %.
- Nur für wenige Antiepileptika (z. B. für Lamotrigin, Valproat, Carbamazepin) liegen ausreichende Teratogenitätsdaten vor. Das teratogene Risiko ist auch von der Dosis des Antiepileptikums abhängig.
- Insbesondere Valproat erhöht das Fehlbildungsrisiko, speziell für Spina bifida.
- Die allgemein empfohlene Folsäure-Supplementierung (5 mg/d), beginnend vor der Schwangerschaft, gilt insbesondere auch für epilepsiekranke Frauen.

Therapiedauer: Nur selten kann man die Antiepileptikatherapie ohne allzu hohes Rezidivrisiko nach einigen Jahren der Anfallfreiheit (> 4 Jahre) beenden. In keinem Fall sollte dies

Therapiedauer: Nur selten kann man die Antiepileptikatherapie ohne allzu hohes Rezidivrisiko nach einigen Jahren der Anfallfreiheit (> 4 Jahre) beenden. In keinem Fall sollte dies bei idiopathischen Epilepsien mit generalisierten Anfällen geschehen.

Günstige Faktoren sind: insgesamt seltene Anfälle, rasche Wirkung eines Antiepileptikums, unauffälliges MRT, kein spezifischer EEG-Fokus, lange Dauer der Anfallfreiheit, ausschließlich generalisiert tonisch-klonische Anfälle, keine genetische Disposition.

bei idiopathischen Epilepsien mit generalisierten Anfällen geschehen.

Epilepsiechirurgie: Die wirksamste Therapie bei Pharmakoresistenz symptomatischer Epilepsien ist die operative Behandlung nach prächirurgischer Diagnostik. Konzeptuell wird (mittels Video-EEG Aufzeichnung, z. T. auch mit subdural oder intrazerebral implantierten EEG-Elektroden) geprüft, ob die epileptischen Anfälle einem umschriebenen Hirnareal entstammen und welche Folgebeschwerden die Resektion haben würde (z. B. Einbuße mnestischer Funktionen bei Operation im Temporallappen; neuropsychologische Untersuchung). 60 % der operierten Patienten bleiben anfallfrei (meist unter weiterer Einnahme eines Antiepileptikums postoperativ); die Erfolge variieren jedoch abhängig vom individuellen Befund. Bei idiopathischen Epilepsien sind resektive Verfahren nicht möglich.

Epilepsiechirurgie: Die wirksamste Therapie bei Pharmakoresistenz symptomatischer Epilepsien ist die Epilepsiechirurgie nach prächirurgischer Diagnostik. 60 % der operierten Patienten bleiben anfallfrei (meist unter Einnahme eines Antiepileptikums postoperativ). Bei idiopathischen Epilepsien sind resektive Verfahren nicht möglich.

Weitere Therapieverfahren: Eine weitere Therapieform bei symptomatischen Epilepsien sind die Stimulationsverfahren Vagus- und tiefe Hirnstimulation. Sie kommen nach unzureichender Wirkung medikamentöser Behandlungen als Zusatztherapie zum Einsatz, oft auch dann, wenn eine resektive Operation nicht möglich oder vom Patienten nicht gewünscht ist. Ihr Behandlungsziel besteht in einer Anfallminderung. Bei ca. 30 % der Patienten gelingt es, die Anfallfrequenz zu halbieren. Manche Patienten mit fokaler Epilepsie entwickeln Mechanismen, einen Anfall, der sich mit einer Aura ankündigt, zu unterbrechen. Dieses Prinzip wird auch in z. T. modifizierten Biofeedback-Methoden genutzt. Eine begleitende Psychotherapie hilft, Angst vor Anfällen abzubauen und eine begleitende depressive Störung zu beeinflussen. Für viele Patienten ist der Besuch einer Selbsthilfegruppe hilfreich (es existiert ein gut organisierter Selbsthilfeverband).

Weitere Therapieverfahren: Für symptomatische Epilepsien sind Stimulationsverfahren (Vagus- oder tiefe Hirnstimulation) möglich. Anfallfreiheit erreichen diese Behandlungen nicht. Manche Patienten mit fokaler Epilepsie entwickeln Mechanismen, einen Anfall, der sich mit einer Aura ankündigt, zu unterbrechen. Eine begleitende Psychotherapie hilft, Angst vor Anfällen abzubauen. Für viele Patienten ist der Besuch einer Selbsthilfegruppe hilfreich.

Verlauf und Prognose: Die Kontrolle der Anfälle ist eine **lebenslange Aufgabe** für den Patienten. Bei anfallfreien Patienten gelingt dies oft dauerhaft gut, bei nichtanfallfreien Patienten pendelt sich die Anfallfrequenz auf ein individuelles Niveau ein. Möglich sind z. B. vier bis fünf fokale Anfälle/Monat oder ein generalisiert tonisch-klonischer Anfall alle ein bis zwei Monate. Zu beachten ist, dass insbesondere Absencen und fokale Anfälle mit Amnesie (komplex-fokale Anfälle) vom Patienten oft nicht bemerkt werden und die **Dunkelziffer** der realen Anfallfrequenz entsprechend hoch ist (im Schnitt wird nur jeder 4. komplex-fokale Anfall vom Patienten registriert).
Menschen mit einer Epilepsie haben ein erhöhtes Risiko, vorzeitig zu sterben. Die diesbezüglichen Risiken sind Verletzungen im Anfall, Ertrinken bei Anfällen im Wasser (20-fach erhöht), Asystolie im Anfall (sudden unexplained death in epilepsy patients, SUDEP), Suizid bei Depression sowie der Status epilepticus.

Verlauf und Prognose: Die Kontrolle der Anfälle ist eine **lebenslange Aufgabe** für den Patienten. Bei anfallfreien Patienten gelingt dies oft dauerhaft gut, bei nichtanfallfreien Patienten pendelt sich die Anfallfrequenz auf ein individuelles Niveau ein.

4.3.1 Status epilepticus

4.3.1 Status epilepticus

▸ Definition. Lang anhaltende (kontinuierliche) oder rezidivierende Manifestation (ohne zwischenzeitliche Erholung; diskontinuierlich) epileptischer Anfälle jedes möglichen Anfallstyps.
Das Risiko durch einen Status epilepticus besteht in der irreversiblen Schädigung zerebraler Neuronen durch intrazerebrale Überladung mit Na^+- oder Ca^{2+}-Ionen. Zu befürchten ist dies bei einer Statusdauer > 30 min, insbesondere bei Epilepsien mit generalisiert tonisch-klonischen Anfällen. Um dies zu verhindern, empfiehlt man den Beginn einer parenteralen medikamentösen Therapie bei einer Anfallpersistenz über 5 min.

▸ Definition.

Epidemiologie: Die Inzidenz des Grand-Mal-Status beträgt 18 – 28/100 000 Personen/Jahr. Der Altersgipfel liegt im ersten Lebensjahr und im höheren Lebensalter (> 60 Jahre). Zu den nonkonvulsiven Status existieren keine verlässlichen Zahlen.

Epidemiologie: Die Inzidenz des Grand-Mal-Status beträgt 18 – 28/100 000 Personen/Jahr.

Symptomatologie: Alle epileptischen Anfälle können sich statusartig häufen.
- Status generalisierter tonisch-klonischer Anfälle = Grand-Mal-Status
- Status komplex-fokaler Anfälle = fokaler nonkonvulsiver Status epilepticus
- Status einfach-fokaler Anfälle, auch Epilepsia partialis continua
- Petit-Mal-Status, meist Absencen-Status (Abb. **B-4.11**).

Symptomatologie: Alle epileptischen Anfälle können sich statusartig häufen.

B-4.11 **Absencen-Status**

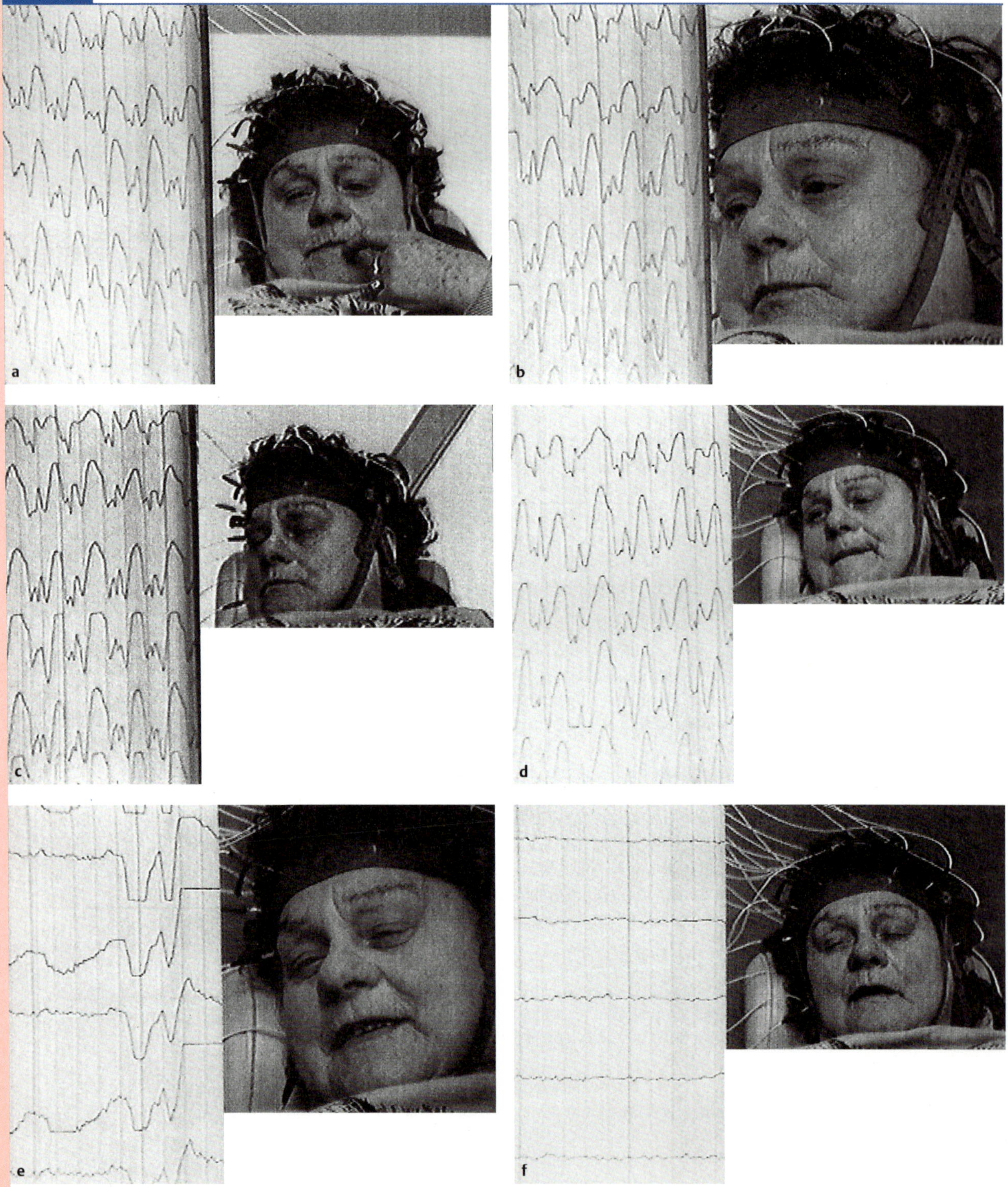

Video-EEG-Simultanaufzeichnung (videografische Bildsequenz) des Petit-Mal-Status bei einer 69-jährigen Patientin mit Absencen-Epilepsie seit der Adoleszenz. Nachdem sie zu Hause einige Tage lang ungewöhnlich inaktiv gewesen und für „verwirrt" gehalten worden war, wurde sie zur EEG-Ableitung überwiesen. Die Patientin wirkt ratlos und reagiert auf Ansprechen nur mit Verlegenheitsgesten. Der Blick ist „leer". Das EEG zeigt eine kontinuierliche, generalisierte 3/s-Spike- und Bispike-Wave-Aktivität (**a – c**). Mit i. v. Injektion von 10 mg Diazepam wird die rhythmische Aktivität langsamer und klingt innerhalb von 10 min ab (**d**). Die Patientin reagiert wieder adäquat (**e**) und schläft dann ein (**f**).

Je länger der Status epilepticus andauert, umso abortiver und atypischer wird die initiale Anfallssemiologie.

Im **Grand-Mal-Status** ist der Patient im Unterschied zur Anfallsserie zwischen den Anfällen nicht vollständig reorientiert. Mit zunehmender Dauer des Status werden die Anfallintervalle kürzer und der klassische tonisch-klonische Ablauf wird abortiv; die klonische Phase verkürzt oder reduziert sich auf leichte Myoklonien im Gesicht, die tonische Phase wird akzentuiert. Der **Status komplex-fokaler Anfälle** ist durch eine fluktuierende Vigilanzstörung mit Automatismen charakterisiert. Meist ist er nur mithilfe des EEG zu diagnostizieren. Ein **Petit-Mal-Status** ist meist ein Absencen-Status, der stunden- oder tagelang anhalten und als „Verwirrtheitszustand" verkannt werden kann (Abb. **B-4.11**).

Im Rahmen schwer verlaufender symptomatischer Epilepsien des Kindesalters, insbesondere des **Lennox-Gastaut-Syndroms** (Abb. **B-4.6**), kommt es aufgrund der Pharmakoresistenz dieser Epilepsien häufig zu Status epileptici, seien es Absencen-Status, Status tonischer oder tonisch-klonischer Anfälle. Bei der **Epilepsia partialis continua** handelt es sich um die ätiologisch nicht geklärte (evtl. immunologisch vermittelte) Erkrankung einer Hirnhemisphäre, die Schritt für Schritt erfasst und zerstört wird. Am Ende entwickelt sich eine Hemiparese kontralateral. In der aktiven Phase der Erkrankung induzieren die befallenen Hirnareale kontinuierlich fokale motorische Anfälle. Therapeutisch nutzt man Immunsuppressiva oder führt eine funktionelle Hemisphärektomie durch.

Ätiopathogenese: Status epileptici manifestieren sich am häufigsten infolge einer schweren akuten Schädigung oder Erkrankung des Gehirns meist bei einem Menschen, der zuvor nicht an einer Epilepsie litt. Die Progression der Grunderkrankung ist auch der bestimmende Faktor der Letalitätsrate. Seltener und prognostisch benigner ist die Manifestation eines Status epilepticus im Rahmen einer bestehenden Epilepsie, oft aufgrund einer Noncompliance.

Ätiopathogenese: Status epileptici manifestieren sich am häufigsten infolge einer schweren akuten Schädigung/Erkrankung des Gehirns, meist bei einem Menschen, der zuvor nicht an einer Epilepsie litt.

Diagnostik: Der **Grand-Mal-Status** stellt immer einen **Notfall** dar. Sobald die motorischen Symptome beobachtet werden, ist die Therapie einzuleiten. Ein EEG kann differenzialdiagnostisch wichtig sein. Unerlässlich ist die Diagnostik zur Klärung der Ätiologie: Blutzucker-(BZ-)Stix sofort, Blutentnahme (auch Antiepileptika-Serumkonzentration), Liquor- und bildgebende Diagnostik im Verlauf bzw. wenn der Status durchbrochen ist. Eine Hyperthermie und eine Leukozytose, leichte Pleozytose und Laktaterhöhung im Liquor können durch den Grand-Mal-Status bedingt sein. So genannte **nonkonvulsive Status epileptici** sind demgegenüber schwierig zu diagnostizieren, da der Patient keine auffälligen motorischen Symptome zeigt und eher aspontan wirkt. Hilfreich ist die EEG-Untersuchung, die ggf. kontinuierliche epileptische Aktivität fokal (Status komplex-fokaler Anfälle) oder generalisiert (Absencen-Status) nachweist. Ein Schwerpunkt dieser Diagnostik ist die Untersuchung älterer, meist multimorbider Menschen, wenn diese ungewöhnlich aspontan oder psychomotorisch verlangsamt sind.

Diagnostik: Die Diagnose wird durch Anfallbeobachtung und EEG gestellt. Beim **Grand-Mal-Status** handelt es sich immer um einen **Notfall**. Ein **nonkonvulsiver Status epilepticus**, bei dem der Patient keine auffälligen motorischen Symptome zeigt, kann nur mittels EEG nachgewiesen werden. Ein Schwerpunkt dieser Diagnostik ist die Untersuchung älterer, meist multimorbider und psychomotorisch verlangsamter Patienten.

Differenzialdiagnose: Abzugrenzen ist ein Status psychogener (meist dissoziativer) Anfälle (S. 555) sowie eine zerebrale Hypoxie mit kortikalen Myoklonien (Lance-Adams-Syndrom).

Differenzialdiagnose: Abzugrenzen sind ein Status psychogener Anfälle sowie kortikale Myoklonien.

Therapie: Der **Grand-Mal-Status** erfordert wegen der hohen Morbidität und Letalität ein rasches und stringentes Vorgehen (Tab. **B-4.10**). Er soll möglichst mit dem ersten eingesetzten Medikament und innerhalb von maximal 30 min durchbrochen werden.

Die Therapie besteht in der parenteralen Gabe von Antiepileptika. Die Anzahl verfügbarer Substanzen ist limitiert. Grundsätzlich steht die Gabe eines Benzodiazepins am Beginn der Therapie. Die weiteren Optionen sind vom Epilepsietyp (bei idiopathischen Epilepsien mit generalisierten Anfällen Valproat; bei symptomatischen Epilepsien Phenytoin, Valproat oder Phenobarbital) oder möglichen Komorbiditäten (Kreislaufinstabilität z. B. bei rascher Phenytoingabe) abhängig. Eine Narkose (etwa mit Thiopental, Pentobarbital, Propofol oder Lidocain) unterbricht den Status epilepticus, kuriert ihn aber nicht. Die Narkosezeit (etwa ein bis zwei Tage) muss genutzt werden, um die medikamentöse Therapie zu optimieren, die nach dem Ende der Narkose den Schutz aufrecht erhalten soll. Einige Antiepileptika stehen zur i. v. Applikation zur Verfügung, ohne aber zur Statusbehandlung zugelassen zu sein (Levetiracetam, Lacosamid).

Die Therapie eines Status epilepticus erfolgt auf einer Überwachungs-, ggf. Intensivstation. Die Letalität ist in den ersten Tagen nach Grand-Mal-Status infolge kardialer und pulmonaler Komplikationen hoch. Auch die Nebenwirkungen der in hoher Dosierung gegebenen Medikamente (Tab. **B-4.8** u. Tab. **B-4.9**) tragen zur Komplikationsrate bei.

Therapie: Der **Grand-Mal-Status** erfordert wegen der hohen Morbidität und Letalität ein rasches und stringentes Vorgehen (Tab. **B-4.10**).

Der Status soll möglichst mit dem ersten eingesetzten Medikament und innerhalb von maximal 30 min durchbrochen werden. Spätestens nach einer Statusdauer von 60 min muss die Weiterbehandlung auf einer Intensivstation erfolgen. Neben der Narkoseeinleitung ist dann die Behandlung der zu erwartenden systemischen Komplikationen und eventueller Nebenwirkungen der in hoher Dosierung verabreichten Medikamente (Tab. **B-4.8** u. Tab. **B-4.9**) zu überwachen und zu behandeln.

B-4.10 Vorgehen bei Grand-Mal-Status

Stufe	Diagnostische Maßnahmen	Allgemeine Maßnahmen	Antiepileptische medikamentöse Therapie	Zeit nach Diagnose
Stufe 1	Anfallbeobachtung Fremdanamnese: bekannte Epilepsie? Trauma?	verletzungssichere Lagerung		sofort
	Untersuchung (Verletzungszeichen, fokale Symptomatik, Zeichen anderer Erkrankungen?)	Freihalten der Atemwege; Sauerstoffgabe, wenn nötig		sofort
	Blutentnahme: BB, Elektrolyte, Leber-/Nieren-Werte, CK, Myoglobin, Antiepileptika-Serumkonzentration, Toxikologie, BZ-Stix!	i. v. Zugang; bei Hypoglykämie Glukose 40 % 60 ml i. v.	2 mg Lorazepam i. v. (Injektionsgeschwindigkeit max. 2 mg/min) *alternativ* 10 mg Diazepam i. v. (Injektionsgeschwindigkeit max. 5 mg/min)	5 min
	Zeichen von Mangelernährung, Alkoholabusus?	Monitoring der Vitalfunktionen (RR, EKG, Pulsoxymetrie) Thiamin 100 mg i. v.	2 mg Lorazepam i. v. (Injektionsgeschwindigkeit max. 2 mg/min) *alternativ:* 10 mg Diazepam i. v. (Injektionsgeschwindigkeit max. 5 mg/min)	10 min
Stufe 2		separater zweiter i. v.-Zugang und Infusomat zur Phenytoin-Infusion; keine Applikation anderer Substanzen zusammen mit Phenytoin über denselben Zugang!	Phenytoin 750 mg Infusionskonzentrat in 500 ml 0,9 % NaCl i. v. (50 mg/min über 5 min, Rest über 20 – 30 min)*	15 min
	ggf. Bestimmung der Phenytoin-Serumkonzentration	Intensivüberwachung	ggf. Weitergabe von Phenytoin (Gesamtdosis 20 mg/kg KG, max. 30 mg/kg KG)	30 min
Stufe 3	Bestimmung der Phenytoin-Serumkonzentration	Intensivstation, assistierte Beatmung, bei Narkose EEG-Monitoring zur Therapiekontrolle	Phenobarbital oder Midazolam oder Narkose mit Thiopental oder Propofol	60 min

Ist der Status epilepticus mit der ersten Behandlungsmaßnahme (zweimalige Gabe eines Benzodiazepins) zu durchbrechen, ist die weitere i. v. Antiepileptika-Gabe nicht bzw. nicht in der angegebenen maximalen Dosis und Geschwindigkeit erforderlich. Hält der Status an, muss die Therapie konsequent und in der vorgegebenen zeitlichen Stringenz erfolgen. Der Status sollte innerhalb von 30 min beendet sein.
* Alternativ oder bei Kontraindikation von Phernytoin kann die i. v. Gabe von Valproat oder Phenobarbital erwogen werden.

Ursachen für eine **Pharmakoresistenz** des Status epilepticus sind Fehldiagnose, Unterdosierung oder ungünstige Wahl des Antiepileptikums und Progredienz der Grunderkrankung.

Bei **Pharmakoresistenz** des Status epilepticus müssen die Diagnose (Fehldiagnose eines psychogenen Status), die Dosierung der Antiepileptika (insbesondere zu niedrige Phenytoin-Startdosis) und die Wahl des Antiepileptikums hinterfragt werden. Die Progredienz der Grunderkrankung, aber auch eine nicht erkannte Grunderkrankung, kann den Status epilepticus unterhalten.

Verlauf: Je länger die Dauer eines Status epilepticus, desto schwieriger ist die Behandlung und umso wahrscheinlicher sind (ab 30 min Statusdauer) bleibende neuronale Schäden.

Verlauf: Je länger die Dauer eines Status epilepticus, desto schwieriger ist die Behandlung und umso wahrscheinlicher sind (ab 30 min Statusdauer) bleibende neuronale Schäden. Im Grand-Mal-Status sind zusätzlich schwere systemische Komplikationen zu erwarten, die die ischämische und metabolische Schädigung des Gehirns – mit der Folge eines Hirnödems – verstärken und unterhalten. Bei nonkonvulsiven Status epileptici sind schwere systemische Komplikationen i. d. R. nicht zu erwarten. Fokale Status temporalen Ursprungs können jedoch bleibende kognitive Störungen zur Folge haben.

Prognose: Die Letalität des Grand-Mal-Status ist abhängig von der Ursache: im Rahmen einer chronischen Epilepsie 4 %, als Folge einer akuten Erkrankung 20 % (im höheren Lebensalter 50 %). Die Prognose nonkonvulsiver Status epileptici wird meist durch die zugrunde liegende Erkrankung bestimmt.

Prognose: Die Letalität des Grand-Mal-Status ist abhängig von der Ursache. Tritt der Grand-Mal-Status im Verlauf einer chronischen Epilepsie auf, beträgt die Letalität 4 %. Handelt es sich um einen symptomatischen Grand-Mal-Status als Folge einer meist akuten Ursache (z. B. Enzephalitis, metabolische Funktionsstörung), ist mit einer Letalität von 20 % zu rechnen. Bei älteren Menschen und bei Komorbidität (z. B. pulmonale oder kardiale Erkrankung) ist die Letalität mit 50 % sehr hoch. Nonkonvulsive Status epileptici bei älteren Menschen, oft als Folge zerebraler Ischämien, sind meist schwer medikamentös beeinflussbar; die Letalität ist hoch und wird meist von der zugrunde liegenden Erkrankung bestimmt.

4.4 Schlafstörungen in der Neurologie

4.4 Schlafstörungen in der Neurologie

▶ **Überblick.** Schlafstörungen sind sehr häufig; etwa 10 % der Allgemeinbevölkerung leiden an chronischen Schlafstörungen. Meist sind diese auf externe Faktoren, mangelnde Schlafhygiene, körperliche oder psychische Erkrankungen bzw. die Einnahme von Medikamenten zurückzuführen. Neben Insomnien, Hypersomnien und Parasomnien werden schlafbezogene Atmungsstörungen und zirkadiane Schlaf-Wach-Rhythmusstörungen unterschieden (Klassifikation s. Tab. **B-4.11**). Entsprechend den vielfältigen Ursachen von Schlafstörungen ist die Schlafmedizin (Somnologie) interdisziplinär. In diesem Kapitel wird die Narkolepsie als eine spezifisch in der Neurologie verortete Hypersomnie ausführlich behandelt. Weitere schlafbezogene Erkrankungen, die diagnostisch oder differenzialdiagnostisch in der Neurologie von Bedeutung sind, werden kurz dargestellt.

▶ Überblick.

B-4.11 Internationale Klassifikation der Schlafstörungen (International Classification of Sleep Disorders, ICSD-2)

B-4.11

1. Insomnien
▪ psychophysiologische Insomnie
▪ Insomnie durch Medikamente, Drogen
▪ Insomnie bei körperlichen oder psychischen Erkrankungen
2. schlafbezogene Atmungsstörungen
▪ zentrale Schlafapnoe-Syndrome
▪ obstruktive Schlafapnoe-Syndrome
3. Hypersomnien zentralnervösen Ursprungs
▪ Narkolepsie
▪ Kleine-Lewin-Syndrom
4. zirkadiane Schlaf-Wach-Rhythmusstörungen
▪ Typ Schichtarbeiter-Syndrom
▪ Typ Jetlag
5. Parasomnien
▪ Schlafwandeln (Somnambulismus)
▪ Pavor nocturnus
▪ REM-Schlaf-Verhaltensstorung
▪ rezidivierende isolierte Schlafparalyse
6. schlafbezogene Bewegungsstörungen
▪ Restless-Legs-Syndrom
▪ Periodic-Limb-Movement-Disorder
▪ schlafbezogenes Zähneknirschen (Bruxismus)

4.4.1 Narkolepsie und weitere Hypersomnien

Narkolepsie

4.4.1 Narkolepsie und weitere Hypersomnien
Narkolepsie

▶ **Synonym.** Narkolepsie-Kataplexie-Syndrom.

▶ Synonym.

▶ **Definition.** Schlaf-Wach-Störung, die mit REM- und Non-REM-Schlafstadien-assoziierten Symptomen einhergeht: Tagesschläfrigkeit, imperative Schlafattacken, Kataplexie, fraktionierter Nachtschlaf und automatisches Verhalten.

▶ Definition.

Epidemiologie: Die Inzidenz beträgt etwa 1/100 000 Einwohner.

Epidemiologie: Die Inzidenz liegt bei 1/100 000 Einwohner, die Prävalenz bei 25 – 50/100 000 Einwohner. Meist manifestiert sich die Erkrankung in der 2. Lebensdekade (zwei kleinere Gipfel in der 1. und 4. Dekade). Das männliche Geschlecht überwiegt.

Symptomatologie: Zu einer abnorm erhöhten Tagesmüdigkeit (Hypersomnie) kommen **Schlafattacken** hinzu, die zu imperativem Einschlafen auch außerhalb monotoner Situationen führen. Daneben sind Phasen **automatischen Handelns** möglich.

Symptomatologie: Die Erkrankung beginnt meist mit abnorm erhöhter Tagesschläfrigkeit (Hypersomnie). Es kommt zu **Schlafattacken**, d. h. einem unwiderstehlichen Schlafbedürfnis auch bei Tage. Die Schlafattacken überfallen den Patienten nicht nur in monotonen Situationen, sondern auch in Situationen, die sich nicht mit Schlaf vereinbaren lassen, wie z. B. Fahrradfahren und Schwimmen. Nicht selten wird **automatisches Verhalten** beobachtet, bei dem die Patienten eine begonnene Handlung stereotyp, aber fragmentarisch fortsetzen, sodass z. B. ihre Schrift unleserlich wird. In dieser Zeit ist die Reaktionsfähigkeit auf die Umgebung beeinträchtigt bis aufgehoben; anschließend besteht Amnesie.

Kataplektische Attacken mit affektivem Tonusverlust (ausgelöst z. B. durch Lachen, Erschrecken) führen zum Sturz. Die Vigilanz ist intakt.

Ein weiteres für die Erkrankung charakteristisches Anfallssymptom sind **kataplektische Attacken** mit affektivem Tonusverlust. Auslöser ist häufig spontanes Lachen, ein Überraschungsmoment (Schreckreaktion) oder eine andere unangenehme Gemütsbewegung. Der Patient fällt zu Boden, kann nur mühsam sprechen, ist aber nicht in seiner Vigilanz gestört. Der Tonusverlust kann auch einseitig sein oder nur die Gesichts- oder Nackenmuskulatur betreffen, sodass der Kopf herabfällt oder es nur zu einem „Einknicken" in den Knien kommt. Selten wird ein Status cataplecticus beobachtet, der tagelang anhalten kann.

In der Aufwach- oder Einschlafphase kommt es zu **Schlaflähmungen** („Wachanfällen"), in denen der Patient bewegungsunfähig ist. Diese können mit **hypnagogen Halluzinationen** verbunden sein.

Neben einem gestörtem Nachtschlaf können **Schlaflähmungen** („Wachanfälle") auftreten. Sie sind durch Immobilität infolge einer vollständigen Muskelatonie in der Aufwach- oder Einschlafphase charakterisiert. Die Patienten sind in diesem Zustand eigentümlich in ihrer Zeit- und Raumwahrnehmung gestört und erleben den Zustand meist als außerordentlich quälend, da sie ihn willentlich nicht durchbrechen können, sondern auf externe Stimuli („Wachrütteln") angewiesen sind. Während der Schlaflähmungen und auch in Phasen von Tagesschläfrigkeit kann es zu **hypnagogen Halluzinationen**, d. h. im Halbschlaf auftretenden Sinnestäuschungen, kommen. Die Patienten halluzinieren z. B. blutige Gewaltszenen, denen sie wehrlos ausgeliefert sind.

Ätiopathogenese: Pathophysiologisch liegt eine ungenügende Suppression des REM-Schlafes mit der Folge einer **REM-Schlaf-Dissoziation** zugrunde. Ätiologisch wird eine genetische und immunologische Komponente angenommen.

Ätiopathogenese: Pathophysiologisch liegt eine ungenügende Suppression des REM-Schlafes zugrunde. Der Tonusverlust in den kataplektischen Anfällen und in den Schlaflähmungen entspricht der Muskelatonie im REM-Schlaf, die bei Narkolepsie jedoch im Wachen auftritt (REM-Dissoziation). Hypnagoge Halluzinationen sind ebenfalls Zustände von **dissoziiertem REM-Schlaf**, in denen Traumaktivität im Wachen erlebt wird. Die Ätiologie ist multifaktoriell. Familiäre Häufung und der Nachweis bestimmter HLA-Antigene legen eine genetische und immunologische Grundlage nahe. Es werden Störungen im cholinergen und noradrenergen System sowie eine Verminderung hypocretinhaltiger Neurone im dorsolateralen Hypothalamus angenommen. Gelegentlich rufen ein Hirntumor oder -trauma, eine Enzephalitis oder eine degenerative Erkrankung eine sekundäre Narkolepsie hervor.

Diagnostik: Polysomnografische Ableitungen zeigen frühe REM-Perioden in der Einschlafsituation (Abb. **B-4.12**) und eine erhöhte Tagesschläfrigkeit mit Sleep-onset-REM im **multiplen Schlaflatenz-Test**. 98 % der Patienten sind HLA-DR15-positiv.

Diagnostik: Neben Tagesschläfrigkeit und imperativen Schlafattacken ist der Nachweis einer Kataplexie für die Diagnose zwingend. Mindestens eine eindeutige Kataplexie sollte anamnestisch oder fremdanamnestisch zu erfahren sein. Standardisierte Fragebögen wie der Epworth-Sleepiness-Score (ESS) dienen der näheren Einordnung. Die Diagnose wird durch charakteristische Befunde in der Ganznacht-Schlafanalyse im Schlaflabor gestellt. Der Nachweis bestimmter HLA-Haplotypen ist nur zur humangenetischen Beratung sinnvoll. Bei differenzialdiagnostischer Unsicherheit kann Hypocretin im Liquor untersucht werden. Die Reduktion unter die Nachweisgrenze gilt als hochsensitiver und hochspezifischer Befund. Wesentlich und obligat für die Diagnosestellung sind die Polysomnografie und der multiple Schlaflatenz-Test:

- Der Nachweis von mindestens zwei vorzeitigen REM-Perioden innerhalb von 10 min nach Beginn von Schlafstadium 1 (Sleep-onset-REM) in der **Polysomnografie** wird für die Narkolepsie-Diagnose gefordert (Abb. **B-4.12**).
- Mithilfe des **multiplen Schlaflatenz-Tests** (MSLT) wird die erhöhte Tagesschläfrigkeit gemessen. Der Patient wird unter Schlaflabor-Bedingungen aufgefordert, sich in definierten Zeitabständen 4- bis 5-mal über den Tag hinweg hinzulegen, aber nicht einzuschlafen. Narkolepsie-Patienten schlafen meist innerhalb von 8 min ein und fallen dann rasch in einen REM-Schlaf (Sleep-onset-REM). Zum Ausschluss einer symptomatischen Ursache (z. B. hypothalamische Läsionen) ist eine Kernspintomografie des Kopfes erforderlich.

B-4.12 Schlafprofil bei Narkolepsie

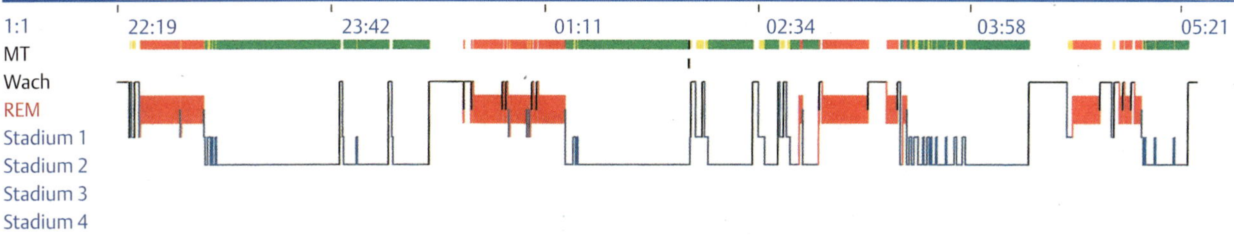

Das bei einem Patienten mit Narkolepsie während einer Polysomnografie im Schlaflabor aufgezeichnete Schlafprofil zeigt charakteristische frühe REM-Phasen an. Die REM-Phasen (rote Balken) schließen sich unmittelbar den Wachphasen an, nur einmal (letzte REM-Phase) dem Schlafstadium 1. Insgesamt ist der Schlaf des Patienten leicht; er erreicht nur Schlafstadium 2.

Differenzialdiagnose: Differenzialdiagnostisch kommen Erkrankungen in Betracht, die mit einer abnormen Tagesschläfrigkeit einhergehen, darunter das **Schlafapnoe-Syndrom** mit häufigen nächtlichen Atempausen, mangelnder Oxygenierung des Blutes und zerebraler Minderperfusion. Meist sind ältere, adipöse Männer betroffen, die tagsüber häufig einschlafen.
Abnorme Tagesschläfrigkeit unterscheidet sich einerseits von Müdigkeit und Abgeschlagenheit dadurch, dass die Patienten tatsächlich mehrmals am Tage einschlafen, und andererseits von den Schlafattacken (imperatives Einschlafen) bei Narkolepsie dadurch, dass das Einschlafen an monotone Situationen (z. B. Straßenbahn, Wartezimmer) gebunden ist. Die meisten schlafbezogenen Erkrankungen (Tab. **B-4.11**) gehen mit einer mehr oder weniger stark ausgeprägten Tagesschläfrigkeit einher.
Sowohl wegen der kataplektischen Stürze als auch des automatischen Handelns ergibt sich bei Narkolepsie die Differenzialdiagnose zur Epilepsie (S. 516). Zur Differenzialdiagnose von Stürzen ohne Verlust des Bewusstseins siehe Tab. **B-4.12**.

Differenzialdiagnose: Abzugrenzen ist das **Schlafapnoe-Syndrom** mit häufigen nächtlichen Atempausen, mangelnder Oxygenierung des Blutes und zerebraler Minderperfusion. Meist sind ältere, adipöse Männer betroffen, die tagsüber häufig einschlafen.

Zur Differenzialdiagnose kataplektischer Attacken siehe Tab. **B-4.12**.

B-4.12 Differenzialdiagnose von Stürzen bei erhaltenem Bewusstsein

Sturzform	Auslöser	Erkrankung
kataplektische Attacke	Affekt, Erschrecken	Narkolepsie
„drop attack“	keiner	TIA im vertebrobasilären Stromgebiet
Stürze bei älteren Frauen („syndrome des genoux bleus“, Syndrom der blauen Knie)	evtl. Unebenheit des Bodens, Unaufmerksamkeit, Hektik	idiopathisch
Pro-, Retro- und Lateropulsion bei Haltungsinstabilität	Stoß, Unebenheit des Bodens	Parkinson-Krankheit, Multisystematrophie
Impulsiv-Petit-Mal (myoklonisch impulsiver Anfall)	keiner, Schlafdefizit oder frühes Wecken vorangegangen	juvenile myoklonische Epilepsie
myoklonisch-astatischer oder atoner Anfall	keiner	Epilepsie mit myoklonisch-astatischen Anfällen
Startle-Anfall (axial tonisch, selten aton oder myoklonisch)	Erschrecken, plötzlicher externer Stimulus	Startle-Epilepsie (Reflexepilepsie)
Startle-Reaktion	Erschrecken	Startle disease (Hyperekplexie)

Therapie: In erster Linie ist der Tagesablauf so einzurichten, dass kleine gezielte Schlafpausen möglich sind (nach festem Schlafprotokoll). Die medikamentöse Therapie der Tagesschläfrigkeit und der Schlafattacken erfolgt je nach Erfordernis und Lebenssituation als Dauer- und situationsbezogene Therapie mit Stimulanzien. Medikament der 1. Wahl ist Modafinil. Natriumoxybat (4-Hydroxybutansäure) ist Mittel der 2. Wahl zur Behandlung der Tagesschläfrigkeit, aber der 1. Wahl, wenn eine Kombination der Symptome Kataplexie, Tagesschläfrigkeit und gestörter Nachtschlaf vorliegt. Methylphenidat kommt bei Tagesschläfrigkeit in Betracht; beide letztgenannten Substanzen fallen unter das Betäubungsmittelgesetz.

Therapie: Vorrangig ist das Einrichten gezielter Schlafpausen. Daneben werden Stimulanzien gegen die Tagesschläfrigkeit und z. T. Antidepressiva gegen die Kataplexien eingesetzt.

Gelegentlich wirken auch Metamphetamin oder MAO-Hemmer (Selegilin, Moclobemid). Gegen die REM-assoziierten Symptome (Kataplexien, Schlaflähmungen, hypnagoge Halluzinationen) sind nach Natriumoxybat auch trizyklische Antidepressiva, v. a. Clomipramin, und selektive Serotoninwiederaufnahmehemmer (Fluoxetin, Reboxetin, Venlafaxin) mäßig wirksam.

Den Patienten ist die Teilnahme an einer **Selbsthilfegruppe** zu empfehlen.

Den Patienten ist die Teilnahme an einer **Selbsthilfegruppe** zu empfehlen, die u. a. dem Erfahrungsaustausch über Diätetik (Verzicht auf schwere Mahlzeiten und Stabilisierung des Schlaf-Wach-Rhythmus) dient. Nicht selten ist aber auch eine begleitende Psychotherapie erforderlich, da die Erkrankung sowohl in das private als auch in das soziale Leben erheblich eingreift. Viele Patienten werden vorzeitig berufsunfähig. Für die meisten muss ein Fahrverbot ausgesprochen werden.

Verlauf: Der Verlauf ist chronisch mit leichter Rückbildung der Anfallfrequenz.

Verlauf: Die Narkolepsie beginnt in der Regel mit abnormer Tagesschläfrigkeit, kataplektische Attacken kommen meist innerhalb von zwei Jahren hinzu. Die zeitlebens bestehende Erkrankung lässt im fortgeschrittenen Stadium eine Reduktion insbesondere der Kataplexien und Schlaflähmungen erkennen. Im Alter nehmen aber Störungen des Nachtschlafs zu.

▶ Klinischer Fall.

▶ Klinischer Fall. Ein 24-jähriger Laborant berichtete über stark vermehrtes Schlafbedürfnis bei Tage und einen wiederholt vorkommenden Albtraum, in dem er zwischen zwei verschlossenen Glastüren eingesperrt, von einem Leoparden angefallen und gefressen werde. Oft liege er frühmorgens etwa 30 min lang im Bett, ohne sich regen zu können; er versuche mit größter Anstrengung, wenigstens einen Finger zu rühren, um sich aus diesem Zustand zu befreien, was aber meist misslinge. Die weitere Anamnese ergab, dass er 2 Monate zuvor im Labor einen Unfall verursacht habe, als er plötzlich in den Beinen eingeknickt und ihm dabei ein Glaskolben aus der Hand gefallen sei. Der neurologische Befund und das EEG waren unauffällig. Die polysomnografische Untersuchung bestätigte die Diagnose Narkolepsie. Unter der Behandlung mit Clomipramin und Regelung des Schlaf-Wach-Rhythmus (Mittagsschlaf) ließ sich die Frequenz der Schlafanfälle und Schlaflähmungen reduzieren.

Weitere Hypersomnien

Hypersomnie, d. h. abnorm vermehrtes Schlafbedürfnis trotz normalen Nachtschlafs, kann als Folge von Drogen- und Alkoholabusus oder im Verlauf degenerativer Hirnerkrankungen, depressiver und psychogener Störungen des Schlaf-Wach-Rhythmus vorkommen. Selten sind genetische Syndrome wie das **Kleine-Levin-Syndrom**.

Weitere Hypersomnien

Hypersomnie, d. h. abnorm vermehrtes Schlafbedürfnis trotz normalen Nachtschlafs, kann als Folge von Drogen- und Alkoholabusus oder im Verlauf degenerativer Hirnerkrankungen, depressiver und psychogener Störungen des Schlaf-Wach-Rhythmus vorkommen. Die idiopathische, genetisch-determinierte Hypersomnie manifestiert sich in der Adoleszenz, ebenso das überwiegend bei männlichen Jugendlichen vorkommende **Kleine-Levin-Syndrom** (Hypersomnia periodica), das mit Tage bis Wochen andauernden Episoden exzessiver Schläfrigkeit (16 – 18 Stunden Schlaf pro 24 Stunden), Heißhunger, Polydipsie, sexueller Enthemmung und erhöhter Reizbarkeit einhergeht.

4.4.2 Parasomnien

Als Parasomnien werden Verhaltensauffälligkeiten bezeichnet, die ausschließlich oder überwiegend im Schlaf altersbezogen auftreten. Dabei handelt es sich um Arousal-Störungen, die überwiegend aus dem Non-REM-Schlaf auftreten und solchen, die mit dem REM-Schlaf assoziiert sind.

Die REM-Schlaf-Verhaltensstörung geht mit lebhaftem Traumerleben und komplexen motorischen Entäußerungen im REM-Schlaf, überwiegend in der zweiten Nachthälfte, einher. Für die attackenförmigen Abwehrhandlungen, die zur Selbst- und Fremdgefährdung führen können, besteht eine Amnesie. Die Patienten weisen häufig auch periodische Beinbewegungen im Schlaf auf.

4.4.2 Parasomnien

Als Parasomnien werden Verhaltensauffälligkeiten bezeichnet, die ausschließlich oder überwiegend im Schlaf und altersbezogen auftreten. Dabei handelt es sich um Arousal-Störungen, die überwiegend aus dem Non-REM-Schlaf auftreten (Schlafwandeln, Pavor nocturnus), und solchen, die mit dem REM-Schlaf assoziiert sind (REM-Schlaf-Verhaltensstörung, rezidivierende isolierte Schlaflähmung) sowie anderen Arousal-Störungen, z. B. Enuresis nocturna. Die Parasomnien gehen häufig auch mit einer vermehrten Tagesmüdigkeit einher.

Die **REM-Schlaf-Verhaltensstörung** geht mit lebhaftem Traumerleben und komplexen motorischen Entäußerungen im REM-Schlaf, überwiegend in der zweiten Nachthälfte, einher. Die physiologische muskuläre Atonie im REM-Schlaf ist intermittierend aufgehoben, sodass Trauminhalte fragmentarisch ausagiert werden. Erinnert wird nur der Traum, in dem meist Angriffe abgewehrt werden. Für die tatsächlichen, oft sehr heftigen, attackenförmigen Abwehrhandlungen, die zur Selbst- und Fremdgefährdung führen können, besteht eine Amnesie. Oft stellt sich die Differenzialdiagnose zur Epilepsie (S. 516). Die Prävalenz beträgt 0,5 %. Zu 90 % sind Männer betroffen, meist jenseits des 60. Lebensjahres. Es besteht eine häufige Assoziation mit degenerativen Hirnerkrankungen (Parkinson-Krankheit, Multisystematrophie, Lewy-Körperchen-Demenz, S. 184). Die Patienten weisen häufig auch periodische Beinbewegungen im Schlaf auf.

Als **Schlafwandeln** werden komplexe motorische Verhaltensweisen im 1. Schlafdrittel bezeichnet. Meist handelt es sich um ein Umhergehen mit offenen Augen, ziellosem Blick; auf Ansprechen reagieren die Betroffenen nur verzögert, sind schwer erweckbar und agieren abwehrend. 30 % aller Kinder zwischen 4 und 6 Jahren, 17 % der Kinder bis zur Pubertät und 4 % der Erwachsenen sind hiervon beroffen.

Pavor nocturnus (Nachtterror) kommt fast ausschließlich im Kindesalter vor. Aus dem Tiefschlaf heraus richten sich die Kinder mit einem Schrei auf. Auffällig ist eine autonome Aktivierung mit Tachykardie, Tachypnoe, Hautrötung und intensiver Angst. 17 % der Kinder bis zum 10. Lebensjahr sind hiervon betroffen.

Von **isolierten Schlaflähmungen** als singulärem Ereignis berichten 15 – 60 % junger Erwachsener. Es ist die Unfähigkeit, sich unmittelbar vor dem Einschlafen (hypnagoge Form) oder vor dem Erwachen (hypnopompe Form) willkürlich zu bewegen. Nur Augenbewegungen und Atemexkursionen sind möglich; Ansprechen oder Berühren beendet diese Attacke. Als rezidivierendes Phänomen können sie eine schwere Ausprägung mit mehrmals pro Woche annehmen und dann mit einer Tagesschläfrigkeit und psychischer Beeinträchtigung einhergehen.

Beim **Schlafwandeln** kommt es zu komplexen motorischen Verhaltensweisen im ersten Schlafdrittel. Es kommt überwiegend im Kindesalter vor.

Auch **Pavor nocturnus** (Nachtterror) kommt fast ausschließlich im Kindesalter vor. Aus dem Tiefschlaf heraus richten sich die Kinder mit einem Angstschrei auf.

Häufig berichten junge Erwachsene über **isolierte Schlaflähmungen**. Nur Augenbewegungen und Atemexkursionen sind möglich; Ansprechen oder Berühren beendet diese Attacke.

4.4.3 Restless-Legs-Syndrom

4.4.3 Restless-Legs-Syndrom

▶ **Synonym.** Anxietas tibiarum, paresthésies agitantes nocturnes des membres inférieures, noctural myoclonus, familial myoclonus, leg jitters, impatience musculaire, periodic limb or leg movements, periodic limb movements in sleep.

▶ Synonym.

▶ **Definition.** Bei dem weit verbreiteten Restless-Legs-Syndrom (RLS) handelt es sich um Parästhesien oder Dysästhesien, starken Bewegungsdrang und unwillkürliche Bewegungen der Beine („periodic leg movements"), die nur in Ruhe, meist am Abend und während der Nacht auftreten. Man unterscheidet ein primäres/idiopathisches RLS von symptomatischen Formen.

▶ Definition.

Epidemiologie: Das RLS kommt bei 5 % der Bevölkerung vor, manifestiert sich selten schon im Vorschulalter bei hyperaktiven Kindern, meist aber jenseits des 40. Lebensjahrs mit assoziierter Schlafstörung. Bei älteren Patienten steigt die Prävalenz auf 10 %. Das weibliche Geschlecht überwiegt.

Epidemiologie: Das RLS kommt bei 5 % der Bevölkerung, vorwiegend bei Frauen vor. Die Prävalenz steigt mit dem Alter auf 10 %.

Symptomatologie: Die Patienten klagen über einen ausgeprägten **Bewegungsdrang und häufig wiederholte Bewegungen sowie** sehr unangenehme **Missempfindungen**, die in Ruhe einsetzen und zu Schlafstörungen mit Tagesmüdigkeit führen. Im Wachzustand treten Parästhesien oder Dysästhesien von prickelnd-brennendem oder dumpf-bohrendem Charakter meist der Beine (in der Tiefe lokalisiert) auf.

Symptomatologie: Missempfindungen und **periodische Bewegungen** meist der Beine bei ausgeprägtem **Bewegungsdrang** sind charakteristisch.

Ätiopathogenese: Bei **primärem** (idiopathischem) **RLS** ist die **Familienanamnese** in jedem zweiten Erkrankungsfall positiv. Man beobachtet einen autosomal dominanten Erbgang. Hypothetisch ist eine **Dysfunktion des** Eisen- und **Dopaminstoffwechsels.** Dopaminergika sind bei RLS therapeutisch wirksam. Wahrscheinlich sind Funktionsstörungen im Thalamus, Nucleus ruber und Kleinhirn an der Entstehung des RLS und hinsichtlich seines zirkadianen Rhythmus retikuläre Strukturen im Hirnstamm beteiligt. Eine verminderte Hemmung spinaler Reflexe könnte die periodischen Bewegungen triggern. Wo die Symptome generiert werden, ist jedoch nicht bekannt.

Ätiopathogenese: Bei **primärem** (idiopathischem) **RLS** ist die Familienanamnese in jedem zweiten Fall positiv. Da Dopaminergika therapeutisch wirksam sind, wird eine Dysfunktion des Dopaminstoffwechsels vermutet.

Ein **sekundäres** (symptomatisches) **RLS** wird v. a. bei **Eisenmangel**, Niereninsuffizienz (bei 15-20 % der Dialyse-Patienten) und in der Gravidität (bei 11 % der schwangeren Frauen), bei genetisch bedingten Neuropathien ebenso wie bei einigen Heredoataxien und selten bei Radikulopathien beobachtet.

Ein **sekundäres** (symptomatisches) RLS wird v. a. bei **Eisenmangel,** Niereninsuffizienz (Dialyse) und in der Gravidität beobachtet.

Diagnostik: Die Beschwerden setzen ein- oder beidseitig vor dem Zubettgehen, während der Nacht, tagsüber auch in einer Ruhephase ein. Der Bewegungsdrang ist kaum zu unterdrücken. Bei ausgeprägtem RLS sind die Patienten fast ständig in Bewegung. Sie entwickeln Strategien, wie z. B. Wippen oder Umhergehen, um die quälenden Reizerscheinungen zu unterdrücken. Viele Patienten werden phobisch und/oder depressiv. Die neurologische Untersuchung ergibt keinen pathologischen Befund, auch EMG und NLG sind normal. **Schlafpolygrafisch** lassen sich ruckartige

Diagnostik: Die neurologische Untersuchung, EMG und NLG sind normal. **Schlafpolygrafisch** lassen sich ruckartige Beinbewegungen („periodic limb movements in sleep") nachweisen. Der **L-Dopa-Test** ist positiv. Der **Ferritinspiegel** ist häufig erniedrigt.

Beinbewegungen („periodic limb movements in sleep") nachweisen. Der **L-Dopa-Test** ist positiv. Häufig ist aufgrund von Eisenmangel der **Ferritinspiegel** erniedrigt.

Differenzialdiagnose: Bei urämischer **Polyneuropathie** kommen sensible Reizerscheinungen auch ohne Bewegungsdrang vor. Die Abgrenzung von der **Akathisie**, z. B. nach Einnahme von **Neuroleptika**, ist oft schwierig, da diese auch mit Bewegungsdrang verbunden ist. Periodische Bein- oder Armbewegungen (periodic-limb-movement, PLM) treten häufig isoliert, u. a. unter Medikamenteneinfluss oder -entzug auf.

Differenzialdiagnose: Bei urämischer Polyneuropathie kommen häufig sensible Reizerscheinungen auch ohne Bewegungsdrang vor (S. 470).
Im Verlauf von Angsterkrankungen und Depressionen, die mit RLS einhergehen, ist die Abgrenzung von der **Akathisie**, einem pharmakogenen Bewegungsdrang mit Sitzunruhe, oft schwierig. Eine zirkadiane Rhythmik und Missempfindungen gehören nicht zum klinischen Bild. Die psychomotorisch unruhigen, ängstlich-dysphorischen Patienten können die Füße nicht ruhig halten, verlagern ständig das Gewicht von einem auf das andere Bein, treten auf der Stelle („Marching-in-place-Syndrom") oder schaukeln mit dem Oberkörper im Sitzen nach vorn und hinten („Body rocking"). Akathisie wird v. a. nach Gabe klassischer **Neuroleptika** beobachtet. Nicht selten werden in Verkennung der Diagnose die auslösenden Medikamente noch höher dosiert. Periodische Bein- oder Armbewegungen im Schlaf (**periodic-limb-movement**, PLM) können bei Urämie und anderen metabolischen Störungen, als Nebenwirkung von trizyklischen Antidepressiva aber auch bei Entzug verschiedener psychotroper Substanzen auftreten.

Therapie: Mittel der Wahl sind **Dopamin-Rezeptor-Agonisten** und L-Dopa.

Therapie: Dopamin-Rezeptor-Agonisten wie Pramipexol, Ropinirol und Rotigotin (als Pflaster) sind der abendlichen Gabe von L-Dopa-Depot überlegen. Auch Pregabalin und Gabapentin sind hilfreich, während Entspannungsübungen ein RLS verschlimmern. In der Gravidität können alternativ Benzodiazepine gegeben werden.

Verlauf: Dopaminergika sind in mindestens 70 % der RLS-Fälle erfolgreich.

Verlauf: Der Verlauf ist fluktuierend oder primär progredient. Spontanremissionen kommen bei der idiopathischen Form nicht vor. Die Therapie mit Dopaminergika ist in mindestens 70 % effektiv und die Beschmerden klingen rasch ab. Bei den meisten mit > 300 mg L-Dopa behandelten Patienten kommt es aber im Verlauf zur Symptomverstärkung und Ausweitung auf andere Körperregionen mit früherem Beginn, d. h. vor der abendlichen Tabletteneinnahme (Augmentation).

Die Behandlung einer Urämie kann zum Abklingen des RLS führen.

Die Behandlung einer Urämie kann zum Abklingen des RLS führen; nach Nierentransplantation bei Dialysepatienten tritt fast immer innerhalb einer Woche Beschwerdefreiheit ein.

4.4.4 Schlafbezogene Atmungsstörungen

2 % der Bevölkerung leiden unter einem **Schlafapnoe-Syndrom**. Es ist gekennzeichnet durch Apnoe-Phasen, Schnarchen und **motorische Unruhe** während des Schlafs. Die Diagnose wird durch eine Schlaf-Polysomnografie gestellt.

Eine der häufigsten Ursachen abnormer Tagesschläfrigkeit ist das **Schlafapnoe-Syndrom**, an dem 2 % der Bevölkerung leiden. Es ist gekennzeichnet durch Apnoe-Phasen, Schnarchen und **motorische Unruhe** während des Schlafs und kann zu Insomnie, chronischen Kopfschmerzen, Depression und intellektuellem Abbau führen. Die nächtliche Hypoxie ruft häufig nach Jahren der Erkrankung eine pulmonale Hypertension, Herzrhythmusstörungen und arterielle Hypertonie hervor. Die Diagnose wird durch eine Schlaf-Polysomnografie gestellt: Ein Schlafapnoe-Syndrom liegt vor, wenn pro Stunde durchschnittlich > 10 Atempausen mit einer Dauer von > 10 s auftreten.

Das **obstruktive** Schlaf-Apnoe-Syndrom (OSAS) ist durch einen Kollaps der anatomisch eingeengten oberen Atemwege (z. B. durch Nasenseptumdeviation oder Atonie der Zungen- und Pharynxmuskulatur bei Adipositas) bedingt. Das 10-mal seltenere **zentrale** Schlaf-Apnoe-Syndrom beruht auf einer Störung der zentralen Atemregulation. Therapie der Wahl ist in beiden Fällen die Maskenbeatmung mit einem CPAP-Gerät.

Das **obstruktive** Schlafapnoe-Syndrom (OSAS) ist durch einen Kollaps der oberen Atemwege während der Inspiration bei Atonie der Zungen- und Pharynxmuster (z. B. bei Adipositas) oder anatomischer Einengung der oberen Atemwege (z. B. Nasenseptumdeviation, Makroglossie) bedingt. Laute Schnarch- und Atemgeräusche zeigen jeweils an, dass die Atemwege wieder frei sind. Das **zentrale** Schlafapnoe-Syndrom, das 10 % ausmacht, beruht auf einer Störung der zentralen Atemregulation mit Verlust des Atemantriebs bzw. Schwäche der Atemmuskulatur (z. B. bei Medulla-oblongata-Läsion, Multisystematrophie, Myasthenia gravis). Therapie der Wahl ist in beiden Fällen neben vollständigem Verzicht auf Schlafmittel und Alkohol eine Maskenbeatmung mit einem CPAP-Gerät (continuous positive airway pressure) in der Nacht.

5 Psychosomatik in der Neurologie

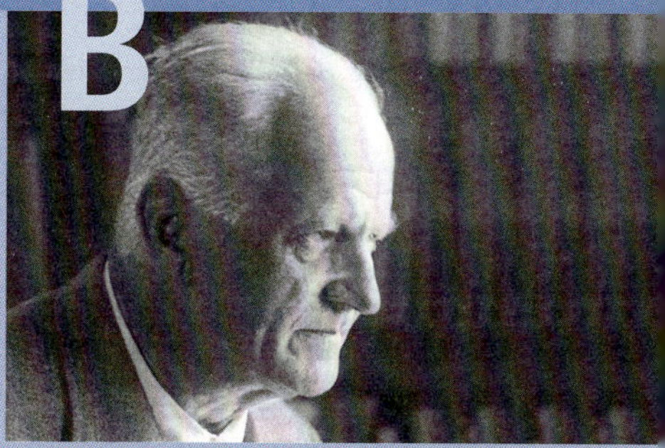

5.1 Einführung

► Überblick. Die Psychosomatik in der Neurologie erforscht die Entstehung seelischer und körperlicher Krankheitsmerkmale im biografischen Kontext. Die Kenntnis der **Phänomenologie** und **Psychodynamik** gestörter Wahrnehmungs- und Bewegungsfunktionen ist eine wesentliche Voraussetzung des Dialogs mit dem Patienten. Dessen affektives Erleben ist verändert, die Stimmung ängstlich, depressiv, dysphorisch, euphorisch oder indifferent. Es finden sich vegetative Begleitsymptome der Affekte. Der Patient ist nicht als Objekt der neurologischen Untersuchung, sondern immer als Subjekt, d. h. als Ich in seiner Umwelt zu verstehen. Unter psychosomatischem Aspekt lassen sich exemplarisch 5 Symptomkonstellationen unterscheiden.

1. Schwindel und **Schmerzen** sind subjektive Phänomene, die häufig mit **Affekten** assoziiert sind. Ein Schwankschwindel oder ein Spannungskopfschmerz manifestiert sich z. B. als unmittelbarer Ausdruck von Angst bzw. anstelle einer latenten Angst. Schwindel, Schmerzen und Angst können sich gegenseitig vertreten. Bei phobischem Schwindel wird die Umwelt oder der Körper als schwankend erlebt, bei angstbedingten, wandernden Schmerzen wirkt der Kranke unsicher und psychomotorisch unruhig. Angst kann in die Umwelt projiziert werden. Die Ich-Umwelt-Relation ist subjektiv verzerrt.

2. Tremor und **Ataxie** (Dysmetrie, Stand- und Gangunsicherheit) sind als objektive Symptome mit subjektiven Empfindungen verbunden. Jede Koordinationsstörung wird situativ verstärkt. Der Körper drückt auf diese Weise unwillkürlich aus, was der Kranke affektiv erlebt. So können z. B. Zitteranfälle ebenso wie ein schwankender Stand und Gang in einer **Krisensituation** sichtbarer Ausdruck einer uneingestandenen Angst oder Wut sein. Diese psychosomatischen Symptome verselbstständigen sich, wenn der Affekt abgewehrt wird. Die Ich-Umwelt-Relation ist unkoordiniert.

3. Wenn **Schwindel**, **Schmerzen** und **Koordinationsstörungen** situativ ausgestaltet werden, klagt der Patient über weitere, v. a. vegetative Beschwerden nicht ohne Affekt und eine ängstliche Unruhe oder depressive Stimmung als körperliche Schwäche, die mit einem „Lähmungsgefühl" assoziiert ist. Die Erschöpfung beruht auf der **Somatisierung** eines psychischen Konflikts (Somatisierungsstörung). Die Ich-Umwelt-Relation gerät aus dem Gleichgewicht.

4. Bei psychogenen **Sensibilitätsstörungen und Paresen** ist der Patient häufig affektiv unbeteiligt (indifferent). Es besteht eine „Gefühlslähmung" bis zur Anästhesie. Erregende Triebimpulse werden verdrängt, neutralisiert und in körperliche Symptome umgewandelt (konvertiert). Dies drückt sich besonders eindrucksvoll im **psychogenen Anfall** aus. Konfliktbedingte, funktionelle Wahrnehmungsstörungen wie eine psychogene Amnesie oder Blindheit treten auf, wenn sich die Innen-außen-Beziehung des Patienten umkehrt. Man spricht von **Konversionsstörungen** bzw. **dissoziativen Störungen**. Der eigene Körper kann zum Fremdkörper werden, die Außenwelt eigenartig fremd erscheinen. Die Selbstwahrnehmung spaltet sich von der Willkürbewegung ab. Die Ich-Umwelt-Relation ist dissoziiert.

5. Alle o. g. Symptome (1. – 4.) sind unter dem Aspekt der situativen Auslösung zu betrachten, da sich auch **neurologische Krankheiten**, wie z. B. eine Multiple Sklerose, mit Schwindel, Schmerzen, Koordinations-, Sensibilitäts- und Motilitätsstörungen in einer lebensgeschichtlich kritischen Situation manifestieren bzw. im weiteren Verlauf einem situativ bedingten **Symptomwandel** unterliegen können. Das affektive Erleben des Patienten ist verändert und die häufig wechselnden Symptome werden situativ verstärkt.

5.1 Einführung

► Überblick.

1. Schwindel und **Schmerzen** können Ausdruck eines **Affekts** (Angst) sein. Die Ich-Umwelt-Relation ist subjektiv verzerrt.

2. Tremor und **Ataxie** können in einer **Krisensituation** Ausdruck uneingestandener Angst oder Wut sein. Die Ich-Umwelt-Relation ist unkoordiniert.

3. Schwindel, **Schmerzen** und **Koordinationsstörungen** können Ausdruck eines psychischen Konflikts sein (**Somatisierung**). Die Ich-Umwelt-Relation gerät aus dem Gleichgewicht.

4. Bei psychogenen Sensibilitätsstörungen und Paresen ist der Patient häufig affektiv unbeteiligt (indifferent). Erregende Triebimpulse werden verdrängt, neutralisiert und in körperliche Symptome umgewandelt (**Konversions-** oder **dissoziative Störungen**). Die Ich-Umwelt-Relation ist dissoziiert.

5. Wie die o. g. Symptome können sich **neurologische Krankheiten** in Krisensituationen manifestieren und im Verlauf einem situativ bedingten **Symptomwandel** unterliegen.

In jedem Fall (1.-5.) sind es **Funktionsstörungen**, die ein Muster „pseudo-neurologischer" Syndrome aufweisen. Man spricht von „nicht-spezifischen, funktionellen und somatoformen Körperbeschwerden", weil organische Befunde nicht ausreichen, um die psychosomatischen Syndrome zu erklären.

In jedem Fall (1.-5.) sind **Funktionsstörungen** zu beobachten, die ein subjektiv (aus-) gestaltetes Muster neurologischer Syndrome aufweisen bzw. annehmen. Man spricht auch von „pseudoneurologischen" Symptomen bei somatoformen Störungen. („Somatoform" bedeutet soviel wie körperlich *ausgestaltet*, wenn man „Form" als Gestalt versteht). Umfassender ist der Terminus: „Nicht-spezifische, funktionelle und somatoforme Körperbeschwerden (NFS)", der verwendet wird, um ebenfalls zu verdeutlichen, dass organische Befunde nicht ausreichen, um die psychosomatischen Syndrome zu erklären. Positiv formuliert sind die körperlich in Erscheinung tretenden psychogenen Syndrome und psychosomatischen Krankheiten seelisch (mit-)bedingt. Unter psychosomatischem Aspekt lässt sich häufig auch der fluktuierende Verlauf psychogener und neurologischer Krankheiten, das Krank- und Gesundwerden besser verstehen.

5.2 Psychosomatische Störungen

5.2 Psychosomatische Störungen

▶ Definition.

▶ Definition. Die Entwicklung der hier besprochenen Störungen beruht auf einer lebensgeschichtlichen Krisen- und Konfliktsituation, in der psychische und körperliche Krankheitsmerkmale entstehen oder sich wandeln. Diese werden daher psychosomatisch genannt.

Epidemiologie: Die Prävalenz psychogener und psychosomatischer Störungen liegt **ohne signifikante Geschlechtsunterschiede** bei 25 – 35 %. Aus neurologischer Sicht sind 10 % aller Anfälle und fast 20 % der Schwindelsensationen psychogen.

Epidemiologie: Die Prävalenz psychogener und psychosomatischer Störungen liegt bei 25 –35 %. Insgesamt finden sich keine signifikanten Geschlechtsunterschiede. Bei den nichtspezifischen, funktionellen und somatoformen Körperbeschwerden (NFS), die 4 – 10 % der Bevölkerung und 20 % der Hausarztpatienten betreffen, überwiegt tendenziell das weibliche Geschlecht. Die Prävalenz dissoziativer Störungen (Syn. Konversionsstörungen) liegt bei 2-6 %. Psychosomatische Störungen der visuellen Wahrnehmung finden sich bei 5 % aller Patienten, die einen Arzt aufsuchen. Aus neurologischer Sicht sind 10 % aller Anfallsereignisse und fast 20 % der Schwindelsensationen psychogen. Der phobische Schwankschwindel ist der häufigste Schwindel im Erwachsenenalter (> 60. Lebensjahr). Psychogene, selbstinduzierte Ohnmachten und „epidemische Synkopen" kommen nicht selten schon bei Kindern vor (S. 21). Allerdings werden die Konversionsstörungen, die man in psychosomatischen und neurologischen Abteilungen fast zehnmal häufiger als in psychiatrischen Kliniken diagnostiziert, oft verkannt. Je nach Untersucher schwankt die Prävalenz wischen 10 und 300/100.000 Einwohner. Die früher häufigen Massen-Konversionsstörungen, wie epidemisches „Kriegszittern" und Tremor-Epidemien in Friedenszeiten, werden heute zwar selten beobachtet.

Nach katamnestischen Untersuchungen ist jedoch die Lebenszeitprävalenz der Konversionsstörungen – auch unter transkulturellem Aspekt (Abb. **B-5.1**) – hoch einzuschätzen, zumal psychogene Beschwerden jahrzehntelang anhalten können, einen Symptomwandel zeigen und mit neurologischen Krankheitsmerkmalen alternieren. Die zugrunde liegenden biografischen Konflikte werden auch meistens verdrängt oder von den Betroffenenen verleugnet (vgl. Klinische Beispiele für chronifizierte psychogene Störungen als Folge von **Kriegserlebnissen**: paroxysmaler psychogener Tremor (S. 548), psychogene Amnesie (S. 557) und psychogene Blindheit (S. 558). Die Lebenszeitprävalenz der Spannungskopfschmerzen in der Gesamtbevölkerung variiert nach epidemiologischen Studien zwischen 30 und 78 %.

⊙ B-5.1

⊙ B-5.1 **Psychogener Anfall unter transkulturellem Aspekt**

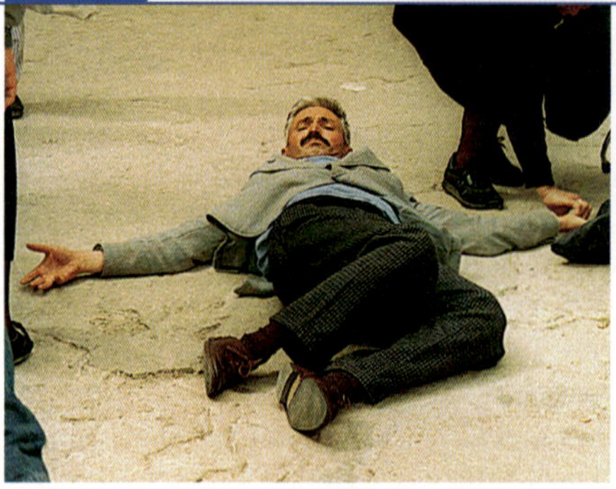

„Totstellversuch" in einem dissoziativen Anfall, der dem Bild des Gekreuzigten gleicht: Während einer Osterprozession vor der Grabeskirche in Jerusalem sinkt ein Pilger zu Boden und verharrt reglos mit ausgebreiteten Armen und geschlossenen Augen. Eine Epilepsie („Morbus sacer") ist schon vom Aspekt her unwahrscheinlich. Dieser dissoziative Zustand wird adäquat – **kommunikativ** – durch die Zuwendung eines Mönchs unterbrochen. Zur Bedeutung von religiösem Erleben und „Welt-Anschauung" für die Entstehung psychogener Symptome siehe S. 558.

Neuere Untersuchungen ergeben ferner eine zunehmende Prävalenz sowohl der nichtspezifischen, funktionellen und somatoformen Körperbeschwerden (NFS) als auch der **posttraumatischen Belastungsstörungen (PTBS)**, die als ein weiteres Beispiel für die Häufigkeit und Schwere psychosomatischer Syndrome dienen können (Tab. **B-5.1**).
Die Lebenszeitprävalenz für die PTBS liegt in der Allgemeinbevölkerung mit regionalen Unterschieden bei 1,5 – 2 % und ist in anderen Ländern noch drei- bis viermal höher.

Die Prävalenz der **posttraumatische Belastungsstörung (PTBS)** ist, abhängig von der Art des Traumas, besonders hoch bei Opfern von Gewalt und Vergewaltigung (Tab. **B-5.1**).

B-5.1 Prävalenz posttraumatischer Belastungsstörungen (PTBS), abhängig von der Art des Traumas

Prävalenz von PTBS	Art des Traumas
10 %	Verkehrsunfall
10 %	schwere Organkrankheiten (Malignom)
25 %	Gewaltverbrechen
50 %	Vergewaltigung
50 %	Kriegsfolge, Haft, Folter und Vertreibung

Symptomatologie: Psychosomatische Störungen in der Neurologie sind z. T. durch **Affektausbrüche** mit vegetativen Symptomen (Tachykardie, Nausea, Erröten, Schwitzen, Miktionsstörungen) charakterisiert. Es können sich aber auch gleichzeitig - oder stellvertretend für einen Affekt - weitere Körperbeschwerden einstellen:
- Schwindel
- Schmerzen
- Tremor und
- Ataxie

Diese vielfältigen Symptome sind i. d. R. den nicht-spezifischen, funktionellen und somatoformen Körperbeschwerden (NFS) zuzuordnen. Psychogene Anfälle und Paresen manifestieren sich ebenso wie eine psychogene Amnesie, Amaurose, Aphonie oder Anästhesie, die zu den dissoziativen Störungen (Konversionsstörungen) gerechnet werden, meist vor dem Hintergrund einer auffälligen **emotionalen Indifferenz**. Ein exzessiver psychogener Schmerz kann z. B. mit dem Versuch des Kranken, schmerzunempfindlich zu sein, alternieren und ein großer psychogener Anfall von einem „Totstellversuch" (psychogener Stupor) gefolgt sein. Dasselbe gilt auch für eine Reihe von Symptomen im Verlauf der posttraumatischen Belastungsstörungen (Tab. **B-5.2**).

Symptomatologie: Das klinische Bild ist gekennzeichnet durch **Affektausbrüche**, vegetative Begleitsymptome, Schwindel, Schmerzen und Koordinationsstörungen, aber auch durch eine auffällige **emotionale Indifferenz** bei psychogenen Anfällen, sensorischen, sensiblen und motorischen Funktionsstörungen (Tab. **B-5.2**).

B-5.2 Posttraumatische Belastungsstörung (PTBS), Definition und Dynamik

ICD 10: F 34.1	DSM IV/V	**Trauma-Dynamik:**
PTBS ist eine verzögerte Reaktion auf ein traumatisches Ereignis von außergewöhnlicher Bedrohung oder katastrophenartigem Ausmaß.	PTBS als Reaktion auf das traumatische Ereignis, eine tödliche Bedrohung, intensive Angst, und Hilflosigkeit.	Nach einem Unfall oder Überfall wird das schwere Trauma als tödliche **Bedrohung** der persönlichen Integrität erlebt.
Wiedererleben des Traumas in sich aufdrängenden Gedanken (Intrusionen bzw. Nachhallerinnerungen, Flashbacks) Träume oder Albträume	Ständiges Wiedererleben des traumatischen Ereignisses (Erinnerungen, Bilder, Gedanken, Wahrnehmungen, wiederkehrende belastende Träume)	Das Trauma wird immer wieder erlitten, d. h. von der Realität nicht unterschieden, sondern ständig wieder erlebt, vor allem auch in **Albträumen**.
Freudlosigkeit, Gleichgültigkeit, Teilnahmslosigkeit, emotionale Taubheit	Abflachung der Reagibilität	Selbstschutzmaßnahmen sind: ▪ **emotionale Indifferenz**
Vermeidung von Aktivitäten und Situationen, die Erinnerungen an das Trauma wachrufen	Vermeidung von auslösenden Reizen, die mit dem Trauma in Verbindung stehen	▪ **Vermeidungsverhalten**
Übererregtheit mit gesteigerter Aufmerksamkeit (Vigilanzsteigerung), erhöhter Schreckhaftigkeit und Schlafstörungen	Übererregbarkeit mit erhöhtem Erregungsniveau, Hypervigilanz, übertriebene Schreckreaktion und Schlafstörungen	während Übererregbarkeit, Hypervigilanz, erhöhte Schreckhaftigkeit und Schlafstörungen vorherrschen.

Schwindel und Schmerzen sind häufig mit Affekten, v. a. mit Angst, verbunden. Vegetative Störungen stehen aber im Vordergrund der Krankheitsvorstellung.

Schwindel und Schmerzen gehören zu den häufigsten psychosomatischen Beschwerden in der Neurologie. Zunächst fallen vegetative Begleitsymptome auf: Gesichtsröte oder -blässe, Dyspnoe, Hyperhidrosis und Tachykardie. Zusätzlich werden Übelkeit, Erbrechen, Diarrhöen, Obstipation usw. berichtet. Die naturgemäß eher unmerklich ablaufenden autonomen Funktionen (Atmung, Pulsschlag usw.) rücken rasch in den Vordergrund des Beschwerdebildes und einer darauf reduzierten Krankheitsvorstellung (z. B. „vegetativer Erschöpfungszustand"). Da aber jeder Affekt mit vegetativen Symptomen einhergeht, können diese Symptome z. B. auf eine Angststörung verweisen, die der Schwindel- oder Schmerzsymptomatik zugrunde liegt.

- **Schwindel** ist vieldeutig, aber nicht „alles" ist Schwindel.
  Das Phänomen „Schwindel" bedeutet Wahrnehmung einer **Scheinbewegung** von Ich oder Umwelt.

- **Schwindel** ist mehrdeutig. Jede Benommenheit bis zum „Taumeln" und vielfältige Phänomene, die im Kopf oder im gesamten Körper wahrgenommen werden, gelten als Schwindel. Nur wenige Menschen sind vollkommen schwindelfrei, für einige ist „alles" Schwindel. Schwindel bedeutet die Wahrnehmung einer **Scheinbewegung** von Ich oder Umwelt. Schwindelgefühle gehen mit veränderter Selbstwahrnehmung einher und können anhalten, „bis die Sinne schwinden". Dass Kinder schwindelerregende Körperdrehungen nicht lästig, sondern lustig finden, ist ein Hinweis darauf, dass die Rotation eine affektiv erregende Scheinbewegung der Umwelt hervorrufen und deren Wahrnehmung wiederum die Lust zu fortgesetzter Drehung steigern kann. Für die Symptombildung ist der Umschlageffekt wesentlich, d. h. der kritische Zeitpunkt, an dem sich entscheidet, ob der Schwindel schon in der Erinnerung an ein schwindelerregendes Erlebnis mit Lust oder Unlust assoziiert wird und sich zu einem psychosomatischen Symptom entwickelt.

- **Schmerzen** durchwandern den Körper als Ausdruck von Angst. Der chronisch Schmerzkranke personifiziert die Beschwerden („meine" Schmerzen).

- **Schmerzen** als Ausdruck von Angst durchwandern Kopf und Rumpf und können dazu führen, dass der Schmerzkranke von Arzt zu Arzt wandert. Chronifizierte Nacken-Kopf- und Rückenschmerzen (Post-Concussion-Syndrom, S. 358, „low back pain") werden besitzanzeigend als „mein" Schmerz, ebenso wie ein langjährig eingenommenes Analgetikum als „mein" Schmerzmittel bezeichnet, d. h. mangels persönlicher Bindungen und Gesprächspartner gleichsam als Angehörige und ständige Begleiter personifiziert. Dann entwickelt sich auch eine Abhängigkeit von „meinen" Ärzten und „meinen" Patienten in einem Zweckbündnis (s. a. Pseudopathie-Syndrom S. 562 und S. 580).

- **Tremor** tritt unwillkürlich auf und wird ausgestaltet, wenn ein uneingestandener Affekt nicht anders gezeigt werden kann.

- **Tremor** ist selten psychogen, aber häufig mit affektivem Erleben eng verbunden, wie dies schon die sprachliche Wendung „mit Zittern und Zagen" ausdrückt. Kinder neigen dazu, ein Kältezittern zu einem „Schüttelfrost" auszugestalten; kranke Kinder und Erwachsene greifen das Symptom unwillkürlich immer dann auf, wenn sie einen uneingestandenen Affekt wie Angst, Scham, Trauer oder Wut nicht zeigen können. Zu Sprache und Affekt siehe S. 551.

- **Ataxie** wird situativ verstärkt. Zielbewegungen, Stand und Gang wirken unsicher. Zu den psychogenen **Anfällen** („Bewegungssturm" und „Totstellversuch") siehe Abb. **B-5.2** bis Abb. **B-5.3**.

- **Ataxie** wird immer situativ (affektiv) verstärkt. Meist treten psychogene (funktionelle) Koordinationsstörungen in der Neurologie paroxysmal („anfalls-", „blitz-" oder „schlagartig") auf. Zielbewegungen, Stand und Gang werden plötzlich unsicher, ataktisch. Unter unwillkürlicher Hyperventilation können **Zitteranfälle**, Zuckungen oder Krämpfe der Extremitäten einsetzen, die in einem Opisthotonus kulminieren (Abb. **B-5.2** u. Abb. **B-5.4**). Unter Hypoventilation fällt der Kopf plötzlich zur Seite und der Patient regt sich nicht mehr („Totstellversuch", Abb. **B-5.3**).

B-5.2

B-5.2 Arc de cercle (dissoziative Störung) bei einem 30-jährigen Mann

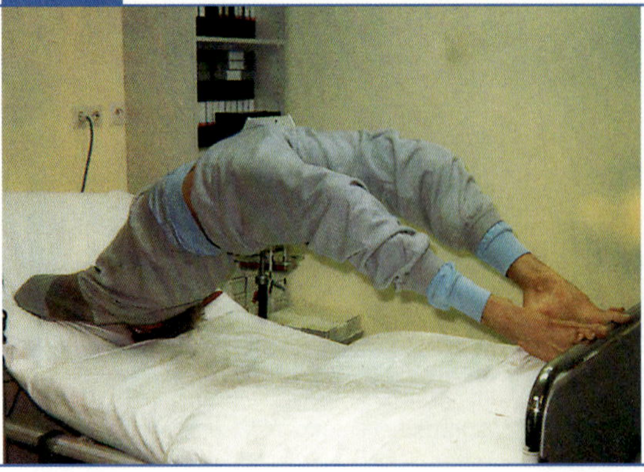

Der Elektroinstallateur litt nach einem Pkw-Unfall unter häufigen **opistothonen Anfällen**. Im Video-EEG-Labor wurde einer dieser Anfälle aufgezeichnet. Der Patient stützte sich mit Hinterkopf, Armen und Füßen ab, während er mit seinem Körper eine kreisbogenförmige „Brücke" baute. Zum „arc de cercle" siehe auch Abb. **B-5.4**.

► Merke. Unter psychosomatischem Aspekt lassen sich die Phänomene sprachlich und körpersprachlich differenzieren. Sie drücken sich in bestimmten Redewendungen, in Mimik, Gestik und Haltung, in Stimmungen oder in Stummheit aus.

► Merke.

Pathogenese: Bei den somatoformen Störungen, die alle nur erdenklichen Körperbeschwerden aufweisen, wirken psychogene und iatrogene Faktoren zusammen (S. 547). Von einer Somatisierungsstörung spricht man, wenn die Symptome mindestens zwei Jahre lang anhalten. Sie unterscheiden sich hinsichtlich des Krankheitsbeginns, der Auslösung und der Ursachen von den dissoziativen und posttraumatischen Belastungsstörungen:

- Während die dramatisch auftretenden dissoziativen Störungen (Konversionsstörungen) aufgrund eines unlösbaren Konflikts perakut manifest werden und
- die posttraumatische Belastungsstörung (PTBS) nach einem lebensbedrohlichen Ereignis subakut einsetzt,
- nehmen die nicht-spezifischen, funktionellen und somatoformen Körperbeschwerden (NFS) bereits unter relativ geringer psychischer Belastung einen chronisch progredienten, fluktuierenden Verlauf.

Pathogenese: Man beobachtet **psychogene und iatrogene Faktoren** v. a. in der Entwicklung somatoformer Störungen, die multiple Beschwerden aufweisen (S. 547). Definitionsgemäß hält eine Somatisierungsstörung mindestens zwei Jahre lang an.

- Während eine dissoziative Störung (Konversionsstörung) meist plötzlich und dramatisch auftritt und
- die PTBS sich nach einem hochgradig traumatisierenden Ereignis subakut manifestiert,
- verlaufen die unter relativ geringer Belastung entstehenden NFS bei Somatisierung eher chronisch.

B-5.3 Vergleich dissoziativer und somatoformer Störungen, Klassifikation nach ICD 10 und S 3-Leitlinie 2013

	F44 Dissoziative Störungen	F45 Somatoforme Störungen
Synonym	Konversionsstörungen („hysterisch" = historisch)	S 3: Nicht-spezifische, funktionelle und somatoforme Körperbeschwerden (NFS)
Formen	Psychogene Amnesie, Fugue, Stupor, Trance- Zustände, Bewegungsstörungen, Krampfanfälle, Sensibilitätsstörungen, psychogene Blindheit u. a.	Somatisierungsstörung, undifferenzierte Somatisierungsstörung, somatoforme autonome Funktionsstörung, anhaltende somatoforme Schmerzstörung
Funktionsverlust	Verlust der Integration von Erinnerung, Identitäts-bewusstsein, Empfindungen und der Kontrolle von Körperbewegungen	Somatische Funktionsstörungen, die nicht Art und Ausmaß der Symptome und die affektive Beteiligung des Patienten erklären
Beginn	akut	chronisch progredient
Syndrom	Die Symptome verkörpern das Konzept des Patienten von der Manifestation einer somatischen Krankheit.	Die Symptome können sich auf jeden Körperteil beziehen, sind aber nicht ausreichend körperlich begründbar.
Pathogenese	traumatisierendes Ereignis, innerseelische und interpersonelle Konflikte	S 3-Leitlinie: „psychosoziale, biologische, iatrogene und soziokulturelle Faktoren"
Verlauf	Chronifizierung insbesondere bei psychogenen Lähmungen und Sensibilitätsstörungen	Chronifizierung mit vielen fluktuierenden Symptomen und negativen explorativen Eingriffen

B-5.3

Psychodynamik: Traumadynamik der posttraumatischen Belastungsstörungen (PTBS) als Beispiel (vgl. Tab. **B-5.1** und Tab. **B-5.2**). Die **PTBS** manifestieren sich häufig in Kriegs- und Krisenzeiten, nach Katastrophen, schweren Unfällen und Überfällen, Geiselnahme, Gewaltverbrechen, v. a. Vergewaltigungen sowie Naturkatastrophen. Da traumatisierte Patienten das albtraumhaft-angstauslösende Wiedererleben des lebensbedrohlichen Ereignisses, insbesondere Nachhall-Erinnerungen, nicht ohne Selbstschutzmaßnahmen psychisch verarbeiten können, entstehen sowohl erhebliche Erinnerungslücken (dissoziative Amnesie, S. 557) als auch eine charakteristische emotionale Indifferenz, d. h. „ein andauernden Gefühl des Betäubtseins" (ICD 10). Intermittierend können zudem Depersonalisationstörungen und Derealisationserlebnisse auftreten.

Bei einer **Depersonalisationsstörung** ist der Patient in seiner Selbstwahrnehmung derart verändert, dass er sich wie im Traum oder in einem Film fühlt und seinen eigenen Körper wie einen **Fremdkörper** von außen betrachtet. Angesichts eines lebensbedrohlichen Ereignisses (Unfall, Gewalttat) spaltet sich das Subjekt in einen erlebenden und in einen beobachtenden Ich-Anteil.

Psychodynamik: Traumadynamik der PTBS als Beispiel: Das ständige Wiedererleben des traumatischen Ereignisses, insbesondere Nachhall-Erinnerungen, aber auch Erinnerungslücken (dissoziative Amnesie) und emotionale Indifferenz, d. h. ein andauernden Gefühl "des Betäubtseins" bestimmen die Dynamik (vgl. Tab. **B-5.1** und Tab. **B-5.2**).

Bei einer **Depersonalisationsstörung** betrachtet der Patient seinen Körper wie einen Fremdkörper.

Häufig ist auch die Wahrnehmung für die Wirklichkeit der Umwelt dissoziiert (Derealisation).

Häufig ist nicht nur die Wahrnehmung für die eigene Wirklichkeit, sondern auch für die Umgebung dissoziiert, sodass das Gefühl für die Wirklichkeit der Außenwelt fehlt und vertraute Personen dem Patienten fremd erscheinen (Derealisation).

B-5.4

B-5.4 Biografischer Kalender. Wie autobiografische Ereignisse erinnert werden

Erinnerungspfade	Organisation der Erinnerung	Erinnerung an autobiografische Ereignisse
themengebunden	Die Strukturen der Erinnerungsorganisation werden hierarchisch vom Allgemeinen zum Speziellen miteinander verbunden	„Meine Zeit im Unternehmen" „Der erste Arbeitstag" „Mittagessen mit den neuen Kollegen"
themenübergreifend	Organisation über parallel liegende Strukturen der Erinnerung auf den gleichen oder auf verschiedenen Abstraktionsebenen	„Weihnachtsfeier im Büro" „anschließendes Treffen mit dem Partner in einer Bar"
sequenziell organisiert	Sequenziell strukturierte Erinnerungsorganisationen verlaufen entlang der kausal-temporären Abfolge von Ereignissen	„Arbeitsplatz im Unternehmen antreten" „Verlust des Arbeitsplatzes wegen Verkleinerung des Unternehmens" „arbeitslos sein"

Ereignisse von zentraler Bedeutung für die Lebensgeschichte, die „Landmark events" (Marksteine wie z. B. Hochzeiten, Geburts- und Feiertage) werden normalerweise anhand von Kalenderdaten mit großer Genauigkeit über lange Zeit erinnert, weil sie mit anderen Ereignissen und Erlebnissen im Gedächtnis verknüpft sind. (Ergebnisse der Gedächtnispsychologie, Max-Planck-Institut für Bildungsforschung, 2007)

Der subjektive biografische Kalender: Wesentlich ist der *zeitliche* Zusammenhang der Symptome mit einem ungelösten, verdrängten und aktualisierten psychischen Konflikt. Im lebensgeschichtlichen Kontext („Warum gerade jetzt?") erscheinen die Phänomene vor dem Hintergrund persönlich wichtiger Daten (z. B. Jahrestage, vgl. Tab. **B-5.4**).

Wesentlich ist der *zeitliche* Zusammenhang der Symptome mit einem ungelösten, verdrängten und aktualisierten psychischen Konflikt. Man kann zwar nicht von der Symptomatik unmittelbar auf den Konflikt schließen, der einer Störung zugrunde liegt, aber verstehen lernen, dass die Krankheitsmerkmale der Kompensation struktureller Mängel und der Konfliktabwehr dienen. In der Anamnese, die sich am **subjektiven biografischen Kalender** des Patienten orientiert, finden sich Erinnerungsspuren, die exakt die Erstmanifestation körperlicher und psychischer Symptome aufzeigen. Denn im lebensgeschichtlichen Kontext („Warum gerade jetzt?") erscheinen die Phänomene vor dem Hintergrund persönlich wichtiger Daten („landmark events"), die im autobiografischen Gedächtnis gespeichert sind und jederzeit abgerufen werden können (vgl. Tab. **B-5.4**). Emotional negativ besetzte Termine (Kündigung, Zeiten der Arbeitslosigkeit), aber auch Feier-, Geburts- oder Hochzeitstage, werden nicht selten verdrängt und in einer akuten, affektgeladenen Konfliktsituation, wenn überhaupt, nur im Nebensatz erwähnt. Dieses „Vergessen" erhellt unmittelbar die Beziehungsstruktur des Patienten (vgl. Klinischer Fall, S. 578). Während Gesunde persönlich wichtige Daten und Zeitspannen unmittelbar auf ihre Wahrnehmungs- und Bewegungsfunktionen beziehen: „In diesem Augenblick, im Handumdrehen" usw., verzichten psychosomatisch Kranke v. a. in depressiver Stimmung auf diese lebendigen Metaphern.

Sprache und **Affekt**, Sprechweise und Wortklang sind qualitativ verändert und wirken indifferent. Seelischer Schmerz verwandelt sich in körperlichen Schmerz (vgl. Klinischer Fall).

Wird der Erkrankungsbeginn vom Patienten spontan erinnert, z. B. auf den Todestag eines Angehörigen datiert, so sind **Sprache** und **Affekt** häufig qualitativ verändert. In diesem Fall stimmen die biografischen Daten, aber die Sprechweise und der Wortklang sind monoton. Der Patient wirkt nicht traurig verstimmt, sondern gleichgültig. Nach S. Freud wird seelischer Schmerz in körperlichen Schmerz verwandelt. Ein Beispiel dafür ist der sog. Ganzkörperschmerz (vgl. Klin. Fall). Dann ist die Sprache durch operatives Denken („pensée operatoire") gekennzeichnet. Was der Kranke nicht gefühlsmäßig ausdrücken kann, formuliert er numerisch exakt. (Man spricht auch von „Alexithymie", der Unfähigkeit, Gefühle bei sich selbst und anderen „herauszulesen"). Diese Indifferenz kann z. B. bei der Erhebung der Anamnese im Fall einer posttraumatischen Belastungsstörung (PTBS) durch die notwendig sachliche Gesprächsführung auf der Seite des Arztes noch unbewusst verstärkt werden, sofern er die Affektarmut des Dialogs nicht bemerkt und sich nicht vor geschlossenen, objektivierenden Fragen und Antworten (Deutungen) hütet.

Aber die Sprache – das Gespräch mit dem Patienten über das *Krankwerden* und nicht nur über ein Krankheitsbild – folgt gefühlsmäßig der Erinnerung: Alles Denken, das jemals und das soeben Gedachte, war schon einmal in dieser oder in analoger Form im Gedächtnis. Ursprünglich sah die Sprache eine Trennung des Affekts von Denken, Merken und Lernen nicht vor (lat.: cogitare = mit dem Herzen wahrnehmend denken; re-cor-dari – erinnern); das In-und-auswendig-Lernen leitet sich von „nach-spüren" ab (apprendre par cœur, learning by heart): Man merkt sich nur das, was man merkt. Es liegt also eine Abspaltung der Affekte im Dialog von Patient und Arzt vor, wenn Lebensdaten und Ereignisse des subjektiven biografischen Kalenders numerisch exakt aneinandergereiht und unpersönlich formuliert werden, während der affektive Gehalt der Wörter und Sätze erloschen ist. Nach Freud wird seelischer Schmerz in körperlichen Schmerz verwandelt. Ein Beispiel ist der „Ganzkörperschmerz".

Das Gespräch folgt gefühlsmäßig der Erinnerung. Alles Denken (Gedachtes) war schon einmal im **Gedächtnis**. Man merkt sich nur das, was man merkt.

▶ Klinischer Fall. Ein Feinmechaniker, der seit vier Jahren unter einem Ganzkörperschmerz leidet, ist außerstande, Gefühle bei sich selbst oder anderen wahrzunehmen und in Worte zu fassen, als er zur biografischen Anamnese berichtet, dass sein drittältester Sohn, der bei der Geburt knapp 2500 g gewogen habe, mit 7 Jahren eingeschult und, noch nicht 25 Jahre alt, am 12. Oktober vor 4 Jahren (subjektiver biografischer Kalender) von einem 2½-Tonner im Bruchteil einer Sekunde überfahren worden sei und dass er selbst gegenüber seiner 51-jährigen Frau aus 2. Ehe seit dem Tag der Beerdigung kaum drei Worte darüber verloren habe. Die Schmerzen nehmen zu, als er den Analgetikaverbrauch reduziert, klingen aber ab, nachdem er in einem tranceähnlichen Zustand aus seiner eigenen Kindheit berichtet und sein „Vatergefühl" wiederbelebt. Dies geschieht in der Erinnerung an die Gefühle seines noch lebenden Vaters für ihn selbst.

▶ Klinischer Fall.

▶ Merke. Betrachtet man nicht nur den Querschnitt der Symptome (das „Was"), sondern auch den Schnittpunkt von persönlicher Biografie und Krankengeschichte (das „Wann"), so zeigt sich das Krankwerden in der biografische Situation, die wiederum stark von einer äußeren Krise (Katastrophe) beeinflusst sein kann. Die dreidimensionale Sicht einer Krise ist der Blick auf den Schnittpunkt von Krankengeschichte, Lebensgeschichte und Zeitgeschichte.

▶ Merke.

Wenn sich bei dem Patienten ein bestimmter Schmerz jeweils am Jahrestag einer (nicht selbst verschuldeten) Unfallverletzung einstellt, ist dies aus „objektiver" Sicht unwahrscheinlich, aber aufgrund des subjektiven Erlebens - der Trauer vergleichbar - keineswegs unglaubhaft oder ungewöhnlich und damit einfühlbar.

- **Somatisierungsstörung:** Psychodynamisch lassen sich viele Symptome als Folge einer situativen Ausgestaltung der Beschwerden im Sinne einer Somatisierungsstörung erklären. Zum Beispiel werden Restbeschwerden nach Unfallereignissen, v. a. angesichts einer beruflichen oder familiären Krise, psychosomatisch ausgestaltet und dann - wie der Unfallablauf - nicht ohne Affekt („Erschütterung") geschildert.
- **Konversionsstörungen (dissoziative Störungen)**, die z. B. im Fall akut auftretender Lähmungserscheinungen den dringenden Verdacht auf eine Hirn- und Rückenmarkkrankheit erwecken könnten, werden meist mit einer „belle indifférence" dargestellt, als betreffe eine psychogene Aphonie oder Gangstörung nur die Außenwelt. Vordergründig wirken die Patienten „unerschütterlich". Der psychodynamische Vorgang der **Konversion** (lat. convertere = umdrehen, umwenden, umkehren) besagt, dass verdrängte Konflikte und Affekte symbolisch verschlüsselt in körperliche Störungen umgewandelt werden und sich in der Körpersprache ausdrücken (vgl. S. 555). Dies können psychische Konflikte zwischen widersprüchlichen Affekten bzw. Triebimpulsen sein, die den Forderungen der Über-Ich-Instanz („Zensur") entgegenstehen (S. Freud).

- Bei einer **Somatisierungsstörung** werden die Beschwerden z. B. nach einem Unfallereignis situativ ausgestaltet.
- Bei einer **Konversionsstörung** werden verdrängte psychische Konflikte und Affekte symbolisch verschlüsselt in körperliche Störungen konvertiert (umgewandelt).

Da der psychosomatisch Kranke nicht als Objekt, sondern als Subjekt im Verhältnis von Ich und Umwelt zu verstehen ist (V. von Weizsäcker), kann man die Konversion unter dem Aspekt einer Spaltung der Ich-Umwelt-Relation, die bis zum Verlust der Identität führt, auch als **Dissoziation** (Auseinanderfallen) von Wahrnehmung und Bewegung bezeichnen. Zu den dissoziativen Störungen der Wahrnehmung gehört z. B. der Verlust der Erinnerung (psychogene Amnesie). Bei dissoziativen Bewegungsstörungen kommt es zu Anfällen mit tranceähnlichen Zuständen oder zu einem vollständigen, aber vorübergehenden Verlust der Willkürbewegungen (dissoziativer Stupor, Abb. **B-5.3**).

Eine Konversion kann auch als Dissoziation der Ich-Umwelt-Relation interpretiert werden. Zu den **dissoziativen Störungen** rechnet man z. B. auch einen Verlust der Erinnerung (dissoziative Amnesie) oder der Bewegung (dissoziativer Stupor, Abb. **B-5.3**).

B-5.3 Dissoziativer Stupor („Totstellversuch")

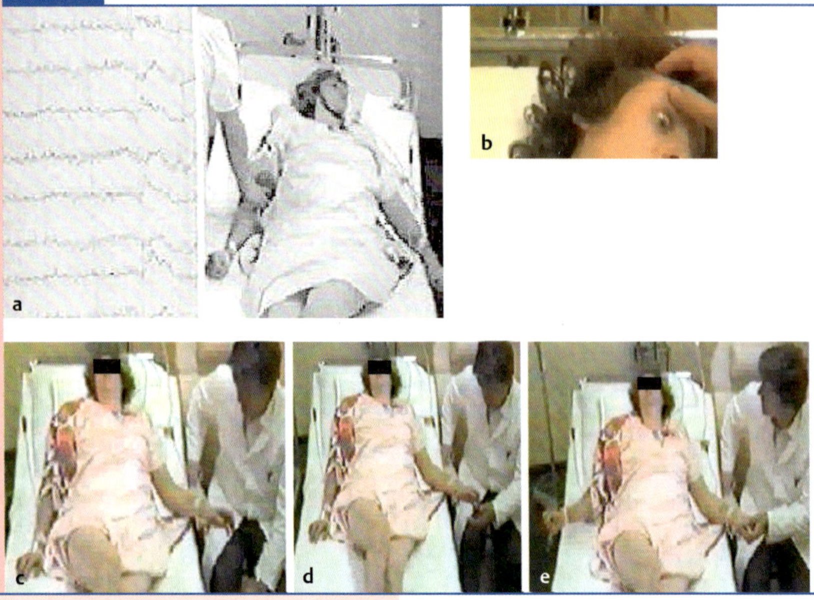

Videografische Sequenz.
Die 38-jährige Patientin wird wegen einer Anfallserie, die in einer familiären Konfliktsituation begonnen hat - sie durfte auf Grund eines Gerichtsbeschlusses ihre Kinder an Weihnachten nicht sehen - „ohnmächtig" auf die Intensivstation gebracht. Das EEG ist unauffällig. Die Patientin liegt mit geschlossenen Augen reglos – „wie tot" – im Bett, nachdem der Kopf abrupt zur Seite gefallen ist (**a**).
Bei passivem Anheben der Lider blickt sie vom Untersucher weg (**b**).
Einige Minuten später nimmt sie ohne Worte Kontakt auf und reinszeniert in der Patient-Arzt-Beziehung ihre Ambivalenz – pantomimisch – auf beide Körperhälften verteilt: Während sich eine Hand zur Faust ballt, bietet sich die andere Hand Beziehung suchend an (**c** - **e**).

Entweder greift ein Affekt unmittelbar an einem körperlichen Symptom an oder das körperliche Symptom greift einen latenten Affekt auf.

Ein „Schwanken" zwischen zwei Möglichkeiten (Ambivalenz) und Unsicherheiten der Geschlechtsrolle verstärken die Dissoziation.

Attackenförmig einsetzende Symptome, wie paroxysmaler psychogener Schwindel und Tremor, treten meist mit Angst oder stellvertretend für Angst in ambivalenten Lebenssituationen auf und können nach einem „Schwanken" zwischen zwei Möglichkeiten einen Rückzug aus dem Konflikt signalisieren. Ein benigner Lagerungsschwindel geht in einen phobischen Attacken-Schwankschwindel über; ein leichter Tremor wird situativ zu anhaltenden Zitteranfällen ausgestaltet. Einerseits wird der Affekt benutzt, um das körperliche Symptom zu verstärken und zu veranschaulichen (Somatisierung). Andererseits werden psychogene Anfälle von einigen Patienten auch emotionslos präsentiert. Wenn Körperbeschwerden in einen opisthotonen Krampf oder Stupor („Totstellversuch") münden und sich bis zu einem psychogenen „Koma" steigern, können gar keine Emotionen aufkommen. Der Affekt und ein zugrunde liegender Konflikt werden verdrängt (Dissoziation). Libidinös-aggressive und zugleich beängstigende Triebimpulse werden abgewehrt, dissoziiert und konvertiert. Unsicherheiten der Geschlechtsrolle verstärken die Konversion. Die „Wiederkehr des Verdrängten" (Freud) zeigt sich phänomenal im Anfall.

▸ Klinischer Fall.

▸ **Klinischer Fall.** Eine 32-jährige Diplompsychologin wurde acht Tage vor ihrer Hochzeit von einer Schwindelattacke überfallen, als sie sich mit zwei Partnern, ihrem Verlobten und ihrer Freundin, zur standesamtlichen Trauung verabredet hatte, um beiden – d. h. symbolisch auch ihr – das Ja-Wort zu geben (nach Schweikert 1994).

5.2.1 Diagnostik und Differenzialdiagnose

Diagnostik: Mit der biografischen Anamnese beginnt das bereits therapeutisch wirksame Erstgespräch. Der Dialog nimmt **Erinnerungsspuren** auf. Denn die biografische Disposition, wie in typischer Weise bei sog. **pain-prone patients**, spielt eine wesentliche Rolle in der Symptomgenese und damit in der Anamnese, die bei Schmerzpatienten Hinweise auf **Misshandlung** und **Missbrauch** gibt.

5.2.1 Diagnostik und Differenzialdiagnose

Diagnostik: Mit der biografischen Anamnese beginnt das bereits therapeutisch wirksame Gespräch (Erstgespräch). Der Dialog nimmt **Erinnerungsspuren** auf. So ist z. B. ein psychogener (dissoziativer) Körperschmerz richtungweisend für die Psychotherapie. Die biografische Disposition, eine traumatisch verursachte latente Schmerzneigung bei **„pain-prone patients"**, spielt eine entscheidende Rolle in der Symptomgenese. Es handelt sich meist um Kinder und Erwachsene, die einer Deprivation, **Misshandlung** und bei **sexuellem Missbrauch** zusätzlich dem Druck zur Geheimhaltung (Verleugnung) ausgesetzt waren, jedoch die damit verbundenen Schmerzen und Kränkungen kompensiert („verschmerzt") haben. Da noch eine latente Erinnerung an die Verletzungen und eine Bindung an frühe (häufig verwandte) Peiniger mit der Folge introjizierter unbewusster Schuldgefühle und Strafbedürfnisse bestehen, bietet nach jeder erneuten Kränkung oder in einer Verlustsituation der Körperschmerz, z. B. ein episodischer Kopf-, Nacken- oder Rückenschmerz, den Anlass, den latenten schmerzhaften Affekt körperlich auszudrücken und auszubreiten.

Die **Wortwahl** des psychosomatischen Patienten in bestimmten sprachlichen Wendungen zeigt, „wie ihm der Schnabel gewachsen ist“, und gibt entwicklungs- und konfliktspezifische Hinweise. Selbst ältere Menschen bedienen sich nicht selten der metaphorisch-eidetischen Bildersprache ihrer Kindheit. Aus dieser Symbolik von Vorstellung und Erinnerung entwickeln sich plastische Formen der Bilder- und Körpersprache.

Die **Wortwahl** des psychosomatischen Patienten gibt entwicklungs- und konfliktspezifische Hinweise: Aus der Symbolik von Vorstellung und Erinnerung entstehen plastische Formen der Bilder- und Körpersprache.

► Klinischer Fall. Eine 73-jährige ehemalige Diakonisse, die seit Anfang des Jahres 1945 unter heftigen Tremor-Anfällen litt, erinnert, dass damals ihr Vater in Kriegsgefangenschaft geraten und die ältere Schwester auf der Flucht über die Oder vergewaltigt worden sei, woraufhin die Mutter verzweifelt versucht habe, sich mit beiden Kindern zu ertränken. Die Patientin erlebt ihre Anfälle, die durch flatternde Bewegungen der Extremitäten charakterisiert sind, als Flüge eines kopflosen Huhns. Bei der neurologischen Untersuchung ist das Zittern gering ausgeprägt, während des 1. psychotherapeutischen Gesprächs („Ich habe noch nie darüber gesprochen“) steigert es sich bis zum heftigen Flatter-Tremor, um nach einem Affektausbruch zu sistieren.

► Klinischer Fall.

Tiersymbole werden oft spontan anstelle affektiver Äußerungen sprachlich eingesetzt, wenn „kribbelnde und krabbelnde“ Dysästhesien als „Ameisenlaufen“ oder starke Schmerzen als „ungeheuerlich“ bezeichnet werden. Jede Regung wird kleinen Erregern im Körper zugeschrieben, während der Konflikt verdrängt und der Affekt verleugnet wird: „Angst kenne ich nicht.“ Typisch ist ein phobisches Vermeidungsverhalten. Zu den Zoophobien bei Infektionskrankheiten siehe S. 577.

Anstelle affektiver Äußerungen werden oft **Tiersymbole** sprachlich eingesetzt und psychogene Schmerzen als „ungeheuerlich“ bezeichnet.

Eine somatoforme oder dissoziative Koordinationsstörung mit Dysmetrie der Zeigeversuche ist durch Konstanz gekennzeichnet; der Patient trifft wiederholt exakt neben ein angegebenes Ziel. Es handelt sich nicht um eine Organläsion, sondern um eine Funktionsstörung. Sensorische, sensible und motorische Funktionen können bis zur dissoziativen Blind- und Taubheit, Anästhesie und Tetraplegie verändert sein. Diese **Funktionsverluste** werden nach dem individuellen Körperschema, nicht jedoch nach der Topik neurologischer Funktionen angegeben. Eine psychogene Sensibilitätsstörung wird z. B. genau auf die Mittellinie des Körpers oder auf den Ansatz des Ärmels begrenzt („Kleiderordnung“); eine komplette psychogene Beinlähmung hindert den Betroffenen nicht, Treppen zu steigen und die geschonte Extremität unwillkürlich mitzubewegen.

Bei allen psychogenen (somatoformen oder disoziativen) Störungen handelt es sich nicht um eine Organläsion, sondern um eine Funktionsstörung. Sensorische und sensomotorische **Funktionsverluste** werden nach dem individuellen Körperschema und nicht nach der Topik neurologischer Syndrome angegeben.

► Klinischer Fall. Die 14-jährige adipöse Schülerin wird vom Notarzt in eine chirurgische Ambulanz gebracht. Dort fällt eine schlaffe Lähmung der unteren Extremitäten auf. Die neurologische Untersuchung ergibt eine Paraplegie und Anästhesie der Beine. Im Halteversuch zeigt sich eine unwillkürliche Anspannung der Streckmuskulatur. Die Eigenreflexe sind seitengleich lebhaft, das Babinski-Zeichen ist beidseits negativ. Es besteht keine Miktionsstörung. Auffällig ist die affektive Indifferenz. Die Eltern berichten von einer Neurodermitis und einer Enuresis nocturna bis zum 12. Lebensjahr. Sie beklagen schwerwiegende aktuelle „Erziehungsprobleme“. Die Paraplegie bildet sich plötzlich vollständig zurück, als sich in der biografischen Anamnese ein gravierender Vaterkonflikt andeutet und die Indikation zu einer Familientherapie gestellt wird.

► Klinischer Fall.

Differenzialdiagnose: Die sehr häufig geklagten vegetativen Beschwerden (Herzjagen, Schwitzen, Nausea, Vomitus, Diarroe etc.) können als Begleitsymptome der Affekte richtungweisend sein, aber auch die psychodynamische Sicht trüben. Bleibt der Dialog von Patient und Arzt bei den vegetativen Symptomen stehen, werden sich beide auf die somatophilen Verlegenheitsdiagnosen „Kreislaufschwäche“, oder „chronic fatigue syndrome“ beschränken müssen. In diesem Fall stimmt die **Krankheitsvorstellung des Patienten** mit der umgangssprachlich vereinfachten „Stress“-Theorie überein (vgl. Tab. **B-5.3**). Die psychopathologischen Begleitsymptome neurologischer Krankheiten werfen differenzialdiagnostische Probleme auf (vgl. S. 103), wenn psychische und körperliche Beschwerden als „hysterisch“ verkannt werden, z. B. bei Einklemmungssyndromen (*cave:* Hirntumor!). Umgekehrt können psychosomatische Störungen immer wieder als rein organisch fehlgedeutet werden, besonders wenn der Arzt sich für Laien und Kollegen unverständlich ausdrückt, z. B. einen „Verwirrtheitszustand“ oder „nichts Organisches“ feststellt und wenn ein professioneller Patient selbst Fehldiagnosen stellt (s. Münchhausen-Syndrom, S. 562). Neurologische und neuropsychologische Syndrome sind aber kaum mit psychogenen Störungen zu verwechseln, da bei der eingehenden neurologischen Untersuchung ein kausaler Zusammenhang zwischen den gestörten Funktionen und topografisch lokalisierbaren Läsionen nachweisbar ist.

Differenzialdiagnose: Der sog. psychovegetative Erschöpfungszustand ist eine Verlegenheitsdiagnose auf der Basis der vereinfachten „**Stress**“-Theorie, die wie viele andere somatophile Fehldiagnosen gelegentlich dem Konzept und der **Krankheitsvorstellung des Patienten** entgegen kommt (vgl. Tab. **B-5.3**). Psychopathologische Begleitsymptome neurologischer Krankheiten können als „hysterisch“ verkannt werden (*cave:* Hirntumor!), während neurologische Symptome bei eingehender Untersuchung kaum mit psychogenen Phänomenen zu verwechseln sind.

Eine psychogene Störung ist keine Ausschlussdiagnose, sondern erfordert den **positiven Nachweis** von Symptomen, die keinem neurologischen Verteilungsmuster entsprechen, und darüber hinaus den Nachweis eines psychodynamischen Vorgangs.

Die Frage, ob eine Störung psychogen sei, wird nicht mit dem Ausschluss organneurologischer Befunde und durch wiederholte Anwendung technischer Hilfsmittel beantwortet, sondern immer nur anhand **positiver Kriterien** entschieden. Wesentlich ist sowohl der Nachweis von Symptomen, die keinem neurologischen Verteilungsmuster entsprechen, als auch die Analyse eines psychodynamischen Vorgangs (Konversion); dasselbe gilt für Somatisierungsstörungen bei objektiv unerheblichen, aber subjektiv überbewerteten Organbefunden. Für diese Funktionsstörungen ist das Attribut „hysterisch" unangemessen. Die sog. Hysterie (gr.: hystéra = Gebärmutter) wird überdies seit der Antike als typisches Frauenleiden missverstanden (vgl. aber das sog. Couvade-Syndrom, die „Parallelschwangerschaft" *bei Männern*, S. 560, die psychogene Amnesie, S. 557 und Epidemiologie psychosomatischer Störungen, S. 546).

Histrionische Persönlichkeiten sind schauspielerisch begabte Laien, die besonders als professionelle Patienten agieren. Fiktionen werden als wahr hingestellt und selbst geglaubt (**Pseudologia phantastica**).

Um eine Verwechslung psychosomatischer Funktionsstörungen mit den Merkmalen „hysterischer" Persönlichkeiten zu vermeiden, ist es differenzialdiagnostisch sinnvoll, von einer **histrionischen Persönlichkeitsstörung** zu sprechen, wenn die Selbstdarstellung eines Menschen im szenischen Vordergrund steht: histrionisch (gr.: schauspielerisch, dramatisch) agierende Laien, v. a. professionelle Patienten wirken „echt-unecht", suggestiv und sind zugleich suggestibel. Hinter ihrer „attitude passionelle", ihrem Klagen und Lächeln, v. a. aber in ihrer Tendenz zur Dramatisierung, verbergen sich ein starkes Bedürfnis nach passiver Aufmerksamkeit, eine innere Leere und ein Mangel an Empathie. Trivialitäten werden affektiert als „fantastisch", wichtige Lebensereignisse, selbst Todesfälle in der Familie, als „vollkommen nebensächlich" bezeichnet. Sie verlassen sich auf Fiktionen und sind davon überzeugt, dass auch das „absolut" stimmt, was sie wider bessere Erkenntnis mitteilen und ausgestalten (**Pseudologia phantastica**). Sie lassen sich in ihrem Selbstwertgefühl von der meist mitagierenden Umwelt immer wieder bestätigen oder kränken und trösten, aber nicht leicht behandeln. Für die Entstehung histrionischer Phänomene sind v. a. Identifikationsvorgänge verantwortlich.

Wenn es einem Patienten die „Sprache verschlägt", liegt eine psychogene Störung vor. Patienten mit zerebralen Durchblutungsstörungen neigen demgegenüber zur Verleugnung.

Redewendungen wie „es trifft mich oder es rührt mich der Schlag" bzw. „es verschlug ihm die Sprache" verweisen nicht auf die Psychosomatik der zerebrobaskulären Krankheiten, sondern auf Konversionsstörungen (dissoziative Störungen), wie z. B. eine psychogene Aphonie (S. 559). Patienten mit arteriellem Hochdruck und Durchblutungsstörungen des Gehirns neigen eher zum Bagatellisieren bis zur **Verleugnung** der Risiken und manifester neurologischer Krankheitssymptome, wie z. B. einer Lähmung oder Aphasie.

5.2.2 Therapie und Verlauf

Im **psychotherapeutischen Erstgespräch** unmittelbar nach der neurologischen Untersuchung gibt der Patient **körperbezogene Fingerzeige** auf das Grundthema seines Konflikts. Der Kranke kommentiert unwillkürlich, was sein Körper symbolisch ausdrückt.

5.2.2 Therapie und Verlauf

Unmittelbar nach der neurologischen Untersuchung und im **psychotherapeutischen Erstgespräch** teilt sich der Patient meist eindeutiger mit als zuvor. Er gibt nun **körperbezogene Fingerzeige** und Stichworte, wie „es geht nicht mehr" (z. B. bei einer psychogenen Lähmung und Libidostörung), oder es fallen Versprecher auf, bei denen es auf jede Silbe und jeden Laut ankommt. Denn die fast unmerklichen Versprecher wie z. B. „Muttagsschlaf" oder die korrigierten Versprecher „Orgasminus, nein Organismus" deuten nicht selten einen verdrängten Konflikt an. Der Kranke kommentiert unwillkürlich das Grundthema seines Konflikts, den sein Körper symbolisch ausdrückt.

Im Erstgespräch kann die **Indikation zur Psychotherapie** gestellt werden. Während die unbestimmte, stigmatisierende und letztlich abweisende Diagnose einer psychogenen Störung und v. a. die Mitteilung der Ursache an den Patienten („Ihre Beschwerden sind seelisch bedingt!") dessen Abwehr hervorrufen, führt die differenzierte, gezielte, symptom- und affektbezogene Deutung des Schmerzes oder Schwindels (Angst, Trauer) zum „Wiedererkennen" latenter Gefühle und damit zu einer adäquaten Behandlung.

Psychotherapie: Neben **Einzelpsychotherapie** eignen sich **gruppentherapeutische Verfahren** und Selbsthilfegruppen, psychoedikative Maßnahmen und eine traumaspezifische Psychotherapie.

Psychotherapie: Es kommen unterschiedliche Methoden der **Einzel- und Gruppenpsychotherapie** in Betracht: Psychoanalyse, tiefenpsychologisch fundierte Psychotherapie, fokale Kurzpsychotherapie, Gesprächspsychotherapie, Verhaltenstherapie, mentalisierungsbasierte Psychotherapie (MBT), systemische Verfahren (Familientherapie), präverbale, kreative Gestaltungstherapien und Selbsthilfegruppen für psychosomatisch Kranke. Zur Psychotherapie bei komplexen regionalen Schmerzsyndromen siehe auch Tab. **B-5.6**.

Die Traumatherapie bei PTBS setzt den Schutz vor weiterer Traumatisierung voraus. Psychopharmaka und Betarezeptorenblocker sind indiziert, können aber aufklärende, psychoedikative Maßnahmen und eine traumaspezifische Psychotherapie nicht ersetzen.

Der Therapeut geht mit Empathie auf die Beschwerden, Assoziationen, Vorstellungen und den inneren Bezugspunkt des Kranken ein; er vermittelt ihm, dass er ihn verstanden hat („aktives Zuhören"). Denn der Patient erwartet, dass der Therapeut mit einfühlendem Verstehen genau das ausdrückt, was er denkt, ihn als Gesprächspartner akzeptiert und respektiert, besonders wenn er sich selbst als „wertlos" empfinden sollte.

Der Therapeut geht mit Empathie auf den Kranken ein und vermittelt ihm, dass er ihn verstanden hat („aktives Zuhören"). Denn jeder Patient erwartet, dass er als Gesprächspartner respektiert wird, insbesondere wenn er sich selbst als „wertlos" empfinden sollte.

Gelegentlich wird mit einer assoziierten Erinnerung ein **„Aha-Erlebnis"**, eine „blitzartige Erkenntnis" (flash) ausgelöst. Dies setzt voraus, dass der Arzt sich Zeit nimmt und Gesprächspausen zulässt, ob der Kranke nun wortreich oder einsilbig spricht. Selbst das Schweigen ist „beredt" und daher auch zu verstehen: Mimik und Gestik drücken aus, was er in der Therapie (noch) nicht sagen kann.

Gelegentlich wird mit einer assoziierten Erinnerung ein **„Aha-Erlebnis"** (flash) ausgelöst.

Ein wichtiges Element der Therapie ist die Interpretation **szenischer Vorgänge**, die Patient und Therapeut gemeinsam analysieren und verstehen können. Lebensgeschichtlich bedingte, positive (freundlich-vertrauensvolle) oder negative (misstrauisch-feindselige) Affekte des Patienten gegenüber seinen Eltern und Geschwistern werden unbewusst auf den Therapeuten projiziert (Übertragung), der seinerseits väterliche, mütterliche oder kindlich-geschwisterliche Gefühle für den Kranken entwickelt (Gegenübertragung), sich dieser Affekte jedoch nicht immer bewusst wird. Erst die Analyse dieser **Übertragungsbeziehung** führt zum Verständnis reinszenierter Vorgänge, z. B. einer hilflos-kindlichen Regression.

Wesentlich ist das Verständnis **szenischer Informationen**, wie z. B. des kindlich-hilflosen Verhaltens, das sich in der **Übertragungsbeziehung** widerspiegelt.

Verlauf: Wenn ein auffälliger **Symptomwandel** im Verlauf psychogener oder neurologischer Krankheiten eintritt, ist wiederum sowohl die neue Symptomatik als auch deren Psychodynamik zu beachten. Während unter der Psychotherapie anfangs die Beschwerden zunehmen, klingen sie wieder ab, sobald Patient und Arzt ein tragfähiges Therapiebündnis herstellen, um den einfühlbaren Widerstand gemeinsam zu analysieren und zu überwinden. Jede fachgerechte, angstlösende Psychotherapie mit scheinbar geringen Fortschritten ist besser als Polypragmasie (wiederholte technische Untersuchungen und invasive Eingriffe mit unerheblichen Befunden, Langzeitverordnung von „Anxiolytika"), die Patient – und Arzt – nur vorübergehend beruhigt, aber psychogene Störungen nachhaltig verstärkt, iatrogen fixiert und immer neue Symptome hervorruft.

Verlauf: Während die Gabe von „Anxiolytika" Patient – und Arzt – nur vorübergehend beruhigt, führt die Psychotherapie auch nach einem **Symptomwandel** zu insgesamt besseren Behandlungsergebnissen.

5.3 Psychogene Symptome und Syndrome

5.3.1 Psychogene Anfälle

5.3 Psychogene Symptome und Syndrome
5.3.1 Psychogene Anfälle

▶ **Synonym.** Dissoziative Anfälle, „hysterische Anfälle", Pseudo-Epilepsie, pseudoseizures, funktionelle Anfallsyndrome.

▶ Synonym.

▶ **Definition.** Psychogene Anfälle mit opisthotonem Krampf, Zuckungen, Tremor und Wälzbewegungen können als „Bewegungssturm" oder „Totstellversuch" stundenlang anhalten und sich statusartig wiederholen, während der Patient weder ansprechbar noch komatös ist (dissoziative Störung, Konversionsstörung).

▶ Definition.

Epidemiologie: Etwa 10 % aller Anfallsyndrome sind psychogen. Die Anfälle kommen in jedem Lebensalter, d. h. auch schon bei Kleinkindern und noch im Senium, vor. Das weibliche Geschlecht überwiegt, jedoch werden große psychogene Anfälle auch bei Männern beobachtet.

Epidemiologie: Etwa 10 % aller Anfallkrankheiten sind psychogen. Sie kommen in jedem Lebensalter vor.

Symptomatologie: Das Bild des großen psychogenen Anfalls ist durch **Opisthotonus** mit Reklination des Kopfes und extremer ventral-konvexer Flexion des Körpers (**„arc de cercle"** [Kreisbogen], „arc en ciel" [Regenbogen]) gekennzeichnet. Daneben gibt es eine Vielfalt uni- oder bilateraler psychogener Anfälle mit Zuckungen bzw. Zittern der Glieder und abrupter Abwendung des Kopfes. Nicht selten beobachtet man bizarre Haltungen des Körpers. Die Hände sind zur Faust geballt oder der Patient liegt schlaff, reglos, mutistisch meist mit geschlossenen Augen, gelegentlich auch mit starrem Blick „wie tot" da. Er befindet sich in einem psychogenen **Stupor**

Symptomatologie: Charakteristisch ist der **Opisthotonus** (**„arc de cercle"**) des großen psychogenen Anfalls. Daneben werden Zuckungen, Zittern und bizarre Körperhaltungen beobachtet. Die Vigilanz ist eingeschränkt (psychogener **Stupor**, s. a. psychogene Synkopen, S. 21).

B-5.4 Arc de cercle

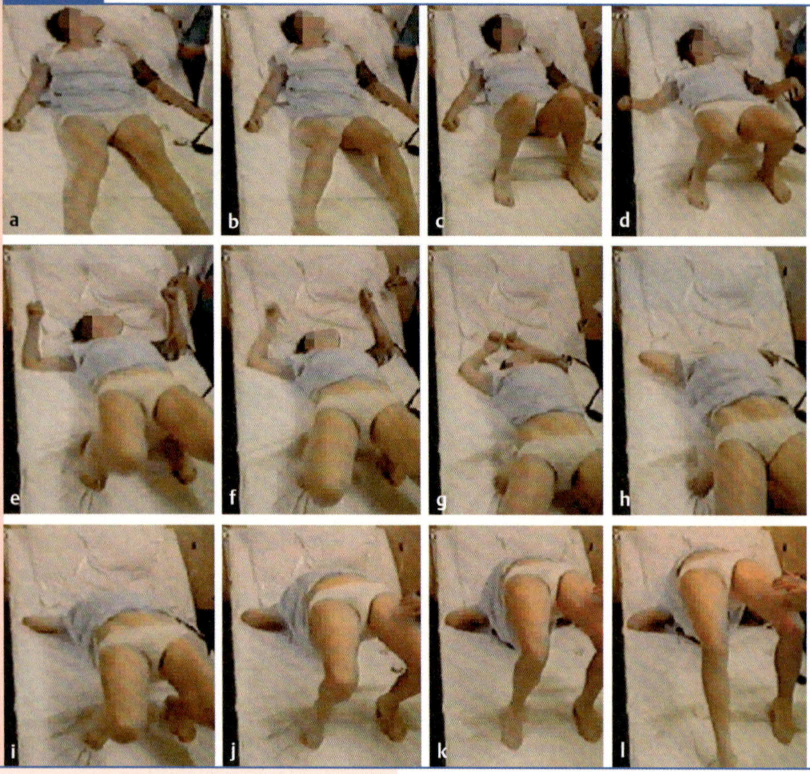

Videoaufnahmen eines großen psychogenen (dissoziativen) Anfalls (vgl. Klinischer Fall).
a – d Die Patientin wendet den Kopf bei geschlossenen Augen zum Untersucher hin. Nach kurzer Hyperventilation ballt sie die Fäuste, beugt Unterarme und -schenkel. Damit wird eine Vorwärtsbewegung des Beckens eingeleitet.
e – h Dann werden die Arme rautenförmig über den reklinierten Kopf geschlagen. Die fast kniende Patientin stützt sich auf die Unterarme und stößt sich, auf Zehenspitzen balancierend, von der Unterlage ab, um den Rumpf rasch weit nach vorn zu schieben.
i – l Der Rumpf pendelt zurück und wölbt sich zu einer halbkreisförmigen Brücke. In dieser Stellung hält der opisthotone Krampf minutenlang an.

(dissoziative Störung), der über Stunden anhält, oder es kommt zum minutenlangen synkopalen Anfall (als Schreck- oder Angstreaktion). Ein Beispiel für selbstinduzierte Synkopen ist der respiratorische Affektkrampf der Kleinkinder (vgl. S. 21).

Der **phobische Attacken-Schwankschwindel** geht mit Angst einher, die der Betroffene als Schwindel bezeichnet. Zu den Hyperventilationsanfällen siehe S. 239.

Im jüngeren und mittleren Lebensalter manifestiert sich der **phobische Attacken-Schwankschwindel**, der mit Angst einhergeht, von dem Betroffenen jedoch, der eine organische Genese vermutet, als Schwindel bezeichnet wird. Zu den Hyperventilationsanfällen siehe S. 239.

Ätiopathogenese: Psychogene („hysterische") Anfälle werden als **Konversionssyndrom** (S. Freud) oder als „Bewegungssturm" bzw. „Totstellreflex" (E. Kretschmer) gedeutet.

Ätiopathogenese: Oft drückt der psychogene Anfall die Vorstellung akuter Bedrohtheit aus, in der frühere Ängste wiederbelebt werden. Seit S. Freud werden die „hysterischen" Anfälle als **Konversionssyndrom** gedeutet: Ein psychischer Konflikt mit unbewussten, verdrängten Phantasien wird körperlich symbolisch dargestellt. E. Kretschmer interpretiert den „hysterischen" Anfall als atavistischen „Bewegungssturm" und dessen stille Ausdrucksform als „Totstellreflex".

Diagnostik: Zur Video-Analyse des großen psychogenen Anfalls siehe Abb. **B-5.4**. Der Kopf liegt im Nacken. während der Patient den Körper kreisbogenförmig anspannt und sich mit den Fersen abstützt. Zum „Totstellreflex", besser „**Totstellversuch**", siehe Abb. **B-5.1** und Abb. **B-5.3**. Das EEG während eines psychogenen Anfalls ist normal.

Diagnostik: Analysiert man den großen psychogenen Anfall videografisch (Abb. **B-5.4**), so fällt zunächst eine Vorwärtsbewegung des Rumpfes, v. a. des Beckens auf. Die Arme werden über den Kopf geschlagen, um bei dem allmählich einsetzenden opisthotonen Krampf als Stützen zu dienen. Der Kopf liegt im Nacken, während der Patient von den Unterarmen aus eine zunächst schwankende, dann straff gespannte kreisbogenförmige „Brücke" baut und sich zusätzlich mit den Fersen oder Zehenspitzen abstützt. Die Lider lassen sich nur gegen Widerstand öffnen. Zum „Totstellreflex", den man besser als „**Totstellversuch**" bezeichnet, siehe Abb. **B-5.3**. Das EEG während eines psychogenen Anfalls ist unauffällig. Wenn sich im Intervall-EEG epileptische Potenziale finden, kann dies ein Hinweis auf epileptische Anfälle sein, die mit psychogenen („pseudoseizures", „Pseudo-Epilepsie") alternieren.

Differenzialdiagnose: Tonisch-klonische Anfälle bei Epilepsie sind von großen psychogenen Anfällen abzugrenzen, die im Gegensatz zum typischen Grand-Mal-Anfall einen ausgeprägten Opisthotonus aufweisen.

Differenzialdiagnose: Häufig werden psychogene mit epileptischen Anfällen und bei gehäuftem Auftreten mit einem Status epilepticus verwechselt.

- Das typische Muster großer epileptischer Anfälle ist jedoch **tonisch-klonisch**, die Vigilanzstörung wesentlich tiefer (Koma) und ein Opisthotonus allenfalls angedeutet.
- Im Zweifelsfall spricht eine postiktal erhöhte Serum-Prolaktin-Konzentration für einen epileptischen Anfall.

- Mithilfe **linguistischer Analysen** der Eigenanamnesen lassen sich in > 90 % dissoziative von epileptischen Anfällen unterscheiden: Während die meisten Epilepsie-Patienten ihre flüchtige Aura so genau wie möglich beschreiben, erscheint bei Patienten mit noch so dramatischen psychogenen Anfällen jede subjektive Schilderung des Geschehens im Transkript auffällig indifferent und inhaltsleer.

Therapie: Ein Status pseudoepilepticus ist - wie jeder dissoziative Zustand - umso leichter **kommunikativ** zu durchbrechen, je weniger der Therapeut mitagiert. Unter Verzicht auf eine aktivistische Therapie empfiehlt es sich, jeden Anfall, der als **Lösungsversuch** eines psychischen Konflikts zu verstehen ist, genau zu beobachten, um dem Patienten bei der ersten möglichen verbalen Kontaktaufnahme ein Gespräch anzubieten, das zur **Klärung der biografischen Krise** beitragen kann (vgl. S. 21).

Therapie: Jeder Anfall kann als **Lösungsversuch** eines psychischen Konflikts aufgefasst und **kommunikativ** unterbrochen werden. Das psychotherapeutische Gespräch dient der **Klärung der biografischen Krise**.

Verlauf: Die Prognose hängt davon ab, ob der Anfall als psychogen erkannt wird. 50 % der Patienten werden anfallfrei. Die Suizidrate ist besonders bei Frauen mit psychogenen Anfällen hoch.

Verlauf: Unter Psychotherapie wird jeder zweite Patient anfallfrei.

► Klinischer Fall. Die 31-jährige Bäuerin, die gemeinsam mit ihrem Mann und einem befreundeten Ehepaar eine Hotelbar aufgesucht hatte, erlitt dort nach Angaben ihres Mannes im Abstand von 5 min zweimal einen „Krampfanfall", der jeweils ca. 15 min anhielt. Sie wurde vom Notarzt stationär eingewiesen, nachdem trotz i. v. Injektion von 10 mg Diazepam zwei weitere große Anfälle mit Opisthotonus auftraten. Der fünfte Anfall wurde videografisch dokumentiert (s. Abb. **B-5.4**). Das EEG ergab, abgesehen von vermehrter Beta-Aktivität (Medikamenteneffekt), keinen pathologischen Befund. Nachdem die Patientin im Anfall aus dem Bett gefallen war, ohne sich zu verletzen, war sie wieder ansprechbar, konnte sich aber noch nicht verbal äußern. Am folgenden Morgen berichtete sie spontan über einen aktuellen Konflikt, der offenbar durch die homoerotische Bindung an die Ehefrau des Freundes entstanden war.

► Klinischer Fall.

5.3.2 Psychogene Amnesie

5.3.2 Psychogene Amnesie

► Definition. Partielle und globale amnestische Episoden, die mit Ratlosigkeit einhergehen und isoliert von anderen dissoziativen Störungen oder bei einer Fugue („psychogenes Weglaufen") und nach psychogenen Anfällen vorkommen.

► Definition.

Epidemiologie: Psychogene (dissoziative) Amnesien werden bei jungen Erwachsenen, vorwiegend bei Männern, beobachtet. Häufig besteht für die Dauer psychogener Anfälle ebenfalls eine Amnesie.

Epidemiologie: Dissoziative Amnesien kommen meist bei jungen Männern vor.

Symptomatologie: Charakteristisch ist das Fehlen jeder Erinnerung an kurz zurückliegende, wichtige Ereignisse (Partnerverlust, unerwartete Trauerfälle) oder unmittelbar lebensbedrohliche Erlebnisse (Unfälle ohne Schädel-Hirn-Verletzung oder Todesnähe im Krieg, siehe PTBS, S. 547). Die Patienten wirken ratlos und fragen stereotyp „Wo bin ich?", „Was ist passiert?" In einer Fugue kann ein Patient mit vollständiger Amnesie tagelang umherreisen.

Symptomatologie: Der Erinnerungsverlust betrifft kurz zurückliegende, wichtige Ereignisse, z. B. Trauerfälle oder Unfälle (ohne Kopfverletzung).

Ätiopathogenese: Wenn sich die dissoziative Störung in „auswegslosen" oder lebensbedrohlichen Situationen manifestiert, spaltet sich das Erinnerungsvermögen von anderen integrativen Funktionen ab, sodass eine antero- und retrograde Amnesie ohne Beeinträchtigung der Vigilanz entsteht. Was phänomenologisch als „Vergessen" erscheint, ist psychodynamisch als **Verdrängung** zu verstehen.

Ätiopathogenese: Was phänomenologisch als „Vergessen" erscheint, wird psychodynamisch als **Verdrängung** verständlich.

Differenzialdiagnose: Abzugrenzen sind Amnesien als Folge von Hirnschädigungen, Intoxikationen (Alkohol, Hypnotika) und epileptischen Anfällen. Die transiente globale Amnesie (TGA) ist eine stunden- bis tagelang anhaltende Erinnerungslücke, die vorwiegend bei Migränepatienten auftritt. Die retrograde Amnesie kann Jahrzehnte umfassen. Pathogenetisch ist eine Perfusionsstörung im Hippokampus/limbischen System anzunehmen (vgl. S. 98).

Differenzialdiagnose: Neben posttraumatischen und postparoxysmalen Amnesien ist die häufig bei Migräne vorkommende transiente globale Amnesie (TGA) abzugrenzen (vgl. S. 98).

Therapie und Verlauf: Die biografische Anamnese („Erinnerung") einschließlich fremdanamnestischer Angaben (S. 102) und die Traumanalyse geben in vielen Fällen Hinweise auf einen lebensgeschichtlichen Konflikt, dessen Lösung sich mit wiederkehrender Erinnerung an wichtige Daten des subjektiven biografischen Kalenders anbahnt (vgl. Klinischer Fall).

Therapie und Verlauf: Hinweise auf den Konflikt geben die biografische Anamnese („Erinnerung") und die Traumanalyse.

▶ Klinischer Fall.

▶ Klinischer Fall. Ein ehemaliger Fotograf suchte die neurologische Ambulanz auf, fragte ratlos und stereotyp, wo er sich befinde, und konnte weder das Datum noch sein Alter angeben, verneinte jedoch Gedächtnisstörungen. Die Untersuchung ergab, abgesehen von der Amnesie, keinen auffälligen Befund. Auch das EEG war normal. Detailliert schilderte der Patient einen scharf begrenzten Stirnkopfschmerz, der unvermindert seit dem Krieg bestünde. Die Analyse eines pathologischen Wiederholungstraums ergab, dass er als junger Soldat einen gleichaltrigen Mann erschießen musste, den er mitten in die Stirn traf. Da er sich schuldbewusst mit seinem Gegner identifiziert hatte, erschoss er sich gleichsam Nacht für Nacht selbst. Als er dies in einem Affektausbruch erkannte, klang sowohl die Erinnerungslücke als auch der frontale Kopfschmerz ab.

5.3.3 Psychogene Blindheit

▶ Definition.

5.3.3 Psychogene Blindheit

▶ Definition. Neben den weit verbreiteten funktionellen Sehstörungen mit „röhrenförmigem" Gesichtsfeld kommen selten vollständige psychogene Erblindungen vor. Phänomenologisch sind psychogene Sehstörungen als Einengungen der Selbstwahrnehmung zu verstehen und psychodynamisch-psychotherapeutisch als Somatisierungs- oder Konversionsstörung (dissoziative Störung) zu behandeln.

Epidemiologie: 5 % aller Patienten leiden an psychogenen Sehstörungen.
Psychogene Blindheit kommt bei Männern häufig als Kriegsfolge vor.

Epidemiologie: 5 % aller Menschen, die einen Arzt konsultieren, leiden unter meist rasch vorübergehenden psychogenen Störungen der visuellen Wahrnehmung. In beiden Weltkriegen, im Korea-, Vietnam- und Kambodscha-Krieg kamen gehäuft uni- und bilaterale psychogene Visusverluste bis zur vollständigen Erblindung vor. Katamnestische Untersuchungen belegen die Persistenz der psychogenen Amaurosen bei Veteranen. Während das männliche Geschlecht insgesamt überwiegt, sind unter Kindern und Jugendlichen häufiger Mädchen betroffen.

Symptomatologie: Der psychogen Blinde wirkt indifferent. Er sieht, was er sehen muss, um sich nicht zu verletzen.

Symptomatologie: Bei leichten psychosomatischen Störungen herrscht oft unbegründete Erblindungsangst vor. Demgegenüber wirkt der psychogen Blinde indifferent. Er kann nicht nur tastend wahrnehmen, sondern sieht auch, was er sehen muss, um sich nicht zu verletzen, nicht jedoch, was er bei der Untersuchung sehen soll. Fordert man ihn z. B. auf, die Zeigefinger vor dem Gesicht zusammenzuführen, zielt er, anders als organisch Blinde, grob daneben; er kann sich aber, wenn er will, eine Zigarette anzünden, ohne sich die Finger zu verbrennen.

Ätiopathogenese: Die nicht organisch bedingten visuellen Wahrnehmungsstörungen sind auf eine **Somatisierungs- oder Konversionsstörung** zurückzuführen.

Ätiopathogenese: Den psychosomatischen bzw. psychogenen Störungen der visuellen Wahrnehmung liegen schulische, berufliche, familiäre, erotische und nicht selten religiöse Konflikte zugrunde. Es handelt sich entweder um eine **Somatisierungsstörung** mit Ausgestaltungstendenz oder um eine **Konversionsstörung** mit Umwandlung psychischer Erregung in körperliche Symptome. Nach S. Freud besagt der psychodynamische Vorgang der Konversion, dass libidinöse Impulse abgewehrt, von entsprechenden Vorstellungen „sexueller Schaulust" abgetrennt, verdrängt und symbolisch „umgesetzt", verkörpert werden. Die psychogen Blinden seien nur für das Bewusstsein blind, im Unterbewussten seien sie sehend. Anzunehmen ist ein „somatisches Entgegenkommen"; ein vorbestehender, konstitutioneller oder erworbener Sehfehler bietet häufig den Angriffspunkt für die Konversionsstörung. Es liegt aber kein Augenleiden, sondern eine grundlegende Veränderung der visuellen Wahrnehmung und der Sehbegriffe (Einsichten, Anschauungen) vor.

Wie bei der symbolischen Selbstblendung des Ödipus handelt es sich um **Blindheit im übertragenen Sinn**. Bei Konvertiten kann sich eine vollständige psychogene Amaurose einstellen („Damaskus-Erlebnis", s. Klinischer Fall).

Schon die symbolische Selbstblendung des legendären König Ödipus, der seinen Vater tötete und seine Mutter zur Frau nahm, verwies auf die **Blindheit im übertragenen Sinn**. Mit dem Schamgefühl kommen Selbstbestrafungstendenzen im erwachenden Schuldbewusstsein auf: „Ich darf nicht mehr sehen." Unter psychogen Blinden finden sich häufig Konvertiten und Sektenangehörige, die ihre familiär geprägte „Welt-Anschauung (!)" in einer Krisensituation infrage stellen. Der Konvertierende hat ein persönliches „Damaskus-Erlebnis" (analog der Saulus-Paulus-Bekehrung, „conversion of St. Paul", vgl. Klinisches und Historisches Beispiel). Dieser „Sinneswandel" ist von Affekten wie Mut und Zuversicht, aber auch von Ehrfurcht, Schuldgefühlen und Erkenntnisängsten bestimmt.

Der psychogene Blinde unterliegt einer **Dissoziation** der visuellen Wahrnehmung. d. h. einer künstlichen Trennung der Einheit von Ich und Umwelt. Die damit verbundene Angst wird zugunsten einer auffälligen **Indifferenz** verdrängt.

Während der Betroffene auf die subjektive Sphäre der Wahrnehmung konzentriert ist und damit einer künstlichen Trennung der Innen-außen-Relation visueller Wahrnehmung unterliegt, verliert er die Aufmerksamkeit für die Umgebung. Diese **Dissoziation** von Ich und Umwelt löst wiederum elementare Ängste aus. Um den psychischen Konflikt zu überwinden, ist ein gefühlsentlastender Kompromiss notwendig, womit gegensätzliche Triebimpulse und Affekte unbewusst neutralisiert werden. Das Ergebnis ist **Indifferenz** („Ich kann nicht mehr - aber man wird schon - sehen").

Diagnostik: Typisch ist ein konzentrisch-**„röhrenförmiges" Gesichtsfeld**, das sich bei wiederholter Prüfung spiralenförmig verengt und dessen Durchmesser sich nicht mit unterschiedlichem Abstand vom Perimeter ändert, wie dies bei dem trichterförmigen Gesichtsfeld der Gesunden zu erwarten ist.
Wird dem Patienten ein Spiegel vorgehalten und im Gesichtsfeld bewegt, beweisen **unwillkürliche** horizontale und vertikale **Folgebewegungen**, die (auch im Spiegelbild) nur der Untersucher sieht, eine organisch ungestörte visuelle Wahrnehmung. Eine psychogene Blindheit lässt sich zwar mithilfe der Nystagmustrommel nachweisen, wenn der Patient jedoch nicht das Streifenmuster der Drehtrommel, sondern ein statisches, virtuelles Objekt vor der Trommel fixiert, kann er den optokinetischen Reflex willkürlich unterdrücken (S. 37).

Diagnostik: Charakteristisch ist ein **„röhrenförmiges" Gesichtsfeld**.

Im vorgehaltenen und bewegten Spiegel sieht man **unwillkürliche Blickbewegungen** als Beweis für die organisch intakte visuelle Wahrnehmung. Der optokinetische Reflex kann aber von dem Patienten willkürlich unterdrückt werden.

Differenzialdiagnose: Bei Amaurose infolge Optikusschädigung ist die Pupille lichtstarr und die Sehnervenpapille atrophisch. Eine retrobulbäre Neuritis, bei der „Patient und Arzt nichts sehen", lässt sich mittels Ableitung visuell evozierter Potenziale (VEP) als Hinweis auf eine **Multiple Sklerose** frühzeitig nachweisen (S. 130).
Bei psychogener Amaurose sind die VEP-Ergebnisse nicht zu verwerten, wenn der Patient unkooperativ ist. Einige Patienten mit **Hemianopsie** und Hemineglekt oder bilateraler **kortikaler Blindheit** nehmen den Visusverlust nicht wahr; sie rekonstruieren ein scheinbar intaktes, virtuelles Abbild der Außenwelt – wie im geringen Umfang jeder Gesunde, der den blinden Fleck „übersieht" – während psychogen Blinde im Negativkontrast dazu ihre Umwelt gleichsam als überdimensionalen blinden Fleck wahrnehmen, aussparen und unbewusst „ignorieren".

Differenzialdiagnose: Neuroophthalmologisch sind Läsionen des N. opticus und der Sehbahn, v. a. bei **Multipler Sklerose**, abzugrenzen.

Im Gegensatz zu virtuellen Rekonstruktionen bei **Hemianopsie** oder **kortikaler Blindheit** beruht die psychogene Sehstörung auf einer subjektiv stark eingeengten Wahrnehmung.

Therapie und Verlauf: Bei Kindern mit funktioneller Sehstörung führt oft schon der erste Gesprächskontakt zu besserer Wahrnehmung. Eine psychogene Amaurose hält jedoch in der Regel monate-, in Ausnahmefällen auch jahrzehntelang an. Die Prognose ist günstiger, wenn der zugrunde liegende Konflikt frühzeitig erkannt, d. h. nicht nur Symptome registriert werden, sondern der Kranke psychotherapeutisch behandelt wird.

Therapie und Verlauf: Psychotherapeutisch behandelt, haben die Sehstörungen eine günstige Prognose, bleiben andernfalls jedoch monate- bis jahrzehntelang bestehen.

► Klinischer Fall. Ein 42-jähriger Mann, der seit der Kindheit einer Sekte angehört hatte und nach politischer Haft in der ehemaligen DDR zur katholischen Konfession konvertiert war, erblindete in dem Augenblick, als er seiner Mutter schriftlich mitteilte, dass er sie *nie wieder sehen* wolle. Er verdrängte diesen Abschiedsbrief. Sobald er sich in der Psychotherapie seines inneren Konflikts bewusst geworden war, konnte er wieder sehen.

► Klinischer Fall.

► Klinischer Fall. Bei dem 29-jährigen Kriegsteilnehmer A. H. trat zweimal eine rasch reversible psychogene Blindheit auf (von der später behauptet wurde, sie sei ausschließlich die Folge einer Senfgaseinwirkung gewesen). Der Rekonvaleszent beschloss, Politiker zu werden („Damaskus-Erlebnis"). 20 Jahre später verkehrte er als histrionischer Kriegsführer die paulinische Botschaft ins Gegenteil und ließ viele Millionen Andersgläubige vernichten. Viele Millionen Menschen glaubten ihm und vertrauten „blind" seiner Welt-Anschauung. Er selbst beschwor ständig die „Vor-Sehung", bis zum erweiterten Suizid im 57. Lebensjahr.

► Klinischer Fall.

5.3.4 Psychogene Aphonie

5.3.4 Psychogene Aphonie

► Definition. Funktionelle oder dissoziative Stimmstörung, meist durch Affektverkehrung (Konversion) mit paroxysmal einsetzender Stummheit.

► Definition.

Epidemiologie: Mit einem Anteil von 10 % aller Konversionsstörungen kommt die psychogene Aphonie meist bei Frauen, aber, wie seit Herodot überliefert und nach beiden Weltkriegen berichtet, in Kriegszeiten häufiger bei Männern vor.

Epidemiologie: Mit 10 % der Konversionsstörungen kommt die psychogene Aphonie bei beiden Geschlechtern vor.

Symptomatologie: Die Patienten verstummen plötzlich und verständigen sich nur noch schriftlich oder **pantomimisch** mittels Zeichensprache. Unwillkürlich verhindern sie die Phonation, wenn sie z. B. die Hand vor den Mund halten oder die Wangen aufblasen (Abb. **B-5.5**).

Symptomatologie: Der Dialog ist bei unwillkürlich verhinderter Phonation auf die **Pantomimik** reduziert (Abb. **B-5.5**).

B-5.5 Psychogene Aphonie

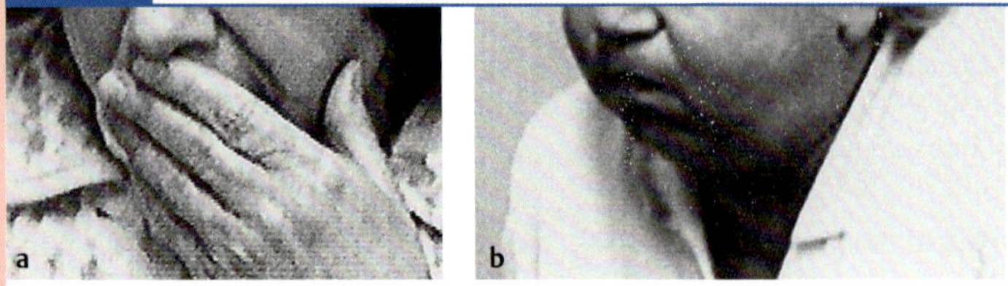

Videoaufnahmen von Patientinnen mit psychogener Aphonie lassen erkennen, dass das paradox erscheinende „Gespräch" mit Kranken, die plötzlich in einer Konfliktsituation verstummt sind, zunächst auf die Interpretation der Pantomimik angewiesen ist. Die Hand wird vor den Mund gehalten (**a**) oder die Wangen werden aufgeblasen (**b**). Dadurch verhindern die Kranken unwillkürlich die Phonation. Sie können (noch) nicht ausdrücken, „worüber man nicht spricht" (vgl. auch Klinisches Beispiel).

▸ Merke.

▸ **Merke.** Stummheit ist ein Kardinalsymptom psychosomatischer Krankheiten und kann deren Initialsymptom sein. Der psychosomatisch Kranke verdrängt und verschweigt einen lebensgeschichtlichen Konflikt, deutet aber mit seinem Körper unwillkürlich das an, was er nicht sprachlich mitteilt. Selbst wenn der Patient indifferent wirkt, gilt die psychosomatische Regel: *„kein Effekt ohne Affekt"*, und das Dichterwort: *„Gib Worte deinem Schmerz!"* (Shakespeare).

Ätiopathogenese: Eine **Affektverkehrung** bewirkt Stummheit. Wesentlich sind kränkende Entwertungen innerhalb einer Konfliktsituation.

Ätiopathogenese: Psychodynamisch liegt eine typische Konversionsstörung mit **Affektverkehrung** vor. Dem psychogen Stummen verschlägt es die Sprache; er verschweigt höchst ambivalent all das, „worüber man nicht spricht", was ihm aber persönlich lieb und *teuer* ist. Vordergründig spielen Geldwerte eine Rolle, wesentlich sind damit verbundene kränkende Entwertungen innerhalb verdrängter familiärer, erotischer oder beruflicher Konflikte.

Differenzialdiagnose: Aphasische Sprachstörungen, ein **dissoziativer Stupor** und eine **neurogene Aphonie** sind abzugrenzen.

Differenzialdiagnose: Ein psychogener Stimmverlust ist nicht mit einer aphasischen Sprachverständnisstörung zu verwechseln, da der Aphonie-Patient durch Mimik und Gestik anzeigt, dass er jedes Wort versteht. Im Gegensatz zur motorischen Aphasie fehlt die Sprachanstrengung. Bei **dissoziativem Stupor** wie bei akinetischem Mutismus sind alle Willkürbewegungen aufgehoben, Mimik und Gestik entdifferenziert (vgl. S. 555). Eine **neurogene Aphonie** ist laryngoskopisch abzugrenzen (zur beidseitigen Vagusläsion und Rekurrensparese s. S. 48, zu den Dysarthrophonien s. S. 88).

Therapie und Verlauf: In der Psychotherapie kommt der ursprünglich kränkende Affekt zur Sprache. Unbehandelt dauert eine psychogene Aphonie ca. sechs Wochen an. Eine Reizstrombehandlung ist kontraindiziert.

Therapie und Verlauf: Jede Psychotherapie mit stummen Patienten erscheint paradox. *Der Arzt* muss frei assoziieren und sich an der Pantomimik orientieren. Sobald der ursprünglich kränkende Affekt und damit der Konflikt zur Sprache kommen, kann der zunächst flüsternde und zögernd artikulierende Patient wieder flüssig sprechen. Unbehandelt hält die psychogene Aphonie im Durchschnitt sechs Wochen lang an. Logopädische Übungen sind gelegentlich hilfreich.
Von der „protreptischen" Reizstrombehandlung nach Kretschmer und anderen „entlarvenden" und aggressiven Methoden, wie schmerzhaften Kehlkopfmassagen, ist abzuraten, da dadurch allenfalls das Symptom beseitigt wird, jedoch der Widerstand des Patienten zunimmt, eine konfliktzentrierte Psychotherapie verfehlt wird und Rezidive nicht ausbleiben.

▸ Klinischer Fall.

▸ **Klinischer Fall.** Eine 60-jährige Patientin, die jahrelang ihre nach einem Hirninfarkt sprachgestörte Mutter gepflegt hatte, verlor selbst schlagartig die Sprache, als die Mutter aus dem Bett fiel und die hinzugekommene Schwester ihr deshalb heftige Vorwürfe machte. Nun wurde die Patientin mit der Diagnose „akuter Schlaganfall" ins Krankenhaus gebracht. Das Gespräch mit der psychogen Stummen verlief paradox. *Der Therapeut* musste frei assoziieren; er konnte sich nur an Mimik und Gebärden orientieren, um den ursprünglich krankmachenden Affekt anzusprechen und einen familiären Erbschaftskonflikt eruieren zu können. Die Stimme kehrte plötzlich im Tonfall einer zweiten (der Schwester) wieder, in wörtlicher Rede und getragen von dem kränkenden Affekt, der Ursache des Verstummens gewesen war: „Glaub ja nicht, dass du das Vermögen bekommst ..."

5.3.5 Psychogene Blasenstörung

5.3.5 Psychogene Blasenstörung

▸ Definition.

▸ **Definition.** Psychosomatische Störungen in der Urogenitalregion reichen von der Enuresis über die sog. Reizblase bzw. „Prostatopathie" mit Pollakisurie und die „Stressinkontinenz" bis zur Harnretention. Es handelt sich um autonome somatoforme oder dissoziative Störungen (Konversionsstörungen).

Epidemiologie: 50 % der Blasenstörungen sind psychogen.

Epidemiologie: 50 % der Patienten einer urologischen Praxis leiden unter nicht organisch bedingten Blasenstörungen. Das weibliche Geschlecht überwiegt.

Symptomatologie: Im Vordergrund steht die Pollakisurie mit häufigen Miktionen bei leicht gefüllter oder entleerter Blase. Seltener ist eine situativ bedingte, schmerzhafte Harnretention bei überfüllter Blase. Das kausale Denken von Patient und Arzt ist auf die Ausscheidungsfunktion eingeengt, ein gleichzeitig bestehender Libidoverlust wird gering bewertet. Anamnestisch ist häufig eine Enuresis nocturna sive diurna des Kindesalters zu eruieren.

Symptomatologie: Die Patienten klagen über vermehrten Harndrang, seltener über Retentio urinae. Das kausale Denken ist auf die Ausscheidungsfunktion eingeengt.

Ätiopathogenese: Psychodynamisch handelt es sich bei den meisten psychosomatischen Blasenstörungen um eine Regression auf die urethrale Entwicklungsstufe mit unerfüllten Geborgenheitswünschen. Erregende Impulse des Harndrangs überwiegen, während die libidinös-genitalen Triebimpulse zurückgedrängt werden. Im Fall der „Reizblase" und „Prostatopathie" liegt eine Somatisierungsstörung vor. Eine „Stressinkontinenz" kann mit vielfältigen vegetativen Symptomen einhergehen, die z. B. eine vorbestehende neurogene Miktionsstörung situativ ausgestalten. Man spricht dann von einer somatoformen autonomen Funktionsstörung (vgl. Tab. **B-5.3**). Bei den selteneren Konversionsstörungen bzw. dissoziativen Störungen ist die Urogenitalregion in zweifacher Hinsicht betroffen: In einer biografischen Krise, z. B. nach Partnerverlust, wird ein latenter ödipaler Konflikt konvertiert, d. h., der libidinöse Triebimpuls wird in das körperliche Symptom der Miktionsstörung umgewandelt. Widerstreitende Affekte spalten sich von der Genitalfunktion ab (Dissoziation) und werden von der Ausscheidungsfunktion „verkehrt" aufgegriffen (Konversion). Unsicherheiten der geschlechtlichen Identität verstärken diesen Vorgang. Der Patient hält die Harnentleerung zurück, er „geizt" mit dem Urin und wirkt affektiv indifferent. Es überwiegen unbewusste Scham- und Schuldgefühle, abgewehrte Angst, unterdrückter Hass auf den idealisierten Partner oder Elternteil (vgl. klin. Beispiel), häufig gefolgt von Selbstbestrafungs- und Suizidtendenzen. Männer projizieren die Ursachen einer psychosomatischen Miktionsstörung in eine scheinbar feindselige Umwelt. In ihren Träumen verkörpern vertraute Gestalten und Personen Phallussymbole. Von einigen Patientinnen wird die Harnblase als übergroß empfunden und ersetzt in der Fantasie die Gebärmutter. Sie können sich nicht mehr vorstellen, dass in ihrem Körper noch Platz genug für ein zuvor gewünschtes Kind wäre. Das weibliche Genitale wird in Träumen durch eine virtuelle Landschaft symbolisiert. Besonders nach **Kindesmisshandlung** und **sexuellem Missbrauch** können sich gravierende Störungen im Bereich der Urogenitalregion manifestieren.

Ätiopathogenese: Erregende Impulse des Harndrangs überwiegen gegenüber libidinösen Triebimpulsen.

Vor allem nach **Kindesmisshandlung** und **sexuellem Missbrauch** können gravierende Störungen im Bereich der Urogenitalregion auftreten.

Differenzialdiagnose: Bei neurogenen Störungen der Blasen- und Genitalfunktion, v. a. bei MS, Rückenmark- und Konus-Kauda-Syndrom, finden sich Sensibilitätsstörungen und Paresen (vgl. S. 81).

Differenzialdiagnose: Zu den neurogenen Blasenstörungen siehe S. 81.

Therapie und Verlauf: Während Behandlungsversuche wie Selbstkatheterisieren und Bougieren der Harnröhre zur Chronifizierung bzw. iatrogenen Fixierung der Beschwerden beiträgt und aus der psychogenen Harnverhaltung eine sekundäre Schädigung der Blasenfunktion entstehen kann, führt die auf den Konflikt zentrierte **Psychotherapie** zur Aktivierung bzw. Stärkung autonomer Ich-Funktionen und zum Abklingen des Symptoms.

Therapie und Verlauf: Die auf den zugrunde liegenden Konflikt zentrierte **Psychotherapie** führt zum Abklingen des Symptoms.

▸ Klinischer Fall. Die 55-jährige Fabrikantenwitwe unternimmt nach dem Tod ihres Vaters einen Suizidversuch mit Diazepam. Beim ersten Gesprächskontakt berichtet sie, dass sie seit dem Tod der Mutter vor drei Jahren nicht mehr ausgegangen sei. Sie habe nun lieber sterben wollen, als in ihrem Elternhaus länger zu wohnen; obwohl sie es aus gesundheitlichen Gründen durchaus vorziehe, allein zu sein, da sie sich durch jeden Besuch von Verwandten oder Freunden bei ihren täglichen Verrichtungen gestört fühlen müsse. Wegen häufigen Harndrangs finde sie kaum die Zeit, einem Nachbarn die Tür zu öffnen. Im Bad lasse sie ständig Licht brennen, damit es immer rechtzeitig am richtigen Ort zur vollständigen Blasenentleerung komme. Die Frage, ob sie je inkontinent gewesen sei, verneint sie spontan.
Im Verlauf des zweiten Gesprächs erinnert sie jedoch einen Vorfall aus dem sechsten Lebensjahr: Der Vater habe sie damals, als sie 10 Pfennig „unterschlagen" und dafür heimlich Bonbons eingekauft habe, zur Strafe „übers Knie gelegt". Sie wisse noch, dass sie dabei keine Schmerzen verspürt, aber aus Scham und Angst unwillkürlich uriniert habe. In weiteren Gesprächen gelingt es allmählich, ihrem dringenden Wunsch nach einer unnötigen urologischen oder gynäkologischen Operation entgegenzuwirken und erste Gruppenkontakte anzubahnen. Unter Beckenbodengymnastik lassen die Beschwerden nach. Während der Gesprächssitzungen, die die Patientin mehr und mehr auszudehnen versucht, tritt der Harndrang immer seltener auf. Am 56. Geburtstag ist sie schließlich imstande, in ihrem Haus mit geladenen Gästen Kaffee zu trinken, was sie mit Rücksicht auf den Harndrang bisher nicht gewagt hat.

▸ Klinischer Fall.

5.3.6 Couvade-Syndrom

▶ Definition.

Epidemiologie: Fast 25 % der werdenden Väter weisen graviditätsbezogene Symptome auf.

Symptomatologie: Im 3. Schwangerschaftsmonat treten bei den werdenden Vätern **abdominelle Beschwerden** und Hyperventilationsanfälle auf.

Ätiopathogenese: Psychodynamisch liegt eine **Ambivalenz** in der Einstellung zu Frau, Kind und eigener Geschlechtsrolle vor.

Therapie und Verlauf: Es besteht die Indikation zur Psychotherapie. Die Prognose ist gut.

▶ Klinischer Fall.

▶ Definition. Das Syndrom leitet sich ab von frz. couver = ausbrüten. Es wird bei Männern im Zusammenhang mit der Schwangerschaft und Entbindung ihrer Frauen beobachtet („Parallelschwangerschaft", „Männerkindbett").

Epidemiologie: 20 – 25 % - in Entwicklungsländern und bei Naturvölkern angeblich bis zu 80 % - aller werdenden Väter sollen graviditätsbezogene Symptome vor der Geburt des ersten Kindes aufweisen. Seit der Antike wird dieses Syndrom als magisches Ritual beschrieben, heute jedoch selten als psychosomatisches Syndrom erkannt.

Symptomatologie: Im 3. Schwangerschaftsmonat treten bei werdenden Vätern Lumbago, **abdominelle Beschwerden** mit (morgendlicher) Übelkeit, Brechreiz, Erbrechen, Verdauungsstörungen, Heißhunger, Gewichtszunahme und gelegentlich Hyperventilations-(HV-)Anfälle auf, die sich vor oder bei der meist komplikationslosen Entbindung steigern. Zum HV-Anfall siehe das Klinische Beispiel und S. 239.

Ätiopathogenese: Psychodynamisch beruht die Übernahme der Symptome (Identifikation) auf einer dissoziativen Störung. Es besteht eine **Ambivalenz** in der Einstellung zur Frau, zum Kind und häufig eine Unsicherheit in der eigenen Geschlechtsrolle. Es wird angenommen, dass sich im Couvade-Syndrom auch ein unbewusster „Gebärneid" des werdenden Vaters ausdrücken kann. Nach der Spiegelneuronen-Theorie wird bei ihm das mit zunehmender Empathie beobachtete Verhalten der schwangeren Frau spiegelbildlich induziert und z. T. übernommen.

Therapie und Verlauf: Die Symptome klingen meist spontan nach der Geburt des ersten Kindes ab. Wegen der ambivalenten Einstellung zu Frau und Kind sind psychotherapeutische Gespräche indiziert.

▶ Klinischer Fall. Ein 29-jähriger Elektrotechniker erlitt unmittelbar nach der Geburt seines ersten Sohns einen Hyperventilationsanfall. Er hatte schon im ersten Trimenon bei Atemübungen, die er gemeinsam mit seiner psychisch ausgeglichenen Frau vornahm, regelmäßig leicht hyperventiliert, über Kopfschmerzen geklagt und deutlich an Gewicht zugenommen. Als das Neugeborene nach komplikationsloser Spontangeburt erstmals schrie, musste der anwesende Vater im Kreißsaal notfallmäßig behandelt werden. Katamnestisch waren drei Jahre später keine Kopfschmerzen oder HV-Anfälle mehr zu eruieren.

5.3.7 Münchhausen-Syndrom

▶ Synonym.

▶ Definition.

Epidemiologie: 2 % der Patienten in Allgemeinkrankenhäusern leiden an selbstmanipulierten Symptomen. Das männliche Geschlecht überwiegt.

▶ **Synonym.** Professionelle Patienten mit Pseudologia phantastica und Pseudopathie, selbstmanipulierte Krankheiten, Artefakt-Patienten, Krankenhauswanderer.

▶ Definition. Das Münchhausen-Syndrom ist durch zahlreiche Beschwerden und terminologische Umschreibungen gekennzeichnet. Es wird den selbstmanipulierten Krankheiten zugerechnet, jedoch von Simulation abgegrenzt. Die **professionellen Patienten** üben häufig Heilberufe aus. Sie leiden unter Pseudologia phantastica, einer selbstgeglaubten Fiktion. Man spricht auch von einer **Pseudopathie** in gestörten Patient-Arzt-Beziehungen. Die pseudopathische Situation ist nicht als individuelles Kranksein zu verstehen, sondern spielt sich zwischen Patient und Arzt ab. Im Fall des sog. Münchhausen-by-proxy-Syndroms sind es Mütter, die an ihren Kindern Krankheitssymptome wie Atemnot, Anämie, Fieber oder Hypoglykämie künstlich erzeugen, jede Behandlung verzögern und ihre Täterschaft (Kindesmisshandlung) stets leugnen.

Epidemiologie: 2 % der Patienten in Allgemeinkrankenhäusern leiden an selbstmanipulierten Symptomen. 10 % der Fälle unklaren Fiebers sind artifiziell bedingt. Die Prävalenz des Münchhausen-Syndroms ist nicht bekannt: Es werden zwar meist nur einzelne klinische Beispiele berichtet, ein einziger professioneller Patient kann aber mehrere Hundert Krankenhausbehandlungen beanspruchen. 10 % der Klinikaufenthalte führen zu chirurgischen Eingriffen. In psychiatrischen Kliniken wird das Syndrom eher selten beobachtet, da sich die Patienten, vorwiegend Männer, in neurologische, orthopädische, chirurgische und internistische Kliniken begeben.

Symptomatologie: Patienten mit Münchhausen-Syndrom unterliegen einem Wandertrieb (Poriomanie); sie wandern von Klinik zu Klinik, demonstrieren in einer provozierten Notfallsituation **psychogene Anfälle** und geben zusätzlich alle nur erdenklichen Beschwerden und Symptome je nach Fachrichtung der aufgesuchten Ärzte an. Sie leiden an **Pseudologia phantastica**, einer selbstgeglaubten Fiktion (S. 554). Typisch sind telefonische Selbsteinweisungen mit Vorgabe einer Diagnose und einem Therapievorschlag, aber auch Selbstentlassungen gegen ärztlichen Rat. Eine artifizielle Hämaturie, Protein- oder Glukosurie wird von den Patienten durch Blut-, Eiweiß- bzw. Zuckerbeimischung erzeugt. Sie verabfolgen sich selbst auch Heparin- oder Insulininjektionen. Auf der Intensivstation können bei einem nichtreagierenden Patienten lichtstarre Pupillen (nach Selbstanwendung eines Mydriatikums) zum diagnostischen Problem werden (Fehldiagnose „Koma"). Charakteristisch sind **Selbstverletzungen** wie z. B. eine artifiziell verzögerte Wundheilung und Abschnürungen von Extremitäten (Abb. **B-5.6**). Einen sicheren Hinweis auf die lange Vorgeschichte geben multiple **abdominelle Narben** (Abb. **B-5.7**), da sich die Patienten zahlreichen chirurgischen Eingriffen unterziehen.

Symptomatologie: Die Patienten provozieren eine Notfallsituation, z. B. **Synkopen** oder ein „Koma" mit lichtstarren Pupillen durch Selbstanwendung eines Mydriatikums. Typisch ist die **Pseudologia phantastica** (eine selbstgeglaubte Fiktion). Bei der Untersuchung fallen **Selbstverletzungen** (Abb. **B-5.6**) oder multiple **abdominelle Narben** (Abb. **B-5.7**) auf.

Eine Sonderform ist das **„Münchhausen-by-proxy-Syndrom"**, bei dem Mütter an ihren Kindern Krankheitssymptome künstlich und heimlich hervorrufen, darunter septisches Fieber, Dyspnoe („Asthmaanfälle", provoziert durch Pressen der Hand auf Mund und Nase des Kleinkindes), Anämie (nach Aderlässen), Proteinurie (durch Beimengung von Fäzes im Harn) oder eine „Hypoglycaemia factitia" (nach Insulininjektion). Es können mehrere Geschwister betroffen sein.

Wenn Mütter an ihren Kindern Krankheiten vortäuschen, spricht man von einem **Münchhausen-by-proxy-Syndrom**.

B-5.6 Selbstmanipulierte Krankheit

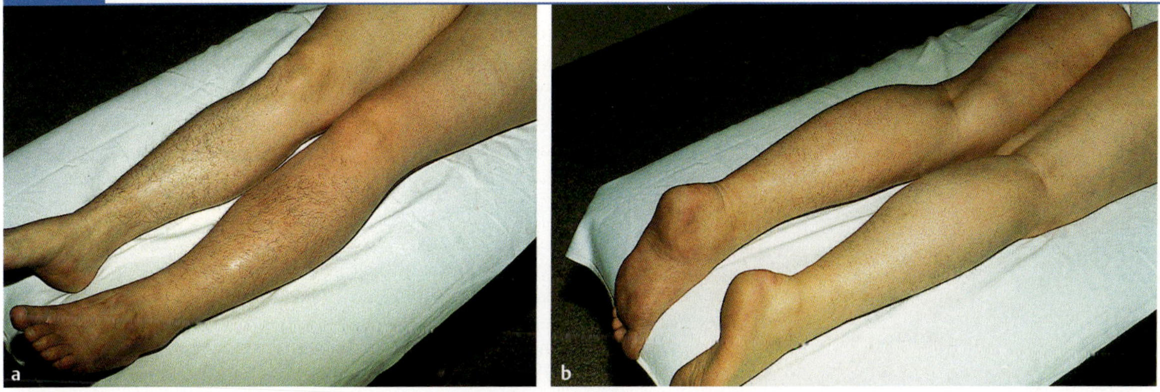

Die 34-jährige arbeitslose Krankenpflegehelferin wurde wegen einer rezidivierenden Schwäche, Schwellung und Rötung des linken Beins in zahlreichen Kliniken untersucht, behandelt und begutachtet. Eine Diagnose konnte jedoch nicht gestellt werden. Die neurologischen, Dopplersonografischen, elektroneurografischen und -myografischen Befunde waren unauffällig. Bei genauer Inspektion zeigten sich am linken Oberschenkel mehrere 2 cm breite zirkuläre Streifen. Diese feinen Druckmarken waren die Folge einer Abschnürung durch einen Riemen, mit dem die Patientin sich jeweils vor der Untersuchung das Bein abgebunden hatte.

B-5.7 Multiple abdominelle Narben

B-5.7

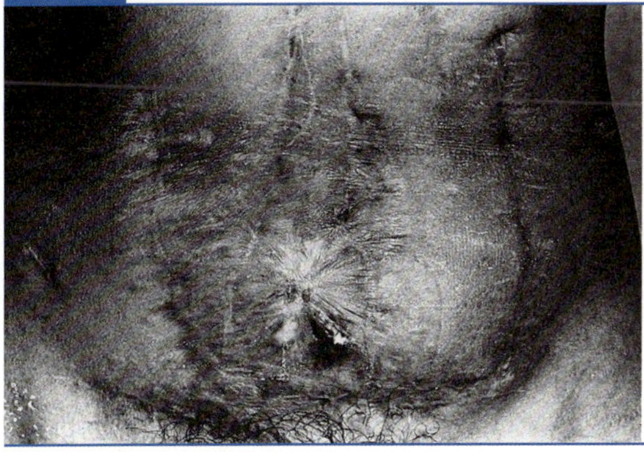

Die abdominelle Narbenplatte nach zahlreichen Operationen, meist wegen Adhäsionen und Ileus, ist ein sicherer Hinweis auf die lange Vorgeschichte des Münchhausen-Syndroms (vgl. Klinisches Beispiel).

Ätiopathogenese: Die Störung ist nicht als individuelles Kranksein zu verstehen, sie spielt sich vielmehr *zwischen* Patient und Arzt ab.

Ätiopathogenese: Da es sich bei dem Münchhausen-Syndrom primär nicht um Symptome von Organkrankheiten, sondern um manipulierte Krankheitsmerkmale und sekundäre Folgen operativer Eingriffe handelt, ist von einer **Pseudopathie** in gestörten Patient-Arzt-Beziehungen zu sprechen. Die pseudopathische Situation ist nicht als individuelles Kranksein zu verstehen. Sie spielt sich vielmehr *zwischen* Patient und Arzt ab (S. 562).

Im **„Doktorspiel"** der Erwachsenen kommen aggressiv-masochistische Triebimpulse zum Ausdruck. Besonders wenn artifizielle Symptome von Müttern an ihren Kindern manipuliert werden (Münchhausen by proxy), ist eine **Kindesmisshandlung** anzunehmen.

Neben Abhängigkeitsbedürfnissen und Versorgungswünschen von Patienten mit Borderline-Struktur, die Störungen des Selbstbildes und Selbstbeschädigungstendenzen aufweisen, kommen im wiederholten **„Doktorspiel"** (vgl. Klinischer Fall) libidinös-aggressive und masochistische Triebimpulse zum Ausdruck. Anamnestisch ist häufig eine **Kindesmisshandlung** oder auch sexueller Missbrauch zu eruieren. Wenn die Störung von Müttern an ihren Kindern manipuliert wird (Münchhausen by proxy), liegt aktuelle Kindesmisshandlung vor. Aufgrund der schweren familiären Beziehungsstörungen wird jeder Krankenhausaufenthalt von den Kindern als das geringere Übel empfunden.

Differenzialdiagnose: Abzugrenzen, aber niemals auszuschließen, sind praktisch alle Organkrankheiten. Eine bewusste **Simulation liegt nicht vor**.

Differenzialdiagnose: Obwohl die differenzialdiagnostisch in Betracht kommenden Organkrankheiten naturgemäß nicht ausgeschlossen werden können, werden von Münchhausen-Patienten und „ihren" Ärzten immer wieder entsprechend frustrane Versuche unternommen. Das Münchhausen-Syndrom wird nicht der bewussten **Simulation** zugerechnet, da keine bewusste Vortäuschung von Symptomen, sondern eine Reinszenierung frühkindlicher Traumen auf der körperlichen Ebene vorliegt.

Therapie und Verlauf: Zunächst sind weitere invasive Eingriffe zu verhindern. Eine **Psychotherapie** unter stationären Bedingungen kann gelegentlich den pathologischen Kreislauf unterbrechen. Insgesamt ist aber die Prognose ungünstig, wenn der Patient von „seinen" Ärzten abhängig geworden ist.

Therapie und Verlauf: Der 1. Schritt der Therapie ist die Verhinderung weiterer invasiver diagnostischer und operativer Eingriffe durch eine psychologische „Erste Hilfe". Die Prognose ist jedoch ungünstig, wenn jeder von dem professionellen Patienten provozierte „Notfall" einen erneuten Notfalleingriff provoziert und abdominelle Narben den Verdacht auf „Verwachsungen" (erneute „Operationsindikation") nahelegen. Besonders wenn der Patient von „seinen" Chirurgen abhängig geworden ist, nimmt das „Lügen und Aufschneiden" kein Ende (Pseudologia phantastica).
Der 2. therapeutische Schritt besteht in dem Versuch einer analytisch orientierten **Psychotherapie** wie bei Borderline-Patienten. Wenn die Trennung der betroffenen Kinder von den Eltern unterbleibt, liegt die Letalität der Kinder bei 10 – 15 %.

▸ Klinischer Fall.

▸ Klinischer Fall. Eine 45-jährige Stationshilfe, die seit 20 Jahren von Klinik zu Klinik reiste und sich bei mehr als 100 Krankenhausaufenthalten 30 abdominellen Operationen unterzog, wechselte nicht nur ständig den Aufenthalt, sondern auch ihre Identität (Pseudonyme). Unter dem Verdacht auf Extrauteringravidität wurde sie neunmal operiert (Pseudocyesis). Jeder 20. Arzt registrierte psychopathologisch auffällige Symptome, darunter einmal eine „Neigung zum Fabulieren" (Pseudologia phantastica). Sie gab an, Krankenschwester „mit Reifeprüfung" zu sein. Sie sei bei den Großeltern (Schausteller) und in einem Kinderheim aufgewachsen. Die Eltern (Reinemachefrau, Maurer) hätten sie einerseits misshandelt, andererseits von harmlosen Spielen ferngehalten (sie habe bei einem „Doktorspiel" herausfinden wollen, ob Kinder durch den Nabel hindurch zur Welt kämen). Der Vater habe sie später sexuell missbraucht. Laut Akte des Jugendamtes gab sie im 14. Lebensjahr erstmals an, schwanger zu sein. Sie zeigte die Fotografie ihrer dreijährigen Tochter vor. Das Kind war fantasiert, der fragliche Geburtstermin erfunden; denn zu diesem Zeitpunkt reiste sie, wie aus zwei Krankenblättern hervorging, von Rotterdam nach Basel. Sie berichtete, dass sie gleichzeitig unter Diarrhöen und Obstipation, Schwindel, Krämpfen usw. leide und dass ein Krankenpfleger sie zum Morphinmissbrauch verführt habe. Sie wies zahlreiche abdominelle Narben (s. Abb. **B-5.7**) und Einstichstellen an den Oberschenkeln auf. Auf die angebotene Psychotherapie machte sie sich ihren eigenen Vers: „Ärzten, Patienten und Psychologen, allen wird was vorgelogen." Sie trat eine Stelle als Kellnerin an und heiratete einen drogenabhängigen Mann. Als dieser ihr Einkommen für seinen eigenen Drogenkonsum beanspruchte, ließ sie sich scheiden. Seither wandert sie wieder von Klinik zu Klinik.

5.4 Psychosomatische Aspekte neurologischer Krankheiten

5.4.1 Chronische Schmerzen

▶ Definition. Nach Angaben der S 3-Leitlinie (2010) leiden in Deutschland 3,5 Millionen Menschen an chronischen, meist neuropathischen Schmerz-Syndromen. Neuropathische Schmerzen sind auf Erkrankungen oder Läsionen afferenter Systeme im PNS oder ZNS zurückzuführen. Weniger als 40 % der Patienten mit diesen Schmerzen können erfolgreich auf Medikamente eingestellt werden. 30 % der operierten Patienten mit zervikalen und lumbalen **Bandscheibenschäden** weisen ein FBSS („failed back surgery syndrome") auf, das Postdiskektomie- oder Postnukleotomie-Syndrom. Wenn alle konservativen Maßnahmen fehlschlagen, werden weitere invasive Eingriffe empfohlen, z. B. die epidurale Rückenmarkstimulation, insbesondere zur Therapie des **CRPS** (komplexes regionales Schmerz-Syndrom, S. 567). Allerdings besteht eine absolute Kontraindikation dieses Verfahrens für therapierefraktäre somatoforme Schmerzen, die im Verlauf eines Zervikal- und Lumbal-Syndroms vorkommen. Zu den häufigsten Schmerzen gehört der **Kopfschmerz** vom Spannungstyp, der im chronischen Verlauf meist mit depressiven Symptomen verbunden und daher psychopharmakologisch sowie psychotherapeutisch günstig zu beeinflussen ist (vgl. S. 424).

5.4 Psychosomatische Aspekte neurologischer Krankheiten

5.4.1 Chronische Schmerzen

▶ Definition.

Zervikal- und Lumbal-Syndrom

▶ **Synonym.** Zervikalgie, HWS-Syndrom, Cervicalgia, chronische Zervikalgie, chronisches, muskulotendinöses HWS-Syndrom, Nackenschmerzen, pseudoradikuläres Zervikal-Syndrom, Zervikago, zervikales Schmerz-Syndrom, zervikales Wurzel-Syndrom, Zervikal-Neuralgie u. a. (ICD 10). Dorsopathie, Kreuzschmerz, Lumbago, Lumbalgie, backache, low back pain, lumbar pain, lombalgie, mal de dos, douleurs lombaires.

Zervikal- und Lumbal-Syndrom

▶ Synonym.

▶ Definition. Akut auftretendende Nacken- oder Rückenschmerzen, die nicht – wie in 90 % vergleichbarer normal verlaufender Fälle – rasch abklingen, sondern mit einer Reihe weiterer Beschwerden zunehmen und zur Chronifizierung neigen. Neuropathische Schmerzen bei chronischen Veränderungen der Wirbelsäule, insbesondere bei Zervikal- und Lumbal-Syndrom sind im Gegensatz zu akuten Schmerzen und neurologischen Ausfällen bei HWS-Distorsionen oder lumbalen Bandscheibenvorfällen schwer zu fassen, wenn das Befinden des Patienten nicht mit den Untersuchungsbefunden übereinstimmt. Die Schmerzen entstehen fast immer an den Dreh- und Angelpunkter der Wirbelsäule, seltener am zervikothorakalen oder thorakolumbalen Übergang.

▶ Definition.

Epidemiologie: Jährlich ist mit 200 000 – 300 000 HWS-Distorsionen zu rechnen. Der Altersgipfel liegt im 40. Lebensjahr. Das männliche Geschlecht überwiegt. Bei 50 % der Patienten mit zervikaler Spondylose entwickeln sich psychosomatische Beschwerden. Rückenschmerzen sind (nach den grippalen Infekten) in den westlichen Industrienationen der zweithäufigste Anlass, einen Arzt zu konsultieren. Jeder dritte Patient einer orthopädischen Praxis wird wegen Wirbelsäulen-Beschwerden behandelt. 80 % der Bevölkerung leiden wenigstens einmal, 10 % häufiger an Rückenschmerzen („low back pain"). 5 – 8 % der Lumbalgien neigen zur Chronifizierung.

Epidemiologie: Bei ca. 200 000 – 300 000 HWS-Distorsionen pro Jahr überwiegt das männliche Geschlecht. Jeder zweite Patient mit zervikaler Spondylose entwickelt psychosomatische Symptome. 10 % der Bevölkerung leiden an Rückenschmerzen (Lumbalgien, „low back pain"), die in 5 – 8 % chronifizieren.

Symptomatologie: Bei Patienten mit anhaltenden Schmerzen im Bereich der Wirbelsäule finden sich häufig Aufmerksamkeitsstörungen, hypochondrische Befürchtungen, dysphorische und depressive Verstimmungen mit Vitalstörungen, v. a. Inappetenz und Schlaflosigkeit. Im Gegensatz zum akuten LWS-Schmerz – Lumbago – spricht man bei Rezidiven von Lumbalgien. Wenn die Beschwerden nicht innerhalb weniger Tage oder Wochen abklingen, liegt definitionsgemäß ein chronischer (> 6 Monate anhaltender) WS-Schmerz vor, der **mit zahlreichen weiteren Beschwerden** einhergeht.

Symptomatologie: Wenn die Beschwerden nicht innerhalb weniger Wochen abklingen, liegt definitionsgemäß ein chronischer WS-Schmerz vor, der **mit zahlreichen weiteren Beschwerden** einhergeht: Aufmerksamkeitsstörungen, depressive Verstimmungen u. a.

Ätiopathogenese: Ursachen chronischer Zervikalgien und Lumbalgien sind leichte WS-Verletzungen, häufiger aber spondylotisch-osteochondrotische Veränderungen der WS.

Ätiopathogenese: Zur Pathogenese der leichten akuten Wirbelsäulenverletzungen siehe S. 373. Ursachen chronischer Zervikalgien sind Distorsionen, häufiger aber spondylotisch-osteochondrotische Veränderungen, die den Dreh- und Angelpunkt auch bei chronischen Lumbalgien darstellen und zu situativ verstärkten, häufig rezidivierenden Schmerzen führen. Es besteht eine auffällige Diskrepanz zwischen Befinden und Befunden. Eine Vielfalt an Beschwerden kann sich auch situativ bedingt an HWS und BWS einstellen, wenn keine morphologisch fassbaren Veränderungen vorliegen.

B-5.8 Spontane Rückbildung eines Bandscheibenvorfalls

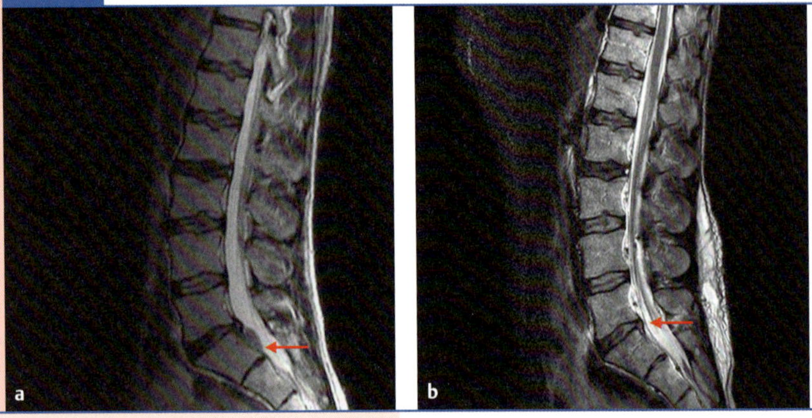

53-jähriger Patient mit radikulärem Schmerzsyndrom S 1 links; ASR links erloschen, Fußsenkerparese (Kraftgrad 3-4).
a Das lumbale MRT (sagittale T 2-Wichtung) stellte eine große, nach kaudal sequestrierte Diskushernie LWK5/SWK1 dar (Pfeil); nach konservativer Therapie über 8 Wochen trat keine Besserung der Parese ein. Die Indikation zur Operation wurde ohne erneute Bildgebung gestellt. Intraoperativ war der sequestrierte Bandscheibenvorfall nicht mehr nachzuweisen.
b Postoperativ zeigte das lumbale MRT-T 2-Bild nach spontaner Resorption des Bandscheibenvorfalls nur noch einen geringen Restbefund (Pfeil).

Psychogenese:
- Ein **schmerzhafter Affekt** kann so stark sein, dass ein anhaltender Körperschmerz entsteht, selbst wenn nur eine leichte Nervenläsion vorliegt (s. auch komplexes regionales Schmerz-Syndrom (CRPS, S. 567).
- Die **biografische Disposition** spielt insbesondere bei **„pain-prone patients“** eine wesentliche Rolle (S. 546).
- Die Erinnerungsspur weitet sich hinsichtlich **Schmerzregion** und **-dauer** aus. Ein psychogener „Kreuzschmerz“ steigt in die Zervikalregion auf, ein „Hexenschuss“ entwickelt sich zum **Ganzkörperschmerz**.

Psychogenese:
- Ein unbewusster **schmerzhafter Affekt** kann so stark sein, dass ein rezidivierender oder anhaltender Körperschmerz entsteht, selbst wenn nur eine leichte Nervenläsion oder auch wenn gar keine körperliche Schädigung vorliegt (s. auch komplexes regionales Schmerz-Syndrom, CRPS, S. 567).
- Unter den Bedingungen der Chronifizierung spielt die **biografische Disposition**, eine traumatisch verursachte latente Schmerzneigung bei **„pain-prone patients“** eine entscheidende Rolle (S. 546).
- Die Erinnerungsspur weitet sich hinsichtlich der **Schmerzregion** und der **Schmerzdauer** aus. Diese Schmerzen sind nur scheinbar anatomisch lokalisiert und strahlen dann auch je nach Krankheitsvorstellung in andere Körperabschnitte aus. Ein psychogener „Kreuzschmerz“ kann in die Zervikalregion aufsteigen und ein „Hexenschuss“ zu einem anhaltenden **Ganzkörperschmerz** werden.

Diagnostik: Bildgebende Verfahren allein führen nicht zur Diagnose, da auch beschwerdefreie Personen (50 % der > 40-Jährigen) in **MRT und CT** Veränderungen der Wirbelsäule aufweisen. Wenn der neurologische Status normal ist, kann die biografische **Anamnese** richtungweisende Befunde aufdecken.

Diagnostik: Die bildgebenden Verfahren allein ermöglichen noch keine Diagnose. Denn auch bei beschwerdefreien Personen finden sich sehr oft (50 % der > 40-Jährigen) morphologische und radiologisch auffällige Veränderungen der Wirbelsegmente. Aufgrund des Fehlschlusses, dass als Auslöser einer Zervikalgie oder Lumbalgie nur solche Faktoren infrage kommen, die sich auch radiologisch verifizieren lassen, werden **MRT-** und **CT-**Befunde überbewertet und die neurologische Untersuchung unterschätzt. Wenn der neurologische Status normal ist, kann die biografische **Anamnese** richtungweisende Befunde aufdecken, die von wiederholten technischen Untersuchungen und chirurgischen Explorationen nicht zu erwarten sind (vgl. Klinisches Beispiel, S. 546).

Differenzialdiagnostisch ist an eine Reihe anderer PNS-Läsionen (z. B. radikuläre Syndrome, Polyneuropathien) zu denken.

Differenzialdiagnostisch ist bei Zervikalgien und Lumbalgien an Läsionen des PNS v. a. an radikuläre Syndrome (diskogene und postherpetische Schmerzen) oder Polyneuropathien unterschiedlicher Genese zu denken.

Therapie: Zur funktionellen Entspannungstherapie, Psychotherapie und Situationstherapie siehe S. 554.

Therapie: Da die Patienten meist unter konfliktbedingten chronifizierten schmerzhaften Muskelverspannungen und Fehlhaltungen der WS leiden, sind eine funktionelle Entspannung, eine Psychotherapie und eine **Situationstherapie** zur Reflexion der Lebensgewohnheiten erforderlich (vgl. Stufentherapie, S. 463).

Verlauf: Wegen Therapieresistenz kommt es nach einer Krankheitsdauer > 6 Monate häufig zur Berufsaufgabe.

Verlauf: Wird weder eine Schonhaltung gefördert noch eine forcierte Aktivierung des Schmerzkranken verordnet, bessern sich unter der Therapie häufig auch chronifizierte Zervikal- und Lumbal-Syndrome. Wegen Therapieresistenz und Misserfolgen bei der Anwendung einer großen Vielfalt aktivierender und z. T. invasiver Verfahren kommt es jedoch in 40 % der Behandlungsfälle nach einer Krankheitsdauer > 6 Monate zur Berufsaufgabe.

Komplexes regionales Schmerz-Syndrom (CRPS)

▶ **Synonym.** Complex regional pain syndrome (CRPS), Sudeck-Syndrom, sympathische Reflexdystrophie, Kausalgie, Algodystrophie.

▶ **Definition.** Anhaltende neuropathische Schmerzen mit Hyperalgesie und Allodynie, vegetativ-trophischen Störungen und eingeschränkter Beweglichkeit kennzeichnen das klinische Bild des komplexen regionalen Schmerzsyndroms (CRPS). Als Auslöser des CRPS Typ I gilt die distale Verletzung einer Extremität ohne definierbare Nervenschädigung. Demgegenüber liegt bei CRPS Typ II eine nachweisbare Läsion peripherer Nerven vor. Auffallend häufig finden sich psychosomatische Krankheitsfaktoren.

Epidemiologie: Die Inzidenz des CRPS liegt bei 5/100 000, die Prävalenz bei 20 – 25/100 000 Einwohner mit einem Maximum in der 5. bis 7. Lebensdekade. Männer sind doppelt so häufig betroffen wie Frauen.

Symptomatologie: Patienten mit CRPS Typ I und CRPS Typ II berichten über anfangs umschriebene Spontanschmerzen, die später in diffuse, in der Tiefe empfundene Dauerschmerzen übergehen, ferner über ausgeprägte **vegetativ-trophische Störungen.** Typisch sind stechend-bohrende, brennende Schmerzen mit evozierbarer Allodynie und ödematöser Schwellung eines distalen Extremitätenabschnitts sowie trophische Veränderungen von Haut und Nägeln. In 1/3 der Fälle kommt Tremor hinzu. Gelegentlich entwickelt sich in der betroffenen Region eine fokale Dystonie.

Ätiopathogenese: Die Pathogenese ist weitgehend ungeklärt. Typ I des CRPS entsteht nach einer Distorsion, Fraktur oder einem chirurgischen Eingriff, z. B. nach Operation eines Karpaltunnel-Syndroms oder auch nach Arthroskopie und nicht selten nach einer Bagatellverletzung. CRPS Typ II ist die Folge einer partiellen Nervenläsion. Die kortikale Schmerzwahrnehmung der Patienten wird offenbar durch neuronale Impulse verstärkt, die aus dem limbischen System (Amygdala und Hippokampus) stammen und zugleich die deszendierende Schmerzhemmung unterbinden.

Diagnostik: Wesentlich ist eine ausführliche Schmerzanamnese, die sowohl vorausgegangene Unfälle als auch biografische Daten, insbesondere kritische Lebensereignisse, umfasst (**subjektiver biografischer Kalender**). Auslöser eines CRPS vom Typ I ist fast immer die distale Unfallverletzung einer Extremität oder eine blande iatrogene Läsion wie z. B. eine Punktion. Bei Typ I findet man keine definierbare Nervenschädigung. Beim CRPS vom Typ II ist eine periphere **Nervenläsion** elektroneurografisch nachzuweisen. Die für das CRPS typische Osteoporose lässt sich frühzeitig in jedem zweiten Fall röntgenologisch, szintigrafisch oder auch zum Nachweis eines Ödems kernspintomografisch darstellen.
Bei 90 % der Patienten besteht eine lokale Einschränkung der Willkürbewegungen, die nicht allein durch Schmerz und Ödem bedingt ist, z. B. sind Faustschluss und Daumen-Kleinfinger-Opposition unvollständig, die Reflexe aber seitengleich lebhaft. Infolge Orthostase nehmen Schmerzen und Missempfindungen bei herabhängenden Extremitäten zu und bei den Halte-Versuchen bzw. beim weiteren Anheben von Armen und Beinen ab.
Bei 80 % der Patienten ist die erkrankte Extremität im Vergleich zur gesunden Seite entweder wärmer (60 %) oder kälter (20 %). Die Hauttemperatur hängt nicht nur von der Umgebungstemperatur, sondern auch von **emotionalen Faktoren** ab. Oft ergibt die biografische Anamnese Hinweise auf früher aufgetretene psychogene Paresen und autonome somatoforme, z. B. gastrointestinale Beschwerden. Psychometrisch finden sich deutliche Belege für Depressivität, darunter aggressive Hemmung, Selbstunsicherheit und Perfektionismus bei überangepasster Persönlichkeit. Viele dieser Patienten hatten in der Kindheit unter emotionaler **Deprivation** und ständiger **Angst** vor wiederholten Misshandlungen gelitten.

Komplexes regionales Schmerz-Syndrom (CRPS)

▶ **Synonym.**

▶ **Definition.**

Epidemiologie: Die Prävalenz des CRPS liegt bei 20 – 25/100 000 Einwohner. Das männliche Geschlecht überwiegt.

Symptomatologie: Bei den CRPS-Typen I und II sind neuropathische Spontanschmerzen typisch, die in diffuse Dauerschmerzen übergehen, ferner **vegetativ-trophische Störungen** eines distalen Extremitätenabschnitts.

Ätiopathogenese: Typ I entsteht oft nach einer Distorsion oder Fraktur und nach einer Bagatellverletzung, Typ II nach einer partiellen Nervenläsion. Die kortikale Schmerzwahrnehmung wird verstärkt durch neuronale Impulse aus dem limbischen System mit gleichzeitiger Unterbindung der deszendierenden Schmerzhemmung.

Diagnostik: Die Anamnese ergibt als Auslöser des CRPS Typ I die distale Verletzung einer Extremität, jedoch keine definierbare Nervenschädigung. Demgegenüber liegt bei CRPS Typ II eine elektroneurografisch nachweisbare **Läsion peripherer Nerven** mit neurologischen Ausfällen vor. Eine Osteoporose lässt sich häufig nachweisen.

Willkürbewegungen sind meist eingeschränkt, z. B. ist der Faustschluss unvollständig. Bei 80 % der Patienten finden sich Veränderungen der Hauttemperatur, die von **emotionalen Faktoren** abhängen. Oft ergibt die Anamnese Hinweise auf psychogene und psychosomatische Symptome. Viele dieser Patienten hatten in der Kindheit unter emotionaler **Deprivation** und ständiger **Angst** vor Misshandlungen zu leiden.

Differenzialdiagnose: Sensible und trophische Störungen werden auch bei **Mono**- und **Polyneuropathien** beobachtet. Die **Syringomyelie** weist zusätzlich eine dissoziierte Empfindungsstörung auf. Zu den selbstmanipulierten Krankeiten mit lokalen Ödemen siehe auch Abb. **B-5.6**.

Differenzialdiagnose: Bei Sensibilitätsausfällen und trophischen Störungen mit Ulzerationen der Haut und atrophischen Paresen distaler Extremitätenabschnitte ist auch an toxisch-metabolische Läsionen peripherer Nerven, insbesondere eine diabetische **Mono**- oder **Polyneuropathie**, zu denken. Viel seltener sind hereditäre sensible und motorisch-sensible Neuropathien mit schweren trophischen Störungen. Der chronische Verlauf der **Syringomyelie** ist durch Deformitäten, atrophische Paresen, trophische Ulzera und eine dissoziierte Empfindungsstörung gekennzeichnet (S. 169). Zu den selbstmanipulierten Krankheiten mit lokalen Ödemen und Veränderungen des Hautkolorits siehe Abb. **B-5.6**.

Therapie: Da Bewegungsübungen die Schmerzen und das lokale Ödem verstärken können, wird die betroffene Extremität geschient und erst im weiteren Verlauf physio- und ergotherapeutisch behandelt. Wichtig sind **Pharmako- und Psychotherapie.**

Therapie: Die Tab. **B-5.5** und Tab. **B-5.6** informieren über interventionelle bzw. rehabilitative und psychotherapeutische Verfahren zur Behandlung der CRPS. Intensive Bewegungsübungen würden die Schmerzen und das lokale Ödem verstärken. Daher sollte allen erforderlichen physio- und ergotherapeutischen Maßnahmen die **Ruhigstellung**, z. B. Schienung einer betroffenen Hand, vorausgehen. Gegen Osteoporose helfen Bisphosphonate. Eine Steroidgabe darf nicht als Dauerbehandlung erfolgen.

B-5.5

B-5.5 Empfehlungen zur interventionellen Therapie komplexer regionaler Schmerzsyndrome (CRPS) nach DGN-Leitlinien 2012

Therapieform	Indikation
Elektrische Stimulation des Rückenmarks	Nur bei therapierefraktären Patienten ohne Allodynie und ohne psychische Erkrankung, bei denen obligat eine Probestimulation effektiv war
Grenzstrangblockaden mit Lokalanästhetika	Serie nur bei anhaltend positiven Effekten
Baclofen intrathekal	Wenn eine fokale Dystonie hinzukommt: nach Testinjektion Pumpentherapie, jedoch hohe Komplikationsrate

Analgetisch wirksame Ketamin-Dauerinfusionen (über vier Tage unter stationären Bedingungen) werden wegen Hepatotoxität und Missbrauchrisikos nicht uneingeschränkt empfohlen. Interventionelle Maßnahmen (Tab. **B-5.6**) sind spezialisierten Zentren vorbehalten, da es in Einzelfällen zu lebensbedrohlichen Komplikationen kommen kann.
Die **psychotherapeutische Betreuung** der chronischen Schmerzpatienten (Tab. **B-5.6**) ist ebenso angezeigt wie die Gabe von Antidepressiva und **Analgetika** z. B. Gabapentin.

B-5.6

B-5.6 Empfehlungen zur rehabilitativen und psychotherapeutischen Behandlung komplexer regionaler Schmerzsyndrome (CRPS) nach DGN-Leitlinien (2012)

Therapieform	Indikation
Psychotherapie: Angstlösende Vermittlung eines Krankheitsmodells, Krisenintervention, Entspannungs- und Imaginationsverfahren	Förderung der Selbstwahrnehmung zur Regulation eines angemessenen Entlastungs- und Belastungsverhaltens. Bei Hinweisen auf psychische Begleiterkrankungen oder bei therapierefraktärem Verlauf ist eine intensivere psychotherapeutische Versorgung notwendig.
Physiotherapie, Ergotherapie	Für die funktionelle Rehabilitation unverzichtbar: kurzfristige Immobilisation, Lymphdrainagen, kontralaterale Aktivierung; schmerzhafte Bewegungsmuster reduzieren und kompensieren, Desensibilisierung der Allodynie, Mobilisierung, Training der Feinmotorik, dann Stellungskorrektur und Belastungsübungen
Psychotherapie mit verhaltenstherapeutischen Elementen	Spiegeltherapie, „Motor learning“, „Graded Exposure“ frühzeitig empfohlen

Verlauf: Nicht selten breiten sich unbehandelte regionale Schmerzen nach proximal aus. Gelegentlich kommt es aber auch zur Spontanheilung. Die anfangs bestehende lokale Überwärmung, Rötung und Hyperhidrosis klingen unter der Therapie allmählich ab, im weiteren Verlauf beobachtet man eine lokale Hypothermie und Hypohidrosis. In jedem zweiten Behandlungsfall ist mit einem Residuum und z. T. erheblicher Behinderung zu rechnen. Gravierende Spätfolgen sind Funktionsstörungen der Hand bzw. des Fußes mit Keratose, Hautatrophie, Muskelatrophie und **Gelenkkontrakturen**. Charakteristisch ist eine Beugung im Handgelenk und in den Fingermittelgelenken bei überstreckten Fingergrundgelenken. Bei Kindern hat das CRPS eine günstige Prognose.

Verlauf: Gelegentlich gibt es Spontanheilungen. Lokale Überwärmung, Rötung und Hyperhidrosis klingen unter der Therapie allmählich ab. Spätfolgen sind in jedem zweiten Behandlungsfall Funktionsstörungen der Hand bzw. des Fußes mit Keratose, Hautatrophie, Muskelatrophie und **Gelenkkontrakturen**.

► Klinischer Fall. Eine 60-jährige Frau, die unter hartnäckigen Spannungskopfschmerzen und abdominellen Beschwerden leidet, zieht sich kurz vor Weihnachten eine Handgelenkfraktur zu. Sie wird ambulant operativ versorgt. Nach Gipsabnahme sechs Wochen später entwickelt sich ein komplexes regionales Schmerz-Syndrom (Typ I) mit Rötung, Schwellung und Allodynie. Die Patientin ist zum Zeitpunkt der Fraktur in einem ausgesprochen angespannten Zustand. Der Ehemann („Ein guter Mann, er schlägt mich nicht, aber er ist ein Tyrann") untersagt ihr den Umgang mit dem beruflich erfolglosen Sohn, an dem sie sehr hängt, während der Ehemann eng an seine 90-jährige Mutter gebunden ist und eine Weihnachtsfeier mit dieser unter Ausschluss des Sohnes erzwingt. Die Patientin muss sich von ihrem Mann chronisch entwertet und zurückgewiesen fühlen. Sie hat sich im September wegen des Verdachts auf Divertikulose einer Laparotomie in der Hoffnung unterzogen, dass sie nicht wieder aus der Narkose aufwache („Ich habe einfach nicht den Mut, mich selbst umzubringen"). Die Bauch- und Kopfschmerzen bestehen weiter und wachsen an, als der familiäre Konflikt an Weihnachten seinen Höhepunkt erreicht hat und die Patientin vor der Haustür stürzt (nach T. Egle und W. Nix 2003).

► Klinischer Fall.

5.4.2 Zerebrovaskuläre Störungen

5.4.2 Zerebrovaskuläre Störungen

► Definition. Psychische Störungen bei „Schlaganfall"-Kranken werden als „post-stroke depression" bezeichnet, sind jedoch nicht ausschließlich als Reaktion auf das Ereignis oder durch die Hirnschädigung zu erklären. Anamnestisch ergibt sich oft eine prämorbide Depression, im Verlauf eine „Katastrophenreaktion", Anosognosie oder Misoplegie. Die Begriffe „Schlaganfall", „Stroke" oder „Apoplexie" sind unzutreffend, weil die meisten Hirninfarkte nicht schlagartig, sondern in Ruhe bzw. aus dem Schlaf heraus auftreten.

► Definition.

Epidemiologie: Wie bei arterieller Hypertonie leiden viele Hirninfarktpatienten (50 – 75 %) schon vor dem Ereignis an depressiver Verstimmung, Angst, Hoffnungslosigkeit oder unterdrückter Wut. Zur Prävalenz und zu den Risikofaktoren siehe S. 380, zur vaskulären Demenz S. 184.

Epidemiologie: 50 – 75 % aller Patienten mit Hirninfarkten leiden schon prämorbid an Depressionen.

Symptomatologie: Viele Kranke mit Paresen und aphasischen Sprachstörungen nach zerebraler Ischämie oder Blutung sind auch in ihrem affektiven Erleben verändert. Das psychopathologische Bild wird von einer **depressiv-ängstlichen Symptomatik** bestimmt („post-stroke depression"), hängt aber nicht vom Schweregrad der neurologischen Befunde ab. Einerseits kommt es schon bei verhältnismäßig geringen Anlässen zu anfallartig auftretender Wut, z. T. mit feindselig-aggressiven Tendenzen („Katastrophenreaktion"), andererseits werden selbst schwerwiegende Symptome verharmlost und sogar die Erkrankung selbst verleugnet (Anosognosie, S. 97). Damit verwandt sind Phänomene wie die Misoplegie: Eine Parese wird strikt „abgelehnt", geradezu gehasst. Oft wird eine gelähmte Extremität auch als fremdartig erlebt, sogar einer anderen Person zugeordnet oder umgekehrt: Der Kranke wähnt einen fremden Arm neben sich zu spüren.

Symptomatologie: Während insgesamt **depressive Symptome** vorherrschen („post-stroke depression"), kommt es bei relativ geringen Anlässen zur sog. Katastrophenreaktion. Andererseits werden die Risiken und Folgen einer zerebrovaskulären Krankheit oft verleugnet (S. 97).

Ätiopathogenese: Prämorbide, organisch bedingte und reaktive psychische Störungen wirken zusammen. Gelegentlich manifestiert sich eine zerebrale Ischämie oder Blutung in einer Konfliktsituation. Die meisten dieser Patienten erinnern vorausgehende Affekte in Form von Angst, Wut und Hoffnungslosigkeit, seltener sind Trauer, Scham- und Schuldgefühle. Abgesehen von depressiven Reaktionen auf das Ereignis stellen sich schwere Depressionen (major depression) v. a. bei linkshemisphäralen frontalen Läsionen ein. Patienten mit rechtshemisphäralen frontalen Infarkten wirken demgegenüber häufig unbekümmert. Beidseitige supranukleäre Läsionen bei vaskulär bedingter Pseudobulbärparalyse sind nicht selten mit pathologischem Weinen und Lachen verbunden (S. 101).

Ätiopathogenese: Prämorbide, organisch bedingte und reaktive psychische Störungen wirken zusammen.

Therapie und Verlauf: Unbehandelt hält die Depression monatelang an. Daher sind frühzeitig eine **Psychotherapie** und die Gabe eines **Thymoleptikums** angezeigt.

Therapie und Verlauf: Unbehandelt hält eine „post-stroke depression" acht bis neun Monate an. Daher ist frühzeitig eine **psychotherapeutische Begleitung** unter Berücksichtigung prämorbider Konflikte angezeigt, selbst wenn der Patient aphasisch ist. Jede Sprachtherapie ist auch Psychotherapie, sofern das Sprachverständnis nicht vollständig verloren ist (vgl. Klinischer Fall). Darüber hinaus empfiehlt sich die Gabe eines **Thymoleptikums**. Die Prognose hängt vom Schweregrad der zerebralen Funktionsstörung ab.

► Klinischer Fall.

► Klinischer Fall. Die 72-jährige ehemalige Chefsekretärin litt unter einer arteriellen Hypertonie. Als sie von der Krebserkrankung ihres 35-jährigen Sohnes erfuhr, zog sie sich von der Familie zurück und ließ die Antihypertensiva weg, obwohl sich starke Kopfschmerzen einstellten. Die depressive Rückzugstendenz nahm zu, als ihre 52-jährige Tochter eine transitorische ischämische Attacke (TIA) erlitt und operiert werden musste (Karotisdesobliteration). Sie selbst wurde notfallmäßig wegen einer akut aufgetretenen rechtsseitigen Hemiparese und Wernicke-Aphasie stationär aufgenommen. Computertomografisch stellte sich ein Mediainfarkt links dar, sonologisch fand sich ein Verschluss der linken A. carotis interna. Bei der Anwendung des Lautwechsel-Test-Inventars (S. 92) konnte die Patientin rasch wieder sprachliche Zusammenhänge verstehen und ordnen. Sie las einfache Texte, schrieb und stenografierte aber unleserlich (Agrafie). Nachdem sich die Hemiparese und die Aphasie zurückgebildet hatten, war die Patientin noch depressiv verstimmt, konnte nun aber sowohl mit dem behandelnden Arzt als auch mit ihren Kindern über den Anlass der prämorbiden Depression sprechen. Sie schrieb einen Brief, der mit dem Satz endete: „Die Angst wird besser mit der Zeit."

5.4.3 Stammganglienerkrankungen

5.4.3 Stammganglienerkrankungen

► Definition.

► Definition. Alle extrapyramidalen Hyperkinesen, angefangen vom Parkinson-Tremor über Blepharospasmus bis zum Torticollis spasmodicus, werden affektiv moduliert. Unter psychosomatischem Aspekt ist eine situative Auslösung und im weiteren Verlauf eine Verstärkung bzw. ein Wandel der Symptome zu beachten. Einige Patienten mit Stammganglienerkrankungen bedienen sich psychologischer Hilfen und Kunstgriffe (Zählen, Singen, „geste antagonistique"), mit denen sie Hyper- und Hypokinesen unterbrechen können.

Parkinson-Krankheit

Parkinson-Krankheit

► Definition.

► Definition. Parkinson-Kranke leiden häufig unter Wahrnehmungs- und Gedächtnisstörungen, depressiver Verstimmung und Angst. Tremor, Rigor und Akinese werden einerseits situativ verstärkt, andererseits durch einfache psychologische Hilfen wie z. B. Zählen, akustische und optische Signale gemildert.

Epidemiologie: **> 50 %** der Parkinson-Kranken leiden unter Depressionen und Angst.

Epidemiologie: Zur Inzidenz und Prävalenz der Parkinson-Krankheit siehe S. 193. Mehr als 50 % aller Parkinson-Kranken leiden unter Depressionen und Angst, fast 10 % an einer Impulskontrollstörung. Eine Demenz kommt im Verlauf der Erkrankung bei 20 – 40 % der Patienten vor; ebenso häufig sind visuelle Halluzinationen und illusionäre Verkennungen unter der Behandlung mit Dopaminergika.

Symptomatologie: Grübeln, depressive Hemmung und Angst sind früh einsetzende und im Verlauf häufige Begleitsymptome der Parkinson-Krankheit. Der Ruhetremor wird situativ verstärkt.

REM-Schlaf-Verhaltensstörungen kommen oft schon viele Jahre vor der Manifestation motorischer Symptome eines idiopathischen Parkinson-Syndroms in der 6. – 7. Dekade vor.

Symptomatologie: Neben Störungen des Körperschemas, der Raumkonstanz und des Farbensehens sind Angst und depressive Hemmung mit Grübelzwang, Inappetenz häufige Begleitsymptome der Parkinson-Krankheit. Ruhetremor und Hypokinese werden oft schon allein durch die Furcht des Patienten verstärkt, Bett oder Haus verlassen zu müssen. In einer Krisensituation steigert sich ein Ruhetremor zu einem hochfrequenten Schütteln der Extremitäten.

REM-Schlaf-Verhaltensstörungen manifestieren sich in der 6. und 7. Dekade meist bei Männern, die in jedem zweiten Fall innerhalb von 12 Jahren motorische Kernsymptome eines Parkinson-Syndroms oder anderer neurodegenerativer Krankheiten entwickeln. In den REM-Phasen („rapid eye movement") der zweiten Nachthälfte kommt es für die Dauer (< 1 min) zu anfallartig auftretenen Jaktationen, die zu Selbst- und Fremdverletzungen (Sturz oder Schlag) führen können. Die Betroffenen fühlen sich durch ein Traumerlebnis derart bedroht, dass sie es unmittelbar ausagieren müssen. Da sich epileptische Anfälle fast nie im REM-Schlaf einstellen, ist differenzialdiagnostisch eher an extrapyramidale oder dissoziative Anfälle zu denken.

Häufig leiden Parkinson-Kranke nach Gabe von Dopaminergika unter visuellen Halluzinationen oder illusionären Verkennungen (menschliche Gestalten oder an Tapeten krabbelnde Insekten). Ein Teil der jüngeren männlichen Parkinson-Patienten, die mit Dopamin-Agonisten behandelt werden, weist folgende Verhaltungsstörungen auf:

- **Störungen der Impulskontrolle** (Spiel- und Kaufsucht, pathologisch gesteigertes Essverhalten, „bing eating", Substanzmissbrauch und Hypersexualität). Man vermutet bei diesen Patienten eine Prädisposition zu hoher Risikobereitschaft auf der Suche nach immer Neuem („novelty seeking").
- Das **dopaminerge Dysregulationssyndrom** ist eine weitere Komplikation der Therapie mit Dopaminagonisten. Der Patient steigert oft eigenständig und in jedem Fall übermäßig die notwendige Dosis und verstärkt damit in auffällig heiterer oder gereizter (hypo-)manischer Stimmung die Nebenwirkungen der dopaminergen Therapie bis zu biphasischen ballistischen Hyperkinesen.
- Das sog. **Punding** („Dickköpfigkeit"), das mit dem dopaminergen Dysregulationssyndrom assoziiert ist, aber auch ohne Dosissteigerung der Dopaminergika auftreten kann, ist eine besonders schwer zu behandelnde Komplikation: Die Patienten sammeln und ordnen alles, was sie finden, beschäftigen sich vorzugsweise nachts mit funktionslosen Geräten und reagieren dysphorisch, wenn sie dabei gestört werden.

Häufig leiden Parkinson-Kranke nach Gabe von Dopaminergika unter visuellen Halluzinationen oder illusionären Verkennungen.

Jüngere Patienten zeigen gelegentlich **Störungen der Impulskontrolle** (Sucht). Eine weitere Komplikation ist das **dopaminerge Dysregulationssyndrom**, bei dem der Patient die Medikation weit über die notwendige Dosis anhebt. Damit verwandt ist das sog. **Punding,** ein unproduktives und kaum zu unterbrechendes Beschäftigtsein mit Sammelobjekten und funktionslosen Geräten.

Ätiopathogenese: Die Bewegungsstörungen Parkinson-Kranker sind im Wesentlichen auf ein Dopaminmangel-Syndrom zurückzuführen (S. 61 u. S. 198). Dasselbe gilt für Wahrnehmungsdefizite wie räumliche Orientierungs-, Geruchs-, Geschmacks- und Farbsehstörungen. Neurohistopathologische Nachweise von Lewy-Körperchen in kortikalen und subkortikalen Arealen belegen ebenso wie nuklearmedizinische Untersuchungen von Parkinson-Kranken, dass neben der Degeneration nigrostriataler dopaminerger Neurone eine Fehlfunktion u. a. im serotonergen Raphe-System vorliegt. Ein Teil der kognitiven Defizite, Stimmungsschwankungen und Schlafstörungen, die auch regelmäßig paranoid-halluzinatorischen Episoden vorausgehen, lässt sich damit erklären. Die depressiv-ängstliche Symptomatik ist einerseits als Reaktion auf die Krankheit zu verstehen, andererseits finden sich bei Parkinson-Patienten schon prämorbide Wesenszüge, die auf überkontrolliertes Verhalten bei unterdrückter Aggressivität schließen lassen, d. h. eine **Prädisposition zur Depression.** Viele Patienten berichten vom Beginn der Erkrankung als einer von Angst oder Trauer geprägten Situation.

Die hypokinetische Hemmung wird in die Außenwelt projiziert und als Widerständigkeit der Umgebung wahrgenommen. Der Patient erlebt seinen Körper wie einen fremdartigen Bewegungsapparat, den er durch verstärkte Willküranstrengung anzutreiben oder zur Ruhe zu bringen hat. Diese Fremdheit gegenüber sich selbst nimmt zu, sobald er sich beobachtet fühlt. Wenn er unter einer Falltendenz bei posturaler Instabilität leidet, entwickelt nicht selten zusätzlich eine phobische Gangstörung mit dadurch bedingtem erhöhtem Sturzrisiko.

Ätiopathogenese: Bei Parkinson-Kranken ist eine **Prädisposition zur Depression** zu beobachten.

Die Kranken projizieren ihre Bewegungshemmung in die Außenwelt und erleben ihren Körper als fremd. Eine phobische Gangstörung begünstigt die Fallneigung bei posturaler Instabilität.

Therapie und Verlauf: Die meisten Parkinson-Kranken befolgen genau den Behandlungsplan. Im Gespräch, das durch Mikrophonie und Bradyphrenie erschwert ist, werden konfliktbedingte Störungen oft nicht unmittelbar deutlich. Daher sind primär **somatische Therapieverfahren** anzuwenden, insbesondere die Gabe von Dopaminergika. Der Cholinesterase-Hemmer Rivastigmin soll eine Besserung kognitiver Funktionen bewirken (S. 185). Die Gabe von Serotonin-Wiederaufnahme-Hemmern (SSRI) kann eine Depression, seltener auch eine Impulskontrollstörung bessern. Bei einem dopaminergen Dysregulationssyndrom oder Punding und bei psychotischer Symptomatik ist eine **Dopaminergika-Reduktion** erforderlich. Wenn wegen psychotischer Symptome die Verordnung eines atypischen Neuroleptikums indiziert ist, empfiehlt sich die Gabe von Clozapin mit regelmäßigen Blutbildkontrollen wegen des Agranulozytoserisikos.

Ein kontrastreich gestalteter Fußboden, z. B. Streifen- oder Karomuster, markierte Übungsgehstrecken und farblich abgesetzte Stufen erleichtern Parkinsonkranken die Fortbewegung. Bei Starthemmung helfen sie sich damit, dass sie die gewünschte Bewegungsrichtung unter lautem Zählen oder Beachten akustischer Signale im 2. oder 3. Anlauf einschlagen. Das „freezing" oder eine Sprechhemmung kann durch aufkommende Affekte, wie Zorn und Wut über die unerwartet auftretenden Blockaden, unterbrochen werden („paradoxic kinesis").

Therapie und Verlauf: Primär hilft die Pharmakotherapie mit Dopaminergika. Bei kognitiven Störungen ist die Gabe eines Cholinesterase-Hemmers und bei depressiver Symptomatik eines Serotonin-Wiederaufnahme-Hemmers indiziert. Verhaltenssauffälligkeiten bei einer Impulskontrollstörung, einem dopaminergen Dysregulationssyndrom und Punding erfordern die **Reduktion der Dopaminergika** oder auch die Verordnung eines atypischen Neuroleptikums.

Die Behandlung berücksichtigt die Wahrnehmungsstörungen des Patienten, spezielle Strukturmerkmale der Umgebung und den Umschlageffekt von parkinsonistischer Starthemmung zu größtmöglicher Bewegungsfreiheit. Primär helfen somatische Therapieverfahren.

Ausgehend von der **präverbalen**, körperlichen Ebene der **Bewegungstherapie** wird eine verbale Verständigung möglich. Die Teilnahme an einer **Einzel-** und **Gruppentherapie** ist ebenso indiziert wie die an einer **Selbsthilfegruppe.**

Die Behandlung erreicht, ausgehend von der **präverbalen**, körperlichen Ebene der **Bewegungstherapie**, eine verbale Verständigung mit dem Patienten, wenn der Umschlageffekt von rigider Erstarrung und Akinese in größtmögliche Bewegungsfreiheit genutzt wird (vgl. Klinisches Beispiel). Sobald der Patient sich wieder flüssiger bewegt, kann er sich auch im therapeutischen Gespräch besser mitteilen. Ein begleitendes **Einzelgespräch** ist ebenso angezeigt wie die Teilnahme an einer **Therapie-** oder **Selbsthilfegruppe** (vgl. S. 204).

▸ Klinischer Fall.

▸ Klinischer Fall. Die 76-jährige ehemalige Maßschneiderin, die nach Angaben ihrer Tochter vor Beginn der Parkinson-Krankheit „alles im Griff" und noch bis vor einem halben Jahr „alles akkurat" erledigt hatte, wurde nach einer Auseinandersetzung mit der Tochter im akinetisch-rigiden Zustand zur stationären Aufnahme gebracht. Sie schwieg, während die Tochter sich in ihrer Gegenwart nicht nur wegen der Pflegebedürftigkeit und Bettlägrigkeit, sondern auch wegen ihres „Starrsinns" und Widerwillens gegen jede Bewegungsübung, Medikamenteneinnahme und Nahrungsaufnahme beklagte. Als eine anwesende Krankengymnastin die Patientin freundlich, aber bestimmt, aufforderte, das Bett zu verlassen, bewegte sie nur die Augen. Nach der zweiten Aufforderung hob sie den Kopf, der dritten kam sie lächelnd nach. Sie ließ sich ihre „schönsten" Schuhe anziehen und unternahm einen Rundgang durch das Klinikgelände. Eine Veränderung der L-Dopa-Medikation war nicht erforderlich.

Blepharospasmus

Blepharospasmus

▸ Definition.

▸ Definition. Blepharospasmus ist durch unwillkürliche Kontraktionen des vom N. facialis innervierten M. orbicularis oculi beidseits gekennzeichnet. Der Lidkrampf wird durch Lesen oder Fernsehen verstärkt und kann bis zur funktionellen Blindheit führen. Durch „Kunstgriffe" („sensory tricks") lässt sich der dystone Krampf unterbrechen (Berührung der Augenbrauen, Zählen, Sprechen, Musizieren).

Epidemiologie: Der dystone Lidkrampf manifestiert sich vorwiegend bei Frauen im mittleren und höheren Lebensalter, oft kombiniert mit oromandibularer Dystonie (**Meige-Syndrom**).

Epidemiologie: Der essenzielle (idiopathische) Blepharospasmus, eine fokale Dystonie, weist eine Prävalenz von ca. 2/100 000 Einwohner auf. Häufiger bei Frauen im mittleren und höheren Lebensalter kommt Blepharospasmus, kombiniert mit oromandibularer Dystonie (Lippen-Zungen-Kiefer-Krampf) beim **Meige-Syndrom** vor. Die Prävalenz dieser segmentalen Dystonie liegt bei 7/100 000 Einwohner.

Symptomatologie: Blepharospasmus wird durch Lesen und Bildschirmarbeit verstärkt. Die Patienten klagen über ein Fremdkörpergefühl.

Symptomatologie: Meist fällt zuerst den Angehörigen der Kranken ein vermehrtes „Zwinkern" auf. Die Patienten klagen bei diesen Lidkrämpfen über ein Fremdkörpergefühl; sie meiden Autofahrten, einige verlassen nicht mehr das Haus. Die tonische Kontraktion der Lider kann minutenlang anhalten. Lesen, Fernsehen und Bildschirmarbeit verstärken den Blepharospasmus, der im Schlaf und in Narkose sistiert.

Ätiopathogenese: Man vermutet eine Dysfunktion der Stammganglien (Putamen u. a.).

Ätiopathogenese: Die Ätiologie des Blepharospasmus ist ungeklärt. Bei essenziellem Lidkrampf wird ein autosomal dominanter Erbgang mit geringer Penetranz vermutet. Bei allen idiopathischen (familiären, sporadischen) ebenso wie bei den symptomatischen Formen ist eine Dysfunktion der Stammganglien (Putamen und andere Kerne) mit Störung des Dopamin-Stoffwechsels anzunehmen.

Ein pharmakogener Lidkrampf wird meist durch **Neuroleptika** oder **Dopaminergika** induziert.

Ein psychischer **Konflikt** steht im Zusammenhang mit der Symptombildung oder mit einem Symptomwandel.

Ein pharmakogener Lidkrampf wird meist durch **Neuroleptika** oder **Dopaminergika** induziert (Früh- und Spätdystonie). Daneben kommen degenerative, hereditäre, metabolische, vaskuläre und entzündliche Hirnkrankheiten in Betracht (vgl. S. 212). Jeder Lidkrampf wird, unabhängig von dessen Ursache, affektiv verstärkt, aber nicht jedes Zwinkern hat psychologische Bedeutung. Wenn ein psychischer **Konflikt** besteht und die Anamnese lebensgeschichtlich wichtige Ereignisse ergibt, die im zeitlichen Zusammenhang mit der Symptombildung oder mit einem Symptomwandel stehen, kann man von einer psychosomatischen Störung sprechen (s. Klinischer Fall). Spontanheilungen passen nicht zum Bild der progredienten fokalen Dystonie. Es gibt auch keine plausible neurophysiologische Erklärung für ein weiteres, typisches Phänomen: Die Patienten bedienen sich unwillkürlich einiger „Kunstgriffe", um den Lidkrampf zu unterdrücken, wie z. B. leichte Berührung der Augenbrauen (geste antagonistique) oder Zählen, Pfeifen und Singen. Sprechen, Kauen und ein spontanes Lachen, aber auch Klavierspielen und schon die Erinnerung an eine musische Betätigung können den Blepharospasmus unterbrechen.

Differenzialdiagnose: Lidmyoklonien und tonische Lidkrämpfe bei **Epilepsien** sind mithilfe der Video-EEG-Simultanaufzeichnung abzugrenzen. Oft wird der Blepharospasmus mit psychogenen Tics (S. 62) oder pathologischen Mitbewegungen (Synkinesien) bei unvollständig remittierter Diplegia facialis verwechselt. Ein **Fazialisspasmus** manifestiert sich nur selten doppelseitig, zeigt dann aber im Gegensatz zum Blepharospasmus keine synchronen Lidkontraktionen.

Differenzialdiagnose: Lidmyoklonien bei **Epilepsien** sind mittels Video-EEG-Ableitung auszuschließen. Der **Fazialisspasmus** ist im Gegensatz zum dystonen Lidkrampf meist einseitig ausgeprägt.

Therapie und Verlauf: Es empfiehlt sich eine Kombination von medikamentöser und **psychotherapeutischer** Behandlung. Anticholinergika sind nur in 20 % wirksam. Trihexiphenidyl wird wegen z. T. toxischer Nebenwirkungen (Harnretention, Gedächtnisstörungen, Delir u. a.) nur sehr langsam aufdosiert. Tetrabenazin zeigt oft eine relativ gute Wirkung und Verträglichkeit. Die operative Behandlung, eine distale Denervierung des N. facialis oder Teilmyektomie des M. orbicularis oculi führt zu irreversiblen Ausfällen, ohne Rezidive sicher zu verhindern. Wesentlich wirkungsvoller ist die **Botulinum-Toxin-Therapie** (Injektion von Botulinum-Toxin A in den M. orbicularis oculi). Komplikationen dieser chemischen Denervierung sind Diplopie, Keratitis oder Ptosis (in 5 – 10 %). Nach 2 – 3 Monaten wird die Injektion wiederholt. Mit Rezidiven, Progredienz und Ausbreitung der fokalen Dystonie auf andere Muskelgruppen ist zu rechnen.
Therapeutische Gespräche und **Entspannungstechniken** sind meist indiziert und in jedem Fall besser als Polypragmasie.

Therapie und Verlauf: Es empfiehlt sich eine Kombination von medikamentöser und **psychotherapeutischer** Behandlung. Die lokale **Botulinum-Toxin-Injektion** ist vorübergehend erfolgreich, ebenso die Gabe von Tetrabenazin. Mit Rezidiven, Progredienz und Ausbreiten der fokalen Dystonie auf andere Muskelgruppen ist jedoch zu rechnen. Therapeutische Gespräche und **Entspannungstechniken** sind in jedem Fall besser als Polypragmasie.

► Klinischer Fall. Der 55-jährige ehemalige Bürokaufmann litt seit dem Tod seiner Frau vor zehn Jahren unter einem synchronen Lidkrampf beider Augen. Wegen funktioneller Blindheit musste er mit dem Taxi zum Büro fahren. Als sich die dystonen Spasmen auf die Kiefer- und Zungenmuskulatur ausbreiteten, versuchte er durch ständiges Kaugummikauen und Singen bei der Bildschirmarbeit die Hyperkinesen zu unterdrücken bzw. zu kaschieren, konnte aber nicht verhindern, dass er von dem Geschäftsführer für sehr eingeschränkt dienstfähig gehalten und schließlich entlassen wurde. Der Blepharospasmus und der Lippen-Zungen-Kiefer-Krampf verstärkten sich, wenn der Patient von seinem beruflichen Konflikt berichtete. Alle Untersuchungsbefunde, einschließlich MRT, waren unauffällig. Unter der Behandlung mit dem Anticholinergikum Biperidin besserten sich zwar die Hyperkinesen, nach Erhöhung der Dosis entwickelte sich jedoch ein toxisches Delir, das 48 Stunden lang anhielt. Jede weitere Therapie, insbesondere Botulinum-Toxin-Injektionen, lehnte der Patient ab. Er war zuletzt als Klavierspieler in einem Tanzkaffee tätig. Solange er musizierte, blieben die dystonen Spasmen aus.

► Klinischer Fall.

Tortikollis

Tortikollis

► Definition. Der idiopathische Torticollis spasmodicus, eine fokale Dystonie, wird situativ (affektiv) verstärkt und durch die „geste antagonistique" unterdrückt. Entweder greift ein Affekt unmittelbar am latenten Symptom an oder das Symptom greift nicht selten einen latenten Affekt auf.

► Definition.

Epidemiologie: Die Inzidenz des Tortikollis liegt bei 1/100 000, die Prävalenz bei 9/100 000 Einwohner. Das weibliche Geschlecht überwiegt. Neben torsionsbedingten Beschwerden kommen häufig depressive Rückzugstendenzen vor.

Epidemiologie: Bei einer Prävalenz von 9/100 000 Einwohner überwiegt das weibliche Geschlecht.

Symptomatologie: Unwillkürlich dreht der Kopf zur Seite (Laterokollis; Abb. **B-5.9**), oft gleichzeitig nach vorn oder hinten (Ante- bzw. Retrokollis) und am häufigsten im Kreis (rotierender Tortikollis).

Symptomatologie: Der Kopf dreht unwillkürlich zur Seite, nach vorn, hinten oder im Kreis.

Ätiopathogenese: Man unterscheidet idiopathische (hereditäre, sporadische) und symptomatische Formen des Tortikollis (vgl. S. 214). Der pharmakogene Schiefhals kommt als Früh- oder Spätdystonie (Abb. **B-1.38** u. Abb. **B-1.40**) nach Gabe von Dopamin-Rezeptor-Antagonisten (Neuroleptika, Metoclopramid) vor. Bei körperlicher Aktivität und in Krisensituationen wird die Torsion verstärkt. Das Symptom greift einen latenten Affekt auf (vgl. Klinischer Fall). Ein psychogener Schiefhals ist wesentlich seltener.

Ätiopathogenese: Die Torsion wird situativ ausgelöst und affektiv verstärkt. Das Symptom greift einen latenten Affekt auf.

Therapie und Verlauf: Die **„geste antagonistique"**, ein leichtes Berühren der Wange, des Kinns oder des Halses kontralateral zur Richtung des Tortikollis, unterbricht den unwillkürlichen Bewegungsimpuls (Abb. **B-5.9b**). Dies gelingt oft auch, wenn der Patient sich anlehnen kann. Die biografische Anamnese ergibt Entwicklungsstörungen, die den Tortikollis als präverbales Symptom erklären. Mangelnde Zuwendung verkörpert im Kontrastbild des Tortikollis eine unwillkürliche, körperliche Abwendung.

Therapie und Verlauf:
Die **„geste antagonistique"** unterbricht den unwillkürlichen Bewegungsimpuls (vgl. Klinischer Fall) des mobilen Schiefhalses, der als präverbales Symptom interpretiert werden kann.

B-5.9 Trickmanöver bei Torticollis spasmodicus

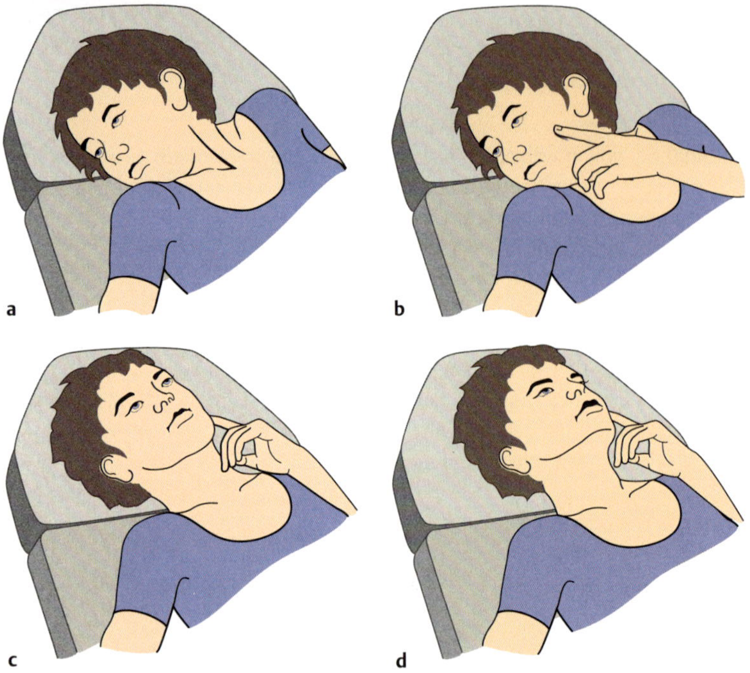

Grafische Darstellung nach Videosequenz einer Patientin mit Laterokollis.
a Unwillkürliche Drehung und Neigung des Kopfes nach rechts. Der linke M. sternocleidomastoideus tritt deutlich hervor
b Die Patientin legt den Zeigefinger an die linke Wange (geste antagonistique).
c, d Der Kopf dreht langsam zurück.

Vor einer **Psychotherapie** empfiehlt sich eine **Bewegungs**- und **Entspannungstherapie**.

Wie bei anderen extrapyramidalen Hyperkinesen wird mithilfe der präverbalen **Bewegungs- und Entspannungstherapie** die verbale Verständigung mit dem Patienten gebahnt und eine **Psychotherapie** möglich. Im Gespräch zeigt sich, dass schon die Erinnerung an ein angenehmes Erlebnis, z. B. einen beruflichen oder sportlichen Erfolg, die Bewegungsstörung günstig beeinflusst. Zur medikamentösen Behandlung, insbesondere zur Therapie mit Botulinum-Toxin, siehe S. 214 und zum klinischen Beispiel für dystone Hyperkinesen in einer biografischen Krise siehe S. 216.

▶ Klinischer Fall.

▶ **Klinischer Fall.** Der 42-jährige Pfarrer einer kleinen Gemeinde leidet unter einem Torticollis spasmodicus. Während der Sonntagspredigt wendet er das Gesicht regelmäßig von der Gemeinde ab und spricht unwillkürlich „beiseite". Während des Erstgesprächs fällt auf, dass die Erinnerung an einen kränkenden Affekt zur Verstärkung der Torsion beiträgt. Demgegenüber führt die Erinnerung an ein angenehmes Erlebnis zur Besserung der Bewegungsstörung. Die biografische Anamnese ergibt einen gravierenden familiären Konflikt. Der Patient ist nach dem frühen Tod des Vaters von der Mutter zum Theologiestudium motiviert worden, während der ältere Bruder die Vaterrolle übernommen hat und noch als 55-Jähriger ledig, arbeitslos und alkoholkrank in einer symbiotischen Beziehung mit der Mutter lebt. Demgegenüber hat der Patient nicht nur die Versagung eigener Geborgenheitswünsche erfahren, sondern sich selbst auch alle Bedürfnisse versagt, die sich sein Bruder erfüllt. Insgeheim rivalisiert er mit dem Bruder, verbietet sich jedoch jede affektive Regung, selbst als dieser ihn um finanzielle Zuwendung in Form einer monatlichen Dauerrente bittet. Zu diesem Zeitpunkt setzt der dystone Schiefhals ein. Seither dreht sich der Kopf zur Seite, v. a. wenn der Patient die Stimme erhebt. Bruder und Mutter sind dadurch irritiert, desgleichen die Mitglieder der Pfarrgemeinde. Nun hilft er sich mit einem Kunstgriff, der „geste antagonistique": Er legt den Zeigefinger ans Kinn, kann damit den unwillkürlichen Bewegungsimpuls vollständig unterdrücken und der Familie wie der Gemeinde die Stirn bieten.

5.4.4 Hyperkinetische Störungen (HKS)

5.4.4 Hyperkinetische Störungen (HKS)

▶ Synonym.

▶ **Synonym.** Aufmerksamkeitsdefizitsyndrom (ADS), Attention-deficit hyperactivity disorder (ADHD), Aufmerksamkeitsdefizit-/Hyperaktivitätsstörung (ADHS).

▶ Definition.

▶ **Definition.** Hyperkinetische Störungen (HKS), die bei Kindern, Jugendlichen und Erwachsenen vorkommen, werden auch als Aufmerksamkeitsdefizit-Hyperaktivitäts-Störungen (ADHS) bezeichnet. Laut ICD 10 F 90 sind hyperkinetische Störungen charakterisiert durch einen frühen Beginn, meist in den ersten 5 Lebensjahren, einen Mangel an Ausdauer bei Beschäftigungen, die kognitiven Einsatz verlangen, und eine Tendenz, von einer Tätigkeit zur anderen zu wechseln, ohne etwas zu Ende zu bringen; hinzu kommt eine desorganisierte, mangelhaft regulierte und überschießende Aktivität. Hyperkinetische Kinder sind achtlos und impulsiv, neigen zu Unfällen und werden oft bestraft, weil sie – eher aus Unachtsamkeit als vorsätzlich – Regeln verletzen. Ihre Beziehung zu Erwachsenen ist oft von einer Distanzstörung und einem Mangel an Vorsicht und Zurückhaltung geprägt. Bei anderen Kindern sind sie unbeliebt und können isoliert sein. Eine Beeinträchtigung kognitiver Funktionen ist häufig. Spezifische Verzögerungen der motorischen und sprachlichen Entwicklung kommen überproportional häufig vor. Sekundäre Komplikationen sind dissoziales Verhalten und niedriges Selbstwertgefühl.

Epidemiologie: Hyperkinetische Störungen mit Aufmerksamkeitsdefizit-Syndrom sollen bei ca. 2-6 % der Schulkinder vorkommen. Nach den strengeren Kriterien für die ADHS-Diagnose im DSM-5 (2013) ist mit einer etwas niedrigeren Prävalenz zu rechnen. Jungen sind dreimal häufiger als Mädchen betroffen.

Epidemiologie: HKS sollen bei ca. 2-6 % der Schulkinder vorkommen. Jungen sind dreimal häufiger als Mädchen betroffen.

Symptomatologie: Aufmerksamkeitsstörungen, Hyperaktivität (übersteigerter Bewegungsdrang) und Impulsivität (unüberlegtes Handeln) sind die Kardinalsymptome des hyperkinetischen Syndroms.

Symptomatologie: Kardinalsymptome der HKS sind Aufmerksamkeitsstörungen, Hyperaktivität und Impulsivität.

Ätiopathogenese: Ein einheitliches theoretisches Erklärungsprinzip fehlt, eine genetische Disposition und psychosoziale Faktoren wirken zusammen. Der inadäquate Umgang mit Umgebungsreizen scheint auf einer Dysregulation der Stammganglienfunktionen zu beruhen. Man nimmt eine Imbalance von Neurotransmittern im limbischen System und frontalen (bzw. präfrontalen) Kortex an.

Ätiopathogenese: Pathophysiologisch scheint eine Imbalance von Neurotransmittern mit **Dysregulation** insbesondere **dopaminerger Funktonen** vorzuliegen.

Diagnose: Im Einzelgespräch fallen hyperkinetische Störungen nicht immer gleich auf. Wartende Patienten werden aus Langeweile rasch sehr unruhig, wirken aber keineswegs hyperaktiv, wenn sie während des Wartens Musik hören oder im Internet surfen. Sie sind also nicht generell unaufmerksam, sondern eher **aufmerksam für etwas anderes**, Besonderes. Die Diagnose ADHS/HKS stützt sich daher auf mehrere Informationsquellen (Eltern, Erzieher, Lehrer, eigene Beobachtung) und nicht zuletzt auf Ergebnisse der neurologischen und psychologischen Untersuchung. Eine Reihe testpsychologischer Instrumente und Beurteilungsskalen tragen zur Diagnostik schon im Kindergarten bei. Lebensgeschichtliche Einflüsse und familiäre Prädisposition sind anamnestisch zu erfahren. Untersuchungen mittels funktioneller MRT (S. 138) ergeben zwar bei hyperaktiven Jugendlichen eine subnormale Aktivität des präfrontalen Kortex. Aber die bildgebende Diagnostik ist i. d. R. nicht aufschlussreich und allenfalls der Differenzialdiagnose vorbehalten.

Diagnose: Die Patienten sind im Gespräch nicht generell unaufmerksam, sondern eher **aufmerksam für etwas anderes**, Besonderes. Anamnestisch eignen sich mehrere Informationsquellen (Eltern, Erzieher, Lehrer, eigene Beobachtung), neurologische und testpsychologische Befunde, die die Diagnose ADHS/HKS stützen.

Differenzialdiagnose: Abzugrenzen ist ein Restless-Legs-Syndrom (RLS), das jedoch durch vorwiegend nächtliche Bewegungsunruhe gekennzeichnet ist. Die Sitzunruhe eines (vermeintlich hyperaktiven) Kindes kann ebenso wie die meist Neuroleptika-induzierte Akathisie (Bewegungsunruhe und Bewegungsdrang) auf einer unerwünschten Arzneimittelwirkung beruhen (z. B. Phenoarbital). Für HKS ist der frühe Beginn typisch, eine spätere Manifestation kann Hinweis auf eine Borderline-Persönlichkeitsstörung sein.

Differenzialdiagnose: Abzugrenzen sind eine Akathisie (Bewegungsdrang, S. 544 und ein RLS (vorwiegend nächtliche Bewegungsunruhe, S. 543).

Auch bei jedem zweiten Patienten mit **Tourette-Syndrom** finden sich Aufmerksamkeitsstörungen, **Hyperaktivität** und repetitive Zwangshandlungen. Das erstmals von Georges Gilles de la Tourette (1885) beschriebene Krankheitsbild mit multiplen motorischen Tics (Blinzel- und Räusper-Tic) und besonders charakteristischen unwillkürlichen Vokalisationen setzt vorwiegend bei männlichen Jugendlichen, meist in der 2. Dekade (<21 Jahre) ein. Auffällig sind auch eine **Echolalie**, das zwanghafte Nachsprechen von Wörtern und Sätzen, sowie **Koprolalie**, das Hervorstoßen obszöner Wörter. Es werden Transmitterstörungen im nigrostriatalen und limbischen System diskutiert. Die PET zeigt einen regional reduzierten Glukosestoffwechsel u. a. im Striatum.

Wenn Tic-Phänomene vorkommen, ist auch an das **Tourette-Syndrom** zu denken, das multiple motorische Tics (z. B. Blinzel- oder Räusper-Tic) und charakteristische unwillkürliche Vokalisationen, **Echo-** und **Koprolalie** aufweist. Bei der Hälfte dieser Kranken sind Aufmerksamkeitsstörungen **Hyperaktivität** und repetitive Zwangshandlungen zu beobachten.

Therapie und Verlauf: Eine multimodale Therapie, die auch die Beratung der Eltern und Lehrer einschließt, ist wesentlich effektiver als die gelegentlich zu beobachtende medikamentöse Polypragmasie. Dopaminergika sind wirkungslos, Nur bei ausgeprägter Symptomatik und zweifelsfrei gesicherter Diagnose sollten Kindern und Jugendlichen Stimulanzien wie Methylphenidat verordnet werden, wobei eine Tagesdosis von 60 mg nicht überschritten werden darf. In vielen Behandlungsfällen nimmt die Intensität des HKS ab. Verzichtet man auf die multimodale Therapie, so kann das HKS zu sozialer Desintegration führen. Bei einem Drittel der Patienten

Therapie und Verlauf: Unter einer multimodalen Therapie, einschließlich Beratung, der Eltern und Lehrer, auch zur Einnahme von Stimulanzien, die jedoch zur Behandlung hyperkinetischer Erwachsener nicht ausreicht, nimmt in vielen Fällen das HKS an Intensität ab. Bei einem Drittel der Patienten persistieren die Symptome.

persistieren die Symptome. Dann ist eine chaotische Organisation im beruflichen wie privaten Bereich typisch für ein seit Kindheit bestehendes hyperkinetisches Syndrom. Zur Behandlung hyperaktiver Erwachsener reichen Stimulanzien nicht aus, man gibt Imipramin oder Nortriptylin und Betarezeptorenblocker hinzu.

► Klinischer Fall.

► Klinischer Fall. Der 8-jährige, kräftige und übergewichtige Junge (48 kg), der kürzlich wegen Störung des Unterrichts von einer Lehrerin geschlagen worden war und kurz danach seine Mutter nach einer Prügelstrafe zurückgeschlagen hatte, wird von dieser zur neurologischen Untersuchung gebracht und schon während des Erstgesprächs quasi reflektorisch geohrfeigt. Er ist das ältere von zwei Kindern (Schwester, 3 Jahre) einer 32-jährigen Schneiderin und eines 45-jährigen Bauschlossers. Nach normaler Schwangerschaft erfolgte die Geburt des Jungen zum errechneten Termin per Sectio (Geburtsgewicht 3890 g, Größe 57 cm). Bei normaler sensomotorischer und sprachlicher Entwicklung seien als Krankheiten nur Windpocken und eine Insektenallergie zu erwähnen. Im Kindergarten sei aber bereits seine Unruhe aufgefallen, in der Grundschule sei er darüber hinaus impulsiv, leicht ablenkbar und häufig in Streitereien verwickelt gewesen. Er habe auch mehrmals gezündelt und Erwachsene mit Steinen beworfen.
Bei der neurologischen Untersuchung des zugewandten Jungen finden sich leichte Koordinationsstörungen ohne Seitenbetonung. Die Mutter wird seit zwei Jahren wegen phobisch-anankastischer Symptome psychiatrisch behandelt. Sie berichtet, dass ihr kürzlich – unmittelbar nachdem sie sich einen Fernseh-Krimi angeschaut habe – der Gedanke gekommen sei, ihren Sohn umbringen zu müssen. Sie habe sich aber rasch von dieser Idee gelöst, schlage den „kleinen Hampelmann" auch nur, wenn ihr der Kragen platze, und gebe ihm mit gewissem Erfolg dreimal täglich das von einem Kinderpsychiater verordnete Methylphenidat. Dessen Diagnose lautete: hyperkinetische Störung des Sozialverhaltens (ICD-10 F90.1).

5.4.5 Multiple Sklerose

5.4.5 Multiple Sklerose

► Definition.

► Definition. Psychosomatische Beschwerden zu Beginn und im Verlauf der demyelinisierenden ZNS-Erkrankung sind als somatoforme Störung aufzufassen und psychotherapeutisch zu behandeln.

Epidemiologie: Fast jeder 3. „Schub" ist ausgestaltet und psychosomatisch bedingt.

Epidemiologie: Zur Prävalenz siehe S. 295. Fast jeder 3. „Schub" einer Multiplen Sklerose (MS) ist nicht allein durch charakteristische neurologische Symptome gekennzeichnet, sondern ausgestaltet und auf psychische Faktoren zurückzuführen, d. h. psychosomatisch bedingt.

Symptomatologie: Aus Angst vor einem erneuten Schub können Schmerzen und **Missempfindungen** ausgelöst werden.

Symptomatologie: Besonders zu Beginn der Erkrankung wirken einige Patienten trotz gravierender neurologischer Symptome euphorisch. Wesentlich häufiger sind aber depressive Verstimmungen. Neben Schmerzen und **Missempfindungen**, die allein schon durch Angst vor einem erneuten Schub ausgelöst werden, fällt besonders die situative Verstärkung eines zerebellaren Tremors oder einer spinalen Ataxie auf.

Ätiopathogenese: Es werden neuropsychoimmunologische Vorgänge bei der Symptomentstehung diskutiert. Häufig sind **Somatisierungen**.

Ätiopathogenese: Gelegentlich wird die Krankheit in einer schweren biografischen Krise gleichsam aus der Latenz gehoben (vgl. Klinischer Fall). Neuropsychoimmunologische Vorgänge können bei der krisenhaft ausgelösten Erkrankung und im weiteren Verlauf eine Rolle spielen. Häufig sind **Somatisierungen**, die im weiteren Verlauf meist unabhängig vom neurologischen Befund multilokuläre Beschwerden oder einen Symptomwandel erklären.

Differenzialdiagnose: Die neurologischen Symptome disseminierender ZNS-Erkrankungen sind ebenso abzugrenzen wie akute **Intoxikationszeichen**.

Differenzialdiagnose: Zur Differenzialdiagnose der MS siehe S. 301. Akute Symptome einer **Intoxikation** (Schwindel, Nystagmus, Tremor, Ataxie) sind durch Nachweis toxischer Substanzen im Urin abzugrenzen. Bei einem frischen Schub bestätigt sich zwar durch die neurologisch-ophthalmologische und die MRT-Untersuchung fast immer die Verdachtsdiagnose MS. Der positive Nachweis einer somatoformen Störung, die ebenfalls schubartig auftreten kann, erspart aber dem Patienten eine unnötige Wiederholung technischer Untersuchungen (LP) und eröffnet zugleich einen möglichen psychotherapeutischen Zugang.

Therapie und Verlauf: Bei Somatisierungsstörungen ist eine supportive **Psychotherapie** indiziert, die den schubförmigen Verlauf der MS günstig beeinflussen kann.

Therapie und Verlauf: Die unsichere Prognose der MS erfordert nach Aufklärung des Patienten über die Diagnose und Möglichkeiten der wirksamen Therapie immer ein psychotherapeutisches Gespräch. Vor allem bei primär (prämorbid) ängstlichen Patienten besteht eine Indikation zu supportiver **Psychotherapie**. Die Traumanalyse kann Symbole unterdrückter Angst, Aggressivität und nicht selten latenter Autoaggressivität ergeben. Durch psychotherapeutische Gespräche ist eine anhaltende Besserung psychogener Beschwerden zu erzielen, und damit auch der Verlauf der MS insgesamt günstig zu beeinflussen.

▸ Klinischer Fall. Die 22-jährige Laborantin ist schlaf- und lustlos angesichts ihres Hochzeitstermins, der auf den 60. Geburtstag des Vaters festgesetzt worden ist. Der Verlobte bedrängt sie und schließt sie - als sie die Flucht ergreifen will - in ihrem Zimmer ein. Plötzlich bemerkt sie einen Schleier vor dem rechten Auge. Ophthalmoskopisch sind die Sehnervenpapillen scharf begrenzt und vital gefärbt, Gesichtsfeld frei. Die zwei Wochen anhaltende Sehstörung wird nicht nur von dem Verlobten, sondern auch von dem Hausarzt für „hysterisch" gehalten. Auf Rat ihrer Mutter sagt sie die Hochzeit ab. Nun fühlt sie sich aber „von den Leuten schief angesehen" und ständig beobachtet; sie trauert um den Verlobten, ist völlig hilflos, zieht sich von Familie und Freunden zurück und gibt die Arbeit auf. Sechs Monate später verspürt sie einen heftigen Schwindel, ein Zittern und ein Taubheitsgefühl des rechten Arms, das sich allmählich auf beide Beine ausdehnt. Die neurologische Untersuchung ergibt einen Blickrichtungsnystagmus, Intentionstremor und ein positives Romberg-Zeichen, im Liquor eine Pleozytose von 18 Zellen und oligoklonale Banden. Die VEP-Latenz ist rechts deutlich verzögert. Das MRT zeigt multiple gliöse Herde. Unter hochdosierter Kortikosteroidtherapie klingen die Symptome fast vollständig ab. Regelmäßige Gespräche, die zunächst der Aufklärung über die Natur der Erkrankung dienen und im weiteren Verlauf auf das Konfliktthema zentriert sind, führen dazu, dass die Patientin ihre Arbeit wieder aufnimmt. Sie findet einen verständnisvollen Ehemann und ist noch bei einer Nachuntersuchung zehn Jahre später beschwerdefrei.

▸ Klinischer Fall.

5.4.6 Neuroborreliose

5.4.6 Neuroborreliose

▸ Definition. Nach überstandener Borrelien-Infektion persistieren häufig multiple somatisierte Beschwerden, besonders wandernde Schmerzen als Ausdruck einer phobischen Störung (Zoophobie). Bei der „Lyme anxiety" liegt keine Zeckeninfektion vor. Die Symptomatik der „Neuroborreliose-Neurose" entwickelt sich nach Kenntnis positiver Serum-Antikörper-Titer.

▸ Definition.

Epidemiologie: Mit regionalen Unterschieden weisen 5 – 25 % der Bevölkerung und mehr als 40 % der Forstarbeiter einer Region Borrelien-Antikörper im Serum auf. Sowohl die Erythema-migrans-Borreliose (Lyme disease) als auch die phobischen Symptome nach erfolgter oder vermeintlicher Zeckenstich-Infektion („Lyme-Anxiety") zeigen eine epidemieartige Ausbreitungstendenz.

Epidemiologie: 5 – 25 % der Bevölkerung weisen Borrelien-Antikörper im Serum auf. Die „Lyme anxiety" zeigt eine epidemieartige Ausbreitungstendenz.

Symptomatologie: Entsprechend der Furcht vor den „in der Haut", „im Blut" oder „in der Lymphbahn kreisenden Tierchen" (Zoophobie) werden die wandernden Schmerzen mit tiersymbolischen Begriffen bezeichnet („beißend", „in der Wade marschierend", „ungeheuerlich"). Die „Lyme anxiety" ist ganz von einer Krankheitsvorstellung bestimmt, ohne dass eine Infektion vorliegt. Die Patienten suchen ihren Körper nach Zeckenstichen ab und lassen immer wieder negative Antikörper-Titer kontrollieren. Bei einer Borreliose mit positiven Antikörper-Titern im Serum kommen neben radikulären Schmerzen und Arthralgien postinfektiöse Beschwerden vor, besonders neuropathische Schmerzen, die zur Chronifizierung neigen. Man spricht von einem Post-Borreliose-Syndrom („Chronic-fatigue-Syndrom" bzw. „Fibromyalgie"). Auch diese Begriffe weisen eine eigentümliche Ausbreitungstendenz auf. Bei der „Neuroborreliose-Neurose" mit **multiplen**, unspezifischen und ausgestalteten **Beschwerden** (v. a. Schmerzen und Parästhesien) sind der neurologische Befund und die Liquorparameter unauffällig.

Symptomatologie: Wandernde Schmerzen werden den Erregern unmittelbar zugeschrieben, selbst wenn gar kein Zeckenstich vorlag („Lyme anxiety"). **Multiple Beschwerden** bei neurologischem Normalbefund und unauffälligen Liquorparametern kennzeichnen die „Neuroborreliose-Neurose". Auch die Begriffe „Post-Borreliose-Syndrom", „Chronic-Fatigue-Syndrom" und „Fibromyalgie" weisen eine eigentümliche Ausbreitungstendenz auf.

Ätiopathogenese: Die „Lyme anxiety" gibt unmittelbar der unbegründeten Furcht vor einer Infektion Ausdruck. Bei der „Neuroborreliose-Neurose" handelt es sich weder um ein sogenanntes „Post-Lyme-Disease-Syndrom" noch eine „chronische Lyme-Borreliose", sondern um somatisierte, d. h. ausgestaltete und persistierende postinfektiöse Beschwerden (Somatisierungsstörung). Der Gemeine Holzbock (Ixodes ricinus, Abb. **B-5.10**) wird für alle Beschwerden und Zwischenfälle des Lebens zum Sündenbock gemacht. Prämorbid findet sich eine Angstabwehr mit kontraphobischem Verhalten (vgl. Klinischer Fall).

Ätiopathogenese: Der Holzbock (Abb. **B-5.10**) wird für alle Beschwerden und Zwischenfälle zum Sündenbock gemacht (vgl. Klinischer Fall).

Differenzialdiagnose: Wie bei der **Luophobie** und **AIDS-Phobie** ist auch bei der „Lyme anxiety" die unbegründete Furcht vor einer Infektion maßgeblich. Die Antikörper-Titer in Serum und Liquor sind bei diesen Phobien immer negativ. Demgegenüber weist die Neuroborreliose positive Serum- und Liquor-Befunde, eine leichte Pleozytose und Eiweißerhöhung, autochthone Antikörper und oligoklonale Banden auf. Zur Neuroborreliose mit Enzephalomyelitis und Meningopolyneuritis siehe S. 273 und S. 473.

Differenzialdiagnose: Auch bei **Luophobie** und **AIDS-Phobie** ist die Angst vor der Infektion maßgeblich. Die Antikörper-Titer sind negativ. Demgegenüber weist die Neuroborreliose positive Liquorbefunde auf.

Therapie und Verlauf: Bei wandernden Schmerzen, die den gesamten Verlauf bestimmen, führt **Psychotherapie** auch noch im chronischen Verlauf zur Besserung der Beschwerden.

Therapie und Verlauf: Während die meisten Patienten mit „Lyme anxiety“ bzw. „Neuroborreliose-Neurose“ von Arzt zu Arzt wandern und wiederholte Antibiotikagaben oder physikalische Maßnahmen keine anhaltende Besserung der wandernden Schmerzen versprechen, führen **psychotherapeutische** Interventionen und eine thymoleptische Behandlung auch noch im chronischen Verlauf zu beschwerdefreien Intervallen und bei einem tragfähigen Arbeitsbündnis zum Abklingen der Symptome.

► Klinischer Fall.

► Klinischer Fall. Der 52-jährige Dachdecker, der seit einem Zeckenstich unter „beißenden“ Schmerzen leidet, bezeichnet sich selbst als ein „unheimliches Arbeitstier mit dickem Fell“. Eine konfliktreiche Auseinandersetzung mit seinem Arbeitgeber erscheint ihm unlösbar. Nun sei er wegen zunehmenden Schwindels nicht mehr imstande, eine Leiter zu besteigen. Angst kenne er nicht; schon als 6-Jähriger sei er nachts allein furchtlos durch den Wald gewandert. Sein subjektiver biografischer Kalender enthält wesentliche Daten zur Vorgeschichte (Familienanamnese). Auffällig ist, dass er z. T. einschneidende Lebensereignisse („Landmark events“) nur am Rande erwähnt: In seinem 35. Lebensjahr sterben beide Eltern, kurz darauf verunglückt der jüngste Sohn tödlich. Im Gegensatz zu den multiplen, wandernden Beschwerden steht der unauffällige neurologische Befund. Der Borrelien-Antikörper-Titer (IgG) im Serum ist nach mehrfacher Behandlung mit Cephalosporinen grenzwertig. Eine Enzephalopathie bei Neuroborreliose wird durch Liquoruntersuchungen und MRT ausgeschlossen. Unter supportiver Psychotherapie ist der seit zwei Jahren arbeitsunfähige Patient vorübergehend beschwerdefrei. Als er einen Rentenantrag einreicht, kehren die Schmerzen wieder.

B-5.10

B-5.10 Ixodes ricinus

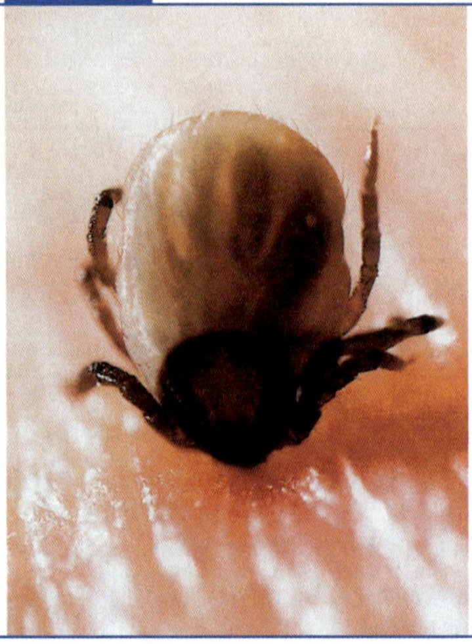

Der weit verbreitete Gemeine Holzbock ist Überträger der Borreliose und zugleich „Erreger“ der „Lyme anxiety“ bzw. „Neuroborreliose-Neurose“.

5.5 Psychosomatik, Neurologie und Allgemeinmedizin

5.5 Psychosomatik, Neurologie und Allgemeinmedizin

Überblick:

Die Diskrepanz zwischen objektivem Befund und subjektiven Beschwerden ist nicht nur für die Psychosomatik in einzelnen Fachdisziplinen, wie die Psychosomatik in der Neurologie, sondern auch für die Allgemeinmedizin relevant. Solange die Psychosomatik als Spezialfach betrachtet wird und psychosomatische Störungen in der ICD 10 der WHO (2013) nur am Rande erwähnt werden, gibt es insbesondere in der Allgemeinmedizin eine weite hypothetische Lücke zwischen subjektiven Körperbeschwerden und körperlichen Krankheiten. Diese Kluft soll detailliert durch sog. Randsymptome wie „Medizinisch unerklärte Symptome (MUS)“ oder global durch „Somatische Symptom-Störungen (Somatic Symptom Disorder, SSD)“ gefüllt werden. Immer neue Diagnosen belegen, dass dies nicht gelingt. Einerseits verstehen die Betroffenen nicht, was MUS und SSD bedeuten; andererseits werden anschauliche zusammengesetzte Begriffe häufig von Ärzten – und Patienten – diagnostiziert, z. B.:

- „Burn out“-Syndrom, „Chronic fatigue“-Syndrom, „Fibromyalgie“-Syndrom und „Aufmerksamkeitsdefizit-Hyperaktivitäts“-Syndrom.
- Weniger akzeptiert sind die nach ICD 10 als **„somatoform“** bezeichneten Körperbeschwerden. Gemeint sind vielfältige Symptome, deren Art und Ausmaß die affektive Beteiligung des Patienten nicht erklären können, zumal sie nicht körperlich begründbar seien.

- Die S 3-Leitlinie (2013) bevorzugt den Begriff: „Nicht-spezifische, funktionelle und somatoforme Körperbeschwerden (NFS)". Diese Terminologie mit Definitionen *ex negativo* setzt sich fort in der „MUS"-Diagnostik:
- Die "medizinisch unerklärten Symptome" („Medical Unexplained Symptoms, MUS") verleiten nicht selten zu negativer Krankheitseinstellung und falsch negativen Diagnosen.
- Die Ausbreitungstendenz der Verlegenheitsdiagnosen auf der Grundlage von UFO-Symptomen (UFO = unerklärlich, falsch, optional) kann durch den **„Pseudopathie"**-Begriff eingegrenzt werden (Pseudopathie-Syndrom, PDPS). Die pseudopathische Situation ist nicht als individuelles Kranksein zu verstehen, sondern spielt sich *zwischen* Patient und Arzt ab.
- Die DSM-5-Klassifikation (2013) der American Psychiatric Association (APA) verzichtet nicht nur auf einige unscharfe und verwirrende Begriffe der DSM 4-Fassung, sondern unternimmt auch eine Revision in wissenschaftstheoretischer Hinsicht: Mit dem Modell der **„Somatic Symptom Disorder (SSD)"** soll die Diagnostik wesentlich vereinfacht und zugleich der Leib-Seele-Dualismus überwunden werden.

Epidemiologie: Der Anteil psychischer Störungen bei körperlich Kranken ist unbekannt. Leichte somatoforme Störungen treten vorübergehend bei ca. 80 % der Bevölkerung auf. Die Lebenszeitprävalenz einzelner Symptome (Schmerzen, Benommenheit und Tagesmüdigkeit) dürfte bei 100 % liegen. Ein Drittel der Körperbeschwerden, die ambulante Patienten angeben, ist nicht medizinisch erklärbar, 20–25 % rezidivieren bzw. chronifizieren. 20 % der Hausarztpatienten weisen NFS auf (vgl. Epidemiologie, S. 546).

Epidemiologie: Ein Drittel der körperlichen Symptome bei ambulanten Patienten ist medizinisch nicht erklärbar.

5.5.1 Medizinisch unerklärte Symptome (MUS)

Symptomatologie: Unter den zahllosen Beschwerden, die jedes Organ betreffen können, überwiegen Schmerzen (v. a. Kopf- und Rückenschmerzen), Schwindel und vegetative Symptome, wie z. B. Herzjagen und Müdigkeit bis zur Erschöpfung.

5.5.1 Medizinisch unerklärte Symptome (MUS)

Symptomatologie: Kopf- und Rückenschmerzen, Schwindel und vegetative Symptome werden besonders häufig geklagt.

B-5.7 Medically Unexplanied Symptoms (medizinisch unerklärte Symptome, MUS)

„MUS" – Terminus ex negativo	Keine Diagnosen*	Fehlinterpretationen in einem Circulus vitiosus
Konzept	negativ	medizinisch *un*-erklärte Symptome
Hypothese	negativ	„körperlich krank oder *nicht* krank"
Diagnostik	negativ	*„Ausschluss"*-Diagnostik
Therapie	negativ	*negative* Operationsergebnisse
Prognose	negativ	*zweifelhaft*
Fazit	„unerklärlich"	Medically Unexplained Symptoms (MUS)

* und falsch negative Diagnosen

B-5.7

B-5.11 Medizinisch unerklärte Symptome (Medical Unexplained Symptoms, MUS) und Medical Unexplained Physical Symptoms (MUPS)

B-5.11

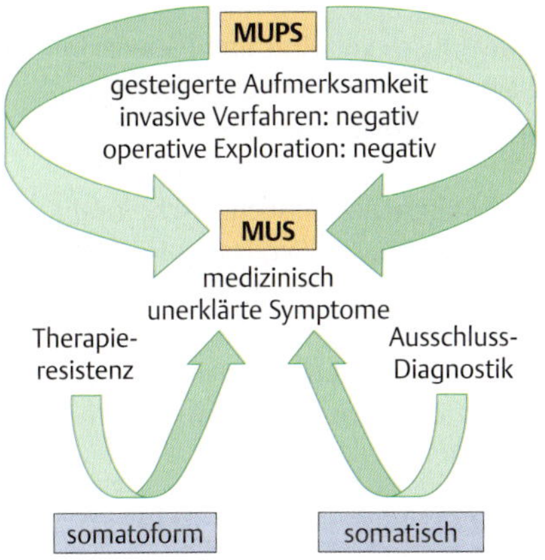

Ein Teufelskreis von Körperbeschwerden, Angst und verstärkter Aufmerksamkeit für körperliche Symptome entsteht mit fortschreitender Ausschluss-Diagnostik bei Therapieresistenz. Dieser subjektive Circulus vitiosus folgt dem objektiven Zirkelschluss der Unerklärbarkeit undiagnostizierbarer Symptome (siehe auch Tab. **B-5.7**). Die nach DSM 5 (2013) klassifizierbaren Körperbeschwerden (Somatic Symptoms Disorder, SSD) erweitern diesen Formenkreis der Störungen, da auch die medizinisch erklärbaren Symptome (MES) zu diagnostizieren sind. N.B.: Im angloamerikanischen Sprachraum werden „symptoms" (Beschwerden) von „signs" (Krankheitszeichen) unterschieden.

Äthiopathogenese: Bei multifaktorieller Genese koexistieren häufig **Depression** und **Angst** mit MUS. Der größte Risikofaktor ist jedoch das Fehlen einer adäquaten Behandlung: Die (psycho-)therapiefreie Beziehung von Patient und Arzt.

Äthiopathogenese: Bei multifaktorieller Genese ist der größte MUS- Risikofaktor das Fehlen einer adäquaten ärztlichen Betreuung; je mehr Beschwerden vorgebracht werden, desto eher entwickelt sich eine polypragmatische, im Resultat aber (psycho-)therapiefreie Beziehung von Patient und Arzt. Die Ursachen werden von Arzt und Patient unterschiedlich eingeschätzt, z. B. vermuten Ärzte oft eine genetische Disposition und eine negative Krankheitseinstellung, die Patienten eher psychosozialen Stress und Störungen des Immunsystems. Häufig koexistieren **Depression** (in 40-50 %) und **Angst** (in 50–75 %) mit MUS.

Diagnostik: Zur Früherkennung eignet sich die Simultandiagnostik somatischer und psychosozialer Bedingungsfaktoren. Ausschlussdiagnostik und häufiger Arztwechsel bilden einem Circulus vitiosus (Tab. **B-5.7** und Abb. **B-5.11**).

Diagnostik: Zur Früherkennung von MUS und NFS soll eine „biopsychosoziale“ Anamnese sowie eine Simultandiagnostik somatischer und psychosozialer Bedingungsfaktoren erfolgen. Anamnestisch finden sich Hinweise auf den Manifestationszeitpunkt und die biografische Situation (vgl. neurologische Anamnese und Stichworte zur biografischen Anamnese, S. 21). Einzelne neurologische Symptome wie Par- oder Dysästhesien gestatten noch keine Diagnose. Die Ausschlussdiagnostik mit z. T. invasiven Verfahren und operativen Explorationen sowie ein häufiger Arztwechsel führen zu einem Circulus vitiosus von unerklärten und undiagnostizierten Körperbeschwerden (Tab. **B-5.7** und Abb. **B-5.11**).

Eine psychogene Störung kann nur **anhand positiver Kriterien** entschieden werden. Bei hartnäckig vorgebrachten Körperbeschwerden ist von einer psychosomatischen Störung auszugehen. Denn jede Beschwerde kann einen Protest ausdrücken. Meist ist eine Antriebs- und Affektstörung zu beobachten:

- Antriebsstörungen äußern sich in der Psychomotorik,
- Affekte gehen mit vegetativen Symptomen einher.

Mittels audiovisueller Diagnostik können MUS, insbesondere komplexe Bewegungsstörungen und Anfälle (Video-EEG), aber auch der Dialog von Patient und Arzt differenziert beobachtet werden (vgl. Abb. **B-5.3**). Sinnvoll ist ein Fragebogen zur ärztlichen Empathie (Tab. **B-5.8**).

Die Frage, ob eine Störung psychogen sei, kann nur **anhand positiver Kriterien** entschieden werden. Es empfiehlt sich nicht, ein einzelnes somatisches (neurologisches) oder somatoformes (psychogenes) Symptom voreilig zu bewerten, das ohnehin nicht behandelbar wäre, da weder das eine noch das andere zur Diagnose führt, sondern bei hartnäckig vorgebrachten Körperbeschwerden primär von einer psychosomatische Störung auszugehen. Unter diesem Aspekt wird erkennbar, dass jede „Beschwerde“ einen Protest ausdrücken kann. Eine Antriebs- und Affektstörung ist schon bei der ersten Begegnung mit dem Patienten zu beobachten:

- Antriebsstörungen äußern sich in der Psychomotorik,
- Affekte gehen mit vegetativen Symptomen einher.

Bei der körperlichen Untersuchung lassen sich immer Symptome nachweisen, die keinem typischen neurologischen Verteilungsmuster entsprechen. Hilfreich ist die audiovisuelle Diagnostik (Simultanaufzeichnung von EEG, EMG und einer Reihe von MUS, Bewegungsstörungen und Anfällen); aber auch der Dialog von Patient und Arzt lässt sich differenziert beobachten (Abb. **B-5.3**). Mithilfe von Testbatterien wird versucht, eine Übereinsteinstimmung von Arzt und Patient in der Bewertung von MUP-Symptomen und der Behandlungszufriedenheit zu finden. Die Ergebnisse sind oft negativ. Sinnvoll ist der CARE-Fragebogen zur ärztlichen Empathie aus Sicht des Patienten (Tab. **B-5.8**).

Bei entsprechenden anamnestischen Hinweisen (z. B. auf häufigen Arztwechsel) ist ein **Pseudopathie-Syndrom (PDPS)** anzunehmen. Die pseudopathische Situation ist nicht als individuelles Kranksein zu verstehen, sondern spielt sich *zwischen* Patient und Arzt ab. Man spricht auch von einer Pseudopathie in gestörten Patient-Arzt-Beziehungen, so bei

- MUS (leichtes PDPS),
- „Koryphäen-Killer-Syndrom“ (mittelschweres PDPS) und
- „Münchhausen-Syndrom“ (schweres PDPS).

Wenn bereits aus der Anamnese eine auffällige Störung im Verhältnis von Arzt und Patient hervorgeht, die sich oft auch in häufig wechselnden Partnerbeziehungen findet, sollte man je nach dem Grad der MUS ein leichtes, mittelschweres oder schweres **Pseudopathie-Syndrom (PDPS)** annehmen. Die pseudopathische Situation ist nicht als individuelles Kranksein zu verstehen, sondern spielt sich *zwischen* Patient und Arzt ab. Man spricht auch von einer Pseudopathie in gestörten Patient - Arzt - Beziehungen.

- Die Betroffenen klagen solange über vielfältige, medizinisch unerklärte Symptome (MUS) bei somatoformen Störungen, bis Arzt und Patient resignieren (leichtes PDPS).
- In komplexen Situationen erfolgt ein Rollentausch von Arzt und Patient: Der professionelle Patient übernimmt die idealisierte Arztrolle und der Arzt leidet darunter, wenn der Patient mit ihm gemeinsam Fehldiagnosen stellt (mittelschweres PDPS, z. B. „Koryphäen-Killer-Syndrom“).
- Im „Doktorspiel“ der Erwachsenen kommen aggressiv-masochistische Triebimpulse zum Ausdruck (schweres PDPS, siehe „Münchhausen-Syndrom“, S. 562).

Die Ausbreitungstendenz von Diagnosen, die v. a. auch durch die Klassifikationen (ICD und DSM) gefördert wird, ist durch den „Pseudopathie“-Begriff einzugrenzen. Somit ist eine *„positive“* Diagnose zu stellen, wenn von Anfang an die Phänomenologie und die Dynamik der psychosomatischen Körperbeschwerden – auch im Verhältnis von Arzt und Patient – beachtet werden.

≡ B-5.8 CARE (Consultation an Relational Empathy) nach Mercer 2003

Frage	Erläuterung
1. Hat sich der Arzt so verhalten, dass Sie sich in seiner Nähe wohlfühlen konnten?	(Er war freundlich, warmherzig und respektvoll, aber nicht kühl und kurz angebunden)
2. Hat der Arzt Sie Ihre eigene (Krankheits-) Geschichte erzählen lassen?	(Er gab Ihnen Zeit, Ihre Krankheit ausführlich zu beschreiben. Er hat Sie dabei nicht unterbrochen oder abgelenkt)
3. Hat der Arzt Ihnen wirklich zugehört?	(Er hat dem, was Sie gesagt haben, seine volle Aufmerksamkeit geschenkt und dabei nicht auf seine Unterlagen oder auf den Computer geschaut)
4. Hat sich der Arzt für Sie als Mensch und für ihre Umwelt interessiert?	(Er kannte oder fragte nach wichtigen Einzelheiten Ihres Lebens oder Ihrer persönlichen Situation und hat Sie nicht wie eine „Nummer" behandelt)
5. Hat der Arzt Ihre Sorgen wirklich verstanden?	(Er konnte Ihnen das Gefühl vermitteln, dass er Ihre Sorgen genau verstanden hat. Er hat dabei nichts übersehen und ist über nichts hinweggegangen)
6. War der Arzt fürsorglich und hat er Mitgefühl gezeigt?	(Er hat sich aufrichtig um Sie gekümmert und sich Ihnen gegenüber menschlich gezeigt. Dabei war er nicht gleichgültig oder distanziert)
7. Hat der Arzt Ihnen Mut gemacht?	(Er hat hatte eine zuversichtliche Einstellung. Er war ehrlich, aber gegenüber Ihren Problemen nicht negativ eingestellt)
8. Hat der Arzt Ihnen alles verständlich erklärt?	(Er hat Ihre Fragen vollständig beantwortet und alles eindeutig erklärt. Er gab Ihnen ausreichend Informationen und hat Sie nicht im Unklaren gelassen)
9. Hat der Arzt geholfen, einen Weg zu finden, mit Ihrer Krankheit umzugehen?	(Er hat gemeinsam mit Ihnen erkundet, wie Sie selbst Ihren Gesundheitszustand verbessern können. Dabei hat er Sie ermutigt, anstatt Sie zu belehren)
10. Hat der Arzt mit Ihnen zusammen einen Behandlungsplan erstellt?	(Er hat mit Ihnen die Behandlungsmöglichkeiten diskutiert und Sie in Entscheidungen – soweit Sie dies gewünscht haben – einbezogen. Dabei hat er Ihre Sichtweise nicht ignoriert)

Fragebogen mit 10 Items und 5-stufiger Bewertungsskala:
1 trifft voll und ganz zu, 2 trifft weitgehend zu, 3 trifft teilweise zu, 4 trifft kaum zu, 5 trifft überhaupt nicht zu

≡ B-5.8

Differenzialdiagnose: Differenzialdiagnostisch kommen die psychosomatischen Symptomkonstellationen und Funktionsstörungen in Betracht, die aus der Übersicht (S. 545) hervorgehen. Da im angloamerikanischen Sprachraum „symptoms" (Beschwerden) von „signs" (Krankheitszeichen) unterschieden werden, sind „MUS" immer als Körperbeschwerden zu verstehen, so auch im Begriff der „nicht-spezifischen, funktionellen und somatoformen Körperbeschwerden (NFS)", die nicht mit somatischen Symptomen zu verwechseln sind.

Differenzialdiagnose: Zu den psychosomatischen Symptomkonstellationen und Funktionsstörungen siehe Übersicht (S. 545).

Therapie: Meist ist eine Therapie-Indikation nicht erkennbar. Weder Arzt noch Patient haben ein praktikables Konzept. Sie wissen folglich auch nicht, wie sie mit multiplen Körperbeschwerden umgehen sollen. Daher gehen viele Patienten und Ärzte monatelang resignierend miteinander um und schließlich nur noch umeinander herum. Bei jeder eindimensionellen Sicht verliert das Arzt-Patient-Verhältnis, das auf Vertrauen basiert, seinen Sinn, obwohl und gerade weil der Patient kooperiert und sich immer neuen Prozeduren unterzieht. Deshalb ist immer ein Konsil, ein kollegiales Gespräch mit Supervison – am besten in einer Balint-Gruppe – indiziert.

Therapie: Begleitende Angst oder Depression können psychotherapeutisch und medikamentös behandelt werden. Psychotherapeutische Interventionen bei schwereren Verläufen sollten störungs-/beschwerdeorientiert und kontextbezogen erfolgen. Die Teilnahme an einer Balint-Gruppe ist immer indiziert.

Begleitende Angst oder Depression können psycho- und pharmakotherapeutisch behandelt werden. So ist z. B. bei besorgten Patienten mit situativer Tachykardie und normalem EKG nicht das Herz, sondern die Angst zu behandeln und bei depressiv Kranken nicht die Tagesmüdigkeit („chronic fatigue") zu therapieren, sondern der zirkadiane Schlaf-Wach-Rhythmus zu regulieren. Alle psychotherapeutischen Interventionen bei komplizierten Verläufen sollten störungs-/beschwerdeorientiert und kontextbezogen (Komorbidität, Arbeitsfähigkeit u. a.) erfolgen.

Verlauf: ¾ der leichteren Verläufe haben eine günstige, ⅓ der schweren Verläufe eine schlechte Prognose.

Verlauf: ¾ der leichteren Verläufe haben eine günstige, ⅓ der schweren Verläufe eine ungünstige Prognose. Die Lebenserwartung ist normal, das Suizidrisiko bei chronischen Schmerzen ist gegenüber der Allgemeinbevölkerung erhöht.

5.5.2 Somatische Symptom-Störung (SSD)

Nach DSM-5 (2013) sind sog. **Somatic Symptoms Disorder (SSD)** und damit nicht nur MUS, sondern auch auch die medizinisch erklärbaren Symptome (MES) zu klassifizieren. Eine somatische Symptom-Störung hält definitionsgemäß mindestens 6 Monate lang an und geht mit „Distress", sowie „exzessiven dysfunktionalen Gedanken, Gefühlen und Verhaltensweisen" einher. Die Diagnostik soll vereinfacht und der **„Dualis-MUS"** überwunden werden.

5.5.2 Somatische Symptom-Störung (SSD)

Die mittels DSM-5 (2013) klassifizierbaren Körperbeschwerden (**Somatic Symptoms Disorder, SSD**) erweitern den großen Formenkreis der Störungen, da nun nicht nur die MUS bei Körperbeschwerden, sondern auch die medizinisch erklärbaren Symptome (MES) zu diagnostizieren sind.

- Bei SSD handelt es sich um eine somatische Symptom-Störung, die mindestens 6 Monate lang anhält und mit viel „Distress" sowie „exzessiven dysfunktionalen Gedanken, Gefühlen und Verhaltensweisen" einhergeht.
- Die erklärte Absicht der APA, mit dem SSD-Modell die Diagnostik zu vereinfachen und den **Leib-Seele-Dualismus** zu überwinden, ist mit der Frage konfrontiert, inwieweit die Klassifikation auf einem zunehmenden neurowissenschaftlichem Erkenntnisinteresse beruht und zugleich der medizinischen Praxis dient (Erkenntnis oder Interesse?).

Anhang

C

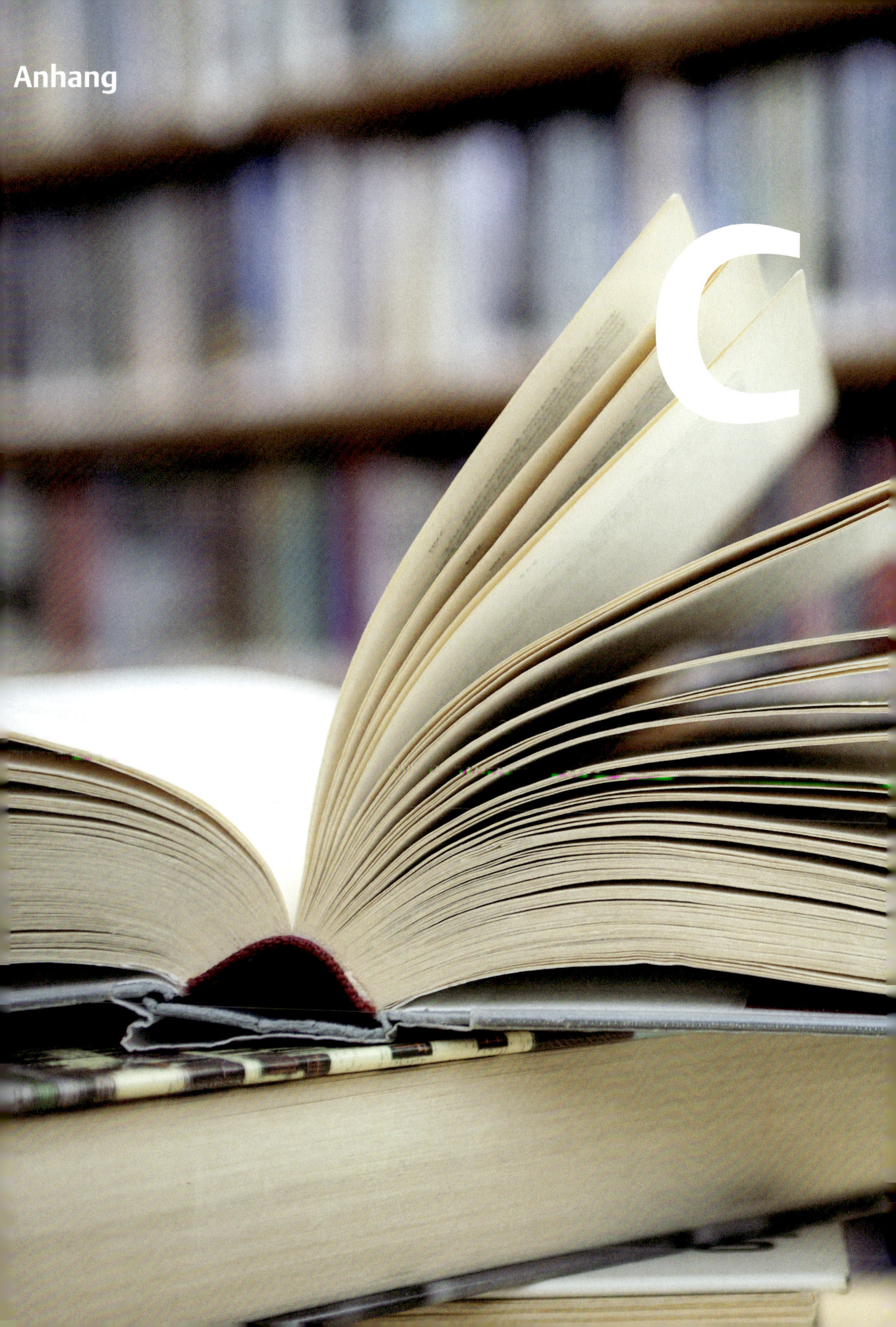

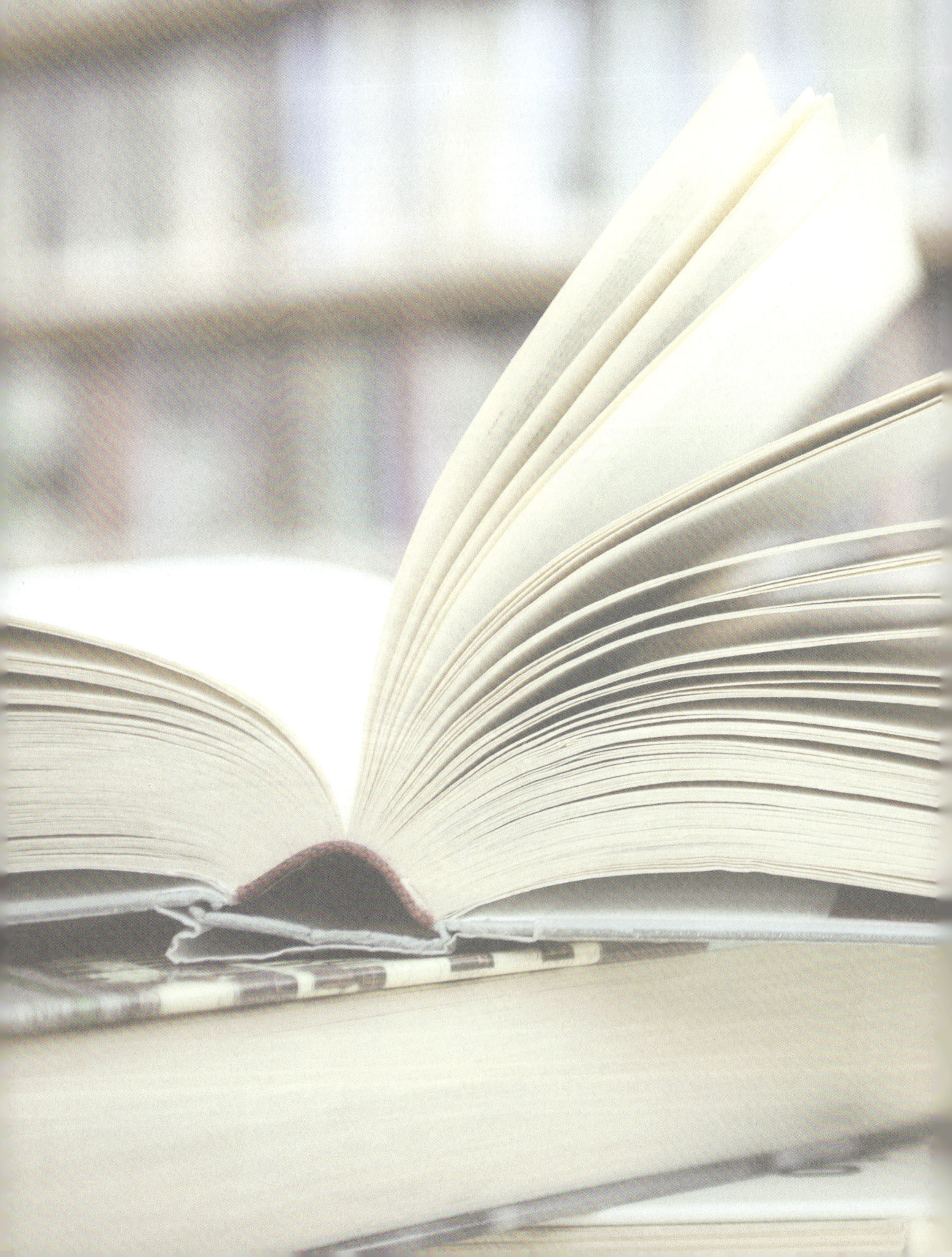

1 Quellennachweis

Abbildungen

A-Teil

A-1.4 aus Aumüller et al. Duale Reihe Anatomie. 2. Aufl. Stuttgart: Thieme; 2010

A-2.1 nach Schünke M, Schulte E, Schumacher U. Prometheus LernAtlas der Anatomie. 3. Aufl. Stuttgart: Thieme; 2012. Zeichnung: Markus Voll

A-2.2 nach Schünke M, Schulte E, Schumacher U. Prometheus LernAtlas der Anatomie. 3. Aufl. Stuttgart: Thieme; 2012. Zeichnung: Markus Voll

A-2.3 nach Schünke M, Schulte E, Schumacher U. Prometheus LernAtlas der Anatomie. 3. Aufl. Stuttgart: Thieme; 2012. Zeichnung: Markus Voll

A-2.4 a aus Füeßl HS, Middeke M. Duale Reihe Anamnese und Klinische Untersuchung. 4. Aufl. Stuttgart: Thieme; 2010. **b** und **c** aus Kampik, A., Grehn F.: Augenärztliche Differenzialdiagnose. Stuttgart: Thieme; 2000

A-2.8 aus Bähr M, Frotscher M, Duus P. Neurologisch-topische Diagnostik: Anatomie – Funktion – Klinik. 9. Aufl. Stuttgart: Thieme; 2009

A-2.12 nach Kömpf, D. Supranukleäre Okulomotorik: Organisation und Klinik. In: Augenbewegungsstörungen in Neurologie und Ophthalmologie (Hrsg. Marx, P.), Springer, Heidelberg 1984, 1-31

A-2.14 nach Füeßl HS, Middeke M. Duale Reihe Anamnese und Klinische Untersuchung. 4. Aufl. Stuttgart: Thieme; 2010

A-2.15 a aus Füeßl HS, Middeke M. Duale Reihe Anamnese und Klinische Untersuchung. 4. Aufl. Stuttgart: Thieme; 2010

A-2.16 nach Schünke M, Schulte E, Schumacher U. Prometheus LernAtlas der Anatomie. 3. Aufl. Stuttgart: Thieme; 2012. Zeichnung: Karl Wesker

A-2.17 Grafik nach Vorlage von Bähr M, Frotscher M, Duus P. Neurologisch-topische Diagnostik: Anatomie – Funktion – Klinik. 9. Aufl. Stuttgart: Thieme; 2009

A-2.22 aus Schünke M, Schulte E, Schumacher U. Prometheus LernAtlas der Anatomie. 3. Aufl. Stuttgart: Thieme; 2012. Zeichnung: Markus Voll. Grafik nach Vorlage von Bähr M, Frotscher M, Duus P. Neurologisch-topische Diagnostik: Anatomie – Funktion – Klinik. 9. Aufl. Stuttgart: Thieme; 2009

A-2.23 nach Schünke M, Schulte E, Schumacher U. Prometheus LernAtlas der Anatomie. 3. Aufl. Stuttgart: Thieme; 2012. Zeichnung: Markus Voll

A-2.37 aus Füeßl HS, Middeke M. Duale Reihe Anamnese und Klinische Untersuchung. 4. Aufl. Stuttgart: Thieme; 2010

A-2.41 nach Bähr M, Frotscher M, Duus P. Neurologisch-topische Diagnostik: Anatomie – Funktion – Klinik. 9. Aufl. Stuttgart: Thieme; 2009

A-2.45 nach Mattle H, Mumenthaler M. Kurzlehrbuch Neurologie. 3. Aufl. Stuttgart: Thieme; 2011

A-2.48 nach Aumüller et al. Duale Reihe Anatomie. 2. Aufl. Stuttgart: Thieme; 2010

A-2.50 Grafik nach Mumenthaler, 1983

A-2.51 aus Füeßl HS, Middeke M. Duale Reihe Anamnese und Klinische Untersuchung. 4. Aufl. Stuttgart: Thieme; 2010

A-2.52 aus Schünke M, Schulte E, Schumacher U. Prometheus LernAtlas der Anatomie. 3. Aufl. Stuttgart: Thieme; 2012. Zeichnung: Markus Voll

A-2.64 Grafik aus Schünke M, Schulte E, Schumacher U. Prometheus LernAtlas der Anatomie. 3. Aufl. Stuttgart: Thieme; 2012. Zeichnung: Karl Wesker

A-3.4 Grafik nach Jasper, HH. Das 10-20-Elektrodensystem der Internationalen Föderation. EEG-Labor 2 (1980), 143-149

A-3.6 aus Christian W. Klinische Enzephalographie, 3. Aufl. Stuttgart: Thieme; 1982

A-3.8 aus Christian W. Klinische Enzephalographie, 3. Aufl. Stuttgart: Thieme; 1982

A-3.14 aus Ludin H.-P. Praktische Elektromyografie. 2. Aufl. Stuttgart: Enke; 1988

A-3.15 aus Ludin H.-P. Praktische Elektromyografie. 2. Aufl. Stuttgart: Enke; 1988

A-3.16 nach Grehl H, Reinhardt F. Checkliste Neurologie. 5. Aufl. Stuttgart: Thieme; 2012

A-3.18 nach Grehl H, Reinhardt F. Checkliste Neurologie. 5. Aufl. Stuttgart: Thieme; 2012

A-3.33 aus Grehl H, Reinhardt F. Checkliste Neurologie. 5. Aufl. Stuttgart: Thieme; 2012

A-3.34 nach Busch M, Masuhr F, Neubert K et al. A Basilar Tip Aneurysm Unsuitable for Therapy: Noninvasive Visualization With Multislice Computed Tomographic Angiography. Arch.Neurol. 2002; 59: 478-479. Copyright © (2002) American Medical Association. All rights reserved.

A-3.43 aus Arning C. Farbkodierte Duplexsonographie der hirnversorgenden Arterien. 3. Aufl. Stuttgart: Thieme; 2002

A-3.45 aus Arning C. Farbkodierte Duplexsonographie der hirnversorgenden Arterien. 3. Aufl. Stuttgart: Thieme; 2002

B-Teil

B-1.10 nach Tashiro K et al. Syringomyelic syndrome: clinical features in 31 cases confirmed by CT myelography or magnetic resonance imaging. J.Neurol. 1987; 236: 26-30

B-1.13 Grafik nach Schinz HR. Lehrbuch der Röntgendiagnostik. Stuttgart: Thieme; 1989

B-1.15 a aus Ertl-Wagner et al.: Radiologie up2date 2012; 12 (1):75-87. **b** nach Tomita T, McLeone, DG. Acute respiratory arrest. Am J. Dis. Child 1983; 137:142-144

B-1.23 nach Folstein MF, Folstein SE, McHugh PR. Mini-mental state. A practical method for grading the cognitive state of patients for the clinician. J Psychat Res 12 (1975) 189-198

B-1.37 aus Masuhr, KF. Extrapyramidale Hyperkinesen. Stuttgart: Thieme; 2000

B-1.53 aus Perkin GD et al. Farbatlas der klinischen Neurologie. Stuttgart: Thieme; 1989

B-1.54 aus Sartor K, Jansen O, Forsting M. Neuroradiologie. 4. Aufl. Stuttgart: Thieme; 2008

B-1.55 aus Berlit P, Grams A. Bildgebende Diagnostik in Neurologie und Neurochirurgie. Stuttgart: Thieme; 2010

B-1.58 nach Spatz R et al. Zum klinischen Gestaltswandel der Vitamin-B12-Mangelerkrankungen. Nervenarzt 1976; 47: 169-172, with kind permission of Science+Business Media

B-1.78 nach Enzensberger W, Fischer PA. Primäre HIV-Komplikationen des Nervensystems. In: AIDS und die Vorstadien. Hrsg. Låge-Stehr J, Helm EB. Heidelberg: Springer; 1991, with kind permission of Science+Business Media

B-1.84 nach Kurtzke JF. Geographic distribution of multiple sclerosis: An update with special reference to Europe and the Mediterranean region. Acta neurol. scandinav. 1980; 62: 65-80

B-1.85 nach Poser S, Poser W, Schlaf G et al: Prognostic indicators in multiple sclerosis. Acta neurol Scand 74 (1986) 387-392

B-1.91 nach Grehl H, Reinhardt F. Checkliste Neurologie. 5. Aufl. Stuttgart: Thieme; 2012

B-1.95 aus Sartor K, Jansen O, Forsting M. Neuroradiologie. 4. Aufl. Stuttgart: Thieme; 2008

B-1.117 aus Thurn P et al. Einführung in die radiologische Diagnostik. 10. Aufl. Stuttgart: Thieme; 1998

B-1.125 a nach Schünke M, Schulte E, Schumacher U. Prometheus LernAtlas der Anatomie. 3. Aufl. Stuttgart: Thieme; 2012. Zeichnung: Markus Voll; **b** aus Bähr M, Frotscher M, Duus P. Neurologisch-topische Diagnostik: Anatomie – Funktion – Klinik. 9. Aufl. Stuttgart: Thieme; 2009

B-1.131 nach Bähr M, Frotscher M, Duus P. Neurologisch-topische Diagnostik: Anatomie – Funktion – Klinik. 9. Aufl. Stuttgart: Thieme; 2009

B-1.134 aus Schünke M, Schulte E, Schumacher U. Prometheus LernAtlas der Anatomie. 3. Aufl. Stuttgart: Thieme; 2011. Zeichnung: Karl Wesker

B-1.141 nach Kretschmer H. Pathophysiologie und Therapie des traumatischen Hirnödems, Beziehungen zwischen Hirnverletzung, Atmung und Kreislauffunktion. In: Akutbehandlung des Schädel-Hirn-Traumas. Springer, 1985, with kind permission of Science+Business Media

B-1.152 nach Schünke M, Schulte E, Schumacher U. Prometheus LernAtlas der Anatomie. 3. Aufl. Stuttgart: Thieme; 2012. Zeichnung: Markus Voll

B-1.153 nach Bähr M, Frotscher M, Duus P. Neurologisch-topische Diagnostik: Anatomie – Funktion – Klinik. 9. Aufl. Stuttgart: Thieme; 2009

B-1.154 nach Bähr M, Frotscher M, Duus P. Neurologisch-topische Diagnostik: Anatomie – Funktion – Klinik. 9. Aufl. Stuttgart: Thieme; 2009

B-1.155 nach Bähr M, Frotscher M, Duus P. Neurologisch-topische Diagnostik: Anatomie – Funktion – Klinik. 9. Aufl. Stuttgart: Thieme; 2009

B-1.156 nach Bähr M, Frotscher M, Duus P. Neurologisch-topische Diagnostik: Anatomie – Funktion – Klinik. 9. Aufl. Stuttgart: Thieme; 2009

B-1.157 aus Schünke M, Schulte E, Schumacher U. Prometheus LernAtlas der Anatomie. 3. Aufl. Stuttgart: Thieme; 2012. Zeichnung: Markus Voll

B-1.175 nach Schünke M, Schulte E, Schumacher U. Prometheus LernAtlas der Anatomie. 3. Aufl. Stuttgart: Thieme; 2012. Zeichnung: Markus Voll. Grafik nach Vorlage von Bähr M, Frotscher M, Duus P. Neurologisch-topische Diagnostik, 8. Aufl. Stuttgart: Thieme; 2003

B-1.179 aus Schünke M, Schulte E, Schumacher U. Prometheus LernAtlas der Anatomie. 3. Aufl. Stuttgart: Thieme; 2012. Zeichnung: Karl Wesker

B-1.182 a aus Berlit P, Grams A. Bildgebende Diagnostik in Neurologie und Neurochirurgie. Stuttgart: Thieme; 2010. **b** aus Sartor K, Jansen O, Forsting M. Neuroradiologie. 4. Aufl. Stuttgart: Thieme; 2008

B-1.183 aus Berlit P, Grams A. Bildgebende Diagnostik in Neurologie und Neurochirurgie. Stuttgart: Thieme; 2010

B-2.3 c nach Schünke M, Schulte E, Schumacher U. Prometheus LernAtlas der Anatomie. 3. Aufl. Stuttgart: Thieme; 2012. Zeichnung: Karl Wesker. Grafik nach Mumenthaler M, Schliack H. Läsionen peripherer Nerven. 6. Aufl. Stuttgart: Thieme; 1993

B-2.5 nach Füeßl HS, Middeke M. Duale Reihe Anamnese und Klinische Untersuchung. 4. Aufl. Stuttgart: Thieme; 2010

B-2.11 aus Schünke M, Schulte E, Schumacher U. Prometheus LernAtlas der Anatomie. 3. Aufl. Stuttgart: Thieme; 2011. Zeichnung: Karl Wesker

B-2.13 aus Schünke M, Schulte E, Schumacher U. Prometheus LernAtlas der Anatomie. 3. Aufl. Stuttgart: Thieme; 2012. Zeichnung: Karl Wesker

B-2.14 a-d nach Langlotz M. Lumbale Myelographie mit wasserlöslichen Kontrastmitteln. Lehrbuch und Atlas. Stuttgart: Thieme; 1981

B-2.21 a und b aus Korting HC. Praxis der Dermatologie. Stuttgart: Thieme; 1982

B-3.2 nach Jerusalem F, Zierz S. Muskelerkrankungen. Klinik, Therapie, Pathologie. 2. Aufl. Stuttgart: Thieme; 1991

B-3.7 aus Ludin H.-P. Praktische Elektromyografie. 2. Aufl. Stuttgart: Enke; 1988

B-4.4 a aus Bauer J. Güldenberg V. Elger C. E.. Das „Forellenphänomen": Ein seltenes Symptom epileptischer Anfälle. Nervenarzt 64 (1993) 394-395, with kind permission of Science+Business Media

B-4.9 a, b und **c** nach Bauer, J., Kronisch, C.: Medikamentöse Epilepsietherapie. Innenwelt der Außenwelt. Nervenarzt 80 (2009) 386-398, with kind permission of Science+Business Media

B-5.9 nach Masuhr KF. Extrapyramidale Hyperkinesen. Stuttgart: Thieme; 2000

B-5.10 Foto: A. Grabow, Berlin

Einstiegbilder Buchteile

Teil A: macroart, Fotolia
Teil B: Sebastian Kaulitzky, Fotolia
Teil C: shutterstock

Einstiegsbilder Kapitel

Kapitel A 1: Dr. Kurt W. Becker
Kapitel A 2: Studio Nordbahnhof
Kapitel A 3: Tryfonov, Fotolia
Kapitel B 1: O. Jansen, M. Forsting
Kapitel B 2: PROMETHEUS, LernAtlas der Anatomie
Kapitel B 5: mit freundlicher Genehmigung der Viktor von Weizsäcker Gesellschaft

2 Weiterführende Literatur

Teil A

Anamnese, neurologische Untersuchung und technische Untersuchungsmethoden

Adler, R., Hemmeler, W.: Praxis und Theorie der Anamnese. 2. Aufl. Fischer, Stuttgart 1989

Bähr, M., Frotscher, M.: Neurologisch-topische Diagnostik. Anatomie – Funktion – Klinik, 9. Aufl. Thieme, Stuttgart 2009

Baier, B., Karnath, H. O.: Nichterkennen der eigenen Parese – die Agnosie der Hemiparese. Akt. Neurol. 33 (2006) 145 – 149

Bakker, M. J., van Dijk, J. G., van den Maagdenberg, A. M., Tijssen, M.A.: Startle syndromes. Lancet Neurol. 6 (2006) 513 – 524

Baron R., Binder, A., Wagner, G.: Neuropathic pain: diagnosis, pathophysiological mechanisms and treatment. Lancet Neurol 9 (2010) 807 – 819

Behse, F.: Morphometric studies on the human sural nerve. Act. Neurol. Scand. 82 Suppl. (1990)

Bischoff, C., Dengler, R., Hopf, H.-C.: EMG/NLG, 2. Aufl. Thieme, Stuttgart 2008

Brandt, S.A., Ploner, C.J., Meyer B.U.: Repetitive transkranielle Magnetstimulation: Möglichkeiten, Grenzen und Sicherheitsaspekte. Nervenarzt 68 (1997) 778-784

Brandt, T.: Vertigo. Its multisensory syndromes. Springer, London 1991

Broke, J., Schmidt, S., Irlbacher, K., Cichy, R.M., Brandt, S.A.: Transcranial cortex stimulation and fMRI: electrophysiological correlates of dual-pulse BOLD signal modulation. Neuroimage 40 (2008) 631 – 643

Bronstein, A.M., Morris, J., du Boulay, G., Gresty, M.A., Rudge, P.: Abnormalities of horizontal gaze. Clinical oculographic and magnetic resonance imaging findings. I Abducens palsy. II Gaze palsy and internuclear ophthalmoplegia. J. Neurol. Neurosurg. Psychiatry 53 (1990) 194 – 207

Christian, W.: Klinische Elektroenzephalographie. 3. Aufl. Thieme, Stuttgart, New York 1982

Conrad, B., Ceballos-Baumann, A.: Bewegungsstörungen in der Neurologie. Thieme, Stuttgart, 2. Aufl. 2005

Critchley, E., Eisen, A.: Diseases of the spinal cord. Springer, London 1992

Dahmer, I.: Anamnese und Befund. Thieme, Stuttgart, 10. Aufl. 2006

DeWitt, I., Rauschecker, J. P.: Phoneme and word recognition in the auditory ventral stream. PNAS 109 (2012) 505 – 514

Diehl, R. et al.: Synkopen. In: Leitlinien für Diagnostik und Therapie in der Neurologie. Kommission „Leitlinien" der DGN (Hrsg. Diener, H., Weimar, C.) S. 58 – 71. 5. Auflage Thieme, Stuttgart 2012

Diener, H., Weimar, C.: Leitlinien für Diagnostik und Therapie in der Neurologie. Herausgegeben von der Kommission „Leitlinien" der DGN 5. Auflage. Thieme, Stuttgart 2012

Egle, U.T., Hoffmann, S.O. (Hrsg.): Der Schmerzkranke. Schattauer, Stuttgart, New York 2000

Fink, G.R., Heide, W.: Räumlicher Neglect. Nervenarzt 75 (2004) 389 – 408

Fisher, C.M., Adams, R.D.: Transient global amnesia. Acta Neurol. Scand. 40 (Suppl. 9) (1964) 1 – 83

Freud, S.: Zur Auffassung der Aphasien. Eine kritische Studie. Hrsg. von P. Vogel. Fischer, Frankfurt am Main 1992

Füeßl, H.S., Middeke, M.: Anamnese und klinische Untersuchung. Duale Reihe, Thieme, Stuttgart. 4. Aufl. 2010

Granov, A., Tiutin, L., Schwarz, T.: Positron Emission Tomography. Springer, Berlin, Heidelberg 2013

Hartje, W., Poeck, K.: Klinische Neuropsychologie. 5. Aufl. Thieme, Stuttgart 2006

Hodges, J.R., Warlow, C.P.: The aetiology of transient global amnesia. Brain 113 (1990) 639 – 657

Huber, W., Poeck, K., Springer, L.: Klinik und Rehabilitation der Aphasie. Forum Logopädie. Thieme, Stuttgart 2006

Janz, D.: Psychosomatische Aspekte von Lähmungen. In: Grenzgebiete zwischen Psychiatrie und Neurologie, hrsg. von K.-J. Neumärker, M. Seidel, D. Janz, H.W. Kölmel. Springer, Berlin 1991

Janz, D., Masuhr, K.F.: Clinical and pathophysiological significance of the encephalic diffuse atrophic pictures in epileptic syndromes. In: Advances in Epileptology, hrsg. von R. Canger, F. Anglieri, J.K. Penry. Raven, New York 1980, 65 – 72

Jasper, H.H.: Das 10 – 20-Elektrodensystem der Internationalen Föderation. EEG-Labor 2 (1980) 143 – 149

Kahlke, W., Reiter-Theil, S.: Ethik in der Medizin. Enke, Stuttgart 1995

Kaiser, R., Czygan, M., Kaufmann, R., Lücking, C.H.: Intrathekale IgG-Synthese: Wann ist eine Bestimmung der oligoklonalen Banden erforderlich. Nervenarzt 66 (1995) 618 – 623

Kallert, Th., W.: Das „apallische Syndrom" – zu Notwendigkeit und Konsequenzen einer Begriffsklärung. Fortschr. Neurol. Psychiat. 62 (1994) 241 – 255

Karnath, H.-O., Thier, P.: Kognitive Neurowissenschaften, Springer 2012

Kinney, H.C., Korein, J., Panigrahy, A., Dikkes, P., Goode, R.: Neuropathological findings in the brain of Karen Ann Quinlan. The role of the thalamus in the persistent vegetative state. N. Engl. J. Med. 330 (1994) 1469 – 1475

Klingebiel, R., Bohner, G., Zimmer, C., Rogalla, P., Masuhr, F., Lehmann, R.: Einsatz der Mehrschicht-Spiral-CT in der neuroradiologischen Bildgebung. Nervenarzt 73 (2002) 729 – 735

Koehler, P.J., Endtz, L.J.: The Brown-Séquard syndrome. Arch. Neurol. 43 (1986) 921 – 924

Kölmel, H.W.: Die homonymen Hemianopsien. Springer, Berlin 1988

Kömpf, D.: Supranukleäre Okulomotorik: Organisation und Klinik. In: Augenbewegungsstörungen in Neurologie und Ophthalmologie, hrsg. von P. Marx. Springer, Berlin, Heidelberg, New York, Tokyo 1984, 1 – 31

Kraft, A., Dyrholm, M., Bundesen, C., Kyllingsbaek, S., Kathmann, N., Brandt, S. A.: Visual attention capacity parameters covary with hemifield alignment. Neuropsychologia 51 (2013) 876 – 885.

Kretschmann, H.-J., Weirich, W.: Klinische Neuroanatomie und kranielle bildgebende Diagnostik. 3. Aufl. Thieme, Stuttgart 2007

Kütemeyer, M.: Die Medizin nach Janet. In Psychotherapie: vom Autismus zur Selbstkontrolle. Pierre Janets Beiträge zur modernen Psychiatrie und Psychologie Bd. 2 Fiedler,P., Heim G. (Hrsg.) Pabst Science Pubishers, Lengerich 2010

Kütemeyer, M., Masuhr, K.F.: Psychosomatische Aspekte in der Neurologie. In: Praktische Psychosomatik, hrsg. von A. Jores. 2. Aufl. Huber, Bern, Stuttgart, Wien 1981

Kütemeyer, M., Schultz-Venrath, U.: Lumbago-Ischialgie-Syndrome. In: Psychosomatische Medizin, 5. Aufl., hrsg. von R.H. Adler, J.M. Herrmann, K. Köhle, O.W. Schonecke, Th. von Uexküll, W. Wesiak, Urban & Schwarzenberg, München, Wien, Baltimore 1996, 881 – 893

Kütemeyer, M.: Metaphorik in der Schmerzbeschreibung. In: Brünner G., Gülich E. (Hrsg.). Krankheit verstehen. Interdisziplinäre Beiträge zur Sprache in Krankheitsdarstellungen. S. 191 – 207. Aisthesis, Bielefeld (2002)

Ludin, H.-P.: Praktische Elektromyographie. 3. Aufl. Enke, Stuttgart 1988

Luxon, L.M.: Tinnitus: its causes, diagnosis, and treatment. BMJ 306 (1993) 1490 – 1491

Masuhr, F., Wissel, J., Müller, J., Scholz, U., Poewe, W.: Quantification of sensory trick impact on Tremor amplitude and Frequency in 60 patients with head tremor. Movement Disorders 15 (2000) 960 – 964

Masuhr, F., Busch. M.: Ambulatory carotid stenting in patients with asymptomatic carotid artery stenosis. Stroke. 2002 Apr; 33 (4): 1168 – 1169

Masuhr, K.F.: Video-Analyse großer epileptischer Anfälle. In: Epilepsie 1978, hrsg. von H. Doose, G. Groß-Selbeck, S. 174 – 180, Thieme, Stuttgart 1979

Masuhr, K.F.: Audiovisuelle Medien zur Differenzierung von Anfällen, Bewegungs- und Sprachstörungen. Visuelle Phänomene vor dem Auge des Betrachters. In: R.-M.E. Jacobi, P.C. Claussen und P. Wolf (Hrsg.): Die Wahrheit der Begegnung. Anthropologische Perspektiven der Neurologie, S. 57 – 72, Königshausen & Neumann, Würzburg 2000

Mayer, C., Siems, W.: 100 Krankheitsbilder in der Physiotherapie. Springer Heidelberg 2011

Mega, M.S., Alexander, M.P.: Subcortical aphasia: The core profile of capsulostriatal infarction. Neurology 44 (1994) 1824 – 1829

Mumenthaler, M., Bassetti, C.: Neurologische Differenzialdiagnostik. 6. Aufl. Thieme, Stuttgart, New York 2012

Neumann, M., Masuhr, K.F., Kütemeyer, M.: Transiente globale Amnesie (TGA), auslösende Faktoren und biographische Situation. Akt. Neurol. 18 (Suppl.) (1991) S 25

Plum, P., Posner, J.B.: Diagnosis of stupor and coma. Davis, Philadelphia 1966

Reiser, M., Kuhn, F.-P., Debus, J.: Radiologie. Duale Reihe, 3. Aufl. Thieme, Stuttgart 2011

Scharfetter, Ch.: Allgemeine Psychopathologie. Eine Einführung. 6. Aufl. Thieme, Stuttgart, New York 2010

Schiffter, R., Schliack, H.: Über ein charakteristisches neurologisches Syndrom bei Ischämien in der A.-carotis-interna-/-cerebri-media-Strombahn. Fortschr. Neurol. Psychiat. 42 (1974) 555 – 562

Schiffter, R.: Neurologie des vegetativen Nervensystems. Springer, Berlin, Heidelberg, New York, Tokyo 1985

Schweikert, K., Operschall, C., Llull, J.B., Lyrer, P.: Transcranial duplex imaging with a sulfurhexafluoride echocontrast agent: enhancement and diagnostic quality. J Neuroimaging 12 (2002) 19 – 27

Stöhr, M.: Atlas der klinischen Elektromyographie und Neurographie. 5. Aufl. Kohlhammer, Stuttgart, Berlin, Köln, Mainz 2005

Stöhr, M., Brandt, T., Einhäupl, K.M. (Hrsg.): Neurologische Syndrome in der Intensivmedizin. Kohlhammer, Stuttgart, Berlin, Köln 1998

Thömke, F.: Augenbewegungsstörungen, Thieme, Stuttgart 2001

Umarowa, R.: Funktionelle Bildgebung des Neglekts. Nervenarzt 81 (2010) 1438 – 1443

Valdueza, J.M., Schreiber, S.J., Roehl, J.E., Klingebiel, R.: Neurosonology and Neuroimaging of Stroke, Book/DVD. Thieme, Stuttgart New York 2008

Vogel, P.: Von der Eigenart der Neurologie. Dtsch. Med. Wschr. 78 (1953) 527 – 530

Vogl, T.J.: Klinischer Einsatz der Multidetektor-CT. Dt. Ärztebl. 103 (2006) 862 – 864

Weizsäcker, V.v.: Der Gestaltkreis. Theorie der Einheit von Wahrnehmen und Bewegen. 4. Aufl. Thieme, Stuttgart 1968

Widder, B., Görtler, M.: Doppler- und Duplex-Sonographie der hirnversorgenden Arterien. 6. Aufl. Springer, Berlin, Heidelberg 2004

Wildemann, B., Reiber, H., Oschmann, P.: Neurologische Labordiagnostik. Akt. Neurol. 33 (2006) 106 – 117

Young, R.R.: Spasticity: A review. Neurology 44 (1994) (Suppl. 9) S 12 – S 20

Ziegler, K.: Evidenzbasierte Physiotherapie bei Spastik. Nervenheilkunde 25 (2006) 1008 – 1014

Ziegler, W., Vogel, M.: Dysarthrie: Verstehen-Untersuchen-Handeln. Stuttgart, Thieme 2010

Zipper, S. G., Stolz, E.: Clinical application of transcranial colour-coded duplex sonography – a review. Eur. J. Neurol. 9 (2002) 1 – 8

Teil B

Fehlbildungen und Entwicklungsstörungen des Gehirns

Barkovich, A.J., Kjos, B.O., Norman, D., Edwards, M.S.: Revised classification of posterior fossa cysts and cystlike malformations based on the results of multiplanar MR imaging. AJNR 10 (1989) 977 – 988

Friede, R.L.: Klassifikation und Entstehung perinataler Hirnschäden. In: Neurologie in Praxis und Klinik, Bd. I. hrsg. von H.Ch. Hopf, K. Poeck und H. Schliack. Thieme, Stuttgart 1983

Gutmann, D.H., Collins, F.S. : Neurofibromatosis Type 1. Beyond positional cloning. Arch. Neurol. 50 (1993) 1185 – 1193

Hirsch, J.-F., Pierre-Kahn, A., Renier, D., Sainte-Rose, C., Hoppe-Hirsch, E.: The Dandy-Walker malformation. A review of 40 cases. J. Neurosurg. 61 (1984) 515 – 522

Huson, S. M., Harper, P.S., Hourihan, M.D., Cole, G., Weeks, R.D., Compston, D.S.A.: Cerebellar haemangioblastoma and von Hippel-Lindau disease. Brain 109 (1986) 1297 – 1310

Masuhr, K.F.: Bewegen und Wahrnehmen. Beschäftigungsth. Rehabil. 1 (1976) 24 – 27

Myrianthopoulos, N.C.: Epidemiology of central nervous systems malformations. In: Handbook of clinical neurology, Bd. 50, hrsg. von P.J. Vinken, G.W. Bruyn, H.L. Klawans, N.C. Myrianthopoulos. Elsevier, Amsterdam, New York 1987 S. 49 – 70

Nelles, G.: Neurologische Rehabilitation, Thieme, Stuttgart 2004

Pont, M.S., Elster, A.D.: Lesions of skin and brain: Modern imaging of the neurocutaneous syndromes. AJR 158 (1992) 1193 – 1203

Rinke, U., Koletzko, B.: Prävention von Neuralrohrdefekten durch Folsäurezufuhr in der Frühschwangerschaft. Dtsch. Ärztebl. 91 (1994) B22 -B26

Tomita, T., McLone, D.G.: Acute respiratory arrest. Am. J. Dis. Child. 137 (1983) 142 – 144

Sherman, J.L., Barkovich, A.J., Citrin, C.M.: The appearance of syringomyelia: new observations. AJR 148 (1987) 381 – 391

Tashiro, K., Fukazawa, T., Moriwaka, F., Isu, T., Iwasa, Y., Abe, H.: Syringomyelic syndrome: clinical features in 31 cases confirmed by CT myelography or magnetic resonance imaging. J. Neurol. 235 (1987) 26 – 30

Degenerative (atrophische) Prozesse des Gehirns und Rückenmarks

Benecke, R., Dressler, D.: Stand der Botulinumtoxin-Therapie bei Dystonien. Nervenheilk. 25 (2006) 527 – 536

Bensimon, G., Lacomblez, L., Meininger, V.: A controlled trial of riluzole in amyotrophic lateral sclerosis. N. Engl. J. Med. 350 (1994) 585 – 591

Berger, W., Benke, T.: Zum Stellenwert der Liquoruntersuchung für die Diagnose demenzieller Erkrankungen. Akt Neurol 31 (2004) 223 – 230

Bock, A., Tiel-Wilck, K., Poewe, W.: Dopaminergic stimulation improves color discrimination in Parkinson\9s disease. Neurology 43, Suppl. 2 (1993) S 236 – S 237

Ceballos-Baumann, A.O.: Demenz bei Parkinson-Syndromen. Nervenheilkunde 25 (2006) 1046 – 1056

Collins, S. J., Ahlskog, J.E., Parisi, J.E., Maraganore, D.M.: Progressive supranuclear palsy: neuropathologically based diagnostic clinical criteria. J. Neurol. Neurosurg. Psychiat. 58 (1995) 167 – 173

Comella, C.: Restless legs syndrome: Treatment with dopaminergic agents. Neurology 58 (2002) 87 – 92

Deslys, J.-P., Marcé, D., Dormont, D.: Similar genetic susceptibility in iatrogenic and sporadic Creutzfeldt-Jakob disease. J. Gen. Virol. 75 (1994) 23 – 27

Diener, H., Weimar, C.: Leitlinien für Diagnostik und Therapie in der Neurologie. Herausgegeben von der Kommission „Leitlinien“ der DGN 5. Aufl. Thieme, Stuttgart 2012

DGPPN und DGN (Hrsg.): S3-Leitlien „Demenzen“ (2009)

Doepp F., Plotkin M., Siegel L., Kivi A., Gruber D., Lobsien, E., Kupsch A., Schreiber S.J.: Brain parenchyma sonography and 123 I-FP-CIT SPECT in Parkinson's disease and essential tremor. Mov Disord 23 (2008) 405 – 410

Eggert, K.M. et al.: Parkinson-Syndrome – Diagnostik und Therapie. In: Leitlinien für Diagnostik und Therapie in der Neurologie. Kommission «Leitlinien» der DGN (Hrsg. Diener, H., Weimar, C.) S. 124 – 158. 5. Auflage Thieme, Stuttgart 2012

Fletscher, N.A., Harding, A.E., Marsden, C.D.: A genetic study of idiopathic torsion dystonia in the United Kingdom. Brain 113 (1990) 379 – 395

Hesse, S., Barthel, H., Strecker, K., Oehlwein, C., Sabri, O., Schwarz, J.: Nuklearmedizinische Diagnostik beim Parkinson-Syndrom. Akt. Neurol. 35 (2008) 389 – 398

Jörg, J., Jock, S., Boucsein, W., Schäfer, F.: Zur autonomen Dysregulation beim freezing-Phänomen von Morbus-Parkinson-Patienten – Ein ambulatorisches Monitoring und Videorecording. Akt. Neurol. 31 (2004) 338 – 346

Kahlke, W., Richterich, R.: Refsum`s disease (Heredopathia atactica polyneuritiformis): An inborn error of lipid metabolism with storage of 3,7,11,15,-tetramethyl hexadecanoic acid. Am. J. Med. 39 (1965) 237 – 241

Krauss, J.K., Hertel, F., Timmermann, L.: Neues zu operativen Techniken. Akt Neurol 36 (2009) Suppl.1, 541 – 546
Kuhlenbäumer, G., Young, P., Stögbauer, F.: Molekulargenetische Diagnostik hereditärer motorischer und sensibler Polyneuropathien (HMSN). Akt Neurol 31 (2004) 353 – 360
Lachenmayer, L., Arning, C., Reichmann, H.: Früh- und Differenzialdiagnose der Parkinson-Syndrome. Nervenheilk. 21 (2002) 38 – 45
Leplow, B., Böttcher, M., Schönfeld, R.: Botulinum-Toxin-Therapie bei Torticollis spasmodicus Nervenarzt 84 (2013) 493 – 497
Lutz, M. T., Elger, C. E., Helmstaedter, C.: Diagnostik von Gedächtnisstörungen. Akt. Neurol. 32 (2006) 223 – 231
Masuhr, F., Wissel, J., Müller, J., Scholz, U., Poewe, W.: Quantification of sensory trick impact on Tremor amplitude and Frequenzy in 60 patients with head tremor. Movement Disorders 15 (2000) 960 – 964
Masuhr, F., Schenkel-Römer, A., Behse, F.: Das Karpaltunnelsyndrom in der Gravidität und im Puerperium. Geburtsh. Frauenheilk. 61 (2001) 945 – 948
Masuhr, K.F.: Extrapyramidale Hyperkinesen. Ein Leitfaden für Klinik und Praxis. Thieme, Stuttgart, New York 2000
Masuhr, K F. Zur Entdeckung der Phytansäure-Speicherkrankheit (Refsum-Kahlke-Krankheit)
Akt Neurol 2013; 40 (01):58
Meierkord, H., Pfeiffer, L., Ludolph, A.: Neue Erkenntnisse zu Ätiologie und Pathogenese der Chorea Huntington. Nervenarzt 65 (1994) 519 – 526
Neumann, M., Masuhr, K.F.: Chorea minor Sydenham. Berlin. Ärztebl. 22 (1986) 750 – 754
Oertel, W.H., Deuschl, G., Poewe, W.,: Parkinson-Syndrome und andere Bewegungsstörungen.Thieme, Stuttgart 2011
Pillon, B., Gouider-Khouja, N., Deweer, B., Vidaihet, M., Malapani, C., Dubois, B., Agid, Y.: Neuropsychological pattern of striatonigral degeneration: comparison with Parkinson\9s disease and progressive supranuclear palsy. J. Neurol. Neurosurg. Psychiat. 58 (1995) 174 – 179
Sperfeld, A.-D., Kassubek, J., Ludolph, A.C.: Aktuelle Aspekte in der Diagnostik und Therapie der amyotrophen Lateralsklerose. Akt Neurol. 31 (2004) 209 – 215
Wallesch, C.-W., Förstl, H.: Demenzen. 2. Aufl. Thieme, Stuttgart 2012
Wenning, G.K., Ben-Shlomo, Y., Magalhaes, M., Daniel, S.E., Quinn, N.P.: Clinical feature and natural history of multiple system atrophy. An analysis of 100 cases. Brain 117 (1994) 835 – 845
Wilkinson, D., Doody, R., Helme, R., Taubman, K., Mintzer, J., Kertesz, A., Pratt, R.D.: Donepezil in vascular dementia. A randomized, placebocontrolled study. Neurology 61 (2003) 479 – 486
Ziemssen, T., Schmidt, C., Herting, B., Reichmann, H.: Autonome Dysfunktion beim idiopathischen Parkinson-Syndrom und bei der Multisystematrophie. Akt. Neurol. 33 (2006) 385 – 393
Zühlke, C., Thies, U.: Chorea Huntington. Molekulargenetische Grundlagen, Mutationsnachweis und prädikative Diagnostik. Nervenarzt 67 (1996) 25 – 35

Metabolische und toxische Prozesse des Gehirns und Rückenmarks

Harper, C.G., Giles, M., Finlay-Jones, R.: Clinical signs in the Wernicke-Korsakoff complex: a retrospective analysis of 131 cases diagnosed at necropsy. J. Neurol. Neurosurg. Psychiat. 49 (1986) 341 – 345
Hengst, S., Cordes, R., Götzinger, R., Moschner, C., Wessel, K.: Funikuläre Myelose: Verlaufsdokumentation von Klinik und spinalen MRT-Veränderungen nach Vitamin-B12-Substitution bei 6 Patienten. Akt Neurol 31 (2004) 333 – 337
Kommission Leitlinien der Deutschen Gesellschaft für Neurologie: Leitlinien für Diagnostik und Therapie in der Neurologie. Leukodystrophien im Erwachsenenalter. 980 – 988. Hypoxische Enzephalopathie, 989 – 999. Thieme, Stuttgart 2012
Kopelman, M.D.: The Korsakoff syndrome. Brit. J. Psychiat. 166 (1995) 154 – 173
Przuntek, H., Hoffmann, E.: Epidemiologische Untersuchungen zum Morbus Wilson in der Bundesrepublik Deutschland. Nervenarzt 58 (1987) 150 – 157
Zeviani, M., Di Donato, S.: Mitochondrial disorders. Brain 127 (2004) 2153 – 2172
Zhan, T., Stremmel, W.: Diagnostik und Therapie der minimalen hepatischen Enzephalopathie. Dtsch Aztebl Int 109 (2012) 180 – 187

Entzündliche Erkrankungen des Gehirns und Rückenmarks

Amberger, N., Masuhr, F., Valdueza, J.M., Vetter, B., Weih, M.: A negative personal and family history for venous thrombotic events is not sufficient to exclude thrombophilia in patients with cerebral venous thrombosis. Eur J Neurol. 11 (2004) 555 – 558
Beekes, M.: Die variante Creutzfeldt-Jakob-Krankheit (vCJK). Bundesgesundheitsbl. 53 (2010) 597 – 605
Bitsch, A., Prange, H.: Neue Virustatika. Akt. Neurol. 33 (2006) 257 – 262
Breimann, R.F., Butler, J.C., Tenover, J.A., Elliott, R., Facklam, R.: Emergence of drug-resistant pneumococcal infections in the United States. JAMA 271 (1994) 1831
Danner, R.L., Hartmann, B.J.: Update of spinal epidural abscess: 35 cases and review of the literature. Rev. infect. dis. 2 (1987) 65 – 274
Durand, M.L., Calderwood, S. B., Weber, D.J., Miller, S.I., Southwick, F.S., Caviness, V.S., Swartz, M.N.: Acute bacterial meningitis in adults. Engl. J. Med. 328 (1993) 21 – 28
Einhäupl, K.M., Masuhr, F.: Infections of the central nervous system. Curr op. crit. care 1 (1995) 111 – 115
Enzensberger, W., Fischer, P.-A.: Primäre HIV-Komplikationen des Nervensystems. In: AIDS und die Vorstadien. Hrsg. J. L´age-Stehr, Springer Berlin, Heidelberg, New York, London, Paris, Tokyo 1991
Hof, H., Dörries, R.: Mikrobiologie. Duale Reihe. 4. Aufl. Thieme, Stuttgart 2009
Hoffmann, O., Reuter, U., Masuhr, F., Holtkamp, M., Kassim, N., Webr, J.R.: Low sensitivity of serum procalcitonin in bacterial meningitis in adults. Scand. J. Infect. Dis. 33 (2001) 215 – 218
Kaiser, R.: Tick-borne encephalitis in southern Germany. Lancet 1 (1995) 463
Kaiser, R.: Verlauf der akuten und chronischen Neuroborreliose nach Behandlung mit Ceftriaxon. Nervenarzt 75 (2004) 553 – 557
Katz, D.A., Berger, J.R., Duncan, R.C.: Neurosyphilis. A comparative study of the effects of infection with human immunodeficiency virus. Arch. Neurol. 50 (1993) 243 – 249
Kleinert, R., Kleinert, G., Steiner, H., Bertha, G.: Chronische tuberkulöse Meningoenzephalitis als Ursache einer zerebrovaskulären Insuffizienz – ein differentialdiagnostisches Problem? Fortschr. Neurol. Psychiat. 54 (1986) 80 – 83
Kolbinger, R., Heindel, W., Pawlik, G., Schröder, R.: Tuberkulöse Meningoenzephalitis mit primärer Destruktion der Schädelbasis und sekundärer Entwicklung multipler Tuberkulome. Nervenarzt 65 (1994) 132 – 135
Masuhr, K.F., Menzel, J., Piscol, K.: Hirnabszeß als Komplikation der Extensionsbehandlung nach Crutchfield. Arch. Chir. 328 (1970) 71 – 77
Mygland, A., Ljostad, U., Fingerle, V. et al. EFNS guidelines on the diagnosis and management of European Lyme neuroborreliosis. Eur J Neurol 17 (2010) 8 – 16
Pohle, H.D.: Embolisch-metastatische Herdenzephalitis. In: Enzephalitis. Hrsg. H.G. Mertens, D. Dommasch, Perimed, Erlangen 1982, 90 – 101
Ritter, G., Prange, H.W.: Neurosyphilis. In: Neurologie in Praxis und Klinik, hrsg. von H. Ch. Hopf, K. Poeck, H. Schliack. Thieme, Stuttgart 1991. Bd. I, S. 8.96 – 8.111
Robert-Koch-Institut (RKI): Erneuter Anstieg der Syphilis-Meldungen in 2011. Epidemiol. Bull. 24 (2012) 221 – 226
Robert-Koch-Institut (RKI): Prävalenz und Inzidenz von HIV-Infektionen in Deutschland, Stand Ende 2012. Epidemiol. Bull. 47 (2012) 465 – 488
Robert-Koch-Institut (RKI): Welttuberkulosetag 2013. Epidemiol. Bull. 11 (2013) 91 – 98
Robert-Koch-Institut (RKI): FSME: Risikogebiete in Deutschland (Stand: Mai 2013). Epidemiol. Bull. 18 (2013) 151 – 162
Schielke, E., Masuhr, F.: Neurologische Komplikationen der HIV-Infektion. In HIV und AIDS. Behandlung, Beratung, Betreuung (hrsg. J. Gölz, C. Mayr, G. Bauer) Urban & Schwarzenberg, München, Wien, Baltimore 2. Aufl. 1995, 313 – 331
Schmidt, G.P.: The global distribution of Lyme disease. Rev. Infectious diseases 7 (1985) 41 – 50
Schmidt, H., Nau, A.: Therapie der bakteriellen Meningitis. Akt Neurol 31 (2004) 231 – 240

Tsai, J., Nagel, M.A., Gilden, D.: Skin rash in meningitis and meningoencephalitis. Neurology 80 (2013) 1808 – 1811

Weber, K., Pfister, H.W.: Clinical management of Lyme borreliosis. Lancet 343 (1994) 1017 – 1020

Zollinger, A.: Eine seltene Ursache von Atemnot und Dysphagie. Schweiz Med Forum 4 (2004) 423 – 425

Multiple Sklerose

Cohen, J.A., Coles, A.J., Arnold, D.L. et.al.: Alemtuzumab versus interferon beta 1a as first-line treatment for patients with relapsing-remitting multiple sclerosis: a randomised controlled phase 3 trial. Lancet 380 (2012) 1819 – 1828

Dörr, J., Zipp, E.: Von der Neuroinflammation zur Neurodegeneration. Ein Paradigmenwechsel bei der Multiplen Sklerose. Nervenheilk. 25 (2006) 452 – 458

Elian, M., Dean, G.: Multiple sclerosis among the United Kingdom-born children of immigrants from the West Indies. J. Neurol. Neurosurg. Psychiat. 50 (1987) 327 – 332

Flachenecker, P., Hartung H.P.: Multiple Sklerose und Schwangerschaft. Nervenarzt 66 (1995) 97 – 104

Kappos, L., Moeri, D., Radue, E.W., Schoetzau, A., Schweikert, K., Barkhof, F., Miller, D., Guttmann, C.R., Weiner, H.L., Gasperini, C., Filippi, M.: Predictive value of gadolinium-enhanced magnetic resonance imaging for relapse rate and changes in disability or impairment in multiple sclerosis: a meta-analysis. Gadolinium MRI Meta-analysis Group. Lancet 353 (1999) 964 – 969

Kurtzke, J.F.: Geographic distribution of multiple sclerosis: An update with special reference to Europe and the Mediteranean region. Acta neurol. scandinav. 62 (1980) 65 – 80

Küker, W., Nägele, T.: Differenzialdiagnose von Läsionen der weißen Hirnsubstanz in der MRT. Akt. Neurol. 32 (2006) 402 – 412

Lembach, Y., Adler, G.: Kognitive Beeinträchtigungen bei Multipler Sklerose. Stand der Forschung und methodische Gesichtspunkte. Akt Neurol 40 (2013) 147 – 165

Paulig, M.: Multiple Sklerose: Fatigue. Nervenheilkunde 25 (2006) 1029 – 1033

Schmidt, R.M., Hoffmann, F.: Multiple Sklerose, 5. Auflage, Urban und Fischer 2013

Steinbrecher, A., Dichgans, J., Martin, R.: Diagnostik und Therapie der multiplen Sklerose. Nervenheilk. 14 (1995) 180 – 188

Stone, L.A., Frank, J.A., Albert, P.S., Bash, C., Smith, M.E., Maloni, H., MacFarland, H.F.: The effect of interferon-beta on blood-brain barrier disruptions demonstrated by contrast-enhanced magnetic resonance imaging in relapsing-remitting multiple sclerosis. Ann. Neurol. 37 (1995) 611 – 619

Weilbach, F.X., Voltz, R., Hohlfeld, R., Hartung, H.P.: Copolymer-1 in der Therapie der multiplen Sklerose. Nervenarzt (1995) 66, 473 – 477

Wiendl, H., Lehmann, H.C., Hohlfeld, R., Hartung, H.P., Kieseler, B.C.: Multiple Sklerose: potenzielle Therapieansätze und update laufender Studien. Nervenarzt 75 (2004) 536 – 552

Hirn- und Rückenmarkstumoren

Barth, H., Fritsch, G., Haaks, T.: Das intrazerebrale Hämatom als akute Manifestationsform intrakranieller Tumoren. Nervenarzt 65 (1994) 854 – 858

Black, P.: Meningiomas. Neurosurgery 32 (1993) 643 – 657

Braus, D.F., Schwechheimer, K., Müller-Hermelink, H.K., Schwarzkopf, G., Volk, B., Mundinger, F.: Primary cerebral malignant non-Hodgkin´s lymphomas: a retrospective clinical study. J. Neurol. 239 (1992) 117 – 124

Brem S. S., Bierman P. J., Brem H. et al.: Central Nervous System Cancers. J Natl Compr Canc Netw 9 (2011) 352 – 400

Colao, A. et al. Pasireotide B2305 Study Group: A 12-month phase 3 study of pasireotide in Cushing's disease. N Engl J Med . 8 (2012) 914 – 924

Epstein, F.J., Farmer, J.-P.: Brain-stem glioma growth patterns. J. Neurosurgy 78 (1993) 408 – 412

Epstein, F.J., Farmer, J.P., Feed, D.: Adult intramedullary spinal cord ependymomas: the result of surgery in 38 patients. J. Neurosurg. 79 (1993) 204 – 209

Faiss, J.H., Wähling, G., Löhr, E.: Zerebrale Lymphome – klinischer Verlauf und neuroradiologische Diagnostik. Akt. Neurol. 22 (1995) 87 – 92

Forsyth, P.A., Posner, J.B.: Headache in patients with brain tumors: A study of 111 patients. Neurology 43 (1993) 1678 – 1683

Hojer, C., Hildebrandt, G., Lanfermann, H., Schröder, R., Neveling, M., Haupt, W.F.: Arteriovenöse Malformationen in der hinteren Schädelgrube – Eine Studie an 36 Patienten. Akt. Neurol. 21 (1994) 204 – 211

Hufschmidt, A., Lücking, C.H.: Neurologie compact-disc. 5. Aufl. Thieme, Stuttgart 2009

ISUIA – The International Study of Unruptured Intracranial Aneurysms Investigators: Unruptured intracranial aneurysms: natural history, clinical outcome, and risks of surgical and endovascular treatment. Lancet 362 (2003) 103 – 110

Juvela, S., Porras, M., Heiskanen, O.: Natural history of unruptured intracranial aneurysms: a long-term follow-up study. J. Neurosurg. 79 (1993) 174 – 182

Kazner, E., Wende, S., Grumme, T., Stochdorph, O., Felix, R., Claussen, C. (Hrsg.): Computer- und Kernspintomographie intrakranieller Tumoren aus klinischer Sicht. 2. Aufl. Springer, Berlin, Heidelberg 1988

Koepp, M., Lempert, T., Poewe, W.: Die klinischen Varianten des Pseudotumor-cerebri-Syndroms. Nervenarzt 66 (1995) 397 – 402

Kölmel, H.W.: Liquor-Zytologie. Springer, Berlin, Heidelberg, New York 1978

Larson, D.A., Gutin, P.H., Leibel, S. A., Phillips, T.L., Sneed, P.K., Wara, W.M.: Stereotaxic irradiation of brain tumors. Cancer 65 Suppl. 1 (1990) 792 – 799

Louis, D. N., Ohgaki, H., Wiestler ,O. D. et al.: The 2007 WHO Classification of Tumours of the Central Nervous System. Acta Neuropathol 114 (2007) 97 – 109

Menger, H., Lincke, H.O., Remmers, J.: Verlauf der meningealen Tumoraussaat-Analyse von 85 Patienten. Akt. Neurol. 20 (1993) 196 – 202

Mennel, H.D., Plate, K.H.: Morphologie und Prognose bei intrakraniellen Tumoren. Fortschr. Neurol. Psychiat. 59 (1991) 35 – 42

Müller-Jensen, M., Lachenmayer, L., Cristante, L., Zeumer H.: Die spinale Durafistel-Erkrankung. Akt. Neurol. 18 (1991) 15 – 18

Peterson, K., Walker, R.W.: Medulloblastoma/primitive neuroectodermal tumor in 45 adults. Neurology 45 (1995) 440 – 442

Pfadenhauer, K., Roesler, A., Herzog, P., Grumme, Th.: Die adenomatöse Hypophysenapoplexie. Nervenarzt 66 (1995) 288 – 292

Pollack, I.F., Hoffman, H.J., Humphreys, R.P., Becker, L.: The longterm outcome after surgical treatment of dorsally exophytic brain-stem gliomas. J. Neurosurg. 78 (1993) 859 – 863

Post, K.D., Muraszko, K.: Management of pituitary tumors. Neurologic Clinics, 4 (1986) 801 – 831

Raps, E.C., Rogers, J.D., Galetta, S.L., Solomon, R.A., Lennihan, L., Klebanoff, L.M., Fink, M.E.: The clinical spectrum of unruptured intracranial aneurysms. Arch. Neurol. 50 (1993) 265 – 268

Schabet, M., Bamberg, M., Dichgans, J.: Diagnose und Therapie der Meningeosis neoplastica. Nervenarzt 63 (1992) 317 – 327

Schlegel, U., Weller, M., Westphal, M.: Neuroonkologie. Thieme Stuttgart 2. Aufl. 2003

Thron, A., Dichgans, J.: Spinale Gefäßfehlbildungen. In: Hopf, H. Ch., Poeck, K., Schliack, H. (Hrsg.): Neurologie in Praxis und Klinik. Bd. III, 2. Aufl. Thieme, Stuttgart 1993, S. 2.71 – 2.82

Winkelmann, M.D., Adelstein, D.J., Karlins, N.L.: Intramedullary spinal cord metastasis. Diagnostic and therapeutic considerations. Arch. Neurol. 44 (1987) 526 – 531

Wurm, R., Plotkin, M.: Rolle der PET und PET-CT in der Planung der stereotaktischen Strahlentherapie. Der Nuklearmediziner 31 (2008) 29 – 32

Zülch, K.J.: Brain tumors. Their biology and pathology. 3. Aufl. Springer, Berlin, Heidelberg, New York 1986

Traumatische Schäden des Gehirns und Rückenmarks

Beattie, M., S., Manley, G.T.: Tight squeeze, slow burn: inflammation and the etiology of cervical myelopathy. Brain 134 (2011) 1259 – 1263

Dietz, V., Curt, A.: Neurological aspects of spinal cord repair: promises and challenges. Lancet Neurol 5 (2006) 688 – 694

Gobiet, W.: Neurologisch-neurotraumatologische Frührehabilitation. Nervenheilkunde 14 (1995) 302 – 311

Grote, W.: Neurochirurgie. 2. Aufl. Thieme, Stuttgart, New York 1986

Krüger, J., Vogt, J., Stappenbeck, C., Schoof, C., Pressler, M.: EEG, CCT und MRT bei Patienten nach leichtem und mittelschwerem Schädel-Hirn-Trauma. Nervenarzt 62 (1991) 226 – 231

Müllges, W., Ringelstein, E.B., Leibold, M.: Noninvasive diagnosis of internal carotid artery dissections. J. Neurol. Neurosurg. Psychiat. 55 (1992) 98 – 104

Mykletun, A., Glozier, N., Wenzel, H.G. et al.: Reverse causality in the association between whiplash and symptoms of anxiety and depression. The HUNT study. Spine 36 (2011) 1380 – 1386

Niethart, F.U., Pfeil, J.: Orthopädie. Duale Reihe, 6. Aufl. Thieme, Stuttgart 2009

Paeslack, V., Schlüter, H.: Physiotherapie in der Rehabilitation Querschnittsgelähmter. Springer, Berlin 1980

Prange, H., Bitsch, A.: Neurologische Intensivmedizin. Thieme Stuttgart 2004

Scheid, R., Cramon, D: Klinische Befunde im chronischen Stadium nach Schädel-Hirn-Trauma: Daten aus 12 Jahren Behandlung in der Tagesklinik für Kognitive Neurologie, Universität Leipzig. Dtsch Arztebl Int 107 (2010) 199 – 205

Schneider, Th.: Verlaufsbeobachtung computertomographischer Befunde bei traumatischen intrazerebralen Hämatomen. Neurochirurgia 32 (1989) 105 – 109

Schultz, U., Kütemeyer, M., Kern, A., Hepp, W.: Traumatic occlusion of both internal carotid arteries. J. Neurol. 231 (1984) 233 – 236

Sturzenegger, M.: Vertebralisdissektion. Nervenarzt 65 (1994) 402 – 410

Thier, P., Dichgans, J., Grote, E.H.: Die zervikale spondylotische Myelopathie. Akt. Neurol. 19 (1992) 119 – 131

Tulyapronchote, R., Selhost, J.B., Malkoff, M.D., Gomez, C.R.: Delayed sequelae of vertebral artery dissection and occult cervical fractures. Neurology 44 (1994) 1397 – 1399

De Vivo, M.J.: Kartus, P.L., Stover, S.L., Rutt, R.D., Fine, P.R.: Seven-year survival following spinal cord injury. Arch. Neurol. 44 (1987) 872 – 875

Wallesch, C.W., Hopf, H.C.: Das leichte Schädel-Hirntrauma. Akt Neurol 35 (2008) 118 – 123

Wallesch, C. W., Unterberg, A., Dietz, V. (Hrsg): Neurotraumatologie. Thieme, Stuttgart 2005

Durchblutungsstörungen des Gehirns und Rückenmarks

Brandl, R., Stiegler, H.: Die Revaskularisation der A. carotis zur Schlaganfallprophylaxe. Nervenheilkunde 25 (2006) 997 – 1002

Brinker, T., Seifert, V., Torst, A., Gienapp, T.: Die "Warnblutung": Stellenwert für Diagnose und Prognose der Subarachnoidalblutung nach Aneurysmaruptur. Akt. Neurol. 18 (1991) 143 – 147

Busch, M., Masuhr, F.: Thromboprophylaxis and early antithrombotic therapy in patients with acute ischemic stroke and cerebral venous and sinus thrombosis. Eur J Med Res. 30 (2004) 199 – 206

Diener, H.C., Hacke, W., Forsting, M.: Schlaganfall. Thieme Stuttgart 2004

Donnan, G.A.: Investigation of patients with stroke and transient ischaemic attacks. Lancet 339 (1992) 473 – 477

Einhäupl, K.M., Masuhr, F.: Cerebral venous and sinus thrombosis–an update. Europ. J. Neurol. 15 (1994) 109 – 126

Flaschka, G., Sutter, B., Ebner, F., Klein, G.E., Tilz, G.: Das spinale Epiduralhämatom. Langzeitergebnisse von 4 eigenen Fällen. Nervenarzt 61 (1990) 629 – 633

Franke, C.L., van Swieten, J.C., Algra, A., van Gijn, J.: Prognostic factors in patients with intracerebral heamatoma. J. Neurol. Neurosurg. Psychiat. 55 (1992) 653 – 657

Hamann, G.F., Siebler, M., Scheidt, W.v.: Schlaganfall. Klinik, Diagnostik, Therapie. Interdisziplinäres Handbuch, ecomed, Landsberg 2002

Herb, E., Brückmann, H., Freudenberger, Th.: Subarachnoidalblutung durch ein spinales arteriovenöses Angiom. Nervenarzt 65 (1994) 128 – 131

Hermann, D.M., Steiner, T., Diener, H.C.: Vaskuläre Neurologie. Zerebrale Ischämien, Hämorrhagien und vaskuläre Demenz. Thieme, Stuttgart 2010

Heuschmann, P. U. Busse, O. Wagner, M. et al.: Schlaganfallhäufigkeit und Versorgung von Schlaganfallpatienten in Deutschland. Akt Neurol 37 (2010) 333 – 340

Holtkamp, M., Buchheim, K., Unterberg, A., Hoffmann, O., Schielke, E., Weber, J.R., Masuhr, F.: Hemicraniectomy in elderly patients with space occupying media infarction: improved survival but poor functional outcome. J. Neurol. Neurosurg. Psychiat. 70 (2001) 226 – 228

Hunt, W.E., Hess, R.M. Surgical risk as related to time of intervention in the repair of intracranial aneurysms. J. Neurosurg. 28 (1968) 14

Jansen, O., Schellinger, P.D., Fiebach, J.B., Sartor, K., Hacke, W.: Magnetresonanztomographie beim akuten Schlaganfall. Dtsch. Ärztebl. 99 (2002) A 1361 – 1370

Kaps, M., von Reutern, G.-M., Stolz, E. (Hrsg.): Ultraschall in der Neurologie. Thieme Stuttgart, 2. Aufl. 2005

Kim, J.S. , Lee, J.H., Suh, D.C., Lee, M.C.: Spectrum of lateral medullary syndrome. Stroke 25 (1994) 1405 – 1410

Klingebiel, R., Busch, M., Bohner, G., Zimmer, C., Hoffmann, O., Masuhr, F.: Multi-slice CT angiography in the evaluation of patients with acute cerebro-vascular disease–a promising new diagnostic tool. J. Neurol. 239 (2002) 43 – 49

Koehler, P.J., Endtz, L.J.: The Brown-Séquard Syndrome. Arch. Neurol. 43 (1986) 921 – 924

Langmayr, J.J., Reindt, H., Russegger, L.: Spontane intrazerebelläre Hämatome – Verlaufsdynamik, Therapie und Prognose. Akt. Neurol. 18 (1991) 178 – 180

Levy, D.E., Brott, T.G., Haley, E.C., Marler, J.R., Sheppard, G.L., Barsan, W., Broderick, J.P.: Factors related to intracranial hematoma formation in patients receiving tissue-type plasminogen activator for acute ischemic stroke. Stroke 25 (1994) 291 – 297

Lierse, M., Breckenkamp, J., Wingendorff, I., Laaser, U.: Morbiditäts- und Mortalitätsraten des Schlaganfalls in Deutschland: eine bevölkerungsbezogene Szenarioanalyse. Akt. Neurol. 32 (2005) 136 – 144

Masuhr, F., Einhäupl, K.: Treatment of ischaemic stroke. Thromb. Haemost. 82 Suppl. (1999) 85 – 91

Masuhr, F., Mehraein, S., Einhäupl, K.: Cerebral venous and sinus thrombosis. J. Neurol. 251 (2004) 11 – 23

Peters, N., Dichgans, M.: CADASIL: Familiäre Schlaganfälle und subkortikale vaskuläre Demenz. Nervenheilk. 23 (2004) 86 – 89

Rothwell, P.M., Warlow, C.P.: Timing of TIAs porecedig stroke: time window for prevention is very short. Neurology 2005 (64) 812 – 820

Sandercock, P., Willems, H.: Medical treatment of acute ischaemic stroke. Lancet 339 (1992) 537 – 539

Sarrafzadeh, A.S. et al.: Imaging of hypoxic –ischemic penumbra with 18F-fluoromisonidazole PET/CT and measurement of related cerebral metabolism in aneurysmal subarachnoid hemorrhage. J Cereb Blood Flow Metab 30 (2010) 36 – 45

Schielke, E., Busch, M. A., Hildenhagen, T., Holtkamp, M., Küchler, J., Harms, L., Masuhr, F.: Functional, cognitive and emotional longterm outcome of patients with ischemic stroke requiring mechanical ventilation. J. Neurol. 252 (2005) 648 – 654

Schwab, S., Rieke, K., Krieger, D., Hund, E., Aschoff, A., Kummer, R.v., Hacke, W.: Kraniektomie bei raumfordernden Mediainfarkten. Nervenarzt 66 (1995) 430 – 437

Vermeulen, M., van Gijn, J.: The diagnosis of subarachnoid haemorrhage. J. Neurol., Neurosurg., Psychiat. 53 (1990) 365 – 372

Volles, E.: Subarachnoidalblutung aus sakkulären Aneurysmen. Akt. Neurol. 22 (1995) 2 – 16

Weih, M., Müller-Nordhorn, J., Amberger, N., Masuhr, F., Lürtzing, F., Dreier, J.P., Hetzel, A.: Risikofaktoren des ischämischen Schlaganfalls. Übersicht über die Evidenz in der Primärprävention. Nervenarzt 75 (2004) 324 – 335

Kopfschmerzen

International Headache Society: Internationale Kopfschmerzklassifikation (ICHD-II): http://ihs-classification.org/de/

Evers, S. et al: Die Begutachtung von idiopathischen und symptomatischen Kopfschmerzen. Leitlinie der Deutschen Migräne- und Kopfschmerzgesellschaft. Nervenheilkunde 29 (2010) 229 – 241

Silberstein, S. d. et al: Evidence-based guideline update: Pharmacologic treatment for episodic migraine prevention in adults. Report of the Quality Standards Subcommittee of the American Academy of Neurology and the American Headache Society. Neurology 78 (2012) 1337 – 1345

Schädigungen des peripheren Nervensystems

AWMF-Leitlinie: Diagnostik und Therapie des Kubitaltunnelsyndroms (KUTS) 2008
Behse, F., Masuhr, F.: Zur elektrophysiologischen Diagnostik des Karpaltunnelsyndroms: Eigene Untersuchungen bei 124 Kontrollpersonen und eine Literaturübersicht. Klin. Neurophysiol. 33 (2002) 25 - 33
Engelhardt, A: Diagnostische Schritte bei Polyneuropathien. Fortschr Neurol Psychiat 76 (2008) 429 - 439
Hanemann, C.O., Müller, H.W., Freund, H.J.: Molekularbiologische Aspekte der Pathogenese und Diagnostik bei der Charcot-Marie-Tooth-Neuropathie. Akt. Neurol. 19 (1992) 182 - 184
Hund, E.: Critical-illness-Polyneuropathie. Akt. Neurol. 32 (2005) 202 - 207
Kahlke, W.: Refsum-Syndrom. Lipoid-chemische Untersuchungen bei 9 Fällen. Klin. Wschr. 42 (1964) 1011 - 1016
Ludin, H.P., Tackmann, W.: Polyneuropathien, Thieme, Stuttgart 1984
Malin, J.-P., Kretschmann, U.: Intravenöse Aciclovir-Therapie und postherpetische Neuralgie. Akt. Neurol. 19 (1992) 41 - 44
Martyn,C.N., Hughes,R.A.C.: Epidemiology of peripheral neuropathy. J Neurol Neurosurg Psychiat 62 (1997) 310 - 318
Masuhr, K.F.: Die Refsum-Kahlke-Krankheit. Nervenarzt 84 (2013) 260
Masuhr, F., Schenkel-Römer, A., Behse, F.: Das Karpaltunnelsyndrom in der Gravidität und im Puerperium. Geburtsh. Frauenheilk. 61 (2001) 945 - 948
Meinck, H.M.: Das Stiff-Man-Syndrom und seine Varianten. Nervenarzt 84(2013) 450 - 454
Mumenthaler, M., Stöhr, M., Müller-Vahl, H., Läsionen peripherer Nerven und radikuläre Syndrome. 9. Aufl. Thieme, Stuttgart 2007
Neundörfer, B., Masuhr, K. F.: Polyneuropathie und Carpaltunnelsyndrom beim Myelom. Z. Neurol. 198 (1970) 164 - 180: Polyneuropathien. Med. Welt 4 (2002) 106 - 110
Neundörfer, B., Heuß, D. F.: Polyneuropathien. Thieme, Stuttgart 2006
Scale, D., Zichner, L.: Spontanverlauf beim lumbalen Bandscheibenvorfall. Orthopäde 23 (1994) 236 - 242
Schmidbauer, M., Budka, H., Pilz, P., Kurata, T., Hondo, R.: Presence, distribution and spread of productive varicella zoster virus infection in nervous tissues. Brain 115 (1992) 383 - 398
Schmutzhard, E. et al.: Botulismus. In: Leitlinien für Diagnostik und Therapie in der Neurologie. Kommission "Leitlinien" der GN (Hrsg. Diener, H., Weimar, C.) S. 536 - 541. 5. Aufl. Thieme, Stuttgart 2012
Schultz, U., Köhler, D., Kütemeyer, M., Stäbler-Lehr, A.: Zum Spontanverlauf des Discusvorfalls beim lumbalen Wurzelkompressionssyndrom. Nervenarzt 59 (1988) 661 - 668

Muskelerkrankungen

Assion, H. J., Volz, P. (Hrsg): Malignes neuroleptisches Syndrom. Thieme, Stuttgart 2004
Begenburg, S., Zierz, S., Jerusalem, F.: Einschlußkörpermyositis. Akt. Neurol. 21 (1994) 77 - 83
Dalakas, M.,C.: Toxic and drug-induced myopathies. J Neurol Neurosurg Psychiat 80 (2009) 832 - 838
Damian, M.S., Koch, M.C., Bachmann, G., Schilling, G., Fach, B., Stöppler, S., Trittmacher, S., Dorndorf, W.: Myotonische Dystrophie: Magnetresonanztomographie und klinisch-genetische Korrelationen. Nervenarzt 66 (1995) 438 - 444
Fleischer, E., Schumm, F.: Die Behandlung der generalisierten Myasthenie mit hochdosiertem Immunglobulin. Akt. Neurol. 21 (1994) 127 - 130
Fürer, V., Reichmann, H.: Medikamenten- und alkoholinduzierte Myopathien. Akt. Neurol. 33 (2006) 124 - 129
Fukuhara, N.: MERRF: A clinicopathological study. Relationships between myoclonus epilepsies and mitochondrial myopathies. Rev. Neurol. 147 (1991) 476 - 479
Hoffmann, E.P., Wang, J.: Duchenne-Becker muscular dystrophy and the nondystrophic Myotonias. Arch. Neurol. 50 (1993) 1227 - 1237
Jander, S., Hartung, H. P.: Aktuelle Aspekte der Pathogenese, Diagnostik und Therapie der Myasthenia gravis. Akt. Neurol. 32 (2005) 3 - 9
Kütemeyer, M.: Symptom changes during psychotherapy of patients with myasthenia gravis. Psychother. Psychosom. 32 (1979) 279 - 286
Lang, C.J.G., Brenner, P., Heuß, D., Engelhardt, A., Reichmann, H., Seibel, P., Neundörfer, B.: Neuropsychological status of mitochondrial encephalomyopathies. Europ. J. Neurol. 2 (1995) 171 - 176
Ptacek, L.J., Johnson, K.J., Griggs, R.C.: Genetics and physiology of the myotonic muscle disorders. New Engl. J. Med. 328 (1993) 482 - 489
Traufeller, K., Zierz, S.: Therapie der Polymyositis, Dermatomyositis und Einschlusskörpermyositis. Akt. Neurol. 32 (2005) 217 - 222
Vieregge, P., Pranczyk, B., Barnett, W., Stöcker, D., Soyka, D., Kömpf, D.: Stiff-man-Syndrom. Bericht über 4 Fälle. Nervenarzt 65 (1994) 712 - 717
Vosgerd, M., Deschauer, M.: Management and traetment of heriditary metabolic myopathies. In: Bertorini,T.E. (ed.) Neuromuscular disorders. Management and therapy. Saunders, Philadelphia 2011
Zierz, S., Jerusalem, F.: Muskelerkrankungen. Klinik, Therapie, Pathologie, Thieme, Stuttgart 3. Aufl. 2003

Anfallskrankheiten

Bauer, J.: Epilepsie. Nützliches zu Behandlung und Beratung. Steinkopf, Darmstadt 2002
Bauer, J.: Seizure inducing effects of antiepileptic drugs. Acta Neurol Scand 94 (1996) 367 - 377
Bauer, J., Kronisch, C: Medikamentöse Epilepsietherapie. Innenwelt der Außenwelt. Nervenarzt 80 (2009) 386 - 398
Bauer, J., Neumann, M.: Erstdiagnose Epilepsie – Wie ist das medikamentöse Vorgehen? Fortschr Neurol Psychiat 76 (2008) 679 - 692
Beck-Mannagetta, G., Anderson, V.E., Doose, H., Janz, D.: Genetics of the epilepsies. Springer, Berlin, Heidelberg, New York 1989
Brodie, M. J.: Medical therapy of epilepsy: when to initiate treatment and when to combine? J Neurol 252 (2005) 125 - 130
Commission on classification and terminology of the International League against epilepsy: Proposal for revised classification of epilepsies and epileptic syndromes. Epilepsia 30 (1989) 389 - 399
Deutsche Gesellschaft für Schlafforschung und Schlafmedizin: S3-Leitlinie Nicht erholsamer Schlaf – Schlafstörungen. Somnologe 13 (2009)
Dieterich, M., Eckardt-Henn, A.: Neurologische und somatoforme Schwindelsymptome. Nervenarzt 75 (2004) 281 - 302
Dreifuss, F.E.: The epilepsies: clinical implications of the international classification. Epilepsia 31, Suppl. 3 (1990) 3 - 10
Fife, T. D., Iverson, D. J., Lempert, T. et al.: Practice Parameter: Therapies for benign paroxysmal positional vertigo (an evidence-based review): Report of the Quality Standards Subcommittee of the American Academy of Neurology. Neurology 70 (2008) 2067 - 2074
Hallgrimsson, O., Janz, D.: Zum Verlauf der Ménière\9schen Krankheit. Nervenarzt 37 (1966) 285 - 290
Janz, D.: Die Epilepsien. Spezielle Pathologie und Therapie. Thieme, Stuttgart 1969
Kuriachan, V., Sheldon, R. S.: Current Concepts in the Evaluation and Management of Syncope. Current Cardiology Reports 10 (2008) 384 - 390
Masuhr, K.F.: Sozialmedizinische Aspekte. In: Neurologie in Praxis und Klinik Bd. II, Hrsg.: H.Ch. Hopf, K. Poeck, H. Schliack. Thieme, Stuttgart 1981, 681 - 686
Neumann, M.: Fahreignung bei neurokardiogenen Synkopen. Z Epileptol 4 (2007) 202 - 207
Riga, M., Bibas A., Xenellis, J., Korres, S.: Inner Ear Disease and Benign Paroxysmal Positional Vertigo: A Critical Review of Incidence, Clinical Characteristics and Management. International Journal of Otolaryngology (2011), Article ID 709469
The Task Force for the Diagnosis and Management of Syncope of the European Society of Cardiology (ESC): Guidelines for the diagnosis and management of syncope (version 2009). European Heart Journal 30 (2009) 2631 - 2671
Treiman, D. M., Meyers, P. D., Walton, N. Y., et. al.: Treatment of generalized convulsive status epilepticus: a randomised double-blind comparison of four intravenous regiments. N Engl J Med 339 (1998) 792 - 798

Psychosomatik in der Neurologie

Ahrens, S. , Hasenbring, M., Schultz-Venrath, U., Strenge, H. (Hrsg.): Psychosomatik in der Neurologie. Schattauer, Stuttgart, New York 1995

American psychiatric assoziation (APA): Desk Reference to the Diagnostic Criteria from Dsm-5(tm). Fifth edition of Diagnostic and Statistical Manual of Mental Disorders (DSM-5). Amer Psychiatric Pub Inc 2013

Berg, A., Palomaki, H., Lehtihalmes, M., Lonnqvist, J., Kaste, M.: Poststroke depression: an 18-month follow-up. Stroke 34 (2003) 138 - 143

Birklein, F. et al.: Diagnostik und Therapie komplexer regionaler Schmerzsyndrome (CRPS). In: Leitlinien für Diagnostik und Therapie in der Neurologie. Kommission "Leitlinien" der DGN (Hrsg. Diener, H., Weimar, C.) S.784 - 795. 5. Aufl. Thieme, Stuttgart 2012

Bräutigam, W., Christian, P., van Rad, M.: Psychosomatische Medizin. Thieme, Stuttgart, New York, 6. Aufl. 1997

Ceballos-Baumann, A.O., Lemke, M.R.: Parkinson-Syndrom und Depression. Nervenheilkunde 23 (2004) 143 - 150

Creed, F., Henningsen, P., Fink, P.: Medically Unexplained Symptoms, Somatisation and Bodily Distress. Cambridge University Press 2011

Drasch, K., Matthes, B.: Improving retrospective life course data by combining modularized self-reports and event history calendars Experiences from a large scale survey

Egle, U.T., Hofmann, S.O.: Der Schmerzkranke. Schattauer, Stuttgart, New York 2000

Ellgring, H., Seiler, S., Perleth, B., Frings, W., Gasser, T., Oertel, W.: Psychosocial aspects of Parkinson\9s disease. Neurology 43, Suppl. 6 (1993) 41 - 43

Ellrichmann, G., Kuhn, W., Müller, T.: Behandlung von nichtmotorischen Symptomen im fortgeschrittenen Stadium des M. Parkinson. Akt. Neurol. 33 (2006) 349 - 402

Flatten G, Gast U, Hofmann A, Knaevelsrud C. et al.: S3-Leitlinie Posttraumatische Belastungsstörung.Trauma & Gewalt 3 (2011) 202 - 210

Freud, S.: Studienausgabe, hrsg. von A. Mitscherlich, A. Richards, J. Strachey. Fischer, Frankfurt a.M., 3. Aufl. 1975

Freud, S.: Einige Betrachtungen zu einer vergleichenden Studie über organische und hysterische motorische Lähmungen. Dt. von M. L. Knott u. M. Kütemeyer. Jb. Psychoanal. 39 (1893/1998) 9 - 45

Fritsche, K., Anselm, K., Fritz, M. et al..: Illness attribution of patients with medically unexplained physical symptoms in China. Transcult Psychiat 50 (2013) 68 - 91

Graubner, B., DIMDI (Hrsg.): ICD-10-GM 2013 Systematisches Verzeichnis: Internationale statistische Klassifikation der Krankheiten und verwandter Gesundheitsprobleme. 10. Revision - German Modification. Deutscher Ärzteverlag, Köln 2012

Heise, T., Pfefferer-Wolf, H., Leferink, K., Wulff, E., Heinz, A.: Geschichte und Perspektiven der transkulturellen Psychiatrie und Psychotherapie. Nervenarzt 72 (2001) 231 - 233

Hesse, U., Masuhr, K.F.: Zur epidemischen Ausbreitungstendenz einer Zoophobie, der Neuroborreliose-Neurose. Akt. Neurol. 21 (1994) S 10

Hinson,V.K. „Haren, W.B.: Psychogenic movement disorders. Lancet Neurol. 5 (2006) 695 - 670

Internationale Klassifikation psychischer Störungen (ICD-10). Forschungskriterien WHO, hrsg. von H. Dilling, W. Mombour, M.H. Schmidt, E. Schulte-Markwort, Huber Bern, Göttingen, Toronto, Seattle 2011

Köpf, G.: Hitlers psychogene Erblindung. Geschichte einer Krankenakte. Nervenheilk. 24 (2005) 783 - 90

Kütemeyer, M.: Hysterie gestern und heute. Die Bedeutung Pierre Janets für die Neurologie der Zukunft, 121-132. In: Trauma, Dissoziation, Persönlichkeit. Peter Fiedler (Hrsg). Pabst Science Pubishers, Lengerich 2006

Kütemeyer, M.: Schwerpunkt psychosomatischer Neurologie. In: Integrierte psychosomatische Medizin in Praxis und Klinik, hrsg. von Th. v. Uexküll. Schattauer, Stuttgart, New York. 3. Aufl. 1994, 337 - 351

Kütemeyer, M.: Vergessene neurologische Quellen der Psychosomatik. In: Pioniere der Psychosomatik, hrsg. v. Meyer, A.E. u. Lamparter, U., Asanger, Heidelberg, 1994, S. 19 - 42

Kütemeyer, M., Schultz-Venrath, U., Masuhr, K. F.: Kommunikative Anfallsunterbrechung. Zum ärztlichen Umgang mit Patienten im Status pseudoepilepticus. 7. Epileptol. 18 (2005) 71 - 77

Kütemeyer, M.: Wundheilungsstörung und seelisches Trauma. In: B. Hontschik (Hrsg.), Psychosomatisches Kompendium der Chirurgie, S. 237 - 247. Marseille, München 2003

Klingelhöfer, L., Renz, B.: Delir, Psychose und Demenz bei Morbus Parkinson. Akt Neurol 38 (2011) 303 - 308

Lamparter, U.: Schwindel. In: Psychosomatik in der Neurologie, hrsg. von S. Ahrens, M. Hasenbring, U. Schultz-Venrath, H. Strenge, Schattauer, Stuttgart, New York, 1995, 122 - 151

Lang, A.E., Koller, W.C., Fahn,S.: Psycogenic parkinsonism. Arch. Neurol. 1995, (52) 802 - 810

Masuhr, K.F.: Das Münchhausen-Syndrom. In: Psychosomatik in der Inneren Medizin, hrsg. von H. Studt. Springer, Berlin, Heidelberg 1986, 102 - 108

Masuhr, K.F.: Psychogene Aphonie und psychogene Amaurose. Akt. Neurol. 21 (1994) S 16

Masuhr, K.F.: Vision oder Konversion. Dtsch. Ärztebl. 91 (1994) 844 - 846

Matthes,B., Reimer, M., Künster, R.: Techniken und Werkzeuge zur Unterstützung der Erinnerungsarbeit bei der computergestützten Erhebung retrospektiver Längsschnittdaten. Method Dat Analys 1 (2007) 69 - 92

Meierkord, H., Will, B., Fish, D., Shorvon, S.: The clinical features and prognosis of pseudoseizures diagnosed using video-EEG telemetry. Neurology 41 (1991) 1643 - 1646

Möller, H.-J., Laux, G., Deister, A.: Psychiatrie und Psychotherapie. Duale Reihe. 5. Aufl. Thieme Stuttgart 2013

Mucke, M.: Psychische Veränderungen und psychische Führung bei Multiple-Sklerose-Kranken. In: Multiple Sklerose. Epidemiologie, Diagnostik und Therapie. Hrsg. R.M. Schmidt, G. Fischer, Jena, Stuttgart, 2. Aufl. 1992, 272 - 346

Ranawaya, R., Riley, D., Lang, A.: Psychogenic dyskinesias in patients with organic movement disorders. Movement disorders 5 (1990) 127 - 133

Regan, D., Simpson, T.: Multiple sclerosis can cause visual processing deficits specific to texture-defined form. Neurology 45 (1995) 809 - 815

Rudolf, G., Henningsen, P.: Psychotherapeutische Medizin und Psychosomatik. 7. Aufl. Thieme, Stuttgart 2013

Sariaslan,S., Morawa, E., Erim,Y.: Psychische Symptombelastung bei Patienten einer Allgemeinarztpraxis. Nervenarzt 84 (2013) 1 - 6

Schaefert, R., Hausteiner-Wiehle, C., Häuser, W., Herrmann, M., Henningsen, P. Nicht-spezifische, funktionelle und somatoforme Körperbeschwerden. Dtsch Ärztebl Int 109 (2012) 803 - 813

Schultz-Venrath, U., Masuhr, K.F.: Psychogene und nichtepileptische Anfälle. In: Anfallskrankheiten aus interdisziplinärer Sicht, hrsg. v. G. Nissen, Huber, Bern 1993, 151 - 163

Schweikert, K.: Schwindel als Konversionssymptom. Akt. Neurol. 21 (1994) S 21

Senf, W., Broda, M. (Hrsg.): Praxis der Psychotherapie. 3. Aufl. Thieme, Stuttgart 2011

Steller, U., Schultz-Venrath, U.: Zerebrovaskuläre Erkrankungen. In: Psychosomatik in der Neurologie, hrsg. von S. Ahrens, M. Hasenbring, U. Schultz-Venrath, S. Strenge, Schattauer, Stuttgart, New York, 1995, 152 - 178

Uhlmann, C.,: Therapie dissoziativer nichtepileptischer Anfälle. Nervenheilkunde 31 (2004) 222 - 225

Vogel, P.: Eine erste, unbekannt gebliebene Darstellung der Hysterie von Sigmund Freud. Psyche 7 (1953) 481 - 500

Weizsäcker, V.v.: Gesammelte Schriften, hrsg. von P. Achilles, D. Janz, M. Schrenk, C.F. v. Weizsäcker, Suhrkamp, Frankfurt a.M. 1986

Wildt, T., Schultz-Venrath, U.: Magical ideation – defense mechanism of Neuropathology? A study with multiple sclerosis patients. Psychopathol 37 (2004) 141 - 144

Sachverzeichnis

Halbfette Seitenzahl: Sind mehrere Seitenzahlen unter einem Stichwort angegeben, wird das Stichwort auf der halbfett martkierten Seite ausführlicher besprochen.

A

B

C

D

N

O

P

Q

R